Abkürzungsverzeichnis

Maßeinheiten, Mengenangaben ➤ Kap. 14

®	registrierter Name, Handelsname
A., Aa.	Arterie, Arterien (lat. Arteria, Arteriae)
AAA	abdominelles Aortenaneurysma
a. p.	anterior-posterior-anterior (von vorne nach hinten)
BGA	Blutgasanalyse
BLD	Beinlängendifferenz
BSG, BKS	Blutsenkungsgeschwindigkeit
BWK, BWS	Brustwirbelkörper, Brustwirbelsäule
BZ	Blutzucker (korrekt: Blutglukosekonzentration)
c	cervikal (den Hals betreffend)
Ca^{2+}	Kalzium-Kation
CDAD	Clostridien difficile assoziierte Diarrhö
CED	chronisch entzündliche Darmerkrankung
Ch	Charrière (1 Ch = ⅓ mm Durchmesser)
CO_2	Kohlendioxid
COPD	engl. chronic obstructive lung desease (chronisch obstruktive Lungenerkrankung)
cP	chronische Polyarthritis
CT	Computertomogramm
CVI	chronisch venöse Insuffizienz
DMS	Durchblutung, Motorik, Sensibilität
DSA	digitale Subtraktionsangiografie
EEG	Elektroenzephalogramm
EKG	Elektrokardiogramm
EP	evozierte Potentiale
ERCP	endoskopisch-retrograde Cholangio-Prankreatiko-grafie
GCS	Glasgow Coma Scale
Hb	Hämoglobin
Hk	Hämatokrit
HWK, HWS	Halswirbelkörper, Halswirbelsäule
ICP	intracraniell pressure (Hirndruck)
IICP	increased intracraniell pressure (intrakranielle Druckerhöhung)
IPK	intermittierende pneumatische Kompression
ISK	intermittierender Selbstkatheterismus
i. v.	intravenös
K^+	Kalium-Kation
KG	Körpergewicht
KHK	koronare Herzkrankheit
l	lumbal (den Lendenbereich betreffend)
LIS	Locked-in Syndrom
LWK, LWS	Lendenwirbelkörper, Lendenwirbelsäule
M., Mm.	Muskel, Muskeln (lat. Musculus, Musculi)
MCS	Minimally Conscious State
MIC	minimal-invasive Chirurgie
mmHg	Millimeter Quecksilbersäule, Maßeinheit für Druck
MRT	Magnetresonanztomogramm, -tomografie
N., Nn.	Nerv, Nerven (lat. Nervus, Nervi)
Na^+	Natrium-Kation
NW	Nebenwirkung(en)
O_2	Sauerstoff
P	Pressure (Druck)
p	Partialdruck (Teildruck)
pAVK	periphere arterielle Verschlusskrankheit
PDA	Periduralanästhesie
PEG	perkutane endoskopische Gastrostomie
PEJ	perkutane endoskopische Jejunostomie
PTA	perkutane transluminale Angioplastie
Rö	Röntgen
RR	Blutdruck
s. c.	subcutan (unter die Haut)
SHT	Schädel-Hirn-Trauma
Supp.	Suppositorium (Zäpfchen)
TEA	Thrombendarteriektomie
TEE	transösophageale Echokardiografie
th	thorakal (den Brustkorb betreffend)
TUR	transurethrale Resektion
TVT	tiefe Venenthrombose/Phlebothrombose
U	Unit (engl.: Einheit)
UAGS	Unterarmgehstützen
VS	engl. vegetative state
V., Vv.	Vene, Venen (lat. Vena, Venae)
ZNS	Zentrales Nervensystem (Gehirn und Rückenmark)
ZVD	Zentraler Venendruck
ZVK	zentralvenöser Katheter

M. von zur Mühlen, C. Keller (Hrsg.)

Pflege konkret

Chirurgie Orthopädie Urologie

Zur Pflege konkret-Reihe gehören folgende Bände

Pflege konkret Gynäkologie Geburtshilfe

5. Auflage 2014

Hrsg. von Kay Görke und Christa Junginger

ISBN 978-3-437-25594-6

Pflege konkret Innere Medizin

6. Auflage 2013

Hrsg. von Nicole Menche und Ina Brandt

ISBN 978-3-437-26963-9

Pflege konkret Neurologie Psychiatrie

5. Auflage 2014

Hrsg. von Kai Gold, Yamela Schlegel, Klaus-Peter Stein

ISBN 978-3-437-25555-7

Mehr Informationen finden Sie unter **www.elsevier.de**

Meike von zur Mühlen, Christine Keller (Hrsg.)

Pflege konkret Chirurgie Orthopädie Urologie

Lehrbuch für Pflegeberufe

5. Auflage

Mit Beiträgen von: Gotthilf Fischle, Tübingen (Kap. 4.3), Alexandra Pust (Kap. 2, 3, 5, 6, 9, 10, 11), Jannicke Schickert (Transferaufgaben)

Unter Mitarbeit von: Antje Stubbe (Kap. 5, 6), Tanja Rathgeber (Kap. 9), Verena Werner (Kap. 10, 13), Thomas Brandt (Kap. 5, 6)

ELSEVIER

ELSEVIER
Hackerbrücke 6, 80335 München, Deutschland
Wir freuen uns über Ihr Feedback und Ihre Anregungen an books.cs.muc@elsevier.com

ISBN 978-3-437-25765-0
eISBN 978-3-437-29513-3

Wichtiger Hinweis für den Benutzer
Ärzte/Praktiker und Forscher müssen sich bei der Bewertung und Anwendung aller hier beschriebenen Informationen, Methoden, Wirkstoffe oder Experimente stets auf ihre eigenen Erfahrungen und Kenntnisse verlassen. Bedingt durch den schnellen Wissenszuwachs insbesondere in den medizinischen Wissenschaften sollte eine unabhängige Überprüfung von Diagnosen und Arzneimitteldosierungen erfolgen. Im größtmöglichen Umfang des Gesetzes wird von Elsevier, den Autoren, Redakteuren oder Beitragenden keinerlei Haftung in Bezug auf die Übersetzung oder für jegliche Verletzung und/oder Schäden an Personen oder Eigentum, im Rahmen von Produkthaftung, Fahrlässigkeit oder anderweitig, übernommen. Dies gilt gleichermaßen für jegliche Anwendung oder Bedienung der in diesem Werk aufgeführten Methoden, Produkte, Anweisungen oder Konzepte.
Obwohl alle Werbemittel mit ethischen (medizinischen) Standards übereinstimmen, stellt die Erwähnung in dieser Publikation keine Garantie oder Anerkennung der Qualität oder des Wertes dieses Produkts oder der Aussagen der Herstellerfirmen dar.

Für die Vollständigkeit und Auswahl der aufgeführten Medikamente übernimmt der Verlag keine Gewähr.
Geschützte Warennamen (Warenzeichen) werden in der Regel besonders kenntlich gemacht (®). Aus dem Fehlen eines solchen Hinweises kann jedoch nicht automatisch geschlossen werden, dass es sich um einen freien Warennamen handelt.

Bibliografische Information der Deutschen Nationalbibliothek
Die Deutsche Nationalbibliothek verzeichnet diese Publikation in der Deutschen Nationalbibliografie; detaillierte bibliografische Daten sind im Internet über http://www.d-nb.de/ abrufbar.

18 19 20 21 22 5 4 3 2 1

Um den Textfluss nicht zu stören, wurde bei Patienten und Berufsbezeichnungen die grammatikalisch maskuline Form gewählt. Selbstverständlich sind in diesen Fällen immer Frauen und Männer gemeint.

Planung: Hilke Nüssler, München
Projektmanagement: Dagmar Wiederhold, München
Redaktion: Brigitte Schlagintweit, Aichach
Satz: abavo GmbH, Buchloe
Druck und Bindung: Drukarnia Dimograf Sp. z o. o., Bielsko-Biała/Polen
Umschlaggestaltung: SpieszDesign, Neu-Ulm
Titelfotografie: © istockphoto.com/JodiJacobson

Aktuelle Informationen finden Sie im Internet unter **www.elsevier.de**

Vorwort zur 5. Auflage

So schnell sind fünf Jahre vergangen – das war unser Gedanke, als wir vor einigen Monaten gemeinsam mit Gutachtern und Autoren mit der grundlegenden Überarbeitung der 4. Auflage von *Pflege konkret Chirurgie Orthopädie Urologie* begannen. Das Ergebnis halten Sie nun in den Händen.

Ziel war und ist natürlich, die medizinischen und pflegerischen Inhalte des Buches auf den neuesten Wissensstand in Medizin und Pflege zu bringen. Nur so bekommen Sie, liebe Leserinnen und Leser, die beste Unterstützung für Ihre Ausbildung in der Gesundheits- und Krankenpflege bzw. -Kinderkrankenpflege – sowohl für den theoretischen Unterricht als auch für die praktische Arbeit auf den chirurgischen Stationen. Aber nicht nur während der Ausbildung soll Ihnen dieses Buch ein wertvoller Begleiter sein. Pflegekräfte, die neu in einem chirurgischen Fachbereich arbeiten, will *Pflege konkret Chirurgie Orthopädie Urologie* das grundlegende Fachwissen vermitteln.

Neben der chirurgischen Krankheitslehre liegt auch in der 5. Auflage wieder ein besonderer Fokus auf der speziellen chirurgischen Pflege. In den **Kapiteln 1 bis 3** geht es um grundlegendes chirurgisches Wissen, das nicht zu einem speziellen chirurgischen Fachgebiet zugeordnet werden kann. **Kapitel 4** beschreibt in aller Ausführlichkeit die pflegerischen Maßnahmen vor und nach einer Operation; darauf wird in den folgenden Kapiteln immer wieder Bezug genommen. Techniken und Maßnahmen im Operationssaal und der Anästhesie sind lediglich grundlegend beschrieben. Für weiterführendes Wissen verweisen wir auf entsprechende Fachbücher. **Kapitel 5 bis 13** sind die sogenannten „Organkapitel"; hier werden die speziellen chirurgischen Erkrankungen und Pflegemaßnahmen bei Organen und Organsystemen dargestellt. Jeweils ein Unterkapitel ist speziellen Pflegetechniken sowie der speziellen prä- und postoperativen Pflege gewidmet. Typische Symptome, übliche diagnostische Maßnahmen und die wichtigsten Erkrankungen der Organe finden sich wieder in bewährter Weise in jedem Kapitel. Neu ist, dass die verschiedensten Operationen an einem Organ bzw. Organsystem nun zumeist in einem eigenen Unterkapitel zusammengefasst sind – v.a. in großen Fachgebieten mit zahlreichen Operationen wie der Abdominalchirurgie entsteht so mehr Übersichtlichkeit. **Kapitel 14** bietet schließlich eine übersichtliche Auflistung der wichtigsten Laborwerte.

Erfolgreiches Lernen wird auch durch ein **ansprechendes Layout** des Buches und durch **Abbildungen** ermöglicht. Deshalb war es uns ein Anliegen, Zeichnungen moderner zu gestalten, veraltete Abbildungen auszutauschen und zahlreiche neue hilfreiche Abbildungen einzufügen und mit informativen Bildlegenden zu ergänzen. Auch die **Kästen** wurden optimiert und ansprechender gestaltet. So kommen Sie noch schneller und einfacher an die gewünschte Information. Ganz neu sind **Transferaufgaben** am Ende eines jeden Kapitels. Anhand eines Fallbeispiels und anschließender Fragen können Sie Ihr Wissen überprüfen, egal, ob alleine oder in der Gruppe, und so für das Examen, aber natürlich auch für die tägliche Pflegepraxis, trainieren. Anhand der den Fragen beigefügten Verweise können Sie Ihre Antworten mit den entsprechenden Textstellen im Buch abgleichen.

Wir danken wieder allen Leserinnen und Lesern und auch den medizinischen und pflegerischen Gutachtern aus den unterschiedlichsten chirurgischen Fachdisziplinen, die durch kritische Anmerkungen, Vorschläge und auch Lob die Weiterentwicklung des Buches unterstützt haben. Wir bitten Sie als Leser, dies auch in Zukunft zu tun, damit Verlag, Herausgeber und Autoren auch die 6. Auflage bedürfnisgerecht fortentwickeln können. Nehmen Sie per E-Mail Kontakt auf: books.cs.muc@elsevier.com.

Hamburg, Glonn, November 2017

Die Herausgeberinnen Meike von zur Mühlen und Christine Keller

Vorwort zur 1. Auflage

Ein neues Lehrbuch der Chirurgie, Orthopädie und Urologie für Pflegende

Während für andere medizinische Fachgebiete zahlreiche Lehrbücher speziell für Pflegende auf dem Markt sind, ist die Auswahl an Lehrbüchern für die Pflege in der Chirurgie und anderen operativ orientierten Fachgebieten eher spärlich. Zudem ist in den bisher erschienenen Werken, die sich fast durchgängig an Lehrbüchern für Medizinstudenten orientieren, Pflegewissen lediglich an die dominierenden medizinischen Inhalte angehängt.

Unser Maßstab: Die Wünsche der Pflegenden

Ein Lehrbuch, das umfassend über den Fachbereich informiert, dabei neue therapeutische Methoden anschaulich erklärt und vor allem die Pflege in diesem Fachbereich ausführlich beschreibt, das war der Wunsch der Pflegenden, den wir mit diesem Buch erfüllen möchten.

Zahlreiche Pflegende aus den verschiedenen operativen Fachbereichen sowie viele Fachärztinnen und -ärzte und Mitarbeiter des Verlages haben daran gearbeitet, dieses umfassende Lehrbuch zu erstellen und damit nicht nur den Wünschen der Pflegenden Rechnung zu tragen, sondern das Buch auch so zu gestalten, dass das Lesen und Lernen Spaß macht.

Beliebt und bewährt: Die Buchreihe Pflege konkret

In langjähriger Zusammenarbeit von Pflegenden, Lehrerinnen und Lehrern für Pflegeberufe sowie Ärztinnen und Ärzten ist die Lehrbuch-Reihenkonzeption *Pflege konkret* herangewachsen. *Pflege konkret Chirurgie Orthopädie Urologie* ist nach *Pflege konkret Innere Medizin* und *Pflege konkret Gynäkologie Geburtshilfe* der dritte Band dieser Reihe.

Kennzeichnend für die *Pflege konkret* Reihe sind:

- **Konsequente Ausrichtung** der Stoffauswahl auf die Bedürfnisse der Pflegenden: Häufige Krankheiten und Operationen sind sehr ausführlich, seltene Krankheiten und Operationen nur knapp behandelt
- Durchgehende **Verzahnung von Pflege und Medizin:** Pflege- und Medizintexte sind, wo immer möglich, unmittelbar miteinander verzahnt. Dies macht die Zusammenhänge zwischen ärztlichem und pflegerischem Planen und Handeln deutlich
- **Standardisierte Gliederung** aller Kapitel des Werkes, um das rasche Nachschlagen wie auch das effiziente Lesen und Lernen zu erleichtern
- **Durchgängiges Farbleitsystem:** Pflegetexte, Medizintexte und Texte zu anatomischen und (patho-)physiologischen Grundlagen sind durch verschiedene Farben gekennzeichnet und dadurch leicht voneinander zu unterscheiden
- Ausführliche **Darstellung von diagnostischen und therapeutischen Prinzipien,** denen in bisherigen Lehrbüchern für die Pflege kaum Raum gegeben wurde. Im Arbeitsalltag auf chirurgischen, orthopädischen und urologischen Stationen entfällt jedoch ein ganz erheblicher Teil der Arbeitszeit der Pflegenden auf die Unterstützung bei diagnostischen und therapeutischen Maßnahmen, insbesondere auf die Vorbereitung der Patienten zur Operation und auf die postoperative Versorgung, die ganz wesentlich vom durchgeführten Eingriff abhängt
- Durchgängige **didaktische Hilfsmittel:** Nicht nur das Farbleitsystem des Werkes, sondern auch verschiedene Kästen mit Definitionen, Informationsschwerpunkten, Warnhinweisen und Notfällen, erleichtern die Orientierung im Buch. Daher ist es möglich, sich sekundenschnell zurechtzufinden, und das Werk eignet sich auch ausgezeichnet zum Nachschlagen
- **Wiederholungsfragen** am Schluss jedes Kapitels, die dem Leser das aktive Lernen und Wiederholen der zentralen Informationen eines jeden Kapitels ermöglichen.

Unser Wunsch: Ihre Kritik

Selbstverständlich kann dieses neue Lehrbuch für die Pflege in der Chirurgie, Orthopädie und Urologie nicht auf allen rund 700 Seiten gleich gut sein. Deshalb bitten wir, die Autorinnen und Autoren, die Herausgeberin und Herausgeber sowie der Verlag, Sie um Ihre Kritik: Nur so kann das Buch in der nächsten Auflage noch besser werden.

Autorinnen und Autoren, Herausgeberin und Herausgeber

Die Herausgeberinnen

Dr. med. **Meike von zur Mühlen** ist Fachärztin für Orthopädie und Unfallchirurgie und arbeitet im Orthopädie-Zentrum Altona. Nach diversen Praktika in verschiedenen Redaktionen und PR-Abteilungen ist sie zudem als freie Medizinjournalistin tätig.

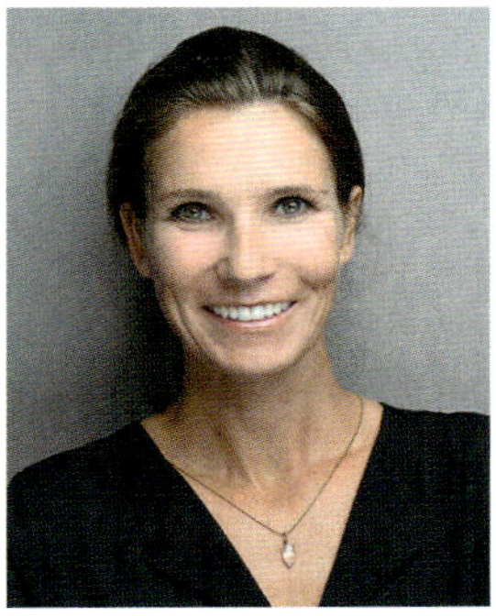

Christine Keller, M.A. beendete 1988 ihre Ausbildung zur Gesundheits- und Krankenpflegerin und ist seit 1991 Lehrerin für Pflegeberufe. Seit 2010 arbeitet sie freiberuflich als Dozentin, v.a. in Kursen zum Pflegeexperten für außerklinische Intensivpflege sowie zum Atemtherapeuten, Wachkomatherapeuten und Praxisanleiter. Als Qualitätsmanagementbeauftragte und Wundexpertin berät sie zudem Pflegedienste. Sie studierte 2,5 Jahre Bildungswissenschaften an der Fernuniversität Hagen. 2017 schloss sie das Masterstudium Systemische Beratung an der TU Kaiserslautern ab. Sie ist seit Jahren als Autorin und Redakteurin tätig.

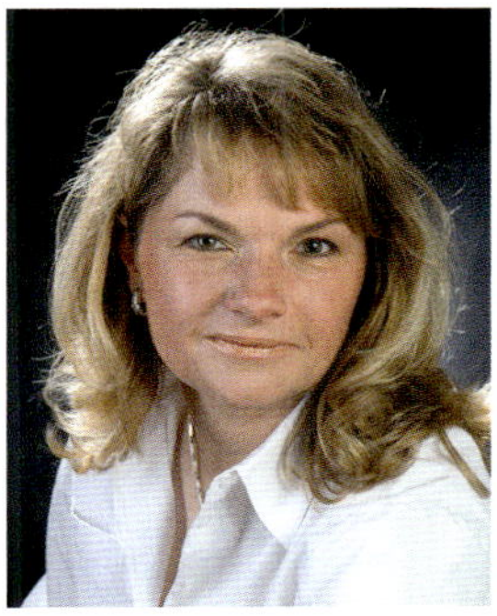

Benutzerhinweise

Das Farbleitsystem von Pflege konkret Chirurgie Urologie Orthopädie

DEFINITION

Definitionen zu wichtigen Begriffen, z. B. Krankheiten, Symptomen, im Telegrammstil.

Besondere und wichtige Informationen aus dem Bereich Medizin und Pflege.

VORSICHT

Warnhinweise auf gefährliche Situationen und (drohende) Gefahren.

Transferaufgabe

Fragestellung, bestehend aus Fallbeispiel und zugehörigen Aufgaben, zu einem medizinisch-pflegerischen Schwerpunkt des Kapitels zur Reflexion und Wissensüberprüfung.

Literatur und Kontaktadressen

Am Ende jedes Kapitels finden Sie Angaben zur Literatur und Kontaktadressen.

Als Erstes finden Sie den **Literaturnachweis.** Diese Angaben beziehen sich auf die Literatur, die die Autoren bei der Erstellung ihrer Texte verwendet haben. Dabei handelt es sich um Artikel aus Zeitschriften, Büchern, aber auch Webseiten und Leitlinien. Um im Text die Literaturquellen eindeutig zuordnen zu können, sind die Nachweise nummeriert. Die Nummern stehen in eckigen Klammern an den dazugehörigen Stellen im Text.

Die **Kontaktadressen** bieten Ihnen die Möglichkeit, sich weiterführende Informationen zu beschaffen oder auch, um Kontakt zu Experten oder Selbsthilfegruppen aufzunehmen.

Unter **Weiterführender Literatur** finden Sie eine Auswahl an weiterführenden Büchern zum Kapitel.

Wichtige Fachbegriffe in Medizin und Pflege

absorbieren	aufnehmen
afferent	zum Zentrum hinführend
Anastomose	operativ hergestellte Verbindung
Anatomie	(griech. *zerschneiden*) Lehre vom Bau der Körperteile
Antigen	alle Moleküle, die vom Immunsystem über dessen Rezeptoren erkannt werden
Antikörper	vom Abwehrsystem als Antwort auf ein Antigen produzierter, strukturell passender Abwehrstoff (Eiweißkörper), Immunglobulin
Aorta	Hauptschlagader
a.p.	anterior-posterior, beim Röntgen: Strahlengang von vorne nach hinten
Arteriosklerose	„Gefäßverkalkung“
Ätiologie	Ursache(n) einer Erkrankung
Auskultation	Abhören
autonom	selbstständig
Bakteriämie	vorübergehendes Vorhandensein von Bakterien im Blutstrom ohne Allgemeinsymptome
benigne	gutartig
bilateral	beidseitig
dexter, dextra	rechts
Distorsion	Verstauchung durch Umknicken oder Verdrehung
DNA	(engl. *Abk. für desoxyribonucleic acid,* dt. *Desoxyribonukleinsäure,* kurz *DNS*) Erbsubstanz
dys...	Wortteil für krankhafte Störung eines Zustands oder einer Funktion
efferent	vom Zentrum wegführend
...ektomie	herausschneiden, Entfernung
Elektrolyt	(gelöstes) Körpermineral, z. B. Natrium oder Kalium
endogen	im Körper selbst entstehend
Endokarditis	Entzündung der Herzinnenhaut
exogen	von außen
gastrointestinal	den Magen-Darm-Trakt betreffend
genital	zu den Geschlechtsorganen gehörend
hormonal	das innersekretorische System betreffend
hyper...	das normale Maß übersteigend
Hyperplasie	reversible Gewebszunahme
hypo...	das normale Maß unterschreitend
Hypophyse	Hirnanhangdrüse
Hypothalamus	wichtiger Abschnitt des Zwischenhirns
iatrogen	durch ärztliche Maßnahme verursacht
Immunität	erworbene Abwehrkraft gegen Krankheitserreger
Indikation	„Heilanzeige“, Kriterium, bei dessen Vorliegen ein bestimmtes Verfahren zu wählen ist
injizieren	einspritzen
Insuffizienz	unzureichende Funktionstüchtigkeit
Interkostalraum	Zwischenrippenraum
intrazellulär	innerhalb der Zellen
Ischämiezeit	Zeitdauer der Mangeldurchblutung, die das Gewebe ohne bleibende Schäden überstehen kann
ischämisch	nicht (ausreichend) durchblutet
Kapillare	kleinstes Blutgefäß
kardiovaskulär	das Herz-Kreislauf-System betreffend
Karzinom	bösartiger epithelialer Tumor
kaudal	Richtung Fuß
Kompensation	Ausgleich
kranial	Richtung Kopf
lateral	seitwärts, von der Medianebene entfernt
Lumen	das Innere von Hohlorganen in der Anatomie
maligne	bösartig
Manifestation	Offenbarwerden, zu Tage treten
medial	in der Mitte gelegen, mittelwärts
Membran	dünne Scheidewand
Morbus	Krankheit
Motilität	Beweglichkeit
motorisch	die Bewegung betreffend
nerval	durch das Nervensystem vermittelt
occult	versteckt
oral	den Mund betreffend, durch den Mund
orthograd	in physiologischer Richtung
Parenchym	Organfunktionsgewebe
parenteral	unter Umgehung des Magen-Darm-Traktes
Parese	Lähmung
Pathologie	Lehre von den erkrankten Geweben
peri...	um ... herum
Periost	Knochenhaut
Perkussion	Klopfen mit der Fingerspitze auf die dem Körper aufliegenden Finger der anderen Hand
Physiologie	Lehre von den normalen Körpervorgängen, Grundlagenfach der Medizin
post...	nach, hinter
prä...	vor
primär	erstrangig, auch: ursprünglich, ohne andere Ursachen
Prognose	zu erwartender Krankheitsverlauf
pulmonal	die Lunge betreffend
Punktion	Einstechen
reflektorisch	auf dem Reflexwege
rektal	den Mastdarm betreffend
Remission	Rückgang der Krankheitszeichen
Rezeptor	„Empfänger“ für bestimmte Reize oder Stoffe
Rezidiv	Rückfall
Sekretion	Ausscheidung
sekundär	nachfolgend, als Folge einer Erkrankung
sensibel	die Sinne betreffend, empfindungsfähig
sensorisch	die Sinne betreffend, empfindungsfähig
sinister, sinistra	links
spinal	das Rückenmark betreffend
...stomie, Stoma	operative Bildung einer künstlichen Öffnung
superfizial	oberflächlich, zur Körperoberfläche hin
superior	oberer
Symptom	Krankheitszeichen
Syndrom	Symptomenkomplex, Gruppe von Krankheitszeichen
...tomie	Schnitt
Trauma	Verletzung, Wunde
Tumor	Geschwulst
Ulkus	Geschwür
vegetativ	das autonome (*vegetative*) Nervensystem betreffend
ventral	bauchwärts, vorn
zerebral	das Gehirn betreffend

Abbildungsnachweis

A400 Reihe Pflege konkret, Elsevier/Urban & Fischer
B159 Dr. Ulrich Renz, Lübeck: Fünferband- Kleine operative Fächer, 2.A., 1995, Jungjohann-Verlag
E114 proCompliance Verlag GmbH, Erlangen
E273 Mir: Blickdiagnosen 41711
E283 Mettler F A. Essentials of Radiology. 2. A. Philadelphia: Elsevier Saunders, 2005
E284 McRae, R./Kinninmonth, A. W. G.: Orthopaedics and trauma. First edition 1997. Elsevier/Churchill Livingstone
E287 Raby N, Berman L, Lacey G de. Accident & Emergency Radiology, A survival guide. 2. A. : Elsevier Saunders, 2005
E293 Mir: M.A.L.Atlas of Clinical Diagnosis, Saunders
E316 Forbes C, Jackson W. Color Atlas and Text of Clinical Medicine. 3. A.: Elsevier/Mosby, 2003
E363 Rumack, Wilson, Charboneau, Johnson: Diagnostic Ultrasound, 3 e Elsevier Mosby 2004
E366 Sanders, M. J.: Mosby's Paramedic Textbook. 3. A. St. Louis: Mosby Elsevier, 2006
E382 Coughlin, M. J./Mann, R. A./Saltzman, C. L.: Surgery of the Foot and Ankle. Elsevier/Mosby, 8. Aufl. 2007
E397 Ferri: Ferri's Color Atlas and Text of Clinical Medicine, 2009, Elsevier Saunders
E402 Drake R. L. et al. Gray's Anatomy for Students. 1. A. Philadelphia: Elsevier Churchill Livingstone, 2005
E419 Patton, Kevin T./Thibodeau, Gary A.: Anatomy & Physiology. Elsevier/Mosby, 8. Aufl. 2010
E420 Talley N, O'Connor S: Clinical Examination. 6. A. Sydney: Elsevier Australia, 2009
E437 Salvo: Mosby's Pathology for massage Therapists, 2nd edition, 2009, Elsevier Mosby
E439 Townsend M, et al. Sabiston Textbook of Surgery. 18. A. St. Louis: Elsevier Saunders, 2008
E463 Canale/Beaty: Campbell's Operative Orthopaedics, 11th edition, 2008, Elsevier Mosby
E467 Marchiori D M. Clinical Imaging. With Skeletal, Chest and Abdomen Pattern Differentials. 2. A.: Mosby, 2004,9780323022644, Elsevier/Mosby
E470 Browner B, Levine A M, Jupiter J B. Skeletal Trauma. 4. A.: Saunders, 2008
E508 Swartz, M. H.: Textbook of Physical Diagnosis. History and Examination. Elsevier/Saunders, 5. Aufl. 2005
E509 Bontrager, Lampignano: Textbook of Radiographic Positioning and Related Anatomy. 6. A. St. Louis: Mosby Elsevier, 2005
E511 Wein, Kavoussi, Novick et al.: Campbell-Walsh Urology, 9th edition, Saunders, 2006, ISBN: 978-0721607986
E538 Skarin: Atlas of Diagnostic Oncolocy, 4th edition, 2010, Mosby
E554 V. Kumar, A. Abbas et al.: Robbins and Cotran Pathologic Basis of Disease, 8th ed., Elsevier Saunders 2010
E638 Hallett, Mills, Earnshaw, Reekers, Rooke: comprehensive vascular and endovascular surgery, 2nd. Ed., 2009, Mosby
E754 Sharon Murray (Author), Emily McKinney:Fundations of Maternal-Newborn Nursing, 4ed Saunders Elsevier, 2006
E763 Shiland B.J. Mastering Healthcare Terminology, 1.ed., St. Louis: Elsevier Mosby, 2003
E815 Jerosch/Schunk/Khoja: Journal of Ankle Surgery, 2006, Elsevier
E816 Schachner/Hansen: Pediatric Dermatology, 2011, Elsevier Mosby
E817 Qureshi/Shende/Luketich: Surgical Oncology Clinics of North America, July 2009
E818 Vauthey/Rousseau: Clinics in liver disease, 2002, Saunders,
E819 Burt/Portman/Ferrell: MacSween's Pathology of the liver, 2012, Churchill Livingstone
E840 Goldman et al.: Sclerotherapy 4th edition, 2007, Elsevier Mosby
E843 Baker/Nikolić/O'Connor: Practical Cardiology, 2nd edition, 2008, Elsevier Australia
E851 Morison et al.: Leg ulcers 2007, Elsevier Mosby
E856 Loewe: Magnetic Resonance Imaging Clinics of North America. Peripheral MR angiography. 2004, Elsevier
E857 Lang /Goldstein/Kronzon /Khandheria: Dynamic Echocardiography, 2011, Elsevier Saunders
E862 Tucker: Fertility and Sterility, 2000, Elsevier
E896 Thobaben/Hogan: Fundamentals of Nursing- Caring and Clinical Judgment, 2007
E950 Rosai J: Rosai and Ackerman's Surgical Pathology. 10. A. St. Louis: Mosby Elsevier 2011
E959 "Perspectives in Athletics Training",Cummings N., Stanley-Green S., Higgs P., 2008, 1. Auflage, 978-0323033855, Kapitel 12, Mosby
E969 Lee M.J., Perez-Rossello J.M.; Weissman B.N.: "Imaging of Arthritis and Metabolic Bone Disease", first edition,2009, 9780323041775, fig. 25-1, pages 457-505, Mosby
E970 Sanders, R.: Core Knowledge in Orthopaedics - Trauma, 1st ed. 2007 , Elsevier Mosby,
F223-002 Wiler J L, Costantino T G, Filippone L, Satz W (2010): Comparison of Ultrasound-Guided and Standard Landmark Techniques for Knee Arthrocentesis. In: Journal of Emergency Medicine. Volume 39, Issue 1, p. 76-82, Elsevier, 2010
F276-001 McNicol: Pathology of thyroid tumors. In: Surgery (Oxford). Vol. 25, Issue 11, November 2007
F276-003 Saunders, RN Hemingway D: Intestinal stomas. In: Surgery. Oxford: Elsevier, 2008.
F384 Z. U. Hassan, B. G. Fahy: Surgical Clinics of North America, Elsevier 2005
F415 Bingöl-Kologlu: Journal of pediatric surgery, Necrotizing fasciitis in children: diagnostic and therapeutic aspects, November 2007
F420 Thomas/Gera/Arbuckle/Cohen: Journal of Pediatric Urology, 2006, Elsevier
F426 Vogt et al.: Handchirurgie. Mikrochirurgie. Plastische Chirurgie. 2012, Thieme Verlag
F427 T. Hotfiel et al.: Zeitschrift für Orthopädie und Unfallchirurgie. Die Bedeutung der Kniestreckfähigkeit für die plantare Druckverteilung. 2012, Thieme Verlag
F428 Kurien: International Journal of Pediatric Otorhinolaryngology, 2011, Elsevier Ireland, S0165-5876(11)00117-0
F431 Stannard/Singanamala/Volgas: Injury, 2010, Elsevier
F432 Johnson: Surgery (Oxford), 2008
F444-003 Rees C J, Tridico T I, Kirse D J (2005): Expanding Applications for the Microdebrider in Pediatric Endoscopic Airway Surgery. In: Otolaryngology – Head and Neck Surgery. Vol. 133, Issue 4, p. 509-513
F450 Slaughter et al.: Journal of Heart and Lung transplantation, April 2010, vol. 19 issue 4,
F451 Röthel, H., Verbandstoffsysteme für die feuchte Wundbehandlung, HARTMANN WundForum, 2/1996, S. 29, PAUL HARTMANN AG, Heidenheim
F452-1 Lang, Friedhelm, Arten der Infektionen, Kompendium Wunde und Wundbehandlung, PAUL HARTMANN AG, Heidenheim, 1. Aufl. S. 53, 1998

F452-2 Lang, Friedhelm, Arten der Infektionen, Kompendium Wunde und Wundbehandlung, PAUL HARTMANN AG, Heidenheim, 1. Aufl. S. 52, 1998
F453 Brychta, P., Die Verbrennungswunde Pathophysiologie und Therapieprinzipien, HARTMANN WundForum, 3/1995, S. 20, PAUL HARTMANN AG, Heidenheim
F534-002 Martin S T, Vogel J D (2012): Intestinal Stomas: Indications, Management, and Complications. In: Advances in Surgery, Elsevier, 2012. Vol. 46, Issue 1, p. 19–49
F807-002 Prather H, Hunt D, Watson J O, Gilula L A (2007): Conservative Care for Patients with Osteoporotic Vertebral Compression Fractures. In: Physical Medicine and Rehabilitation Clinics of North America, Vol. 18, Issue 3, p. 577–591. Elsevier, 2007
F916-003 Heran M K S, Legiehn G M, Munk P L (2006): Current Concepts and Techniques in Percutaneous Vertebroplasty. In: Orthopedic Clinics of North America, Vol. 37, Issue 3, p. 409–434, Elsevier, 2006
F952-003 Weiss S, Schwartz D A, Anderson S C (2007): Radiography: A Review for the Rehabilitation Professional. In: Journal of Hand Therapy. Vol. 20, Issue 2, p. 152–179. Elsevier 2007
G055 E. Jaffe, N. Harris, J. Hardiman et al.: Hematopathology, 1st ed., Elsevier Saunders 2011
G586 Seidel H M et al.: Mosby´s Guide to Physical Examination. Elsevier/Mosby, 7.A. 2010.
H016-001 Kadner A., Fasnacht M. (2007): Traumatic free wall and ventricular septal rupture – ´hybrid´management in a child. In: European Journal of Cardio – Thoracic Surgery. Oxford University Press. Vol. 31, Issue 5. Oxford, 2007
J660 MEV Verlag GmbH, Augsburg
J747 GraphikBureau, Kroonsgard
J787 Colourbox.com
K115 Andreas Walle, Hamburg
K157 Werner Krüper, Steinhagen
K183 Eckhard Weimer, Würselen
L106 Henriette Rintelen, Velbert
L115 Rainer Dunkel, Berlin
L126 Katja Dalkowski, Erlangen
L138 Martha Kosthorst, Borken
L143 Heike Hübner, Berlin
L157 Susanne Adler, Lübeck
L190 Gerda Raichle, Ulm
L215 Sabine Weinert-Spieß, Neu-Ulm
L231 Stefan Dangl, München
L234 Helmut Holtermann, Dannenberg
L239 Otto Nehren, Achern
L255 Irina Kart, Berlin
L264 Claudia Flüss, München
M114 Dr. med. Matthias Braun, Cuxhaven
M120 M. Stock, Hirschberg
M122 Dr. R.H.K. Strößenreuther †, Ottobrunn
M123 Prof. Dr. med. Thomas Dirschka, Wuppertal
M137 Prof. Dr. med. Stefan Nöldeke, Garmisch-Partenkirchen
M158 K. L. Krämer, Köln
M160 Prof. Dr. Dr. med. Axel Wilke, Marburg
M161 Michael Zimmer, Bammental
M162 Dr. med. Barnabas Urbanyi, Kiel-Hasseldicksdamm
M180 Prof. Dr. med. Viola Hach-Wunderle, Bad Nauheim
M181 Dr. med. Steffen Krautzig, Hameln
M207 Dr. med. Maren Koop, Idstein-Niederrod
M212 Prof. Dr. med. Ingolf Joppich, Gräfelfing
M289 Gerda Motzkus, Neckargemünd
M291 Kerstin Protz, Hamburg
M294 Bernd Hein, Buch am Buchrain
M332 Dr. med. Andreas Ficklscherer, München
M342 Dr. med. Gerhard-Walter Schmeisl, Bad Kissingen
M443 Prof. Dr. med. Olav Jansen, Universitätsklinikum Kiel
M466 Dr. med. Rainer Sander, München
M467 Prof. Dr. Thomas Gain, Regensburg
M478 Prof. Dr. Wolfgang A. Weber, Freiburg
M498 Prof. Dr. Theodor Klotz, Weiden
M500 Prof. Dr. med. Günter W. Kauffmann, Heidelberg
M502 Prof. Dr. G.W. Wanner, Zürich
M504 Prof. Dr. med. Peter Hallscheidt, Heidelberg
M513 J. Schölmerich, Frankfurt
M537 Prof. Dr. med. Gunter Gruber, Taucha
M561 Dr. Meike von zur Mühlen, Hamburg
M732 Prof. Dr. Jonas Andermahr, Kreiskrankenhaus Mechernich GmbH, Mechernich
M739 Dr. med. Wilhelm-Ulrich Schmidt, Krefeld, Chefarzt Klinik für Minimalinvasive-, Allgemein- und Viszeralchirurgie, Koloproktologischer Schwerpunkt, Malteser Krankenhaus St. Josefshospital Krefeld-Uerdingen
M757 Dr. med. Ralph Hein, München
M814 Lukas Lehmeyer, München
M845 Christine Keller, Glonn
O136 Dr. med. Harold Eisele, Aalen
O204 Nicole Kopp, Olching
O416 W. Knopf, Dielheim
O530 Prof. Dr. med. Christoph Klein, München
O550 Prof. Dr. med. Stefan R. Benz, Nagold
O616 Dr. med. Axel Jäger, Tauberbischofsheim
O623 Albert Ackermann, Köln
O624 Prof. Dr. med. Walter Weder, Zürich
O644 Prof. Dr. med. habil. G. Gräfe, Leipzig
O1028 Dr. Leonhard, Klinik für Radiologie, Universitätsklinikum Dresden
P342 PD Dr. med. Brigitte Gansera, Klinikum München Bogenhausen
R110-19 Prof. Dr. med. Wolfgang Rüther, Hamburg
R154 Prof. Dr. med. Ethel Földi, Lehrbuch der Lymphologie, 6.Aufl. Elsevier GmbH, Urban & Fischer Verlag, München 2005
R173 M. Oethinger: Mikrobiologie & Immunologie. 11. Aufl., Elsevier GmbH, Urban & Fischer Verlag, München 2004
R222 Dr. Hazim J. Safi, Houston, Texas
R224 Protz: Wundversorgung, 4.Aufl., Elsevier GmbH, Urban & Fischer Verlag, München 2007
R232 Prof. Dr. med. Ertan Mayatepek: Pädiatrie, 1.Aufl., Elsevier GmbH, Urban & Fischer Verlag, München 2007
R234 H.-P. Bruch, O. Trentz: Berchtold Chirurgie, 6. Aufl., Elsevier GmbH, Urban & Fischer Verlag, München 2008
R234-001 PD Dr. med. habil. Lutz Mirow in H.-P. Bruch, O. Trentz: Berchtold Chirurgie, 6.Aufl., Elsevier GmbH, Urban & Fischer Verlag, München 2008
R234-002 Prof. Dr. med. Dr. h.c. Anulf Thiede in H.-P. Bruch, O. Trentz: Berchtold Chirurgie, 6.Aufl., Elsevier GmbH, Urban & Fischer Verlag, München 2008
R234-003 Prof. Dr. med. Rainer Broll in H.-P. Bruch, O. Trentz: Berchtold Chirurgie, 6.Aufl., Elsevier GmbH, Urban & Fischer Verlag, München 2008
R234-004 PD Dr. med. Daniel Drücke in H.-P. Bruch, O. Trentz: Berchtold Chirurgie, 6.Aufl., Elsevier GmbH, Urban & Fischer Verlag, München 2008
R234-005 Prof. Dr. med. Guido A. Wanner in H.-P. Bruch, O. Trentz: Berchtold Chirurgie, 6. Aufl. Elsevier GmbH, Urban & Fischer Verlag, München 2008
R234-007 Prof. Dr. med. Christoph Nies in H.-P. Bruch, O. Trentz: Berchtold Chirurgie, 6.Aufl., Elsevier GmbH, Urban & Fischer Verlag, München 2008
R234-010 Henriette Rintelen in H.-P. Bruch, O. Trentz: Berchtold Chirurgie, 6. Aufl., Elsevier GmbH, Urban & Fischer Verlag, München 2008

R234-014 Prof. Dr. Peter Markus, Essen in H.-P. Bruch, O. Trentz: Berchtold Chirurgie, 6.Aufl., Elsevier GmbH, Urban & Fischer Verlag, München 2008
R234-015 Trentz O, Zürich in H.-P. Bruch, O. Trentz: Berchtold Chirurgie, 6.Aufl., Elsevier GmbH, Urban & Fischer Verlag, München 2008
R236 Claasen M, Diehl V, Kochsiek K: Innere Medizin, 6. A., Elsevier GmbH Urban & Fischer, 2009
R246 Gruber, G./Hansch, A.: Kompaktatlas Blickdiagnosen in der Inneren Medizin. Elsevier/Urban & Fischer, 2. Aufl. 2009
R271-1 Prof. Dr.med. Justus G. Müller, Würzburg in: Roessner: Allgemeine Pathologie und Grundlagen der speziellen Pathologie, 11. A. 2008, Urban & Fischer
R273 Pickhardt Arluk: Atlas der gastrointestinalen Bildgebung. Gegenüberstellung Radiologie–Endoskopie, Elsevier Urban & Fischer, 2009
R333 Scharf H-P, Rüter A: Orthopädie und Unfallchirurgie, 2. A., Elsevier/Urban & Fischer 2011
R372 Madler C et al.: Das NAW-Buch. 3. A., Elsevier/Urban & Fischer 2005
R373 Dienst M: Lehrbuch und Atlas Hüftarthroskopie. Elsevier/Urban & Fischer, 2009
S008-3 G. Kauffmann, E. Moser, R. Sauer : Radiologie, 3.Aufl., Elsevier GmbH, Urban & Fischer Verlag, München 2006
T125 Prof. Dr. Ulrich Stierle, Lübeck
T127 Prof. Dr. med. Dr. med. h.c. Peter Scriba, München
T127 P. Scriba, München
T134 Fritz Müller, Adelebsen
T135 Prof. Dr. med. Georg Köster, Lorsch
T152 Dr. med. Stefan Piatek, Magdeburg
T159 Dr. Matthias Russ, Unfallchirurgie Bietigheim
T165 Priv.-Doz. Dr. med. Helmut Höffken, Marburg-Bauerbach
T170 Dr. med. Eduard M. Walthers, Universitätsklinikum Marburg
T173 PD Dr. med. Ulrich Vogel, Tübingen
T195 Dipl. Pflegepädagoge (FH) Roman Bühler, Giengen-Brenz
T197 Dr. med. Burkhardt Danz, Abteilung VIII Radiologie, Bundeswehrkrankenhaus Ulm
T229 Swann Schinaslawski, DRK-Kliniken, Berlin
T409 Fotosammlung des Dr. von Haunerschen Kinderspitals, zur Verf. gestellt von Prof. Dr. Dietrich
T451 Prof. Dr. med. S. Miller, Abteilung für Radioloische Diagnostik, Radiologische Klinik, Universitätsklinikum Tübingen
T458 Prof. Dr. med. Paul Komminoth, Zürich
T467 Prof. Dr. med, Dr. med. dent. Michael Ehrenfeld, München
T682 Radiologische Gemeinschaftspraxis Traunstein
T711 Prof. Dr. med. Peter Schmittenbecher, Karlsruhe
U106 R. Cegla GmbH & Co. KG, Montabaur
U108 Ormed Medizintechnik GmbH, Freiburg
U127 E. Tosse & Co. mbH, Hamburg neu: Institut für Pharmakologie und Präklinische Arzneimittelsicherheit (IPAS), Takeda
U131 TechniMed AG, Rotschach
U136 Hoffmann-La Roche AG, Basel, Schweiz
U142 Abbott GmbH, Wiesbaden
U157 NOBA Verbandmittel Danz GmbH & Co. KG, Wetter
U223 B. Braun AG, Melsungen
U244 Covidien Deutschland GmbH, Neustadt/Donau
U361 Nycomed GmbH, Institut für Pharmakologie und Präklinische Arzneimittelsicherheit (IPAS), Takeda, Barsbüttel
V072 3M Deutschland GmbH, Neuss
V090 Smiths Medical Deutschland GmbH, Kirchseeon
V105 ATMOS MedizinTechnik GmbH & Co. KG, Lenzkirch
V114 Stihler Electronic GmbH, Stuttgart
V115 Sporlastic GmbH, Nürtingen
V121 Meyra Orthopedia Vertriebsgesellschaft mbH, Kalletal-Kalldorf, www.meyra-ortopedia.de
V122 Gebrüder Martin GmbH & Co. KG, Tuttlingen
V130 Coloplast GmbH, Hamburg
V132 Aesculap AG, Tuttlingen
V135 ©Johnson & Johnson MEDICAL GmbH, Ethicon Surgical Care
V137 Siemens AG, Erlangen
V141 Maquet GmbH & Co. KG, Rastatt
V143 Thomashilfen GmbH, Bremervörde
V155 BSN medical GmbH & Co. KG, Hamburg
V157 VYGON GmbH & Co. KG, Aachen
V164 Otto Bock Healthcare GmbH, Duderstadt
V174 Janssen-Cilag GmbH, Neuss
V218 Olympus Deutschland GmbH, Hamburg
V220 PAUL HARTMANN AG, Heidenheim
V221 Karl Storz GmbH & Co., Tuttlingen
V228 Synthes GmbH, Umkirch
V309 Pressalit Care GmbH, Elmshorn
V323 Haemonetics GmbH Deutschland
V325 Lohmann & Rauscher & Co. KG GmbH, Neuwied
V330 Smith & Nephew GmbH Wound Management, Schenefeld
V350 Beckman Coulter GmbH, Krefeld
V459 Dr. Paul Koch GmbH, Frickenhausen
V474 HaB GmbH, Winsen an der Luhe
V479 Flores medical GmbH, Probstzella
V481 medi GmbH & Co. KG, Bayreuth. www.medi.de
V491 Philips GmbH Respironics GmbH, Hamburg
V494 NestléHealthScience, Vevey, Switzerland
V524 Biomet Austria GmbH, Thalgau
V527 OPED GmbH, Valley/Oberlaindern
V528 A.P.P. Handels GmbH & Co. KG für Arzt-, Pflege- und Patientenbedarf – Sportmed24, Hamburg
V606 Clement Clarke International, Harlow (UK)
V702 Compressana GmbH, Neutraubling
V711 SAM Medical ®, Wilsonville
W233 Bundeszentrale für gesundheitliche Aufklärung (BZgA), Köln
W286 Bundesarbeitsgemeinschaft SELBSTHILFE von Menschen mit Behinderung und chronischer Erkrankung und ihren Angehörigen
X312 Smith et al.: European Association of Urology: European Urology Journal, 2007, Elsevier

Inhaltsverzeichnis

1 **Einführung in die Pflege von Menschen mit chirurgischen Erkrankungen** . . . 1
1.1 Der chirurgisch erkrankte Mensch . . . 1
1.1.1 Schmerzen . . . 1
1.1.2 Narkose . . . 2
1.1.3 Unklarer präoperativer Befund . . . 2
1.1.4 Notfallmäßige Aufnahme ins Krankenhaus . . . 2
1.1.5 Bleibende körperliche Veränderungen . . . 2
1.1.6 Multimorbidität, Alter und Chronizität . . . 3
1.2 Besonderheiten der Pflege . . . 3
1.2.1 Pflegekompetenz in der Chirurgie . . . 3
1.2.2 Pflegeziele in der Chirurgie . . . 3
1.2.3 Aufgaben der Pflegenden . . . 5
1.2.4 Beobachten, Beurteilen und Intervenieren . . . 6
1.2.5 Pflegerische Überleitung . . . 6
1.3 Der Diagnoseprozess in der Chirurgie . . . 7
1.3.1 Rolle der Pflegenden im Diagnoseprozess . . . 7
1.3.2 Ärztliche Anamnese . . . 8
1.3.3 Körperliche Untersuchung . . . 9
1.3.4 Labordiagnostik . . . 9
1.3.5 Abstriche, Punktionen und Biopsien . . . 12
1.3.6 Bildgebende Diagnostik . . . 12
1.4 Therapien in der Chirurgie . . . 19
1.4.1 Allgemeine Voraussetzungen . . . 19
1.4.2 Offene Operationen . . . 22
1.4.3 Minimal-invasive Chirurgie . . . 22
1.4.4 Chirurgische Navigation und Robotik . . . 23
1.4.5 Interventionelle radiologische Therapie . . . 23
1.4.6 Organtransplantationen . . . 23
1.4.7 Hauttransplantation . . . 25
1.4.8 Hautexpansion . . . 26
1.4.9 Haut(lappen)plastik . . . 27
1.5 Onkologie in der Chirurgie . . . 27
1.5.1 Einteilung von Tumoren . . . 28
1.5.2 Tumorverlauf . . . 28
1.5.3 Tumordiagnostik und Staging . . . 29
1.5.4 Therapie maligner Tumoren . . . 29
1.6 Ambulantes Operieren . . . 31

2 **Wunden und chirurgische Infektionen** . . . 33
2.1 Definition und Einteilung von Wunden . . . 33
2.2 Wundheilung und Wundheilungsstörungen . . . 35
2.2.1 Formen der Wundheilung . . . 35
2.2.2 Physiologie der Wundheilung . . . 35
2.2.3 Wundheilungsstörungen . . . 37
2.3 Chirurgische Versorgung akuter Wunden . . . 38
2.4 Grundlagen der Infektionslehre . . . 40
2.4.1 Keimgehalt von Wunden . . . 40
2.4.2 Chirurgische Infektion und Infektionskette . . . 40
2.5 Diagnose von chirurgischen Infektionen . . . 41
2.5.1 Anamnese und körperliche Untersuchung . . . 41
2.5.2 Materialgewinnung und Beurteilung . . . 42
2.5.3 Blutuntersuchungen . . . 42
2.6 Infektionsverhütende Maßnahmen in der Chirurgie . . . 43
2.6.1 Asepsis und Antisepsis . . . 43
2.6.2 Basishygienemaßnahmen . . . 44
2.6.3 Reinigung, Desinfektion und Sterilisation . . . 45
2.6.4 Hygienemaßnahmen bei Verbandswechsel . . . 46
2.6.5 Multiresistente Erreger . . . 46
2.7 Bakterielle chirurgische Infektionen . . . 47
2.7.1 Überblick . . . 47
2.7.2 Behandlung bakterieller Infektionen . . . 48
2.7.3 Furunkel und Karbunkel . . . 49
2.7.4 Abszess . . . 50
2.7.5 Panaritium . . . 51
2.7.6 Lymphangitis und Lymphadenitis . . . 51
2.7.7 Empyem . . . 52
2.7.8 Erysipel . . . 52
2.7.9 Phlegmone . . . 53
2.7.10 Nekrotisierende Fasziitis . . . 53
2.7.11 Tetanus . . . 54
2.7.12 Gasbrand . . . 55
2.8 Tollwut . . . 56
2.9 Pilzinfektionen . . . 56
2.10 Chronische Wunden . . . 57
2.10.1 Dekubitus . . . 57
2.10.2 Ulcus cruris venosum . . . 58
2.10.3 Ulcus cruris arteriosum . . . 59
2.10.4 Diabetisches Fußsyndrom . . . 60
2.10.5 Prinzipien der Wundbehandlung bei chronischen Wunden . . . 61
2.10.6 Anforderung an moderne Wundbehandlungen/Wundauflagen . . . 61
2.10.7 Mittel zur Wundspülung . . . 62
2.10.8 Wundantiseptika . . . 62
2.10.9 Hautpflege und Hautschutz . . . 63
2.10.10 Wundbehandlungsmittel und Wundauflagen . . . 64
2.10.11 Phasengerechte Wundbehandlung . . . 69

3 **Chirurgische Ambulanz und chirurgische Notfälle** . . . 73
3.1 Aufbau und Organisation einer chirurgischen Ambulanz . . . 73

3.1.1 Räumliche Ausstattung . . . 73
3.1.2 Patientengruppen und D-Arztverfahren . . . 73
3.1.3 Übernahme, Verlegung und Entlassung des Patienten . . . 74
3.2 Arbeitstechniken in der chirurgischen Ambulanz . . . 74
3.2.1 Gips- und Kunststoffverbände . . . 74
3.2.2 Orthesen . . . 81
3.2.3 (Teil-)immobilisierende Verbände . . . 82
3.2.4 Operative Eingriffe in der Ambulanz . . . 83
3.3 Chirurgische Notfälle . . . 83
3.3.1 Schock . . . 84
3.3.2 Akutes Abdomen . . . 87
3.3.3 Akute gastrointestinale Blutung . . . 88
3.3.4 Verätzungen . . . 89
3.3.5 Verbrennungen . . . 90
3.3.6 Stromunfall . . . 92
3.3.7 Kälteschäden . . . 93
3.4 Polytrauma . . . 94
3.5 Problemsituationen in der chirurgischen Ambulanz . . . 95
3.5.1 Kinder . . . 95
3.5.2 Alkoholisierte Patienten . . . 96
3.5.3 Aggressive Patienten . . . 96
3.5.4 Drogenabhängige Patienten . . . 97

4 Pflege vor, während und nach Operationen . . . 99
4.1 Präoperative Pflege . . . 99
4.1.1 Stationäre Aufnahme . . . 100
4.1.2 Psychische Begleitung . . . 100
4.1.3 Einüben postoperativer Fertigkeiten . . . 101
4.1.4 Körperreinigung und Haarentfernung . . . 101
4.1.5 Nahrungsabbau und Nahrungskarenz . . . 103
4.1.6 Darmvorbereitung . . . 103
4.1.7 Perioperative Thromboembolieprophylaxe . . . 104
4.1.8 Perioperative Antibiotikaprophylaxe . . . 105
4.1.9 Unmittelbar präoperative Maßnahmen und Transport in den Operationstrakt . . . 106
4.2 Intraoperative Pflege . . . 107
4.2.1 Aufbau einer Operationsabteilung . . . 107
4.2.2 Operationsteam . . . 108
4.2.3 Verhalten im Operationstrakt . . . 109
4.3 Grundlagen der Anästhesiologie . . . 113
4.3.1 Anästhesiepflege . . . 113
4.3.2 Anästhesiologische Visite . . . 114
4.3.3 Anästhesieverfahren . . . 114
4.3.4 Anästhesie-Einleitung . . . 118
4.4 Ablauf einer Operation . . . 118
4.4.1 Aufnahme des Patienten im Operationstrakt . . . 118
4.4.2 Lagerung des Patienten . . . 118
4.4.3 Blutsperre und Blutleere . . . 120
4.4.4 Hautdesinfektion und steriles Abdecken . . . 121
4.4.5 Durchführung der Operation . . . 121
4.4.6 Minimal-invasive Eingriffe . . . 122
4.4.7 Wunddrainagen . . . 122
4.4.8 Wundverschluss und Wundverband . . . 125
4.5 Postoperative Pflege . . . 129
4.5.1 Grundlagen der Intensivmedizin und Intensivpflege . . . 129
4.5.2 Therapie und Pflege im Aufwachraum . . . 130
4.5.3 Übernahme des Patienten aus dem Aufwachraum . . . 131
4.5.4 Aufnahme in das Patientenzimmer . . . 132
4.5.5 Postoperative Überwachung . . . 132
4.5.6 Postoperative Beschwerden und Komplikationen . . . 134
4.5.7 Postoperative Mobilisation . . . 138
4.5.8 Postoperativer Kostaufbau . . . 139
4.5.9 Postoperative Schmerztherapie . . . 140
4.5.10 Pflegerische Maßnahmen bei liegenden Drainagen . . . 143
4.5.11 Verbandswechsel bei Operationswunden . . . 145
4.5.12 Entfernung von Nahtmaterial . . . 146
4.5.13 Transfusionen . . . 147
4.5.14 Verfahren zur Vermeidung von Fremdblut . . . 150
4.5.15 Infusionstherapie und parenterale Ernährung . . . 150
4.5.16 Enterale Ernährung . . . 153

5 Pflege von Menschen mit Erkrankungen des Magen-Darm-Trakts und des Peritoneums . . . 157
5.1 Pflege in der Viszeralchirurgie: Magen-Darm-Trakt und Peritoneum . . . 158
5.1.1 Betroffene Menschen . . . 158
5.1.2 Prävention . . . 158
5.1.3 Rehabilitation . . . 158
5.1.4 Patientenberatung . . . 159
5.1.5 Beobachten, Beurteilen und Intervenieren . . . 159
5.2 Hauptbeschwerden und Leitsymptome bei Erkrankungen des Magen-Darm-Trakts und des Peritoneums . . . 161
5.2.1 Übelkeit und Erbrechen . . . 161
5.2.2 Dysphagie . . . 162
5.2.3 Blähungen und Meteorismus . . . 162
5.2.4 Akute Bauchschmerzen . . . 163
5.2.5 Hämatemesis und Teerstuhl . . . 163
5.2.6 Diarrhö . . . 163
5.2.7 Obstipation . . . 164
5.3 Der Weg zur Diagnose bei Erkrankungen des Magen-Darm-Trakts und des Peritoneums . . . 165
5.3.1 Anamnese und körperliche Untersuchung . . . 165
5.3.2 Stuhluntersuchungen . . . 165
5.3.3 Bildgebende Verfahren . . . 166
5.3.4 Endoskopien . . . 167
5.3.5 Funktionsdiagnostik . . . 167
5.4 Pflege bei Erkrankungen des Magen-Darm-Trakts . . . 168
5.4.1 Pflege bei gastrointestinalen Sonden . . . 168

5.4.2 Stomatherapie und Stomapflege 169
5.5 Erkrankungen des Ösophagus 179
5.5.1 Perioperative Pflege 179
5.5.2 Angeborene Fehlbildungen des Ösophagus 180
5.5.3 Refluxösophagitis 181
5.5.4 Hiatushernie 182
5.5.5 Ösophagusdivertikel 183
5.5.6 Ösophagusmotilitätsstörungen 183
5.5.7 Ösophaguskarzinom 184
5.5.8 Fremdkörper im Ösophagus 185
5.5.9 Operationen an der Speiseröhre 186
5.6 Erkrankungen des Magens 187
5.6.1 Perioperative Pflege 187
5.6.2 Gastroduodenale Ulkuskrankheit 189
5.6.3 Magenkarzinom 191
5.6.4 Operationen am Magen 192
5.6.5 Folgezustände nach Operationen am Magen 194
5.7 Erkrankungen des Dünn- und Dickdarms 195
5.7.1 Perioperative Pflege 195
5.7.2 Ileus 197
5.7.3 Akute Appendizitis 199
5.7.4 Chronisch-entzündliche Darmerkrankungen 200
5.7.5 Dickdarmdivertikulose und Dickdarmdivertikulitis 202
5.7.6 Dickdarmpolypen 203
5.7.7 Kolorektales Karzinom 204
5.7.8 Operationen an Dünn- und Dickdarm 206
5.8 Erkrankungen der Analregion 208
5.8.1 Hämorrhoiden 208
5.8.2 Anal- und Rektumprolaps 210
5.8.3 Analabszesse und Analfisteln 210
5.8.4 Analkarzinom 211
5.8.5 Analfissur 211
5.8.6 Pilonidalsinus 211
5.9 Erkrankungen des Peritoneums 212
5.9.1 Peritonitis 212
5.9.2 Peritonealkarzinose 214
5.10 Hernien 214
5.10.1 Leistenhernien 216
5.10.2 Schenkelhernien 217
5.10.3 Nabelhernien 217
5.10.4 Narbenhernien 218
5.10.5 Epigastrische Hernie 218

6 Pflege von Menschen mit Erkrankungen der Leber, der Gallenblase und -wege, des Pankreas und der Milz 221
6.1 Pflege in der Viszeralchirurgie: Leber, Gallenblase und -wege, Pankreas, Milz 221
6.1.1 Betroffene Menschen 222
6.1.2 Prävention 222
6.1.3 Rehabilitation 222
6.1.4 Patientenberatung 222
6.1.5 Beobachten, Beurteilen und Intervenieren 223
6.2 Hauptbeschwerden und Leitsymptome bei Erkrankungen der Leber, der Gallenblase und -wege, des Pankreas und der Milz 223
6.2.1 Ikterus 223
6.2.2 Aszites 224
6.3 Der Weg zur Diagnose bei Erkrankungen der Leber, der Gallenblase und -wege, des Pankreas und der Milz 225
6.3.1 Laboruntersuchungen 225
6.3.2 Bildgebende Verfahren 225
6.3.3 Leberpunktion und Leberbiopsie 226
6.3.4 Laparoskopie 227
6.4 Erkrankungen der Leber 228
6.4.1 Perioperative Pflege 228
6.4.2 Leberabszess 228
6.4.3 Leberzyste 229
6.4.4 Gutartige Tumoren der Leber 230
6.4.5 Bösartige Tumoren der Leber 230
6.4.6 Leberresektion 231
6.4.7 Portale Hypertension 231
6.4.8 Portosystemische Shuntoperationen 234
6.4.9 Leberverletzungen 235
6.4.10 Lebertransplantation 236
6.5 Erkrankungen von Gallenblase und -wegen 237
6.5.1 Perioperative Pflege 237
6.5.2 Cholelithiasis 238
6.5.3 Cholezystitis 240
6.5.4 Cholangitis 241
6.5.5 Gallenblasen- und Gallengangskarzinom 241
6.5.6 Operationen an Gallenblase und -wegen 241
6.6 Erkrankungen des Pankreas 242
6.6.1 Perioperative Pflege 242
6.6.2 Akute Pankreatitis 243
6.6.3 Chronische Pankreatitis 245
6.6.4 Pankreaszysten und -pseudozysten 246
6.6.5 Pankreaskarzinom 246
6.6.6 Operationen am Pankreas 247
6.6.7 Pankreastransplantation 248
6.7 Erkrankungen der Milz 249
6.7.1 Perioperative Pflege 249
6.7.2 Splenomegalie und Hyperspleniismus 249
6.7.3 Milzverletzungen 249

7 Pflege von Menschen mit traumatologischen Erkrankungen 253
7.1 Pflege in der Traumatologie 254
7.1.1 Betroffene Menschen 254
7.1.2 Prävention 254
7.1.3 Rehabilitation 254
7.1.4 Patientenberatung 254
7.1.5 Beobachten, Beurteilen und Intervenieren 255

7.1.6 Perioperative Pflege in der Traumatologie 255
7.2 Hauptbeschwerden und Leitsymptome bei traumatologischen Erkrankungen 255
7.2.1 Schmerzen 255
7.2.2 Schwellungen 255
7.2.3 Blutungen 256
7.2.4 Neurologische Ausfälle 256
7.2.5 Periphere Durchblutungsstörungen 256
7.3 Der Weg zur Diagnose in der Traumatologie 256
7.3.1 Anamnese und körperliche Untersuchung 256
7.3.2 Bildgebende Diagnostik 257
7.3.3 Gelenkpunktion 257
7.3.4 Arthroskopie 258
7.4 Luxation 259
7.5 Frakturen 259
7.5.1 Einteilung 260
7.5.2 Symptome und Befund, Diagnostik 262
7.5.3 Behandlung 263
7.5.4 Extensionen 264
7.5.5 Schienen 266
7.5.6 Osteosyntheseverfahren 268
7.5.7 Frakturheilung 272
7.5.8 Störungen und Komplikationen der Frakturheilung .. 273
7.6 Amputation 274
7.6.1 Amputationsformen 274
7.6.2 Spezielle Pflege nach Amputationen 276
7.6.3 Prothesenversorgung nach Amputationen 278
7.7 Verletzungen von Schädel und Gehirn 279
7.7.1 Schädelfrakturen 279
7.7.2 Schädel-Hirn-Trauma 280
7.7.3 Akute intrakranielle Druckerhöhung 283
7.7.4 Apallisches und minimal-responsives Syndrom 284
7.8 Verletzungen von Wirbelsäule und Rückenmark .. 285
7.8.1 Wirbelsäulenverletzungen 285
7.8.2 Verletzungen des Rückenmarks und Querschnittssyndrom 288
7.9 Thoraxtrauma 292
7.10 Bauchtrauma 294
7.11 Verletzungen der Extremitäten 295
7.11.1 Muskelzerrung, Muskelfaserriss, Muskelriss 295
7.11.2 Verletzungen des Schultergürtels 295
7.11.3 Verletzungen des Oberarms 297
7.11.4 Verletzungen des Ellbogengelenks und des Unterarms 297
7.11.5 Verletzungen der Hand 298
7.11.6 Verletzungen des Beckens 300
7.11.7 Verletzungen des Hüftgelenks und des Oberschenkels 301
7.11.8 Verletzungen des Knies und des Unterschenkels 303
7.11.9 Verletzungen des Sprunggelenks und des Fußes 305

8 Pflege von Menschen mit orthopädischen Erkrankungen 309
8.1 Pflege in der Orthopädie 310
8.1.1 Betroffene Menschen 310
8.1.2 Prävention 310
8.1.3 Rehabilitation 311
8.1.4 Patientenberatung 311
8.1.5 Beobachten, Beurteilen und Intervenieren 311
8.1.6 Perioperative Pflege in der Orthopädie 312
8.1.7 Perioperative Pflege bei Eingriffen an der Wirbelsäule 315
8.2 Hauptbeschwerden und Leitsymptome bei orthopädischen Erkrankungen 316
8.2.1 Schmerzen, Schwellung und Bewegungseinschränkung 316
8.2.2 Haltungsfehler 316
8.2.3 Hinken 316
8.2.4 Beinlängendifferenz 317
8.3 Der Weg zur Diagnose in der Orthopädie 319
8.3.1 Anamnese und körperliche Untersuchung 319
8.3.2 Bildgebende Diagnostik 319
8.4 Behandlungen bei orthopädischen Erkrankungen 319
8.4.1 Konservative Therapieverfahren 319
8.4.2 Operative Therapieverfahren 320
8.4.3 Orthopädietechnik 321
8.5 Angeborene Knochenerkrankungen 322
8.5.1 Dysmelien 322
8.5.2 Osteogenesis imperfecta 323
8.6 Systemische Knochen- und Gelenkerkrankungen .. 323
8.6.1 Osteoporose 323
8.6.2 Morbus Paget 325
8.6.3 Osteomalazie 325
8.7 Knochentumoren 326
8.7.1 Primäre Knochentumoren 326
8.7.2 Ausgewählte gutartige Knochentumoren 327
8.7.3 Ausgewählte bösartige Knochentumoren 327
8.7.4 Knochenmetastasen 327
8.8 Arthrosen 328
8.9 Rheumatoide Arthritis 330
8.10 Morbus Bechterew 331
8.11 Knochen-, Gelenk- und Weichteilinfektionen 332
8.11.1 Unspezifische Osteomyelitis 332
8.11.2 Infizierter Gelenkersatz 334
8.11.3 Eitrige Arthritis 335
8.11.4 Spondylitis und Spondylodiszitis 335
8.12 Erkrankungen von Kopf, Wirbelsäule und Rumpf .. 336
8.12.1 Morbus Scheuermann 336
8.12.2 Skoliose 337
8.12.3 Spondylolyse und Spondylolisthesis 338
8.12.4 Nervenwurzelsyndrome: Bandscheibenvorfall 339
8.13 Erkrankungen der oberen Extremität 341
8.13.1 Impingementsyndrom 341
8.13.2 Tendinosis calcarea 342

8.13.3 Schultersteife . . . 342
8.13.4 Omarthrose . . . 343
8.13.5 Tennis- und Golferellenbogen . . . 343
8.13.6 Karpaltunnelsyndrom . . . 343
8.13.7 Morbus Dupuytren . . . 344
8.14 Erkrankungen des Beckens und der unteren Extremität . . . 344
8.14.1 Angeborene Hüftdysplasie . . . 344
8.14.2 Epiphyseolysis capitis femoris . . . 345
8.14.3 Morbus Perthes . . . 346
8.14.4 Idiopathische Hüftkopfnekrose des Erwachsenen . . . 346
8.14.5 Coxitis fugax . . . 346
8.14.6 Koxarthrose . . . 346
8.14.7 Genu varum und Genu valgum . . . 349
8.14.8 Gonarthrose . . . 349
8.14.9 Meniskuserkrankungen . . . 351
8.14.10 Osteochondrosis dissecans . . . 351
8.14.11 Morbus Osgood-Schlatter . . . 352
8.14.12 Fersensporn . . . 352
8.14.13 Angeborener Klumpfuß . . . 352
8.14.14 Hallux valgus . . . 353
8.14.15 Hammer- und Krallenzehen . . . 353
8.14.16 Weitere Fußdeformitäten . . . 354

9 Pflege von Menschen mit Erkrankungen der Gefäße . . . 357
9.1 Pflege in der Gefäßchirurgie . . . 357
9.1.1 Betroffene Menschen . . . 357
9.1.2 Prävention . . . 358
9.1.3 Rehabilitation . . . 358
9.1.4 Patientenberatung . . . 358
9.1.5 Beobachten, Beurteilen und Intervenieren . . . 358
9.2 Hauptbeschwerden und Leitbefunde bei Erkrankungen der Gefäße . . . 360
9.2.1 Schmerzen . . . 360
9.2.2 Schwellung und Ödem . . . 360
9.2.3 Ulcus cruris . . . 361
9.3 Der Weg zur Diagnose in der Gefäßchirurgie . . . 362
9.3.1 Anamnese und körperliche Untersuchung . . . 362
9.3.2 Funktions- und Belastungstests . . . 362
9.3.3 Doppler- und Duplexsonografie . . . 363
9.3.4 Angiografie . . . 363
9.3.5 Phlebografie . . . 364
9.3.6 Computertomografie und Kernspintomografie . . . 365
9.4 Erkrankungen der Arterien . . . 365
9.4.1 Perioperative Pflege . . . 365
9.4.2 Gefäßtraining bei arteriellen Erkrankungen . . . 367
9.4.3 Arteriosklerose . . . 368
9.4.4 Periphere arterielle Verschlusskrankheit . . . 369
9.4.5 Akuter Verschluss einer Extremitätenarterie . . . 371
9.4.6 Durchblutungsstörungen der Eingeweidearterie . . . 373
9.4.7 Durchblutungsstörung der Nierenarterien . . . 374
9.4.8 Aneurysmen . . . 375
9.4.9 Durchblutungsstörungen der hirnversorgenden Arterien . . . 377
9.4.10 Raynaud-Syndrom . . . 378
9.4.11 Lungenembolie . . . 379
9.5 Erkrankungen der Venen . . . 380
9.5.1 Perioperative Pflege . . . 380
9.5.2 Gefäßtraining bei venösen Erkrankungen . . . 381
9.5.3 Chronisch venöse Insuffizienz . . . 381
9.5.4 Tiefe Venenthrombose . . . 385
9.6 Dialyse-Shunt . . . 387
9.7 Gefäßverletzungen . . . 388
9.7.1 Arterienverletzungen . . . 388
9.7.2 Venenverletzungen . . . 389

10 Pflege von Menschen mit Erkrankungen der Atemwege und der Lunge . . . 393
10.1 Pflege in der Thoraxchirurgie . . . 393
10.1.1 Betroffene Menschen . . . 394
10.1.2 Prävention . . . 394
10.1.3 Rehabilitation . . . 394
10.1.4 Patientenberatung . . . 394
10.1.5 Beobachten, Beurteilen und Intervenieren . . . 395
10.2 Hauptbeschwerden und Leitsymptome bei Erkrankungen der Atemwege und der Lunge . . . 395
10.2.1 Dyspnoe . . . 395
10.2.2 Atelektase . . . 396
10.2.3 Zyanose . . . 397
10.2.4 Sputum . . . 397
10.2.5 Atemgeräusche . . . 398
10.2.6 Husten . . . 398
10.2.7 Hautemphysem . . . 399
10.3 Der Weg zur Diagnose in der Thoraxchirurgie . . . 400
10.3.1 Anamnese und körperliche Untersuchung . . . 400
10.3.2 Lungenfunktionsdiagnostik . . . 400
10.3.3 Pulsoximetrie . . . 401
10.3.4 Blutgasanalyse . . . 402
10.3.5 Bildgebende Diagnostik . . . 402
10.3.6 Endoskopische Untersuchungen . . . 404
10.3.7 Pleurapunktion . . . 404
10.3.8 Diagnostische Thorakotomie . . . 405
10.4 Pflege bei Erkrankungen der Atemwege und der Lunge . . . 405
10.4.1 Pflege bei Sauerstofftherapie . . . 405
10.4.2 Pflege bei Pleuradrainage . . . 407
10.4.3 Perioperative Pflege in der Thoraxchirurgie . . . 412
10.5 Operationen an der Lunge . . . 416
10.5.1 Thorakotomie . . . 416
10.5.2 Lungenresektion . . . 416
10.5.3 Lungentransplantation . . . 416
10.6 Erkrankungen der Brustwand . . . 416
10.6.1 Fehlbildungen der Brustwand . . . 416

10.6.2 Entzündliche Erkrankungen der Brustwand 418
10.6.3 Brustwandtumoren 418
10.7 Erkrankungen der Pleura 419
10.7.1 Pleuritis 419
10.7.2 Pleuraerguss 419
10.7.3 Pleuraempyem 420
10.7.4 Pleuratumoren 421
10.7.5 Pneumothorax 422
10.8 Infektiöse Erkrankungen der Lunge 424
10.8.1 Lungenabszess 424
10.8.2 Aspergillom 425
10.8.3 Lungentuberkulose 425
10.9 Lungenemphysem 426
10.10 Bronchiektasen 427
10.11 Bronchial- und Lungentumoren 428
10.11.1 Gutartige Bronchial- und Lungentumoren 428
10.11.2 Primäre Lungenmalignome: Bronchialkarzinome 428
10.11.3 Sekundäre Lungenmalignome 430
10.12 Erkrankungen des Mediastinums 431
10.12.1 Mediastinitis 431
10.12.2 Mediastinaltumoren 432
10.13 Erkrankungen der Trachea 433
10.13.1 Trachealstenose und Tracheomalazie 433
10.13.2 Trachealperforation 434
10.13.3 Tracheobronchiale Fisteln 434

11 Pflege von Menschen mit endokrinologischen Erkrankungen 437
11.1 Hauptbeschwerden und Leitsymptome bei Erkrankungen der Hormondrüsen 437
11.2 Der Weg zur Diagnose in der endokrinen Chirurgie 438
11.2.1 Anamnese und körperliche Untersuchung 438
11.2.2 Blutuntersuchungen bei endokrinologischen Erkrankungen 438
11.3 Schilddrüsenerkrankungen 438
11.3.1 Perioperative Pflege bei Schilddrüsenoperationen 438
11.3.2 Schilddrüsendiagnostik 440
11.3.3 Operationen an der Schilddrüse 441
11.3.4 Struma 441
11.3.5 Euthyreote Struma 442
11.3.6 Hyperthyreose 443
11.3.7 Entzündliche Schilddrüsenerkrankungen 444
11.3.8 Schilddrüsenkarzinom 445
11.4 Erkrankungen der Nebenschilddrüsen 446
11.4.1 Hyperparathyreoidismus 446
11.4.2 Hypoparathyreoidismus 447
11.5 Erkrankungen der Nebennieren 447
11.5.1 Überfunktion der Nebennierenrinde 447
11.5.2 Nebennierenrindeninsuffizienz 450
11.5.3 Überfunktion des Nebennierenmarks: Phäochromozytom 451
11.6 Neuroendokrine Tumoren 452
11.6.1 Überblick 452
11.6.2 Insulinom 452
11.6.3 Karzinoid 452
11.6.4 Multiple endokrine Neoplasien 452
11.7 Adipositas 453

12 Pflege von Menschen mit urologischen Erkrankungen 457
12.1 Pflege in der Urologie 458
12.1.1 Betroffene Menschen 458
12.1.2 Prävention 458
12.1.3 Rehabilitation 458
12.1.4 Patientenberatung 459
12.1.5 Beobachten, Beurteilen und Intervenieren 459
12.2 Hauptbeschwerden und Leitsymptome bei urologischen Erkrankungen 459
12.2.1 Veränderungen der Miktion 459
12.2.2 Veränderungen der Urinmenge 460
12.2.3 Urinbeimengungen 461
12.2.4 Schmerzen 462
12.3 Der Weg zur Diagnose in der Urologie 463
12.3.1 Anamnese und körperliche Untersuchung 463
12.3.2 Uringewinnung zur Diagnostik 463
12.3.3 Urinuntersuchungen 464
12.3.4 Blutuntersuchungen 464
12.3.5 Sonografie 465
12.3.6 Röntgendiagnostik 466
12.3.7 Nuklearmedizinische Untersuchungen 467
12.3.8 Urodynamik 467
12.3.9 Endoskopische Untersuchungen 468
12.3.10 Prostatabiopsie 469
12.4 Pflege bei Erkrankungen der Nieren und der ableitenden Harnwege 469
12.4.1 Pflege bei suprapubischer Blasenpunktion und -drainage 469
12.4.2 Pflege bei Nephrostomie 470
12.4.3 Pflege bei Ureterkatheter 471
12.4.4 Pflege bei Urostoma 472
12.4.5 Perioperative Pflege in der Urologie 473
12.5 Erkrankungen der Nieren und Harnleiter 474
12.5.1 Fehlbildungen von Nieren und Harnleitern 474
12.5.2 Entzündliche Erkrankungen der Niere 476
12.5.3 Urolithiasis 477
12.5.4 Nierentransplantation 479
12.5.5 Nierentumoren 480
12.5.6 Verletzungen der Niere 482
12.6 Erkrankungen von Harnblase und Harnröhre 482
12.6.1 Angeborene Harnröhrenstenosen 482
12.6.2 Harnwegsinfektionen 483
12.6.3 Harnblasenkarzinom 484
12.7 Erkrankungen der Prostata 485

12.7.1 Prostatitis 485
12.7.2 Benigne Prostatahyperplasie 486
12.7.3 Prostatakarzinom 488
12.8 Erkrankungen von Hoden und Nebenhoden 490
12.8.1 Lageanomalien des Hodens 490
12.8.2 Hoden- und Nebenhodenentzündung 491
12.8.3 Hodentorsion 492
12.8.4 Varikozele und Hydrozele 493
12.8.5 Maligne Hodentumoren 494
12.9 Erkrankungen des Penis 495
12.9.1 Fehlbildungen des Penis 495
12.9.2 Phimose und Paraphimose 495
12.9.3 Balanitis 496
12.9.4 Peniskarzinom 496
12.9.5 Verletzungen des Penis 497

13 Pflege von Menschen mit Erkrankungen des Herzens und der herznahen Gefäße 499
13.1 Pflege in der Herzchirurgie 499
13.1.1 Betroffene Menschen 500
13.1.2 Prävention 500
13.1.3 Rehabilitation 500
13.1.4 Patientenberatung 501
13.1.5 Beobachten, Beurteilen und Intervenieren 501
13.1.6 Perioperative Pflege bei herzchirurgischen Operationen 502
13.2 Hauptbeschwerden und Leitbefunde in der Herzchirurgie 504
13.2.1 Thoraxschmerzen 504
13.2.2 Herzklopfen, Herzrasen, Herzstolpern 505
13.2.3 Synkopen 505
13.3 Der Weg zur Diagnose in der Herzchirurgie 506
13.3.1 Anamnese und körperliche Untersuchung 506
13.3.2 Elektrokardiogramm 506
13.3.3 Bildgebende Verfahren 508
13.3.4 Echokardiografie 508
13.3.5 Nuklearmedizinische Untersuchungen 510
13.3.6 Herzkatheterdiagnostik 510
13.4 Operationen in der Herzchirurgie 511
13.4.1 Operationen am schlagenden und am stillgestellten Herzen 511
13.4.2 Minimal-invasive Herzchirurgie 514
13.4.3 Herztransplantation 514
13.5 Durchblutungsstörungen des Herzens 515
13.5.1 Koronare Herzkrankheit 515
13.5.2 Herzinfarkt 517
13.6 Herzklappenfehler 519
13.7 Angeborene Herzfehler 521
13.7.1 Übersicht 521
13.7.2 Vorhofseptumdefekt 521
13.7.3 Ventrikelseptumdefekt 521
13.8 Kardiomyopathien 524
13.9 Herztumoren 524
13.9.1 Benigne Herztumoren 524
13.9.2 Maligne Herztumoren 525
13.10 Erkrankungen des Perikards 525
13.10.1 Perikarderguss und Perikardtamponade 525
13.10.2 Chronische konstriktive Perikarditis 525
13.10.3 Perikardzysten 525
13.11 Thorakales Aortenaneurysma 526

14 Laborwerte 529

Register 541

KAPITEL

1 Einführung in die Pflege von Menschen mit chirurgischen Erkrankungen

1.1	**Der chirurgisch erkrankte Mensch**	1
1.1.1	Schmerzen	1
1.1.2	Narkose	2
1.1.3	Unklarer präoperativer Befund	2
1.1.4	Notfallmäßige Aufnahme ins Krankenhaus	2
1.1.5	Bleibende körperliche Veränderungen	2
1.1.6	Multimorbidität, Alter und Chronizität	3
1.2	**Besonderheiten der Pflege**	3
1.2.1	Pflegekompetenz in der Chirurgie	3
1.2.2	Pflegeziele in der Chirurgie	3
1.2.3	Aufgaben der Pflegenden	5
1.2.4	Beobachten, Beurteilen und Intervenieren	6
1.2.5	Pflegerische Überleitung	6
1.3	**Der Diagnoseprozess in der Chirurgie**	7
1.3.1	Rolle der Pflegenden im Diagnoseprozess	7
1.3.2	Ärztliche Anamnese	8
1.3.3	Körperliche Untersuchung	9
1.3.4	Labordiagnostik	9
1.3.5	Abstriche, Punktionen und Biopsien	12
1.3.6	Bildgebende Diagnostik	12
1.4	**Therapien in der Chirurgie**	19
1.4.1	Allgemeine Voraussetzungen	19
1.4.2	Offene Operationen	22
1.4.3	Minimal-invasive Chirurgie	22
1.4.4	Chirurgische Navigation und Robotik	23
1.4.5	Interventionelle radiologische Therapie	23
1.4.6	Organtransplantationen	23
1.4.7	Hauttransplantation	25
1.4.8	Hautexpansion	26
1.4.9	Haut(lappen)plastik	27
1.5	**Onkologie in der Chirurgie**	27
1.5.1	Einteilung von Tumoren	28
1.5.2	Tumorverlauf	28
1.5.3	Tumordiagnostik und Staging	29
1.5.4	Therapie maligner Tumoren	29
1.6	**Ambulantes Operieren**	31

Akut- und Notfallversorgung ➤ 3.3

DEFINITION

Chirurgie: Medizinisches Fachgebiet, das sich mit Diagnose, Therapie und Rehabilitation chirurgischer Erkrankungen, Verletzungen und Fehlbildungen befasst. Vorwiegend operative Disziplin, verwendet aber auch konservative Verfahren.

Die **Chirurgie** ist ein umfangreiches medizinisches Fachgebiet mit folgenden Schwerpunkten:

- Viszeralchirurgie (➤ Kap. 5, ➤ Kap. 6)
- Unfallchirurgie (➤ Kap. 7) und Orthopädie (➤ Kap. 8)
- Gefäßchirurgie (➤ Kap. 9)
- Thoraxchirurgie (➤ Kap. 10).

Eigenständige, ebenfalls operativ orientierte Fachgebiete, die sich mit der (Allgemein-) Chirurgie teilweise überschneiden, sind folgende:

- Urologie (➤ Kap. 12)
- Herzchirurgie (➤ Kap. 13)
- Kinderchirurgie
- Mund-Kiefer-Gesichts-Chirurgie
- Neurochirurgie
- Plastische Chirurgie.

1.1 Der chirurgisch erkrankte Mensch

1.1.1 Schmerzen

Bei einer bevorstehenden Operation denken die meisten Menschen sofort an **Schmerzen.** Häufig besteht die Angst, nicht ausreichend Schmerzmittel zu erhalten. Pflegende erleben aber auch immer wieder Patienten, die eine adäquate Schmerzbehandlung ablehnen, weil sie niemandem zur Last fallen wollen oder eine Abhängigkeit befürchten. Pflegende klären die Patienten umfassend über die Möglichkeiten der modernen Schmerztherapie auf. Da es sich in der Chirurgie meist um akute Schmerzen handelt, informieren sie die Betroffenen, dass diese Schmerzen innerhalb von wenigen Tagen oder Wochen nachlassen und bis dahin eine großzügige Gabe von Schmerzmitteln möglich und sinnvoll ist. Unerwünschte Wirkungen der Medikamente können während dieses kurzen Zeitraums vernachlässigt werden.

Die Pflegenden nehmen die Ängste der von Schmerz betroffenen Patienten ernst. Sie wissen, dass Schmerzen immer subjektiv empfunden werden und handeln nach dem Leitsatz: *„Schmerz ist das, was der Betroffene über die Schmerzen mitteilt. Sie sind vorhanden, wenn der Patient mit Schmerzen sagt, dass er Schmerzen hat."* [1]

Die Pflegenden geben dem Patienten von Anfang an das Gefühl, dass er sich bei Schmerzen immer melden kann und setzen sich beim Arzt für eine adäquate Schmerztherapie ein.

1.1.2 Narkose

Obwohl die Entwicklung der Anästhesie (➤ 4.3) die Chirurgie mit all den großen Operationen überhaupt erst möglich gemacht hat, beunruhigt viele Menschen der Gedanke, eine **Narkose** zu erleben. Manche haben vor der Vollnarkose sogar mehr Angst als vor der eigentlichen Operation (➤ Abb. 1.1).

Die Ängste der Patienten dürfen nicht bagatellisiert werden, denn jede Operation und Narkose geht tatsächlich mit Risiken einher. Die Vorbehalte können mit Sachinformationen auf ein vernünftiges Maß reduziert werden. Die Pflegenden informieren den Anästhesisten über besonders ängstliche Patienten und setzen sich für eine geeignete Prämedikation (➤ 4.3.2) ein.

1.1.3 Unklarer präoperativer Befund

Unklare präoperative Befunde sind für Patienten äußerst schwer auszuhalten. Trotz moderner Untersuchungsverfahren kann präoperativ nicht immer eine eindeutige Diagnose gestellt werden. Dann zeigt sich der eindeutige Befund z. B. erst intraoperativ unter direkter Sicht oder nach der Abklärung der Dignität eines Tumors mittels Schnellschnitt (➤ 1.3.4). Bei manchen Erkrankungen oder Operationen kann der Arzt im Vorhinein nicht sagen, ob das Operationsergebnis positiv sein wird.

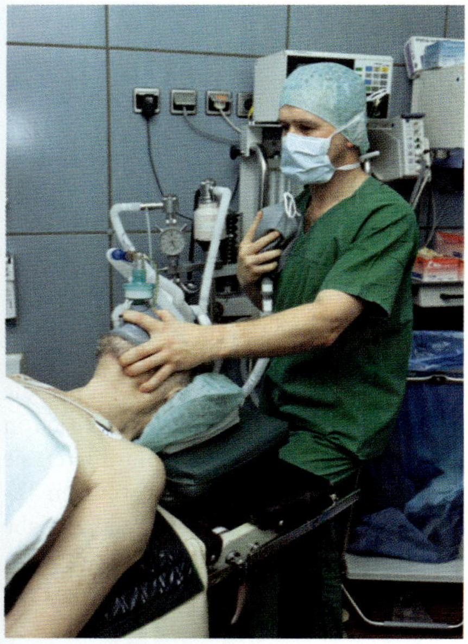

Abb. 1.1 Maskenbeatmung während der Einleitung einer Allgemeinanästhesie. [K115]

Pflegende begleiten die Patienten durch die präoperative Phase und machen ihnen Mut. Sie bleiben dabei jedoch stets realistisch und halten sich mit Aussagen über den Ausgang einer Behandlung zurück. Pflegende zeigen den Patienten auch die weiteren Möglichkeiten auf, wenn das Operationsergebnis nicht positiv ausfällt. Sie nehmen Stimmungsschwankungen nicht persönlich und verhalten sich ruhig und empathisch.

1.1.4 Notfallmäßige Aufnahme ins Krankenhaus

Patienten in der Chirurgie kommen häufig **notfallmäßig** ins Krankenhaus, z. B. nach einem Arbeits- oder Autounfall oder weil der niedergelassene Arzt eine Diagnose gestellt hat, deren Behandlung keinen Aufschub duldet. Diese Patienten hatten keine Möglichkeit, sich auf die Krankenhaus- und Krankheitssituation einzustellen, sie bringen weder Wechselkleidung noch andere Utensilien mit. Viele Patienten schämen sich, weil sie nicht die Gelegenheit hatten, sich zu waschen. Häufig wissen auch die Angehörigen über den Krankenhausaufenthalt nicht Bescheid. Der Betroffene selbst steht meist unter Schock und ist nicht in der Lage, einen klaren Gedanken zu fassen. Eltern von verletzten Kindern sind meist sehr aufgeregt und besorgt.

Die Pflegenden lassen den Patienten möglichst nicht allein, sie beruhigen ihn und gehen auf seine Ängste ein. Selbst wenn schnelle medizinische Hilfe notwendig ist, lassen sie ihn als Mensch nicht außer Acht und informieren ihn über das weitere Vorgehen. Sie achten darauf, dass Betroffene mit Schmerzen schnellstmöglich ein Schmerzmittel erhalten.

Information der Angehörigen

Bei notfallmäßigen Aufnahmen informieren die Pflegenden baldmöglichst die Angehörigen des Patienten. Die Pflegenden stellen Pflegeutensilien zur Verfügung, solange die Patienten keine eigenen zur Verfügung haben.

1.1.5 Bleibende körperliche Veränderungen

Viele Operationen bringen **bleibende körperliche Veränderungen** mit sich. Da eine chirurgische Therapie meist operativ erfolgt, entstehen Narben (➤ Abb. 1.2). An normalerweise unbekleideten Körperstellen, z. B. Gesicht und Händen, können sie den Betroffenen stark belasten. Sehr große Narben wirken gar entstellend. Narben über Gelenken können die Gelenkfunktion einschränken.

Nach schweren Unfällen, Stürzen oder Sportverletzungen bleiben manchmal dauerhafte körperliche Beeinträchtigungen zurück. Besonders schwerwiegend ist der Verlust eines Körperteils, z. B. der Verlust einer Hand oder eines Beines (➤ 7.6). Auch die auf den ersten Blick weniger sichtbaren Veränderungen belasten oft das gesamte Leben eines Betroffenen, z. B. eine Darmresektion mit Enterostomaanlage (➤ 5.4.2).

Daraus ergeben sich folgende **Aufgaben** für die Pflegenden:

- Unterstützende Gespräche anbieten
- Auf Wunsch Angehörige einbeziehen

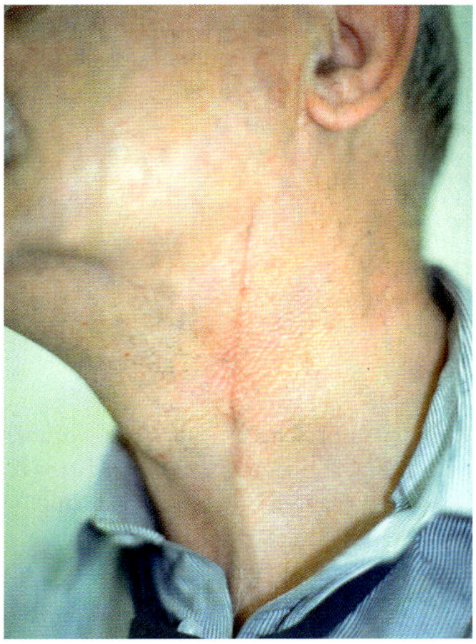

Abb. 1.2 Sichtbare körperliche Veränderungen. Manche Operationsnarben lassen sich nicht durch Kleidung verdecken und sind deshalb auch in der Öffentlichkeit sichtbar. Hier: Narbe nach einer Operation an der A. carotis. [R234-002]

- Kontakt zu Selbsthilfegruppen herstellen
- Kontakte zu Seelsorgern, Psychologen oder Psychiatern herstellen
- Rehabilitative Maßnahmen einleiten
- Kontakt zum Sozialdienst aufbauen.

1.1.6 Multimorbidität, Alter und Chronizität

Multimorbidität (*Polymorbidität*) meint das gleichzeitige Vorhandensein mehrerer Erkrankungen, besonders oft im **Alter**. Aufgrund moderner und weniger invasiver Operationstechniken, Verbesserungen bei den Narkosemethoden und in der Intensivmedizin werden immer häufiger auch alte und sehr alte Menschen operiert. Allerdings sind häufiger Komplikationen zu erwarten sowie Mobilisation und Wiedererlangung einer bestmöglichen Selbstständigkeit schwerer zu erreichen.

Beim Abwägen der Indikation muss das zu erwartende Risiko der Narkose und der Operation mit dem der Unterlassung gegenübergestellt werden. Dies trifft vor allem für die elektiven Eingriffe zu. Bei den dringlichen oder Notfalloperationen bedingt die Schwere der Erkrankung die chirurgische Indikation.

Patienten mit Herz-Kreislauf-Erkrankungen, Stoffwechselstörungen, Allergien, Gehbehinderung, eingeschränktem Seh- und Hörvermögen, chronischen Knochen- und Gelenkerkrankungen, Depressionen oder Demenz fordern von Pflegenden in der Chirurgie ein breites Wissen und praktische Fähigkeiten, rein chirurgische Kompetenzen reichen schon lange nicht mehr aus.

Pflegende treffen auch immer häufiger auf **chronisch Kranke.** Diese müssen sich damit auseinandersetzen, dass die Erkrankung sie ein Leben lang begleitet, ggf. sich auch immer weiter verschlechtern wird. Pflegende in chirurgischen Ambulanzen oder Stationen begleiten chronisch kranke Patienten häufig über viele Jahre. Von entscheidender **Bedeutung** ist:

- Vertrauensverhältnis zum Patienten und seinen Angehörigen aufbauen
- Eigenverantwortung und Mitarbeit stärken
- Umfassende und individuell gewünschte Informationen zum Krankheitsverlauf und Behandlungsmöglichkeiten geben
- Bestmögliche Lebensqualität erhalten und fördern.

Mitarbeit des Patienten und Adhärenz

Bei vielen chronischen Erkrankungen ist die Mitarbeit des Patienten prognoseentscheidend, z. B. bei der Einnahme von Medikamenten, den täglichen Bewegungsübungen oder der Gewichtsreduktion. **(Therapie-)Adhärenz** meint in diesem Zusammenhang das informierte Einverständnis und die Eigenverantwortung des Betroffenen und betont ein partnerschaftliches Verhältnis zu Ärzten, Pflegenden und anderen Berufsgruppen im Gesundheitswesen.

1.2 Besonderheiten der Pflege

1.2.1 Pflegekompetenz in der Chirurgie

DEFINITION

Kompetenz (lat. *Befähigung, Vermögen etwas zu tun, Zuständigkeit, Befugnis*): Ein kompetenter Mensch ist für einen bestimmten Handlungsbereich zuständig und besitzt spezielle Fähigkeiten, um die damit verbundenen Aufgaben zu bewältigen.
Berufliche Handlungskompetenz: Fähigkeit, die berufliche Umwelt zu begreifen und ziel- und selbstbewusst, reflektiert und verantwortlich zu handeln; umfasst Fach- und Methodenkompetenz, Sozialkompetenz und personale Kompetenz.

Beispiele für **Kompetenzen** in der chirurgischen Pflege:

- **Fach- und Methodenkompetenz,** z. B. spezielle Mobilisation nach Hüft-TEP, Untersuchungen organisieren, Patienten zum Operationstrakt und zurück transportieren, Patienten postoperativ überwachen, Aufnahmen und Entlassungen durchführen, Wissen zu Gefahren von Gipsverbänden haben und entsprechend vorbeugen, postoperative Komplikationen erkennen und sicher managen
- **Sozialkompetenz,** z. B. konstruktiv im multiprofessionellen Team zusammenarbeiten, Ängste der Patienten vor der Operation ernst nehmen, Patienten zur postoperativen Mobilisation anleiten
- **Personale Kompetenz,** z. B. pflegerisches Wissen und Fertigkeiten durch Fortbildungen vergrößern, eigene Arbeitsweise und Kommunikationsfähigkeiten reflektieren und weiterentwickeln, mit Kritik konstruktiv umgehen.

1.2.2 Pflegeziele in der Chirurgie

Pflegeziele in der Chirurgie werden unterschieden in:

- Gesundheitsfördernde Ziele
- Präventive (*vorbeugende*) Ziele
- Kurative (*heilende*) Ziele
- Kompensatorische (*ausgleichende*) Ziele
- Rehabilitative (*wiederherstellende*) Ziele
- Palliative (*erleichternde*) Ziele.

Gesundheitsfördernde Pflege

DEFINITION

Gesundheitsfördernde Pflege: Alle Maßnahmen, die die Gesundheit erhalten und fördern. Sie beginnt beim gesunden Menschen und seinen Ressourcen.

Gesundheitsfördernde Pflege beginnt noch bevor der Mensch krank ist. Pflegende achten selbst auf ein gesundheitsförderliches Verhalten.

Beispiele für gesundheitsfördernde Pflege:

- Beratung zu ausgewogener Ernährung und Gewichtsreduktion
- Anleitung zu rückengerechtem Verhalten und Bewegen
- Beratung zu den Gefahren von Stress und den Möglichkeiten der Stressbewältigung.

Präventive Pflege

DEFINITION

Prävention (lat. praevenire = *zuvorkommen, verhüten*): Vorbeugende Maßnahmen, um Krankmachendes zu (ver-)meiden und auf diese Weise (Rest-)Gesundheit zu erhalten.

Präventive Pflege oder prophylaktische Pflege umfasst alle Maßnahmen, die dazu dienen, Erkrankungen und Unfälle zu vermeiden sowie Krankheitsfolgen zu mindern und Gesundheit zu fördern.

Beispiele für präventive Pflegemaßnahmen:

- Anleitung zum Gehen mit Unterarmgehstützen, um Stürze zu vermeiden
- Beratung über die Notwendigkeit einer Kompressionstherapie nach Varizen-Operation, um ein Rezidiv zu vermeiden
- Durchführung von atemvertiefenden und sekretlösenden Maßnahmen zur Pneumonieprophylaxe nach Operationen an Brust und Bauch
- Anleitung zu Enterostomapflege, um Hautschäden in der Umgebung des Stomas zu vermeiden.

Kurative Pflege

DEFINITION

Kurative Pflege: Alle Maßnahmen, die dazu dienen, Erkrankungen zu heilen.

Kurative Pflege nimmt in der Chirurgie den größten Teil der Pflegearbeit ein.

Beispiele für kurative Pflegemaßnahmen:

- Gabe von Medikamenten nach Arztanordnung und Beobachtung der Wirkungen
- Durchführung von Wundbehandlungen (➤ 2.10.5)
- Spezielle Lagerungen und Mobilisation
- Durchführung von Infusionstherapien und enteralen Ernährungstherapien
- Erstellen einer Flüssigkeitsbilanz
- Beratung von Menschen nach chirurgischen Eingriffen, die eine körperliche Einschränkung zur Folge haben
- Maßnahmen der prä- und postoperativen Pflege (➤ Kap. 4).

Kompensatorische Pflege

DEFINITION

Kompensatorische Pflege: Alle Maßnahmen, die dazu dienen, einen Ausgleich für bestehende Einschränkungen im körperlich-organischen Bereich zu schaffen.

Kompensatorische Pflege kann vorübergehend oder dauerhaft notwendig sein. Auch für diesen Bereich pflegerischer Arbeit gilt „So wenig wie möglich, so viel wie nötig." Pflegende setzen die Ressourcen der Patienten bestmöglich ein.

Beispiele für kompensatorische Pflegemaßnahmen:

- (Teilweises) Übernehmen der Körperpflege in den ersten postoperativen Tagen
- Hilfe beim Aufstehen und Gehen nach Operationen (➤ Abb. 1.3)
- Endotracheales Absaugen bei einem Patienten, der nicht abhusten kann
- Lagerung mithilfe von Lagerungsmitteln
- Anlegen von Prothesen und Orthesen.

Rehabilitative Pflege

DEFINITION

Rehabilitative Pflege: Alle Maßnahmen, die dazu dienen, Folgen einer körperlichen, geistigen oder seelischen Behinderung abzuwenden, zu beseitigen, zu verbessern oder ihre Verschlimmerung zu verhüten.

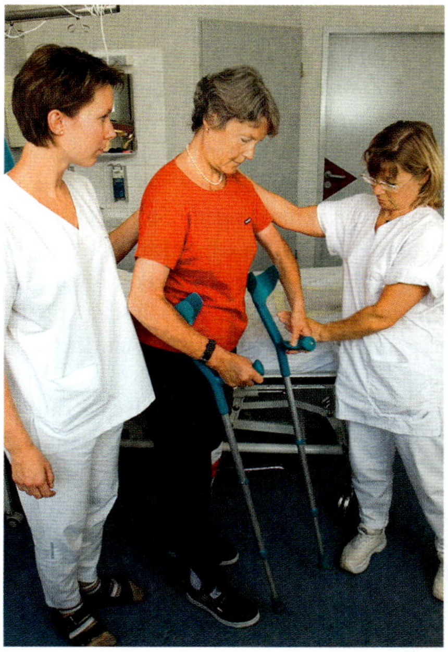

Abb. 1.3 Rehabilitative Pflege. Die Anleitung der Patienten zur korrekten Verwendung von Gehhilfen gehört zu den pflegerischen Aufgaben in der Rehabilitationsphase. [K115]

Rehabilitative Pflege dient dazu, Pflegebedürftigkeit zu vermeiden und die Teilnahme am gesellschaftlichen Leben zu gewährleisten. Pflege in der Chirurgie hat einen großen rehabilitativen Anteil, denn es geht darum, die Patienten postoperativ so schnell wie möglich in eine (weitgehende) Unabhängigkeit zu bringen. Spezielle und länger dauernde Rehabilitationsmaßnahmen finden in Reha-Kliniken oder Reha-Abteilungen statt.

Beispiele für rehabilitative Pflegemaßnahmen:
- Gehtraining, z. B. nach Amputationen
- Anleitung eines Patienten in der Selbstversorgung seines Enterostomas
- Kontinenztraining nach Prostataoperationen (➤ 12.7)
- Stimm- und Sprechtraining nach einer Kehlkopfentfernung.

Palliative Pflege

DEFINITION

Palliative Pflege: Pflegerische Begleitung von unheilbar erkrankten Menschen bis zu ihrem Tod, unter besonderer Betonung psychischer, sozialer und spiritueller Aspekte. (In Anlehnung an die WHO-Definition „palliative care", 1990)

Ziel der **Palliativpflege** ist, die bestmögliche **Lebensqualität** für den Patienten und seine Angehörigen zu erreichen. Sie orientiert sich zu allererst an den Wünschen und Bedürfnissen des Patienten. In der palliativen Pflege setzen die Patienten die Prioritäten. Die Pflegenden respektieren, wenn die Patienten Pflegemaßnahmen ablehnen oder anders als nach Lehrmeinung durchgeführt haben möchten. Das erfordert erhebliche Flexibilität sowie fachliche, psychologische und soziale Kompetenz.

Beispiele für palliative Pflegemaßnahmen:
- Behandlung von exulzerierenden Wunden
- Schwäche und Müdigkeit bei Sterbenden erkennen und Pflegemaßnahmen entsprechend planen
- Konsequente Gabe von Schmerzmitteln, ggf. beim Arzt für eine Anpassung der Schmerztherapie einsetzen.

1.2.3 Aufgaben der Pflegenden

Die **pflegerischen Handlungsfelder** werden durch die komplexen Aufgaben und Probleme in der Chirurgie bestimmt. Sie sind mehrdimensional und vielschichtig, da in ihnen stets berufliche, gesellschaftliche und individuelle Probleme miteinander verknüpft sind. Die Handlungsfelder lassen sich nach Ansicht der deutschen Pflegewissenschaftlerin *Monika Krohwinkel* in verschiedene Kategorien einteilen: in physisch-funktionale und willentlich emotionale Maßnahmen. [vgl. 2]

Physisch-funktionale Maßnahmen

Bei **physisch-funktionalen Maßnahmen** steht das unterstützende Pflegehandeln im Vordergrund:

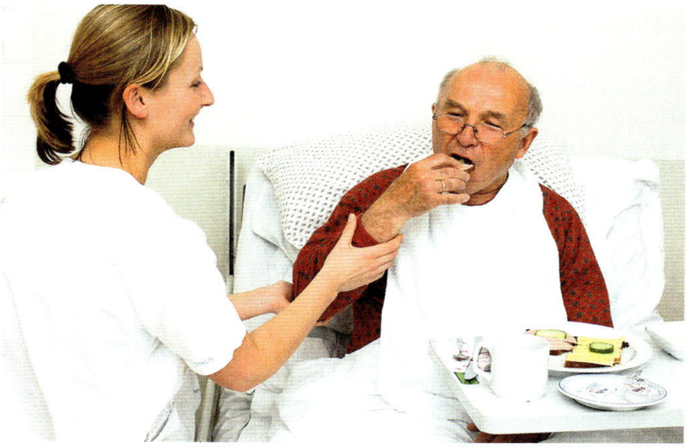

Abb. 1.4 Teilweise Übernahme. Pflegende gestalten die Assistenz bei der Nahrungs- oder Flüssigkeitsaufnahme aktivierend. [K115]

- **Beaufsichtigung.** Die Maßnahmen führt der Patient selbstständig durch, er wird jedoch von der Pflegekraft dabei beobachtet. Diese kann jederzeit eingreifen, um z. B. einen Schaden abzuwenden. Beispiel: Erstes Gehen mit Unterarmgehstützen
- **Teilweise Übernahme.** Die Maßnahmen übernimmt teilweise die Pflegekraft, wenn die körperlichen und geistigen Fähigkeiten für eine Selbstständigkeit nicht ausreichen. Beispiel: Essen in mundgerechte Stücke schneiden, Patient isst dann selbstständig (➤ Abb. 1.4)
- **Vollständige Übernahme.** Die Maßnahmen übernimmt die Pflegekraft vollständig, der Patient hat keine Selbstpflegefähigkeiten. Beispiel: Verabreichen von Sondenkost über eine PEG bei einem Menschen mit vollständiger Schluckstörung.

Willentlich-emotionale Maßnahmen

Bei **willentlich-emotionalen Maßnahmen** steht nach *Krohwinkel* das „lehrende Pflegehandeln" im Vordergrund.
- **Information** verkleinert oder beseitigt beim Patienten oder Angehörigen Unwissenheit. Beispiel: Information an einen Patienten mit venösem Ulkus, warum die Kompressionsstrümpfe notwendiger Therapiebestandteil sind (➤ 9.5.1)
- **Beratung** ist komplexer als die reine Information. Da sie den Patienten zur Selbstpflege befähigen soll, benötigt er umfangreicheres Wissen. Beispiel: Beratung eines Patienten mit peripherer arterieller Verschlusskrankheit, warum eine tägliche Inspektion der Füße notwendig ist, wie er dabei vorgehen soll und was bei Verletzungen zu tun ist (➤ 9.4.4)
- **Motivation** soll beim Patienten eigenes Handeln in Gang setzen, das in der Regel eine Verbesserung der entsprechenden Situation erwarten lässt. Beispiel: Motivation eines Patienten, die selbstständige Versorgung seines Enterostomas zu erlernen, um von anderen unabhängig zu werden (➤ 5.4.2)
- **Anleitung.** Schrittweises Einüben von Techniken. Anleitung berücksichtigt theoretisches Wissen und praktische Fertigkeiten. Beispiel: Anleitung eines Patienten mit Kolostoma mithilfe von

Informationen zu Versorgungssystemen und schrittweises Einüben eines Beutelwechsels (➤ 5.4.2)
- **Schulung.** Wie Anleitung. In der Regel wird der Begriff Schulung verwendet, wenn mehrere Personen zu einem Thema beraten und angeleitet werden. Beispiele: Diabetikerschulung, Asthmaschulung, Enterostomaschulung.

1.2.4 Beobachten, Beurteilen und Intervenieren

Jede kompetenzgeleitete Pflegehandlung besteht aus den Schritten **Beobachten, Beurteilen** und **Intervenieren**. Sie gelten für alle Handlungsfelder pflegerischer Arbeit und finden in folgenden Lebensbereichen und -funktionen statt:
- Atmung
- Herz-Kreislauf-Funktion
- Körpertemperatur
- Haut
- Ernährung
- Ausscheidung
- Bewegung
- Kommunikation
- Schlaf
- Bewusstsein
- Schmerz.

Beobachten

DEFINITION

Beobachten: Aufmerksames, methodisches und zielgerichtetes Wahrnehmen, um Informationen zu gewinnen und Entscheidungen zu treffen.

Am Beginn jedes Pflege- und Beziehungsprozesses steht das **Beobachten.** Die Patientenbeobachtung erfolgt mit den Sinnesorganen und einfachen Hilfsmitteln, z. B. Fieberthermometer, Blutdruckmessgerät.

Ziele der Patientenbeobachtung sind:
- Die individuelle Lebens- und Krankheitssituation ist erkannt
- Der individuelle Beratungs- und Pflegebedarf bzw. die Selbstpflegefähigkeiten sind ermittelt
- Drohende Gefahren sind erkannt und verhütet
- Der Krankheits- und Genesungsverlauf bzw. der Therapieerfolg sind überwacht, Veränderungen sind wahrgenommen
- Wünsche und Bedürfnisse des Patienten sind erkannt.

Dokumentation – verständlich, präzise, sachlich, objektiv

Die Pflegenden dokumentieren Beobachtungen zeitnah und geben sie ggf. sofort an den behandelnden Arzt weiter. Sie drücken sich schriftlich und mündlich leicht verständlich und präzise aus. Die jeweilige Situation beschreiben sie objektiv und sachlich. Sie machen exakte Angaben, z. B. zu Größen, Mengen und Zeit.

Beurteilen

DEFINITION

Beurteilen: Deuten der wahrgenommenen und beobachteten Informationen, wobei die Resultate in einen Zusammenhang gestellt werden.

Die gemachten Beobachtungen und gewonnenen Daten werden ausgewertet und in einen Zusammenhang gebracht. Auf dieser Grundlage erfolgt eine **Beurteilung.** Sie ist die Grundlage für die Planung, Durchführung und Evaluation von Pflegemaßnahmen. Um eine Beurteilung vornehmen zu können, benötigen Pflegende Fachwissen über physiologische und pathologische Vorgänge und Werte, ihre Ursachen und Auswirkungen.

Intervenieren

DEFINITION

Intervention (lat. intervenire = *dazwischentreten, sich einschalten*): Eingreifen in eine Situation bzw. einen Konflikt mit dem Ziel, diesen zu lösen. In der Pflege bezeichnet **Intervenieren** das Ergreifen von Pflegemaßnahmen, die ein aktuelles gesundheitliches Problem beseitigen, lindern oder ihm vorbeugen.

Pflegende passen die pflegerischen **Interventionen** an die jeweilige Situation eines Menschen an. Die Pflegenden berücksichtigen Einflussfaktoren, z. B. Alter, Familie, soziale Schicht, Religion und Kultur. Sie legen die Pflegeziele gemeinsam mit dem Patienten und ggf. seinen Angehörigen fest. Sie berücksichtigen seine Wünsche und respektieren sein Recht auf Selbstbestimmung. In regelmäßigen Abständen evaluieren sie die Pflegeziele und -maßnahmen und passen sie bei Bedarf an.

1.2.5 Pflegerische Überleitung

Die **pflegerische Überleitung** eines Patienten während der Entlassung nach Hause oder in andere pflegerische oder medizinische Einrichtungen gehört in den Kompetenzbereich der Pflegenden. Viele chirurgische Patienten benötigen auch nach der Entlassung Unterstützung. Oft sind Rehabilitationsmaßnahmen notwendig, manchmal auch lebenslange Pflege und Versorgung durch Angehörige oder ambulante bzw. stationäre Pflegeeinrichtungen. Im Expertenstandard „Entlassungsmanagement in der Pflege" sind die notwendigen Voraussetzungen für einen Entlassungsprozess definiert, der die kontinuierliche und bedarfsgerechte Versorgung des Patienten gewährleistet. Die entscheidende und **koordinierende Rolle** liegt bei den Pflegenden:
- Die Pflegenden schätzen systematisch den zu erwartenden poststationären Unterstützungs- und Versorgungsbedarf ein
- Sie planen gemeinsam mit anderen beteiligten Berufsgruppen eine bedarfsgerechte Versorgung im Anschluss an den Krankenhausaufenthalt
- Sie beraten und schulen den Patienten und seine Angehörigen zu notwendigen Pflegeerfordernissen (➤ Abb. 1.5)

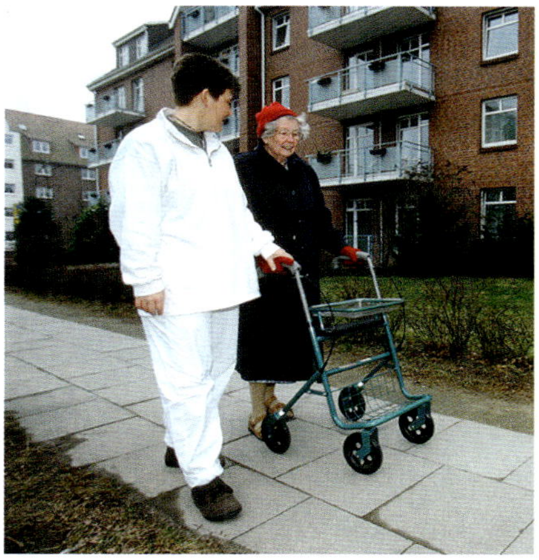

Abb. 1.5 Pflegerische Begleitung. Nach der Entlassung aus dem schützenden Rahmen des Krankenhauses ist die pflegerische Unterstützung bis zum Erreichen der selbstständigen Mobilität besonders wichtig. [K115]

- Sie stimmen den Entlassungstermin mit der weiterversorgenden Einrichtung bzw. weiterversorgenden Berufsgruppen sowie dem Patienten und seinen Angehörigen ab
- Sie überprüfen, ob alles Notwendige für die Entlassung vorbereitet ist
- Sie überprüfen nach der Entlassung, ob der Patient die notwendige Unterstützung und Versorgung erhält. [vgl. 3]

1.3 Der Diagnoseprozess in der Chirurgie

DEFINITION

Diagnose (griech. *Entscheidung, Erkenntnis*): Erkennen und Benennen der Erkrankung innerhalb eines Systems von Krankheitsnamen.

Differentialdiagnostik: Diagnostische Maßnahmen zur Unterscheidung von Erkrankungen mit ähnlicher Symptomatik.
Differentialdiagnose: Jede Krankheit, die mittels Differentialdiagnostik ausgeschlossen werden muss. Oft auch synonym zu Differentialdiagnostik verwandt.

1.3.1 Rolle der Pflegenden im Diagnoseprozess

Pflegerische Diagnostik

Pflegerische Überleitung ➤ 1.2.5

Die Pflegenden führen so früh wie möglich ein **pflegerisches Anamnesegespräch** und beziehen dabei ggf. die Angehörigen ein. Durch gezielte Fragen erstellen sie ein möglichst umfangreiches, vielschichtiges, aussagekräftiges und individuelles Bild des Patienten. Pflegende ermitteln nicht nur den (aktuellen) Gesundheitszustand, sondern sammeln auch Informationen über soziale, psychische, emotionale und kulturelle Aspekte.

Darüber hinaus dient das pflegerische Anamnesegespräch dem gegenseitigen Kennenlernen und soll eine angenehme und vertrauensvolle Beziehung zwischen Patient und Pflegenden herstellen. Möglicherweise erhalten die Pflegenden durch die ausführliche Befragung Informationen, die den Arzt bei der Diagnosestellung unterstützen. Die Erfassung der familiären und häuslichen Umstände ist v. a. dann notwendig, wenn pflegerische Maßnahmen und Unterstützung nach der Entlassung aus dem Krankenhaus notwendig werden.

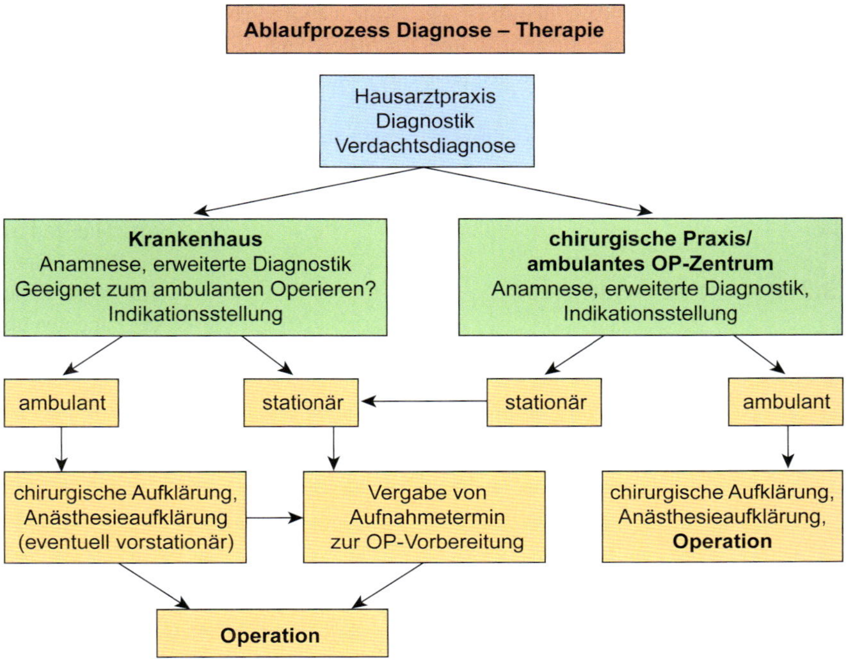

Abb. 1.6 Der **Diagnoseprozess in der operativen Chirurgie** beginnt mit der Basisdiagnostik, in der Regel durch den Hausarzt. Bei bedrohlichen Gesundheitsstörungen oder Erkrankungen, die (vermutlich) einen operativen Eingriff erfordern, überweist der Hausarzt den Patienten entweder an einen niedergelassenen Chirurgen oder ins Krankenhaus. Dort wird die aus der Basisdiagnostik resultierende Verdachtsdiagnose durch weitere, ggf. auch invasive Untersuchungen bestätigt oder korrigiert. Parallel dazu läuft der pflegerische Diagnoseprozess. Bei diesem Prozess kann eine Checkliste hilfreich und zeitsparend sein. Nach Abschluss der Diagnostik legt der Arzt unter Einbeziehung der Befunde fest, ob der notwendige Eingriff ambulant, teilstationär oder stationär durchzuführen ist. Nach der operativen Indikationsstellung stellt sich der Patient bei einem Anästhesisten vor, der das Narkoserisiko einschätzt und das Narkoseverfahren festlegt. [L143]

1

Pflegerische Aufgaben in der ärztlichen Diagnostik

Von der **ärztlichen Diagnose** hängen die therapeutischen Maßnahmen und viele Pflegetätigkeiten ab. Für erste, dringend erforderliche Behandlungs- und Pflegemaßnahmen stellt der Arzt eine **Verdachtsdiagnose**, die dann während des weiteren Diagnoseprozesses bestätigt oder verworfen wird (➤ Abb. 1.6).

Für einen zügigen Diagnoseprozess arbeiten Ärzte und Pflegekräfte parallel und mit einem **regen Informationsaustausch**. Pflegende:
- Achten darauf, dass Arzt und Patient bei der Anamnese und der körperlichen Untersuchung ungestört sind und die Intimsphäre gewahrt bleibt, sie bitten Besucher und nach Möglichkeit auch Mitpatienten, das Zimmer zu verlassen oder stellen einen Sichtschutz auf
- Achten darauf, dass der Arzt den Patienten frühzeitig ausführlich und verständlich über Untersuchung und Therapien informiert
- Richten Probengefäße und Abnahmematerialien her und füllen die entsprechenden Laborscheine aus. Ist der Patient bei der Gewinnung der Proben beteiligt, z. B. bei Urin- und Stuhluntersuchungen, informieren und leiten sie ihn an. Bei Bedarf lassen sie den Patienten bis nach der Blutabnahme nüchtern. Sie sorgen für einen schnellen Transport der Proben ins Labor
- Melden angeordnete Untersuchungen in den jeweiligen Abteilungen an und vereinbaren die Termine sinnvoll und zeitsparend. Folgen mehrere Untersuchungen eng aufeinander, koordinieren sie diese, um lange Warte- oder Nüchternzeiten zu vermeiden. Sie achten darauf, dass Diabetiker einen frühen Untersuchungstermin erhalten
- Respektieren die Ängste des Patienten, bagatellisieren oder beschönigen sie nicht
- Führen die Vorbereitungen für weitergehende Untersuchungen durch, z. B. Patienten nüchtern lassen, Abführmaßnahmen, Verabreichung einer Sedierung
- Stellen alle benötigten Patientenunterlagen (Akte, Laborergebnisse und Röntgenbilder) zusammen und organisieren ggf. Vorbefunde (alte Röntgenbilder, alte Arztbriefe aus anderen Kliniken) zum Vergleich
- Begleiten immobile oder schwerkranke Patienten zu den Untersuchungen, für leichter erkrankte Patienten organisieren sie den Transport.

1.3.2 Ärztliche Anamnese

DEFINITION

Anamnese (*Erinnerung*): Im Gespräch erfragte Krankengeschichte des Patienten.

Die **Aufnahmeanamnese** im Krankenhaus erhebt der Arzt, wenn möglich, im persönlichen Gespräch mit dem Patienten als **Eigenanamnese,** d. h. der Patient selbst schildert seine Beschwerden und antwortet auf die Fragen des Untersuchers (➤ Abb. 1.7). Im Idealfall sind Arzt und Patient während der Anamneseerhebung ungestört. Angehörige sind nur mit Einverständnis des Patienten zugelassen.

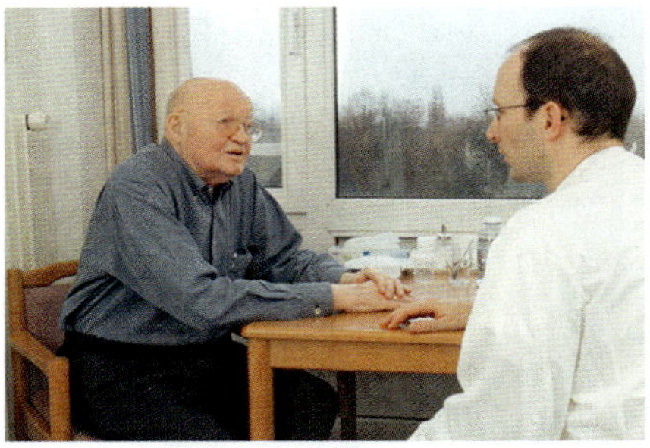

Abb. 1.7 Eigenanamnese. Hier berichtet der Patient über seine aktuellen Beschwerden, seine Vorerkrankungen sowie seine soziale und familiäre Situation. [K115]

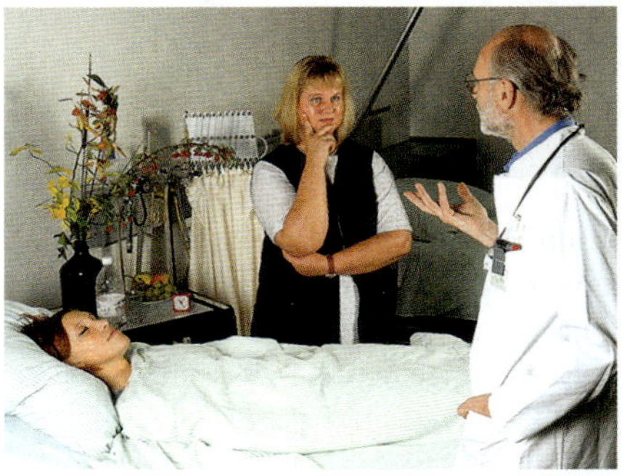

Abb. 1.8 Fremdanamnese. Diese erhebt der Arzt, wenn eine Eigenanamnese nicht oder nicht ausreichend möglich ist, z. B. bei Kindern, bewusstseinsgetrübten oder bewusstlosen Patienten. [K183]

Bei der **Fremdanamnese** geben Dritte (z. B. Eltern, Arbeitskollegen, Augenzeugen) Auskünfte über den Patienten und den Krankheitsverlauf bzw. das Unfallgeschehen (➤ Abb. 1.8).

Aktuelle Beschwerden

Der Arzt stellt gezielt Fragen nach den **aktuellen Beschwerden,** die zur jetzigen Vorstellung geführt haben, insbesondere nach:
- **Lokalisation, Art** und **Stärke** von Beschwerden und Schmerzen
- **Zeitliche Entwicklung.** Sind die Beschwerden plötzlich oder langsam entstanden, ständig vorhanden oder zwischendurch immer wieder verschwunden? Treten sie in zeitlichem Zusammenhang mit bestimmten Aktivitäten (z. B. Nahrungsaufnahme) auf oder unabhängig davon? Sind Beschwerden durch einen Unfall entstanden?
- **Auslösende, verstärkende** oder **lindernde Faktoren**
- **Begleiterscheinungen** und weitere Beschwerden
- **Bisherige Behandlungsmaßnahmen.**

Anschließend fragt der Arzt nach den wichtigsten **Körperfunktionen** des Patienten, z. B. Appetit, Durst, Stuhlgang, Miktion (*Wasserlassen*), Schwitzen. Zusätzlich erkundigt er sich nach der aktuellen Medikation des Patienten und nach (früheren oder aktuellen) Allergien.

Vorerkrankungen

Es folgt die Erfragung der **Vorerkrankungen** des Patienten. Dabei fragt der Arzt nach früheren ernsthaften Erkrankungen und Operationen.

Sozial- und Familienanamnese

In der **Sozialanamnese** erkundigt sich der Arzt nach Beruf, Wohnverhältnissen, Familienstand und Bezugspersonen. Die Sozialanamnese ist insbesondere bei (evtl.) berufsbedingten Erkrankungen wichtig sowie bei pflegebedürftigen Patienten zur Abschätzung der Versorgungslage.

Notfallanamnese

Im **Notfall** beschränkt sich der Arzt auf die aktuellen Beschwerden, ggf. die derzeitige Medikation und die früheren Erkrankungen des Patienten.

1.3.3 Körperliche Untersuchung

Nach der Anamnese folgt die **körperliche Untersuchung** des Patienten. Diese umfasst:

- Erhebung von **Lokalbefunden,** z. B. bei äußeren Verletzungen oder Knochenbrüchen (*Frakturen,* ➤ 7.5)
- **Allgemeinuntersuchung,** die insbesondere die Vitalfunktionen und den allgemeinen Gesundheitszustand des Patienten erfasst
- Evtl. **fachärztliche (Konsiliar-)Untersuchungen,** z. B. der Augen, der Haut oder des Nervensystems.

Jede Untersuchung enthält folgende **Grundelemente** (➤ Abb. 1.9):

- **Inspektion** (*Untersuchung durch Betrachten*). Bereits die Inspektion des Patienten kann wertvolle Hinweise auf die Erkrankung geben. Beispielsweise fallen bei rheumatischen Erkrankungen (➤ 8.9) oder Frakturen typische Fehlstellungen auf (➤ 7.5.2)
- **Palpation** (*Tastuntersuchung*). Beispiele für die Palpation sind:
  - Prüfen der Hauttemperatur bei Verdacht auf eine Entzündung
  - Beurteilen einer Schwellung (hart, weich oder fluktuierend)
  - Abtasten des Abdomens, z. B. auf Resistenzen, Abwehrspannung oder Bruchpforten (➤ 5.4.1)
  - Rektale Untersuchung (➤ 12.3.1)
- **Perkussion** (*Klopfuntersuchung*). Bei der Perkussion beklopft der Arzt die Körperoberfläche des Patienten, um aus den Unterschieden des Schalls Rückschlüsse auf den Zustand der darunter liegenden Organen zu ziehen. Die Perkussion wird insbesondere zur Untersuchung des Thorax und des Abdomens eingesetzt. Der Perkussionsschall reicht jedoch nur ca. 5 cm in die Tiefe. Daher können tief liegende Prozesse nicht erfasst werden. Bei adipösen Patienten ist die Beurteilbarkeit stark eingeschränkt
- **Auskultation** (*Untersuchung durch Abhören*). Bei der Auskultation hört der Arzt die im Körper entstehenden Schallphänomene von beweglichen Organen (z. B. Herz, Lunge oder Darm) oder Flüssigkeiten (z. B. Blut) mit einem Stethoskop ab. So sind z. B. die Darmgeräusche bei einem mechanischen Ileus (➤ 5.7.2) spritzend und metallisch klingend, während sie beim paralytischen Ileus (➤ 5.7.2) gar nicht hörbar sind. Über Verengungen in großen Gefäßen zeigen sich oft typische *Stenosegeräusche,* die durch die veränderte Strömung des Blutes entstehen.

1.3.4 Labordiagnostik

Laborparameter ➤ Kap. 14

DEFINITION

Labordiagnostik: Untersuchungen von Körperflüssigkeiten oder -geweben im Labor auf ihre Zusammensetzung. Häufig lassen sich aus den Untersuchungsergebnissen Krankheiten bestimmen oder Therapien ableiten. Insgesamt gibt es über 6 000 Untersuchungsverfahren in der Labormedizin (➤ Kap. 14).

Untersuchungsmedium Blut

Laborwerte ➤ Kap. 14

Am häufigsten wird das **Blut** des Patienten untersucht, da zahlreiche Erkrankungen die Zusammensetzung des Blutes verändern.

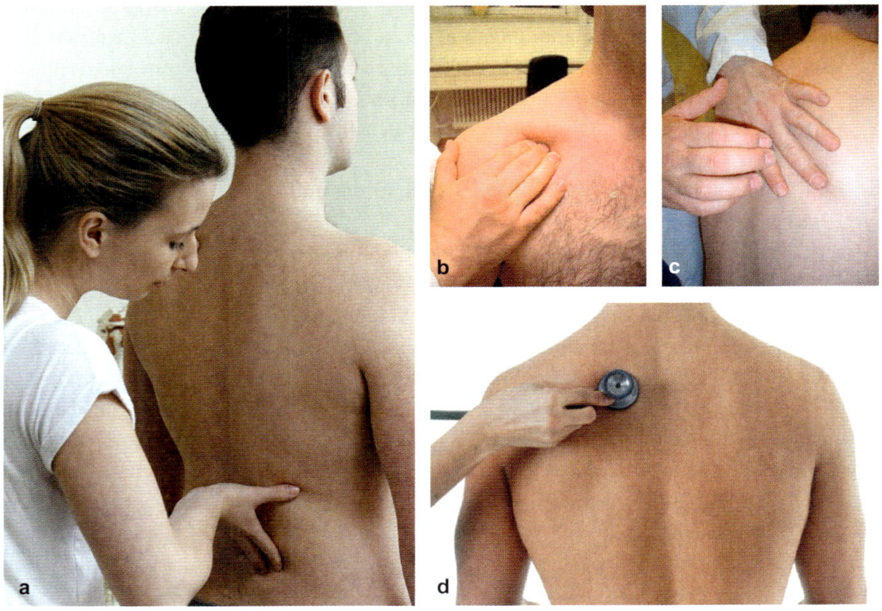

Abb. 1.9 Grundelemente einer Untersuchung.
a) Inspektion, hier: Betrachtung des Rückens, unterstützt durch Palpation. [J787] **b)** Palpation, hier: Tastuntersuchung der supraklavikulären Lymphknoten. [M814] **c)** Perkussion, hier: Klopfuntersuchung der Thoraxwand. [M814] **d)** Auskultation, hier Abhören der Lunge. [E402]

Zudem ist sowohl die **venöse** als auch die **kapilläre** Blutentnahme für die Mehrzahl der Patienten schmerz- und risikoarm. Selten wird eine **arterielle** Blutabnahme durchgeführt, z. B. zur Überprüfung des Säure-Basen-Haushalts.

Einflussfaktoren bei Blutuntersuchungen

Bei der Auswertung von Blutwerten müssen z. B. Alter, Geschlecht, bestehende Erkrankungen, Nahrungsaufnahme und Arzneimittel berücksichtigt werden. Auch die korrekte Abnahmetechnik ist eine Voraussetzung, um verwertbare Ergebnisse zu erzielen. Um eine möglichst große Vergleichbarkeit von Blutuntersuchungen zu erreichen, gilt deshalb für die geplante **venöse Blutentnahme:**

- Morgens zwischen 7 und 9 Uhr
- Am nüchternen Patienten (auch vor der Arzneimitteleinnahme)
- 3 Std. vorher keine körperliche Anstrengung.

Klinisch-chemische Untersuchungen

Laboruntersuchungen bei Leber-, Gallenblasen-, Pankreaserkrankungen ➤ 6.3.1

Häufige **klinisch-chemische Untersuchungen** in der Chirurgie:

- **Elektrolyte.** Natrium, Kalium, Kalzium, Chlorid, Magnesium und Phosphat, die in erster Linie Störungen des Wasser- und Elektrolythaushalts sowie Nierenerkrankungen aufdecken und obligater Bestandteil der präoperativen Untersuchungen sind
- **Enzyme.** Hierbei handelt es sich um Körpereiweiße, die chemische Reaktionen beschleunigen und so den geordneten Zellstoffwechsel gewährleisten. In der Chirurgie dienen Enzymuntersuchungen vor allem dem präoperativen Screening auf häufige Organschädigungen und dem Ausschluss oder der Diagnose von Komplikationen nach therapeutischen Maßnahmen, z. B. Amylasebestimmung nach ERCP (➤ 6.3.2)
- **Blutgerinnung.** Besonders in der Chirurgie von Bedeutung, um Blutungskomplikationen vorbeugen zu können. Die wichtigsten Parameter zur Überprüfung der Blutgerinnung sind:
  - **Quick-Wert** (*Thromboplastinzeit, Prothrombinzeit*), der ein Maß ist für das **exogene** (*extrinsic*) **System** der Gerinnung. Da der Quick-Wert stark laborabhängig ist und die Werte verschiedener Labors somit schlecht vergleichbar sind, wird zunehmend die **International normalized ratio** (*INR*) bestimmt, bei der diese Unterschiede durch einen Korrekturfaktor ausgeglichen werden
  - **PTT** (*partielle Thromboplastinzeit*) als Maß für das **endogene** (*intrinsic*) **System** der Gerinnung
  - **Thrombozytenzahl.** Thrombozyten leiten die Blutgerinnung im endogenen System ein. Im Gegensatz zu den vorher genannten Werten wird die Thrombozytenzahl nicht aus dem Blutprobenröhrchen für die Gerinnung, sondern im Rahmen der Blutbilderstellung bestimmt.

Hämatologische Untersuchungen

Die wichtigsten **hämatologischen Untersuchungen** sind die **Blutsenkung** (*Blutkörperchensenkungsgeschwindigkeit, BSG, BKS*) sowie das **Blutbild** (*BB*), d. h. die Auszählung und Differenzierung der zellulären Blutbestandteile.

- **Blutsenkung.** Sie gibt an, wie schnell die Erythrozyten in durch Citratzusatz ungerinnbar gemachtem Blut sedimentieren. Eine beschleunigte BSG tritt z. B. bei Infektionen, Autoimmunerkrankungen oder Tumoren auf
- **Blutbilduntersuchungen.** Sie gehören in der Chirurgie zu den häufigsten Blutuntersuchungen. Vor einer Operation dienen sie der Risikoabschätzung (➤ 1.4.1), nach der Operation der Kontrolle des postoperativen Verlaufs (Nachblutung oder Entzündung?). Meist wird ein **kleines Blutbild** angefordert, das aus einem **roten Blutbild** (*Hämatokrit, Hämoglobingehalt, Erythrozytenzahl*) sowie der Gesamtzahl der **Leukozyten** besteht. Werden zusätzlich zum kleinen Blutbild die Thrombozytenzahl bestimmt und die Untergruppen der Leukozyten (*Lymphozyten, Granulozyten* und *Monozyten*) im **Differentialblutbild** unterschieden, spricht man von einem **großen Blutbild.** In vielen Kliniken ist auch die Anfertigung eines kleinen Blutbildes mit zusätzlicher Bestimmung nur der Thrombozytenzahl gebräuchlich.

Serologisch-immunologische Untersuchungen

Transfusionen ➤ 4.5.13

Serologisch-immunologische Untersuchungen nutzen Antigen-Antikörper-Reaktionen zum Nachweis eines Krankheitsgeschehens oder zur Blutgruppenbestimmung. In der Chirurgie kommt insbesondere der **Blutgruppenbestimmung** große Bedeutung zu. Mit Ausnahme von kleinen Eingriffen bei ansonsten gesunden Patienten wird vor jeder Operation die Blutgruppe des Patienten bestimmt, damit im Fall einer (Nach-)Blutung rasch Blut gekreuzt und verabreicht werden kann (➤ 4.5.13).

Untersuchungsmedium Urin

Urinuntersuchungen (➤ 12.3.3) erlauben insbesondere bei Erkrankungen des Urogenitaltrakts sowie des Hormonhaushalts Rückschlüsse auf die Krankheitsursache. Urinstatus und Urinsediment werden aus spontan gelassenem Urin bestimmt. Der Urinstatus kann einfach, auch auf der Station, mittels Teststreifen untersucht werden. Im Urinsediment können unter dem Mikroskop z. B. physiologische und pathologische Zellen des Urogenitaltrakts nachgewiesen werden. Soll eine mikrobiologische Harnuntersuchung durchgeführt werden, ist Mittelstrahl- oder Katheterurin notwendig. Das Sammeln der gesamten Urinmenge über 24 Std. ist z. B. zur Bestimmung der glomerulären Filtrationsrate (*Kreatinin-Clearance*) und Hormonendprodukten notwendig.

Untersuchungsmedium Stuhl

Stuhl wird insbesondere in der Viszeralchirurgie häufig untersucht (➤ 5.3.2). Im Vordergrund steht dabei die **Untersuchung auf Blut im Stuhl.** Diese Untersuchung ist mit einem einfachen Schnelltest (z. B. *Hämoccult®*) möglich. Die mikrobiologische sowie die klinisch-chemische Stuhldiagnostik erfordern den Versand von 2–5 ml Stuhl in einem Plastikröhrchen. Hierbei können sowohl bakteriell bedingte Durchfälle (z. B. durch Salmonellen, pseudomembranöse Kolitis) und Wurmerkrankungen als auch Magen-Darm-Erkrankungen mit Malabsorption erkannt werden.

Untersuchungsmedium Körperflüssigkeiten

Wundabstrich ➤ 2.5.2, ➤ Abb. 2.9

Pathologische Körperflüssigkeiten sind z. B. Wundsekrete, Eiter, Gelenk- oder Pleuraergüsse und Aszites (➤ 6.2.2). Die Untersuchung dieser Flüssigkeiten erlaubt Rückschlüsse auf die Ursache der Erkrankung und kann diagnostisch entscheidend sein, z. B. wenn im Sekret Tumorzellen oder andere, normalerweise nicht vorkommende Substanzen gefunden werden. Die Punktion eines eitrigen Ergusses und die anschließende mikrobiologische Untersuchung des Punktats ermöglichen meist einen präzisen Erregernachweis (➤ 1.3.5).

Transport von Körperflüssigkeiten

Körperflüssigkeiten sind potenziell infektiös. Deshalb erfolgt ihr Transport grundsätzlich in fest verschlossenen Behältern. Wenn die Körperflüssigkeit mikrobiologisch untersucht werden soll, muss der Transportbehälter steril sein.

Untersuchungsmethoden in der Pathologie

Makroskopische und mikroskopische Pathologie

Beim **makroskopischen Verfahren** betrachtet der Pathologe das Präparat mit dem bloßen Auge, während er beim **mikroskopischen Verfahren** ein Mikroskop zur optischen Vergrößerung verwendet (➤ Abb. 1.10). Mikroskopische Verfahren haben vor allem bei der **Tumordiagnostik** eine große Bedeutung. Untersucht ein Pathologe während einer Operation entnommenes Tumorgewebe, so ist von einem **Schnellschnitt** die Rede. Dabei wird der Tumor auf Kriterien der Gut- oder Bösartigkeit überprüft und anschließend über den weiteren Operationsverlauf entschieden. Nach der Operation wird das Tumorgewebe nochmals sorgfältig im mikrobiologischen Labor aufgearbeitet und bewertet.

Histochemie

In der **Histochemie** werden bestimmte, chemisch definierte Zellbestandteile (z. B. Kohlenhydrate) durch enzymatische oder chemische Reaktionen identifiziert, verändert und durch eine anschließende Farbstoffreaktion nachgewiesen.

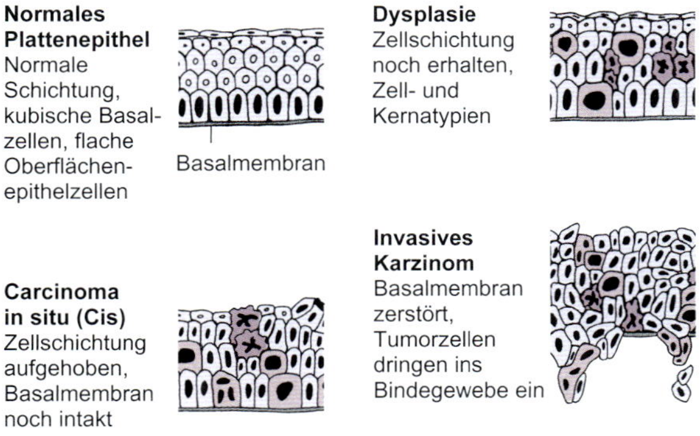

Abb. 1.10 Mikroskopische Kriterien für die Gut- oder Bösartigkeit eines Gewebes. [L215]

Zytodiagnostik

Nicht nur Gewebe (also Zellverbände), sondern auch aus dem Zellverband herausgelöste Zellen können pathologisch untersucht werden. Diese **Zellen** werden z. B. gewonnen durch:

- **Punktion** (➤ 1.3.5), z. B. Feinnadelbiopsie der Schilddrüse bei unklaren „Knoten"
- **Abstriche** (➤ 1.3.5) von Schleimhautoberflächen, z. B. vom Muttermund bei einer gynäkologischen Früherkennungsuntersuchung
- Gewinnung von **Körpersekreten** (z. B. Urin, Sputum) oder Körperhöhlenflüssigkeiten (z. B. Liquor), die abgeschilferte Zellen von angrenzenden Oberflächen enthalten, z. B. Urinzytologie bei V.a. Blasentumoren
- **Abrasionszytologie,** d. h. „Abbürsten" oberflächlicher Zellen, z. B. Bronchialepithel bei V.a. ein Bronchialkarzinom.

Wie Gewebe, so lassen sich auch einzelne Zellen sowohl konventionell mikroskopisch als auch histochemisch untersuchen.

Immunhistologie

Durch **immunhistologische Techniken** ist es möglich, mit Hilfe von markierten Antikörpern bestimmte körpereigene Antigene (z. B. Proteine, Polysaccharide) hochspezifisch nachzuweisen. Antikörper sind wie eine Art Fahne, die gesuchte Antigene markieren. Besonderen Nutzen bringt diese Methode in der Metastasenpathologie, wobei die „befahnten Antigene" ein bestimmtes Expressionsmuster zeigen und entscheidende Hinweise auf die Primärlokalisation des Tumors liefern können.

Tumormarker

DEFINITION

Tumormarker: Substanzen in Geweben (*zelluläre Tumormarker*), Blut oder anderen Körperflüssigkeiten (*humorale Tumormarker*), die normalerweise nicht oder nur in geringen Mengen vorhanden sind und bei einer Reihe von Tumorerkrankungen entweder durch die Tumorzellen selbst oder andere, vom Tumor beeinflusste Körperzellen gebildet werden.

Die erhöhte Konzentration eines **Tumormarkers** kann auf einen Tumor oder ein Tumorrezidiv hinweisen. Leider sind bis heute nur für einige Tumoren Tumormarker bekannt. Nicht alle Tumoren einer Tumorlokalisation (z. B. verschiedene Kolonkarzinome) bilden diese Marker. Die meisten Tumormarker sind zudem nicht tumorspezifisch, sondern werden von unterschiedlichen Tumoren produziert (➤ Abb. 1.11).

Tumormarker: Keine Screening-Methode

Tumormarker sind – von Ausnahmen abgesehen – als Screening-Methode nicht geeignet. Zum Zeitpunkt der Diagnose erhöhte Tumormarker sind aber bedeutsam bei der weiteren Verlaufskontrolle der Erkrankung, insbesondere wenn ihre Bestimmung in einer Blutprobe möglich ist.

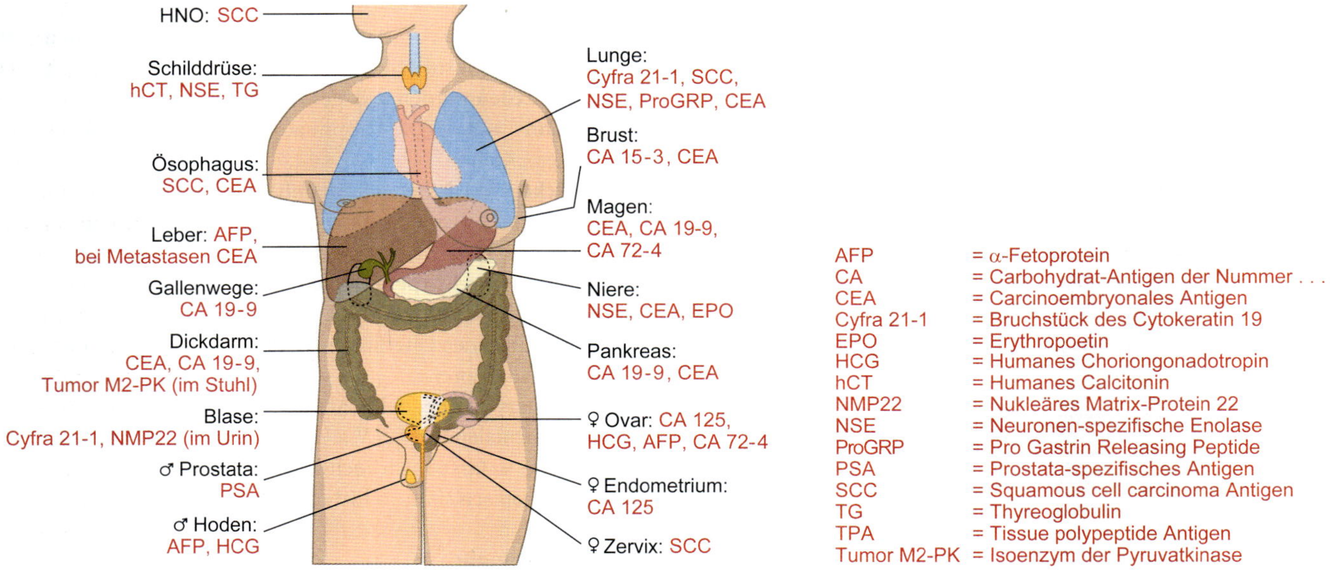

Abb. 1.11 Die wichtigsten Tumormarker verschiedener Organtumoren im Überblick. [L138] [L190]

1.3.5 Abstriche, Punktionen und Biopsien

Gelenkpunktion ➤ 7.3.3
Wundabstrich ➤ 2.5.2

DEFINITION

Abstrich: Entnahme von Untersuchungsmaterial aus Wunden oder von der Haut- bzw. Schleimhautoberfläche. In der Chirurgie hat der Wundabstrich eine große Bedeutung (➤ Abb. 1.12).
Punktion: Entnahme von physiologischen bzw. pathologischen Körperflüssigkeiten oder Geweben mit einer Hohlnadel aus Körperhöhlen, z. B. Gelenk-, Pleura- oder Schilddrüsenpunktion. Die gewonnene Probe heißt „Punktat" (➤ Abb. 1.12).
Biopsie: Entnahme einer Gewebeprobe, um den feingeweblichen Aufbau (*Pathohistologie*) zu untersuchen. Meist werden Spezialkanülen verwendet (Nadel-, Feinnadel-, Stanz-, Vakuumbiopsie, ➤ Abb. 1.12).

Viele **Punktionen** dienen gleichzeitig therapeutischen Zwecken, z. B. der Entlastung eines Pleuraergusses (➤ 10.7.2) oder Aszites (➤ 6.2.2), der Spülung von Körperhöhlen oder dem Einbringen von Arzneimitteln. Bei jeder Punktion oder Biopsie können **Komplikationen** auftreten, z. B. Blutungen, Perforationen, Nervenverletzungen oder Infektionen. Da Punktionen in der Tiefe (Nieren- oder Leberpunktionen) häufiger zu Organverletzungen mit Komplikationen führen, werden diese Eingriffe meist unter endoskopischer, röntgenologischer oder sonografischer Sicht durchgeführt.

1.3.6 Bildgebende Diagnostik

Sonografie

Doppler- und Duplexsonografie ➤ 9.3.3

DEFINITION

Sonografie *(Ultraschalldiagnostik):* Diagnostisches Verfahren mit Anwendung von Ultraschallwellen, d. h. mechanischen Schwingungen, die eine Frequenz oberhalb der menschlichen Hörgrenze von ca. 20 kHz (*1 kHz = 1 Kilohertz = 1 000 Schwingungen pro Sekunde*) haben.

Die **Sonografie** ist ein wichtiges und häufig eingesetztes bildgebendes Verfahren in der Chirurgie (➤ Abb. 1.13). Sie ist nichtinvasiv, schmerzlos, ohne unerwünschte Wirkungen, leicht anzuwenden und liefert auch bei chirurgischen Notfällen, z. B. bei akutem Abdomen (➤ 3.3.2) oder stumpfem Bauchtrauma (➤ 7.10) rasch wichtige Informationen. Dieses Verfahren wird allerdings im Notfallbereich oft durch die CT ersetzt, da deren Aussagekraft höher ist. Außerdem wird die Sonografie zur Verlaufskontrolle von Erkrankungen, zur prä- und intraoperativen Diagnostik sowie zur postoperativen Überwachung eingesetzt.

Die **Dopplersonografie** beruht auf dem Effekt, dass Ultraschallwellen, die auf eine sich bewegende Grenzfläche (z. B. Blut in Gefäßen) treffen, in einer veränderten Frequenz reflektiert werden. Das Ausmaß der Frequenzänderung ist abhängig von der Geschwindigkeit der Bewegung. Die Dopplersonografie wird daher zur Sichtbarmachung der Strömungsverhältnisse in Blutgefäßen eingesetzt.

Die **Duplexsonografie** stellt eine Weiterentwicklung des Dopplerverfahrens dar und ist ebenfalls eine Methode zur Darstellung von Strömungsgeschwindigkeiten. Sie kombiniert den zweidimensionalen Ultraschall mit der Dopplersonografie. Bei der farbkodierten Duplexsonografie erscheinen die bewegten Elemente farbig.

Pflege

- Bei der Abdomen-Sonografie erschweren manchmal Darmgasüberlagerungen die Beurteilbarkeit der Bauchorgane. Je nach

Untersuchungszeitpunkt bekommt der Patient am Vortag oder am Untersuchungstag entblähende Arzneimittel (z. B. *Sab simplex®*). Zur Untersuchung bleibt er nüchtern. Dies hat den Vorteil, dass auch die Gallenblase gefüllt und besser beurteilbar ist

- Vor einer abdominellen Sonografie der Beckenregion (insbesondere der Harnblase und der weiblichen Geschlechtsorgane) sollen Patienten viel trinken und den Toilettengang aufschieben, damit die Harnblase gefüllt und besser beurteilbar ist
- Ultraschalluntersuchungen *vor* Röntgenkontrastdarstellungen einplanen, da das Kontrastmittel Barium, das insbesondere zur Darstellung des Magen-Darm-Trakts verwendet wird, die sonografische Darstellung behindert.

Spezielle Anwendungsbereiche

Transösophageale Echokardiografie (TEE) ➤ 13.3.4

Die **interventionelle Sonografie** findet während eines **diagnostischen** Eingriffs statt (z. B. Leberpunktion) und dient hauptsächlich der Materialgewinnung zur zytologischen, histologischen oder mikrobiologischen Untersuchung (➤ 1.3.5). **Therapeutisch** wird die Sonografie z. B. zur gezielten Navigation zur Reduktion von Lebermetastasen durch Radiofrequenzhyperthermie und zur Punktion und Entlastung von Pleuraergüssen und Aszites eingesetzt. Die erforderlichen Pflegemaßnahmen hängen von der Art des Eingriffs ab. Die **Endosonografie** ist eine Kombination von Sonografie und Endoskopie. Dabei führt der Arzt den an einem Endoskop befestigten Schallkopf in Körperöffnungen des Patienten ein. Wichtige **Anwendungsbereiche** in der Chirurgie sind:

- **Endosonografie des oberen Gastrointestinaltrakts,** hauptsächlich eingesetzt zum präoperativen Tumorstaging (*Bestimmung von Tiefenausdehnung und regionärem Lymphknotenbefall*) bei Ösophagus-, Magen-, Duodenal- und Pankreastumoren. Der Schallkopf wird über ein Gastroskop eingeführt
- **Endosonografie des Rektums** (➤ Abb. 1.14), eingesetzt vorwiegend zum präoperativen Tumorstaging beim Rektumkarzinom (➤ 5.7.6). Der Schallkopf wird über ein Rektoskop eingeführt.

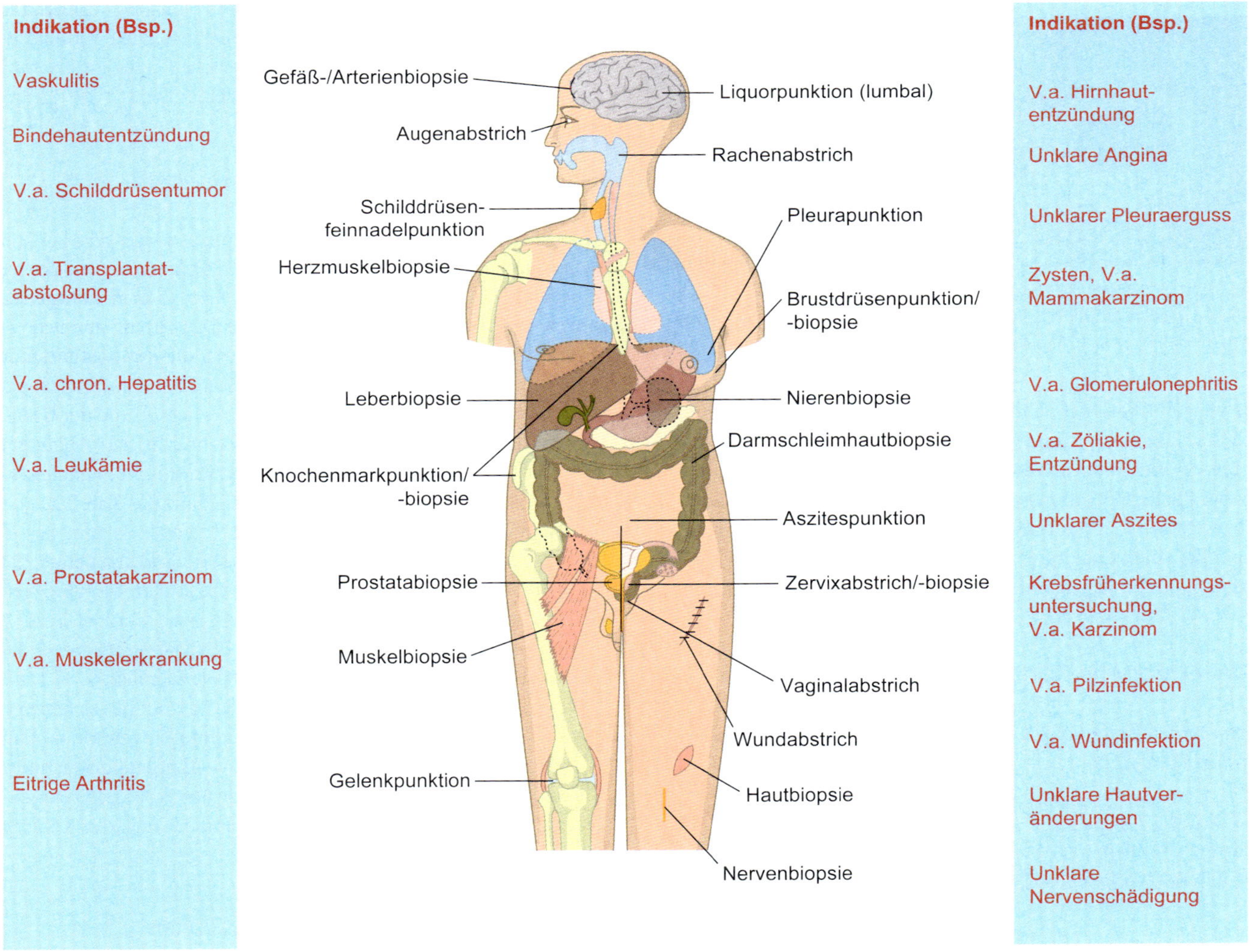

Abb. 1.12 Die wichtigsten Abstriche, Punktionen und Biopsien in der Chirurgie. Weitere Punktionen und Biopsien sind im Rahmen endoskopischer Untersuchungen möglich, z. B. Gewebeproben aus der Lunge oder dem Magen-Darm-Trakt. [L138]

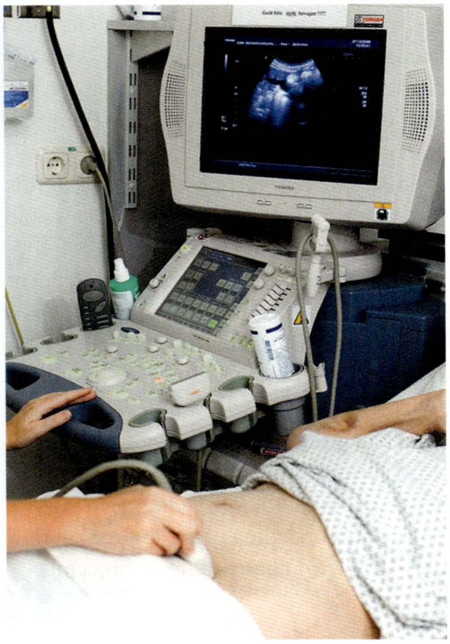

Abb. 1.13 Sonografie des Abdomens. [K115]

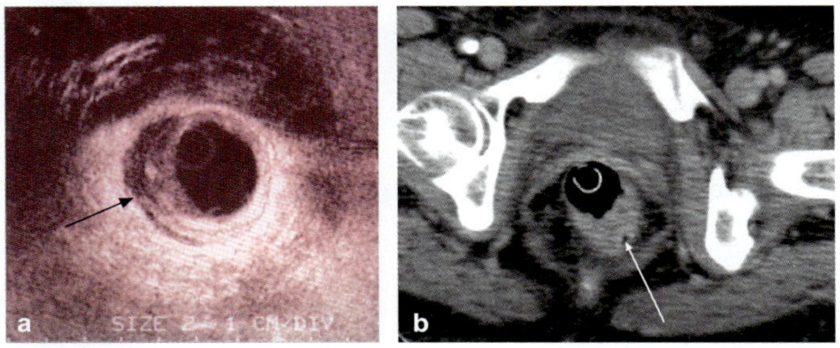

Abb. 1.14 a) Mithilfe der Endosonografie des Rektums lassen sich Tumoren erkennen; hier an der Verdickung und aufgehobenen Schichtung der Rektumwand (Pfeile). **b)** Befund im Becken-CT. [R234-001]

Die pflegerischen Maßnahmen bei Endosonografie entsprechen denen der Gastroskopie und der Rektoskopie (➤ 5.3.4).

Bei der **intraoperativen Sonografie** führt der Arzt eine sterile Sonografie im Operationssitus durch, z. B. im eröffneten Abdomen. Eingesetzt wird sie hauptsächlich in der Abdominalchirurgie und in der endokrinen Chirurgie, z. B. um die Operabilität eines Pankreastumors und das Ausmaß der erforderlichen Resektion zu klären.

Konventionelle Röntgendiagnostik

Interventionelle Radiologie ➤ 1.4.5
Strahlentherapie ➤ 1.5.3

DEFINITION

Röntgenstrahlen: Hochenergetische, elektromagnetische Strahlen. Sie durchdringen die verschiedenen Körpergewebe in unterschiedlichem Maße.

Als Strahlenquelle für die **Röntgendiagnostik** dient eine Röntgenröhre, die Röntgenstrahlen durch den Patienten auf einen Röntgenfilm sendet. Die Röntgenstrahlen werden vom Gewebe unterschiedlich stark abgeschwächt (*absorbiert*). Die Strahlen, die den Körper durchdrungen haben (also nicht absorbiert wurden), gelangen zum **Röntgenfilm** und schwärzen ihn. Röntgendichte Gewebe, z. B. Knochen, haben einen hohen Absorptionsanteil, d. h. sie lassen nur wenig Strahlung durch. Der Röntgenfilm wird also nur gering geschwärzt und erscheint im Negativ hell. Diese analog aufzeichnenden Röntgenverfahren und Röntgenfilme werden zunehmend durch digitale Verfahren und elektronische Speichermedien ersetzt (*digitale Röntgenverfahren*).

Röntgenverfahren ohne Kontrastmittel

Bei den sog. **Röntgenleeraufnahmen** resultieren die Helligkeitsunterschiede im Röntgenbild allein aus der unterschiedlichen Abschwächung der Röntgenstrahlen durch die Gewebe. Typische Anwendungsbeispiele in der Chirurgie sind Knochendarstellungen zum Frakturnachweis oder -ausschluss (➤ 7.5.2) und die präoperative Röntgenleeraufnahme des Thorax zum Ausschluss von Lungenerkrankungen.

Durchleuchtungen (*DL*) erlauben durch „kontinuierliches Röntgen" die Beobachtung funktioneller Abläufe, z. B. die Bewegungen von Magen und Darm nach einem Bariumbreischluck, die Positionierung einer Herzschrittmachersonde, das Vorschieben eines Katheters zur Angiografie (➤ 9.3.4) oder das Einrichten einer Fraktur (➤ 7.5.3).

Röntgenverfahren mit Kontrastmittel

Oft reichen die natürlichen Dichteunterschiede der Gewebe bei Röntgenleeraufnahmen nicht zur zuverlässigen Differenzierung der verschiedenen Organe und Strukturen aus. Dann können **Röntgenverfahren mit Kontrastmittel** eine bessere Darstellung erzielen. Zur Diagnostik des Magen-Darm-Trakts werden die Kontrastmittel oral (z. B. *Gastrografin®-Schluck*), über Dünndarmsonden (*Sellink*) oder rektal (z. B. Kontrasteinlauf) verabreicht. Bei der CT und der Urografie wird das Kontrastmittel intravenös verabreicht. Zur Angiografie ist eine arterielle Applikation erforderlich. Meist wird hierzu ein Katheter an der Leiste in die A. femoralis eingeführt (➤ Tab. 1.1).

- **Positive Röntgenkontrastmittel,** z. B. Jod oder Barium, absorbieren die Röntgenstrahlen besonders stark und erscheinen daher im Röntgenbild hell. Sie werden insbesondere zur Darstellung des Magen-Darm- und Urogenitaltrakts (*Magen-Darm-Passage* und *Kolonkontrasteinlauf* ➤ 5.3.3, *Urografie* ➤ 12.3.6) sowie der Gefäße (*Angiografie* ➤ 9.3.4) verwendet
- **Negative Röntgenkontrastmittel,** z. B. Luft oder CO_2, haben eine sehr niedrige Dichte und erscheinen im Röntgenbild dunkel
- Manchmal werden positive und negative Röntgenkontrastmittel kombiniert als Doppelkontrastmethode (➤ Abb. 1.15) eingesetzt. Dabei wird zuerst das positive dann das negative Kontrastmittel appliziert.

Kontrastmittelallergie und andere Risiken

Um im Notfall rasch handeln zu können, müssen während jeder Kontrastmitteluntersuchung Notfallgeräte bereitstehen. Eine **Kon-**

Tab. 1.1 Besondere Pflegemaßnahmen bei den wichtigsten Röntgenuntersuchungen mit Kontrastmitteln.

Untersuchung	Indikation (Beispiele)	Besonderheiten in der Pflege
Arteriografie/ Angiografie (➤ 9.3.4), **Koronarangiografie** (➤ 13.3.6)	• Arterielle Durchblutungsstörungen	• Vor der Untersuchung: Gerinnungsstatus, TSH und Kreatininwert im Blut bestimmen, Punktionsstelle rasieren • Nachher: Bettruhe, Druckverband/Sandsack, periphere Pulse kontrollieren, auf Nachblutung achten, Patient reichlich trinken lassen
Kolonkontrastaufnahme (➤ 5.3.3)	• Tumoren • Divertikel, Polypen	• Vor der Untersuchung: orale Abführmittel verabreichen und Reinigungseinlauf nach hausinternem Standard durchführen • Nachher: Beim Patient auf Veränderungen des Abdomens achten und Stuhl auf Blutbeimengungen beobachten
Ösophagografie, Magen-Darm-Passage (➤ 5.3.3)	• Funktionsstörung • Tumoren	• Nachher: Patienten mit Obstipationsneigung orales Abführmittel verabreichen, da der Bariumbrei verstopfend wirkt
Phlebografie (➤ 9.3.5)	• Thrombose	• Vor der Untersuchung: Gerinnungsstatus, TSH und Kreatininwert im Blut bestimmen, Punktionsstelle rasieren • Nachher: Punktionsstelle komprimieren, Patienten umhergehen und reichlich trinken lassen
Urografie, retrograd oder intravenös (➤ 12.3.6)	• Nierensteine • Harnleiterstenosen • Tumoren	• Vor der Untersuchung: Kreatininwert im Blut bestimmen, abführende Maßnahmen durchführen • Nachher: Patienten zum reichlichen Trinken und zu häufigem Toilettengang anhalten
Grundsätzlich gilt: Patienten zur Untersuchung nüchtern lassen, Arzneimittel gemäß Routine nach Arztrücksprache geben und hausinterne Standards beachten.		

trastmittelallergie zeigt sich meist als **Sofortreaktion** bis hin zum **anaphylaktischen Schock** (➤ 3.3.1). Insgesamt sind Kontrastmittelallergien mit einer Häufigkeit von unter 0,01 % selten. Ein erhöhtes Risiko haben Patienten mit vorangegangenen Kontrastmittelzwischenfällen, Allergiker und Patienten mit Asthma bronchiale oder chronisch obstruktiver Lungenerkrankung. Bei diesen Patienten stellt der Arzt die Indikation für eine Kontrastmitteluntersuchung besonders eng.

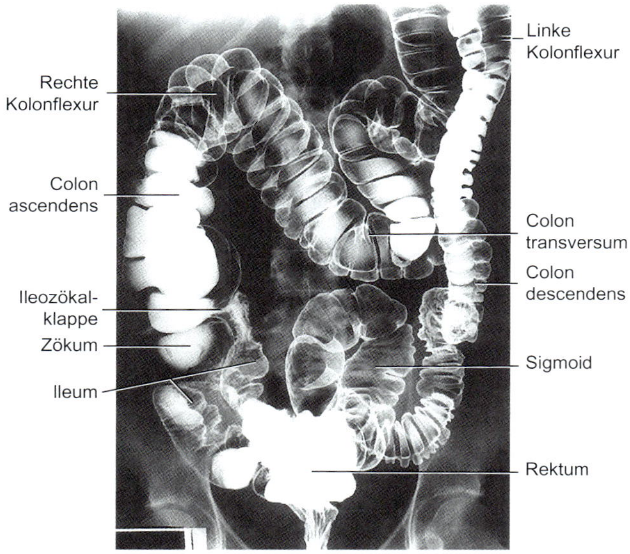

Abb. 1.15 Kolon-Doppelkontrastaufnahme. Der Patient hat nacheinander ein positives (im Röntgenbild helles, z. B. Barium) und ein negatives (im Röntgenbild dunkles, z. B. Luft) Kontrastmittel erhalten. Dadurch hat sich eine dünne Schicht des positiven Kontrastmittels auf die Schleimhaut gelegt. So stellen sich auch kleine pathologische Veränderungen gut dar, die bei einer Prallfüllung mit positivem Kontrastmittel oft übersehen werden. Diese Aufnahme zeigt einen Normalbefund. [E283]

Weitere Kontrastmittelrisiken sind:

- Eine **thyreotoxische Krise** (➤ 11.3.6) nach Gabe jodhaltiger Kontrastmittel bei bestehender (nicht bekannter) Schilddrüsenüberfunktion
- Ein **akutes und chronisches Nierenversagen** (➤ 12.5.4) insbesondere bei Patienten mit eingeschränkter Nierenfunktion.

Um Kontrastmittelkomplikationen zu vermeiden, erfolgt eine sorgfältige Anamneseerhebung sowie die Bestimmung des Schilddrüsenhormonspiegels und des Kreatininwerts im Blut.

Pflege

- Patienten nüchtern lassen
- Röntgendichte Gegenstände (Uhren, Schmuck) und ggf. störende Verbände, Pflaster und Schienen entfernen.

Zusätzlich bei **Kontrastmitteluntersuchungen:**

- Venösen Zugang legen
- Patienten in den ersten 15 Min. nach der Untersuchung auf die Symptome einer Kontrastmittelunverträglichkeit beobachten
- Nach der Untersuchung auf ausreichendes Trinken achten, da dies die Gefahr einer Nierenschädigung verringert (Arztrücksprache bei Patienten mit Herzinsuffizienz).

VORSICHT

Kontrastmittelunverträglichkeit

Bei jeder Gabe von Röntgenkontrastmitteln droht eine möglicherweise lebensbedrohliche Kontrastmittelallergie.

Zeichen einer leichten Kontrastmittelunverträglichkeit sind Hitzegefühl, Juckreiz, Niesen, Hautausschlag, Übelkeit und Brechreiz. In ausgeprägten Fällen treten Unruhe, Schwindel, Fieber und spastischer Husten hinzu. In schweren Fällen leidet der Patient unter Dyspnoe durch Verengung der Atemwege und Kehlkopfschwellung. Nach Blutdruckabfall und Bewusstseinsverlust kann der Patient im Kreislaufversagen sterben.

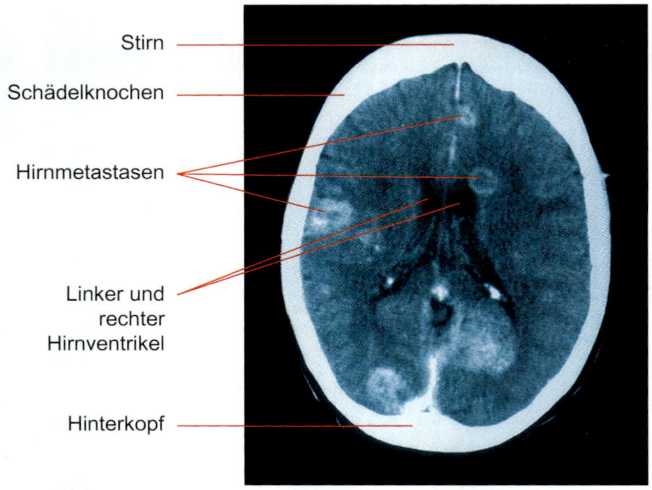

Abb. 1.16 Kraniale Computertomografie (CCT) mit Kontrastmittel. Mehrere Metastasen eines malignen Tumors sind über das Hirngewebe verteilt. [T170]

Computertomografie

DEFINITION

Computertomografie (*CT*): Schichtaufnahmeverfahren (*Tomografie*), bei dem für den Bildaufbau ein Computer eingesetzt wird. Oft aussagekräftiger durch zusätzliche Gabe eines Kontrastmittels (*CT mit KM*).

Hauptanwendungsgebiete der **Computertomografie** in der Chirurgie sind die diagnostische Abklärung von Tumoren (➤ Abb. 1.16) sowie die Operations- und Bestrahlungsplanung (➤ 1.5.4). Seltener dient die CT der Beurteilung komplexer Frakturen oder Gelenkschäden.

Pflege

Da der Patient während der Untersuchung ruhig liegen muss, kann bei unruhigen Patienten und bei Kindern eine medikamentöse Beruhigung, z. B. mit Oxazepam (etwa in *Adumbran*®), oder eine Kurznarkose notwendig sein. Dann beachten die Pflegenden die Anordnungen zu Prämedikation und Nahrungskarenz im Anästhesieprotokoll (➤ 4.3.2).

Virtuelle Koloskopie

Die **virtuelle Koloskopie** (*CT-Kolonografie*) ist ein Verfahren, um das Innere des Darmes zu betrachten und auf Veränderungen zu untersuchen. Hierbei muss nicht wie bei der klassischen Darmspiegelung ein Endoskop in den Darm eingeführt werden. Die Koloskopie wird sozusagen am Computer-Monitor simuliert. Ein spezielles Computerprogramm wandelt die digitalen Schnittbilder der Spiral-CT oder der MRT in eine dreidimensionale Ansicht des Darms um. Dieses Verfahren ist somit deutlich weniger invasiv als eine Koloskopie (➤ Abb. 1.17).

Wie vor einer konventionellen Darmspiegelung, ist es auch bei der virtuellen Koloskopie sehr wichtig, den Darm mit Abführmitteln komplett zu reinigen, um die Sicht auf die Darmwand nicht zu versperren.

Kernspintomografie

DEFINITION

Kernspintomografie (*Kernspin, Magnetresonanztomografie, MRT*): Bildgebendes Verfahren, das im Gegensatz zur CT ohne Röntgenstrahlung auskommt. Diese Technik erlaubt die Darstellung von inneren Organen und Geweben mit Hilfe von Magnetfeldern und Radiowellen.

Der große Vorteil einer **Kernspintomografie** ist, dass sie sehr genaue und differenzierte Darstellungen vieler Körpergewebe liefert, vor allem nicht-knöcherner Strukturen, z. B. Weichteile, Organe, Gelenkknorpel, Meniskus und Gehirn (➤ Abb. 1.18). Schon geringfügige Veränderungen im Körper, etwa kleine Entzündungsherde, können auf diese Weise entdeckt werden. Strukturen, die einen geringen Wassergehalt haben, z. B. Knochen, oder luftreiche Gewebe wie die Lunge, lassen sich dagegen mit der MRT nicht gut darstellen.

Da es durch die MRT zur Metallüberhitzung und Funktionsstörung elektrischer Implantate im Körper kommt, kann die Untersuchung bei Patienten mit z. B. Herzschrittmacher nicht durchgeführt

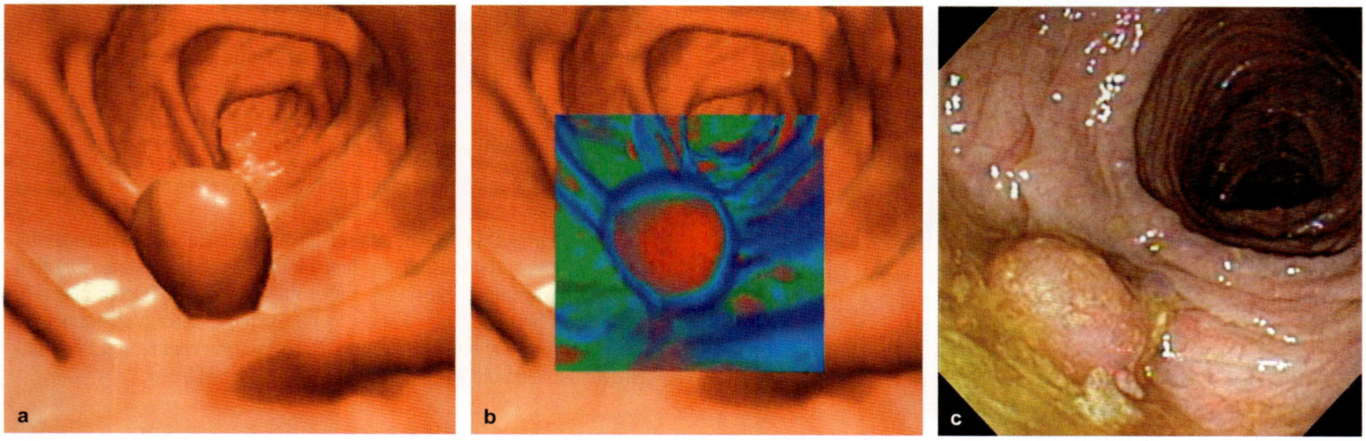

Abb. 1.17 Untersuchungen des Kolons. a) und **b)** CT-Kolonografie. **c)** Herkömmliche Koloskopie mit Darstellung eines Polypen. [R273]

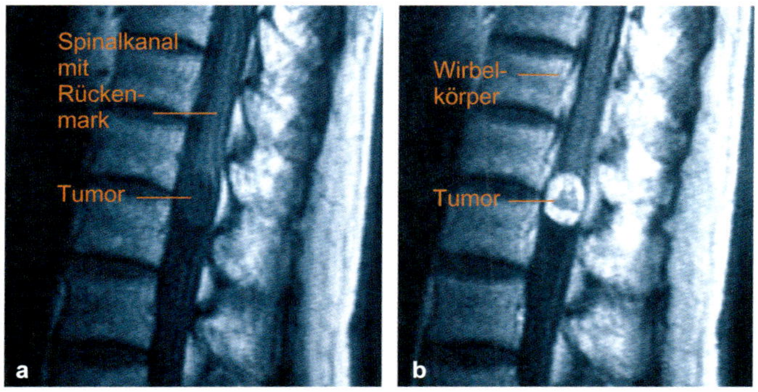

Abb. 1.18 Seitliche MRT-Bilder der Wirbelsäule. a) Ohne Kontrastmittel. **b)** Mit Kontrastmittel. Auf beiden Bildern ist ein rundlicher Tumor im Spinalkanal sichtbar, dessen Konturen in der Kontrastmittelaufnahme sehr viel deutlicher zu sehen sind. [T170]

werden. Für andere ferromagnetische Implantate oder Gefäßclips (gilt nicht für Titan) muss dies im Einzelfall abgeklärt werden.

Pflege

- Nach Schrittmacher- oder anderen Metallimplantaten fragen
- Patienten auffordern, vor der Untersuchung die Blase zu entleeren, da die Untersuchung bis zu 1 Std. dauern kann
- Ihn auffordern, alle Metallteile abzulegen und elektronische Geräte, Uhren und Chipkarten auf Station oder in der Umkleidekabine zu lassen. Das Magnetfeld würde sie unbrauchbar machen
- Unruhige Patienten, Kinder und solche mit Platzangst beruhigen und ggf. nach Arztanordnung ein Beruhigungsmittel verabreichen, evtl. Kurznarkose durch Anästhesisten
- Informieren, dass das Gerät während der Untersuchung laute Klopfgeräusche erzeugt und Patienten einen Schallschutz-Kopfhörer oder *Oropax®* anbieten.

Nuklearmedizinische Untersuchungsverfahren

DEFINITION

Nuklearmedizin: Medizinisches Fachgebiet, das sich mit dem Einsatz von Radionukliden zur Diagnostik und Therapie befasst.
Szintigrafie: Bildliche Darstellung der Verteilung von (kurzlebigen) Radionukliden im Körper zur Lokalisations- und Funktionsdiagnostik.

Radionuklide (*Radioisotope*) sind radioaktive Isotope eines chemischen Elements, die instabil sind und sich nach statistischen Gesetzmäßigkeiten wieder in stabile (nicht radioaktive) Isotope umwandeln. Bei dieser Umwandlung senden sie Strahlen aus, die mit einer speziellen Kamera aufgefangen und sichtbar gemacht werden können. Das entstehende Bild wird Szintigramm genannt. Die radioaktive Substanz wird intravenös injiziert, geschluckt oder inhaliert.

Die häufigsten szintigrafischen Verfahren in der Chirurgie sind die Schilddrüsenszintigrafie (➤ 11.3.2) zur Diagnostik unklarer „Knoten" in der Schilddrüse, die Knochenszintigrafie (➤ 8.3.2) zur Diagnose von Knochentumoren, -entzündungen und -frakturen sowie die Lungenszintigrafie (➤ 10.3. 5) bei Verdacht auf eine Lungenembolie. Ein vorwiegend in der Urologie eingesetztes Verfahren ist die Nierenszintigrafie (➤ 12.3.7, ➤ Abb. 1.19).

Pflege

- Patienten bitten, metallhaltige Gegenstände wie Schmuck oder Prothesen abzulegen, da Metalle die Strahlung absorbieren
- Venösen Zugang legen lassen
- Patienten informieren, dass die radioaktive Strahlung zu gering ist, um schädlich zu sein
- Ihn beraten, bereits *vor* der Untersuchung und auch danach noch für mindestens einen Tag vermehrt zu trinken und die

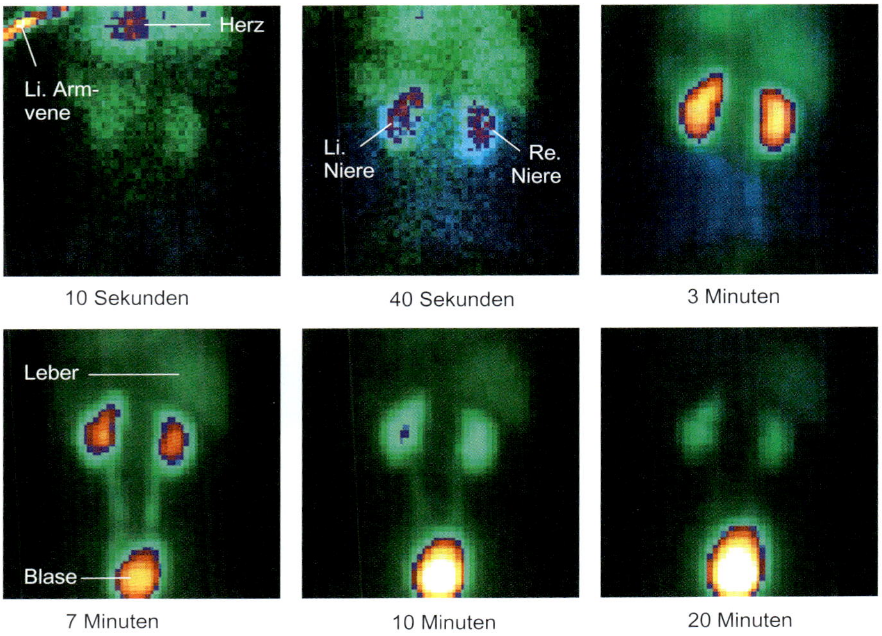

Abb. 1.19 Nierensequenzszintigrafie bei normaler Nierenfunktion. Bei der Sequenzszintigrafie wird in einer bestimmten Zeitabfolge nach Gabe des Radionuklids eine Serie von Szintigrammen angefertigt. Die Zeitangaben entsprechen der nach der Injektion des Isotops vergangenen Zeit. Nach 40 Sek. kann die Nierendurchblutung beurteilt werden (*Perfusionsphase*), nach 3 Min. die Verteilung im Nierengewebe (*Parenchymphase*) und danach die Ausscheidungsfunktion der Nieren (*Ausscheidungsphase*). [T165]

Blase oft zu entleeren, um die Ausscheidung der Radiopharmaka über die Nieren zu beschleunigen. Bei Herzinsuffizienz Rücksprache mit dem Arzt bezüglich der Trinkmenge.

Endoskopische Untersuchungen

Minimal-invasive Chirurgie ➤ 1.4.3

DEFINITION

Endoskopie (*Innenspiegelung*): Direkte Betrachtung von Hohlräumen im Körper mittels eines Endoskops (*röhrenförmiges, mit Lichtquelle und optischem System versehenes Instrument,* ➤ Abb. 1.20).

Wesentlicher Vorteil im Vergleich zu den korrespondierenden Röntgenverfahren ist, dass während einer **Endoskopie** eine Gewebeprobe entnommen werden kann, deren Beurteilung durch den Pathologen in der überwiegenden Zahl der Fälle die Differenzierung zwischen gut- und bösartigen Prozessen erlaubt. Außerdem kann die Untersuchung bei entsprechendem Befund zu einer therapeutischen Endoskopie erweitert werden, bei der ein Arzt z. B. kleine Kolonpolypen (➤ 5.7.6) entfernt oder eine Papillotomie (➤ 6.3.2) durchführt. Kombinationen der Endoskopie mit Röntgenuntersuchungen oder Sonografie sind möglich, z. B. ERCP (➤ 6.3.2), Endosonografie des Rektums.

Abhängig vom **Zugangsweg** können unterschiedliche Organe untersucht werden:

- **Transoral:** Speiseröhre (*Ösophagoskopie* ➤ Abb. 1.21), Magen (*Gastroskopie*), Zwölffingerdarm (*Duodenoskopie*), Atemwege (*Bronchoskopie* ➤ 10.3.6)
- **Transanal:** Enddarm- und Mastdarm (*Rekto-, Proktoskopie*), Sigma (*Sigmoidoskopie*), Dickdarm (*Koloskopie*)
- **Transvaginal:** Scheide und Zervix (*Kolposkopie* ➤ 5.3.4)
- **Transurethral:** Harnröhre (*Urethroskopie*), Harnblase (*Zystoskopie*), Harnleiter (Ureteroskopie), Nierenbecken (*Pyeloskopie/Nephroskopie* ➤ 12.3.9)
- **Transkutan:** Pleura (*Thorakoskopie*), Mediastinum (*Mediastinoskopie* ➤ 10.3.6), Bauchhöhle (*Laparoskopie* ➤ 6.3.4), Gelenk (*Arthroskopie* ➤ 7.3.4), Bandscheibe (*Diskoskopie*)

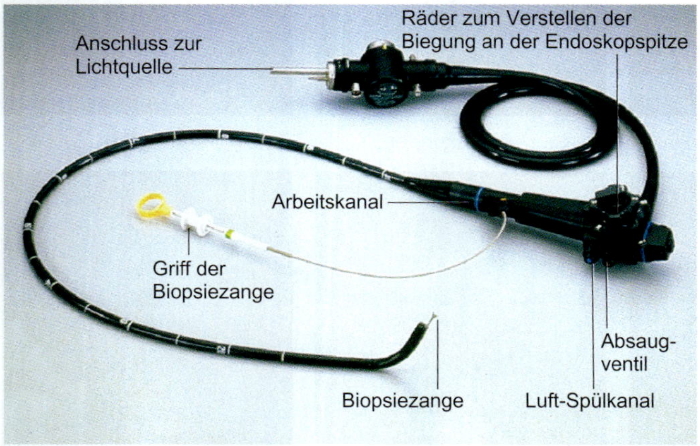

Abb. 1.20 Flexibles Endoskop. Hier ist eine Biopsiezange in den Arbeitskanal eingeführt, deren Branchen sich über den Griff öffnen und schließen lassen. [V218]

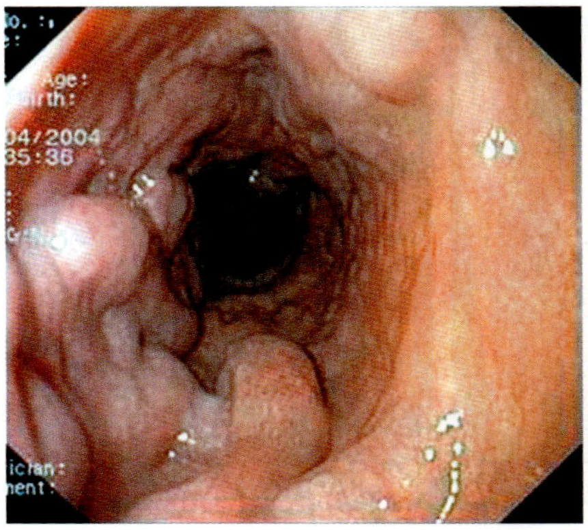

Abb. 1.21 Endoskopischer Befund bei ausgeprägten Ösophagusvarizen. [R232]

- **Intraoperativ:** Gallengang (*Choledochuskopie* ➤ 6.5.6), Darm (*Enteroskopie*), Arterie (*Arterioskopie*), Vene (*Venoskopie*).

Komplikationen

Hauptkomplikationen von Endoskopien sind Blutungen (insbesondere nach Entnahme von Gewebeproben), Infektionen oder Perforationen. Grundsätzlich ist die Gefahr von Komplikationen bei diagnostischen Endoskopien geringer als bei therapeutischen Endoskopien. Der Arzt klärt den Patienten über die Untersuchung auf und holt seine schriftliche Einverständniserklärung ein.

Pflege vor der Untersuchung

- Aufklärungsbogen und Einverständniserklärung bereitlegen
- Vor der Untersuchung Gerinnungsstatus überprüfen (Quick, PTZ, PTT, Thrombozytenzahl), auf Arztanordnung zusätzlich Blutgruppe bestimmen und Erythrozytenkonzentrate kreuzen lassen (da praktisch bei jeder Endoskopie eine Gewebeprobe entnommen wird, besteht fast immer die Gefahr einer Blutung)
- Venösen Zugang legen (lassen)
- Prämedikation nach Anordnung verabreichen (insbesondere bei Endoskopien in Allgemeinnarkose, z. B. diagnostische Laparoskopie)
- Patienten zur Untersuchung nüchtern lassen. Kurz vor der Untersuchung Patienten bitten, Blase (ggf. auch Darm) zu entleeren sowie herausnehmbare Zahnprothesen zu entfernen
- Weitere Vorbereitungen je nach Art der Untersuchung und Arztanordnung durchführen, z. B. Abführmaßnahmen vor endoskopischen Darmuntersuchungen und Hautrasur vor perkutanen Endoskopien (z. B. Laparoskopie, Mediastinoskopie, Arthroskopie).

Pflege nach der Untersuchung

- Patienten in der Endoskopieabteilung oder im Aufwachraum abholen, Übergabe entgegennehmen, z. B. zum Verlauf der Untersuchung, den therapeutischen Maßnahmen, den verabreichten Medikamenten. Patienten nach seinem Befinden fragen
- Bettruhe nach Arztanordnung einhalten lassen
- Vitalzeichen und Allgemeinbefinden (Schmerzen, Übelkeit) überwachen. Nach Endoskopien des Magen-Darm-Trakts

besonders auf Veränderungen des Abdomens, z. B. zunehmende Spannung der Bauchdecke oder anale Blutungen achten
- Ggf. Punktionsstelle (Verband) auf Nachblutungen oder Entzündungszeichen kontrollieren
- Nach Narkose (z. B. bei Laparoskopie oder Thorakoskopie) oder Lokalanästhesie des Rachenraums darauf achten, dass der Patient für mehrere Stunden nichts isst und trinkt (Dauer nach Arztanordnung)
- Vor dem ersten Aufstehen nochmals Vitalwerte kontrollieren und Patienten ggf. beim Aufstehen unterstützen.

1.4 Therapien in der Chirurgie

In chirurgischen Abteilungen werden vorwiegend operative **Therapien** durchgeführt. Hierbei handelt es sich um invasive (*die Körperhülle durchdringende*) instrumentelle Verfahren. Konservative Verfahren im Sinne von pharmakologischen oder physikalischen Therapien werden meist begleitend eingesetzt. Von kleinsten chirurgischen Eingriffen abgesehen, arbeiten chirurgisch tätige Ärzte eng mit anderen Berufsgruppen, insbesondere Pflegenden und Physiotherapeuten, zusammen. Um dem Patienten ein größtmögliches Gefühl der Sicherheit zu geben und seine Genesung so früh wie möglich zu erreichen, stimmen Ärzte, Pflegende und alle an der Therapie Beteiligten ihre Tätigkeiten am Patienten aufeinander ab und tauschen ihre Beobachtungen aus.

1.4.1 Allgemeine Voraussetzungen

Rechtliche Grundlagen einer Therapie

Ausgehend vom Prinzip der **Selbstbestimmung** des Menschen trifft der Patient selbst und nicht der Arzt die Entscheidung für oder gegen eine Therapie. Aufgabe des Arztes ist es, den Patienten zu beraten und ihm alle notwendigen Informationen zur Verfügung zu stellen, damit er selbstbestimmt in die Therapie einwilligen oder sie ablehnen kann.

Nur in **Ausnahmefällen** darf der Arzt den Patienten ohne dessen **Einwilligung** behandeln. Dies gilt für folgende **Patientengruppen:**
- **Bewusstlose** in Notfallsituationen, etwa Unfallverletzte, die dringend operiert werden müssen. Dann wird dem Bewusstlosen als „mutmaßlicher Wille" der Wunsch zu überleben unterstellt (*Geschäftsführung ohne Auftrag,* § 680 Bürgerliches Gesetzbuch/BGB). Dies gilt auch für stark alkoholisierte Patienten und für Patienten nach Suizidversuchen
- **Kinder.** Generell muss bei Kindern die Einwilligung der Sorgeberechtigten, meist der Eltern, eingeholt werden. Älteren Kindern ist jedoch ein angemessenes Mitspracherecht einzuräumen. Verweigern die Sorgeberechtigten die Zustimmung zur Behandlung und kann eine Entscheidung des Vormundschaftsgerichts aufgrund der Dringlichkeit der Situation nicht abgewartet werden, darf der Arzt die Behandlung vornehmen
- **Patienten,** die nach dem **Betreuungsgesetz** einen gesetzlich bestimmten Betreuer für den Bereich der Gesundheitsfürsorge haben. Hier muss der Betreuer einer diagnostischen oder therapeutischen Maßnahme zustimmen. Bei Eingriffen mit hoher Komplikationsgefahr muss zudem das Betreuungsgericht zustimmen, außer, wenn der Eingriff keinen Aufschub duldet
- **Psychisch Kranke,** die sich selbst oder andere gefährden, etwa indem sie drohen, sich oder andere zu verletzen oder zu töten.

Eine besondere Situation stellt die **Patientenverfügung** dar. Sie ist eine schriftliche Vorausverfügung eines Menschen, für den Fall, dass er seinen Willen nicht mehr äußern kann, z. B. nach einem schweren Unfall. Im Dritten Gesetz zur Änderung des Betreuungsrechts von 2009 wurde festgelegt, dass dem Willen des Patienten Geltung und Ausdruck verschafft werden muss [vgl. 4]. Die Patientenverfügung ist im Bürgerlichen Gesetzbuch (*BGB*) insb. in § 1901a geregelt.

Die Grundsätze der Bundesärztekammer sagen zur Rechtsverbindlichkeit der Patientenverfügung Folgendes:

„Der in einer Patientenverfügung geäußerte Wille des Patienten ist grundsätzlich verbindlich, deshalb dürfen sich Ärzte nicht über die in einer Patientenverfügung enthaltenen Willensäußerungen hinwegsetzen." Bestehen allerdings Zweifel in der Auslegung der Patientenverfügung, so gilt immer die Entscheidung für die Lebenserhaltung. [vgl. 5]

Rechtmäßigkeit einer Operation

Eine Operation stellt nach § 223 StGB den Tatbestand einer vorsätzlichen Körperverletzung und Schädigung der Gesundheit dar. Sie ist nur dann rechtmäßig, wenn:
- Eine **Indikation** vorliegt
- Eine angemessene **Aufklärung** des Patienten insbesondere bezüglich der Risiken des Eingriffs stattgefunden hat
- Der Patient seine **Einwilligung** gegeben hat.

Einwilligung in Operation und Anästhesie

Zur **präoperativen Aufklärung** wird der Patient in einem persönlichen Beratungsgespräch sowohl vom **Operateur** als auch vom **Anästhesisten** über die vorgesehene Operation bzw. Narkose und die damit verbunden Risiken und Komplikationen informiert. Zusätzlich sollen mögliche therapeutische Alternativen und deren Prognosen besprochen werden. Nach diesen Informationen kann sich der Patient selbstbestimmt für oder gegen den Eingriff entscheiden. Dabei achten die Ärzte auf eine dem Bildungsstand und dem Informationsbedürfnis angepasste Aufklärung. Die Aufklärung des Patienten ist grundsätzlich Aufgabe des Arztes und nicht an Pflegepersonal delegierbar.

Aus rechtlichen Gründen dokumentiert der Arzt die Inhalte des Aufklärungsgesprächs schriftlich, da er im Streitfall beweispflichtig ist. Die meisten Kliniken verwenden zur Dokumentation der Patientenaufklärung standardisierte Aufklärungsbögen (➤ Abb. 1.22). Der Vorteil dieser Aufklärungsbögen liegt darin, dass der Patient ihn sich in Ruhe vor dem Aufklärungsgespräch durchlesen und dann überlegen kann, was er den Arzt zusätzlich fragen möchte. Aufklärungsbögen ersetzen dabei niemals das persönliche Gespräch. Vor geplanten Eingriffen muss die Aufklärung aus rechtlichen Gründen spätestens 24 Std. vor der Operation erfolgen, damit dem Patienten eine angemessene Bedenkzeit bleibt.

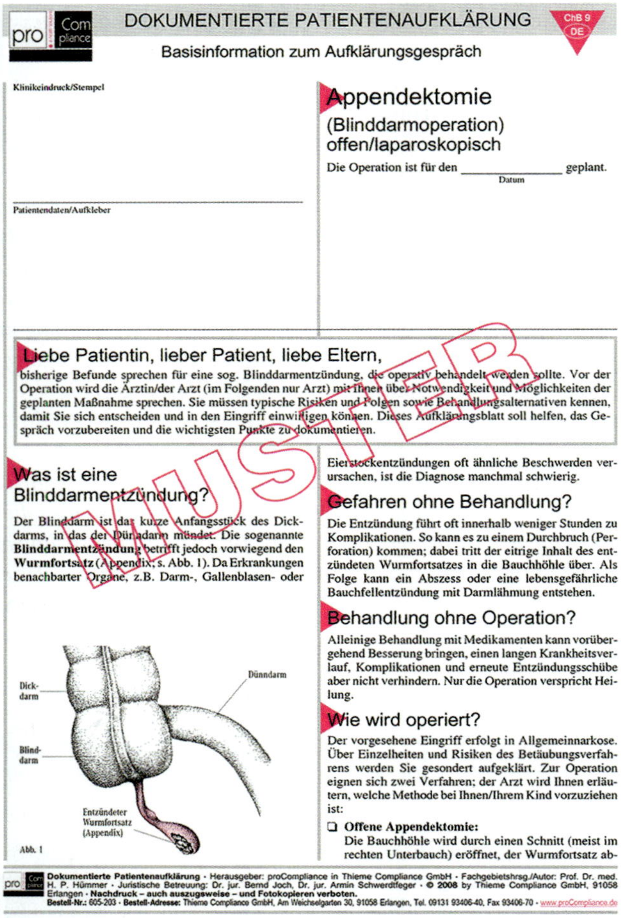

DOKUMENTIERTE PATIENTENAUFKLÄRUNG

Basisinformation zum Aufklärungsgespräch

ChB 9 DE

Klinikeindruck/Stempel

Patientendaten/Aufkleber

Appendektomie

(Blinddarmoperation)
offen/laparoskopisch

Die Operation ist für den ______________ geplant.
Datum

Liebe Patientin, lieber Patient, liebe Eltern,

bisherige Befunde sprechen für eine sog. Blinddarmentzündung, die operativ behandelt werden sollte. Vor der Operation wird die Ärztin/der Arzt (im Folgenden nur Arzt) mit Ihnen über Notwendigkeit und Möglichkeiten der geplanten Maßnahme sprechen. Sie müssen typische Risiken und Folgen sowie Behandlungsalternativen kennen, damit Sie sich entscheiden und in den Eingriff einwilligen können. Dieses Aufklärungsblatt soll helfen, das Gespräch vorzubereiten und die wichtigsten Punkte zu dokumentieren.

MUSTER

Was ist eine Blinddarmentzündung?

Der Blinddarm ist das kurze Anfangsstück des Dickdarms, in das der Dünndarm mündet. Die sogenannte **Blinddarmentzündung** betrifft jedoch vorwiegend den **Wurmfortsatz** (Appendix; s. Abb. 1). Da Erkrankungen benachbarter Organe, z.B. Darm-, Gallenblasen- oder Eierstockentzündungen oft ähnliche Beschwerden verursachen, ist die Diagnose manchmal schwierig.

Gefahren ohne Behandlung?

Die Entzündung führt oft innerhalb weniger Stunden zu Komplikationen. So kann es zu einem Durchbruch (Perforation) kommen; dabei tritt der eitrige Inhalt des entzündeten Wurmfortsatzes in die Bauchhöhle über. Als Folge kann ein Abszess oder eine lebensgefährliche Bauchfellentzündung mit Darmlähmung entstehen.

Behandlung ohne Operation?

Alleinige Behandlung mit Medikamenten kann vorübergehend Besserung bringen, einen langen Krankheitsverlauf, Komplikationen und erneute Entzündungsschübe aber nicht verhindern. Nur die Operation verspricht Heilung.

Wie wird operiert?

Der vorgesehene Eingriff erfolgt in Allgemeinnarkose. Über Einzelheiten und Risiken des Betäubungsverfahrens werden Sie gesondert aufgeklärt. Zur Operation eignen sich zwei Verfahren; der Arzt wird Ihnen erläutern, welche Methode bei Ihnen/Ihrem Kind vorzuziehen ist:

❑ **Offene Appendektomie:**
Die Bauchhöhle wird durch einen Schnitt (meist im rechten Unterbauch) eröffnet, der Wurmfortsatz ab-

Red. 11/2008 PDF 11/2008

Dokumentierte Patientenaufklärung · Herausgeber: proCompliance in Thieme Compliance GmbH · Fachgebietshrsg./Autor: Prof. Dr. med. H. P. Hümmer · Juristische Betreuung: Dr. jur. Bernd Joch, Dr. jur. Armin Schwerdtfeger · © 2008 by Thieme Compliance GmbH, 91058 Erlangen · **Nachdruck – auch auszugsweise – und Fotokopieren verboten.**
Bestell-Nr.: 605-203 · **Bestell-Adresse:** Thieme Compliance GmbH, Am Weichselgarten 30, 91058 Erlangen, Tel. 09131 93406-40, Fax 93406-70 · www.proCompliance.de

Abb. 1.22 Dokumentierte Patientenaufklärung aus dem proCompliance-Aufklärungssystem, in diesem Fall für eine Appendektomie. [E114]

Entscheidet sich der Patient nach den Aufklärungsgesprächen für die Operation und für ein bestimmtes Operations- bzw. Anästhesieverfahren, unterschreibt er die entsprechenden Aufklärungsbögen bzw. die jeweilige **Einverständniserklärung.** Damit ist seine Einwilligung rechtswirksam. Ein einsichtsfähiger Patient kann seine Einwilligung jederzeit ohne Angabe von Gründen widerrufen.

Indikationsstellung und Vorbereitungen

Jeder operative Eingriff muss medizinisch indiziert sein; dies bedeutet, dass der Chirurg vor jeder Operation aufgrund der Erkrankung, ihres Verlaufs, der zur Verfügung stehenden konservativen Behandlungsmöglichkeiten und eventueller Begleiterkrankungen des Patienten entscheidet, ob eine Operation angezeigt ist – und wenn ja, welche.

Die **Dauer zwischen Indikationsstellung und Operation** (*präoperative Phase*) hängt in erster Linie von der Dringlichkeit der Operation ab, dann aber auch von der freien Bettenkapazität einer Klinik und der privaten Situation des Patienten.

- Bei **Notfalloperationen** wird der Patient umgehend ins Krankenhaus aufgenommen und ohne weitere Vorbereitung operiert (z. B. rupturiertes Bauchaortenaneurysma)
- Vor **dringlichen Eingriffen** erfolgt ebenfalls eine unverzügliche Aufnahme, der Patient wird innerhalb weniger Stunden operiert (z. B. Schenkelhalsfraktur)
- Bei **bedingt dringlichen, geplanten Eingriffen** verbringt der Patient die präoperative Phase je nach Situation in der Klinik oder zu Hause (z. B. reponible Leistenhernie)
- Bei **geplanten Eingriffen** können zwischen Indikationsstellung und Operation Wochen bis Monate liegen (z. B. Coxarthrose).

Ziele der präoperativen Phase

Ziel aller Maßnahmen in der präoperativen Phase ist es, den Patienten optimal auf die Operation vorzubereiten, um das Operationsrisiko so gering wie möglich zu halten. Insbesondere bei dringlichen Eingriffen entsteht dabei oft eine Konfliktsituation: Einerseits soll die Operation möglichst bald erfolgen, andererseits soll die Vorbereitungszeit ausreichend lang sein. Der Arzt muss daher im Einzelfall entscheiden, ob ein verzögerter Operationsbeginn oder eine geringere Vorbereitungszeit gefährlicher für den Patienten ist.

Beurteilung des Operationsrisikos

Der Diagnoseprozess in der Chirurgie ➤ 1.3

DEFINITION

Operationsrisiko: Gefährdung des Patienten durch den operativen Eingriff. Abhängig von Art und Ausmaß der Operation sowie vom Gesundheitszustand des Patienten.

Um das individuelle **Operationsrisiko** eines Patienten einschätzen zu können, informiert sich der Arzt zunächst über dessen aktuellen Gesundheitszustand.

Faktoren, die das Operationsrisiko erhöhen

Internistische Begleiterkrankungen

Zahlreiche **internistische Begleiterkrankungen** erhöhen das Risiko perioperativer Komplikationen. Zahlenmäßig spielen in den Industrienationen folgende Erkrankungen die Hauptrolle:

- **Hypertonie.** Bei bestehender Hypertonie können während chirurgischer Manipulationen extrem hohe Blutdruckwerte erreicht werden, die mit der Gefahr eines Schlaganfalls (*Apoplex*) oder einer akuten Linksherzinsuffizienz einhergehen
- **Diabetes mellitus.** Durch die präoperative Nahrungskarenz (➤ 4.1.5) und den veränderten Insulinbedarf während der Operation vergrößert sich das Risiko einer perioperativen Hyper- oder Hypoglykämie. Die Gefahr ist umso höher, je labiler der Blutzucker präoperativ ist. Postoperativ ist das Risiko von Wundheilungsstörungen und Infektionen erhöht. Da der Diabetes nicht selten (unerkannt) über längere Zeit bestanden hat, kann zudem das perioperative Risiko durch Gefäßschäden erhöht sein
- **Chronisch obstruktive Lungenerkrankungen** (*COPD*) erschweren z. B. die Beatmung während der Narkose und verursachen häufig postoperative pulmonale Komplikationen, etwa eine Pneumonie infolge vermehrter Bronchialsekretion bei gleichzeitig unzureichendem Abhusten des Sekrets.

Eine präoperative optimale medikamentöse Einstellung des Patienten verbessert seine Ausgangssituation und senkt das Operations- und Anästhesierisiko.

Schwangerschaft

Eine **Schwangerschaft** erhöht das Operations- und Anästhesierisiko umso mehr, je weiter sie fortgeschritten ist. So ist z. B. die Aspirationsgefahr aufgrund der verlangsamten Magen-Darm-Passage und des erhöhten intraabdominellen Drucks erhöht. Das Thromboserisiko ist wegen der hormonellen Veränderungen größer als bei Nichtschwangeren und steigt weiter an, je stärker der vergrößerte Uterus die V. cava inferior (*untere Hohlvene*) komprimiert. Zusätzlich kommt es insbesondere in der Spätschwangerschaft zu Lageveränderungen der Bauchorgane. Daher ist ein abdomineller Eingriff ab dem 7. Monat meist mit erheblichen Schwierigkeiten verbunden.

Wenn möglich, verschiebt der Arzt bei einer bestehenden Schwangerschaft die Operation auf einen Zeitpunkt nach der Geburt, um die werdende Mutter und ihr Kind keinem Risiko auszusetzen. Der Arzt erkundigt sich bei Frauen im gebärfähigen Alter grundsätzlich nach einer bestehenden Schwangerschaft. Kann die Frau eine Schwangerschaft nicht sicher ausschließen, wird mit ihrem Einverständnis ein Schwangerschaftstest durchgeführt.

Medikamente

Bei Einnahme bestimmter **Medikamente** ist das Operations- und Anästhesierisiko erhöht. Dies betrifft vor allem:

- **Antikoagulanzien.** Diese schränken die Gerinnungsfähigkeit des Blutes ein, sodass der Patient bei einer Operation sehr viel Blut verlieren würde. Aus diesem Grund werden Antikoagulanzien präoperativ umgesetzt und die Operation erst dann durchgeführt, wenn sich die Gerinnungswerte in bestimmten Grenzbereichen befinden. Bei Cumarinen, z. B. *Marcumar®*, dauert dies in der Regel mehrere Tage, eine Heparinwirkung klingt schneller ab. Kann diese Zeitspanne nicht abgewartet werden, erhält der Patient präoperativ Medikamente zur Aufhebung der gerinnungshemmenden Wirkung der Antikoagulanzien:
  - Bei Cumarinen (z. B. *Marcumar®)* erhält der Patient Vitamin K (z. B. *Konakion®*). Die Wirkung setzt jedoch erst nach 6–12 Std. ein. Muss die Cumarinwirkung sofort aufgehoben werden, erhält der Patient ein Prothrombinkomplex-Präparat (z. B. *Beriplex® HS)*
  - Die Wirkung von Heparin kann mit Protamin (z. B. *Protamin Roche®*), kurzfristig aufgehoben werden
- **Thrombozytenaggregationshemmer,** etwa ASS (z. B. in *Aspirin®*). Ihre Einnahme erhöht das Blutungsrisiko, indem es die für die Blutgerinnung notwendige Zusammenballung der Thrombozyten hemmt. Deshalb werden sie eine Woche vor der Operation abgesetzt
- **Verzögerungsinsuline** (*Depotinsuline*). Da diese bis zu 18 Std. wirken, können sie eine perioperative Hypoglykämie auslösen. Um dies zu verhindern, stellt der Arzt den Patienten präoperativ auf Altinsulin um, das wesentlich kürzer wirkt und daher besser steuerbar ist
- Auch einige orale **Antidiabetika** (z. B. *Euglucon®*) können lange wirken. Deshalb setzt der Arzt auch diese Medikamente präoperativ ab und verabreicht dem Patienten perioperativ im Bedarfsfall Insulin
- Metforminhaltige Antidiabetika (z. B. *Glucophage S®*) können im Zusammenhang mit Allgemeinanästhesie oder Röntgenkontrastmitteluntersuchung zu einer Laktatazidose führen und sollen daher 3–5 Tage vor einer Operation abgesetzt werden
- **Glukokortikoide** unterdrücken körpereigene Abwehrmechanismen und erhöhen damit die Gefahr postoperativer Infektionen. Auch die Wundheilung ist verzögert. Ob es sinnvoll und möglich ist, Glukokortikoide präoperativ abzusetzen, entscheidet der Arzt im Einzelfall.

Übergewicht

Starkes **Übergewicht** (➤ 11.7) erhöht das Anästhesie- und Operationsrisiko insbesondere bei thorax- und abdominalchirurgischen Eingriffen:

- Häufig ist die Intubation erschwert
- Die Magensaftsekretion ist oft erhöht, damit steigt die Aspirationsgefahr
- Postoperative Komplikationen treten gehäuft auf, z. B. Pneumonien, Nahtinsuffizienzen (➤ 2.2.3), Wundinfektionen (➤ 2.2.3) oder Thrombosen (➤ 9.5.4)
- Länger bestehendes Übergewicht führt zu einer Reihe von Sekundärerkrankungen, die ebenfalls das Operations- und Anästhesierisiko erhöhen (z. B. Leberverfettung)
- Die Belastung implantierter Gelenkendoprothesen ist höher als bei normalgewichtigen Patienten.

Ist das Operations- und Anästhesierisiko eines Patienten durch starkes Übergewicht unverhältnismäßig hoch, verschiebt der Chirurg den Termin eines geplanten Eingriffs und verordnet dem Patienten eine Gewichtsreduktion. Diese kann der Patient in der Regel zu Hause anstreben.

Lebensalter

Auch das **Lebensalter** des Patienten beeinflusst sein Operations- und Anästhesierisiko.

- Je jünger **Kinder** sind, desto unreifer ist ihr Organismus und desto größer ist ihr Operations- und Anästhesierisiko. Ist ein Verschieben der Operation auf einen späteren Zeitpunkt nicht möglich, werden insbesondere Früh- und Neugeborene in kinderchirurgischen Zentren operiert, die auf diese jungen Patienten spezialisiert sind
- **Alte Menschen** leiden häufig unter Funktionseinschränkungen eines oder mehrerer wichtiger Organe, etwa Lunge, Herz oder Nieren, und haben damit ein erhöhtes Operations- und Anästhesierisiko. Darüber hinaus sind ältere Patienten postoperativ häufiger vorübergehend desorientiert. Die Ursache hierfür ist nicht eindeutig geklärt. Angenommen wird, dass das Gehirn eines älteren Menschen empfindlicher auf einen intraoperativen Blutdruckabfall reagiert als das jüngerer Menschen.

Hautverhältnisse im Operationsgebiet

Infektiöse **Hauterkrankungen im Operationsgebiet** können die Wundheilung stören und eine Wundinfektion hervorrufen, aus der sich schlimmstenfalls eine Sepsis entwickeln kann. Auch massive, allergisch bedingte Hauterkrankungen steigern das Operationsrisiko, da sie im Verlauf häufig von Bakterien besiedelt werden. Liegt eine infektiöse oder allergische Hauterkrankung im Operationsgebiet vor, verschiebt der Chirurg den Operationstermin nach Möglichkeit so lange, bis die Hauterkrankung behandelt und abgeheilt ist.

1.4.2 Offene Operationen

Ablauf einer Operation ➤ 4.4

Bei **offenen Operationen** eröffnet der Chirurg den Körper des Patienten über einen großen Hautschnitt, um an das erkrankte Organ zu gelangen. Noch handelt es sich bei den meisten Operationen um offene Operationen, ihr Anteil sinkt jedoch stetig zugunsten der minimal-invasiven Verfahren (➤ 1.4.3).

Vorteile einer offenen Operation sind der meist gute Überblick über die erkrankten Organe und die Möglichkeit, den Eingriff bei Bedarf zu erweitern, z. B. bei Komplikationen, unerwartet großer Ausdehnung der Erkrankung oder neuen, überraschenden Befunden, die in keinem Zusammenhang mit der Operationsindikation stehen. **Nachteilig** ist die insgesamt höhere Belastung des Patienten. So hat dieser nach einer offenen Operation meist stärkere Schmerzen wegen der größeren Wundflächen, außerdem ist meist eine längere Mobilisationszeit notwendig mit den Risiken von eingeschränkter Bewegungsfähigkeit, und es entstehen größere Narben als nach minimal-invasiven Eingriffen.

1.4.3 Minimal-invasive Chirurgie

Bei **minimal-invasiver Chirurgie** *(MIC, „Schlüsselloch-Chirurgie")* wird versucht, bei optimalen Sicht- und Instrumentiermöglichkeiten ein möglichst kleines Trauma zu erzeugen (➤ Abb. 1.23). Der technische Fortschritt der vergangenen Jahrzehnte mit Verkleinerung der Optiken, Einsatz der Videobildtechnik und Entwicklung eines speziellen Instrumentariums ermöglichte die Einführung und Weiterentwicklung der MIC. Hierbei wird über einen kleinen Hautschnitt (ca. 4 mm) zunächst ein Sichtinstrument mit integrierter Kamera (*Endoskop*) eingeführt und eine Körperhöhle mittels Luft bzw. Flüssigkeit gedehnt. Unter Sicht können über weitere Hautschnitte kleine Spezialinstrumente (z. B. miniaturisierte Klemmen, Scheren, Nadelhalter, Elektrokauter) eingebracht werden.

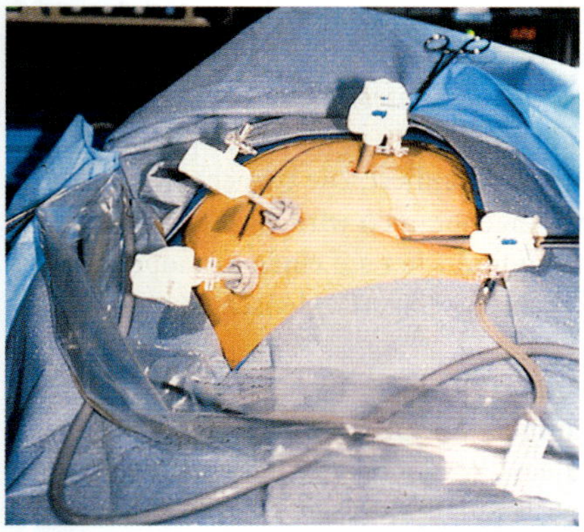

Abb. 1.23 Setting einer minimal-invasiven Cholezystektomie (➤ 6.5.6). Dabei ist eine breite Eröffnung des Abdomens nicht notwendig. Durch Arbeitstrokare, die in die Bauchhöhle eingebracht sind, führen die Chirurgen die Instrumente ein und können per Sichtkontrolle über den Videoschirm operieren. [E763]

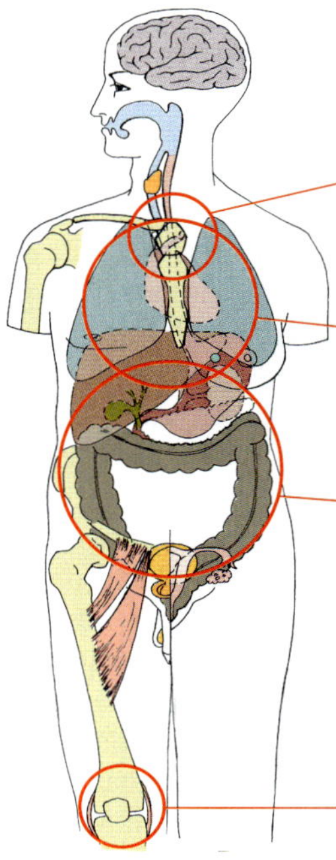

Abb. 1.24 Die wichtigsten minimal-invasiven endoskopischen Eingriffe. Noch nicht zu den Routineverfahren gehören z. B. endoskopische Operationen an Gehirn, Herz oder Darm. [L215]

Anfangs wurden die Begriffe **laparoskopische Chirurgie** und **minimal-invasive Chirurgie** synonym verwendet. Nachdem die Vorteile der Operationstechniken mit kleinen Zugängen immer auffälliger wurden, begann auch auf weiteren Gebieten die Entwicklung der minimal-invasiven Chirurgie. Hierbei wurden die Zugangstechniken minimalisiert. Somit gehören nicht mehr nur endoskopische Eingriffe (z. B. arthroskopische, thorakoskopische und laparoskopische Operationen) zur minimal-invasiven Chirurgie, sondern auch Operationen mit kleinen Zugängen (z. B. Hüftgelenksersatz, Schilddrüsenchirurgie, Zugänge der Schönheitschirurgie, ➤ Abb. 1.24).

Die wichtigsten **Vorteile** der minimal-invasiven Chirurgie sind:
- Reduktion der postoperativen Schmerzen
- Reduktion der postoperativen Morbidität (z. B. Pneumonie, Darmparalyse)
- Reduktion der postoperativen Verwachsungen
- Schnellere Mobilisation und Rekonvaleszenz
- Geringeres Infektionsrisiko der Hautwunde
- Verkürzung der postoperativen Darmatonie und frühere Belastbarkeit des Gastrointestinaltrakts durch oral verabreichte Nahrung
- Besseres kosmetisches Ergebnis
- Kürzere stationäre Verweildauer und frühere Arbeitsfähigkeit.

Die wichtigsten **Nachteile** der minimal-invasiven Chirurgie sind:
- Tastsinn des Chirurgen und Inspektion des Operationsfeldes sind vermindert
- Blutstillung und Nahttechniken sind schwieriger auszuführen

- Monitore zeigen lediglich ein zweidimensionales Bild
- Größere Resektate (z. B. Darmabschnitt) lassen sich ohne Hilfsschnitt nicht bergen
- Höhere Kosten und größerer technischer Aufwand.

1.4.4 Chirurgische Navigation und Robotik

Die Arbeit eines Chirurgen kann in bestimmten Fällen unter Zuhilfenahme von technischen Mitteln wie Bildgebung und Navigation verbessert werden. Diese basieren auf medizinischen Bilddaten und ermöglichen eine präzisere und punktgenaue Arbeit.

Bei der **Navigation** wird die Position der eingesetzten chirurgischen Instrumente im Verhältnis zum Patienten und zu dem zu operierenden Organ durch Ultraschall-, MRT- bzw. CT-Daten berechnet. In der **Robotik** wird ein computergesteuerter Apparat zunächst mit Patientendaten programmiert und hilft intraoperativ während bestimmter präziser Operationstechniken (z. B. Sägen am Knochen). Beide Verfahren dienen der Unterstützung des Chirurgen und sind nicht als Ersatz der ärztlichen Tätigkeit anzusehen.

1.4.5 Interventionelle radiologische Therapie

DEFINITION

Interventionelle radiologische Therapie: Mit Hilfe von bildgesteuerten, computerbasierten Verfahren können Erkrankungen diagnostiziert und behandelt werden. Es werden hierfür Instrumente, z. B. Nadeln, Kanülen und Endoskope unter Sicht präzise und punktgenau in den fraglichen Körperregionen platziert. Hierdurch ist eine Verletzung der umgebenden Gewebe (Nerven, Gefäße oder Organe) reduziert.

Die **interventionelle radiologische Therapie** kommt in folgenden Behandlungsfeldern zur Anwendung:

- Akute und chronische Schmerzen des Bewegungsapparates
- Bandscheibenvorfälle und Spinalkanalstenosen
- Gefäßverschlüsse (v. a. der Bein- oder Herzarterien) mit Eröffnung des Lumens
- Punktionen von Gelenken, Organen oder Tumoren
- Lokale Tumortherapie
- Intraarterielle Tumortherapie.

Die modernen bildgebenden Verfahren, z. B. CT oder MRT, ermöglichen eine dreidimensionale Darstellung von Körperstrukturen. Bei einem Herzinfarkt kann auf diese Weise der Arterienverschluss unter radiologischer Kontrolle gezielt aufgesucht und mit Hilfe eines Ballonkatheters beseitigt werden. Auch eine Stentimplantation ist möglich. Im Rahmen einer Schmerztherapie des Bewegungsapparats (z. B. chronischer Wirbelsäulenschmerz) lässt sich mithilfe der Bildsteuerung eine analgetische Injektion exakt platzieren.

1.4.6 Organtransplantationen

Nierentransplantation ➤ 12.5.4, ➤ Abb. 1.27
Lebertransplantation ➤ 6.4.10
Pankreastransplantation ➤ 6.6.7
Herztransplantation ➤ 13.4.3
Replantation abgetrennter Gliedmaßen ➤ 7.6

DEFINITION

Transplantation (*Verpflanzung*): Übertragung von Organen (z. B. Niere, Leber, Herz), Geweben (z. B. Haut, Hornhaut) oder Zellen (z. B. aus Knochenmark oder Blut) entweder auf ein anderes Individuum oder eine andere Körperstelle des gleichen Individuums.

In der Regel ist eine **Transplantation** mit einer Operation verbunden. Ausnahmen sind (Blut-)Transfusionen und Knochenmarktransplantationen. Während Bluttransfusionen auf praktisch allen Stationen durchgeführt werden können, erfolgt die Transfusion/Transplantation von peripheren Blutstammzellen oder Zellen aus dem Knochenmark in speziellen Knochenmarktransplantationseinheiten und ist deshalb in diesem Buch nicht näher besprochen.

In der Chirurgie sind vor allem **Haut- und Organtransplantationen** von Bedeutung. Dabei arbeiten die Chirurgen eng mit Ärzten anderer Fachgebiete zusammen. Bei einer Nierentransplantation stellt z. B. der Nephrologe die Indikation zur Transplantation und übernimmt die Nachsorge, während der Chirurg die eigentliche Transplantation durchführt. Einige Transplantationen, etwa die Hornhaut- oder Nierentransplantation, sind seit Langem fester Bestandteil der therapeutischen Möglichkeiten, andere dagegen befinden sich noch auf Forschungsebene, z. B. die Pankreastransplantation oder die en-bloc-Transplantation von Herz und Lunge.

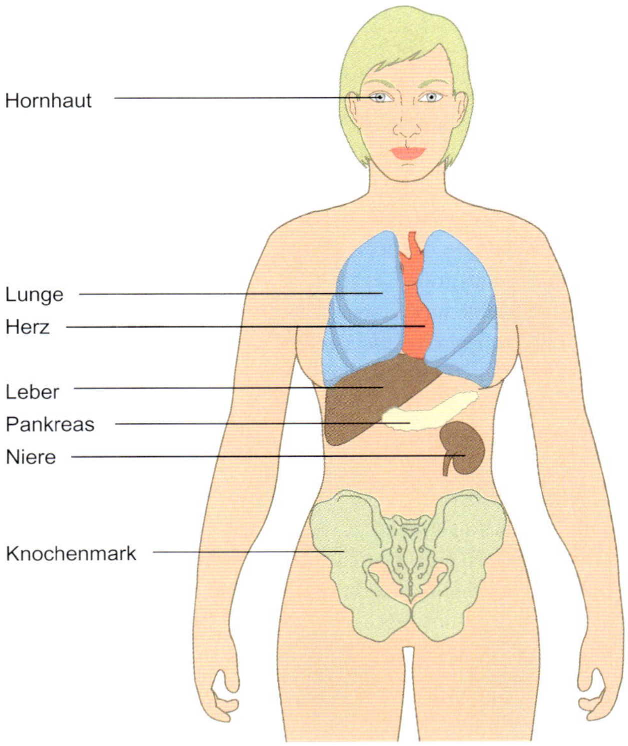

Abb. 1.25 Allogene Transplantationen, die derzeit medizinisch möglich sind. [L138]

Einteilung der Transplantationen

Hauptkriterium für die **Einteilung der Transplantationen** ist die **genetische Verwandtschaft** zwischen Spender und Empfänger:

- Bei der **autogenen** (*autologen*) **Transplantation** überträgt der Arzt Gewebe von einer Körperstelle auf eine andere Körperstelle des gleichen Individuums. Bekannteste Beispiele sind Hauttransplantationen und Spongiosaplastiken. Bei diesen Transplantationen gibt es keine Abstoßungsreaktion, da körpereigenes Gewebe übertragen wird
- Von einer **syngenen** (*isogenen, isologen*) **Transplantation** spricht man bei einer Transplantation zwischen eineiigen Zwillingen, also genetisch identischen Individuen. Auch hier findet keine Abstoßungsreaktion statt
- Die **allogene** (*homogene, homologe*) **Transplantation** ist die häufigste Transplantation (➤ Abb. 1.25). Spender und Empfänger sind zwei genetisch verschiedene Personen. Sie sind meist nicht miteinander verwandt. Überwiegend werden Organe Verstorbener übertragen, nur selten sind Lebendspenden möglich bzw. ethisch zu verantworten. Nach einer allogenen Transplantation ist fast immer eine dauerhafte immunsuppressive Therapie notwendig, um Abstoßungsreaktionen zu verhindern.

Immunologische Übereinstimmung

Je enger die genetische Verwandtschaft zwischen Spender und Empfänger ist, desto größer ist die immunologische Übereinstimmung (*Histokompatibilität*) und die Wahrscheinlichkeit, dass das Transplantat im Empfängerorganismus funktionieren und keine Abstoßungsreaktion einsetzen wird.

Komplikationen einer Transplantation

Immunologische Komplikationen

Die Prognose einer Transplantation wird entscheidend von den **Immunreaktionen** bestimmt, d. h. den körpereigenen Abwehrreaktionen auf das fremde Gewebe. In der Regel bekämpft der Organismus des Empfängers das Spendergewebe. Dieser Typ der Abstoßung heißt **Host-versus-graft-Reaktion** (*HVGR,* engl. Host, *Wirt,* versus, *gegen,* graft, *Pfropf,* hier Transplantat). Eine Ausnahme ist die Knochenmarktransplantation, bei der sich immunkompetente Zellen des Spenders gegen den Empfänger richten (*Graft-versus-host-Reaktion, GVHR*). Die Transplantation von Geweben mit wenig Blut- und Lymphgefäßen, etwa Hornhaut, verursacht die wenigsten Probleme.

Immunsuppression

Um Abstoßungsreaktionen zu verhindern, ist bei allen allogenen Transplantationen eine medikamentöse **Immunsuppression** erforderlich, die die Immunabwehr des Patienten unterdrückt. Die medikamentöse Immunsuppression beginnt bereits vor der Transplantation und wird postoperativ schrittweise bis auf eine möglichst niedrig dosierte Dauertherapie reduziert.

Eingesetzt werden insbesondere Glukokortikoide (z. B. *Decortin*®), Azathioprin (z. B. *Imurek*®) und Ciclosporin (z. B. *Sandimmun*®). Neuere Präparate sind Tacrolimus (*Prograf*®), Mycophenolatmofetil (*Cellcept*®) sowie poly- und monoklonale Antikörper (bei Letzteren ist eine intravenöse Gabe erforderlich), die (noch) speziellen Indikationen vorbehalten sind. **Akute Abstoßungsreaktionen** können oft durch eine (zeitweilige) Dosiserhöhung der Immunsuppressiva beherrscht werden. Dagegen schreiten **chronische Abstoßungsreaktionen** meist fort und führen – wenn auch oft erst nach Jahren – zu einem Funktionsverlust des transplantierten Organs.

Dauermedikation Immunsuppressiva

Nach aktuellem medizinischem Kenntnisstand ist eine immunsuppressive Dauermedikation nach einer Transplantation unerlässlich, um einer Abstoßung vorzubeugen. Jeder transplantierte Patient muss daher wissen, dass das Weglassen seiner nach einiger Zeit oft „verhassten Tabletten" das Fremdorgan – und damit (meist) sein Leben – akut gefährdet.

Weitere Komplikationen von Transplantationen

Der transplantierte Patient ist nicht nur durch unmittelbare Operationskomplikationen und Abstoßungsreaktionen gefährdet. Vielmehr können bei jeder Transplantation auch Krankheitserreger (z. B. Zytomegalie-, HI-, Hepatitis-Viren) und Tumorzellen übertragen werden. Außerdem steigt durch die Immunsuppression nach der Transplantation die Infektgefährdung. Langfristig ist ferner das Malignomrisiko (Risiko, einen bösartigen Tumor zu entwickeln) erhöht, da die Immunsuppression auch die Abwehr körpereigener Tumorzellen beeinträchtigt. Hinzu kommen die unerwünschten Wirkungen der jeweiligen Medikamente, z. B. Nierenschäden unter Ciclosporinbehandlung.

Ethische Konflikte bei Transplantationen

Mit den ersten **Transplantationen** begann die kontroverse Diskussion über die **ethischen Probleme**, die mit der Transplantationsmedizin einhergehen. So sehen manche Kritiker in einem hirntoten Patienten zwar einen (unwiederbringlich) Sterbenden, nicht aber einen Toten, dem man Organe entnehmen dürfte. Viele Menschen haben Angst, dass ihnen nach einer Schädel-Hirn-Verletzung nicht optimal geholfen würde, weil der Arzt eher an einer Organentnahme interessiert sein könnte.

Leichenspende und Hirntod

Weltweit am häufigsten ist die **Leichenspende,** d. h. die Transplantation von Organen hirntoter Patienten. Nach aktuellem Kenntnisstand ist ein Mensch tot, wenn die Hirnfunktionen **unwiderruflich** ausgefallen sind, auch wenn die Kreislauffunktion künstlich aufrechterhalten wird. Eine Wiederherstellung der Hirnfunktion ist nicht möglich. Die Feststellung dieses **Hirntods** ist unabdingbare Voraussetzung für eine Organentnahme zur Transplantation. Hierfür sind genaue Kriterien festgelegt. So müssen zwei untersuchende Ärzte, die nichts mit der Transplantation zu tun haben und die beide über mehrjährige Erfahrung in der Intensivbehandlung Schädel-Hirn-Kranker verfügen, unabhängig voneinander den Hirntod feststellen und dokumentieren. Darüber hinaus sind Wartezeiten und ggf. technische Untersuchungen erforderlich.

Für eine Organentnahme muss neben der Feststellung des Hirntods die schriftliche Einwilligung des Verstorbenen (am einfachsten

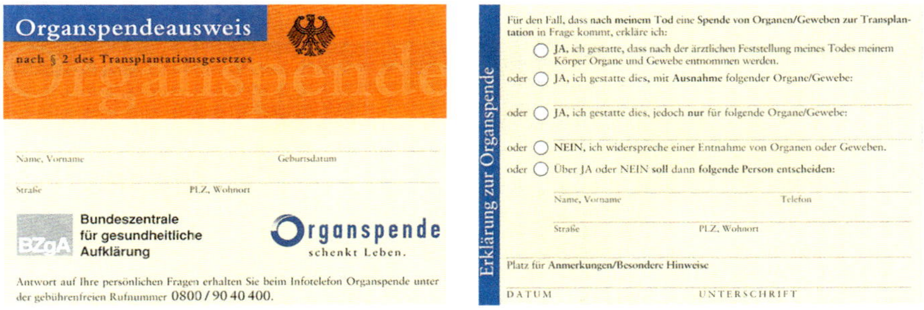

Abb. 1.26 Vorder- und Rückseite des Organspendeausweises. [W233]

in Form eines Organspendeausweises (➤ Abb. 1.26) oder eines nahen Angehörigen vorliegen. Diese **erweiterte Zustimmungslösung** ist in Deutschland durch ein **Organspendegesetz** (gültig seit dem 1.12.1997) bundesweit festgeschrieben worden.

Es stehen allerdings zu wenige Spenderorgane zur Verfügung, sodass viele auf ein Organ wartende Patienten vorher sterben. Am 1. März 2012 haben sich die Fraktionen des Deutschen Bundestags auf die Einführung der **Entscheidungslösung** geeinigt. Das Ziel ist, dass sich möglichst viele Menschen mit dem Thema Organ- und Gewebespende auseinandersetzen und ihre Entscheidung in einem Organspendeausweis festhalten. Dazu sollen alle Bürger mindestens einmal im Leben auf dieses Thema aufmerksam gemacht werden. Alle Versicherten, die das 16. Lebensjahr vollendet haben, werden im ersten Jahr nach Inkrafttreten des Gesetzes und danach regelmäßig durch die gesetzlichen und privaten Krankenkassen aufgefordert, sich zur Organspende zu erklären. Sie erhalten gleichzeitig einen Organspendeausweis, um diese Entscheidung festzuhalten. Auch Pass- und Bürgerämter sollen Organspendeausweise ausgeben. In einem zweiten Schritt soll die Einstellung zur Organspende auch auf der elektronischen Gesundheitskarte vermerkt werden können. An der **Freiwilligkeit der Organspendeerklärung** wird sich nichts ändern. [vgl. 6, 7]

Um sicherzustellen, dass Spender bzw. Empfänger **überregional** gesucht und zusammengebracht werden und um eine gerechte Zuteilung zu ermöglichen, wurden internationale Koordinationszentren errichtet (z. B. *Eurotransplant* in Leiden/Niederlande).

Lebendspende

Organe von Hirntoten sind knapp. Bei einigen Transplantationen ist die **Lebendspende** eine Alternative. Dabei werden die Zellen, das Gewebe oder das Organ einem lebenden Menschen entnommen. Abgesehen von der Blutspende ist eine solche Spende stets mit einem, wenn auch geringen Risiko verbunden, sodass sich letztlich die Interessen zweier Menschen gegenüberstehen: das Interesse des Spenders auf körperliche Unversehrtheit und das Interesse des Empfängers auf Lebensverlängerung oder -verbesserung. Dies ist ein medizinethischer Konflikt, der für jeden Einzelfall gelöst werden muss.

Um einem Missbrauch, insbesondere der kommerziellen Organspende, vorzubeugen, werden in den deutschsprachigen Ländern Organspenden Lebender nur unter bestimmten Voraussetzungen akzeptiert. Beispielsweise darf die Spende nicht zum Tod des Spenders führen, Organspender und -empfänger müssen sich persönlich sehr nahe stehen (z. B. Ehegatten), und es darf kein psychischer oder finanzieller Druck ausgeübt werden. Aus ethischer Sicht sind

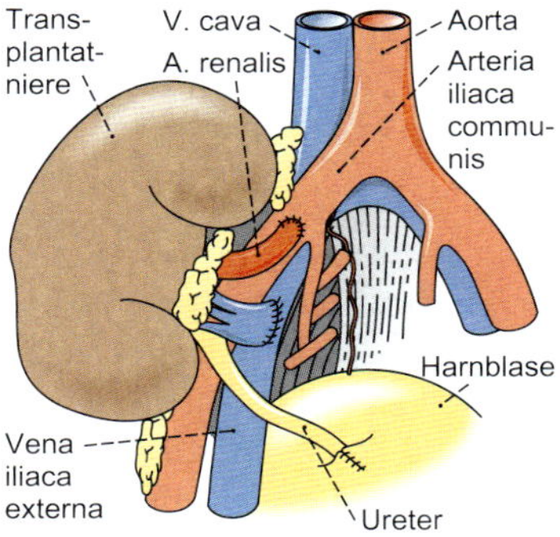

Abb. 1.27 Nierentransplantation. Anastomosen des Spenderorgans im Bereich der A. iliaca communis, der V. iliaca communis. Der Ureter wird in die Harnblase eingenäht. [L106]

alle Formen des Organhandels abzulehnen. In Deutschland ist bereits der Versuch des Organhandels strafbar (➤ Abb. 1.27).

Konflikte des Organempfängers

Auch für die Empfänger ist eine Transplantation nicht unproblematisch. So fragen sich z. B. manche der potenziellen Organempfänger, ob das fremde Organ sie verändern wird, andere haben ein schlechtes Gewissen und schämen sich, dass sie geradezu auf den Tod eines anderen Menschen hoffen, da ihre Überlebenschance darin besteht, rasch ein geeignetes Organ zu erhalten. Fast alle Patienten ertragen das lange Hoffen und Bangen nur schwer, insbesondere dann, wenn kein technischer Organersatz möglich ist und die Kräfte immer mehr schwinden.

1.4.7 Hauttransplantation

DEFINITION

Hauttransplantation (*Hautverpflanzung*): Ersatz zerstörter Haut, meist durch autologe (*körpereigene*) Haut, selten durch Leichenhaut oder aufbereitete Tierhaut.

Eine **Hauttransplantation** dient der Deckung eines größeren, auf die Haut beschränkten Defekts, der z. B. durch Verbrennung, mechanische Verletzung, Druckulzeration oder Hautentfernung, etwa wegen eines Hauttumors, entstanden ist. Zur Hauttransplantation verwendet der Chirurg meist autologe Hauttransplantate, die vollständig von der Empfängerstelle abgelöst werden.

Nachteilig bei allen aktuellen Verfahren ist, dass an der Entnahmestelle zwangsläufig eine neue Wunde mit all ihren Konsequen-

Tab. 1.2 Vor- und Nachteile verschiedener Hauttransplantate.

	Vollhauttransplantat	Spalthauttransplantat	Maschentransplantat (*Meshgraft*)
Indikationen	• Kleinere Hautdefekte im Gesicht oder an mechanisch stark beanspruchten Arealen, z. B. über Gelenken	• Größere Hautdefekte	• Großflächige Hautdefekte, insbesondere nach Verbrennungen
Vorteile	• Widerstandsfähiges, mechanisch gut belastbares Transplantat • Kaum Schrumpfen des Transplantats, das auch seine ursprüngliche Farbe behält	• Technisch einfachere und großflächigere Transplantatentnahme • Spontanes Heilen der Entnahmestelle, die nach 6–8 Wochen erneut zur Entnahme geeignet ist • Einheilen auch in weniger gut durchblutetem oder infiziertem Transplantatbett	
Nachteile	• Muss exakt in den Defekt passen • Einheilen nur in gut durchblutetem, infektfreiem Transplantatbett • Entnahme nur begrenzt möglich • Entnahmestelle muss zugenäht oder mit Spalthaut gedeckt werden	• Starkes Schrumpfen des Transplantats (bis zu 30 %) • Mechanische Belastbarkeit geringer als bei Vollhaut • Farbveränderungen (insbesondere Hyperpigmentierung) möglich	• Alle Nachteile des Spalthauttransplantates • Kosmetisch ungünstig, Wabenmuster bleibt auch nach Einheilen sichtbar (daher nicht geeignet für Gesicht, Hals oder Hände)

zen (u. a. Schmerzen, Narben) entsteht und z. B. bei ausgedehnten Verbrennungen nicht immer ausreichend Haut entnommen werden kann. Deshalb wird an einem „künstlichen" Hautersatz unter Zuhilfenahme von Zellkulturen (Fibroblasten, Keratinozyten) und synthetischen Materialien intensiv gearbeitet.

Bei den Hauttransplantaten werden unterschieden (➤ Tab. 1.2):

- **Vollhauttransplantate** aus Epidermis (*Oberhaut*) und Korium (*Lederhaut*), die 0,8–1,1 mm dick sind
- **Spalthauttransplantate** aus 0,25–0,75 mm dicken oberflächlichen Hautschichten (➤ Abb. 1.28). Eine Sonderform der Spalthauttransplantate sind **Netz**- oder **Maschentransplantate** (*Meshgraft*), bei denen die Spalthaut mit einer Messerwalze gitterförmig geschlitzt wird. Das so entstehende Gitter lässt sich bis auf die dreifache Größe dehnen und ist daher besonders geeignet zur Deckung großflächiger Defekte.

Stärke der Hauttransplantate

Dünne Hauttransplantate haben mehr Kapillarenden als dicke. Deshalb gilt: Je dünner das Transplantat, desto besser heilt es ein.

1.4.8 Hautexpansion

DEFINITION

Hautexpansion: Dehnung von Haut zur Deckung eines Defekts.

Um dem Patienten eine Hautentnahme zu ersparen, versuchen die Ärzte z. B. vor Entfernung eines großen Muttermals, eines Hämangioms oder einer Verbrennungsnarbe die an den Defekt grenzende Haut so weit zu dehnen, dass sie den Defekt decken kann. Dazu wird in einem ersten Schritt in unmittelbarer Nähe des späteren Defekts ein **Hautexpander** (Silikonmembranballon mit Port) subkutan implantiert (➤ Abb. 1.29). In den Folgewochen wird dieser in regelmäßigen Abständen mit steriler physiologischer Kochsalzlösung geweitet, wodurch sich die darüber liegende Haut zunehmend dehnt.

Nach ausreichender Dehnung der gesunden Haut werden der erkrankte Hautbezirk und der Expander entfernt und die gedehnte Haut zur Defektdeckung verwandt. Hautexpander kommen auch zur Mammarekonstruktion nach Mastektomie wegen Brustkrebs zum Einsatz.

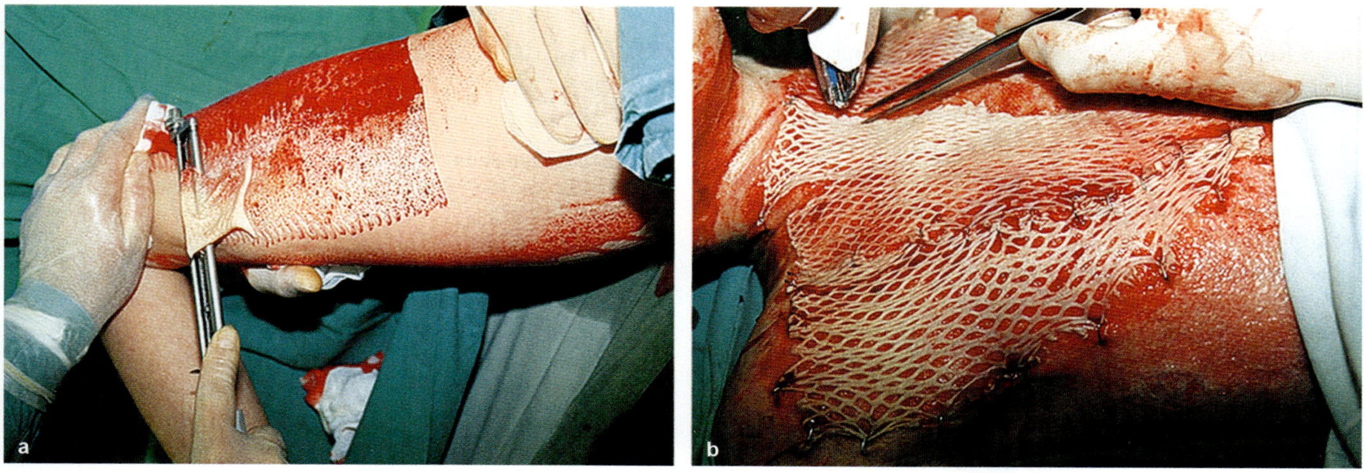

Abb. 1.28 Hauttransplantation mit Spalthaut. a) Abtragung eines Spalthauttransplantates. **b)** Dieses wird anschließend mit einer Messerwalze gitterförmig geschlitzt und dann als Meshgraft-Transplantat zur Deckung eines Hautdefektes verwendet. [F453]

1.4.9 Haut(lappen)plastik

DEFINITION

Haut(lappen)plastik: Deckung eines Hautdefekts oder Narbenkorrektur durch Verschieben eines **Hautlappens,** der aus Haut (Epidermis, Korium) und dem darunter liegenden subkutanen Gewebe besteht.

Nicht jeder Hautdefekt kann durch eine Hauttransplantation gedeckt werden. So ist bei tiefen Defekten eine „Auffüllung" erforderlich, die eine Hauttransplantation nicht zu leisten vermag. Dann kann der Chirurg eine **Haut(lappen)plastik** durchführen. Indiziert sind Hautplastiken insbesondere bei Narbenkorrekturen, z. B. nach Verbrennungen, und zur Deckung eines Haut- und Weichteildefektes, z. B. eines Dekubitus.

Ein **Hautlappen** besteht aus Haut und dem dazugehörigen Subkutangewebe. Enthält der Lappen zusätzlich tiefer liegendes Gewebe, etwa Muskeln oder Knochen, können z. B. noch tiefere Defekte gedeckt oder ausgefallene Muskelfunktionen zumindest teilweise ersetzt werden.

Klassische Lappenplastiken

Differenziert werden **Nahlappen** und **Fernlappen:**

- Beim **Nahlappen** mobilisiert der Chirurg die Haut durch spezielle Schnittführung so, dass ein nahe liegender Hautdefekt, z. B. ein Dekubitus, durch Verschieben gedeckt und der neu entstandene Defekt direkt verschlossen werden kann. Diese Plastiken werden daher auch als Verschiebeplastiken bezeichnet. Die gebräuchlichen Verschiebeplastiken sind nach ihrer Schnittführung oder der zur Deckung erforderlichen Bewegung benannt, z. B. **Z-**, **W-** oder **Rotationsplastik** (➤ Abb. 1.30). Die am häufigsten verwendete Verschiebeplastik ist die **Z-Plastik,** die hauptsächlich dem Längengewinn bei Narbenkorrekturen dient. Durch mehrere Z-Plastiken sind auch langstreckige Narbenstränge korrigierbar
- Beim **Fernlappen** liegen Spender- und Empfängerregion weit voneinander entfernt. Unterschieden werden direkte und indirekte Plastiken:
  - Beim **direkten Fernlappen** kann der Chirurg Spender- und Empfängerregion nahe zueinander bringen, z. B. die Hand (Empfängerregion) zur Abdominalhaut (Spenderregion). Den mobilisierten Hautlappen des Abdomens näht er auf den Defekt der Hand. In der Folgezeit wird der Hautlappen noch über die Abdominalhaut mit Blut versorgt, während er langsam in die Hand einwächst. Nach der Einheilung durchtrennt der Chirurg den Lappenstiel, dann erfolgt die Durchblutung nur noch über die neuen Kapillaren
  - Beim **indirekten Fernlappen** mobilisiert der Chirurg einen Hautlappen und bringt ihn über Zwischenstationen, über die dann jeweils die Durchblutung erfolgt, an die Empfängerstelle. Indirekte Fernlappen sind erforderlich, wenn Spender- und Empfängerregion nicht zueinander gebracht werden können, z. B. wenn Weichteildefekte im Gesicht mit Bauchhaut gedeckt werden sollen.

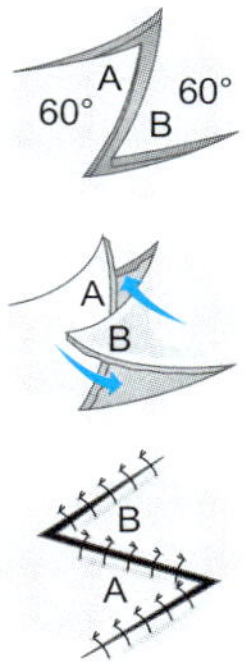

Abb. 1.30 Z-Plastik. Durch den Längengewinn ist es möglich, eine Narbe zu korrigieren. [L106]

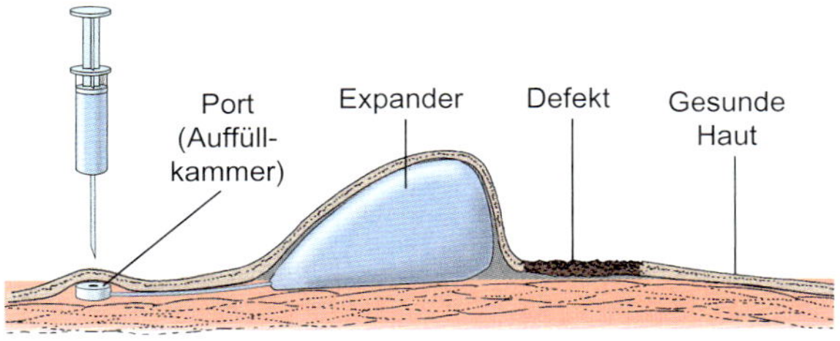

Abb. 1.29 Hautexpander. [L190]

Pflege

Wurde die Hautplastik an einer Extremität durchgeführt, ordnet der Arzt meist eine völlige Ruhigstellung der betroffenen Extremität für mindestens 2–3 Wochen und eine Hochlagerung zur Thrombose- und Ödemprophylaxe an. Nach Operationen im Gesicht ist zur Ruhigstellung evtl. ein Sprech- und Kauverbot notwendig (pürierte Kost). Nach Fernlappenplastiken wird die korrekte Fixierung der Spender- an der Empfängerregion ebenfalls täglich kontrolliert und bei Fehllage oder Abschnürung korrigiert. Erst nach Durchtrennung des Lappenstiels dürfen Physiotherapeuten (zunächst vorsichtig) mit Bewegungsübungen beginnen.

Nach Dekubitusdeckungen am Steiß erfolgt anfangs eine völlige Entlastung in Seiten- und Bauchlage. Die Mobilisation geschieht langsam nach einem festgelegten Schema, um die Nähte zu schonen.

Freie Lappenplastiken

Unter bestimmten Voraussetzungen kann ein Hautlappen in einer mikrochirurgischen Operation komplett von der Spenderregion abgetrennt und in der Empfängerregion neu eingepflanzt werden.

1.5 Onkologie in der Chirurgie

DEFINITION

Onkologie (griech. *Schwellung, Geschwulst*): Wissenschaft, die sich mit Tumoren befasst. Die chirurgische Onkologie setzt sich sowohl mit Entwicklung und Wachstum als auch mit der Prävention, Diagnostik, Therapie und Nachsorge von Tumorerkrankungen auseinander.

Der Begriff „Tumor" bezeichnet jede Art von Schwellung oder Geschwulst eines Gewebes und ist nicht gleichzusetzen mit einem bösartigen Tumor.

1.5.1 Einteilung von Tumoren

Tumoren werden nach ihren Eigenschaften in benigne (*gutartige*) und maligne (*bösartige*) Tumoren eingeteilt.

Benigne Tumoren verdrängen durch ihr Wachstum das umliegende Gewebe ohne es zu durchwachsen und ohne Absiedlungen in andere Organe (*Metastasen*) zu bilden. In der Terminologie tragen sie die Endung „-om", z. B. Fibrom, Adenom oder Lipom.

Maligne Tumoren wachsen zerstörend in das umgebende Gewebe und verbreiten sich im Körper über die Blut- bzw. Lymphbahnen, wodurch Metastasen entstehen. Die Bezeichnung endet meist auf „-karzinom" oder „-sarkom", z. B. Kolonkarzinom, Liposarkom oder Chondrosarkom. **Semimaligne Tumoren** zerstören das umliegende Gewebe ohne jedoch Metastasen zu bilden.

Die Entstehung bösartiger Tumoren ist multifaktoriell und kann somit meist nicht auf eine Ursache zurückgeführt werden. Grundlage sind jedoch Veränderungen des genetischen Materials (*DNS*), die zu einer Veränderung des Wachstums der entartenden Zellen führen. Durch diese veränderte Erbinformation entstehen unkontrollierte Zellwucherungen. Folgende **Faktoren** führen zu **DNS-Schäden:**

- Chemische Substanzen (z. B. Benzol, Tabak, Asbest, Teer)
- Physikalische Noxen (z. B. ionisierende Strahlen wie Röntgenstrahlen, UV-Strahlen)
- Viren (z. B. Epstein-Barr-, Hepatitis-B-Virus)
- Präkanzerosen (d. h. Veränderungen, die mit einer erhöhten Karzinominzidenz einhergehen wie Darmpolypen oder Colitis ulcerosa)
- Familiäre Disposition und sehr wenige erbliche Syndrome, die gehäuft zur Malignombildung führen.

1.5.2 Tumorverlauf

Viele maligne Tumoren wachsen lange Zeit ohne Symptome bzw. verursachen nur uncharakteristische Beschwerden wie Müdigkeit, Leistungsknick, Gewichtsabnahme, Hautveränderungen, Nachtschweiß, Lymphknotenvergrößerung, Blut in Ausscheidungen, Heiserkeit oder Magenbeschwerden.

Lokale Tumorausdehnung

Der Tumor wächst zunächst am Ort seiner Entstehung. Beschwerden treten sehr unterschiedlich auf. Bei einem kleinen Tumor im Gehirn zeigen sich aufgrund der Enge im Schädel schon früh Symptome, während Tumoren im Bauch ohne nennenswerte Beschwerden sehr groß werden können, weil es viel Platz zum Wachsen gibt.

Auswirkungen auf den Gesamtorganismus

Maligne Tumoren können darüber hinaus **Auswirkungen auf den Gesamtorganismus** haben:

- Zum einen können bestimmte Tumoren, etwa kleinzellige Lungenkarzinome, zu speziellen **paraneoplastischen** (*tumorfernen*) **Symptomen** führen. Sie sind verursacht z. B. durch die Sekreti-

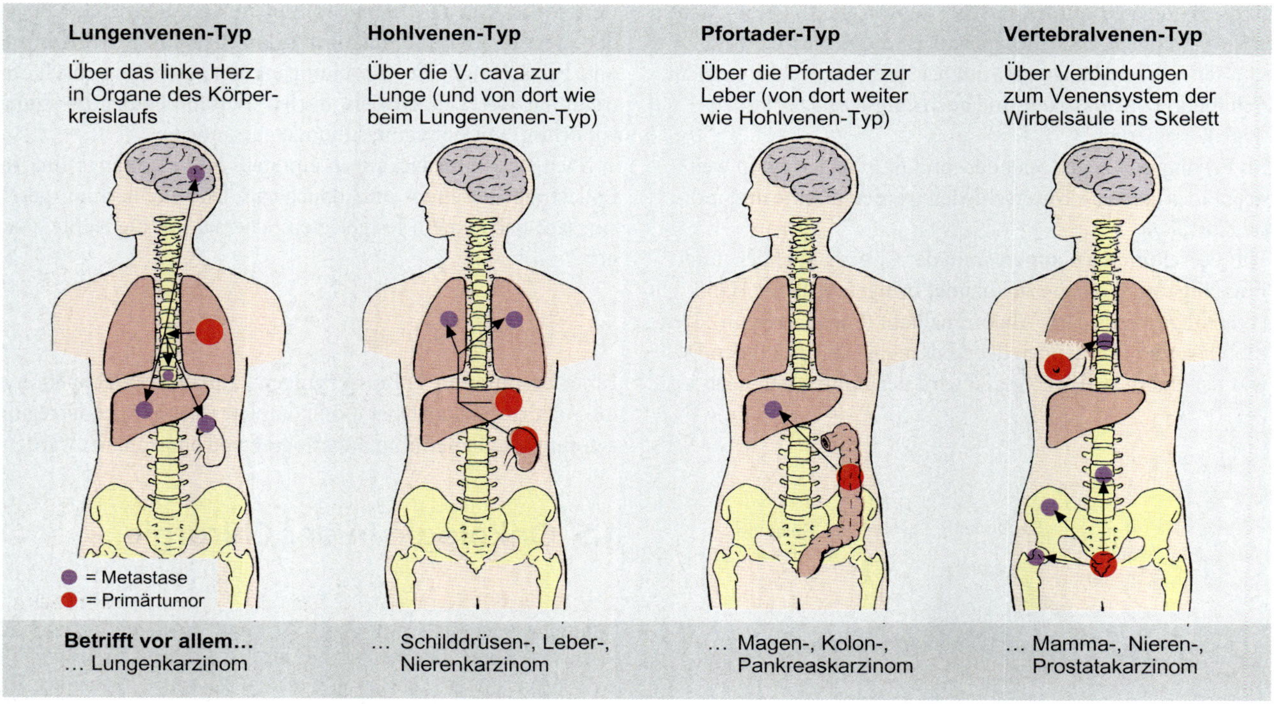

Abb. 1.31 Die häufigsten Typen der hämatogenen Metastasierung. [L190]

on hormonähnlicher Substanzen oder Antikörperbildung, oft aber ursächlich unklar. Beispiele sind ein paraneoplastisch verursachtes Cushing-Syndrom (➤ 11.5.1), Muskelschwäche, Hautveränderungen oder Thrombosen
- Fortgeschrittene maligne Tumoren haben häufig Auswirkungen auf den Gesamtorganismus, etwa Appetitlosigkeit, Schwäche, Anämie und Gewichtsabnahme bis zur **Tumorkachexie.** Sie entstehen u.a. durch einen gesteigerten Energiebedarf durch den Tumor, Zytokinproduktion, Blutungen und Störungen im Eisenhaushalt.

Metastasenbildung

Tumorzellen können sich aus dem Tumorzellverband lösen und in Blut- oder Lymphgefäße sowie in Körperhöhlen oder -hohlräume eindringen. Sie werden mit dem Blut- oder Lymphstrom oder innerhalb des Hohlraums verschleppt und bleiben im nächsten Blutkapillarnetz, Lymphknoten oder an anderer Stelle des Hohlraums „hängen". Dort kann sich eine **Metastase** (*Tochtergeschwulst*) bilden. Je nach Ausbreitungsweg spricht man von lymphogener, hämatogener oder kavitärer Metastasierung (➤ Abb. 1.31).

1.5.3 Tumordiagnostik und Staging

Tumordiagnostik

Besteht aufgrund von Patientenbeobachtung, ärztlicher Anamnese und körperlicher Untersuchung der Verdacht auf einen (malignen) Tumor, so sind bildgebende Verfahren, Endoskopien und Punktionen/Biopsien die zentralen Untersuchungsverfahren (➤ 1.3). Labordiagnostik einschl. Tumormarker und Untersuchungsmethoden in der Pathologie ergänzen die apparativen Untersuchungen (➤ 1.3.4).

Staging

DEFINITION

Staging: Ausbreitungsdiagnostik eines malignen Tumors und seine Einordnung in ein Tumorklassifikationssystem.

Für eine differenzierte Therapie ist ein genaues **Staging** notwendig. Nur so kann eingeschätzt werden, welche Patienten von welcher Therapie bei geringst möglichen Nebenwirkungen am meisten profitieren. Für fast alle soliden Tumoren hat sich das **TNM-System** der *Union internationale contre le cancer* (UICC) etabliert. Lediglich für einige maligne Bluterkrankungen und Lymphome sowie ZNS-Tumoren gibt es gesonderte Klassifikationen.

TNM-System

Das **TNM-System** hat drei Kernkategorien: **T** für Tumor, **N** für Lymphknoten (*Nodulus*) und **M** für (Fern-)Metastasen (➤ Tab. 1.3).

Je nach Tumor können außerdem bestimmte TNM-Kombinationen zu **Stadien** (I–IV mit zunehmender Tumorausbreitung und schlechter werdender Prognose) zusammengefasst werden. Zusätzlich gibt es bei vielen Kriterien noch das Kürzel X (TX, NX usw.). Es bedeutet, dass die Mindesterfordernisse zur Beurteilung nicht gegeben sind.

Tab. 1.3 TNM-System.

Klassifikation	Kurzcharakteristik
T Primärtumor	
T0	Kein Anhalt für Primärtumor
Tis	Carcinoma/Tumor in situ
T1–T4	Zunehmende Größe des Primärtumors (genaue cm-Angaben sind lokalisationsabhängig)
N Lymphknoten	
N0	Kein Anhalt für Lymphknotenmetastasen
N1–N3	Zunehmender Lymphknotenbefall
M Metastasen	
M0	Kein Nachweis von Fernmetastasen
M1	Nachweis von Fernmetastasen (Lokalisationsangabe durch Kürzel möglich)
R Residualtumor (Resttumor postoperativ)	
R0	Kein Residualtumor
R1	Mikroskopischer Residualtumor
R2	Makroskopischer Residualtumor
G Grading (histologischer Differenzierungsgrad)	
G1–G3	Gut, mäßig, schlecht differenzierter Tumor
G4	Undifferenzierter Tumor

1.5.4 Therapie maligner Tumoren

Die wichtigsten **Behandlungsmethoden** in der Onkologie bestehen aus der chirurgischen Tumorentfernung, der Strahlentherapie und der Chemotherapie. Ziel ist primär eine **kurative Therapie,** d. h. die vollständige Entfernung oder Zerstörung des gesamten Tumorgewebes. Ist dies nicht möglich, wird eine **palliative Therapie** angestrebt. Hierbei wird das Tumorgewebe verkleinert mit dem Ziel, die tumorbedingten Beschwerden zu reduzieren und die Lebenszeit zu verlängern. Für häufige Tumoren haben sich inzwischen Therapieschemata etabliert, die unter Rücksicht auf den Allgemeinzustand und die Begleiterkrankungen bestimmte Behandlungsmethoden und -kombinationen empfehlen.

Chirurgische Tumorentfernung

DEFINITION

Chirurgische Tumorentfernung: Operative Entfernung des bösartigen Gewebes einschließlich tumornaher Lymphknoten.

Grundvoraussetzung der **chirurgischen Tumorentfernung** ist eine ausgiebige Diagnostik mit genauer Bestimmung der Tumorausdehnung und der Histologie. Je nach Ausdehnung und Tumorart wird die Resektionsgrenze mit einem bestimmten Sicherheitsabstand festgelegt. Hierbei werden anatomische Grenzen und das Blut- und

Lymphabflusssystem berücksichtigt. Das **primäre Ziel** der chirurgischen Therapie ist die komplette Entfernung des bösartigen Gewebes. Zudem werden fast immer die tumornahen Lymphknoten zumindest teilweise entfernt, da ein Befall oder Nicht-Befall der Lymphknoten die weitere Therapie beeinflussen kann.

Ist eine komplette Entfernung des Tumors nicht möglich, so verbessert eine weitestmögliche Tumorreduktion die Erfolgschancen nachfolgender Therapien und verhindert lokale Komplikationen, z. B. durch Kompression von Nachbarorganen.

Die operative Tumortherapie wird oft mit anderen Tumortherapien kombiniert:

- **Neoadjuvante Therapien** (z. B. Chemo- oder Strahlentherapie) sollen den Tumor präoperativ verkleinern, um bessere Bedingungen für die Operation zu schaffen (*downstaging*) bzw. um überhaupt kurativ operieren zu können
- **Adjuvante Therapien** (z. B. Chemo- oder Hormontherapie) erfolgen nach der Operation, um ein späteres Rezidiv durch kleinste, diagnostisch nicht fassbare Metastasen zu vermeiden.

Strahlentherapie

DEFINITION

Strahlentherapie (*Bestrahlungstherapie*): Im klinisch-medizinischen Sprachgebrauch Nutzung *ionisierender Strahlung* zu therapeutischen Zwecken.

In der Chirurgie wird die **Strahlentherapie** hauptsächlich als neoadjuvante (*vor der chirurgischen Therapie*) oder adjuvante (*unterstützende*) Therapie bösartiger Tumoren eingesetzt, d. h. der Tumor wird vor bzw. nach der Operation bestrahlt. Bei manchen Tumoren wird die adjuvante Strahlentherapie mit einer Chemotherapie kombiniert (*adjuvante Radio-Chemo-Therapie*).

Zum Einsatz kommen energiereiche Formen der elektromagnetischen Strahlung und Teilchenstrahlung. Die meisten Formen sind örtlich begrenzt, d. h. die therapeutische Wirkung tritt lediglich in dem durchstrahlten Körperbereich auf (➤ Abb. 1.32). Sie sind in der Lage, auch tiefer im Körper gelegene Tumoren zu zerstören ohne oberflächlichere Organe stärker zu schädigen. Die Wirkung liegt in der Schädigung der Erbsubstanz (*DNS*) im Zellkern durch die Strahlungsenergie. Dies führt zu einer Teilungsunfähigkeit der Zellen mit der Folge des Zelluntergangs.

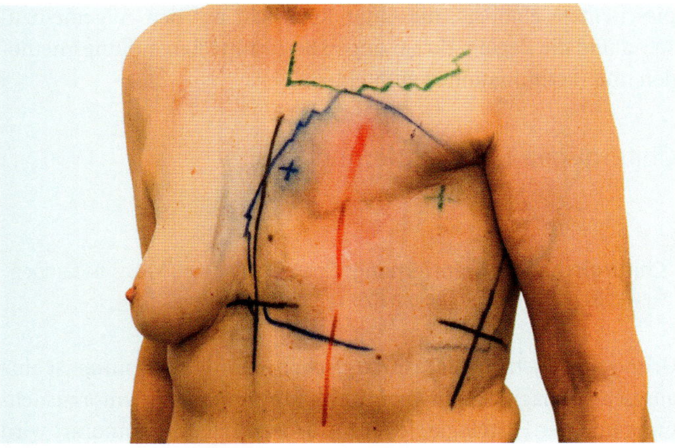

Abb. 1.32 Bestrahlungsfeld anzeichnen. Vor der ersten Bestrahlung markiert der Radiologe das Strahlenfeld auf der Haut des Patienten. [K115]

Maligne Tumoren sprechen unterschiedlich gut auf eine Strahlentherapie an.

Man spricht von der **Strahlensensibilität** eines Tumors:

- Sehr strahlensensibel sind Leukämien, Chorionkarzinome und maligne Lymphome
- Mäßig strahlensensibel sind Plattenepithel- und Adenokarzinome, d. h. fast alle Malignome des Magen-Darm-Trakts und der Lunge
- Wenig strahlensensibel sind Chondro- und Osteosarkome (➤ 8.7.3).

Chemotherapie

DEFINITION

Chemotherapie: Behandlung mit natürlich vorkommenden oder künstlich hergestellten Substanzen, die Tumorzellen und Infektionserreger (Bakterien, Viren oder Pilze) wirksam bekämpfen.

In der Chirurgie wird auch die **Chemotherapie** als neoadjuvante oder adjuvante Therapie eingesetzt. Ziele sind die Verkleinerung des Tumors vor einer chirurgischen Therapie, die Behandlung von Mikrometastasen und Metastasen sowie die Zerstörung von Resttumorgewebe nach einer Operation. Sie kann auch unter palliativen Gesichtspunkten durchgeführt werden, um z. B. die Tumormasse zu verkleinern und damit die Symptome zu lindern. Nach wie vor sind jedoch die Operation und Strahlentherapie rein zahlenmäßig die häufigeren Behandlungsformen von malignen Tumoren.

Die Behandlung mittels Chemotherapie wird auch als zytostatische Therapie (Zytostase: *Zellstillstand*) bezeichnet. Eine hohe Zellteilungsrate unterscheidet Tumoren von Normalgewebe und stellt den Ansatzpunkt für eine Chemotherapie dar. Die zytostatischen Substanzen hemmen den Zellstoffwechsel und die Zellteilung. Daher sind sie bei Zellen mit raschem Stoffwechsel besonders wirkungsvoll.

Im Gegensatz zur Strahlentherapie wirkt die Chemotherapie im ganzen Körper, denn das Medikament wird über die Blutbahn im Organismus verteilt. Auf gesunde Zellen mit ähnlich guter Teilungsfähigkeit wird eine ähnliche Wirkung wie auf Tumorzellen ausgeübt. Typische unerwünschte Wirkungen sind Übelkeit und Erbrechen, Haarausfall und vorübergehende Schädigung der Blutzellbildung.

Weitere Therapien

Eine weitere Möglichkeit der adjuvanten oder palliativen Tumorbehandlung ist die **Hormontherapie.** Beispiele sind der östrogenrezeptor-positive Tumor der weiblichen Brust, der mit Antiöstrogenen behandelt wird oder das Prostatakarzinom, das mit Antiandrogenen oder Östrogenen behandelt werden kann.

Zielgerichtete Therapien (*molekularbiologische Therapien, molekulare Therapien*) wirken durch die Blockade von Botenstoffen, dadurch soll das Wachstum von Tumorzellen gehemmt werden. Zu den zielgerichteten Therapien gehört die Gabe von monoklonalen Antikörpern und Tyrosinkinase-, Multikinase- und anderen Signaltransduktionshemmern.

1.6 Ambulantes Operieren

Unter einer **ambulanten Operation** versteht man ausgewählte chirurgische Eingriffe, die im Krankenhaus oder in der Praxis eines niedergelassenen Arztes ohne anschließende Übernachtung erfolgen. Es handelt sich hierbei um kleine bis mittelgroße Operationen bei Patienten, die wenig vorerkrankt und nach der Entlassung in die häusliche Umgebung entsprechend versorgt sind. In der Nachsorge spielt die Kooperation von Krankenhaus und niedergelassenen Leistungserbringern (weiterbehandelnder Arzt und Physiotherapeut) eine wesentliche Rolle.

Ambulante Operationen haben aber auch einen wirtschaftlichen Aspekt. Die gesetzlichen Rahmenbedingungen im Gesundheitswesen haben unter dem Einfluss zunehmender Mittelverknappung der **gesetzlichen Krankenversicherung** (*GKV*) dazu geführt, dass mehrere chirurgische Behandlungen und Disziplinen aus der stationären Versorgung in den **ambulanten Sektor** verlagert worden sind. Dazu zählen u. a.:

- Arthroskopie
- Hand- und Fußchirurgie
- Portimplantationen
- Venen-Chirurgie
- Leistenchirurgie
- Metallentfernung
- Urologische Eingriffe.

Literatur und Kontaktadressen

LITERATURNACHWEIS

1. McCaffery, M., Beebe, A., Latham, J.: Schmerz. Ein Handbuch für die Pflegepraxis. Berlin, Wiesbaden: Ullstein Mosby Verlag, 1997.
2. Krohwinkel, M.: Fördernde Prozesspflege mit integrierten ABEDLs - Forschung, Theorie und Praxis. Bern: Huber Verlag, 2013.
3. Deutsches Netzwerk für Qualitätsentwicklung in der Pflege: Entlassungsmanagement in der Pflege, 1. Aktualisierung 2009. Aus: www.dnqp.de/fileadmin/HSOS/Homepages/DNQP/Dateien/Expertenstandards/Entlassungsmanagement_in_der_Pflege/Entlassung_Akt_Auszug.pdf (letzter Zugriff: 18.1.2017).
4. Bundesministerium der Justiz/Bundesanzeiger Drucksache 593/09: Drittes Gesetz zur Änderung des Betreuungsrechts. 1. September 2009.
5. Deutsches Ärzteblatt 107, Heft 18 (7.5.2010), S. A877–A882: Empfehlungen der Bundesärztekammer und der Zentralen Ethikkommission bei der Bundesärztekammer zum Umgang mit Vorsorgevollmacht und Patientenverfügung in der ärztlichen Praxis.
6. Bundeszentrale für gesundheitliche Aufklärung: Die Gesetze zur Organ- und Gewebespende. Aus: www.organspende-info.de/infothek/gesetze (letzter Zugriff: 25.1.17).
7. Juris GmbH: Gesetz über die Spende, Entnahme und Übertragung von Organen und Geweben – Transplantationsgesetz. Aus: www.gesetze-im-internet.de/bundesrecht/tpg/gesamt.pdf (letzter Zugriff: 18.1.2017).

KONTAKTADRESSEN

Bundesärztekammer: www.bundesaerztekammer.de
Bundesverband für Gesundheitsinformation und Verbraucherschutz – Info Organtransplantation: www.bgv-transplantation.de
Bundeszentrale für gesundheitliche Aufklärung (*BZgA*): www.bzga.de
Bundeszentrale für gesundheitliche Aufklärung: Organspende: www.organspende-info.de
Deutsche Gesellschaft für Fachkrankenpflege und Funktionsdienste e. V.: www.dgf-online.de
Deutsche Krebsgesellschaft e. V. (*DKG*): www.krebsgesellschaft.de
Deutsche Schmerzliga e. V.: www.schmerzliga.de
Deutsche Stiftung Organtransplantation: www.dso.de
Deutsches Krebsforschungszentrum (*DKFZ*), Krebsinformationsdienst: www.krebsinformationsdienst.de
Deutsches Netzwerk für Qualitätssicherung in der Pflege (*DNQP*): www.dnqp.de
Stiftung Deutsche Krebshilfe: www.krebshilfe.de

WEITERFÜHRENDE LITERATUR

Dormann, A., Isermann, B.: Laborwerte. 6. Aufl. München: Elsevier Verlag, 2014.
Klinikleitfaden Chirurgie. 6. Aufl. München: Elsevier Verlag, 2015.
Leischner, H.: BASICS Onkologie. München: Elsevier Verlag, 2013.
Margulies, A., Kroner, T.: Onkologische Krankenpflege. 5.Aufl. Heidelberg: Springer Verlag, 2010.
Schiergens, T.: BASICS Chirurgie. 3. Aufl. München: Elsevier Verlag, 2015.
Wentzke, M., Happle, C.: BASICS Bildgebende Verfahren. 4. Aufl. München: Elsevier Verlag, 2015.

KAPITEL

2 Wunden und chirurgische Infektionen

2.1	**Definition und Einteilung von Wunden**	33
2.2	**Wundheilung und Wundheilungsstörungen**	35
2.2.1	Formen der Wundheilung	35
2.2.2	Physiologie der Wundheilung	35
2.2.3	Wundheilungsstörungen	37
2.3	**Chirurgische Versorgung akuter Wunden**	38
2.4	**Grundlagen der Infektionslehre**	40
2.4.1	Keimgehalt von Wunden	40
2.4.2	Chirurgische Infektion und Infektionskette	40
2.5	**Diagnose von chirurgischen Infektionen**	41
2.5.1	Anamnese und körperliche Untersuchung	41
2.5.2	Materialgewinnung und Beurteilung	42
2.5.3	Blutuntersuchungen	42
2.6	**Infektionsverhütende Maßnahmen in der Chirurgie**	43
2.6.1	Asepsis und Antisepsis	43
2.6.2	Basishygienemaßnahmen	44
2.6.3	Reinigung, Desinfektion und Sterilisation	45
2.6.4	Hygienemaßnahmen bei Verbandswechsel	46
2.6.5	Multiresistente Erreger	46
2.7	**Bakterielle chirurgische Infektionen**	47
2.7.1	Überblick	47
2.7.2	Behandlung bakterieller Infektionen	48
2.7.3	Furunkel und Karbunkel	49
2.7.4	Abszess	50
2.7.5	Panaritium	51
2.7.6	Lymphangitis und Lymphadenitis	51
2.7.7	Empyem	52
2.7.8	Erysipel	52
2.7.9	Phlegmone	53
2.7.10	Nekrotisierende Fasziitis	53
2.7.11	Tetanus	54
2.7.12	Gasbrand	55
2.8	**Tollwut**	56
2.9	**Pilzinfektionen**	56
2.10	**Chronische Wunden**	57
2.10.1	Dekubitus	57
2.10.2	Ulcus cruris venosum	58
2.10.3	Ulcus cruris arteriosum	59
2.10.4	Diabetisches Fußsyndrom	60
2.10.5	Prinzipien der Wundbehandlung bei chronischen Wunden	61
2.10.6	Anforderung an moderne Wundbehandlungen/ Wundauflagen	61
2.10.7	Mittel zur Wundspülung	62
2.10.8	Wundantiseptika	62
2.10.9	Hautpflege und Hautschutz	63
2.10.10	Wundbehandlungsmittel und Wundauflagen	64
2.10.11	Phasengerechte Wundbehandlung	69

2.1 Definition und Einteilung von Wunden

Verbrennungen und Verbrühung ➤ 3.3.5
Erfrierungen ➤ 3.3.7
Stromunfall ➤ 3.3.6

DEFINITION

Wunde (*Vulnus, offene Weichteilverletzung*): Trennung bzw. Zerstörung eines Gewebezusammenhangs an einer äußeren oder inneren Körperoberfläche durch Gewalteinwirkung (➤ Tab. 2.1) oder aufgrund pathologischer Prozesse (z. B. durch Entzündungen, Tumoren) bedingt. Hierbei kann es zu einem mehr oder minder ausgeprägten Gewebeverlust mit entsprechender Funktionseinschränkung kommen.

Wunden können nach der **Ursache ihrer Entstehung** eingeteilt werden (➤ Tab. 2.1):

- **Mechanische Wunden** sind bedingt durch Gewalteinwirkungen wie Druck, Schlag oder Zug. Einen Überblick über die verschiedenen mechanischen Wunden gibt.
- **Thermische Wunden** entstehen durch Einwirkung extremer Temperaturen. Unterschieden werden **Verbrennungen** (bedingt vor allem durch offene Flammen oder heiße Gegenstände), **Verbrühungen** (verursacht durch heiße Flüssigkeiten oder

Tab. 2.1 Mechanische Wunden und ihre Nomenklatur. Die Wundarten können auch kombiniert auftreten, etwa als Riss-Quetschwunde, z. B. bei Verletzungen mit einer Kreissäge. [L190]

Bezeichnung	Aussehen der Wunde	Kurzcharakterisierung
Platzwunde	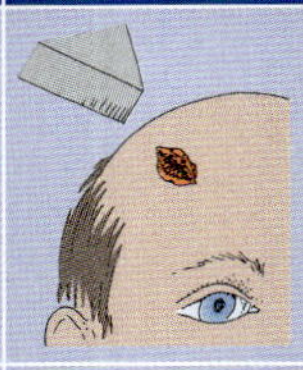	Durch starken Druck oder Schlag bedingtes Aufplatzen der Haut. Meist oberflächliche Wunde mit ausgerissenen Wundrändern und Prellung benachbarter Gewebe.
Schnittwunde (1)	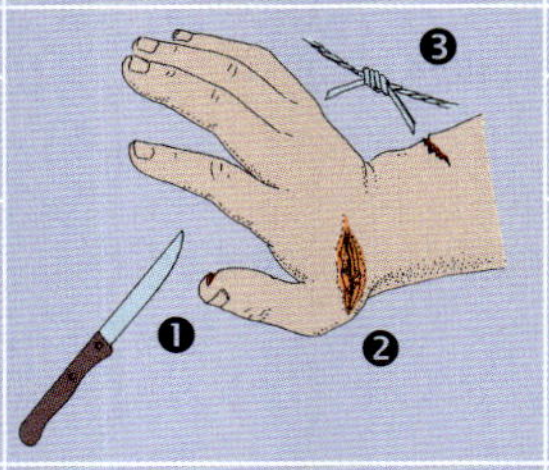	Durch scharfe Instrumente entstandene, unterschiedlich tiefe Wunde mit glatten Wundrändern.
Quetschwunde (2)		Wundentstehung ähnlich wie bei der Platzwunde, jedoch oft Zerstörung tieferer Gewebeschichten mit Bildung tiefer Wundtaschen.
Risswunde (3)		Durch scharfe/spitze Instrumente (z. B. Nägel) bedingte Wunde mit unregelmäßigen, zerfetzten Wundrändern (Haut ist zerrissen und nicht zerschnitten).
Stichwunde (4)	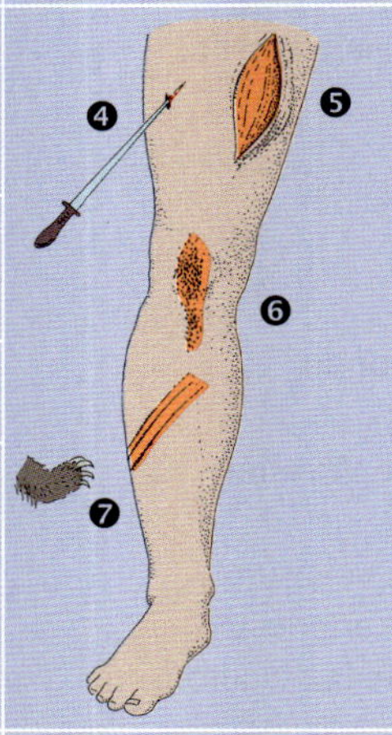	Durch spitze Instrumente verursachte Wunde mit oft nur kleiner äußerer Verletzung aber tiefem Stichkanal. Sonderform **Insektenstichwunde:** Wunde mit kleinem Stichkanal (ggf. steckt der Stachel noch in der Wunde) sowie entzündlicher Umgebungsreaktion.
Ablederungswunde (*Decollement*) (5)		Durch Scherkräfte hervorgerufene, meist großflächige Wunde mit Ablösung oberflächlicher von tiefen Hautschichten bzw. der Haut von tiefer liegenden Weichteilen. Sonderform **Skalpierungsverletzung:** Ablederung der Kopfhaut vom Periost der Schädelkalotte.
Schürfwunde (6)		Oberflächliche Wunde mit Zerstörung nur der oberen Hautschichten (*Epidermis*) bis zur Lederhaut (*Korium*). Durch Eröffnung der Blutgefäße in der Lederhaut punktförmige Blutungen.
Kratzwunde (7)		In der Regel durch Tierkrallen verursachte, oberflächliche Risswunde. Sie kann auch durch Kratzen bei Juckreiz entstehen.
Schusswunde (8)	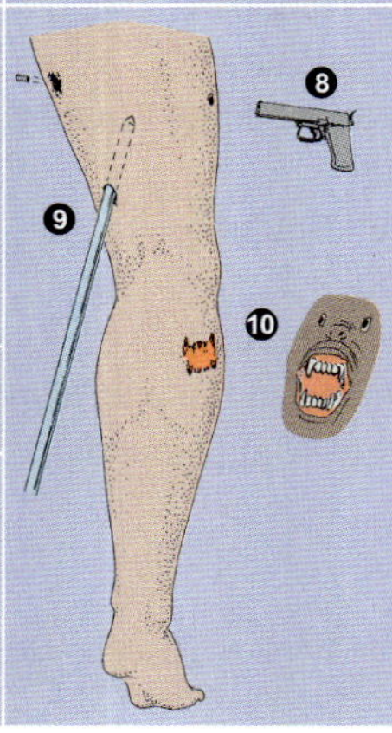	Durch einen Schuss entstandene Wunde mit oft erheblicher Gewebezerstörung. Differenzierung zwischen: • **Streifschuss** (Körper wird von der Kugel tangential gestreift, es entsteht eine rinnenförmige Wunde), • **Steckschuss** (Eindringen der Kugel in den Körper und Verbleiben der Kugel im Gewebe) und • **Durchschuss** (Kugel durchdringt den Körper, Austrittsöffnung meist erheblich größer als Eintrittsöffnung).
Pfählungsverletzung (9)		Durch Einstoßen pfahlartiger Gegenstände verursachte Wunde. Oft sehr tief und mit erheblicher Gewebezerstörung einhergehend.
Bisswunde (10)		Durch einen Tier- oder Menschenbiss bedingte Wunde mit unregelmäßigen, zerfetzten Wundrändern und unterschiedlich starker Gewebequetschung um und unter dem Biss.

Dämpfe), **Erfrierungen** (durch Kälte verursachte umschriebene Gewebeschäden) und **Stromunfälle** (durch elektrischen Strom, der durch den Körper fließt).

- **Chemische Wunden** weisen aufgrund von Chemikalien einen Gewebeschaden auf, die vor allem durch Säuren und Laugen zu **Verätzungen** führen (➤ 3.3.4).
- **Strahlenbedingte Wunden** (*aktinische Wunden*) sind Folgen ionisierender Strahlung (z. B. im Rahmen eines Unfalls in Bestrahlungseinrichtungen) oder radioaktiver Substanzen (etwa bei einem nuklearen Unfall). Auch zu starke Einwirkung von UV-Strahlen kann eine aktinische Wunde verursachen. [vgl. 1]

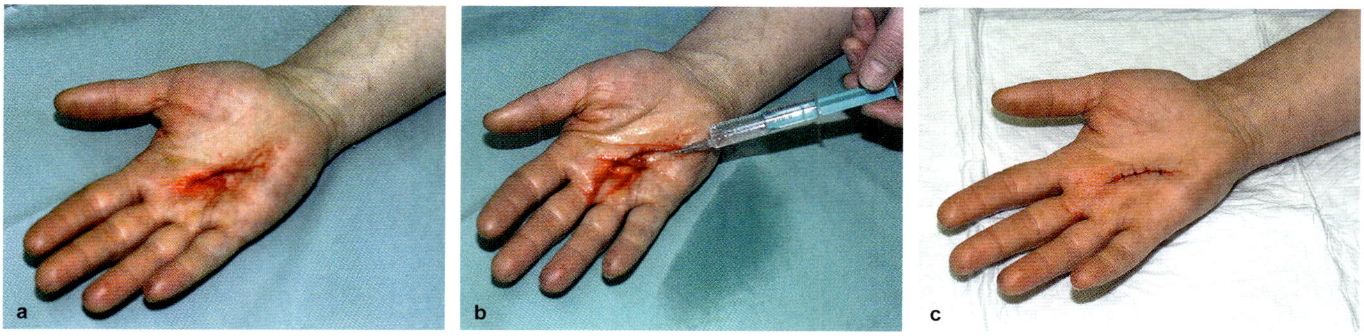

Abb. 2.1 Chirurgische Wundversorgung mit Primärnaht. a) Dieser Patient hat sich eine oberflächliche Schnittverletzung der Handinnenfläche zugezogen. Der Arzt kontrolliert zunächst die Durchblutung, Motorik und Sensibilität der Hand (➤ 3.2.1, ➤ Tab. 3.3). **b)** Anschließend setzt er die Lokalanästhesie. Sobald diese wirkt, spült er die Wunde unter sterilen Bedingungen gründlich aus. **c)** Danach verschließt er die Wunde mit einer Primärnaht. [T159]

2.2 Wundheilung und Wundheilungsstörungen

DEFINITION

Wundheilung: Physiologisch ablaufende Vorgänge zum Verschluss einer Wunde und zur Regeneration des zerstörten umgebenden Gewebes.

2.2.1 Formen der Wundheilung

Primäre Wundheilung

DEFINITION

Primäre Wundheilung (*Sanatio per primam [intentionem]*, kurz *p. p.*): Rasche Wundheilung unter geringer Narbenbildung und weitgehender Wiederherstellung der normalen Strukturen. Voraussetzung sind aneinander liegende Wundränder (➤ Abb. 2.3).

Die **primäre Wundheilung** (➤ Abb. 2.3) ist der Normalfall bei gut durchbluteten, keimfreien oder keimarmen Wunden mit glatten, sauberen Wundrändern, die nahezu lückenlos aneinander liegen, z. B. die meisten Operationswunden (➤ Abb. 2.2) oder sofort chirurgisch versorgte, saubere Schnittwunden (➤ Abb. 2.1).

Sekundäre Wundheilung

DEFINITION

Sekundäre Wundheilung (*Sanatio per secundam [intentionem]*, kurz *p. s.*): Verzögerte Wundheilung unter teilweise ausgedehnter Narbenbildung bei auseinander klaffenden Wundrändern oder bakteriell kontaminierten Wunden (➤ Abb. 2.4).

Wunden mit klaffenden Wundrändern, großem Gewebeverlust oder mit hohem Risiko einer bakteriellen Besiedelung – dazu gehören auch primär „saubere" Wunden, die nicht innerhalb der ersten 6–8 Std. chirurgisch versorgt worden sind – werden wegen der Gefahr einer Infektion in der Tiefe der Wunde nicht primär verschlossen, sondern bleiben offen. Bei diesen Wunden kommt es zur **sekundären Wundheilung,** bei der die Heilung vom tiefsten Punkt der Wunde aus einsetzt (➤ Abb. 2.4).

Die Phasen der sekundären Wundheilung entsprechen denen der primären Wundheilung. Die Entzündungsreaktion ist jedoch stärker, es bildet sich mehr Granulationsgewebe und es kann mehrere Wochen dauern bis der Defekt von unten vollständig granuliert und epithelisiert ist. Die entstehende Narbe ist meist breit.

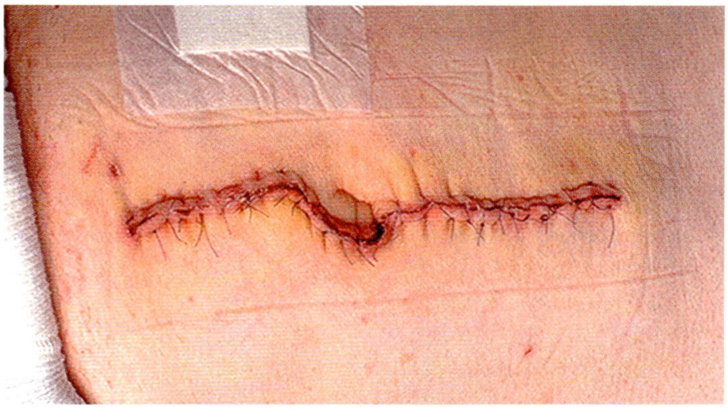

Abb. 2.2 Primär heilende Wunde periumbilikal. Die Wunde wurde mit einer Naht verschlossen. [K183]

2.2.2 Physiologie der Wundheilung

Die **Wundheilung** ist ein komplexer biologisch-chemischer Prozess, der in **drei Wundheilungsphasen** abläuft, die ineinander übergehen. Die primäre Wundheilung dauert etwa 7–21 Tage, abhängig von der Wundgröße und -lokalisation. Die sekundäre Wundheilung verläuft in den gleichen Phasen, die aber wesentlich länger dauern kann, ggf. stagniert die Wundheilung. Große Wunden können auch alle drei Phasen gleichzeitig aufweisen. [vgl. 2]

2

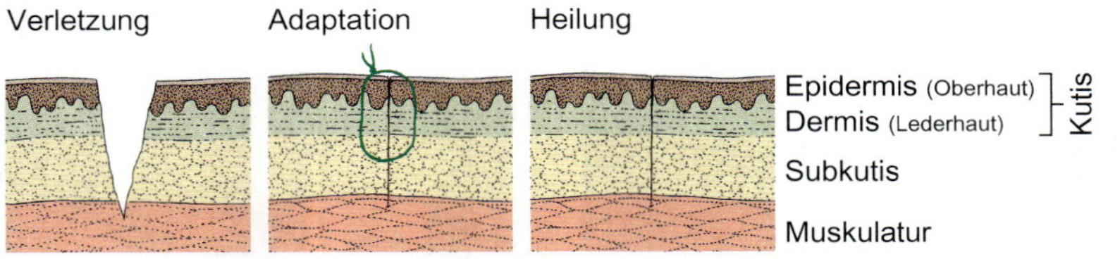

Abb. 2.3 Primäre Wundheilung nach zügig mit einer Naht versorgter Schnittwunde. Es kommt zu einer schnellen Wundheilung mit einer geringen Narbenbildung. [L138]

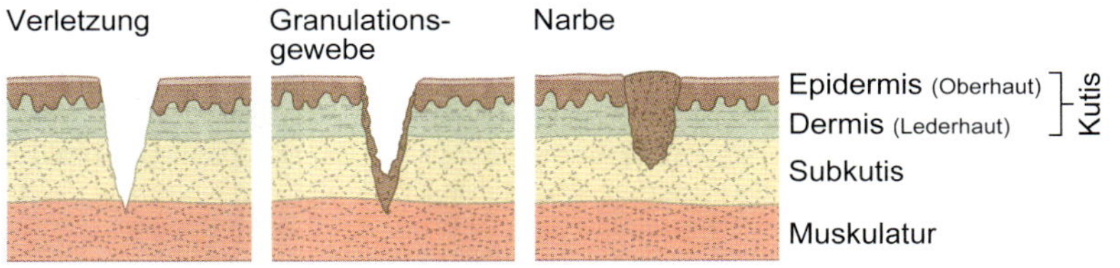

Abb. 2.4 Sekundären Wundheilung. Der Wundverschluss geschieht durch die Bildung von Granulationsgewebe, das den Defekt nach und nach aus der Tiefe auffüllt. Die Wundheilung dauert deutlich länger, die entstehende Narbe ist breiter. [L138]

Exsudationsphase (Reinigungsphase)

Die **Exsudationsphase** (➤ Tab. 2.4) beginnt unmittelbar nach dem Entstehen der Wunde:

- **Blutstillung.** Durch die Verletzung werden vasoaktive Substanzen frei, die eine Verengung der Gefäße (*Vasokonstriktion*) bedingen. Damit versucht der Körper, den Blutverlust so gering wie möglich zu halten. Gleichzeitig ballen sich die Thrombozyten zusammen (*Thrombozytenaggregation*). Der Thrombozytenpfropf bringt die Blutung provisorisch zum Stehen (*Blutstillung, Hämostase*)
- **Blutgerinnung.** Durch die Gewebe- und Gefäßverletzung werden die beiden Gerinnungssysteme (*endogen, exogen*) aktiviert, an deren Ende die Bildung von Fibrin steht. Das Fibrin verstärkt und stabilisiert den Thrombozytenpfropf. Beide Vorgänge führen innerhalb von ca. 10 Min. dazu, dass die Wunde nicht mehr blutet und vor weiterer Keimbesiedelung geschützt ist
- **Entzündungsreaktion.** Durch die Ausschüttung von Entzündungsmediatoren (z. B. Prostaglandine, Histamin) kommt es zur Erweiterung der umliegenden Blutgefäße (*Vasodilatation*) und zur Erhöhung der Gefäßpermeabilität. Dadurch wird die Einwanderung von Leukozyten, v. a. Granulozyten und Makrophagen, gefördert. Diese sind für die Infektabwehr und die Reinigung der Wunde durch Phagozytose verantwortlich. Gleichzeitig werden hydrolytische (*auflösende*) Enzyme freigesetzt, die Zelltrümmer auflösen. Diese Reinigungsprozesse funktionieren aber nur, wenn die Wunde ausreichend feucht ist. Äußerlich sichtbar sind diese Vorgänge durch Rötung und Wärmebildung. Die Makrophagen produzieren außerdem Wachstumsfaktoren, die die Neubildung von Zellen stimulieren. Der vermehrte Austritt von Flüssigkeit ins Interstitium zeigt sich als Schwellung (*Wundödem*), die zu Schmerzen und Schonhaltung (*Functio laesa*) führen kann. Die Wunde gibt viel Exsudat ab. [vgl. 2]

Am Ende der Reinigungsphase ist die Wunde sauber und die Entzündungszeichen sind rückläufig.

Proliferationsphase (Granulationsphase)

Die **Proliferationsphase** (➤ Tab. 2.4) beginnt ca. 24 Std. nach der Wundentstehung, parallel finden auch noch Reinigungsprozesse statt:

- **Gefäßneubildung.** Ausgelöst durch Wachstumsfaktoren beginnt die Neubildung (*Aussprossung*) von Kapillaren. Sie geht von den intakten Blutgefäßen am Wundrand aus. Nach und nach durchsprossen sie die gesamte Wunde
- **Bildung von Granulationsgewebe.** Zur gleichen Zeit bilden die Fibroblasten die Bindegewebsgrundsubstanz Kollagen und kollagene Fasern. Beides füllt nach und nach die Wunde vom Grund her auf. Spezielle Fibroblasten sind in der Lage, die Wundfläche durch Zusammenziehen zu verkleinern. Fibroblasten benötigen Aminosäuren, Vitamin C und Sauerstoff für die Bildung von Kollagen
- **Fibrinolyse.** Gleichzeitig sorgen spezielle Substanzen (*Plasmin, Antithrombin 3*) im Blut dafür, dass der Fibrinpfropf nach und nach aufgelöst wird.

Die Wunde ist gut durchblutet, die Wundfläche verkleinert sich zunehmend. [vgl. 2]

VORSICHT

Verwechslungsgefahr

Das rote Granulationsgewebe darf nicht mit einer Infektion verwechselt werden.

Reparationsphase (Epithelisierungsphase)

In der **Reparationsphase** (➤ Tab. 2.4) wird das neu gebildete Bindegewebe immer wasserärmer, zellärmer und faserreicher.

Epithelisierung. Der endgültige Verschluss der Wunde durch Epithelzellen bildet den Abschluss der Wundheilung. Bei sekundär heilenden Wunden muss zum Teil viel Epithelgewebe gebildet werden. Die Epithelisierung geht vom Wundrand aus. Durch Mitose entstehen neue Epithelzellen, die sich nach und nach auf einer „Gleitbahn von verflüssigtem Fibrin" über die Wunde schieben. Voraussetzung dafür ist ein idealfeuchtes Granulationsgewebe und ein intakter Wundrand. Eine Festigkeit des Narbengewebes wie beim gesunden Gewebe wird nicht mehr erreicht. [vgl. 2]

2.2.3 Wundheilungsstörungen

Der menschliche Organismus ist grundsätzlich in der Lage, Wunden aus eigener Kraft zu heilen. Diese Fähigkeit unterliegt jedoch großen individuellen Schwankungen, denn es gibt viele innere und äußere Störfaktoren, **Wundheilungsstörungen** sind v.a. bei sekundärheilenden Wunden nicht selten.

Allgemeine Störfaktoren

An der Wundheilung ist der gesamte Organismus beteiligt. **Allgemeine** (*systemische*) **Störfaktoren** ergeben sich aus der individuellen Gesamtverfassung des Menschen. Ihre Relevanz für die Wundheilung ist sehr unterschiedlich und manche Störfaktoren können selbst Mitauslöser einer Wunde sein, z. B. eine periphere arterielle Verschlusskrankheit.

- **Alter des Wundpatienten.** Mit zunehmendem Alter vollziehen sich Stoffwechsel- und Zellaktivitäten langsamer. Zudem verliert die Haut durch den Abbau von Kollagen und elastischen Fasern an Festigkeit. Das bedeutet, Wunden heilen im Alter langsamer und das qualitative Ergebnis der Wundheilung kann schlechter sein, ebenso die Reißfestigkeit der Wunde. Außerdem findet man im höheren Alter häufiger Multimorbidität, eine reduzierte Immunsituation, Mangelernährung, Flüssigkeitsdefizite und Stoffwechselerkrankungen
- **Ernährungsstatus.** Sowohl bei adipösen Menschen als auch bei fehlernährten und ausgezehrten Menschen, z. B. Kachexie durch Tumorerkrankung, heilen Wunden deutlich langsamer und es kommt häufiger zu Wundinfektionen und Dehiszenzen (*Auseinanderweichen der Wundränder*). V. a. Eiweiß-, Vitamin C- und -A-Mangel verzögern die Wundheilung
- **Immunstatus.** In der Reinigungsphase spielen immunologische Prozesse eine wichtige Rolle. Entsprechend führt eine Immunschwäche, z. B. durch Alter, Mangelernährung, chronische Erkrankungen, Tumorerkrankung und -behandlung, Glukokortikoidtherapie, fast immer zu einer Wundheilungsstörung
- **Grunderkrankungen.** Krankheiten mit hemmendem Einfluss auf die Wundheilung sind v. a. solche, die das Immunsystem des Wundpatienten beeinträchtigen (s.o.). Mit einer verzögerten bzw. gestörten Wundheilung muss aber auch bei Bindegewebserkrankungen (z. B. aus dem rheumatischen Erkrankungen), Stoffwechselerkrankungen (z. B. Diabetes mellitus) und Gefäßerkrankungen (z. B. peripherer arterieller Verschlusskrankheit, chronisch venöser Insuffizienz) gerechnet werden
- **Lokale oder systemische Durchblutungsstörungen.** Blut- und Flüssigkeitsverluste, Schock und niedriger Blutdruck führen zu Störungen der Makro- und Mikrozirkulation. Wird eine Wunde nicht ausreichend mit Sauerstoff, Nährstoffen und Immunzellen versorgt und ist der Abtransport von Stoffwechselendprodukten behindert, dann hat das negative Auswirkungen auf die Wundheilung. Eine pAVK, chronisch venöse Insuffizienz und Druck im Wundgebiet, z. B. durch einen zu engen Verband, führen zu einer lokalen Durchblutungsstörung
- **Medikamente.** Neben weiteren Arzneimitteln hemmen v.a. Immunsuppressiva, Zytostatika, Antiphlogistika, Glukokortikoide und Antikoagulanzien sowohl Blutgerinnung als auch Entzündungsprozesse und Granulation. Sie führen zu einer Behinderung der Wundheilung sowie zu einer herabgesetzten Reißfestigkeit des Narbengewebes
- **Psychosoziale Situation und Compliance.** Besonders chronische Wunden erfordern, dass der Wundpatient aktiv an der Wundbehandlung mitarbeitet, z. B. indem er regelmäßig Kompressionsstrümpfe oder Spezialschuhe trägt, die Wunde durch Ruhigstellung entlastet oder seine Ernährung den Erfordernissen anpasst. Halten sich Wundpatienten nicht an ärztliche und pflegerische Anordnungen, kommt es häufig zu einer Verzögerung der Wundheilung. [vgl. 3]

Lokale Störfaktoren

Lokale Störfaktoren gehen von der Wunde aus:

- **Keimbesiedelung der Wunde, Fremdkörper.** Jeder Nachweis von pathogenen Keimen muss als Störfaktor der Wundheilung angesehen werden, auch wenn (noch) keine Entzündungszeichen vorliegen. Wenn eine vermeintlich saubere Wunde trotz optimaler Behandlung nicht heilt, ist dafür häufig der **Biofilm** verantwortlich: viele Bakterien und auch Pilze haben die Fähigkeit, spezielle Proteine („*bakterieller Schleim*") zu bilden, mit denen sie sich umhüllen. Darunter sind die Bakterien „maskiert" und werden von der körpereigenen Abwehr nicht erkannt. Sie sind auch für Antibiotika schwer zugänglich. Die Gefahr ist groß, dass sich die Bakterien dann unbemerkt vermehren. Aus einer Kolonisation wird so schnell eine Infektion (➤ Abb. 2.5, ➤ Abb. 2.6)
- **Nekrosen, Wundtaschen, Hämatome, Serome**
  - Unter **Nekrosen** können sich Bakterien sehr gut einnisten und vermehren v. a. auch Anaerobier. Sie werden durch Desinfektionsmaßnahmen kaum erreicht. Dasselbe gilt für **Wundtaschen** und **Fisteln**
  - **Hämatome** entstehen durch Blutungen in der Wunde. Die Wundregion schwillt an und spannt, der Betroffene klagt über Schmerzen. Die Sauerstoffversorgung und der Abtransport von Stoffwechselprodukten sind behindert. Hämatome können sich leicht entzünden und auch eine Wunddehiszenz verursachen
  - **Serome** sind Ansammlungen von serösem Exsudat in Wundhöhlen. Sie entstehen z. B. durch Fremdkörper, Spannungszustände oder unterschwellige Nekrosen, aber auch durch Lymphabflussbehinderung oder Eiweißmangelzustände. Serome stellen ein günstiges Milieu zur Keimvermehrung dar, wenn das Sekret nicht abfließen kann, z. B. aus Wundtaschen
- **Spannung zwischen den Wundrändern/kontusionierte Wundränder.** Eingerissene, zerfetzte und auseinanderklaffende

2

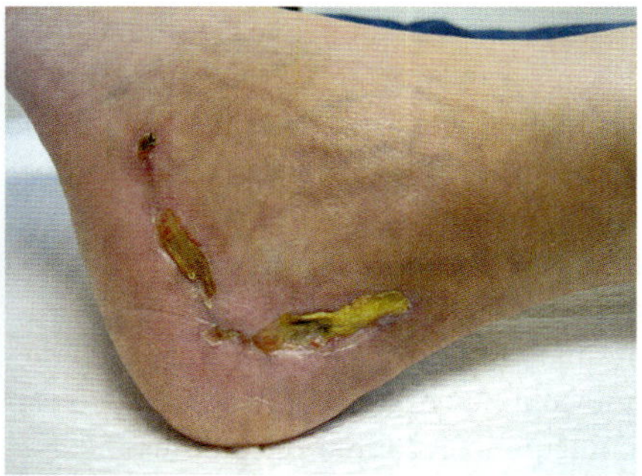

Abb. 2.5 Die Infektion einer zunächst primär verschlossenen Wunde führt zu einer sekundären Wundheilung. [E470]

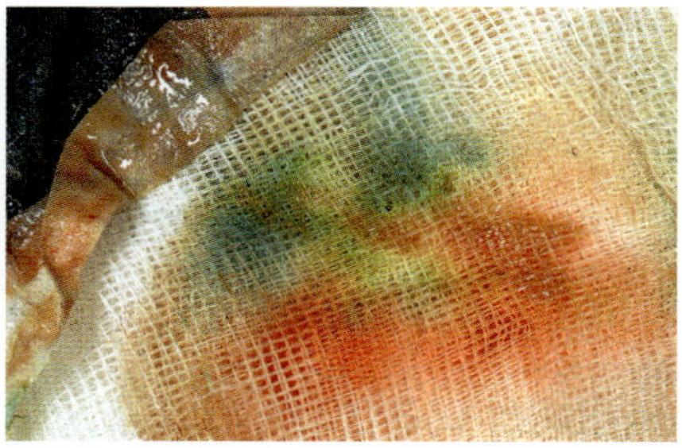

Abb. 2.6 Typisch für die Pseudomonas-Infektion ist der blau-grüne, süßlich riechende Eiter. [F452-2]

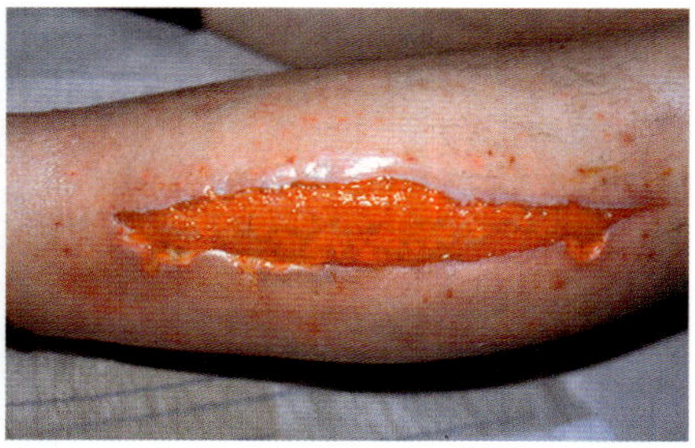

Abb. 2.7 Dehiszenz einer Operationswunde am Unterschenkel. Die Wunde heilt nun sekundär. [R234-002]

Wundränder sind meist nicht ausreichend durchblutet. Solche Gewebebezirke stellen immer einen Nährboden für Bakterien dar

- **Unzureichende Ruhigstellung der Wunde.** Jede Wunde braucht Ruhe, auch wenn sie primär heilt. Fehlende Ruhigstellung oder zu frühe Belastung führen dazu, dass Druck und Spannung auf die Wunde kommt. Die Gefahr einer Wunddehiszenz droht (➤ Abb. 2.7). Die empfindlichen Kapillaren reißen und die Wundheilung wird behindert
- **Auskühlung der Wunde.** Auskühlung führt zu einer Verlangsamung des Stoffwechsels und der Aktivität aller Zellen. Ein moderner Verband muss eine möglichst hohe und gleichmäßige Temperatur in der Wunde gewährleisten. Es ist nachgewiesen, dass eine Wunde nach einem Verbandswechsel im Durchschnitt 40 Min. braucht, um zu ihrer ursprünglichen Temperatur zurückzukehren. Es dauert dann weitere 3 Std., bis sich in der Wunde histologisch wieder Mitose- und Phagozytoseabläufe beobachten lassen. Auch aus diesem Grund sollen Verbandswechsel möglichst selten durchgeführt werden
- **Unangemessene Wundbehandlung, fehlende ursächliche Behandlung, ungenügende Hygiene und traumatische Verbandswechsel.** Diese Faktoren behindern die Wundheilung. Im schlimmsten Fall verschlechtert sich unter ihrem Einfluss die Wundsituation. Problematisch sind auch traumatisierende Verbandswechsel, z. B. wenn die Wundauflage mit der Wunde verklebt ist oder grobe mechanische Manipulationen bei der Reinigung stattfinden. Mit Beginn der Granulation ist alles zu unterlassen, was die empfindlichen Granulationszellen und Kapillaren verletzt oder zerstört. [vgl. 3]

2.3 Chirurgische Versorgung akuter Wunden

Anamnese und Untersuchung

Menschen mit einer größeren akuten Wunde suchen einen niedergelassenen Arzt auf oder gehen ins Krankenhaus in eine Notfallaufnahme oder traumatologische Ambulanz.

Der Arzt erhebt zunächst eine **Anamnese** und erfragt den Verletzungshergang, um den Verschmutzungsgrad der Wunde, die Verletzungstiefe und mögliche Begleitverletzungen abschätzen zu können. Bei der Versorgung von Wunden muss immer an den Tetanusschutz gedacht werden. Reicht dieser nicht mehr aus, ordnet der Arzt eine aktive oder eine aktive und passive Impfung an (➤ 2.7.11). Pflegende fragen nach bestehenden Allergien bzw. Unverträglichkeiten, wobei Medikamentenallergien bzw. -unverträglichkeiten zunächst die wichtigsten sind und über die folgende Medikamentengabe entscheiden können, z. B. Antibiotika-, *Novalgin*®-, *Tramal*®-, Lokalanästhetikaunverträglichkeit.

Anschließend erfolgt die **Untersuchung.** Bei Verdacht auf eine Begleitverletzung soll sich der Patient komplett entkleiden. Nur durch eine Inspektion des gesamten Körpers lassen sich alle Verletzungen erfassen und die tatsächliche Gefährdung des Patienten beurteilen. Die Prüfung der Motorik und Sensibilität distal der Verletzung ist wichtig, um Gefäß-, Nerven- oder Sehnenverletzungen auszuschließen. Sollte eine Untersuchung länger dauern, z. B. wenn der Verdacht auf schwerwiegende Begleitverletzungen besteht, ist eine offene Wunde mit einem sterilen Verband abzudecken.

Vorbereitung der chirurgischen Wundversorgung

Die Pflegenden richten, abhängig von der vorgefundenen Wundsituation, die Materialien für die **chirurgische Wundversorgung:**

- Wasserdichte Unterlage
- Abwurf
- Unsterile Handschuhe, ggf. Plastikschürze
- Händedesinfektionsmittel
- Für die Lokalanästhesie: Lokalanästhetikum, Spritze, Kanülen (zum Aufziehen und zur Injektion), sterile Tupfer/Kompressen
- Schleimhautdesinfektionsmittel
- Sterile Handschuhe, ggf. sterilen Kittel, Mundschutz, Kopfhaube
- Sterile Abdecktücher mit und ohne Schlitz, ggf. Tuchklemmen
- Sterile Instrumente: z. B. anatomische und chirurgische Pinzetten, Klemmen, Scheren, Skalpelle, scharfe Löffel, Nadelhalter (➤ Tab. 2.2)
- Sterile Kompressen und Tupfer in ausreichender Menge
- Für die Spülung: sterile Spritzen, Knopfkanülen, Ringer- oder Kochsalzlösung

- Zur Wundbehandlung nach Arztanordnung: z. B. Silikon-Kurzdrainage oder Penrose-Laschendrainage, *Betaisodona*®-Salbe, silberhaltige Wundauflage, Kalziumalginat
- Für den Wundverschluss: Klammergerät, Nahtmaterial, Klammerpflaster (z. B. *Steristrip*®), Gewebekleber (z. B. *Histoacryl*®)
- Für die Wundabdeckung: z. B. Wundschnellverband, Mullkompressen, Saugkompressen, Netzpflaster, Schlauchverband oder elastische Binden, Hydrokolloidverband, Polyurethan-Folie.

Instrumente zur chirurgischen Wundversorgung

➤ Tab. 2.2 gibt einen Überblick über die wichtigsten **Instrumente zur chirurgischen Wundversorgung** und ihre Funktionen.

Um das rasche Zusammenstellen der Instrumente zur Wundversorgung zu vereinfachen, verwenden viele Ambulanzen **Wundversorgungssets** (*Wundsiebe*), in denen die Instrumente für Standard-Wundversorgungen steril eingepackt sind. Meist gibt es Sets für die kleine und große Wundversorgung sowie spezielle Sets, z. B. für eine Sehnennaht.

Tab. 2.2 Instrumente zur chirurgischen Wundversorgung und ihr jeweiliger Verwendungszweck. [V122]

Instrument	Verwendungszweck
Anatomische Pinzette 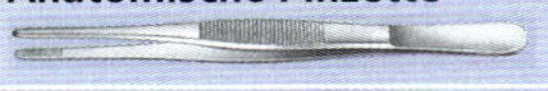	Präparieren von Weichteilen, Anreichen von Material, z. B. Kompressen
Chirurgische Pinzette 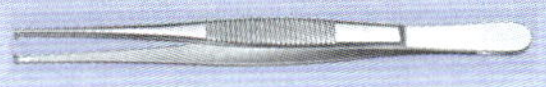	Halten der Wundränder, z. B. während der Hautnaht
Cooperschere 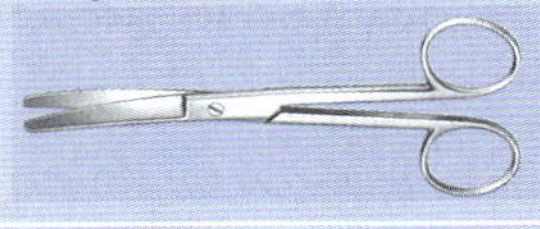	Schneiden von Hilfsmitteln, z. B. Fäden
Kornzange 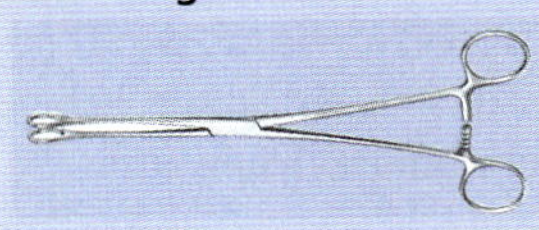	Fassen grober Gegenstände, z. B. Kompressen oder Drainagen
Nadelhalter 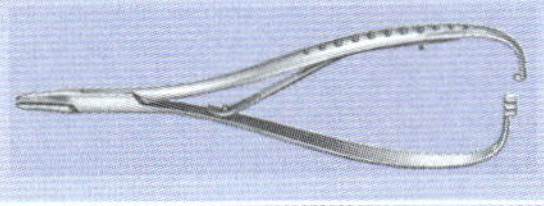	Halten und Führen der Nadel
Péanklemme, Kocherklemme 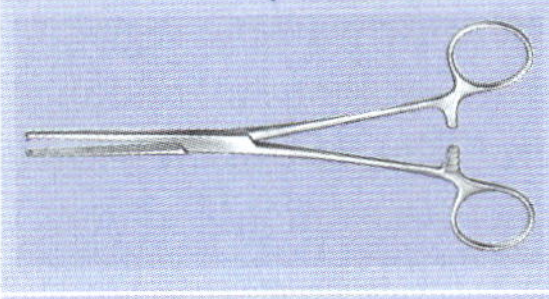	Fassen von Gewebeteilen oder Fremdkörpern
Scharfer Löffel 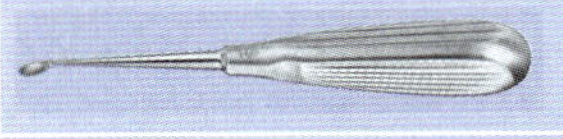	Abtragen von Belägen und Nekrosen
Skalpellgriff und -klingen 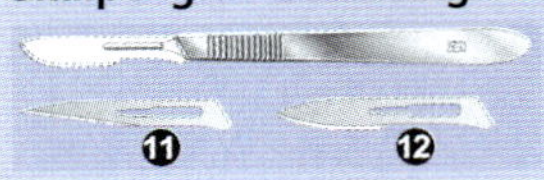 ⑪ ⑫	Klinge Nr. 11 für Stichinzisionen Klinge Nr. 12 zur Wundrandexzision

Vorbereitung des Patienten

Zur **Vorbereitung des Patienten** gehört die Information über die bevorstehende Maßnahme. Die Pflegenden entfernen Kleidungs- und Schmuckstücke aus der Umgebung der Wunde und sorgen für eine sichere Aufbewahrung der Gegenstände. Danach führen Arzt und Pflegende eine hygienische Händedesinfektion (➤ 4.2.3) durch, ziehen Schutzhandschuhe an und lagern die verletzte Körperregion auf eine wasserdichte Unterlage. Einen evtl. vorhandenen Erstverband nehmen sie erst unmittelbar vor der Wundversorgung ab, um die Wunde nicht unnötig lange den Keimen der Raumluft auszusetzen.

Durchführung der chirurgischen Wundversorgung

Die **Durchführung der chirurgischen Wundversorgung** beginnt mit der sorgfältigen Reinigung und Inspektion der Wunde, um über das weitere therapeutische Vorgehen entscheiden zu können. Die Parameter Größe, Verschmutzungsgrad und Beschaffenheit (z. B. glatte oder kontusionierte Wundränder) bestimmen die weitere Versorgung der Wunde. Kleine, glatt begrenzte Wunden ohne Spannung können mit einem topischen Hautkleber (z. B. *Dermabond*®, ➤ Abb. 4.44) geklebt oder mit einem Klammerpflaster (z. B. *Steristrip*®, ➤ Abb. 4.43) versorgt werden. Besonders Kinder profitieren von dieser schmerzfreien Wundbehandlung.

Bei größeren Wunden mit klaffenden Wundrändern erfolgt zunächst die örtliche Betäubung mittels Lokalanästhesie. Sind die Wundränder glatt, kann die Wunde anschließend unter sterilen Bedingungen verschlossen werden (➤ Abb. 2.1, ➤ Abb. 2.2, ➤ Abb. 2.3).

Bei größeren bzw. verschmutzten Wunden ist eine ausgiebige Wundsäuberung erforderlich. Sie erfolgt mittels einer Knopfkanüle und einem Desinfektionsmittel. Zudem sollte die Wunde bei kontusionierten (*gequetschten*) Wundrädern ausgeschnitten werden, um abgestorbenes Gewebe zu entfernen und glatte, saubere Wundränder zu erhalten (*Wundexzision nach Friedrich* ➤ Abb. 2.8). Nach

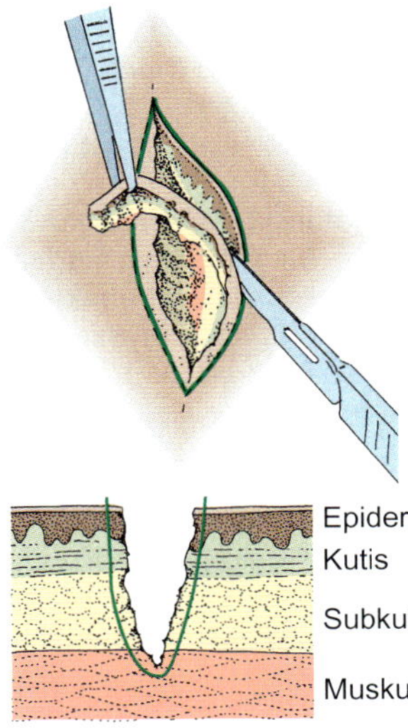

Abb. 2.8 Friedrich-Wundexzision. Der Arzt schneidet die gequetschten oder verschmutzten Wundränder ca. 1–2 mm im nicht verletzten, gut durchbluteten Gewebe aus. Tiefe Wunden müssen manchmal bis zur Muskulatur ausgeschnitten werden. Danach kann die Wunde fast immer primär verschlossen werden. [L190]

Abschluss der Naht wird gegebenenfalls ein Antiseptikum (z. B. *Betaisodona*®) auf die Wunde appliziert, bevor der sterile Verband angelegt wird.

VORSICHT

Kein Rasieren der Augenbrauen

Bei Platzwunden im Bereich der Augenbrauen nicht rasieren, da Augenbrauen sehr schlecht nachwachsen.

Nachsorge

Entfernung von Nahtmaterial ➤ 4.5.12
Hygienemaßnahmen bei Verbandswechsel ➤ 2.6.4

Nach komplikationsloser primärer Wundnaht reichen Wundkontrollen am 2. und 7. postoperativen Tag aus. Der Patient soll die verletzte Region schonen und sich bei lokalen Beschwerden (z. B. Anschwellen der Wundumgebung, Schmerzen, Pochen oder Rötung) in der Ambulanz bzw. bei einem niedergelassenen Arzt melden.

Wann der Arzt die **Fäden** entfernt, hängt von der betroffenen Körperregion ab:

- Gesicht und Hals: um den 5. postoperativen Tag
- Thorax und Abdomen: zwischen 8. und 10. postoperativen Tag
- Extremitäten: zwischen dem 10. und 14. postoperativen Tag
- Bei Kindern grundsätzlich etwas früher
- Bei Älteren und bei hoher Wundspannung eher später.

Bei offen versorgten Wunden ist in den ersten Tagen i. d. R. alle 1–2 Tage ein Verbandswechsel erforderlich, weil die Wunde noch viel Sekret produziert. So kann auch frühzeitig eine Wundinfektion erkannt werden. Das Verbandswechselintervall ist ggf. länger, wenn hydroaktive Wundauflagen verwendet werden (➤ Tab. 2.3). In diesem Fall beachten die Pflegenden die Anwendungshinweise der Hersteller.

2.4 Grundlagen der Infektionslehre

DEFINITION

Infektion: Übertragung, Haftenbleiben, Eindringen und Vermehrung von Mikroorganismen im menschlichen Körper.
Infektionskrankheit (*Infekt*): Systemische oder lokale Krankheitssymptome, die durch die Auseinandersetzung des Körpers mit Mikroorganismen verursacht werden.
Lokale Infektionskrankheit: Örtlich begrenzte Infektion, z. B. auf eine Wunde und die Wundumgebung beschränkt.
Generalisierte (*systemische*) **Infektionskrankheit:** Infektion mit Erregerausbreitung (z. B. von einer Wunde) im ganzen Körper.
Pathogenität: Fähigkeit von Mikroorganismen, im Körper eine Erkrankung hervorzurufen.
Resistenz (*Widerstandskraft*): In der Mikrobiologie absoluter oder relativer Schutz eines Organismus vor der krankmachenden Wirkung von Mikroorganismen oder Giften. Bezogen auf Mikroorganismen auch Unempfindlichkeit gegen die antimikrobielle Kraft von Antibiotika oder Chemotherapeutika.
Chirurgische Infektion: Infektionskrankheit, die einer operativen Therapie bedarf oder Folge einer chirurgischen Maßnahme ist.

2.4.1 Keimgehalt von Wunden

Bakterien als bedeutendste Krankheitserreger

Bei chirurgischen Infektionen und Wundinfektionen sind Bakterien die bedeutendsten Krankheitserreger. Selten sind chirurgische Infektionen durch Viren, Pilze, Protozoen, Würmer oder Insekten verursacht.

Aseptische Wunden

Wunden, die als keimfrei gelten, da sie durch aseptische Eingriffe entstanden sind. Diese Wunden weisen keine Entzündungszeichen auf. Die meisten Operationswunden sind (zumindest unmittelbar nach der Entstehung) **aseptische Wunden,** ebenso die Einstichstellen von peripheren und zentralen Venenverweilkanülen.

Bedingt aseptische Wunden

Wunden, die aseptisch entstanden sind, aber durch ihre Lokalisation einer höheren Infektionsgefahr unterliegen. Diese Wunden weisen keine Entzündungszeichen auf. Beispiele für **bedingt aseptische Wunden** sind Operationen an Magen, Darm sowie im Mund.

Kontaminierte Wunden

Wunden, bei denen von einer Keimbesiedelung ausgegangen werden muss. Sie weisen keine Entzündungszeichen auf. Typische Beispiele für **kontaminierte Wunden** sind alle unfallbedingten Haut- und Weichteilverletzungen, offen behandelte Verletzungswunden, Enterostoma, Tracheostoma, sekundär heilende Wunden wie Dekubiti oder Verbrennungen.

Infizierte (septische) Wunden

Wunden, deren Keimbesiedelung so hoch ist bzw. die mit derart pathogenen Keimen besiedelt sind, dass sie sich entzündet haben. Sie weisen die **klassischen lokalen Entzündungszeichen** auf:

- Rötung (*Rubor*)
- Schwellung (*Tumor*)
- Überwärmung (*Calor*)
- Schmerzen (*Dolor*)
- Funktionseinschränkung (*Functio laesa*).

Zusätzliche Symptome sind Eiter, auffälliger Geruch, viel Wundexsudat, Beläge und abgestorbenes Gewebe, geschwollene regionäre Lymphknoten, erhöhte Körpertemperatur, erhöhte Entzündungsparameter im Blut. Beispiele für **infizierte Wunden** sind eröffnete Abszesshöhlen, Bisswunden und entzündete Operationswunden.

2.4.2 Chirurgische Infektion und Infektionskette

Das Entstehen einer **chirurgischen Infektion** oder einer Wundinfektion ist von vier Faktoren abhängig, die auch als **Infektionskette** bezeichnet werden. [vgl. 4]

Infektionsquellen

Infektionsquellen sind Orte, an denen Mikroorganismen leben und von denen aus sie sich verbreiten. Man unterscheidet:

- **Exogene Infektionsquellen,** z. B. Menschen, Tiere, Nahrungsmittel, Wasser, Luft, Boden, Kleidung, Gegenstände
- **Endogene Infektionsquellen,** bei denen körpereigene Mikroorganismen eine Infektion hervorrufen können, wenn
  - Sich eine Art stark vermehrt und dadurch pathogen wird
  - Mikroorganismen von einer Körperregion in eine für sie untypische Region gelangen und dort eine Infektion auslösen.

Die Haut als Infektionsquelle

In der Chirurgie spielt die Haut als Infektionsquelle eine besondere Rolle. 20 % aller Erwachsenen (also auch der im Krankenhaus Tätigen) haben ständig Staphylokokken auf ihrer Haut, die sie z. B. durch Berühren einer Wunde an Patienten weitergeben können.

Übertragungswege

Der **Übertragungsweg** beschreibt den Weg eines Erregers von der Infektionsquelle zum Empfänger.

Folgende Übertragungswege sind bekannt:

- **Parenterale Übertragung** über Schleimhäute, verletzte Haut, Stich mit einer verunreinigten Kanüle usw.
- **Kontaktinfektion** durch Berührung; häufigster Übertragungsweg:
  - **Direkte Kontaktinfektion** durch unmittelbaren Kontakt, z. B. Händeschütteln
  - **Indirekte Kontaktinfektion** über Zwischenschaltung kontaminierter Gegenstände oder Personen (meist Hände), z. B. Berührung einer infizierten Wunde, dabei Kontamination der Hände, dann Anfassen einer Türklinke, später Aufnahme der Erreger durch eine Person, die die Türklinke anfasst
  - **Fäkal-orale Übertragung** (*Schmierinfektion*) als Sonderfall der Kontaktinfektion durch Verschleppen erregerhaltigen Stuhls mit nachfolgender oraler Aufnahme der Erreger, z. B. bei vielen Magen-Darm-Infektionen
- **Sexuelle** (*genitale*) **Übertragung** durch intensiven Schleimhautkontakt und kleinste Schleimhautverletzungen beim Geschlechtsverkehr, als Sonderfall der parenteralen oder der Kontaktinfektion
- **Tröpfcheninfektion** durch sog. große Tröpfchen $\geq 5\,\mu m$, die v. a. beim Husten, Niesen oder Sprechen freigesetzt werden und dann über die Schleimhäute den nächsten Menschen infizieren. Reichweite 1–3 m (Wert umstritten)
- **Aerogene Infektion** durch Aerosole oder andere Teilchen $< 5\,\mu m$. Freisetzen der Tröpfchen beim Husten, Sprechen, Erbrechen, Absaugen, durch Staubaufwirbeln. Nicht so schnelles Absinken, daher Schweben im Luftstrom und größere Reichweite
- **Diaplazentare Übertragung** über die Plazenta von der infizierten Schwangeren auf das ungeborene Kind
- Übertragung durch **Vektoren** (*aktive, lebende Überträger*), z. B. Zecken.

Hygiene und nosokomiale Infektionen

Wundinfektionen gehören zu den häufigsten nosokomialen Infektionen (*NI*) und spielen v.a. in der Chirurgie eine große Rolle. Wissenschaftler gehen davon aus, dass mehr als die Hälfte aller NI durch die konsequente Einhaltung der Basishygiene und weiterführender Hygienemaßnahmen vermeidbar wären (➤ 2.6). [vgl. 5]

Eintrittspforten

Um eine Infektion auszulösen, müssen Mikroorganismen nicht nur zum Menschen gelangen, sondern über **Eintrittspforten** auch in den Körper eindringen. Physiologische Eintrittspforten sind z. B. Nase, Mund, Harnröhre. Künstlich geschaffene Eintrittspforten sind Injektionsstellen, Ein- bzw. Austrittsstellen von Kathetern, Sonden und Drainagen sowie Operationswunden. Pathologische Eintrittsstellen sind Verletzungen der Haut oder Schleimhaut.

Empfänger

Nicht jeder Eintritt von Mikroorganismen macht einen Menschen krank. Die Reaktion des Körpers hängt von der Menge und Pathogenität der Erreger, der Abwehrlage des Menschen, seinem Impfschutz und der natürlich erworbenen Immunität ab. Als besonders **infektionsgefährdet** gelten **folgende Patientengruppen:**

- Menschen mit chronischen Erkrankungen
- Menschen mit Störungen des Immunsystems und einer Therapie, die das Immunsystem negativ beeinflusst
- Alte Menschen
- Menschen mit Wunden und Verletzungen
- Neugeborene und Säuglinge
- Intensivpatienten, Menschen mit Wunden, Katheter, Sonden, Drainagen, Trachealkanüle u. a.
- Kranke Menschen in Gemeinschaftseinrichtungen.

Zunächst entsteht eine **lokale Infektion** am Ort des Erregereintritts mit den klassischen Entzündungszeichen (*infizierte Wunden* ➤ 2.4.1). Gelangen die Erreger oder deren Toxine in den Blutkreislauf, kann eine **systemische Infektion** (*Allgemeininfektion*) entstehen. Hierdurch kann es zu einer lebensbedrohlichen Reaktion des Körpers mit Versagen eines oder mehrerer Organsysteme (z. B. Herz/Kreislauf, Niere, Leber, Lunge) kommen. Zu den Symptomen dieser als **Sepsis** bezeichneten schweren Erkrankung gehören ein schweres Krankheitsgefühl, hohes bis sehr hohes Fieber, Schüttelfrost, Tachykardie und massiv erhöhte laborchemische Entzündungszeichen.

Unbehandelt führt die systemische Infektion über den septischen Schock zum Tod durch Kreislaufversagen.

2.5 Diagnose von chirurgischen Infektionen

2.5.1 Anamnese und körperliche Untersuchung

Eine sorgfältige **Anamnese** mit genauer Beschreibung der aktuellen Beschwerden ist unverzichtbar bei Verdacht auf eine Infektion.

In der Anamnese fragt der Arzt nach:

- Wunden (auch verheilten), die als Eintrittspforte für Erreger gedient haben können
- Tierkontakten, Bissen oder Insektenstichen, da viele Erkrankungen durch Tiere übertragen werden
- Beruflichen Risiken, z. B. haben Menschen in tierverarbeitenden Berufen ein deutlich erhöhtes Milzbrandrisiko (➤ 2.7.13)
- Auslandsreisen
- Hautveränderungen, z. B. Schwellungen oder Hautausschlägen
- Infektionen in der Umgebung des Patienten
- Momentanem Impfschutz.

Bei der **körperlichen Untersuchung** achtet der Arzt besonders auf:

- Haut und Schleimhäute (z. B. Entzündliche Hautinfiltrate, kleine Wunden, Furunkel)
- Lymphknoten und -bahnen (z. B. Schwellungen, Schmerzen)
- Weichteil- und Gelenkschwellungen.

Bei **systemischen Infektionen** sind Leber und Milz oft vergrößert. Insbesondere in der Frühphase zeigt sich oft noch kein charakteristisches klinisches Bild, das eine eindeutige Diagnose ermöglichen würde. Dann sind labordiagnostische Untersuchungen erforderlich, um den Erreger zu identifizieren.

2.5.2 Materialgewinnung und Beurteilung

Besteht der Verdacht einer Wundinfektion, ist es notwendig, so schnell wie möglich den Krankheitserreger nachzuweisen, um dann gezielt medikamentös behandeln zu können. Erreger in einer Wunde können durch einen **Wundabstrich** (➤ Abb. 2.9) und anschließender mikrobiologischer Diagnostik nachgewiesen werden. Bei einer offenen, infizierten Wunde entnimmt man einen Wundabstrich ohne vorherige Desinfektion. Wird eine Infektion in der Tiefe vermutet, ist vorher die Haut zu desinfizieren. Danach erfolgt eine Punktion bzw. ein Abstrich unter sterilen Bedingungen. Das gewonnene Material wird in das Abstrichröhrchen gegeben und wie ein Abstrich weiter verwendet.

Besteht bei einer systemischen Infektion der Verdacht einer Sepsis, kann versucht werden, die Erreger im Blut mittels **Blutkultur** nachzuweisen. Die beste Chance besteht im Stadium des Fieberanstiegs. Die Blutabnahme sollte immer vor Beginn der Antibiotikatherapie abgenommen werden (meist Arztaufgabe):

- Pflegende richten die benötigten Materialien: Blutkulturflaschen (eine aerobe und eine anaerobe Blutkulturflasche pro Pärchen), Desinfektionsmittel und Tupfer für die Stopfen der Blutkulturflaschen und
  - Bei offenem System Materialien für eine Blutentnahme mit 20-ml-Spritze und Kanüle, dazu weitere Kanülen zum Beimpfen der Blutkulturflaschen
  - Bei geschlossenem System Materialien für die Blutentnahme mit diesem System (z. B. Kanüle des Systems oder Butterfly/Adapter, Halter für die Probenröhrchen)
- Nötig sind 2-4 Kulturen hintereinander, die mit mindestens 5 ml Blut beimpft werden. Die Blutkulturen können mit zeitlichem Abstand oder zur Zeitersparnis (wegen des Beginns der Antibiotikatherapie) unmittelbar nacheinander von separaten Punktionsstellen abgenommen werden. Bei Verdacht auf eine Venenkatheterinfektion eine zusätzliche Blutkultur aus dem Katheter abnehmen.

Die abgenommene Blutkultur schnellstmöglich ins mikrobiologische Labor schicken. Dort erfolgen die mikroskopische Untersuchung sowie das Anlegen von Blutkulturen und das Erstellen eines Antibiogramms (➤ Abb. 2.10). Das Antibiogramm ist das Ergebnis der Resistenzbestimmung (*Sensibilitätsprüfung*). Hierbei wird getestet, wie stark der Zusatz eines Antibiotikums das Keimwachstum hemmt.

Blutkultur und Wundabstrich immer vor Antibiotikatherapie

Eine einzige Antibiotikadosis kann ausreichen, einen Keim so zu schädigen, dass er in der Kultur nicht mehr wächst und damit auch nicht mehr identifizierbar ist. Trotzdem kann er schwere Krankheitssymptome hervorrufen. Deswegen sollten Blutkultur und Wundabstrich **vor** Beginn einer Antibiotikatherapie abgenommen werden.

2.5.3 Blutuntersuchungen

Die folgenden **Blutuntersuchungen** (➤ Kap. 14) dienen zwar nicht dem Erregernachweis, können jedoch wichtige Hinweise auf das Vorliegen und den Verlauf einer Infektion liefern.

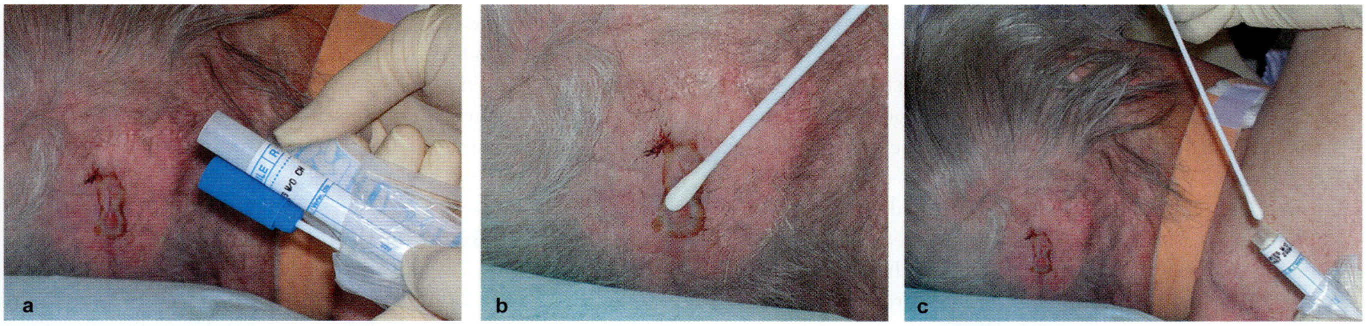

a: Sterile Verpackung des Watteträgers öffnen und diesen herausnehmen.

b: Ohne vorherige Wunddesinfektion Sekret mit dem Watteträger aus der Wundmitte entnehmen.

c: Watteträger in das Nährmedium eintauchen. Röhrchen verschließen, mit Patientendaten, Entnahmedatum und -zeitpunkt versehen ins Labor geben.

Abb. 2.9 Wundabstrich. [M161]

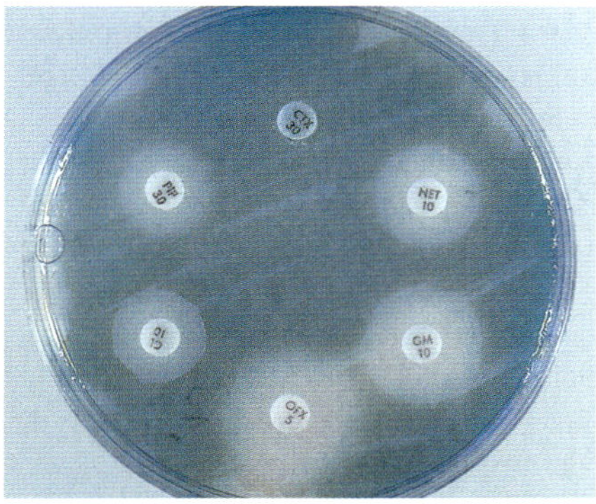

Abb. 2.10 Antibiogramm. Auf den mit einem Bakterienstamm beimpften Agar werden mit verschiedenen Antibiotika getränkte Blättchen (weiße Kreise) gelegt. Die Bakterien wachsen nun auf dem Agar. Im Bereich der Antibiotikablättchen wird ihr Wachstum unterschiedlich stark gehemmt (helle Ringe). Das Testblättchen mit dem größten Hemmhof zeigt **in vitro** (*im Reagenzglas*) die größte Wirksamkeit. Dieses Antibiotikum verspricht, als Medikament dem Patienten verabreicht, **in vivo** (*im Organismus*) die Bakterien am wirksamsten zu bekämpfen. Gegen das Antibiotikum oben im Bild ist der Bakterienstamm resistent. [R173]

BSG und CRP

Die Beschleunigung der **BSG** (*Blutkörperchensenkungsgeschwindigkeit,* auch *BKS*) und ein Anstieg des **CRP** (*C-reaktives Protein*) sind sehr empfindliche, aber wenig spezifische Indikatoren für Entzündungen und andere Gewebeschädigungen. Das CRP spricht im Gegensatz zur „langsamen" BSG, die oft eine Woche „nachhinkt", besonders schnell an. Der CRP-Spiegel im Blut kann innerhalb von Stunden ansteigen. Wichtig ist jedoch die Verlaufsbeurteilung. Dies macht das CRP zu einem wertvollen Parameter der Frühdiagnose.

Ursachen für eine BSG-Beschleunigung oder eine CRP-Erhöhung können aber auch Anämien, bösartige Tumoren, Nierenerkrankungen oder Systemerkrankungen (z. B. des rheumatischen Formenkreises) sein. Es gibt weitere Entzündungsparameter im Blut, die in speziellen Fällen von Bedeutung sind. So wird in der Intensivmedizin die Konzentration von Interleukin 6 bzw. Prokalzitonin zur Beurteilung septischer Verläufe bestimmt.

Blutbildveränderungen

Viele Infektionen gehen mit **Veränderungen des (Differential-) Blutbildes** einher (➤ Kap. 14):

- Bei **bakteriellen Infektionen** steigt die Leukozytenzahl (besonders die neutrophilen Granulozyten) deutlich an (*Leukozytose*, > 10.000/µl Blut)
- Viele **Viruserkrankungen** zeigen im Akutstadium eher eine Verminderung der Leukozyten (*Leukopenie*) bei gleichzeitiger relativer Lymphozytose
- Ein Anstieg der eosinophilen Granulozyten (*Eosinophilie*) kommt oft bei **parasitären Erkrankungen,** z. B. Wurmbefall, vor.

Serologische Blutuntersuchungen

Die Auseinandersetzung des Körpers mit Infektionserregern führt zur Bildung von spezifischen Antikörpern, den Frühantikörpern (*IgM*) sowie den Spät- bzw. Schutzantikörpern (*IgG*). Für den Nachweis einer akuten Infektion sind spezifische IgM sowie die Serokonversion, das heißt das erstmalige Auftreten von Antikörpern bei vorherigem Nichtvorhandensein oder ein Anstieg **der Antikörperzahl** (*Antikörpertiter*) beweisend.

2.6 Infektionsverhütende Maßnahmen in der Chirurgie

DEFINITION

Nosokomiale Infektion (*NI*): Infektion, die in zeitlichem Zusammenhang mit medizinisch-pflegerischen Maßnahmen erworben wurde. Ob die Maßnahme ambulant oder stationär erfolgte ist nicht maßgeblich. Am häufigsten sind Harnwegs-, Atemwegs- und Wundinfektion sowie Sepsis. Die Zahl der nosokomialen Infektionen liegt schätzungsweise bei etwa einer Million pro Jahr mit 20.000–70.000 dadurch bedingten Todesfällen. [vgl. 5]

Nosokomiale Infektionen stellen eine ernste Gefahr für die Patienten dar, da sie im schlechtesten Fall tödlich enden können. Sie sind immer mit körperlichen Beschwerden, zusätzlicher Medikamentengabe und Einschränkung der Lebensqualität verbunden und führen häufig zu einer Verlängerung des Krankenhausaufenthalts. Patienten in der Chirurgie sind **gefährdet** aufgrund von:

- Gewebeverletzung bei Operationen
- Großen Wunden
- Implantation von z. B. Herzklappen, Endoprothesen, Schrauben
- Lang andauernde und komplizierte Operationen
- Infusionen, Transfusionen
- Sonden, Drainagen und Kathetern.

Alle infektionsverhütenden Maßnahmen in der Chirurgie dienen dazu, nosokomialen Infektionen vorzubeugen.

2.6.1 Asepsis und Antisepsis

DEFINITION

Asepsis: Keimfreiheit von Gegenständen, z. B. Handschuhen, Instrumenten, Verbandsmaterial. Erforderlich vor allem dann, wenn Hände oder Gegenstände mit Wunden in Berührung kommen oder im Rahmen einer Operation.

Antisepsis: Keimreduktion durch Bekämpfung bereits bekannter oder zu erwartender Infektionserreger, z. B. durch Desinfektion des Operationsgebietes. Die vorhandenen Krankheitskeime werden somit infektionsunfähig gemacht.

Die Begriffe **Asepsis** und **Sepsis** (im Sinne von Keimbesiedelung) werden in der Chirurgie auch zur Einteilung operativer Eingriffe verwendet:

- Zur **aseptischen Chirurgie** zählen alle Eingriffe in nicht infiziertes Gewebe, die ein hohes Maß an Asepsis voraussetzen. Hierzu gehören in erster Linie Operationen am Skelett, z. B. Gelenkersatz, Arthroskopien oder Osteosynthesen, aber auch Operationen am Herzen, der Schilddrüse und am nicht eröffneten Darm
- Bei **bedingt aseptischen Eingriffen** handelt es sich um Operationen in Geweben, die zwar nicht keimfrei, jedoch keimarm sind.

Dazu zählen Operationen mit Eröffnung des oberen Gastrointestinal- oder Urogenitaltrakts
- Zu den **kontaminierten Eingriffen** gehört z. B. die Eröffnung des Dickdarms
- Zur **septischen Chirurgie** gehören alle Eingriffe in infiziertes Gewebe, z. B. Abszesseröffnung, Amputation bei Gangrän oder Laparotomie bei Perforation im Gastrointestinaltrakt.

Bei der Stations- oder Zimmerbelegung achten Pflegende und Ärzte darauf, dass Patienten vor und nach aseptischen Operationen nicht mit Patienten nach septischen Operationen bzw. mit infizierten Wunden zusammen in einem Zimmer untergebracht sind.

2.6.2 Basishygienemaßnahmen

Basishygienemaßnahmen (*Standardhygienemaßnahmen*) stellen in der Chirurgie eine zentrale Aufgabe von Ärzten und Pflegenden dar. Sie reichen von der persönlichen Hygiene bis zu hygienegerechtem Verhalten bei Verbandswechseln und im Umgang mit infizierten Wunden.

Persönliche Hygiene

Persönliche Hygiene stellt eine berufliche Pflicht gegenüber den Patienten und Kollegen dar, trägt aber auch maßgeblich zur Vermeidung von nosokomialen Infektionen bei. Auf Schmuck an Händen und Unterarmen ist während der Arbeitszeiten zu verzichten.

Berufskleidung

Berufskleidung (*Dienstkleidung, Arbeitskleidung*) ist die Kleidung, die das Krankenhauspersonal zu Beginn der Arbeit anzieht. Sie wird täglich gewechselt, bei sichtbarer Verschmutzung sofort.

VORSICHT

Nicht ungeschützt auf das Patientenbett setzen

Weder Mitarbeiter mit Dienstkleidung noch Besucher mit Straßenkleidung dürfen sich ungeschützt auf das Patientenbett setzen.

Persönliche Schutzausrüstung

Persönliche Schutzausrüstung (*PSA, Schutzkleidung*) übt zwei **Funktionen** aus:
- Sie schützt das Personal und die Berufskleidung vor z. B. Nässe, Verschmutzung, Mikroorganismen des Patienten oder schädigenden Substanzen
- Sie schützt den Patienten vor Keimen von außen, z. B. bei Operationen, Verbandswechseln.

Der Träger einer Einrichtung im Gesundheitswesen muss eine Gefährdungsbeurteilung für die verschiedenen Arbeitsbereiche vornehmen und die notwendige Schutzkleidung festlegen. Er ist außerdem verpflichtet, geeignete und notwendige Schutzausrüstung in ausreichender Menge zur Verfügung zu stellen. Der Arbeitgeber hat dafür zu sorgen, dass PSA sicher abgelegt und getrennt von anderen Kleidungsstücken aufbewahrt werden kann. Er muss für die Reinigung bzw. Entsorgung der Schutzkleidung sorgen. [vgl. 6]

Zur **persönlichen Schutzausrüstung** gehören:
- Flüssigkeitsdichte, dünnwandige, allergenarme Handschuhe in verschiedenen Größen für Pflegemaßnahmen mit einer Kontaminationsgefahr, sog. Schutzhandschuhe
- Flüssigkeitsdichte, feste und allergenarme Handschuhe mit verlängerten Stulpen für Reinigungs- und Desinfektionsarbeiten
- Flüssigkeitsdichte Schürzen, wenn damit zu rechnen ist, dass die Kleidung durchnässt oder verschmutzt wird
- Schutzkittel mit langem Arm und Bündchen, wenn mit einer Kontamination der Arme und Kleidung durch Krankheitserreger zu rechnen ist
- Flüssigkeitsdichte Schuhüberzüge, wenn damit zu rechnen ist, dass das Schuhwerk nass wird, z. B. beim Duschen
- Mund-Nasen-Schutz (*MNS*), bei durch Tröpfchen übertragbaren Erkrankungen wie z. B. bei grippalem Infekt oder Pneumonie, wenn eine Aerosolbildung oder Verspritzen von erregerhaltigem Material oder schädigenden Flüssigkeiten, z. B. durch Flächendesinfektionsmittel zu erwarten ist. Bei aerogen übertragbaren Erkrankungen wie z. B. bei Masern oder Windpocken ist ein FFP2-Mundschutz (engl. *filtering face piece*) zu tragen
- Augenschutz, wenn eine Aerosolbildung oder Verspritzen von erregerhaltigem Material oder schädigenden Flüssigkeiten zu erwarten ist
- Kopfschutz, wenn eine Aerosolbildung oder Verspritzen von erregerhaltigem Material oder schädigenden Flüssigkeiten zu erwarten ist.

Falsches Handling birgt Gefahren

Pflegekräfte müssen die zur Verfügung gestellte persönliche Schutzausrüstung gemäß dem Hygieneplan tragen. Zuwiderhandlungen können arbeitsrechtliche Konsequenzen haben. Pausenräume niemals mit Schutzkleidung betreten.
Schutzkleidung immer nur bei einem Patienten tragen, d. h. sie ist vor Verlassen des Patienten bzw. des Zimmers komplett abzulegen. Danach ist eine hygienische Händedesinfektion durchzuführen. [vgl. 6]

Händehygiene

Die **Händehygiene** stellt **die zentrale Maßnahme** zur Vermeidung nosokomialer Infektionen dar, denn bis zu 80 % der NI werden über die Hände von Krankenhauspersonal übertragen. Händekontakte sollen im Krankenhaus auf ein vertretbares Minimum reduziert werden. [vgl. 7]

Zur **Händehygiene** gehört:
- Das Händewaschen
- Die hygienische Händedesinfektion
- Das Tragen von Schutzhandschuhen
- Die Nagelpflege
- Das Pflegen der Hände
- Der Verzicht von Schmuck an Händen und Unterarmen.

Vorgehen bei sichtbarer punktueller Kontamination

- Papierhandtuch, Zellstoff o. Ä. mit Desinfektionsmittel tränken und sichtbare Verschmutzung abwischen
- Hygienische Händedesinfektion durchführen
- Hände waschen
- Nochmalige hygienische Händedesinfektion durchführen.

Durch dieses Vorgehen wird verhindert, dass erregerhaltiges Material in der Umgebung des Waschbeckens verspritzt wird. Stark verschmutzte Hände werden zunächst vorsichtig abgespült und dann gewaschen. Im Anschluss wird eine hygienische Händedesinfektion durchgeführt. [vgl. 7]

2.6.3 Reinigung, Desinfektion und Sterilisation

Reinigung

DEFINITION

Reinigung: Entfernen von Verunreinigungen wie z. B. Schmutz, Staub oder Mikroorganismen unter Verwendung von Wasser mit reinigungsverstärkenden Zusätzen. Eine Abtötung/Inaktivierung von Mikroorganismen findet hier nicht statt.

Mit der **Reinigung** ist eine Keimreduktion von 50–80 % zu erreichen, weil Schmutz und Staub als Infektionsquelle (➤ 2.4.2) entfernt wird.

Verschiedene **Faktoren** bestimmen das Ergebnis eines Reinigungsverfahrens:

- Reinigungsmittel. Chemisches Produkt, dass die Schmutzlöslichkeit verbessern soll
- Temperatur. Höhere Wassertemperaturen unterstützen den Schmutzlösungsprozess
- Mechanik. Sie ist die Voraussetzung, um Schmutz zu lösen und zu entfernen
- Einwirkzeit. Bei hartnäckigen Verschmutzungen benötigen Wasser und Reinigungsmittel u. U. eine längere Einwirkzeit. [vgl. 8]

Desinfektion

DEFINITION

Desinfektion: Gezielte Keimreduktion, um Gegenstände, Materialien, Haut und Schleimhaut in einen Zustand zu bringen, in dem von ihnen keine Infektionsgefahr mehr ausgeht.

Fachkenntnisse im Umgang mit Haut- und Schleimhautdesinfektionsmitteln, mit benutzten Instrumenten und mit Sterilgut können entscheidend helfen, nosokomiale Infektionen bei chirurgischen Patienten zu verhindern.

Haut- oder Schleimhautdesinfektion

Alle Arten von Eingriffen erfordern eine **Haut- oder Schleimhautdesinfektion**. Die *Kommission für Krankenhaushygiene und Infektionsprävention* (*KRINKO*) legt in verschiedenen Empfehlungen (z. B. Anforderungen an die Hygiene bei Punktionen und Injektionen, Prävention postoperativer Infektionen im Operationsgebiet) die Art und Weise der Desinfektion fest. [vgl. 9]

Zu beachten ist:

- Das Desinfektionsmittel ist für Haut oder Schleimhaut bestimmt
- Pflegende halten die Einwirkzeit und die Art der Anwendung nach Herstellerangaben bzw. nach Empfehlung der KRINKO ein
- Präparate sind üblicherweise unverdünnt anzuwenden. Eine Verdünnung ist nur nach Herstellerangaben erlaubt.

Instrumentendesinfektion

In der Chirurgie werden Instrumente benutzt, die häufig in Kontakt mit Blut und anderen Körpersekreten kommen. Im Rahmen der **Instrumentendesinfektion** sind sie so aufzubereiten oder zu entsorgen, dass keine Kontamination stattfinden kann.

Zu beachten ist:

- Benutzte, wieder verwendbare Instrumente sofort in einen entsprechenden Behälter entsorgen
- Branchen von Scheren und Klemmen zur Desinfektion öffnen, Instrumente vollständig in die Desinfektionslösung einlegen
- Desinfektionsmittel muss zur Anwendung bei Instrumenten geeignet sein
- Einwirkzeit nach Herstellerangabe und Konzentration einhalten
- Anschließend Reinigung mit klarem Wasser und Bürste, Abtrocknen, Funktionskontrolle, dann in die Sterilisation geben
- Einmalinstrumente verwerfen. Kanülen, Skalpelle, Lanzetten sowie andere spitze und scharfe Gegenstände in einem durchstichsicheren und bruchsicheren Behälter entsorgen
- Standzeit der Desinfektionslösung beachten. Werden viele organische Substanzen eingebracht, ist die Lösung ggf. früher zu wechseln, da diese Verunreinigungen die Wirkung reduzieren können (*Eiweißfehler*).

Flächendesinfektion

Krankheitserreger können auf unbelebten Flächen unterschiedlich lange überleben und infektiös bleiben. In patientennahen Umgebungen und an häufig berührten Handkontaktflächen können Erreger nachgewiesen werden, die bei chirurgischen Patienten zu einer Kolonisierung und Infektion führen. Die **Flächendesinfektion** stellt eine notwendige Maßnahme dar, die Anzahl der pathogenen und fakultativ-pathogenen Erreger zu vermindern. [vgl. 8]

Unterschieden werden:

- **Routinemäßige Desinfektion** (*laufende Desinfektion*). Sie hat den Zweck, das Verbreiten von Krankheitserregern während der Pflege und Behandlung einzuschränken. Sie erstreckt sich auf Flächen, von denen zu vermuten oder anzunehmen ist, dass sie mit erregerhaltigem Material kontaminiert wurden, ohne dass dies im Einzelfall erkennbar oder sichtbar ist
- **Desinfizierende Reinigung.** Reinigung und Desinfektion erfolgen in einem Arbeitsgang. Die verwendeten Mittel müssen ausdrücklich für diesen Zweck deklariert sein
- **Gezielte Desinfektion.** Sie ist in unterschiedlichen Situationen notwendig, z. B. bei erkennbarer Kontamination, als Schlussdesinfektion wenn der Patient entlassen oder verstorben ist, bei Ausbruchsituationen und Auftreten spezieller Erreger. Erkenn-

bar kontaminiert sind Flächen, die mit Blut, Eiter, Ausscheidungen oder anderen Körperflüssigkeiten verunreinigt sind. [vgl. 8]

Desinfektionsmittel

Bei der chemischen Desinfektion werden chemische Verbindungen eingesetzt, die schädigend auf Mikroorganismen wirken und diese dann abtöten (...zid, z. B. bakterizid) oder das Wachstum hemmen (...statisch, z. B. virusstatisch). Desinfektionsmittel (*Antiseptika*), die zum Einsatz kommen, müssen zugelassen sein. Die **Desinfektionsmittelkommission** des *Verbundes für Angewandte Hygiene* (*VAH*) gibt eine Liste mit auf Wirksamkeit geprüften Desinfektionsmitteln für prophylaktische und sonstige Desinfektionen heraus. Diese Liste erscheint im mhp-Verlag und ist dort auch elektronisch verfügbar unter www.mhp-verlag.de.
Desinfektionsmittel, die am menschlichen Körper angewendet werden (*Haut- und Schleimhautdesinfektionsmittel*) fallen unter das Arzneimittelgesetz.

Sterilisation

DEFINITION

Sterilisation: Abtöten oder Inaktivieren von Mikroorganismen. Ziel ist die völlige Keimfreiheit eines Gegenstandes. Man spricht dann von einem sterilen oder aseptischen Gegenstand.

In Krankenhäusern stehen entweder sterile Einmalmaterialien zur Verfügung oder Instrumente und Materialien, die nach der Benutzung zu sterilisieren sind. In den meisten Häusern geschieht das in der Zentralsterilisation, selten übernehmen Pflegefachkräfte diese Aufgabe auf der Station. Sterile Materialien sind entweder einzeln verpackt oder in Sets zusammengefasst. Für die Infektionsprophylaxe ist der sachgerechte **Umgang mit Sterilgut** eine wichtige Maßnahme (➤ Abb. 2.11):

- Frisch angeliefertes Sterilgut immer nach hinten oder unten in die Schränke oder Schubladen räumen
- Sterilgut kontrollieren auf
  - Sterilisationsdatum
  - Haltbarkeitsdatum
  - Intakte und trockene Verpackung

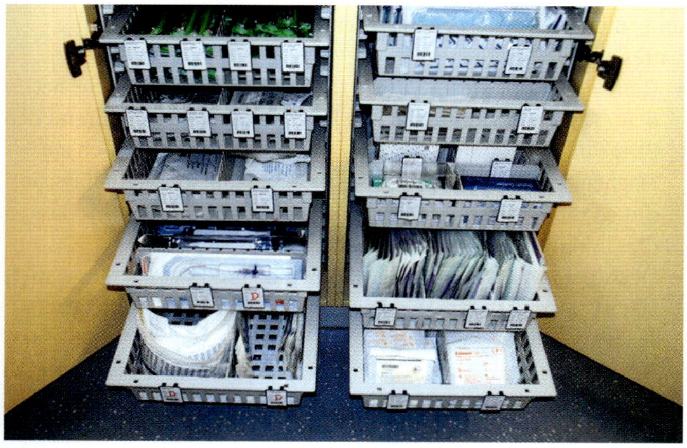

Abb. 2.11 Blick in ein geordnetes Sterilgutlager. [M561]

- Lager regelmäßig auf bald ablaufende Produkte kontrollieren, diese ggf. ins Zentrallager zurückgeben
- Sterilgut geschützt lagern
  - In geschlossenen Schränken oder Schubladen
  - In Lagerverpackungen, d. h. Deckel der Kartons nicht entfernen
- Hygienische Händedesinfektion vor dem Öffnen von Sterilgut durchführen
- Verpackung nach der Peeling-Methode öffnen. Wegen der Kontaminationsgefahr darf der sterile Artikel keinesfalls durch die Verpackung gestoßen werden.

2.6.4 Hygienemaßnahmen bei Verbandswechsel

Verbandswechsel gehören zu den häufigsten Maßnahmen in der Chirurgie. Die Einhaltung von **Hygienemaßnahmen bei Verbandswechsel** ist von besonderer Bedeutung:

- Folgende Reihenfolge ist bei den Verbandswechseln einzuhalten: aseptische Wunden – bedingt aseptische Wunden – kontaminierte Wunden – septische Wunden
- Patienten mit septischen Wunden dürfen nicht neben Patienten mit aseptischen Wunden liegen
- Es sollen zwei Verbandswagen zur Verfügung stehen, einer für aseptische Wunden und einer für septische Wunden. Alternativ richten Pflegende die Verbandsmaterialien auf einem Tablett
- Benutzte/kontaminierte Materialien und Instrumente niemals auf dem Verbandswagen ablegen
- Nie mit kontaminierten Händen/Handschuhen in den Verbandswagen greifen
- Schutzkleidung entsprechend der Wundsituation anziehen
- Den alten Verband erst unmittelbar vor dem Verbandswechsel entfernen
- Pflegende versichern sich vor Beginn, dass sie die Verbandstechnik sicher beherrschen
- Große Verbände immer zu zweit durchführen, um die Asepsis einhalten zu können
- Wunde sowie sterile Kompressen/Tupfer/Verbandsmaterialien nicht mit bloßen Händen anfassen, sondern nur mit sterilen Instrumenten oder sterilen Handschuhen
- Während des Verbandswechsels möglichst wenig sprechen, um eine Tröpfcheninfektion zu vermeiden. Bei Erkältung und sehr abwehrgeschwächten Patienten Mundschutz tragen.

2.6.5 Multiresistente Erreger

Antibiogramm eines multiresistenten Erregers (➤ Abb. 2.10)

Im klinischen Alltag stellen **multiresistente Erreger** (*MRE*) inzwischen ein großes Problem dar. Unterschieden werden:

- **MRSA** (*methicillin- oder multiresistente Staphylococcus aureus*)
- **VRE** (*Vancomycin-resistente Enterokokken*), **GRE** (*Glykopeptid-resistente Enterokokken*)
- **MRGN** (*multiresistente gramnegative Stäbchen/Erreger*), z. B. Enterobakterien (z. B. E. coli), Pseudomonas aeruginosa oder

Acinetobacter baumanii. Sie können nach Zahl der Resistenzen und Bakterium weiter differenziert werden, z. B. 3MRGN E. coli (gegen drei der vier Antibiotikagruppen resistenter E. coli).

(Multi-)Resistente Erreger rufen grundsätzlich die gleichen Erkrankungen hervor wie gegen Antibiotika sensible Erreger. Die Behandlung ist aber schwieriger, langwieriger und hat eine höhere Komplikations- und Sterblichkeitsrate.

MRSA. Staphylococcus aureus ist ein fakultativ-pathogenes Bakterium, das bevorzugt die Nasenvorhöfe und andere spezifische Haut- und Schleimhautregionen besiedelt. Etwa 20–30 % der Bevölkerung sind ständig kolonisiert, ohne krank zu sein. Staph. aureus besitzt eine hohe Widerstandsfähigkeit gegen Trockenheit und Wärme. Er kann auf Haut, Schleimhäuten und unbelebten Oberflächen tage- bis monatelang überleben. Staphylokokken sind besonders häufig für nosokomiale Infektionen verantwortlich, z. B. für Furunkel (➤ 2.7.3), Empyeme (➤ 2.7.7), Wundinfektion, Pneumonie, Osteomyelitis (➤ 8.11.1), katheter- und PEG-assoziierte Infektionen und Sepsis. Gefährdet sind alle auch sonst infektionsgefährdeten Patienten (➤ 2.4.2). [vgl. 10]

Die Hauptreservoire von MRSA sind kolonisierte und infizierte Patienten und Flächen in der Umgebung dieser Patienten, die mit MRSA kontaminiert sind.

Der wichtigste Übertragungsweg sind die Hände des medizinischen Personals, weshalb die **Händehygiene** und insbesondere die hygienische Händedesinfektion die entscheidende **Maßnahme bei der Prophylaxe und Behandlung von MRSA-Infektionen** darstellt. Außerdem:

- Frühzeitiges Erkennen und Identifizieren von MRSA-Stämmen durch Aufnahme-Screening bei besonders gefährdeten Patientengruppen
- Konsequentes (Kohorten-)Isolieren MRSA-kolonisierter/-infizierter Patienten
- Umfassende Information und Schulung des Personals
- Striktes Einhalten allgemeiner Hygienemaßnahmen einschließlich Desinfektion der patientennahen Oberflächen
- Dekolonisieren (Sanieren) der MRSA-Besiedelung nach Standard
- Minimieren von invasiv-diagnostischen und operativen Eingriffen sowie von Verlegungen und Transporten auf das unbedingt notwendige Maß. [vgl. 10]

Wann das Personal screenen?

Routinemäßiges Screening beim Personal ist nicht empfohlen, sondern nur bei Verdacht oder bestehender Infektion beim Personal.

MRGN. Gramnegative Stäbchen sind – sensibel oder (multi-)resistent – für unterschiedlichste Erkrankungen verantwortlich. Zum Beispiel ist Escherichia coli der häufigste Erreger von Infektionen des Urogenital- und Gastrointestinaltrakts. Klebsiella pneumoniae gehört zu den häufigsten Erregern der bakteriellen Sepsis bzw. der nosokomial erworbenen Pneumonie. Pseudomonas aeruginosa ist ebenfalls ein häufiger Erreger von nosokomialen Pneumonien, wie auch Harnwegsinfektionen und Sepsis. Acinetobacter baumannii gehört weltweit zu den häufigsten Erregern der nosokomialen und beatmungsassoziierten Pneumonie. [vgl. 11]

Für verschiedene Risiko-Patientengruppen wird ein aktives Screening bei der Aufnahme in Kombination mit der Patientenisolierung bis zum Erhalt des bakteriologischen Befundes empfohlen. Bei 3MRGN und VRE in Normalbereichen reicht in der Regel die genaue Einhaltung der Basishygienemaßnahmen (➤ 2.6.2). In Risikobereichen (z. B. Neonatologie, Intensivstationen, hämatologisch-onkologischen Stationen) werden alle Patienten mit multiresistenten gramnegativen Stäbchen isoliert, ebenso 4 MRGN in Normalbereichen. [vgl. 11, 12]

Eine Dekolonisierung ist derzeit nicht evaluiert und deshalb auch nicht empfohlen. [vgl. 11]

Hygienestandards für den Umgang mit multiresistenten Patienten

Hygienefachkraft und ärztlicher Hygienebeauftragter entwickeln nach Vorgabe der Empfehlungen der *Kommission für Krankenhaushygiene und Infektionsprävention* am *Robert Koch-Institut* Hygienestandards für den Umgang mit multiresistenten Patienten. Sie sind dafür verantwortlich, die Standards auf dem aktuellen Stand der Erkenntnisse zu halten. Das gesamte Personal im Krankenhaus hat sich explizit an diese Vorgaben zu halten, bei Unklarheiten wird die Hygienefachkraft hinzugezogen. Der Patient und seine Angehörigen sind ebenfalls über die besonderen hygienische Notwendigkeiten, z. B. die Isolierung, zu informieren.

2.7 Bakterielle chirurgische Infektionen

2.7.1 Überblick

DEFINITION

Eiter (*Pus*): Bei bakteriellen Entzündungen abgesonderte Flüssigkeit, die eingeschmolzenes Gewebe **und** neutrophile Granulozyten enthält. Bei Staphylokokkeninfektionen entsteht typischerweise viel rahmig-gelblicher Eiter, bei Streptokokkeninfektionen weniger und eher dünnflüssiger Eiter.

Bakterien sind die häufigsten Erreger chirurgischer Infektionen. Sie können sowohl lokale als auch generalisierte Infektionen hervorrufen, wobei in der Chirurgie die lokalen überwiegen. Auch wenn die meisten **bakteriellen chirurgischen Infektionen** ambulant behandelt werden können, kann es doch immer auch zur Einschwemmung der Erreger in die Blutbahn und damit zur Sepsis kommen.

Sehr häufig führen bakterielle Infektionen zur Entstehung von **Eiter.** Bei den lokalen chirurgischen Infektionen sind Staphylokokken und Streptokokken die häufigsten Infektionserreger.

Staphylokokken

Staphylokokken sind grampositive Kokken, die sich zu typischen Haufen zusammenlagern. Während **Staphylococcus epidermidis** zur physiologischen Bakterienbesiedelung des Menschen gehört, ist der fakultativ-pathogene **Staphylococcus aureus** nur bei einer Minderheit der Bevölkerung (20–30 %) auf der Hautoberfläche zu finden.

Staphylokokken können zahlreiche Infektionen verursachen. Wichtige chirurgische Lokalinfektionen durch Staphylokokken sind Wundinfektionen (➤ 2.4.1), Lymphangitis und Lymphadenitis (➤ 2.7.6), Furunkel und Karbunkel (➤ 2.7.3), Schweißdrüsenabszess (➤ 2.7.4) und Panaritium (➤ 2.7.5).

Auch als Erreger generalisierter Infektionen sind Staphylokokken von Bedeutung, z. B. als Erreger der Osteomyelitis (➤ 8.11.1) und der Brustdrüsenentzündung der stillenden Mutter (*Mastitis puerperalis*). Staphylokokkeninfektionen neigen zur eitrigen Einschmelzung und Abszessbildung.

Problemkeim

Staphylokokken gehören wegen ihrer ausgeprägten Fähigkeit zur Resistenzentwicklung gegen Antibiotika und ihrer Widerstandsfähigkeit gegen Umwelteinflüsse zu den Problemkeimen im Krankenhaus (*multiresistente Keime* ➤ 2.6.5).

Streptokokken

Streptokokken sind ebenfalls grampositive Kokken, lagern sich aber zu unterschiedlich langen Ketten zusammen. Im Vergleich zu Staphylokokken neigen sie weniger zur Abkapselung oder Abszessbildung als vielmehr zur flächenhaften Ausbreitung.

Darüber hinaus können Streptokokken nicht nur eine bakterielle Entzündungsreaktion verursachen, sondern über Antigen-Antikörper-Reaktionen auch eine **Streptokokken-Zweiterkrankung** hervorrufen. Wichtige, schwer wiegende Streptokokken-Zweiterkrankungen sind z. B. das akute rheumatische Fieber mit Schädigung der Herzklappen und des Myokards oder eine akute Glomerulonephritis. Sie treten typischerweise 1–4 Wochen nach dem Abklingen der eigentlichen Erkrankung auf.

Streptokokken sind typische Erreger von Wundinfektionen (➤ 2.4.1), Lymphangitis/Lymphadenitis (➤ 2.7.6), Erysipel (➤ 2.7.8), Phlegmone (➤ 2.7.9) und nekrotisierender Fasziitis (➤ 2.7.10).

2.7.2 Behandlung bakterieller Infektionen

Die **Behandlung bakterieller Infektionen** besteht aus Allgemeinmaßnahmen wie Ruhigstellung, Kühlung, Schmerzmittelgabe oder auch Maßnahmen zur Fiebersenkung, der chirurgischen Infektionsbehandlung, Wundantiseptika und Antibiotika.

Chirurgische Infektionsbehandlung

Nicht alle Infektionen heilen allein durch Allgemeinmaßnahmen ab. Insbesondere bei Infektionen mit Eiterbildung und Nekrosen kann eine **chirurgische Infektionsbehandlung** notwendig sein:

- Bei sekundär heilenden Wunden werden ggf. Beläge und Nekrosen abgetragen. Im Anschluss wird die Wunde phasengerecht behandelt (➤ 2.10.11)
- Eine chirurgische Sanierung bzw. Eröffnung ist z. B. bei verschmutzten Wunden, Furunkel oder Abszess notwendig. Nach einer gründlichen Spülung wird ggf. eine Drainage in die Wundhöhle eingebracht
- Bei Infektionen mit ausgedehnten Gewebezerstörungen müssen die Nekrosen ebenfalls chirurgisch beseitigt werden
- Bei Anaerobier-Infektionen werden Taschen eröffnet, Nekrosen und Eiteransammlung entfernt, um die Sauerstoffversorgung in der Wunde zu verbessern, ggf. auch mit einer begleitenden Sauerstoffüberdruckbehandlung.

Pflege

Abhängig von der durchgeführten Behandlung und der Arztanordnung führen Pflegende folgende **Maßnahmen** durch:

- Betroffene Extremität ruhigstellen, Patienten über die Notwendigkeit der Maßnahmen informieren und auf die Einhaltung der Ruhigstellung achten, ggf. Schienenanlage.
- Kühlende (z. B. alkoholische Lösung, Cold-Packs) oder desinfizierende Umschläge (z. B. mit Polyvidon-Jod) anlegen und regelmäßig wechseln
- Regeln der Basishygiene beachten (➤ 2.6.2), um eine Keimverschleppung zu vermeiden
- Nach Abszesseröffnung mindestens einmal täglich Verband wechseln, bei starker Sekretion häufiger
- Desinfizierende Spülungen durchführen
- Gummilaschen und Drainagen (*Wunddrainagen* ➤ 4.5.10) überwachen und versorgen, die in Abszesshöhlen und Wunden eingelegt sind
- Wunde und ihre Umgebung beobachten, um eine Verschlechterung bzw. Ausbreitung der Infektion zu erkennen
- Mindestens einmal täglich Vitalzeichen und Temperatur kontrollieren, um eine Ausbreitung der Infektion frühzeitig zu erkennen
- Bei Infektionen im Gesicht Gefahr eines ZNS-Befalls berücksichtigen; dem Patienten flüssige Kost bestellen, ihn anweisen, wenig zu sprechen
- Angeordnete Antibiose verabreichen und überwachen.

Wundantiseptika

Wundantiseptika zur längerfristigen Anwendung ➤ 2.10.8

DEFINITION

Wundantiseptika: Spezifische Substanzen, die Mikroorganismen auf oder in lebenden Geweben eindämmen oder zerstören können. Antiseptika sind nicht spezifisch (im Gegensatz zu Antibiotika), d.h. sie haben ein breites Wirkungsspektrum gegen eine Vielzahl von Mikroorganismen (Bakterien, Viren, Pilze, Sporen u.a.).

Bei **chirurgischen Infektionen** wird nach der Reinigung eine Desinfektion der Wunde bzw. Wundhöhle durchgeführt, denn:

- Solange eine Wunde kolonisiert ist, kann sich eine Infektion entwickeln
- Eine Infektion verzögert bzw. behindert die Wundheilung
- Aus einer Infektion kann sich eine Sepsis entwickeln, die das Leben des Patienten bedroht
- Eine Wunde, die mit multiresistenten Keimen kolonisiert ist, muss saniert werden, um eine Weiterverbreitung zu verhindern. [vgl. 13]

Bei chirurgischen Infektionen steht die **kurzzeitige Antiseptik bei primärer Keimbesiedelung** im Vordergrund, ebenso bei kleineren traumatisch bedingten Wunden, sog. Bagatellverletzungen. Häufig ist eine einmalige Desinfektion ausreichend, bei größeren Wunden, die mit Weichteilverletzungen einhergehen, kann eine 2–3-tägige antiseptische Behandlung sinnvoll sein. Bei klinisch manifester Infektion in einer akuten Wunde wird die Antiseptik so lange fortgeführt, bis keine Infektionszeichen mehr vorliegen, in der Regel nicht länger als 2–6 Tage. [vgl. 13]

Für die **kurzzeitige Antiseptik** stehen zwei Wirkstoffe zur Verfügung:

- **Polyvidon-Jod** (z. B. in *Braunovidon*®) wirkt zuverlässig gegen eine Vielzahl von Mikroorganismen. Es wirkt rasch (nach 1–2 Min.), die Wirkung hält etwa so lange an, bis die Entfärbung des Produkts anzeigt, dass das Jod aufgebraucht ist. Durch einen sog. Eiweißfehler lässt die Wirkung von PVP-Jod in Verbindung mit Blut und Sekreten schnell nach. Schmerzen treten bei der Anwendung in der Regel nicht auf. Antiseptika auf Polyvidon-Jod-Basis dürfen nicht bei Schilddrüsenüberfunktion und Überempfindlichkeit gegen Jod angewendet werden. In der Schwangerschaft und Stillzeit und bei Kindern unter sechs Monaten sollte PVP-Jod nur nach sorgfältiger Indikationsstellung angewendet werden. Nachteilig ist, dass es auffällige Flecken in Textilien hinterlässt. Die Wunde kann sich verfärben, was eine Wundbeobachtung erschwert. PVP-Jod gibt es als Lösung, als Salbe und als Salbengaze
- **Octenidinhydrochlorid** (z. B. in *Octenisept*®) hat eine mikrobizide Wirkung gegen Bakterien und Pilze, allerdings nicht gegen Sporen und Protozoen. Die Wirkung tritt nach 30–60 Sek. ein. Es ist gut verträglich. Der Wirkstoff ist eine farblose Lösung, die auf die Haut, Schleimhaut und Wunde aufgesprüht oder aufgetragen werden kann. Bei Fistelungen und Unterminierung können auch getränkte Kompressen oder Tamponaden eingelegt werden. [vgl. 14]

Antibiotika

DEFINITION

Antibiotika: Gegen Bakterien wirksame Arzneimittel, die das Wachstum von Bakterien hemmen (*Bakteriostase*) oder die Keime abtöten (*Bakterizidie*).

Der Arzt beginnt mit einer gezielten **Antibiotikatherapie,** nachdem der Infektionserreger nachgewiesen und eine Resistenzbestimmung (*Antibiogramm* ➤ Abb. 2.10) durchgeführt worden ist. Da dies einige Tage dauern kann und in seltenen Fällen kein Erreger nachweisbar ist, beginnt der Arzt bei Risikopatienten oder schweren Infektionen mit einer **kalkulierten Antibiotikatherapie,** d. h. mit der Gabe eines Antibiotikums gegen den vermuteten Erreger. Nach Vorliegen des Antibiogramms stellt er die Therapie dann evtl. entsprechend der nachgewiesenen Keime um. Eine **prophylaktische Antibiotikagabe** ist in der Chirurgie insbesondere zur Vorbeugung postoperativer Infektionen bei Endoprothetik, minimal invasiven Eingriffen und Netzimplantationen in der Hernienchirurgie notwendig.

Insbesondere bei (oberflächlichen) lokalen Infektionen, die komplett chirurgisch saniert werden können, ist eine systemische Gabe von **Antibiotika** oft nicht notwendig. Fortgeschrittene oder nicht komplett sanierbare lokale Infektionen sowie generalisierte bakterielle Infektionen erfordern oft eine zusätzliche Therapie mit Antibiotika. Bei Infektionen mit toxinproduzierenden Bakterien kann die frühzeitige Gabe eines **Antitoxins** (*Gegengift*) entscheidend helfen.

2.7.3 Furunkel und Karbunkel

DEFINITION

Furunkel: Eitrige Infektion eines Haarbalgs mit Abszessbildung (➤ Abb. 2.12, ➤ Abb. 2.13).

Furunkulose: Rezidivierendes oder kontinuierliches Auftreten mehrerer Furunkel an verschiedenen Körperteilen über Jahre hinweg.

Karbunkel: Flächenhafte, eitrige Infektion durch mehrere verschmelzende (*konfluierende*) Furunkel (➤ Abb. 2.12, ➤ Abb. 2.14).

Krankheitsentstehung

Häufigster Erreger des **Furunkels** ist Staphylococcus aureus, nicht selten liegt auch eine Mischinfektion vor. Begünstigt wird die Entstehung von Furunkeln und **Karbunkeln** durch eine Abwehrschwäche, etwa bei Diabetes mellitus oder HIV-Infektion.

Symptome und Befund, Diagnostik

Der Furunkel zeigt sich als schmerzhafter, geröteter Knoten mit Eiterpfropf (➤ Abb. 2.13). Meist ist die Umgebung des Herdes gerötet und geschwollen. Die sehr schmerzhaften Karbunkel kommen vor allem am Nacken vor.

Die **Diagnose** wird klinisch gestellt. Bei einer Furunkulose sind weitergehende Untersuchungen (z. B. Blut- und Urinzuckerbestimmungen) zur Diagnostik begünstigender Erkrankungen erforderlich.

Behandlung

Furunkel im Anfangsstadium (*unreife Furunkel*) werden primär konservativ **behandelt,** z. B. mit *Retterspitz-Lösung*® oder Alkoholumschlägen. Einen reifen Furunkel oder Karbunkel (erkennbar am sichtbaren Eiterpfropf) eröffnet der Arzt und entfernt den Eiter z. B. mit einem scharfen Löffel. In die entstandene Wundhöhle wird ggf. ein Mullstreifen eingelegt. Mullstreifen und Verband werden

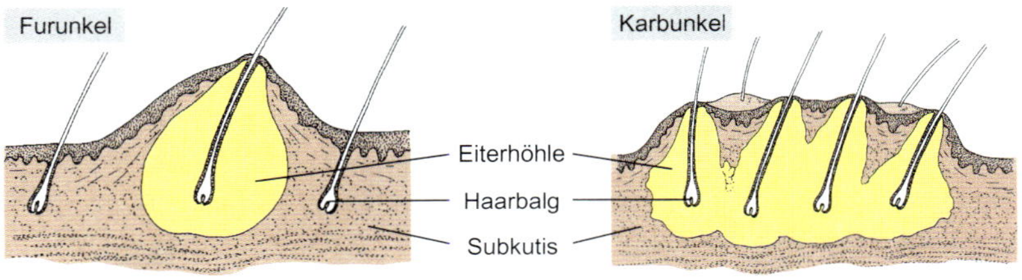

Abb. 2.12 Schematische Darstellung eines Furunkels und eines Karbunkels. [L190]

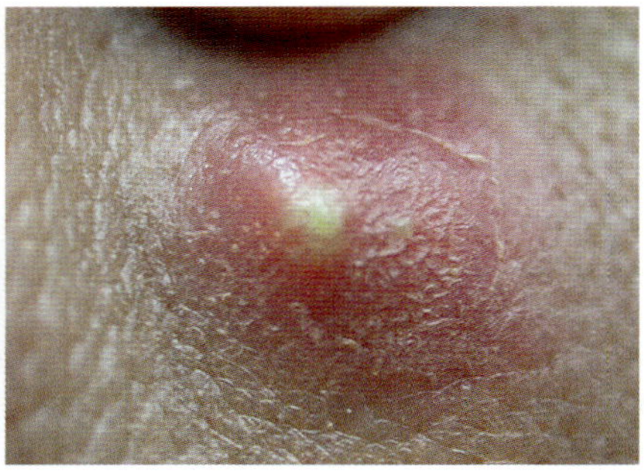

Abb. 2.13 Furunkel mit zentralem Eiterpfropf. [R271-1]

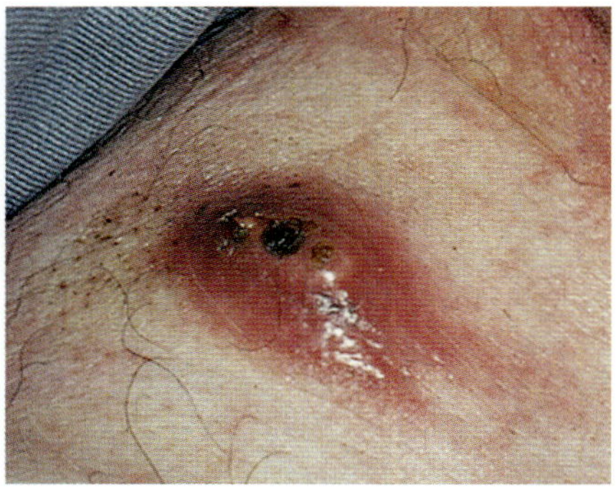

Abb. 2.14 Karbunkel am Übergang vom Nacken zur Schulter. Zwei konfluierende Furunkel sind deutlich zu erkennen. [R234-003]

anfangs täglich gewechselt. Beginnt die Wunde zu granulieren, entfällt der Mullstreifen, nässt sie nicht mehr, kann auch der Verband weggelassen werden.

Wegen der drohenden Komplikationen sind bei Furunkeln oder Karbunkeln im Gesicht zusätzlich eine systemische Antibiotikagabe, Bettruhe sowie ein Kau- und Sprechverbot notwendig, um eine Ausweitung der Infektion durch die Bewegungen der Gesichtsmuskulatur zu verhindern. Entsprechend erhält der Patient nur flüssige oder breiige Kost.

Besonders gefährliche Furunkel

An Lippen, Nase und Wangen sind Furunkel besonders gefürchtet, da der venöse Abfluss aus diesem Gesichtsbereich über die V. angularis zum Sinus cavernosus im Hirnschädel erfolgt und eine Keimverschleppung zu einer Sinusthrombose, einer Meningitis (*Hirnhautentzündung*) oder Enzephalitis (*Gehirnentzündung*) führen kann.

2.7.4 Abszess

DEFINITION

Abszess: Eiteransammlung in einem durch Einschmelzung abgestorbenen Gewebes entstandenen Hohlraum. In späteren Stadien oft von einer bindegewebigen **Abszessmembran** umgeben.

Krankheitsentstehung

Der häufigsten Erreger bei **Abszessen** sind Staphylokokken, seltener sind E. coli- oder Mischinfektionen.

Symptome und Befund, Diagnostik

Lokal macht sich ein **Abszess** durch die klassischen Entzündungszeichen bemerkbar (➤ 2.4.1).
Die weiteren **Symptome** hängen von der Abszesslokalisation ab:

- An der Körperoberfläche befindliche Abszesse, z. B. abszedierende Wundinfektionen nach einer Verletzung, sind gut sichtbar (➤ Abb. 2.15). Die Umgebung des Abszesses ist gerötet, geschwollen und überwärmt. Typischerweise klagt der Patient über einen mit der Pulswelle synchron auftretenden, pochenden Schmerz. Bei der Palpation stellt der Arzt ein **Fluktuieren,** eine tastbare, wellenförmige Flüssigkeitsbewegung, fest
- In der Tiefe liegende Abszesse, etwa ein Spritzenabszess, ein periproktitischer Abszess (➤ 5.8.3) oder Abszesse im Bauchraum (z. B. subphrenische, subhepatische oder Douglasabszesse), sind für das bloße Auge oft unsichtbar. Hier können Schmerzen über lange Zeit das einzige Symptom sein. Streng genommen handelt es sich bei den genannten Eiteransammlungen im Bauchraum nicht um Abszesse, sondern um **Empyeme** (➤ 2.7.7), da sie in einem anatomisch vorgebildeten Raum entstehen. Die Bezeichnung „Abszess" hat sich jedoch im klinischen Sprachgebrauch durchgesetzt.

Bei größeren Abszessen kommen Allgemeinsymptome hinzu, insbesondere Fieber und Abgeschlagenheit. Bei der Blutuntersuchung finden sich eine BSG-Erhöhung und eine Leukozytose. An weitergehenden Untersuchungen sind insbesondere die Sonografie und die Punktion zu nennen. Bei gehäuftem Auftreten sind zum Ausschluss begünstigender Erkrankungen die gleichen Untersuchungen wie bei der Furunkulose erforderlich.

Behandlung

Die **Therapie** eines Abszesses besteht in der möglichst frühzeitigen Entfernung des Eiters mittels eines chirurgischen Eingriffs. Bei kleinen, oberflächlich gelegenen Abszessen genügt oft eine Stichinzision zur Entleerung der Abszesshöhle. Größere Abszesse öffnet der Arzt mit einem kreuzförmigen Schnitt, entfernt den Eiter, spült die Abszesshöhle und legt anschließend eine Drainage/Lasche ein. Die Drainage sorgt dafür, dass nachlaufendes Sekret abgeleitet wird und verhindert, dass sich die Wunde oberflächlich schließt, bevor sie aus der Tiefe hoch granuliert ist. Ist der Abszess an einer Extremität lokalisiert, wird diese anschließend mit einem Schienenverband ruhig gestellt.

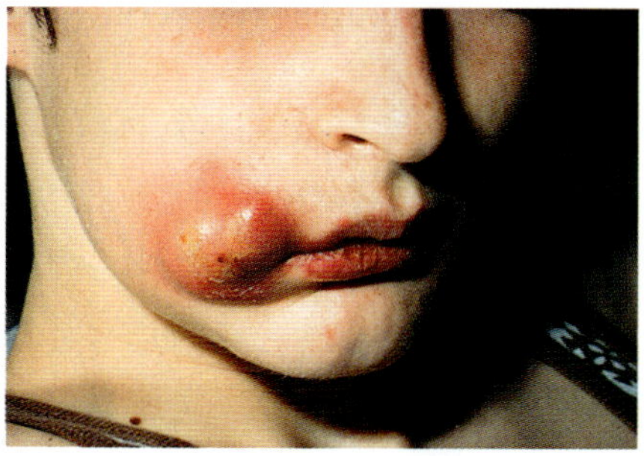

Abb. 2.15 Abszess am rechten Mundwinkel. [R234-003]

2.7.5 Panaritium

DEFINITION

Panaritium: Eitrige Infektion an Fingern oder Zehen, meist auf dem Boden einer Bagatellverletzung. Je nach Lokalisation Unterscheidung in verschiedene Formen.

Krankheitsentstehung

Erreger des **Panaritiums** sind meist Staphylokokken, die über eine evtl. unbemerkte Bagatellverletzung (oft bei der Maniküre) in den Körper eingedrungen sind.

Symptome und Befund, Diagnostik

Das betroffene Hautareal ist gerötet und geschwollen, der Patient klagt insbesondere bei Berührung über starke, meist pochende Schmerzen, die aber auch in Ruhe auftreten können. Vor allem bei Beteiligung tiefer Strukturen hält der Patient den Finger in Schonhaltung gebeugt (➤ Abb. 2.16).

Einteilung

Beim Panaritium können verschiedene Formen und Lokalisationen unterschieden werden:

- **Panaritium cutaneum.** Innerhalb der Haut gelegene, eitrige Infektion
- **Panaritium subcutaneum.** Unter der Haut im Subkutangewebe lokalisierte eitrige Infektion. Ist ein Panaritium cutaneum über einen kleinen, tiefer führenden Kanal mit einem Panaritium subcutaneum verbunden, wird dies als **Kragenknopfpanaritium** bezeichnet. Bei einer Infektion des Nagelwalls spricht man auch von einem **Panaritium parunguale** (*Paronychie*), bei einer Infektion des Nagelbettes von einem **Panaritium subunguale**
- **Panaritium ossale** (*Knochenpanaritium*). Tiefe Infektion mit Knochenbeteiligung
- **Panaritium articulare** (*Gelenkpanaritium*). Tiefe Infektion mit Gelenkbeteiligung
- **Panaritium tendineum** (*Sehnenscheidenpanaritium*). Eitrige Infektion, die auf die Sehnenscheiden übergegriffen hat. Es drohen eine **tiefe Hohlhandphlegmone** (➤ 2.7.9) und eine **V-Phlegmone** (Phlegmone der Sehnenscheiden des ersten und fünften Fingers, die bei vielen Menschen über einen Sehnensack V-förmig miteinander verbunden sind).

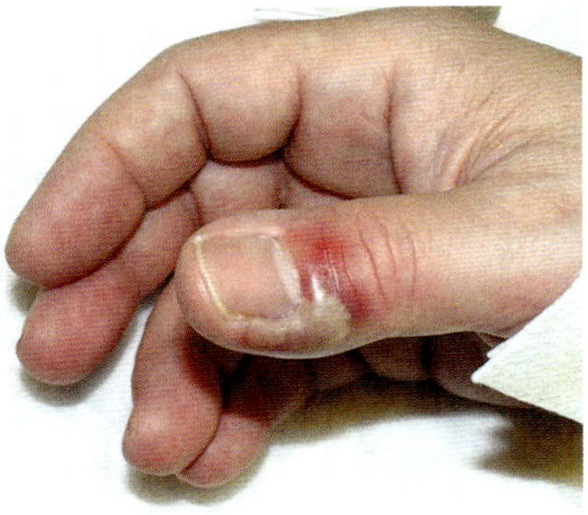

Abb. 2.16 Typischer Befund bei einem Panaritium. [R234]

VORSICHT

Folgen einer Ausbreitung der Infektion

Breitet sich die Infektion zur Hand aus, drohen bleibende, schwere Funktionsstörungen der Hand, im Extremfall der Verlust des Fingers.

Zum Ausschluss einer knöchernen Beteiligung werden Röntgenaufnahmen des Fingers angefertigt.

Behandlung

Damit sich die Infektion nicht ausbreitet, wird ein Panaritium so früh wie möglich operativ ausgeräumt, manchmal ist auch eine Teilentfernung des Nagels erforderlich. Anschließend stellt der Arzt den betroffenen Finger mittels Unterarmschiene so lange ruhig, bis die Entzündungszeichen abgeklungen sind. Dies ist in der Regel nach 3–5 Tagen der Fall. Der Arzt kontrolliert die Wunde täglich. Hat sich noch einmal Eiter gebildet, spült er die Wunde erneut aus oder ordnet Bäder der entsprechenden Extremität in unverdünnter Polyvidon-Jodlösung an (Dauer: 5–10 Min.).

2.7.6 Lymphangitis und Lymphadenitis

DEFINITION

Lymphangitis: Entzündung der Lymphgefäße, ausgehend von einer ausgeprägten lokalen Infektion.
Lymphadenitis: Entzündung der Lymphknoten, meist begleitend während oder nach einer Lymphangitis.

Krankheitsentstehung

Die Erreger einer **Lymphangitis** oder **-adenitis** sind meist Strepto- oder Staphylokokken, die über eine kleine Verletzung an den Extremitäten in den Körper eingedrungen sind und sich dann lymphogen (*über die Lymphgefäße*) ausbreiten.

Symptome und Befund, Diagnostik

Eine Lymphangitis zeigt sich durch einen scharf begrenzten, roten Streifen, der sich meist von der Verletzung aus entlang der Lymphbahnen zum Körperstamm hin ausbreitet, warm anfühlt und druckschmerzhaft ist (➤ Abb. 2.17). Bei der Lymphadenitis sind vergrößerte, druckschmerzhafte Lymphknoten tastbar. Die Haut über dem betroffenen Lymphknoten kann gerötet und überwärmt sein. In schweren Fällen bilden sich Abszesse. Zusätzlich bestehen oft Fieber und eine Beeinträchtigung des Allgemeinbefindens.

Die **Diagnose** kann der Arzt meist anhand des klinischen Bildes stellen.

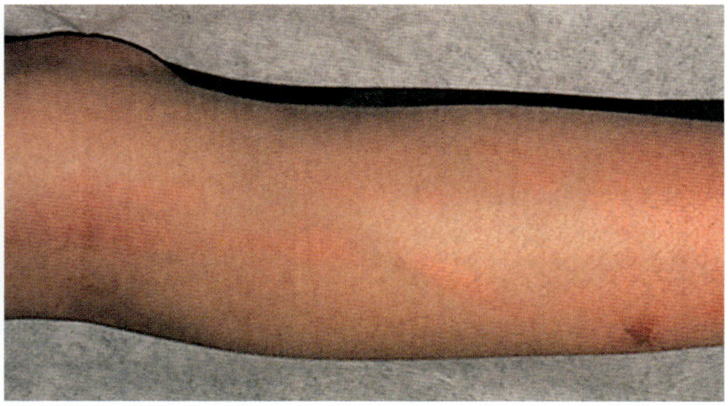

Abb. 2.17 Lymphangitis am Unterschenkel. [E419]

Behandlung

Die wichtigste **therapeutische Maßnahme** ist die Sanierung des Infektionsherdes, z. B. durch Abszessspaltung oder Inzision eines Panaritiums. Danach wird die betroffene Extremität ruhig gestellt und mit kühlenden Umschlägen, z. B. getränkt mit *Retterspitz-Lösung®*, behandelt. Bei eingeschmolzenen Lymphknoten ist eine Exstirpation (*Entfernung der Lymphknoten*) angezeigt.

2.7.7 Empyem

Gelenkempyem ➤ 8.11.3
Pleuraempyem ➤ 10.7.3
Gallenblasenempyem ➤ 6.5.2

DEFINITION

Empyem: Eiteransammlung in einem vorgebildeten Hohlraum, z. B. einer Gelenkhöhle, dem Pleuraspalt oder der Gallenblase.

Bei den meisten **Empyemen** handelt es sich um schwere Krankheitsbilder. Da Symptome, Diagnostik und Therapie stark abhängig sind von der Lokalisation des Empyems, werden sie bei den entsprechenden Organen vorgestellt.

2.7.8 Erysipel

DEFINITION

Erysipel (*Wundrose*): Flächenhafte, nicht-eitrige Entzündung der Haut und Unterhaut, am häufigsten durch hämolysierende Streptokokken bedingt.

Krankheitsentstehung

Meist dringen die Erreger über kleine (Schürf-)Wunden im Gesicht oder an den Extremitäten bzw. über kleinste Wunden etwa in den Zehenzwischenräumen bei bestehender Fußpilzinfektion in die Haut ein und breiten sich über die Lymphwege rasch in der Haut aus zu einem **Erysipel** aus.

Symptome und Befund, Diagnostik

Nach einer Inkubationszeit von 1–3 Tagen bekommt der Patient hohes Fieber. Der betroffene Hautbezirk – meist das Gesicht oder ein Unterschenkel – ist flammend rot, überwärmt, geschwollen und sehr schmerzhaft (➤ Abb. 2.18). Typischerweise ist die Rötung scharf begrenzt und im Gesicht oft schmetterlingsförmig (➤ Abb. 2.19). Unbehandelt breitet sich die Entzündung rasch aus. Begleitende Allgemeinsymptome sind hohes Fieber, Schüttelfrost und schweres Krankheitsgefühl.

Behandlung

Die medikamentöse **Therapie** besteht in der systemischen Penicillingabe, z. B. Penicillin G 3-mal täglich i. v. über 10–14 Tage. Lokal werden die Eintrittspforten der Erreger mit kühlenden und – mit Ausnahme des Gesichts – auch desinfizierenden Umschlägen mehrmals am Tag behandelt.

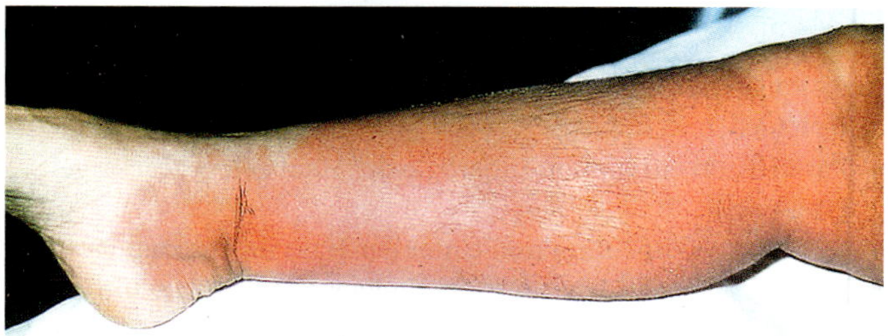

Abb. 2.18 Erysipel am rechten Unterschenkel mit deutlicher Schwellung und Rötung. [R154]

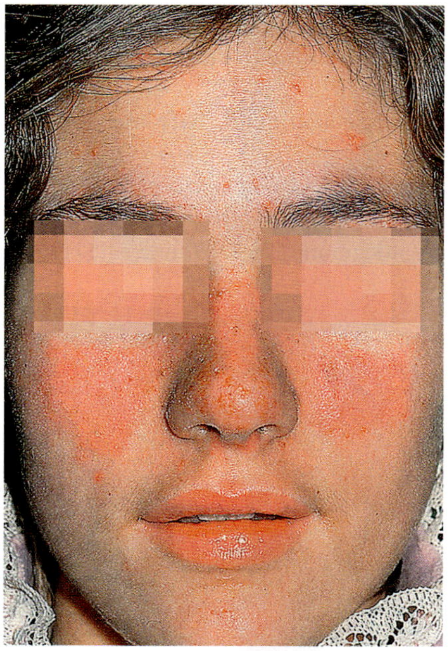

Abb. 2.19 Gesichtserysipel. Die Haut von Wangen, Nase und Augenlidern ist flammend rot und geschwollen. [E316]

2.7.9 Phlegmone

DEFINITION
Phlegmone: Flächenhafte, oft eitrige Entzündung von Kutis und Subkutis ohne Abkapselung des Entzündungsherdes. Ausgelöst meist durch Streptokokken, deren Enzyme (z. B. Streptokinase und Hyaluronidase) eine Abgrenzung der Infektion verhindern.

Krankheitsentstehung

Häufigste Erreger einer **Phlegmone** sind Streptokokken, die über kleinste Verletzungen an Hand oder Fuß (insbesondere zwischen den Zehen) eindringen.

Symptome und Befund, Diagnostik

Typisch für die Phlegmone ist eine flächenhafte, im Gegensatz zum Erysipel unscharf begrenzte Rötung (➤ Abb. 2.20). Der betroffene Körperabschnitt ist geschwollen, schmerzhaft und überwärmt. Meist hat der Patient hohes Fieber und fühlt sich sehr krank.

Die **Diagnose** ist meist anhand der klinischen Symptome möglich.

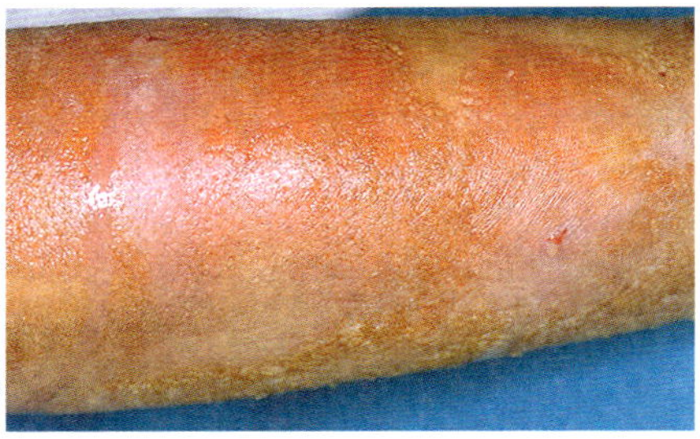

Abb. 2.20 Phlegmone mit typischer, unscharf begrenzter Rötung. [M123]

Behandlung

Bei milder Ausprägung genügen Ruhigstellung und Hochlagerung der betroffenen Extremität sowie kühlende und desinfizierende Umschläge. Bei ausgeprägtem Befund oder Sehnenbeteiligung sind eine Inzision und breite Eröffnung aller betroffenen Gewebeareale mit Spülung und Drainage des Wundbettes sowie eine systemische Antibiotikatherapie erforderlich.

2.7.10 Nekrotisierende Fasziitis

DEFINITION
Nekrotisierende Fasziitis: Schwerste Weichteilinfektion, die bis zur Faszie reicht und zu rasch fortschreitenden Nekrosen der Faszie und der umliegenden Gewebe führt. Hervorgerufen meist durch Streptokokken oder aerob-anaerobe Mischinfektionen. Letalität 30–60 %. In den vergangenen Jahren häufiger auftretend, insgesamt aber selten.

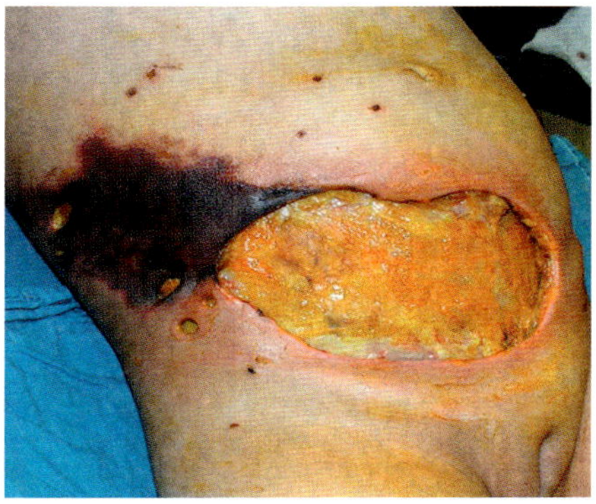

Abb. 2.21 Nekrotisierende Fasziitis. [F415]

Krankheitsentstehung

Eintrittspforte für die Erreger der **nekrotisierenden Fasziitis** sind beispielsweise (kleinere) Verletzungen, Insektenstiche, Operationswunden, Dekubitalulzera oder eine diabetische Gangrän, am häufigsten im Bereich der Extremitäten.

Warum sich in der Folge ein so schweres Krankheitsbild entwickelt, ist noch nicht genau geklärt. Man nimmt an, dass nicht nur die Entzündung selbst, sondern insbesondere auch der Verschluss kleinerer Gefäße durch Thromben die Schwere der Erkrankung bedingt. Die Muskulatur ist nicht primär betroffen, kann aber in späteren Stadien durch die Ischämie nekrotisieren (➤ Abb. 2.21).

Symptome und Befund, Diagnostik

Leitsymptom in frühen Stadien ist der sehr starke, lokale Schmerz, der im weiteren Verlauf durch Nervennekrosen nachlassen kann. An der Haut ist zunächst eine nicht scharf begrenzte, bläulich-rote Verfärbung zu beobachten, außerdem ein über die Verfärbung hinausgehendes Ödem. Es folgen Hautnekrosen, teils mit tastbarer Gasansammlung im Gewebe. Schnell entwickelt sich ein schweres toxisches Krankheitsbild mit Fieber, zentralnervösen Störungen, wie Bewusstseinstrübungen bis hin zum (septischen) Schock und Multiorganversagen (➤ 3.3.1).

Die **Diagnose** muss rasch gestellt werden, da die Letalität bei späterem Therapiebeginn steil ansteigt. Daher ist in erster Linie die Symptomatik maßgeblich. Hilfreich ist die Sonografie, da die nekrotische Faszie oft dargestellt werden kann und die Ergebnisse binnen weniger Minuten vorliegen. Das Blutbild zeigt eine ausgeprägte Leukozytose.

Die Ergebnisse von Blutkultur, Abstrichen oder der mikrobiologischen Untersuchung von Hautblasenpunktat sind zwar für die spätere antibiotische Behandlung wichtig, kommen aber für die Entscheidung zur Operation zu spät. Eine Gramfärbung, z. B. eines Hautblasenpunktats, sollte aber versucht werden. Im Zweifelsfall wird eine Probeinzision bis auf die Faszie durchgeführt.

Behandlung

Maßgeblich für die Prognose des Patienten ist eine frühzeitige und radikale Operation. Bis zum Eintreffen von Erregernachweis und Antibiogramm erhält der Patient meist hoch dosiert Penicillin G und Gentamycin oder Clindamycin (*kalkulierte Antibiotikagabe* ➤ 2.7.2), danach stellt der Arzt die Antibiotikatherapie ggf. entsprechend des Antibiogramms um.

2.7.11 Tetanus

DEFINITION

Tetanus (*Wundstarrkrampf*): Schwere, oft tödlich verlaufende Erkrankung mit Muskelkrämpfen, bedingt durch das Toxin des Erregers *Clostridium tetani*, einem grampositiven, anaeroben Sporenbildner. In über 50 % der Infektionen Erregereintritt über Bagatellverletzungen.

Der **Tetanus** ist im Erkrankungs- und Todesfall meldepflichtig.

Krankheitsentstehung

Clostridium tetani ist praktisch überall in der Umwelt vorhanden (insbesondere in Erde, Staub, modrigem Holz) und lebt auch im Darm von Mensch und Tier. Die Übertragung erfolgt ausschließlich über Hautverletzungen, daher auch die Bezeichnung *Wund*starrkrampf. Besonders infektionsgefährdet sind tiefe oder zerklüftete Wunden mit mangelhafter Sauerstoffversorgung – hier können sich die anaeroben Bakterien rasch vermehren und Toxine produzieren, die das Nervensystem angreifen (➤ Abb. 2.22).

Symptome und Befund, Diagnostik

Die Erkrankung beginnt wenige Tage bis zwei Wochen nach der Verletzung mit Kopfschmerzen und Müdigkeit. Es folgt eine Erhöhung des Muskeltonus (*Muskelhypertonie*), die zuerst zu einer Kieferklemme und in der Folge von oben nach unten zu einer krampfartigen Starre praktisch aller Muskeln führt. Dabei sind die Patienten bei vollem Bewusstsein und haben stärkste Muskelschmerzen. Sie können nichts essen, da es bereits beim geringsten Versuch zu Schlingkrämpfen kommt. Krämpfe der Atemmuskulatur führen zu lebensbedrohlichen Atemnotanfällen. Jeder Reiz kann schwere tonisch-klonische Krämpfe auslösen, d. h. Krämpfe mit zunächst starren Muskeln (*tonische Krämpfe*), die in Muskelzuckungen (*klonische Krämpfe*) übergehen. Die Krämpfe können so stark sein, dass es zu Frakturen, z. B. von Wirbelkörpern, kommt. Die Wunde, durch welche die Erreger in den Körper eingedrungen sind, ist meist unauffällig.

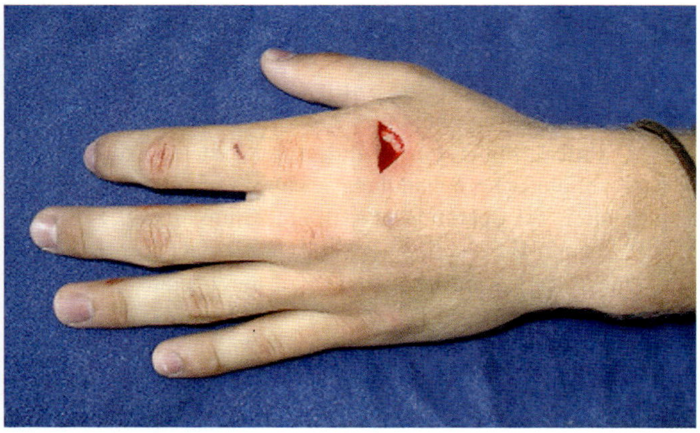

Abb. 2.22 Tiefe Wunden sind mit einem erhöhten Tetanusrisiko verbunden. [O616]

Für das Vollbild der Erkrankung sind drei **Symptome** typisch:
- **Trismus** (*Kieferklemme*)
- **Risus sardonicus** (*verzerrtes Grinsen durch Krämpfe der Gesichtsmuskulatur*)
- **Opisthotonus** (*Überstrecken von Kopf und Rumpf*).

Der Arzt stellt die Verdachtsdiagnose anhand der Verletzungsanamnese und der klinischen Symptomatik. Ein Erregernachweis im Wundabstrich oder der Toxinnachweis im Tierversuch sichern die **Diagnose**.

Behandlung

Die **Behandlung** der Tetanusinfektion hängt vom Stadium und vom Schweregrad der Erkrankung ab. Obligat sind das Ausschneiden der teils sehr kleinen Wunde zur Entfernung der toxinbildenden Erreger und die möglichst frühzeitige Gabe von Tetanus-Antitoxin. Dabei vermag das Antitoxin aber nur den Teil des Toxins zu neutralisieren, der noch nicht an das Nervensystem gebunden ist. Aus diesem Grund kommt die Antitoxin-Gabe beim manifesten Tetanus meist zu spät. Dann ist die Behandlung symptomatisch. Sie umfasst Sedativa (*Beruhigungsmittel*), Muskelrelaxanzien zur Krampflösung, Intubation und Beatmung.

Die Behandlung und Pflege des Patienten mit dem Vollbild eines Tetanus ist nur auf einer Intensivstation möglich, da der Patient kontinuierlich überwacht und ggf. beatmet werden muss.

Hygienemaßnahmen bei einer Infektion mit Sporen bildenden Bakterien

- Nach jedem Patientenkontakt auf penibles Händewaschen zusätzlich zur Händedesinfektion achten („Abschwemmen" der Sporen), da die Händedesinfektion gegenüber Sporen nicht ausreichend wirksam ist
- Beim möglichen Kontakt mit erregerhaltigem Material (z. B. Wundsekret) Schutzkittel und Handschuhe tragen.

Tetanusprophylaxe

Todesfälle sind heutzutage selten, da die meisten Betroffenen zumindest in der Kindheit einige Male geimpft wurden und somit eine **Teilimmunität** besteht. Der Verlauf ist dann milder. Trotzdem sollte der Impfschutz alle zehn Jahre aufgefrischt werden, da eine Expositionsprophylaxe, d. h. das Meiden der Erreger, unmöglich ist. Im Verletzungsfall gelten die folgenden zwei Handlungsanweisungen.

Reduzierung der Keime

Die chirurgische Wundversorgung und Infektionsbehandlung (➤ 2.3, ➤ 2.7.2) ist ein Teil der Tetanusprophylaxe. Sie reduziert den Keimgehalt in der Wunde und verschlechtert die Wachstumsbedingungen für die Erreger.

Vervollständigung des Impfschutzes

Besteht kein ausreichender Impfschutz, wird der Patient zum Schutz vor Tetanus geimpft. Als **Faustregel** kann gelten, dass der Impfschutz immer dann unvollständig ist, wenn der Verletzte:

- Keinen Impfschutz nachweisen kann (Impfausweis)
- Weniger als drei Impfungen erhalten hat
- Die letzte Impfung mehr als zehn Jahre zurückliegt.

Über die **Art der Impfung** entscheidet der Arzt abhängig von Zustand und Art der Wunde sowie den bisher erhaltenen Impfungen. Möglich sind die:

- Aktive Impfung mit Tetanus-Toxoid, z. B. *Tetanol®*
- Simultanprophylaxe, d. h. Kombination aus aktiver und passiver Impfung (mit Tetanus-Immunglobulinen = Tetanus-Antitoxin, z. B. *Tetagam®*).

Vorgehen bei Tetanus-Simultanimpfung

Werden die Impfstoffe zur aktiven und passiven Immunisierung (z. B. *Tetanol®* und *Tetagam®*) gemischt, machen sie sich gegenseitig unwirksam. Deshalb die beiden Medikamente getrennt voneinander aufziehen und an unterschiedlichen Körperstellen injizieren.

Die Impfung wird in einem Impfausweis dokumentiert, der dem Patienten mitgegeben wird. Sind weitere Impfungen zur Vervollständigung des Impfschutzes erforderlich, vermerken die Pflegenden die nächsten Impftermine im Impfausweis und weisen den Patienten darauf hin. [vgl. 15]

2.7.12 Gasbrand

DEFINITION

Gasbrand (*Gasödem*): Wundinfektion mit grampositiven, anaeroben Clostridien, v. a. *Clostridium perfringens,* deren Toxine rasch fortschreitende Gewebenekrosen mit Ödemen und Gasbildung verursachen. Letalität 30–50 %.

Der **Gasbrand** ist bei Erkrankung und im Todesfall meldepflichtig.

Krankheitsentstehung

Clostridien sind anaerobe (ohne Sauerstoff lebende), grampositive, Sporen bildende Stäbchenbakterien. Ähnlich wie der Erreger des Tetanus lebt auch das Clostridium perfringens, der Haupterreger des Gasbrandes, vorwiegend in Erde und Staub, kommt aber auch im Darm von Menschen und Tieren vor. Darum sind alle mit Erde, Staub oder Fäkalien verunreinigten Wunden gasbrandgefährdet.

Da Clostridien Anaerobier sind, führt eine Kontamination der Wunde nur dann zur Erkrankung, wenn die Erreger in der Wunde Areale mit mangelhafter Sauerstoffversorgung vorfinden. Dies ist z. B. der Fall bei ausgedehnten Weichteilquetschungen, tiefen Wundtaschen oder Nekrosen. Häufigster Infektionsort sind Wunden am Oberschenkel oder am Gesäß.

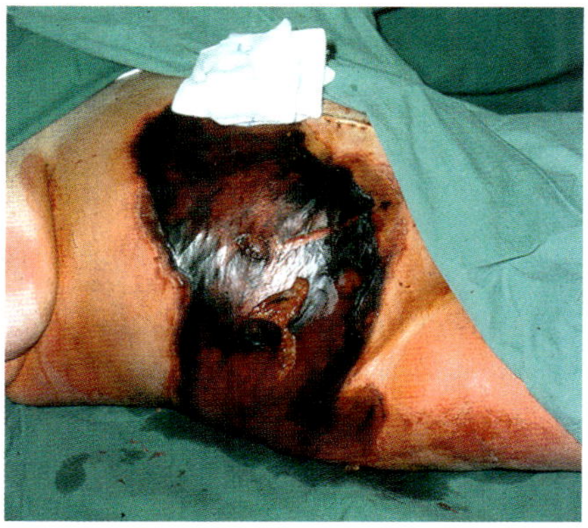

Abb. 2.23 Gasbrand mit ausgedehnten Weichteilnekrosen. Typisch für die Gasbrandinfektion ist ein beim Betasten spürbares Knistern. [F452-1]

Symptome und Befund, Diagnostik

Nach einer Inkubationszeit von meist 1–2 Tagen kommt es zu akut einsetzenden, starken Wundschmerzen. Die Wunde und die Wundumgebung schwellen an, die Haut verfärbt sich grau-schwarz. Aus der Wunde entleert sich süßlich-faulig riechendes, blutig-seröses Sekret (➤ Abb. 2.23). Bei der Palpation der Wundumgebung ist meist ein typisches Knistern durch zerplatzende Gasbläschen zu spüren. Die Infektion schreitet in der Regel rasch fort und verursacht ein schweres septisches Krankheitsbild mit zunehmender Verschlechterung des Allgemeinzustands, wobei das Bewusstsein des Patienten charakteristischerweise erhalten bleibt.

Die **Diagnose** wird in erster Linie klinisch gestellt. Das Röntgenbild zeigt eine charakteristische Muskelfiederung. Diese entsteht durch Gase, welche die Muskelfasern auseinanderdrängen. Unbehandelt führt der Gasbrand meist innerhalb kurzer Zeit zum Tod.

Behandlung

Die wichtigste **therapeutische Maßnahme** ist die frühzeitige und großzügige operative Wundrevision (*Wiedereröffnung der Wunde*). Bei massiver Infektion einer Extremität ist manchmal auch eine Amputation notwendig, um eine weitere Ausbreitung der Infektion zu verhindern.

Postoperativ wird der Patient mit hyperbarer Oxygenation (*Sauerstoff-Überdrucktherapie*) behandelt. Diese schafft durch sehr hohen Sauerstoffdruck aerobe Wundverhältnisse, in denen der Erreger nicht überlebt. Für diese Therapie muss der Patient in spezialisierte Zentren verlegt werden. In einer Kammer atmet er dann für ca. 90–120 Min. reinen, unter Überdruck stehenden Sauerstoff. Zusätzlich erhält der Patient hoch dosiert Antibiotika, z. B. Penicillin G oder Cephalosporine.

Pflege

Hygienemaßnahmen bei einer Infektion mit Sporen bildenden Bakterien ➤ 2.7.11

Im akuten Stadium muss der Patient aufgrund der Schwere seiner Erkrankung auf der Intensivstation versorgt werden.

2.8 Tollwut

DEFINITION

Tollwut (*Rabies, Hundswut, Lyssa, Hydrophobie*): Seltene, akute Infektionskrankheit, die vor allem das ZNS befällt und fast immer tödlich endet. Verursacht durch das Tollwut-Virus.

Die **Tollwut** ist bereits im Verdachtsfall meldepflichtig, ebenso das Berühren eines tollwutverdächtigen Tieres.

Krankheitsentstehung

Tollwütige Tiere scheiden das **Tollwut-Virus** (*Rabies-Virus, Lyssa-Virus*) mit dem Speichel aus. Der Mensch infiziert sich überwiegend durch Kontakt verletzter Haut mit dem Tierspeichel, meist durch den Biss eines erkrankten Tieres. Die Viren wandern von der Wunde aus entlang der Nervenbahnen zum Gehirn, wo sie zur Entzündung der grauen Substanz führen. Gefährdete Personen sind z. B. Jäger, Landwirte und Tierärzte.

Symptome und Befund, Diagnostik

Nach der Infektion treten 2–20 Wochen, selten bis zu einem Jahr die ersten **Symptome** auf. Der Zeitpunkt ist abhängig von der Menge der eingedrungenen Viren und der Lokalisation der Bissstelle. Bei nahe am Gehirn gelegenen Verletzungen, z. B. Bisswunden im Gesicht, ist sie relativ kurz, bei peripher gelegenen Verletzungen, etwa am Bein, verhältnismäßig lang.

Die Erkrankung beginnt mit Juckreiz, Brennen und starken Schmerzen in der (evtl. längst abgeheilten) Wunde, Kopfschmerzen, Nervosität und Depressionen. Es folgen eine abnorme Reizbarkeit und eine hochgradige Geräusch- und Lichtempfindlichkeit. Etwa 5–8 Tage nach Ausbruch der ersten Symptome wird der Kranke motorisch sehr unruhig. Er bekommt Krämpfe v. a. der Rachen-, Atem- und Kehlkopfmuskulatur. Schmerzhafte Schluckkrämpfe können bereits beim bloßen Gedanken an Wasser auftreten (daher auch *Hydrophobie*). Da der Patient nicht trinken kann, kommt es zunehmend zur Exsikkose. Außerdem führt eine verstärkte Speichelsekretion zusammen mit der Unfähigkeit, den Speichel zu schlucken, zu Speichelfluss aus dem Mund. Der Patient schreit und tobt bei den geringsten Umweltreizen („Tollwut“). Überlebt der Kranke dieses **Exzitationsstadium** (*Erregungsstadium*), so stirbt er im darauffolgenden **Paralysestadium** (*Lähmungsstadium*) an Atemlähmung.

Während der Inkubationszeit kann die Infektion nicht festgestellt werden. Während der Erkrankung lässt sich das Virus am einfachsten in einem Abdruckpräparat der Cornea (*Hornhaut des Auges*) nachweisen.

Behandlung

Eine spezifische **Behandlung** der ausgebrochenen Tollwut ist nicht möglich. Die symptomatische Behandlung umfasst eine medikamentöse Sedierung des Patienten, parenterale Ernährung und künstliche Beatmung. Heilung lässt sich so jedoch nicht erzielen. Aus diesem Grunde ist die Tollwutprophylaxe bei allen Bissverletzungen von entscheidender Bedeutung. Zudem erfolgt die chirurgische Behandlung der Verletzung mit großzügiger Exzision (*Eröffnung*) und Spülung der Wunde und anschließender offener Wundbehandlung.

Pflege

Patienten mit manifester Tollwut werden auf Intensivpflegestationen betreut. Die Pflegenden schützen ihn vor unnötigen Reizen und achten auf Ruhe und gedämpftes Licht im Patientenzimmer.

VORSICHT

Infektiöser Speichel

Der Speichel des Kranken ist infektiös. Zum Selbstschutz tragen alle Personen, die Kontakt zum Patienten haben, Schutzbrille, Mund-Nasen-Schutz, Schutzkittel und Handschuhe. Eine strikte Isolierung des Kranken ist notwendig.

Tollwutprophylaxe

Laut *Robert Koch-Institut* (*RKI*) gilt Deutschland wie auch andere europäische Länder als tollwutfrei. Als Hauptrisikofaktor für die Tollwut gilt das Einführen von Tieren aus Ländern, in denen die Tollwut noch nicht ausgerottet ist, weshalb Reisen mit Haustieren strengen gesetzlichen Vorschriften unterliegen.

Eine **Impfempfehlung** bei erhöhtem beruflichem Risiko gibt es für folgende Berufsgruppen:

- Tierärzte, Jäger, Forstpersonal u. a. Personen, die Umgang mit Tieren in Gebieten haben, in denen Wildtiertollwut neu aufgetreten ist
- Personen mit beruflichem oder sonstigem engen Kontakt zu Fledermäusen
- Laborpersonal mit Expositionsrisiko gegenüber Tollwutviren.

Zudem wird die Impfung bei Reisenden in Regionen mit hoher Tollwutgefährdung (z. B. durch streunende Hunde) empfohlen. [vgl. 15]

2.9 Pilzinfektionen

Aspergillom ➤ 10.8.2

Pilzinfektionen spielen in der Chirurgie eine untergeordnete Rolle. Hauptsächlich treten sie als Komplikation nach operativen Eingriffen oder bei abwehrgeschwächten Patienten auf. Dabei handelt es sich überwiegend um lokale Pilzinfektionen, z. B. einen Mund- oder Speiseröhrensoor, eine Candidose der Atemwege oder der ableitenden Harnwege. Dringen die Pilze jedoch durch die Schleimhaut in die Blutbahn ein, kann eine lebensbedrohliche Pilzsepsis die Folge sein. Bei lokalen Pilzinfektionen bringen lokale Antimykotika in der Regel den gewünschten Erfolg. Bei einer Pilzsepsis erfolgt die Antimykotikatherapie systemisch.

Pflege

Bei gefährdeten Patienten, z. B. solchen, die längere Zeit nicht essen und trinken dürfen, achten die Pflegenden auf eine regelmäßige Mundpflege zur Soorprophylaxe.

Bei bereits eingetretener lokaler Pilzinfektion eines Körperteils gilt:

- Die befallene Körperregion bei der Körperpflege immer zuletzt waschen oder Waschschüssel, Waschwasser, Waschlappen und Handtuch anschließend wechseln
- Auch nach Verschwinden der Symptome die antimykotische Behandlung über den angeordneten Zeitraum fortführen, um Rezidive zu vermeiden.

2.10 Chronische Wunden

Eine Wunde wird als chronisch bezeichnet, wenn sie innerhalb von 4–12 Wochen – abhängig von der Wundart und den begleitenden Faktoren – unter fachgerechter Behandlung keine Heilungstendenz zeigt. [vgl. 16]

Typische **chronische Wunden** sind: Dekubitus, Ulcus cruris venosum und arteriosum (➤ 9.2.3) und diabetisches Fußsyndrom. Aber auch andere sekundär heilende Wunden können zu einer chronischen Wunde werden.

In der Bundesrepublik leiden schätzungsweise 3–4 Millionen Menschen an einer chronischen Wunde. Diese verursacht neben körperlichen Beeinträchtigungen (z. B. Schmerzen, Bewegungseinschränkung) auch Einschränkungen der Selbstständigkeit und des sozialen Lebens. Außerdem haben chronische Wunden nach der Abheilung eine hohe Rezidivneigung. Das sind Gründe, die das *Deutsche Netzwerk für Qualitätsentwicklung in der Pflege (DNQP)* veranlassten, den 6. Expertenstandard in der Pflege diesem Thema zu widmen. Der Expertenstandard Pflege von Menschen mit einer chronischen Wunde ist 2015 in der 1. Aktualisierung erschienen.

Aufgabe der Therapie und Pflege ist neben der fach- und sachgerechten Wundbehandlung auch die Erhaltung und Förderung der Selbstpflegefähigkeiten des Betroffenen und seiner Angehörigen sowie die Förderung des Wohlbefindens.

2.10.1 Dekubitus

DEFINITION

Dekubitus: *„Ein Dekubitus ist eine lokal begrenzte Schädigung der Haut und/oder des darunter liegenden Gewebes, in der Regel über knöchernen Vorsprüngen, infolge von Druck oder von Druck in Kombination mit Scherkräften. (…).“* [17]

Ein **Dekubitus** entsteht, wenn Druck über längere Zeit auf ein Gewebeareal wirkt. Die Kapillaren, aber auch größere Arterien und Venen, werden komprimiert. Die Versorgung der Zellen mit Sauerstoff und der Abtransport von Schlackenstoffen sind nicht mehr möglich. Abhängig von der individuellen Gewebetoleranz geht das nicht mehr ausreichend versorgte Gewebe zugrunde, ein Dekubitus ist entstanden (➤ Abb. 2.24). Es gibt weitere **Faktoren**, die die **Entstehung** eines Dekubitus begünstigen, z. B.:

- Scherkräfte und Reibung
- Immobilität
- Falten im Laken, Druck von Schienen, Drainagen, Kathetern
- Feuchte Haut
- Über- oder Untergewicht
- Dehydratation, niedriger Blutdruck
- Fehlendes Schmerzempfinden.

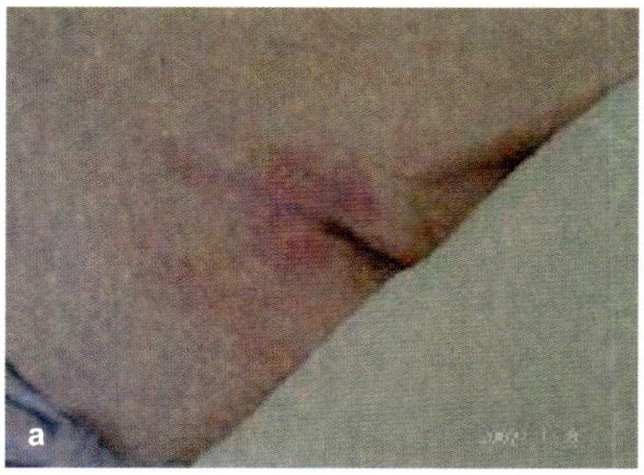

Grad 1: Nicht wegdrückbare Rötung intakter Haut.

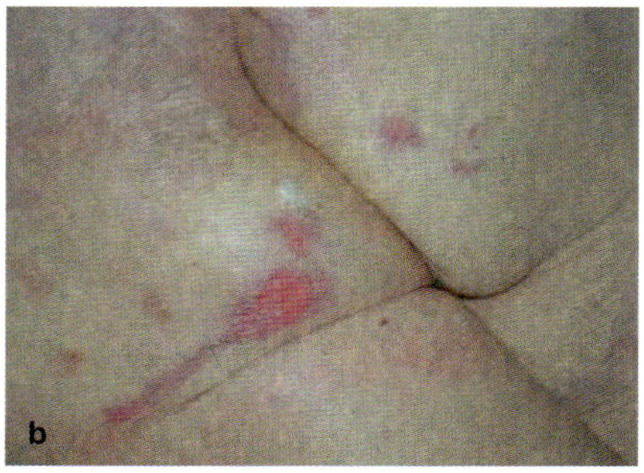

Grad 2: Teilverlust der Haut mit Schädigung der Epidermis, Dermis oder beider Hautschichten.

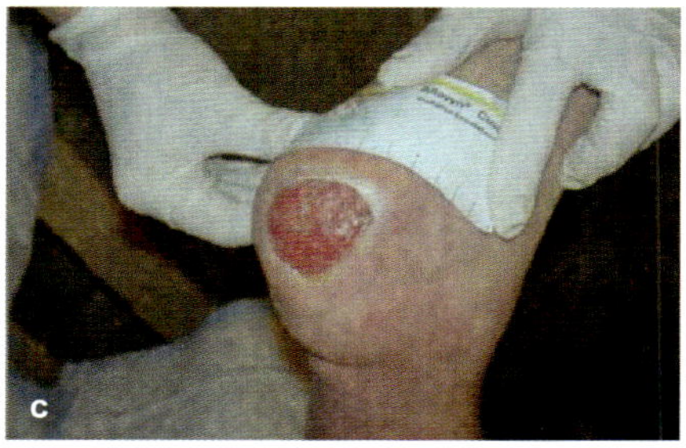

Grad 3: Verlust aller Hautschichten einschl. Schädigung oder Nekrose des subkutanen Gewebes; die darunterliegende Faszie ist nicht beschädigt.

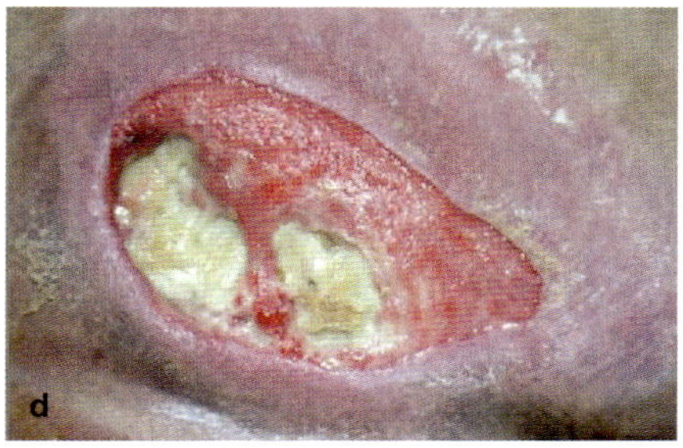

Grad 4: Ausgedehnte Zerstörung, Gewebenekrose oder Schädigung von Muskeln, Knochen oder stützenden Strukturen mit oder ohne Verlust aller Hautschichten.

Abb. 2.24 Dekubitus Grad 1 bis 4. [V330]

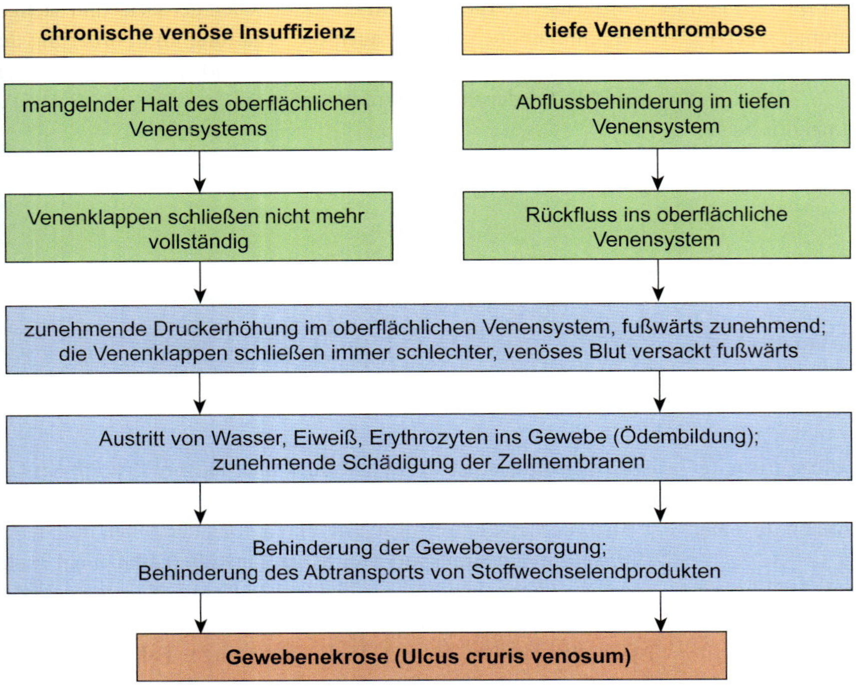

Abb. 2.25 Schematische Darstellung der Entstehung eines Ulcus cruris venosum. [L143]

Behandlung und Pflege

- Phasengerechte Wundbehandlung (➤ 2.10.11)
- Konsequente Druckentlastung durch Mobilisation und Bewegungsförderung, regelmäßige Umlagerung, Mikrolagerung, Weichlagerung oder Hohllagerung, Einsatz druckreduzierender Hilfsmittel
- Reduktion von Scherkräften durch geeignete Lagerungs-, Bewegungs- und Transfertechniken, z. B. Kinästhetik, Verhinderung des Herunterrutschens im Bett durch eine Rutschbremse
- Entfernung von Falten, Krümeln aus dem Laken, ggf. Polsterung von Sonden, Drainagen und Kathetern
- Verbesserung der Gewebetoleranz gegenüber Druck und Sauerstoffmangel durch Trockenhalten der Haut und eine an den Hauttyp angepasste Hautreinigung und -pflege, eiweiß- und vitaminreiche Ernährung, ausreichende Flüssigkeitszufuhr.

2.10.2 Ulcus cruris venosum

Erkrankungen der Venen ➤ 9.5

DEFINITION

Ulcus cruris venosum (*venöses Unterschenkelgeschwür*): Keine eigenständige Erkrankung, sondern die schwerste Form der chronisch venösen Insuffizienz (*CVI*). 70 % aller Unterschenkelgeschwüre sind venös bedingt. Man geht davon aus, dass ca. 1–2 % der Patienten mit einer CVI irgendwann ein venöses Ulkus entwickeln (➤ 9.2.3, ➤ 9.5.3).

60 % der Bevölkerung leiden unter Varizen, krankhaft erweiterten Venen des oberflächlichen Venensystems (➤ 9.5.3). Man spricht auch von einer Stammvarikosis. Die **Varikosis** oder chronisch venöse Insuffizienz (CVI) ist eine fortschreitende Erkrankung, an deren Ende das **Ulcus cruris venosum** steht (➤ Abb. 2.25, ➤ Abb. 2.26).

Behandlung und Pflege

- Phasengerechte Wundbehandlung (➤ 2.10.11)
- Patienten zu individuellen Risikofaktoren beraten und diese so gut wie möglich ausschalten
- Pflegerische Maßnahmen bei invasiver oder chirurgischer Varizentherapie
- Unterstützende konservative Maßnahmen:
  - Phlebologischer Kompressionsverband oder medizinische Kompressionsstrümpfe (➤ 9.5.1)
  - Beine hoch lagern
  - Lymphdrainage
  - Balneotherapie (➤ 9.5.2)
  - Mobilisation, Venengymnastik und Gefäßsport (➤ 9.5.2)
  - Unterstützende medikamentöse Behandlung.

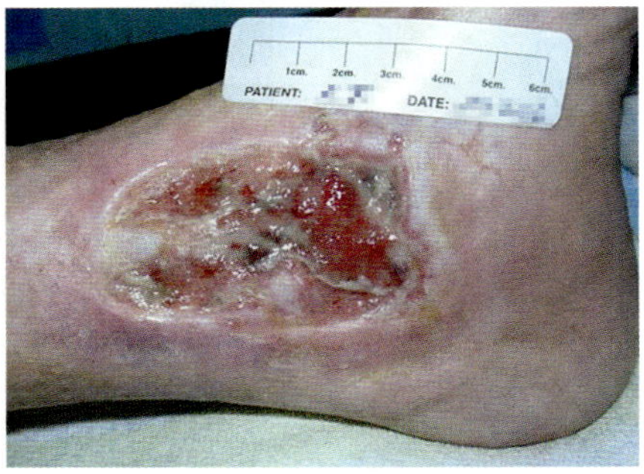

Abb. 2.26 Ulcus cruris venosum in der Reinigungsphase. Typisch ist die Lokalisation im Bereich des Innen- bzw. Außenknöchels. [V330]

2.10.3 Ulcus cruris arteriosum

Erkrankungen der Arterien ➤ 9.4

DEFINITION

Ulcus cruris arteriosum (*arterielles Unterschenkengeschwür*): Letztes Stadium einer peripheren arteriellen Verschlusskrankheit (*pAVK*). 10 % aller Unterschenkelgeschwüre sind arteriell bedingt.

Das **Ulcus cruris arteriosum** ist die Folge einer pAVK. Diese entsteht durch einen chronisch arteriosklerotischen Prozess, der nach und nach die Arterien in den Beinen verengt (➤ 9.4.4). Mit zunehmender Verengung wird die Sauerstoffversorgung in den nachfolgenden Regionen in Fuß und Bein immer schlechter. Bei einer minimalen oder fehlenden arteriellen Durchblutung (*Ischämie*) stirbt das nachfolgende Gewebe ab, ein arterielles Ulkus ist entstanden.

Solche abgestorbenen Gewebebezirke werden **Gangrän** bezeichnet. Typisch ist der Beginn an den Zehen oder an den Fersen. Durch Schrumpfungs- und Verdunstungsprozesse (*Mumifikation*) demarkiert sich diese Gangrän deutlich vom gesunden Gewebe. Ist der abgestorbene Bezirk hart und trocken, spricht man von einer **trockenen Gangrän** (➤ Abb. 2.27). Besiedelt sich die Nekrose mit Bakterien, v. a. Anaerobier und Fäulnisbakterien, dann entstehen matschig-schmierige und übel riechende Beläge, eine **feuchte Gangrän** ist entstanden (➤ Abb. 2.28). Es besteht die Gefahr, dass sich die Infektion, v. a. unter dem nekrotischen Gewebe weiter ausbreitet, eine Sepsis droht.

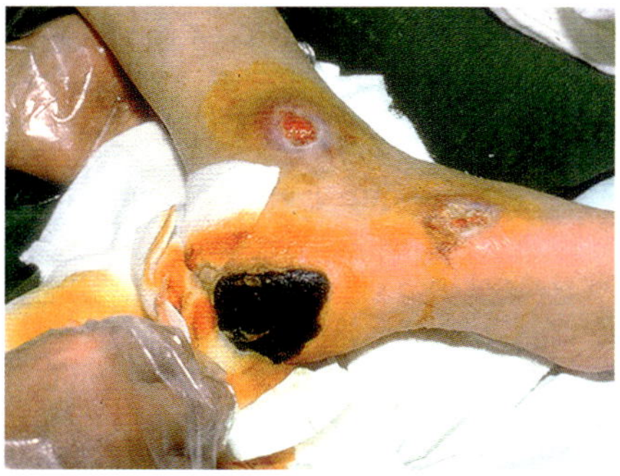

Abb. 2.27 Trockenes Ulcus cruris arteriosum an der Ferse. [T195]

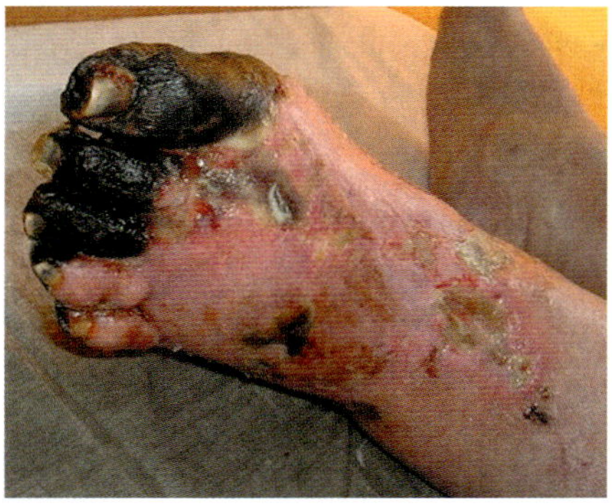

Abb. 2.28 Feuchte Gangrän 1.–3. Zeh, ausgeprägte Infektion im gesamten Fuß. [R224]

Das Risiko, eine arterielle Verschlusskrankheit zu erwerben, steigt mit der Zahl der Risikofaktoren: Rauchen, Diabetes mellitus, Erhöhung der Blutfette, Hypertonie, Übergewicht, Bewegungsmangel, Erhöhung der Harnsäure, Stress. Häufig sind auch andere Arterien im Körper betroffen, z. B. die Herzkranzgefäße, Nieren- oder Gehirnarterien (➤ 9.4.3).

Behandlung und Pflege

Wundbehandlung

Die **Wundbehandlung** bei der arteriellen Gangrän unterscheidet sich von dem Vorgehen bei anderen chronischen Wunden. Als wichtigstes Prinzip gilt: Trockene und feuchte Gangrän immer trocken halten.

Zusätzliche **Maßnahmen** bei einer feuchten Gangrän sind:

- Reinigung mit Kochsalz- oder Ringer-Lösung
- Desinfektion mit Schleimhautdesinfektionsmittel
- Gewissenhaftes Trocknen, v. a. zwischen den Zehen
- Sterile Kompressen zwischen die Zehen legen und mit einer Mullbinde locker fixieren; Watteverband zur Polsterung von Zehen und Fersen und zur Erhaltung der Restwärme.

Ungeeignete Maßnahmen

Ungeeignet bzw. falsch sind diese Maßnahmen:
- Fußbäder, um die Nekrosen aufzuweichen
- Enzymatische Salben
- Hydroaktive Verbände.

Eine Wundheilung kann erst stattfinden, wenn die demarkierte Gangrän chirurgisch entfernt wurde. Die entstandene Wunde wird dann phasengerecht (➤ 2.10.11) behandelt.

Unterstützende Maßnahmen

- Maßnahmen zur Wiederherstellung der arteriellen Durchblutung (➤ 9.4.4)
- Beine tief lagern
- Gefäßabknickung in der Leiste vermeiden, d. h. der Patient soll wenig sitzen, Kopfteil max. 60° erhöhen
- Füße und Beine ständig warm halten mit Wollsocken, Wolldecke, lockerem Watteverband oder Fell
- Beine weich bzw. hohl lagern
- Bettdecke über das Fußteil hängen, Bettbogen benutzen oder zwei Kissen seitlich neben die Beine legen, die verhindern, dass die Bettdecke Druck auf die Zehen ausübt
- Einengende Schuhe und Hosen vermeiden
- Stadium 1 und 2: Bewegungsübungen und Gehtraining (➤ 9.4.2)
- Sorgfältige Hautreinigung und -pflege, gewissenhaft die Füße trocknen, tägliche Inspektion
- Verletzungen jeglicher Art vermeiden und äußerste Vorsicht bei der Fußnagelpflege; besser: professionelle Fußpflege beauftragen
- Flüssigkeitszufuhr steigern (Vorsicht bei Kontraindikationen).

2.10.4 Diabetisches Fußsyndrom

DEFINITION

Diabetisches Fußsyndrom (*DFS*): Alle pathologischen Veränderungen an den Füßen, die durch den Diabetes mellitus begünstigt wurden. In etwa der Hälfte der Fälle liegt eine diabetische Neuropathie, in etwa einem Drittel eine Angiopathie und bei den übrigen eine Kombination beider zugrunde. Die Einteilung wird im Expertenstandard Pflege von Menschen mit chronischen Wunden nach *Wagner/Amstrong* empfohlen.

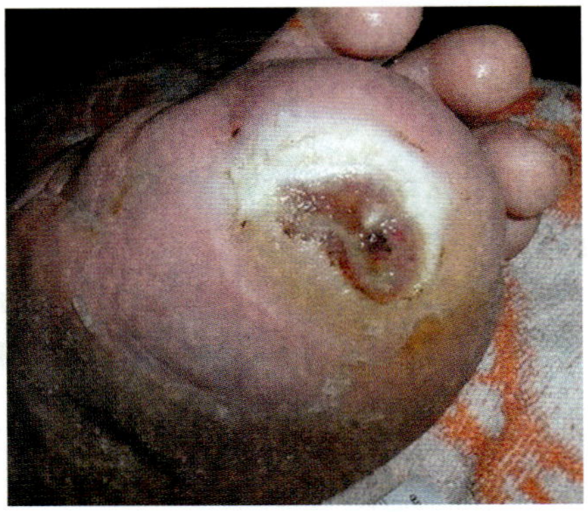

Abb. 2.30 Neuropathisches Ulkus (*Mal perforans*) mit Hyperkeratosen. [R224]

Das **diabetische Fußsyndrom** ist eine gefürchtete Spätfolge des Diabetes mellitus. Etwa 15 % aller Diabetiker erleiden im Laufe ihres Lebens eine Fußläsion, die im Extremfall zu einer Amputation führt.

Die Entstehung und die Folgen sind vielschichtig. Durch häufige Hyperglykämien werden die Arterien in den Beinen und Füßen geschädigt, es kommt zu einer **peripheren arteriellen Verschlusskrankheit** (*pAVK*), eine **Makroangiopathie** ist entstanden. **Mikroangiopathien** sind Mikrozirkulationsstörungen im Bereich der kleinen Arterien. Durch sie verändern sich z. B. die Fließeigenschaft des Blutes und die Stoffwechselvorgänge im Interstitium. Die Nährstoffversorgung der Zellen und der Abtransport von Stoffwechselprodukten sind behindert.

Gleichzeitig werden auch die Nerven geschädigt, es entsteht eine **diabetische Polyneuropathie** (*PNP*).

Diese betrifft unterschiedliche Nerven:

- **Sensible Neuropathie.** Durch die Schädigung sensibler Nerven haben die Betroffenen anfangs Missempfindungen (z. B. Brennen, Ameisenlaufen), Taubheitsgefühle und Schmerzen. Später kommt es zu einem Sensibilitätsverlust und zum Verlust des Temperaturempfindens, weshalb der Patient Verletzungen und Überlastung oft nicht mehr wahrnimmt
- **Motorische Neuropathie.** Durch die Schädigung motorischer Nerven kommt es zum Abbau der Fußmuskulatur. Zusätzliche Zucker- und Eiweißeinlagerungen in Gelenken und Sehnen führen zu einer eingeschränkten Gelenkbeweglichkeit. Das Gangbild verändert sich, es wird sehr „mechanisch". Zudem kommt es zu einer Veränderung der gesamten Fußstatik mit Fußdeformitäten (Krallenzehen, eingeschränkte Zehenbeweglichkeit, Hallux, Absenkung des Längsgewölbes u.a.), auch durch eine nichtinfektiöse Zerstörung der Fußknochen bedingt. Ein sog. **Charcot-Fuß** (*diabetische Neuro-Osteo-Arthropathie, DNOAP*) ist entstanden (➤ Abb. 2.29). An besonders druckbelasteten Stellen, z. B. dem Fußballen, kommt es zu **Hyperkeratosen** (*vermehrte Hornhautbildung*). Unter der Hornhaut entstehen häufig Ulzerationen, **Mal perforans** (➤ Abb. 2.30) genannt, die oft lange unentdeckt größer und tiefer werden und nicht selten bis auf den Knochen reichen
- **Autonome Neuropathie.** Durch die Schädigung autonomer Nerven kommt es zur Gefäßerweiterung, erkennbar an warmen und roten Füßen (außer bei gleichzeitig bestehender pAVK). Die Schweißsekretion erlischt. Die Haut ist trocken und neigt zu Einrissen. Typischerweise entsteht Nagelpilz und Pilzbefall zwischen den Zehen. [vgl. 18]

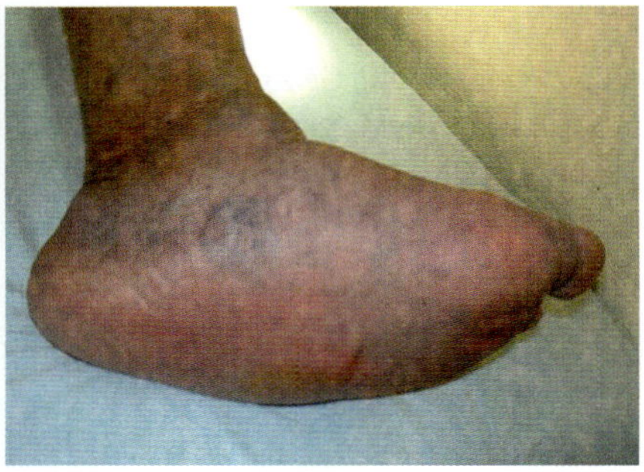

Abb. 2.29 Typischer Charcot-Fuß. Das Fußskelett ist aufgrund der Schädigung der motorischen Nervenfasern zusammengebrochen. Im Bereich der Fußsohle sind als Folge der erhöhten Druckbelastung Hornhautschwielen erkennbar. Die rosige Farbe und das Fußödem weisen auf eine reine Neuropathie hin. Bisher besteht noch keine Wunde. Die Gefahr der Entstehung eines Mal perforans im Bereich des Fußballens ist allerdings groß. [M845]

Behandlung und Pflege

- Stoffwechseloptimierung
- Behandlung internistischer Grunderkrankungen wie z. B. Hypertonie
- Maßnahmen zur Wiederherstellung der arteriellen Durchblutung (➤ 9.4.4)
- Ggf. chirurgische Maßnahmen im Rahmen der Wundbehandlung, z. B. Nekrosenabtragung, Amputation von Zehen
- Konsequente Druckentlastung im Bereich der Fußläsion durch Spezialgips, Entlastungsschuh, Unterarmgehstützen, Rollstuhl
- Podologische Behandlung z. B. von Hyperkeratosen
- Phasengerechte Wundbehandlung (➤ 2.10.11)
- Sorgfältige Hautreinigung und -pflege, gewissenhaftes Trocknen der Füße, tägliche Inspektion auf Verletzungen, Hornhaut, eingewachsene Nägel, Fußpilz
- Äußerste Vorsicht bei der Fußnagelpflege, besser: professionelle Fußpflege empfehlen
- Beratung zu geeigneten Strümpfen und Schuhen: sie dürfen keine Nähte haben, atmungsaktives Material bevorzugen, auf breites Fußbett und angemessene Größe achten, ausschließlich flache Absätze tragen
- Beratung zur täglichen Inspektion der Füße, ggf. mit Hilfe eines Spiegels.

2.10.5 Prinzipien der Wundbehandlung bei chronischen Wunden

Die **moderne Wundbehandlung** beruht auf wissenschaftlichen Untersuchungen von Georg Winter, der 1962 feststellte, dass eine Wunde schneller und qualitativ besser in einem feuchten Milieu heilt, als wenn sie trocken behandelt wird. Seitdem ist die Entwicklung von Wundauflagen, die ein idealfeuchtes Wundklima schaffen, rasant vorangeschritten.

Zur **modernen Wundbehandlung** gehört neben dem Aufbringen von Wundauflagen:

- Wunddiagnostik/-assessment
- Phasengerechte Wundbehandlung
- Ausschaltung oder Reduzierung von Ursachen, Risiko- und Störfaktoren
- Verbesserung des Allgemein- und Ernährungszustands
- Schmerzbehandlung
- Psychosoziale Begleitung
- Maßnahmen zur Verbesserung der Lebensqualität
- Maßnahmen zur Verbesserung der Selbstpflegefähigkeiten
- Schulung des Patienten und ggf. seiner Angehörigen.

Zielsetzung: *„Jeder Patient/Bewohner mit einer chronischen Wunde vom Typ Dekubitus, Ulcus cruris venosum/arteriosum/mixtum oder Diabetischem Fußulcus erhält eine pflegerische Versorgung, die das individuelle Krankheitsverständnis berücksichtigt, die Lebensqualität fördert, die Wundheilung unterstützt und die Rezidivbildung von Wunden vermeidet.“* [16]

Angesichts der vielfältigen Aufgaben hat sich inzwischen der Begriff **Wundmanagement** etabliert. Der *Expertenstandard Pflege von Menschen mit chronischen Wunden* fordert wegen der Komplexität des Themas und des notwendigen Fachwissens, dass jede Einrichtung des Gesundheitswesens einen internen oder externen Wundexperten beschäftigen sollte, der die Pflegefachkräfte bei der Behandlung chronischer Wunden unterstützt. Wundexperten haben eine entsprechende Weiterbildung abgeschlossen.

Wunddiagnostik/-assessment

Das **wundspezifische Assessment** ist das Herzstück des Wundmanagements.

Der Expertenstandard legt als **erstes Ergebnis** (*E 1*) fest, dass die **Dokumentation** differenzierte Aussagen zu folgenden Punkten enthalten soll:

- Mobilitäts- und andere Einschränkungen, Schmerzen, Wundgeruch, Exsudat, Ernährungsstatus, psychische Verfassung, individuelles Krankheitsverständnis, Körperbildstörungen, Ängste
- Wissen der Patienten/Bewohner und ihrer Angehörigen über Ursachen und Heilung der Wunde sowie gesundheitsbezogene Selbstmanagementkompetenzen
- Spezifische medizinische Wunddiagnose, Rezidivzahl, Wunddauer, -lokalisation, -größe, -rand, -umgebung, -grund und Entzündungszeichen. [vgl. 16]

Demnach besteht ein einrichtungsinternes **Wundassessment** aus **zwei Teilen:**

- Der eigentlichen Wunddokumentation
- Der Einschätzung der wund- und therapiebedingten Einschränkungen sowie der Selbstmanagementkompetenzen des Patienten und seiner Angehörigen.

Wunddokumentation

Sie sollte folgende **Kriterien** umfassen:

- **Medizinische Wunddiagnose.** Dazu gehören Grunderkrankung, Wundart und Schweregradeinteilung der Wunde, bisherige diagnostische und therapeutische Maßnahmen
- **Wundlokalisation.** Grafisch dargestellt und verbal beschrieben
- **Wunddauer.** Seit wann besteht die Wunde?
- **Rezidive.** Zahl der Rezidive und rezidivfreie Zeit
- **Wundgröße.** Länge und Breite in cm, Tiefe in cm, Taschen, Fisteln, Unterminierung
- **Wundgrund/häufigste Gewebeart.** Beispiele: Nekrose, Fibrinbelag, Granulationsgewebe
- **Exsudat/Transsudat.** Menge und Aussehen, Beschaffenheit
- **Wundgeruch.** Ja/Nein?
- **Wundrand.** Beispiele: vital, mazeriert, zerklüftet, wulstig, unterminiert
- **Wundumgebung.** Beispiele: trocken, ödematös, mit Juckreiz, gerötet
- **Infektionszeichen.** Ja/Nein?

Einschätzung der Einschränkungen und der Selbstmanagementkompetenzen

Sie sollte folgende **Kriterien** umfassen:

- **Patienten- und Angehörigenwissen** zur Ursache der Wunde, zur Heilung, zu Symptomen, zu therapeutischen Maßnahmen
- **Wund- und therapiebedingte Einschränkungen,** z. B. Bewegungseinschränkung, Schmerzen, Abhängigkeit von professioneller Hilfe/anderen Personen, Wundgeruch und Exsudat, Isolation, Frustration, Hoffnungslosigkeit, Schlafstörungen, eingeschränkte Schuh- oder Kleidungsauswahl
- **Vorhandene wundbezogene Hilfsmittel,** z. B. Weichlagerungsmatratze, Kompressionsstrümpfe, Orthese
- **Selbstmanagementkompetenzen des Patienten und seiner Angehörigen,** z. B. Umgang mit Einschränkungen, Umgang mit Verbänden, Erhalt von Alltagsaktivitäten, Durchführung von unterstützenden Maßnahmen wie Blutzuckereinstellung, Raucherentwöhnung, Gefäßsport, Fußinspektion und -pflege. [vgl. 16]

2.10.6 Anforderung an moderne Wundbehandlungen/Wundauflagen

Moderne Wundauflagen müssen höhere Anforderungen erfüllen, als nur den Schutz nach außen und die Sekretaufnahme zu sichern sowie ein Träger für Arzneimittel zu sein. Wundauflagen sind nicht nur ein Hilfsmittel, sondern selbst ein Therapeutikum. **Sie gewährleisten:**

- Schutz vor Fremdkörpern, Schmutz, Druck und Reibung
- Schutz vor Infektionen, d. h. sie sind undurchlässig für Mikroorganismen nach innen und außen
- Schutz vor Austrocknung und Auskühlung
- Aufrechterhaltung des Gasaustausches

- Unterstützung der autolytischen Wundreinigung
- Sichere Aufnahme von Blut, Wundsekret, Gewebetrümmern, Mikroorganismen
- Gute Verträglichkeit, geringes allergenes Potenzial, kein Anhaften am Wundgrund
- Unterstützung der Wundruhe durch seltene Verbandswechsel, v. a. in der Granulations- und Epithelisierungsphase
- Leichte Handhabung für den Anwender und hohen Tragekomfort für den Patienten
- Kosteneffektivität, auch durch möglichst geringen Bedarf an Sekundärverbandsstoffen
- Verfügbarkeit in unterschiedlichen Größen.

Aktive Wundauflagen

Wundauflagen, die aktiv in den Heilungsprozess eingreifen werden auch als **aktive Wundauflagen** bezeichnet, z. B. Wundauflagen mit Silber, Kollagen oder Wachstumsfaktoren.

Moderne Wundbehandlungsmittel und Wundauflagen (➤ Tab. 2.3) haben in den vergangenen Jahren viele Methoden und traditionelle Wundauflagen (z. B. Mullkompressen, beschichtete Wundgazen) verdrängt, die diese Aufgaben v. a. bei der Behandlung chronischer Wunden nicht erfüllen können. Leider verfügen noch nicht alle Ärzte über das notwendige Wissen auf dem Gebiet der modernen Wundbehandlung. Pflegende müssen immer wieder Überzeugungsarbeit leisten und nachweisen, dass die zunächst teuer wirkenden Wundauflagen schnell zu einer Kostenersparnis führen, weil eine Wunde unter optimalen Bedingungen schneller heilt und Verbände oft über mehrere Tage belassen werden können. Auch der Komfort für die Patienten, z. B. durch eine geringere Zahl schmerzhafter Verbandswechsel, ist nicht zu unterschätzen.

2.10.7 Mittel zur Wundspülung

Wundspüllösungen sind Flüssigkeiten, die in Verbindung mit einer mechanischen Reinigung Fremdkörper, Erreger, Biofilm, Beläge und Gewebereste aus der Wunde entfernen sollen.

- **Physiologische Kochsalzlösung** (*NaCl 0,9 %*) und **Ringerlösung** können gleichermaßen zur Wundspülung verwendet werden. Ringerlösung enthält neben Natrium und Chlorid noch die Elektrolyte Kalium und Calcium. Bei häufigeren Spülungen bzw. bei Dauerfeuchthaltung einer Wunde erhält die Ringerlösung besser das Elektrolytgleichgewicht in der Wunde. Da sie keine Konservierungsstoffe enthalten, müssen Reste immer verworfen werden
- Es gibt **Wundspüllösungen, die Konservierungsstoffe enthalten** und deshalb nach Anbruch länger verwendet werden dürfen (Herstellerangaben beachten!). Solche Lösungen sind z. B. *Prontosan®* Wundspüllösung, *Lavasorb®*, *Lavanid®* – sie enthalten als Konservierungsmittel Polyhexanid. *Octenilin®*-Wundspüllösung darf durch den konservierenden Wirkstoff Octenidin ebenfalls länger verwendet werden [vgl. 19]
- **Leitungswasser pro und contra.** Oft ordnen Ärzte das Ausduschen oder Auswaschen einer Wunde mit **Leitungswasser** an. Ohne Frage, große Wunden können so effektiv und schnell gereinigt werden. Aber ist das hygienisch unbedenklich?
In Deutschland hat Trinkwasser eine sehr gute Qualität, die von den Wasserwerken untersucht und garantiert wird. Trinkwasser ist aber nicht keimfrei! Keime im Wasser stellen ein Infektionsrisiko für die Wunde dar. Zusätzliche Hygienerisiken ergeben sich durch mit Biofilm belastete Leitungen und verkalkte bzw. verkeimte Duschköpfe und Wasserhähne. Außerdem besteht durch das Abduschen von Wunden die Gefahr der Keimverschleppung in die Umgebung, denn häufig verspritzt keimbelastetes Wasser. Selten findet v. a. in der häuslichen Umgebung eine adäquate Reinigung der Duschwanne und -wände im Anschluss statt.

RKI-Empfehlung: Nur sterile Lösungen zum Spülen von Wunden

Die *Kommission für Krankenhaushygiene und Infektionsprävention* am *Robert Koch-Institut* formuliert in der Empfehlung Infektionsprävention in Heimen: „Zum Spülen von Wunden dürfen nur sterile Lösungen verwendet werden. Leitungswasser ist nicht frei von Keimen."
Wundexperten sind sich einig, dass im Anschluss an eine Spülung mit Leitungswasser auf alle Fälle antiseptische Maßnahmen notwendig sind. Alternativ kann zum Ausduschen ein spezieller Wasserfilter verwendet werden, der in der Lage ist, Wasserkeime zurückzuhalten. Im Anschluss an das Ausduschen, müssen Duschwanne, Wände, Fußboden mit geeigneten Mitteln desinfizierend gereinigt werden. Das Baden von Wunden ist dagegen nicht mehr zeitgemäß. [vgl. 20]

2.10.8 Wundantiseptika

Wundantiseptika zur kurzzeitigen Anwendung ➤ 2.7.2

Wundantiseptika werden bei chronischen Wunden wiederholt und ggf. längerfristig angewendet, um den Kreislauf „Kolonisation – Infektion – Rekolonisation – Reinfektion – Wundheilungsverzögerung" zu unterbrechen, der bei vielen chronischen Wunden zu beobachten ist. [vgl. 13]

Maßnahmen vor dem Einsatz des Antiseptikums

Vor antiseptischen Maßnahmen müssen immer Maßnahmen zur Entfernung von Nekrosen und Belägen ergriffen werden. Diese stellen ein Keimreservoir dar und verhindern die volle Wirksamkeit eines Antiseptikums.

Wundantiseptika sind **nicht** zur **unüberlegten Daueranwendung geeignet**, sondern werden vielmehr gezielt bei infektionsgefährdeten, kritisch kolonisierten und infizierten Wunden angewendet (➤ 4.2.1). Besonders bei chronischen Wunden muss der Einfluss der Antiseptika auf die Wundheilung beachtet werden.

Polyhexanid (*Polyhexamethylenbiguanid, PHMB*) hat eine breite mikrobizide Wirkung, wirkt aber nicht gegen Viren und Sporen. Es ist sehr gut gewebeverträglich und kann klinisch offensichtlich die Wundheilung fördern. Es hat einen geringen Eiweißfehler, d.h. es wird kaum inaktiviert durch Sekrete und Blut. Deshalb ist es das Mittel der 1. Wahl bei allen schlecht heilenden chronischen und empfindlichen Wunden. Es kann Biofilm und Fibrinbildung reduzieren. Allerdings tritt die volle mikrobizide Wirkung erst nach mindestens 10–20 Min. ein, abhängig von der Konzentration. Bei der Anwendung muss diese lange Einwirkzeit z. B. durch das Auflegen von feuchten Kompressen, beachtet werden. Polyhexanid wird in Konzentrationen von 0,02 % oder 0,04 % angewendet.

Polyhexanid wird in unterschiedlichen **Produkten und Indikationen** angewendet:

- Als **Antiseptikum:** flüssig oder als Gelzubereitung (z. B. als *Serapept® 1 und 2,* hydrophiles Polyhexanid-Gel als Rezeptur aus der Apotheke)
- Als **Wundspüllösung:** Dann ist Polyhexanid das Konservierungsmittel, die Wundspüllösung ist kein Antiseptikum
- Als **Hydrogel** zur Wundreinigung und zum Feuchthalten der Wunde (z. B. *Prontosan® Wound Gel, Lavanid® Wundgel*)
- Als **imprägnierte Baumwolle** zur Wundauflage oder Tamponade (z. B. *Kerlix® A.M.D.*)
- Als **feuchtigkeitsregulierende polyhexanidhaltige Wundauflage** (*Suprasorb® X + PHMB*). [vgl. 21]

2.10.9 Hautpflege und Hautschutz

Die **Pflege** der Umgebungshaut und der **Schutz** des Wundrands und der Wundumgebung ergänzen die phasengerechte Behandlung von Wunden. Sie haben eine große Bedeutung für die Wundheilung. Weder von mazerierten noch von ausgetrockneten Wundrändern kann eine Epithelisierung ausgehen. Eine gereizte und geschädigte Wundumgebung stellt Wundbehandler und Patienten vor neue Probleme (➤ Abb. 2.31). Häufig belasten Schmerzen und Juckreiz zusätzlich. Außerdem gestaltet sich Fixierung von Wundauflagen schwierig.

Hautpflege

Die **Hautpflege** in der Wundumgebung richtet sich nach der vorgefundenen **Hautsituation.** Meist werden eher rückfettende Produkte, sog. Wasser-in-Öl-Emulsionen (*W/Ö*), benötigt. Sie ziehen etwas weniger schnell ein und hinterlassen einen leichten Fettfilm auf der Haut. Sie behindern auch die Wasserverdunstung aus der Haut.
Wasser-in-Öl-Emulsionen sind geeignet bei:

- Trockener und empfindlicher Haut
- Altershaut
- Schuppenbildung.

Keine wasserfreien bzw. reine Fettzubereitungen

Wasserfreie oder fast wasserfreie Zubereitungen (*Salben*) sollten nicht zur Pflege der Haut verwendet werden. Sie sind speziellen therapeutischen Indikationen vorbehalten.
Reine Fettzubereitungen können nicht in die Haut eindringen. Sie legen sich auf die Haut und verstopfen die Poren. Dadurch wird die Hautatmung behindert, Schweiß kann nicht verdunsten und die Haut erhält in der Tiefe keine Pflege.

Urea (*Harnstoff*) wird synthetisch herstellt und ist in Pflegeprodukten für sehr trockene Haut enthalten. Es wirkt stark feuchtigkeitsbindend

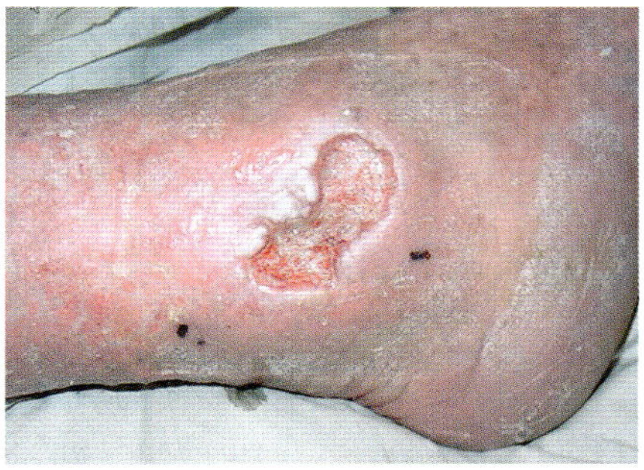

Abb. 2.31 Venöses Ulkus. Typische Lokalisation im Bereich des Innenknöchels. Der Wundrand ist mazeriert, er braucht einen sorgfältigen Hautschutz. Die Wundumgebung ist großflächig gerötet, sie braucht eine angepasste Hautpflege. [M845]

und juckreizlindernd. Zur Pflege von sehr trockener, schuppiger Haut wird es in Konzentrationen von 5–15 % angewendet. In höheren Konzentrationen (bis 40 %) hat Urea eine hornhauttauflösende, abschuppende (*keratinolytische*) Wirkung. Es kann Verschuppungen auflösen und wirkt einer neuen Verhornung entgegen.

Hautschutz

Hautschutz von Wundrand und Wundumgebung ist vor allem **bei nässenden Wunden** notwendig. Hier kommt es häufig zu einer Mazeration des Wundrandes und der umgebenden Haut. **Ursachen** sind:

- Hohe Exsudatmenge, v.a. bei Wunden in der Reinigungsphase und bei Wundinfektion
- Ineffektives Wundmanagement: zu wenig saugfähige Wundauflage und/oder zu seltene Verbandswechsel
- Wundauflagen, die das Sekret über die gesamte Fläche aufnehmen, dadurch wird auch gesunde Haut feucht
- Verbandsmaterialien, die okklusiv wirken
- Lokales Ödem, typisch bei venösen Ulzerationen; fehlende Kompression bei chronisch venöser Insuffizienz oder Lymphödem
- Ödeme, bedingt durch Herz- oder Niereninsuffizienz, Eiweißmangel.

Der Wundrand und die Umgebungshaut weichen auf. Die Haut wird in diesem Bereich heller, die Poren wirken größer. Von einem aufgeweichten Wundrand kann keine Epithelisierung ausgehen. Die Barrierefunktion der aufgeweichten Umgebungshaut ist gestört, es besteht die Gefahr, dass Bakterien, Pilze aber auch chemische Substanzen in die Haut eindringen und Entzündungen verursachen. Mazerierte Haut ist in der Wundumgebung deshalb häufig gerötet (➤ Abb. 2.31).

Lokales Hautschutzprodukt und ein effektives Exsudatmanagement stellen wichtige **Maßnahmen** im Rahmen der phasengerechten Wundbehandlung dar:

- Lokalen Hautschutz auftragen, z. B. *3M™Cavilon™ Spray,* Creme oder Lolly, *Secura®, Askina® Barrier Film* oder *Cutimed® PROTECT.* Diese modernen Hautschutzprodukte sind farblos und transparent und bieten eine Barrierewirkung von 2–3 Tagen gegen Feuchtigkeit. Sie behindern die Hautatmung nicht und bessern oft die Haftwirkung von Wundauflagen. Bei Applikation des Hautschutzes sind auch intakte Hautareale innerhalb der Wunde, wie Stege oder Inseln, zu schützen

Keine Öle, Fette oder Pasten als Hautschutz

Öle, Fette, Pasten sind nicht zum Hautschutz geeignet Sie decken die Haut ab, verstopfen die Hautporen und behindern die Hautatmung. Außerdem haften auf ihnen die Wundauflagen nicht mehr. Die Entfernung von Pasten ist zudem aufwendig, eine Beobachtung von Wundrand und -umgebung nicht möglich.

2

- Wundauflagen mit hoher Saugkapazität und Flüssigkeitsbindern verwenden, häufig Verbandswechsel durchführen, Maßnahmen und Wundauflagen, die die Reinigungsphase unterstützen, Wundinfektion mit Antiseptikum und ggf. Antibiotikum behandeln
- Ggf. Weitere Maßnahmen, z. B. Kompressionstherapie bei chronisch venöser Insuffizienz oder Lymphödem, Maßnahmen bei Herz- und Niereninsuffizienz, Gabe von Eiweiß.

2.10.10 Wundbehandlungsmittel und Wundauflagen

Die Zahl der **Wundbehandlungsmittel** hat in den vergangenen Jahren erheblich zugenommen. Am besten bewahren Pflegende den Überblick, wenn sie sich nicht an den Handelsnamen der Hersteller orientieren, sondern die Produktgruppen mit Eigenschaften, Einsatzgebieten und Anwendung betrachten (➤ Tab. 2.3).

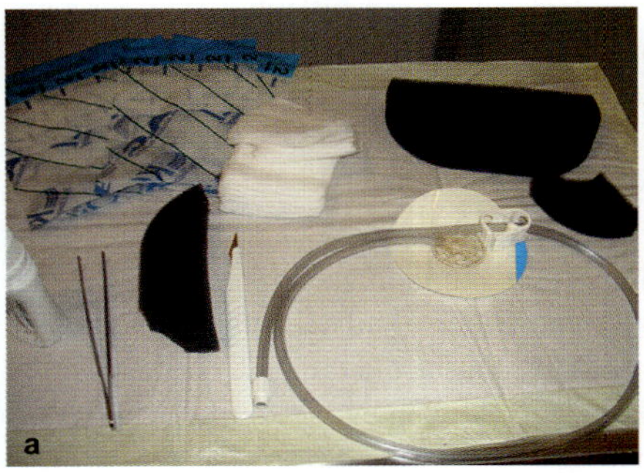

Benötigtes Zubehör: Wundfüller, Drainageschlauch, Folienverband, Kompressen, Pinzette, Skalpell. Es fehlt die Pumpe.

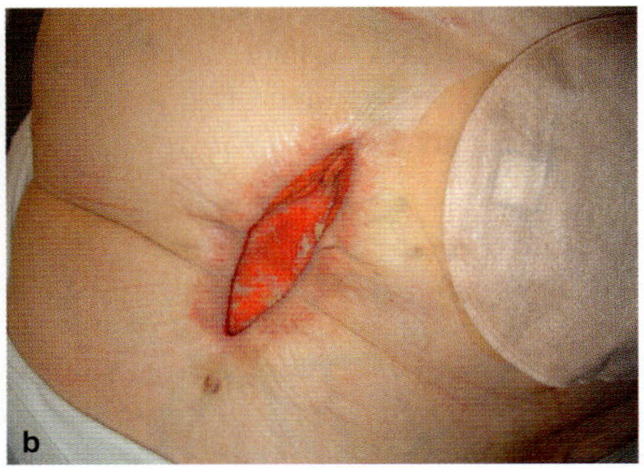

Platzbauch, der mit der Unterdrucktherapie behandelt werden soll. Die Wunde ist fast sauber und zeigt schon Granulationsgewebe.

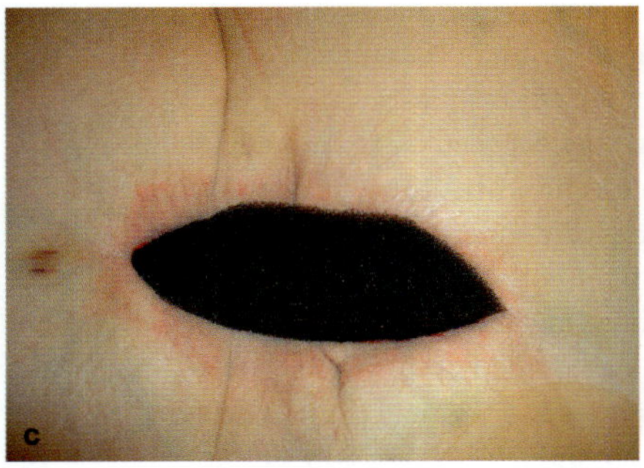

Offenporiger Polyurethanschaum (Wundfüller) unter sterilen Bedingungen auf die Wundgröße zuschneiden und eintamponieren. Alternativ kann bei Taschen und zerklüfteten Wunden auch ein antimikrobieller Verbandmull eingebracht werden.

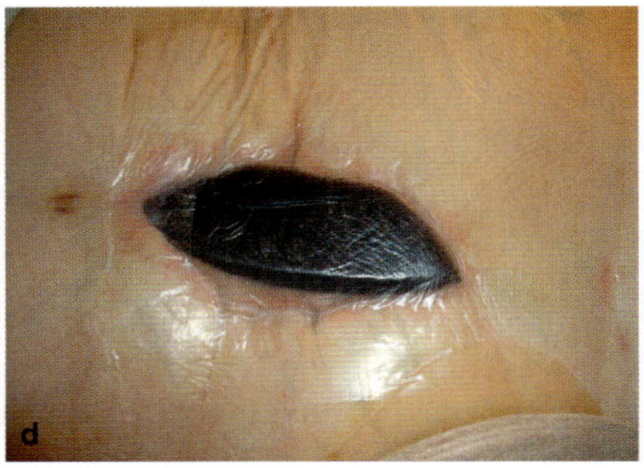

Wunde sorgfältig mit einem Folienverband abdecken, ca. 3–5 cm über die Wunde hinaus. Der Wundfüller bewirkt, dass sich der Sog gleichmäßig über die gesamte Wunde verteilt.

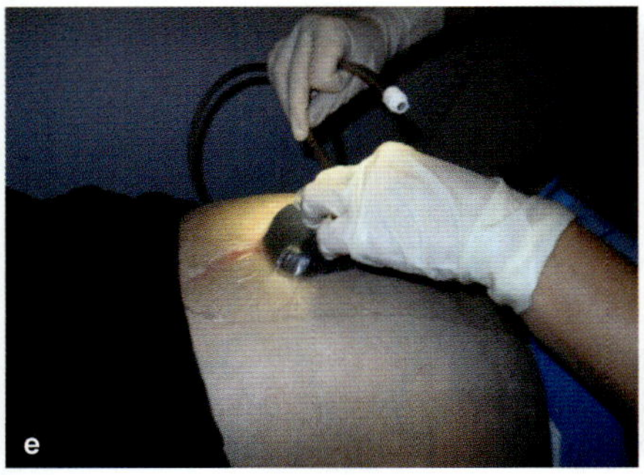

Loch in den Folienverband schneiden und Drainageschlauch mit Pad über das Loch legen, sanft andrücken. Drainageschlauch mit der Vakuumpumpe verbinden.

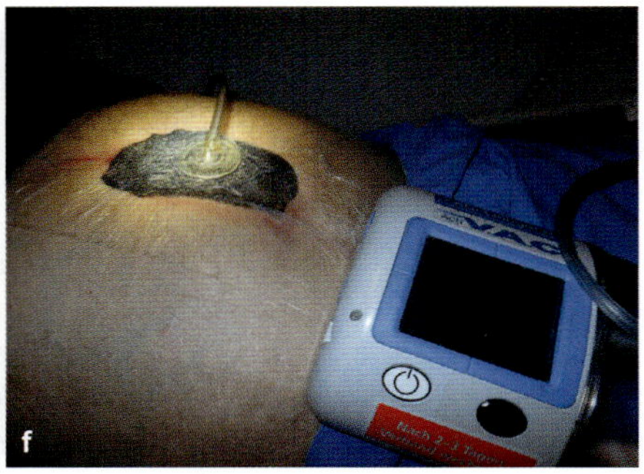

Fertig angelegte Vakuumtherapie mit angeordnetem Sog. Ersten Verbandswechsel nach spätestens 48 Std. durchführen, um den Therapieeffekt zu beurteilen. Dann sind Liegezeiten bis zu 72 Std. möglich.

Abb. 2.32 Lokale Unterdrucktherapie (*Vakuumtherapie*). Zur raschen und effektiven Wundreinigung, Abtransport von Wundsekret, Zelltrümmern, Bakterien und zur schnellen Ausbildung eines gut durchbluteten Granulationsrasens. [M291]

Tab. 2.3 Art und Wirkung gebräuchlicher Wundauflagen (Auswahl). [vgl. 22] [M289] [V220] [M291] [K115]

	Beschreibung	Indikationen	Anwendung	Vorteile	Nachteile
Konventionelle Wundauflagen					
Mullkompressen, Vliesstoff-Kompressen, kombinierte Saugkompressen 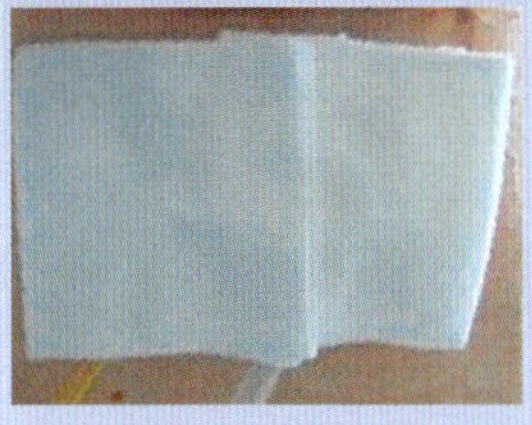	• Aus Baumwolle oder Viskose (ein- oder mehrlagig) • Aus Vliesstoff mit Zellstoff- oder Wattekern	• Primärversorgung von Akutwunden • Standardabdeckung bei primärem Wundverschluss • Zur Reinigung der Wunde • Bei stark sezernierenden Wunden in der Reinigungsphase • Als Sekundärverband	• Locker auflegen und mit Mullbinde, Pflaster, Schlauchmull oder Fixierfolie befestigen • Bei Durchnässung wechseln, ggf. mehrmals täglich	• Gute Ableitung von Sekreten, Saugkraft abhängig von der Materialstärke • Weich, gute Polsterung, drapierfähig • Niedriger Preis	• Mazeration der Wundumgebung möglich • Häufige Verbandswechsel notwendig • Keine Keimbarriere • Austrocknung der Wunde möglich • Verkleben teilweise mit der Wunde, Kapillaren sprossen schnell in die Gitterstruktur von Mullkompressen ein • Sekundärverband notwendig
(Imprägnierte) Wundgazen 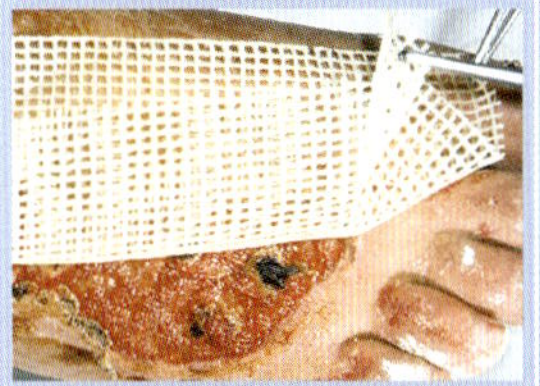	• Grobmaschige Wundgazen, die mit Fettsalben, Ö/W-Emulsion oder spezifischen Wirkstoffen imprägniert sind. Die Größe des Gitters erlaubt ein Abfließen des Wundsekrets • Einige Gitter aus Polyamid oder Silikon sind nicht imprägniert	• Oberflächliche, mäßig bis stark sezernierende Wunden, um ein Verkleben der Wunde mit dem Verbandsmaterial zu verhindern • Verbrennungswunden • Meshgraft-Plastiken und Entnahmestellen • Gazen mit Wirkstoffen zur Infektionsprophylaxe	• Imprägnierte Wundgazen liegend und nicht über 25 °C lagern • Nur einfach auflegen, um den Sekretabfluss zu gewährleisten • Mit Sekundärverband abdecken • Bei Bedarf wechseln, mindestens einmal täglich	• Kein Verkleben mit der Wunde • Preiswerte Alternative zu hydroaktiven Verbänden bei oberflächlichen Wunden	• Sekundärverband mit Fixierung notwendig • Kann bei wenig Exsudat ankleben und lässt sich dann nicht mit NaCl 0,9 % ablösen
Hydroaktive Wundauflagen					
Alginate 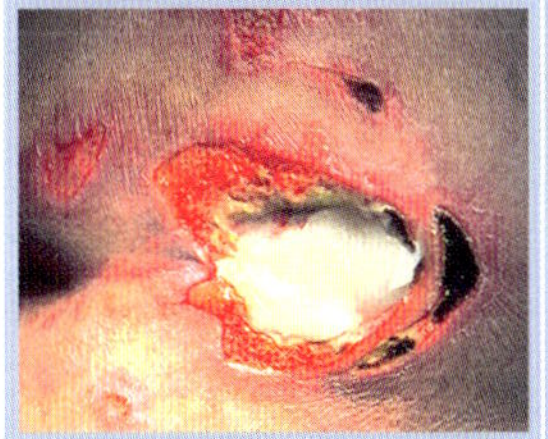	• Aus Seealgen gewonnen und zu vliesartigen Kompressen oder Fasersträngen verarbeitet • Meist Kalziumalginate; bei der Aufnahme von Wundexsudat werden Ca-Ionen frei, die leicht blutstillend wirken. Es entsteht ein Gel, das wie feuchte Watte aussieht und Bakterien, Zelltrümmer und Exsudat sicher aufnimmt und einschließt	• Mäßig bis stark sezernierende, infizierte oder nicht infizierte Wunden • Tiefe Wunden, Wundtaschen, Fisteln • Blutende Wunden	• Alginat möglichst passend auf oder in die Wunde bringen, soll nicht über den Wundrand hinausragen • Alternativ locker tamponieren • Ggf. Alginat mit NaCl 0,9 % oder Ringer-Lösung anfeuchten • Sekundärverband wählen, z. B. Saugkompressen, oder PU-Schaumverband • Verbandswechsel sobald Aufnahmekapazität erreicht ist, spätestens nach sieben Tagen	• Alginate können etwa das 20-Fache ihres Eigengewichts an Flüssigkeit aufnehmen • Gelbildung sorgt für ein feuchtes Mikroklima in der Wunde • Die Fasern eignen sich gut zum Tamponieren von tiefen, zerklüfteten und unterminierten Wunden • Für infizierte Wunden geeignet	• Bei zu wenig Sekret besteht die Gefahr der Austrocknung • Wundränder können mazerieren, da Alginate das aufgenommene Sekret (v. a. unter Druck) abgeben • Sekundärabdeckung notwendig • Gel färbt sich gelblich, bräunlich oder grünlich, was gewöhnungsbedürftig ist

2

Tab. 2.3 Art und Wirkung gebräuchlicher Wundauflagen (Auswahl). [vgl. 22] [M289] [V220] [M291] [K115] *(Forts.)*

	Beschreibung	Indikationen	Anwendung	Vorteile	Nachteile
Hydroaktive Wundauflagen *(Forts.)*					
Hydrofaser-Verbände 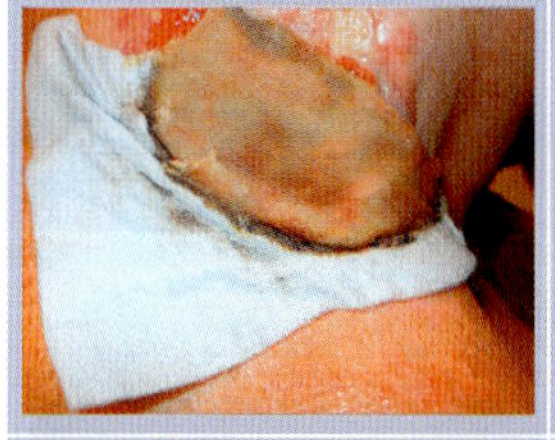	• Natriumcarboxymethylzellulose wird zu weichen Vlieskompressen oder Fasersträngen verarbeitet • Bei Flüssigkeitsaufnahme entsteht ein transparentes Gel	• Wie Alginate, bei infizierten Wunden aber nur unter engmaschiger Beobachtung	• Wie Alginate, bei infizierten Wunden aber nur unter engmaschiger Beobachtung	• Wundsekret wird nur in vertikaler Richtung aufgenommen, deshalb wenig Mazerationsgefahr für die Wundumgebung	• Bei zu wenig Sekret besteht die Gefahr der Austrocknung • Sekundärverband notwendig
Hydrokolloide 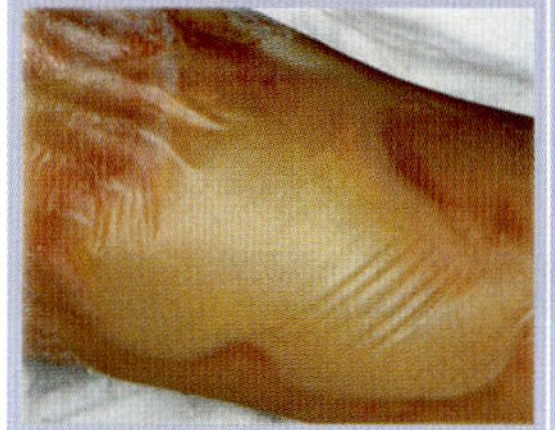	• Bestehen aus einer semiokklusiven Polyurethan-Folie oder -schaumstoff, in die stark quellende Stoffe, z. B. Carboxymethylzellulose, Pektin, eingebracht sind • Unter Sekretaufnahme entsteht ein gelbliches Gel, das nicht mit Eiter verwechselt werden darf. Dieses Gel hält die Wunde feucht • Als Kompressen in unterschiedlichen Stärken und Sonderformen, z. B. für die Ferse, erhältlich • Einige Produkte haben einen abgeflachten Rand oder einen Fixierrand aus Klebevlies zur besseren Haftung	• Leicht bis mäßig stark sezernierende Wunden • In allen Wundheilungsphasen geeignet (Vorsicht bei infizierten Wunden, engmaschige Kontrollen notwendig)	• Kompresse auf die trockene, fettfreie Haut ca. 3 cm überlappend auflegen und durch sanftes Andrücken fixieren • Ggf. zusätzliche Fixierung, z. B. an der Ferse • Verbandswechsel wenn Gelblase den Rand erreicht, spätestens nach sieben Tagen • Bei infizierten Wunden frühere Verbandswechsel notwendig	• Sie geben Feuchtigkeit ab und unterstützen die Ablösung von Belägen • Selbstklebend, d. h. in der Regel ist kein Sekundärverband notwendig • Duschen möglich	• Lösen sich bei feuchter Haut/Wunde leicht ab und haften oft sehr fest auf trockener Haut • Dicke Kompressen rollen sich leicht auf • Geruchsbildung möglich • Gel verbleibt manchmal in der Wunde • Semiokklusive Wundabdeckung, deshalb nicht für infizierte Wunden geeignet • Dürfen nicht auf freiliegenden Sehnen, Muskeln, Knochen angewendet werden • Durch optimales Wundmilieu besteht die Gefahr einer Hypergranulation
Hydrogele in Gelform 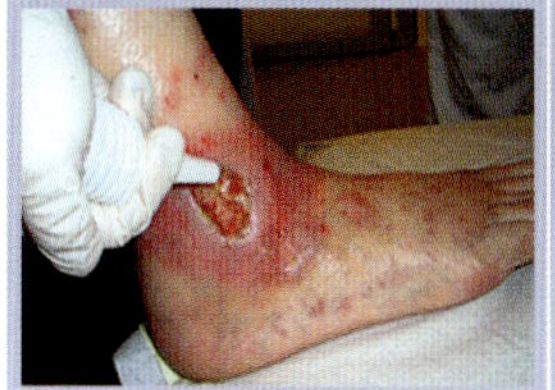	• Haben einen Wasseranteil von bis 90 % und verschiedene Zusatzstoffe • Das Gel kann gut in tiefe Wunden und Taschen eingebracht werden	• Zum Aufweichen von dünnen Nekrosen und Belägen, Krusten • Zur Rehydrierung bei schwach bis mäßig sezernierenden Wunden • Feuchthalten von Strukturen wie Knochen und Sehnen	• Gel ca. 5 mm dick auf die Wunde auftragen • Sekundärverband wählen, z. B. PU-Schaumverband • Täglicher VW beim Auflösen von Nekrosen und Belägen, ggf. bis drei Tage Verweildauer	• Halten die Wunde feucht • Unterstützen die Ablösung von Belägen • Schmerzfreie Verbandswechsel	• Eingeschränkte/keine Saugkapazität • Gefahr der Wundrandmazeration • Nicht für infizierte, stark sezernierende Wunden geeignet • Sekundärverband notwendig
Hydrogelkompressen 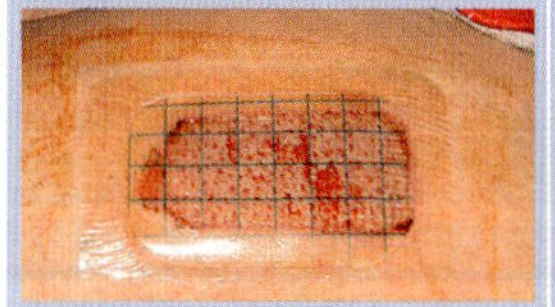	• Haben einen Wasseranteil von bis 90 % und verschiedene Zusatzstoffe • Mit oder ohne Transparentkleberand erhältlich	• Feuchthalten von oberflächliche Wunden • Schmerzlindernd durch kühlenden Effekt • Kein Verkleben mit der Wunde	• Kompresse 2 cm überlappend auf die Wunde auflegen, • Verbandswechsel wenn Aufnahmekapazität erreicht ist, spätestens nach sieben Tagen. Gel nach 2–3 Tagen wechseln • Ggf. Fixierung notwendig, z. B. mit Mullbinde	• Transparenz ermöglicht Wundbeurteilung durch den Verband	• Eingeschränkte/keine Saugkapazität • Gefahr der Wundrandmazeration • Nicht für infizierte, stark sezernierende Wunden geeignet • Sekundärverband ggf. notwendig

Tab. 2.3 Art und Wirkung gebräuchlicher Wundauflagen (Auswahl). [vgl. 22] [M289] [V220] [M291] [K115] *(Forts.)*

	Beschreibung	Indikationen	Anwendung	Vorteile	Nachteile
Hydroaktive Wundauflagen *(Forts.)*					
Kollagene Wundauflagen 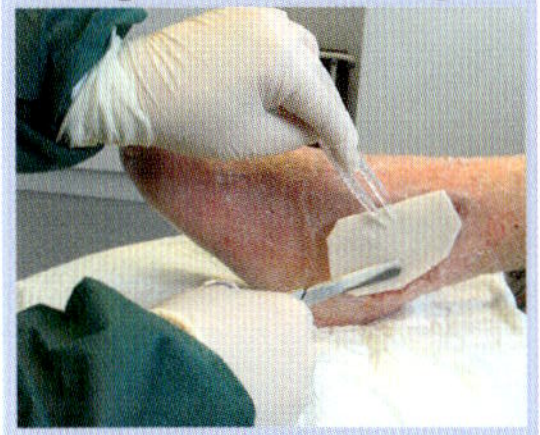	• Mittels Gefriertrocknung von Schweine- oder Rinderkollagen hergestellte poröse, schwammartige Wundauflagen • Sollen die Synthese von körpereigenem Kollagen stimulieren und die Wundheilung fördern • Das entstandene Narbengewebe weist eine höhere Belastbarkeit auf und zeigt bessere kosmetische Ergebnisse	• Chronische Wunden mit einer schlechten Heilungstendenz • Leicht blutende Wunden	• Auf die entsprechende Größe zuschneiden oder zusammenfalten und leicht andrücken, damit Kontakt zum Wundgrund entsteht • Sekundärverband abhängig von der Exsudatmenge • Reste der Kollagen-Wundauflage werden beim Verbandswechsel nicht entfernt, sondern bleiben bis zur vollständigen Resorption in der Wunde	• Hohe Aufnahmekapazität von Wundexsudat und Zelltrümmern • Bindet überschüssige Proteasen und entzündungsfördernde Radikale und Zytokine • Wird innerhalb von drei Tagen von der Wunde resorbiert • Hat eine blutstillende Wirkung	• Benötigt einen Sekundärverband • Muss bei schwach sezernierenden Wunden mit NaCl 0,9 % angefeuchtet werden • Teuer
Polyurethanschäume (PU-Schäume)/Hydropolymere 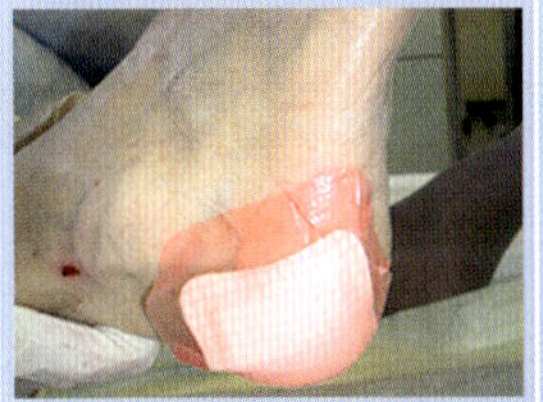	• Können viel Wundexsudat aufnehmen, ohne sich selbst zu verändern, sie quellen allerdings etwas auf • Wundseitig sind die PU-Schäume sehr feinporig und verkleben nicht mit der Wunde • Es sind Produkte mit und ohne Kleberand auf dem Markt. Einige Hersteller haben Cavity-Formen für tiefe Wunden entwickelt • Es gibt Produkte, in die Supraabsorber eingearbeitet sind, um noch mehr Sekret aufnehmen zu können	• Mäßig bis stark sezernierende Wunden in allen Wundheilungsphasen	• Kompressen ca. 3 cm überlappend auflegen oder locker in die Wunde tamponieren • Cavity-Formen dürfen die Wunde nur zu ⅔ ausfüllen, da sie sich ausdehnen • Kompressen dürfen zugeschnitten werden, Cavity-Formen nicht • Verbandswechsel wenn Aufnahmekapazität erreicht ist, spätestens nach sieben Tagen	• Können das 20–30-Fache ihres Eigengewichts an Wundexsudat aufnehmen • Schaffen ein optimales Klima in der Wunde durch Thermoisolation, Feuchthalten, Gas- und Wasserdampfaustausch • Lassen sich rückstandsfrei entfernen • Gute polsternde Eigenschaft • Auch unter Kompressionsverband geeignet	• Bei gesättigter Aufnahme können die Wundränder mazerieren • Geben selbst keine Feuchtigkeit an die Wunde ab, deshalb ist ausreichend Wundexsudat notwendig • Zähes Exsudat wird schlecht aufgesaugt • Setzen u. U. starken Granulationsreiz mit der Gefahr der Hypergranulation • Ggf. Sekundärverband notwendig
Semipermeable Wundfolien 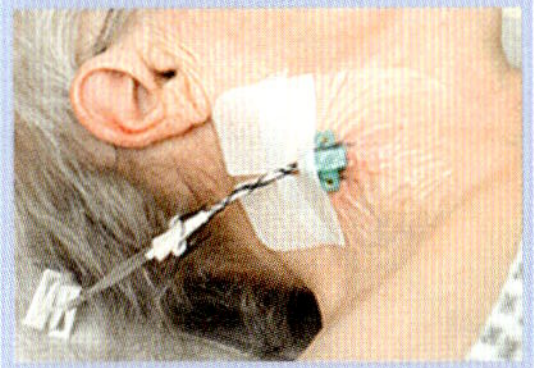	• Dünne transparente Membranen aus Polyurethan. Semipermeabel bedeutet, dass Bakterien und Feuchtigkeit nicht ein- oder austreten können, aber Sauerstoff- und Wasserdampfaustausch stattfindet. Dadurch wird ein Austrocknen der Wunde verhindert • Wundseitig befindet sich ein hypoallergener Acrylatkleber, der seine Klebefähigkeit über der feuchten Wunde verliert • Als sterile Einzelfolien oder auf Rollen im Handel	• Oberflächliche Wunden mit wenig/keiner Sekretion • Als Sekundärverband z. B. von Alginaten, Hydrogelen • Zum Wundrandschutz • Abdeckung im Rahmen einer Vakuumversiegelung • Fixierung von i. v.-Kathetern	• Haut muss trocken und fettfrei sein, um eine gute Haftung zu gewährleisten • Ggf. Haare entfernen • Folie ca. 2 cm überlappend aufbringen, Applikationshinweise der Hersteller beachten • Folie nicht unter Zug aufbringen, sonst können Spannungsverletzungen der Haut entstehen • Folien können maximal sieben Tage verbleiben • Zum Entfernen: Vorsichtig eine Ecke anheben und Folie parallel zur Haut dehnen. Dadurch verliert der Acrylatkleber seine Haftung und die Folie lässt sich nach und nach entfernen	• Aufrechterhaltung eines ideal-feuchten Wundmilieus • Wundbeurteilung durch die Folie möglich • Selbstklebend • Duschen möglich	• Keine Saugfähigkeit • Folien haften teilweise stark auf trockener Haut • Folien haften schlecht auf feuchter Haut

2

Tab. 2.3 Art und Wirkung gebräuchlicher Wundauflagen (Auswahl). [vgl. 22] [M289] [V220] [M291] [K115] *(Forts.)*

	Beschreibung	Indikationen	Anwendung	Vorteile	Nachteile
Antibakterielle und geruchsbindende Wundauflagen					
Aktivkohlekompressen 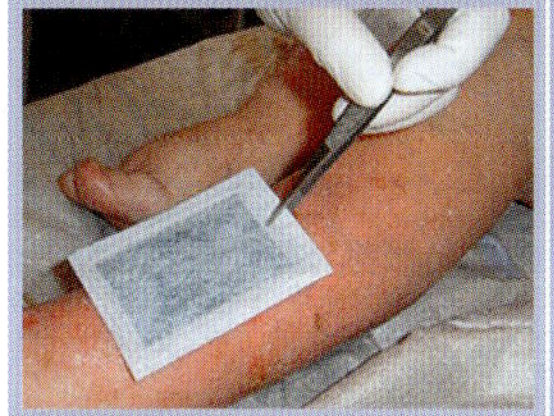	• Je nach Hersteller wird die Aktivkohle mit mehr oder weniger saugfähigem Material kombiniert • Es sind auch Silber-Aktivkohlekompressen im Handel	• Übel riechende und infizierte Wunden, z. B. auch exulzerierende Tumoren	• Flach auf die Wunde auflegen oder locker in tiefe Wunden einlegen • Bei Bedarf zusätzliche Saugkompressen oder hydroaktive Wundauflagen auflegen und fixieren • Verbandswechsel bei Bedarf, in der Regel einmal täglich; Aktivkohlekompresse darf aber max. drei Tage verbleiben	• Preisgünstig • Bindet Gerüche und Eiweißmoleküle	• Dürfen nicht zugeschnitten werden • Meist Sekundärabdeckung notwendig • Gehören nicht zu den hydroaktiven Wundverbänden
Silberhaltige Wundauflagen 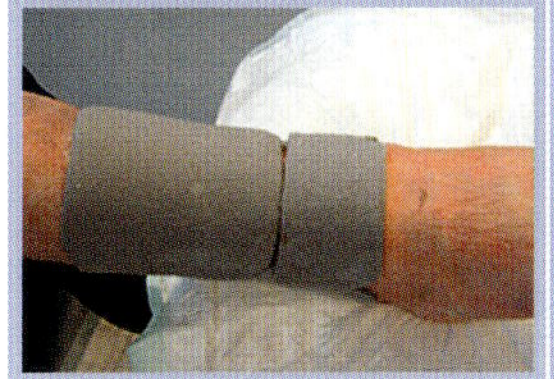	• Silber hat eine breite bakterizide Wirkung gegen aerobe und anaerobe Bakterien, Pseudomonaden und auch gegen resistente Staphylokokken und Enterokokken • Elementares oder nanokristallines Silber bildet Komplexe mit den Bakterien, die dann zum Zelltod führen • Silberkonzentration unterscheidet sich bei den Produkten • Es sind auch Silber-Aktivkohlekompressen im Handel	• Infizierte oder infektionsgefährdete sekundär heilende Wunden • Kontraindikation: Allergie gegen Silber	• Wundauflage ggf. nach Herstellerangabe mit NaCl 0,9 % oder Ringer-Lösung anfeuchten und auflegen • Sekundärverband auswählen • Verbandswechsel abhängig von der Exsudation • Maximale Liegedauer bei den Produkten unterschiedlich (abhängig von der Silber-Konzentration), Herstellerangaben beachten	• Breites Wirkspektrum; in vitro wurde die Wirksamkeit gegen 150 Keime nachgewiesen • Keine Resistenzen • Gute Verträglichkeit • Lange Wirkdauer	• Sekundärverband notwendig • Bei schwach sezernierenden Wunden kann die Wundauflage mit der Wunde verkleben
Lokale Unterdrucktherapie					
➢ Abb. 2.32	• Syn: VAC = Vacuum Assisted Closure, vakuumassistierte Verschlussbehandlung, Vakuumtherapie • Durch das kontinuierliche Vakuum werden Sekret, Keime und Wundödem effektiv beseitigt • Stimulation von Granulationsgewebe • Es gibt unterschiedliche Systeme für die Unterdrucktherapie auf dem Markt mit teilweise etwas abweichenden Techniken	• Chronische Wunden • Infizierte und stark sezernierende Wunden • Wundtaschen und großflächige Wunden	• Ein offenporiger Schaumstoff oder eine spezielle Gaze wird auf die Wundgröße zugeschnitten und in die Wunde eingelegt. Diese sorgen dafür, dass sich das Vakuum gleichmäßig über das Wundgebiet verteilt • Ein Drainageschlauch wird in die Wunde/den Schaumstoff eingebracht (unterschiedliche Techniken) • Das Wundgebiet wird dann mit einer okklusiven Folie abgedeckt • Der Drainageschlauch wird an eine Vakuumpumpe angeschlossen, Sog nach Arztanordnung eingestellt	• Auch bei großflächigen Wunden einsetzbar • Rasche und effektive Wundreinigung, Beseitigung von Bakterien und Wundödem • Hygienische Vorteile, keine Kontaminationsgefahr während der Behandlung • Beschleunigte Ausbildung eines gut durchbluteten Granulationsrasens	• Apparativ aufwendig • Technisch anspruchsvoll, spezielle Erfahrung notwendig • Vakuum muss kontinuierlich überwacht werden, deshalb ambulant eher schwierig • Gefahr der raschen Keimvermehrung in der Wunde durch die Okklusion, wenn der Sog ausfällt

Neben den in der Tabelle dargestellten Wundbehandlungsmitteln sind weitere Produkte auf dem Markt, die keiner der Gruppen zugeordnet werden können und die bei ganz speziellen Wundsituationen zum Einsatz kommen.

2.10.11 Phasengerechte Wundbehandlung

Die Auswahl der richtigen Wundauflage geschieht anhand der vorliegenden Wundheilungsphase. Jede **Wundheilungsphase** hat typische Kennzeichen (➤ Tab. 2.4). Große Wunden können auch zwei oder sogar alle drei Wundheilungsphasen gleichzeitig aufweisen. Bei der Auswahl der Wundauflage berücksichtigen Pflegende die hauptsächlichen Bedürfnisse der Wunde. Viele der verfügbaren Produkte können außerdem in verschiedenen Heilungsphasen eingesetzt werden.

Tab. 2.4 Kennzeichen der Wundheilungsphasen, Ziele der Versorgung sowie geeignete Behandlungsmethoden. [M845]

Reinigungsphase		
Kennzeichen	• Nekrosen • Beläge: rahmig, gelblich, schmierig • Entzündungszeichen: Rötung, Schwellung, Überwärmung, Schmerzen, Funktionseinschränkung • Starke Exsudation • Geruch: auffällig, süßlich, faulig, fäkulent • Systemische Entzündungszeichen: Fieber, Tachykardie, geschwollene Lymphknoten, allgemeines Krankheitsgefühl; Leukozyten, CRP und BSG erhöht	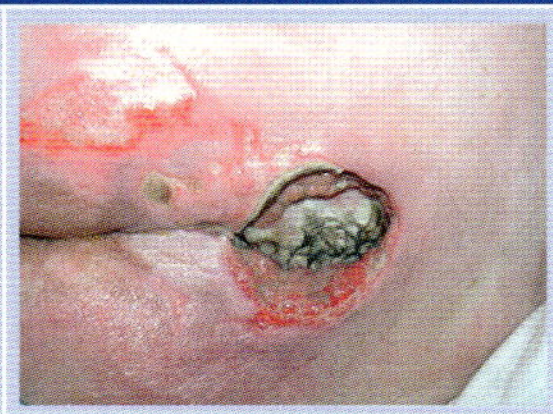
Ziele	• Infektionsfreie, nekrosefreie und belagfreie Wunde • Exsudat ist sicher im Verband aufgenommen • Wundgeruch ist reduziert	
Maßnahmen bei Nekrosen	• Chirurgisches Débridement: schnellste und effektivste Form der Nekrosenentfernung, v. a. bei großen und dicken Nekrosen • Physikalisches (*autolytisches*) Débridement: Aufweichen von Nekrosen mit: – Kompressen, die mit Kochsalz- oder Ringer-Lösung getränkt sind – Hydrogelen – *Prontosan*®-Lösung und Wundgel: enthält neben Polyhexanid (*Antiseptikum*) auch Betain, ein Tensid. Damit lassen sich Zelltrümmer, Fibrinbeläge, Biofilm und Wundexsudat leicht aufweichen und entfernen • Enzymatisches Débridement: nur bei dünnen Nekrosen bis 1 mm geeignet, Wunde muss feucht sein, damit die Enzyme wirken können	
Maßnahmen bei Belägen	• Enzymatisches Débridement • Physikalisches (*autolytisches*) Débridement: Aufweichen von Nekrosen mit: – Kompressen, die mit Kochsalz- oder Ringer-Lösung getränkt sind – Hydrogelen – Hydrokolloiden – *TenderWet*® • Mechanisches Débridement: Entfernung von Belägen mittels Spülung und Tupfern und Kompressen • Biochirurgische Débridement (*Madentherapie*) • (Kalzium-)Alginate	
Maßnahmen bei Infektionen	• Antiseptika als Spülung, getränkte Kompressen, Salben, imprägnierte Gazen (➤ 2.10.8) • Silberhaltige Wundauflagen und Salben • Systemische Antibiotikagabe nach Wundabstrich und Antibiogramm • Kalziumalginate/Hydrofaserverbände • *TenderWet*® • Hydrokolloide, nur unter besonderer Überwachung • Vakuumtherapie	
Maßnahmen bei starker Exsudation	• Saugkompressen, Mullkompressen, ggf. Verbandswechsel mehrmals täglich notwendig • (Kalzium-)Alginate/Hydrofaserverbände • Polyurethanschaumverbände/Hydropolymere • Hydrokolloide, ggf. in Verbindung mit Kalziumalginat	
Maßnahmen bei starkem Geruch	• Kompressen mit Aktivkohle, ggf. in der Kombination mit Silber • (Kalzium-)Alginate	
Maßnahmen bei mazerierten Wundrändern	• Langzeit-Hautschutzcreme oder -lösung, z. B. *3M™Cavilon™*: Sie bietet einen lang anhaltenden Schutz vor Feuchtigkeit jeder Art. Sie ist wasserfest (bis zu drei Waschungen), aber gleichzeitig atmungsaktiv. Sie muss meist nur alle zwei Tage dünn aufgetragen werden (➤ 2.10.9)	

Tab. 2.4 Kennzeichen der Wundheilungsphasen, Ziele der Versorgung sowie geeignete Behandlungsmethoden. [M845] *(Forts.)*

Maßnahmen bei trockener Wundumgebung	• An die Hautsituation angepasste Hautpflege; W/Ö-Emulsion oder Präparat mit Urea (*Harnstoff* ➤ 2.10.9)	
Maßnahmen bei gereizter Wundumgebung	• Wundauflagen ohne Kleber (non-adhäsiv) verwenden • An Allergie gegen die Wundauflage denken, Produkt oder Produktgruppe wechseln	
Granulationsphase		
Kennzeichen	• Keine Entzündungszeichen, keine Nekrosen und Beläge • Exsudation und Wundgeruch unauffällig bzw. stark rückläufig • Tiefrotes/frischrotes Granulationsgewebe • Ggf. sind Teile der Wunde noch in der Reinigungsphase	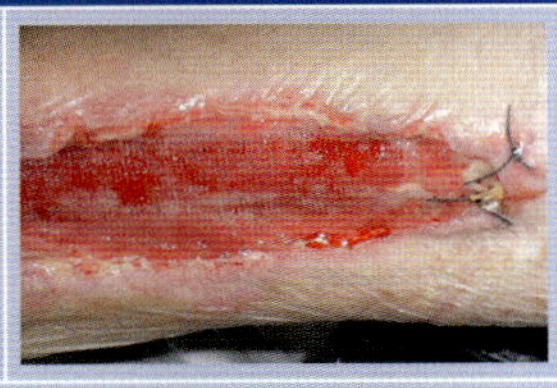
Ziele	• Jede Störung/Traumatisierung der Wunde ist vermieden • Wundmilieu ist idealfeucht und warm • Wunde ist vor Sekundärinfektionen geschützt • Granulation schreitet fort, Wunde wird kleiner	
Geeignete Wundauflagen	• Hydrokolloide • Kalziumalginate, wenn noch genügend Sekretion • PU-Schaumverbände	
Maßnahmen bei stagnierender Granulation	Wunde ist gelblich-rot, die Wundheilung schreitet nicht weiter fort • Nach Störfaktoren der Wundheilung suchen, z. B. mangelnde Ruhigstellung, fehlende Druckentlastung • *TenderWet®* • Großporige Schaumstoffe • Kollagen-Wundauflagen • Vakuumversiegelung • Proteasen modulierende Matrix, z. B. *Promogran®/Promogran Prisma®*	
Epithelisierungsphase		
Kennzeichen	• Wundheilung bis auf Höhe der Epidermis • Epithelzellen schieben sich vom Rand nach und nach über die Wunde • Ggf. sind Teile der Wunde noch in der Granulationsphase • Wenig bis keine Wundsekretion	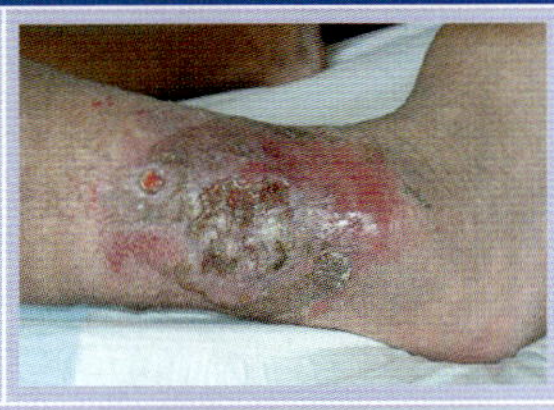
Ziele	• Jede Störung/Traumatisierung der Wunde ist vermieden • Wundmilieu ist idealfeucht und warm • Wunde ist vor Sekundärinfektionen geschützt • Epithelisierung schreitet fort • Vollständiger Wundverschluss	
Geeignete Wundauflagen	• Hydrogele • Hydrokolloide • PU-Schaumverbände • Wundauflagen mit Silikonbeschichtung • Semipermeable Wundfolien • Wirkstofffrei imprägnierte Gazen	

Transferaufgabe

Lorelai Burkhardt ist 73 Jahre alt. Vor ungefähr 15 Jahren wurde bei ihr ein Diabetes mellitus Typ II diagnostiziert. Anfangs war sie mit oralen Antidiabetika eingestellt und sollte Diät halten. Das hat Frau Burkhardt lange nicht ernst genommen und nicht nur beim wöchentlichen Treffen ihres Strickkreises ordentlich bei Torte, Kuchen, Braten oder Chips zugeschlagen. Inzwischen muss sie 3-mal täglich Insulin spritzen. Leider konnte sie ihr Übergewicht bisher aber nicht reduzieren.

Seit einiger Zeit hat Frau Burkhardt Sensibilitätsstörungen in den Füßen, die zudem oft geschwollen sind. Vor vier Wochen bekam sie dann durch ihre schicken neuen Schuhe Druckstellen am Fußballen und an den zwei kleinen Zehen des rechten Fußes. Zunächst hatte sie dies gar nicht bemerkt. Vor allem die Stelle unter dem Fuß wurde immer schlimmer, auch wenn sie gar nicht schmerzte. Später nässte die Wunde stark und roch unangenehm. Die Zehen sahen ebenfalls nicht gut aus, sie erschienen fast schwarz. Deswegen ging Frau Burkhardt zum Hausarzt, der sie ins Krankenhaus einwies, weil sie „Mikrozirkulationsstörungen" habe. Und jetzt sagt der Krankenhausarzt auch noch, ihr müsse mindestens ein Zeh amputiert werden!

Aufgabe 1

Entwickeln Sie ein Ursache-Wirkungs-Diagramm (*Fischgräte*) zum diabetischen Fußsyndrom.

Aufgabe 2

Erstellen Sie zur ➤ Abb. 2.30 eine ausführliche Wunddokumentation nach den Kriterien in Kap. ➤ 2.10.5.

Aufgabe 3

Identifizieren Sie Wundheilungsstörungen (➤ 2.2.3), die bei Frau Burkhardt vorliegen könnten. Begründen Sie Ihre Auswahl.

Aufgabe 4

Unterscheiden Sie akute und chronische Wunden (➤ 2.1, ➤ 2.10).

Aufgabe 5

Wählen Sie begründet eine für Frau Burkhardt geeignete Wundversorgung für jede der physiologischen Wundheilungsphasen (➤ 2.2.2, ➤ 2.10.7, ➤ 2.10.8, ➤ 2.10.9, ➤ 2.10.10) aus.

Aufgabe 6

Erstellen Sie einen Hygieneplan, um Frau Burkhardt vor einer zusätzlichen nosokomialen Infektion zu schützen (➤ 2.4.2, ➤ 2.6.2, ➤ 2.6.3, ➤ 2.6.4).

Aufgabe7

Beraten Sie Frau Burkhardt zu begleitenden Maßnahmen, um eine weitere Verschlechterung bzw. Komplikationen der Fuß- und Wundsituation zu vermeiden (➤ 2.10.4).

Literatur und Kontaktadressen

LITERATURNACHWEIS

1. Menche, N. (Hrsg.): Pflege heute. 5. Aufl. München: Elsevier Verlag, 2011.
2. Panfill, E.-M., Schöder, G.: Pflege von Menschen mit chronischen Wunden. 3. Aufl. Bern: Huber Verlag, 2015, S. 165–170.
3. Lippert, H. (Hrsg.): Wundatlas – Kompendium der komplexen Wundbehandlung. 3. Aufl. Stuttgart: Thieme Verlag, 2012, S. 50–64.
4. Hygiene für Pflegeberufe. 5. Aufl. München: Elsevier Verlag, 2015, S. 27–29.
5. Walger, P., Popp, W., Exner, M.: Stellungnahme der DGKH zu Prävalenz, Letalität und Präventionspotenzial nosokomialer Infektionen in Deutschland 2013. Hygiene & Medizin 2013; 38 (7/8): S. 329–338.
6. Berufsgenossenschaft für Gesundheitsdienst und Wohlfahrtspflege: TRBA 250 Biologische Arbeitsstoffe. Stand 9/2015, S. 25. Aus: www.bgw-online.de/SharedDocs/Downloads/DE/Medientypen/DGUV_vorschrift-regel/TRBA250-Biologische-Arbeitsstoffe.pdf;jsessionid=9FF4E501EE23BCA39E0BF2400535906E.live3?__blob=publicationFile (letzter Zugriff: 14.12.2016).
7. Kommission für Krankenhaushygiene und Infektionsprävention (KRINKO): Händehygiene in Einrichtungen des Gesundheitswesens. Stand 2016. Aus: www.rki.de/DE/Content/Infekt/Krankenhaushygiene/Kommission/Downloads/Haendehyg_Rili.pdf?__blob=publicationFile (letzter Zugriff: 14.12.2016).
8. Kommission für Krankenhaushygiene und Infektionsprävention (KRINKO): Anforderungen an die Hygiene bei der Reinigung und Desinfektion von Flächen. Stand 2004. Aus: www.rki.de/DE/Content/Infekt/Krankenhaushygiene/Kommission/Downloads/Flaeche_Rili.pdf?__blob=publicationFile (letzter Zugriff: 14.12.2016).
9. Kommission für Krankenhaushygiene und Infektionsprävention (KRINKO): Aus: Prävention postoperative Infektionen im Operationsgebiet. Stand 2007. www.rki.de/DE/Content/Infekt/Krankenhaushygiene/Kommission/Downloads/Empf_postopWI.pdf?__blob=publicationFile (letzter Zugriff: 14.12.2016).
10. Kommission für Krankenhaushygiene und Infektionsprävention (KRINKO): Empfehlungen zur Prävention und Kontrolle von Methicillinresistenten Staphylococcus aureus-Stämmen (MRSA) in medizinischen und pflegerischen Einrichtungen. Stand 2014. Aus: www.rki.de/DE/Content/Infekt/Krankenhaushygiene/Kommission/Downloads/MRSA_Rili.pdf?__blob=publicationFile (letzter Zugriff: 14.12.2016).
11. Kommission für Krankenhaushygiene und Infektionsprävention (KRINKO): Hygienemaßnahmen bei Infektionen oder Besiedelung mit multiresistenten gramnegativen Stäbchen. Stand 2012. Aus: www.rki.de/DE/Content/Infekt/Krankenhaushygiene/Kommission/Downloads/Gramneg_Erreger.pdf?__blob=publicationFile (letzter Zugriff: 14.12.2016).
12. Kommission für Krankenhaushygiene und Infektionsprävention (KRINKO): Ergänzungen zu den „Hygienemaßnahmen bei Infektionen oder Besiedelung mit multiresistenten gramnegativen Stäbchen". Stand 05/2014. Aus: www.rki.de/DE/Content/Infekt/EpidBull/Archiv/2014/Ausgaben/21_14.pdf?__blob=publicationFile (letzter Zugriff: 14.12.2016).
13. Kramer, A. et al.: Konsensusempfehlung zur Auswahl von Wirkstoffen für die Wundantiseptik. Zeitschrift für Wundheilung Nr. 3/04, offizielles Organ der Deutschen Gesellschaft für Wundheilung und Wundbehandlung e.V. (DGfW).
14. Keller, C.: Pflege Wissen Wunden. München: Elsevier Verlag, 2015, S. 39-40.
15. Empfehlungen der Ständigen Impfkommission (STIKO) am Robert Koch-Institut. In: Epidemiologisches Bulletin Nr. 34, 08/2016. Aus: www.rki.de/DE/Content/Infekt/EpidBull/Archiv/2016/Ausgaben/34_16.pdf?__blob=publicationFile (letzter Zugriff: 14.12.2016).
16. Deutsches Netzwerk für Qualitätsentwicklung in der Pflege (Hrsg.): Expertenstandard Chronische Wunden in der Pflege. 1. Aktualisierung 2015.
17. Schröter, G., Kottner J. (Hrsg.): Dekubitus und Dekubitusprophylaxe. Bern: Huber Verlag, 2012, S. 13.
18. Deutsche Diabetes Gesellschaft: Diagnostik, Therapie, Verlaufskontrolle und Prävention des diabetischen Fußsyndroms. Stand 2008. Aus: www.deutsche-diabetes-gesellschaft.de/fileadmin/Redakteur/Leitlinien/Evidenzbasierte_Leitlinien/EBL_Fusssyndrom_Update_2008.pdf (letzter Zugriff: 14.12.2016).
19. Protz, K.: Moderne Wundversorgung. 8. Aufl. München: Elsevier Verlag, 2016, S. 21–22.
20. Protz, K., Sellmer, W.: Aspekte der Wundspülung. Medizin & Praxis Venenerkrankungen/Ulcus cruris, Juli 2012, S. 65–71.

21. Dissemond, J. et al.: Praxisorientierte Expertenempfehlung zur Behandlung kritisch kolonisierter und lokal infizierter Wunden mit Polihexanid. WundManagement. Sonderdruck, März 2009.
22. Vasel-Biergans, A., Probst, W.: Wundauflagen für die Kitteltasche. 3. Aufl. Stuttgart: Wissenschaftl. Verlagsgesellschaft, 2010.

KONTAKTADRESSEN

Berufsgenossenschaft für Gesundheitsdienst und Wohlfahrtspflege: www.bgw-online.de www.bgw-online.de
Deutsche Gesellschaft für Hygiene und Mikrobiologie: www.dghm.org
Deutsche Gesellschaft für Wundheilung und Wundbehandlung e. V. (*DGfW*): www.dgfw.de
Deutsches Netzwerk für Qualitätsentwicklung in der Pflege (*DNQP*): www.dnqp.de
Initiative Chronische Wunden (*ICW*) e. V.: www.icwunden.de
Robert Koch-Institut: www.rki.de

WEITERFÜHRENDE LITERATUR

Handl, G.: Angewandte Hygiene, Infektionslehre und Mikrobiologie. Ein Lehrbuch für Gesundheitsberufe und Medizinische Assistenzberufe. 2. Aufl. Wien: Facultas Verlag, 2014.
Höfert, R., Schimmelpfennig, M.: Hygiene-Pflege-Recht. Heidelberg: Springer Verlag, 2014.
Holtmann, H.: BASICS Medizinische Mikrobiologie, Virologie und Hygiene. 3. Aufl. München: Elsevier Verlag, 2014.
Keller, C.: Pflege Wissen Wunden. München: Elsevier Verlag, 2015.
Panfill, E.-M., Schöder, G.: Pflege von Menschen mit chronischen Wunden. 3. Aufl. Bern: Huber Verlag, 2015.
Protz, K.: Moderne Wundversorgung, 8. Aufl. München: Elsevier Verlag, 2016.
Schwarzkopf A.: Praxiswissen für Hygienebeauftragte: Anleitungen für stationäre Pflegeeinrichtungen einschließlich Rehabilitationseinrichtungen, für ambulante Dienste und Krankenhäuser. 4. Aufl. Stuttgart: Kohlhammer Verlag, 2016.
Vasel-Biergans, A., Probst, W.: Wundauflagen für die Kitteltasche. 3. Aufl. Stuttgart: Wissenschaftl. Verlagsgesellschaft, 2010.

KAPITEL

3 Chirurgische Ambulanz und chirurgische Notfälle

3.1 **Aufbau und Organisation einer chirurgischen Ambulanz** ... 73
3.1.1 Räumliche Ausstattung ... 73
3.1.2 Patientengruppen und D-Arztverfahren ... 73
3.1.3 Übernahme, Verlegung und Entlassung des Patienten ... 74

3.2 **Arbeitstechniken in der chirurgischen Ambulanz** ... 74
3.2.1 Gips- und Kunststoffverbände ... 74
3.2.2 Orthesen ... 81
3.2.3 (Teil-)immobilisierende Verbände ... 82
3.2.4 Operative Eingriffe in der Ambulanz ... 83

3.3 **Chirurgische Notfälle** ... 83
3.3.1 Schock ... 84
3.3.2 Akutes Abdomen ... 87
3.3.3 Akute gastrointestinale Blutung ... 88
3.3.4 Verätzungen ... 89
3.3.5 Verbrennungen ... 90
3.3.6 Stromunfall ... 92
3.3.7 Kälteschäden ... 93

3.4 **Polytrauma** ... 94

3.5 **Problemsituationen in der chirurgischen Ambulanz** ... 95
3.5.1 Kinder ... 95
3.5.2 Alkoholisierte Patienten ... 96
3.5.3 Aggressive Patienten ... 96
3.5.4 Drogenabhängige Patienten ... 97

3.1 Aufbau und Organisation einer chirurgischen Ambulanz

3.1.1 Räumliche Ausstattung

Unter Berücksichtigung aller Aufgaben gehören zur **räumlichen Ausstattung** einer chirurgischen Ambulanz:

- Ein Bereich für die **Patientenanmeldung** und eine **Wartezone**
- Mehrere **Untersuchungsräume**
- Ein **Reanimationsraum** (*Schockraum*) zur Versorgung vital gefährdeter Patienten. In diesem Raum stehen ein Beatmungsgerät, ein Überwachungsmonitor, ein Defibrillator sowie Materialien zur Reanimation und Notfallmedikamente bereit
- Ein **septischer Eingriffsraum** mit dazugehörigem Geräteraum und einer Schleuse für die Versorgung potenziell infektiöser Patienten, z. B. mit eitrigen Wunden oder Abszessen
- Ein **aseptischer Eingriffsraum** mit dazugehörigem Geräteraum und einer Schleuse für aseptische Eingriffe, z. B. primäre Wundversorgungen
- Ein **Gipsraum** zum Anlegen von Gips- und Kunststoffverbänden
- Ausreichend **Materialver- und -entsorgungsräume** sowie genügend **Abstellfläche** für Betten und Transportliegen.

Alle Räume sind mit Sauerstoff-, Druckluft- und Vakuumanschlüssen ausgestattet.

3.1.2 Patientengruppen und D-Arztverfahren

Patientengruppen

- Ambulante oder stationäre Patienten, die z. B. zu Kontrolluntersuchungen, Gips- oder Verbandswechseln kommen
- Unfallverletzte, Patienten, die wegen einer schweren Erkrankung notfallmäßig aufgenommen worden sind, vital gefährdete Patienten (➤ Abb. 3.1).

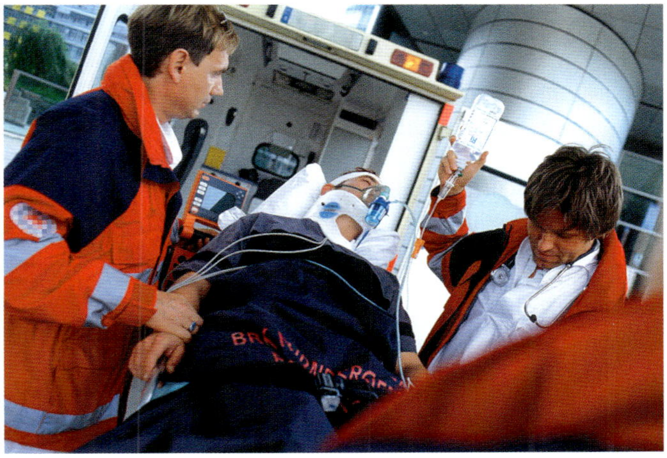

Abb. 3.1 Ein Patient mit Verdacht auf Verletzung der Halswirbelsäule wird vom Rettungsteam in die Notaufnahme gebracht. [J660]

Private Unfälle und Arbeitsunfälle

Bei Unfallverletzten unterscheidet man zwischen privaten Unfällen und Arbeitsunfällen.

Ein **Arbeitsunfall** liegt vor, wenn eine versicherte Person (z. B. alle Arbeitnehmer, bestimmte Gruppen von Selbstständigen, Kindergartenkinder, Schulkinder, Studenten, Teilnehmer von Rehabilitationsmaßnahmen) während einer versicherten Tätigkeit (z. B. betriebliche Arbeit, Schulbesuch, Weg von und zur Arbeitsstelle, Schule, Kindergarten) einen Unfall mit Körperschaden erleidet.

Dagegen spricht man von **privaten Unfällen,** wenn sich der Unfall in der Freizeit ereignet.

D-Arztverfahren

Unterschied Arbeitsunfall und privater Unfall

Die Unterscheidung zwischen privatem Unfall und Arbeitsunfall hat versicherungsrechtliche Bedeutung. Bei Arbeitsunfällen besteht Versicherungsschutz durch die Berufsgenossenschaften (*BG*). Nach einem Arbeitsunfall muss der Patient so früh wie möglich einen **Durchgangsarzt** (*D-Arzt*) aufsuchen, d. h. einen von der Berufsgenossenschaft zugelassenen Facharzt für Chirurgie mit Schwerpunkt Unfallchirurgie oder einen Facharzt für Orthopädie und Unfallchirurgie mit Zusatzbezeichnung „Spezielle Unfallchirurgie". Dieser entscheidet, ob eine allgemeine Heilbehandlung durch den Hausarzt oder eine spezielle Heilbehandlung durch einen D-Arzt erforderlich ist und erstellt einen **Durchgangsarztbericht** (*D-Bericht*). [vgl. 1, 2]

3.1.3 Übernahme, Verlegung und Entlassung des Patienten

Übernahme des Patienten

Nach der Anmeldung übernehmen die Pflegenden in der Ambulanz die Organisation der Erstversorgung und informieren den diensthabenden Chirurgen.

Entlassung oder Verlegung des Patienten

Die Pflegenden achten bei der **Entlassung oder Verlegung** auf:

- Ambulant versorgte Patienten erhalten einen Arztbrief für den weiterbehandelnden Arzt, der detaillierte Informationen über die durchgeführte Behandlung und Empfehlungen zur Weiterbehandlung enthält
- Stationär aufzunehmende Patienten werden von den Pflegenden auf der Station angemeldet und an deren Pflegeteam übergeben
- Patienten, die in eine andere Klinik zu verlegen sind, werden vom Arzt dort angemeldet und ein Transport wird organisiert. Ist der Patient allein in die Klinik gekommen, informiert der Arzt die Angehörigen über die Verlegung des Patienten.

3.2 Arbeitstechniken in der chirurgischen Ambulanz

Pflegende unterstützen den Arzt bei verschiedenen **Arbeitstechniken in der chirurgischen Ambulanz** bzw. führen diese selbstständig durch. Die chirurgische Wundversorgung (➤ 2.3) nimmt großen Raum im Behandlungsspektrum einer chirurgischen Ambulanz ein. Des Weiteren stellen sich viele Patienten mit Verletzungen am Bewegungsapparat, z. B. Verstauchung oder Verdacht auf Fraktur, vor. Hier ist zwischen einer operativen oder konservativen Therapie zu entscheiden. Besteht keine Indikation für eine Operation, wird meist ein teilweise oder vollständig immobilisierender Verband angelegt.

3.2.1 Gips- und Kunststoffverbände

DEFINITION

Weißgipsverband : Fester Stützverband, hergestellt aus dem Pulver des Gipsminerals und Wasser.
Kunststoffverband (*Cast*): Fester Stützverband, hergestellt aus Glasfaser- oder Polyestergewebe, beides getränkt mit Polyurethanharz. Härtet in Verbindung mit Wasser aus.

Materialien

Klassisches Material für den Gipsverband ist das Pulver des gebrannten und gemahlenen **Gipsminerals** ($CaSO_4 \times ½ H_2O$). Dieses Plaster nimmt das beim Brennen abgegebene Wasser leicht wieder auf und wird zu einem formbaren Brei, der schnell erstarrt. Gipsmineral wird mit Bindemitteln auf Mullbinden aufgebracht. Es ist in Form von **Longuetten** (10–20 cm breit, 20–25 m lang, Breitlonguetten für Großgipse bis 100 cm breit) und **Binden** (6–20 cm breit, 2–4 m lang) abgepackt.

Stützverbände aus Kunststoff (*Cast*) bestehen aus Polyurethanharz, das auf unterschiedlichen Trägermaterialien angeboten wird, etwa auf Baumwolle, auf Fiberglas oder auf Polyester. Dabei ist das Trägermaterial ausschlaggebend für die Elastizität der Kunststoffbinde. Auch für Kunststoffverbände werden Longuetten oder Binden angeboten.

Indikationen

Hartverbände aus Gips- und Kunststoff dienen hauptsächlich der Ruhigstellung von Körperteilen (meist der Extremitäten) nach Frakturreposition (➤ 7.5.3), nach Operationen oder bei Entzündungen. Redressierende Gipse, z. B. Klumpfußgips (➤ 8.14.13) oder Gipskorsett, sollen vorhandene Deformitäten schrittweise korrigieren. Quengelgipse (➤ 8.4.1) dehnen Kontrakturen.

Der klassische Weißgips eignet sich für alle ruhigstellenden Verbände und ist unter anderem aus Kostengründen nach wie vor am gebräuchlichsten. Kunststoffverbände sind wegen ihres geringen Gewichts besonders geeignet für Kinder, alte oder gehbehinderte Patienten sowie für Großgipse, z. B. Becken-Bein-Gips. Ein weiterer Vorteil ist die bessere Strahlentransparenz während der Röntgen-

Tab. 3.1 Vergleich von Gips und Kunststoff als Material zur Anlage fester Stützverbände.

	Gips	Kunststoff (Cast)
Modellierzeit	5–7 Min.	3–5 Min.
Modellierbarkeit	Sehr gut	Schlecht
Nachträgliche Bearbeitbarkeit	Gut	Etwas schwieriger
Belastbarkeit nach	24–36 (max. 48) Std.	30–45 Min.
Gewicht	Hoch	Niedrig
Röntgendurchlässigkeit	Schlecht (schattengebend)	Gut
Eignung Rundverband	Sehr gut, aber hohes Gewicht	Gut, aber teuer
Eignung Schienenverband	Sehr gut	Gut
Verhalten gegenüber Wasser	Nimmt Wasser auf, wird weich und spröde	Wasserfest

aufnahme. Da Kunststoffverbände im Vergleich zu Gipsverbänden relativ teuer und schlechter nachzubearbeiten sind, werden sie meist nur angelegt, wenn eine mehrwöchige Ruhigstellung erforderlich ist und keine nachträglichen Korrekturen am Verband zu erwarten sind (➤ Tab. 3.1).

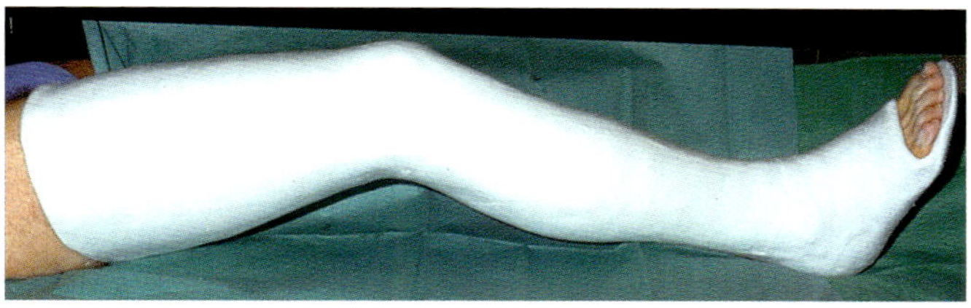

Abb. 3.2 Geschlossener Oberschenkelgips. [T134]

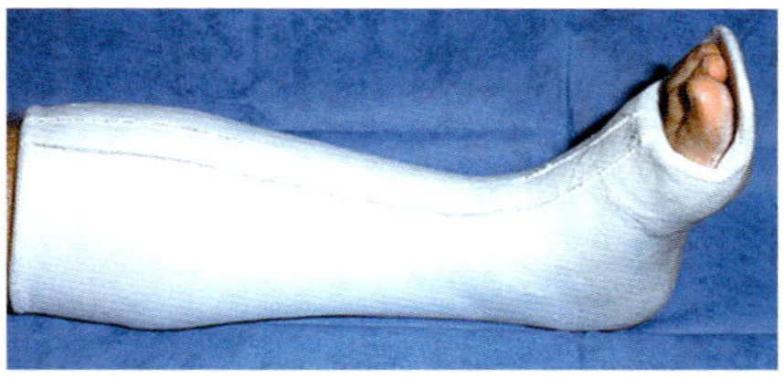

Abb. 3.3 Gespaltener Unterschenkelgips. [T134]

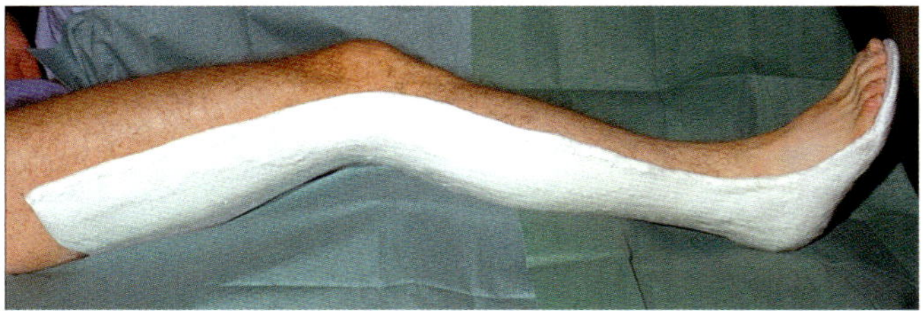

Abb. 3.4 Oberschenkelgipsschiene in U-Form. [T134]

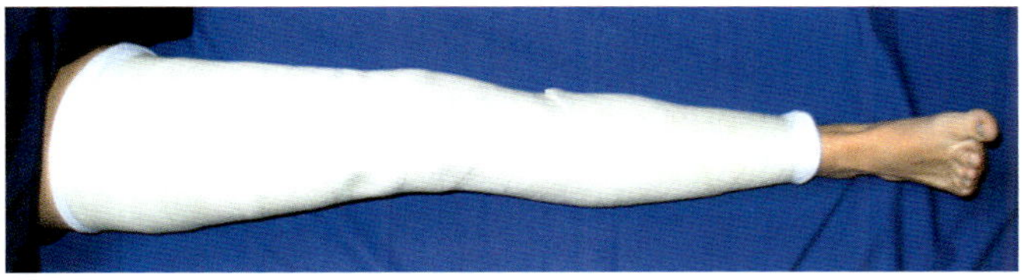

Abb. 3.5 Gipstutor. [O416]

Formen von Gips- und Kunststoffverbänden

Zu unterscheiden sind folgende **Formen von Gips- bzw. Kunststoffverbänden:**

- **Geschlossener Gips** (*zirkulärer Gips, Rundgips*). Gips, der die gesamte Extremität umschließt (➤ Abb. 3.2). Bei Verletzungen und Frakturen, wenn die Schwellung zurückgegangen ist und keine Gefahr einer Zirkulationsstörung mehr besteht. An einen zirkulären Gips am Bein kann eine Gehfläche montiert werden, damit wird der Gips zu einem **Gehgips**. Zum Schutz des Verbands und zur Geherleichterung werden heute überwiegend Gips- oder Kunststoffüberschuhe (z. B. *SlimLine®*) eingesetzt (➤ Abb. 3.6). Die aus der Gehfläche resultierende Beinverkürzung der Gegenseite kann temporär ausgeglichen werden, z. B. durch Einlagen oder eine Sohlenerhöhung
- **Gespaltener Gips.** Zirkulär angelegter Gips, aus dem nach der Aushärtung ein ca. 1 cm breiter Streifen durchgehend herausgeschnitten wird . Damit wird verhindert, dass der Gips z. B. bei frischen Verletzungen oder unmittelbar nach einer Operation zu eng wird (➤ Abb. 3.3), wenn die Extremität anschwillt. Um ein Fensterödem zu verhindert, wird nach Entfernung der Polsterung, der Gipsstreifen wieder eingelegt und locker mit einer elastischen Binde umwickelt
- **L-Schiene.** L-förmige Unterstützung des Körperteils mit einer Gipslonguette (➤ Abb. 3.10c). Eine Belastung oder das Gehen ist mit diesem Gips nicht möglich
- **U-Schiene.** Analog der L-Schiene in U-Form angebrachter Verband (➤ Abb. 3.4). Meistens werden die beiden Formen kombiniert, um eine höhere Stabilität zu erlangen. Eine Belastung oder das Gehen ist mit diesem Gips nicht möglich
- **Gipstutor.** Zirkulärer Gips, der vom Fuß bis zur Leiste reicht, bei freier Beweglichkeit des Sprunggelenks (➤ Abb. 3.5). Ein Tutor kommt zur Ruhigstellung des Kniegelenks zum Einsatz, aber nur bei alten Verletzungen; eine Belastung durch das Körpergewicht besteht allerdings
- **Tutorschiene.** Dorsale Schiene mit angewickelten Binden. Sie wird bei frischen Knieverletzungen angelegt, wenn mit einer deutlichen Weichteilschwellung oder einem Kniegelenkserguss zu rechnen ist. Bei abgewickelten Binden ist eine Inspektion des Lokalbefundes gut machbar. Auch bei der Tutorschiene ist eine Belastung möglich.

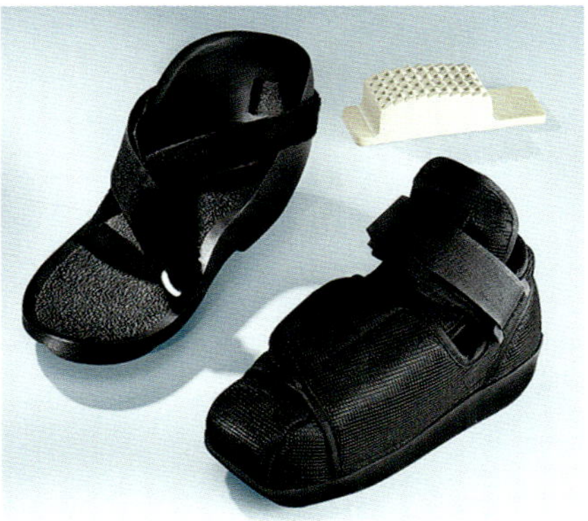

Abb. 3.6 Verschiedene Gehflächen für einen Gehgips. [V1325]

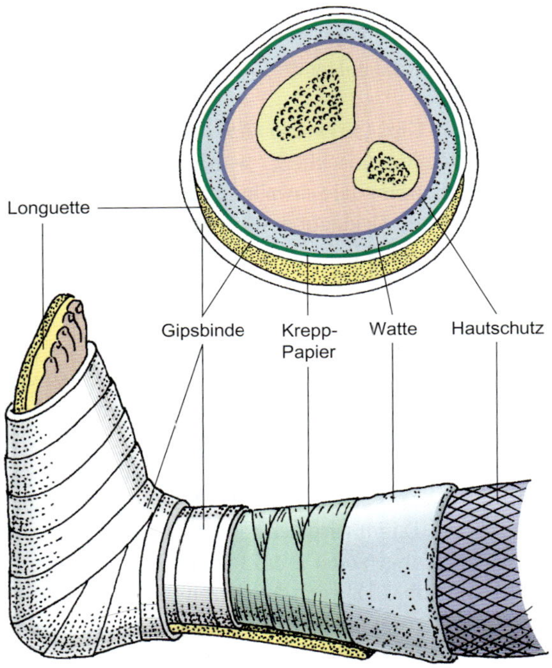

Abb. 3.7 Aufbau eines Gipsverbands. [L190]

Tab. 3.2 Funktionsstellung einzelner Gelenke für die Anlage eines Gipses. Diese Stellung ist einzuhalten, sofern der Arzt keine andere Gelenksstellung anordnet.

Gelenk	Funktionsstellung
Schultergelenk	60–70° Abduktion, 30° Flexion, 0° Rotation
Ellenbogengelenk	90° Flexion
Radioulnargelenk	10° Pronation
Handgelenk	20° Dorsalextension
Fingergelenke	Alle Fingerkuppen weisen zum Os naviculare (*Kahnbein*)
• **Fingergrundgelenke**	70–90° Flexion
• **Fingermittelgelenke**	20–40° Flexion
• **Fingerendgelenke**	20–40° Flexion
Daumengelenke	
• **Daumenwurzelgelenk**	Mittlere Oppositionsstellung („Flaschengriff")
• **Daumengrundgelenk** • **Daumenendgelenk**	Leichte Beugung
Hüftgelenk	10–15° Flexion, 0° Abduktion
Kniegelenk	15° oder 25° Flexion je nach Art des Gipses
Oberes Sprunggelenk	90° Flexion („Trittstellung")
Fußgelenke	Neutralstellung aller Gelenke (wie beim Auftreten)

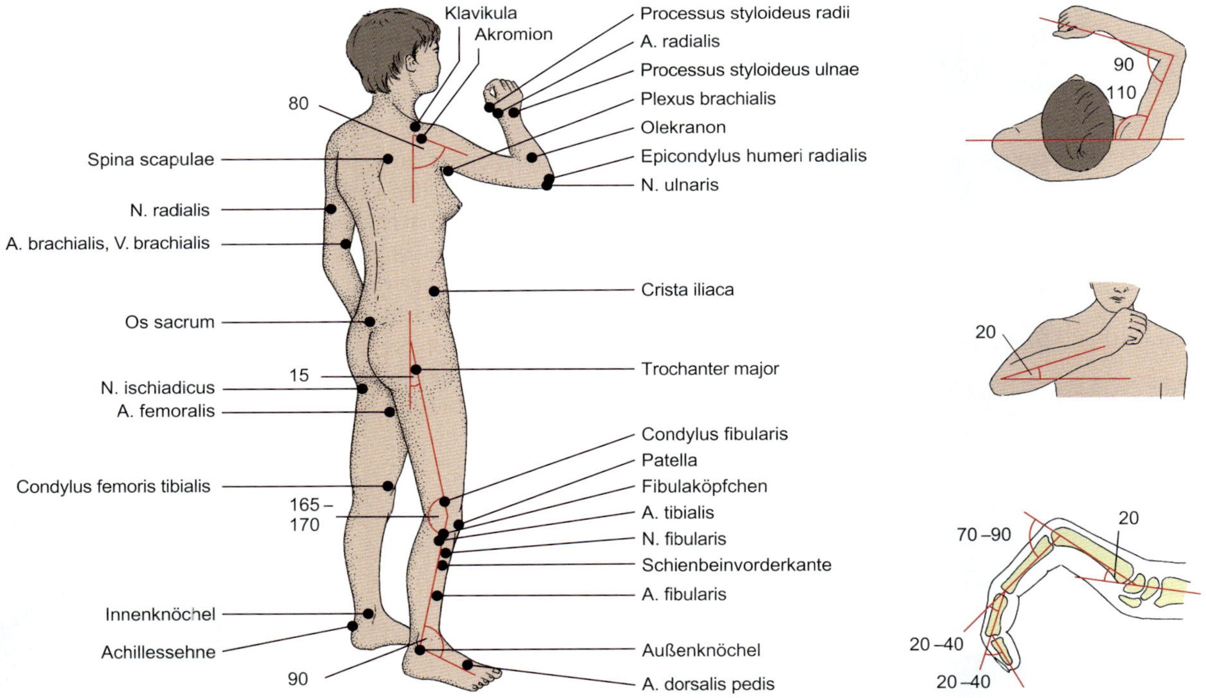

Abb. 3.8 Druckgefährdete Stellen des Körpers, die sorgfältig gepolstert werden müssen, und Funktionsstellung wichtiger Gelenke, die beim Eingipsen zu beachten sind. [L157]

Anlegen von Gips- oder Kunststoffverbänden

Das **Anlegen eines Gips- oder Kunststoffverbands** ist Aufgabe des Arztes, der die Tätigkeit jedoch an entsprechend ausgebildete Pflegende delegieren kann. Legen Pflegende den Gipsverband an, muss der Arzt den Gips anschließend kontrollieren bzw. bei speziellen Indikationen, etwa Frakturen mit Dislokationstendenz, während des Anlegens anwesend sein.

Pflegemaßnahmen vor Anlage eines Hartverbands

- Hautverhältnisse der später vom Hartverband bedeckten Körperregion überprüfen. Bei Hautausschlägen, Wunden oder Infektionen Arzt informieren, denn in diesen Fällen kann der Gips eventuell nicht angelegt werden
- Nagellack an der einzugipsenden Extremität entfernen, da er die Beurteilung der Durchblutung erschweren oder unmöglich machen kann
- Patienten bitten, Ringe und Schmuck an der betroffenen Körperregion abzulegen, um Einschnürungen durch eine Weichteilschwellung zu vermeiden
- Pflaster an der betroffenen Körperregion entfernen, da eine neu auftretende Pflasterallergie unter dem Gipsverband nicht zu sehen wäre. Notwendige Wundverbände mit Schlauchmull oder Polstermaterial fixieren
- Bei Bedarf die Haut reinigen und sorgfältig trocknen. Um dem Patienten zusätzliche Schmerzen zu ersparen, zu zweit arbeiten. Ein Pflegender hält die verletzte Extremität, der andere führt die Pflege durch
- Haut nicht rasieren, da die nachwachsenden Haare zu quälendem Juckreiz führen würden.

Lagerung und Gelenkstellung

Da jede Ruhigstellung eines Gelenks unweigerlich zur Kapsel- und Muskelschrumpfung und somit zu einem Verlust der Gelenkfunktion führt, ist es wichtig, die Gelenke immer in. **Funktionsstellung** (➤ Tab. 3.2, ➤ Abb. 3.8) einzugipsen. Dies minimiert den Funktionsverlust des Gelenks und beschleunigt die Rehabilitation nach der Gipsabnahme. Ausnahmen ordnet der Arzt ausdrücklich an.

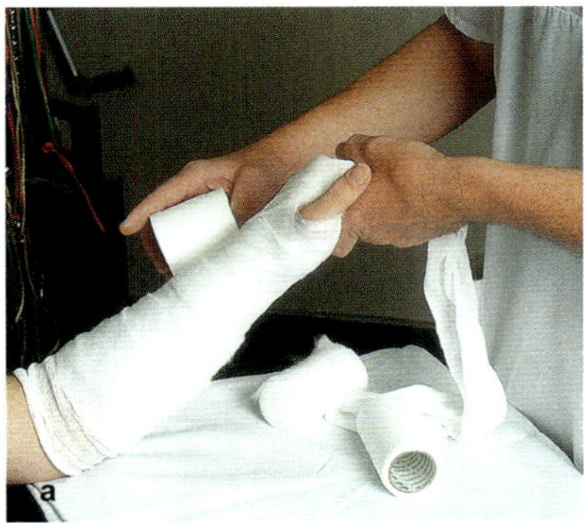

Schlauchmull überziehen, im Ellenbogen- und Handbereich etwas überstehen lassen. Hand und Unterarm mit Synthetikwatte umwickeln. Dann Krepppapier straff um die Polsterung wickeln.

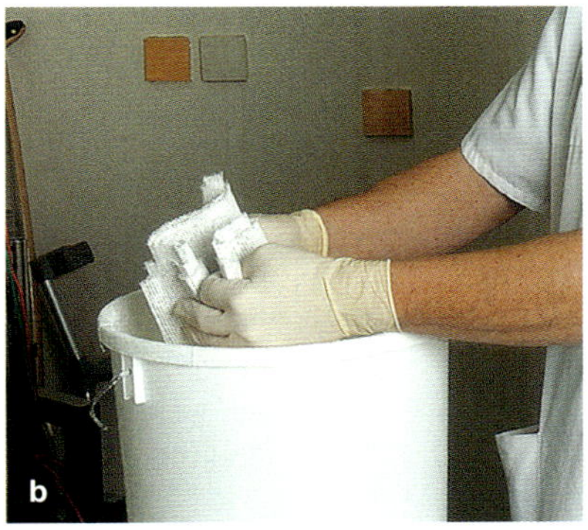

Die abgemessene Longuette ziehharmonikaartig zusammenfalten und ins Wasser tauchen.

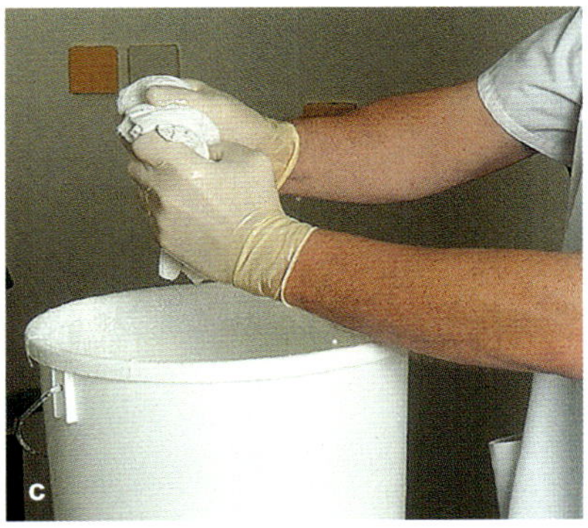

Nach der Tauchzeit Longuette herausnehmen, abtropfen lassen, dann auseinanderziehen.

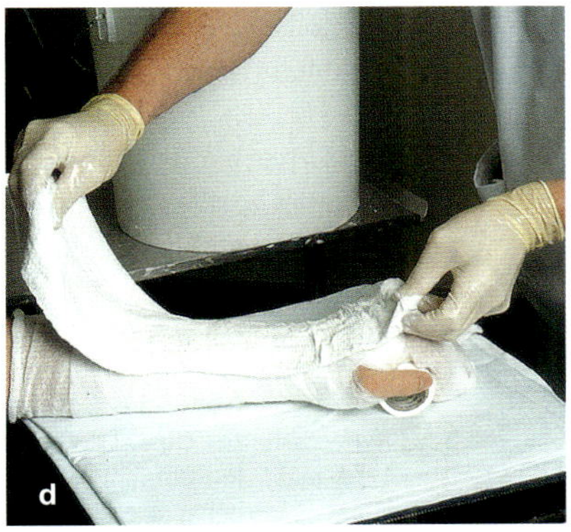

Longuette von den Mittelhandknochen bis unterhalb des Ellenbogens auflegen.

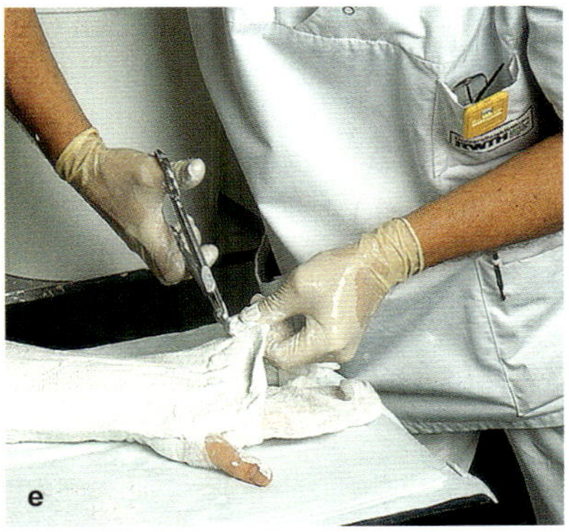

Überstehende Longuette mit der Schere abschneiden.

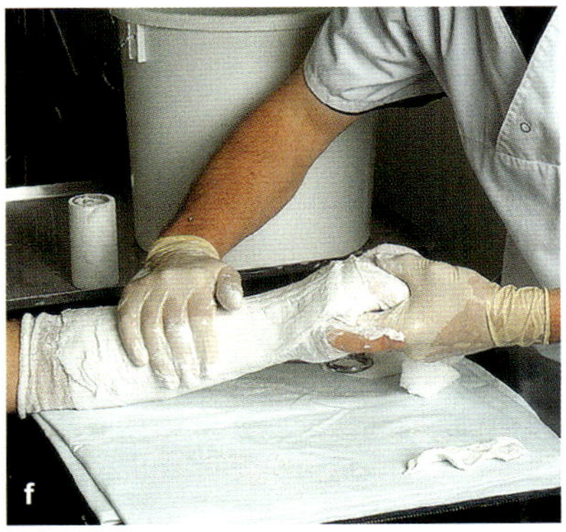

Schlauchmull und Polsterwatte am oberen und unteren Ende in den Gips umschlagen, Gips mit den Händen anmodellieren, Schiene mit einer Kurzzugbinde am Arm fixieren.

Abb. 3.9 Anlegen einer dorsalen Unterarmgipsschiene. [K183]

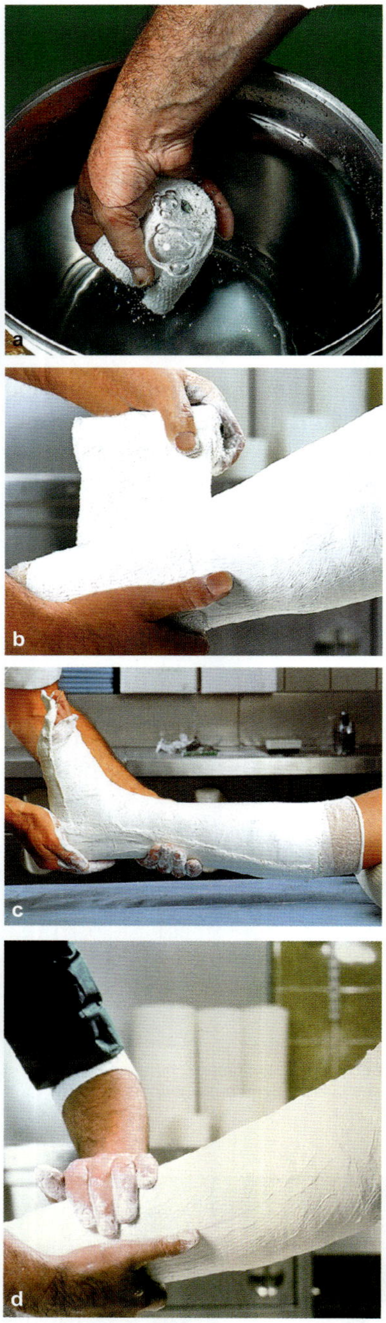

a: Bindenende etwas abwickeln und Gipsbinde ins Wasser tauchen, bis keine Luftblasen mehr aufsteigen (ca. 2–3 Sek.). Dann die Binde leicht ausdrücken.

b: Hautschutz, Polsterung und Kreppapier anlegen. Erste Lage ohne Zug flach am Bein anwickeln und anschließend mit der flachen Hand anmodellieren. Funktionsstellung der Gelenke beachten.

c: Longuette zur Stabilisierung von den Zehen bis unterhalb des Knies anbringen (hier: Form einer L-Schiene).

d: Zweite Gipsbinde zur Fixation der Longuetten zirkulär anwickeln und gut anmodellieren. Anschließend den Schlauchmull und die Polsterwatte an den Gipsenden umschlagen und in den Gips einarbeiten.

Abb. 3.10 Anlegen eines geschlossenen Unterschenkelgipses. [V157]

Durchführung

Ein Gips- oder Kunststoffverband besteht aus folgenden **Schichten** (von innen nach außen ➤ Abb. 3.7):

- **Wundauflage.** Ist eine Wundauflage notwendig, wird sie ausschließlich mit Schlauchmull und Polsterwatte fixiert. Pflaster ist wegen einer möglichen Allergie, zirkulär gewickelte Binden sind wegen der Gefahr von Durchblutungsstörungen ungeeignet
- **Hautschutz** aus Mullkompressen oder -binden, an den Extremitäten vorzugsweise aus Schlauchmull. Er muss etwas länger sein als der fertige Gipsverband, da er später an den Enden umgeschlagen wird (➤ Abb. 3.9a). Die Pflegenden achten darauf, dass sich keine Falten bilden und niemals Haut auf Haut liegt. Erhält eine Frau z. B. ein Gipskorsett, legen Pflegende Mullkompressen unter die Brüste
- **Polsterung** von Knochenvorsprüngen, oberflächlich verlaufenden Nerven und Gefäßen (➤ Abb. 3.8) mit Synthetikwatte oder Filzpolstern, um Druckschäden und Scheuerstellen vorzubeugen (➤ Abb. 3.9a)
- **Krepp-Papier,** das in einer Schicht straff um die Polsterung gelegt wird (➤ Abb. 3.9a). Es fixiert diese und verhindert eine Verhärtung der Watte durch den darüber liegenden Gips. Bei Kunststoffverbänden kann es entfallen
- **Gips** oder **Kunststoff.** Für die Herstellung von Gips- oder Kunststoffschienen werden nur Longuetten benötigt. Zirkuläre Gipsverbände werden aus Gipsbinden und Gipslonguetten hergestellt, zirkuläre Kunststoffverbände nur aus Kunststoffbinden (➤ Abb. 3.9b-f, ➤ Abb. 3.10).

Umgang mit Gips- oder Kunststoffbinden

- Verpackungen von Gips- oder Kunststoffbinden erst unmittelbar vor dem Gebrauch öffnen, da die Binden sonst Luftfeuchtigkeit aufnehmen würden und nicht mehr zu einem stabilen Verband zu verarbeiten wären (Luftfeuchtigkeit aktiviert die Aushärtung)
- Vor dem Arbeiten mit Kunststoff Einmalhandschuhe anziehen, da der Kunststoff stark klebt und schlecht von der Haut zu entfernen ist.

Nach dem Anlegen des Hartverbands dauert es ca. 5–10 Min. bis das Material abgebunden hat und damit steif und fast unverformbar geworden ist. Bei Kunststoffverbänden ist die Zeitspanne etwas kürzer. In dieser Zeit muss die eingegipste Extremität ruhig gehalten werden. Bei Frakturen wird nach dem Anlegen des Gipses die Frakturstellung röntgenologisch kontrolliert.

Gipsbearbeitung nach Aushärtung

- **Gips spalten.** Wurde der Hartverband unmittelbar nach einer Verletzung bzw. Operation oder bei einer Entzündung angelegt, muss er nach dem Aushärten gespalten werden (➤ Abb. 3.3). Ansonsten würde er bei einer Weichteilschwellung zu eng werden und möglicherweise zu irreversiblen (Druck-)Schäden führen (*Kompartmentsyndrom* ➤ 7.5.8)
- **Gips fenstern.** Die Fensterung des Hartverbands, d. h. das Aussägen eines Gipsfensters, ist bei Wunden zur Wundkontrolle oder Drainagenentfernung erforderlich (➤ Abb. 3.11). Um nach

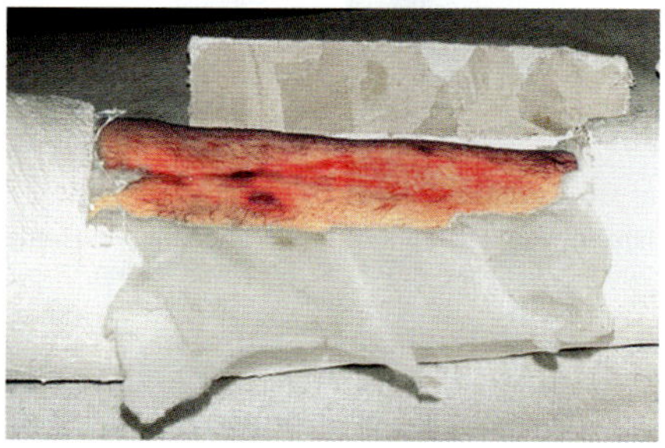

Abb. 3.11 Gefensterter Gips. Er wurde gefenstert, um die Wunde behandeln und überwachen zu können. Nach der Wundbehandlung wird der Deckel wieder eingesetzt und zur Vermeidung eines Fensterödems lose angewickelt . [T195]

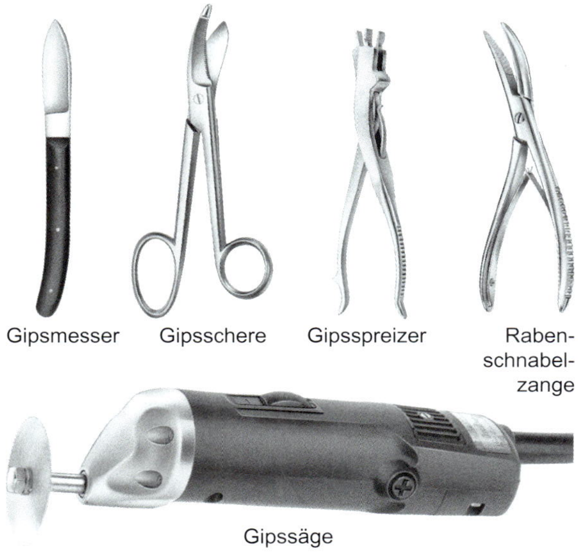

Abb. 3.12 Instrumente zur Gipsbearbeitung. [V132]

dem Anlegen des Gipses zu wissen, wo das Gipsfenster ausgesägt werden soll, werden Markierungshilfen eingegipst, z. B. Papprö llchen an jeder Ecke des geplanten Gipsfensters. Nach Aushärten des Gipses sägen die Pflegenden das Fenster mit der Gipssäge (➤ Abb. 3.12) aus, nehmen es heraus und verkleinern es ggf. geringfügig. Dann setzen sie es wieder ein und wickeln es mit einer elastischen Binde lose an, um ein Ödem im Bereich des ausgesägten Gipsfensters zu verhindern
- **Gipsrand dehnen.** Drückt der Hartverband an den Rändern, biegen Pflegende oder Arzt den Gipsrand etwas auf. Dazu schneiden oder sägen sie den Gips vom Rand her längs ein und biegen die entstehenden Randstücke mit der Rabenschnabelzange (➤ Abb. 3.12) nach außen.

Pflegemaßnahmen nach Anlegen eines Hartverbands

- Gipsreste sorgfältig von der Haut und aus dem Bett entfernen
- Eingegipste Extremität auf einer saugfähigen, wasserdichten Unterlage lagern
- Gips unbedeckt lassen, damit er an der Luft trocknen kann
- Hartverband mit Unfalltag, Tag der Anlage, Befristung beschriften
- Patienten ggf. zum Röntgen begleiten
- Patienten beraten, die Extremität häufig hochzulagern.

Abhängig vom betroffenen Körperteil und der Größe des Gipses sind Patienten mehr oder weniger stark in ihren Alltagsaktivitäten einschränkt. Pflegende unterstützen wenn notwendig bei der Körperpflege und beim Kleiden, bei der Essenszubereitung und -aufnahme, beim Ausscheiden und bei der Mobilität.

Bei Gipsen an der unteren Extremität besteht ein erhöhtes Risiko für eine tiefe Beinvenenthrombose. Pflegende leiten zu isometrischen Übungen (*Anspannung der Muskulatur*) an, sofern dafür keine Kontraindikation besteht. Nach Arztanordnung erhält der Patient Heparin s.c.

Beobachtungen und Kontrollen

Während der Gipsbehandlung sind folgende **Beobachtungen und Kontrollen** notwendig:
- Erste Kontrolle und Frage nach Beschwerden noch vor der Verlegung bzw. Entlassung des Patienten
- Röntgenkontrolle nach der Anlage des Hartverbands bzw. nach 24 Std., um die korrekte Stellung der Fakturenden zu kontrollieren. Regelmäßige Röntgenkontrollen im Verlauf geben Hinweise auf die Knochenbruchheilung und werden individuell vom Arzt angeordnet
- Die Pflegenden bzw. der Patient oder seine Angehörigen kontrollieren 3-mal täglich die **Durchblutung, Motorik** und **Sensibilität** (*DMS-Kontrolle*). Sie gehen dabei wie folgt vor (➤ Tab. 3.3):
  - **Befragen.** Patienten nach Schmerzen, Engegefühl, Gefühlsstörungen u.a. Beschwerden befragen
  - **Betrachten.** Auf Hautfarbe, Schwellung von Fingern oder Zehen achten. Gipsränder kontrollieren, ob sie glatt, ohne scharfe Kanten und nicht einschnürend sind
  - **Betasten.** Hauttemperatur, ggf. Fußpulse tasten, Zehen und Finger bewegen lassen, Gelenke ober- und unterhalb des Hartverbands bewegen lassen, auch gegen Widerstand.

Tab. 3.3 Alarmzeichen bei der Gipsbehandlung, die das sofortige Aufsuchen eines Arztes notwendig machen.

	Alarmierende Symptome
Durchblutung	• Hautfarbe: blasse oder blau-rote Verfärbung • Hauttemperatur: Kälte- oder Wärmegefühl • Schwellung im oder unterhalb des Hartverbands, die durch Hochlagerung nicht zurückgehen • Pulse: abgeschwächt bis nicht tastbar
Motorik	• Beweglichkeit: Steifigkeit von Fingern oder Zehen • Lähmung
Sensibilität	• Kribbeln, „Ameisenlaufen" • Gefühllosigkeit • Zunehmende oder neu aufgetretene Schmerzen im Hartverband • Oberschenkel- oder Leistenschmerz • Thoraxschmerz, Atemnot, atemabhängige Schmerzen

VORSICHT

Periphere Störungen von Durchblutung, Motorik und Sensibilität

Bei Auftreten von peripheren Durchblutungs-, Motorik- oder Sensibilitätsstörungen (➤ Tab. 3.3) ist **sofort** ein Arzt zu informieren, um irreversible Schäden zu verhindern. Im Zweifelsfall gilt: Der Patient mit Schmerzen hat immer recht! Schmerzmittel sollten nur nach ärztlicher Rücksprache und nach vorheriger Kontrolle des Hartverbands verabreicht werden.

Patientenberatung

Der Patient und ggf. seine Angehörigen benötigen **Beratung und Anleitung**, damit der Gips während der Behandlungsdauer hält und Komplikationen vermieden werden:

- Beim Gips entsteht zunächst ein Wärmegefühl (bis zu 6 Std.), danach kommt es durch Wasserverdunstung zu einem Kältegefühl (nicht beim Kunststoffgips)
- Das Trocknen des Gipses darf nicht durch Wärmequellen wie Fön oder Rotlicht unterstützt werden, da der Gips dadurch spröde würde
- Den Hartverband erst nach vollständiger Aushärtung belasten
- Bei Juckreiz unter dem Hartverband, nicht mit spitzen Gegenständen kratzen, da dies zu Hautverletzungen und Infektionen führen kann
- Bei größeren Beschädigungen am Hartverband einen Arzt aufsuchen
- Gipsverbände bestmöglich vor Feuchtigkeit schützen
- Die betroffene Extremität zur Abschwellung und Vorbeugung von Hämatomen und Ödemen sooft wie möglich hochlagern
- Patienten informieren, bei welchen Alarmzeichen er sofort einen Arzt oder das Krankenhaus aufsuchen soll (➤ Tab. 3.3)
- Bei Hartverbänden an der unteren Extremität Patienten informieren, ob und wann er das betroffene Bein nicht, teilweise oder vollständig belasten darf
- Patienten zur frühzeitigen Mobilisation und Bewegungsübungen anleiten, um Kontrakturen und Muskelatrophie zu vermeiden
- Bei Hartverbänden an der unteren Extremität besteht eine erhöhte Thrombosegefahr. Patient zu prophylaktischen Maßnahmen beraten und ihn oder seine Angehörigen zur s. c.-Injektion von Heparin anleiten. [vgl. 3]

Rehabilitation

Die **Rehabilitation** beginnt, abhängig von der jeweiligen Situation, sofort oder so bald wie möglich. Der Patient wird aufgefordert und angeleitet, mehrmals am Tag Bewegungsübungen der Nachbargelenke durchzuführen. Das beugt Schonhaltungen, Bewegungseinschränkungen und Muskelatrophie vor. Er wird außerdem angeleitet, die Muskeln im Hartverband anzuspannen (*isometrische Übungen*). An den unteren Extremitäten ist dies eine wichtige Maßnahme zur Thromboseprophylaxe.

Bei Hartverbänden an den unteren Extremitäten benötigt der Patient ggf. Unterarmgehstützen. Die Pflegenden bzw. die Physiotherapeuten stellen die Gehhilfen auf die richtige Höhe ein und leiten den Patienten im Umgang damit an (*Gehtraining* ➤ 8.1.6). V. a. ältere Menschen oder Patienten, die vorher schon bewegungseingeschränkt waren, sollten zunächst nicht unbegleitet aufstehen.

Nach Entfernung des Gipsverbands ist meist eine physiotherapeutische Behandlung notwendig. Dadurch können bestehende Bewegungseinschränkungen behoben und eine verletzungsbedingte Schonhaltung vermieden werden.

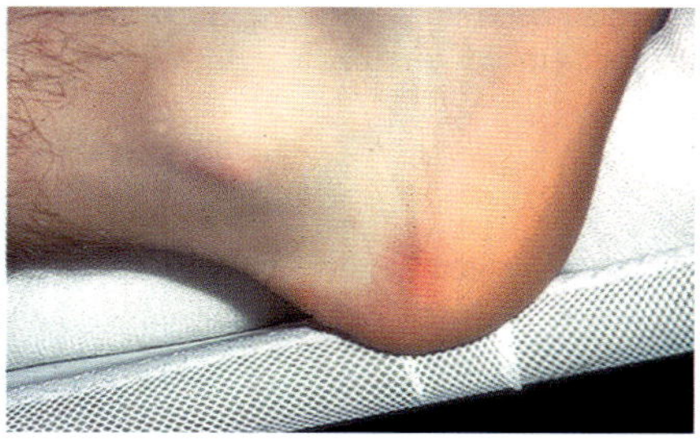

Abb. 3.13 Beginnender Fersendekubitus bei unzureichend gepolsterter Gipsschiene. Die Rötung ist deutlich erkennbar, der Patient klagt über Druckgefühl und Schmerzen. [T195]

Komplikationen der Gipsbehandlung

Zusammenfassend lassen sich folgende mögliche **Komplikationen einer Gipsbehandlung** nennen:
- Haut- und Weichteilschäden (➤ Abb. 3.13)
- Bewegungseinschränkung nach Abnahme des Gipsverbands bis hin zur Kontraktur des ruhig gestellten Gelenks
- Thrombose (insbesondere bei Gipsen an den unteren Extremitäten), evtl. mit nachfolgender Embolie
- Muskelatrophie durch Inaktivität
- Irreversible Druckschädigung von Nerven
- Durchblutungsstörungen bis hin zu Gewebenekrosen bei „zu engem" oder falsch gepolstertem Gips (*Kompartmentsyndrom* ➤ 7.5.8).

Thromboseprophylaxe bei Ruhigstellung der unteren Extremität

Es gilt als Kunstfehler, einen ruhig stellenden Verband an den unteren Extremitäten anzulegen, ohne eine Thromboseprophylaxe durchzuführen. Die meisten Kliniken verlangen von dem Patienten, einen Fragebogen zu seinem individuellen Thromboserisiko auszufüllen, in dem z. B. nach Varizen oder bereits durchgemachten Thrombosen gefragt wird. Nach den Auskünften entscheidet der Arzt über die Art der notwendigen Thromboseprophylaxe. Ist der Patient mit einem Hartverband am Bein wenig mobil oder gar immobil, bekommt er für das nicht eingegipste Bein einen medizinischen Thromboseprophylaxestrumpf.

Abnehmen von Gips- oder Kunststoffverbänden

Das **Entfernen** eines Hartverbands ist eine ärztliche Aufgabe, die an entsprechend geschultes Personal delegiert werden kann (➤ Abb. 3.14). Für die Abnahme benötigt man Gipsschere, Gipssä-

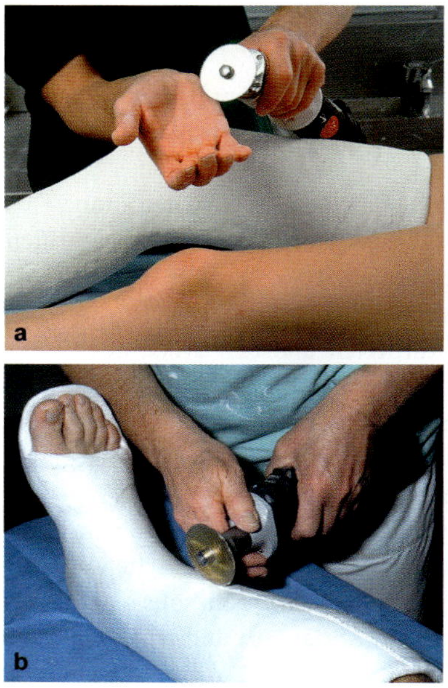

a: Die oszillierende Gipssäge verursacht ein lautes, unangenehmes Geräusch, das vor allem Kindern Angst macht. Hier demonstriert ein Pflegender die Ungefährlichkeit der Gipssäge, indem er die Säge mit dem Handballen berührt.

b: Die Gipssäge schneidet den Gips mit Schwingungen (Oszillationen), die nur wenige Millimeter umfassen. Durch diese Technik lassen sich größere Hautverletzungen verhindern. Bei unsachgemäßer Anwendung der Säge sind jedoch Hautschürfungen möglich.

Abb. 3.14 Entfernen eines geschlossenen Gipsverbands. [V157] [T134] ge, Gipsspreizer, Rabenschnabelzange sowie unterschiedlich starke Verbandsscheren (➤ Abb. 3.12). Der Patient sollte darüber informiert werden, dass die Gipssäge Lärm entwickelt, aber völlig ungefährlich ist und nicht zu Verletzungen führt.

Nach der Gipsabnahme wird mit der Schere das restliche Material (Polsterwatte, Krepppapier und Mullschlauch) entfernt. Dann bekommt der Patient die Möglichkeit für ein Fuß- oder Armbad, eventuell ist auch eine Hautpflege notwendig. Nach Arztanordnung wird evtl. ein stabilisierender Verband angelegt.

Besonderheiten bei Kindern

Viele **Kinder** fürchten sich vor der Gipssäge. Deshalb entfernen Pflegende oder Arzt dünne Gipse bei Kindern möglichst mit der Schere.

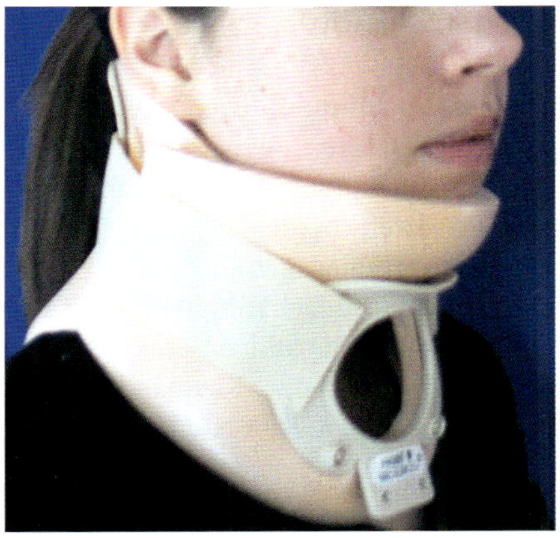

Abb. 3.15 Philadelphia-Kragen. [M161]

3.2.2 Orthesen

DEFINITION

Orthese: Stabiles orthopädisches Hilfsmittel zur Entlastung, Ruhigstellung, Stabilisierung, Führung oder Korrektur von Skelettabschnitten.

Orthesen bestehen aus festen Materialien (Kunststoff, Metall), ggf. Polsterung sowie z. B. Klettbändern. Orthesen werden heute häufig bei Indikationen eingesetzt, bei denen früher ein Gipsverband erforderlich war. (Vorgefertigte) Orthesen sind für den Patienten nicht nur komfortabler, sondern beschleunigen auch oft die Mobilisation und vermindern dadurch Komplikationen. Die Grenzen zu den Schienen, (teil-)immobilisierenden Fertigverbänden und Entlastungsschuhen sind fließend.

Orthesen umfassen ein sehr weites Spektrum, z. B.:

- **Zervikalorthesen** zur Ruhigstellung und Stabilisierung der Halswirbelsäule postoperativ, bei ausgeprägten Weichteilverletzungen, stabilen Frakturen oder gelegentlich bei einem Schleudertrauma (*HWS-Distorsion*). Es gibt harte und weiche Orthesen (➤ Abb. 7.44). Eine starre, aus Kunststoff bestehende Halsorthese ist der **Philadelphia-Kragen** (➤ Abb. 3.15). Damit werden u.a. Patienten versorgt, bei denen am Unfallort eine HWS-Verletzung vermutet wird
- **Schulterorthesen** zur kurzzeitigen Ruhigstellung der Schulter
- **Rumpforthesen** (*Wirbelsäulenorthesen, Korsett*) etwa bei stabilen Wirbelfrakturen, Skoliose oder postoperativ (➤ Abb. 7.46, ➤ Abb. 8.21)
- **Hüftabduktionsorthesen** zur Korrektur einer angeborenen Hüftgelenkdysplasie (➤ Abb. 8.55)
- **Kniegelenkorthesen** zur Stabilisierung und Ruhigstellung bzw. kontrollierten Bewegung des Kniegelenks z. B. bei Kapsel-, Sehnen- oder Bandverletzungen oder postoperativ (➤ Abb. 3.16)
- **Unterschenkel-, Fuß- und Sprunggelenkorthesen** postoperativ oder in geeigneten Fällen zur sofortigen Behandlung bei Achillessehnenruptur, Kapsel- und Bandverletzungen des Sprunggelenks, Sprunggelenk- und Fußfrakturen (➤ Abb. 3.17).

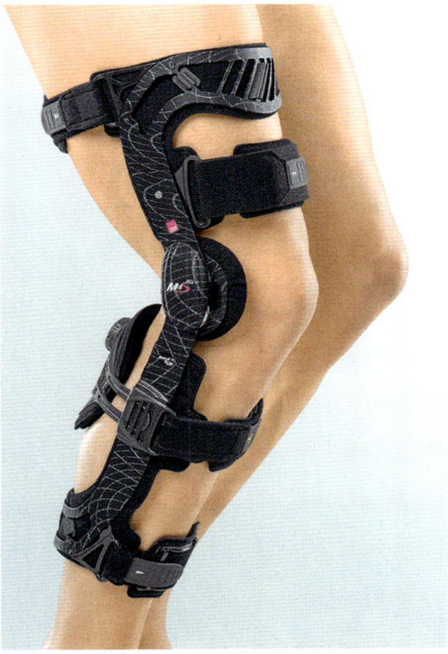

Abb. 3.16 Kniegelenkorthese. [V481]

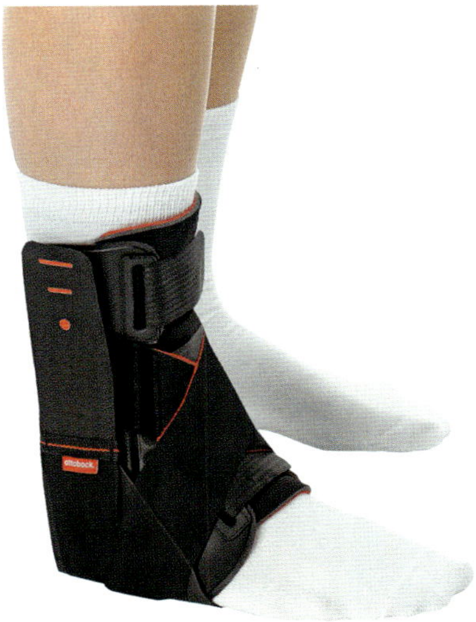

Abb. 3.17 Sprunggelenkorthese. [V164]

3.2.3 (Teil-)immobilisierende Verbände

Weitere **(teil-)immobilisierende Verbände** dienen der Ruhigstellung von Frakturen, Sehnenverletzungen, ausgedehnten Weichteilschäden, Entzündungen oder chronischen Schmerzzuständen, z. B.:

- **Alu-Polsterschienen**. Formbare gepolsterte Aluminiumschienen in verschiedenen Größen, mit denen sich Extremitäten schnell und einfach ruhigstellen lassen, deshalb werden sie v.a. im Notfall- und Outdoorbereich eingesetzt. Sie werden mit Pflaster, Binden oder Klettband fixiert (➤ Abb. 3.18)
- **Stack-Schienen.** Kunststoffschienen, die in unterschiedlichen Größen erhältlich sind. Sie dienen zur Ruhigstellung bei Sehnenverletzungen des Fingers oder Frakturen des Fingerendglieds. Die Schienen können mit Pflaster oder Mullschlauch fixiert werden (➤ Abb. 3.19)
- **Rucksackverband.** Bandage zur Reposition sowie Ruhigstellung einer Klavikulafraktur, posttraumatisch nach Kontusion und Luxation und nach Eingriffen an der Schulter (➤ Abb. 3.20)
- **Desault-Verband.** Bandage zur (kurzzeitigen) Ruhigstellung von Schultergürtel und Arm bei Schulterblattbrüchen, nach Schultergelenksluxation, bei proximaler Humerusarmfraktur (➤ Abb. 3.21)
- **Gilchrist-Verband.** Bandage zur (kurzzeitigen) Ruhigstellung bei Schultergelenksluxationen, proximaler Humerusfrakturen oder sonstigen Verletzungen des Schultergelenks (➤ Abb. 3.22)

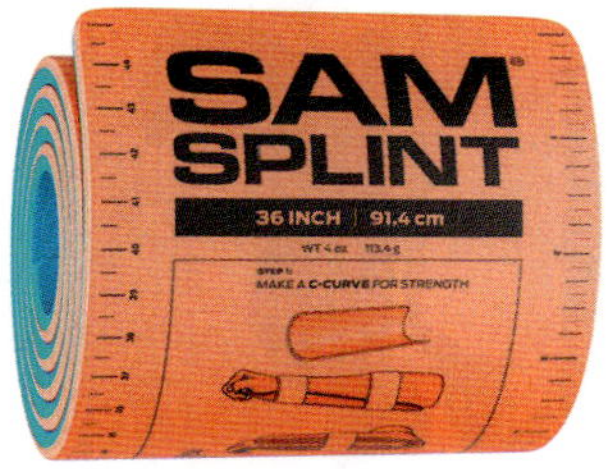

Abb. 3.18 Alu-Polsterschiene, hier: *Sam® Splint.* [V711]

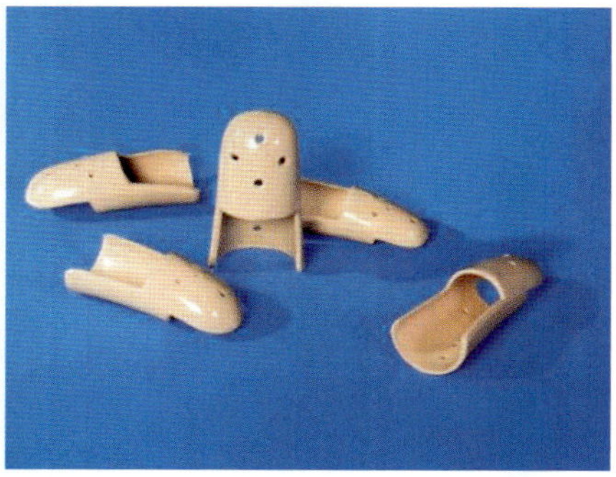

Abb. 3.19 Stack-Schienen zur Ruhigstellung der Fingerendglieder. [V528]

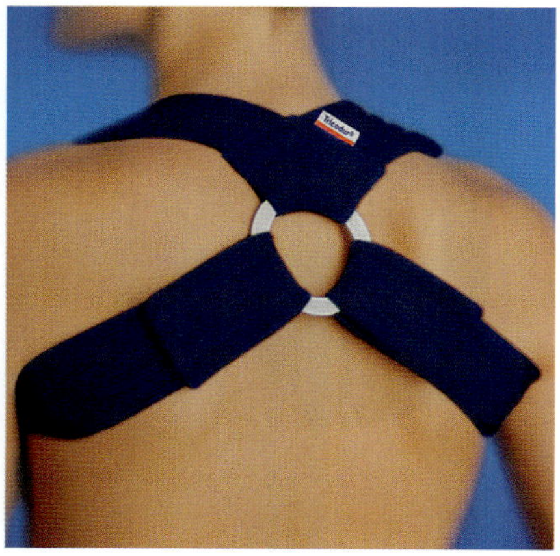

Abb. 3.20 Industriell gefertigter Rucksackverband, *Tricodur®-Clavicula-Bandage,* [V155]

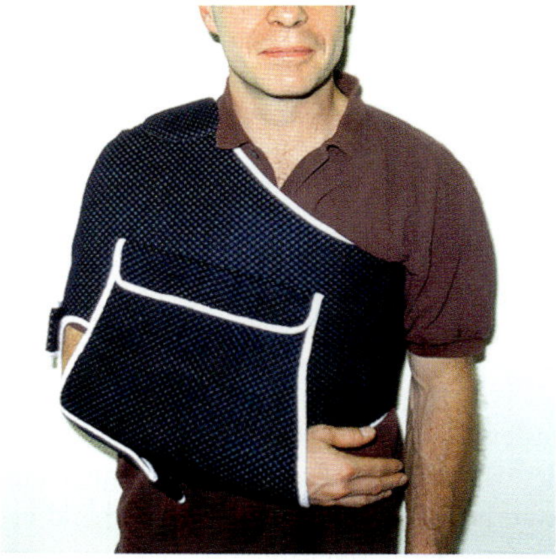

Abb. 3.21 Desault-Verband. [M161]

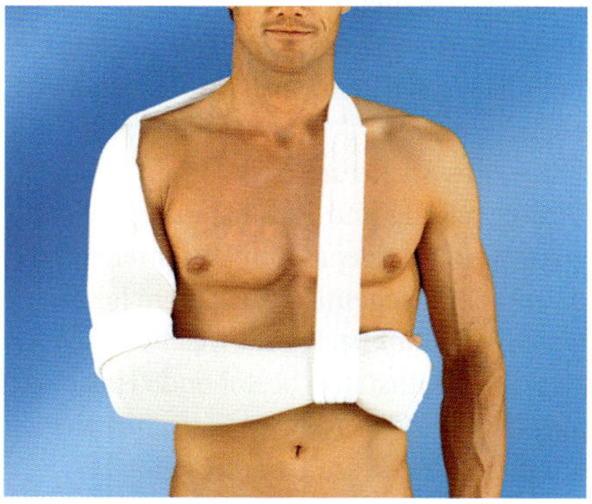

Abb. 3.22 Industriell gefertigter Gilchrist-Verband. [V155]

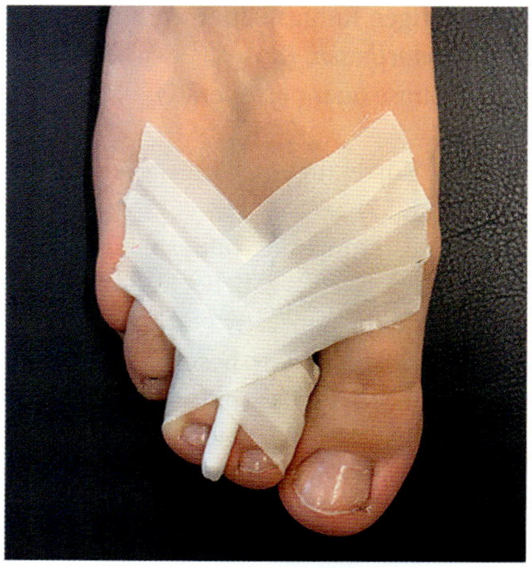

Abb. 3.23 Pflasterzügelverband zur Fixierung von verletzten Zehen. [M561]

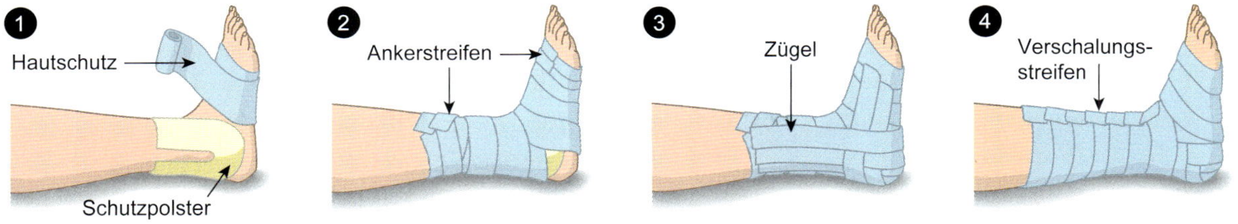

1. Polstern, z.B. mit zurechtgeschnittenem Schaumstoffpolster, dann Hautschutzbinde anwickeln.
2. Ankerstreifen zur Anheftung der Zügel anbringen.
3. Zügel anbringen. Sie sind die tragenden Elemente des Verbands und bestimmen seine Funktion (z.B. Entlastung, Bewegungseinschränkung).
4. Verschalungsstreifen anbringen. Sie schließen den Verband und schaffen einen festen Verbund. Bei Schwellungstendenz nur semizirkuläre Verbände anlegen. Sicherungsstreifen zum zusätzlichen Schutz an besonders beanspruchten Stellen anbringen.

Abb. 3.24 Anlage eines Tapeverbands, hier am Sprunggelenk. [L138]

- **Pflasterzügelverband.** Indikation ist eine Fraktur der Zehen (außer der Großzehe) sowie schwere Kontusionen oder Luxationen. Dafür werden zunächst die Zehenzwischenräume gepolstert. Danach wird eine Schleife um die betroffenen Zehen gebildet. Die Schleifenbildung wird 2–4-mal wiederholt, dabei überlappen sich die Schleifen dachziegelartig (➤ Abb. 3.23)
- **Funktioneller Tapeverband.** Pflasterklebeverband, der die verletzte Extremität nicht vollständig immobilisieren, sondern stützen, entlasten und vor Extrembewegungen schützen soll. Hauptindikationen sind Muskelzerrungen, Sehnenscheidenentzündungen, Schwäche des Kapsel-Band-Apparates, chronische Überlastungsreize und Nachbehandlung nach Gipsabnahme. Vor Anlegen des Verbands wird die Haut gereinigt und getrocknet, nicht aber unbedingt rasiert. Ein Tapeverband wird aus Pflasterstreifen oder selbstklebenden Binden hergestellt (➤ Abb. 3.24). Tapeverbände dürfen nicht mit Wasser in Kontakt kommen, da sie beim anschließenden Trocknen schrumpfen und dann einschnüren können. Ist der Verband doch einmal nass geworden, wird die Feuchtigkeit mit einem saugfähigen Stoff aufgenommen (nicht föhnen, sonst klebt der Verband nicht mehr).

Pflege

- Bei abnehmbaren Verbänden und Bandagen, Patienten den Umgang und das korrekte Anlegen erklären
- Kontrollieren, ob die Bandage nach der Anlage zu fest angezogen ist: Handgelenkspuls muss beidseits tastbar sein, sonst Bandage vorsichtig lockern
- Patient zur DMS-Kontrolle anleiten (➤ 3.2.1) und auf Alarmzeichen hinweisen (➤ Tab. 3.3). Der Verband wird bei Auftreten eines dieser Symptome sofort entfernt
- Kritische Hautstellen auf Druck- oder Reibungsschäden beobachten, z. B. Achselbereich, zwischen den Schulterblättern.

3.2.4 Operative Eingriffe in der Ambulanz

Chirurgische Wundversorgung ➤ 2.3

Bei **operativen Eingriffen in der Ambulanz** handelt es sich vor allem um kleine, kurz dauernde, oberflächliche chirurgische Eingriffe, für die eine lokale Infiltrationsanästhesie (➤ 4.3.3) ausreicht. Wie bei anderen operativen Eingriffen ist der Arzt verpflichtet, den Patienten über die bevorstehende Behandlung aufzuklären und sein Einverständnis einzuholen (➤ 1.4.1). Pflegende bereiten die Maßnahmen vor.

Häufige Eingriffe in der chirurgischen Ambulanz sind:

- Chirurgische Wundversorgung, z. B. Wundexzision und Wundnaht (➤ 2.3)
- Inzision von Abszessen und Hämatomen (➤ 2.7.4)
- Fremdkörperentfernung
- Entfernung von Osteosynthesematerialien (➤ 7.5.6).

3.3 Chirurgische Notfälle

DEFINITION

Notfall: Akut lebensbedrohlicher Zustand, bei dem die Vitalfunktionen des Patienten gestört sind oder eine solche Störung unmittelbar droht.

Chirurgische Notfälle können verschiedene Ursachen haben. In der Folge sind die wichtigsten beschrieben.

Außerdem können sich während der chirurgischen Behandlung Begleiterkrankungen des Patienten, z. B. Stoffwechsel-, Herz- oder Lungenerkrankungen, so verschlechtern, dass der Patient in einen lebensbedrohlichen Zustand gerät.

Alles Wichtige über den Patienten herausfinden

Es ist wichtig, möglichst viele Informationen über den Patienten (z. B. Vorerkrankungen, Medikamente) und den Unfallhergang (u. a. Uhrzeit) herauszufinden. Bei allen Patienten versuchen Pflegende, wichtige Telefonnummern (z. B. Angehörige, Pflegeeinrichtungen) in Erfahrung zu bringen.

3.3.1 Schock

DEFINITION

Schock: Akutes, lebensbedrohliches Missverhältnis zwischen Sauerstoffbedarf der Organe und Sauerstoffangebot durch verminderte Organdurchblutung und nachfolgende Schädigung der Zellen und Organfunktionen (➤ Abb. 3.25).

Vier **Schockformen** werden unterschieden:
- Volumenmangelschock
- Kardiogener Schock
- Septischer Schock
- Anaphylaktischer Schock.

Da diese Schockformen unterschiedlich behandelt werden, ist es wichtig, möglichst rasch die Ursache und damit die Schockform zu diagnostizieren.

Schockindex

Der Schockindex (*SI*) gilt als Maß für die Schwere eines Schocks (Schocktiefe).
Berechnung des Schockindex: Pulsfrequenz : Blutdruck (*RR*) systolisch
Bewertung des Schockindex:
- Schockindex beim Gesunden ~ 0,5
- Schockindex ≥ 1 = beginnender Schock
- Schockindex ≥ 1,5 = manifester Schock.

Volumenmangelschock (Hypovolämischer Schock)

Krankheitsentstehung

Verlust von:
- Blut, z. B. nach Unfall, gastrointestinaler Blutung
- Plasma, z. B. nach Verbrennung, bei Peritonitis
- Wasser und Elektrolyten, z. B. bei starken Durchfällen, Erbrechen(➤ Abb. 3.25).

Symptome und Befund

- Blutdruckabfall und Tachykardie
- Zentralisation, d. h. Umverteilung des Blutvolumens zugunsten von Herz, Lunge, Gehirn, Schwindel und Kollapsneigung
- Marmorierte oder blasse Haut
- Kaltschweißigkeit
- Erniedrigter Hautturgor, Hautfalte bleibt stehen
- Kollabierte Halsvenen
- Niedriger zentraler Venendruck (*ZVD*)
- Oligurie und starker Durst.

Diagnostik

- Anamnese: Starke Blutung? Diabetiker? Erbrechen? Durchfall? Verbrennung?
- Blutdruck und Puls
- Labor: Blutbild, Gerinnung
- Sonografie
- ZVD-Messung bei liegendem zentralen Venenkatheter.

Behandlung

- Volumenzufuhr über Infusionen, Plasmaersatzlösung oder Transfusion

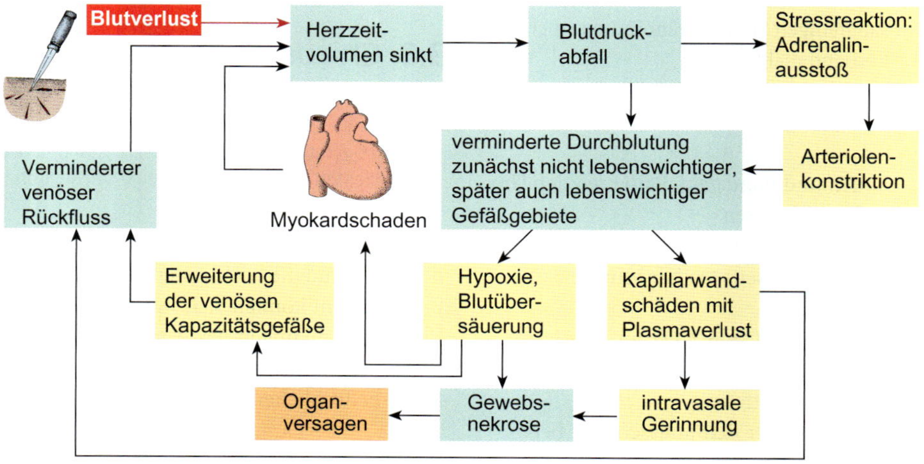

Abb. 3.25 Pathophysiologische Mechanismen am Beispiel des Volumenmangelschocks. Im Verlauf entwickeln sich mehrere „Teufelskreise", das Geschehen verselbständigt sich und kann zunehmend schwerer beherrscht werden. [L190]

- Katecholamingabe
- Sauerstoffgabe
- Evtl. Intubation
- Behandlung der Ursachen, z. B. Blutung stoppen durch Druckverband
- Schocklagerung: flache Rückenlage mit erhöhten Beinen (➤ Abb. 3.27a).

Kardiogener Schock

Krankheitsentstehung

Pumpversagen des Herzens, z. B. durch:
- Herzinfarkt (➤ 13.5.2)
- Perikardtamponade (➤ 13.10.1)
- Akute Herzinsuffizienz, z. B. bei Herzklappenfehler (➤ 13.6)
- Herzrhythmusstörungen
- Lungenembolie (➤ 9.4.11).

Symptome und Befund

- Blutdruckabfall, Tachykardie oder Bradykardie
- Graue bis zyanotische Haut
- Gestaute Halsvenen bei Rechtsherzinsuffizienz, ZVD ist erhöht
- Lungenödem bei Linksherzinsuffizienz: brodelnde Atmung, Tachypnoe bis Orthopnoe, im Verlauf flache Atmung und Bradypnoe
- Brustschmerzen bei Herzinfarkt.

Diagnostik

- Anamnese: Bekannte Herzerkrankung? Thrombose?
- EKG
- Röntgen-Thorax
- ZVD
- Labor: Herzenzyme (➤ 13.5.2).

Behandlung

Ziel ist die Entlastung des Herzens vom intravasalen Volumen und die Unterstützung der Pumpleistung:
- Herzbettlagerung: Oberkörper erhöht, Beine tief lagern. Das Blutvolumen wird beinwärts verschoben und dadurch der venöse Rückfluss zum Herzen reduziert (➤ Abb. 3.27b)
- Sauerstoffgabe, evtl. Intubation
- Gabe von Diuretika, z. B. *Lasix*®, Schmerzmittel
- Unterstützung der Pumpleistung: Nitroglyzerin-, Dopamin- oder Dobutamingabe
- Diagnostik und Behandlung der Grunderkrankung.

Septischer Schock

Krankheitsentstehung

Ein **septischer Schock** entsteht durch schwere bakterielle Infektionen (➤ 2.7.2), z. B.:
- Infektionen der ableitenden Harnwege (➤ 12.6.2)
- Pneumonien
- Gallenwegsinfektionen (➤ 6.5.3, ➤ 6.5.4)
- Peritonitis (➤ 5.9.1)
- Verbrennungen.

Durch die Freisetzung von Bakterientoxinen kommt es zu einer Weitstellung der Gefäße und dadurch zu einem relativen Flüssigkeitsmangel.

Symptome und Befund

- Hohes bis sehr hohes Fieber, Schüttelfrost im Fieberanstieg
- Blutdruckabfall mit deutlich erniedrigtem diastolischen Wert
- Zu Beginn warme, trockene und gut durchblutete Haut, später kalte, zyanotische oder marmorierte Haut
- Hauteinblutungen als Zeichen von Gerinnungsstörungen
- Bewusstsein meist eingeschränkt.

Diagnostik

- Anamnese: Vorbestehendes Fieber? Vorbestehender Infekt? Venenkatheter?
- Labor: Blutbild, Gerinnung, C-reaktives Protein, Blutsenkung
- Blutkultur, Urinkultur, evtl. Liquor, Abstrich
- Röntgen-Thorax, Röntgen-Abdomen
- Sonografie.

Behandlung

- Wie beim Volumenmangelschock
- Aufsuchen und Sanierung des infektiösen Herdes
- Antibiotikatherapie.

Anaphylaktischer Schock

Krankheitsentstehung

Ein **anaphylaktischer Schock** ist die schwerste Form einer allergischen Typ-I-Reaktion (*Soforttyp*). **Häufige auslösende Allergene:**
- Antibiotika, z. B. laufende Kurzinfusionen, andere Medikamente, z. B. Lokalanästhetika
- Röntgenkontrastmittel
- Insekten- und Schlangengifte
- Fremdeiweiße, z. B. in Blut- oder Plasmatransfusionen.

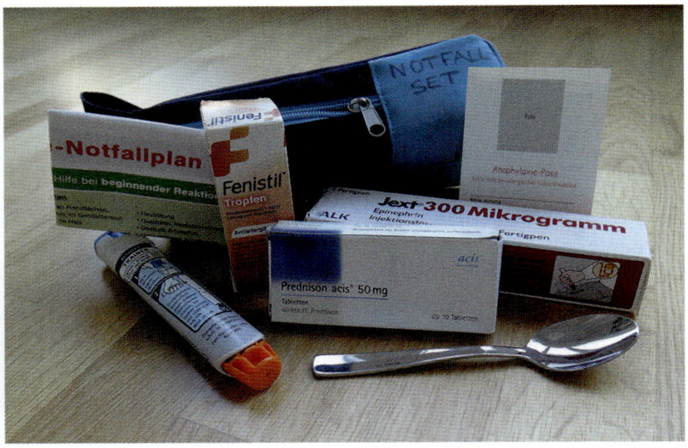

Abb. 3.26 Allergie-Notfallset. [O204]

Symptome und Befund

Symptome entwickeln sich innerhalb von Sekunden bis Minuten:

- Unruhe
- Juckreiz
- Niesen, Quaddelbildung auf der Haut
- Schwindel
- Übelkeit und Erbrechen
- Dyspnoe, Bronchospasmus, Kehlkopfödem
- Fieber und Schüttelfrost
- Blutdruckabfall und Tachykardie bis hin zum Kreislaufstillstand.

Diagnostik

Anamnese: Insektenstich? Medikamenteneinnahme?

Behandlung

- Allergenzufuhr unterbrechen, z. B. die Injektion, Infusion oder Transfusion
- Sauerstoffzufuhr, evtl. Beatmung
- Rasche Volumenzufuhr
- Adrenalin (*Suprarenin®*) zur Kreislaufstabilisierung
- Glukokortikoide (z. B. *Prednisolon®*) und Antihistaminika (z. B. *Tavegil®*) zur Abschwächung der Immunreaktion (➤ Abb. 3.26)
- Bei Bronchospasmus Theophyllin (z. B. *Euphyllin®*).

Pflege

Oft sind es die Pflegenden, die einen Patienten im Schock vorfinden. Wichtig ist, dass sie sich schnell einen Überblick über die Situation verschaffen und eine vitale Bedrohung sicher erkennen.

Beobachtung

- Bewusstseinslage ermitteln: Patient laut ansprechen, gezielte Fragen stellen, anfassen und sanft rütteln, bei fehlender Reaktion kalkulierten Schmerzreiz setzen (z. B. in den Arm kneifen)
- Pupillenreaktion überprüfen: Pupillenform, Reaktion auf Lichteinfall, seitengleiche Reaktion
- Atmung überprüfen: Auf sichtbare Atembewegungen achten oder Atmung fühlen durch Auflegen der Hand auf den Thorax, Luftströmung an Mund und Nase hören oder spüren, auf Atemgeräusche achten
- Herz-Kreislauf-Funktion überprüfen: Puls peripher oder zentral tasten, Blutdruck messen
- Temperatur messen
- Hautfarbe beobachten
- Schmerzen feststellen
- Sichtbare Verletzungen erkennen, Blutverlust erkennen
- Psychische Situation feststellen: Wie erlebt der Patient die Situation? Hat er Angst, Todesangst? Ist er verwirrt?

Erstmaßnahmen und weitere Maßnahmen

- Die Pflegenden vermitteln dem Patienten Sicherheit und beruhigen ihn. Nach Möglichkeit lassen sie ihn nicht allein. Abhängig von der Situation rufen Pflegende den behandelnden Arzt oder setzen einen Notruf ab. Hat der Patient einen Herz-Kreislauf-Stillstand, beginnen sie mit der Wiederbelebung nach den ERC-Leitlinien 2015 zur Reanimation

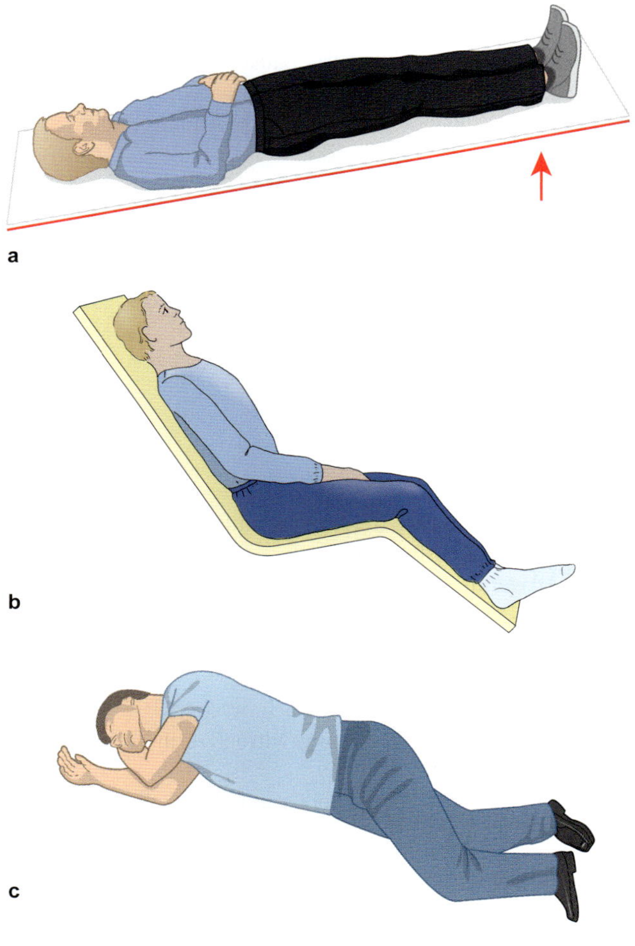

Abb. 3.27 Verschiedene Lagerungen im Schock. a) Schocklagerung. [L138] **b)** Herzbettlagerung. [L190] **c)** Stabile Seitenlage. [L138]

VORSICHT
Sofortige Reanimation
Mit der Reanimation darf auf keinen Fall gewartet werden, bis weitere Helfer oder Hilfsmittel (z. B. Ambu-Beutel) eintreffen. Sie muss sofort beginnen.

- Abhängig von der Situation bringen Pflegende den Patienten in eine unterstützende Position (➤ Abb. 3.27):
  - Herzbettlagerung bei akuter Atemnot und kardiogenem Schock
  - Schocklage bei Volumenmangelschock
  - Stabile Seitenlage bei Bewusstlosigkeit
- Sobald der Arzt anwesend ist, unterstützen Pflegende ihn bei den therapeutischen Maßnahmen, z. B. bei der Intubation, dem Legen eines venösen Zugangs oder der Sauerstoffgabe
- Bleibt der Patient auf der Station, überwachen ihn die Pflegenden engmaschig und führen die angeordnete Therapie fort. Sie beginnen mit Prophylaxen, wenn sich aus dem akuten Zustand zusätzliche Gefährdungen ergeben, z. B. Dekubitus- und Pneumonieprophylaxe
- Ist eine Verlegung auf die Intensivstation notwendig, organisieren und begleiten sie den Transport und sorgen später dafür, dass der Patient Kleidung und Pflegeutensilien erhält
- Im Anschluss dokumentieren Pflegende ausführlich die vorgefundene Situation und die Erstmaßnahmen.

3.3.2 Akutes Abdomen

DEFINITION
Akutes Abdomen („*akuter Bauch*"): Kein eigenständiges Krankheitsbild, sondern Bezeichnung für einen Symptomkomplex mit akut einsetzenden, stärksten Bauchschmerzen und Funktionsstörungen von Bauchorganen mit unklarer Ursache.

Krankheitsentstehung

Häufige Ursachen eines akuten Abdomens sind (➤ Abb. 3.28):
- Peritonitis (*Bauchfellentzündung* ➤ 5.9.1)
- Pleuritis (*Rippen- oder Brustfellentzündung* ➤ 10.7.1) und Pneumonie
- Verschluss von Hohlorganen, z. B. des Darms bei mechanischem Ileus (➤ 5.7.1) oder der Gallenblase durch Gallensteine (➤ 6.5.2)
- Entzündung von Bauchorganen, z. B. akute Appendizitis (➤ 5.7.2), Divertikulitis (*Entzündung von Ausstülpungen in der Darmwand* ➤ 5.7.4) oder akute Pankreatitis (*Bauchspeicheldrüsenentzündung* ➤ 6.6.2)
- Blutungen, z. B. aus Magen- oder Darmulzera (➤ 5.6.1) oder bei Leber- oder Milzruptur (➤ 6.4.9, ➤ 6.7.3)
- Akute Durchblutungsstörungen, z. B. Mesenterialarterieninfarkt (*Akuter Verschluss eines Darmgefäßes* ➤ 9.4.6)
- Herzinfarkt (➤ 13.5.2) und Aortenaneurysma (*Aussackung der Aorta* ➤ 9.4.8)
- Nierenerkrankungen, Nierenkolik (➤ 12.5.3) oder akuter Harnverhalt (➤ 12.2.1)
- Bandscheibenvorfall und Wirbelkörperfraktur (➤ 8.12.4)
- Stoffwechselentgleisungen, insbesondere eine diabetische Ketoazidose (*Pseudoperitonitis*)
- Hodentorsion (➤ 12.8.3)
- Gynäkologische Erkrankungen, z. B. Eileiterentzündungen oder -schwangerschaften.

Symptome und Befund

- Akut einsetzende, starke Bauchschmerzen
- Übelkeit und Erbrechen, Blähungen
- Fehlende oder gesteigerte Peristaltik
- Abwehrspannung („brettharter Bauch")
- Schweres Krankheitsgefühl, Unruhe
- Blutdruckabfall und Tachykardie als Zeichen eines beginnenden Schocks, Kaltschweißigkeit
- Fieber.

Diagnostik

- Anamnese
- Körperliche Untersuchung einschl. rektaler Untersuchung
- Palpation und Auskultation des Abdomens, Darmgeräusche?
- Frage nach Lokalisation, Charakter und Verlauf der Schmerzen
- Bei Frauen: gynäkologische Untersuchung
- Blut- und Urinuntersuchungen
- Sonografie des Abdomens
- Röntgen: Abdomenübersicht und Thorax in zwei Ebenen
- Ggf. Endoskopie, Angiografie oder CT.

Behandlung

- Nahrungs- und Flüssigkeitskarenz
- Bettruhe

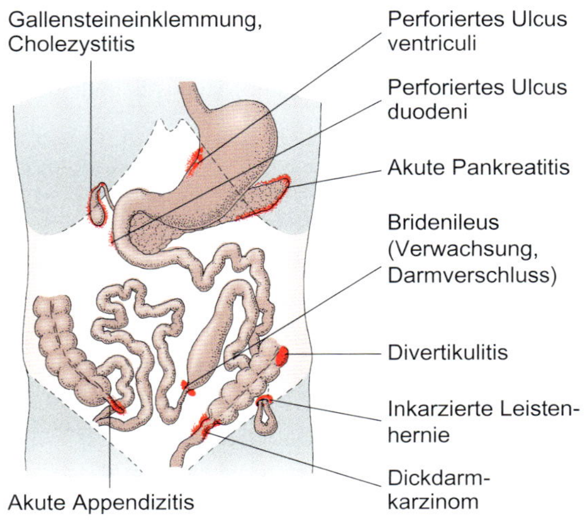

Abb. 3.28 Häufigste Ursachen des akuten Abdomens. [L190]

- I. v.-Zugang und Volumengabe zur Kreislaufstabilisierung
- Magensonde bei Verdacht auf Ileus
- Sofortige Operation, z. B. bei massiver Blutung mit Schocksymptomen, Organruptur, Peritonitis.

VORSICHT

Zeitpunkt der Schmerzmittelgabe

Da Schmerzmittel die Symptome und damit die Schwere der Erkrankung verschleiern können, sollten sie erst nach Abschluss erster diagnostischer Maßnahmen gegeben werden. Zur Schmerzbehandlung ordnet der Arzt meist Nicht-Opioid-Analgetika (➤ Tab. 4.4) oder Spasmolytika, z. B. *Buscopan®*, an.

Pflege

- Sicherstellen eines zügigen und koordinierten Ablaufs der diagnostischen Maßnahmen
- Engmaschiges Beobachten des Allgemeinzustands und der Vitalzeichen des Patienten sowie deren Dokumentation
- Mehrmals täglich Messen des zentralen Venendrucks, wenn der Patient einen ZVK hat
- Beobachten von Urinausscheidung, Darmperistaltik und Stuhlgang
- Beobachten der Schmerzsituation
- Sichern von Nahrungskarenz und Bettruhe
- Überwachen der angeordneten Infusions- und Schmerztherapie
- Durchführen weiterer Maßnahmen nach Arztanordnung, z. B. Sauerstoffgabe, Flüssigkeitsbilanz, Legen eines Blasenverweilkatheters oder einer Magensonde
- Unterstützen des Patienten, wenn er erbrechen muss sowie Erbrochenes beobachten, ggf. bei Mundpflege und Kleidungswechsel assistieren
- Durchführen von präoperativen Maßnahmen, wenn der Patient operiert werden muss
- Berücksichtigen der psychischen Situation des Patienten trotz aller medizinischen Maßnahmen. Hilfreich sind ruhiges Auftreten, Vermeidung von Hektik
- Erläutern aller pflegerischen Maßnahmen und sicherstellen einer angemessenen ärztlichen Aufklärung über die notwendigen Maßnahmen
- Berücksichtigen der Angst der Angehörigen und eine professionellen Begleitung während der Diagnostik und Therapie anbieten.

3.3.3 Akute gastrointestinale Blutung

DEFINITION

Gastrointestinale Blutung (*GI-Blutung*): Blutung aus dem Magen-Darm-Trakt. Unterteilt in **obere gastrointestinale Blutung** mit Blutungsquelle im Ösophagus, Magen oder Duodenum und **untere gastrointestinale Blutung** mit Blutungsquelle in tieferen Dünndarmabschnitten oder Dickdarm.

Krankheitsentstehung

Ursachen für **obere** gastrointestinale Blutungen (90 %):
- Magen- oder Duodenalulkus (➤ 5.6.2)
- Erosive Gastritis (*Magenschleimhautentzündung*)
- Ösophagus- oder Magenfundusvarizen (➤ 6.4.7)
- Mallory-Weiss-Syndrom (*tiefe Längseinrisse der Ösophagusschleimhaut nach starkem Erbrechen, insbesondere bei Alkoholkranken*)
- Magenkarzinom (➤ 5.6.3).

Ursachen für **untere** gastrointestinale Blutungen (10 %):
- Hämorrhoiden (➤ 5.8.1)
- Darmtumoren (➤ 5.7.7)
- Entzündliche Erkrankungen des Darmes (➤ 5.7.4)
- Polypen (➤ 5.7.6) oder Darmverletzungen.

Im Vergleich zu oberen gastrointestinalen Blutungen führen untere gastrointestinale Blutungen relativ selten zu lebensbedrohlichen Notfallsituationen.

Symptome und Befund

- **Hämatemesis** (*Bluterbrechen*). Das Erbrochene ist entweder „kaffeesatzartig" (braun-schwarz) durch Kontakt des Blutes mit der Salzsäure des Magens oder hellrot (frisches Blut) bei sehr starker Blutung oder Blutung aus dem Ösophagus (*Ösophagusvarizenblutung* ➤ 6.4.7). Hämatemesis ist typisch für eine obere gastrointestinale Blutung
- **Teerstuhl** (*Meläna*). Der Stuhl des Patienten ist durch Hämoglobinabbauprodukte schwarz gefärbt, glänzt und hat eine klebrige Konsistenz. Teerstuhl tritt typischerweise einige Stunden nach einer Blutung im Magen oder den oberen Darmabschnitten auf
- **Blutstuhl.** Im Stuhl sind dunkel- oder hellrote Blutbeimischungen oder Blutauflagerungen sichtbar. Blutstuhl weist auf eine Blutung aus tieferen Darmabschnitten hin, kann aber auch bei sehr starken oberen gastrointestinalen Blutungen auftreten
- Symptome des **Volumenmangelschocks** mit Blässe, Kaltschweißigkeit, Schwindel, Tachykardie und Hypotonie.

Stuhlverfärbungen richtig interpretieren

Nicht jeder dunkel oder schwarz gefärbte Stuhl ist durch eine Blutung bedingt. Auch orale Eisenpräparate zur Anämietherapie, Wismutpräparate zur Ulkustherapie, Kohletabletten zur Therapie einer Diarrhö sowie einige Nahrungsmittel, z. B. Spinat, Blaubeeren oder rote Bete, verfärben den Stuhl.

Diagnostik

- Anamnese: Vorerkrankungen, z. B. Refluxösophagitis? Leberzirrhose?
- Medikamenteneinnahme?
- Labor: Blutbild und Gerinnung
- Notfallendoskopie.

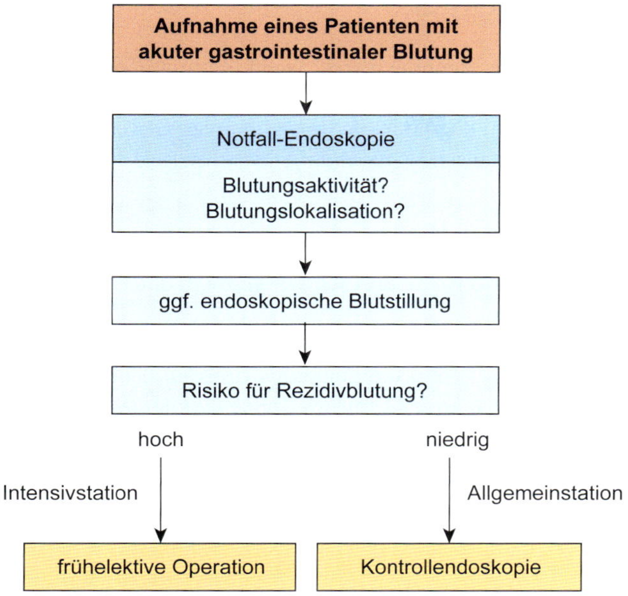

Abb. 3.29 Ablaufschema bei akuter gastrointestinaler Blutung. [L143]

Behandlung

- Kreislaufstabilisierung mit Volumenersatz oder Erythrozytenkonzentraten
- Umspritzung oder Verödung blutender Gefäße im Rahmen der Notfallendoskopie
- Operation, wenn es nicht gelingt, die Blutung zu stillen (➤ Abb. 3.29).

Pflege

Die Pflege entspricht im Wesentlichen den Maßnahmen bei akutem Abdomen (➤ 3.3.2). Außerdem ist notwendig:
- Erkennung einer gastrointestinalen Blutung anhand der typischen Symptome
- Erkennung der Symptome eines Schocks: Hypotonie, Tachykardie, blasse und kaltschweißige Haut
- Patienten bei Schocksymptomatik in die Schocklage und bei Bewusstlosigkeit in die stabile Seitenlage bringen (➤ Abb. 3.27).

Lagerung bei Hämatemesis

Patienten mit Hämatemesis stets mit erhöhtem Oberkörper lagern, um eine Aspiration zu vermeiden.

VORSICHT

Lebensbedrohlicher Volumenmangelschock möglich

Patienten mit akuter gastrointestinaler Blutung können schnell in einen lebensbedrohlichen Volumenmangelschock geraten (➤ 3.3.1).
Oft erleben die Patienten die Notfallsituation bei vollem Bewusstsein und haben extreme Angst. Die Pflegenden berücksichtigen die psychische Stress-Situation und versuchen, dem Patienten das Gefühl der Angst und des Alleinseins zu nehmen.

3.3.4 Verätzungen

DEFINITION

Verätzungen: Verletzungen, die durch Laugen oder Säuren hervorgerufen wurden. Betroffen sind vor allem die Haut, die Augen sowie bei peroralen Verätzungen Mund, Ösophagus (*Speiseröhre*) und Magen.

Symptome und Befund

- **Hautverätzung.** Schmerzen, Schwellung und Rötung, unterschiedlich gefärbte Beläge oder Schorf, Nekrosen in schweren Fällen (➤ Abb. 3.30)
- **Augenverätzung.** Stärkste Schmerzen, krampfartiges Zusammenkneifen der Lider
- **Perorale Verätzung.** Heftige Schmerzen in Mund, Rachen, hinter dem Brustbein, im Oberbauch, Speichelfluss; Schleimhautreizung bis hin zu Nekrosen/Perforation von Ösophagus oder Magen.

Diagnostik

- Anamnese: Verätzung mit Säure oder Lauge? Was wurde getrunken?
- Inspektion der Haut und Schleimhaut
- Bei Verdacht auf Perforation: *Gastrografin*®-Darstellung.

Behandlung

- **Hautverätzung.** Entfernung der benetzten Kleidungsstücke, dann mit viel Wasser spülen. Der Ersthelfer vermeidet jeglichen Hautkontakt mit der ätzenden Substanz
- **Augenverätzung.** Lang anhaltend mit Leitungswasser oder Mineralwasser spülen, dabei Lider mit Daumen und Zeigefinder spreizen. Im Krankenhaus wird mit physiologischer Kochsalzlösung gespült und die Augen werden mit einem Lokalanästhetikum betäubt. Nach der Spülung wird der Patient so schnell wie möglich in eine Augenklinik gebracht

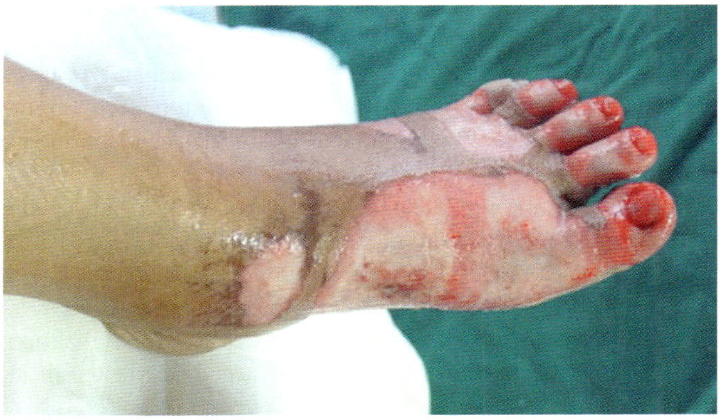

Abb. 3.30 Verätzung durch eine Säure am Fuß. [E382]

Richtig spülen

Bei der Spülung neigt der Patient seinen Kopf zur betroffenen Seite, damit die ablaufende Spülflüssigkeit nicht in das andere Auge gerät und es schädigt.

- **Perorale Verätzung**
  - Säureverätzung: Milch in kleinen Schlucken trinken lassen
  - Laugenverätzung: Wasser oder leicht saure Flüssigkeit in kleinen Schlucken trinken lassen (nur kleine Mengen, um Erbrechen zu verhindern).

VORSICHT

Nicht Erbrechen lassen

Nicht – wie früher empfohlen – den Betroffenen zum Erbrechen bringen. Dies schädigt die Schleimhäute zusätzlich, insbesondere die des Ösophagus.

3.3.5 Verbrennungen

DEFINITION

Verbrennung: Zerstörung der Haut und evtl. der Hautanhangsgebilde durch Einwirkung von Hitze, ionisierende oder UV-Strahlen.
Verbrühung: Gewebeschädigung durch heiße Flüssigkeiten oder Dämpfe, z. B. kochendes Wasser.
Verbrennungskrankheit: In Phasen ablaufende Reaktion des Gesamtorganismus auf schwere Verbrennungen (Verbrennungen 2.–3. Grades mit ≥ 20 % verbrannter Körperoberfläche) mit lebensbedrohlichen Komplikationen (z. B. Schock, Organversagen, Infektionen).

Entscheidend für den Verlauf und für die Prognose einer Verbrennung sind:
- Flächenausdehnung
- Tiefenausdehnung
- Alter des Patienten
- Lokalisation.

Flächenausdehnung

Je größer der verbrannte Hautanteil, desto bedrohlicher ist die Verbrennung. Nimmt der **Anteil der verbrannten Körperoberfläche** (*VKO*) mehr als 10–15 % der Körperoberfläche ein, droht ein Volumenmangelschock, da große Flüssigkeitsmengen über die geschädigte Haut verloren gehen und es zu Flüssigkeitsverschiebungen mit Ödembildung im Interstitium kommt. Verbrennungen mit über 70–80 % verbrannter Körperoberfläche sind häufig tödlich.

Zur Abschätzung der verbrannten Körperoberfläche hat sich die **Neunerregel** bewährt (➤ Abb. 3.31):
- Beim Erwachsenen lässt sich die Körperoberfläche in elf „9 %-Stückchen" aufteilen
- Bei Kindern, vor allem bei Säuglingen, ist der Kopf im Verhältnis zum Körper relativ groß. Daher gelten hier modifizierte Regeln.

Tiefenausdehnung

Je tiefer der Verbrennungsdefekt reicht, desto größer sind die zu erwartenden Flüssigkeitsverluste und die Gefahr einer Verbrennungskrankheit, die durch die im verbrannten Gewebe gebildeten toxischen Substanzen (*Verbrennungstoxine*) ausgelöst ist.

Gradeinteilung

Bei Verbrennungen sind **drei Schweregrade** zu unterscheiden.

Verbrennung 1. Grades
Die Schädigung ist auf die Epidermis (*Oberhaut*) beschränkt. Es kommt zur Hyperämie (*vermehrte Durchblutung*) der betroffenen Hautareale mit Rötung und Schwellung, ähnlich einem Sonnenbrand. Später schuppt die Haut ab, es bleiben keine Narben zurück.

Verbrennung 2. Grades
Neben der Epidermis ist auch das Korium (*Lederhaut*) betroffen. Die Haut ist gerötet und geschwollen, zusätzlich bilden sich Brandblasen, die stark schmerzen. Abhängig davon, wie tief das Korium geschädigt ist, unterscheidet man Verbrennungen **Grad 2a** (➤ Abb. 3.32), die ohne Narbenbildung abheilen, und Verbrennungen **Grad 2b** (➤ Abb. 3.33), die mit Narbenbildung abheilen.

Verbrennung 3. Grades
Komplette Zerstörung (*Nekrose*) der Haut mit den Hautanhangsgebilden (z. B. Haare, Hautdrüsen und Nägel) – auch **Verkohlung** genannt. Eine Abheilung ohne Narben ist nicht möglich. Die schwere drittgradige Verbrennung kann auch Unterhaut, Knochen, Sehnen und Muskeln betreffen und wurde früher auch als Verbrennung **4. Grades** bezeichnet.

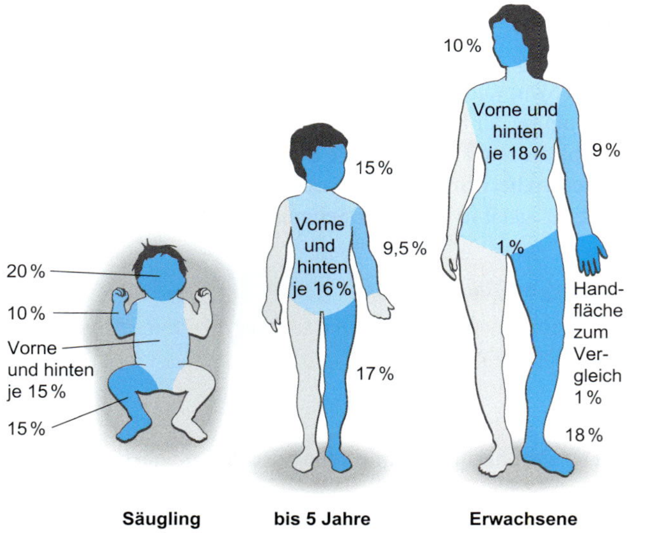

Abb. 3.31 Abschätzung der verbrannten Körperoberfläche anhand der Neunerregel beim Erwachsenen und anhand modifizierter Schemata bei Kindern und Säuglingen. [L106]

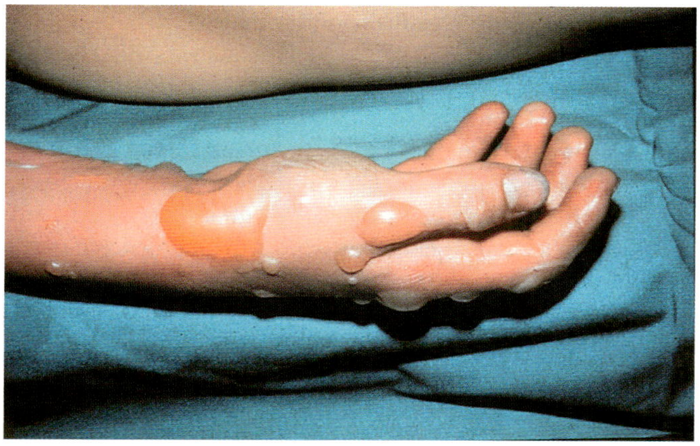

Abb. 3.32 Verbrennung Grad 2a durch Verbrühen. [R234-004]

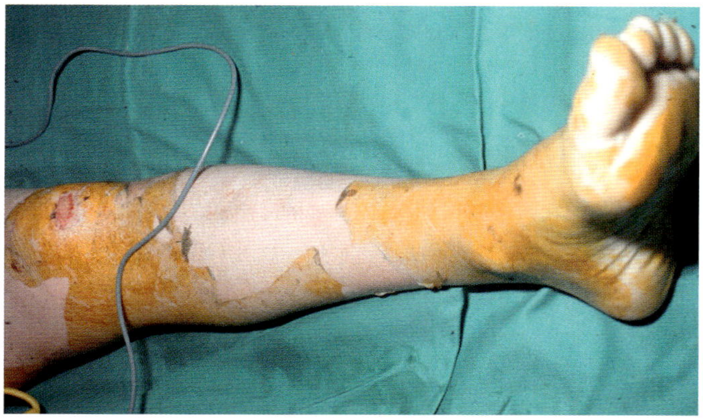

Abb. 3.33 Verbrennung Grad 2b durch Einwirkung einer offenen Flamme. [R234-004]

Schmerzen bei Verbrennungen

Bei Verbrennungen 3. Grades werden mit den Hautanhangsgebilden auch die Schmerzrezeptoren der Haut zerstört. Deshalb ist die Stärke der Schmerzen kein zuverlässiger Parameter für die Schwere einer Verbrennung.

Behandlung

Die **Behandlung** Schwerbrandverletzter ist außerordentlich kompliziert und aufwendig. Sie wird vor allem in spezialisierten Verbrennungskliniken durchgeführt.

Erstmaßnahmen am Verbrennungsort

Oft sieht eine Verbrennung zunächst wenig dramatisch aus: Blasen bilden sich erst nach einer gewissen Zeit, Gewebedefekte sind anfänglich noch schwer einzuschätzen, zum Teil sind Verbrennungen auch unter Kleidern verborgen.

Für die **Erstmaßnahmen am Verbrennungsort** gilt:

- Kleiderbrände sofort löschen. Dazu die brennende Person, die aus Panik evtl. davonläuft, in jedem Fall aufhalten
- Brennende Person mit Wasser übergießen oder in Wasser eintauchen
- Steht kein Wasser zur Verfügung, die Flammen mit einem Tuch ersticken, den Brennenden in Wolldecken einhüllen oder auf dem Boden wälzen. Auch Feuerlöscher können eingesetzt werden, dabei den Löschstrahl nicht auf das Gesicht des Verletzten richten
- Verletzten möglichst vollständig entkleiden, festklebende Kleidungsstücke jedoch belassen bzw. festklebenden Teil umschneiden
- Eine kurzzeitige, lokale Therapie mit Leitungswasser (10–20 °C) oder mit nassen Tüchern ist bei Verbrennungen unter 30 % der verbrannten Körperoberfläche indiziert. Sie dient der schnellen Schmerzlinderung und der Senkung der lokalen Oberflächentemperatur unter die Grenze der Hitzeschädigung von ca. 50 °C. Bei großflächigen Verbrennungen ist sie wegen der Gefahr der Unterkühlung zu vermeiden, vielmehr steht dann der Wärmeerhalt des Patienten im Vordergrund (z. B. mit Wärmeschutzfolie)

Kaltwasserbehandlung

Die Kaltwasserbehandlung lindert Schmerzen und vermindert das Nachbrennen, bei dem Gewebe aufgrund langsamer Wärmeabgabe auch nach Beendigung der Wärmeeinwirkung geschädigt wird. Zu einer Unterkühlung durch die Kaltwasserbehandlung darf es jedoch nicht kommen.

- Brandwunden mit Verbandstuch abdecken. Steht kein Verbandstuch zur Verfügung, muss die Wunde unbedeckt bleiben. Keinesfalls Salben, Puder oder Sprays auf die verbrannte Haut geben
- Mit Schockbekämpfung und ggf. kardiopulmonaler Reanimation beginnen.

VORSICHT

Inhalationstrauma möglich

Insbesondere bei Explosionen oder Bränden in geschlossenen Räumen sowie bei Brandwunden im Gesicht an ein Inhalationstrauma denken. Dabei handelt es sich um eine Schädigung des Respirationstrakts mit Schleimhautschwellung und Lungenödem bis hin zum Lungenversagen durch Hitzeeinwirkung, Rußpartikel und Rauchgase. Ein Inhalationstrauma äußert sich z. B. durch Heiserkeit, Husten, Ruß im Sputum und Atemnot.

Erstmaßnahmen in der chirurgischen Ambulanz

In der Klinik inspiziert der Arzt die Wunden und dokumentiert die Flächen- und Tiefenausdehnung der Verbrennung. Davon hängt es ab, ob der Patient ambulant, im Krankenhaus oder in einer Spezialklinik für Schwerbrandverletzte weiterbehandelt wird:

- Alle Verbrennungen ≥ 2. Grades mit einer Flächenausdehnung von > 10 % Körperoberfläche beim Erwachsenen bzw. > 5 % bei Kindern müssen im **Krankenhaus** behandelt werden
- Die Behandlung in einem **Verbrennungszentrum** wird empfohlen für Erwachsene bei Verbrennungen 2. Grades > 20 % Körperoberfläche bzw. Verbrennungen 3. Grades ≥ 10 % Körperoberfläche, für Kinder, wenn der VKO größer als das Gewicht ist. Grundsätzlich sollten alle Patienten mit Verbrennungen im Gesicht, an Händen, Füßen und im Genitalbereich sowie bei einem Inhalationstrauma in einem Verbrennungszentrum behandelt werden.

Allgemeine **Erstmaßnahmen in der chirurgischen Ambulanz:**

- Kontrolle von Puls, Blutdruck, Temperatur und Körpergewicht
- Blutuntersuchungen. Blutbild, Elektrolyte, Nierenwerte, Gerinnung und Leberwerte sowie Blutgasanalyse geben Auskunft über

Flüssigkeits- und Elektrolytverschiebungen sowie über bereits erfolgte Auswirkungen auf Organfunktionen
- Infusionstherapie zur Vermeidung eines Verbrennungsschocks. In den ersten Stunden nach dem Trauma ist der Flüssigkeitsbedarf am höchsten
- Schmerzbekämpfung
- Flüssigkeitsbilanzierung bei schweren Verbrennungen. Dazu wird ein transurethraler oder suprapubischer Blasenkatheter gelegt
- Tetanusprophylaxe (➤ 2.7.11)
- Thrombose- und Stressulkusprophylaxe. Bei schweren Verbrennungen ist die Gefahr einer Thrombose und eines **Stressulkus** (*Stressläsion*) groß. Deshalb gehören die entsprechenden Prophylaxen, z. B. Low-dose-Heparinisierung als Thromboseprophylaxe (➤ 4.1.7) und Gabe von Histamin-H_2-Antagonisten oder Protonenpumpeninhibitoren (z. B. *Antra®*) zum Schutz der Magenschleimhaut, zu den Erstmaßnahmen.

Erstversorgung der verbrannten Hautareale:
- Abduschen des Verletzten und Abwaschen der gesamten verletzten Haut mit *Braunol®*-Lösung
- Öffnen der Brandblasen und Abtragen nekrotischer Hautanteile. Danach Auftragen aseptischer Salben, z. B. *Flammazine®* oder *Betaisodona®*, und steriles Abdecken der Wunden.

Bei tiefen, zirkulären Verbrennungen, z. B. an Rumpf, Extremitäten, Fingern oder Hals, besteht die Gefahr, dass die entstehenden Ödeme die Blutgefäße „abdrücken" und somit die Durchblutung drosseln. Ist dies der Fall, legt der Chirurg Entlastungsschnitte an. [vgl. 4]

Pflege

Pflege bei Hauttransplantation ➤ 1.4.6

Die Pflege des schwer brandverletzten Patienten erfolgt auf der Intensivstation oder in einer Spezialklinik. Dort wird der Patient in **Umkehrisolation** gepflegt, um ihn vor Infektionen zu schützen. Zusätzlich wird bei großflächigen Verbrennungswunden die Raumtemperatur im Patientenzimmer auf ca. 30 °C bis maximal 36 °C erwärmt, um ein Auskühlen des Patienten zu verhindern.

Patienten mit mittelschweren Verbrennungen (Verbrennungen ≥ 2. Grades von 10–15 % Körperoberfläche an Rumpf, Armen oder Beinen) können auf einer chirurgischen Allgemeinstation gepflegt werden. Im Vordergrund stehen dabei die Wundbehandlung und – falls erforderlich – die Vorbereitung zur Hauttransplantation (➤ 1.4.7).

Wundbehandlung

Die Verbrennungswunde wird zunächst **konservativ behandelt** mit folgenden **Zielen**:
- Primäre Wundheilung (➤ 2.2.1) bei Verbrennungen 1. und 2. Grades
- Saubere (keimfreie) Wundverhältnisse als Voraussetzung für die chirurgische Wundbehandlung (Nekrosektomie und Hauttransplantation) bei Verbrennungen 3. Grades.

Ist eine **geschlossene Wundbehandlung** möglich, z. B. bei mittelschweren, nicht zu großflächigen Verbrennungen, wird die Verbrennungswunde mit einem Wundverband gegenüber der Umwelt abgeschlossen. Dann ist eine Umkehrisolation des Patienten, wie sie bei Schwerstverbrannten notwendig ist, nicht erforderlich. Außerdem trocknet die Wunde nicht aus und bleibt geschmeidig.

Den Verband wechseln die Pflegenden mindestens alle 24 Std. Dabei achten sie auf streng **aseptisches Arbeiten** und gehen wie folgt vor:
- Alten Verband mit Ringer-Lösung aufweichen und vorsichtig ablösen
- Sterile Kompresse mit antiseptischer Fettsalbe, z. B. *Flammazine®*, bestreichen und vorsichtig auflegen
- Bei starker Wundexsudation zusätzlich steriles, saugfähiges Verbandsmaterial auflegen
- Verband fixieren, dabei möglichst wenig Pflaster verwenden, um die umliegende Haut zu schonen; besser ist die Verwendung einer elastischen Mullbinde.

Die **offene Behandlung** der Verbrennungswunden ist indiziert bei großflächigen tiefen Verbrennungen, die bevorzugt in Verbrennungszentren behandelt werden. [vgl. 4]

3.3.6 Stromunfall

DEFINITION
Stromunfall (*Elektrounfall*): Unfallgeschehen, bei dem elektrischer Strom durch den menschlichen Körper fließt.

Stromunfälle sind verhältnismäßig selten, aber gefährlich. Pro Jahr sind in Deutschland ungefähr hundert tödliche Stromunfälle zu verzeichnen.

Symptome und Befund

- **Verbrennungen.** Bei Niederspannung ist an den Ein- und Austrittstellen des Stroms die Hitzeentwicklung groß, hier entstehen insbesondere bei kleinflächiger Berührung umschriebene Verbrennungen Grad 1–4, die **Strommarken**. Bei Unfällen mit Hochspannung zeigen sich oft schwerste und ausgedehnte Verbrennungen, die sowohl an der Körperoberfläche (der bei Annäherung an eine Hochspannungsleitung evtl. auftretende Lichtbogen wird bis zu 20 000 °C heiß) als auch im Körperinneren (z. B. Muskelzerstörung durch die beim Stromfluss entstandene Hitze) lokalisiert sein können
- **Herzrhythmusstörungen.** Sie sind die häufigste Todesursache bei Unfällen mit Niederspannung, wobei sowohl Asystolien als auch Kammerflimmern auftreten können. Herzrhythmusstörungen können sofort entstehen oder sich noch Tage nach dem Stromunfall entwickeln
- **Muskelkrämpfe.** Sie treten insbesondere bei Unfällen mit Wechselstrom während der Stromeinwirkung auf, wobei mit steigender Stromstärke immer größere und weiter entfernte Muskelgruppen erfasst werden. Die Muskelkrämpfe führen z. B.

dazu, dass der Verletzte nicht in der Lage ist, die Stromquelle loszulassen, sodass sich die Zeit der Stromeinwirkung verlängert. Plötzliche Muskelverkrampfungen können so stark sein, dass es zu Muskelrissen oder Knochenbrüchen kommt
- **Neurologische Ausfälle.** Fließt Strom durch das Gehirn, kann es zu neurologischen Schädigungen, z. B. Verwirrung, zu einer gestörten Atemregulation, zu Krampfanfällen oder gar zum Koma kommen
- **Atemstillstand.** Ein Atemstillstand kann sowohl durch eine direkte Schädigung des Atemzentrums im Gehirn als auch durch Krämpfe der Atemmuskulatur bedingt sein.

Behandlung

Erstmaßnahmen am Unfallort

VORSICHT

Eigene Sicherheit hat höchste Priorität

Durch Körperkontakt zum Verletzten kann der Helfer selbst in den Stromkreis geraten. Bei Stromunfällen hat deshalb die Eigensicherung höchste Priorität.

- Bei **Niederspannung** (*Haushaltsunfälle*): Netzstecker ziehen oder Sicherung ausschalten. Ist das nicht möglich, Verletzten aus der Gefahrenzone bringen, nachdem man sich wie folgt geschützt hat:
  - Hände durch Gummihandschuhe oder trockene Tücher isolieren
  - Gummistiefel anziehen oder Holzbrett als Unterlage verwenden
  - Weder metallische Gegenstände noch z. B. feuchten Boden berühren
  - Zur Bergung des Verletzten nur isolierende Gegenstände (z. B. trockener Holzbesenstiel) benutzen
- Bei **Hochspannungsunfällen** können nur Fachleute den Strom abschalten. Grundsätzlich sofort den Notarzt verständigen und dafür sorgen, dass der Strom schnellstmöglich abgeschaltet wird (z. B. Feuerwehr, E-Werk). Sicherheitsabstand einhalten (5 m bei Stromquelle ohne Bodenberührung, 10 m bei Stromquelle mit Bodenberührung). Weitere Hilfe kann erst nach Freigabe durch die technischen Fachleute erfolgen.

Erstmaßnahmen im Krankenhaus

- Kontinuierliche Monitorüberwachung, EKG-Kontrolle
- Weitere (Intensiv-)Behandlung, abhängig von der Schwere des Stromunfalls.

VORSICHT

Begleitverletzungen möglich

Stromunfälle sind häufig mit Stürzen, z. B. von einer Leiter oder einem Gerüst, verbunden. Deshalb immer auf Symptome von Begleitverletzungen insbesondere der Wirbelsäule achten.

Pflege

Die Pflegenden kontrollieren regelmäßig die Vitalzeichen und das Allgemeinbefinden des Patienten. Bleibt das EKG unauffällig und bestehen keine weiteren Verletzungen, kann der Patient am Folgetag direkt von der Intensivstation nach Hause entlassen werden.

3.3.7 Kälteschäden

DEFINITION

Erfrierung: Gewebeschädigung durch Kälte, häufig nur lokal, dann ohne Absinken der Körpertemperatur.

Unterkühlung (*Hypothermie*): Absinken der Körperkerntemperatur auf unter 35 °C. Akute Lebensgefahr ab Körperkerntemperaturen < 30–27 °C.

Erfrierung

Erfrierungen treten bevorzugt an den Akren (Zehen, Finger, Ohrläppchen, Nasenspitze) auf, selten sind ganze Extremitäten betroffen (➤ Abb. 3.34).

Symptome und Befund

Ähnlich wie bei den Verbrennungen ist der Heilungsverlauf von der Tiefenausdehnung abhängig (➤ 3.3.5).

Man unterscheidet **drei Schweregrade:**
- **1. Grad.** Die Haut ist zunächst durch den kältebedingten Gefäßkrampf weiß, kalt und gefühllos. Später färbt sie sich blau-rot und schmerzt stark
- **2. Grad.** Infolge der erhöhten Gefäßdurchlässigkeit entstehen massive Schwellungen und es bilden sich Blasen (*Frostbeulen*). Die Schmerzempfindlichkeit ist weiterhin vorhanden

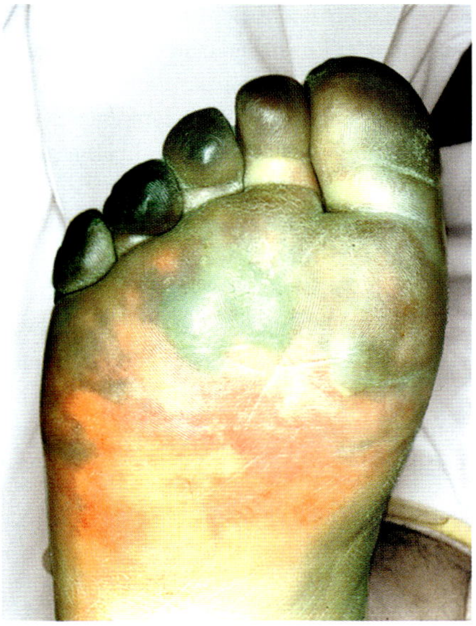

Abb. 3.34 Erfrierung des rechten Fußes. Die Zehen und der Vorfuß sind irreversibel geschädigt. [V220]

- **3. Grad.** Die gesamte Haut und evtl. tiefere Weichteilschichten sind durch die kältebedingte Minderdurchblutung zerstört. Die Haut verfärbt sich schwarz-blau, Nekrosen entstehen.

Erfrierungen 1. und 2. Grades sind auf die **Epidermis** (*Oberhaut*) und das **Korium** (*Lederhaut*) beschränkt und heilen zumeist folgenlos ab. Bei Erfrierungen 3. Grades kommt es zur Defektheilung mit Narbenbildung.

Behandlung

Die Helfer **erwärmen** den Patienten **langsam,** z. B. durch Einhüllen in Decken und Anlegen von Wärmflaschen. Liegt eine schwere Unterkühlung mit Erfrierung einer Extremität vor, keine direkte Wärme applizieren. Wärme würde den Sauerstoffbedarf des geschädigten Gewebes erhöhen, doch ist ja gerade der Sauerstofftransport aufgrund der kältebedingten Durchblutungsstörung eingeschränkt, sodass es zu einer Unterversorgung mit Sauerstoff käme. Deshalb den gesamten Körper nur langsam erwärmen. Die **Hautschäden** deckt der Ersthelfer – wie bei Verbrennungen – steril ab.

VORSICHT

Gefährliche Unterkühlung

Bei allen Erfrierungen an eine evtl. gleichzeitig vorliegende Unterkühlung denken. Diese ist gefährlicher als eine Erfrierung und muss vorrangig behandelt werden.

Unterkühlung

Die **Unterkühlung** (*Hypothermie*) betrifft größere Körperregionen oder den gesamten Organismus.

Symptome und Befund

Zwar kann der Körper wirksame Maßnahmen einsetzen, um sich vor Kälte zu schützen, z. B. Muskelzittern zur Steigerung der Wärmeproduktion oder Engstellen der Hautgefäße zur Vermeidung von Wärmeverlusten (*Kreislaufzentralisation*). In ➤ Tab. 3.4 sind die drei Stadien der Unterkühlung mit ihren typischen Symptomen zusammengefasst.

Verschiedene **Faktoren** begünstigen eine Unterkühlung des Körpers:

- Bewusstlosigkeit. Keine angemessene Wärmeproduktion aufgrund fehlender Bewegung möglich
- Unfälle im Wasser. Wasser leitet Kälte 20-mal besser als Luft
- Starker Wind. Gefahr rascher Wärmeverluste über die Haut
- Alkohol-, Drogen- oder Medikamentenwirkung (z. B. Hypnotika, Tranquilizer). Insbesondere Alkohol führt durch Weitstellung der Hautgefäße zu raschen Wärmeverlusten
- Hohes Lebensalter. Im Alter eingeschränkte Wärmeproduktion.

VORSICHT

Überkühlung bei Kindern

Kinder kühlen schneller aus als Erwachsene, da über ihre relativ große Körperoberfläche rasch Wärme verloren geht. Je kleiner ein Kind, desto schneller kühlt es aus.

Tab. 3.4 Stadien der Unterkühlung.

Stadium	Körpertemperatur	Symptome
I	36–34 °C	• Patient bewusstseinsklar • Muskelzittern • Schmerzen • RR und Puls erhöht • Haut blass und kalt
II	34–30 °C	• Schläfrigkeit • Reflexe abgeschwächt • Keine Schmerzen • RR und Puls erniedrigt • Nach einem Tag Hautödem und -blasen
III	30–27 °C	• Scheintod/Koma • Puls nicht tastbar, evtl. Herz-Kreislauf-Stillstand • Minimale Atmung • Keine Reflexe • Pupillenerweiterung • Nach einer Woche Hautnekrosen

Behandlung

- Vitalzeichen prüfen. Da der Herzschlag extrem verlangsamt sein kann, Puls bei der ersten Vitalzeichenkontrolle über mindestens 30 Sek. messen. Bei Kreislaufstillstand sofort mit der kardiopulmonalen Reanimation beginnen. Diese hat wegen des herabgesetzten Sauerstoffbedarfs auch noch nach 30–60 Min. Herz-Kreislauf-Stillstand Aussicht auf Erfolg
- Weitere Wärmeverluste verhindern: Nasse Kleider entfernen, den Verletzten gut bedecken und windgeschützt lagern. Falls möglich, den Betroffenen in einen warmen Raum bringen.

Ist der Betroffene bei klarem Bewusstsein, aktive Erwärmungsmaßnahmen ergreifen, z. B. Verabreichung warmer Getränke oder warme Packungen im Bereich des Körperstamms (Nacken, Achselhöhle, Leisten).

VORSICHT

Gefahren beim Erwärmen

- Niemals die Extremitäten isoliert erwärmen. Dadurch strömt viel Blut in die Peripherie, und der restliche Organismus ist unterversorgt. Die Folge kann dann ein Volumenmangelschock sein
- Am schwer unterkühlten Patienten (Unterkühlung ≥ Stadium II) nur absolut notwendige Manipulationen vornehmen, da die Gefahr besteht, dass hierbei kaltes Blut aus der Peripherie in den Körperstamm strömt. Dadurch sinkt die Kerntemperatur nochmals ab (*Nachkühlung*) und kann ein Kammerflimmern auslösen (*Bergungstod*). Den schwer unterkühlten Patienten nur unter ärztlicher Aufsicht erwärmen.

3.4 Polytrauma

DEFINITION

Polytrauma: Gleichzeitig erlittene Mehrfachverletzung von zwei oder mehr Körperregionen oder Organsystemen, von denen mindestens eine Verletzung oder die Kombination mehrerer Verletzungen lebensbedrohlich ist.

Krankheitsentstehung

Ursachen für **Polytraumata** sind:
- 50,4 % Straßenunfälle
- 17,0 % Sturz aus über 3 Metern
- 26,0 % Sturz aus niedriger Höhe
- 4,4 % Suizidversuch. [vgl. 5]

Symptome und Befund

Bei einem Polytrauma kommt es häufig zu folgenden Verletzungen:
- Schädel-Hirn-Trauma (➤ 7.7.1, ➤ 7.7.2)
- Beckenfrakturen (➤ 7.11.6)
- Wirbelsäulenverletzungen (➤ 7.8.1, ➤ 7.8.2)
- Starke arterielle Blutungen (➤ 9.7.1)
- Rippenserienfrakturen mit und ohne Hämatothorax (➤ 7.9)
- Schocksymptomatik (➤ 3.3.1).

Diagnostik

Präklinische Diagnostik
Am Unfallort gilt die **ABCDE-Regel** als Orientierungshilfe, sie schafft eine Prioritätenliste:
- **A – Airway** (*Atemweg*): Atemweg sichern, ggf. mittels stabiler Seitenlage, Fremdkörper entfernen, Intubation und/oder HWS-Immobilisation (Zervikalstütze)
- **B – Breathing** (*Beatmung*): Thorax inspizieren, auskultieren und palpieren , ggf. Sauerstoff geben, assistierte bzw. kontrollierte Beatmung, Nadeldekompression bzw. Anlage einer Thoraxdrainage oder atemunterstützende Lagerung
- **C – Circulation** (*Kreislauf*): Puls und Blutdruck kontrollieren, ggf. Druckverband, Volumentherapie, medikamentöse Therapie (z. B. Katecholamine) oder Beckenschlinge anlegen
- **D – Disability/neurologic status** (*Defizit/neurologischer Status*): Bewusstseinslage mit neurologischem Status (Pupillenreaktion, Blutzucker) prüfen, ggf. Stoffwechselentgleisung oder Intoxikation behandeln
- **E – Exposure and Environment** (*Exploration*): Vollständig entkleideten Patienten körperlich untersuchen, mit Schutz gegen Wärmeverlust und ggf. Erwärmung.

Klinische Diagnostik
- FAST-Sonografie (*Focused Assesment Sonography of Trauma*, standardisiertes Vorgehen, Untersuchung von vier Regionen), um eine intraabdominale Blutung auszuschließen
- Röntgen-Thorax, um einen Hämato-/Pneumothorax auszuschließen
- Röntgen-Becken, um eine instabile Beckenverletzung auszuschließen
- Bei V.a. Schädel-Hirn-Trauma ggf. CT-Kopf (*CCT*)
- Komplettes Röntgen der Wirbelsäule in 2 Ebenen bei jedem intubierten oder analgosedierten Schwerstverletzten
- Bei klinischen Frakturzeichen entsprechende Röntgenbilder der betroffenen Skelettabschnitte.

Behandlung

Präklinische Therapie
Der Notarzt und das Rettungsdienstpersonal stabilisieren die Vitalfunktionen am Unfallort. Hierzu gehören neben der Atemwegssicherung und Sauerstoffgabe die Versorgung von akuten Blutungen, das Legen von periphervenösen Zugängen zur Infusionstherapie und Analgesie und ggf. die Anlage einer Zervikalstütze (➤ Abb. 3.1, ➤ Abb. 3.15) und Spineboard bzw. Vakuummatratze. Sobald der Polytraumatisierte transportfähig ist, muss er in ein Krankenhaus der Maximalversorgung transportiert werden.

Klinische Therapie
Im Schockraum des Krankenhauses der Maximalversorgung wird der Schwerstverletzte an ein **interdisziplinäres Trauma-Team** übergeben. Da die Zeit ein entscheidender Faktor für die Prognose des Patienten ist, müssen die lebensbedrohlichen Verletzungen nun möglichst schnell erkannt und behoben werden. Es gilt das **Prinzip: „Treat first what kills first“.** Erst in Anschluss erfolgt eine ausführliche Sekundärbeurteilung mit der endgültigen Behandlung weiterer Verletzungen. [vgl. 6]

3.5 Problemsituationen in der chirurgischen Ambulanz

3.5.1 Kinder

In der chirurgischen Ambulanz sind häufig **Kinder** zu versorgen (➤ Abb. 3.35): Schmerzen, die fremde Umgebung und die fremden Menschen verängstigen das Kind. Aber auch die Eltern sind oft in großer Sorge. Um das Kind dennoch untersuchen und behandeln zu können, hilft folgendes **Verhalten:**
- Kind so lange wie möglich auf dem Arm der Mutter bzw. des Vaters lassen. Bei der Behandlung Sicht- oder Körperkontakt zu den Eltern ermöglichen, z. B. durch Händehalten. Dem Kind angenehme Beruhigungsrituale anbieten, z. B. Singen
- Ruhig und freundlich mit dem Kind umgehen, Hektik vermeiden

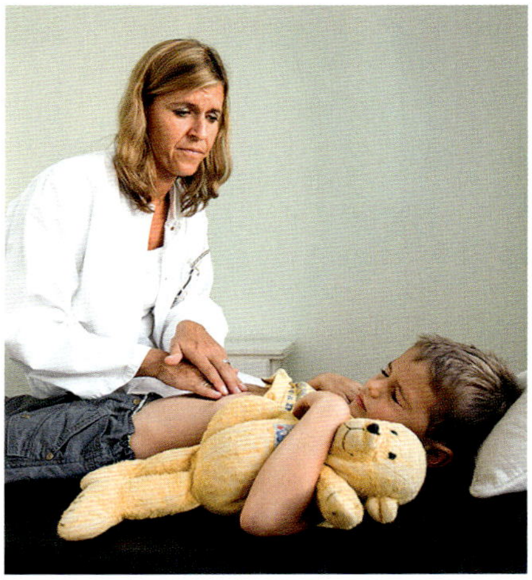

Abb. 3.35 Kind auf einer Untersuchungsliege. [J787]

3

- Dem Kind je nach Alter ein Spielzeug anbieten, etwa ein ausgemustertes Stethoskop, oder das Kind durch kleine Aufgaben ablenken, es z. B. eine Pflasterrolle festhalten lassen
- Schmerzäußerungen des Kindes ernst nehmen, das Kind trösten, Verständnis zeigen
- Dem Kind bevorstehende Maßnahmen erklären, dabei ehrlich sein. Niemals Dinge versprechen, die nicht zu halten sind, z. B. „das tut gar nicht weh". Das Kind fasst mehr Vertrauen, wenn Pflegende und Ärzte es nicht belügen
- Fürsorglich mit den anwesenden Eltern umgehen, ihnen alle Maßnahmen erklären. Dies wirkt sich auch auf das Kind positiv aus, denn: Wer sich gut mit Mama oder Papa versteht, der kann nicht der Schlimmste sein
- Lässt sich das Kind nicht genügend beruhigen, evtl. Beruhigungsmittel geben, z. B. Midazolam, Chloralhydrat
- Kind nicht an allen Extremitäten festhalten, damit es seine Wut und Aggression durch Bewegung abbauen kann und kein Gefühl von Fesselung entsteht.

3.5.2 Alkoholisierte Patienten

Typischerweise treten bei **alkoholisierten Patienten** Bewusstseinsstörungen auf, die je nach Blutalkoholkonzentration von leichten Stimmungsveränderungen bis zur Bewusstlosigkeit mit lebensbedrohlicher Atemlähmung reichen (➤ Tab. 3.5).

Meist kann der alkoholisierte Patient keine genauen Angaben zum Unfallhergang oder zur Schmerzlokalisation machen; manchmal nimmt er Verletzungen nicht wahr. Der Chirurg untersucht den Patienten besonders sorgfältig, um keine äußeren oder inneren Verletzungen zu übersehen, etwa ein Schädel-Hirn-Trauma bei stark alkoholisierten Patienten. Dieses kann in der Phase des Hirndruckanstiegs (➤ 7.7.2) den Symptomen eines schweren Alkoholrauschs sehr ähneln.

Tab. 3.5 Alkoholwirkungen in Abhängigkeit von der Blutalkoholkonzentration.

Promille im Blut	Klinische Symptome*
≥ 0,5	Euphorie, eingeschränkte Feinmotorik, leichte Koordinationsstörungen
≥ 1	Zunehmende Enthemmung, Distanzlosigkeit, Rededrang, leichte Gleichgewichtsstörungen, verminderte Aufmerksamkeit und Urteilsfähigkeit
≥ 2	Seh- und Gangstörungen, Schwierigkeiten beim Sitzen ohne Unterstützung, verminderte Einsichtsfähigkeit, eingeschränkte Schmerzwahrnehmung, Verwirrtheit, Desorientiertheit
≥ 3	Zunehmende Bewusstseinseintrübung, Inkontinenz, Temperaturregulationsstörungen
≥ 5	Koma, Aufhebung der Schutzreflexe, zunehmende Atemdepression, Aspirations- und Erstickungsgefahr

* Die Zuordnung der Symptome zur Blutalkoholkonzentration kann insbesondere bei alkoholgewöhnten Patienten stark schwanken.

VORSICHT

Gleiche Symptome – verschiedene Ursachen

Die Symptome möglicher Verletzungsfolgen können den Symptomen alkoholbedingter Begleiterkrankungen gleichen, was die Diagnostik nach einem Unfall deutlich erschwert. So können zerebrale Krampfanfälle nach unfallbedingter, intrakranieller Blutung auftreten, sie können aber auch Folge der Alkoholkrankheit sein.

3.5.3 Aggressive Patienten

Extreme **Aggressionen eines Patienten** können im Rahmen einer Psychose oder beim Entzug, z. B. von Alkohol oder Drogen, auftreten. Um eine Eskalation zu verhindern, achten die Pflegenden auf folgendes Verhalten im Umgang mit aggressiven Patienten:

- Selbst Ruhe bewahren, sich nicht auf den aggressiven Umgangston des Patienten einlassen
- Sicher und bestimmt auftreten
- Arzt benachrichtigen, oft wirkt die ärztliche Autorität beruhigend auf den Patienten
- Auseinandersetzungen in Gegenwart anderer Patienten vermeiden, da dies die Situation eher anheizt
- Dem Patienten die notwendigen Maßnahmen erklären, nicht mit Zwangsmaßnahmen drohen.

VORSICHT

Selbstschutz bei aggressiven Patienten

Im Umgang mit aggressiven Patienten auf Selbstschutz achten:
- Nicht allein mit dem Patienten bleiben
- Über Zentralruf Hilfe anfordern, insbesondere wenn Pflegende z. B. am Wochenende oder nachts allein in der Ambulanz arbeiten
- Dem Patienten nicht den Rücken zuwenden, Sicherheitsabstand zum Patienten einhalten, um Panikreaktionen zu vermeiden
- Niemals im Alleingang versuchen, den aggressiven Patienten körperlich zu überwältigen, sondern Pflegende und Ärzte in ausreichender Anzahl zu Hilfe bitten.

VORSICHT

Vorgehen bei Zwangsfixierung

Gelingt es nicht, einen aggressiven Patienten zu beruhigen, kann eine Zwangsfixierung notwendig werden.
Dabei gehen Pflegende und Ärzte wie folgt vor:
- Bett oder Untersuchungsliege vorbereiten
- Den Patienten (nochmals) bitten, sich hinzulegen
- Verweigert er dies, auf ein abgesprochenes Zeichen hin Patienten an Armen und Beinen festhalten und ins Bett legen
- Den Patienten ggf. mit Gurten fixieren
- Ggf. sedierende Medikamente injizieren (nach Arztanordnung)
- Vitalzeichen kontrollieren
- Maßnahme dokumentieren.

Bei der Fixierung eines Patienten handelt es sich nach § 239 StGB um Freiheitsberaubung, die nur bei Vorliegen eines Notstandes vorübergehend eingesetzt werden darf und vom zuständigen Arzt angeordnet und überwacht werden muss.

3.5.4 Drogenabhängige Patienten

Drogenabhängige Patienten sind nicht immer gleich als solche zu erkennen. Mitarbeiter des Rettungsdienstes können wertvolle Hinweise über eine mögliche Drogenabhängigkeit geben, z. B. wenn sie am Einsatzort „Fixerbesteck“ gefunden haben. Weitere Hinweise können sichtbare Einstichstellen auch an ungewöhnlichen Körperregionen, etwa am Fußrücken oder Hals, eine Pupillenverengung (*Miosis*) oder -erweiterung (*Mydriasis*) sowie ggf. starkes Händezittern, außergewöhnliches Schwitzen oder auch Schläfrigkeit bis hin zur Apathie sein. Möglicherweise weist auch ein Spritzenabszess auf eine Drogenabhängigkeit hin.

Medikamente sicher aufbewahren

Arzneimittelschränke stets abschließen, um den Patienten nicht der Versuchung auszusetzen, Arzneimittel zu entwenden.

Da viele Drogenabhängige unsterile Spritzen oder Kanülen verwenden, ist ihr Risiko hoch, an einer Hepatitis oder HIV-Infektion zu erkranken. Folgende **Vorsichtsmaßnahmen** sind zu beachten:

- Bei Kontakt mit Sekreten oder Ausscheidungen Schutzhandschuhe tragen und Hände nach dem Ablegen desinfizieren
- Zur Wundversorgung oder zu anderen invasiven Eingriffen zwei Paar Handschuhe, Schutzbrille und Schutzkittel tragen
- Verletzungen durch benutzte Instrumente, Kanülen oder Infusionsbestecke vermeiden. Kanülen sofort nach Gebrauch in geeignete Abwurfbehälter entsorgen
- Material, das mit erregerhaltigen Körpersekreten in Berührung kam, als „infektiös“ kennzeichnen und gesondert entsorgen (Sondermüll)
- Laborproben entsprechend den Richtlinien der Klinik als infektiös kennzeichnen. Transportgefäße mit Warnaufklebern versehen und möglichst doppelt verpacken. Auch auf dem Begleitschein das erhöhte Risiko vermerken
- Die mit der weiteren Versorgung des Patienten beschäftigten Mitarbeiter informieren.

VORSICHT

Akuter Drogenentzug

Drogenabhängige Patienten können, insbesondere wenn sie z. B. wegen hohen Arbeitsanfalls längere Zeit auf die Behandlung warten müssen, in einen akuten Drogenentzug geraten. Typische Entzugssymptome sind z. B. stärkste Kopf- und Gliederschmerzen, Schweißausbrüche, Unruhe, Tremor (Zittern), Tachykardie, Hypo- oder Hypertonie. Bei Verdacht auf einen akuten Drogenentzug informieren die Pflegenden umgehend den zuständigen Chirurgen.

Transferaufgabe

Während Ihres Dienstes in der chirurgischen Ambulanz trifft der fünfjährige Hendrik mit seinen Eltern und seiner Zwillingsschwester ein. Die Mutter hat den weinenden Jungen auf dem Arm und presst ihm ein Küchenhandtuch auf die Stirn, das deutliche Blutflecke aufweist. Zum Glück ist heute nicht viel los und die aufgeregten Eltern können mit dem verletzen Hendrik direkt ins Behandlungszimmer gehen. Die diensthabende Ärztin ist auch schon da. Als sich die Mutter nach Aufforderung der Ärztin mit dem Jungen auf die Untersuchungsliege setzt, bemerken Sie, dass er seinen linken Arm umklammert und an die Brust drückt.

Die Mutter erzählt: „Wir waren mit den Kindern auf dem großen Spielplatz um die Ecke. Die zwei spielten auf dem Klettergerüst, plötzlich hörten wir unseren Sohn laut schreien und weinen. Er muss runtergefallen sein, genau gesehen haben wir den Sturz allerdings nicht. Ich bin sofort hingelaufen und alles war voller Blut! Vor lauter Blut konnte ich gar nicht richtig sehen, wo er blutete, irgendwo an der Stirn. Zum Glück hatte ich ein Küchenhandtuch im Picknickkorb, es hat gar nicht aufgehört zu bluten. Und sein Arm scheint ihm auch weh zu tun.“

Als die Ärztin vorsichtig das Handtuch entfernt, sehen Sie eine große Platzwunde an der Stirn, die immer noch blutet.

Aufgabe 1

Erläutern Sie das Vorgehen zur Versorgung der Kopfplatzwunde unter Berücksichtigung der besonderen Patientengruppe „Kinder“ (➤ 2.3, ➤ 3.5.1).

Aufgabe 2

Hendrik hat sich zusätzlich den linken Radius gebrochen (➤ 7.11.4). Geben Sie die im Fallbeispiel enthaltenen Frakturzeichen wieder und klassifizieren Sie diese Symptome in sichere und unsichere Frakturzeichen. Ergänzen Sie die fehlenden klinischen Frakturzeichen (➤ 7.5.2).

Aufgabe 3

Um mögliche Begleitverletzungen der Fraktur zu erkennen, führen Sie eine Kontrolle der Durchblutung, Motorik und Sensibilität (*DMS-Kontrolle*) durch. Beschreiben Sie ausführlich Ihr Vorgehen und die einzelnen Kriterien (➤ 3.2.1, ➤ Tab. 3.3).

Aufgabe 4

- Die Fraktur soll konservativ mit einem Hartverband versorgt werden. Verwenden Sie hier einen Gips- oder Kunststoffverband? Begründen Sie Ihre Entscheidung (➤ 3.2.1).
- Stellen Sie das Anlegen des Gipses bzw. des Casts mit allen Schichten dar (➤ 3.2.1). Welche Gelenke müssen Sie bei Hendrik in welche Funktionsstellung bringen (➤ 3.2.1, ➤ Tab. 3.2)?

Aufgabe 5

Nachdem der Hartverband ausgehärtet ist, darf Hendrik mit seiner Schwester und den Eltern wieder nach Hause. Gestalten Sie das abschließende Informationsgespräch (➤ 3.2.1).

3

Literatur und Kontaktadressen

LITERATURNACHWEIS

1. Kassenärztliche Bundesvereinigung: Unfallversicherung, Stand 2014. Aus: www.kbv.de/media/sp/2014_01_07_Praxisinformation_Unfallversicherung.pdf (letzter Zugriff: 6.12.2016).
2. Deutsche gesetzliche Unfallversicherung: Durchgangsarztverfahren. Aus: www.dguv.de/landesverbaende/de/med_reha/d-arzt-verfahren/index.jsp (letzter Zugriff: 6.12.2016).
3. Arbeitsgemeinschaft der wissenschaftlichen medizinischen Fachgesellschaften u.a.: Prophylaxe der venösen Thromboembolie, Stand 10/2015. Aus: www.awmf.org/leitlinien/detail/ll/003-001.html (letzter Zugriff: 6.12.2016).
4. Deutsche Gesellschaft für Verbrennungsmedizin: Leitlinie Thermische und chemische Verletzungen, Stand 04/2011. Aus: www.awmf.org/leitlinien/detail/ll/044-001.html (letzter Zugriff: 6.12.2016).
5. Traumaregister-dgu.de: Jahresbericht 2015. Aus: www.traumaregister-dgu.de (letzter Zugriff: 6.12.2016).
6. Deutsche Gesellschaft für Unfallchirurgie u.a.: Leitlinie Polytrauma/Schwerverletzten-Behandlung, Stand 07/16. Aus: www.awmf.org/leitlinien/detail/ll/012-019.html (letzter Zugriff: 6.12.2016).

KONTAKTADRESSEN

Deutsche Gesellschaft für Orthopädie und Unfallchirurgie e.V.: www.dgou.de/dgou.html

Deutsche Gesellschaft für Unfallchirurgie e.V. (DGU): www.dgu-online.de

Deutsche Gesellschaft für Verbrennungsmedizin (DGV): www.verbrennungsmedizin.de

Deutsche Gesellschaft für Verbrennungsmedizin (DGV): www.verbrennungsmedizin.de

TraumaRegister DGU®: www.traumaregister-dgu.de

Zentrale Anlaufstelle für die Vermittlung von Krankenhausbetten für Schwerbrandverletzte (*ZA-Schwerbrandverletzte*): Tel. 040/4 28 51-39 98 oder -39 99: www.hamburg.de/feuerwehr/108006/brandbettenvermittlung-feuerwehr-hamburg.html

WEITERFÜHRENDE LITERATUR

Bonn, H.W.: Praxisbuch Gipsen. 2. Aufl. Stuttgart: Wissenschaftliche Verlagsgesellschaft, 2013.

Hebbauer, C.: Gips- und Castverbände. Heidelberg: Springer Verlag, 2016.

Kamolz, L.-P. et al. (Hrsg.): Verbrennungen: Diagnose, Therapie und Rehabilitation des thermischen Traumas. Wien: Springer Verlag, 2009.

Nöldecke, S.: Klinikleitfaden Chirurgische Ambulanz. 4. Aufl. München: Elsevier Verlag, 2015.

Welk, I., Styrsky, C.: Pflege-Pocket Zentrale Notaufnahme: Häufige Krankheitsbilder – Besondere Patientengruppen – Techniken von A bis Z. Heidelberg, Springer Verlag, 2013.

KAPITEL

4 Pflege vor, während und nach Operationen

4.1 **Präoperative Pflege** . . . 99
4.1.1 Stationäre Aufnahme . . . 100
4.1.2 Psychische Begleitung . . . 100
4.1.3 Einüben postoperativer Fertigkeiten . . . 101
4.1.4 Körperreinigung und Haarentfernung . . . 101
4.1.5 Nahrungsabbau und Nahrungskarenz . . . 103
4.1.6 Darmvorbereitung . . . 103
4.1.7 Perioperative Thromboembolieprophylaxe . . . 104
4.1.8 Perioperative Antibiotikaprophylaxe . . . 105
4.1.9 Unmittelbar präoperative Maßnahmen und Transport in den Operationstrakt . . . 106

4.2 **Intraoperative Pflege** . . . 107
4.2.1 Aufbau einer Operationsabteilung . . . 107
4.2.2 Operationsteam . . . 108
4.2.3 Verhalten im Operationstrakt . . . 109

4.3 **Grundlagen der Anästhesiologie** . . . 113
4.3.1 Anästhesiepflege . . . 113
4.3.2 Anästhesiologische Visite . . . 114
4.3.3 Anästhesieverfahren . . . 114
4.3.4 Anästhesie-Einleitung . . . 118

4.4 **Ablauf einer Operation** . . . 118
4.4.1 Aufnahme des Patienten im Operationstrakt . . . 118
4.4.2 Lagerung des Patienten . . . 118
4.4.3 Blutsperre und Blutleere . . . 120
4.4.4 Hautdesinfektion und steriles Abdecken . . . 121
4.4.5 Durchführung der Operation . . . 121
4.4.6 Minimal-invasive Eingriffe . . . 122
4.4.7 Wunddrainagen . . . 122
4.4.8 Wundverschluss und Wundverband . . . 125

4.5 **Postoperative Pflege** . . . 129
4.5.1 Grundlagen der Intensivmedizin und Intensivpflege . . . 129
4.5.2 Therapie und Pflege im Aufwachraum . . . 130
4.5.3 Übernahme des Patienten aus dem Aufwachraum . . . 131
4.5.4 Aufnahme in das Patientenzimmer . . . 132
4.5.5 Postoperative Überwachung . . . 132
4.5.6 Postoperative Beschwerden und Komplikationen . . . 134
4.5.7 Postoperative Mobilisation . . . 138
4.5.8 Postoperativer Kostaufbau . . . 139
4.5.9 Postoperative Schmerztherapie . . . 140
4.5.10 Pflegerische Maßnahmen bei liegenden Drainagen . . . 143
4.5.11 Verbandswechsel bei Operationswunden . . . 145
4.5.12 Entfernung von Nahtmaterial . . . 146
4.5.13 Transfusionen . . . 147
4.5.14 Verfahren zur Vermeidung von Fremdblut . . . 150
4.5.15 Infusionstherapie und parenterale Ernährung . . . 150
4.5.16 Enterale Ernährung . . . 153

Rechtliche Grundlagen einer Operation ➤ 1.4.1

Im Jahr 2015 wurden in deutschen Krankenhäusern laut Statistischem Bundesamt über 16,4 Mio. Operationen durchgeführt, also durchschnittlich 44.940 am Tag. [vgl. 1]

Was für Ärzte und Pflegende in Operationssälen, Anästhesie und chirurgischen Stationen tägliche Routine ist, ist für jeden einzelnen Patienten eine einmalige Situation.

4.1 Präoperative Pflege

DEFINITION

Prä-, intra- und postoperative Pflege (*perioperative Pflege*): Alle Pflegemaßnahmen, die vor, während und nach einer Operation durchgeführt werden. Für Pflegende auf chirurgischen Stationen beginnt die präoperative Pflege mit der Aufnahme des Patienten und endet mit seiner Entlassung. Intraoperativ begleiten Operations- und Anästhesiefachkräfte die Patienten. Die postoperative Pflege beginnt mit Ausleitung des Patienten aus dem Operationssaal. Bei Bedarf findet sie in den ersten Stunden im Aufwachraum statt oder für einen oder mehrere Tag auf einer Intensiv- oder Wachstation. Ziel der perioperativen Pflege ist die größtmögliche Sicherheit und schnellst- und bestmögliche Wiederherstellung der Gesundheit des Patienten.

4.1.1 Stationäre Aufnahme

Die Aufgabe der Pflegenden bei der stationären Aufnahme

Die Pflegenden achten darauf, bereits bei der Aufnahme eine vertrauensvolle Atmosphäre zu schaffen und den Patienten das Gefühl zu geben, ernst genommen und verstanden zu werden (➤ Abb. 4.1), denn für die meisten Patienten stellen die Krankenhausaufnahme und die bevorstehende Operation eine beängstigende Ausnahmesituation dar.

Bei der **Zimmerbelegung** achten die Pflegenden auf eine mögliche Kontamination von Wunden. Grundsätzlich dürfen Patienten mit aseptischen Wunden (➤ 2.4.1) das Zimmer nicht mit Patienten teilen, die septische Wunden haben. Zu Letzteren zählen nicht nur Patienten mit infizierten Wunden, sondern u. a. jene mit großen Bauchoperationen, in deren Verlauf ein Hohlorgan (z. B. Magen oder Darm) eröffnet wurde.

4

Aufnahmegespräch

Die betreuende Pflegekraft führt so früh wie möglich mit dem Patienten das **Aufnahmegespräch** (*Erstgespräch*). Dafür sucht sie einen ruhigen Raum und achtet darauf, dass das Gespräch ohne Zuhörer stattfindet. Ist der Patient nicht selbst in der Lage, ein Gespräch zu führen, z. B. wegen einer hirnorganischen Erkrankung oder Bewusstlosigkeit, befragen die Pflegenden nach Möglichkeit die Angehörigen.

In den meisten Kliniken stehen für das Aufnahmegespräch Formblätter zur Verfügung, die ein guter Leitfaden für das Gespräch sein können und den Pflegenden helfen, alle wichtigen Details zu erwähnen.

Schweigepflicht

Sowohl der Arzt wie auch die Pflegekräfte beachten, dass sie nur dann mit Angehörigen über die Krankheitssituation reden dürfen, wenn der Patient sie von der Schweigepflicht entbunden hat. Ausnahmen: der Patient hat einen Betreuer oder ist minderjährig. [vgl. 2]

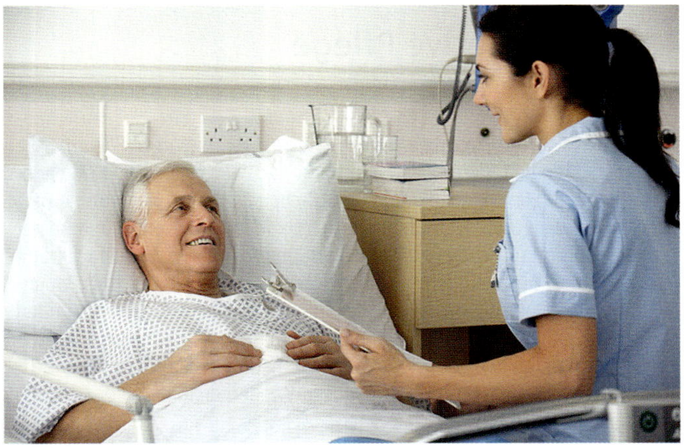

Abb. 4.1 Auch wenn der Stationsalltag oft hektisch ist, begegnen die Pflegenden dem neu aufgenommenen Patienten freundlich und aufmerksam. [J787]

Im Rahmen des Aufnahmegespräches messen bzw. erfragen und dokumentieren die Pflegenden die **Basisdaten des Patienten:**

- Körpergröße und Gewicht
- Blutdruck, Puls, Körpertemperatur
- Vorerkrankungen
- Allergien und weitere Besonderheiten
- Ablehnung von Bluttransfusionen (z. B. Mitglieder bestimmter Glaubensgemeinschaften)
- Name und Telefonnummer von Angehörigen bzw. Betreuer
- Hausarzt.

Im Rahmen der **Pflegeanamnese** sammeln Pflegende weitere Informationen über den Patienten, um daraus relevante Probleme und Ressourcen zu erkennen und den Pflegebedarf abzuleiten.

4.1.2 Psychische Begleitung

Der chirurgisch erkrankte Mensch ➤ 1.1

Begleitung von Patienten

Pflege umfasst auch die psychische Begleitung

Gute perioperative Pflege umfasst neben der Sorge um die körperlichen Belange auch die psychische Betreuung, d. h. die Begleitung des Patienten in seiner individuellen Situation von der stationären Aufnahme bis zur Entlassung aus dem Krankenhaus.

Viele Patienten empfinden die bevorstehende Operation als psychisch belastend. Insbesondere Patienten mit hohem Anästhesie- und Operationsrisiko erleben Narkose und Eingriff als eine Bedrohung.

Typische Ängste vor einer Operation bzw. Narkose sind u. a.:

- Nicht mehr aus der Narkose aufzuwachen
- Postoperativ starke Schmerzen zu haben und diese vielleicht nicht äußern zu können
- Nicht wie geplant operiert werden zu können
- Inoperabel krank zu sein
- Bleibende körperliche Veränderungen zu erleiden.

Maßnahmen der psychischen **Begleitung** sind:

- Umfassende Aufklärung über die Operation und Narkose, Verlauf, evtl. Komplikationen, Schmerzen durch den Operateur und Anästhesisten
- Fragen und Ängste nicht abtun, sondern Verständnis zeigen, ggf. Arzt noch einmal zum Gespräch bitten
- Offen und ehrlich sein, keine Halbwahrheiten oder Beschönigungen anbringen
- Selbstbestimmungsrecht des Patienten beachten, nicht über seinen Kopf hinweg entscheiden. Kinder und Jugendliche altersgerecht mit einbeziehen
- Ggf. Seelsorger, Sozialdienst, Psychologen, Selbsthilfegruppe hinzuziehen
- Patienten, die nach der Operation auf der Intensivstation betreut werden, nach Möglichkeit schon vorher die Örtlichkeit zeigen und mit den Intensivpflegekräften bekannt machen

- Unmut zulassen, wenn ein Patient vom Operationsplan abgesetzt wird und darüber enttäuscht ist, Gründe für die Planänderung nennen.

Bezugsperson einbeziehen

Bei **Kindern** soll nach Möglichkeit immer eine Bezugsperson anwesend sein. In der Regel übernimmt die Krankenkasse die Kosten bei Kindern bis 8 Jahre, wenn ein Elternteil mit aufgenommen wird, bei älteren Kindern kann der Krankenhausarzt eine Notwendigkeitsbescheinigung ausfüllen.
Ältere Menschen sind häufig zunächst orientierungslos, besonders bei eingeschränkten kognitiven Fähigkeiten, wenn sie ihre gewohnte Umgebung verlassen müssen. Rückzug oder auch aggressives Verhalten ist dann möglich. Nach Möglichkeit sollen auch hier Angehörige häufig vor Ort sein. Pflegende bleiben einfühlsam und ruhig und geben immer wieder einfache Erklärungen.

Begleitung von Angehörigen

Auch für die Angehörigen, besonders für Eltern von erkrankten Kindern, ist eine bevorstehende Operation belastend und nicht selten benötigen auch sie die **Begleitung** durch die Pflegekräfte:
- Ängste, Sorgen, Überfürsorglichkeit, Fragen ernst nehmen
- Aufklärende Gespräche auf Wunsch des Patienten führen, ggf. auch gemeinsam mit dem Patienten
- Nach der Operation schnellstmöglich über den Gesundheitszustand des Patienten informieren
- Angehörige zur Übernahme von Pflegetätigkeiten anleiten, v. a. wenn diese zu Hause von ihnen zu leisten sind, z. B. Versorgung eines Enterostomas.

4.1.3 Einüben postoperativer Fertigkeiten

Da die meisten Patienten postoperativ müde bzw. nur eingeschränkt aufnahmefähig sind und sich zudem schmerzbedingt schonen, empfiehlt es sich u. a. folgende **Fertigkeiten** bereits **präoperativ einzuüben:**
- Atem- und Abhustetechniken, Gebrauch von Atemtrainern
- Gehen mit Gehhilfen bzw. Fahren im Rollstuhl
- Essen und Trinken in flacher Rücken- oder Bauchlage
- En-bloc-Aufstehen oder Aufstehen über die Bauchlage
- Umgang mit Sonden, Kathetern, Drainagen, Schienen erklären
- Beatmung, Absaugung, Sauerstoffgabe, Inhalation erklären
- Klingel, Notruf zeigen
- Diätberatung bestellen oder Nahrungskarenz/Nahrungsaufbau erläutern.

4.1.4 Körperreinigung und Haarentfernung

Körperreinigung

Die **Körperreinigung** vor der Operation stellt einen wichtigen Beitrag zur Infektionsprophylaxe dar, denn Hautkeime sollen reduziert werden. Außerdem ist Duschen oder Baden für einige Zeit nach der Operation nicht möglich, deshalb wird es dem Patienten vorher empfohlen. Idealerweise sollten Patienten am Morgen bzw. am Vorabend des Operationstages duschen. Weniger mobile Patienten benötigen dazu die Unterstützung der Pflegenden. Kann oder darf ein Patient sein Bett nicht verlassen, etwa wegen einer Schenkelhalsfraktur (➤ 7.11.7), unterstützen die Pflegenden ihn bei der Ganzkörperwäsche im Bett.

Verwendung antiseptischer Waschlotionen

Es gibt keine Empfehlung für die generelle Verwendung antiseptischer Waschlotionen.

Vor abdominellen Eingriffen ist der Bauchnabel gründlich zu reinigen. Vor Operationen an den Extremitäten ist auf eine sorgfältige Nagelpflege und die gründliche Reinigung der Zwischenzehen- bzw. -fingerräume zu achten. Keinesfalls soll die Haut nach dem Baden oder Duschen mit Cremes oder Lotionen eingecremt werden, da sich eingefettete Haut nicht ausreichend desinfizieren lässt. Nach der Körperreinigung zieht der Patient entweder frische Wäsche an oder – falls die Operation unmittelbar bevorsteht – ein frisches Klinikhemd.

Nagellack an Finger- und Fußnägeln ist ebenfalls zu entfernen, da er die zuverlässige Beurteilung von Hautfarbe und Durchblutung des Nagelbettes unmöglich macht. Dies sind wichtige Parameter zur intraoperativen Einschätzung der Sauerstoffversorgung. Unmittelbar präoperativ müssen Patientinnen auch auf Make-up im Gesicht verzichten, da es die Beurteilung der Haut- und Lippenfarbe verhindert.

Haarentfernung bzw. -kürzung im Operationsfeld

Haare im Operationsfeld werden in der Regel entfernt, um eine übersichtliche Inzisionsstelle freizulegen. Haare sind Keimträger und können Wundinfektionen begünstigen. Außerdem lassen sich Pflaster auf rasierter Haut schmerzfreier entfernen. Die **klassische Rasur** wird seit Längerem kritisch gesehen, denn einige klinische Studien konnten belegen, dass eine Rasur am Vorabend der Operation mit einem höheren Infektionsrisiko verbunden ist. Bei jeder Rasur entstehen immer mikroskopisch kleine Läsionen, die – wenn die Rasur länger als 24 Std. vor der Operation durchgeführt wird – zu einer erhöhten Wundinfektionsrate führen. [vgl. 3, 4]

Präoperative Haarentfernung nur wenn nötig

Eine präoperative Haarentfernung findet ausschließlich bei operationstechnischer Notwendigkeit statt, bevorzugt mittels Kürzen der Haare mit einem Clipper bzw. chemischen Enthaarungsmitteln. Soll rasiert werden, dann erfolgt die Rasur unmittelbar vor der Operation. [vgl. 4]
Die Pflegenden beachten den hausinternen Standard zur präoperativen Haarentfernung bzw. -kürzung.

Techniken der Haarentfernung bzw. -kürzung
- **Nass- oder Trockenrasur.** Bei der Nassrasur wird ein Rasierschaum verwendet, um die Gefahr von Verletzungen zu minimieren, außerdem ist sie auf großen Flächen angenehmer. Die Trockenrasur bietet sich bei sehr kleinen Flächen an

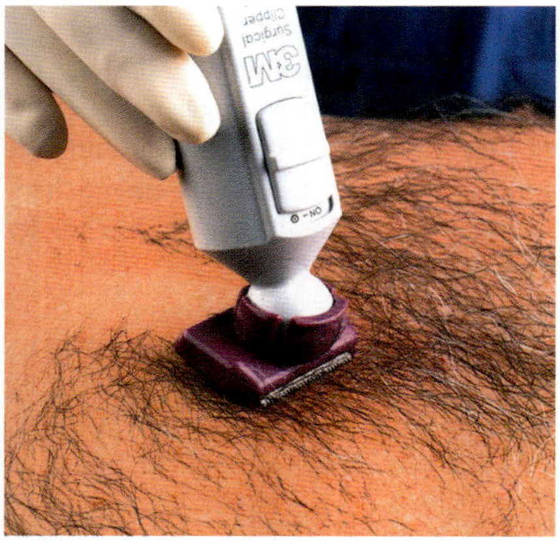

Abb. 4.2 Surgical Clipper von 3M. [V072]

- **Haarkürzung.** Elektrische Haarschneidemaschinen (z. B. Surgical Clipper von 3M ➤ Abb. 4.2) schneiden die Haare kurz oberhalb der Haut ab und sind dadurch schonender und weitgehend verletzungsfrei. Es gibt sie in verschiedenen Varianten mit Einmalscherköpfen
- **Enthaarungscremes.** Bei ihrer Anwendung entstehen keine Mikroläsionen. Sie können aber allergische Reaktionen auslösen. Deshalb sollte am Tag vor der eigentlichen Anwendung etwas Creme auf eine Hautstelle außerhalb des Operationsfeldes und möglichen Venenpunktionsstellen aufgetragen werden, um zu testen, ob der Patient allergisch auf die Creme reagiert. Bei der Anwendung tragen Pflegende zum Eigenschutz vor möglichen Allergien Handschuhe. Sie wenden die Creme nach Herstellerangaben an.

Pflegende halten bei der Haarentfernung einen „Sicherheitsabstand" von 15–20 cm um den geplanten Hautschnitt ein, damit eine eventuell notwendige Erweiterung der Eröffnung möglich ist und die Haut im Bereich der Austrittsstellen von Drainagen und des späteren Wundverbands frei von Haaren ist. **Haarentfernungspläne** für verschiedene Operationen erleichtern den Pflegenden die Haarentfernung (➤ Abb. 4.3). Während der Haarentfernung besteht nochmals die Möglichkeit, die Haut im Operationsgebiet zu inspizieren. Bei Besonderheiten und Auffälligkeiten informieren die Pflegenden den Operateur.

Weitere Prinzipien sind:

- Dem Patienten die Indikation der Haarentfernung erklären, z. B. Kontaktstörungen von Elektroden zur EKG-Überwachung vermeiden, Anlage eines Venenkatheters, schmerzloseres Entfernen oder bessere Fixierung von Pflastern, Keimreduktion
- Bei unklaren Bauchoperationen Haare großzügig entfernen, da während der Operation eine Erweiterung des Operationsgebietes erforderlich werden kann
- Bei der Rasur über Sehnen und Knochenkanten (z. B. am Schienbein) besonders vorsichtig arbeiten, ebenso bei Hautunebenheiten, z. B. Pickel. Hautfalten straffen
- Bei Operationen am Schädel Fläche der Haarentfernung immer so klein wie möglich und so groß wie nötig halten
- Augenbrauen nicht rasieren, da sie nur schlecht nachwachsen. In Ausnahmefällen ist immer das Einverständnis des Patienten einzuholen und die schriftliche Anordnung des Operateurs notwendig
- Immer in Richtung des Haarwuchses rasieren.

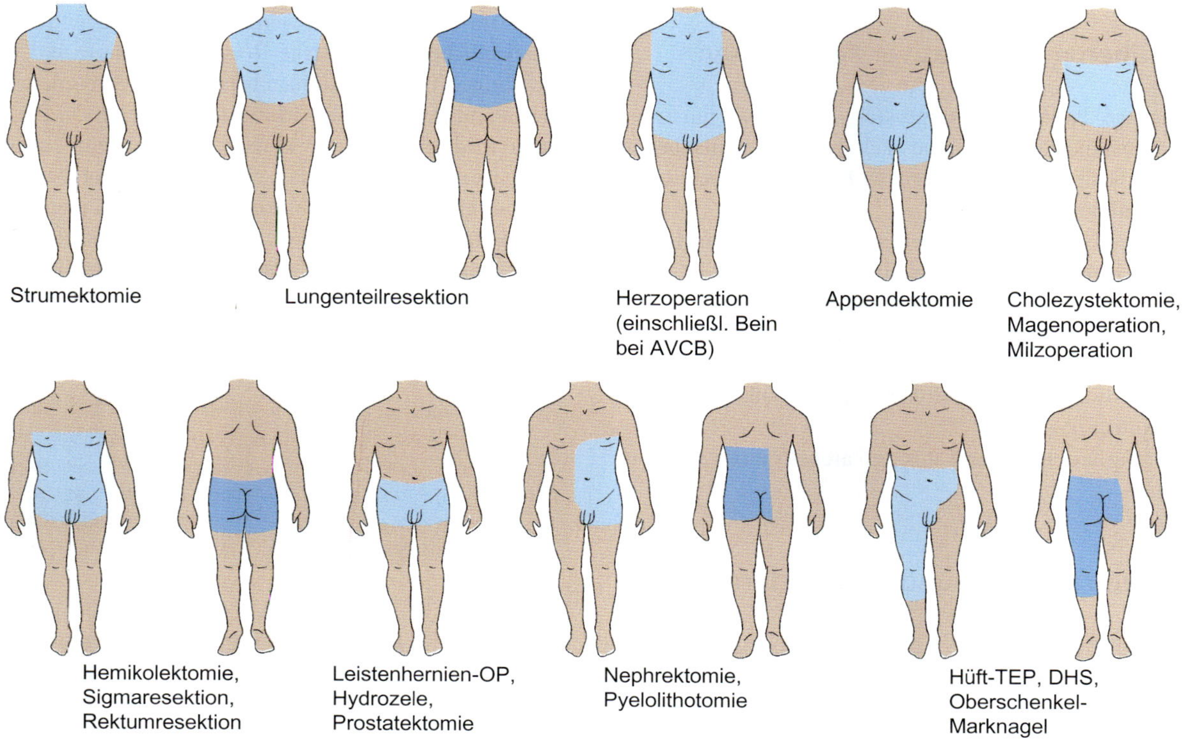

Abb. 4.3 Pläne zur Haarentfernung vor verschiedenen Operationen. [L157]

Sanierung bei Infektion und Kolonisation

Infektionen an anderen Körperstellen sowie die **Kolonisation** mit fakultativ typischen Wundinfektionserregern, insb. Staphylokokkus aureus (➤ 2.6.5, ➤ 2.7.1), können eine Quelle für postoperative Wundinfektionen darstellen. Studien belegen diesen Zusammenhang bei z. B. im Nasenvorhof kolonisierten Menschen.

Daraus ergeben sich folgende **Empfehlungen** für geplante Operationen:

- Manifeste Infektionen im Operationsgebiet oder auch an anderen Körperstellen nach Möglichkeit zunächst behandeln
- MRSA-Screening bei allen Risikopatienten präoperativ durchführen
- Bei nachgewiesener Kolonisierung Sanierung mit geeigneten antiseptischen Maßnahmen anstreben. [vgl. 3, 4]

4.1.5 Nahrungsabbau und Nahrungskarenz

Die altbekannte Regel zur **Nahrungskarenz** (*Nüchternheit*) *„Ab 22 Uhr nichts mehr essen und trinken"* gilt heute nicht mehr. Der Patient darf ab 6 Std. vor Narkosebeginn nichts mehr essen und auch nicht rauchen oder Kaugummi kauen (regt die Magensaftproduktion an). Mit dieser Maßnahme soll Erbrechen mit nachfolgender Aspiration (*Eindringen des Erbrochenen in die Lunge*) während der Narkoseeinleitung vermieden werden. Klare Flüssigkeiten, z. B. Mineralwasser oder ungesüßter Tee, dürfen bis 2 Std. vor Einleitung einer Narkose getrunken werden. Das gilt für Operationen außerhalb des Magen-Darm-Trakts.

Bei Säuglingen und Kleinkindern entscheidet der Arzt, wann diese das letzte Mal gestillt bzw. gefüttert werden dürfen. Bei Patienten mit reduziertem Allgemeinzustand ordnet der Arzt häufig eine intravenöse Flüssigkeitszufuhr für die Zeit der Nahrungskarenz an, in manchen Fällen auch eine parenterale Ernährung (➤ 4.5.15).

Bei Eingriffen am Magen-Darm-Trakt muss dieser möglichst sauber sein, deshalb findet ein **Nahrungsabbau** ggf. über mehrere Tage statt, in Verbindung mit einer Darmreinigung. Im Rahmen der Fast-Track-Chirurgie (➤ 5.7) ist der Nahrungsabbau deutlich verkürzt worden. In vielen Kliniken gibt es Standards für den Nahrungsabbau und die Nahrungskarenz. Im Einzelfall geben Operateur oder Anästhesist davon abweichende Anordnungen.

In **Notfällen** kann die Nahrungskarenz nicht eingehalten werden. Der Anästhesist berücksichtigt dies besonders bei der Narkoseeinleitung. Die orale Prämedikation widerspricht nicht dem Nüchternheitsgebot.

Bei Nichteinhalten der Karenz

Stellen die Pflegenden fest, dass der Patient sich nicht an die Nahrungs- und Flüssigkeitskarenz gehalten bzw. geraucht hat, informieren sie den Operateur und Anästhesisten. Diese entscheiden dann, ob der Eingriff aus Sicherheitsgründen verschoben werden muss.

4.1.6 Darmvorbereitung

Ziele der präoperativen **Darmvorbereitung** sind:

- Vorbeugung einer intraoperativen Darmentleerung
- Vorbeugung einer postoperativen Darmatonie
- Reduzierung der Infektionsgefahr bei Operationen am Darm
- Verbesserung der Operationsbedingungen durch einen entleerten Darm.

In vielen Kliniken existieren hausinterne Standards zur präoperativen Darmentleerung, Abweichungen davon werden vom Arzt angeordnet.

Als **Richtlinien** können gelten:

- Bei kleinen Eingriffen außerhalb des Abdomens sind keine Abführmaßnahmen notwendig
- Bei größeren Eingriffen außerhalb des Abdomens, z. B. Strumektomie oder Eingriffen an den Extremitäten, genügt in der Regel die Entleerung des Rektums, z. B. mittels Klysma, Mikroklist oder Suppositorium am Vorabend oder am Morgen des Operationstags
- Vor abdominellen Eingriffen, z. B. an Magen, Leber oder Niere, ist ein Reinigungseinlauf erforderlich, ggf. in Kombination mit oralen Abführmitteln
- Vor Eingriffen am Darm ordnet der Arzt eine orthograde Darmspülung an (Ausnahme: Darmverschluss oder Verdacht auf Darmruptur).

Suppositorium

Suppositorium (*Zäpfchen*) mit abführender Wirkung, das über den Anus eingeführt wird. Der Wirkstoff reizt die Darmschleimhaut und führt meist innerhalb weniger Minuten zu einer Entleerung der Ampulle des Rektums.

Klysma, Mikroklist

Bei **Klysmen** (*Klistier*) handelt es sich um Fertig-Einläufe mit einem geringen Volumen (50–200 ml, Mikroklist 5–10 ml), deshalb ist die Reinigungswirkung auf das Rektum beschränkt. Klistiere können mit oder ohne Darmrohr verabreicht werden. Die Wirkung entsteht durch den mechanischen Reiz, durch die osmotische Wirkung, durch eine direkte Reizwirkung auf die Schleimhaut und durch die Temperatur der einlaufenden Flüssigkeit. Die Defäkation findet anschließend meist innerhalb von 15–20 Min. statt.

Reinigungseinlauf

Beim **Reinigungseinlauf** wird eine größere Spülmenge (bis 2 l) mittels Darmrohr tiefer in den Darm eingebracht, sodass auch höhere Darmabschnitte erreicht werden. Die Wirkungsweise entspricht der des Klistiers. Der Patient wird in die linke Seitenlage gebracht, anschließend wird die körperwarme Spüllösung mittels Darmrohr langsam in den Darm eingebracht. Nach Möglichkeit soll der Patient die Lösung einige Minuten halten.

Darmspülung

Die **Darmspülung** kann entweder in physiologische Richtung (*orthograd*), meist oral, oder entgegen der physiologischen Richtung (*retrograd*), meist über den Anus, erfolgen. Die retrograde Darmspülung ähnelt dem Reinigungseinlauf, es werden aber größere Spülmengen verabreicht. Mit der **orthograden Darmspülung** soll der gesamte Magen-Darm-Trakt gereinigt werden. Dafür trinkt der Patient mehrere Liter einer speziellen Elektrolytlösung. Ist er dazu nicht in der Lage, wird die Spüllösung über eine Magensonde verabreicht. Es wird so lange gespült, bis der Patient wasserklare Flüssigkeit ausscheidet. Die orthograde Spülung ist eine kreislaufbelastende Maßnahme. Die Pflegenden begleiten den Patienten dabei, überwachen seine Vitalzeichen und die Ausscheidung. Bei Beschwerden, z. B. Übelkeit, Erbrechen, Schmerzen und ausbleibend Ausscheidung informieren sie umgehend den Arzt.

Zeitpunkt der Abführmaßnahmen

Der Zeitpunkt der präoperativen Darmvorbereitung ist so zu planen, dass die Nachtruhe des Patienten möglichst nicht gestört wird.

4.1.7 Perioperative Thromboembolieprophylaxe

DEFINITION

Thrombose: Blutgerinnsel (*Thrombus*) in einem Gefäß.
Phlebothrombose: Thrombose in einer Vene.
Embolie: Teilweiser oder vollständiger Verschluss eines Gefäßes durch mit dem Blut eingeschwemmtes Material, meist eines Blutgerinnsels. Besonders gefürchtet ist die lebensbedrohliche Lungenembolie.
Thromboembolieprophylaxe (*VTE-Prophylaxe, venöse Thromboembolieprophylaxe*): Pharmakologische und physikalische Maßnahmen zur Verhinderung einer venösen Thromboembolie.

Bei chirurgischen Patienten besteht in Abhängigkeit von Art und Umfang des operativen Eingriffs bzw. einer Verletzung sowie der dadurch bedingten Immobilität ein **expositionelles** (*durch äußere Faktoren verursachtes*) **Risiko**, eine Thrombose oder Embolie zu entwickeln.
Dieses ist insbesondere **erhöht** nach folgenden **Eingriffen**:
- Operationen an Becken und Hüfte sowie der unteren Extremitäten und an der Wirbelsäule
- Größere Operationen in der Brust- und Bauchhöhle und der Beckenregion bzw. Beckenhöhle
- Nach Polytraumata.

Neben dem expositionellen Thromboembolierisiko gibt es verschiedene **dispositionelle** (*durch Anlage oder Vorerkrankungen verursachte*) **Risikofaktoren**:
- Thrombose in der Anamnese
- Malignome
- Schwangerschaft und Postpartalperiode
- Höheres Lebensalter, > 50 Jahre
- Schwere, systemisch wirksame Infektion
- Chronisch venöse Insuffizienz
- Schwere Herzinsuffizienz
- Starkes Übergewicht, Bodymass-Index > 30 kg/m^2
- Therapie mit Blockade von Sexualhormonen, z. B. Kontrazeptiva
- Nephrotisches Syndrom. [vgl. 5]

Treten mehrere Risikofaktoren gleichzeitig auf, steigt die Wahrscheinlichkeit einer Thromboembolie erheblich. Die expositionellen und dispositionellen Risikofaktoren definieren gemeinsam die individuelle Thrombosegefahr. Unter Berücksichtigung dieser Faktoren lassen sich die Patienten in Gruppen mit niedrigem, mittlerem und hohem Thromboserisiko einteilen. [vgl. 5]

Maßnahmen der Thromboembolieprophylaxe

Maßnahmen der Thromboembolieprophylaxe lassen sich unterteilen in:
- Basismaßnahmen
- Physikalische Maßnahmen
- Medikamentöse Maßnahmen.

Basismaßnahmen

Mit den **Basismaßnahmen** soll durch Anregung der Muskelpumpe der venöse Rückfluss herzwärts beschleunigt werden.
Die Maßnahmen sind:
- Postoperative Sofort- und Frühmobilisation (➤ 4.5.7)
- Passive, assistierte oder aktive Bewegungsübungen, z. B. Füße kreisen lassen, Zehen einkrallen und spreizen, Füße abwechselnd von kranial nach kaudal bewegen, Beine anstellen und Gesäß anheben, Unterschenkel abwechselnd beugen und strecken, gestrecktes Bein langsam zur Decke heben, mit den Beinen in der Luft „Fahrrad fahren“
- Bettfahrrad fahren lassen
- Fußsohlendruck. Neben der (aktiven) Muskelpumpe fördert der (passive) Fußsohlendruck den venösen Rückfluss zum Herzen. Er kann bei bettlägerigen Patienten durch das Abstützen der Füße im 90°-Winkel gegen das Fußteil des Bettes oder eine Kiste (Vorsicht Dekubitusgefahr) erreicht werden. Beim Sitzen im Stuhl mit flächig aufgestellten Füßen wirkt ebenfalls der Fußsohlendruck.

Tiefes Einatmen führt zu einem größeren Unterdruck im Thorax, der einen Sog auf das venöse Blut ausübt. Gleichzeitig beugen Atemübungen jeglicher Art auch einer Pneumonie vor. [vgl. 5]

Physikalische Maßnahmen

Die wichtigste **physikalische Maßnahme** ist die Kompression der Venen durch das Anziehen von medizinischen Thromboseprophylaxestrümpfe (*MTS*). Von außen angelegter Druck komprimiert die Venen, deren Lumen sich daraufhin verengt. In der Folge fließt das Blut schneller. Außerdem wird das Blut über die Perforansvenen von den oberflächlichen in die tiefen Venen gedrückt, in denen sich das Blut schneller bewegt.

Für die Wirksamkeit von phlebologischen Kompressionsverbänden gibt es im Rahmen der Thromboembolieprophylaxe keinen Beweis. In Ausnahmefällen, wenn keine passenden MTS gefunden werden können, kann ein Kompressionsverband verwendet werden. Beide Maßnahmen werden vom Arzt angeordnet, der vorher mögliche Kontraindikationen ausgeschlossen hat, z. B. eine periphere arterielle Verschlusskrankheit (*pAVK*), offene Wunden, massive Ödeme oder eine schwere periphere Polyneuropathie. [vgl. 6]

Richtiger Einsatz der Thromboseprophylaxestrümpfe

Die medizinischen Thromboseprophylaxestrümpfe (*MTS*) sind **Bett- und Liegestrümpfe,** die ihre Wirksamkeit **nur** im Liegen entfalten. Sie schaden aber bei der Mobilisation nicht. MTS müssen getragen werden, solange der Patient hauptsächlich immobil ist und die meiste Zeit im Bett liegt. Deshalb ziehen Pflegende den Patienten die Strümpfe zur Nacht keinesfalls aus.
Die medizinischen Thromboseprophylaxestrümpfe können nur dann optimal wirken, wenn sie passen. Dafür ist das Ausmessen der Beine des Patienten notwendig. Zur korrekten Bestimmung der Konfektionsgröße beachten Pflegende die unterschiedlichen Vorgaben der Hersteller.
Die Basismaßnahmen und physikalischen Maßnahmen können eine medikamentöse Thromboseprophylaxe nicht ersetzen. Umgekehrt kann bei einer medikamentösen Thromboseprophylaxe nicht auf diese verzichtet werden. Erst alle drei Maßnahmen gemeinsam ergeben eine wirksame Prophylaxe. [vgl. 5]

Medikamentöse Maßnahmen

Für die **medikamentöse perioperative Thromboembolieprophylaxe** („*low-dose-Heparinisierung*") werden Heparine und orale Antikoagulanzien eingesetzt:

- **Heparine** verstärken die Wirkung von Antithrombin III (ATIII), das die Blutgerinnung hemmt. Niedermolekulare Heparine sollen gegenüber unfraktioniertem Heparin bevorzugt werden, ein Monitoring ist bei dieser Dosierung nicht notwendig:
  - Gabe von **unfraktioniertem Heparin** (*UFH*): 2–3-mal 5000 bzw. 2-mal 7500 IU/Tag s.c.
  - Gabe von **niedermolekularem Heparin** (*NMH*): 1-mal täglich s. c.-Gabe s.c. als Fertigspritze, z. B. *Clexane*®, *Fraxiparin*®, *Mono-Embolex*®

  Die Dauer der Heparingabe beträgt in der Regel sieben Tage. Sie sollte eingehalten werden, unabhängig davon, ob der Patient noch stationär oder schon entlassen ist. Bei fortdauerndem Thromboserisiko wird die Prophylaxe fortgeführt
- Seit 2009 ist die **orale Thromboseprophylaxe** als neues Konzept für die klinische Anwendung nach elektiver Hüft- bzw. Knieendoprothesen-Operation zugelassen. Hier gibt es verschiedene zugelassene Arzneistoffe (Rivaroxaban, z. B. *Xarelto*®, Fondaparinux, z. B. *Arixtra*®, Dabigatranetexilat, z. B. *Pradaxa*®). Diese hemmen die Gerinnungsfähigkeit von Faktor Xa. Die Erstgabe erfolgt postoperativ und dann täglich zur gleichen Tageszeit. Die Dauer der Behandlung hängt vom individuellen Thromboserisiko des Patienten ab. Die aktuellen Leitlinien empfehlen nach elektiver Hüftprothesenimplantation eine Behandlungsdauer von 28–35 Tagen, nach elektiver Knieprothesenimplantation eine Behandlungsdauer von 11–14 Tagen. Es erfolgt eine orale Applikation in fester Dosierung und ohne Monitoring, d. h. ohne Bestimmung der Blutgerinnung. [vgl. 5]

Acetylsalizylsäure wird nicht verabreicht

Acetylsalizylsäure (z. B. *Aspirin*®) genügt für eine medikamentöse Thromboembolieprophylaxe nicht. Es kann durch die fehlende Thrombozytenaggregation zudem das perioperative Blutungsrisiko erhöhen.

Verabreichung von Heparin. Postoperativ achten die Pflegenden darauf, bei der Injektion einen ausreichenden Abstand zum Operationsgebiet einzuhalten. Beispielsweise injizieren sie das Heparin nach einer Appendektomie in den **linken** Unterbauch oder nach einer linksseitigen Hüft-TEP in den **rechten** Unterbauch oder Oberschenkel. Dieses Vorgehen soll eine Blutungsgefahr durch eine höhere lokale Heparinkonzentration verhindern.

Kontraindikationen für die Heparingabe sind akute Blutungen (z. B. Magenulkus), eine Gerinnungsstörung oder eine heparininduzierte Thrombozytopenie (HIT Typ II ➤ Tab. 4.3).

4

Kleine Hämatome sind möglich

Die kleinen Hämatome um den Injektionsort werden häufig von Patienten als „falsche" Injektionstechnik fehlinterpretiert. Die richtige Antwort lautet: Durch die vorübergehend höhere lokale Heparinkonzentration im Subkutangewebe nach der Injektion entstehen trotz korrekter Technik kleine ungefährliche Hämatome.

4.1.8 Perioperative Antibiotikaprophylaxe

Ziel einer **perioperativen Antibiotikaprophylaxe** ist die Senkung der Rate postoperativer Infektionen. Sie wird üblicherweise 30–60 Min. vor Beginn des Eingriffs eingesetzt, um eine rechtzeitige Verteilung des Antibiotikums im Gewebe zu gewährleisten. Eine Antibiotikagabe nach Wundverschluss hat kaum eine Wirkung. Die perioperative Antibiotikaprophylaxe ist nur bei Operationen mit einem erhöhten postoperativen **Infektionsrisiko** indiziert.
Hierzu zählen:

- Offene Frakturen, traumatische Eröffnung von Gelenken oder Körperhöhlen
- Stark verschmutzte Wunden oder verspätete Wundversorgung
- Implantation von Prothesen an Gelenken und Gefäßen
- Beinamputationen
- Eingriffe in den Magen-Darm-Trakt oder in die Gallenwege
- Leber-, Pankreas-, Ösophagusresektion
- Urologische Eingriffe an den Harnwegen
- Abwehrschwäche, z. B. Immunsuppression, Multimorbidität
- Bestehende Endokarditis.

Die Antibiose ist jedoch kein Ersatz für einwandfreie Basishygiene und aseptisches Arbeiten (➤ 2.6).

Postoperative Infektionen verursachen hohe Kosten

Obwohl immer häufiger weniger belastende, minimal-invasive Eingriffe durchgeführt werden, stellen nosokomiale Infektionen ein erhebliches medizinisches und volkswirtschaftliches Problem dar. Die postoperativen Infektionen sind für 50 % der Kosten verantwortlich, die insgesamt durch nosokomiale Infektionen hervorgerufen werden.

4.1.9 Unmittelbar präoperative Maßnahmen und Transport in den Operationstrakt

Ruhe ist oberstes Gebot

Die Pflegenden achten darauf, alle unmittelbar präoperativen Maßnahmen ruhig und ohne Hektik auszuführen, da sich Unruhe leicht auf den ohnehin angespannten Patienten übertragen und seine Angst vor dem bevorstehenden Eingriff vergrößern kann.

Falls organisatorisch möglich, übernimmt eine dem Patienten vertraute Pflegekraft die unmittelbar präoperativen Pflegemaßnahmen und bringt den Patienten in den Operationstrakt.

Vorbereitungen vor Abruf des Patienten

Rechtzeitig vor dem Transport in den Operationstrakt sorgen die Pflegenden dafür, dass **Wertgegenstände des Patienten** sicher aufbewahrt werden. Günstig ist, wenn Angehörige diese mit nach Hause nehmen. Ansonsten sind Wertgegenstände in einem mit dem Namen des Patienten versehenen Umschlag zu verschließen und in einem Tresor aufzubewahren. Diese Maßnahme ist aus juristischen Gründen im Protokoll zu dokumentieren.

Außerdem stellt die Pflegekraft die **Krankenunterlagen** zusammen, die in den Operationstrakt mitgegeben werden.
Dazu gehören:

- Aktuelle Krankenakte mit Patientenkurve, Laborwerten und Untersuchungsbefunden
- Ggf. Krankenunterlagen früherer Klinikaufenthalte
- Einverständniserklärungen für Operation und Anästhesie
- Anästhesieprotokolle vorangegangener Eingriffe
- Röntgenaufnahmen
- Ggf. Patientenetiketten.

Der Patient erhält ein Klinikhemd, MT-Strümpfe und eine Kopfhaube, die unmittelbar vor dem Einschleusen aufzusetzen ist.

Maßnahmen nach Abruf des Patienten

Je nach geplanter Anästhesieeinleitung wird der Patient 30–45 Min. vor Beginn des Eingriffs in die Operationsabteilung bestellt.
Nach **Abruf** führen die Pflegenden folgende **Maßnahmen** durch:

- Patienten nochmals einen Toilettengang ermöglichen, ihn dabei bei Bedarf unterstützen
- Angeordnete Prämedikation verabreichen. Handelt es sich um eine Tablette, darf der Patient sie mit einem kleinen Schluck Wasser einnehmen
- Patienten bitten, Zahnprothese, Brille, Kontaktlinsen und Hörgerät zu entfernen. Alternativ kann dies auch erst nach dem Einschleusen erfolgen, insbesondere dann, wenn der Patient ohne diese Hilfsmittel extrem schlecht sehen oder hören und somit das Geschehen um sich herum nicht mehr verfolgen könnte
- Zuvor zusammengestellte Krankenunterlagen sowie postoperativ notwendige Lagerungshilfsmittel mitnehmen, z. B. Schaumstoffschienen zur Hochlagerung einer Extremität
- Patienten mit dem Bett zur Operationsabteilung transportieren. Eltern sollten ihr Kind begleiten dürfen.

VORSICHT

Prämedizierte Patienten – Betreuung nur durch Pflegefachkräfte

Aufgrund möglicher Komplikationen dürfen prämedizierte Patienten ausschließlich von Pflegefachkräften in die Operationsabteilung gebracht werden.

Einschleusen des Patienten

Das **Einschleusen** in die Operationsabteilung ist für viele Patienten aufregend. Die Pflegenden fahren den Patienten in seinem Bett bis zur Patientenschleuse, wo sie ihn der Pflegekraft der Operationsabteilung vorstellen (Name, Station, geplanter Eingriff) und Besonderheiten nennen, etwa extreme Schwerhörigkeit oder starke Schmerzen. Sie übergeben die Krankenunterlagen. Sie achten darauf, dass die Intimsphäre beim Einschleusen gewahrt bleibt, z. B.

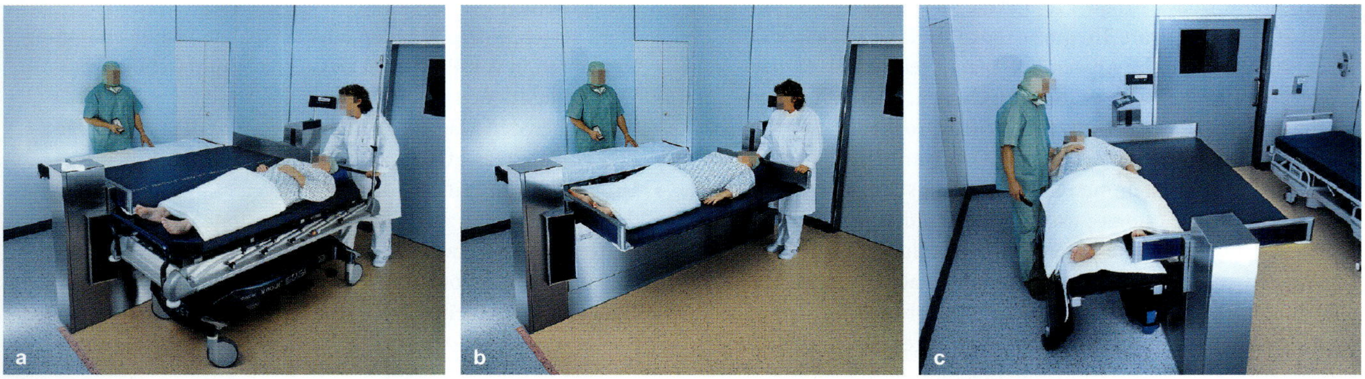

a: Die Pflegefachkraft stellt das Patientenbett flach, pumpt es auf Höhe der Umbettplatte und schiebt es dicht an diese heran. Sie stellt die Bremsen fest und reicht dem Operationspfleger ggf. vorhandene Zu- und Ableitungen, z. B. Infusionsflaschen, Urinbeutel.

b: Der Operationspfleger bedient die Umbettanlage. Die Umbettplatte schiebt den Patienten auf die im Operationstrakt liegende Seite.

c: Der Patient gleitet auf die Operationsliege.

Abb. 4.4 Einschleusen des Patienten mit Umbettanlage. [V141]

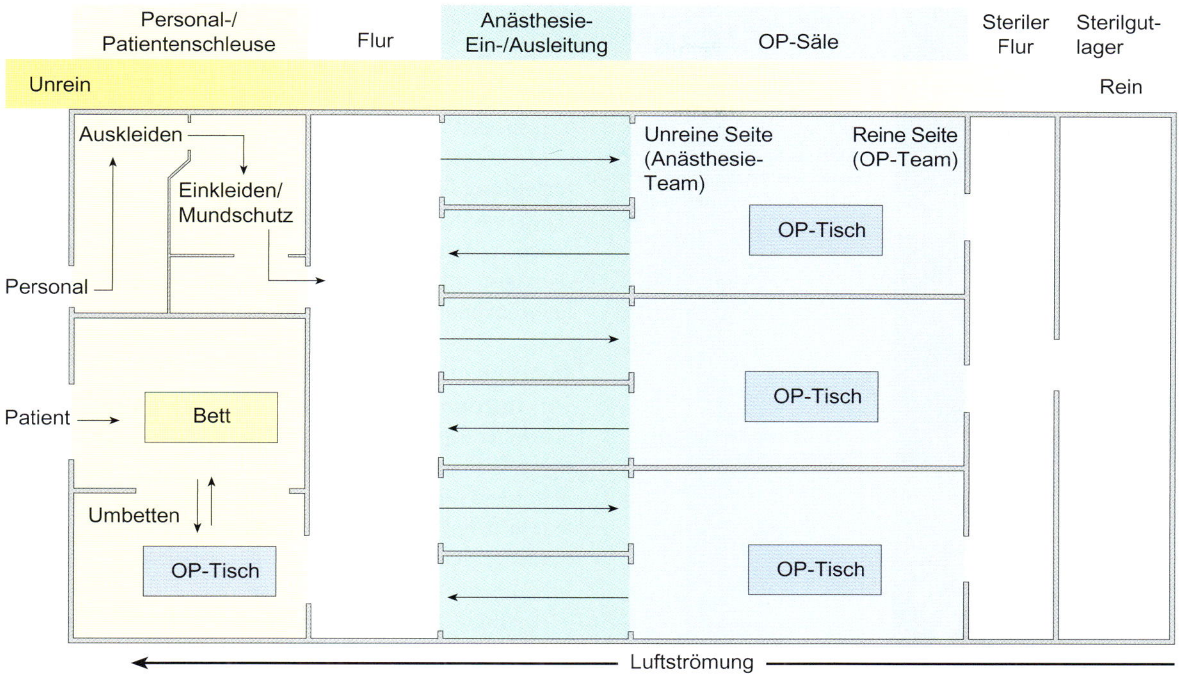

Abb. 4.5 Schematischer Aufbau einer Operationsabteilung. Sie gliedert sich in einen sterilen (grau, grün, blau und weiß gekennzeichnet) und einen nichtsterilen (gelb gekennzeichnet) Bereich. [L190]

soll kein weiterer Patient im Schleusenraum sein und der Patient wird nach dem Einschleusen zugedeckt (➤ Abb. 4.4).

Maßnahmen nach dem Einschleusen

Nach dem Umbetten auf den Operationstisch verabschiedet sich die Pflegefachkraft vom Patienten und fährt das Patientenbett aus der Schleuse heraus. Je nach hausüblichen Vorgaben wird ein frisches Bett gerichtet und ggf. Lagerungsmaterial oder Nierenschalen bereitgestellt.

4.2 Intraoperative Pflege

4.2.1 Aufbau einer Operationsabteilung

Der **Aufbau einer Operationsabteilung** ist grundsätzlich gleich. Er gliedert sich in einen **nichtsterilen** und einen **sterilen Bereich** (➤ Abb. 4.5). Obwohl die Begriffe in diesem Fall nicht korrekt angewendet sind (die „sterilen Räume“ sind im Gegensatz zu „sterilen Instrumenten“ nicht keimfrei, sondern nur keimarm) bezeichnen sie sehr präzise die unterschiedlichen Anforderungen an die Hygiene.

Nichtsteriler Bereich

Der **nichtsterile Bereich** umfasst die Personalschleusen für Mitarbeiter der Operationsabteilung sowie die Patientenschleusen, über die der Patient in den Operationstrakt gelangt (➤ Abb. 4.4). Alle Schleusen haben „Barrierefunktion“, verhindern also eine Keimeinschleppung in den sterilen Bereich des Operationstrakts.

Steriler Bereich

Im **sterilen Bereich** liegen die eigentlichen Operationssäle (➤ Abb. 4.6), die dazugehörigen Räume zur Anästhesieein- und -ausleitung, die Waschräume zur Händedesinfektion sowie verschiedene Nebenräume zur Lagerung von Instrumenten und Geräten. Ebenfalls im sterilen Bereich liegt der Aufenthaltsraum für das Operationspersonal.

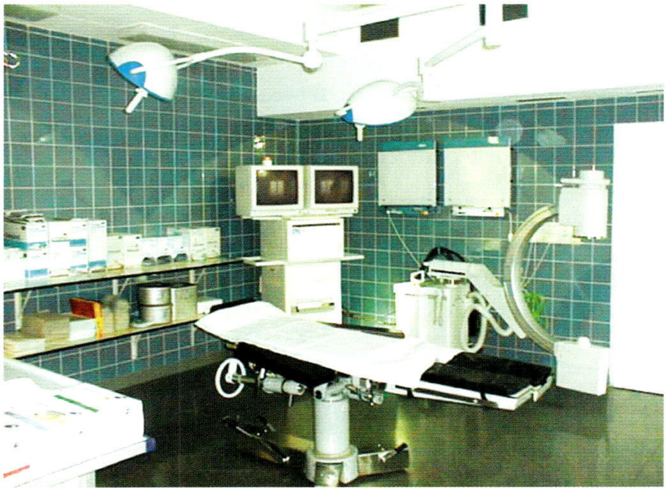

Abb. 4.6 Operationssaal. Wie alle sterilen Räume in der Operationsabteilung ist auch dieser nach strengen Vorschriften gebaut. Dazu gehört z. B., dass die Fenster nicht zu öffnen sind (häufig gibt es keine), eine besonders leistungsfähige Klimaanlage vorhanden ist und alle Wände abwaschbar sind. [T229]

4

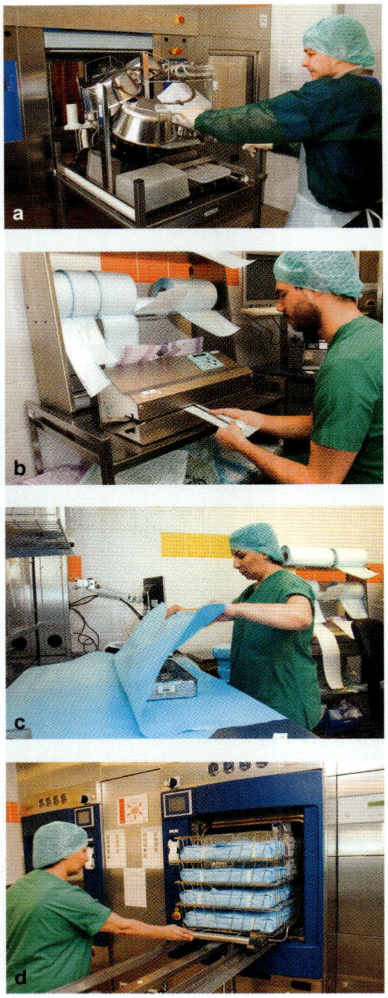

a Die gebrauchten Medizinprodukte werden zunächst in einer Spülmaschine gereinigt.

b Danach werden sie einzeln in Folien verpackt.

c Alternativ werden sie in ein Instrumentensieb einsortiert und mit Spezialpapier umhüllt.

d Anschließend findet die Sterilisation im Sterilisator statt.

Abb. 4.7 Instrumentenaufbereitung. [K115]

Zentralsterilisationseinheit

Die meisten Kliniken verfügen über eine **Zentralsterilisationseinheit,** die die Operationsabteilung sowie alle Ambulanzen und Bettenstationen mit Sterilgut versorgt. Idealerweise liegt die Zentralsterilisationseinheit unmittelbar neben der Operationsabteilung.

Auch die Zentralsterilisationseinheit gliedert sich in einen „unreinen" und einen „reinen" Bereich. Im „unreinen" Bereich werden die benutzten Instrumente angeliefert, gereinigt, verpackt und dann in den Sterilisator gegeben (➤ Abb. 4.7). Nach dem Sterilisationsvorgang wird das Sterilgut auf der „reinen" Seite entnommen.

4.2.2 Operationsteam

Pflegende und operationstechnische Assistenten

Die Tätigkeit der **Pflegenden** erfordert spezielle Kenntnisse und Fertigkeiten, die nicht Bestandteil der Krankenpflegeausbildung sind. Daher ist zumindest eine umfassende Einarbeitung neuer Mitarbeiter erforderlich. Auch Auszubildende, die einen Einsatz im Operationstrakt haben, werden deshalb zu Beginn ihrer Tätigkeit am Eingang abgeholt und detailliert in die Grundregeln der Operationseinheit eingewiesen. Darüber hinaus besteht die Möglichkeit, sich speziell für die Aufgaben im Operationssaal, insbesondere für das Instrumentieren, zu qualifizieren: Entweder über die **Fachweiterbildung für den Operationsdienst** (2-jährige berufsbegleitende Weiterbildung) oder über die **Ausbildung zur operationstechnischen Assistentin** (*OTA*) bzw. **Medizinisch-technische Operationsassistentin** (*MTOA*), zwei 3-jährige Ausbildungsgänge, die keine Krankenpflegeausbildung voraussetzen.

Instrumentierschwester/-pfleger

Die **Instrumentierschwester,** der **Instrumentierpfleger** (*sterile Schwester, Operationsschwester*) richtet alle für die Operation benötigten Instrumente, Materialien und Geräte (➤ Abb. 4.8), nachdem sie sich selbst steril eingekleidet hat. Dann hilft sie den Operateuren beim Anziehen der sterilen Kittel und Handschuhe. Während der Operation reicht sie den Operateuren die gewünschten Instrumente und Materialien (➤ Abb. 4.9).

Am Ende der Operation zählt die Instrumentierschwester alle Instrumente, Kompressen, Bauchtücher und Tupfer und kontrolliert deren Vollständigkeit. Damit stellt sie sicher, dass keine Materialien im Operationsgebiet verbleiben.

Springer und andere Helfer

Der Instrumentierschwester steht der **Springer** (*Beidienst, unsterile Schwester*) zur Seite. Er übernimmt Aufgaben, die die steril eingekleidete Instrumentierschwester nicht vornehmen kann, z. B. das Anreichen des Sterilguts zur Vorbereitung des Instrumentiertisches, Herbeiholen zusätzlich benötigter Instrumente, Bedienung des Röntgen-Bildverstärkers oder Abrufen des nächsten Patienten von der Station. Außerdem erstellt der Springer das Operationsprotokoll und hilft bei der Lagerung des Patienten (➤ 4.4.2).

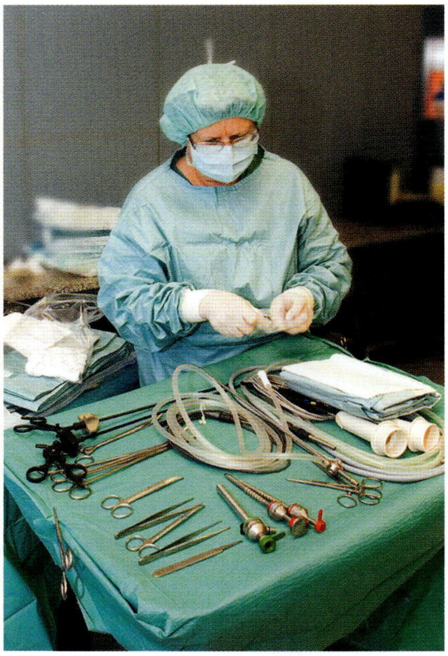

Abb. 4.8 Richten des Instrumentiertisches. Die Instrumentierschwester nimmt die Instrumente aus den Instrumentensieben und ordnet sie übersichtlich auf dem Instrumentiertisch an. [K115]

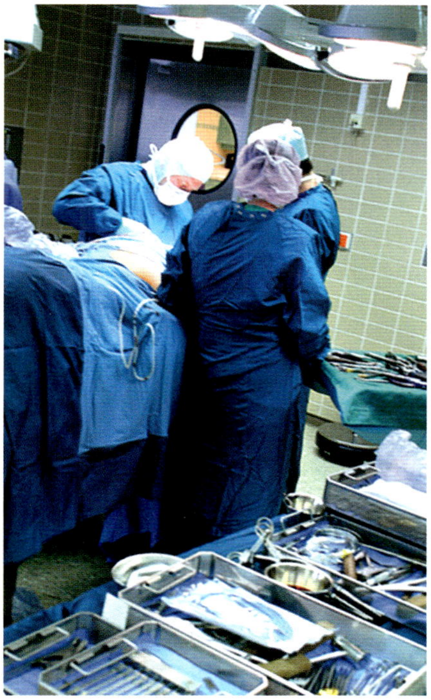

Abb. 4.9 Instrumentierschwester und Operateur bei der Arbeit. [J787]

Operateur und Assistenten

Der verantwortliche **Operateur** bestimmt die Operationstechnik (z. B. Schnittführung, Instrumente, Nahtmaterial) und den Ablauf der Operation. Ein **erster Assistent** unterstützt ihn durch konstruktive Mitarbeit, z. B. durch Blutstillung, Knüpfen der Fäden, Gewebeschutz oder Mithilfe bei der Frakturreposition. Bei vielen Operationen ist ein **zweiter** oder **dritter Assistent** beteiligt, die für eine gute Sicht des Operateurs auf den Operationssitus und einen reibungslosen Ablauf sorgen.

Reinigungspersonal

Zwischen den einzelnen Operationen und nach Abschluss des Operationsprogramms sorgt **Reinigungspersonal** für die Reinigung und Desinfektion der Operationsräume. Welche Maßnahmen jeweils notwendig sind, ist in detaillierten Reinigungs- und Desinfektionsplänen geregelt, die anhand der speziell für den Operationstrakt geltenden Hygienevorschriften erstellt werden.

4.2.3 Verhalten im Operationstrakt

Einschleusen

Der Sterilbereich des Operationstrakts darf nicht mit Straßenkleidung oder normaler Berufskleidung betreten werden. Damit möglichst wenige Keime eingeschleppt werden, müssen sich alle Mitarbeiter einschleusen. Dafür stehen **Personalschleusen** zur Verfügung, die jeweils in einen **unreinen** und einen **reinen Bereich** unterteilt sind (➤ Abb. 4.5). Im unreinen Bereich entkleiden sich die Mitarbeiter und legen jeglichen Schmuck ab. Vor Betreten des sterilen Bereichs der Personalschleuse muss eine hygienische Händedesinfektion durchgeführt werden. Dann ziehen sie Operationskleidung und -schuhe an, setzen sich die Kopfhaube so auf, dass die Haare vollständig abgedeckt sind, und legen einen Mund-Nasen-Schutz an, der Nase, Mund und ggf. Bart vollständig bedeckt. Abschließend führt der Mitarbeiter erneut eine hygienische Händedesinfektion durch.

Die hygienische Händedesinfektion

Die hygienische Händedesinfektion wird wie folgt durchgeführt: Ausreichend Händedesinfektionsmittel auf die trockenen Hände geben, auf den Händen verreiben unter besonderer Berücksichtigung der Hauptkontaktstellen und Erregerreservoire (Fingerspitzen und Daumen, Nagelfalz). Die Haut muss während 30 Sek. feucht gehalten werden.

4

Die Personalschleuse stellt eine Einbahnstraße vom nichtsterilen Außenbereich in den sterilen Teil des Operationstrakts dar. Hat ein Mitarbeiter den Operationstrakt verlassen, z. B. um ein Gespräch mit einem Angehörigen des Patienten zu führen oder zum Mittagessen, muss er sich neu einschleusen.

Präoperative Händehygiene

Die **hygienische Händedesinfektion** beim Einschleusen vernichtet zwar weitgehend die **Anflugkeime** (*Keime, die sich z. B. nach dem Händeschütteln vorübergehend auf den Händen befinden, transiente Hautflora*), doch reicht dies für die hygienischen Anforderungen einer Operation nicht aus. Operateur, Assistenten und Instrumentierschwester, also alle Personen mit direktem Kontakt zum Operationsgebiet, müssen eine **chirurgische Händedesinfektion** durchführen. Ziel ist, die Keime der **residenten Hautflora** (*Keime der körpereigenen Hautflora, z. B. Staph. epidermitis*) weitgehend abzutöten.

Waschen

Waschen der Hände und Unterarme wird bei optisch sauberen Händen nicht mehr generell als erforderlich angesehen. Da die

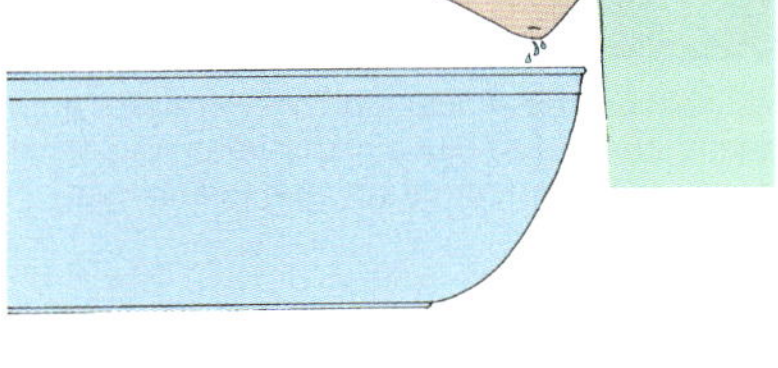

Abb. 4.10 Korrekte Armhaltung während der chirurgischen Händewaschung. Das Waschwasser fließt über die Ellenbogen ab. [L215]

Haut zu Dienstbeginn allerdings mit Bakteriensporen belastet sein kann, die durch die Händedesinfektion nicht ausreichend abgetötet werden, sollen die Hände zu Dienstbeginn einmal gewaschen und getrocknet werden. Hände und Unterarme werden mit Seifenlösung ca. 1 Min. gewaschen. Dabei sind die Hände und Unterarme stets nach oben zu richten, damit das ablaufende Waschwasser über die Ellenbogen abfließt und die gewaschenen Hautareale nicht erneut kontaminiert (➤ Abb. 4.10, ➤ Abb. 4.11).

Wasserhähne, Seifen- und Desinfektionsmittelspender sind mit Sensoren oder speziellen Griffen versehen, die mit dem Ellenbogen bedient werden, um eine Kontamination der gereinigten Hände auszuschließen. Danach wird die Haut sorgfältig getrocknet. Es ist darauf zu achten, dass zwischen Händewaschen und dem Desinfizieren mindestens ein Abstand von 10 Min. liegt, damit die Haut gut trocken ist. [vgl. 7]

Chirurgische Händedesinfektion

Die Einwirkzeit des Desinfektionsmittels bei der **chirurgischen Händedesinfektion** ist vom Präparat abhängig (3–5 Min.), es sind die Herstellerangaben zu berücksichtigen. Desinfektionsmittel nach eingeübter Einreibetechnik kräftig in Hände und Unterarme einreiben, sodass keine Benetzungslücken entstehen. Typische Hautkontaktstellen und Erregerreservoire müssen beachten werden. Die Hände müssen während der vom Hersteller vorgegebenen Einwirkzeit vollständig mit dem Desinfektionsmittel benetzt sein (➤ Abb. 4.11). [vgl. 8]

Nach Operationen mit einer Dauer < 60 Min. ist eine Händedesinfektion für 1 Min. vor der nächsten Operation ohne nochmaliges Händewaschen ausreichend.

Chirurgische Händedesinfektion – Keimarm, aber nicht keimfrei

Nach der chirurgischen Händedesinfektion sind Hände und Unterarme zwar **keimarm,** aber nicht **keimfrei** (*steril*). Aus diesem Grund tragen Instrumentierschwester, Assistenten und Operateur während der Operation sterile Handschuhe. Werden die Handschuhe z. B. durch scharfe Instrumente beschädigt, ist das Risiko einer Keimübertragung wegen der vorangegangenen chirurgischen Händedesinfektion stark reduziert.

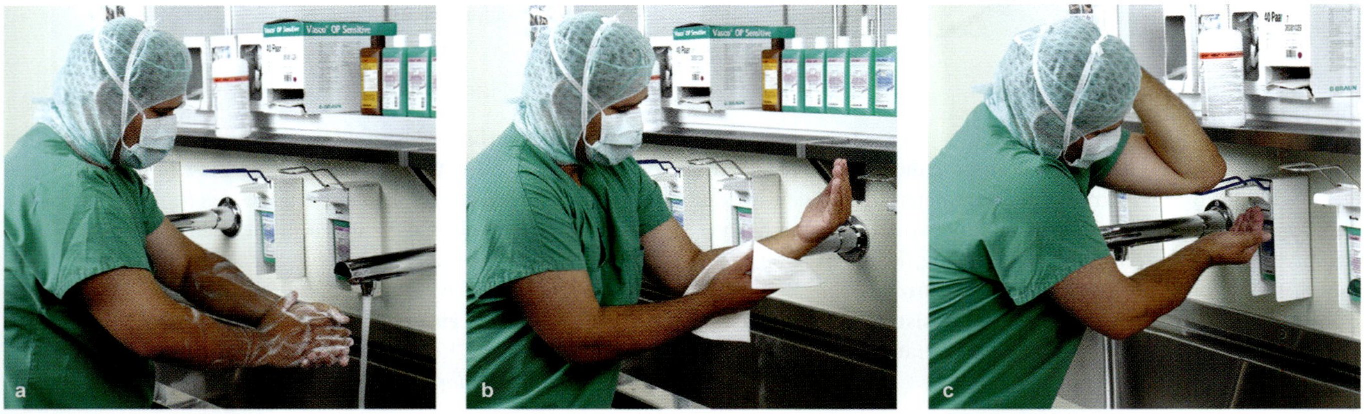

Hände bei Bedarf 1 Min. mit einer geeigneten Waschlotion waschen.

Haut gründlich mit einem keimarmen Handtuch abtrocknen.

Desinfektionsmittel in die hohle Hand geben, Spender mit dem Ellenbogen bedienen.

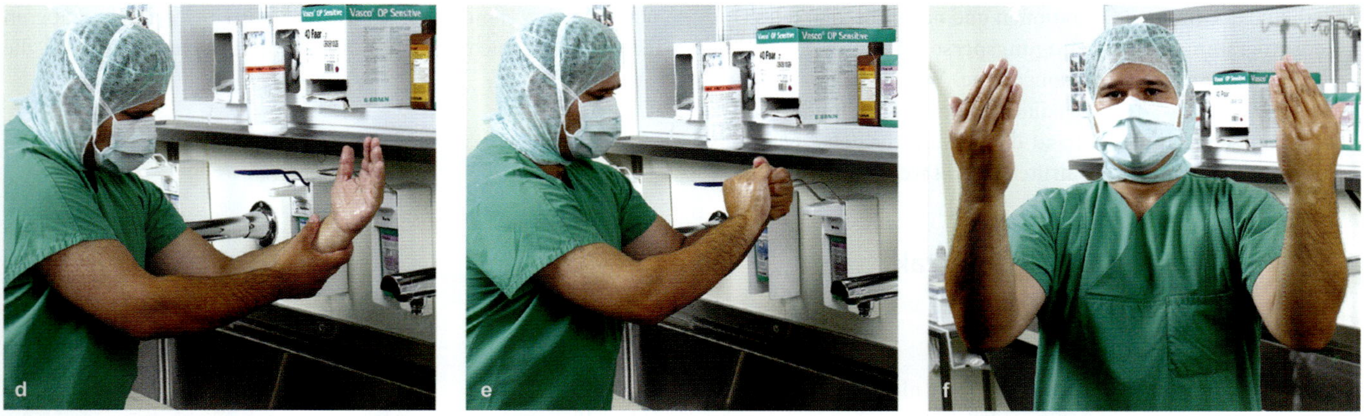

Desinfektionsmittel über die vom Hersteller angegebene Zeit in die Haut einmassieren. Zunächst Hände, dann Unterarme bis zum Ellenbogen desinfizieren.

Im zweiten Schritt halben Unterarm erneut desinfizieren. Im letzten Durchgang die Hände desinfizieren. Hauptaugenmerk auf Fingerkuppen, Nagelfalze und Fingerzwischenräume legen.

Nach dem Desinfizieren die Hände an der Luft vollständig trocknen lassen, erst dann Handschuhe anziehen. Nichts mit den desinfizierten Hautpartien berühren.

Abb. 4.11 Präoperative Händehygiene. [U223]

Umgang mit dem Mund-Nasen-Schutz

Der **Mund-Nasen-Schutz** (*MNS*) soll primär die Verbreitung von Tröpfchen aus dem Nasen-Rachen-Raum des Trägers verhindern und gleichzeitig den Träger vor Spritzern mit Körperflüssigkeit des Patienten schützen.
Beim Umgang mit dem MNS ist **zu beachten:**

- Vor Entnahme des **Mund-Nasen-Schutzes** erfolgt eine hygienische Händedesinfektion
- Der MNS muss immer Mund und Nase umschließen und ggf. einen Bart vollständig bedecken
- Der MNS muss dicht abschließen, er darf nicht zu locker gebunden sein
- Er ist zu wechseln
  - Wenn er von der Nase gezogen wurde
  - Bei Durchfeuchtung, z. B. nach häufigem Sprechen, Husten, Niesen
  - Nach jeder Operation, auch von Springern und Anästhesiepersonal
  - Ca. alle 2 Std.
- Manipulationen von außen sind zu unterlassen. [vgl. 3]

Umgang mit Operationshandschuhen

Sterile **Operationshandschuhe** stellen eine Barrierefunktion dar. Sie müssen Anforderungen an die Sterilität, Reißfestigkeit und Hautverträglichkeit erfüllen. Die Perforationshäufigkeit zweier, übereinander getragener OP-Handschuhe (*double gloving*) ist signifikant niedriger als die einzeln getragener Handschuhe.
Beim Umgang mit Operationshandschuhen ist **zu beachten:**

- Operationshandschuhe sind nur auf vollständig trockenen Händen anzulegen und nur so lange wie nötig zu tragen (➤ Abb. 4.12)
- Bei langer Tragezeit ggf. sterile Baumwollhandschuhe unter den Operationshandschuhen tragen oder einen speziellen Hautschutz auftragen, um einem Feuchtigkeitsstau entgegenzuwirken
- Bei intraoperativer Handschuhbeschädigung müssen zwei neue sterile Handschuhe angelegt werden. Zuvor ist eine Händedesinfektion durchzuführen. Hat sich die Perforation gegen Ende der Operation ereignet, kann es ausreichend sein, einen neuen sterilen Handschuh über den perforierten zu ziehen
- Nach Ablegen der Operationshandschuhe ist eine hygienische Händedesinfektion durchzuführen. [vgl. 7]

4

Anziehen steriler Operationskleidung

Im Operationssaal ziehen Instrumentierschwester, Operateur und Assistenten die **sterile Kleidung** an. Die verwendeten Kittel sind meist wasserundurchlässig und gleichzeitig atmungsaktiv.

- Die Instrumentierschwester zieht mit der Hilfe des Springers Kittel und sterile Handschuhe an
- Dem Operateur und den Assistenten ist die steril eingekleidete Instrumentierschwester behilflich (➤ Abb. 4.13). Bei hochsterilen Operationen und bei erhöhter Perforationsgefahr, z. B.

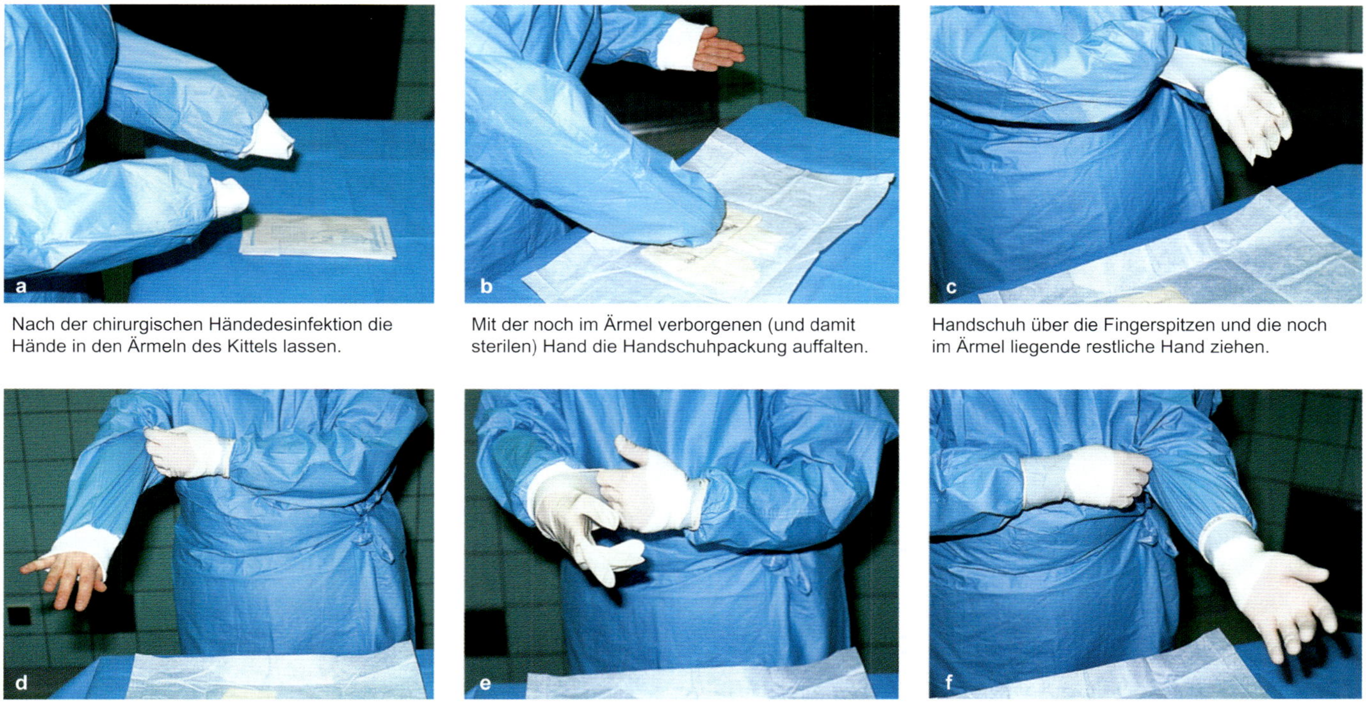

a – Nach der chirurgischen Händedesinfektion die Hände in den Ärmeln des Kittels lassen.

b – Mit der noch im Ärmel verborgenen (und damit sterilen) Hand die Handschuhpackung auffalten.

c – Handschuh über die Fingerspitzen und die noch im Ärmel liegende restliche Hand ziehen.

d – Dann mit dieser nun sterilen Hand den Ärmel über der anderen Hand zurückziehen.

e – Zweiten Handschuh anziehen.

f – Anschließend die Ärmel soweit zurückziehen, dass der Kittelbund nicht mehr in der Handinnenfläche liegt.

Abb. 4.12 Sterile Operationshandschuhe anziehen. [M161]

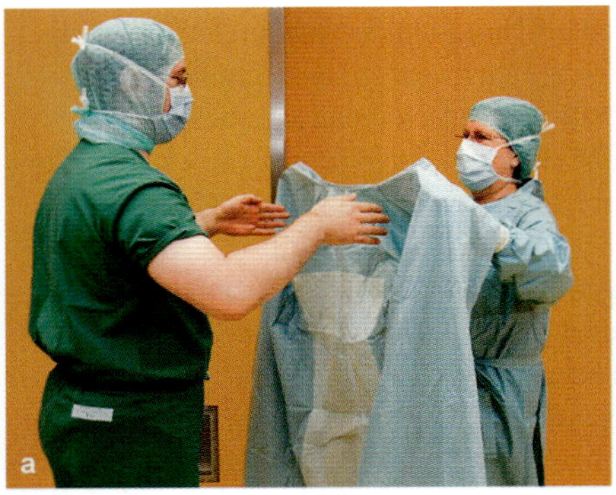

Der Operateur schlüpft mit den Armen in den von der Instrumentierschwester aufgefalteten sterilen Kittel.

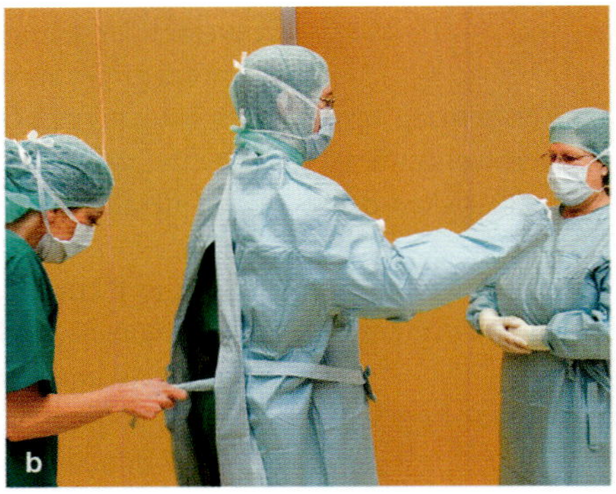

Der Springer schließt die Schlaufen am Rückenteil des Kittels.

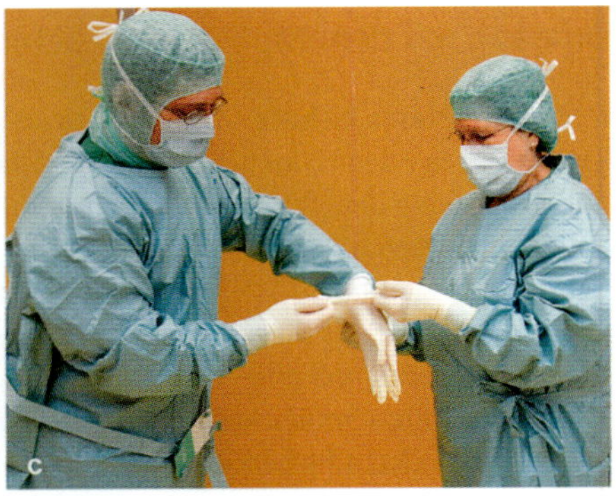

Dann zieht der Operateur mit Hilfe der Instrumentierschwester sterile Handschuhe an.

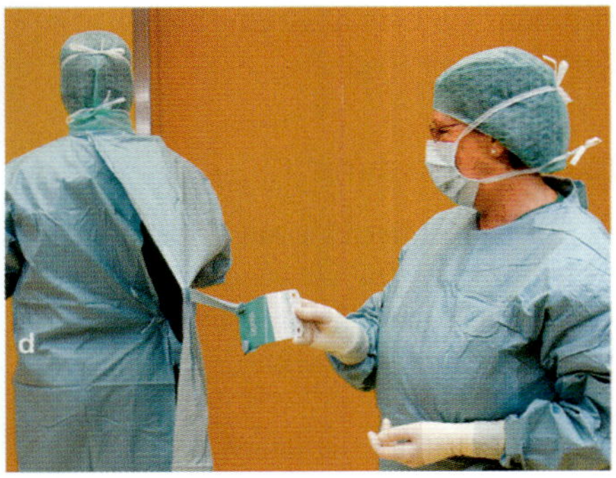

Anschließend wird das Rückenteil des Kittels vollständig geschlossen: Der Operateur hält dazu ein Band des Gürtels fest, reicht das andere der Instrumentierschwester und dreht sich dann einmal um die eigene Achse, sodass das Rückenteil des Kittels um ihn herum gewickelt wird. Anschließend verknotet er die Bänder.

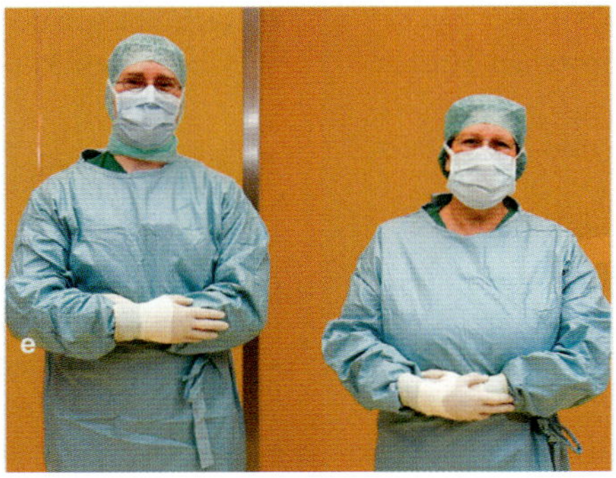

Nun sind Operateur und Instrumentierschwester steril eingekleidet.

Abb. 4.13 Operationskittel anziehen. [K115]

durch Knochensplitter, tragen die Instrumentierschwester und die Operateure dickere oder doppelte Handschuhe
- Die Operationskleidung wird gewechselt, sobald sie durchgeschwitzt oder beschmutzt ist, z. B. mit Blut oder Spülflüssigkeit
- Zu Operationen, bei denen mit Blut- und Sekretspritzern zu rechnen ist, ist das Tragen einer Schutzbrille erforderlich (➤ Abb. 4.14).

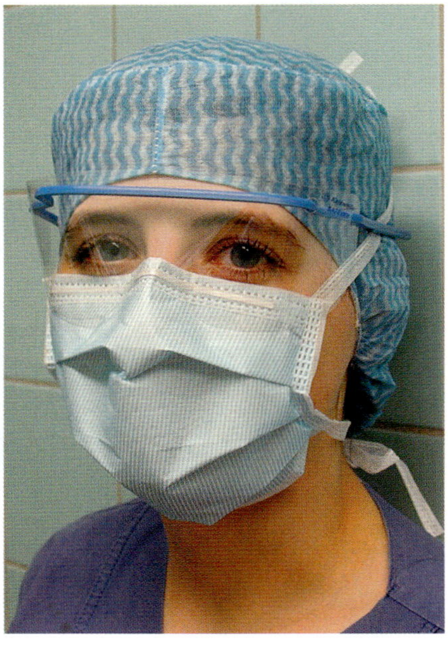

Abb. 4.14 Instrumentierschwester mit Augenschutzschild. [M161]

Allgemeine und spezielle Verhaltensregeln

Die folgenden **allgemeinen Verhaltensregeln** dienen dazu, die Keimarmut im Operationssaal zu wahren und den Patienten so vor Infektionen zu schützen:
- Um eine Kontamination des Operationsgebietes oder der Instrumente z. B. durch **unnötiges Umhergehen** oder Türenöffnen zu vermeiden, werden Arbeiten sinnvoll miteinander kombiniert. Während der Operation bleiben die Türen des Operationssaales möglichst geschlossen
- Untersuchungen belegen, dass die Zahl der Wundinfektionen durch häufige **Gespräche im Operationssaal** steigt, außerdem lenken sie die beteiligten Personen von ihrer Hauptaufgabe, dem Ope-

rieren oder Instrumentieren, ab. Deshalb beschränkt sich das Sprechen während des Eingriffs auf das unbedingt notwendige Maß
- Bei **septischen Operationen** besteht bereits eine Infektion im Wundgebiet. Sie werden deshalb im „septischen" Operationssaal durchgeführt, der etwas abseits von den anderen OP-Sälen liegt, oder am Ende des Tagesprogramms. Stellt sich eine als aseptisch geplante Operation intraoperativ als septisch heraus, etwa weil ein nicht vermuteter Eiterherd eröffnet werden muss, gelten folgende **Regeln**, um eine **Keimausbreitung zu vermeiden:**
  - Während der Operation verlassen Ärzte und Pflegende den Saal möglichst nicht. Benötigte Materialien lassen sie sich bringen. Auf zusätzliches Personal wird möglichst verzichtet. Der Operationssaal wird als „septisch" gekennzeichnet
  - Nach der Operation zieht jeder Beteiligte noch im Saal einen Schutzkittel über die OP-Kleidung und einen Schuhüberzieher aus Plastik an, um den Weg zur Schleuse nicht zu kontaminieren
  - Der Saal kann erst nach entsprechenden Desinfektionsmaßnahmen erneut für aseptische Eingriffe genutzt werden
- Werden **HIV**- oder **hepatitisinfizierte Patienten** operiert, sind alle an der Operation beteiligten Personen zu informieren. Operateur, Assistenten und Instrumentierschwester tragen zum Eigenschutz Brillen und doppelte bzw. dickere Operationshandschuhe. Wäsche und Müll werden nach den Vorgaben der Hygienefachkraft und des Abfallbeauftragten entsorgt
- Zum **Röntgen** fallen folgende Vorbereitungen an:
  - Die Keimdrüsenregion des Patienten präoperativ mit einem Röntgenschutz abdecken
  - Operateur, Assistenten und Instrumentierschwester, die den Operationssaal während der Röntgendiagnostik nicht verlassen können, ziehen eine Röntgenschürze unter die sterile Kleidung an
  - Die Instrumentierschwester bezieht die Teile des Röntgengeräts, die in der Nähe des Operationsgebietes positioniert werden, mit einer sterilen Schutzhülle
  - Alle Personen, die während der Untersuchung nicht anwesend sein müssen, verlassen den Operationssaal
- Bemerkt ein Mitarbeiter des Teams, dass eine steril gekleidete Person oder ein steriler Gegenstand **versehentlich unsteril** gemacht wurde, muss er dies sofort mitteilen. Dann werden umgehend Maßnahmen ergriffen, um die Person wieder steril zu machen bzw. den unsterilen Gegenstand zu entfernen
- **Neue Mitarbeiter** oder **Gäste**, denen die hygienischen Richtlinien und Arbeitsabläufe nicht bekannt sind, begleitet ein erfahrener Mitarbeiter und weist sie in die Verhaltensregeln ein.

4.3 Grundlagen der Anästhesiologie

DEFINITION

Anästhesiologie: Medizinisches Fachgebiet, das sich mit den wissenschaftlichen Grundlagen und den praktischen Anforderungen von Anästhesieverfahren befasst. Umfasst auch die Vor- und Nachbehandlung des Patienten bei Anästhesieverfahren, die Aufrechterhaltung und Überwachung der Vitalfunktionen während einer Operation. In interdisziplinärer Zusammenarbeit mit anderen medizinischen Fachgebieten sind Anästhesiologen tätig in der Intensivmedizin, Schmerzmedizin und Palliativmedizin sowie als Notärzte.

Anästhesie (griech. *Unempfindlichkeit*): Unempfindlichkeit gegen Schmerz-, Berührungs- und Temperaturreize. Gewünschtes Ergebnis einer Allgemein- oder Regionalanästhesie. Im klinischen Sprachgebrauch auch Synonym für Anästhesiologie bzw. die gesamte Fachabteilung eines Krankenhauses, bestehend aus **Anästhesisten** (*Anästhesiologen, Narkoseärzten*) und **Anästhesiepflegekräften.**

4.3.1 Anästhesiepflege

Pflegende in der Anästhesieabteilung betreuen gemeinsam mit dem Anästhesisten den Patienten vor, während und nach der Anästhesie und sind für die dazu benötigten Geräte und Arzneimittel zuständig (➤ Abb. 4.15).

Zu ihren **Aufgaben** gehören:
- Bereitstellung von Medikamenten und Zubehör für die Durchführung einer Anästhesie
- Prüfen und Bedienen der Narkose- und Überwachungsgeräte
- Assistenz bei Anästhesieein- und -ausleitung sowie Anästhesieführung
- Anästhesieüberwachung und -führung unter ärztlicher Aufsicht, dabei selbstständiges Verfolgen der Anästhesie mit kritischem Hinterfragen des ärztlichen Tuns und sorgfältiger Krankenbeobachtung („Vier Augen sehen mehr als zwei")
- Lagerung des Patienten gemeinsam mit Anästhesist und Operateur
- Einleitung von Maßnahmen bei Notfällen, z. B. Reanimation
- Postoperative Überwachung von Patienten im Aufwachraum
- Wartung, Pflege, Reinigung und Sterilisation der Anästhesiegeräte und des -zubehörs.

In manchen Kliniken gehören auch Assistenztätigkeiten in der Schmerzambulanz und bei der präoperativen Eigenblutspende zu den Aufgaben der Pflegenden in der Anästhesie.

Fachweiterbildung Anästhesie

Nach abgeschlossener Krankenpflegeausbildung und anschließender 18–24-monatiger Berufserfahrung kann in einer 2-jährigen Zusatzausbildung die Qualifikation zur **Fachkrankenschwester/-pfleger für Anästhesie und Intensivpflege** erworben werden.

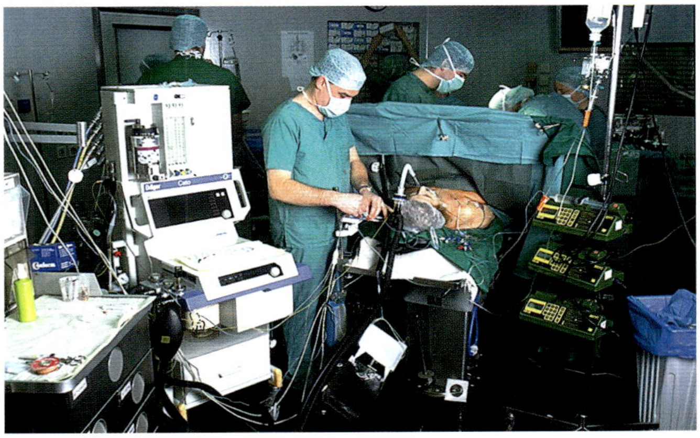

Abb. 4.15 Anästhesiearbeitsplatz. [K183]

4

Anästhesietechnischer Assistent (*ATA*): Beruf mit 3-jähriger Ausbildung, der die Qualifikation zur Vorbereitung einer Narkose, Assistenz während dieser Zeit und ihre Nachbereitung einschließlich der postoperativen Betreuung des Patienten im Aufwachraum vermittelt. Bisher ist das Berufsbild nicht staatlich anerkannt.

4.3.2 Anästhesiologische Visite

Der Anästhesist besucht den Patienten meist am Tag vor der geplanten Operation im Rahmen der **anästhesiologischen Visite** (*Prämedikationsvisite*), um sich über dessen Zustand und Vorgeschichte zu informieren:

- Einschätzung des physischen und psychischen Zustands des Patienten und damit des Anästhesierisikos
- Anordnung von diagnostischen und/oder therapeutischen Maßnahmen zur Verbesserung des präoperativen Zustands des Patienten
- Auswahl des geeigneten Anästhesieverfahrens
- Aufklärung des Patienten zur Anästhesie und Einholung der schriftlichen Einwilligung vom Patient bzw. Betreuer:
  - In Frage kommende Anästhesieverfahren und jeweils typische Risiken
  - Beginn der präoperativen Nahrungs-, Flüssigkeits- und Nikotinkarenz
  - Art und Wirkung der Prämedikation
  - Maßnahmen im Einleitungsraum
  - Postoperative Betreuung, z. B. Nachbeatmung auf der Intensivstation
  - Beantwortung der Fragen des Patienten
- Anordnung der Prämedikation.

Bei Notfalleingriffen findet die anästhesiologische Visite unmittelbar vor dem operativen Eingriff statt.

Risikoabschätzung

Anhand von Anamnese, Laborbefunden und den Ergebnissen der körperlichen Untersuchung schätzt der Anästhesist das **Anästhesierisiko** des Patienten ein. Am häufigsten benutzt er dazu die **Klassifikation der American Society of Anesthesiologists** (*ASA-Klassifikation* ➤ Tab. 4.1). Danach plant der Anästhesist den Umfang der Überwachungsmaßnahmen während der Narkose und die Art der postoperativen Versorgung des Patienten, z. B. die Überwachung auf der Intensivstation.

Tab. 4.1 ASA-Klassifikation.

ASA	Merkmale
1	Normaler, gesunder Patient
2	Patient mit leichter Allgemeinerkrankung ohne Leistungsminderung
3	Patient mit schwerer Allgemeinerkrankung und Leistungsminderung
4	Patient mit schwerer Allgemeinerkrankung, die eine ständige Lebensbedrohung darstellt
5	Patient, bei dem zu erwarten ist, dass er die nächsten 24 Std. nicht überlebt

Wahl des Anästhesieverfahrens

Abhängig vom Zustand des Patienten und von der Art des geplanten Eingriffs wählt der Anästhesist das **geeignete Anästhesieverfahren**. Sofern möglich, werden dabei die Wünsche des Patienten berücksichtigt, z. B. Allgemein- oder Regionalanästhesie. Das Anästhesieverfahren soll dem Patienten größtmögliche Sicherheit und dem Chirurgen bestmögliche Operationsbedingungen bieten.

Prämedikation

Hauptziel der **Prämedikation** ist die Dämpfung von Angst- und Spannungszuständen (*Anxiolyse*) vor dem Eingriff. Dazu verordnet der Anästhesist meist oral zu verabreichende Beruhigungsmittel, z. B. Benzodiazepine, in zwei Einzeldosen. Eine Dosis erhält der Patient am Vorabend der Operation, die zweite meist unmittelbar bevor er in den Operationssaal abgerufen wird („*auf Abruf*").

Im Rahmen der anästhesiologischen Visite legt der Anästhesist auch fest, wie bei Patienten mit Dauermedikation zu verfahren ist, z. B. Einnahme von Blutdruckmedikamenten, Antidiabetika, Schmerzmitteln und in Absprache mit dem Operateur von blutgerinnungshemmenden Arzneimitteln. Die Pflegenden dokumentieren die Verabreichung der Prämedikation im Anästhesieprotokoll und in der Patientenkurve.

4.3.3 Anästhesieverfahren

Allgemeinanästhesie

DEFINITION
Allgemeinanästhesie (*Vollnarkose, Allgemeinnarkose;* griech. Narkose *= Erstarrung, Lähmung*): Durch Verabreichung von **Anästhetika** (*Narkotika*) herbeigeführter, reversibler Zustand, in welchem Operationen in Schmerzfreiheit, Bewusstlosigkeit und ohne Abwehrreaktionen durchgeführt werden können.

In der Regel setzt man für die **Allgemeinanästhesie** eine Kombination aus Schlaf- und Schmerzmitteln sowie Medikamenten zur Muskelerschlaffung ein. Diese werden intravenös verabreicht bzw. der Atemluft beigemischt. Während der Narkoseeinleitung wird dem Patienten eine Gesichtsmaske vorgehalten, über die Sauerstoff zugeführt wird (*Präoxygenierung*). Nach dem Einschlafen wird die Atmung zunächst über die Gesichtsmaske unterstützt. Bei längeren Operationen wird dem Patienten über Mund oder Nase ein Tubus in die Luftröhre (*Intubation*) eingeführt; für kürzere Operationen verwendet der Anästhesist oft eine in den Rachen eingeführte Kehlkopfmaske (*Larynxmaske*).

Anästhesiephasen

- **Anästhesieeinleitung.** Im **Einleitungsraum,** meist einem Vorraum des Operationssaals, wird der Patient auf die Anästhesie vorbereitet und anschließend wird die Narkose eingeleitet. Bei

ausreichender Narkosetiefe und stabilen Kreislaufverhältnissen wird der Patient in den Operationssaal gebracht
- **Anästhesieunterhaltung.** Durch Zufuhr von Anästhetika wird die Narkosetiefe während des Eingriffs aufrechterhalten und der jeweiligen Operationsphase angepasst
- **Anästhesieausleitung.** Zum Ende der Operation beendet der Anästhesist die Zufuhr der Anästhetika, sodass ihre Wirkung abklingt und der Patient aus der Narkose erwacht.

Daran schließt sich die **Nachbetreuung im Aufwachraum** oder die Weiterbehandlung des Patienten auf der Intensiv- oder Wachstation an.

Narkosekomplikationen

DEFINITION

Narkosekomplikation: Ereignis, das während oder nach einer Anästhesie auftritt und in direktem Zusammenhang mit der Verabreichung von Anästhetika oder anästhesiologischen Techniken steht. Schwere Komplikationen, die im schlimmsten Fall zum Tod des Patienten oder bleibenden Störungen der Gehirnfunktion führen können, sind sehr selten. Meist handelt es sich um vorübergehende und einer Therapie gut zugängliche Störungen wie Übelkeit, Venenreizungen und Halsschmerzen.

Wichtige **Narkosekomplikationen:**
- Allergische Reaktion/anaphylaktischer Schock
- Aspiration
- Atemdepression
- Schwierige oder unmögliche Intubation.
- Laryngospasmus, Bronchospasmus
- Hypoxämie, Hyperkapnie
- Herzrhythmusstörungen bis hin zum Herz-Kreislauf-Stillstand
- Hypothermie, maligne Hyperthermie
- Hypertonie oder Hypotonie
- Luftembolie.

Regionalanästhesie

DEFINITION

Regionalanästhesie (*Lokalanästhesie, örtliche Betäubung, lokale Betäubung*): Verfahren zur Schmerzausschaltung einer Körperregion bei Operationen oder zur Schmerztherapie (➤ 4.5.9) durch Applikation eines **Lokalanästhetikums.**

Unterschieden werden:
- Oberflächenanästhesie
- Infiltrationsanästhesie, auch als intravenöse Regionalanästhesie
- Leitungsanästhesie
  - Periphere Leitungsanästhesie (*periphere Nervenblockade*)
  - Rückenmarksnahe Leitungsanästhesie (*zentrale Nervenblockade*).

Lokalanästhetika blockieren im Nerveninneren reversibel die Fortleitung der Erregung. Nach Abklingen der Wirkung des Lokalanästhetikums kehren die Empfindungen wie Schmerz, Temperatur, Berührung oder Druck zurück. Da die Lokalanästhetika nach ihrer Injektion in das Gewebe auch in den Blutkreislauf aufgenommen werden, können sie systemische Nebenwirkungen hervorrufen, z. B.:
- Blutdruckabfall, Bradykardie
- Übelkeit und Erbrechen
- Allergische Reaktion/anaphylaktischer Schock
- Intoxikation.

VORSICHT

Risiken vermeiden

Aufgrund dieser Risiken dürfen Leitungsanästhesien und intravenöse Regionalanästhesien nur bei liegendem venösem Zugang und kontinuierlicher Kreislaufüberwachung durch einen Arzt bei Anwesenheit einer qualifizierten Pflegekraft durchgeführt werden.

Oberflächenanästhesie

Anästhesie der Schleimhaut durch Aufsprühen eines Lokalanästhetikums (z. B. Lidocain 2 %, etwa *in Xylocain®-Spray*), z. B. auf die Rachenschleimhaut zur Gastroskopie oder auf die Bronchialschleimhaut zur Bronchoskopie, oder durch Auftragen einer anästhesierenden Creme (z. B. *EMLA®-Creme*) auf die Haut, z. B. vor Anlage eines venösen Zugangs bei Kindern.

Durch die Schleimhautanästhesie im Rachen besteht eine erhöhte Aspirationsgefahr, deshalb sollte der Patient 2 Std. danach nüchtern bleiben.

Infiltrationsanästhesie

Hierbei wird mit einer Kanüle ein **Lokalanästhetikum** in das **Weichteilgewebe** um das Operationsgebiet gespritzt. Dieses Verfahren dient zur Anästhesie kleiner, umschriebener Bezirke (z. B. Wundversorgung, Inzision eines Abszesses). Die **intravenöse Regionalanästhesie** ist eine Sonderform der Infiltrationsanästhesie und ist indiziert bei Eingriffen an der oberen bzw. unteren Extremität, die in Blutleere vorgenommen werden.

Periphere Leitungsanästhesien

Bei der **peripheren Leitungsanästhesie** (*periphere Nervenblockade*) wird ein Nervenbündel (*Plexus,* ➤ Abb. 4.16) oder ein einzelner Nerv mit Lokalanästhetikum (➤ Abb. 4.17) umspritzt und so die Anästhesie im sensiblen Versorgungsbereich des Nerven(-bündels) herbeigeführt. Indikationen der peripheren Leitungsanästhesie sind Eingriffe in lokal begrenzten Operationsgebieten, z. B. bei Eingriffen an den oberen oder unteren Extremitäten. Nachteile sind die im Vergleich zur Allgemeinanästhesie längere Vorbereitungszeit (sorgfältiges Aufsuchen der Punktionsstelle, ultraschallgesteuerte Punktion, ggf. elektrische Nervenstimulation, die Anschlagszeit von 10–30 Min.), eine höhere Versagerquote als bei anderen Anästhesieverfahren und die Gefahr, Nerven und Gefäße zu verletzen.

Eine Leitungsanästhesie ist unter den gleichen aseptischen Bedingungen wie eine Operation durchzuführen. Da schwerwiegende Nebenwirkungen auftreten können und prinzipiell auch ein Versagen der Regionalanästhesie möglich ist, muss der Eingriff wie bei einer Vollnarkose vorbereitet und durchgeführt werden (z. B. Nüch-

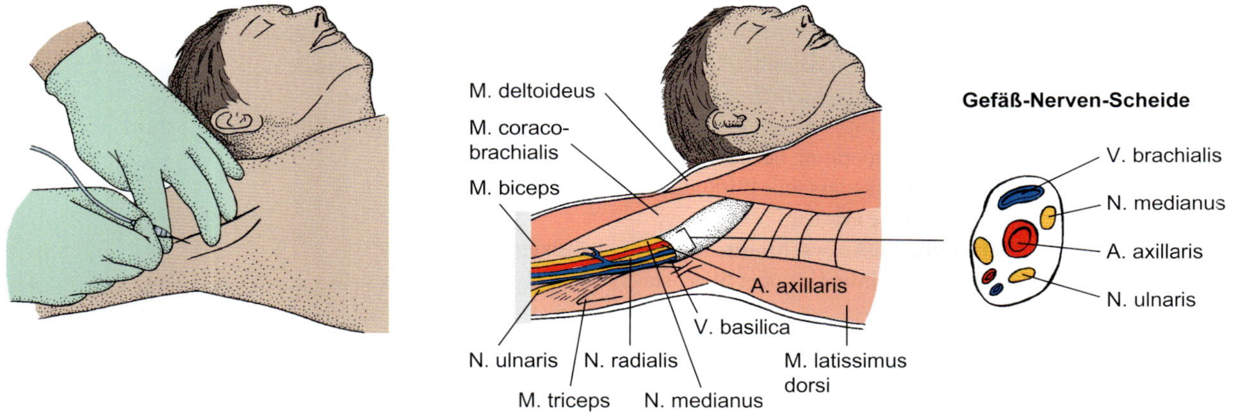

Abb. 4.16 Anästhesie Plexus brachialis („Armgeflecht"). **Links:** Punktion. **Mitte:** Äste des Plexus brachialis (gelb) und umgebende anatomische Strukturen. **Rechts:** Nerven und Blutgefäße verlaufen in einer gemeinsamen Gefäß-Nerven-Scheide. [L157]

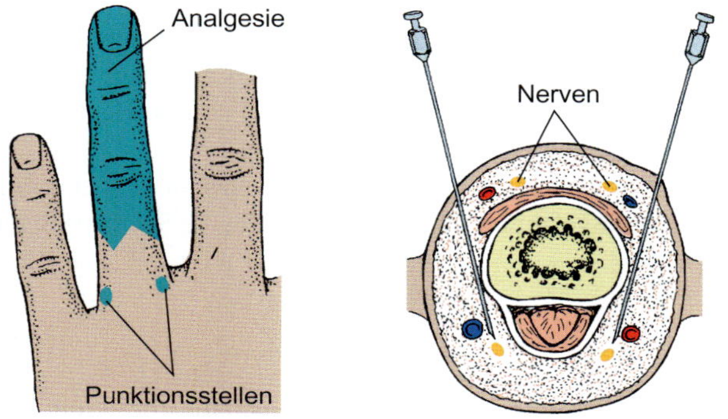

Abb. 4.17 Leitungsanästhesie des Fingers (Oberst-Anästhesie). Mit zwei Injektionen an der Basis des Fingers werden alle vier Nerven betäubt. [L157]

ternheit des Patienten, Monitoring, Intubationsbereitschaft). Zur Behandlung von Schmerzen, z. B. postoperativ, kann an die Nerven oder Nervenbündel über eine spezielle Einführungskanüle ein Plastikkatheter eingebracht werden, über den kontinuierlich oder als Bolus ein Lokalanästhetikum verabreicht werden kann.

Rückenmarksnahe Regionalanästhesie

DEFINITION

Spinalanästhesie (*SPA*): Regionalanästhesie durch Injektion des Lokalanästhetikums in den liquorhaltigen **Subarachnoidalraum** (*Spinalraum*, ➤ Abb. 4.18).
Periduralanästhesie (*PDA, Epiduralanästhesie*): Regionalanästhesie durch Injektion des Lokalanästhetikums in den **Epiduralraum** (➤ Abb. 4.18).

Rückenmarksnahe Anästhesieverfahren werden hauptsächlich bei Eingriffen unterhalb des Nabelniveaus durchgeführt, z. B. in der Geburtshilfe, bei Eingriffen am Urogenitaltrakt und an den unteren Extremitäten. Der Vorteil gegenüber der Vollnarkose besteht in der Schmerzausschaltung beim wachen und kooperativen Patienten. Die rückenmarksnahe Leitungsanästhesie ist außerdem ein kostengünstiges Verfahren. **Kontraindikationen** sind z. B. Störungen der Blutgerinnung, Antikoagulanzientherapie, bestimmte Herz-Kreislauf-Erkrankungen, Sepsis, Hypovolämie und Schock, Entzündung an der Einstichstelle im Rücken sowie Ablehnung des Verfahrens durch den Patienten.

Besonderheiten Aufklärungsgespräch zur Regionalanästhesie

- Patienten mit Operationsangst bietet der Anästhesist eine zusätzliche Sedierung an
- Zusätzlich werden Patienten mit Leitungsanästhesien über eine mögliche Allgemeinanästhesie bei unzureichender Wirkung der Regionalanästhesie aufgeklärt.

Als unerwünschte Wirkung kommt es durch die Gefäßweitstellung nach rückenmarksnaher Regionalanästhesie häufig zunächst zu einem Wärmegefühl in den Beinen mit anschließendem Blutdruckabfall. Prophylaktisch erhält der Patient daher zuvor ca. 500 ml Elektrolytlösung. Zusätzlich kann ein Antihypotensivum (z. B. *Akrinor®*) gegeben werden.

Spinalanästhesie

Bei der **Spinalanästhesie** (➤ Abb. 4.18) erfolgt die Punktion des Liquorraums meist am sitzenden oder seitlich liegenden Patienten. Der Patient beugt sich hierbei nach vorn („Katzenbuckel"), wobei sich die Zwischenwirbelräume vergrößern und die Punktion erleichtert wird. Für die Punktion werden spezielle Kanülen verwendet, über die nach Aspiration von Liquor das Lokalanästhetikum injiziert werden kann. Nach etwa 10 Min. sind in der unteren Körperhälfte die Motorik und Sensibilität ausgeschaltet. Die Betäubung hält je nach Anästhetikum und Konzentration 1–3 Std. (selten bis zu 4–6 Std.) an. Die Spinalanästhesie wird in der Regel als einmalige Gabe („Single shot") verabreicht. Es kann aber auch über einen dünnen Katheter kontinuierlich oder wiederholt Anästhetikum eingebracht werden.

Postoperative Überwachung nach Spinalanästhesie:

- **Kreislauf-, Blutdruck-** und **Pulskontrollen** wie nach anderen Narkoseverfahren

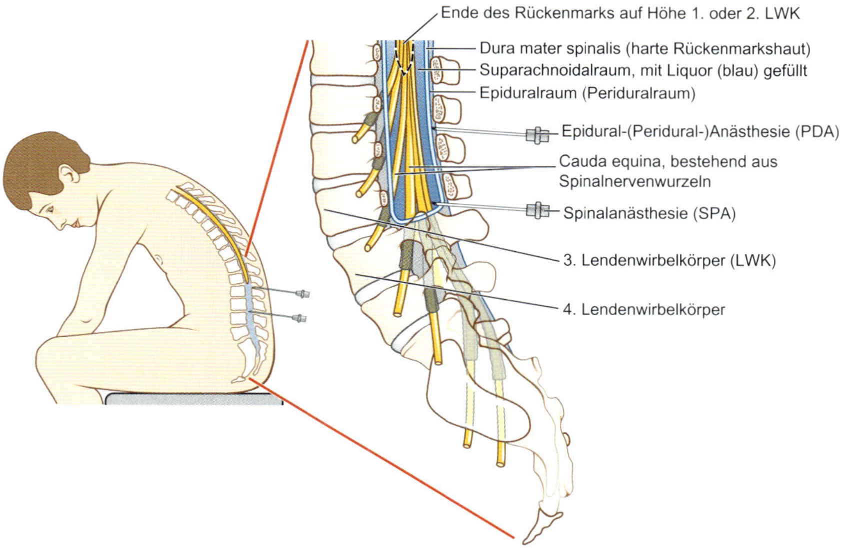

Abb. 4.18 Rückenmarksnahe Regionalanästhesien: Spinalanästhesie (SPA) und Periduralanästhesie (PDA). Bei der Spinalanästhesie erfolgt die Injektion in den liquorgefüllten Subarachnoidalraum zwischen Pia mater spinalis und Arachnoidea. Bei der Periduralanästhesie erfolgt die Injektion in den Epiduralraum zwischen innerer und äußerer Haut der Dura mater spinalis. [L126]

- **Postoperativer Harnverhalt.** Aufgrund der Betäubung nimmt der Patient den Harndrang nicht wahr. Der Harnverhalt ist gelegentlich Ursache eines unerklärlichen Bluthochdrucks nach rückenmarksnaher Regionalanästhesie
- **Kopf-** und **Rückenschmerzen.** Eine spezifische Komplikation ist der **postpunktionale** (*postspinaler*) **Kopfschmerz,** der typischerweise etwa 24–48 Std. nach der Punktion auftritt. Er ist häufiger bei jungen Patienten zu beobachten, wenn mehrere Punktionsversuche notwendig waren sowie bei Verwendung dickerer Punktionsnadeln. Ursache ist wahrscheinlich ein Liquorverlust über die Punktionsstelle
- **Neurologische Symptome.** Auf Rückkehr der Sensibilität und Motorik im anästhesierten Bereich achten.

Periduralanästhesie

Bei der **Periduralanästhesie** (*PDA*, ➤ Abb. 4.18) wird das Lokalanästhetikum in den Epiduralraum (*Periduralraum*) injiziert, d. h. zwischen *Ligamentum flavum* (*Band zwischen den Wirbelbögen*) und *Dura mater spinalis* (*harte Rückenmarkshaut*). Entscheidend für die Ausbreitung ist die injizierte Menge, d.h. je mehr Lokalanästhetikum injiziert wird, desto mehr Segmente werden blockiert. Als Faustregel für die Dosierung gilt: 1–1,5 ml Lokalanästhetikum pro Segment, beim älteren Menschen sowie schwangeren Frauen weniger.

Das Lokalanästhetikum diffundiert aus dem Periduralraum durch die Dura mater zu seinem Hauptwirkort, den Spinalnervenwurzeln. Daher ist die Anschlagszeit bei der PDA mit etwa 20–30 Min. deutlich länger als bei der Spinalanästhesie. Die Betäubung bei der PDA ist meist nicht so vollständig wie bei einer Spinalanästhesie, d. h. der Patient hat zwar keine Schmerzen, kann evtl. Druck, Zug und Berührung spüren. Dies ist z. B. in der Geburtshilfe erwünscht, da die Gebärende dann trotz PDA noch mitpressen kann.

Kaudal- oder **Sakralanästhesie:** Sonderform der PDA mit Injektion des Lokalanästhetikums in den Sakralkanal des Kreuzbeins.

Für länger dauernde Eingriffe hat sich die **Katheter-PDA** (*kontinuierliche Epiduralanästhesie*) bewährt. Dabei schiebt der Anästhesist einen **Periduralkatheter** (*PDA-Katheter, PDK*) durch die Punktionsnadel vor und entfernt anschließend die Kanüle. Der Katheter wird am Rücken entlang in Richtung Kopf geführt und mittels Pflaster fixiert (➤ Abb. 4.19). Über den Katheter sind Lokalanästhetika-(Nach-)Injektionen ohne Lageveränderung des Patienten möglich, z. B. bei unerwarteter Verlängerung der Operation. Nach der Operation wird der PDK meist zur postoperativen Schmerztherapie genutzt.

Wichtigste **Komplikation** ist die Dislokation der Katheterspitze in ein Blutgefäß mit der Folge einer intravasalen Lokalanästhetikum-Verabreichung mit der Gefahr von Herzrhythmusstörungen, generalisierten Krampfanfällen u.a. Wird das Anästhetikum aus Versehen in den Spinalraum verabreicht, sind die großen Mengen lebensbedrohlich.

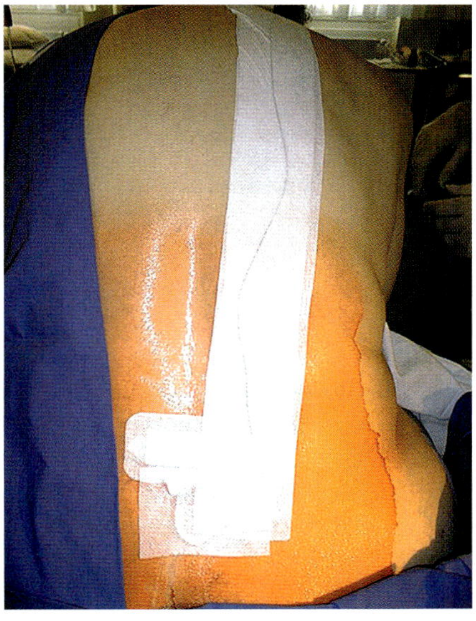

Abb. 4.19 Verband beim liegenden Periduralkatheter. Die Einstichstelle wird steril verbunden und der Periduralkatheter wellenförmig auf dem Rücken fixiert, damit er nicht herausrutscht, wenn der Patient den Rücken beugt. [M161]

VORSICHT

Klares Kennzeichnen des Periduralkatheters

Das Ende des Periduralkatheters deutlich als solches kennzeichnen, damit es z. B. bei Pflasterfixierung an Schulter/Hals nicht mit einem zentralen Venenkatheter (*ZVK*) verwechselt werden kann. Sowohl die versehentliche Injektion von Lokalanästhetika ins Venensystem als auch die Injektion/Infusion von i. v.-Medikamenten/Infusionen in den Periduralkatheter können lebensbedrohlich sein.

Kombination von Vollnarkose und Periduralanästhesie

Bei einer Kombination von Vollnarkose und Periduralanästhesie wird der PDK intraoperativ zur Analgesie genutzt (geringerer Narkosemittelbedarf) und postoperativ zur weiteren Schmerztherapie, z. B. im Rahmen von Fast-Track-Konzepten, etwa bei der Kolon-Chirurgie.

Pflegerische Maßnahmen bei liegendem Periduralkatheter sind:

- **Aseptischer Verbandswechsel** an der Eintrittsstelle mit Lagekontrolle, tgl. Injektionsfilter wechseln
- **Patientenbeobachtung** hinsichtlich allergischer Reaktionen (z. B. Hautquaddeln, Juckreiz, Atemnot) und Überdosierungen (z. B. Muskelzittern, Taubheitsgefühl von Zunge und Lippen, Sehstörungen)
- **Vorsichtige Mobilisation,** da ggf. Ausfall oder Beeinträchtigung der sensorischen und motorischen Nerven d. h. evtl. Schwäche der Beine bzw. Minderung der Gefühlsempfindung
- **Essen und Trinken** ist bei stabiler Herz-Kreislauf-Situation und Atmung sowie dem Abklingen der Sedierung mit vollständiger Rückkehr der Schutzreflexe möglich.

4.3.4 Anästhesie-Einleitung

Nach der Einschleusung in die Operationsabteilung (➤ 4.1.9) wird der Patient in den **Einleitungsraum** der **Anästhesie** gebracht. Arzt und Pflegende stellen sich dem Patienten vor und überprüfen seine Identität sowie die notwendigen Unterlagen. Sie vergewissern sich, dass er nüchtern ist und in den vergangenen Stunden nicht geraucht hat. Hat der Patient Zahnprothesen, Schmuck, Brille oder Hörgerät bei sich, entfernen die Pflegenden diese Gegenstände und kennzeichnen sie mit dem Namen des Patienten.

VORSICHT

Ständige Patientenbeobachtung

Die Pflegenden lassen den prämedizierten Patienten im Einleitungsraum niemals alleine.

Abhängig vom Anästhesieverfahren werden vor oder nach der **Narkoseeinleitung** weitere Maßnahmen durchgeführt, z. B. Legen einer peripheren Verweilkanüle oder eines zentralen Venenkatheters, Legen eines arteriellen Katheters zur kontinuierlichen Blutdruckmessung und zur Gewinnung von Blutgasproben, Legen eines Blasendauerkatheters oder einer rektalen Temperatursonde.

Aufgaben Anästhesist und Pflegende

Der Anästhesist und die Pflegenden der Anästhesieabteilung stellen sicher, dass der Patient gelagert ist und sämtliche Zugänge jederzeit zugänglich sind. Sie sind während der Operation für die Überwachung der vitalen Funktionen und die Aufrechterhaltung der Narkose zuständig.

4.4 Ablauf einer Operation

4.4.1 Aufnahme des Patienten im Operationstrakt

Einschleusen des Patienten ➤ 4.1.9

Die aufnehmende Pflegekraft stellt sich dem Patienten mit Namen und Berufsbezeichnung vor und nimmt dazu den Mundschutz ab. Sie vergewissert sich, dass der Patient bequem liegt und achtet darauf, dass die Intimsphäre gewahrt bleibt. Bei Bedarf erhält er eine Decke. Die Pflegekraft informiert den Patienten über das weitere Vorgehen. Sie achtet außerdem auf Schmerzäußerungen und bittet ggf. den Anästhesisten, vorab ein Schmerzmittel zu verabreichen.

4.4.2 Lagerung des Patienten

Nachdem der Anästhesist die Narkose eingeleitet hat, wird der Patient in den Operationssaal gefahren (➤ Abb. 4.20). Der fahrbare Operationstisch wird über die im Boden eingebaute Säule geschoben, die Säule hochgefahren und die Transportvorrichtung entfernt. Anschließend wird der Patient entsprechend der geplanten Operation gelagert. Verantwortlich für die korrekte **Lagerung** ist der Operateur. Bei unkomplizierten Lagerungen delegiert der Operateur das Lagern meist an die Pflegenden und kontrolliert ab-

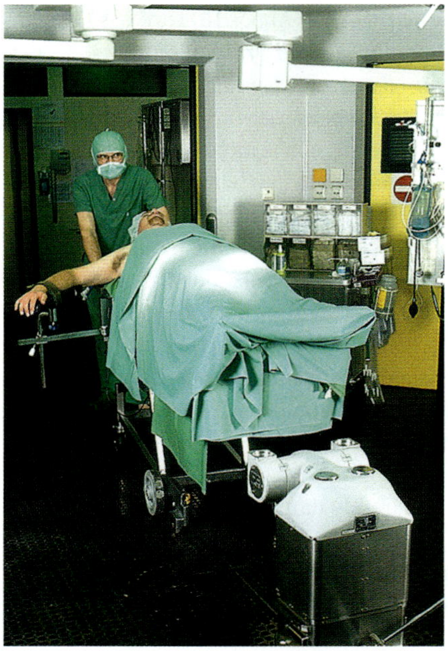

Abb. 4.20 In den Operationssaal bringen. Der Operations- oder Anästhesiepfleger bringt den Patienten vom Einleitungsraum in den Operationssaal. Der OP-Tisch wird auf die im Boden eingebaute Säule (vorne) geschoben und arretiert, dann wird die Transportvorrichtung entfernt. [K183]

Tab. 4.2 Verschiedene intraoperative Lagerungsarten und typische in dieser Lagerung durchgeführte Operationen. [L215]

Lagerung		Indikation (Beispiele)
Rückenlage	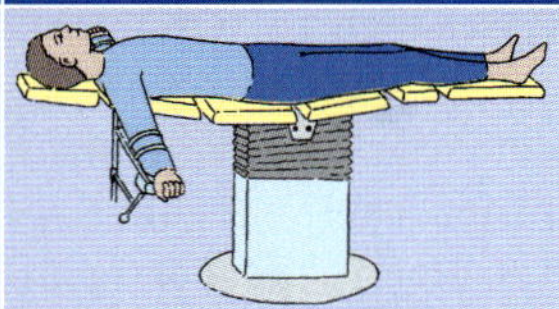	• Abdominelle Eingriffe, z. B. Appendektomie (➤ 5.7.3), Darmresektion (➤ 5.7.8), Cholezystektomie (➤ 6.5.6) • Implantation einer Hüft-TEP (➤ 8.14.6) • Herzchirurgische Eingriffe, z. B. Bypassoperation (➤ 13.5.1) oder Klappenersatz (➤ 13.6) • Handoperationen
Bauchlage	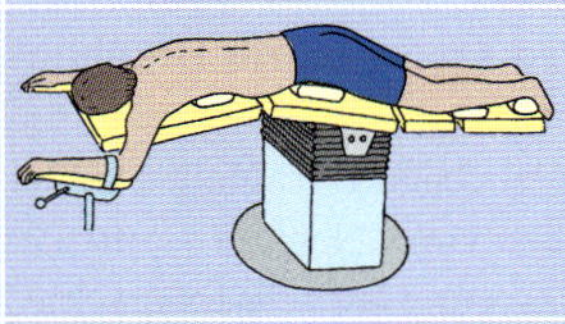	• Eingriffe an der Wirbelsäule, z. B. bei instabiler Fraktur, Tumoren, Skoliose-Operationen (➤ 8.12.2), Bandscheibenoperationen (➤ 8.12.4) • Schwenklappen-Operationen zur Deckung von Hautdefekten bei sakralem Dekubitus (➤ 1.4.9)
Seitenlage	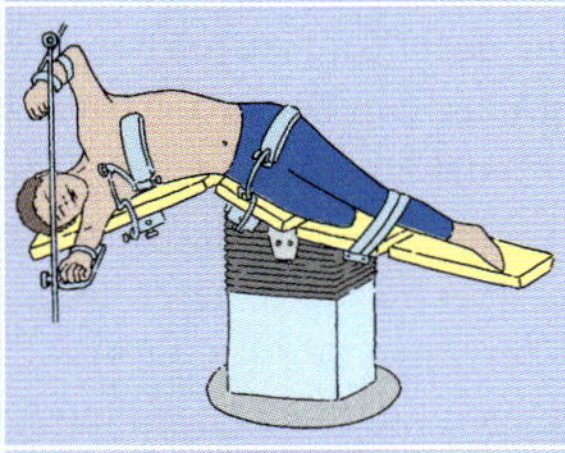	• Thoraxchirurgische Eingriffe, z. B. Lungenteilresektion (➤ 10.5.2) • Nierenoperationen, z. B. Nephrektomie (➤ 12.5.5) • Implantation einer Hüft-TEP (wird in Deutschland meist in Rückenlage durchgeführt, ➤ 8.14.6) • Eingriffe an der Wirbelsäule (müssen oft in Bauchlage vorgenommen werden, ➤ 8.12.2)
Steinschnittlage	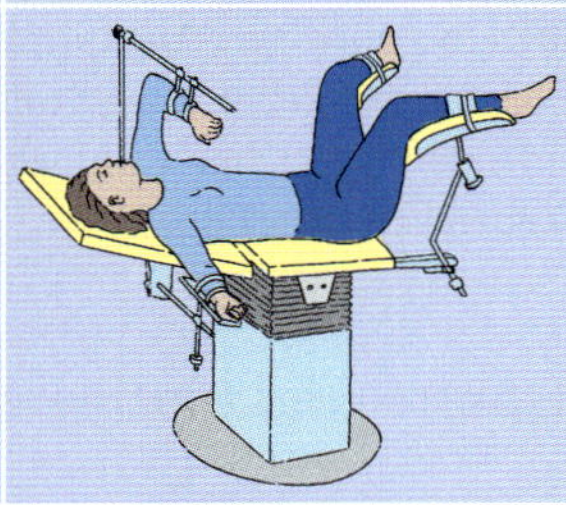	• Transanale Entfernung von Rektumtumoren (➤ 5.7.7) • Hämorrhoiden-Operation (➤ 5.8.1) • Eröffnung von Perianalabszessen (➤ 5.8.3) • Transurethrale Eingriffe in der Urologie, z. B. TUR-Prostata (➤ 12.7.2)
Oberkörperhochlage	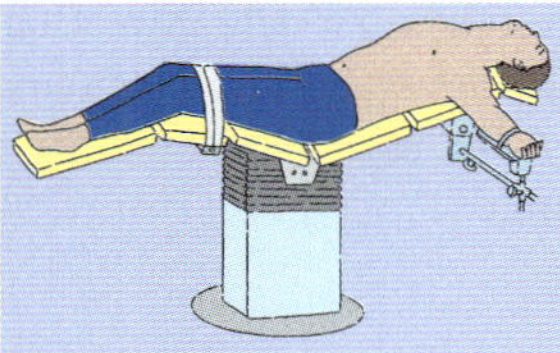	• Schilddrüsenoperation (➤ 11.3.3) • Chirurgische Tracheotomie • Operative Stabilisierung einer Humeruskopffraktur (➤ 7.11.3)
Lagerung auf dem Extensionstisch	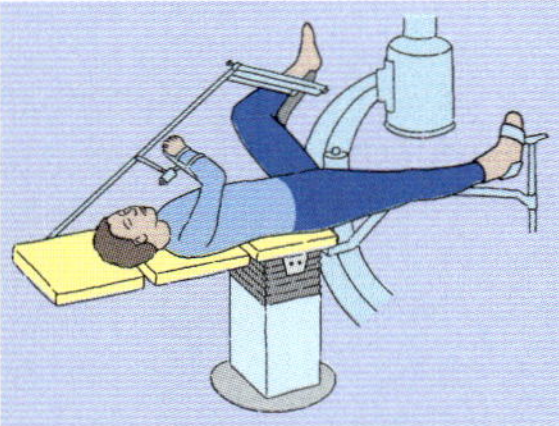	• Operative Versorgung von Frakturen, z. B. Oberschenkel-Marknagel oder Verriegelungsnagel (➤ 7.5.6); Extensionstisch erleichtert die Reposition der Fraktur und Halten des Repositionsergebnisses
Sitzende Position	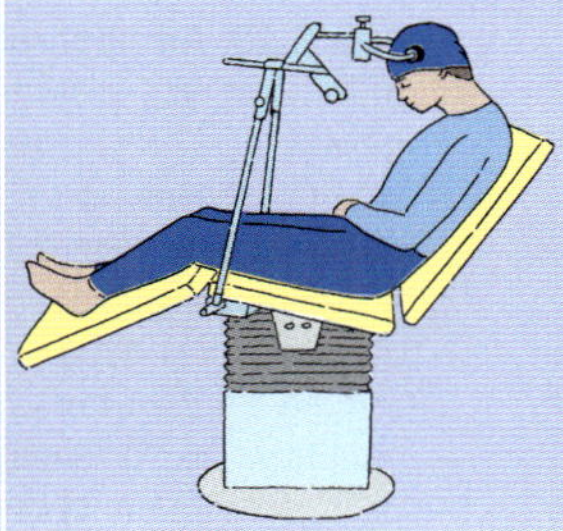	• Neurochirurgische Eingriffe, z. B. Entfernung eines Hirntumors oder Hämatomausräumung (➤ 7.7.2)

schließend die korrekte Positionierung. Während komplizierter oder spezieller Lagerungen sollte der Operateur anwesend sein.

Ziele der Lagerung zur Operation

- Der Operateur hat einen guten Zugang zum Operationsgebiet und kann ungehindert arbeiten. Für die meisten Operationen gibt es typische intraoperative Lagerungen (➤ Tab. 4.2)
- Das Anästhesie-Team kann die Vitalzeichen des Patienten sicher überwachen und den Anästhesieverlauf steuern und kontrollieren
- Der Patient liegt sicher und stabil auf dem Operationstisch und erleidet keine lagerungsbedingten Folgeschäden, z. B. Druckstellen oder Nervenläsionen.

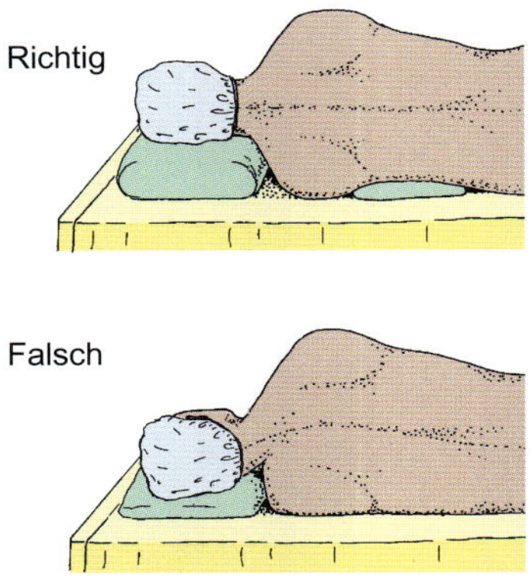

Abb. 4.21 Seitenlagerung. Der Kopf wird sorgfältig gelagert. Er liegt richtig, wenn er ausreichend gestützt ist, sodass die Halswirbelsäule gerade liegt. [L190]

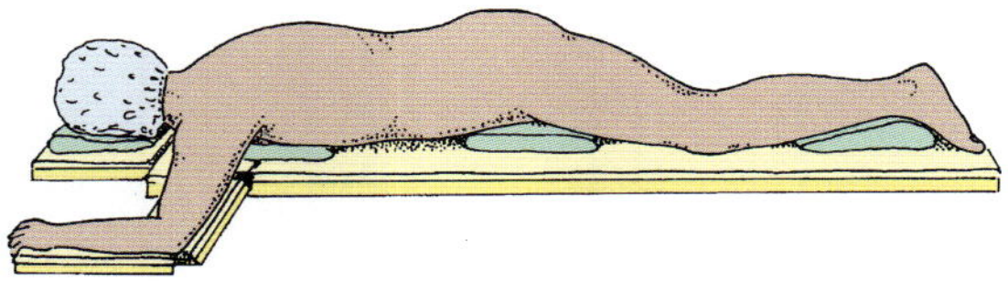

Abb. 4.22 Bauchlage. Die Augen müssen frei liegen. Knie und Zehen dürfen wegen der Dekubitusgefahr nicht aufliegen. [L190]

Prophylaxe von Lagerungsschäden

Um **Lagerungsschäden** zu verhindern, gelten folgende Grundregeln:

- Druckempfindliche Körperregionen, z. B. Schienbeinkanten, Wadenbeinköpfchen (Nähe zum N. peroneus) und Ellenbogen (Nähe zum N. ulnaris) gesondert polstern
- Bei Patienten in schlechtem Allgemeinzustand und bei längeren Operationen Kreuzbein zur Dekubitusprophylaxe gesondert unterpolstern
- Extremitäten gegen Herabfallen sichern
- Überstrecken von Gelenken vermeiden
- Bei Seitenlagerung auf achsengerechte Ausrichtung der Wirbelsäule achten, dazu Kopf ausreichend unterstützen (➤ Abb. 4.21)
- Beine nicht über den Operationstisch hinausragen lassen und nicht überkreuzt lagern, wegen Gefahr von Druckstellen im Bereich der Achillessehnen oder des Kniegelenks
- Arme nicht über 90° abduzieren wegen einer Gefahr der Plexus brachialis-Zerrung (➤ Abb. 4.23)
- Abschnürungen durch zu enge Fixiergurte vermeiden
- Bei Eingriffen in Bauchlage: Augäpfel frei lagern, da sonst Sehstörungen bis hin zur Erblindung drohen. Dazu den Kopf des Patienten in einem speziellen Kopfhalter lagern (➤ Abb. 4.22). Knie und Zehen vor Druck schützen.

4.4.3 Blutsperre und Blutleere

Um bei Operationen an den Extremitäten eine bessere Übersicht über das Operationsgebiet zu haben und den Blutverlust zu minimieren, führt der Arzt diese Eingriffe häufig in **Blutsperre** oder **Blutleere** durch.

Blutsperre

Die **Blutsperre** bewirkt die Unterbrechung der Blutzufuhr. Dazu wird vor der Hautdesinfektion körpernah eine aufblasbare Druck-

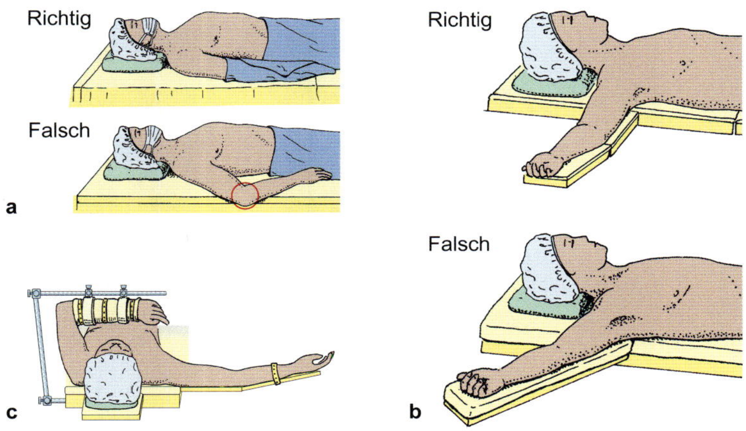

Abb. 4.23 Armlagerung während Operationen. **a)** Der Arm wird gepolstert und so an den Körper **angelegt**, dass er ganz auf dem Operationstisch aufliegt, um Druckschäden des N. ulnaris zu vermeiden. **b)** Der **ausgelagerte Arm** (*Infusionsarm*) liegt leicht angewinkelt und in Supinationsstellung (*Handfläche nach oben*) auf einer gut gepolsterten Armschiene. Um eine Zerrung des Plexus brachialis zu vermeiden, darf er nicht mehr als 90° abduziert und nicht unter Schulterniveau gesenkt sein. **c)** Der **hochgebundene Arm** wird mit gepolsterten Manschetten am Metallbügel befestigt. Arbeitet der Operateur mit dem HF-Gerät, darf der Arm des Patienten den Narkosebügel aus Metall nicht berühren. [L190]

manschette faltenfrei um die Extremität gelegt. Durch Hochhalten der Extremität fließt das Blut ab. Danach wird die Manschette mit Hilfe eines Druckgeräts aufgepumpt. Die genaue Höhe des Drucks legt der Arzt fest. In jedem Fall muss der Druck höher sein als der systolische Blutdruck, damit kein arterielles Blut mehr in die Extremität fließt. Richtwerte sind ca. 250 mmHg für den Oberarm und ca. 350 mmHg für den Oberschenkel.

Blutleere nach Esmarch

Bei der **Blutleere nach Esmarch** (➤ Abb. 4.24) wird die Extremität nach dem lockeren Anlegen der Druckmanschette zunächst ausgewickelt. Danach wird die Druckmanschette aufgepumpt (*Blutsperre*) und die Gummibinde wieder abgewickelt.

Die Dauer von Blutsperre und Blutleere ist begrenzt, sie dürfen maximal 2 Std. aufrechterhalten werden, da es sonst zu Nervenläsionen oder anderen Gewebeschäden kommen kann. Der Springer dokumentiert den Zeitpunkt von Beginn und Ende der Blutsperre/-leere im Operationsprotokoll. Sind diese 2 Std. für die Operation nicht ausreichend, muss entweder ohne Blutsperre/-leere weiteroperiert oder die Blutsperre für 20–30 Min. aufgehoben und danach erneut angelegt werden.

Kontraindikationen für Blutsperre und Blutleere sind ein erhöhtes Thromboserisiko, z. B. bei Patienten mit vorangegangener Beinvenenthrombose oder starken Varizen. Die Blutleere ist darüber hinaus kontraindiziert bei Infektionen an der betroffenen Extremität (Gefahr der Ausbreitung der Infektion durch Auswickeln) sowie bei Frakturen wegen der Dislokationsgefahr (➤ 7.5.2).

4.4.4 Hautdesinfektion und steriles Abdecken

Hautdesinfektion

Nach der Lagerung wird die **Haut** im Operationsgebiet großflächig **desinfiziert**. Dazu werden sterile Tupfer in eine sterile Kornzange geklemmt und mit gefärbter Desinfektionslösung getränkt. Das Operationsfeld wird mehrmals von innen nach außen abgewaschen. Durch die Farbe der Lösung lässt sich erkennen, welche Bereiche bereits abgewaschen wurden.

Da viele Hautdesinfektionsmittel Jod enthalten, ist es für das Operationsteam wichtig zu wissen, ob der Patient eine **Jodallergie** hat. Die Pflegenden fragen den Patienten deshalb präoperativ danach. Ist der Patient allergisch gegen Jod, dokumentieren die Pflegenden dies deutlich sichtbar in der Patientenkurve.

VORSICHT

Gefahr durch Hautdesinfektionsmittel

Das Hautdesinfektionsmittel darf weder zwischen Patientenhaut und Neutralelektrode noch zwischen Patientenhaut und Blutleere-Manschette gelangen. Unter der Neutralelektrode können bei Einsatz des Hochfrequenz-Chirurgiegeräts (z. B. zur Durchtrennung von Gewebe, zur Blutstillung) Verbrennungen entstehen und unter der Blutleere-Manschette können sich ausgedehnte Blasen bis hin zu Nekrosen bilden. Damit dies nicht geschieht, wird die Manschette gegenüber dem Operationsgebiet sorgfältig abgedichtet (➤ Abb. 4.24c).

Steriles Abdecken

Nach Abwarten der Einwirkzeit **decken** der Operateur und Assistenten den Patienten **steril ab**. Nur das Operationsfeld und der Kopf (Ausnahme: Eingriffe an Hals oder Kopf) bleiben unbedeckt. Zum Anästhesie-Team hin, das in aller Regel am Kopf des Patienten arbeitet, wird ein steriles Tuch nach oben gezogen, sodass ein „Vorhang" zwischen „sterilen" Operateuren und „unsterilem" Anästhesie-Team entsteht (➤ Abb. 4.25).

4.4.5 Durchführung der Operation

Die eigentliche **Operation** beginnt mit dem Hautschnitt (verschiedene Schnittführungen möglich, ➤ Abb. 4.26), dann wird das Subkutangewebe durchtrennt. Je nach Operation erreicht der Opera-

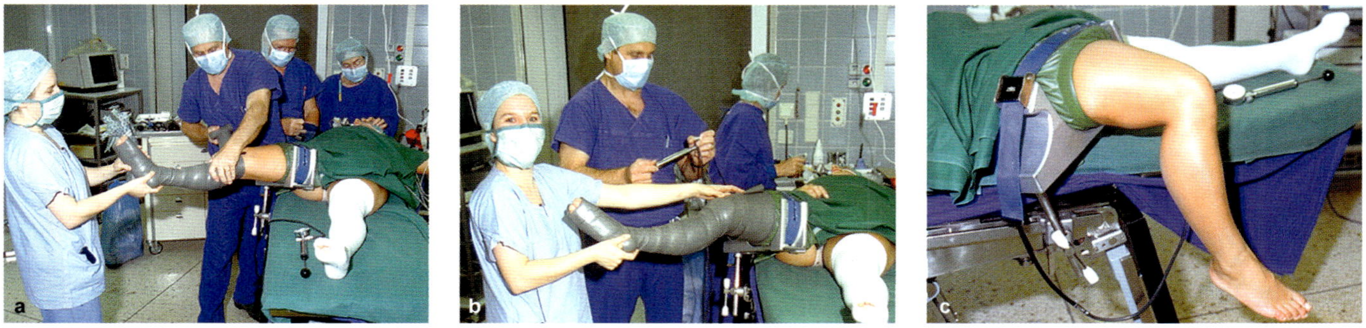

a: Auswickeln des Beines mit einer breiten elastischen Gummibinde von distal nach proximal.

b: Die Extremität wird dabei leicht angehoben.

c: Nach Aufpumpen der Druckmanschette besteht Blutleere.

Abb. 4.24 Anlegen einer Oberschenkelblutleere nach Esmarch. [M120]

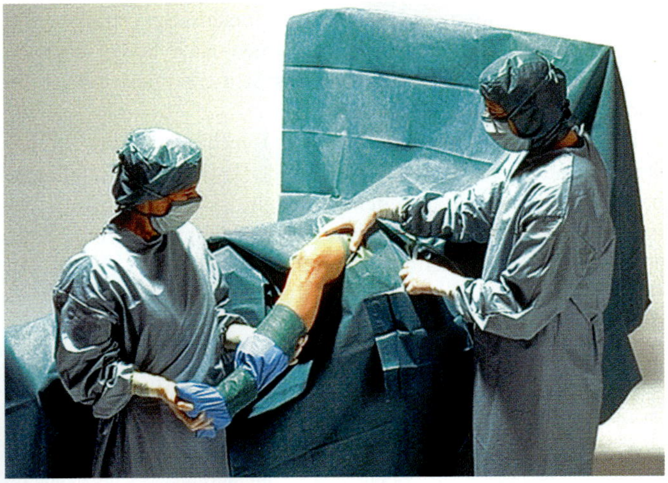

Abb. 4.25 Steril abgedeckter Patient. Das Knie ist für die Arthroskopie frei. Am Kopf hinter dem Vorhang befindet sich der Anästhesist. [V220]

teur als Nächstes häufig eine Muskelfaszie, die er möglichst in Hauptfaserrichtung durchtrennt. Ist das entsprechende Organ erreicht, führt er die geplante Operation durch.

Die Sicht des Operateurs ist für den Ablauf der Operation von essentieller Bedeutung. Es ist die Aufgabe des Assistenten, stets für eine optimale Sicht auf das Operationsgebiet zu achten. Die Lichteinstellung aus wechselnden Positionen verschafft dem Operateur einen guten Überblick.

4.4.6 Minimal-invasive Eingriffe

Bei der **minimal-invasiven Chirurgie** (*MIC,* ➤ Abb. 4.28) verzichtet der Operateur auf eine große Eröffnung der erkrankten Körperregion bzw. der Körperhöhle. Stattdessen führt er über einen kleinen Hautschnitt ein Endoskop ein, über das er das zu operierende Organ per Bildschirm ansehen und mit Hilfe endoskopischer Instrumente (➤ Abb. 4.27) operieren kann. Außer für eine diagnostische Endoskopie wird meist mindestens ein weiterer Zugang benötigt, um die notwendigen Instrumente einbringen zu können (➤ Abb. 4.28c).

Der technische Fortschritt bringt beständig ausgereiftere Instrumente für die MIC hervor. Mit ihnen können immer mehr operative Eingriffe in minimal-invasiver Technik durchgeführt werden. Die MIC bieten für die Patienten die Vorteile kleiner, kaum sichtbarer Narben, reduzierter postoperativer Schmerzen und einer kurzen Krankheits- und Rehabilitationsphase.

Treten im Verlauf der MIC endoskopisch nicht behebbare Komplikationen auf, muss der Operateur den minimal-invasiven Eingriff abbrechen und auf ein offenes (*konventionelles*) Operationsverfahren umsteigen.

4.4.7 Wunddrainagen

Pleuradrainage ➤ 10.4.2
T-Drainage ➤ 6.5.1
Spül-Saugdrainage ➤ 8.11.1
Drainagen in der Urologie ➤ 12.4

Ist der eigentliche operative Eingriff beendet und wird postoperativ ein vermehrter Blut- bzw. Sekretfluss erwartet, legt der Operateur vor

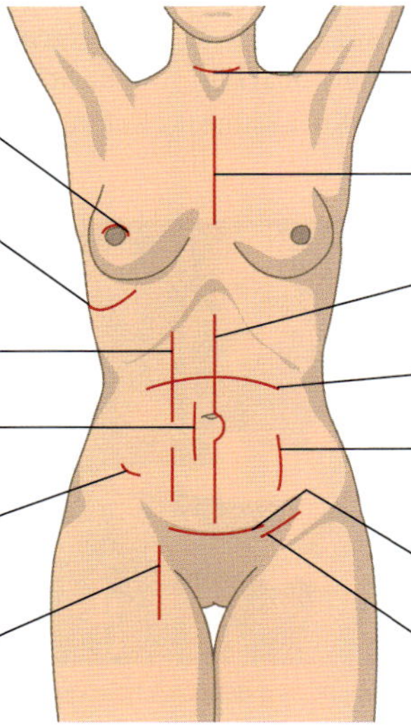

Abb. 4.26 Häufige Schnittführungen mit Beispielen typischer Operationen. Die wichtigsten Schnittführungen sind standardisiert, sodass man bis zu einem gewissen Grad von der späteren Narbe auf die durchgeführte Operation schließen kann. [L138]

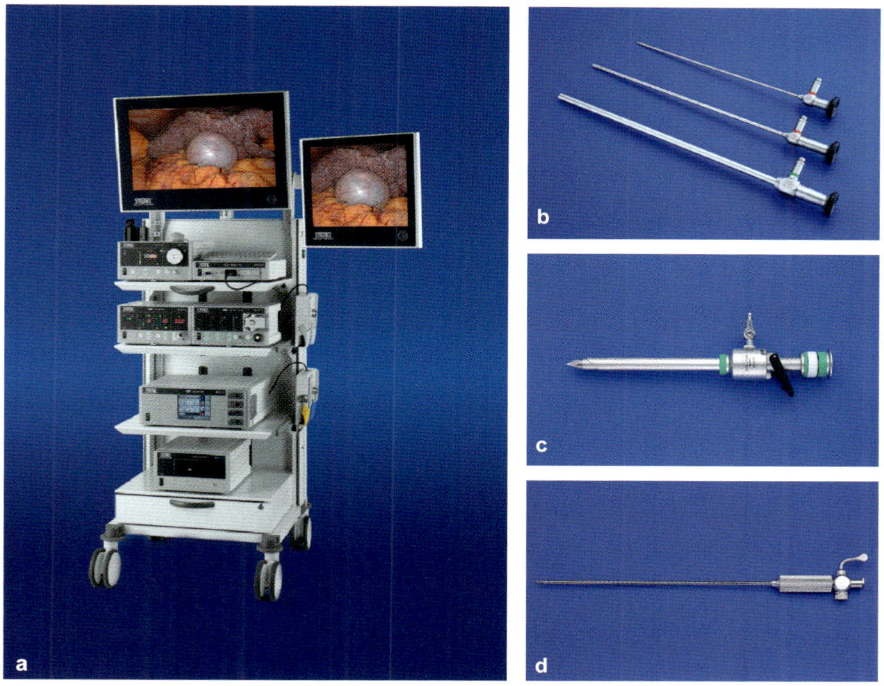

Abb. 4.27 Apparate und Instrumente zur laparoskopischen Chirurgie. a) Laparoskopie-Turm mit verschiedenen Geräten für die laparoskopische Chirurgie. **b)** Laparoskope mit Anschlüssen für das Lichtleitkabel und die Videokamera. **c)** Arbeitstrokar zum Einführen verschiedener Instrumente. **d)** Verres-Nadel zum Anlegen des Pneumoperitoneums (➤ Abb. 6.10, ➤ Abb. 6.27). [V221]

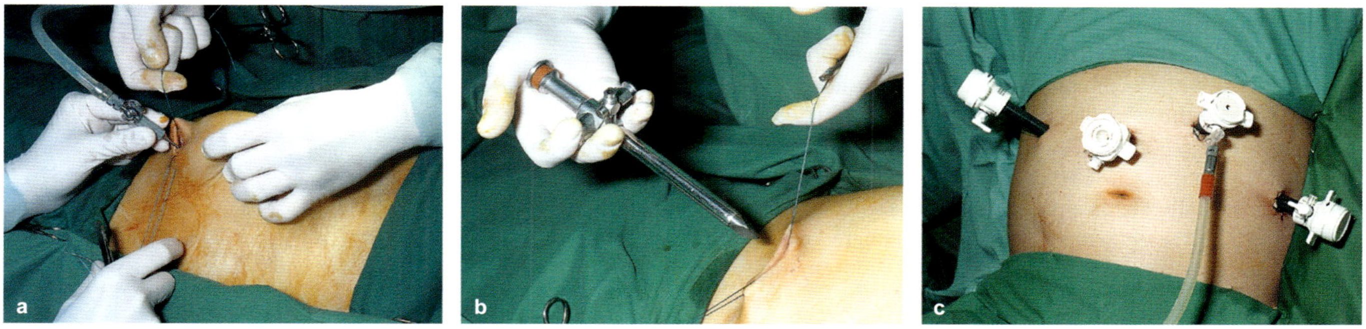

a: Nach Durchstechen der Bauchmuskelfaszie wird die Bauchdecke an beiden Fäden hochgezogen. Die Bauchhöhle kann mit der Verres-Nadel ohne hohes intraabdominelles Verletzungsrisiko punktiert werden. Das Pneumoperitoneum wird angelegt.

b: Einführen des ersten Trokars. In diesen wird anschließend die Optik eingeführt.

c: Unter endoskopischer Sicht hat der Operateur drei weitere Trokare platziert. Darüber werden nun die verschiedenen Instrumente eingeführt.

Abb. 4.28 Durchführung eines laparoskopischen Eingriffs. [K183]

dem Wundverschluss eine oder mehrere **Drainagen** (engl. *to drain = ableiten, trockenlegen*) in das Operations- oder Wundgebiet ein (➤ Abb. 4.29, ➤ Abb. 4.30, ➤ Abb. 4.31, ➤ Abb. 4.32, ➤ 4.5.10). Die Ableitung von Blut und Wundsekret senkt das Infektionsrisiko

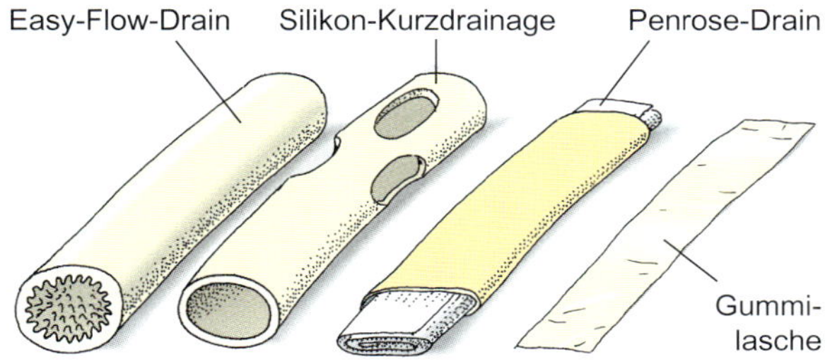

Abb. 4.29 Verschiedene Wunddrainagen. [L190]

und beugt einer Spannung und Nahtdehiszenz vor. **Zieldrainagen** im Bereich von Anastomosen lassen frühzeitig eine Anastomoseninsuffizienz erkennen. In diesem Fall nimmt die Menge des Sekrets zu und das Aussehen verändert sich.

Drainagen können nach **Indikation** und **Funktion** eingeteilt werden.

Indikation

- **Präventive** (*vorbeugende*) **Ableitungen.** Die Drainagen werden prophylaktisch zur Ableitung von Blut oder Wundsekret eingesetzt. Beispiel: Redon-Drainage im Wundgebiet (➤ Abb. 4.32)
- **Kurative Ableitungen.** Die Drainagen werden als Therapie eingesetzt, z. B. bei Abszessen, Hämatomen, Flüssigkeitsansammlungen. Beispiel: Pleuradrainage bei Hämatothorax (➤ 10.4.2).

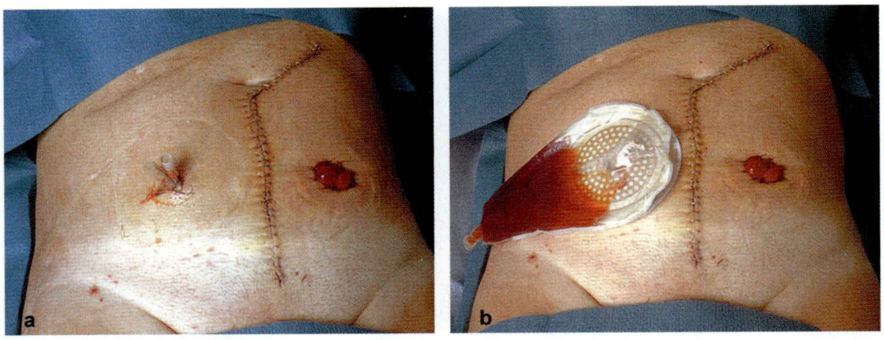

Abb. 4.30 Wundversorgung mit Easy-Flow-Drainagen. a) Easy-Flow-Drain (rechts), der mit einer einfachen Naht oder einer Sicherheitsnadel gegen das Hineinrutschen gesichert ist. **b)** Aufgeklebter Adhäsivbeutel, in den das Sekret abgeleitet wird. [K183]

Funktion

- **Passive Drainagen.** Sie leiten Flüssigkeiten aufgrund der Schwerkraft und des Kapillardrucks ab. Sie sind dadurch wenig steuerbar, in der Handhabung meist einfach. Beispiele: Easy-Flow- und Robinson-Drainage (➤ Abb. 4.30, ➤ Abb. 4.31)
- **Aktive Drainagen.** Sie arbeiten mit Unterdruck (*Sog*). Dazu werden spezielle Saugvorrichtungen/Pumpen oder Vakuumbehältnisse benötigt. Abhängig von der Drainage ist der Sog steuerbar oder nicht. Aktive Drainagen sind effizienter als passive. Beispiele: Redon-Drainage (➤ Abb. 4.32), Pleuradrainage (➤ 10.4.2)
- **Offene Drainagen.** Das Ableitungsrohr endet über dem Hautniveau, das Sekret fließt in den Verband. Bei offenen Drainagen handelt es sich immer um passive Drainagen. Nachteile sind die Gefahr der Hautmazeration durch den ständig feuchten Verband und eine erhöhte Infektionsgefahr. Beispiele: Penrose-Drainage, Gummilasche (➤ Abb. 4.29)
- **Halboffene (halbgeschlossene) Drainagen.** Zwischen Drainageschlauch und Sekretbeutel besteht eine trennbare Verbindung. Sie arbeiten passiv oder aktiv. Beispiele: Easy-Flow-Drainage (➤ Abb. 4.30), Redon-Drainage (➤ Abb. 4.32)
- **Geschlossene Drainage.** Drainageschlauch und Sekretbeutel sind untrennbar miteinander verbunden. Über einen Ablasshahn kann der Beutel entleert werden. Ggf. verhindert ein Ventil den Rücklauf des Sekrets. Diese Drainagen können passiv oder aktiv arbeiten. Beispiele: Robinson-Drainage (➤ Abb. 4.31), Jackson-Pratt-Drainage.

Ausleiten und Beschriften der Drainagen

Nur bei kleinen, oberflächlichen Wundhöhlen werden Drainagen durch die Operationswunde ausgeleitet. Ansonsten werden sie über eine speziell für die Drainage angelegte Inzision neben der Wunde nach außen verlegt, sodass sie die Wundheilung der Operationswunde nicht stören.

Legt der Operateur mehrere Drainagen ein, beschriftet er sie, sodass für die Pflegenden nachvollziehbar ist, welche Drainage wo liegt. Dies ist zum einen wichtig, um postoperativ einschätzen zu können, ob abgeleitetes Sekret dem Eingriff entspricht (z. B. ist galliges Sekret aus einer T-Drainage, ➤ Abb. 6.22) anfangs normal, aus einer Zieldrainage jedoch Zeichen einer Anastomoseninsuffizienz). Zum andern kann bei Veränderungen des Sekrets sofort auf die Lokalisation der Drainage und damit auf mögliche Ursachen geschlossen werden.

Drainagen ohne Sog

In kleine, oberflächliche Wundhöhlen legt der Operateur meist **Drainagen ohne Sog.** Diese leiten das Wundsekret durch den Kapillareffekt (*Dochtwirkung*) ab. Sie verhindern einen Sekretstau, da die Wunde an der Austrittsstelle der Drainage offen bleibt und Sekret abfließen kann.

Bei der **Easy-Flow- und Silikon-Kurzdrainagen** wird das Wundsekret meist in einen Adhäsivbeutel (auch *Easy-Flow-Beutel*, selbstklebender Sekretbeutel ähnlich dem Enterostoma-Beutel, ➤ Abb. 4.30) abgeleitet, sog. halboffene Drainage. Bei Penrose-

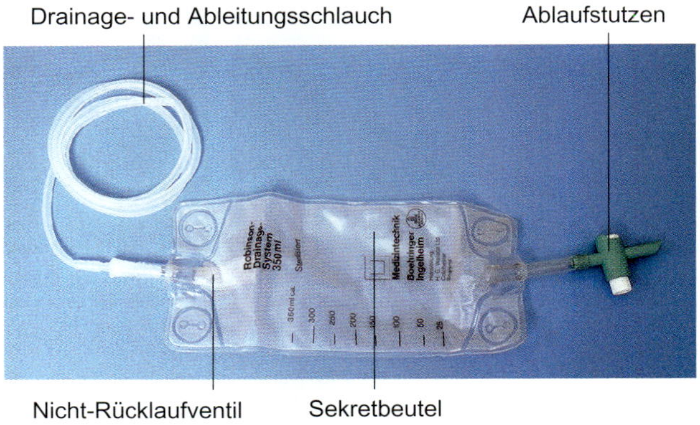

Abb. 4.31 Bestandteile einer Robinson-Drainage. [K183]

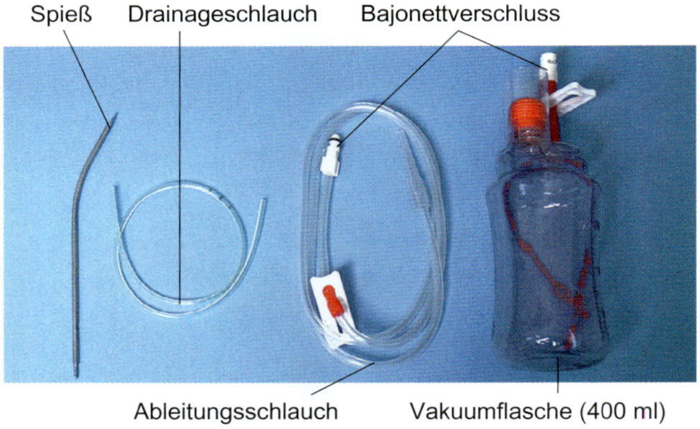

Abb. 4.32 Redon-Drainage. Bestandteile einer Redon-Saugdrainage. [K183]

Drainagen oder Gummilaschen (➤ Abb. 4.29) wird das Sekret meist in die Wundauflage abgeleitet, sog. offene Drainage oder Ableitung.

Easy-Flow-, Silikon-Kurz-, Penrose-Drainagen und Gummilaschen sind meist nicht an der Haut des Patienten fixiert, sondern lediglich mit einer sterilen Sicherheitsnadel versehen, die verhindert, dass die Drainage in die Wunde hineinrutscht. Selten fixiert der Operateur sie mit der letzten Hautnaht. [vgl. 9]

VORSICHT

Bauchhöhlen-Drainagen

Drainagen in der Bauchhöhle dürfen wegen der Gefahr der Darmwandschädigung nie an einen Sog angeschlossen werden.

Die **Robinson-Drainage** ist ein geschlossenes Wunddrainagesystem, bei dem der Drain fest mit dem Beutel verbunden ist, d. h. der Beutel kann nicht gewechselt, sondern lediglich über einen Ablaufstutzen entleert werden (➤ Abb. 4.31). Ein Ventil verhindert, dass Sekret in die Wunde zurückfließt, falls der Beutel sich versehentlich über dem Niveau der Wunde befindet. Die Robinson-Drainage wird intraabdominell verwendet.

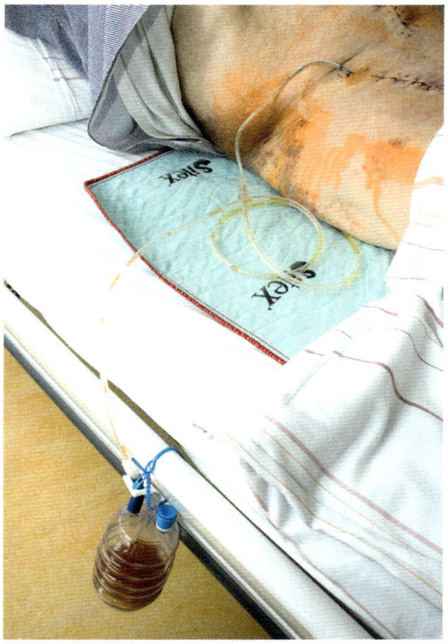

Abb. 4.33 Liegende Redon-Drainage. Die Drainage ist sicher am Bettrahmen befestigt. [K115]

Drainage mit Sog

Die **Redon-Saugdrainage** wird sehr häufig in der Chirurgie eingesetzt. Sie besteht aus zwei Teilen (➤ Abb. 4.32, ➤ Abb. 4.33):

- Einem nicht komprimierbaren **Kunststoffschlauch.** Das distale Ende liegt im Wundgebiet und hat Löcher zur Aufnahme des Sekrets. Das andere Ende wird intraoperativ auf einen Spieß gesteckt. Mit diesem Spieß durchsticht der Operateur in mindestens 5 cm Abstand von der Wunde die Haut von innen nach außen, zieht den aufgesteckten Drainageschlauch nach außen und schließt ihn an die Vakuum-Saugflasche an. Damit der Drainageschlauch nicht versehentlich herausgerissen wird, fixiert der Operateur ihn meist mit einer Naht
- Einer **Vakuum-Saugflasche**. Diese besteht heute meist aus Kunststoff (Einwegmaterial) und ist mit einer Klemme versehen, die erst nach dem Wundverschluss (➤ 4.4.8) geöffnet wird, damit sich das Vakuum nicht ausgleicht. Die Flaschen gibt es in verschiedenen Größen. Bei Bedarf wechseln die Pflegenden die Vakuum-Saugflasche unter sterilen Kautelen (➤ 4.5.10).

Redon-Drainagen liegen meist im Gelenk (*intraartikulär*), unter der Muskelfaszie (*subfaszial*) oder im Unterhautfettgewebe (*subkutan*). Der Sog zieht die Wundflächen zusammen, die dadurch schneller verkleben und zusammenwachsen. [vgl. 10]

4.4.8 Wundverschluss und Wundverband

Nachdem der Operateur die eigentliche Operation durchgeführt und ggf. Wunddrainagen eingelegt hat, erfolgt der schichtweise **Wundverschluss.** Dabei adaptiert er die durchtrennten anatomischen Strukturen möglichst genau. Dies soll zum einen die physiologische Funktion der Gewebe (weitgehend) wiederherstellen, zum anderen Wundhöhlen vermeiden, die sich mit Blut und Gewebeflüssigkeit füllen können und dann einen Infektionsherd darstellen würden. Nach der Hautnaht werden eingelegte Redon-Drainagen durch Lösen der Klemmen unter Sog gesetzt.

Chirurgische Nadeln

Chirurgische Nadeln sind sehr unterschiedlich und können nach verschiedenen Aspekten unterschieden werden.

Nadelformen

Die **Nadelform** ergibt sich durch die Biegung. Chirurgische Nadeln sind meist halbkreisförmig gebogen. Sie sind in verschiedenen Größen und Krümmungsradien (➤ Abb. 4.34) erhältlich, um den unterschiedlichen Geweben und ihren Erfordernissen gerecht zu werden. Je stärker die Nadel gebogen ist, desto näher liegen Ein- und Ausstichstelle zusammen. Das ist ein Vorteil, wenn die Operationsverhältnisse sehr eng sind. Zum Nähen benötigt der Chirurg einen Nadelhalter (➤ Abb. 4.35). Gerade geformte Nadeln sind Spezialindikationen vorbehalten.

Nadelkörperquerschnitt

Beim **Nadelkörperquerschnitt** werden zwei grundsätzliche Varianten unterschieden. Es gibt **Rundnadeln** (*R*) und **schneidende Nadeln** (*S*). Schneidende Nadeln haben von der Spitze bis zur Kante einen drei- oder mehrkantigen Querschnitt (➤ Abb. 4.34).

Nadelspitze

Neben dem Nadelkörperquerschnitt spielt die **Nadelspitze** eine entscheidende Rolle. Es gibt unterschiedliche Nadelspitzen, z. B. Mikrospitze, stumpfe Spitze, flache Spitze, dreikantige Spitze, spatelförmige Spitze. Nadelkörperquerschnitt und Nadelspitze werden mit Buchstaben und Symbolen auf der Packung beschrieben (➤ Abb. 4.37).

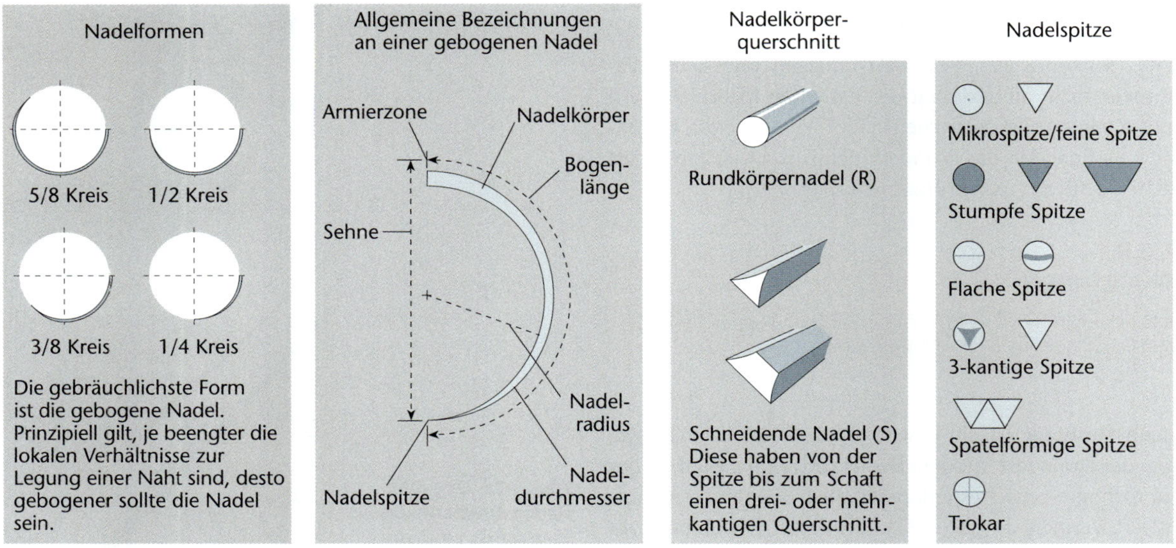

Abb. 4.34 Charakteristika chirurgischer Nadeln. [L190]

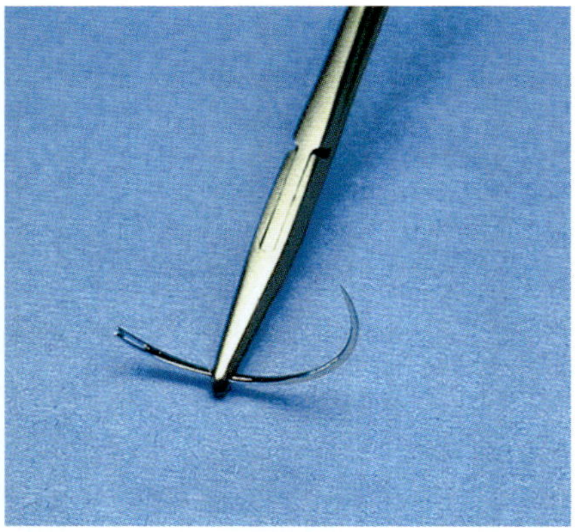

Abb. 4.35 Nadelhalter und Nadel mit Nadelöhr. [K183]

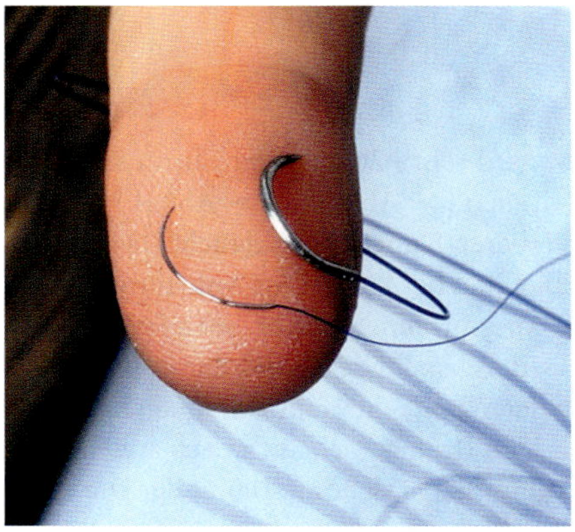

Abb. 4.36 Atraumatische Verbindung von Nadel und Faden. [K183]

Verbindung von Nadel und Faden

Es gibt zwei mögliche **Verbindungen von Nadel und Faden:**

- **Nadeln, in deren Nadelöhr der Faden eingefädelt werden muss** sind heute nur noch selten im Einsatz, v. a. weil die Doppelung des Fadens das Gewebe stärker traumatisiert
- **Atraumatische Nadeln:** Nadel und Faden sind fest miteinander verbunden. Diese Verbindung ist fast stufenlos, sodass das Gewebe beim Nähen weniger traumatisiert wird (➤ Abb. 4.36).

Chirurgisches Nahtmaterial

Am häufigsten werden Wunden mit **Nahtmaterial** verschlossen, das sehr vielfältig für die unterschiedlichsten Situationen und Bedingungen zur Verfügung steht. Arzt und Pflegende finden alle notwendigen Informationen auf der Verpackung (➤ Abb. 4.37).

Fadenstärke

Nahtmaterial steht in unterschiedlichen **Fadenstärken** zur Verfügung. Für Hersteller in der EU ist die Angabe nach dem **Europäischen Arzneibuch** (*EP*) verpflichtend. Die Stärkenbezeichnung ist **metric** (1 metric = 0,1 mm).

Fadenmaterial

Das **Fadenmaterial** lässt sich grundsätzlich in resorbierbare und nicht resorbierbare Fäden unterscheiden. Moderne **resorbierbare Fäden** bestehen meist aus synthetischem Material. Da sich die Fäden auflösen, bleiben keine Fremdkörper im Gewebe. Die verbleibende Reißfestigkeit und die Resorptionszeit unterscheiden sich bei den verschiedenen Produkten. Resorbierbare Fäden werden insbesondere zum Nähen schnell heilender Gewebe verwendet, bei denen keine lang dauernde Adaptation nötig ist. Haupteinsatzgebiet sind Nähte von Schleimhäuten, Organen, Muskelgewebe und -faszien.

Nicht resorbierbare Fäden können nicht enzymatisch abgebaut werden, d.h. sie verbleiben im Körper oder müssen entfernt werden. Die synthetisch hergestellten Fäden haben eine hervorragende Reißfestigkeit bei minimaler Fremdkörperreaktion. Nicht resorbierbare Fäden kommen überall da zum Einsatz, wo es auf eine sichere und dauerhafte Verbindung ankommt, z. B. bei Sehnen- und

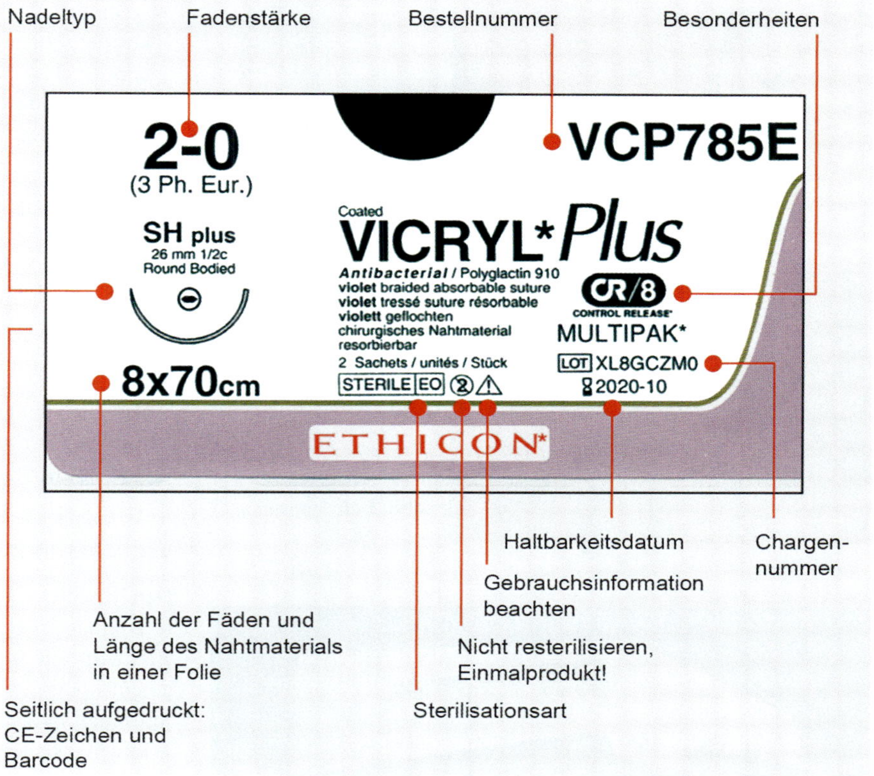

Abb. 4.37 Verpackungskennzeichnung des Nahtmaterial-Herstellers *Ethicon*. *© Johnson & Johnson Medical GmbH* [V135]

Gefäßnähten, Gefäßligaturen, Einnähen von Herzklappen. Sie werden auch für Hautnähte verwendet. Die verwendeten Materialien sind sehr unterschiedlich, z. B. Seide, Silber, Edelstahl, Polyamid, Polyester, Polyäthylen.

Nahttechniken

Die am häufigsten verwendeten **Nahttechniken** sind (➤ Abb. 4.38):

- **Einzelknopfnaht.** Hier leitet der Arzt den Faden nach jedem Stich aus der Haut aus und verknotet ihn neben der Operationswunde und schneidet ihn ab (➤ Abb. 4.39)
- **Rückstich-Naht** *(nach Donati oder Allgöwer).* Hier wird die Nadel zunächst wie bei der Einzelknopfnaht ein- und am gegenüberliegenden Wundrand ausgestochen. Danach wird der Rückstich in der Hautebene durchgeführt, wodurch die Wunde auf zwei Ebenen verschlossen wird und somit gut adaptiert ist. Bei der **Rückstich-Naht nach Donati** erreicht der Faden auf beiden Seiten der Operationswunde die Hautoberfläche, bei der kosmetisch günstigeren Rückstich-Naht **nach Allgöwer** nur auf einer. Die Rückstich-Naht ist besonders für größere Wunden geeignet, die unter Spannung stehen (➤ Abb. 4.38)
- **Intrakutannaht.** Hier wird die Haut so adaptiert, dass der Faden strickleiterförmig im Hautniveau verläuft. Der resorbierbare Faden wird an beiden Enden unter Hautniveau verknotet und muss nicht gezogen werden. Der nicht resorbierbare Faden wird jeweils an den Enden ausgeleitet und fest verknotet (➤ Abb. 4.38). Der Fadenzug wird nach Abscheiden eines Endes am anderen Ende unter Zug entfernt. Da das kosmetische Ergebnis einer Intrakutannaht im Vergleich zur Einzelknopfnaht deutlich besser ist (kein „Reißverschluss"), setzt der Arzt die Intrakutannaht meist dann ein, wenn ein spannungsfreier Wundverschluss erzielt werden kann und eine kosmetisch schöne Naht gewünscht ist (➤ Abb. 4.40)
- **Klammernaht.** Alternativ zur klassischen Naht mit Nadel und Faden kann die Haut auch mit Klammern verschlossen werden. Dazu benutzt der Arzt einen Klammerapparat (➤ Abb. 4.41), der die Klammern ins Gewebe drückt und dort zu einem Rechteck formt. Großer Vorteil der geklammerten gegenüber der kon-

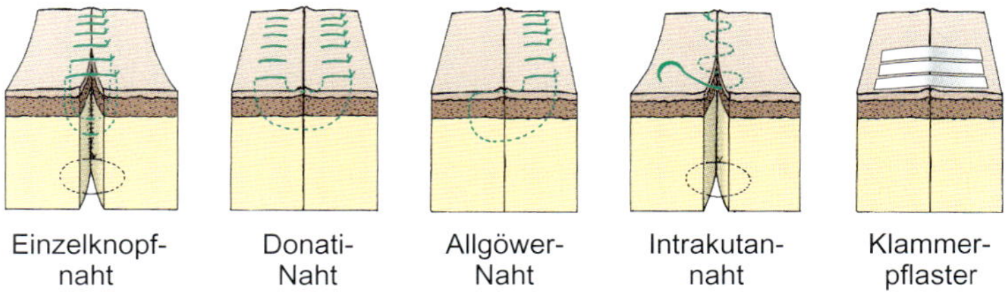

Abb. 4.38 Verschiedene Nahttechniken. [L190]

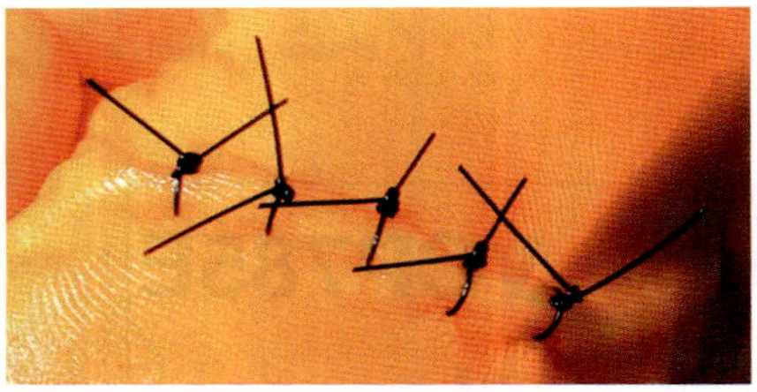

Abb. 4.39 Einzelknopfnaht. [E815]

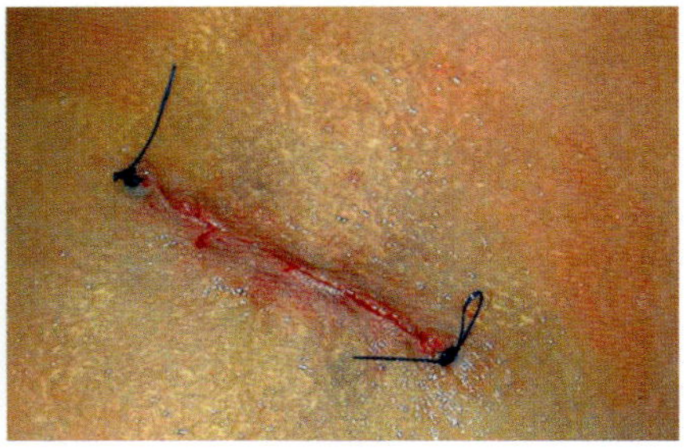

Abb. 4.40 Intrakutannaht. [E816]

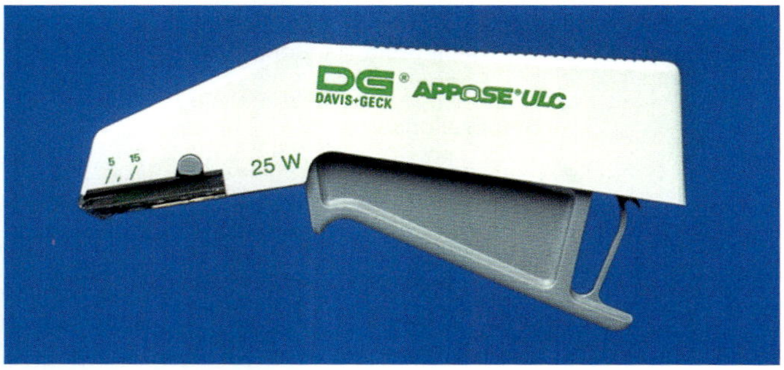

Abb. 4.41 Klammerapparat. [K183]

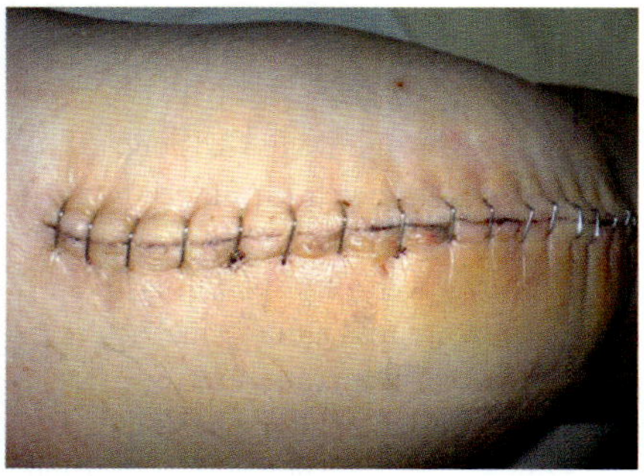

Abb. 4.42 Geklammerte Naht. [O623]

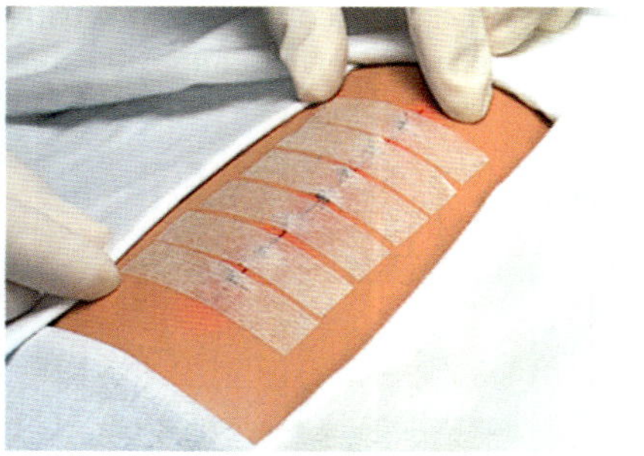

Abb. 4.43 Wunde, die mit einem Klammerpflaster versorgt ist. [E896]

ventionellen Hautnaht ist die Zeitersparnis bei relativ gutem kosmetischem Ergebnis. Daher klammert der Arzt insbesondere langstreckige Hautschnitte (➤ Abb. 4.42)

- **Klammerpflaster** (*Wundverschlusspflaster*, ➤ Abb. 4.43) und **Fibrin- bzw. Hautkleber** (➤ Abb. 4.44) stellen eine bedingte Alternative zu Naht und Klammern dar. Sie werden eher in der chirurgischen Ambulanz als nach einer Operation eingesetzt, bei kleinen Wunden, die ohne Spannung verschlossen werden können. Zum Klammerpflaster kann der Fibrinkleber zusätzlich zur Nahtsicherung verwendet werden. Hierbei handelt es sich um einen physiologischen Zweikomponentenkleber biologischen Ursprungs. Der Vorteil dieses Wundverschlusses liegt in der Gewebeschonung und der Ausbildung meist weniger auffälliger Narben. Besonders bei Patienten mit großer Angst vor Spritzen und Nahtmaterial (z. B. Kinder, psychisch Kranke) kann bei kleinen oberflächlichen Wunden diese Art des Wundverschlusses erwogen werden.

Wundverband

Den Abschluss einer Operation bildet der **Wundverband**. Eingelegte Drainagen werden mit sterilen Schlitzkompressen umlegt, die Hautnaht mit sterilen Kompressen abgedeckt und das Ganze mit einem Klebevlies fixiert. Alternativ kommen Verbandsmaterialien mit einer speziellen Beschichtung zum Einsatz, die nicht mit der Wunde verkleben können.

Klebeverband: Vlies oder Pflaster nicht spannen

Bei Verwendung eines Klebeverbands darauf achten, dass das Vlies oder Pflaster nicht gespannt wird, da dies zu schlecht heilenden, infektionsgefährdeten **Spannungsblasen** führen kann.

Zum Abschluss entfernt der Arzt das Abdeckmaterial und die Pflegenden decken den Patienten wegen der Auskühlungsgefahr sofort zu. Ist postoperativ ein Kompressionsverband oder Gipsverband

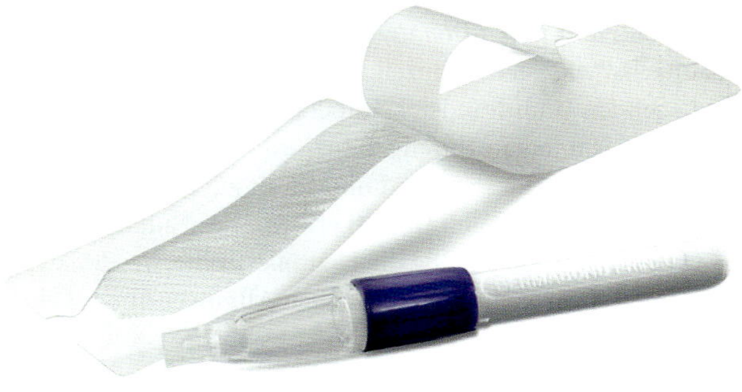

Abb. 4.44 *Dermabond*® Prineo der Fa. *Ethicon*. Topischer Hautkleber aus 2-Octyl-Cyanoacrylat zum Kleben von Platzwunden und für unkomplizierte Inzisionen (anstelle von Klammern oder Nähten) sowie zur Wundabdeckung. © *Johnson & Johnson Medical GmbH* [V135]

erforderlich, z. B. nach Eingriffen an den Extremitäten, wird dieser meist unmittelbar nach dem Wundverband noch im Operationssaal oder im Gipsraum des Operationstrakts angelegt.

4.5 Postoperative Pflege

Die postoperative Phase ist sehr variabel und hängt von der durchgeführten Operation, der individuellen Patientensituation und dem Verlauf nach der Operation ab. Dementsprechend ist auch die **postoperative Pflege** sehr variabel, wenngleich einige Prinzipien immer gelten.

4.5.1 Grundlagen der Intensivmedizin und Intensivpflege

DEFINITION

Intensivmedizin: Fachrichtung, die sich mit der Versorgung schwerst- bis lebensbedrohlich erkrankter Patienten auf speziellen Stationen beschäftigt. Der medizinische und pflegerische Aufwand geht weit über das sonst übliche Maß hinaus. Die Intensivmedizin besteht aus:
- **Intensivüberwachung:** Ausgedehnte klinische und apparative Überwachung
- **Intensivtherapie:** Mit höchstem therapeutischen Aufwand betriebene Behandlung von Schwererkrankten
- **Intensivpflege:** Kontinuierliche und spezielle Überwachung und Pflege des Patienten, die weitaus mehr Bereiche umfasst, als die in anderen stationären oder ambulanten Einrichtungen übliche Krankenpflege.

Aufgaben der Pflegenden auf Intensivstationen

Pflegende auf Intensivstationen sind mit extrem hohen Belastungen konfrontiert. Gefordert werden insbesondere maximale Einsatzbereitschaft, Leistungsfähigkeit, fachliches Können und Kompetenz, technisches Verständnis, psychologische Fähigkeiten, Teamfähigkeit und nicht zuletzt eine hohe körperliche und psychische Belastbarkeit.

Die **wichtigsten pflegerischen Aufgaben** auf Intensivstationen sind:
- Durchführung der allgemeinen und speziellen Pflege
- Beobachten und Überwachen des Patienten mit Hilfe von Überwachungsgeräten und klinische Beobachtung
- Erkennen und Interpretieren klinischer Veränderungen und Veränderungen auf dem Patienten-Monitor von Blutuntersuchungen und Blutgasanalysen, EKG u.a.
- Vorbereiten, Prüfen, Bereitstellen und Überwachen von technischen Geräten
- Assistieren bei ärztlichen Tätigkeiten und Therapien, z. B. Intubation, ZVK-Anlage, Infusions- und Transfusionstherapie, Beatmungstherapie, Anlage von Thoraxdrainagen
- Durchführen von enteraler und parenteraler Ernährung einschl. Medikamentengabe, Inhalationstherapie, Lagerungsdrainagen, Legen von Magensonden und Blasenkathetern, endotracheales Absaugen
- Durchführen von arteriellen und venösen Blutabnahmen
- Beherrschen der kardiopulmonalen Reanimation einschließlich Defibrillation
- Psychologisches Begleiten des Patienten und der Angehörigen.

Keine strikte Trennung möglich

Eine strikte Trennung zwischen ärztlichen und pflegerischen Tätigkeiten ist auf Intensivstationen nicht möglich und auch nicht gewünscht. Vielmehr übernehmen Pflegende häufig Aufgaben, die auf Allgemeinstationen typischerweise den Ärzten zugeordnet sind.
Für die Erfüllung dieser vielfältigen Aufgaben ist eine spezielle Weiterbildung erforderlich bzw. möglich. Die **Fachweiterbildung Anästhesie- und Intensivpflege** nach den Vorgaben der *Deutschen Krankenhausgesellschaft* (*DKG*) dauert zwei Jahre und wird berufsbegleitend absolviert.

Patienten auf der Intensivstation

Chirurgische Patienten, die auf eine Intensivstation verlegt werden, sind lebensbedrohlich erkrankt und benötigen eine umfangreiche Therapie, Überwachung und Pflege. Folgende **Krankheitssituationen** machen eine Verlegung auf die Intensivstation notwendig:
- Respiratorische Insuffizienz ggf. mit der Notwendigkeit der Beatmung
- Herz-Kreislauf-Insuffizienz, ggf. mit der Notwendigkeit der Katecholamingabe
- Herzrhythmusstörungen, ggf. mit der Notwendigkeit der Schrittmacheranlage
- Hypothermie nach langdauernder Operation; Patient wird nachbeatmet, bis die Körpertemperatur wieder im Normalbereich ist
- Ausgedehnter Volumenmangel
- Nachblutung, z. B. durch Nahtinsuffizienz oder Gerinnungsstörung
- Paralytischer Ileus, z. B. nach abdominalchirurgischen Eingriffen
- Akute oder chronische Nierenfunktionsstörung
- Schock
- Polytrauma
- Zustand nach Reanimation
- Peritonitis, Sepsis
- Multimorbidität mit der Notwendigkeit einer intensiven Überwachung und Pflege.

Technische Ausstattung eines Intensivplatzes

Ein **Intensivplatz** hat eine besondere technische Ausstattung (➤ Abb. 4.45):
- **Intensivbett.** Es sollte viele Lagerungen ermöglichen, z. B. Herzbettlagerung, Schocklagerung, seitliche Neigung. Seitengitter, Kopf- und Fußteil müssen mit wenigen Handgriffen zu entfernen sein. Am Bettrahmen müssen Infusionsständer angebracht werden können, z. B. auch für den Transport
- **Nachtschränkchen** für die individuellen Pflegeutensilien und persönliche Dinge des Patienten
- **Schrank** für Bettwäsche und Pflegeutensilien
- **Monitor.** Mittels EKG-Ableitung wird kontinuierlich die Herzfrequenz und der Herzrhythmus überwacht. Der Monitor kann auch Blutdruck (nicht-invasiv oder invasiv), zentralen Venen-

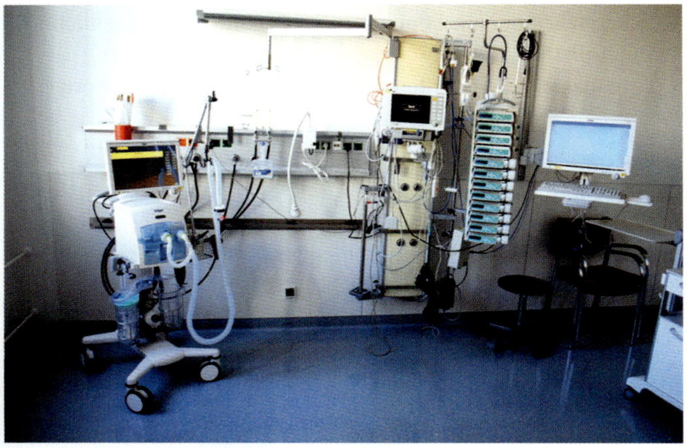

Abb. 4.45 Bettenplatz auf einer Intensivstation, der zur Aufnahme eines beatmeten Patienten vorbereitet ist. [M561]

druck, Körpertemperatur sowie weitere Messgrößen anzeigen. Alle Werte lassen sich mit Grenzwerten und entsprechenden Alarmen hinterlegen
- **Pulsoximetrie.** Mit einem Sensor, der am Ohrläppchen, Finger oder Fuß angebracht wird, können Sauerstoffsättigung und Pulsfrequenz nicht-invasiv gemessen werden (➤ 10.3.3)
- **Sauerstoffversorgung** (➤ 10.4.1)
- **Beatmungsgerät**
- **Zentrale Vakuumversorgung** für den Anschluss von Absauggerät und Thoraxdrainagen
- **Absauggerät**
- **Infusionspumpen** und **Spritzenpumpen** in ausreichender Zahl für die kontrollierte i.v.-Verabreichung von Infusionen und Medikamenten (➤ 4.5.15)
- **Steckdosen** in ausreichender Zahl
- **Infusionsständer** bzw. Infusionshalterungen in ausreichender Zahl
- **Intensiv-Dokumentation.** Die Tageskurve umfasst einen Dokumentationszeitraum von 24 Std. und bietet u. a. viel Platz für die Erfassung der verabreichten Medikamente, Infusionen, Spritzenpumpen (z. B. *Perfusor*®). Alternativ verfügen viele Krankenhäuser inzwischen über eine EDV-gestützte Dokumentation
- **Notfallwagen** oder Notfalltablett, **Defibrillator** in unmittelbarer Nähe
- **Wäsche-** und **Abfallabwurf** und weitere Gegenstände oder Materialien.

4.5.2 Therapie und Pflege im Aufwachraum

Unmittelbar nach Operation und Anästhesie ist die Gefahr von Komplikationen hoch. Deshalb ist in dieser Phase eine lückenlose Überwachung des Patienten erforderlich.

Diese Überwachung können Pflegende auf den chirurgischen Stationen nicht leisten. Deshalb werden Patienten nach Allgemein- oder Regionalanästhesie unmittelbar nach dem Ende des Eingriffs in einem **Aufwachraum** überwacht.

Personelle und technische Ausstattung

Im Aufwachraum betreuen **Pflegende der Anästhesieabteilung** den Patienten bis zu seiner Verlegung auf die Allgemeinstation- oder Wachstation. Ein **Anästhesist** ist üblicherweise im Aufwachraum verfügbar oder zumindest schnell erreichbar. Die räumliche Nähe des Aufwachraums zum Operationssaal ermöglicht es, dass auch der Operateur bei Komplikationen schnell zur Stelle ist.

An jedem Bettplatz befinden sich ein Überwachungsmonitor (u. a. EKG, Pulsoximetrie, Blutdruckmessung), Absauganlage, Anschlüsse für Sauerstoff, Druckluft und Vakuum. Notfallwagen, EKG-Gerät, Defibrillator und Beatmungseinheit stehen bereit. Es besteht auch die Möglichkeit, Blutuntersuchungen durchzuführen, z. B. Blutgasanalyse, Elektrolyt- und Blutzuckerkontrollen.

Übernahme in den Aufwachraum

Bei **Übernahme in den Aufwachraum** brauchen Pflegende vom Anästhesisten folgende Angaben:
- Patientenname und -alter zur Identifikationsprüfung
- Vorerkrankungen, Allergien
- Art der Operation und intraoperative Komplikationen
- Art der Narkose und intraoperative Komplikationen
- Drainagen, Katheter, Sonden
- Verordnete Nachbehandlungen und Kontrollen, z. B. Infusionstherapie, Schmerzmittel- und Antibiotikagabe, spezifische Lagerung, Labor- und Röntgenkontrolle, erste Flüssigkeits- und Nahrungsaufnahme, Mobilisation.

Überwachung im Aufwachraum

Umgang mit unruhigen Patienten

Manche Patienten sind postoperativ sehr unruhig, wissen nicht, wo sie sich befinden und dass sie bereits operiert worden sind. Die Pflegenden beruhigen die Patienten und informieren sie ggf. wiederholt, dass die Operation vorüber ist. Sie kündigen alle Maßnahmen vorher an, auch wenn der Patient zu schlafen scheint.

Die **Überwachung im Aufwachraum** umfasst:
- Herzfrequenz und Herzrhythmus, Blutdruck
- Atemfrequenz, Atemrhythmus, Atemgeräusche
- Finger bzw. Zehen auf Blässe oder zyanotische Verfärbungen
- Sauerstoffsättigung durch Pulsoximetrie
- Ggf. Temperatur
- Bewusstseinskontrolle: Ansprechbarkeit, Orientiertheit
- Pupillenkontrolle bei neurochirurgischen Patienten
- Urinausscheidung
- Drainagen und Sonden auf Menge und Aussehen des Sekrets
- Verbände auf Nachblutungen und Einschnürungen.

Die Überwachung geschieht anfänglich alle 5 Min., später alle 15 Min. Weitere Untersuchungen führen die Pflegenden nach Arztanordnung durch, z. B. EKG, Röntgenkontrolle oder Blutgasanalyse. Bei Auffälligkeiten informieren die Pflegenden unverzüglich den zuständigen Arzt.

Durchführung von ärztlich angeordneten Therapien

- Fortführung der Infusionstherapie
- Verabreichung von Erythrozytenkonzentraten und anderen Blutbestandteilen (➤ 4.5.13)
- Schmerztherapie: Schmerzmittel werden i. v. gespritzt bzw. mit der Infusion gegeben. Bei liegendem Peridural-, Spinal-, Plexus- oder Nervenkatheter injiziert der Anästhesist das Schmerzmittel bzw. Lokalanästhetikum in den Katheter (➤ 4.5.9)
- Behandlung von Übelkeit und Erbrechen
- Behandlung von postoperativem Kältezittern.

Verlegung aus dem Aufwachraum

Den **Verlegungszeitpunkt** legt der Anästhesist fest und dokumentiert die Verlegungsfähigkeit auf dem Aufwachraumprotokoll. **Kriterien** für die Verlegung auf die Allgemeinstation sind:
- Der Patient ist wach, ansprechbar und orientiert
- Die Schutzreflexe sind zurückgekehrt
- Der Patient ist weitgehend schmerzfrei
- Die Vitalzeichen sind stabil
- Es besteht keine wesentliche Nachblutung.

4.5.3 Übernahme des Patienten aus dem Aufwachraum

Nach kleinen oder mittelgroßen Operationen können die meisten Patienten nach 1–2 Std. vom Aufwachraum auf die Allgemeinstation verlegt werden.

Vorbereitungen auf Station zur Übernahme

Pflegende treffen einige **Vorbereitungen**, damit die weitere Versorgung dann ruhig und ohne Hektik verläuft:
- Zimmer ggf. lüften und vorwärmen
- Bettenplatz richten, ggf. Platz für das Bett schaffen, Besucher aus dem Zimmer bitten, überprüfen, ob die Patientenklingel vorhanden ist und funktioniert
- Lagerungshilfsmittel bereitlegen, falls sie nicht schon in den Operationstrakt bzw. in den Aufwachraum mitgegeben wurden
- Blutdruckmessgerät, Stethoskop und Überwachungsblatt bereitlegen
- Voraussichtlich benötigte Pflegeutensilien vorbereiten, z. B. Nierenschalen, Zellstoff, Urinflasche, Steckbecken, Zubehör für Mund- und Nasenpflege
- Utensilien zur Sauerstoffverabreichung, Beatmungsbeutel, Absauggerät und anderes Notfallzubehör bereithalten
- Ggf. Infusionsständer, ZVD-Messsystem, Infusionspumpe, Spritzenpumpe oder Materialien für Blutabnahme vorbereiten.

Abholen vom Aufwachraum

Frisch operierte Patienten dürfen nur von **examinierten Pflegenden abgeholt** werden, da sich ihr Zustand während des Transports akut verschlechtern kann. Außerdem haben sie das ausreichende Verständnis und Wissen für die Informationen der Übergabe. Der Patient sollte nach Möglichkeit immer zu zweit abgeholt werden, damit in Notfallsituationen die zweite Pflegekraft Hilfe holen kann. Außerdem lässt sich das Krankenbett zu zweit leichter manövrieren.

Übergabe

Zuerst begrüßen die Pflegenden den Patienten und informieren ihn über die geplante Rückverlegung auf die Station. Im Rahmen der **Übergabe** holt die Pflegekraft folgende Informationen ein:
- Patientenname und Alter zur Identifikationsprüfung
- Art der Operation, Operationsverlauf und Komplikationen
- Art der Narkose, Verlauf und Komplikationen
- Verabreichte Transfusionen und Infusionen
- Sonden, Drainagen und Katheter und deren Fördermenge
- Verlaufsparameter der Aufwachphase, z. B. Vitalzeichen, Schmerzen, Bewusstsein, subjektive Beschwerden
- Durchgeführte Maßnahmen im Aufwachraum, z. B. Sauerstoff- oder Schmerzmittelgabe
- Verordnete Nachbehandlungen und Kontrollen, z. B. Infusionstherapie, Schmerzmittel- und Antibiotikagabe, spezifische Lagerung, Labor- und Röntgenkontrolle, erste Flüssigkeits- und Nahrungsaufnahme, Mobilisation.

Besprechungen außerhalb der Hörweite des Patienten

Alle Informationen, die dem Aufklärungsbereich des Arztes vorbehalten sind, z. B. Komplikationen während des Eingriffs oder Ausmaß des intraoperativ festgestellten Tumorbefalls, besprechen die Pflegenden außerhalb der Hörweite des Patienten, auch wenn der Patient noch sehr schläfrig ist und kaum aufnahmefähig scheint.

Die Pflegenden der Station überprüfen die in den Operationstrakt mitgegebenen Patientenunterlagen auf ihre Vollständigkeit und achten auf das Vorhandensein des Narkoseprotokolls sowie auf die schriftlich angeordneten postoperativen Maßnahmen. Sie kontrollieren den Wundverband und die Drainagen bevor sie auf die Station fahren.

VORSICHT

Nur wache und stabile Patienten auf die Station mitnehmen

Vor dem Transport nochmals Ansprechbarkeit und Reaktionsfähigkeit überprüfen und sich die letzten Vitalwerte nennen lassen. Nur wache, orientierte und ausreichend symptomkontrollierte (z. B. gute Schmerzkontrolle, keine Übelkeit und Erbrechen) Patienten mit stabilen Atem-, Kreislauf- und Wundverhältnissen mit auf die Station nehmen.

Transport zur Station

Vor dem **Transport** decken die Pflegenden den Patienten sorgfältig zu. Außerdem sichern sie Infusionsflaschen, Drainagen und Urinableitung gegen Herunterfallen und versehentliches Herausrutschen. Während des Transports sprechen sie mit dem Patienten und beobachten ihn aufmerksam, um Veränderungen rasch zu erkennen. Ist der Patient wohlbehalten in seinem Zimmer angekommen, bringen die Pflegenden die Patientenklingel so am Bett an, dass der Patient sie sehen und gut erreichen kann.

4.5.4 Aufnahme in das Patientenzimmer

Die Pflegenden bringen den Frischoperierten in sein **Zimmer** und bitten ggf. den Mitpatienten um Rücksichtnahme, z. B. sollten Besucher das Zimmer verlassen und das Fernsehgerät ausgeschaltet sein.

Postoperative Lagerung

Postoperative Lagerungen können sein:
- Flache Rückenlage nach Operationen an der Wirbelsäule
- Beintieflagerung nach Operationen an Beinarterien
- Beinhochlagerung nach Operationen an Beinvenen
- Lagerung einer Extremität in einer speziellen Schiene
- Lagerung auf der nicht operierten Seite bei Lungenteilresektion im Wechsel mit Rückenlage
- Verwendung einer Knierolle zur Entlastung der Bauchdecke nach Laparotomien.

Die Pflegenden informieren den Patienten über den Sinn der notwendigen speziellen Lagerung. Gibt es keine spezielle Anordnung, den Patienten in Rückenlage mit leicht erhöhtem Oberkörper lagern.

Postoperative Infusionstherapie

In der Regel läuft die Infusion aus dem Aufwachraum vollständig ein. Die in der Infusionsflasche befindliche Menge ist folgendermaßen zu bilanzieren „Rest-Inf. AWR 400 ml". Danach läuft die **Infusionstherapie** nach Arztanordnung weiter (➤ 4.5.15). Die Pflegenden überwachen die periphere Venenverweilkanüle oder den zentralen Venenkatheter. Sie achten auch auf die Einlaufgeschwindigkeit. Werden Medikamente, z. B. Schmerzmittel, über die Infusion verabreicht, ist eine Infusionspumpe (➤ Abb. 4.65) sinnvoll, ggf. auch eine Spritzenpumpe (➤ Abb. 4.66).

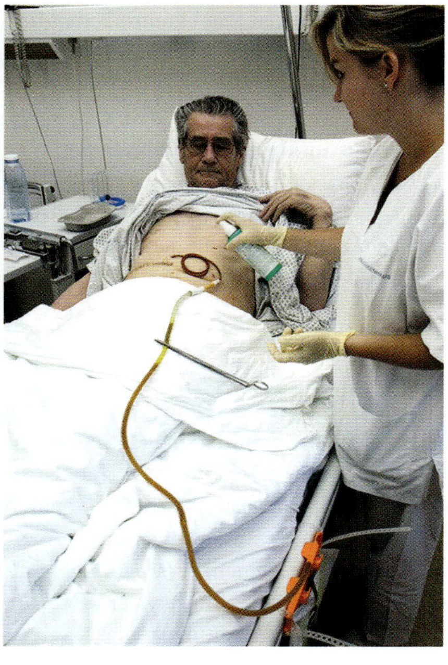

Abb. 4.46 Zurück auf Station. Frisch operierter Patient nach der Rückkehr zur Station im Bett. Die Pflegekraft kontrolliert die Ableitungen und hängt sie fachgerecht unter dem Patientenniveau auf. [K115]

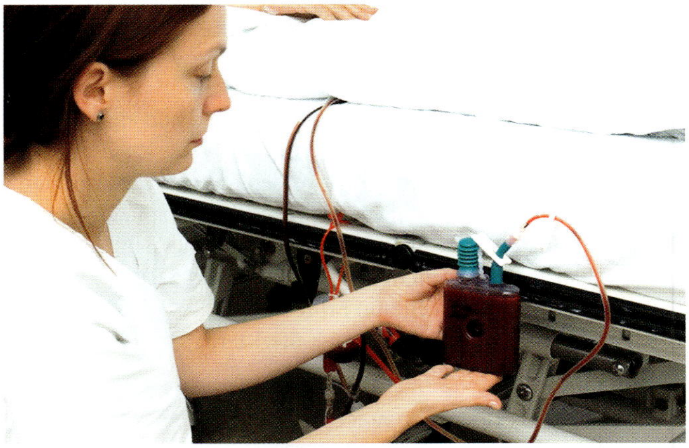

Abb. 4.47 Kontrolle der Drainage. Auf Menge und Aussehen und korrekte Position der Drainageflasche am Krankenbett. [K115]

Sonden, Drainagen, Katheter

Viele operierte Patienten haben eine **Sonde, Drainagen** oder einen **Katheter**. Die Pflegenden kontrollieren Art, Lage, Fixierung und Durchgängigkeit und hängen sie ohne Zug und gesichert am Bettrahmen auf (➤ Abb. 4.46). Sie beachten, dass die Flaschen/Beutel stets unter Patientenniveau hängen, das gilt besonders für Schwerkraftdrainage. Ableitungsschläuche dürfen nicht abknicken und nicht in langen Schlaufen durchhängen, das würde auch den Abfluss behindern. Die Pflegenden erfassen die Ausgangssituation bei Aufnahme auf die Station, indem sie alle Flaschen/Beutel entleeren bzw. neue anhängen oder die schon enthaltene Menge am Beutel/Flasche mit der Uhrzeit anzeichnen (➤ Abb. 4.47) und als Ausscheidung während der Zeit in der Operationsabteilung dokumentieren.

> **Patient muss jederzeit klingeln können**
>
> Die Pflegenden stellen sicher, dass der Patient zu jeder Zeit klingeln kann, ggf. geben sie ihm die Klingel in die Hand. Sie überprüfen nochmals die Funktionsfähigkeit der Klingel.

4.5.5 Postoperative Überwachung

Liegen keine anderslautenden Anordnungen vor, kann die **postoperative Überwachung** nach folgender **Vierer-Regel** durchgeführt werden:
- 4-mal alle 15 Min. (1. Std.)
- 4-mal alle 30 Min. (2. und 3. Std.)
- 4-mal alle 60 Min. (4.–7. Std.)
- 1-mal alle 4 Std. (8.–11. Std.).

Sind die Vitalzeichen des Patienten stabil, kann das Überwachungsintervall ab dem 1. postoperativen Tag auf 2–3-mal täglich verlängert werden. Alle ermittelten Befunde protokollieren die Pflegenden mit Angabe der Uhrzeit auf einem separaten Überwachungsblatt (➤ Abb. 4.48), das später in die Patientenakte geheftet wird.

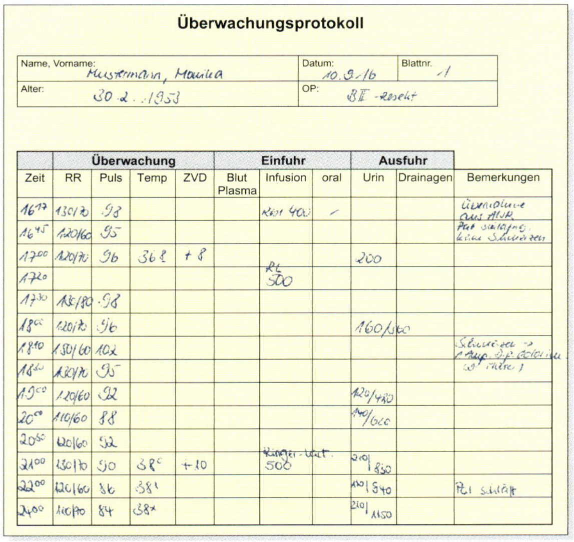
Überwachungsprotokoll

Name, Vorname: Mustermann, Monika	Datum: 10.9.16	Blattnr. 1
Alter: 30.2.1953	OP: BII-Resekt	

	Überwachung				Einfuhr			Ausfuhr		
Zeit	RR	Puls	Temp	ZVD	Blut Plasma	Infusion	oral	Urin	Drainagen	Bemerkungen
16^{17}	130/70	98				Ket 400	✓			Übernahme aus AWR
16^{45}	120/60	95								Pat. schläfrig, keine Schmerzen
17^{00}	120/70	96	36,8	+8				200		
17^{20}						RL 500				
17^{30}	135/80	98								
18^{00}	120/70	96						160/360		
18^{10}	150/60	102								Schmerzen → 1 Amp. [illegible]
18^{30}	130/70	95								[illegible]
19^{00}	120/60	92						120/480		
20^{00}	110/60	88						140/620		
20^{30}	120/60	92								
21^{00}	130/70	90	38,0	+10		Ringer-Lact. 500		210/830		
22^{00}	120/60	86	38,1					110/940		Pat. schläft
24^{00}	110/70	84	38,2					210/1150		

Abb. 4.48 Postoperatives Überwachungsprotokoll. [M161]

VORSICHT

Unregelmäßigkeiten

Bei (neu aufgetretenen) Unregelmäßigkeiten informieren die Pflegenden unverzüglich den diensthabenden Arzt oder den Operateur und dokumentieren diese ausführlich im Pflegebericht oder im Überwachungsprotokoll.

Postoperativ zu überwachende Parameter

- **Bewusstsein.** Ansprechbarkeit und Orientiertheit erfragen, ggf. Orientierung geben. Pupillenreaktionen (➤ Tab. 7.7) nach neurochirurgischen Operationen beurteilen. Fehlende Ansprechbarkeit kann auf Narkoseüberhang oder Apoplex hindeuten, Desorientierung auf ein postoperatives Durchgangssyndrom
- **Herz- und Kreislaufparameter.** Puls, Blutdruck, ggf. ZVD (Häufigkeit der Messung nach Arztanordnung) kontrollieren, um die Kreislaufstabilität und Volumensituation beurteilen zu können. Gute Anhaltswerte sind die präoperativ gemessenen Werte. Eine Hypotonie bei gleichzeitiger Tachykardie kann auf einen Volumenmangel hindeuten, eine Hypertonie kann ein Hinweis auf Schmerzen sein
- **Atmung.** Auf Atemfrequenz, -tiefe und -rhythmus, Zyanose/Blässe der Haut und freie Atemwege achten, ggf. Pulsoximetrie und Blutgasanalysen durchführen. Der Patient kann aufgrund eines Narkoseüberhangs in einen tiefen Nachschlaf fallen, sobald Ruhe im Zimmer eingekehrt ist und dann ateminsuffizient (*atemdepressiv*) werden. Gefährlich ist die Verlegung der oberen Atemwege durch das Zurückfallen der Zunge. In diesem Fall kann ein Guedel- oder Wendl-Tubus die Atemwege offen halten. Eine oberflächliche Atmung nach abdominellen und thorakalen Operationen kann Hinweis auf Schmerzen sein
- **Körpertemperatur.** Temperatur abhängig von der Patientensituation messen, in den ersten Tagen morgens und abends. Rektale Temperaturmessung bevorzugen, da sie die Körperkerntemperatur misst (Achtung: keine rektale Temperaturmessung nach Eingriffen am Rektum). Direkt nach der Operation sind viele Patienten zunächst unterkühlt. Durch Wärmebildung des Körpers (Muskelzittern) und Engstellung der Gefäße kann es in der Folge zu einem überschießenden Anstieg der Körpertemperatur über 37 °C kommen. Eine postoperative Temperaturerhöhung kann aber auch ein Hinweis auf eine beginnende Infektion sein. Steigt die Temperatur bis maximal 38,5 °C in den ersten 2–3 Tagen, handelt es sich meist um das **Resorptionsfieber,** das durch physiologische Resorptionsprozesse nach einer Operation entsteht
- **Urinausscheidung.** Bei liegendem Dauerkatheter auf ungehinderten Abfluss achten. Der Urin, der während der Operation und in der Zeit im Aufwachraum abgeflossen ist, entleeren und auf dem Überwachungsbogen als solchen dokumentieren. Die Urinausscheidung abhängig von der Patientensituation (z. B. Art der Operation, Zustand des Patienten, Nierenerkrankung) kontrollieren, ggf. stündliche Messung mittels Urimeter. Darauf achten, dass Patienten ohne Dauerkatheter spätestens nach 8 Std. Spontanurin gelassen haben
- **Wundverband.** Bei leicht durchgeblutetem Verband mit einem Stift Umriss des durchgebluteten Bereichs markieren und Uhrzeit dokumentieren. Bei starker Zunahme bzw. stark durchgeblutetem Verband Arzt informieren und nach seiner Anordnung Druckverband oder Sandsack anlegen. Insbesondere nach Eingriffen an den Extremitäten auf Einschnürung durch den Verband, Blässe oder zyanotische Verfärbung der Finger oder Zehen achten. Im Operationssaal angelegte Druckverbände nach der verordneten Zeit entfernen. In vielen Krankenhäusern ist es üblich, dass der Verband aus dem Operationssaal nicht vor dem 1. oder 2. postoperativen Tag entfernt wird (Ausnahme: starke Nachblutung). Ersten Verbandswechsel vom Arzt durchführen lassen
- **Postoperativer Gipsverband.** *Notwendige Kontrollen* ➤ 3.2.1
- **Drainagen.** Mindestens 2-mal pro Schicht Menge und Beschaffenheit des Drainagesekrets beobachten und bei raschem Volllaufen der Drainagen mit Blut oder auffälliger Veränderung des Sekrets frühzeitig den Arzt informieren. Bei Redon-Drainagen zusätzlich das Vakuum der Flasche und die sichere Steckverbindung zwischen Ableitungsschlauch und Flasche (➤ Abb. 4.32, ➤ Abb. 4.47) kontrollieren
- **Schmerzen.** Lokalisation, Art und Intensität der Schmerzen erfragen (➤ Abb. 4.49), z. B. an Hand von einer Schmerzskala wie

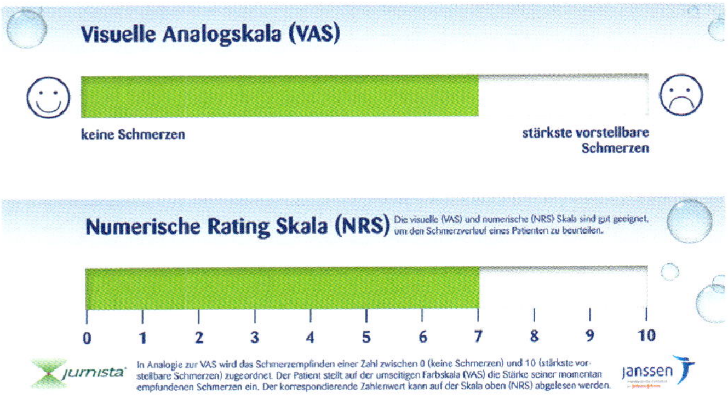

Abb. 4.49 Visuelle Analogskala (*VAS*, oben) und **numerische Ratingskala** (*NRS*, unten) zur Bestimmung der Schmerzstärke. Der Patient verschiebt eine Markierung zwischen den Polen „keine Schmerzen" und „unerträglicher Schmerz" (*VAS*) bzw. auf einer Achse zwischen 0 und 10 (*NRS*) und ordnet so seine Empfindungen ein. [V147]

der numerischen Ratingskala (*NRS*) oder der visuellen Analogskala (*VAS*). Angeordnete Schmerzmedikation verabreichen
- **Laborkontrollen und andere Kontrollen** wie Röntgen, EKG, Sonografie nach Arztanordnung organisieren. Nach großen Eingriffen werden häufig am Abend des Operationstages oder am nächsten Morgen Blutbild, Gerinnung und Elektrolyte kontrolliert, ggf. auch Blutzucker und Blutgase.

Informationen zum Verlauf der Operation gibt der Arzt

Häufig fragen Patienten oder Angehörige die Pflegenden nach dem Verlauf der Operation. Informationen über den Operationsverlauf sind jedoch – wie andere medizinische Aufklärungsgespräche – Aufgabe des Arztes. Deswegen verweisen die Pflegenden in dieser Situation auf den Arzt. Sie benachrichtigen ihn und teilen dem Patienten mit, wann der Arzt wahrscheinlich zum Gespräch kommen kann.

4.5.6 Postoperative Beschwerden und Komplikationen

Fast alle Patienten leiden postoperativ unter mehr oder minder starken **Beschwerden**, z. B. Schmerzen, Übelkeit oder Erbrechen. Um **Komplikationen** rechtzeitig erkennen und Erstmaßnahmen einleiten zu können, beobachten die Pflegenden den Patienten sorgfältig auf Veränderungen und fragen ihn nach seinem Befinden. Bei Zeichen von Komplikationen (➤ Tab. 4.3) benachrichtigen die Pflegenden den Arzt.

Tab. 4.3 Häufige postoperative Komplikationen, Symptome, mögliche Ursachen, Erstmaßnahmen und weitere Maßnahmen.

Komplikationen	Symptome	Mögliche Ursachen	Erstmaßnahmen	Weitere Maßnahmen
Aspiration	• Evtl. zunächst keine Symptome; Spätfolge: Aspirationspneumonie • Bei massiver Aspiration: – Dyspnoe, Zyanose – Rasselgeräusche – Tachykardie – Blutdruckabfall bis hin zum Herz-Kreislauf-Stillstand	• Erbrechen (z. B. bei nicht eingehaltener postoperativer Nahrungskarenz oder Störungen der Magen-Darm-Passage) bei gleichzeitig nicht ausreichend vorhandenen Schutzreflexen • Erbrechen als Nebenwirkung der Opioid-Analgetika (➤ Tab. 4.4)	• Atemwege freimachen (Patienten zum Abhusten auffordern, ggf. Atemwege absaugen) • Sauerstoffapplikation und endotracheale Intubation vorbereiten	• Bei schwerer Aspiration Verlegung auf die Intensivstation vorbereiten und mit dem Arzt zusammen durchführen, dort Bronchoskopie und ggf. Beatmung
Fieber	• Temperatur > 37,5 °C • Im Fieberanstieg Frieren, kühle Haut. In der Fieberhöhe heiße, stark gerötete Haut (bei Kreislaufzentralisation evtl. nur am Körperstamm) • Fiebrig glänzende Augen, evtl. Überempfindlichkeit gegen Licht und Lärm • Evtl. Schüttelfrost • Krankheitsgefühl	• Postoperatives Resorptionsfieber • Infektionen, z. B. Pneumonie, Wundinfektion, Harnwegsinfekt • Unzureichende peri- oder postoperative Flüssigkeitszufuhr • Verzögert einsetzende maligne Hyperthermie	• Temperatur kontrollieren • Bei Temperatur > 38,5 °C Arzt informieren, auf Anordnung Blutkulturen vorbereiten • Bei Schüttelfrost Wärme zuführen (Patienten gut zudecken), ansonsten fiebersenkende Maßnahmen durchführen (z. B. kühlende Waschungen) • Notfall. Bei Verdacht auf maligne Hyperthermie sofortige Verständigung des Anästhesisten und Verlegung auf Intensivstation	• Flüssigkeitsverluste ausgleichen, z. B. durch zusätzliche Infusionen (nach Arztanordnung) • Auf Arztanordnung fiebersenkende Medikamente verabreichen, z. B. *ben-u-ron*®
Harnverhalt (Richtlinie: erster Spontanurin postoperativ nach spätestens 8 Std.)	• Unruhe • Tachykardie, Hypertonie • Unterbauchschmerz, evtl. Harndrang • Tastbare prall gefüllte Blase im Unterbauch	• Restwirkung rückenmarksnaher Regionalanästhesien (Blockade der vegetativen, die Blase versorgenden Nervenfasern) aber auch nach Allgemeinanästhesie • Reflektorische Miktionshemmung (Hemmungen, wenn jemand daneben steht) • Schwellung im Operationsgebiet bei Eingriffen im Genitalbereich	• Bei guten Kreislaufverhältnissen – sofern Aufstehen erlaubt – Nachtstuhl oder Toilette benutzen lassen (erstes Aufstehen nur in Begleitung) • Bei notwendiger Bettruhe Patienten zum Wasserlassen im Bett aufrichten (Kopfteil hochstellen) und ihn, falls möglich, allein lassen, Mitpatienten, falls möglich, aus dem Zimmer bitten • Wasser am Waschbecken laufen oder Patienten Hände in warmes Wasser halten lassen (wirkt oft „bahnend")	• Auf Arztanordnung Parasympatholytikum verabreichen, z. B. *Doryl*®. Bei Erfolglosigkeit (einmal-)katheterisieren

Tab. 4.3 Häufige postoperative Komplikationen, Symptome, mögliche Ursachen, Erstmaßnahmen und weitere Maßnahmem. *(Forts.)*

Komplikationen	Symptome	Mögliche Ursachen	Erstmaßnahmen	Weitere Maßnahmen
Heparininduzierte Thrombozytopenie (Typ II) (durch Heparingabe hervorgerufene Bildung von Antikörpern mit Verminderung der Thrombozytenzahl und Erhöhung thrombotischer Ereignisse)	• Abfall der Thrombozytenzahl unter 50 % nach Heparingabe • Thrombotische Ereignisse (tiefe Beinvenenthrombose, Lungenembolie, art. Verschluss einer Extremitätenarterie, Hirn-, Myokardinfarkt) • Hämorrhagische Hautnekrose an Einstichstelle nach Subkutangabe	• Gabe von Heparin zur perioperativen Thromboseprophylaxe	• Sofortiges Absetzen von Heparin • Weitere Thromboseprophylaxe mit Fandaparinux (*Arixtra®*) oder Danaparoid (*Orgaran®*)	• Regelmäßige Routinekontrolle der Thrombozytenzahl (Blutbild) bei Heparingabe • Laborchemische HIT-Diagnostik nach ärztlicher Anordnung vorbereiten • Nach gewichtsadaptierter Medikamentenumstellung auf Nierenwerte achten (Kreatininclearance)
Herzinsuffizienz durch Volumenüberlastung (Erhöhtes Risiko bei älteren Patienten)	• Dyspnoe, Rasselgeräusche • Tachykardie, Blutdruckabfall bei erhöhtem ZVD und verminderter Urinausscheidung • Grau-fahle Haut	• Meist Kombination verschiedener Faktoren wie lange Narkose, Überangebot an Flüssigkeit bei bis dahin kompensierter Herz- und Niereninsuffizienz	• Arzt informieren, evtl. Sauerstoff geben (nach Arztanordnung) • Herzbettlagerung (Oberkörper hoch, Beine tief) • Flüssigkeitsbilanz erstellen, Flüssigkeitszufuhr einschränken	• Nach Arztanordnung Medikamente verabreichen, z. B. Diuretika • Kreislauf engmaschig überwachen • Kontrolle EKG, Labor zum Ausschluss einer Myokardischämie (Herzinfarkt)
Hypertonie (Blutdruck ≥ 140 mmHg systolisch oder ≥ 90 mmHg diastolisch)	• Bei Patienten mit bestehender Hypertonie meist symptomlos • Ansonsten vor allem bei sehr hohen Werten Kopfschmerzen, Schwindel, Übelkeit oder verschwommenes Sehen	• Schmerzen, Angst, Atemnot • Volle Harnblase • Zu große Infusionsmenge • Vorbestehender Hypertonus (in der Regel präoperativ bekannt)	• Auslösende Ursache suchen und beseitigen, z. B. Harnblase entleeren (lassen), Schmerzen behandeln • Blutdrucksenkende Medikamente nach Arztanordnung geben (Achtung: Bei zu schnellem Senken des Blutdrucks Gefahr einer Durchblutungsstörung im Gehirn)	• Blutdruck weiter engmaschig kontrollieren • Flüssigkeitsbilanz erstellen
Laryngospasmus (Stimmritzenkrampf durch krampfartige Kontraktion der Kehlkopfmuskulatur, bei Erwachsenen sehr selten)	• Inspiratorischer Stridor, Dyspnoe, Zyanose, Angst, Tachykardie • Im Extremfall Atemstillstand mit nachfolgendem Herz-Kreislauf-Stillstand	• Mechanische Reizung der Rachen- oder Kehlkopfschleimhaut, z. B. durch Sekret, Blut oder Erbrochenes, aber auch durch den Endotrachealtubus während der In- oder Extubation • Chirurgische Eingriffe im Rachen oder am Kehlkopf	• Sofort Arzt informieren • Ruhe vermitteln, Schmerzreize vermeiden (z. B. keine schmerzhafte Umlagerung) • Auslösende Reize beseitigen, z. B. Guedel- oder Wendl-Tubus herausnehmen, Atemwege vorsichtig absaugen • Atemwege freihalten (Esmarch-Handgriff) • Sauerstoff geben (Arztanordnung) • Ggf. Reanimation	• Intubation vorbereiten • Ggf. Verlegung auf die Intensivstation vorbereiten
Lungenembolie (häufige plötzliche Todesursache)	• Dyspnoe, Zyanose, Husten • Atemabhängige Thoraxschmerzen • Angst, Beklemmungsgefühl • Bei massiver Embolie: Schock/Herz-Kreislauf-Stillstand • Meist auch Symptome der tiefen Beinvenenthrombose (➤ 9.5.4)	Tiefe Bein- oder Beckenvenenthrombose, z. B. als Folge eines chirurgischen Eingriffs	• Sofort Arzt informieren • Vitalzeichen kontrollieren • Patienten absolute Bettruhe einhalten lassen, halbsitzend lagern • Auf Arztanordnung Sauerstoff, Analgetika, Sedativa und Heparinbolus verabreichen	• Bei schwerem Verlauf Verlegung auf die Intensivstation vorbereiten • Maßnahmen zur Diagnostik und ggf. zur Behandlung der Bein- oder Beckenvenenthrombose organisieren (Arztanordnung)

Tab. 4.3 Häufige postoperative Komplikationen, Symptome, mögliche Ursachen, Erstmaßnahmen und weitere Maßnahmem. *(Forts.)*

Komplikationen	Symptome	Mögliche Ursachen	Erstmaßnahmen	Weitere Maßnahmen
Magen-Darm-Atonie	• Völlegefühl, häufiges Aufstoßen, evtl. Reflux von Mageninhalt (Aspirationsgefahr!), Übelkeit, Erbrechen • Gespanntes, schmerzhaftes, aufgeblähtes Abdomen • Spärliche oder fehlende Darmgeräusche • Fehlende Stuhlausscheidung	• Reflektorisch durch mechanische Manipulation am Darm während der Operation • Intraabdominelle Hämatome oder Infektionen (z. B. Abszesse oder Peritonitis) • Eiweißmangel, Mikrozirkulationsstörungen	• Magensonde und Darmrohr legen (Arztanordnung) • Klysma oder Einlauf verabreichen (Arztanordnung) • Parasympathikomimetika zur Anregung der Darmtätigkeit geben (Arztanordnung)	• Nahrungskarenz bis Magen-Darm-Funktion wieder einsetzt • Diagnostische Maßnahmen zum Ausschluss eines intraabdominellen Krankheitsprozesses
Nachblutung	• Durchbluteter Verband, Hämatom im Wundgebiet • Förderung von zu großen Mengen an Wundsekret/Blut • Evtl. Kreislaufsymptome: Hypotonie, Tachykardie	• Lokal (häufig), z. B. Nahtinsuffizienz • Systemisch (selten), z. B. Gerinnungsstörungen	• Arzt informieren (lassen) • Je nach Situation: Extremität hochlagern, Kompressionsverband anlegen, Sandsack auflegen	• Kreislauf, Verbände und Drainagen engmaschig überwachen • Blutentnahme (BB mit Thrombozyten, Gerinnung) organisieren (Arztanordnung) • Evtl. Infusion anhängen oder Erythrozytenkonzentrate bestellen (Arztanordnung) • Bei schwerer, nicht beherrschbarer Blutung operative Revision
Platzbauch (spontanes Aufplatzen einer Laparotomiewunde mit Fasziendehiszenz und Vorfall von Netz, Darmanteilen oder Organen. Entsteht überwiegend erst am 4.–6. postoperativen Tag)	• Ein kompletter Platzbauch mit Aufgehen sämtlicher Nähte ist bei der Wundinspektion eindeutig sichtbar • Ein inkompletter Platzbauch mit noch stehender Hautnaht lässt sich an einer tastbaren Faszienlücke oder anhaltender Sekretion aus der Wunde erkennen	• Erhöhter intraabdomineller Druck (chronischer Husten, Obstipation, Aszites) • Überdehnte bzw. geschwächte Bauchdecken (Adipositas, Z. n. Laparotomie) • Chronische Erkrankungen mit verminderter Heilungstendenz (Diabetes mellitus, chron. Nieren-/Leberschaden, bösartiger Tumor)	• Dringliche Operationsindikation, d. h. Arzt sofort informieren • Wunde steril verbinden • Bettruhe einhalten lassen	• Ggf. Maßnahmen zur sonografischen radiologischen Diagnostik organisieren • Pflegerische Vorbereitung für Operation (ggf. Laborentnahme vorbereiten, Anästhesisten anrufen)
Respiratorische Insuffizienz	• Dyspnoe und Tachypnoe • Hypoventilation durch Überhang atemdepressiver Narkotika • Zyanose, Kaltschweißigkeit • Zunächst Tachykardie, später Bradykardie • Bewusstseinsveränderungen, zunächst Unruhe, später Eintrübung	• Verlegung der Atemwege, z. B. durch Zunge, Schleim, Sekret, Fremdkörper, Nervenlähmung z. B. Rekurrensparese nach Strumaoperationen, oder Phrenicusparese bei Nervenblockaden am Hals zur Schulterchirurgie • Narkotikaüberhang (durch Opiate, Muskelrelaxanzien, Sedativa) • Vorbestehende Lungenerkrankungen • Schonatmung wegen Schmerzen, zu straffe Verbände am Thorax oder Oberbauch • Zwerchfellhochstand bei postoperativer Magen-Darm-Atonie • Pneumonie	• Patient auf dem Rücken mit erhöhtem Oberkörper lagern (➤ Abb. 10.3) und zum tiefen Durchatmen anhalten • Sekret mobilisieren, z. B. durch Abhusten, dabei Wunde ggf. mit Händen komprimieren, um Schmerzen zu reduzieren • Bei Schmerzen Analgetika aus der Bedarfsmedikation verabreichen, zu straffe Verbände lockern • Atemwege durch Absaugen, Guedel- oder Wendl-Tubus freimachen und freihalten • Sauerstoff auf Arztanordnung geben	• Blutentnahme zur Blutgasanalyse vorbereiten und durchführen • Beatmungsbeutel bereithalten, bei zunehmender Ateminsuffizienz Intubation und Verlegung auf Intensivstation vorbereiten

Tab. 4.3 Häufige postoperative Komplikationen, Symptome, mögliche Ursachen, Erstmaßnahmen und weitere Maßnahmem. *(Forts.)*

Komplikationen	Symptome	Mögliche Ursachen	Erstmaßnahmen	Weitere Maßnahmen
Singultus (*Schluckauf*) (Gefahr der Nahtinsuffizienz bei Darmanastomosen und Operationsnähten)	• Wiederholt hörbare Inspirationen mit nachfolgendem geräuschvollen Verschluss der Stimmritze	• Reizung des Zwerchfells oder des Nervus phrenicus (häufig nach Eingriffen im Oberbauch oder bei überblähtem Magen) • Sehr selten Erkrankungen des Gehirns	• Patienten Luft anhalten und – falls erlaubt – etwas trinken lassen • Patienten ablenken, z. B. durch Gespräche	• Bei anhaltendem Singultus Medikamente (z. B. *Psyquil®*) nach ärztlicher Anordnung verabreichen
Schmerzen (*Postoperative Schmerzbehandlung* ➤ 4.5.9)				
Stressulkus (**-perforation**) (akut im Rahmen einer Stressreaktion auftretender Schleimhautschaden des Magens oder Duodenums, z. T. mit Perforation)	• Oberbauchbeschwerden, Druckgefühl bis Schmerzen • Inappetenz • Völlegefühl • Übelkeit, ggf. Erbrechen • Blähungen	• Große chirurgische Eingriffe • Polytrauma • Sepsis • Verbrennungen • Schock	• Bei erstmaligen Auftreten der Symptome oder akuter Verschlechterung Arzt informieren • Patient nüchtern lassen • Bettruhe einhalten lassen	• Maßnahmen zur Diagnostik organisieren • Nach radiologisch nachgewiesener Perforation Operation vorbereiten
Übelkeit und **Erbrechen**	• Ohne Erbrechen, einmaliges oder mehrmaliges Erbrechen • Blässe • Schweißausbruch • Weite Pupillen	• Narkosenachwirkung • Reaktion auf starke Schmerzen oder Blutdruckabfall • Nebenwirkung von Medikamenten, insbesondere Analgetika • Magen-Darm-Atonie	• Oberkörperhochlagerung um Aspiration zu vermeiden • Nierenschale und Zellstoff bereithalten • Mundpflege anbieten • Bei Auffälligkeiten des Erbrochenen Arzt informieren • Auf Arztanordnung Patient (verlängerte) Nahrungskarenz einhalten lassen, Flüssigkeit und Elektrolyte ersetzen und evtl. Antiemetika verabreichen	• Ggf. Magensonde auf Durchgängigkeit prüfen
Verwirrtheit (*Durchgangssyndrom*) (Meist ältere Patienten betroffen)	• Desorientiertheit, Unruhe • Sinnlose, teils aggressive und selbstgefährdende Handlungen, z. B. Manipulationen am ZVK • Symptomverstärkung oft abends mit Maximum in der Nacht	• Vorbestehende Arteriosklerose der Hirngefäße, deren Auswirkungen durch die Operation (vorübergehend) verstärkt werden, z. B. durch intraoperativen Blutdruckabfall, Flüssigkeitsmangel oder Elektrolytstörungen • Wichtige Differentialdiagnosen: – Entzug bei Medikamenten- oder Alkoholabhängigkeit – Sauerstoffmangel	• Kontakt zu nahe stehenden Personen herstellen, vertraute Gegenstände (z. B. persönliche Kleidung, Bilder) in die nähere Umgebung stellen • Blutdruck kontrollieren • Blutentnahme zur Blutgasanalyse vorbereiten, ggf. Sauerstoff verabreichen (Arztanordnung) • Katheter und Drainagen gegen Herausziehen sichern • Auf ärztliche Anordnung Medikamente (z. B. *Haldol®*) verabreichen oder Fixierung zum Eigenschutz	• Patienten engmaschig überwachen • Bei Selbstgefährdung Sitzwache anfordern • Bei Medikamenten- oder Alkoholentzug Patienten ggf. auf die Intensivstation verlegen • Basale Stimulation einsetzen (z. B. beruhigende Wäsche)
Volumenmangel	• Tachykardie, Blutdruckabfall, erniedrigter ZVD • Rückgang der Urinausscheidung • Unruhe, Verwirrtheit • Fieber	• Größere Blut- und Flüssigkeitsverluste (z. B. wegen Erbrechens) bei unzureichender Flüssigkeitszufuhr (z. B. zu geringe Infusionsmenge während und nach der Operation)	• Nach auslösender Ursache suchen (z. B. Verband auf Nachblutung kontrollieren) • Vitalzeichen und ZVD kontrollieren • Patienten nicht allein aufstehen lassen • Infusionen nach Arztanordnung	• Auf ausreichende Flüssigkeitszufuhr achten • Flüssigkeitsbilanz erstellen • Plasmaexpander nach ärztlicher Anordnung
Wundheilungsstörungen (➤ 2.2.3)				

4

4.5.7 Postoperative Mobilisation

Bei der **postoperativen Mobilisation** wird die Mobilisation am Operationstag (*Sofortmobilisation*) von der Mobilisation am 1. postoperativen Tag (*Frühmobilisation*) unterschieden.

Pflegende **beachten Folgendes:**

- Sind bei der Mobilisation starke Schmerzen zu erwarten oder hat der Patient bei vorangegangenen Mobilisationen über starke Schmerzen geklagt, fragen Pflegende den Arzt nach einem Schmerzmittel (➤ 4.5.9) und verabreichen das Präparat rechtzeitig vor der Mobilisation. Nach der Schmerzmittelgabe achten sie vermehrt auf den Kreislauf, da viele Schmerzmittel kreislaufdepressiv wirken
- Vor der Mobilisation Vitalzeichen kontrollieren und Sonden, Katheter und Drainagen gegen Herabfallen und versehentliches Herausziehen sichern
- Die Mobilisation nach kinästhetischen Prinzipien unterstützt den Patienten beim Drehen und Aufstehen (➤ Abb. 4.50), sie ist außerdem bauchdeckenschonend nach Operationen im Abdomen
- Den Patienten schrittweise mobilisieren, da nach Operationen die Gefahr einer **orthostatischen Dysregulation** besteht:
  - Zuerst den Kreislauf des Patienten im Bett anregen, z. B. Füße bei ausgestreckten Beinen kreisen lassen oder mit aufgestellten Beinen Füße abwechselnd anziehen und ausstrecken lassen, Bewegungen mit den Armen durchführen lassen

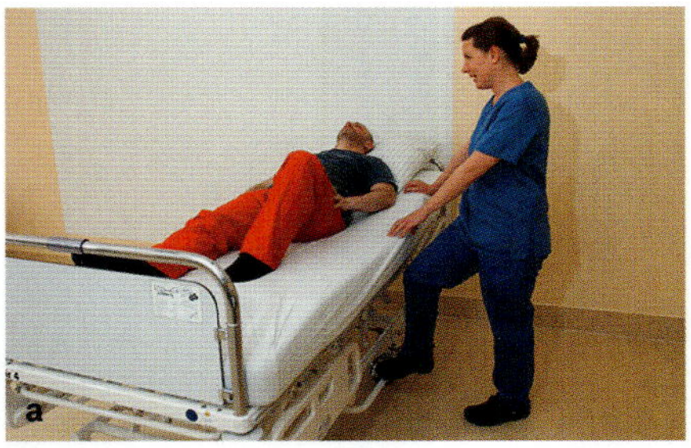

Die Pflegekraft bringt das Bett auf die geeignete Arbeitshöhe (entspricht meist etwa der Höhe ihrer Hüfte).

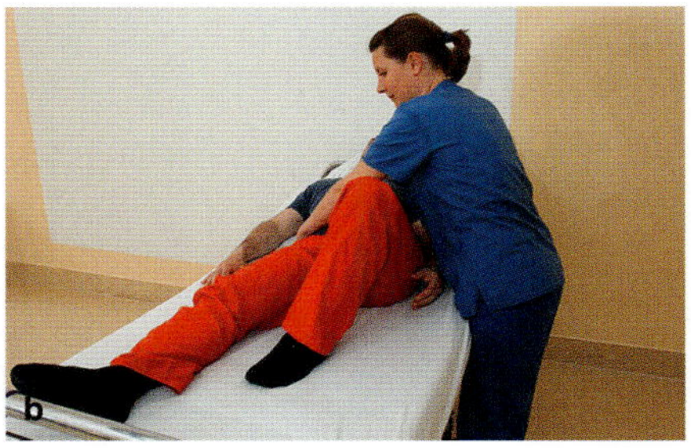

Sie unterstützt den Patienten beim Seitlichrutschen durch Unterstützung am Becken (Kinästhetik: Masse), das vom Patienten selbst kurz angehoben wird.

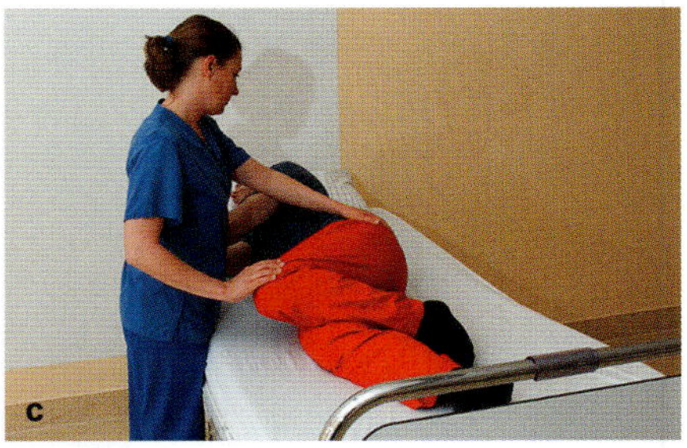

Sie gibt einen Impuls am Oberschenkel/Knie und unterstützt am Becken das Drehen des Patienten in die Seitenlage.

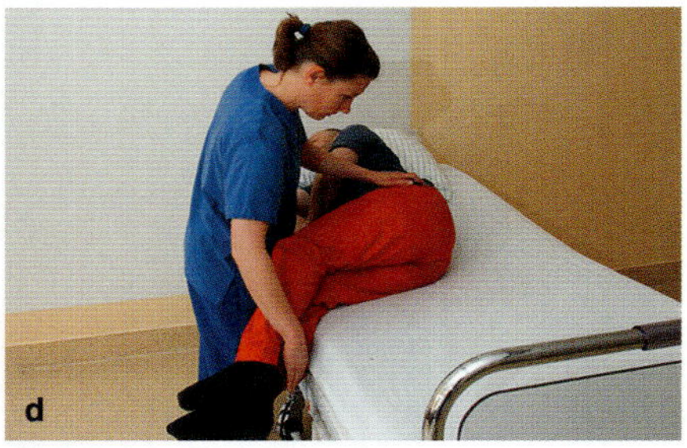

Der Patient schiebt die Unterschenkel über den Rand der Matratze hinaus, ggf. unterstützt von der Pflegekraft. Das Gewicht der Beine hilft dem Patienten, eine sitzende Position zu erreichen.

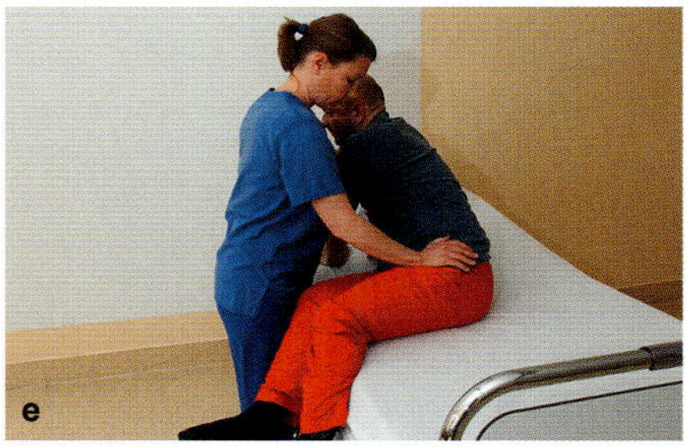

Beim Aufsetzen drückt der Patient sich mit der Hand von der Matratze ab. Die Pflegekraft führt, steuert, reguliert und unterstützt die Bewegung über einen Impuls an Becken und Schulter (Kinästhetik: Masse).

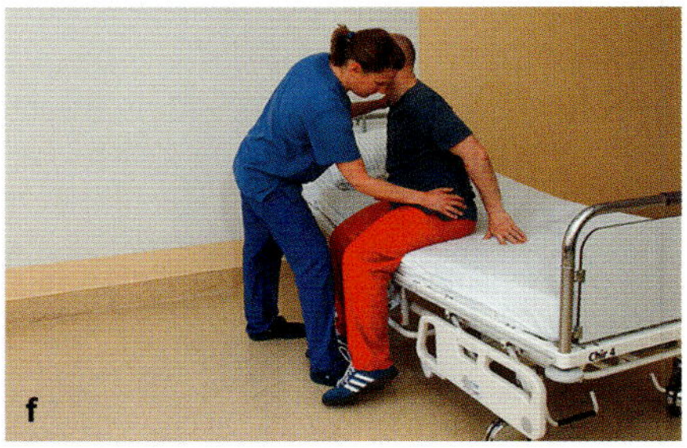

Die Pflegekraft unterstützt den Patienten beim Nachvornerutschen: Eine Gesäßseite entlasten und diese dann vorne ziehen, dann die andere Seite entlasten (Kinästhetik: Konzept menschliche Funktionen).

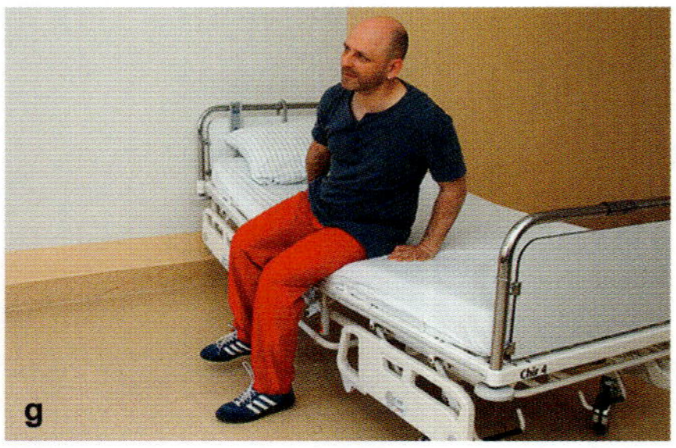

Mobilere Patienten „gehen alleine auf den Sitzbeinhöckern" zum Bettrand.

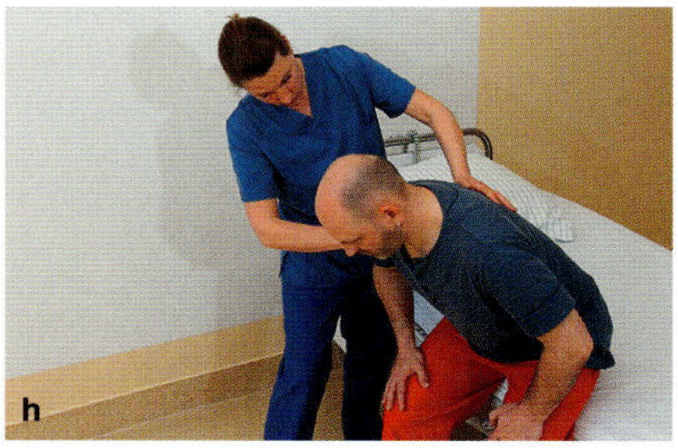

Die Pflegekraft gibt beim Aufstehen die Richtung vor, sie stützt den Patienten an der Schulter und gibt einen Impuls am Rücken.

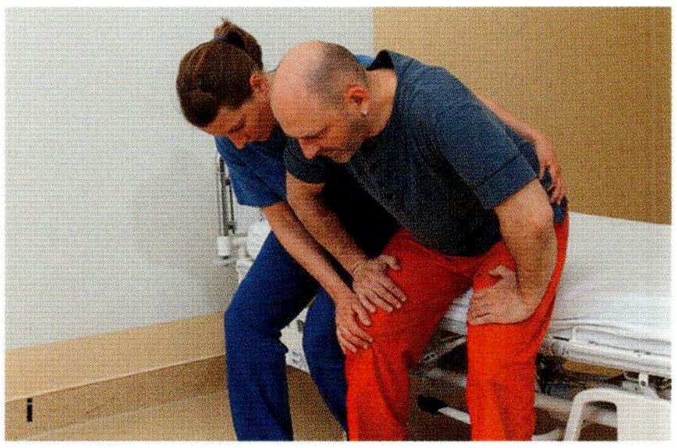

Gleichzeitiges gemeinsames Aufstehen (Kinästhetik: Konzept Interaktion). Der Patient lernt am Bewegungsmuster der Pflegenden und sie passt sich seinen Möglichkeiten an.

Abb. 4.50 Postoperative Mobilisation (*nach kinästhetischen Prinzipien*). [K115]

- Im nächsten Schritt den Patienten an der Bettkante sitzen lassen. Insbesondere nach Eingriffen an Thorax oder Abdomen den Patienten **en bloc** (*im Ganzen*) aufrichten, um zu verhindern, dass die Wunde unter Spannung gerät (➤ Abb. 4.50). Während des Aufrichtens mit einer Hand einen leichten Gegendruck auf die Wunde ausüben lassen. Dies entlastet die Wunde zusätzlich und vermindert Schmerzen. Den Patienten an der Bettkante sitzen lassen, ihn auffordern, tief ein- und auszuatmen, nach dem Befinden fragen
- Patient aufstehen und auf der Stelle treten lassen, wenn möglich auch einige Schritte gehen. Stehen allein ist ungünstig, denn dabei versackt das Blut durch die fehlende Muskelpumpe in den Beinen

- Während der Mobilisation intermittierend den Puls messen, die Atmung beobachten und nach dem Befinden fragen
- Treten während der Mobilisation Beschwerden auf (z. B. Kreislaufprobleme mit Schwindel, Übelkeit und Schweißausbruch), Mobilisation abbrechen und den Patienten zügig ins Bett zurück bringen
- Nach der Mobilisation nochmals Vitalzeichen kontrollieren
- Darf der Patient noch nicht mobilisiert werden, dienen zur Bewegungsförderung und Kreislaufanregung:
  - Aktive oder passive Bewegungsübungen im Bett mit allen Extremitäten, die bewegt werden dürfen
  - Isometrische Anspannungsübungen
  - Atemübungen.

Patienten mit der ersten Mobilisation nicht überfordern

Wie rasch ein Patient mobilisiert werden kann, ist nicht nur vom durchgeführten Eingriff, sondern auch von seiner Allgemein- und Kreislaufsituation und seinem individuellen Schmerzempfinden abhängig. Die Pflegenden überfordern den Patienten nicht, da er sonst leicht das Vertrauen zu den Pflegenden verliert und Angst vor der nächsten Mobilisation entwickelt. Insbesondere nach ausgedehnten abdominellen Eingriffen haben viele Patienten Angst, dass die Wunde aufplatzen könnte. Hier hilft die Versicherung, dass die Wunde fest vernäht ist und eine bauchdeckenschonende Mobilisation (➤ Abb. 4.50) aushält. Wichtig ist, dass das Vorgehen bei der Mobilisation gut mit dem Patienten abgesprochen ist.

4.5.8 Postoperativer Kostaufbau

Der **postoperative Kostaufbau** ist in den meisten Krankenhäusern durch klinikinterne Standards festgelegt, die jedoch nicht angewendet werden dürfen, wenn der Allgemeinzustand des Patienten sich verschlechtert oder die Darmfunktion nicht regelgerecht einsetzt. Dann trifft der Arzt gesonderte Anordnungen zum Kostaufbau des Patienten.

Solange der Patient weder trinken noch essen darf, achten die Pflegenden auf regelmäßige Mundpflege und geben dem Patienten die Möglichkeit, die Mundschleimhaut feucht zu halten, z. B. durch Mundspülungen, in Tee getränkte Wattestäbchen oder künstlichen Speichel (z. B. *Glandosane®*). Die folgenden Angaben sind **Richtwerte,** die von Klinik zu Klinik variieren können.

Kostaufbau nach Operationen außerhalb des Abdomens

- Nach Operationen **außerhalb des Abdomens** in **Regionalanästhesie,** z. B. Spinal- oder Periduralanästhesie, darf der Patient – sofern sein Allgemeinzustand stabil ist – bereits nach 2 Std. trinken. Verträgt er dies gut, darf er auch leicht verdauliche Nahrung zu sich nehmen
- Nach Operationen **außerhalb des Abdomens** in **Allgemeinanästhesie** (*Vollnarkose*) soll der Patient 6 Std. nüchtern bleiben. Dies entspricht der Zeitdauer bis zum vollständigen Zurückkehren der Schutzreflexe. Würde der Patient vorher trinken oder gar essen, wäre die Gefahr des Erbrechens mit Aspiration groß (➤ Tab. 4.3). Ist dem Patienten 6 Std. nach dem Ende der Operation noch übel oder musste er bereits erbrechen, sollte mit dem ersten Trinken noch etwas länger gewartet werden. In den meisten Kliniken darf der Patient nach 6 Std. bereits leichte Kost oder auch Vollkost zu sich nehmen. Ab dem 1. postoperativen Tag erhält der Patient in der Regel immer leichte Kost oder Vollkost.

Kostaufbau nach abdominellen Operationen

Nach **abdominellen Operationen** ist die Dauer der postoperativen Nahrungs- und Flüssigkeitskarenz davon abhängig, ob der Magen-Darm-Trakt eröffnet wurde oder nicht:

- Nach Eingriffen **ohne** Eröffnung des Magen-Darm-Trakts, z. B. Appendektomie (*Blinddarmentfernung,* ➤ 5.7.3), Cholezystektomie (*Gallenblasenentfernung,* ➤ 6.5.6) oder Splenektomie (*Milzentfernung,* ➤ 6.7.3), kann mit dem Kostaufbau begonnen werden, sobald der Darm wieder normal funktioniert (Kriterien: Darmgeräusche auskultierbar, Patient hat abgeführt, keine Übelkeit bzw. bei liegender Magensonde keine großen Verluste über die Sonde):
  - Nüchtern am Operationstag, evtl. abends etwas Tee
  - Trinken ab dem 1. postoperativen Tag, Zwieback, Haferbrei, Suppen
  - Abführen am 2. oder 3. postoperativen Tag, dann
  - Zügiger Kostaufbau über leichte Kost bis zur Vollkost
- Nach Eingriffen **mit** Eröffnung des Magen-Darm-Trakts, z. B. Ösophagusresektion (*Teilentfernung der Speiseröhre,* ➤ 5.5.9), Gastrektomie (*Magenentfernung,* ➤ 5.6.4) oder Hemikolektomie (*Teilentfernung des Dickdarms,* ➤ 5.7.8). Hier darf erst mit dem Kostaufbau begonnen werden, wenn die Anastomosen verheilt und damit „dicht" sind:
  - 5–8 Tage absolute Flüssigkeits- und Nahrungskarenz
  - Röntgen des Magen-Darm-Trakts mit Kontrastmittel (z. B. *Peritrast®-Schluck, Gastrografin®-Schluck*)
  - Patient abführen
  - 1. Tag Kostaufbau: schluckweise Tee
  - 2. Tag Kostaufbau: Tee und Zwieback
  - 3. Tag Kostaufbau: Haferschleim/Bouillon
  - 4. Tag Kostaufbau: passierte Kost
  - 5. Tag Kostaufbau: Schonkost.

Fast-Track-Konzepte

Im Rahmen von Fast-Track-Konzepten geschieht der Kostaufbau ggf. zügiger.

4.5.9 Postoperative Schmerztherapie

Jeder **postoperative Schmerz** ist ein **Warnsignal** und muss abgeklärt werden.

Postoperative Schmerzen können verschiedene **Ursachen** haben, z. B.:

- **Wundschmerz.** Häufigster akuter postoperativer Schmerz, entsteht durch die intraoperative Gewebeverletzung. Er klingt meist nach drei Tagen deutlich ab, kann aber auch zu einem verzögerten Schmerz (Dauer 1–4 Wochen) werden oder in ein chronisches Schmerzsyndrom übergehen
- Hämatome
- Infektionen
- Arterielle Minderdurchblutung oder Gefäßverschluss
- Nervenschädigung
- Kompartmentsyndrom (➤ 7.5.8)
- Zu straff sitzender Verband oder Gipsverband
- Falsche oder ungeeignete Lagerung
- Blähungen, Harnverhalt.

Begleitsymptome von Schmerz

Postoperative Schmerzen gehen oft mit Begleitsymptomen einher, z. B. Tachykardie, Hypertonie, Unruhe, starkes Schwitzen, Übelkeit/Erbrechen, Muskelanspannung, Schonhaltung und -lagerung oder eingeschränkte bzw. veränderte Wahrnehmung. Treten eines oder mehrere dieser Symptome bei frisch operierten Patienten auf, sollten die Pflegenden stets an Schmerzen als mögliche Ursache denken.

Nicht alle Patienten wenden sich an die Pflegenden oder Ärzte, wenn sie Schmerzen haben. Viele halten postoperative Schmerzen für „normal" und unabwendbar, andere möchten nicht als überempfindlich gelten oder haben Angst vor einer Schmerzmittelabhängigkeit. Manche Patienten wollen auch die Pflegekräfte nicht „stören". Deshalb achten die Pflegenden auf **Schmerzsymptome,** z. B. Stöhnen oder einen schmerzverzerrten Gesichtsausdruck, und fragen Patienten, die nicht klagen und sich nicht melden, in regelmäßigen Abständen nach Schmerzen. Die **Schmerzintensität** kann mithilfe einer Schmerzskala (➤ Abb. 4.49) objektiviert werden, ggf. ist ein differenziertes Schmerzassessment zu erstellen.

Der Schmerz ist so stark, wie der Patient ihn empfindet

Das Schmerzempfinden ist von Patient zu Patient unterschiedlich. Patienten, die den gleichen Eingriff hinter sich haben, können unterschiedliche Mengen an Schmerzmitteln benötigen. Einem „empfindlicheren" Patienten dürfen Schmerzmittel nicht vorenthalten werden, nur weil andere Patienten die aus dem Eingriff entstehenden Schmerzen leichter ertragen.

Prinzipien der akuten (postoperativen) Schmerztherapie

Jeder Patient mit akuten oder zu erwartenden Schmerzen erhält ein **angemessenes Schmerzmanagement**, das dem Entstehen von Schmerzen vorbeugt, sie auf ein erträgliches Maß reduziert oder beseitigt. Denn, eine unzureichende Schmerzbehandlung hat Auswirkungen auf Körper und Psyche, kann den Genesungsverlauf verzögern oder zu chronischen Schmerzen führen. Pflegefachkräfte übernehmen im Schmerzmanagement eine zentrale Aufgabe. [vgl. 11]

Die **Prinzipien der akuten Schmerztherapie** sind:

- Die Schmerztherapie kann standardisiert sein (➤ Abb. 4.51)
- Die Wirkung der Medikamente muss von kurzer Dauer sein
- Eine leichte Sedierung ist häufig erwünscht
- Unerwünschte Wirkungen durch Schmerzmittel, wie Übelkeit, Erbrechen oder Verstopfung, müssen behandelt werden
- Die Behandlung wird häufig parenteral durchgeführt
- Zu festgelegten Zeiten wird eine Basismedikation verabreicht, bei zwischenzeitlich auftretenden Schmerzen ist eine Bedarfsmedikation angeordnet (➤ Abb. 4.52).

Die Pflegenden informieren den Patienten über den Sinn einer guten Schmerzbehandlung. Sie motivieren ihn, sich frühzeitig zu melden und nicht erst, wenn die Schmerzen unerträglich sind.

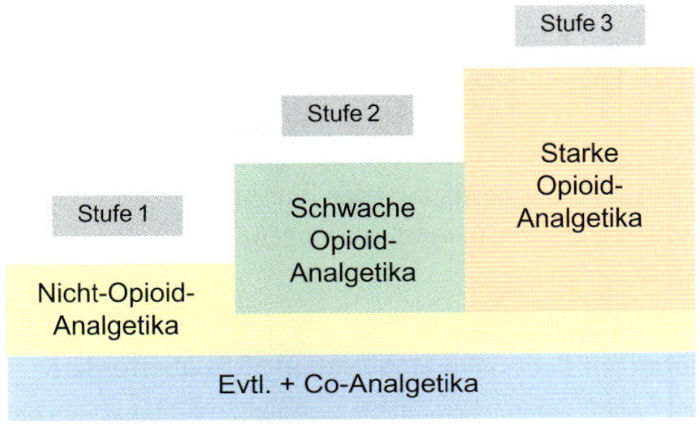

Abb. 4.51 Stufenschema der WHO zur Schmerzbehandlung. [A400]

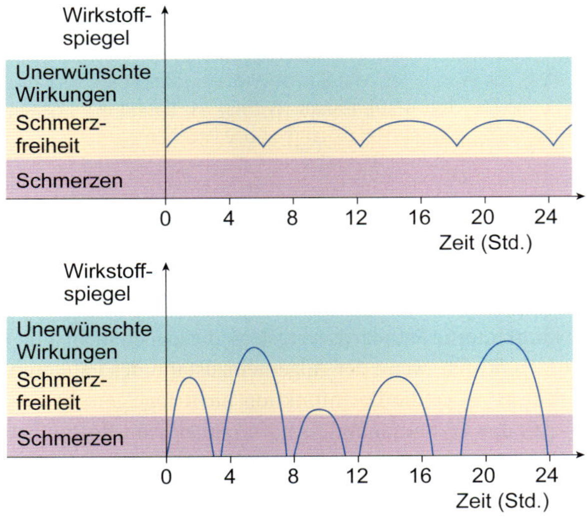

Abb. 4.52 Zeitpunkt Schmerzmitteleinnahme. Die Einnahme von Schmerzmitteln zu festen Zeiten ermöglicht eine genaue Steuerung der Wirkung. Der Patient ist in der Regel schmerzfrei und die Gefahr von unerwünschten Wirkungen ist gering (oben). Bei der Einnahme von Schmerzmitteln nach Bedarf schwankt der Wirkstoffspiegel stark. Es kommt zu Phasen der Unterdosierung mit Schmerzen sowie der Überdosierung mit unerwünschten Wirkungen. [L190]

Tab. 4.4 Opioid-Analgetika und Nicht-Opioid-Analgetika, die zur Behandlung mäßiger postoperativer Schmerzen häufig eingesetzt werden.

Substanz (Handelsnamen)	BTM-Pflicht	Dosierung (Erwachsene)	Wirkdauer (in Std.)	Unerwünschte Wirkungen (UW) und Kontraindikationen (KI)
Opioid-Analgetika				
Buprenorphin (z. B. *Temgesic®*)	Ja	• 0,2–0,4 mg sublingual • 0,3 mg i. v.	Ca. 6	**UW** • Atemdepression • Übelkeit, Erbrechen • Schwindel, Benommenheit • Sedierung • Mundtrockenheit • Obstipation **KI** • Störungen der Atmung • Gallenkoliken • Strengste Indikationsstellung in Schwangerschaft, Stillzeit und bei Alkoholkranken
Pethidin (z. B. *Dolantin®*)	Ja	• 100–200 mg oral, s. c. • 25–100 mg i. v.	2–4	
Piritramid (z. B. *Dipidolor®*)	Ja	7,5 mg als Kurzinfusion	4–6	
Tilidin-Naloxon (z. B. *Valoron® N*)	Ja (für die nicht retardierte Applikationsform, z. B. als Tropfen)/nein (für die Retard-Tablette)	50–150 mg oral	2–4	
Tramadol (z. B. *Tramal®*)	Nein	50–100 mg oral, rektal, s. c., i. v.	2–4	
Nicht-Opioid-Analgetika				
Paracetamol (z. B. *ben-u-ron®*)	Nein	• 0,5–1 g oral, rektal • 1 g als Kurzinfusion über ca. 10 Min.	4–6	**UW** (insgesamt geringer als bei Acetylsalicylsäure) • Gastrointestinale Beschwerden • Allergien • bei Überdosierung: Leber- und Nierenschäden **KI** • Schwere Leber- und Nierenfunktionsstörungen
Nichtsteroidale Antiphlogistika (*NSAR*), wie **Diclofenac** (z. B. *Voltaren®*), **Ibuprofen** (z. B. *Anco®*, *Imbun®*)	Nein	• Diclofenac: 25–50 mg oral, rektal • Ibuprofen: 0,2–0,4 g oral; rektal 0,4 g	4–8	**UW** • Gastrointestinale Beschwerden • Bronchospasmus bei Patienten mit Analgetika-Überempfindlichkeit • ZNS-Störungen (z. B. Kopfschmerz, Depressionen, Müdigkeit) • Allergie **KI** • Magen- oder Duodenalulzera • Schwere Leber- und Nierenschäden • Blutgerinnungsstörungen • Schwangerschaft
Metamizol (z. B. *Novalgin®*)	Nein	• 0,5–2 g oral, rektal • 1,0–2,5 g i. v. als Kurzinfusion	Ca. 4	**UW** • Bei schneller i. v.-Zufuhr Abfall des Blutdrucks (Schock möglich) • Leichte gastrointestinale Beschwerden • Allergie • Sehr selten (tödliche) Agranulozytose • (Harmlose) Rotfärbung des Urins möglich **KI** • Schwangerschaft im 1. Trimenon und in den letzten sechs Wochen

Äußere Umstände beeinflussen die Schmerzempfindung

- Angst, Einsamkeit, Sorgen, Orientierungslosigkeit, Schlaflosigkeit und das Gefühl, die Kontrolle über das eigene Leben zu verlieren **verstärken** die Schmerzen
- Zuwendung, Verständnis, Ablenkung und das Gefühl, gut informiert zu sein und sich zurechtzufinden, **lindern** die Schmerzen.

Pflegende übernehmen eine wichtige Rolle im Rahmen von Zuwendung und Information.

Eine ausreichende Schmerztherapie ist nicht nur aus ethischen Gründen geboten, sondern hilft auch, **Komplikationen vorzubeugen:**

- Mit Abnahme der Schmerzen bessern sich Tachykardie und Hypertonie
- Schmerzlinderung ermöglicht tiefes Durchatmen und effektives Abhusten. Dies verbessert die Belüftung der Lunge und beugt einer Pneumonie vor
- Schmerzen vermindern die Kooperationsfähigkeit des Patienten bei aktivierenden Maßnahmen, insbesondere bei der (Früh-) Mobilisation. Eine ausreichende Schmerztherapie trägt wesentlich dazu bei, dass der Patient aktiv an seiner Genesung mitarbeiten kann.

Systemische medikamentöse Schmerztherapie

Bei der **systemischen medikamentösen Schmerztherapie** verteilen sich die intravenös, intramuskulär, oral oder rektal verabreichten Analgetika auf dem Blutweg im gesamten Organismus.

Eingesetzt werden Opioid-Analgetika und Nicht-Opioid-Analgetika (➤ Abb. 4.51) nach dem **Stufenschema der WHO:**

- **Nicht-Opioid-Analgetika** (➤ Tab. 4.4) kommen bei mäßigen Schmerzen zum Einsatz. Sie wirken analgetisch und antipyretisch (*fiebersenkend*). Zu dieser Gruppe zählen **nichtsteroidale Antirheumatika** (*NSAR*), wie Diclofenac (z. B. *Voltaren*®) oder Ibuprofen, Metamizol (z. B. *Novalgin*®) sowie Paracetamol. NSAR wirken zusätzlich antiphlogistisch (*abschwellend*)
- **Opioid-Analgetika** (➤ Tab. 4.4) sind stark wirksame Schmerzmittel, die an den Opioidrezeptoren des zentralen Nervensystems wirken. Sie unterliegen größtenteils der Betäubungsmittelverordnung (*BtmV*). In den ersten postoperativen Tagen mit vermehrtem Wundschmerz sind Opioide indiziert. Opioid-Analgetika können insbesondere bei zu rascher intravenöser Gabe oder Überdosierung zu einer Atemdepression führen. Da eine kontinuierliche Überwachung des Patienten auf der Allgemeinstation nicht möglich ist, erhält der Patient Opioid-Analgetika nur als Kurzinfusion über eine vom verordnenden Arzt festgelegte Mindestdauer, oral oder rektal.

Patientenkontrollierte Analgesie

Eine Sonderform der systemischen medikamentösen Schmerztherapie ist die **patientenkontrollierte Analgesie** (engl. *patient-controlled-analgesia, PCA,* oder *On-demand-Analgesie*). Dem Konzept der PCA liegt die Annahme zugrunde, dass der Patient selbst am besten beurteilen kann, wann, wie oft und wie viel Schmerzmittel er benötigt. Die hauptsächliche Applikationsweise ist die i. v.-Zufuhr eines Analgetikums mittels einer Spritzenpumpe (*PCA-Pumpe,* ➤ Abb. 4.53).

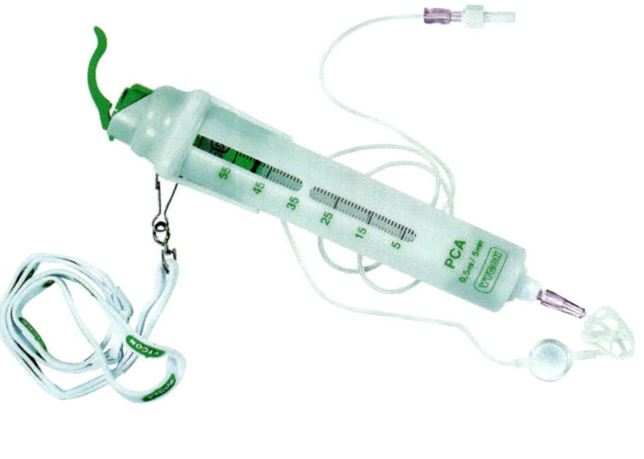

Abb. 4.53 PCA-Pumpe. Hier: PCA-System der Fa. *Vygon*. Durch einen Unterdruckmechanismus wird das Medikament verabreicht. Aufgrund der fest vorgegebenen Systemgrößen (Bolus von 0,5 ml, Sperrzeit 5 Min.) ist keine weitere Einstellung notwendig. Die Intensität der Schmerztherapie wird einzig über die Medikamentenmischung bestimmt. [V157]

Der Patient kann das Schmerzmittel durch Betätigung eines Handauslösers selbst anfordern. Der Arzt programmiert die **PCA-Pumpe** und stellt dabei folgende **Parameter** ein:

- **Bolus,** d. h. die Analgetikamenge, welche die Pumpe auf Knopfdruck abgibt
- **Refraktärzeit** („*Sperrzeit*", „*Lockout-Zeit*"), d. h. Zeit nach Medikamentengabe, während der der Patient keinen weiteren Bolus auslösen kann
- **Maximaldosis** (*Dosisgrenze*), d. h. die Gesamtmenge des Analgetikums, die von der Pumpe in einem bestimmten Zeitraum höchstens angefordert werden kann
- Viele PCA-Pumpen bieten darüber hinaus die Möglichkeit, eine **Basalrate** einzustellen, d. h. eine Analgetikamenge, die von der Pumpe kontinuierlich verabreicht wird.

Heute sind auch einfache und leicht bedienbare Systeme auf dem Markt, bei denen keine komplexen Einstellungen notwendig sind (➤ Abb. 4.53).

Sobald der Patient postoperativ ausreichend wach ist, schließt der Arzt die PCA-Pumpe über einen Dreiwegehahn an einen venösen Zugang an, über den eine weitere Infusion kontinuierlich einläuft. Damit ist gewährleistet, dass der Bolus nicht in der Infusionsleitung „stehen bleibt", sondern mit der Parallelinfusion in die Blutbahn eingeschwemmt wird. Die Infusionsleitung muss mit einem Rückschlagventil ausgestattet sein. Damit wird verhindert, dass das Schmerzmittel bei Bolusanforderung durch den Patienten und Abflussbehinderung im venösen Zugang in die Parallelinfusion „hochgedrückt" wird und es damit zunächst zu einer Unter- und danach ggf. zu einer Überdosierung des Analgetikums kommt. Die Erfahrungen haben gezeigt, dass die Patienten keineswegs hemmungslos „zugreifen", sondern eher Medikamente eingespart werden.

Regionale medikamentöse Schmerztherapie

Die **lokale medikamentöse Schmerztherapie** erfolgt über perioperativ eingelegte Schmerzkatheter. Man unterscheidet nach dem Ort der Anlage:

- **Rückenmarksnahe Katheter** wie lumbale oder (selten) thorakale Periduralkatheter (*PDK*) oder lumbale Spinalkatheter (➤ 4.3.3). Dabei werden neben Lokalanästhetika auch Opiate verwendet. Diese werden entweder intermittierend, meist im Abstand von 6–8 Std., oder kontinuierlich über eine Infusionsspritzenpumpe injiziert
- **Plexuskatheter** z. B. am Plexus cervicalis oder axillaris (➤ 4.3.3)
- **Periphere Nervenkatheter** z. B. N. femoralis-Katheter, N. ischiadicus-Katheter
- **Interkostalblockaden** oder **intrapleurale Medikamentenapplikation** insbesondere nach Thorakotomie (➤ 10.5.1).

Begleitmedikamente

Häufig sind während der Schmerztherapie **Begleitmedikamente** (*adjuvante Medikamente*) erforderlich, die in erster Linie die unerwünschten Wirkungen der Analgetika mildern sollen. Am wichtigsten sind Antiemetika gegen Übelkeit und Erbrechen, Medikamente zur Ulkusprophylaxe oder Laxanzien gegen eine opiatbedingte Obstipation. Aber auch Neuroleptika, Antidepressiva und Schlafmittel fallen hierunter.

Pflegerische Maßnahmen zur Schmerzprophylaxe und -therapie

Pflegende haben vielfältige Aufgaben im Rahmen der **Schmerzprophylaxe und -therapie:**

- Beobachtung des Patienten auf Schmerzen: Lokalisation, Art/Qualität des Schmerzes, Zeitpunkt oder Auslöser, Stärke/Intensität, Dauer
- Beobachtung auf indirekte Schmerzzeichen, z. B. verzerrter Gesichtsausdruck, Schonhaltung, Tachykardie
- Information des Patienten über mögliche Schmerzursachen; nachdrücklich mitteilen, dass es nicht notwendig ist, Schmerzen zu ertragen
- Schmerzen ernst nehmen, nicht banalisieren, individuelles Schmerzerleben akzeptieren
- Psychische Begleitung des Patienten, denn manchmal sind Schmerzen auch ein Ausdruck von Ängsten
- Einhaltung der festen Einnahmezeiten (➤ Abb. 4.52), Patient nicht leiden lassen oder hinhalten
- Beobachtung auf Wirkung der verabreichten Schmerzmittel
- Anwendung von Wärme, z. B. als Wärmflasche, feucht-warme Auflage, wenn eine Anregung der Durchblutung, Entspannung der Muskulatur, Anregung des Stoffwechsels, Beruhigung und Wohlbefinden gewünscht sind (v. a. bei Koliken, Blähungen)
- Anwendung von Kälte, z. B. mit Cold-Packs, Alkoholumschlag, wenn eine Verengung der Gefäße, eine Hemmung der Entzündungsreaktion und des Bakterienwachstums, Abschwellung, Ableitung von Wärme und Kühlung gewünscht sind
- Einreiben entspannt und löst die Muskulatur, vermittelt dem Patienten Zuwendung und Aufmerksamkeit
- Ablenkung und Beschäftigung, z. B. durch Musik hören, Fernsehschauen, Lesen
- Schnellstmögliche Mobilisation und körperliche Aktivität. Sie regt das Endorphinsystem an, unterstützt das Selbstwert- und Lebensgefühl, zeigt dem Patienten, dass es „bergauf" geht
- Rechtzeitig vor der Körperpflege und Mobilisation und vor schmerzhaften Verbandswechseln Schmerzmittel nach Arztanordnung (Bedarfsmedikation) verabreichen
- Vermeidung von Druck, Zug und Spannung auf die Wunde durch eine entlastende Lagerung, z. B. Knierolle nach Bauchoperationen. Verbände nicht zu eng oder unter Zug anlegen, hautfreundliches Pflaster verwenden, Druck von Sonden und Drainagen vermeiden
- Verletzte Extremität ruhig stellen, zum Abschwellen hoch lagern, z. B. auf einer Schiene, Kissen, mittels Hartverband. Druckgefährdete Stellen polstern
- Regelmäßiger Lagerungswechsel bei Patienten, die ihre Position nicht selbstständig ändern können.

4.5.10 Pflegerische Maßnahmen bei liegenden Drainagen

Wunddrainagen ➤ 4.4.7

Kontrolle und Verbandswechsel

Nach der Übernahme aus dem Operationstrakt, nach jedem Lagern, mindestens aber 2-mal pro Schicht führen Pflegende folgende **Kontrollen** durch:

- Festigkeit der Verbindung zwischen Drainage und Ableitungssystem, sofern es sich nicht um eine geschlossene Drainage handelt
- Durchgängigkeit: Schläuche dürfen nicht abgeknickt oder abgeklemmt sein
- Sekret: Menge, Farbe, Konsistenz, Beimengungen, Geruch, plötzliche Veränderungen (➤ Abb. 4.47)
- Sicherung vor versehentlichem Herausrutschen durch Fixiernaht oder Fixierpflaster
- Zugfreie und sichere Fixierung am Bett unter Patientenniveau, gilt besonders für Schwerkraftdrainagen, (➤ Abb. 4.46)
- Sogstärke bei einstellbaren Vakuumdrainagen (➤ 10.4.2).

Die Ableitungsschläuche dürfen nicht in Schlaufen durchhängen. Gibt es mehrere Drainagen derselben Art, dann nummerieren Pflegende diese.

Verbandswechsel über den Austrittsstellen von Drainagen sind üblicherweise einmal täglich notwendig. Es gelten die Prinzipien des aseptischen Verbandswechsels (➤ 4.5.11).

Häufige Probleme bei Drainagen

Fördert eine Drainage bereits am 1. postoperativen Tag keine Flüssigkeit mehr, sind oft die Löcher des Drainageschlauches durch Wundsekret verklebt. Dann hilft es, den Ableitungsschlauch etwas zu drehen oder ihn ein wenig herauszuziehen (Arztaufgabe). Wegen der Infektionsgefahr darf der Drainageschlauch auf keinen Fall in den Körper zurückgeschoben werden. Auch beim Anspülen der Drainage ist die Gefahr einer Keimeinschleppung groß. Die Pflegenden spülen deshalb Drainageschläuche nur auf ausdrückliche ärztliche Anordnung an und achten dabei auf streng aseptisches Vorgehen.

Wurde eine Drainage versehentlich entfernt, z. B. während des Patiententransportes oder weil ein verwirrter Patient sie sich selbst gezogen hat, kontrollieren die Pflegenden die Drainageaustrittsstelle sofort auf Nachblutungen, legen ggf. einen Druckverband an und informieren den Arzt.

Wechseln und Entfernen einer Redon-Flasche

Das **Wechseln eine Redon-Flasche** (➤ Abb. 4.32) wird notwendig, wenn sie voll ist, sich das Vakuum erschöpft hat (➤ Abb. 4.54) oder der Arzt einen zusätzlichen Flaschenwechsel anordnet.

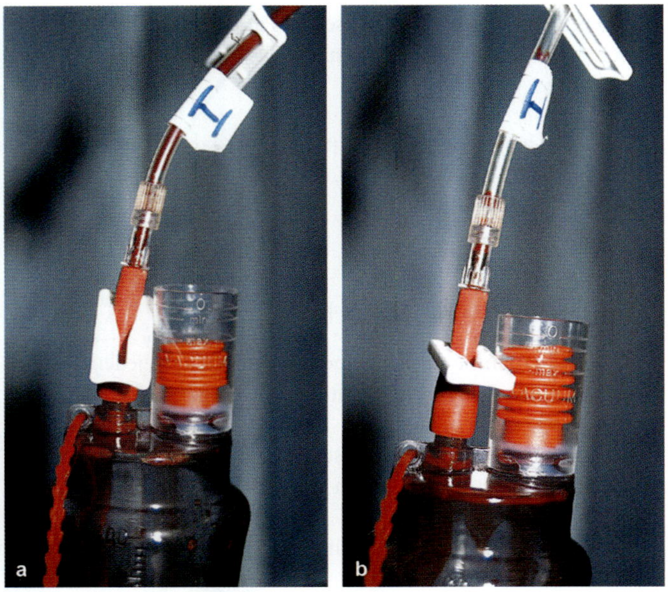

Abb. 4.54 Vakuumindikator (*„Kunststoff-Ziehharmonika"*) zeigt, ob das Vakuum in der Redon-Flasche noch ausreichend ist. **a)** Zusammengepresster Vakuumindikator = Vakuum ist ausreichend. **b)** Voll entfalteter Vakuumindikator = Vakuum nicht mehr ausreichend, Flasche muss gewechselt werden. [M161]

Dabei achten die Pflegenden auf aseptisches Arbeiten und **gehen wie folgt vor:**

- Hygienische Händedesinfektion durchführen
- Neue Redon-Flasche auspacken und auf Beschädigungen und Vakuum prüfen (Vakuumindikator muss maximal zusammengefaltet sein). Darauf achten, dass der Ansatz des Ableitungsschlauches steril bleibt
- Handschuhe zum Eigenschutz anziehen
- Liegende Drainage: Schiebeklemme am Ableitungsschlauch schließen (patientennah), dann Schiebeklemme an der alten Flasche schließen
- Ableitungsschlauch von der alten Redon-Flasche diskonnektieren und sofort auf den Ansatz der neuen Redon-Flasche stecken bzw. bei Bajonettverschluss stecken und drehen
- Schiebeklemme an der neuen Redon-Flasche öffnen, dann Klemme am Ableitungsschlauch langsam öffnen („frischer" Sog kann schmerzen)
- Sekretabfluss beobachten
- Alte Redon-Flasche ungeöffnet **mit** Inhalt entsorgen
- Wechsel der Redon-Flasche und Menge des verworfenen Sekrets dokumentieren.

Sekret für mikrobiologische Untersuchung geeignet

Da es sich um ein geschlossenes System handelt, gilt das Sekret als nicht kontaminiert und ist damit für mikrobiologische Untersuchungen geeignet.

Die **Entfernung der Redon-Drainagen** geschieht meist zwischen dem 2. und 3. postoperativen Tag, bei großen Sekretmengen auch später. Das Entfernen ist Arztaufgabe. Pflegende weisen den Patienten auf mögliche Schmerzen hin und verabreichen ggf. rechtzeitig vorher ein Schmerzmittel.

- Alten Verband entfernen
- Drainageaustrittsstelle desinfizieren
- Fixierfaden oder Pflasterfixierung entfernen
- Drainage vorsichtig herausziehen und auf Vollständigkeit prüfen
- Austrittsstelle mit einer sterilen Wundauflage abdecken.

Die Pflegenden dokumentieren die Drainageentfernung und die Menge des Sekretes in der Flasche.

Entleeren einer Easy-Flow-Drainage, Robinson-Drainage

Da diese Drainagen (➤ Abb. 4.30, ➤ Abb. 4.31) in der Regel einen Ablasshahn haben, werden sie lediglich regelmäßig **entleert**. Der Beutel wird nur gewechselt, wenn er undicht ist:

- Schutzhandschuhe anziehen, Einmalunterlage unterlegen
- Sekret in eine Nierenschale oder Messbecher entleeren
- Ablasshahn verschließen
- Mit Zellstoff Sekretreste vom Ablasshahn entfernen, dann Ablasshahn ausgiebig mit einem Hautdesinfektionsmittel einsprühen
- Sekret abmessen und entsorgen
- Schutzhandschuhe ausziehen und hygienische Händedesinfektion durchführen
- Menge und Aussehen des Sekrets dokumentieren.

Verbandswechsel und Kürzen bei Penrose-Drainage, Gummilasche

Bei diesen Drainagen fließt das Wundsekret meist direkt in den Verband ab (➤ Abb. 4.29). Die Pflegenden wechseln den Verband unter aseptischen Bedingungen (➤ 4.5.11). Je nach Sekretmenge kann dies mehrmals am Tag notwendig sein. Beim **Verbandswechsel** schätzen sie die Sekretmenge ab und überprüfen Geruch, Farbe und Konsistenz des Sekrets. Außerdem kontrollieren sie die Drainageaustrittsstelle und Umgebung auf Entzündungszeichen. Beim Anlegen des neuen Verbands legen sie eine Schlitzkompresse unter den Drain bzw. die Lasche und Sicherheitsnadel, um Druckstellen vorzubeugen. Dann decken Sie die Drainage mit Saugkompressen ab. Ist die Umgebung der Drainage durch das Sekret gereizt oder mazeriert, tragen sie ein fettfreies Hautschutzprodukt (z. B. *Cavilon*®) auf.

Bei fortschreitender Wundheilung (wenig Sekret, keine Zeichen einer Wundheilungsstörung, ➤ 2.2.3) **kürzt** der Arzt die Drainagen unter aseptischen Bedingungen. Um sie aus dem Wundgrund zu lösen, dreht er sie zunächst vorsichtig, zieht sie dann 1–2 cm heraus, kürzt sie mit einer sterilen Schere und befestigt eine neue sterile Sicherheitsnadel an der Drainage. Anschließend legen die Pflegenden einen neuen Verband an.

4.5.11 Verbandswechsel bei Operationswunden

Hygienemaßnahmen beim Verbandswechsel ➤ 2.6.4

Strikte Einhaltung aseptischer Grundsätze

Alle Maßnahmen an der Operationswunde werden unter strikter Einhaltung aseptischer Grundsätze durchgeführt, um eine nosokomiale Wundinfektion mit nachfolgender sekundärer Wundheilung zu verhindern.

Meist wechseln die Pflegenden zusammen mit dem Arzt im Rahmen der täglichen **Verbandsvisite** die Verbände. Ist dies aus organisatorischen Gründen nicht möglich, erfolgt zumindest der 1. postoperative Verbandswechsel zusammen mit dem Stationsarzt. Dies findet in vielen Häusern am 2. oder 3. postoperativen Tag statt. Gründe für einen früheren Wechsel können massive Nachblutung oder ein zu enger Verband sein.

Reihenfolge der Verbände

Bei der Organisation der Verbandsvisite achten Ärzte und Pflegende auf folgende **Reihenfolge**, um die Gefahr der Keimverschleppung zu minimieren (➤ 2.4.1):

- Zuerst werden Patienten mit **aseptischen Wunden,** z. B. nach Osteosynthesen (➤ 7.5.6), verbunden
- Danach wird der Verband bei Patienten mit **bedingt aseptischen Wunden,** etwa nach Magenresektionen (➤ 5.6.3), gewechselt
- Anschließend werden Patienten mit **kontaminierten Wunden,** z. B. unfallbedingten Weichteilverletzungen, versorgt
- Zuletzt erfolgt der Verbandswechsel bei Patienten mit **septischen Wunden,** z. B. Abszessinzisionen, ggf. mit speziellem Verbandsset (➤ Abb. 4.55).

Hat ein Patient verschiedene Wunden, z. B. eine Laparotomiewunde nach einer Cholezystektomie (bedingt aseptische Wunde) und eine Drainageaustrittsstelle (Drainageaustrittsstellen sind grundsätzlich kontaminierte Wunden), halten die Pflegenden und Ärzte dieselbe Reihenfolge ein, d. h. sie verbinden zuerst die Laparotomiewunde und anschließend die Drainageaustrittsstelle.

Verbandswagen

Die meisten chirurgischen Stationen verwenden für die Verbandsvisite einen **Verbandswagen** (➤ Abb. 4.56), in dem alle benötigten Materialien (➤ Tab. 4.5) übersichtlich aufbewahrt sind. Sinnvollerweise gibt es einen zusätzlichen Verbandswagen, der nur zum Wechseln septischer Verbände benutzt wird. Alternativ zum Verbandswagen können vorgefertigte Verbandssets oder selbst zusammengestellte Verbandstabletts verwendet werden.

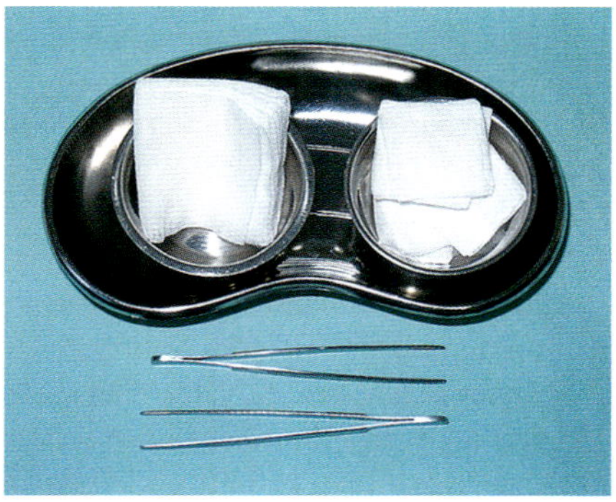

Abb. 4.55 Beispiel für ein Set zur Reinigung einer septischen Wunde. Hautdesinfektionsmittel, sterile Handschuhe, Pflaster bzw. Klebevlies richten die Pflegenden gesondert. [M161]

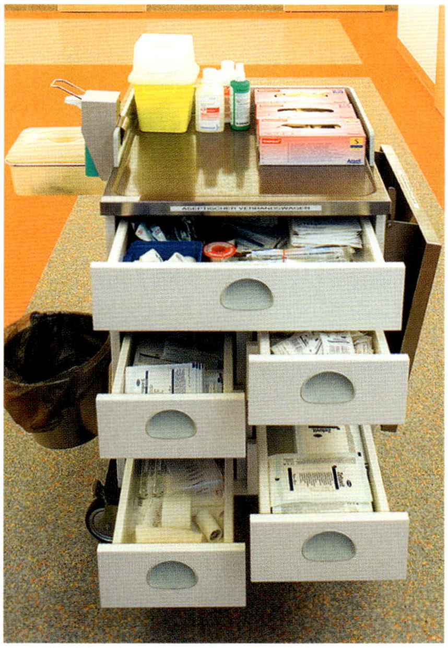

Abb. 4.56 Verbandswagen einer chirurgischen Station, in dem die häufig verwendeten Instrumente und Materialien übersichtlich aufbewahrt sind. [K115]

Tab. 4.5 Auswahl häufig benötigter steriler und unsteriler Verbandsmaterialien.

Sterile Verbandsmaterialien	Unsterile Verbandsmaterialien
• Operationshandschuhe und einzeln verpackte Handschuhe • Einzeln verpackte Kompressen unterschiedlicher Größen • Schlitzkompressen, Kugeltupfer („Pflaumentupfer") • Salbenhaltige Wundgaze, hydroaktive Wundauflagen • Pflaster, z. B. *Hansapor steril®* • Watteträger • Einmalabdecktücher • Pinzette, Schere • Klemme, Verbandsschere • Fadenmesser, Skalpell, Klammerentferner • Knopfkanüle • Kochsalz-, Ringer-Lösung	• Verbandsschere • Pflaster • Schutzhandschuhe • Haut- und Händedesinfektionsmittel • Aceton oder Benzin • Häufig verwendete Salben oder Lösungen • Nierenschalen • Abwurf • Durchstichsicherer Abwurf für spitze Gegenstände • Abwurf für gebrauchte resterilisierbare Instrumente • Evtl. Einmalschürze, Mund-Nasen-Schutz, Kopfhaube

Prinzipien im Umgang mit dem Verbandswagen

- Verbandswagen in ausreichendem Abstand zum Patientenbett abstellen (am besten nahe der Zimmertür), um eine Kontamination zu vermeiden
- Verbandswagen, der auch für aseptische Verbandswechsel genutzt wird, nicht ins Zimmer zu Patienten mit septischen Wunden fahren
- Einmal entnommene und mit dem Patienten in Berührung gekommene Instrumente und Materialien **nicht** zurück auf bzw. in den Verbandswagen legen, sondern sofort in geeignete Behältnisse verwerfen
- Benutzte Verbandsmaterialien und Instrumente ohne weitere Zwischenlagerung und unter Beachtung klinikeigener Hygienestandards unverzüglich entsorgen
- Verbandswagen mindestens einmal täglich (sinnvollerweise nach der Verbandsvisite) reinigen und desinfizieren und Materialien auffüllen.

Vorbereitung und Durchführung von Verbandswechseln

Die **Vorbereitung und Durchführung von Verbandswechseln** gehört zu den häufigen pflegerischen Maßnahmen auf chirurgischen Stationen. Hat der Patient große Angst oder handelt es sich um einen bekanntermaßen schmerzhaften Verbandswechsel, verabreichen die Pflegenden dem Patienten nach Rücksprache mit dem Arzt etwa 30 Min. vor dem Verbandswechsel ein Schmerzmittel.

Prinzipien für den aseptischen Verbandswechsel

- Wundverband erst unmittelbar vor dem Verbandswechsel entfernen, um die Wunde nicht unnötig lange den Keimen der Luft auszusetzen
- Wunde nie mit den bloßen Händen berühren, sondern nur mit sterilen Handschuhen oder Instrumenten (*Non-touch-Technik*)
- Wird kein Mund-Nasen-Schutz getragen, während des Verbandswechsels gar nicht bzw. nicht in Richtung der offenen Wunde sprechen, um Keimübertragung durch Tröpfcheninfektion zu verhindern
- Ersten Verbandswechsel einer primär verschlossenen Wunde aus hygienischer Sicht frühestens nach 24–48 Std. wechseln, durchgeblutete oder feuchte Verbände bei Bedarf früher wechseln
- Eine antiseptische Behandlung ist nur bei infizierten Wunden indiziert (➤ Abb. 4.58). Die Einwirkzeit des Desinfektionsmittels nach Herstellerangaben einhalten
- Bei primär heilenden Wunden kann nach 48 Std. auch auf eine Wundabdeckung verzichtet werden, da eine höhere Rate von Wundinfektionen nicht beobachtet werden konnte. [vgl. 3]

Die Pflegenden führen jeden Verbandswechsel unter **aseptischen Bedingungen** durch. Das **gilt auch für septische Wunden!**
Prinzipiell gilt immer folgendes Vorgehen:

- Schutzhandschuhe anziehen und **alten Verband entfernen.** Schutzhandschuhe ausziehen und hygienische Händedesinfektion durchführen
- Wenn notwendig, **Reinigung** mit Kochsalz- oder Ringer-Lösung (➤ Abb. 4.57, ➤ Abb. 4.58, ➤ 2.10.7)
- Bei Bedarf **Desinfektion** mit einem alkoholischen Hautdesinfektionsmittel oder mit einem Schleimhautdesinfektionsmittel (➤ 2.10.8). 1. Schritt: Desinfektionsmittel aufsprühen und reinigend abwischen; 2. Schritt: Desinfektionsmittel erneut aufsprühen und Einwirkzeit einhalten, d. h. nicht mehr abwischen
- **Wundbeobachtung und -beurteilung** (➤ 2.10.5)

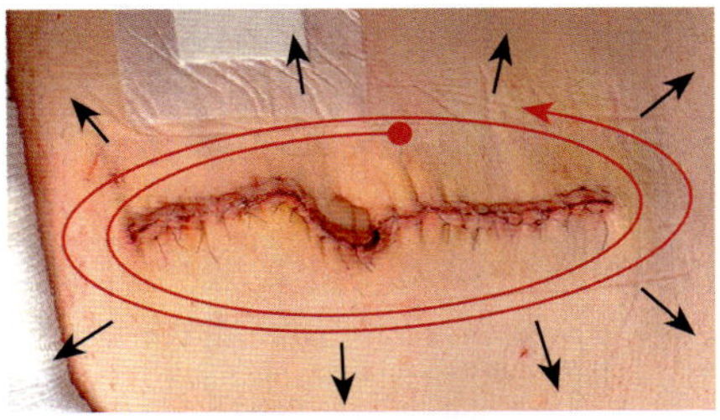

Abb. 4.57 Aseptische Wunde, die genäht ist. Die Wischrichtung bei der Reinigung und ggf. Desinfektion ist von innen nach außen. Jeder Wischvorgang erfolgt mit einer neuen Kompresse oder neuem Tupfer. [K183]

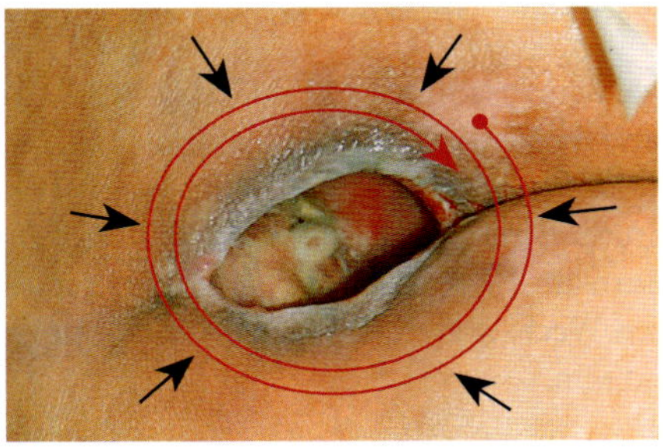

Abb. 4.58 Offene septische Wunde mit Entzündungszeichen und Belägen. Die Wischrichtung bei der Reinigung und Desinfektion ist von außen nach innen. [F451]

- Ggf. **Wundbehandlung** nach Arztanordnung, z. B. Aufbringen einer antiseptischen Salbe, Nekrosenabtragung
- **Neue Wundauflage** abhängig von der Wundsituation aufbringen (➤ Tab. 2.4)
- Hygienische Händedesinfektion durchführen
- **Dokumentation** des Verbandswechsels und der vorgefundenen Wundsituation (➤ 2.10.5).

4.5.12 Entfernung von Nahtmaterial

Wundverschluss und Wundverband ➤ 4.4.8

Die **Entfernung von Nahtmaterial** (➤ 4.4.8) hängt im Wesentlichen von der Lokalisation der Wunde ab.
Prinzipiell gilt:

- Nahtmaterialien in gut durchbluteten Hautpartien können eher früher als durchschnittlich üblich entfernt werden
- Intrakutannähte sowie das Nahtmaterial von Nähten, die unter Spannung stehen (z. B. Nähte über einem Gelenk), sollten eher länger als durchschnittlich üblich belassen werden.

Abhängig vom Lokalbefund entfernen manche Ärzte im ersten Durchgang nur einen **Teil der Fäden** (*Teilfädenentfernung*), z. B. jeden zweiten Faden, und erst einen oder mehrere Tage später die restlichen Fäden:

- Am Hals (z. B. nach Strumaresektion) können die Fäden ab dem 4. postoperativen Tag entfernt werden
- Bei Kindern und bei Nähten im Gesicht entfernt der Arzt die Fäden meist nach 4–7 Tagen
- An Rumpf und Extremitäten werden die Hautnähte in der Regel am 10.–14. Tag entfernt.

Die Entfernung von Nahtmaterial wird immer vom Arzt angeordnet, die **Durchführung** selbst kann er an Pflegefachkräfte delegieren. Grundsätzlich gilt: Nahtmaterial erst nach sorgfältiger Hautdesinfektion und nur mit sterilen Instrumenten entfernen.

Entfernen von Einzelknopfnähten

Den Knoten mit einer anatomischen Pinzette fassen und anheben, dann den Faden auf nur einer Seite des Knotens mit einem Fadenziehmesser, einer Schere oder einem spitzen Skalpell **dicht über der Haut** abschneiden (➤ Abb. 4.59). Auf diese Weise wird verhindert, dass das kontaminierte, über der Haut gelegene Ende des Fadens durch den Stichkanal gezogen wird und eine Entzündung verursachen kann. Faden mit der Pinzette herausziehen.

Entfernen von Intrakutannähten

Einen der beiden Knoten mit einer anatomischen Pinzette fassen und dicht über der Haut abschneiden (auf keinen Fall bei der Entfernung der Intrakutannaht beide Knoten abschneiden). Dann den Faden am anderen Ende fassen und vorsichtig herausziehen. Hilfreich ist es, das gezogene Fadenende um eine Pinzette zu wickeln, damit es nicht zu lang wird und ggf. reißen könnte.

Entfernen von Hautklammern

Zum Entfernen von Hautklammern sind **Klammerentfernungsgeräte** erforderlich (➤ Abb. 4.60). Die untere Greifbacke des Geräts wird unter die Hautklammer geschoben, dann beide Zangenteile aufeinander gedrückt. Der Druck biegt die Hautklammer auf, sie lässt sich schmerzfrei und ohne Hautschädigung entfernen (➤ Abb. 4.61).

In vielen Klinken ist es üblich, die Wunde nach dem Entfernen des Nahtmaterials nochmals zu desinfizieren. In jedem Fall wird die Wunde mit einem Wundpflaster abgedeckt, das am Folgetag entfernt werden kann. Dann sind die Stichkanäle mit Körperflüssigkeit gefüllt und durch kleine Fibrinpfröpfe verschlossen, sodass keine Infektionsgefahr mehr besteht.

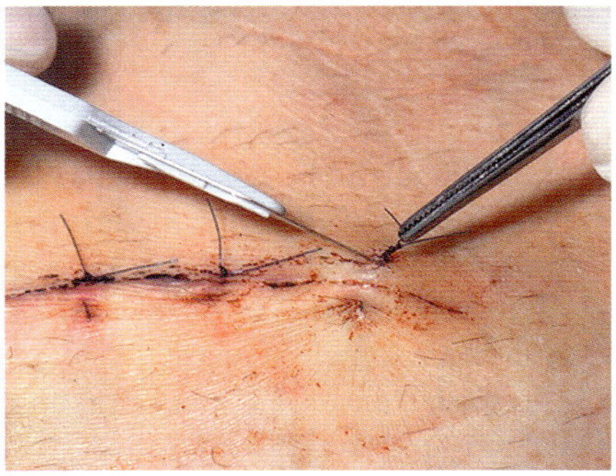

Abb. 4.59 Entfernen von Einzelknopfnähten mit Pinzette und Fadenziehmesser. [K183]

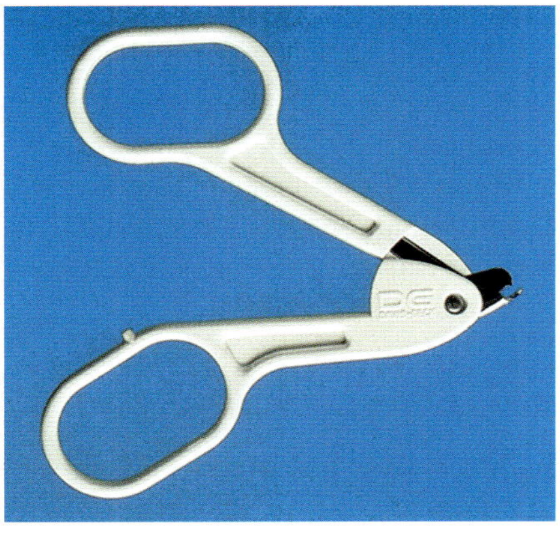

Abb. 4.60 Klammerentfernungsgerät. [K183]

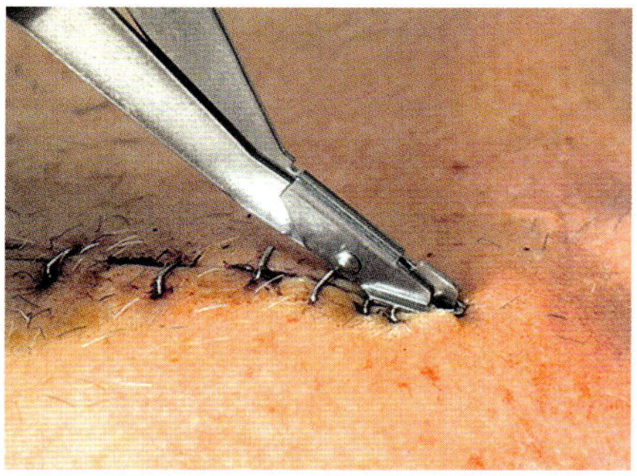

Abb. 4.61 Entfernung von Hautklammern mit dem Klammerentfernungsgerät. [K183]

4.5.13 Transfusionen

DEFINITION

Transfusion (*Bluttransfusion*): Übertragung von Blut oder Blutbestandteilen von einem **Blutspender** auf einen **Blutempfänger.**

Chirurgische Patienten können zum Ausgleich eines Blutverlustes im Rahmen einer Operation oder eines Unfallereignisses Blutpräparate benötigen. **Transfusionen** werden außerdem bei Blutbildungsstörungen (z. B. Tumoranämie) sowie zur Behebung von Mangelzuständen und Funktionsstörungen der einzelnen Blutbestandteile (z. B. im Rahmen von Verbrennungen oder Unterernährung) verabreicht. Bei der **Eigenblutspende** sind die blutspendende und -empfangende Person identisch, während bei der **Fremdblutspende** der Blutempfänger die Transfusion von einer anderen Person erhält.

Blutprodukte

Es gibt verschiedene **Blutprodukte**. Vollbluttransfusionen werden heute kaum noch durchgeführt. Hauptsächlich wird das gespendete Blut in seine Komponenten (z. B. Erythrozyten, Thrombozyten, Plasma) separiert und aufbereitet (➤ Tab. 4.6). Somit kann der Patient eine Transfusion erhalten, die genau jene ihm fehlende Komponente und nicht noch zusätzliche unnötige Bestandteile enthält. Die einzelnen Blutkomponenten lassen sich zudem in getrennter Form länger aufbewahren.

Vor geplanten größeren Operationen wird fast immer die **Blutgruppe des Patienten** bestimmt. Abhängig vom zu erwartenden Blutverlust legt der Arzt fest, wie viele Erythrozytenkonzentrate für den Patienten bereitgestellt werden sollen. Das Labor führt dann eine serologisch-immunologische Untersuchung durch, d. h. es prüft („*kreuzt*") mittels **Antigen-Antikörper-Reaktion**, ob Spendererythrozyten und Empfängerserum kompatibel sind.

Verpflichtung zur Dokumentation

Das Transfusionsgesetz legt in § 14 umfangreiche **Dokumentationspflichten** fest.

Tab. 4.6 Überblick über die wichtigsten Blutprodukte, die in der Chirurgie eingesetzt werden (EK = Erythrozytenkonzentrat, TK = Thrombozytenkonzentrat).

Präparat (Beispiele)	Beschreibung	Indikationen
Ersatz von Erythrozyten		
Buffy-coat-freie EK (➤ Abb. 4.62)	Zentrifugierte Erythrozyten in additiver Lösung, Buffy-coat-frei: Leukozyten und Thrombozyten mechanisch entfernt	„Routinetransfusion" bei akutem Blutverlust oder Anämie
Leukozytendepletierte EK (gefilterte EK)	Durch Filterung von buffy-coat-freien EK gewonnene leuko- und thrombozytenreduzierte EK (Restleukozyten < 5 Mill./Einheit). Weniger immunogen, damit geringeres Risiko von Unverträglichkeitsreaktionen	Transfusionen bei Patienten, die bereits Antikörper gegen Leuko- oder Thrombozytenantigene gebildet haben und Patienten, bei denen eine solche Immunisierung möglichst vermieden werden soll, z. B. bei Leukämie
Ersatz von Thrombozyten		
Pool-TK	Aus Poolen von bis zu acht blutgruppenkompatiblen Einzelspender-TK gewonnene TK. Enthalten Restleukozyten und -erythrozyten, daher blutgruppenkompatible Transfusion erforderlich	Thrombopenie, insbesondere bei Thrombozytenbildungsstörung, „Routine"-Präparat
Einzelspender-TK	Aus einer Vollblutspende isolierte Thrombozyten in ca. 50 ml Plasma. Enthalten Restleukozyten und -erythrozyten, daher blutgruppenkompatible Transfusion erforderlich	Thrombopenie, insbesondere bei Thrombozytenbildungsstörung
Thrombozytapherese-TK (Zellseparator-TK)	Mittels Zellseparator gewonnene TK eines einzelnen Spenders mit geringer Immunität	Für z. B. Patienten mit Immunisierung gegen HLA (*humanes Leukozytenantigen-System*) oder Plättchenantigene (nach Antigenen ausgewählte Einzelspender)
Ersatz von Plasma		
Gefrorenes Frischplasma (*GFP, Fresh Frozen Plasma, FFP*)	Schockgefrorenes, zellarmes Plasma eines Einzelspenders mit Gerinnungsfaktoren. Blutgruppengleiche Transfusion sofort nach Auftauen erforderlich	Massentransfusion, komplexe Gerinnungsstörungen, Faktorenmangel V, XI (für diese Faktoren keine Einzelpräparate verfügbar)
Ersatz einzelner Plasmabestandteile (blutgruppenunabhängige Fertigarzneimittel)		
Humanalbumin	Gepoolt aus Hunderten bis Tausenden Einzelspenden	Akuter Volumenersatz, chronische Hypalbuminämie
Immunglobuline, z. B. *Tetagam®* (➤ 2.7.11)		Prophylaxe nach Kontakt mit bestimmten Erregern
PPSB, z. B. *Beriplex® HS*		Blutungen bei Lebererkrankungen, Marcumarüberdosierung, DIC (*disseminierte intravasale Koagulopathie*)
Einzelfaktorkonzentrate, z. B. *Haemate® HS*		Einzelfaktormangel

Im Blutlabor wird die Mitnahme per EDV oder handschriftlich („*Blutbuch*") dokumentiert. Der behandelnde Arzt hat jede Anwendung von Blutprodukten und gentechnisch hergestellten Plasmaproteinen mit folgenden **Angaben** zu **dokumentieren:**

- Eindeutige Identifikation des Patienten durch Patientenaufkleber oder Patientenidentifikationsnummer
- Chargenbezeichnung
- Pharmazentralnummer oder Bezeichnung des Präparats, Name oder Firma des pharmazeutischen Unternehmens, Menge und Stärke
- Datum und Uhrzeit der Anwendung
- Unterschrift des verabreichenden Arztes.

Hauptrisiken einer Bluttransfusion

Auch wenn Transfusionen sorgfältig kontrolliert und bei der Verabreichung überwacht werden, gehen dennoch **Risiken** von ihnen aus:

- **Übertragung von Krankheitserregern,** v. a. Hepatitis B- und -C-Virus, HI-Virus
- **Übertragung von kontaminiertem Blut** mit der Gefahr eines septischen Schocks
- **Akute hämolytische Transfusionsreaktion** mit Nierenversagen, Verbrauch von Gerinnungsfaktoren und Thrombozyten und hoher Letalität, z. B. durch AB0-Unverträglichkeit
- **Verzögerte hämolytische Transfusionsreaktion,** z. B. bei erythrozytären Antikörpern
- **Allergische** (*anaphylaktische*) **Reaktion,** z. B. bei Antikörpern auf transfundierte Plasmaproteine oder Leukozyten-Antigene
- **Hypothermie** durch Massentransfusion nicht angewärmter Erythrozytenkonzentrate
- **Citratintoxikation:** Vergiftung und Azidose durch den in den Konserven enthaltenen Stabilisator, vor allem bei Massentransfusionen
- **Gerinnungsstörungen, Thrombozytenmangel** nach Massentransfusion von Erythrozytenkonzentraten
- **Hyperkaliämie** bei Transfusion von alten Konserven auf niereninsuffiziente Empfänger.

Aufgaben der Pflegenden bei Transfusionen

Die Pflegenden haben verschiedene **Aufgaben** im Rahmen von Transfusionen, die sie sehr verantwortlich erfüllen müssen:

- Die Pflegenden holen die Blutprodukte aus dem Blutlabor und dokumentieren die Entnahme fachgerecht
- Sie achten darauf, dass die Kühlkette bei den Erythrozytenkonzentraten (➤ Abb. 4.62) nicht unterbrochen wird, wenn die Konzentrate nicht sofort transfundiert werden sollen. Einmal erwärmte Konzentrate dürfen nicht mehr gekühlt werden
- Sie behandeln die Konzentrate vorsichtig, um eine Hämolyse der Erythrozyten zu vermeiden
- Sie achten darauf, dass das Blutprodukt vor der Transfusion Zimmertemperatur hat. Bei Massentransfusion, Neugeborenen und Patienten mit Kälteantikörpern benutzen sie ggf. ein Blutwärmegerät (➤ Abb. 4.63)
- Vor dem Richten der Transfusion führen sie nochmals eine Überprüfung der Patientendaten durch und klären alle Unstimmigkeiten zweifelsfrei
- Sie verdünnen ggf. das Erythrozytenkonzentrat mit physiologischer Kochsalzlösung (z. B. *Eryset*®), um die Fließeigenschaft zu verbessern
- Sie schließen ein spezielles Transfusionsbesteck (Porengröße 170–230 µm) an und füllen das System nach Herstellerangaben
- Hat der Patienten noch keinen separaten periphervenösen Zugang, dann richten sie die entsprechenden Materialien für die Anlage
- Sie legen das Transfusionsprotokoll bereit (wird meist vom Blutlabor mit der Blutkonserve ausgegeben).

VORSICHT

Anlegen und Einleiten der Transfusion ist nicht delegierbar

Das Anlegen und Einleiten der Transfusion ist Aufgabe des Arztes, er darf sie **nicht** an Pflegende delegieren:
- Unmittelbar vor **jeder** Transfusion überprüft der Arzt die Blutgruppe des Patienten mit dem **Bedside-Test.** Dafür entnimmt er dem Patienten wenige Tropfen Blut und bestimmt dessen Blutgruppe auf einer Testkarte, die mit Antiseren versehen ist
- Nach zunächst zügiger Transfusion von ca. 10–20 ml Erythrozytenkonzentrat sollte die Transfusion langsamer gestellt werden, sodass die Konserve innerhalb von etwa 1 Std. einläuft.

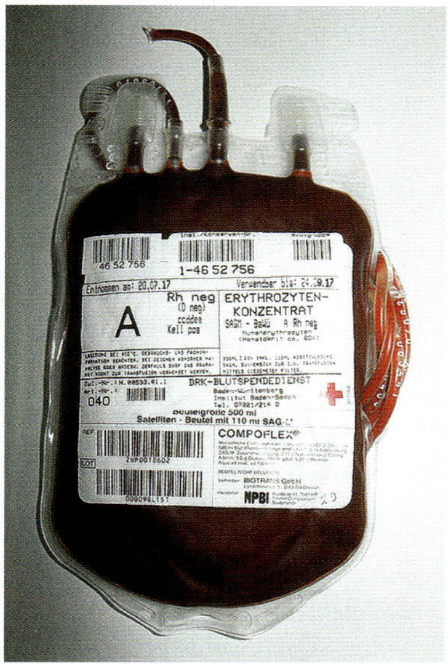

Abb. 4.62 Erythrozytenkonzentrat. Auf dem Etikett sind die Blutgruppe, der Ort der Herstellung und die zugesetzten (Konservierungs-)Stoffe vermerkt. Die beiden mit einer Folienkappe versehenen Schlauchenden dienen dem Anschluss des Transfusionsbestecks und ggf. dem Hinzufügen von physiologischer Kochsalzlösung. [M161]

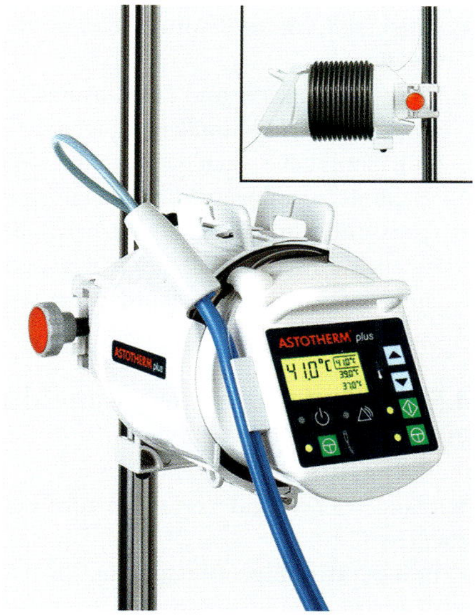

Abb. 4.63 Blutwärmer *Astotherm® plus.* Das kalte Erythrozytenkonzentrat erwärmt sich, indem es durch den spiralförmig um die Heizung geleiteten Schlauch (kleines Bild oben rechts) zum Patienten fließt. [V114]

Die Pflegenden überwachen den Patienten engmaschig, v. a. in den ersten 10 Min., um Transfusionsreaktionen frühzeitig zu erkennen:
- Regelmäßige Kontrolle von Allgemeinbefinden, Puls, Blutdruck, Atmung und Bewusstsein
- Beobachtung der Haut auf Rötungen und Quaddelbildung.

Auch diffuse oder unklare Beschwerden oder ein „komisches Gefühl" des Patienten müssen ernst genommen werden. Halten diese an, wird die Transfusion gestoppt und der Arzt benachrichtigt.

VORSICHT

Verhalten bei einem Transfusionszwischenfall

Transfusion stoppen und unverzüglich Arzt benachrichtigen bei:
- Unruhe, Beklemmungsgefühl, Übelkeit, Brechreiz, Atemnot, Kopf-, Gelenk- und Gliederschmerzen und in schweren Fällen Schockzeichen als Zeichen einer Unverträglichkeitsreaktion
- Hautrötung, Quaddelbildung und Juckreiz, evtl. mit Blutdruckabfall, als Hinweise auf eine allergische Reaktion
- Fieber und Schüttelfrost als Zeichen einer bakteriellen Verunreinigung der Konserve.

Erstmaßnahmen einleiten:
- Venösen Zugang belassen und ggf. mit Kochsalzlösung 0,9 % offen halten
- Patient beruhigen
- Arzt bei der Schockbehandlung assistieren
- Ggf. Transport auf die Intensivstation vorbereiten
- Blutkonserve für die Überprüfung der Unverträglichkeit sicherstellen.

Bei einem Transfusionszwischenfall ist der behandelnde Arzt verpflichtet, den Transfusionsverantwortlichen des Krankenhauses und den Transfusionsbeauftragten der Abteilung zu informieren. Ggf. muss auch die Bundesoberbehörde (Paul-Ehrlich-Institut) über den Vorfall in Kenntnis gesetzt werden.

Ist die Transfusion beendet:
- Venenzugang mit NaCl 0,9 % spülen und – auch wenn keine weiteren Infusionen geplant sind – zunächst belassen, um bei Spätkomplikationen einen intravenösen Zugang zur Verfügung zu haben

- Patienten noch ca. 30 Min. nach Transfusionsende engmaschig überwachen
- Leere Blutkonserve und Transfusionsbesteck für 24 Std. aufbewahren (in vielen Kliniken erfolgt dies in der Blutbank/Blutdepot), damit bei etwaigen Spätkomplikationen restliches Blut für Nachuntersuchungen vorhanden ist
- Transfusionsprotokoll vom Arzt ausfüllen und unterschreiben lassen. Ein Exemplar ist für die Krankenunterlagen bestimmt, ein anderes wird an das Blutdepot geschickt.

4.5.14 Verfahren zur Vermeidung von Fremdblut

Seit längerer Zeit sind **Verfahren zum Vermeiden von Fremdblut** etabliert:

- **Präoperative Eigenblutspende.** Ab 4–5 Wochen vor der Operation wird ca. einmal wöchentlich eine Einheit Vollblut entnommen (450–500 ml), die anschließend in je ein **Eigenerythrozytenkonzentrat** (*autologes Erythrozytenkonzentrat, AEK*) und ein **Eigenfrischplasma** (*EPL*) getrennt und konserviert wird. Indiziert ist die Eigenblutspende (➤ Abb. 4.64) bei allen längerfristig planbaren operativen Eingriffen mit mutmaßlich hohem Blutverlust, der ansonsten durch Fremdbluttransfusionen ausgeglichen werden müsste, z. B. Hüft-TEP (➤ 8.14.6)
- **Präoperative Hämodilution.** Der Anästhesist entnimmt dem Patienten kurz vor oder nach der Narkoseeinleitung 1–2 Konservenbeutel Blut. Der entstehende Volumenverlust wird durch Infusion von Plasmaersatzlösungen (➤ 4.5.15) ausgeglichen. Dadurch wird das Blut verdünnt, sodass der Patient bei Blutungen nur erythrozytenarmes („dünnes") Blut verliert. Infolge der **Blutverdünnung** (*Hämodilution*) ist außerdem die Viskosität (*Zähigkeit*) des Blutes vermindert, wodurch die Thrombosegefahr sinkt und die Mikrozirkulation sich verbessert. Das präoperativ entnommene Warmblut enthält neben den Erythrozyten auch alle Thrombozyten und Gerinnungsfaktoren und ist daher besonders hochwertig. Der Anästhesist retransfundiert dem Patienten dieses Blut während oder unmittelbar nach der Operation
- **Maschinelle Autotransfusion.** Technik, mit der das aus dem Operationsgebiet abgesaugte Blut aufgefangen und in einer Zellwaschzentrifuge (z. B. *Cell Saver*®) gewaschen und filtriert wird. Die Aufbereitung dauert ca. 5–8 Min. Um eine bakterielle Kontamination zu vermeiden, muss das aufbereitete Blut innerhalb von 6–8 Std. retransfundiert werden
- **Retransfusion von Drainagenblut.** An Wunddrainagen (z. B. Thorax- und Mediastinaldrainagen nach herzchirurgischen Eingriffen, ➤ Abb. 13.5) werden spezielle Retransfusionssysteme angeschlossen. Das so gesammelte Blut wird mittels einer Pumpe venös retransfundiert.

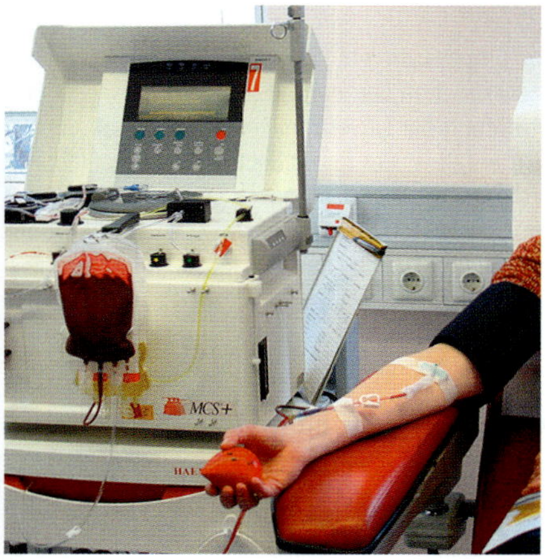

Abb. 4.64 Patientin während der Eigenblutspende. [V323]

4.5.15 Infusionstherapie und parenterale Ernährung

Intra- und postoperativ stellt die **Infusionstherapie** eine wichtige therapeutische Maßnahme dar. Pflegende in der Chirurgie kennen die Grundlagen der Infusionstherapie und die verschiedenen Infusionslösungen.

Osmolarität von Infusionslösungen

Die **Osmolarität** (*Menge der gelösten Teilchen/l Lösungsmittel*) ist wichtig für die praktische Arbeit mit Infusionslösungen. Die Maßangabe der Osmolarität ist **mosmol/l.**

- **Isotone Infusionslösungen** haben eine Osmolarität von etwa 300 mosmol/l und damit die gleiche Osmolarität, aber nicht die gleiche Zusammensetzung wie Blutplasma
- **Hypotone Infusionslösungen** haben eine Osmolarität unter 270 mosmol/l
- **Hypertone Infusionslösungen** haben eine Osmolarität von über 310 mosmol/l.

Infusionslösungen und Osmolarität

Infusionslösungen mit einer Osmolarität < 800 mosmol/l (Angabe auf der Infusionsflasche) können über einen periphervenösen Zugang verabreicht werden. Liegt die Osmolarität einer Infusionslösung > 800 mosmol/l, muss sie über einen zentralvenösen Katheter (*ZVK*) gegeben werden. Bei der Verabreichung über einen zentralvenösen Katheter wird die Infusionslösung durch die im Vergleich zur peripheren Vene große Blutmenge rasch verdünnt und schädigt Venenwände und Erythrozyten deshalb nicht.

Kristalloide Infusionslösungen

Kristalloide Infusionslösungen sind Elektrolytlösungen (etwa Ringer-Lösung oder physiologische Kochsalzlösung) bzw. niedrig konzentrierte Kohlenhydratlösungen (z. B. Glukose 5 %). Sie dienen der Wasser- und Elektrolytzufuhr, als Trägerlösung für Medikamente oder zum „Offenhalten" von Venenkathetern. In der Chirurgie werden sie hauptsächlich in der perioperativen Phase angewandt, um den Flüssigkeits- und Elektrolytmangel durch die präoperative Nahrungskarenz auszugleichen und den Erhaltungsbedarf sowie die Verluste während und nach der Operation zu decken.

Vollelektrolytlösungen haben einen Natriumgehalt von über 120 mmol/l und werden mit oder ohne Kohlenhydratzusatz angeboten. Mit abnehmender Natriumkonzentration werden **Zweidrittel-, Halb-** und **Eindrittelelektrolytlösungen** unterschieden.

Besteht ein Mangel an bestimmten Elektrolyten, z. B. ein Kalium- oder Natriumdefizit, ordnet der Arzt spezielle Infusionslösungen oder Elektrolytkonzentrate an, z. B. Kaliumchlorid 7,45 % *Braun*® oder *Inzolen HK*®, die der Infusionslösung zugemischt werden.

Kolloidale Infusionslösungen

Kolloidale Infusionslösungen enthalten große, hochmolekulare Teilchen, die das Blutgefäßsystem bei normaler Kapillarpermeabilität (*Durchlässigkeit*) nicht verlassen können. Dadurch binden sie Flüssigkeit in den Blutgefäßen und sind besonders gut zum Volumenersatz geeignet. Indiziert sind kolloidale Infusionslösungen im hypovolämischen Schock, bei akuten Blutverlusten und für den Volumenersatz bei präoperativer Hämodilution (➤ 4.5.14).
Kolloidale Infusionslösungen werden eingeteilt in:

- **Plasmaersatzlösungen.** Sie haben den gleichen kolloidosmotischen Druck wie Blutplasma, sodass das Blutgefäßsystem bei Gabe dieser Lösungen um genau die zugeführte Infusionsmenge „aufgefüllt wird". Lösungen mit **natürlichen** (*körpereigenen*) Kolloiden sind Humanalbuminlösungen und Frischplasma. Die meisten kolloidalen Infusionslösungen enthalten aber **künstliche** (*körperfremde*) Kolloide, etwa Dextrane (z. B. *Longasteril*®)
- **Plasmaexpander** haben einen höheren kolloidosmotischen Druck als das Blutplasma mit der Folge, dass bei Verabreichung dieser Lösungen zusätzlich Flüssigkeit aus dem Gewebe in das Blutgefäßsystem einströmt, und dieses um mehr als die infundierte Flüssigkeitsmenge „aufgefüllt" wird, etwa Gelatine (z. B. *Hämaccel 35*®).

Alle Plasmaersatzmittel können anaphylaktische und anaphylaktoide Nebenwirkungen hervorrufen.

Infusionslösungen zur parenteralen Ernährung

Mit **Infusionslösungen zur parenteralen Ernährung** kann der Patient teilweise oder vollständig ernährt werden. Dabei gelangen die Nährstoffe unmittelbar ins Blut, weswegen nur Grundbausteine der Nahrung verwendet werden können:

- **Kohlenhydratlösungen** unterschiedlicher Konzentration dienen insbesondere der Energiezufuhr. Am häufigsten wird **Glukose** eingesetzt. Der Blutzuckerspiegel steigt schnell und Glukose wird rasch verstoffwechselt.
- Bei den **Fettlösungen** handelt es sich meist um 10–20-prozentige Fettemulsionen auf Sojaöl-, Olivenöl- oder Fischölbasis. Sie zählen ebenfalls zu den energiezuführenden Lösungen
- **Aminosäurelösungen** liefern Eiweißbausteine. Diese verhindern oder verlangsamen zum einen den Abbau von körpereigenem Eiweiß, z. B. in Stress-Situationen (etwa nach Operationen oder größeren Verletzungen), zum anderen unterstützen sie die (anabolen) Heilungsprozesse. Damit sie nicht auch zur Energiegewinnung abgebaut werden, werden **gleichzeitig** Kohlenhydrate zugeführt
- **Kombinationslösungen** enthalten Aminosäuren, Kohlenhydrate und Elektrolyte
- **All-in-one-Lösungen** (*AIO-Lösung*) enthalten Aminosäuren, Kohlenhydrate, Fette, Elektrolyte und Mikronährstoffe. Sie ermöglichen eine vollständige parentale Ernährung. Die einzelnen Komponenten sind in einem Beutel mittels Schweißnähten voneinander getrennt.

VORSICHT

Zeitpunkt zum Vermischen

Zwei- oder Dreikammerbeutel mit Aminosäuren, Glukose und ggf. Fetten (z. B. *Aminomix*®) erst unmittelbar vor Gebrauch durch Druck auf den Beutel miteinander vermischen.
Abhängig von der Osmolarität Infusionslösung periphervenös oder zentralvenös verabreichen.

Prinzipien der parenteralen Ernährung

Ist eine enterale Ernährung nicht möglich, stellt sich die Indikation für eine **parenterale** (*den Darm umgehende*) **Ernährung.** Die Wahl des venösen Zugangs ist abhängig von der Art der Infusionslösung, die verabreicht werden soll und von der Dauer der Ernährung:

- Kann der Patient voraussichtlich nach 2–3 Tagen wieder essen und hat er einen guten Ernährungszustand, werden Flüssigkeit, Elektrolyte und Kohlenhydrate über einen **periphervenösen Zugang** ersetzt. Die Gabe von Aminosäuren und Fetten ist bei kurzer Dauer und bei gutem Ernährungszustand nicht erforderlich
- Bei einer längeren Notwendigkeit der parenteralen Ernährung ist eine **totale parenterale Ernährung** mit Bedarfsdeckung nur mit höherosmolaren Infusionslösungen möglich, die über einen **zentralvenösen Katheter** zu geben sind. Neben Kohlenhydraten werden auch Fette und Eiweiße verabreicht sowie ggf. Vitamine, Mineralstoffe und Spurenelemente.

Bei **schweren Erkrankungen, nach großen Traumen oder Operationen** kommt es zu metabolischen Veränderungen, die durch die Stresshormone Adrenalin, Kortison und Glukagon (*Gegenspieler des Insulins*) und durch Entzündungsmediatoren gesteuert werden: gesteigerter Energieverbrauch, ausgeprägter Abbau von Eiweißen und insulinresistente Hyperglykämie. Die ablaufenden Stoffwechselprozesse sind durch die Ernährung kaum zu beeinflussen, eine übermäßige Energiezufuhr ist sogar eher problematisch.
Der sog. **Stressstoffwechsel** besteht aus drei Phasen:

- **Akutphase** der Erkrankung, schweres Trauma, Ereignis der Operation, mit kurzfristig reduziertem Stoffwechsel
- **Katabole Phase** mit allmählichem Anstieg des Energieverbrauchs und gesteigertem Eiweißabbau in der Folge
- **Anabole Phase**, wenn das Ereignis überlebt wurde bzw. sich die klinischen Symptome reduzieren. Jetzt kehren sich die Stoffwechselvorgänge wieder um. In dieser Phase besteht noch längere Zeit ein erhöhter Energiebedarf, weil der Körper die verlorenen Energiereserven wieder auffüllen will (*Rekonvaleszenz*).

Für Arzt und Pflegende bedeutet das, dass sich die Ernährung kritisch Kranker an diesen Phasen orientieren muss. Folgendes Vorgehen ist möglich: Ausgehend von einer Basisrate von 24 kcal/kgKG/Tag ist in der katabolen Phase der Zielfaktor 0,8–0,5 (bei sehr schwer kranken Patienten noch weniger). Mit klinischer Besserung und Übergang in die anabole Phase steigt der Zielfaktor auf 1,3–1,6 und ggf. noch mehr. [vgl. 12]

Kombination von enteraler und parenteraler Ernährung

Vor allem bei kritisch Kranken bietet sich diese Kombination an. Eine ausschließlich enterale Ernährung (➤ 4.5.16) kann oft den hohen Energiebedarf nicht ausreichend decken. Bei einer ausschließlich parenteralen Ernährung wird die Magen-Darmtätigkeit einschl. Hormon- und Enzymfunktionen nicht genutzt, was vielfältige Folgen mit sich bringt, z. B. Ileusgefahr, Veränderung der physiologischen Darmflora. Beide Ernährungsoptionen können sich in diesen Fällen sinnvoll ergänzen.

Pflegerische Maßnahmen bei Infusionstherapie und parenteraler Ernährung

VORSICHT

Pflegerischer Umgang mit zentralen Venenkathetern

Der pflegerische Umgang mit zentralen Venenkathetern (*ZVK*) bedarf besonderer Sorgfalt, weil:

- Durch das relativ große Lumen und die zentrale Lage des ZVK die Gefahr des Eindringens von Erregern mit nachfolgender Sepsis besonders groß ist. Daher ist eine streng aseptische Handhabung unerlässlich
- Durch den Zugangsweg oberhalb des Herzniveaus (V. jugularis oder V. subclavia-Katheter) die Gefahr einer Luftembolie bei unsachgemäßem Handling groß ist
- Häufig hochpotente Medikamente verabreicht werden, die bei falscher Handhabung und Dosierung für den Patienten lebensgefährlich werden können.

Die einzelnen **pflegerischen Maßnahmen** sind:

- Die Pflegenden kennen sowohl die Komplikationen der Anlage eines ZVK als die Komplikationen, die beim liegenden Katheter auftreten können. Sie achten auf mögliche Symptome und informieren bei Auffälligkeiten unverzüglich einen Arzt
- Sie achten auf eine sichere Fixierung des ZVK und vermeiden Zug am Katheter oder Infusionssystem
- Sie führen die Verbandswechsel unter aseptischen Bedingungen durch. Bei unauffälliger Einstichstelle reicht ein VW pro 48 Std.

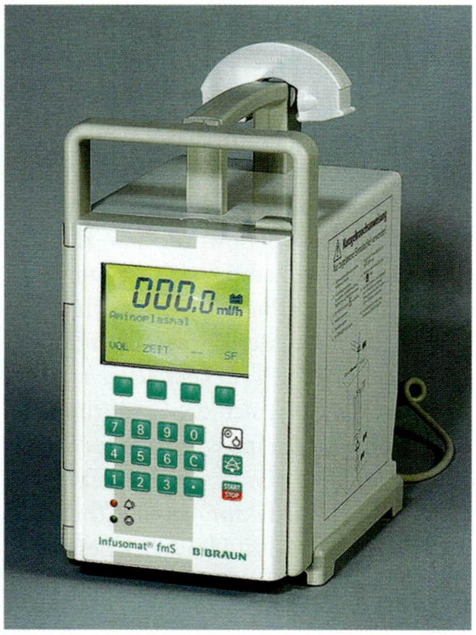

Abb. 4.65 Infusionspumpe (hier: *Infusomat® fm5*) mit automatischer Förderratenberechnung. Die Pflegenden geben die Infusionsmenge in ml und die vorgesehene Infusionsdauer in Std. ein. Die Infusionspumpe errechnet daraus die Förderrate. [U223]

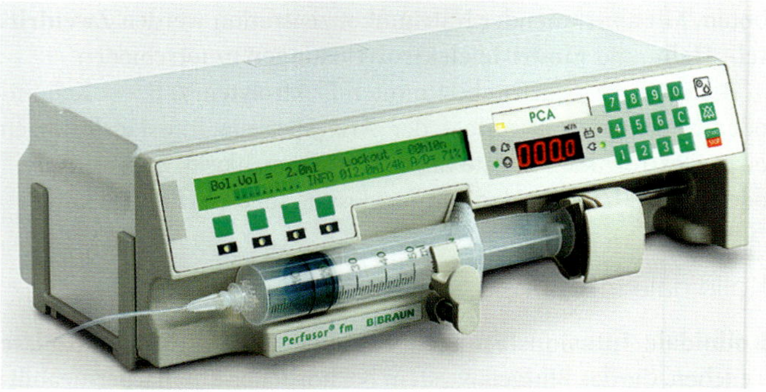

Abb. 4.66 Spritzenpumpe (hier: *Perfusor® fm*). Die Pflegenden geben die Förderrate direkt ein oder lassen sie wie bei der Infusionspumpe aus Infusionsmenge und -dauer errechnen. Der *Perfusor® fm* kann mittels eines PCA-Moduls auch zu einer PCA-Pumpe umgebaut werden (➤ 4.5.6). [U223]

Bei der Verwendung hydroaktiver Wundauflagen kann das Wechselintervall nach Herstellerangaben verlängert werden. Durchfeuchtete oder abgelöste Verbände sind sofort zu wechseln
- Sie stöpseln den Katheter wegen der Gefahr der Thrombenbildung nicht ab. Das Infusionsprogramm ist so zu berechnen, dass es über 24 Std. läuft. Alternativ läuft eine Infusion zum Offenhalten. Wird bei mehrlumigen Kathetern ein Schenkel über längere Zeit nicht benötigt, spülen sie ihn mit physiologischer Kochsalzlösung durch. Auf keinen Fall darf ein nicht durchgängiger ZVK mit Druck durchgespült oder mittels „pumpen" wieder durchgängig gemacht werden. Es besteht Emboliegefahr. In einem solchen Fall kann versucht werden, das Gerinnsel zu aspirieren, ansonsten ist der Arzt zu verständigen
- Sie wechseln das Infusionssystem nach spätestens 72 Std., das Infusionssystem für reine Lipidinfusionen nach 24 Std. Offene ZVD-System ebenfalls alle 24 Std. wechseln
- Sie achten darauf, dass alle Schraubverbindungen fest konnektiert sind, v. a. wenn eine Verlängerung, eine Hahnbank oder Dreiwegehähne benutzt werden
- Nach Möglichkeit laufen Infusionen mittels Infusionspumpen über einen ZVK. Hochwirksame Medikamente, z. B. Katecholamine, Heparin oder hochkalorische Infusionslösungen zur parenteralen Ernährung, müssen mittels Spritzenpumpe (Mengen bis 50 ml) oder Infusionspumpe (Mengen größer 50 ml) infundiert werden (➤ Abb. 4.65, ➤ Abb. 4.66)
- Sie richten Infusionen unter Beachtung der hygienischen Prinzipien, ebenso beim Zumischen von Medikamenten. Es darf keine Kanüle zur Belüftung in die Infusionsflasche gesteckt werden
- Die Liegezeit eines zentralen Venenkatheters ist so kurz wie möglich zu halten. Bei Infektionszeichen informieren Pflegende den Arzt. Ggf. wird die Spitze des entfernten ZVK zur bakteriologischen Untersuchung ins Labor geschickt
- Die Pflegenden steuern und überwachen das Infusionsprogramm nach Arztanordnung
- Sie führen eine Flüssigkeitsbilanzierung durch und kontrollieren den Ernährungszustand sowie den Flüssigkeitshaushalt des Patienten
- Sie kennen die Soor- und Parotitisgefahr bei parenteraler Ernährung und führen regelmäßige Mundpflege durch

- Nach Beendigung der parenteralen Ernährung leiten sie in Absprache mit dem Arzt langsam den enteralen oder oralen Kostaufbau über mehrere Tage ein. [vgl. 13]

4.5.16 Enterale Ernährung

Bei der **enteralen Ernährung** (*Ernährung über den Verdauungstrakt*) erhält der Patient über eine enterale Sonde (in der Regel nasogastrale Sonde, PEG, PEG/J, PEJ, ➤ 5.4.1, ➤ Tab. 5.2) spezielle Nährstoffzubereitungen (*Sondenkost*) in den Magen oder das Jejunum. Voraussetzung ist, dass Verdauung und Resorption zumindest teilweise erhalten sind. Da die enterale Ernährung physiologischer ist und deutlich weniger Komplikationen verursacht, wird sie wann immer möglich der parenteralen Ernährung (➤ 4.5.15) vorgezogen.

Der Arzt ordnet an:

- Art und Menge der Sondenkost sowie die zusätzliche Flüssigkeitszufuhr
- Verabreichungsform: kontinuierlich oder intermittierend (*Bolusverabreichung*); Applikation mittels Blasenspritze, Schwerkraft oder Ernährungspumpe.

Nach längerer Nahrungskarenz muss der Kostaufbau langsam beginnen, z. B. mit 5-mal 50–100 ml oder 20–25 ml/Std. während 12 Std.

Ernährung individuell anpassen

Die Häufigkeit der Mahlzeiten bzw. die Nahrungsmenge darf immer erst dann gesteigert werden, wenn der Patient die vorangegangene Menge über 24 Std. gut vertragen hat.
Bis bedarfsdeckend enteral ernährt werden kann, erhält der Patient begleitend eine parenterale Ernährung, die nach und nach reduziert wird.

Arten von Sondenkost

Es gibt verschiedene **Arten von** industriell hergestellter **Sondenkost**. Die Unterscheidung kann anhand verschiedener Aspekte getroffen werden:

Nach der Größe der Nährstoffe

- **Nährstoffdefinierte Diäten** (*NDD*): Die Nährstoffe liegen als komplexe Proteine, Kohlenhydrate und Fett in fast natürlicher Form vor. Es ist ein weitgehend funktionsfähiger Magen-Darm-Trakt notwendig, da die Nährstoffe verdaut und resorbiert werden müssen. Ballaststoffe sind in der Regel enthalten
- **Chemisch definierte Diäten** (*CDD*): Die Nährstoffe liegen als kurzkettige Moleküle oder in vollständig resorbierbarer Form vor. Das bedeutet, der Verdauungstrakt muss keine oder fast keine Verdauungsarbeit leisten. Mögliche Indikationen sind z. B. entzündliche Darmerkrankungen (zur Entlastung des Darms), Kostaufbau nach langer Nahrungskarenz oder ausgedehnter Dünndarmresektion (*Kurzdarmsyndrom*), Pankreatitis (zur „Ruhigstellung" der Bauchspeicheldrüse).

Nach dem Energiegehalt

- **Normokalorisch:** 1 ml Sondennahrung enthält 1 kcal Energie
- **Hochkalorisch:** 1 ml Sondennahrung enthält 1,5–2 kcal Energie
- **Niederkalorisch:** 1 ml Sondennahrung enthält < 1 kcal Energie.

Nach der Stoffwechsel- bzw. Krankheitssituation

- **Standardnahrung,** die nach ernährungswissenschaftlichen Vorgaben standardisiert ist
- **Stoffwechseladaptierte Nahrung,** z. B. für Stoffwechselstörungen, z. B. Diabetes mellitus, bei Leber- und Nierenerkrankungen, bei Kuhmilcheiweißallergie.

Nach dem Alter des Patienten

- Sondennahrung für Erwachsene
- Sondennahrung für Säuglinge, Kleinkinder, Kinder mit altersentsprechender Anpassung der Inhaltsstoffe.

Nach der Verabreichungsart

- Sondennahrung, die für die Verabreichung über eine enterale Sonde geeignet ist
- Trinknahrung
- Sondennahrung, die auch getrunken werden kann.

Flüssigkeitsbedarf

In der Regel ist eine zusätzliche Flüssigkeitsgabe notwendig, denn ca. 80 ml Wasser pro 100 ml Sondenkost decken den Flüssigkeitsbedarf des Patienten nicht ausreichend.
Gesamtflüssigkeitsbedarf pro Tag berechnen – Flüssigkeitszufuhr über die Sondenkost = zusätzliche Flüssigkeitszufuhr oral oder über die Sonde.

Sondenarten zur enteralen Ernährung

Je nach Grunderkrankung darf und soll der Patient auch bei liegender nasogastraler Sonde und PEG essen und trinken (➤ Tab. 4.7). Die orale Nahrungsaufnahme dient auch der Parotitisprophylaxe. Viele Patienten sind durch die nasogastrale Sonde allerdings beim Schlucken behindert.

Pflegerische Maßnahmen bei enteraler Ernährung

- Vorbereitung und Umgang mit der Sondenkost und den benötigten Materialien unter Beachtung der hygienischen Erfordernisse, z. B. das Überleitungsgerät alle 24 Std. verwerfen, angebrochene Sondenkost nur 24 Std. im Kühlschrank aufbewahren
- Für das Verabreichen Patienten in 30°-Oberkörperhochlage bringen
- Lage der nasogastralen Sonde überprüfen
- Überleitungsgerät anschließen und luftleer machen, an die PEG anschließen und Nahrung per Schwerkraft (➤ Abb. 4.67) oder mittels Ernährungspumpe (➤ Abb. 4.68) einlaufen lassen (als Bolus oder kontinuierlich). Mit Spritze: Sondenkost in eine 50- bzw. 100-ml-Spritze aufziehen und langsam über die Sonde applizieren, dabei Lufteintritt vermeiden
- Nach der Verabreichung von Nahrung und vor und nach der Applikation von Medikamenten Sonde mit 20 ml Flüssigkeit spülen.

Tab. 4.7 Die gebräuchlichen Sondentypen zur enteralen Ernährung.

Sondentyp	Anwendung	Indikationen (Beispiele)
Nasogastrale Sonde	• Voraussichtlich kurze Dauer der enteralen Ernährung • Keine erhöhte Aspirationsgefahr	• Entzündliche Darmerkrankungen • Darmfisteln • Verletzungen im Mund-Rachen-Raum
Nasojejunale Sonde	• Voraussichtlich kurze Dauer der enteralen Ernährung • Erhöhte Reflux- und Aspirationsgefahr, z. B. durch Magenentleerungsstörung	• Patienten mit Bewusstseinstrübung, z. B. nach Schädel-Hirn-Trauma • Postoperativ nach Eingriffen in den oberen Gastrointestinaltrakt
Perkutane endoskopische Gastrostomie (*PEG*)	• Länger dauernde enterale Ernährung • Keine erhöhte Aspirationsgefahr • Keine offene Bauchoperation geplant	• Stenosierende inoperable Ösophagustumoren • Tumorkachexie • Ausgeprägte Schluckstörung, z. B. nach Apoplex • Koma, apallisches Syndrom
Perkutane endoskopische Gastrostomie (*PEG/J, Jet-PEG*): doppellumig, ein Schenkel wird bis ins Jejunum vorgeschoben	• Länger dauernde enterale Ernährung • Keine erhöhte Aspirationsgefahr • Keine offene Bauchoperation geplant	Wie PEG, aber zusätzlich: • Bei erhöhtem Reflux- und Aspirationsrisiko • Wenn Nahrung und Medikamente getrennt voneinander verabreicht werden sollen
Perkutan-endoskopische Jejunostomie (*PEJ*)	• Länger dauernde enterale Ernährung • Erhöhte Aspirationsgefahr • Keine offene Bauchoperation geplant	Wie PEG, aber zusätzlich: • Nach Operationen am Magen • Bei Magenausgangsstenose
Gastrotube, Stomabutton	Als Alternative zur PEG	Vor allem für Kinder und mobile Patienten, die eine große Bewegungsfreiheit und Mobilität wünschen
Feinnadelkatheter-jejunostomie (*FNKJ*)	• Länger dauernde enterale Ernährung • Erhöhte Aspirationsgefahr (Katheter kann während einer ohnehin geplanten Operation gelegt werden)	• Tumorpatienten mit großen Resektionen im oberen Verdauungstrakt, z. B. Ösophagusresektionen • Inoperable Magenausgangsstenose

Ursachen von Beschwerden

Häufig sind abdominelle Beschwerden mit Obstipation, Durchfall, Bauchschmerzen, Übelkeit, seltener tritt Erbrechen auf. Die Ursachen dafür sind vielfältig, z. B. Grunderkrankungen, aber auch eine zu schnelle Gabe der Sondenkost, zu kalte Sondenkost, zu große Einzelportionen, zu kurze Pausen, zu schnelle Steigerung der Gesamtmenge, bakterielle Verunreinigung der Sondenkost oder auch Nebenwirkung von Medikamenten. Auch an eine Nahrungsmittelunverträglichkeit ist zu denken, z. B. durch Milcheiweiß. Osmotische Diarrhoen sind möglich bei der Gabe von hochkalorischer Sondenkost, wenn durch die hohe Konzentration von Nährstoffen vermehrt Wasser ins Darmlumen gezogen wird.

Verabreichung von Arzneimitteln

Folgende Prinzipien gelten:

- Ist der Patient in der Lage, trotz Sonde (z. B. bei PEG) Arzneimittel zu schlucken, ist diese Applikationsform zu favorisieren
- Müssen die Arzneimittel über die Sonde gegeben werden, sind flüssige Arzneimittel zu bevorzugen (z. B. Säfte, Tropfen)
- Bei festen Arzneiformen (z. B. Tabletten, Dragees, Kapseln) ist zu prüfen, ob sie zerkleinert bzw. geöffnet oder aufgelöst werden dürfen (Herstellerhinweise beachten). Magensäureresistente

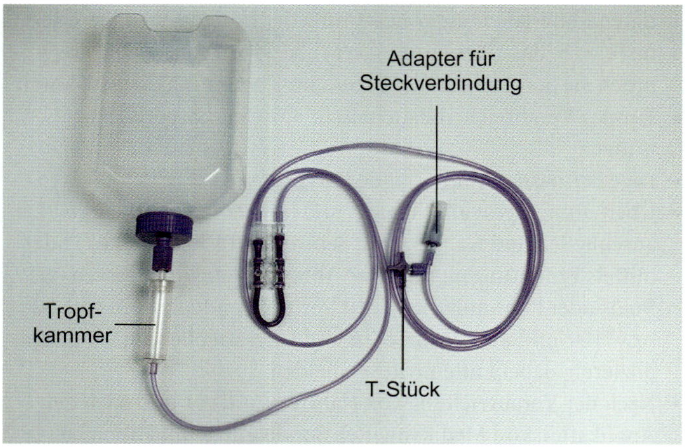

Abb. 4.67 System zur Sondenernährung per Schwerkraft. [K115]

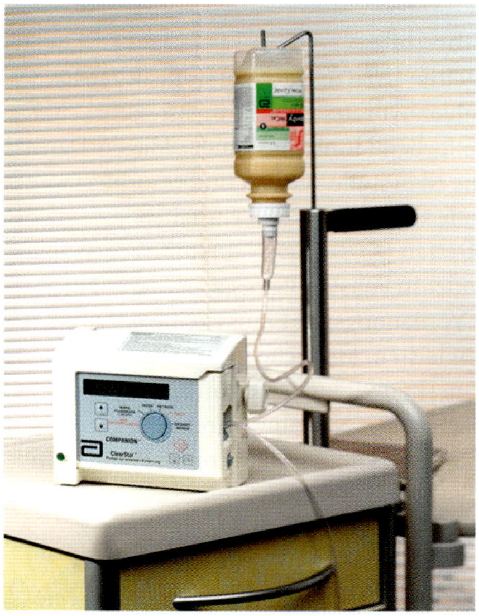

Abb. 4.68 Ernährungspumpe mit angeschlossenem Überleitungsgerät und Sondenkost. Die Flussrate wird in ml/Std. eingestellt. Nach Verabreichung der eingegebenen Gesamtmenge schaltet die Pumpe ab und gibt ein akustisches Signal. [U142]

Arzneimittel dürfen nicht gemörsert werden, wenn die Sonde im Magen liegt

- Retard- bzw. Depotformen von Arzneimitteln dürfen nicht zerkleinert werden, da diese einen Überzug haben, der den Wirkstoff erst nach und nach freigeben soll
- Arzneimittel dürfen nicht direkt zur Sondennahrung gegeben werden. Dies gilt auch für kurzfristige Kontakte innerhalb der Sonde. Es besteht die Gefahr, dass die Sonde verstopft.

Transferaufgabe

Sie übernehmen die 68-jährige Maria Krume um 11 Uhr aus dem Aufwachraum. Bei ihr wurde um 7.30 Uhr eine zementierte TEP rechts nach einem Treppensturz eingesetzt. Frau Krume ist noch sehr schläfrig, jedoch gut erweckbar und äußert sogleich Schmerzen. Außerdem berichtet sie, ihr sei etwas übel und ein wenig schwindelig.

Sofort nach Ankunft auf der Station erheben Sie folgende Vitalparameter: Blutdruck 90/60 mmHg, Puls 108 Schläge/Min., Blutzucker 3,6 mmol/l (65 mg/dl), Atmung 22 Atemzüge/Min., Temperatur 37,8°C tympanal. Frau Krume hat einen Blasenverweilkatheter mit 12 Ch., im Auffangbeutel befinden sich knapp 100 ml sehr dunkler und trüber Urin. Es läuft eine Vollelektrolytlösung über einen zweilumigen zentralen Venenkatheter (*ZVK*). In der Redon-Drainage sind 130 ml blutig-seröses Sekret. Frau Krume schwitzt stark, ihr OP-Hemd und die dünne Decke aus dem Aufwachraum fühlen sich bei Übernahme feucht an.

Im Laufe des Tages äußert Frau Krume vermehrt Schmerzen in der Brust. Die Temperatur steigt auf 38,9 °C an. Sie hat verstärkt Durst, einen trockenen Mund und bittet immer wieder um etwas Wasser. Ihr fällt es jedoch schwer, den Becher selbst zu halten.

Aufgabe 1

Erstellen Sie für Frau Krume eine postoperative Pflegeplanung nach einer Ihnen bekannten Konzeption zu den Aktivitäten Lagerung und Bewegung (➤ 4.5.7, ➤ 7.5.5, ➤ 8.1.5, ➤ 8.14.6), Thromboemboliephrophylaxe (➤ 4.1.7), Ernährung (➤ 4.5.8), Ausscheidung (➤ 4.5.5) und Körperpflege.

Aufgabe 2

- Frau Krume hat bei Übernahme vermehrt Schmerzen geäußert. Geben Sie drei Beispiele für Schmerzassessments und entscheiden Sie, welches Sie bei Frau Krume verwenden würden. Begründen Sie Ihre Antwort.
- Erläutern Sie pflegerische und medizinische Maßnahmen der Schmerzreduktion (➤ 4.5.9). Finden Sie Argumente für die Anwendung bzw. Nicht-Anwendung dieser Maßnahmen bei Frau Krume.

Aufgabe 3

- Beurteilen Sie die Vitalzeichen von Frau Krume unter Nennung der Norm- und Grenzwerte.
- Stellen Sie eine begründete These auf, welche postoperativ häufig auftretenden Komplikationen bei Frau Krume vorliegen könnten (➤ 4.5.6).

Aufgabe 4

- Frau Krume hat eine Redon-Drainage liegen. Erklären Sie diese Form der Drainage und grenzen Sie sie von anderen Drainagen ab. Mit welchem Ziel wird eine Redon-Drainage gelegt (➤ 4.4.7)?
- Beschreiben Sie die Beobachtungen bei liegender Redon-Drainage und den Wechsel einer vollen Flasche (➤ 4.5.10).

Aufgabe 5

Im Anschluss an den stationären Aufenthalt soll Frau Krume in eine Rehabilitationseinrichtung verlegt werden. Fertigen Sie ein Übergabeprotokoll im Sinne des Entlassungsmanagements mit allen nötigen Informationen für die übernehmende Einrichtung an.

Literatur und Kontaktadressen

LITERATURNACHWEIS

1. Statistisches Bundesamt: Fallpauschalenbezogene Krankenhausstatistik (DRG-Statistik) Operationen und Prozeduren der vollstationären Patientinnen und Patienten in Krankenhäusern, Stand 01/2017. www.destatis.de/DE/Publikationen/Thematisch/Gesundheit/Krankenhaeuser/OperationenProzeduren5231401157014.pdf?__blob=publicationFile (letzter Zugriff: 9.2.2017).
2. Landesärztekammer Baden-Württemberg (Hrsg.): Merkblatt zur ärztlichen Schweigepflicht. August 2008. Aus: www.aerztekammer-bw.de/10aerzte/40merkblaetter/10merkblaetter/schweigepflicht.pdf (letzter Zugriff: 13.1.2017).
3. Kommission für Krankenhaushygiene und Infektionsprävention: Prävention postoperativer Infektionen im Operationsgebiet. Stand April 2007. Aus: www.rki.de/DE/Content/Infekt/Krankenhaushygiene/Kommission/Downloads/Empf_postopWI.pdf?__blob=publicationFile (letzter Zugriff: 13.1.2017).
4. Arbeitskreis Krankenhaus- und Praxishygiene der AWMF: Strategien zur Prävention postoperativer Wundinfektionen. Stand 2014. Aus: www.awmf.org/uploads/tx_szleitlinien/029-031l_S1_Postoperative_Wundinfektionen_Praevention_2014-01.pdf (letzter Zugriff: 13.1.2017).
5. Deutsche Gesellschaft für Chirurgie u.a.: Prophylaxe der venösen Thromboembolie. Stand 10/2015. Aus: www.awmf.org/uploads/tx_szleitlinien/003-001l_S3_VTE-Prophylaxe_2015-12.pdf (letzter Zugriff: 13.1.2017).
6. ArbeitsGruppe PflegeQualität (AGPQ) im DBfK Nordost e.V.: Handlungsempfehlung zur Thromboseprophylaxe. Stand 01/2015. Aus: www.dbfk.de/media/docs/download/Allgemein/Handlungsempfehlungen-zur-Thromboseprophylaxe_2015.pdf (letzter Zugriff: 13.1.2017).
7. Arbeitskreis Krankenhaus- und Praxishygiene der AWMF: Händedesinfektion und Händehygiene. Stand 08/2016. Aus: www.awmf.org/

uploads/tx_szleitlinien/029-027l_S2k_Haendedesinfektion_Haendehygiene_2016-08.pdf (letzter Zugriff: 13.1.2017).
8. Wissenschaftlicher Beirat der „Aktion Saubere Hände“: Positionspapier Einreibemethode. Stand 09/2011. Aus: www.aktion-sauberehaende.de/fileadmin/ash/downloads/pdf/ASH_Positionspapier_Einreibemethode_30092011.pdf (letzter Zugriff: 13.1.2017).
9. Domínguez Fernándes, E., Post, S.: Abdominelle Drainagen. Der Chirurg: 2/2003.
10. Willy, C., Sterk, J., Gerngroß, H., Schmidt, R.: Drainagen in der Weichteilchirurgie. Der Chirurg: 2/2003.
11. Deutsches Netzwerk für Qualitätsentwicklung in Pflege (Hrsg.): Expertenstandard Schmerzmanagement in der Pflege bei akuten Schmerzen. 1. Aktualisierung 2011.
12. Biesalski, H.K. et al. (Hrsg.): Ernährungsmedizin. 4. Aufl. Stuttgart: Thieme Verlag 2010.
13. Kommission für Krankenhaushygiene und Infektionsprävention am Robert Koch-Institut: Prävention von Infektionen, die von Gefäßkathetern ausgehen. Stand 2/2017. Aus: http://www.rki.de/DE/Content/Infekt/Krankenhaushygiene/Kommission/Tabelle_Gefaesskath_Rili.html (letzter Zugriff: 9.2.2017).

4

KONTAKTADRESSEN

Deutsche Gesellschaft für Anästhesie: www.dgai.de
Deutsche Gesellschaft für Chirurgie: www.dgch.de
Deutsche Gesellschaft für Fachkrankenpflege und Funktionsdienste e. V. (*DGF*): www.dgf-online.de
Deutsche Krankenhausgesellschaft e. V.: www.dkgev.de
Organisation schmerzfreies Krankenhaus: www.schmerzfreies-krankenhaus.de
Robert Koch-Institut: www.rki.de

WEITERFÜHRENDE LITERATUR

Aloy, A.: Chirurgische Intensivmedizin. Heidelberg: Springer Verlag, 2013.
Braun, J., Preuss, R.: Klinikleitfaden Intensivmedizin. 9. Aufl. München: Elsevier Verlag, 2016.
Knipfer, E., Kochs, E.: Klinikleitfaden Anästhesie, 3. Aufl. München: Elsevier Verlag, 2015.
Liehn, M.,Schlautmann, H.: 1 × 1 der chirurgischen Instrumente: Benennen, Erkennen, Instrumentieren. 2. Aufl. Heidelberg: Springer Verlag, 2013.
Luce-Wunderle, G.: Klinikleitfaden OP-Pflege. 6. Aufl. München: Elsevier Verlag, 2015.
Schiergens, T.: BASICS Chirurgie. München: Elsevier Verlag, 2015.
Vogel, A.: Chirurgie in Frage und Antwort. 8. Aufl. München: Elsevier Verlag, 2015.

KAPITEL

5 Pflege von Menschen mit Erkrankungen des Magen-Darm-Trakts und des Peritoneums

5.1 Pflege in der Viszeralchirurgie: Magen-Darm-Trakt und Peritoneum ... 158
5.1.1 Betroffene Menschen ... 158
5.1.2 Prävention ... 158
5.1.3 Rehabilitation ... 158
5.1.4 Patientenberatung ... 159
5.1.5 Beobachten, Beurteilen und Intervenieren ... 159

5.2 Hauptbeschwerden und Leitsymptome bei Erkrankungen des Magen-Darm-Trakts und des Peritoneums ... 161
5.2.1 Übelkeit und Erbrechen ... 161
5.2.2 Dysphagie ... 162
5.2.3 Blähungen und Meteorismus ... 162
5.2.4 Akute Bauchschmerzen ... 163
5.2.5 Hämatemesis und Teerstuhl ... 163
5.2.6 Diarrhö ... 163
5.2.7 Obstipation ... 164

5.3 Der Weg zur Diagnose bei Erkrankungen des Magen-Darm-Trakts und des Peritoneums ... 165
5.3.1 Anamnese und körperliche Untersuchung ... 165
5.3.2 Stuhluntersuchungen ... 165
5.3.3 Bildgebende Verfahren ... 166
5.3.4 Endoskopien ... 167
5.3.5 Funktionsdiagnostik ... 167

5.4 Pflege bei Erkrankungen des Magen-Darm-Trakts ... 168
5.4.1 Pflege bei gastrointestinalen Sonden ... 168
5.4.2 Stomatherapie und Stomapflege ... 169

5.5 Erkrankungen des Ösophagus ... 179
5.5.1 Perioperative Pflege ... 179
5.5.2 Angeborene Fehlbildungen des Ösophagus ... 180
5.5.3 Refluxösophagitis ... 181
5.5.4 Hiatushernie ... 182
5.5.5 Ösophagusdivertikel ... 183
5.5.6 Ösophagusmotilitätsstörungen ... 183
5.5.7 Ösophaguskarzinom ... 184
5.5.8 Fremdkörper im Ösophagus ... 185
5.5.9 Operationen an der Speiseröhre ... 186

5.6 Erkrankungen des Magens ... 187
5.6.1 Perioperative Pflege ... 187
5.6.2 Gastroduodenale Ulkuskrankheit ... 189
5.6.3 Magenkarzinom ... 191
5.6.4 Operationen am Magen ... 192
5.6.5 Folgezustände nach Operationen am Magen ... 194

5.7 Erkrankungen des Dünn- und Dickdarms ... 195
5.7.1 Perioperative Pflege ... 195
5.7.2 Ileus ... 197
5.7.3 Akute Appendizitis ... 199
5.7.4 Chronisch-entzündliche Darmerkrankungen ... 200
5.7.5 Dickdarmdivertikulose und Dickdarmdivertikulitis ... 202
5.7.6 Dickdarmpolypen ... 203
5.7.7 Kolorektales Karzinom ... 204
5.7.8 Operationen an Dünn- und Dickdarm ... 206

5.8 Erkrankungen der Analregion ... 208
5.8.1 Hämorrhoiden ... 208
5.8.2 Anal- und Rektumprolaps ... 210
5.8.3 Analabszesse und Analfisteln ... 210
5.8.4 Analkarzinom ... 211
5.8.5 Analfissur ... 211
5.8.6 Pilonidalsinus ... 211

5.9 Erkrankungen des Peritoneums ... 212
5.9.1 Peritonitis ... 212
5.9.2 Peritonealkarzinose ... 214

5.10 Hernien ... 214
5.10.1 Leistenhernien ... 216
5.10.2 Schenkelhernien ... 217
5.10.3 Nabelhernien ... 217
5.10.4 Narbenhernien ... 218
5.10.5 Epigastrische Hernie ... 218

DEFINITION

Viszeralchirurgie (viszeral = *die Eingeweide betreffend, Bauchchirurgie*): Teilgebiet der Chirurgie, das sich mit Prophylaxe, Diagnostik, operativer Behandlung und Nachbehandlung von Erkrankungen der Bauchorgane befasst, insbesondere der Verdauungsorgane (*gastroenterologische Chirurgie*), auch mit Leber, Gallenorganen, Pankreas und Milz (➤ Kap. 6) und den endokrinen Organen (*endokrine Chirurgie* ➤ Kap. 11).

5.1 Pflege in der Viszeralchirurgie: Magen-Darm-Trakt und Peritoneum

Auch wenn die Leitsymptome bei den verschiedenen Krankheitsbildern sehr ähnlich sind, so sind doch die Erkrankungen und Behandlungsmöglichkeiten sehr unterschiedlich. Viele der Patienten werden nach der Operation gesund entlassen. Bei bösartigen Erkrankungen ist allerdings nicht immer eine Heilung zu erzielen. Häufig sind die Behandlungen bei Tumorerkrankungen sehr invasiv. So haben ein künstlicher Darmausgang oder eine Magenresektion für den Rest des Lebens Auswirkungen auf den Betroffenen. Palliative Operationen sollen z. B. die Magen-Darm-Passage erhalten oder die Lebenserwartung verlängern. Auch eine vor- oder anschließende Chemo- oder Strahlentherapie soll, obwohl sehr belastend, die Lebensqualität erhalten oder die Lebenserwartung verlängern.

Erkrankungen des Bauchraums sind häufig, sowohl bei Kindern als auch Erwachsenen. Pflegende treffen auf Patienten mit akuten Erkrankungen des Magen-Darm-Trakts, aber auch auf solche, die schon viele Jahre mit einer chronischen Erkrankung leben. In der Regel sind Appetit und Nahrungsaufnahme beeinträchtigt und ein Schwerpunkt liegt auf der Gewährleistung einer ausreichenden Ernährung.

Patienten mit Erkrankungen der Bauchorgane sind in allen Einrichtungen des Gesundheitswesens zu finden, sodass Pflegende die wichtigsten Krankheitsbilder und pflegerischen Notwendigkeiten kennen sollten.

5.1.1 Betroffene Menschen

Manche von Erkrankungen der Bauchorgane **betroffenen Menschen** befinden sich in einem reduzierten Allgemein- und Ernährungszustand, da sie aufgrund von Übelkeit und Erbrechen, Völlegefühl oder Magenschmerzen schon längere Zeit nicht beschwerdefrei essen konnten. Deshalb ist es wichtig, dass die Behandlung so schnell wie möglich beginnt und gleichzeitig eine Ernährungstherapie, enteral oder parenteral, durchgeführt wird. Hinzu kommt, dass die Diagnostik sowie die prä- und postoperativen Zeiträume Phasen enthalten, in denen die Patienten Nahrungs- und Flüssigkeitskarenz einhalten müssen. Diese Situation ist für viele schwer auszuhalten.

Manche Patienten werden wegen einer akuten oder lebensbedrohlichen Erkrankung aufgenommen, z. B. Ileus oder Appendizitis. Trotz aller medizinisch gebotenen Eile sollen Ärzte und Pflegende Hektik und Aufregung vermeiden, die Patienten und ihre Angehörigen informieren und Ängste bestmöglich nehmen. Leider beruhen viele Erkrankungen im Magen-Darm-Bereich auf bösartigen Ursachen. Nicht selten kommen Patienten bereits mit der Verdachtsdiagnose „Krebs" ins Krankenhaus. Sie haben sich dann vielleicht schon mit den Folgen der Erkrankung auseinandergesetzt, auch wenn sie hoffen, dass die Erkrankung sich noch als harmlos erweist.

5.1.2 Prävention

Die **Prävention** von Erkrankungen des Magen-Darm-Trakts ist nur bedingt möglich. Grundsätzlich kann eine gesunde Lebensführung und Ernährung einen Beitrag dazu leisten. Eine vollwertige, fett- und fleischarme Kost mit möglichst vielen natürlichen Lebensmitteln liefert dem Körper alle notwendigen (Mikro-)Nährstoffe und beugt Mangelerscheinungen vor. Das Risiko, an Dickdarmkrebs zu erkranken, kann wahrscheinlich durch die Aufnahme von ausreichend Ballaststoffen (➤ Abb. 5.1) gesenkt werden. [vgl. 1]

Entscheidend ist die Früherkennung, v. a. von bösartigen Erkrankungen. Bei auffälligen und anhaltenden Symptomen soll der Betroffene rasch einen Arzt aufsuchen, denn je früher eine Krankheit erkannt wird, desto besser sind die Behandlungsmöglichkeiten und Heilungschancen. Auch Vorsorgeuntersuchungen ohne Krankheitsverdacht sind eine wichtige Säule der Prävention. So sind z. B. zur Früherkennung des Kolonkarzinoms ab dem 50. Lebensjahr jährlich ein Test auf okkultes Blut im Stuhl und eine Mastdarmuntersuchung empfohlen und ab dem 55. Lebensjahr alle fünf Jahre eine Koloskopie. Wenn bei einem Patienten bereits ein Polyp abgetragen wurde oder in der Familie Darmkrebserkrankungen bekannt sind, sollte sich der zeitliche Abstand der Kontrolluntersuchungen verkürzen. [vgl. 2]

5.1.3 Rehabilitation

Die **Rehabilitation** beginnt unmittelbar nach der Operation. Pflegende haben zunächst den größten Anteil daran, dass operierte Menschen so schnell wie möglich körperlich mobil werden und keine Sekundärerkrankungen erleiden, z. B. eine Pneumonie oder Thrombose. Unterstützt werden sie dabei durch Physiotherapeuten.

Sinnvollerweise gehen Patienten nach großen (Tumor-)Operationen nach dem Krankenhausaufenthalt in eine Anschlussheilbehandlung. Ihr Ziel ist neben der körperlichen Erholung auch die psychische Genesung und die Auseinandersetzung mit einer kör-

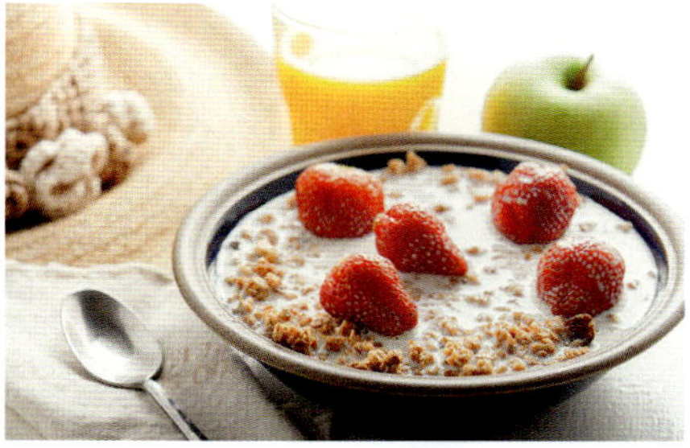

Abb. 5.1 Eine vollwertige und ballaststoffreiche Ernährung kann Magen-Darm-Erkrankungen vorbeugen. [J787]

perverändernden Operation oder einer infausten Prognose. Fernab von der Hektik des Alltags kann der Betroffene mit Hilfe von Therapeuten und gleichermaßen Betroffenen neue Kräfte schöpfen und Perspektiven für die Zukunft finden.

5.1.4 Patientenberatung

Viele Menschen, die am Magen oder Darm operiert wurden, müssen für einige Tage nach der Operation Nahrungskarenz einhalten, um operativ angelegte Anastomosen zu schonen. Die Pflegenden informieren die Patienten über den Sinn der Nahrungskarenz.

Patienten nach Magenoperationen, aber auch mit einer chronischen Magen- oder Darmerkrankung müssen häufiger kleine Nahrungsmengen zu sich nehmen und weitere „Vorschriften" beachten. Auch nach Darmoperationen oder Enterostomaanlagen kann es eine ganze Weile dauern, bis sich der Magen-Darm-Trakt auf die veränderte Situation eingestellt hat. Auch wenn heute kaum noch starre Diätvorschriften aufgestellt werden, so gibt es doch Lebensmittel, die besser oder schlechter vertragen werden. Die Pflegenden raten den Patienten, auszuprobieren, was sie vertragen und was nicht. Ernährungsfachleute können gezielt auf die (Un-)Verträglichkeit verschiedener Lebensmittel hinweisen und Tipps bei der Auswahl von Nahrungsmitteln geben.

Sehr gute Berater sind auch andere Patienten, die an derselben Krankheit leiden, z. B. Menschen, die schon lange mit einem Enterostoma oder einer chronischen Darmerkrankung leben. Pflegende motivieren die Patienten, eine geeignete Selbsthilfegruppe aufzusuchen, sie geben die entsprechenden Adressen weiter und stellen ggf. den ersten Kontakt her (➤ Abb. 5.2).

5.1.5 Beobachten, Beurteilen und Intervenieren

Atmung

Operationen im Bauchraum bedingen häufig eine Schonatmung aufgrund von Schmerzen. Außerdem vermeiden die Patienten, Sekret aus der Lunge abzuhusten. Das erhöht die Pneumoniegefahr. Die Pflegenden beobachten die **Atmung** (v. a. auf die Atemtiefe und Atemfrequenz) und beraten die Patienten über die Wichtigkeit des Abhustens. Eine 30–40° Oberkörperhochlagerung und ausreichende Analgesie unterstützen die erwünschte physiologische Atmung. Die Pflegenden erklären den Patienten Techniken zum produktiven und schonenden Abhusten (➤ 10.2.5) mit gleichzeitigem leichten Druck auf die Operationswunde, was Schmerzen reduziert. Abhängig von der Patientensituation führen sie außerdem weitere Maßnahmen zur **Pneumonieprophylaxe** durch. Am einfachsten ist die regelmäßige Aufforderung, tief durchzuatmen. Einfache Atemtherapiegeräte zur Vertiefung der Atmung motivieren die Patienten zur Atemgymnastik (➤ 10.4.3). Eine zügige Mobilisation ist eine weitere wichtige Maßnahme zur Vorbeugung einer Pneumonie.

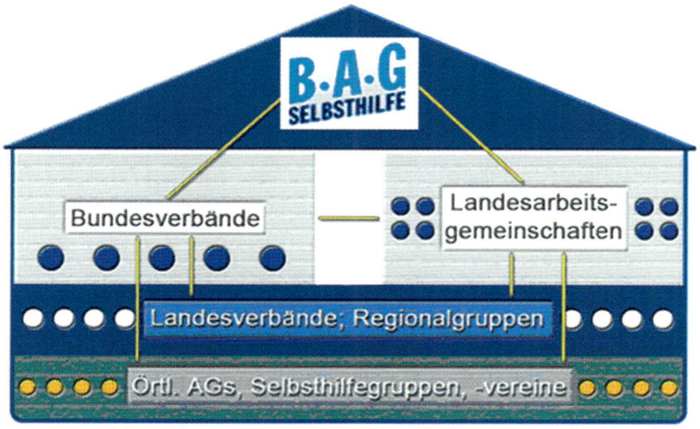

Abb. 5.2 Die Bundesarbeitsgemeinschaft Selbsthilfe von Menschen mit Behinderung und chronischer Erkrankung und ihren Angehörigen e. V. ist Dachorganisation der Selbsthilfe-Verbände in Deutschland. [W286]

Ernährung

Die **Ernährung** ist bei Magen-Darm-Erkrankungen ein zentraler Aspekt. Mit der Bestimmung des BMI (*Body-Mass-Index*) lassen sich Aussagen über Normalgewicht, Unter- oder Übergewicht objektivieren. Noch wichtiger als eine einmalige Gewichts- oder BMI-Bestimmung ist der Gewichtsverlauf. Auch der Zustand von Haut, Mundschleimhaut und Zähnen sowie die Ausprägung von Fettpolstern geben Hinweise auf den Ernährungszustand des Menschen. [vgl. 3] Mit einfachen Assessment-Instrumenten, z. B. dem **Mini Nutritional Assessment** (*MNA*, ➤ Abb. 5.3), kann auf einfache und schnelle Weise eine bestehende Mangelernährung oder ein Risiko dafür eingeschätzt werden. Spezielle Screening-Instrumente schauen weitergehend auf die Ursachen einer Mangelernährung. Der Expertenstandard *Förderung der oralen Ernährung in der Pflege* stellt verschiedene validierte Instrumente vor [vgl. 4]. Nach der Einschätzung des Risikos für eine Mangelernährung bzw. bei bestehender Mangelernährung müssen sich individuelle Maßnahmen der Ernährungsförderung anschließen.

Nach längeren Nüchternzeiten muss der Kostaufbau langsam erfolgen. Erschwerend kommt hinzu, dass viele Patienten unter Appetitlosigkeit leiden. Die Pflegenden überwachen den Nahrungsaufbau, die Nahrungs- und Trinkmenge und die Verträglichkeit. Sie motivieren zur Nahrungsaufnahme, richten die Speisen ansprechend her und versuchen Essenswünsche zu erfüllen. Bei Bedarf beziehen sie die Angehörigen mit ein.

Ist eine vorübergehende oder andauernde Ernährungsumstellung notwendig, z. B. bei Adipositas, Bauchspeicheldrüsenentzündung, chronischer Leberentzündung oder Magenresektion dann beraten Pflegende über die Notwendigkeit und erläutern die Prinzipien gemeinsam mit einem Ernährungsberater.

Ausscheidung

Die **Stuhlausscheidung** ist bei Magen-Darm-Erkrankungen genauso wichtig wie die Nahrungsaufnahme. Menschen sprechen meist nicht gern über Ausscheidungsgewohnheiten, Durchfall, Verstopfung, Inkontinenz oder Beschwerden bei der Defäkation. Deshalb ist es wichtig, dass Pflegende das Thema mit viel Feingefühl ansprechen und die Patienten sorgfältig beobachten.

5

Mini Nutritional Assessment MNA®

Nestlé NutritionInstitute

Name: Vorname:

Geschlecht: Alter (Jahre): Gewicht (kg): Größe (m): Datum:

Füllen Sie den Bogen aus, indem Sie die zutreffenden Zahlen in die Kästchen eintragen. Addieren Sie die Zahlen des Screenings. Ist der Wert ≤ 11, fahren Sie mit dem Assessment fort, um den Mangelernährungs-Index zu erhalten.

Screening

A Hat der Patient während der letzten 3 Monate wegen Appetitverlust, Verdauungsproblemen, Schwierigkeiten beim Kauen oder Schlucken weniger gegessen?
0 = starke Abnahme der Nahrungsaufnahme
1 = leichte Abnahme der Nahrungsaufnahme
2 = keine Abnahme der Nahrungsaufnahme ☐

B Gewichtsverlust in den letzten 3 Monaten
0 = Gewichtsverlust > 3 kg
1 = nicht bekannt
2 = Gewichtsverlust zwischen 1 und 3 kg
3 = kein Gewichtsverlust ☐

C Mobilität
0 = bettlägerig oder in einem Stuhl mobilisiert
1 = in der Lage, sich in der Wohnung zu bewegen
2 = verlässt die Wohnung ☐

D Akute Krankheit oder psychischer Stress während der letzten 3 Monate?
0 = ja 2 = nein ☐

E Neuropsychologische Probleme
0 = schwere Demenz oder Depression
1 = leichte Demenz
2 = keine psychologischen Probleme ☐

F Body Mass Index (BMI): Körpergewicht in kg / (Körpergröße in m)^2
0 = BMI < 19
1 = 19 ≤ BMI < 21
2 = 21 ≤ BMI < 23
3 = BMI ≥ 23 ☐

Ergebnis des Screenings (max. 14 Punkte) ☐☐

12-14 Punkte:	Normaler Ernährungszustand
8-11 Punkte:	Risiko für Mangelernährung
0-7 Punkte:	Mangelernährung

Für ein tiefergehendes Assessment fahren Sie bitte mit den Fragen G-R fort

Assessment

G Lebt der Patient eigenständig zu Hause?
1 = ja 0 = nein ☐

H Nimmt der Patient mehr als 3 verschreibungspflichtige Medikamente pro Tag?
0 = ja 1 = nein ☐

I Hat der Patient Druck- oder Hautgeschwüre?
0 = ja 1 = nein ☐

J Wie viele Hauptmahlzeiten isst der Patient pro Tag?
0 = 1 Mahlzeit
1 = 2 Mahlzeiten
2 = 3 Mahlzeiten ☐

K Eiweißzufuhr: Isst der Patient
- mindestens einmal pro Tag Milchprodukte (Milch, Käse, Joghurt)? ja ☐ nein ☐
- mindestens zweimal pro Woche Hülsenfrüchte oder Eier? ja ☐ nein ☐
- täglich Fleisch, Fisch oder Geflügel? ja ☐ nein ☐

0,0 = wenn 0 oder 1 mal «ja»
0,5 = wenn 2 mal «ja»
1,0 = wenn 3 mal «ja» ☐,☐

L Isst der Patient mindestens zweimal pro Tag Obst oder Gemüse?
0 = nein 1 = ja ☐

M Wie viel trinkt der Patient pro Tag? (Wasser, Saft, Kaffee, Tee, Milch ...)
0,0 = weniger als 3 Gläser / Tassen
0,5 = 3 bis 5 Gläser / Tassen
1,0 = mehr als 5 Gläser / Tassen ☐,☐

N Essensaufnahme mit / ohne Hilfe
0 = braucht Hilfe beim Essen
1 = isst ohne Hilfe, aber mit Schwierigkeiten
2 = isst ohne Hilfe, keine Schwierigkeiten ☐

O Wie schätzt der Patient seinen Ernährungszustand ein?
0 = mangelernährt
1 = ist sich unsicher
2 = gut ernährt ☐

P Im Vergleich mit gleichaltrigen Personen schätzt der Patient seinen Gesundheitszustand folgendermaßen ein:
0,0 = schlechter
0,5 = weiß es nicht
1,0 = gleich gut
2,0 = besser ☐,☐

Q Oberarmumfang (OAU in cm)
0,0 = OAU < 21
0,5 = 21 ≤ OAU ≤ 22
1,0 = OAU > 22 ☐,☐

R Wadenumfang (WU in cm)
0 = WU < 31
1 = WU ≥ 31 ☐

Assessment (max. 16 Punkte)	☐☐,☐
Screening	☐☐,☐
Gesamtauswertung (max. 30 Punkte)	☐☐,☐

Ref. Vellas B, Villars H, Abellan G, et al. *Overview of MNA® - Its History and Challenges.* J Nut Health Aging 2006; 10: 456-465.
Rubenstein LZ, Harker JO, Salva A, Guigoz Y, Vellas B. Screening for Undernutrition in Geriatric Practice: *Developing the Short-Form Mini Nutritional Assessment (MNA-SF).* J. Geront 2001; 56A: M366-377.
Guigoz Y. The Mini-Nutritional Assessment (MNA®) *Review of the Literature – What does it tell us?* J Nutr Health Aging 2006; 10: 466-487.

Mehr Informationen unter: www.mna-elderly.com

Auswertung des Mangelernährungs-Index

24-30 Punkte	☐	Normaler Ernährungszustand
17-23,5 Punkte	☐	Risiko für Mangelernährung
Weniger als 17 Punkte	☐	Mangelernährung

Abb. 5.3 Das Mini Nutritional Assessment (*MNA*) ist ein Score zur Einschätzung von Risikofaktoren für eine Mangelernährung bei älteren Menschen. Er fragt nach Körpermaßen, Allgemeinzustand, Ernährungsgewohnheiten und Selbsteinschätzung des Gesundheitszustands. [V494]

Pflegende unterstützen die Stuhlausscheidung, indem sie Maßnahmen gegen die postoperative Magen-Darm-Atonie einleiten (➤ 5.2.3, ➤ 5.2.7). Sie achten bestmöglich die Intimsphäre des Patienten, indem sie Mitpatienten und Besucher aus dem Zimmer schicken oder den Patienten zur Ausscheidung nach Möglichkeit auf die Toilette bringen. Bei eingeschränkter Mobilität achten die Pflegenden darauf, dass der Betroffene immer die Klingel, ein Steckbecken, die Urinflasche oder einen Toilettenstuhl griffbereit hat.

Häufig gehen Magen-Darm-Erkrankungen mit Übelkeit und **Erbrechen** einher (➤ 5.2.1). Die Beobachtung des Erbrochenen kann dem Arzt ebenfalls wertvolle Hinweise auf die Ursache geben. Die Pflegenden beobachten außerdem, ob das Erbrechen in Verbindung mit der Nahrungsaufnahme steht, bzw. immer zu bestimmten Zeiten bzw. Situationen geschieht.

Bewegung

Die Förderung der **Bewegung** ist eine zentrale Maßnahme in der Pflege. Nach Operationen im Bauchraum haben viele Patienten Angst sich im Bett zu drehen oder aufzustehen. Die Pflegenden akzeptieren das individuelle Schmerzempfinden und verzichten auf verallgemeinernde Aussagen. Vielmehr erklären sie die Notwendigkeit der Frühmobilisation und nennen Gefahren, die sich durch eine Bettlägerigkeit ergeben.

Auch wenn eine frühzeitige Mobilisation angestrebt wird, muss doch die individuelle Patientensituation beachtet werden. Ggf. wird zunächst im Bett mobilisiert. Das mehrmalige Sitzen am Tag im Herzbett ist ein gutes Kreislauftraining, bevor der Patient zum ersten Mal an den Bettrand gesetzt wird. Maßnahmen zur Kreislaufanregung und Förderung des venösen Rückstroms (z. B. Füße kreisen, Beine beugen und strecken, Arme beugen und strecken) vor dem Aufstehen beugen einer **orthostatischen Dysregulation** vor (➤ 4.5.7). Eine rechtzeitige Schmerzmittelgabe vor der Mobilisation erleichtert dem Betroffenen das Aufstehen. Das Aufstehen erfolgt bauchdeckenschonend über die Seitenlage (➤ Abb. 4.50). Pflegende erleichtern dem Operierten im Bett die **Lagerung**, indem sie ihm eine Knierolle oder Kissen unter die Knie geben. Alternativ kann der Knieknick des Bettes eingestellt werden. Bei allen Lagerungen und Mobilisationen achten die Pflegenden darauf, dass Drainagen und Katheter sicher fixiert sind, damit sie nicht unter Zug geraten.

5.2 Hauptbeschwerden und Leitsymptome bei Erkrankungen des Magen-Darm-Trakts und des Peritoneums

5.2.1 Übelkeit und Erbrechen

DEFINITION

Übelkeit (*Nausea*): Brechreiz; Gefühl, erbrechen zu müssen.
Erbrechen (*Emesis, Vomitus*): Komplexes, vom Brechzentrum in der Medulla oblongata (*verlängertes Mark*) gesteuertes Reflexgeschehen mit retrograder (*rückwärts gerichteter*) Entleerung des Magens infolge unwillkürlicher Kontraktion von Zwerchfell, Bauchdecken- und Magenmuskulatur.

Übelkeit und **Erbrechen** treten bei fast allen gastroenterologischen Erkrankungen auf, vor allem bei akutem Abdomen (➤ 3.3.2), Ileus (➤ 5.7.1), akuter Gastritis oder Magengeschwüren (➤ 5.6.1) und Appendizitis (➤ 5.7.2).

Es können jedoch auch zahlreiche Ursachen außerhalb des Magen-Darm-Trakts Übelkeit und Erbrechen hervorrufen, z. B.:

- Neurochirurgische Erkrankungen, z. B. Schädel-Hirn-Trauma (➤ 7.7.2), Hirntumoren
- Stoffwechselentgleisungen, z. B. diabetische Ketoazidose, Urämie (➤ 12.5.4)
- Intoxikationen (*Vergiftungen*), z. B. durch Alkohol
- Frühschwangerschaft.

Außerdem können Übelkeit und Erbrechen psychisch bedingt sein als Reaktion auf Ekel, Schmerzen, Angst oder Aufregung sowie als unerwünschte Wirkung einer Arzneimitteltherapie, z. B. mit Zytostatika, Opiaten oder Diuretika, auftreten.

VORSICHT

Dehydratation und weitere Folgen

Bei länger anhaltendem Erbrechen drohen insbesondere Dehydratation, Elektrolytverschiebungen und Störungen des Säure-Basen-Haushalts i. S. einer metabolischen Alkalose durch Verlust von H^+- und Cl^--Ionen, die in Extremfällen zu Herzrhythmusstörungen bis hin zum Herzstillstand führen können. Gewichtsverlust und Schäden am Zahnschmelz sind weitere Folgen.

Nach Möglichkeit wird die Ursache des Erbrechens behandelt. Hauptpfeiler der symptomatischen **Therapie** ist der (intravenöse) Flüssigkeits- und Elektrolytersatz (➤ 4.5.15), ggf. verbunden mit einer vorübergehenden Nahrungskarenz. Häufig ordnet der Arzt eine medikamentöse Behandlung mit **Antiemetika** an.

Verdacht auf Vergiftung

Bei Verdacht auf eine Vergiftung: Erbrochenes für die toxikologische Analyse aufheben.

Pflege

Die **Beobachtung** des Erbrechens umfasst:

- **Zeitpunkt**, z. B. nach der Nahrungsaufnahme, Morgenübelkeit, Nüchternerbrechen, nach der Mobilisation
- **Häufigkeit**, z. B. einmalig, regelmäßig, in bestimmten Situationen
- **Begleitsymptome**, z. B. Bauchschmerzen, Durchfall, nachlassende Schmerzen nach dem Erbrechen, Fieber
- **Brechvorgang**, z. B. schwallartiges, schlaffes oder würgendes Erbrechen
- **Aussehen** des Erbrochenen, z. B. Konsistenz, Geruch, Beimengungen, Farbe.

Die Beobachtungen können wichtige diagnostische Hinweise liefern. Pflegende unterstützen den Patienten beim Erbrechen, wechseln im Anschluss bei Bedarf Kleidung und Bettwäsche und bieten eine Mundpflege an.

5

5.2.2 Dysphagie

DEFINITION

Dysphagie (*Schluckstörung, Schluckbehinderung, Schluckbeschwerden*): Nicht regelhaft ablaufender Schluckakt mit unterschiedlichsten Ursachen. Meist verbunden mit dem subjektiven Gefühl, dass Nahrung „stecken bleibt" oder mit einem Druckgefühl/Schmerzen (*Odynophagie*) hinter dem Sternum oder im Oberbauch.

Der **Schluckakt** besteht aus **vier Phasen**: orale Vorbereitungsphase, orale Phase, pharyngeale Phase und ösophageale Phase. [vgl. 5]

Ursachen für eine **Dysphagie** können eine oder mehrere Schluckphasen betreffen. In der Chirurgie sind besonders folgende Ursachen von Bedeutung:

- Mund- und Rachenerkrankungen, z. B. Zahnprobleme, Stomatitis (*Mundschleimhautentzündung*), Pharyngitis (*Rachenentzündung*), Abszesse
- Tumorerkrankungen, z. B. Mundboden- und Kehlkopfkarzinom, Ösophaguskarzinom (➤ 5.5.7), tumorbedingte Operationen oder Chemo- und Strahlentherapie in diesem Bereich
- Gutartige Ösophaguserkrankungen, z. B. Kompression des Ösophagus von außen durch retrosternale Struma (➤ 11.3.4), Ösophagusdivertikel (➤ 5.5.5), Fremdkörper im Ösophagus (➤ 5.5.8), Ösophagusachalasie (➤ 5.5.6) oder Hiatushernien (➤ 5.5.4).

Der Alterungsprozess eines Menschen betrifft auch den Schluckakt, weshalb Schluckstörungen im Alter auch ohne spezielle Krankheit auftreten. Neurologische Erkrankungen (z. B. Apoplex, Demenz, Schädel-Hirn-Trauma, Muskeldystrophien) stellen weitere Ursachen für Dysphagien dar. In selteneren Fällen ist eine Dysphagie psychisch bedingt.

Die **Folgen** einer Dysphagie können gravierend sein, z. B. Aspiration mit nachfolgender Pneumonie, Erstickungsanfall mit akuter Atemnot, Gewichtsabnahme und Unterernährung, Angst vor dem Verschlucken und dadurch zunehmende Verweigerung der Nahrungsaufnahme, sozialer Rückzug.

Die **Diagnostik** soll die Ursache klären und ist bei jeder Art von Dysphagie unbedingt notwendig:

- Klinische Untersuchung, z. B. Zungenbeweglichkeit, Sensibilität im Mund, Schutzreflexe, Schluckakt an sich
- Instrumentelle Untersuchungen wie Laryngoskopie, Ösophagus- oder Gastroskopie (➤ 5.4.4) sowie eine Röntgenaufnahme mit Kontrastmittel (*Ösophagusbreischluck* ➤ 5.3.3)
- Bildgebende Verfahren wie CT oder MRT sind hilfreich, wenn die Dysphagie eine den Ösophagus komprimierende Ursache hat.

Die **Therapie** richtet sich nach der Grunderkrankung bzw. der Ursache. In der Chirurgie ist manches Mal eine operative Maßnahme notwendig, z. B. die Entfernung eines Divertikels oder Behandlung einer Entzündung. Verbliebene Schluckstörungen werden im Rahmen einer **funktionellen Dysphagietherapie** durch den Logopäden behandelt. [vgl. 6]

Pflege

Pflegende achten auf Zeichen einer Schluckstörung, z. B. Herauslaufen von Speichel/Nahrung aus dem Mund, verlangsamter Schluckreflex, gurgelnde belegte Stimme oder Husten nach dem Schlucken, Nahrungsreste im Mund, sie informieren den Arzt über ihren Verdacht.

Sie führen **pflegerische Maßnahmen** im Rahmen von Untersuchungen und Therapien durch. Nach Anleitung des Logopäden unterstützen sie die funktionelle Dysphagietherapie, z.B.:

- Durchführen von Stimulationen im Bereich Mund und Gesicht
- Durchführen von Bewegungsübungen mit Zunge, Lippen, mimischer Muskulatur
- Achten auf eine korrekte Positionierung bei der Nahrungsaufnahme
- Anwenden von Hilfsmitteln, z. B. Sicherheitstrinkbecher
- Bestellen von Speisen mit einer geeigneten Konsistenz, z. B. breiige Speisen, keine gemischten Konsistenzen (Joghurt mit Früchten)
- Essbegleitung
- Unterstützen beim Abhusten, ggf. absaugen
- Anleiten von Angehörigen.

5.2.3 Blähungen und Meteorismus

DEFINITION

Blähungen (*Flatus*): Aufblähung von Magen und Darm mit (starkem) Abgang von Darmgasen.

Meteorismus (*Blähsucht*): Übermäßige Gasansammlung im Magen-Darm-Trakt mit aufgeblähtem Abdomen, Schmerzen, Völlegefühl, Gurgeln/Rumoren, Atembeschwerden durch hochstehendes Zwerchfell, Sodbrennen und Reflux.

Die Abgrenzung zwischen beiden Begriffen ist unscharf, nicht selten werden sie auch synonym benutzt.

Blähungen ohne Begleitsymptome und mit Beschwerdefreiheit nach Darmentleerung bzw. Windabgang sind ohne Krankheitswert. Diese Blähungen sind meist durch Zufuhr blähender Nahrungsmittel oder kohlensäurehaltiger Getränke bedingt, selten durch habituell vermehrte Gasproduktion im Darm oder Luftschlucken (z. B. bei Stress).

Blähungen und insbesondere **Meteorismus** können aber auch Zeichen einer Erkrankung sein, etwa von Darminfektionen, einer Leberzirrhose (➤ 6.4.7), eines Ileus (➤ 5.7.2), aber auch einer Herzinsuffizienz. Diese Blähungen sind meist länger anhaltend, mit einfachen Maßnahmen nicht zu beheben und mit Begleitsymptomen wie etwa Diarrhö (➤ 5.2.6) oder Obstipation (➤ 5.2.7) verbunden.

Blähungen sind in den ersten Tagen nach einer Operation im Magen-Darm-Trakt häufig, durch eine Magen-Darm-Motilitätsstörung aufgrund von Nahrungskarenz, Narkose, Operation und/oder Bewegungsmangel. Sie verstärken oft die operationsbedingten Wundschmerzen. Dann helfen Kräutertees, z. B. Fenchel- oder Anistee (falls der Patient trinken darf) und feuchtwarme Bauchwickel (➤ Abb. 5.4). Die Frühmobilisation des Patienten trägt ebenfalls dazu bei, die Darmperistaltik anzuregen und Blähungen entweichen zu lassen. Auch ein kurzzeitig eingelegtes Darmrohr kann die Beschwerden lindern (nur nach Rücksprache mit dem Arzt und nicht nach Eingriffen an Sigma, Rektum und Anus). In manchen Fällen ordnet der Arzt eine medikamentöse Behandlung vorzugsweise mit Simethicon (etwa in *Sab simplex*® oder *Lefax*®) an. Nach dem Abführen sind die Beschwerden in der Regel deutlich geringer.

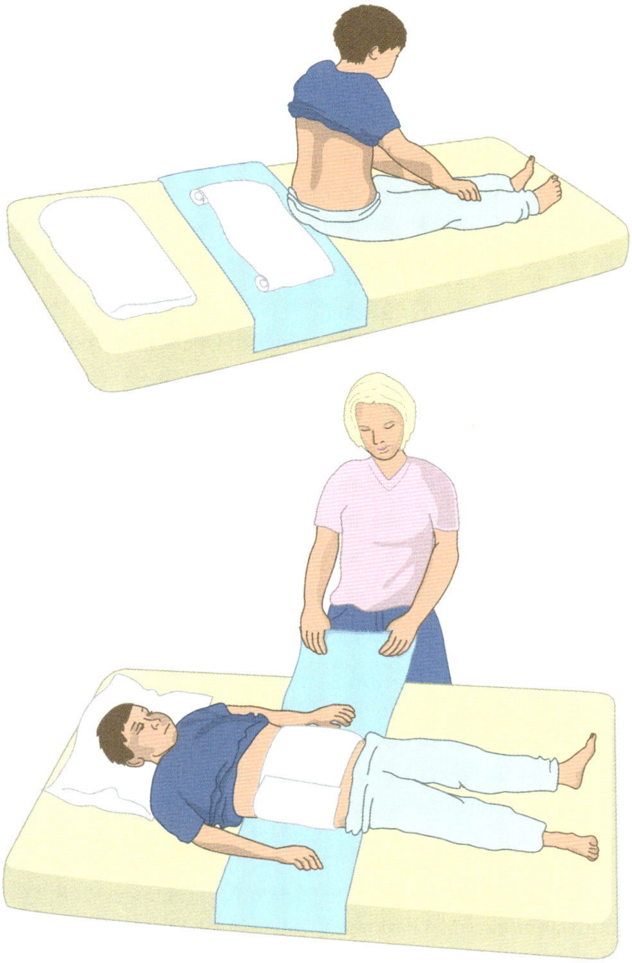

Abb. 5.4 Feuchtwarmer Bauchwickel. [L138]

5.2.4 Akute Bauchschmerzen

Akutes Abdomen ➤ 3.3.2

Zahlreiche Erkrankungen in oder außerhalb des Magen-Darm-Trakts können **akute Bauchschmerzen** verursachen. Vergehen sie nicht innerhalb von wenigen Stunden bzw. 1–2 Tagen mit einfachen Hausmitteln, suchen Betroffene meist einen Arzt auf. Bauchschmerzen können auf Erkrankungen außerhalb der Bauchhöhle hinweisen, z. B. auf einen Herzinfarkt, Nieren- oder Harnleitersteine (➤ 12.5.3), zwerchfellnahe Pneumonie, Eileiterschwangerschaft oder -entzündung oder eine Hodentorsion (➤ 12.8.3).

VORSICHT

Akutes Abdomen

Treten die akuten Bauchschmerzen zusammen mit einer Abwehrspannung des Abdomens, Übelkeit, Erbrechen und Kreislaufstörungen bis hin zur Kreislaufdekompensation auf, spricht man von einem **akuten Abdomen** (➤ 3.3.2). Das akute Abdomen ist ein chirurgischer Notfall, der eine umgehende Diagnostik und Therapie erfordert.

5.2.5 Hämatemesis und Teerstuhl

Hämoptoe, Hämoptyse ➤ 10.2.4
Akuter gastrointestinale Blutung ➤ 3.3.3

DEFINITION

Hämatemesis: Bluterbrechen infolge **oberer Gastrointestinalblutung** mit Blutungsquelle in Ösophagus, Magen oder Duodenum. Entweder „kaffeesatzartig" (braun-schwarz) durch Kontakt des Blutes mit der Salzsäure des Magens oder frisches hellrotes Blut bei sehr starker Blutung oder Blutungsquelle im Ösophagus (*Ösophagusvarizenblutung*, ➤ 6.4.6).
Teerstuhl (*Meläna*): Durch Hämoglobinabbauprodukte schwarz gefärbter, glänzender Stuhl mit klebriger Konsistenz. Tritt einige Stunden nach einer Blutung im Magen oder den oberen Darmabschnitten auf.

Hämatemesis und **Teerstuhl** sind Leitsymptome der oberen Gastrointestinalblutung, die am häufigsten durch blutende Ulzera und erosive Gastritis (➤ 5.6.1), Ösophagusvarizen (➤ 6.4.7) oder ein **Mallory-Weiss-Syndrom** (*Längseinrisse der Ösophagusschleimhaut nach starkem Erbrechen, vor allem bei chronischem Alkoholabusus*) bedingt ist. Eine Blutung aus tieferen Darmabschnitten (z. B. bei Hämorrhoiden, Darmpolypen, -karzinomen oder -entzündungen) zeigt sich dagegen durch dunkel- oder hellrote Blutbeimischungen im Stuhl oder hellrote Blutauflagerungen auf dem Stuhl (bei Hämorrhoiden oder anderen Enddarmerkrankungen), die auch als **Blutstuhl** bezeichnet werden.

VORSICHT

Alarmzeichen Bluterbrechen oder Teerstuhl

- Umgehend Arzt informieren
- Patienten Bettruhe, Nahrungs- und Flüssigkeitskarenz einhalten lassen
- Vitalzeichen engmaschig überwachen
- Bei Schocksymptomen (➤ 3.3.1) Beine hochlagern. **Vorsicht:** Gefahr der Aspiration
- Materialien zur Infusionstherapie richten
- Erbrochenes bzw. Teerstuhl für den Arzt aufheben
- Diagnostische Maßnahmen nach Arztanordnung veranlassen.

5.2.6 Diarrhö

DEFINITION

Diarrhö (*Durchfall*): Mehr als drei ungeformte bis dünnflüssige Stühle täglich (bei Erwachsenen). Je nach zeitlichem Verlauf Unterscheidung zwischen **akuter** und **chronischer** (länger als einen Monat anhaltender) **Diarrhö.**

Mögliche Ursachen für **akute Diarrhöen** sind:

- Bakterielle oder virale Magen-Darm-Infektionen als (häufig)

- Laxanzienabusus (*übermäßige Einnahme von Abführmitteln*)
- Unerwünschte Wirkungen von Arzneimitteln (z. B. Antibiotika = *antibiotika-assoziierte Diarrhö*); Sonderfall **Clostridium-difficile-assoziierte Diarrhö** (*CDAD*): Durchfallerkrankung, die durch den Erreger Clostridium difficile hervorgerufen wird. Risikofaktoren für die CDAD sind neben Antibiotikatherapie, Alter, Dauer des Krankenhausaufenthalts, Sondenernährung und Schwere der Grunderkrankung. Die Letalität der CDAD beträgt 1–2 %, steigt aber bei pseudomembranöser Kolitis auf 6–30 % [vgl. 7]
- Psychische Einflüsse, z. B. Angst, Prüfungsangst
- Nahrungsmittelunverträglichkeiten, z. B. von Milch
- Akuter Schub einer entzündlichen Darmerkrankung.

Chronische Diarrhöen können Folge einer chronischen Darminfektion oder chronisch-entzündlichen Darmerkrankung (➤ 5.7.4) sein, aber auch Folge von Nahrungsmittelunverträglichkeiten, z. B. Laktasemangel oder Fruktosemalabsorption. Darmtumoren zeigen sich manches Mal in einem Wechsel von Diarrhö und Obstipation. Erkrankungen mit den Symptomen Maldigestion (*unzureichende Verdauung*) und Malabsorption (*unzureichende Nährstoffaufnahme ins Blut*), z. B. bei Mukoviszidose, Pankreasinsuffizienz oder Zöliakie ziehen häufig ebenfalls eine chronische Diarrhö nach sich.

Bisweilen kann keine körperliche Ursache für den Durchfall gefunden werden, dieser wird funktionelle Diarrhö oder **Reizdarm-Syndrom** (*Darmfunktionsstörung ohne körperliche Ursache mit Blähungen, Bauchschmerzen, Diarrhö und Obstipation*) genannt.

Nach einer Kolektomie (*Entfernung des Dickdarms*) scheidet der Patient dauerhaft wässrigen Stuhl aus (➤ 5.7.8).

Ist dem Stuhl Blut beigemischt, spricht man von einer **blutigen Diarrhö.** Häufige Ursachen sind chronisch-entzündliche Darmerkrankungen und schwere Magen-Darm-Infektionen.

Häufige **Begleitsymptome** der Diarrhö sind krampfartige Bauchschmerzen, Exsikkose, Muskelkrämpfe und Kribbeln in Extremitäten durch Elektrolytverluste, körperliche Schwäche, Appetitlosigkeit, Fieber und insbesondere bei betagten Menschen unter Umständen Stuhlinkontinenz.

Neben einer ausführlichen Anamnese und körperlichen Untersuchung des Patienten ist zur **Diagnose** eine Inspektion des Stuhls unverzichtbar. Bei blutigem Stuhl und länger dauerndem Durchfall werden Stuhlproben mikrobiologisch untersucht (➤ 1.3.4). Bei einigen Durchfallerkrankungen können mit serologischen Methoden Antikörper gegen den Erreger (z. B. Amöben) nachgewiesen werden. Eine Rekto-, Sigmoido- oder Koloskopie mit Biopsie sowie ein Kolonkontrasteinlauf zur röntgenologischen Darstellung des Darms schließen sich bei unklaren Fällen chronischen Durchfalls an, ggf. eine abdominelle MRT.

Die **Therapie** entspricht der zu Grunde liegenden Erkrankung.

5.2.7 Obstipation

Postoperative Magen-Darm-Atonie ➤ Tab. 4.3

DEFINITION

Obstipation (*Stuhlverstopfung*): Zu seltene Darmentleerung (weniger als 3-mal/Woche), zu harter Stuhl und/oder Beschwerden bei der Defäkation.

Von einer chronischen Obstipation sind ca. 15 % der Bevölkerung betroffen, Frauen häufiger als Männer.

Ursachen einer **akuten Obstipation** sind z. B.:

- Veränderung der Lebenssituation, z. B. Reise, Nahrungsumstellung, Bettlägerigkeit
- Kolonkarzinome oder -polypen
- Erkrankungen der Analregion (z. B. Analfissuren), die Schmerzen bei der Defäkation verursachen, sodass die Betroffenen die Darmentleerung unterdrücken
- Peristaltikstörungen nach abdominellen Operationen oder bei Koliken
- Akute fieberhafte Erkrankungen
- Medikamente, z. B. Opiate.

Tumorverdacht

Jede akute Obstipation – wenn sie nicht anderweitig erklärbar ist – ist verdächtig auf ein Dickdarmkarzinom und muss diagnostisch abgeklärt werden, bei begleitenden Bauchschmerzen oder Erbrechen sofort.

Eine **chronische Obstipation** ist vor allem bedingt durch ballaststoffarme Kost, Flüssigkeitsmangel, Mangel an körperlicher Bewegung, Schwangerschaft (wegen hormoneller Umstellung) und endokrinologische Erkrankungen (z. B. Diabetes mellitus, Hypothyreose). Einige Medikamente, z. B. Opioide, Sedativa oder Diuretika, besonders häufig aber ein Laxanzienabusus (wegen der dadurch entstehenden Hypokaliämie) führen ebenfalls zur chronischen Obstipation. Patienten mit neurologischen Erkrankungen z. B. Querschnittslähmung, M. Parkinson oder Muskeldystrophien leiden häufig unter Obstipation.

Liegt der chronischen Obstipation keine organische Ursache zugrunde, spricht man von **habitueller Obstipation.** Begleitend können krampfartige Schmerzen bei der Stuhlentleerung (*Tenesmen*), Völlegefühl, Appetitlosigkeit und Blähungen (➤ 5.2.3) hinzutreten. [vgl. 8]

Im Rahmen der **Diagnostik** ist zunächst die Anamnese ganz entscheidend. Dann findet eine Untersuchung des Abdomens statt, gefolgt von der Inspektion der Analregion einschließlich einer digital-rektalen Untersuchung (etwa 30 % der Rektum-Karzinome werden so entdeckt), sowie Sonografie und Rekto- und Koloskopie. Weiterführende Maßnahmen ergeben sich durch die vorherigen Befunde.

Die **Behandlung** der Grunderkrankung steht bei der organisch bedingten Obstipation im Vordergrund. Bei chronisch-habitueller Obstipation kommen stufenmäßig folgende **Maßnahmen** zum Einsatz:

- Allgemeinmaßnahmen, z. B. ballaststoffreiche Ernährung, ausreichende Flüssigkeitszufuhr, mehr Bewegung, „Darmerziehung"
- Zusätzliche Ballaststoffe, z. B. Leinsamen, Flohsamen mit zusätzlicher Flüssigkeitszufuhr
- Oral: osmotisch wirkende Laxanzien, schleimhautreizende Laxanzien, ggf. Suppositorien
- Weitere Maßnahmen nach Einzelfall und Diagnostik. [vgl. 9]

Laxanzien – nicht unbedenklich einnehmen

Laxanzien (*Abführmittel*), also Medikamente zur Beschleunigung des Nahrungstransports im Darm und der Darmentleerung, sind bei Obstipation nur selten angezeigt und bedürfen stets der ärztlichen Anordnung. Laxanzien sollten nicht dauerhaft, sondern nur vorübergehend verabreicht werden, da fast immer ein Gewöhnungseffekt eintritt. Häufig geht bei der Einnahme vermehrt Kalium verloren, die Hypokaliämie begünstigt wiederum die Obstipation.
Auf keinen Fall dürfen Laxanzien bei unklaren Bauchschmerzen, Ileus (➤ 5.7.2) oder akutem Abdomen (➤ 3.3.2) gegeben werden.

5.3 Der Weg zur Diagnose bei Erkrankungen des Magen-Darm-Trakts und des Peritoneums

5.3.1 Anamnese und körperliche Untersuchung

Während des **Anamnese-Gesprächs** mit einem Patienten mit Verdacht auf Magen-Darm-Erkrankungen erfragt der Arzt schwerpunktmäßig Appetit, Gewichtsverlust ohne Diätanstrengung, Schmerzen, Übelkeit oder Erbrechen, Stuhlgang, Miktion, Blähungen und Windabgang.

Die **körperliche Untersuchung** umfasst Inspektion, Palpation und Perkussion sowie Auskultation des Abdomens. Unverzichtbar ist die rektale Untersuchung. Dabei beurteilt der Arzt den Analring, den Sphinktertonus, die Schleimhautverhältnisse, den Zustand der Rektumampulle und bei Männern die Prostata.

Oft ungenaue Beschreibungen durch Patienten

Da die Beschreibungen des Patienten oft ungenau sind, inspiziert der Arzt nach Möglichkeit selbst Urin, Stuhl, Erbrochenes oder andere Sekrete, die Hinweise auf die Erkrankung geben.

5.3.2 Stuhluntersuchungen

Nachweis okkulten Blutes im Stuhl

Die häufigste Stuhluntersuchung in der Chirurgie ist die Untersuchung des Stuhles auf **okkultes** (*mit dem bloßen Auge nicht sichtbares*) **Blut** zur Frühdiagnose kolorektaler Karzinome (➤ 5.7.7) und kolorektaler Polypen (➤ 5.7.6).

Seit Langem bekannt ist der sog. **Hämoccult®-Stuhltest** (➤ Abb. 5.5). Dieser Test erfasst durch die enzymatische Aktivität des Hämoglobins kleinste Mengen an Blut. Bei 40–65 % der Patienten wurde mittels Hämoccult-Test der Darmkrebs – gesichert durch Koloskopie – richtig erkannt. Der Test kann falsch positive Ergebnisse liefern, da er auch auf tierisches Blut und pflanzliche Stoffe aus der Nahrung reagiert. Aus diesem Grund muss der Patient vorher auf rohe bzw. halbrohe Fleischwaren (z. B. Blutwurst) verzichten, ebenso auf Vitamin-C- und Eisenpräparate.

Der **immunologische Stuhltest** ist spezifischer und empfindlicher, da er nur menschliches Hämoglobin nachweist, d.h. der Patient muss keine spezielle Diät mehr einhalten. Der immunologische Test für humanes Hämoglobin (*iFOBT*) enthält spezifische Antikörper, die mit den speziellen Oberflächenmerkmalen des Hämoglobins reagieren. Sowohl Sensitivität als auch Spezifität konnten gegenüber dem *Hämoccult®-Stuhltest* deutlich gesteigert werden. [vgl. 10] Seit Oktober 2016 ist der immunologische Stuhltest Teil der gesetzlichen Früherkennung und damit Leistung der gesetzlichen Krankenkasse, bisher musste er als individuelle Gesundheitsleistung (*Igel*) selbst bezahlt werden.

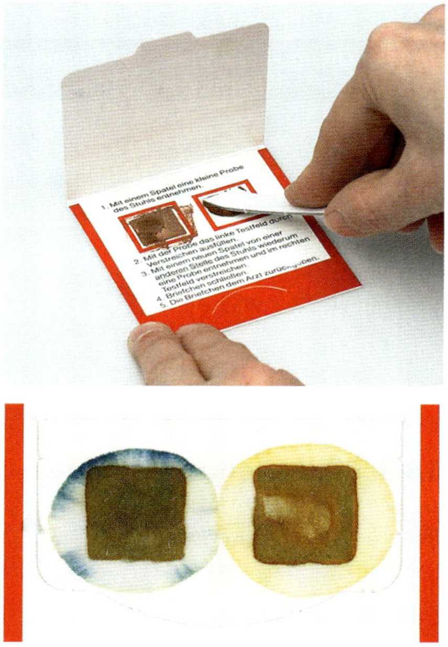

Abb. 5.5 Klassischer Testbrief für okkultes Blut im Stuhl. Oben: Mit einem Spatel werden die Stuhlproben auf die Testfelder aufgetragen. **Unten:** In Verbindung mit einer Testlösung, die im Labor dazugeben wird, färbt sich bei Vorhandsein von Blut das Testfeld blau. [V350]

Ein positives Testergebnis weist nur auf Blut im Stuhl hin und muss weiter untersucht werden. Das Blut kann z. B. auch aus dem oberen Gastrointestinaltrakt stammen. Auch Hämorrhoiden (➤ 5.8.1) können ein positives Testergebnis verursachen. Bei Zahnfleisch- oder Nasenbluten sowie bei Frauen während der Regelblutung ist der Test nicht verwertbar. Ein positives Testergebnis erfordert die endoskopische Untersuchung des gesamten Dickdarms durch Koloskopie. Die Durchführung erfolgt für den jeweiligen Test genau nach Herstellerangaben. Ggf. übernehmen Pflegende die Stuhlprobenentnahme.

Weitere Stuhluntersuchungen

Einen Überblick über **weitere Untersuchungen des Stuhls** gibt ➤ Tab. 5.1.

Tab. 5.1 Wichtige Stuhluntersuchungen.

Untersuchung	Indikation (Beispiele)	Pflegerische Aufgaben
Stuhlkultur	V. a. bakteriell bedingte Diarrhö	An drei aufeinanderfolgenden Tagen noch warme Stuhlproben in einem sterilen Röhrchen ins Labor schicken
Parasiten/ Wurmeier	V. a. Wurmerkrankungen	An drei aufeinanderfolgenden Tagen Stuhlproben in einem sterilen Röhrchen ins Labor schicken. Evtl. auch Analabstrich

Tab. 5.1 Wichtige Stuhluntersuchungem. *(Forts.)*

Untersuchung	Indikation (Beispiele)	Pflegerische Aufgaben
Fettbestimmung	V. a. Malassimilation (*verminderte Nährstoffausnutzung*)	An drei Tagen den gesamten Stuhl in einem vorher gewogenen Behälter ins Labor schicken. In dieser Zeit keine Zäpfchen geben
Chymotrypsinbestimmung	V. a. chronische Pankreatitis (➤ 6.6.3)	Vier Tage vorher und während des Tests keine Pankreasenzyme geben. Dann an zwei Tagen den gesamten Stuhl in einem vorher gewogenen Behälter ins Labor schicken

5.3.3 Bildgebende Verfahren

Bildgebende Diagnoseverfahren ➤ 1.3.6

Sonografie des Abdomens

Zur Beurteilung krankhafter Prozesse im Magen-Darm-Trakt ist die konventionelle **Sonografie des Abdomens** nur eingeschränkt einsetzbar. Oft kommt die Endosonografie im Rahmen einer Spiegelung des oberen Gastrointestinaltrakts oder des Rektums zum Einsatz (➤ 1.3.6). Beide dienen vor allem dem präoperativen Tumor-Staging (➤ 1.5.3).

Abdomenleeraufnahme

Die **Abdomenleeraufnahme** (*Röntgennativaufnahme des Abdomens*) dient insbesondere dem Nachweis von freier Luft (als Zeichen einer Perforation im Magen-Darm-Trakt) und „Spiegeln" beim Ileus (typischer Flüssigkeitsspiegel zwischen flüssigem Darminhalt und Luft in den gefüllten Darmschlingen, ➤ 5.7.1).

Die Abdomenleeraufnahme sollte möglichst im Stehen angefertigt werden. Freie Luft ist dann als Luftsichel unter der Zwerchfellkuppel zu sehen (➤ Abb. 5.6). Kann der Patient nicht stehen, wird die Röntgenaufnahme in Linksseitenlage durchgeführt. Freie Luft ist dann als Luftsichel unterhalb der oben liegenden Bauchwand zu sehen.

Heute wird meist zusätzlich ein CT-Abdomen durchführt, um die Diagnose zu sichern. Ihr Vorteil liegt hauptsächlich in der Beurteilung der restlichen Bauchorgane und kann somit das verantwortliche, perforierte Hohlorgan eingrenzen.

Magen-Darm-Darstellungen mit Kontrastmittel

Die Verwendung von **Kontrastmittel** bei Röntgenaufnahmen des Magen-Darm-Trakts ermöglicht die Tumor-, Ulkus-, Fistel- und Divertikeldarstellung sowie eine Beurteilung der Beweglichkeit der Organe und postoperativ die Überprüfung der Dichtigkeit von Anastomosen.

Zur Untersuchung von Ösophagus (*Ösophagusbreischluck*), Magen und Dünndarm (*Magen-Darm-Passage,* kurz *MDP*) trinkt der Patient das Kontrastmittel. Zur Untersuchung des Dickdarmes wird das Kontrastmittel über einen Einlauf (*Kolonkontrasteinlauf,*

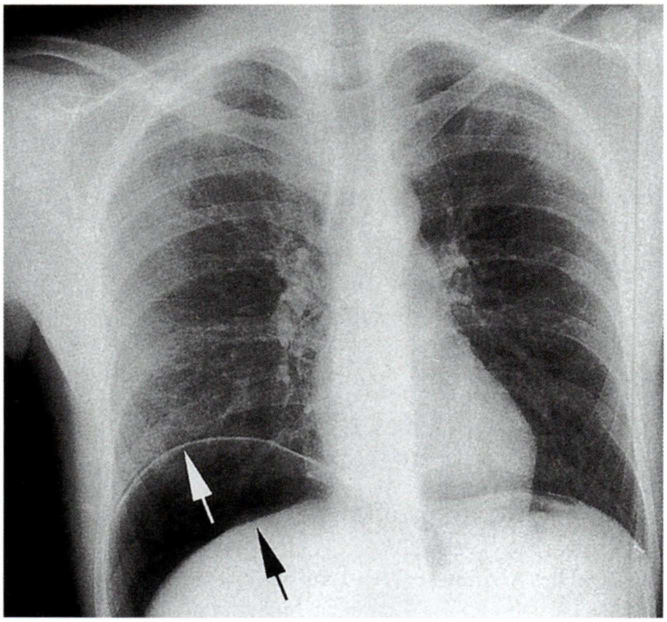

Abb. 5.6 Röntgenbild mit Perforation (*Durchbruch*) **im Magen-Darm-Trakt** (Aufnahme im Stehen). Über die Perforation ist Luft aus dem Magen-Darm-Trakt in die Bauchhöhle ausgetreten. Im Stehen sammelt sich die freie Luft unterhalb der Zwerchfellkuppeln und bildet die typischen Luftsicheln. [R234-014]

kurz *KKE*) eingebracht. Der klassische KKE ist heute weitgehend durch eine CT mit rektaler Einbringung eines Kontrastmittels verdrängt.

Die *Dünndarmdarstellung nach Sellink* ist die beste Methode zur Beurteilung der Dünndarmschleimhaut. Sie dient der Diagnostik entzündlicher Erkrankungen (z. B. Morbus Crohn), tumorösen Veränderungen, der Darstellung krankhafter Kurzschlussverbindungen (*Fisteln*) oder Anomalien. Bei der Untersuchung wird das Kontrastmittel über eine Sonde direkt in das Duodenum verabreicht. Dadurch wird vermieden, dass der mit Kontrastmittel gefüllte Magen die Beurteilung des Dünndarms verhindert. Eine moderne Alternative zur umfassenden Darstellung des Dünndarmes bietet heute das *MRT-Sellink*. Bei diesem Verfahren wird keine Dünndarm-Sonde benötigt und es kommt ganz ohne Röntgenstrahlen aus.

Eine Sonderform des Kolonkontrasteinlaufs ist der Doppelkontrasteinlauf (➤ 1.3.6). Dabei erhält der Patient zunächst einen Kontrastmitteleinlauf. Dann wird das Kontrastmittel abgelassen und über das Darmrohr Luft in den Darm geblasen. Dadurch dehnt sich der Darm und die mit einer dünnen Kontrastmittelschicht bedeckte Schleimhaut stellt sich sehr gut dar.

Kontrastmitteluntersuchungen zeitlich planen

Zwischen einer Probeexzision (*Biopsie*) im Gastrointestinaltrakt und einer Kontrastmitteluntersuchung soll ein Abstand von mindestens drei Tagen liegen. Sind mehrere Kontrastmitteluntersuchungen geplant, sollten die Darstellungen von Gallenblase (➤ 6.3.2) oder Harnwegen (➤ 12.3.6) vor der Darmuntersuchung erfolgen, da das Kontrastmittel im Darm die sichere Beurteilung der anderen Organe unmöglich macht.
Durch die breite Verfügbarkeit von CT und MRT sind Kontrastmitteluntersuchungen allerdings seltener geworden.

Pflege

Bildgebende Diagnostik: Röntgenverfahren mit Kontrastmittel ➤ 1.3.6

- Vor einem Ösophagusbreischluck oder einer Magen-Darm-Passage bleibt der Patient ab 22 Uhr des Vorabends nüchtern
- Vor einem Kolonkontrasteinlauf ist eine vollständige Darmentleerung erforderlich. Meist ordnet der Arzt für den Mittag vor der Untersuchung ein orales Abführmittel, z. B. *X-Prep*®, und für die Zeit danach flüssige Kost an. Der Patient soll reichlich trinken (ca. 3 l). In vielen Kliniken erhält der Patient zusätzlich am Vortag oder kurz vor der Untersuchung einen Reinigungseinlauf. Die Einlaufflüssigkeit darf kein Glyzerin enthalten, da es eine gute Haftung des Kontrastmittels an der Darmwand verhindert
- Nach der Untersuchung soll der Patient reichlich trinken. Wurde zur Untersuchung ein nicht-wasserlösliches Kontrastmittel verwendet (z. B. Bariumsulfat), ordnet der Arzt meist ein orales Abführmittel an, um einer Obstipation durch das Kontrastmittel vorzubeugen. Eine Weißfärbung des Stuhls ist durch das Kontrastmittel bedingt und harmlos.

Angiografie

Die **Angiografie** (➤ 9.3.4) dient der röntgenologischen Darstellung von Blutgefäßen im Bauchraum sowie der präoperativen Klärung der Blutversorgung im Operationsgebiet. Die CT-Angiografie der Aorta und Eingeweidearterien ist mittlerweile so schnell und breit verfügbar, dass sie die klassische Angiografie weitgehend verdrängt hat.

Magnetresonanztomografie und Computertomografie

Die **Magnetresonanztomografie** (*MRT,* ➤ 1.3.6) dient in erster Linie der Tumor- und Metastasensuche sowie der Beurteilung der Infiltrationstiefe eines Tumors.

Die **Computertomografie** (*CT,* ➤ 1.3.6) kommt bei Patienten zum Einsatz, bei denen keine Kernspintomografie möglich ist (z. B. Herzschrittmacherträger). Sie dient ebenfalls der Tumor- und Metastasensuche.

Bei der **virtuellen Koloskopie** (*CT- oder MRT-Kolonografie,* ➤ 1.3.6) wird der Dickdarm wie für eine Koloskopie vorbereitet. Vor der Untersuchung wird Luft, Kohlendioxid oder Flüssigkeit in den Darm eingebracht. Sie kommt zum Einsatz, wenn eine Koloskopie nicht möglich ist.

Unmittelbar vor einer MRT und CT dürfen keine Kontrastmitteluntersuchungen durchgeführt werden, weil Kontrastmittelreste die MRT-Befundung beeinträchtigen.

5.3.4 Endoskopien

Bildgebende Diagnostik: Endoskopische Untersuchungen ➤ 1.3.6

Zu den **endoskopischen Untersuchungen** des Magen-Darm-Trakts gehören:

- **Ösophagoskopie** (*Untersuchung der Speiseröhre*)

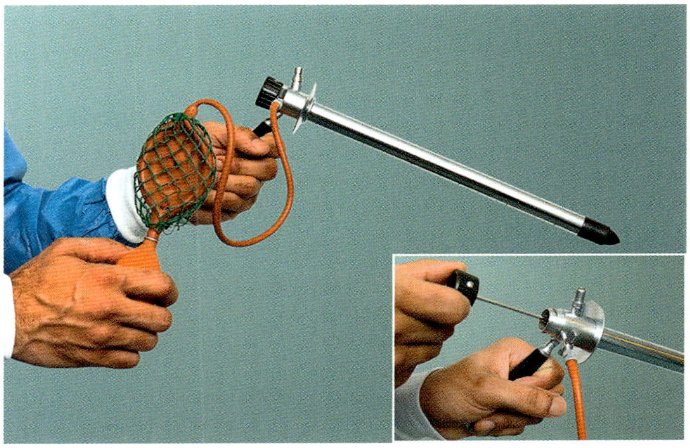

Abb. 5.7 Rektoskop. Besteht aus einem Außenrohr und einem abgerundeten Mandrin, der nach Einführen des Rektoskops entfernt wird. Mit dem Ballon pumpt der Untersucher Luft in das Rektum, um die Darmlichtung aufzuweiten und dadurch eine bessere Sicht zu haben. [K115]

- **Gastro-** und **Duodenoskopie** (*Untersuchung des Magens bzw. Duodenums*)
- **Koloskopie** (*Untersuchung des Dickdarms*)
- **Rektoskopie** (*Untersuchung des Mastdarms,* ➤ Abb. 5.7)
- **Proktoskopie** (*Untersuchung des analnahen Darmabschnitts*).

Die Vorbereitung und Nachsorge erfolgt nach den hausüblichen Standards.

5.3.5 Funktionsdiagnostik

Langzeit-pH-Metrie und kombinierte pH-Metrie/Impedanzmessung

Die **Langzeit-pH-Metrie** misst den pH-Wert im unteren Ösophagus oder Magen über 24 Std (➤ Abb. 5.8). In der Chirurgie wird die Langzeit-pH-Metrie vor allem zur Diagnostik eines gastroösophagealen Refluxes (➤ 5.5.3) eingesetzt.

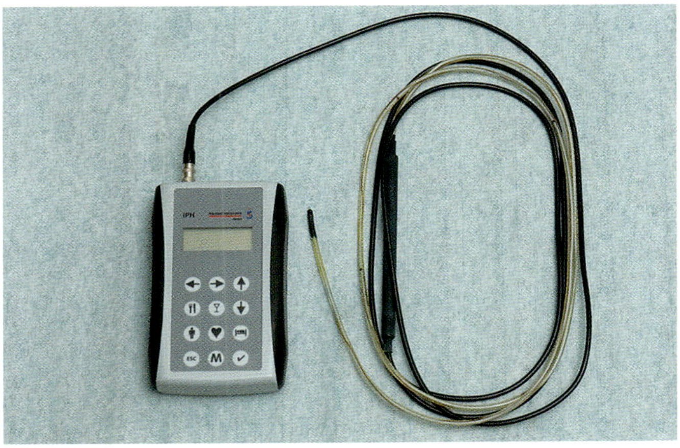

Abb. 5.8 Messsonde zur ph-Metrie mit zugehöriger Neutralelektrode. [K115]

Säuresekretionshemmende Medikamente werden 2–7 Tage vor der Untersuchung abgesetzt (Arztanordnung), Antazida dürfen als Ersatz bis einen Tag vor der Untersuchung eingenommen werden.

Der Patient ist nüchtern. Nach einer Nasen- und Rachenanästhesie führt der Arzt dem Patienten eine pH-Mess-Sonde über die Nase in den distalen Ösophagus ein und schließt die Sonde an ein Registriergerät an, das sich der Patient umhängt. Dann wird der pH-Wert kontinuierlich während des Tages und der Nacht gemessen. Beim Gesunden liegt der pH-Wert im Ösophagus über 95 % der Zeit zwischen 4–7, d. h. der pH-Wert sinkt täglich nur für etwa eine Std. unter 4.

Bei der **kombinierten pH-Metrie/Impedanz-Messung** können intraluminal vom Magen in die Speiseröhre zurückfließende Inhalte jeder Art, d.h. sauer, nicht-sauer, flüssig oder gasförmig, festgestellt werden. Dies ermöglicht die Diagnose der gastroösophagealen Refluxkrankheit auch bei Patienten, deren Reflux entweder nur schwach sauer ist oder überhaupt keine Säure enthält.

Ösophagusmanometrie

Bei der **Ösophagusmanometrie** misst der Arzt über eine Sonde den Druck an verschiedenen Stellen im Inneren des Ösophagus und im Magenfundus. Dies ermöglicht eine Beurteilung der Ösophagusmotilität und der Funktion des Sphinkters (*Schließmuskels*) zwischen Ösophagus und Magen. Sie dauert etwa 30–45 Min. Dafür wird ein 2 mm dicker flexibler Messkatheter durch die Nase (oder selten den Mund) bis in den Magen eingeführt. Unter kontinuierlicher Registrierung und PC-gestützter Speicherung des Drucks in allen Abschnitten der Speiseröhre wird die Sonde anschließend zentimeterweise zurückgezogen. Zu bestimmten Zeitpunkten sind Wasserschlucke oder tiefe Atemzüge nötig.

5.4 Pflege bei Erkrankungen des Magen-Darm-Trakts

5.4.1 Pflege bei gastrointestinalen Sonden

Enterale Ernährung ➤ 4.5.15

DEFINITION

Gastrointestinale Sonde: Ein- oder mehrlumiger dünner Schlauch aus unterschiedlichen Materialien, ggf. mit Ballon, der zu diagnostischen oder therapeutischen Zwecken transnasal oder transoral in den Magen oder Dünndarm eingeführt wird.

In der Chirurgie kommen unterschiedlichste **gastrointestinale Sonden** zum Einsatz (➤ Tab. 5.2). Das Legen einer einfachen Magensonde kann vom Arzt an Pflegende delegiert werden, ebenso das Entfernen von Magen- und Duodenalsonden. Sonde vor dem Entfernen mit Wasser oder Tee durchspülen, damit sich kein Magensaft im Sondenlumen befindet, der beim Herausziehen austritt und die Schleimhaut reizen kann. Fixierung lösen und Sonde zügig herausziehen. Nasenpflege durchführen und Pflasterreste entfernen.

VORSICHT

Sondenlage nicht verändern

Sonden, die zur Schienung von Anastomosen nach Operationen eingelegt werden, dürfen weder weiter hineingeschoben noch herausgezogen werden, jegliche Manipulation an der Länge muss unterbleiben. Die Pflegenden achten auf eine sichere Fixierung und informieren auch den Patienten. Wurde die Länge versehentlich verändert, Arzt informieren.

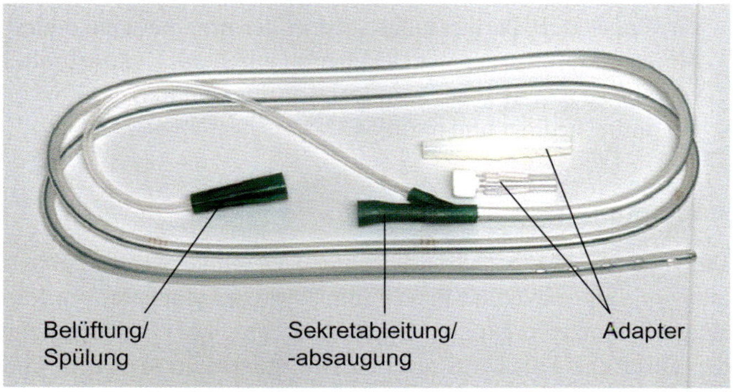

Abb. 5.9 Doppellumige (*doppelläufige*) **Gastroduodenalsonde Typ Salem** (*„Salem-Sonde"*) **zur Sekretdrainage.** Über das zweite dünnere Lumen kann der Magen während des Absaugens gespült und belüftet werden. Dadurch wird verhindert, dass die Magenschleimhaut angesaugt und eventuell geschädigt wird. Prinzipiell kann auch über eine einlumige Sonde abgesaugt werden, jedoch muss mit dem Absaugen sofort aufgehört werden, wenn der Magen leer ist. [K183]

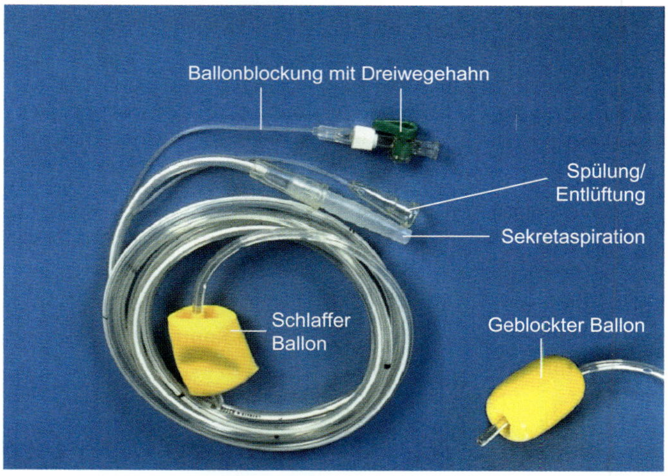

Abb. 5.10 Dennis-Sonde zur Absaugung von Dünndarmsekret und zur „inneren Schienung". [K183]

Tab. 5.2 Verschiedene gastrointestinale Sonden.

Sonde	Lage	Indikationen	Pflegerische Maßnahmen
Magensonde (oro-, nasogastral): dünne (ca. 10–12 Ch) Sonde aus PVC, Polyurethan oder Silikon, 90–110 m lang (Erwachsene), ein- oder doppelläufig (➤ Abb. 5.9)	Magen	• Gewinnung von Magensaft zur Diagnostik • Orthograde Darmspülung • Postoperative Ableitung von Magensaft, Blut, Luft • Magenspülung • Entfernung von Mageninhalt vor Narkoseeinleitung bei nicht nüchternen Patienten • Entlastung/Schienung von Anastomosen, z. B. nach Magenresektion • Kurzzeitige enterale Ernährung	• Tägl. Neuplatzierung der Fixierung, sichere Fixierung • Tägliche Nasenpflege (bei nasal liegender Sonde) • Soor- und Parotitisprophylaxe • Ableitung: Beutel unter Magenniveau, Beobachtung des Sekrets auf Menge, Geruch, Aussehen, Beimengungen • Ernährung: Lagekontrolle vor Nahrungsverabreichung, Durchspülen vor und nach der Nahrungsverabreichung
Duodenalsonde (oro-, nasoduodenal): dünne (ca. 10–12 Ch.) Sonde aus PVC, Polyurethan oder Silikon, 120 m lang (Erwachsene), ein- oder doppelläufig (➤ Abb. 5.9)	Duodenum	• Gewinnung von Duodenalsaft zur Diagnostik • Ableitung von Dünndarm- und Pankreassekret, Blut, bei Bedarf Spülung • Kurzzeitige enterale Ernährung bei erhöhter Magen-Darm-Motilitätsstörung und erhöhtem Aspirationsrisiko	
Dünndarmsonden, z. B. Miller-Abbot-Sonde, Dennis-Sonde: ca. 3 m lange Sonden mit zwei oder drei Lumen und ggf. Ballons (➤ Abb. 5.10)	Im gesamten Dünndarm	• Entlastung und Spülung des Dünndarms nach Adhäsionsileus (➤ 5.7.2), um eine postoperative Verklebung der Wundflächen zu verhindern • Absaugung von Dünndarmsekret • Schienung des Dünndarms	• Wird bis zum Einsetzen der Peristaltik ca. 3–5 Tage belassen, dann über mehrere Tage immer 30 cm zurückgezogen, ggf. vor dem Entfernen abklemmen • Tägliche Fixierung der Sonde • Sekretbeutel unter Patientenniveau • Spülung und Absaugung nach Arztanordnung • Sekret auf Menge, Geruch, Aussehen und Beimengungen beobachten
PEG, PEG/J, PEJ, FNKJ*; Varianten der PEG: Gastrotube, Button (➤ Tab. 4.7): Fertige Sets verschiedener Hersteller	PEG: Magen PEG/J: Magen und Jejunum (doppellumig) PEJ, FNKJ: Jejunum	• PEG: längerfristige enterale Ernährung • PEG/J: bei Notwendigkeit von separaten Zugängen in Magen und Jejunum, enterale Ernährung bei erhöhter Aspirationsgefahr • PEJ: wie PEG und Magenausgangsstenose, nach Magenresektion, bei erhöhtem Aspirationsrisiko • FNKJ: wie PEJ, aber im Rahmen einer OP, wenn Endoskopie nicht möglich	• Verbandswechsel nach Standard und individueller Situation • Mobilisation der Sonde beim Verbandswechsel • Durchspülen der Sonde vor und nach der Nahrungsgabe • Gastrotube, Button: Kontrolle des Ballonvolumens • Soor- und Parotitisprophylaxe
Kompressionssonden: **Senkstaken-Blakemore-Sonde** (➤ Abb. 6.19): Sonde mit 2 Ballons, der kugelförmige Ballon wird im Magen platziert, der zylindrische im distalen Ösophagus. 40 (bis 60) mmHg im Ösophagusballon, ca. 150 ml Luft im Magenballon **Linton-Nachlas-Sonde:** Sonde mit einem birnenförmigen Ballon; wird im Magen platziert und mit 400–600 ml Luft gefühlt und mit einem Gewicht von 500–1000 g unter Zug gehalten	Ösophagus und Magen	Heute nur noch selten verwendet bei unstillbarer Ösophagus- bzw. Magenfundusvarizenblutung (➤ 6.4.7), gleichzeitig Ableitung von Blut und Sekret	• Engmaschige Vitalzeichenkontrolle • Druckkontrolle alle 15 Min. • Blutungskontrolle, Absaugen von Blut, Speichel, Sekret aus dem Mund-Rachenraum alle 30 Min. • Evtl. Eiswasserspülung • Aufhebung der Kompression nach max. 6 Std.

***PEG** = perkutane endoskopische Gastrostomie, **PEG/J** *(Jet-PEG)* = doppellumige PEG, ein Lumen endet im Magen, das andere im Jejunum, **PEJ** = perkutane endoskopische Jejunostomie, **FNKJ** = Feinnadelkatheterjejunostomie (operative in Jejunum eingelegte Sonde)

5.4.2 Stomatherapie und Stomapflege

Pflege bei Urostoma ➤ 12.4.4

DEFINITION

Stoma/-stomie (griech. *Mund, Mündung*): Operativ angelegte Öffnung eines Hohlorgans (z. B. Magen, Darm, Blase). Auch Verbindungen im Körperinneren werden als „-stomie" bezeichnet, insbesondere, wenn es sich um eine Anastomose handelt, z. B. Gastroenterostomie.

Enterostoma (veraltet auch: *Anus praeternaturalis, AP; künstlicher Darmausgang*): Stomata im Magen-Darm-Trakt.

Enterostomaarten

Enterostomata lassen sich nach verschiedenen Gesichtspunkten einteilen (➤ Tab. 5.3).

Verweildauer

- **Temporär/passager,** d. h. das Stoma ist für eine befristete Zeit angelegt, wird wieder zurückverlegt
- **Permanent,** d. h. das Stoma besteht für den Rest des Lebens. [vgl. 11]

Endständiges und doppelläufiges Enterostoma

Bei einem **endständigen** (*terminalen*) **Enterostoma** (➤ Abb. 5.11, ➤ Abb. 15.5) ist die Darmpassage am Stoma beendet. Der von oben kommende (*proximale*) Darm (*zuführende Schlinge*) wird in die Bauchhaut ausgeleitet. Eine abführende Schlinge gibt es nicht, weil der distale Darmabschnitt entfernt oder blind verschlossen wurde. Beim endständigen Enterostoma handelt es sich fast immer um ein **permanentes** Stoma.

Das **doppelläufige Enterostoma** (➤ Abb. 5.11, ➤ Abb. 5.12) dient meist der **vorübergehenden** (*temporären*) Entlastung, z. B. bei Entzündungen nachgeschalteter Darmabschnitte, oder dem Schutz einer frisch angelegten Anastomose. In seltenen Fällen wird ein doppelläufiges Stoma zur Entlastung bei inoperablem Tumorleiden angelegt.

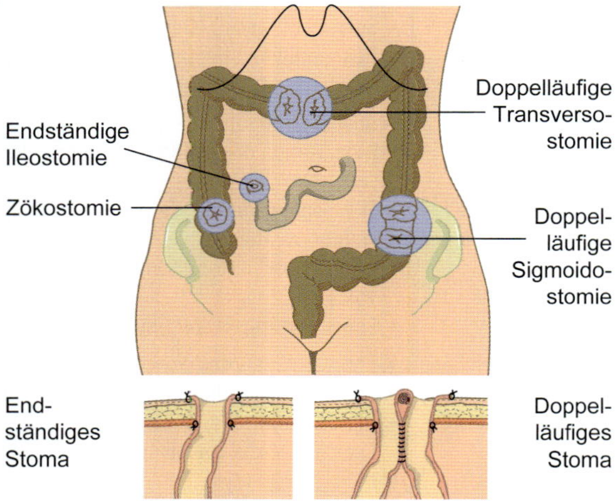

Abb. 5.11 Enterostomaarten. Oben: Verschiedene Enterostomaarten und ihre typische Platzierung in der Bauchdecke. **Unten:** Unabhängig von ihrer Lokalisation können die meisten Enterostomaarten endständig oder doppelläufig angelegt werden (im Querschnitt). [L138]

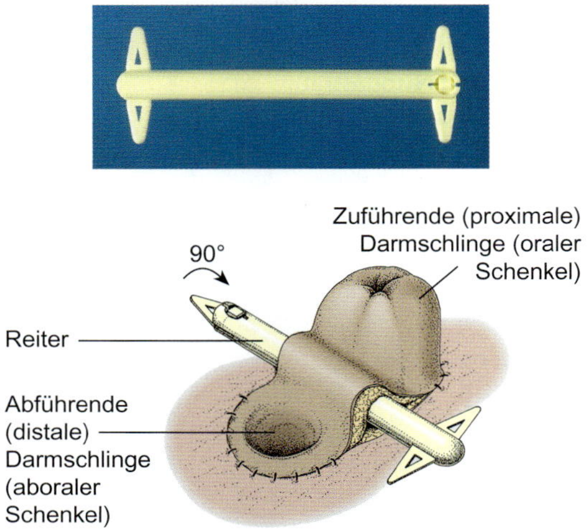

Abb. 5.12 Doppelläufiges Enterostoma. Mit einem Reiter, hier aus Kunststoff, wird eine Darmschlinge bis zur Einheilung in die Bauchwand über der Haut fixiert. [K183] [L190]

Bei der Anlage eines doppelläufigen Enterostomas wird eine Darmschlinge vor die Bauchwand gezogen, ein Reiter (nicht zwingend notwendig) hält die Schlinge über der Bauchdecke fest. Dann wird der Darmvorderwand eröffnet, die Schleimhaut umgestülpt und mit der Haut vernäht (➤ Abb. 5.12). Wenn nach ca. 8–10 Tagen die Wunde verheilt und der Darm mit der Bauchdecke verklebt ist, kann der Reiter entfernt werden. Über die zuführende oder **proximale Schlinge** (*oraler Schenkel*) wird der durch die Nahrung bedingte Stuhl ausgeschieden. In der abführenden oder **distalen Schlinge** (*aboraler Schenkel*) werden auch weiterhin Zellen und Schleim produziert und sowohl über die Stomaöffnung als auch über den After ausgeschieden. [vgl. 11]

Indikationen

- **Protektives Stoma:** Meist doppelläufige Enterostoma zum Schutz einer frisch angelegten Anastomose nach Sigma- oder Rektumresektion oder zur Ruhigstellung des nachfolgenden Darms bei Entzündungen

Tab. 5.3 Ausleitendes Organ, Lokalisationen (➤ Abb. 5.11), Anlage und Stuhlausscheidung der verschiedenen Enterostomaarten.

	Ausgeleitetes Organ	Lokalisation	Anlage	Ausscheidung
Jejunostoma	Jejunum	Im linken Oberbauch	Ca. 2–3 cm über Hautniveau (prominent)	• Anfangs 1–2 l, später 500–750 ml flüssiger bis dünnbreiiger Stuhl täglich (fehlende Stuhleindickung im Dickdarm) • Aggressiver Stuhl (mit reichlich Gallensäuren und Verdauungsenzymen)
Ileostoma	Ileum	Im rechten oder linken Mittelbauch	Ca. 2–3 cm über Hautniveau (prominent)	
Transversostoma	Colon transversum	Im rechten oder linken Oberbauch	0,5 cm prominent	• Dickbreiiger bis geformter Stuhl • Stuhlfrequenz 3–4-mal/Tag
Sigmoidostoma	Colon sigmoideum (*Sigma*)	Im linken Mittel- oder Unterbauch	0,5 cm prominent	• Dickbreiiger bis geformter Stuhl • Stuhlfrequenz 1–3-mal/Tag

- **Entlastungsstoma:** Doppelläufiges Enterostoma zur vorübergehenden Stuhlableitung bei Ileus bis zur definitiven Versorgung
- **Palliatives Stoma:** Dauerhafte Stuhlableitung bei fortgeschrittenem inoperablem Tumorleiden
- **Permanentes endständiges Stoma:** Meist als Sigmoidostomie nach Rektumexstirpation (*Rektumamputation*).

Stomaversorgungssysteme

Die Auswahl des **Stomaversorgungssystems** muss individuell geschehen. Dabei kann es notwendig sein, dass der Betroffene verschiedene Systeme und Hersteller ausprobieren muss, bis er die passende Versorgung für sich gefunden hat.

An ein modernes Stomaversorgungssystem werden bestimmte **Anforderungen** gestellt:

- Das Material muss geruchsdicht sein
- Eine sichere Haftung und Abdichtung muss gewährleistet sein
- Die Haut darf weder durch die Folie des Beutels noch durch das Haftmaterial gereizt werden
- Die Versorgung soll unauffällig zu tragen und leicht zu handhaben sein. [vgl. 12]

Alle Enterostomaversorgungen haben einen **Aktivkohlefilter,** der zuverlässig für 12 Std. Gerüche filtert. Der Filter verhindert außerdem ein Aufblähen des Beutels. Er kann zum Duschen mit einem Aufkleber leicht verschlossen werden. Leider kann er jedoch das Geräusch abgehender Blähungen nicht unterdrücken. [vgl. 12]

Postoperatives Versorgungssystem

Das **postoperative Versorgungssystem** ist zweiteilig und besteht aus einer Basisplatte mit Rastring, die sich leicht mit dem Beutel verbinden lässt. Der Beutel ist durchsichtig, sodass Sekrete aus dem Stoma und das Stoma gut beobachtet werden können, ohne dass der Beutel oder die Basisplatte entfernt werden müssen.

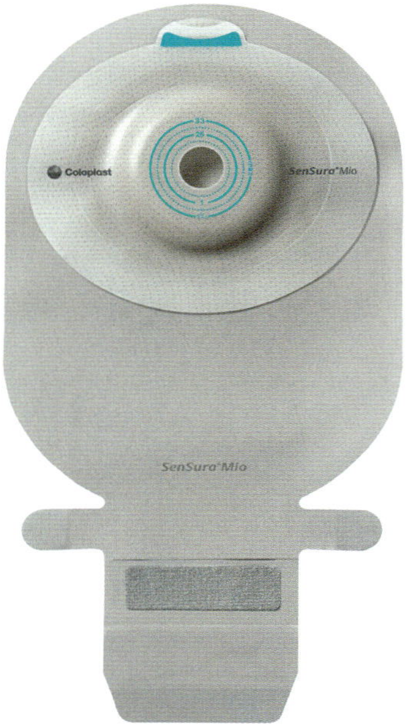

Abb. 5.13 Einteilige Stomaversorgung mit Ausstreifbeutel und konvexer Basisplatte. [V130]

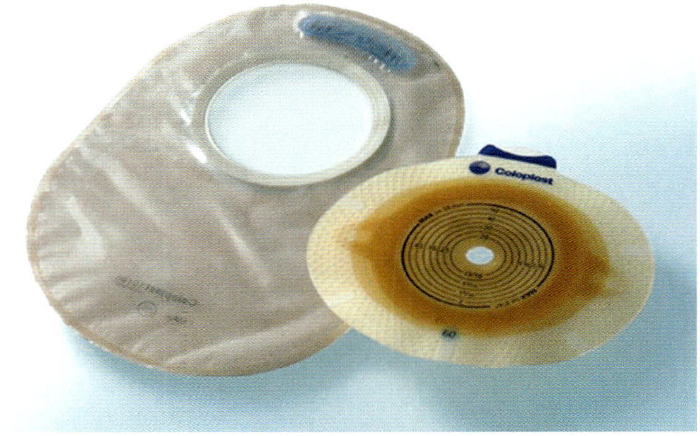

Abb. 5.14 Zweiteilige Stomaversorgung mit planer Hautschutzplatte (*Basisplatte*) und geschlossenem Stomabeutel mit Rastringsystem. [V130]

Einteiliges Versorgungssystem

Beim **einteiligen System** ist der Stomabeutel fest mit einer Klebefläche oder selbstklebenden hydrokolloiden Hautschutzplatte verbunden, d. h. beim Beutelwechsel wird immer das gesamte System entfernt. (➤ Abb. 5.13). Einteilige Systeme tragen wenig auf und werden besonders von aktiven Menschen bevorzugt. Das einteilige System ist gut geeignet für die Versorgung eines Sigmoidostomas, da hier der Stuhl breiig bis fest ist und sich die Ausscheidungen im Lauf der Zeit meist auf 1–2-mal pro Tag reduzieren. Damit sind nur 1–2 Beutelwechsel pro Tag nötig. Sie strapazieren die Haut normalerweise kaum.

Zweiteiliges Versorgungssystem

Beim **zweiteiligen System** sind Hautschutzplatte (*Basisplatte*) und Beutel nicht fest miteinander verbunden und können getrennt gewechselt werden (➤ Abb. 5.14). Die Beutel werden mithilfe eines Rastring- oder Klebesystems mit der Basisplatte verbunden. Rastringsysteme sind etwas starrer als Klebesysteme oder einteilige Systeme und passen sich den Bewegungen des Körpers weniger an. Vorteil des zweiteiligen Systems ist der bessere Hautschutz. Die Hautschutzplatten können trotz häufigen Beutelwechsels einige Tage belassen werden. Dies schont die parastomale Haut insbesondere bei einem Ileostoma, bei dem infolge der oft durchgängigen Ausscheidung und größeren Stuhlmenge häufigere Beutelwechsel erforderlich sind.

Stomabeutel

- **Geschlossene Beutel** (➤ Abb. 5.14) müssen gewechselt werden, sobald sie voll sind. Sie eignen sich bei weniger als drei Stuhlentleerungen täglich, also in der Regel bei einem Transverso- oder Sigmoidostoma
- **Ausstreifbeutel** (➤ Abb. 5.13) dagegen besitzen ein verlängertes offenes Ende, das mit einer Klemme verschlossen wird. Durch diese Öffnung kann der Stuhl entleert werden, ohne dass der Beutel gewechselt werden muss. Günstig sind Ausstreifbeutel bei hohen Ausscheidungsmengen, also insbesondere postoperativ und bei einem Ileostoma (➤ Abb. 5.15). Der Beutel wird meist mit einem weichen Klettverschluss verschlossen.

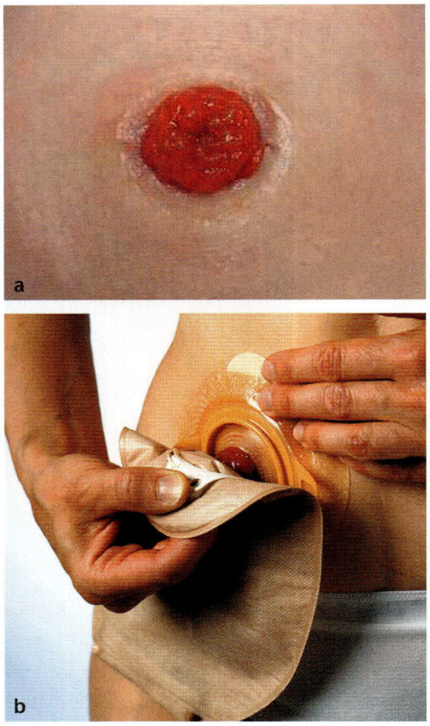

Abb. 5.15 Ileostomaanlage. a) Endständiges Ileostoma. Das Ileostoma ist deutlich über Hautniveau (prominent) angelegt. Dies erleichtert die Stomaversorgung. **b)** Zweiteilige Versorgung. Bei sachgerechter Handhabung kommt das aggressive Dünndarmsekret nicht in Kontakt mit der Haut. [V130]

Versorgt ein Patient sein Stoma selbst, empfindet er geschlossene Beutel oft als angenehmer. Bei Ausstreifbeuteln dagegen muss der Patient zunächst den Stuhl in ein Gefäß entleeren, dann die Öffnung des Beutels säubern und wieder verschließen. [vgl. 12]

Hautschutzplatten

Hautschutzplatten (*Basisplatten*) bestehen aus natürlich vorkommenden oder semisynthetischen Produkten pflanzlicher oder tierischer Herkunft. Karaya (*Harz des Sterculia-Baums*), Gelatine und Zellulose wirken wasserbindend, Pektine zusätzlich granulations-, also heilungsfördernd. Sie sind in unterschiedlichen Größen und Formen im Handel. Je nach Hauttyp und Flüssigkeitsausscheidung können sie 3–5 Tage auf der Haut verbleiben. Spätestens, wenn die Basisplatte aufzuweichen beginnt oder Undichtigkeiten auftreten, muss sie gewechselt werden.

Die Basisplatte am ein- oder zweiteiligen System kann **plan** (➤ Abb. 5.14) oder **konvex** (➤ Abb. 5.13) sein. Eine plane, flache Platte wird bei prominenten Stomata verwendet. Aus unterschiedlichen Gründen kann das Stoma unter das Hautniveau sinken (➤ Abb. 5.21b). In diesem Fall müssen konvexe Produkte eingesetzt werden, um Unterwanderungen und Undichtigkeiten zu verhindern. [vgl. 12]

Hilfsmittel und Zubehör

- **Ausgleichspaste** und **Ausgleichsringe,** z. B. aus Karaya, dienen dem Ausgleich von Hautunebenheiten, die ansonsten rasch zu einer Undichtigkeit des Systems führen würden
- Eine **Schablone** oder Schieblehre hilft, die exakte Größe des Stomas zu bestimmen
- Mit einer **Stomakappe** (➤ Abb. 5.16) kann das Stoma für eine begrenzte Zeit (bis zu 10 Std.) abgedeckt werden. Dies erlaubt dem Patienten relative „Normalität" für einen Teil des Tages. Voraussetzungen für die Anwendung von Stomakappen sind:
  - Fester bis breiiger Stuhl
  - Darmentleerung vor Aufsetzen der Stomakappe. Bei vielen Stomaträgern entleert sich der Darm regelmäßig, z. B. immer nach dem Frühstück. Dann kann der Patient die Stomakappe im Anschluss daran anbringen. Ansonsten empfiehlt sich eine Irrigation des Darmes vor dem Anbringen der Stomakappe
- **Gürtel** drücken Beutel und Basisplatte zur Bauchhaut hin und sorgen damit für zusätzlichen Halt. Daneben gibt es noch die Möglichkeit individuell angepasster Prolapsbandagen oder Leibbinden
- **Beutelüberzüge** nehmen den Schweiß unter der Plastikfolie des Beutels auf und schützen dadurch die Haut. Manche Patienten tragen aus ästhetischen Gründen gern Beutelüberzüge
- Spezielle **Pflasterentferner** erleichtern das Entfernen von Kleberückständen
- Hautfreundliche **Reinigungstücher** oder **-lotionen**
- Ph-neutrale, parfümfreie und nicht fettende **Hautschutz- und -pflegemittel** (als Tinkturen, Sprays, Gels, Salben, Pasten oder Schutzfilmtücher) dienen dem Hautschutz, z.B. *3M™ Cavilon™ Reizfreier Hautschutz, Sensi Care® Hautschutztücher, Brava® Hautschutz Spray*
- **Deodoranzien** können direkt in den Beutel gegeben werden.

Perioperative Pflege bei Enterostoma

Psychische Situation des Patienten

Patienten, die ein Enterostoma erhalten sollen, sind mit gravierenden Veränderungen ihrer bisherigen Lebensumstände konfrontiert. Sie müssen sich nicht nur mit der (häufig bösartigen) Grunderkrankung, sondern auch mit massiven Änderungen ihres Körperbilds und dem Verlust der normalen Darmfunktion auseinandersetzen. Zudem bleiben sie – oft zeitlebens – auf Hilfsmittel angewiesen und müssen die Stomaversorgung in ihr Alltagsleben integrieren.

Um den Patienten in dieser belastenden Situation bestmöglich helfen zu können, sind Gespräche und Einfühlungsvermögen sehr wichtig. Arbeitet die Klinik mit einem Stomatherapeuten zusammen, stellen die Pflegenden oder der Arzt frühzeitig vor dem Eingriff einen ersten Kontakt her. Eine weitere wichtige Maßnahme ist die Vermittlung zu einer Selbsthilfegruppe in der Nähe.

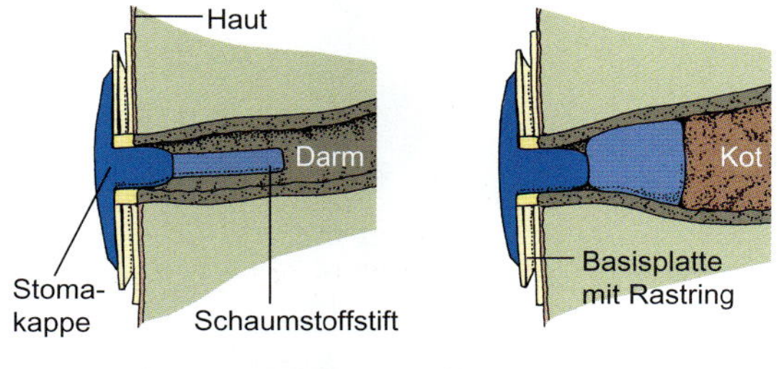

Abb. 5.16 Stomakappe mit Schaumstoffstift. Nach dem Einführen in den Darm dehnt sich der Schaumstoff aus und verschließt das Darmlumen dicht. Dies ermöglicht dem Patienten, für einige Stunden ohne Stomabeutel auszukommen. [L190]

Ziele und Aufgaben der Stomatherapie

Die **Stomatherapie** dient der körperlichen, psychischen und gesellschaftlichen Rehabilitation des Stomaträgers. Ziel ist es, dem Patienten ein selbstständiges Leben trotz Stoma zu ermöglichen.

Stomatherapeuten beraten den Patienten in Bezug auf das Stoma und die damit verbundenen Veränderungen umfassend, indem sie z. B. die zur Verfügung stehenden Hilfsmittel demonstrieren, den Umgang mit dem Stoma erläutern, über Maßnahmen zur Erhaltung der Lebensqualität und zur Wiedereingliederung in ein „normales" Leben informieren und Kontakt zu Selbsthilfegruppen vermitteln.

Gespräche und Beratung schon vor der Operation

Intensive präoperative Beratungsgespräche geben den Patienten die Möglichkeit, sich umfassend mit den Veränderungen auseinanderzusetzen, die das Stoma mit sich bringt. Dies hilft den Patienten, das Stoma zu akzeptieren, es eigenständig zu versorgen und ein normales Leben zu führen, auch wenn die Bedingungen verändert sind.

Stomamarkierung

Vor dem Eingriff legen Arzt und Stomatherapeut die günstigste Position des Stomas fest und markieren die ausgewählte Stelle mit einem wasserfesten Stift.

Das Stoma ist optimal platziert, wenn:

- Der Betroffene die Versorgung selbstständig und sicher anbringen kann
- Eine optimale und problemarme Versorgung gewährleistet ist
- Komplikationen, z. B. an der Umgebungshaut, von vornherein ausgeschaltet sind.

Die Position des geplanten Stomas bzw. des Versorgungssystems wird im Liegen, Sitzen und Stehen überprüft. [vgl. 12]

Beobachtung des Stomas, der Stomaumgebung und der Ausscheidung

Die regelmäßige postoperative **Beobachtung des Stomas** stellt eine wichtige pflegerische Maßnahme dar, denn nur so können Veränderungen und Komplikationen frühzeitig erkannt und behandelt werden (➤ Tab. 5.4).

Tab. 5.4 Beobachtungsschwerpunkte am Stoma mit physiologischer Situation und möglichen pathologischen Veränderungen. Komplikationen ➤ Tab. 5.5.

	Physiologisch	Pathologisch
Durchblutung	Rosarot – rot	• Violett/bläulich: verminderte Durchblutung • Weißlich: schlechte Durchblutung • Schwarz: keine Durchblutung/Nekrose
Stomagröße	Mäßiges Stomaödem in den ersten Tagen; das Ödem nimmt danach ab; nach 6–8 Wochen hat das Stoma seine endgültige Größe erreicht	Stenose (Stoma ist nicht oder fast nicht mehr durchgängig und es kommen Ileussymptome hinzu) ist eine Spätkomplikation, wenn Entzündungen narbig abheilen. Die Stenose ist eine absolute Indikation zur operativen Revision
Stomaposition	Das Stoma muss immer prominent sein (➤ Abb. 5.15a), damit eine optimale Versorgung möglich ist	• Stomaretraktion • Stomaprolaps • Peristomale Hernie
Stomaumgebung	Die umgebende Haut ist trocken, reizlos und intakt	• Allergische Reaktionen • Hautentzündungen ggf. mit Pilzbefall • Haarbalgentzündungen
Stomaausscheidung (beobachtet werden Menge, Farbe, Konsistenz sowie Blähungen)	• Blutig-seröses Sekret am 1.–3. postoperativen Tag • Ileostomie: Beginn der Stuhlausscheidung ab dem 2.–5. postoperativen Tag, flüssiger Stuhl • Kolostomie: Beginn der Stuhlausscheidung ab dem 2.–5. Tag, zunächst flüssig, nach 8–14 Tagen sollte der Stuhl breiig bis halbfest geformt sein	• Größere Blutmengen deuten auf eine Nachblutung hin • Paralytischer Ileus (➤ 5.7.2) • Mechanischer Ileus (➤ 5.7.2) durch abgeknickte oder verdrehte Darmschlingen, Narben • Anhaltende Diarrhö • Obstipation

Stomapflege

Benötigte Materialien

- Lauwarmes Wasser und pH-saure Waschlotion
- Bettschutz, Abwurf
- Händedesinfektionsmittel, Einmalhandschuhe
- Unsterile 10 × 10 cm-Kompressen, alternativ: hautfreundliche Reinigungstücher, evtl. Wattestäbchen
- Schablone oder Schieblehre zur Bestimmung der Stomagröße, Stift und Schere
- Stomabeutel; je nach Versorgungssystem ein- oder zweiteilig
- Ggf. Einmalrasierer bzw. elektrischer Rasierer
- Evtl. weitere Hilfsmittel zur Stomaversorgung (➤ Abb. 5.17).

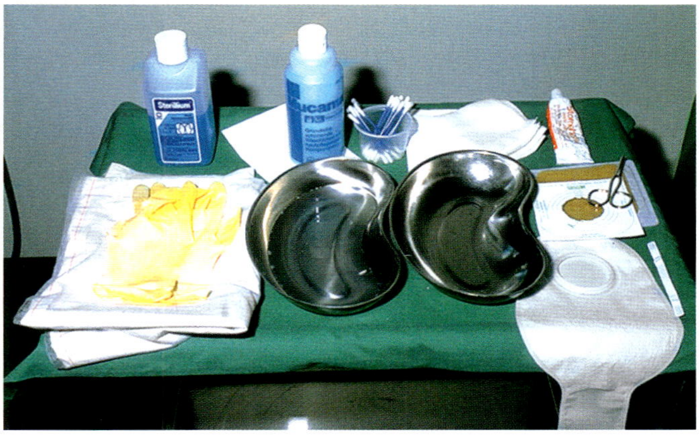

Abb. 5.17 Materialien zum Wechseln einer zweiteiligen Stomaversorgung. [K183]

5

Vorbereitung des Patienten

- Patienten informieren
- Störende Kleidung entfernen, ggf. Assistenz beim Ausziehen
- Bettlägerige Patienten in Rückenlage bringen, mit mobilen Patienten die Versorgung z. B. im Stehen vor einem Spiegel trainieren.

Wechsel eines zweiteiligen Versorgungssystems einschl. Basisplatte

- Einmalhandschuhe anziehen, Beutel entfernen und verwerfen (➤ Abb. 5.18a). Basisplatte vorsichtig von der Haut lösen, Haut dabei spannen (➤ Abb. 5.18b)
- Haut der Stomaumgebung mit nassen Kompressen und Seife vorsichtig säubern. Dabei von außen nach innen arbeiten, um eine Keimverschleppung in das umliegende Hautgebiet zu vermeiden. Die Stomaränder ggf. mit Wattestäbchen reinigen. Anschließend die Seife gründlich entfernen und die Haut mit Kompressen trocknen (➤ Abb. 5.18c)
- Ggf. nachgewachsene Haare in der Stomaumgebung mit einem Einmal- oder Elektrorasierer entfernen, dabei wegen der möglichen Verletzungsgefahr vom Stoma weg rasieren

Haare in der Stomaumgebung entfernen

Nachwachsende Haare in der Umgebung des Stomas müssen entfernt werden, da die Manipulationen am Versorgungssystem die Haarbälge reizen und in der Folge zu einer Follikulitis führen können (➤ Tab. 5.5, ➤ Abb. 5.21d). Außerdem haften die Klebeflächen der Beutel bzw. Basisplatten bei starkem Haarwuchs nicht auf der Haut.

- Mit Hilfe einer Schablone oder Schieblehre die Größe des Stomas bestimmen, auf der Hautschutzfläche einzeichnen und ausschneiden (➤ Abb. 5.19a)

Korrekt passende Öffnung

Die aus der Hautschutzfläche ausgeschnittene Öffnung muss das Stoma exakt umschließen. Sie darf es weder einengen noch darf Haut zwischen Stoma und Klebefläche unbedeckt lassen, da der Stuhl (insbesondere aggressiver Dünndarmstuhl) innerhalb kurzer Zeit die Haut schädigt. In der ersten Zeit nach der Operation verkleinert sich das Stoma um ca. 40 %, deshalb muss bei jedem Beutel- oder Basisplattenwechsel die Größe neu bestimmt werden.

- Narben und Hautunebenheiten ggf. mit Stomapaste ausgleichen
- Ggf. nicht-fettende reizfreie Hautschutzlotion, -spray auftragen
- Ggf. Hautschutzplatte zwischen den Handflächen oder mit einem Föhn kurz anwärmen, damit sie weich und anschmiegsam wird
- Schutzfolie von der Hautschutzplatte abziehen (➤ Abb. 5.19b)
- Klebefläche des Hautschutzes von **unten nach oben** (Hautschutz bzw. Klebefläche des Beutels muss v.a. am unteren Stomarand ideal passen, da hier die größte Gefahr des Auslaufens und der Hautschädigung besteht) faltenfrei anbringen und andrücken (➤ Abb. 5.18d, ➤ Abb. 5.19c)
- Beutel bei Bedarf entfalten. Eventuell medizinische Kohle zur Geruchsdämmung in den Beutel geben
- Beutel sorgfältig auf der Basisplatte anbringen (ankleben oder einrasten, (➤ Abb. 5.18e). Beutel so anbringen, dass der Stuhl gut in den Beutel ablaufen kann und nicht auf dem Stoma stehen bleibt.

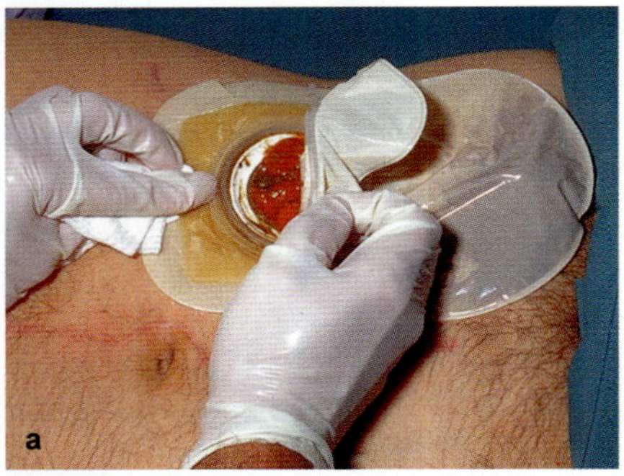

a Den gefüllten Stomabeutel von der Basisplatte lösen und entsorgen.

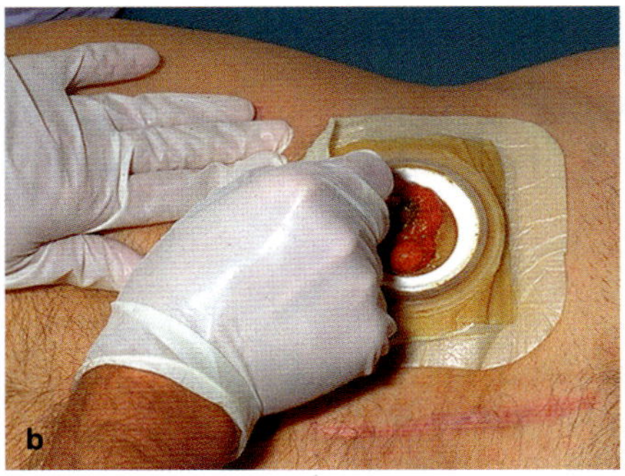

b Basisplatte vorsichtig abziehen.

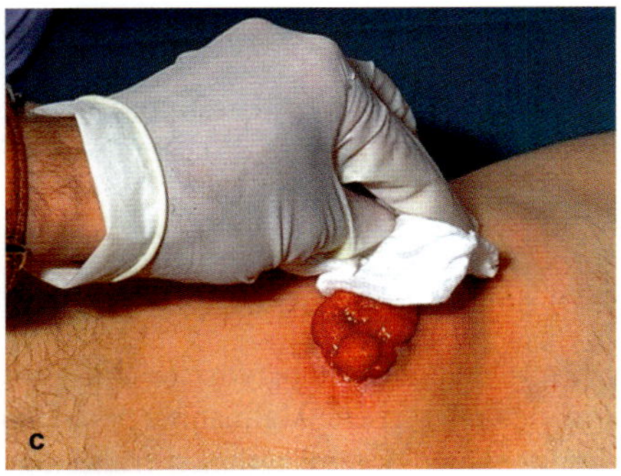

c Haut mit Wasser und Seife reinigen und sorgfältig trocknen.

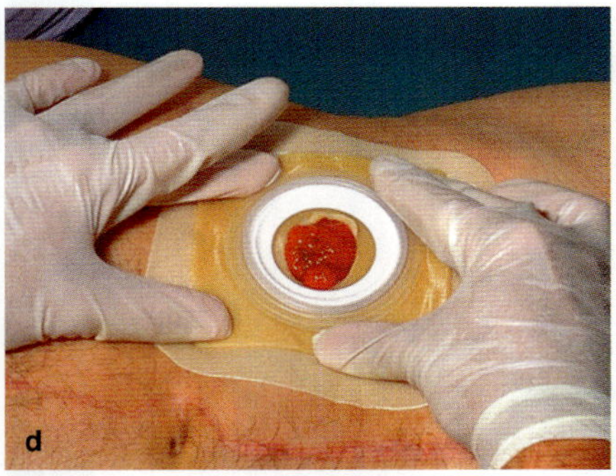

d Die neue Basisplatte faltenfrei anbringen...

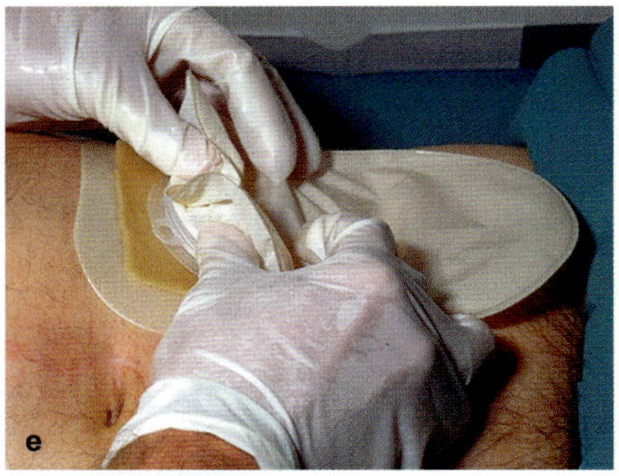

e und den frischen Beutel einrasten.

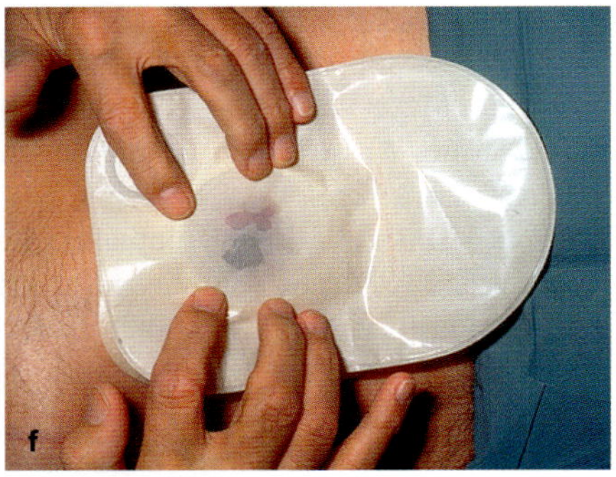

f Sobald der Patient dazu in der Lage ist, kann er nach Anleitung durch die Pflegenden die selbstständige Stomaversorgung einüben.

Abb. 5.18 Wechsel eines zweiteiligen Versorgungssystems (hier mit geschlossenem Beutel). [K183]

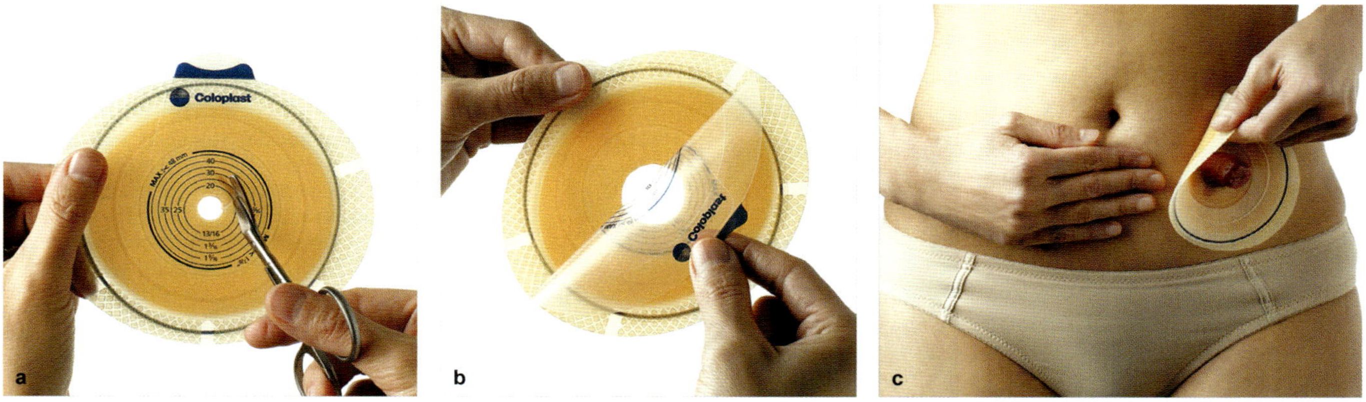

a: Öffnung der Hautschutzplatte sorgfältig auf die Maße des Stomas zuschneiden.

b: Schutzfolie von der Hautschutzplatte abziehen.

c: Hautschutzplatte aufkleben – darauf achten, dass die Haut darunter keine Falten bildet.

Abb. 5.19 Hautschutzplatte wechseln. [V130]

Günstig: Bei bettlägerigen Patienten zeigt das untere Beutelende zur Seite, bei mobilen Patienten zur Leiste (➤ Abb. 5.18f)

- Materialien aufräumen bzw. entsorgen. [vgl. 12]

Einteilige Systeme werden gleichermaßen gewechselt.

Entleeren eines Ausstreifbeutels

- Verschlussklammer am Ausstreifbeutel öffnen und den Stuhl in einen geeigneten Behälter (z. B. Einmal-Nierenschale) oder in die Toilette abfließen lassen (falls die Menge nicht bilanziert werden muss)
- Beutel von oben nach unten ausstreifen
- Beutelöffnung reinigen: trocken mit Zellstoff oder Toilettenpapier, dann nass mit Kompressen ca. 2 cm tief innen auswischen zur Geruchsvermeidung
- Beutel mit Klammer oder Klettverschluss verschließen.

Ungeeignete Mittel zur Stomaversorgung

Ungeeignet zur Reinigung und Pflege eines Stomas sind:

- Öle, Salben, Cremes und Hautlotionen. Wegen der rückfettenden Wirkung dieser Präparate würden die Klebeflächen der Beutel bzw. Basisplatten anschließend nicht mehr sicher auf der Haut haften
- Äther und Benzin. Sie trocknen die Haut aus, die Klebeflächen haften dann zu stark und beim Wechsel der Versorgung kommt es zu Hautirritationen
- Pflasterentferner, Enthaarungscreme und Pflegeschäume. Sie können Allergien auslösen
- Schwämme. Im feuchten Milieu der Schwämme können sich Bakterien festsetzen, vermehren und ins Stoma eingeschleppt werden. Waschlappen werden aus demselben Grund nur einmal verwendet und dann zur Wäsche gegeben.

Anleitung des Patienten

Sobald der **Patient** physisch und psychisch dazu in der Lage ist, beziehen die Pflegenden und die Stomatherapeuten ihn in die Stomaversorgung ein. Ziel ist, dass der Patient zum Zeitpunkt der Krankenhausentlassung sicher mit seinem Stoma umgehen und es selbstständig versorgen kann. Vor der Krankenhausentlassung wählen die Stomatherapeuten zusammen mit dem Patienten die endgültige Versorgung aus.

Ist der Patient nicht in der Lage, sein Stoma selbst zu versorgen, z. B. aus Altersgründen, können entweder Angehörige in der Stomapflege geschult werden oder der Arzt stellt den Kontakt zu einem ambulanten Pflegedienst her.

Irrigation des Kolons

DEFINITION

Irrigation (*Spülbehandlung*): Im medizinischen Sprachgebrauch Spülung des Dickdarms über ein Kolostoma. Nur möglich, wenn der größte Teil des Dickdarms erhalten ist.

Bei der **Irrigation des Kolons** werden bis zu 1,5 l körperwarmes Wasser retrograd in das Enterostoma eingebracht. Der dadurch entstehende mechanische Reiz verstärkt (ähnlich wie beim Einlauf) die Peristaltik des gesamten Dickdarms und provoziert seine komplette Entleerung.

Ziel der Irrigation ist eine ausscheidungsfreie (Stuhl und Darmgase) Zeitspanne von 24–48 Std. zu erreichen. Dies ermöglicht dem Patienten, das Stoma für diese Zeit zu verschließen, z. B. mit einer Stomakappe (➤ Abb. 5.16), und ohne Beutelversorgung auszukommen. Die Irrigation stellt für viele Stomaträger eine wichtige Maßnahme zur Steigerung der Lebensqualität dar.

Die Irrigation kann täglich oder alle zwei Tage durchgeführt werden, am günstigsten immer zur gleichen Tageszeit. Besonders geeignet ist der Morgen, da zu dieser Zeit die Entleerungsbereitschaft des Darmes am größten ist.

Bei komplikationslosem postoperativem Verlauf kann der Patient etwa 4–6 Wochen nach Anlage des Stomas die Irrigation unter Anleitung eines Stomatherapeuten erlernen. Auch Pflegende werden vom Stomatherapeuten in die korrekte Technik eingewiesen. Zur Irrigation sind verschiedene Irrigationssets im Handel, die alle notwendigen Einmalmaterialien enthalten (➤ Abb. 5.20).

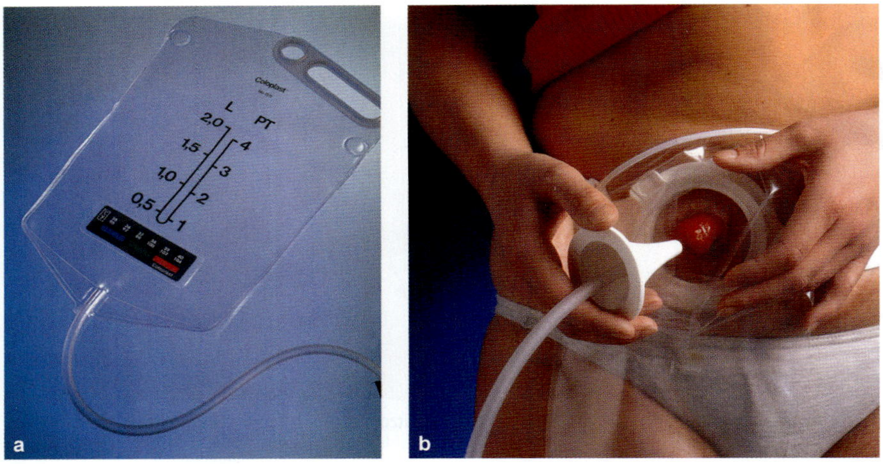

Abb. 5.20 Irrigation des Stoma. a) Der Irrigationsbeutel (Wasserbeutel) verfügt über eine Graduierung und eine Temperaturanzeige. Der Verbindungsschlauch zum Konus hat eine Rollklemme. Der mit 1–1,5 l und 30°C warmem Wasser gefüllte Beutel hängt während der Irrigation an einem Infusionsständer oder Haken. **b)** Konus einfetten (z. B. mit Vaseline) und vorsichtig in das Stoma einführen und dort mit der Hand fixieren. Rollklemme öffnen und Flüssigkeit innerhalb von 5–10 Min. in den Darm einlaufen lassen. Konus entfernen und Stuhlentleerung abwarten (ca. 30–60 Min. bis zur vollständigen Darmentleerung). Stomaumgebung säubern und Stoma verschließen. [V130]

Kontraindikationen für die Irrigation sind Diarrhö, Stomastenose, parastomale Hernie, Stomaprolaps (➤ Tab. 5.5) und Syphonbildung im Dickdarmverlauf. Auch bei entzündlichen Darmerkrankungen (➤ 5.7.3), während oder unmittelbar nach einer Bestrahlungstherapie sowie bei Herzinsuffizienz, Hypotonie und Niereninsuffizienz ist eine Irrigation kontraindiziert. [vgl. 12]

Stomakomplikationen

➤ Tab. 5.5 gibt einen Überblick über mögliche Versorgungsprobleme und **Komplikationen** von Enterostomata.

Tab. 5.5 Versorgungsprobleme und Komplikationen von Enterostomata, ihre häufigsten Ursachen und mögliche Pflege- und Therapiemaßnahmen. [vgl. 12]

Problem	Symptome	Ursachen (Beispiele)	Mögliche Pflege- und Therapiemaßnahmen
Blähungen	• Aufgetriebenes Abdomen • Evtl. Bauchschmerzen	Blähende Nahrungsmittel, z. B. Hülsenfrüchte, Kohl, rohes Obst oder frisches Brot	• Vermeidung blähender Nahrungsmittel • Verwendung von Beuteln mit Kohlefilter • Bei zweiteiligem System: Abnehmen des Beutels, Entleeren der Luft und Wiederanbringen des Beutels
Hautirritation, Dermatitis, Allergie (➤ Abb. 5.21a, d)	• Gerötete Haut • Knötchen, Bläschen • Nässende Hautablösung • Jucken, Brennen	• Falsche Größe des Versorgungssystems • Mangelnde Hautpflege • Häufiger Beutelwechsel bei einteiligem System • Dauernder Kontakt des Plastikbeutels mit der Haut • Überempfindlichkeit/Allergie gegen Versorgungs- oder Pflegeartikel	• Sorgfältige Hautpflege, ggf. Rasur nachwachsender Haare im parastomalen Bereich • Verwendung eines zweiteiligen Systems mit Basisplatte • Exakte Anpassung des Versorgungssystems • Ggf. Benutzung eines Beutelüberzugs • Umstellung des Versorgungssystems bzw. der Pflegeartikel
Follikulitis (*Haarbalgentzündung*, ➤ Abb. 5.21d)	• Punktförmige Pusteln • Ggf. eitrige Pusteln	• Mechanische Reizung der Haarbälge nachgewachsener Haare im Stomabereich • Kleine Wunde • Infektion	• Verwendung einer Hautschutzplatte bis zum Abheilen der Follikulitis • Regelmäßige Rasur nachwachsender Haare im parastomalen Bereich
Pilzinfektion	Punktförmige rote Papeln, die sich ausbreiten	• Hautentzündung • Ständige Feuchtigkeit/Schwitzen • Antibiotikabehandlung • Diabetes mellitus	• Beseitigung der Ursache • Auftragen eines Antimykotikums nach Arztanordnung (Spray oder Tinktur, keine Salbe oder Creme)
Stomaretraktion (➤ Abb. 5.21b)	Trichterförmig unter Hautniveau zurückgezogenes Stoma	• Operationsbedingt (z. B. unter Zug angelegtes Stoma) • Zu frühes Entfernen des Reiters • Gestörte Einheilung des Stomas • Stomanekrose oder -abszess • Parastomale Hautmazeration	• Wegen Peritonitisgefahr operative Stomakorrektur, evtl. Neuanlage des Stomas • Bei bereits eingeheiltem Stoma (ca. zehn Tage postoperativ) Verwendung eines konvexen Versorgungssystems (nach innen gewölbte Basisplatte)
Stomastenose	• Verengung des Stomas • Bleistiftförmige Stühle	• Operationsbedingt (z. B. zu enge Faszienlücke) • Narbige Abheilung nach Hautinfektion oder parastomalem Abszess • Stomanekrose oder -retraktion • Erhebliche Gewichtszunahme	• Chirurgische Stomakorrektur, z. B. Erweiterung der Faszienlücke • Evtl. Stomaneuanlage

Tab. 5.5 Versorgungsprobleme und Komplikationen von Enterostomata, ihre häufigsten Ursachen und mögliche Pflege- und Therapiemaßnahmen. [vgl. 12] *(Forts.)*

Problem	Symptome	Ursachen (Beispiele)	Mögliche Pflege- und Therapiemaßnahmen
Stomaprolaps (➤ Abb. 5.21c)	Längerer Darmteil, der aus dem Stoma vorgefallen ist	• Unzureichende operative Fixation • Hoher intraabdomineller Druck	• Manuelle Reposition des Darmes • Prolapskappe (über der Versorgung zu tragen) • Stomakorrektur durch Entfernen des prolabierten Darmanteils und erneutes Einnähen des Stomas • Relaparotomie mit erneuter Stomafixation, evtl. Stomaneuanlage
Parastomale Hernie	• Vorwölbung der parastomalen Bauchdecke • Tastbare Bruchpforte	• Operationsbedingt, zu große Faszienlücke • Hoher intraabdomineller Druck (zu frühe und zu starke Belastung der Bauchdecke, z. B. durch zu schweres Heben)	• Chirurgische Stomakorrektur, z. B. Einengung der Faszienlücke, evtl. Stomaneuanlage an anderer Stelle und primärer Verschluss der Hernie (meist mittels Netzimplantation) • Anpassung eines Mieders mit einer Aussparung für die Stomaversorgung (nur vorübergehend)
Schleimhautveränderungen	• Warzenähnliche Veränderungen, leicht blutend	• Pseudopolypen • Lokales Rezidiv einer Tumorerkrankung	• Bei Pseudopolypen Kontrolle • Bei Rezidiven Diagnostik notwendig, Nachresektion mit Nachbehandlung
Stomablockade (bei Ileostoma)	• Keine Ausscheidung • Krampfartige Schmerzen • Blähbauch (*Ileussymptomatik* ➤ 5.7.2)	• Diätfehler bei Ileostomieträgern • Verlegung der Stomaöffnung durch unverdauliche Speisen, z. B. Pilze, Nüsse, Spargel • Inkarzerierte Hernie • Massive Stomastenose	• Freispülen der Stomablockade mit isotoner Kochsalzlösung durch den Arzt (Perforationsgefahr!), bei ausbleibendem Erfolg: Operation • Meiden ballaststoffhaltiger Nahrungsmittel, sehr gutes Kauen der Nahrung (Aufklärung des Ileostomaträgers bzgl. Ernährung)
Parastomaler Abszess	• Rötung • Schwellung • Schmerz • Fieber	• Perioperative Infektion • Mangelnde Stomahygiene	Inzision und Abszessausräumung, evtl. Stomaneuanlage an anderer Stelle
Diarrhö	• Dünnflüssige Stühle • Evtl. Entgleisung des Wasser- und Elektrolythaushalts	• Magen-Darm-Infektionen • Antibiotikabehandlung • Ernährungsfehler	• (Vorübergehendes) Umstellen der Versorgung auf zweiteiliges System mit Ausstreifbeutel • Flüssigkeitsersatz • Elektrolytkontrolle und -ersatz • Verzehr stopfender Nahrungsmittel, z. B. rohe geriebene Äpfel, Schokolade, Bananen • Ggf. Antidiarrhoika

Patientenberatung

Vor der Entlassung aus dem Krankenhaus klären die Pflegenden, die Stomatherapeuten oder der Arzt alle anstehenden Fragen des **Patienten** und beraten ihn über notwendige Veränderungen seiner Lebensgewohnheiten.
Beratungsschwerpunkte sind:

Stomaversorgung, Stomakomplikationen

Es muss sichergestellt sein, dass der Patient bzw. seine pflegenden Angehörigen:

- In der Stomapflege geschult wurden und sie sicher beherrschen oder ein ambulanter Pflegedienst eingeschaltet ist
- Die wichtigsten Stomakomplikationen kennen und wissen, wann sie einen Arzt oder einen Stomatherapeuten konsultieren müssen, Adressen von Stomatherapeuten mitgeben
- Eine ausführliche Beschreibung des ausgewählten Versorgungssystems, Adressen von Bezugsquellen für Pflegemittel und Adressen von Selbsthilfegruppen bekommen haben.

Ernährungsberatung

Allgemeine Diätregeln für Stomaträger gibt es nicht. Zwar wirken bestimmte Nahrungsmittel bei vielen Patienten z. B. blähend oder geruchserzeugend (➤ Tab. 5.6), ob dies jedoch auch im Einzelfall zutrifft, muss der Patient nach und nach austesten. Um herauszufinden, welche Nahrungsmittel er verträgt, sollte er so lange ein Ernährungsprotokoll führen, bis er seine individuellen Reaktionen auf Nahrungsmittel kennt. Verträgt der Patient in der ersten Zeit nach der Operation ein Nahrungsmittel nicht, empfiehlt es sich, dieses Nahrungsmittel zu einem späteren Zeitpunkt nochmals zu probieren. Ileostomaträger sollen ballaststoffreiche Nahrungsmittel nur gut gekaut bzw. sehr gut zerkleinert zu sich nehmen, um eine Stomablockade (➤ Tab. 5.5) zu vermeiden.

Ileostomieträger müssen auf eine Flüssigkeitszufuhr von mindestens 3 l/Tag hingewiesen werden, um die Verluste über den Stuhl auszugleichen.

Kolostomieträger können den Darm zu einer regelmäßigen Entleerung „erziehen". Hilfreich ist dafür, wenn sie die Mahlzeiten zu festen Zeiten einnehmen. Nach einiger Zeit wird sich ein Ausscheidungsrhythmus einstellen. [vgl. 13]

5

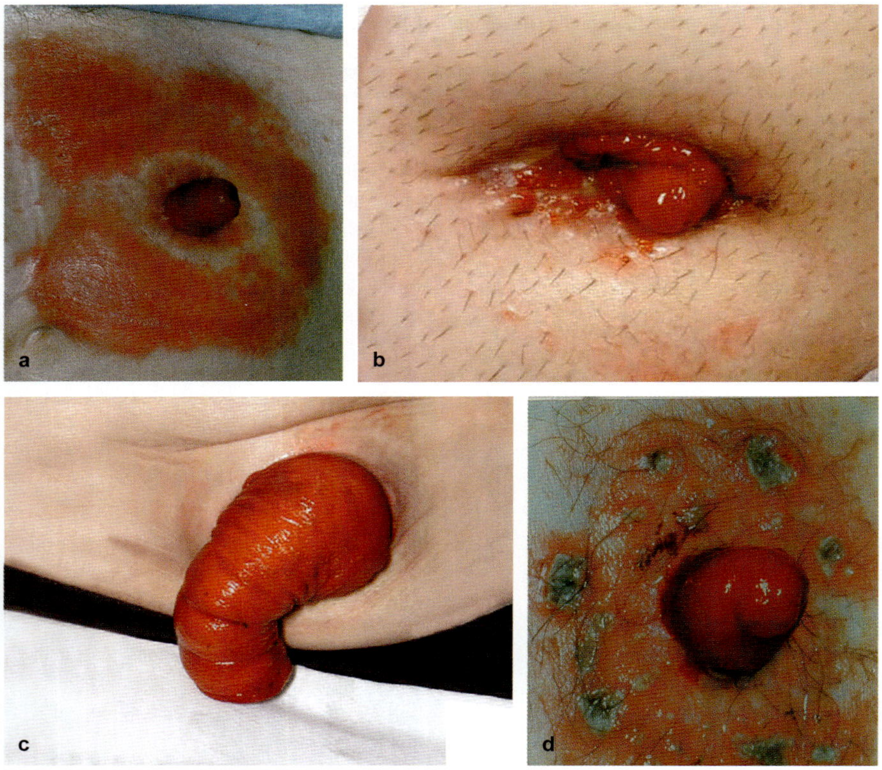

Abb. 5.21 Verschiedene Komplikationen bei Enterostomata. a) Deutliche Kontaktdermatitis in der Stomaumgebung als Folge einer allergischen Reaktion auf die Stomaversorgung. [F534-002] **b)** Stomaretraktion: das Stoma ist deutlich unter dem Hautniveau. **c)** Stomaprolaps: ein mehrere Zentimeter langes Stück Darm ist durch das Stoma hindurch vorgefallen. [F276-003] **d)** Follikulitis: schmerzhafte Entzündung der Haarbälge in der Stomaumgebung mit eitrigen Pusteln und begleitender flächiger Dermatitis. [F534-002]

Körperliche Belastung, Arbeit und Freizeit

Um Stomakomplikationen, z. B. einen Stomaprolaps oder eine parastomale Hernie (➤ Tab. 5.5) zu verhindern, sollte der Patient dauerhaft nicht mehr als 10 kg heben. Daher sind Berufe mit schwerer körperlicher Arbeit Grund für eine Umschulungsmaßnahme.

Vermieden werden sollten Sportarten, bei denen die Bauchdecke stark belastet wird. Zum Schutz vor Verletzungen sollte bei Ballsportarten wie Fußball oder Tennis eine **Prolapskappe** getragen werden. Auch Schwimmen ist möglich. Wird eine Stomakappe getragen, muss der Filter abgeklebt werden. Im Sanitätshaus gibt es spezielle Badebekleidung.

Tab. 5.6 Häufige Wirkungen bestimmter Nahrungsmittel bei Enterostomaträgern.

Häufige Wirkung	Nahrungsmittel
Blähend	Hülsenfrüchte, rohes Obst, Zwiebeln, Kohl, Pilze, Lauch, Schwarzwurzel, Paprika, frisches Brot, Eier, kohlensäurehaltige Getränke, Bier
Blähungshemmend	Preiselbeeren, Heidelbeeren, Joghurt, Quark, Fenchel- oder Anistee
Abführend	Spirituosen, Bier, rohes Obst oder Gemüse, rohe Milch, Kaffee, stark gewürzte und fette Speisen, Sauerkraut, Leinsamen- und Vollkornbrot, Fruchtsäfte, Zucker, Bohnen, Pflaumen, Pflaumensaft
Stopfend	Schokolade, kakaohaltige Speisen, Rotwein, schwarzer Tee, Weißbrot, Kartoffeln, Teigwaren, geschälter Reis, gekochte Milch, gekochtes Fleisch, gekochter Fisch, geriebener Apfel, Banane
Geruchshemmend	Spinat, grüner Salat, Petersilie, Joghurt, Quark, Preiselbeeren, Heidelbeeren
Geruchserzeugend	Fleisch, Fisch, Zwiebeln, Knoblauch, Käse, Eier, Gewürze, Spargel, Pilze

Soziale Hilfen

Anschlussheilbehandlung, Kur, Schwerbehindertenausweis und andere soziale Hilfen sollten genutzt und beantragt werden. Der Betroffene wird hierzu beraten. Genaue Auskünfte geben der Sozialdienst im Krankenhaus, die Krankenkasse, der Rentenversicherungsträger und natürlich auch die **Selbsthilfegruppe ILCO.**

Partnerschaft und Sexualität

Die Stomaanlage muss vom Betroffenen, aber auch von den Angehörigen, v. a. vom Partner verarbeitet werden. Oft herrschen auf beiden Seiten Sorgen um das Selbstwertgefühl, die körperliche Integrität oder die Leistungsfähigkeit. Eine Partnerschaft kann durch die Stomaanlage stark belastet werden. Vor allem in Selbsthilfegruppen werden Patienten und Angehörige auch mit diesen Themen auf Verständnis stoßen.

Stomarückverlegung

In manchen Fällen ist eine **Stomarückverlegung** im Rahmen einer erneuten Operation möglich. Wenn ein doppelläufiges oder endständiges Ileostoma zurückverlegt werden soll, ist keine Darmreinigung notwendig. Soll ein endständiges Kolostoma zurückverlegt werden (sog. *Kontinuitätswiederherstellung,* ➤ Abb. 5.21) muss der Darm zuvor gründlich gespült werden (*orthograde Darmspülung*, ➤ 4.1.6).

Intraoperativ schneidet der Arzt das Stoma so aus der Bauchwand, dass ein schmaler Hautrand am Darm verbleibt. Diesen Hautrand und auch die Schleimhautränder entfernt er vom Darm und näht dann die Darmenden zusammen. Anschließend legt er den Darm zurück in den Bauchraum und verschließt die Bauchdecke schichtweise.

Die pflegerischen Maßnahmen bei Stomarückverlegung entsprechen denen bei der Kolonresektion (➤ 5.7.8).

5.5 Erkrankungen des Ösophagus

5.5.1 Perioperative Pflege

Pflege vor, während und nach Operationen ➤ Kap. 4
Beobachten, Beurteilen und Intervenieren ➤ 5.1.5

Präoperative Pflege

Nahrungsabbau und Darmvorbereitung

In der Regel bleibt der Patient 6 Std. vor Beginn der Narkoseeinleitung nüchtern, bis 2 Std. vorher darf er Wasser und Tee trinken. Abführmaßnahmen sind nicht notwendig. Ist ein Darminterponat als Speiseröhrenersatz geplant (➤ 5.5.9), ist eine orthograde Darmspülung notwendig.

Kinder, Menschen in einem reduzierten Allgemeinzustand und Patienten, die eine längere Nahrungskarenz einhalten müssen, erhalten über einen venösen Zugang Flüssigkeit und ggf. parenterale Ernährung (➤ 4.5.15).

Körperreinigung und Haarentfernung

Der Patient erhält präoperativ die Möglichkeit zum Duschen. Die Pflegenden kontrollieren danach den Bauchnabel und reinigen ihn bei Bedarf. Die Haarkürzung erfolgt nach Hausstandard (➤ 4.1.4).

Postoperative Pflege

Nach umfangreichen Eingriffen wie etwa einer Ösophagusresektion (➤ 5.5.9) wird der Patient in den ersten postoperativen Tagen meist auf der Intensivstation betreut.

Lagerung und Bewegung

Die geeignete **Lagerung** nach den meisten Eingriffen am Ösophagus ist die Rückenlagerung mit erhöhtem Oberkörper. Der Kopf ist gerade gelagert und leicht nach vorne gebeugt. Ein Überstrecken nach hinten ist zu vermeiden, besonders nach Ösophagusresektion und Magenhochzug (➤ 5.5.9), um Zug auf die Anastomosen zu vermeiden. Evtl. eine spezielle Kopfschale aus Schaumstoff zur Lagerung verwenden.

Dekubitusgefährdete Patienten erhalten ggf. eine Matratze zur Druckentlastung.

Die **Mobilisation** findet prinzipiell so früh wie möglich statt. Nach kleineren Operationen kann der Patient am Abend des Operationstages oder am 1. postoperativen Tag erstmals aufstehen, nach großen Speiseröhrenoperationen evtl. auch erst am 2. oder 3. Tag; die individuelle Patientensituation ist zu berücksichtigen. Dann muss die Steigerung der Mobilisation über mehrere Tage erfolgen – immer unter Beachtung einer guten Kopfpositionierung.

Prophylaxen

Insbesondere nach Eingriffen im Oberbauch ist die Gefahr einer Pneumonie aufgrund schmerzbedingter Schonatmung und dem Vermeiden von Abhusten sehr groß. Die Pflegenden sorgen für eine regelmäßige **Pneumonieprophylaxe** und beobachten die Atmung des Patienten sorgfältig, um eine beginnende Pneumonie rechtzeitig zu erkennen. Bei umfangreichen Oberbaucheingriffen ist es sinnvoll, den Patienten (unter Aufsicht eines Physiotherapeuten) Atemübungen und den Umgang mit Atemtrainern bereits präoperativ erlernen zu lassen (➤ Abb. 5.22). Eine ausreichende Schmerztherapie unterstützt die Maßnahmen.

Muss der Patient postoperativ eine Nahrungs- und Flüssigkeitskarenz einhalten, achten die Pflegenden auf regelmäßige **Soor- und Parotitisprophylaxe**.

Ernährung

Die Art des Eingriffs bestimmt den Beginn der Flüssigkeits- und Nahrungsaufnahme. Nach Operationen mit Anastomosenanlage (z. B. Ösophagusresektion) darf der Patient mindestens sechs Tage nichts essen und trinken. Er wird in dieser Zeit parenteral ernährt. Erst nachdem die Dichtigkeit der Anastomosen gesichert ist, darf der Patient trinken, dann beginnt der Kostaufbau über flüssige, breiige, pürierte und weiche Kost.

Bei kleineren Operationen (z. B. Fundoplikatio, ➤ 5.5.9), darf der Patient ab dem 1.–2. postoperativen Tag trinken. Verträgt er dies gut, wird die Kost zügig aufgebaut.

Ist eine postoperative Ernährungsumstellung notwendig, braucht der Patient eine ausführliche Beratung, die von Arzt, Pflegenden und/oder Ernährungsberater durchgeführt wird.

Die Kontrolle von Nahrungs- und Flüssigkeitsaufnahme, Verträglichkeit bzw. Beschwerden, Gewicht und Gewichtsverlauf sind weitere pflegerische Maßnahmen.

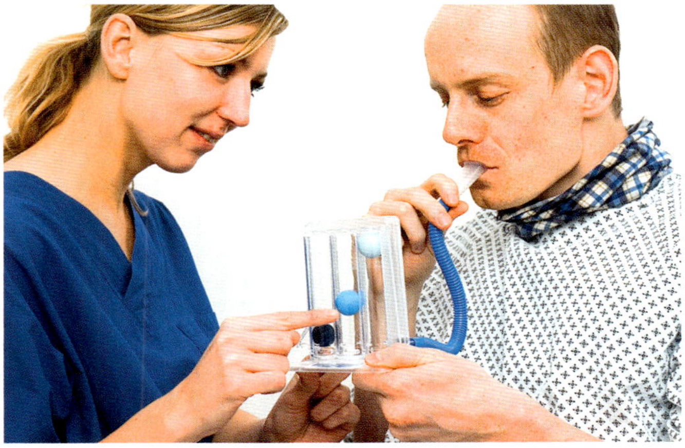

Abb. 5.22 Atemtherapie. Die eingehende Schulung des Patienten in der Verwendung von verschiedenen Geräten zur Atemvertiefung (hier *Triflo*®) senkt das postoperative Pneumonierisiko. [K115]

Drainagen und Verbandswechsel

Die Pflegenden kontrollieren die Lage der intraoperativ zur inneren Schienung eingelegten **Magensonde** mindestens einmal täglich und sorgen für eine sichere Fixierung. Die Sonde wird entfernt, sobald die Darmtätigkeit eingesetzt und der Patient ein vorheriges Abklemmen gut vertragen hat (kein Sekretstau). Dies ist in aller Regel nach 24–48 Std. der Fall.

VORSICHT

Besondere Sorgfalt im Umgang mit der Magensonde

Die nach einer Ösophagusresektion (➤ 5.5.9) eingelegte Magensonde schient die Anastomosen und gewährleistet, dass das Sekret des oberen Magen-Darm-Trakts nach außen ablaufen kann. Dadurch ist die Anastomose vor Sekretstau geschützt. Jede Dislokation der Sonde birgt die Gefahr einer Anastomoseninsuffizienz. Die Pflegenden achten darauf, dass die Magensonde sicher fixiert ist und keine Manipulationen an der Sonde erfolgen. Eine versehentlich herausgerutschte Sonde darf nicht wieder hingeschoben werden. Vielmehr muss unverzüglich der Arzt informiert werden.

Die Magensonde wird um den 7. postoperativen Tag entfernt, üblicherweise nach *Gastrografin®-Schluck* (➤ 1.3.6), um sicherzustellen, dass die Anastomosen dicht sind.

Wunddrainagen und abgeleitete Sekrete werden regelmäßig kontrolliert. Liegt eine Zieldrainage im Oberbauch (Easy Flow- oder Robinson-Drainage ohne Sog), kürzt der Arzt sie evtl. am 1.–2. postoperativen Tag und entfernt sie am 2. bzw. 3. postoperativen Tag, ebenso eine Redon-Drainage mit Sog im Wundgebiet. Eventuell wird vor der Entfernung ein *Gastrografin®-Schluck* durchgeführt, um die Dichtigkeit der Anastomosen zu überprüfen. Auffälliges Sekret, z. B. eitrigtrüb oder blutig, weist auf eine Anastomoseninsuffizienz hin. In diesem Fall muss unverzüglich der Arzt informiert werden.

5.5.2 Angeborene Fehlbildungen des Ösophagus

Etwa eines von 2 500 Neugeborenen kommt mit einer Fehlbildung des Ösophagus zur Welt. Fast die Hälfte der betroffenen Kinder weisen zusätzliche Missbildungen auf.

Kongenitale Ösophagusatresie

DEFINITION

Kongenitale Ösophagusatresie: Angeborener Verschluss des Ösophagus in verschiedenen Varianten (➤ Abb. 5.23). Meist ist der proximale Anteil des Ösophagus blind verschlossen und der distale Anteil durch eine **ösophagotracheale Fistel** mit der Trachea verbunden (Typ IIIb).

Symptome und Befund, Diagnostik

Durch die Ultraschalluntersuchungen in der Schwangerschaft wird die **Verdachtsdiagnose** meist schon pränatal gestellt: Da das Ungeborene kein Fruchtwasser schluckt, besteht ein Hydramnion (*zu hohe Fruchtwassermenge*). Im Magen des Fetus lässt sich sonografisch keine Flüssigkeit nachweisen.

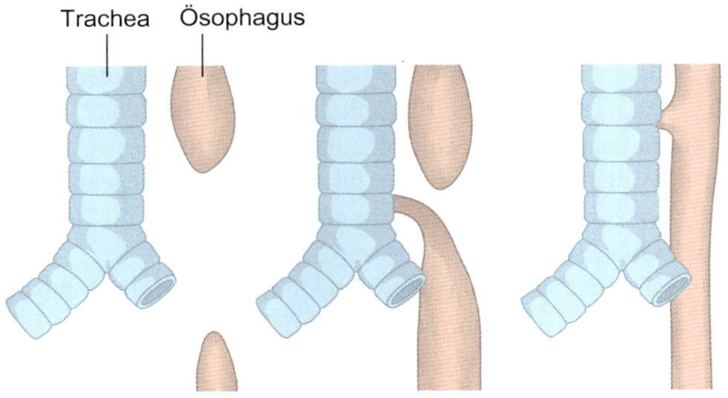

Abb. 5.23 Verschiedene Formen der Ösophagusatresie, eingeteilt nach *Vogt*. **Typ II:** Ösophagusatresie ohne Fistel, keine Luftansammlung im Magen, Häufigkeit ca. 8 %; Typ **IIIb:** Ösophagusatresie mit unterer ösophagotrachealer Fistel, das obere Speiseröhrenende endet im Blindsack, Häufigkeit ca. 85 %; **Typ IV:** Ösophagotracheale Fistel ohne Ösophagusatresie (sog. „H-Fistel"), Häufigkeit: ca. 5 %. [L138]

Ansonsten fällt die Erkrankung bei der Erstuntersuchung des Neugeborenen auf: Da das Baby auch seinen Speichel nicht schlucken kann, kommt es sofort nach der Geburt zum Regurgitieren und zur Entleerung schaumigen Speichels über Mund und Nase. Über die meist vorhandene Fistel zwischen Ösophagus und Trachea gelangt Luft in den Magen (insbesondere während das Neugeborene schreit oder hustet) und bläht ihn auf.

Außerdem sondiert der Arzt den Ösophagus des Neugeborenen im Rahmen der Erstuntersuchung. Stößt er beim Einführen der Sonde nach wenigen Zentimetern auf einen unpassierbaren Widerstand, liegt die Verdachtsdiagnose nahe.

Zur **Diagnosesicherung** wird eine Röntgendurchleuchtung mit einer geringen Menge Kontrastmittel, das über eine Sonde im oberen Ösophagus verabreicht wird, durchgeführt.

Behandlung

Das Neugeborene wird intravenös ernährt. Es bekommt eine sog. „Schlürfsonde" in den Mund, über die mit niedrigem Sog permanent Speichel abgesaugt wird.

Nach Diagnosestellung wird so rasch wie möglich operiert, heute bevorzugt videoassistiert endoskopisch. Die Speisepassage wird mit einer End-zu-End-Anastomose hergestellt, d.h. die beiden Ösophagussegmente werden verbunden. Zusätzlich wird die Fistelung in die Trachea verschlossen. Bei langstreckigen Atresien können die Speiseröhrensegmente zunächst mechanisch verlängert werden (Traktionstechnik). Bei postoperativen Stenosen oder Anastomoseninsuffizienz kann eine Ösophagusersatzplastik z. B. durch thorakalen Magenhochzug (➤ 5.5.9) erfolgen.

Pflege

Perioperative Pflege ➤ 5.5.1

Kongenitale Ösophagusstenosen

Angeborene **Ösophagusstenosen** (*Einengungen*) werden unterteilt in äußere und innere Stenosen. Bei den **äußeren Stenosen** wird der Ösophagus von außen komprimiert, z. B. durch Gefäßanomalien oder angeborene Mediastinaltumoren. **Innere Stenosen** sind durch angeborene Wandveränderungen bedingt. Eventuell liegt zusätzlich eine Ösophagusatresie vor.

Leitsymptom der Ösophagusstenose ist die Dysphagie. Die **Behandlung** erfolgt grundsätzlich operativ.

5.5.3 Refluxösophagitis

DEFINITION

Gastroösophagealer Reflux: Zurückfließen von Mageninhalt in die Speiseröhre.

Refluxösophagitis (*Refluxkrankheit*): Entzündung der Ösophagusschleimhaut infolge eines gastroösophagealen Refluxes:

- Nicht-erosive Refluxkrankheit mit Beschwerden, aber ohne nachweisbare Schleimhautschäden
- Erosive Refluxkrankheit mit endoskopisch nachweisbaren Schleimhautschäden
- Extraösophageale Refluxkrankheit mit Manifestation an anderen Organen, v.a. Atemwegssymptome.

Krankheitsentstehung

Ursächlich liegt bei einer **Refluxösophagitis** ein unzureichender Verschluss des unteren Ösophagussphinkters vor (*Kardiainsuffizienz*). Die aggressive Magensäure kann zurück in den Ösophagus (*gastroösophagealer Reflux*) und greift das Plattenepithel der Schleimhaut an. Es entsteht eine (chronische) Entzündung und in deren Folge schlimmstenfalls Ulzerationen und narbige Stenosen. Alkohol, Kaffee, Nikotin und ein hoher intraabdomineller Druck (z. B. bei Übergewicht, Schwangerschaft) können zusätzlich verstärkend wirken.

Symptome und Befund, Diagnostik

Typische **Symptome** des Patienten sind Sodbrennen (*Gefühl des „Brennens" entlang der Speiseröhre*) und (saures) Aufstoßen und Zurücklaufen von Speisebrei vor allem beim Bücken, im Liegen und nach der Nahrungsaufnahme. In späteren Stadien treten retrosternale Schmerzen insbesondere beim Schlucken hinzu. Zudem können Heiserkeit, eine belegte Stimme, Husten und asthmaähnliche Beschwerden hinzukommen.

Die Ösophagoskopie (➤ Abb. 5.24) zeigt das Ausmaß der Schleimhautschädigung. Eine 24-Std.-pH-Metrie oder eine kombinierte ph-Metrie/Impedanzmessung und eine Ösophagusmanometrie (➤ 5.3.5) geben Auskunft über das Ausmaß des Reflux und die Funktion des unteren Ösophagussphinkters.

Komplikation

Gefährliche **Komplikationen** sind Blutungen aus Ulzera, narbige Strikturen (*Stenosen*) des Ösophagus oder ein Barrett-Ösophagus (*Veränderung des Epithels im Ösophagus mit erhöhtem Risiko einer malignen Entartung*).

Behandlung

Die **Behandlung** ist zunächst konservativ mit Protonenpumpenhemmern wie Omeprazol (z. B. *OMEP*®), zunächst für vier Wochen. In leichteren Fällen werden H_2-Rezeptorenblocker (z. B. *Ranitidin*® *Stada*) oder Antazida (z. B. *Maaloxan*®) gegeben.

Bei Erfolglosigkeit einer medikamentösen Therapie oder beim Auftreten schwerer Komplikationen ist eine Fundoplikatio (➤ 5.5.9) zur operativen Einengung des Mageneingangs indiziert, ggf. mit Beseitigung einer paraösophagealen Hernie. Alternativ kann mit einer Strahlenbehandlung (*Radiofrequenz-Applikation*) des gastroösophagealen Bereichs oder dem Einspritzen von polymeren Substanzen (*endoskopische Injektionstherapie*) eine Lumeneinengung erreicht werden. Diese Maßnahmen erfolgen endoskopisch. [vgl. 14]

Pflege und Patientenberatung

Perioperative Pflege ➤ 5.5.1

Neben der medikamentösen Behandlung lindern folgende **Allgemeinmaßnahmen** die Beschwerden:

- Nach den Mahlzeiten nicht hinlegen
- Mit erhöhtem Oberkörper schlafen

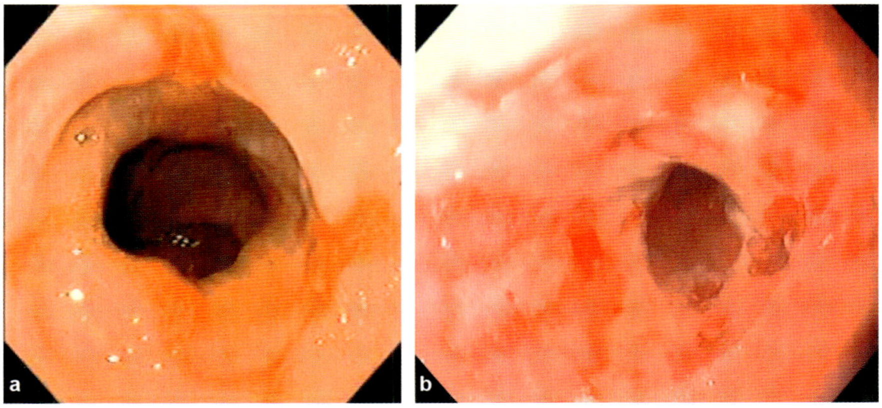

Abb. 5.24 Endoskopischer Befund einer Refluxösophagitis. [R273]

5

- Häufige kleine Mahlzeiten einnehmen, dabei „Säurelocker", z. B. Kaffee, Alkohol und Süßspeisen, meiden und kohlenhydrat- und fettarme, aber eiweißreiche Nahrungsmittel essen (Eiweiß bewirkt eine vermehrte Produktion von Gastrin und steigert dadurch den Tonus des Ösophagussphinkters)
- Säurehaltige Speisen meiden
- In den letzten 3 Std. vor dem Schlafengehen nichts mehr essen
- Antazida ca. 1–2 Std. nach dem Essen oder vor dem Schlafengehen einnehmen
- Bei Übergewicht Gewicht reduzieren (senkt den Druck auf den unteren Ösophagussphinkter)
- Nicht bücken, sondern in die Hocke gehen
- Keine einschneidende Kleidung (z. B. Gürtel, Korsetts) tragen
- Auf regelmäßigen Stuhlgang achten, da ein voller Darm und starkes Pressen den intraabdominellen Druck erhöhen
- Rauchen einstellen. Nikotin führt über eine Vasokonstriktion zu einer Minderdurchblutung der Ösophagusschleimhaut und vermindert so den Schutz vor der Magensäure.

5.5.4 Hiatushernie

Leisten-, Schenkel-, Nabel- und Narbenhernie ➤ 5.10

DEFINITION

Hiatushernie (lat. hiatus = *Spalt, Öffnung*): Zwerchfellbruch mit teilweiser oder kompletter Verlagerung des Magens in den Thorax ohne Einstülpung der Speiseröhre.

Krankheitsentstehung und Einteilung

Ursache der Erkrankung ist meist eine erworbene Erweiterung des physiologischen Hiatus oesophageus. Begünstigend auf die Hernienbildung wirken ein veranlagungs- oder altersbedingter Verlust der Bindegewebselastizität und ein erhöhter Druck im Bauchraum, durch z. B. starkes Pressen bei chronischer Obstipation, chronischem Husten oder Schwangerschaft.
Folgende **Formen** werden unterschieden (➤ Abb. 5.25):

- Die **axiale Hiatushernie** (*Gleithernie, gastroösophageale Hernie*), bei der die Kardia und Teile des Magenfundus zeitweise oder ständig oberhalb des Zwerchfells liegen. Sie ist mit ca. 80 % die häufigste Form
- Die **paraösophageale Hiatushernie,** bei der Ösophagus und Kardia an normaler Stelle im Brust- bzw. Bauchraum liegen, während sich der Magenfundus neben der Speiseröhre in den Brustraum drängt
- **Mischformen** beider Hernien (*gemischte Hiatushernie*)
- Der **Upside-down-Magen** (*Thoraxmagen*), bei dem der gesamte Magen in den Thorax verlagert ist und durch die Fixierung des unteren Ösophagus am Zwerchfell „auf dem Kopf" steht.

Symptome und Befund, Diagnostik

Axiale Hiatushernien bereiten den Patienten meist keine Beschwerden und werden daher oft zufällig entdeckt. Mitunter tritt eine Refluxösophagitis (➤ 5.5.3) wegen des fehlenden unteren Ösophagusverschlusses auf.

Paraösophageale Hernien betreffen meist Patienten im mittleren Lebensalter und führen zu Völlegefühl, Druckgefühl in der Herzgegend, Schluckbeschwerden oder Luftnot. Da die Sphinkterfunktion bei dieser Hernienform fast immer intakt ist, kommt es nur sehr selten zur Refluxösophagitis.

Ein Upside-down-Magen führt zu den gleichen Symptomen wie eine paraösophageale Hiatushernie, aufgrund der massiven Raumforderung im Thorax sind die Beschwerden jedoch deutlich stärker ausgeprägt.

Die **Diagnose** stellt der Arzt durch Endoskopie und Röntgenbreischluck in Kopftieflage.

Komplikationen

Insbesondere bei der paraösophagealen Hiatushernie und beim Upside-down-Magen kann es zur Einklemmung des Magens mit Strangulation der Blutzufuhr, Stieldrehung des Magens (*Magenvolvulus*) und Einklemmung der Speiseröhre (*Ösophagusinkarzeration*) kommen.

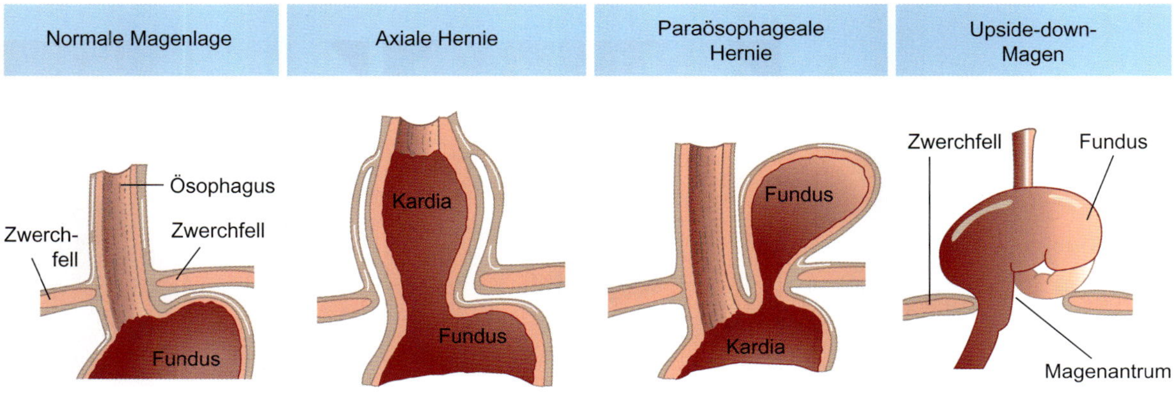

Abb. 5.25 Physiologische Magenlage und Formen der Hiatushernie. [L138]

Behandlung

Axiale Hernien, die keine Beschwerden machen, bedürfen keiner Therapie. Eine begleitende Refluxösophagitis behandelt der Arzt zunächst konservativ (➤ 5.5.2). Bei rezidivierender Refluxösophagitis ist eine Fundoplikatio mit Hiatoplastik (➤ 5.5.9) zu erwägen.

Pflege

Perioperative Pflege ➤ 5.5.1

5.5.5 Ösophagusdivertikel

DEFINITION

Divertikel: Angeborene oder erworbene, sackartige Ausstülpung umschriebener Wandbezirke in Ösophagus, Magen (selten), Dünndarm (selten) oder Dickdarm (➤ 5.7.5). Unterschieden in **echte Divertikel** mit Ausstülpung aller Wandschichten und **falsche Divertikel** (*Pseudodivertikel*) mit Ausstülpung der Schleimhaut (Mukosa und Submukosa) durch Lücken der Muskulatur hindurch, z. B. an Durchtrittsstellen von Gefäßen.

Krankheitsentstehung und Einteilung

Ösophagusdivertikel (➤ Abb. 5.26) entstehen entweder durch Druck von innen (*Pulsionsdivertikel*) oder Zug von außen (*Traktionsdivertikel*), z. B. durch Narben nach Entzündungen.

Mit ca. 70 % aller Ösophagusdivertikel am häufigsten ist das **Zenker-Pulsionsdivertikel** im Halsbereich. Meist handelt es sich um ein falsches Divertikel.

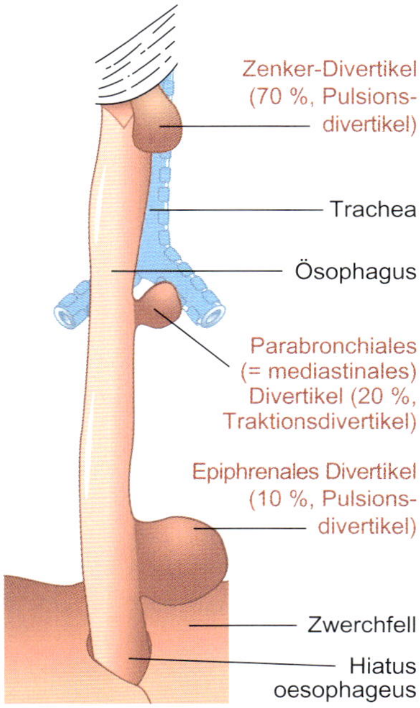

Abb. 5.26 Lokalisation der Ösophagusdivertikel. [L138]

Symptome und Befund, Diagnostik

Typisches **Symptom** ist das nächtliche Zurückströmen (*Regurgitieren*) von unverdauten Speiseresten aus dem Divertikel in die Mundhöhle, sichtbar an den morgendlichen Flecken auf dem Kopfkissen. Dazu kommt ein fauliger Mundgeruch durch die bakterielle Besiedelung der im Divertikel befindlichen Speisereste. Evtl. leidet der Patient an einer Dysphagie, die typischerweise während des Essens zunimmt (durch langsame Füllung des Divertikels).

Die **Diagnose** wird durch Ösophagusbreischluck und Endoskopie gestellt.

Komplikationen entstehen durch Aspiration der nächtlich zurückströmenden Speisereste mit Gefahr einer Aspirationspneumonie und Entzündungen (*Divertikulitis*) mit erhöhter Perforationsneigung.

Behandlung

Die meisten Divertikel bleiben unbemerkt und sind nicht behandlungsbedürftig. Sie werden erst bei störender Symptomatik oder Fistelbildung behandelt. Bei einer offenen Operation wird das Divertikel zunächst von außen freigelegt, dann wird der Divertikelsack entfernt, meist wird zusätzlich eine Myotomie durchgeführt. Endoskopisch wird der Steg zwischen Divertikel und Ösophagus transoral durchtrennt, sodass Flüssigkeiten aus dem Divertikel abfließen können. Das Divertikel an sich bleibt bestehen. Bei persistierenden Beschwerden ist ein weiterer Eingriff notwendig.

Pflege

Perioperative Pflege ➤ 5.5.1

5.5.6 Ösophagusmotilitätsstörungen

Bei den **Ösophagusmotilitätsstörungen** ist die Beweglichkeit der Speiseröhre entweder vermindert oder gesteigert: Unterschieden werden eine **hypomotile Form,** die Achalasie, und zwei **hypermotile Formen,** der idiopathische diffuse Ösophagusspasmus und der hyperkontraktile Ösophagus. Übergangsformen sind möglich. Die hypermotilen Formen werden konservativ behandelt und sind daher hier nicht weiter ausgeführt.

Ösophagus-Achalasie

DEFINITION

Ösophagus-Achalasie (früher auch *Kardiospasmus*): Neuromuskuläre Erkrankung der Ösophagusmuskulatur mit ungeordneter Peristaltik im unteren Ösophagus und der Unfähigkeit des unteren Ösophagussphinkters zu erschlaffen. Seltene Erkrankung des mittleren Lebensalters.

Krankheitsentstehung

Die Ursache der Ösophagus-Achalasie ist unbekannt. Diskutiert werden vor allem eine degenerative Veränderung der innerhalb der

Ösophaguswand gelegenen Neurone, Infektionen mit neurotoxischen Viren und Autoimmunprozesse.

Symptome und Befund, Diagnostik

Typische **Symptome** sind zunehmende Schluckbeschwerden (*Dysphagie*, ➤ 5.2.2) sowohl bei fester als auch bei flüssiger Nahrung. Deshalb essen die Patienten wenig und verlieren an Gewicht. Typisch ist auch das nächtliche Zurückfließen unverdauter Speisen in die Mundhöhle (*Regurgitation*). Krampfartige Brustschmerzen können hinzutreten. Die **Diagnose** stellt der Arzt durch Ösophagusbreischluck („Weinglasform" des Ösophagus), Ösophagusmanometrie (➤ 5.3.5), endoskopische Untersuchung und CT bzw. MRT.

Behandlung

Die **Behandlung** in leichten Fällen besteht in der Gabe von Nifidin (z. B. *Adalat*®) oder Isosorbiddinitrat (z. B. *Isoket*®). Sie setzen den Muskeltonus des Ösophagussphinkters kurzfristig herab und ermöglichen damit eine bessere Passage des Speisebreis. Die Einnahme muss wegen der kurzen Halbwertszeit der Substanzen etwa 10–30 Min. vor der Nahrungsaufnahme erfolgen.

Weitere Option ist die Aufweitung der Engstelle mit einem Ballonkatheter (pneumatische Dilatation). Dabei wird ein Dehnungsdruck von 300–450 mmHg über 30–60 Sek. auf das Gewebe ausgeübt. Dies führt in der überwiegenden Zahl der Fälle zu einer bleibenden Besserung der Symptomatik, oftmals muss die Aufdehnung aber nach Monaten bis Jahren wiederholt werden. Hauptkomplikation ist eine Ösophagusperforation (➤ 5.5.8).

Alternativ kann endoskopisch Botulinumtoxin um den unteren Ösophagussphinkter herum injiziert werden. Dies führt zur Lähmung der Muskeln und führt so zur besseren Nahrungspassage durch den Ösophagus. Die Wirkung hält 6–12 Monate an.

Bei Erfolglosigkeit der obigen Maßnahmen ist eine **Kardiomyotomie** (➤ 5.5.9) indiziert.

Pflege

Perioperative Pflege ➤ 5.5.1

Die Patienten brauchen meist viel Zeit zum Essen und sollten ihre Kost nach der individuellen Verträglichkeit auswählen. Günstig sind kleine und häufigere Mahlzeiten.

5.5.7 Ösophaguskarzinom

DEFINITION

Ösophaguskarzinom (*Speiseröhrenkrebs*): Bösartiger Speiseröhrentumor, der meist früh das lokale Bindegewebe infiltriert und lymphogen metastasiert. Vorwiegend an den drei physiologischen Engen der Speiseröhre lokalisiert. Erkrankungsgipfel zwischen dem 5. und 7. Lebensjahrzehnt, Männer sind etwa 3-mal häufiger betroffen als Frauen. Häufigkeit ca. 2 % der bösartigen Erkrankungen. Prognose mit einer 5-Jahres-Überlebensrate von etwa 20 % insgesamt schlecht.

Krankheitsentstehung und Einteilung

Wie bei vielen anderen Krebserkrankungen ist auch die Entstehung des **Ösophaguskarzinoms** unklar.

- Das Plattenepithelkarzinom (95 % aller Karzinome) findet sich v.a. im mittleren und unteren Ösophagus. Als Hauptrisikofaktoren gelten Nikotinabusus, insbesondere in Kombination mit langjährigem Konsum hochprozentiger Alkoholika. Weitere Risikofaktoren sind Verätzungen, Bestrahlung, besonders heiße und scharf gewürzte Speisen, bestimmte chemische Substanzen (z. B. Nitrosamine)
- Das Adenokarzinom findet sich fast nur im unteren Ösophagus. Risikofaktoren sind Ösophagus-Achalasie (➤ 5.5.6), Refluxösophagitis und Barrett-Ösophagus (➤ 5.5.3).

Benigne Tumoren der Speiseröhre sind selten. 99 % aller Ösophagustumoren sind maligne.

Symptome und Befund, Diagnostik

Da sich das Karzinom bevorzugt in Längsrichtung ausbreitet, verursacht es meist erst spät Stenosen. Die ersten **Symptome** sind meist Spätzeichen bei einer bestehenden Verengung, wenn bereits die Hälfte des Ösophaguslumens durch den Tumor verlegt ist: Dysphagie (➤ 5.2.2) und ein retrosternales Druckgefühl. In einem fortgeschrittenen Tumorstadium weisen Schmerzen auf einen Tumoreinbruch in das Mediastinum hin, Heiserkeit und Stimmlosigkeit auf eine Infiltration des N. recurrens. Weitere Spätsymptome sind Gewichtsabnahme bis hin zur Tumorkachexie, Regurgitation der Nahrung und fauliges Aufstoßen infolge zunehmender Stenose sowie Husten und Atemnot wegen einer Kompression der Trachea oder einer Aspirationspneumonie.

Basis der **Diagnose** ist bei Verdacht die Ösophagoskopie mit Biopsie und Endosonografie. Im Rahmen des Stagings (➤ 1.5.3) werden zur Bestimmung der Tumorausbreitung Oberbauchsonografie, Gastroskopie, Koloskopie, CT oder MRT von Thorax, Abdomen, ggf. Bronchoskopie und Skelett-Szintigrafie durchgeführt, evtl. auch eine diagnostische Laparoskopie.

Behandlung

Kurative Therapien

Sowohl Operation als auch Radio-Chemotherapie können unter kurativer Zielsetzung erfolgen:

- Kleine oberflächliche Tumoren (selten) werden endoskopisch reseziert
- Tumoren im oberen Drittel können kaum jemals reseziert werden, weil der notwendige Sicherheitsabstand nicht eingehalten werden kann. Sie werden meist primär bestrahlt, ggf. in Kombination mit einer Chemotherapie behandelt, später erfolgt ggf. noch eine Ösophagusresektion (➤ 5.5.9)
- Bei Tumoren im mittleren oder unteren Speiseröhrendrittel wird eine Ösophagusresektion, eine subtotale Ösophagusresektion oder eine Ösophagektomie durchgeführt. Anschließend muss die Passage durch verschiedene Möglichkeiten wieder hergestellt werden (➤ 5.5.9).

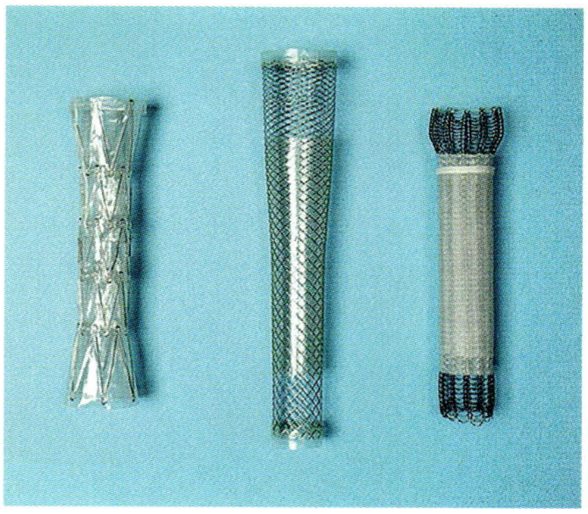

Abb. 5.27 Ösophagusstents verschiedener Längen zum Offenhalten des Ösophaguslumens bei inoperablem Ösophaguskarzinom. Sie werden endoskopisch platziert und ermöglichen es dem Patienten, (festere) Nahrung zu sich zu nehmen, da sie den Tumor daran hindern, weiter in das Ösophaguslumen hineinzuwachsen. [E817]

Bei fortgeschrittenen Tumoren kann präoperativ mit (neoadjuvanter) Chemotherapie und Bestrahlung versucht werden, den Tumor zu verkleinern (*Downstaging*), um die Operationsbedingungen zu verbessern. Auch wenn der Patient aufgrund seines Allgemeinzustands nicht operabel ist oder eine Operation ablehnt, kommt die Radio-Chemotherapie als endgültige Therapie in Betracht.

Palliative Therapien

Leider ist zum Zeitpunkt der Diagnosestellung häufig keine kurative Behandlung mehr möglich, weil der Tumor schon ausgedehnt gewachsen ist oder Fernmetastasen gebildet hat.

Neben einer palliativen Radio- und Chemotherapie kommen v.a. lokale Therapien in Betracht, die insbesondere die Nahrungspassage sicherstellen und so die Lebensqualität des Patienten verbessern sollen: endoskopisches Lasern, oft mit nachfolgender Bestrahlung des Tumors von innen (*Afterloading-Verfahren*), endoskopisches Einlegen eines **Stents** (➤ Abb. 5.27) um das Lumen des Ösophagus offen zu halten. Hat der Tumor den Ösophagus komplett verschlossen, ermöglicht eine perkutane endoskopische Gastrostomie (*PEG*, ➤ 4.5.16) die enterale Nahrungszufuhr.

Pflege

Perioperative Pflege ➤ 5.5.1

Präoperativ ist neben den allgemeinen Maßnahmen ein HNO-Konsil zur Beurteilung der Funktion des N. recurrens und eine Lungenfunktionsprüfung (➤ 10.3.2) erforderlich.

Postoperativ wird der Patient üblicherweise einige Tage auf der Intensivstation versorgt. Meist ist eine mehrstündige, manchmal auch eine mehrtägige maschinelle Nachbeatmung erforderlich. Er erhält über einen zentralen Venenkatheter Infusionen und parenterale Ernährung (➤ 4.5.15). Wurde der Thorax eröffnet hat der Patient eine Pleuradrainage (➤ 10.4.2).

Beratung

Wurde ein Magenhochzug (➤ 5.5.9) durchgeführt, fehlt der Magen als physiologisches Speisereservoir. Außerdem kann durch die schnelle Nahrungspassage ein Dumpingsyndrom entstehen (➤ 5.6.5). Die Pflegenden beraten den Patienten, dass er zukünftig 6–8 kleine Mahlzeiten zu sich nehmen soll. Wichtig ist, die Nahrung gut zu kauen. Meist verträgt der Patient eine fett- und zuckerarme Schonkost am besten. Kaffee und Alkohol sollte er meiden.

Patienten mit tiefen Anastomosen leiden häufig unter Reflux von Magensaft. Hier ist zusätzlich eine Beratung wie bei der Refluxösophagitis notwendig (➤ 5.5.3). Der Patient wird beraten, regelmäßig sein Gewicht zu kontrollieren.

Pflege bei Stentimplantation

Zur Stenteinlage bleibt der Patient nüchtern. Die Pflegenden bereiten den Patienten wie zur Ösophago-Gastro-Duodenoskopie vor (➤ 1.3.6).

Nach der Implantation lagern die Pflegenden den Patienten mit erhöhtem Oberkörper. Meist kann der Patient 24 Std. nach der Implantation nach vorheriger Röntgenkontrolle Flüssigkeit zu sich nehmen. Ab dem 2. Tag ist pürierte Kost erlaubt. Der Patient soll zu den Mahlzeiten viel trinken und nur im Sitzen essen (die Nahrung „rutscht" nur infolge der Schwerkraft durch den Stent). Auch Ruhen und Schlafen sollte der Patient mit erhöhtem Oberkörper.

In den ersten Tagen nach der Stenteinlage ist die Schleimhaut des Ösophagus gereizt. Um die dadurch bedingten Schmerzen beim Essen gering zu halten, kann 15 Min. vor dem Essen ein Lokalanästhetikum, z. B. *Novesine®-Wander 1 %*, in den Rachenraum gesprüht werden, das mit dem Schluckakt in den Ösophagus gelangt.

Auch nach der Entlassung kann der Patient nur pürierte bzw. weiche Kost zu sich nehmen und sollte 6–8 kleine Mahlzeiten täglich essen. Zu den Mahlzeiten sollte der Patient sitzen und viel trinken, danach eine ¼ Std. zur Verbesserung der Speisepassage umhergehen. Oberkörperhochlagerung zum Ruhen und Schlafen sollte er beibehalten.

5.5.8 Fremdkörper im Ösophagus

Fremdkörper bleiben meist im unteren Abschnitt des Rachens oder in der oberen physiologischen Enge des Ösophagus (➤ Abb. 5.28) stecken. Am häufigsten sind Kinder oder ältere Patienten betroffen. Kinder verschlucken überwiegend Münzen, kleine Spielzeugteile und Nüsse, bei Erwachsenen finden sich oft zu große Fleischbrocken, Gebissteile und Knochen (z. B. vom Huhn). Besonders gefährdet sind Patienten mit einer Oberkiefervollprothese, da die Prothese die Empfindsamkeit des harten Gaumens einschränkt.

Bei vielen Patienten ist zum Zeitpunkt der Krankenhausaufnahme nicht nur unklar, was, sondern auch, ob sie überhaupt etwas

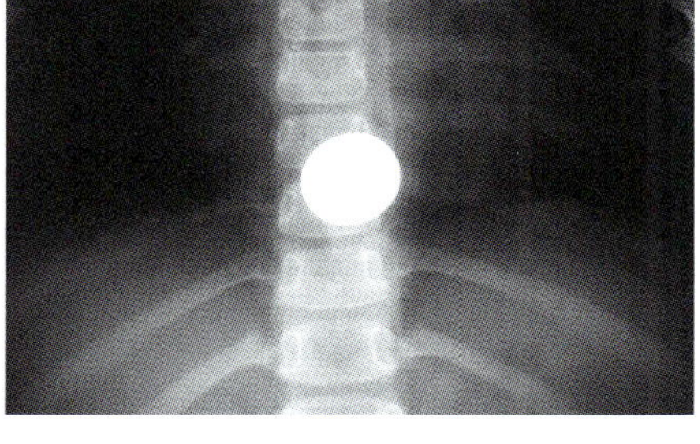

Abb. 5.28 Fremdkörper im Ösophagus. Röntgenaufnahme einer verschluckten, schattengebenden Münze bei einem Kind. Die Münze ist in der ersten Ösophagusenge hängen geblieben. [E287]

verschluckt haben. Jeder Verdacht auf einen verschluckten Fremdkörper muss zügig diagnostisch abgeklärt werden, da immer die Gefahr einer Ösophagusperforation mit lebensgefährlichen Komplikationen, z. B. Mediastinitis (➤ 10.12.1), besteht.

Zur **Diagnostik** wird eine Röntgenaufnahme (➤ Abb. 5.28) und eine Ösophagoskopie durchgeführt, mit der der Arzt eine Ösophagusperforation ausschließen und meist in der gleichen Sitzung den Fremdkörper entfernen kann. In seltenen Fällen, etwa bei scharfen oder verkanteten Fremdkörpern, ist eine chirurgische Eröffnung des Ösophagus (*Ösophagotomie*) erforderlich.

5.5.9 Operationen an der Speiseröhre

Ein Großteil der **Operationen an der Speiseröhre** erfolgt heute endoskopisch oder laparoskopisch, v.a. bei größeren Tumoroperationen ist ein offener Zugang notwendig.
Bei **Operationen:**
- An der oberen Speiseröhre erfolgt der Zugang über eine Inzision am Hals
- Am mittleren Ösophagus erfolgt der Zugang über den Thorax – als Thorakotomie oder Thorakoskopie
- An der unteren Speiseröhre erfolgt der Zugang über das Abdomen – als Laparotomie oder Laparoskopie.

Zur Teilentfernung des Ösophagus (*Ösophagusresektion*) muss die Bauch- und Brusthöhle eröffnet werden („*Zwei-Höhlen-Eingriff*"), soll die Speiseröhre vollständig entfernt werden (*Ösophagektomie*) muss zusätzlich noch am Hals eröffnet werden („*Drei-Höhlen-Eingriff*").

Fundoplikatio und Hiatoplastik

Zur konventionellen **Fundoplikatio und Hiatoplastik** wird das Abdomen über eine mediane Oberbauchlaparotomie (➤ Abb. 4.26) eröffnet. Heute werden sie meist minimal-invasiv mittels Laparoskopie durchgeführt.

Bei der **Fundoplikatio** wird der Magenfundus manschettenförmig um den unteren Ösophagus herumgeschlagen (➤ Abb. 5.29). Die so entstehende Fundusmanschette soll die Funktion des unteren Ösophagussphinkters stärken bzw. den Mageneingang verengen und den Reflux von saurem Mageninhalt in den Ösophagus verhindern. Eventuell ist der Hiatus ösophagus im Zwerchfell verengt, sog. **Hiatoplastik**, wenn gleichzeitig eine Hiatushernie (➤ 5.5.4) besteht. Bei beiden Verfahren wird die Speiseröhre nicht eröffnet.

Kardiomyotomie

Bei der **Kardiomyotomie** (➤ Abb. 5.30) spaltet der Arzt die verdickten Muskelschichten (*Myotomie*) im Bereich der Kardia und des unteren Ösophagussphinkters längs, während die darunter liegende Ösophagusschleimhaut intakt bleibt.

Ösophagusresektion und Ösophagektomie

Bei der **Ösophagusresektion** wird die Speiseröhre teilweise, bei der **subtotalen Ösophagektomie** fast vollständig entfernt. Sie kommt

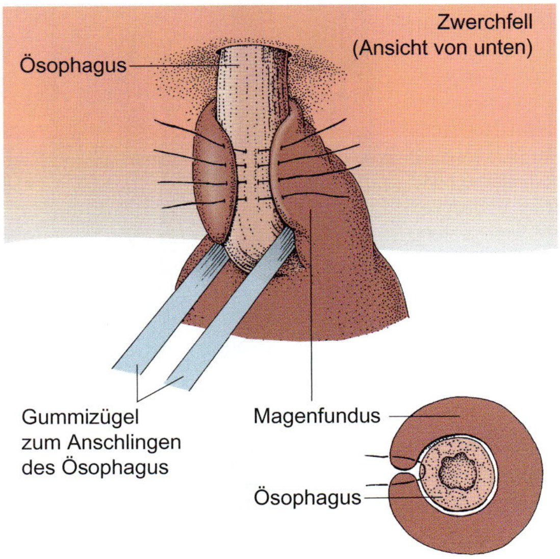

Abb. 5.29 Fundoplikatio. Oben: Der Operationssitus von vorn. **Unten:** Im Querschnitt. [L190]

in Frage bei nicht anders beherrschbarer Ösophagusverletzung, -verätzung- oder -perforation, selten bei gutartigen Ösophagustumoren. Eine Hauptindikation ist das Ösophaguskarzinom (➤ 5.5.7), wenn eine Heilung angestrebt wird. Die **Ösophagektomie** ist die Totalentfernung der Speiseröhre. Sie wird vor allen bei bösartigen Tumoren in der mittleren und oberen Speiseröhre durchgeführt.

Das häufigste Verfahren ist die einzeitige Resektion und Rekonstruktion. Für die Wiederherstellung der Passage gibt es zwei Möglichkeiten (➤ Abb. 5.31):
- Verfahren der Wahl nach subtotaler Ösophagektomie ist der Magenhochzug. Die Bildung des Mageninterponats kann mit und ohne Pyloroplastik ausgeführt werden
- Als Verfahren der zweiten Wahl kommt ein Koloninterponat in Betracht, insbesondere bei Patienten mit Voroperationen am Magen
- In Ausnahmefällen, bei sehr günstiger Gefäßanatomie, kann das Jejunum als Interponat eingesetzt werden. In der Regel ist der zu gewinnende Gefäßstiel eines Jejunuminterponats jedoch zu kurz.

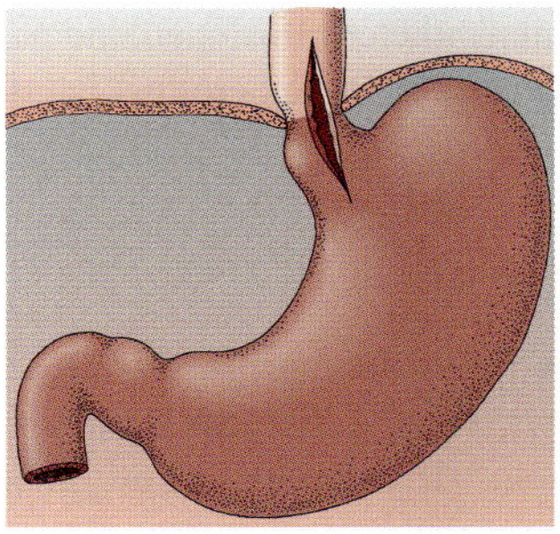

Abb. 5.30 Kardiomyotomie. Dabei spaltet der Arzt die Muskulatur im Bereich des unteren Ösophagussphinkters und der Kardia in Längsrichtung. Die Ösophagusschleimhaut bleibt intakt. [L190]

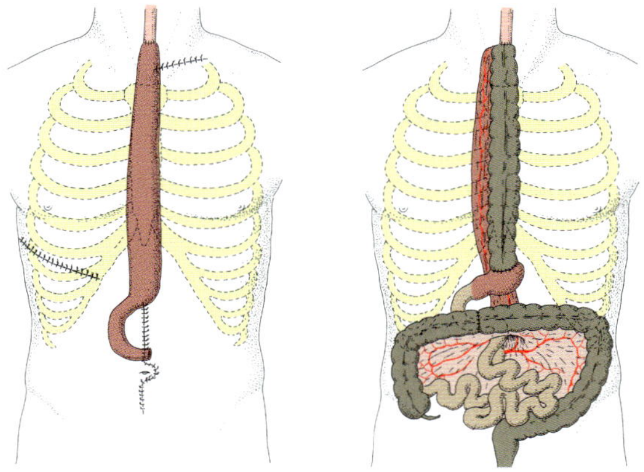

Abb. 5.31 Subtotale Ösophagusresektion. Links: Ösophagusersatz durch Magenhochzug. Die drei Operationszugänge sind eingezeichnet. **Rechts:** Ösophagusersatz durch ein Koloninterponat. [L190]

Die beste Route zur Rekonstruktion ist das hintere Mediastinum, weil der Weg ca. 5 cm kürzer ist als durch das vordere Mediastinum. [vgl. 15]

Komplizierte und komplikationsträchtige Operation

Die subtotale Ösophagektomie und die Ösophagektomie gehören zu den umfangreichsten, technisch aufwendigsten und komplikationsträchtigsten chirurgischen Operationen. Hauptproblem ist die Herstellung einer spannungsfreien Anastomose zwischen Ösophagusstumpf und Ösophagusersatz (Magenhochzug oder Darminterponat). Wichtigste Komplikation ist eine Insuffizienz dieser Anastomose, die im Gegensatz zu anderen Anastomosen im Magen-Darm-Trakt nicht von Peritoneum bedeckt ist, das bei geringfügiger Insuffizienz die undichte Stelle abdichten könnte.

5.6 Erkrankungen des Magens

5.6.1 Perioperative Pflege

Pflege vor, während und nach Operationen ➤ Kap. 4
Beobachten, Beurteilen und Intervenieren ➤ 5.1.5

Präoperative Pflege

Nahrungsabbau

Um eine **Aspiration** während der Narkoseeinleitung zu vermeiden, darf der Patient 6 Std. vor Beginn der Anästhesieeinleitung nicht essen, nicht trinken, nicht rauchen und auch kein Kaugummi kauen (regt die Magensaftproduktion an). Klare Flüssigkeiten und ungesüßter Tee dürfen bis 2 Std. vor Narkoseeinleitung getrunken werden.

Kinder, Menschen in einem reduzierten Allgemeinzustand und Patienten, die eine längere Nahrungskarenz einhalten müssen, erhalten über einen venösen Zugang Flüssigkeit und ggf. parenterale Ernährung (➤ 4.5.15).

Körperreinigung und Haarentfernung

Der Patient erhält präoperativ die Möglichkeit zum Duschen. Die Pflegenden kontrollieren danach den Bauchnabel und reinigen ihn bei Bedarf. Die Haarkürzung erfolgt nach Hausstandard (➤ 4.1.4).

Postoperative Pflege

Nach umfangreichen Eingriffen wie etwa einer Gastrektomie (➤ 5.6.4) wird der Patient in den ersten postoperativen Tagen meist auf der Intensivstation betreut. Die Patientenbeobachtung und Überwachung entspricht dem üblichen Vorgehen (➤ 4.5.5).

Lagerung und Bewegung

Die geeignete **Lagerung** nach Eingriffen am Magen ist die Rückenlagerung mit erhöhtem Oberkörper. Zur Entspannung der Bauchdecke und Entlastung der Nähte erhalten die Patienten eine Knierolle oder der „Knieknick" des Bettes wird eingestellt.

Die **Mobilisation** findet prinzipiell so früh wie möglich statt. Oft kann der Patient am Abend des Operationstages oder am 1. postoperativen Tag erstmals aufstehen, dabei ist die individuelle Patientensituation zu berücksichtigen. Das Aufstehen wird bauchdeckenentlastend und schmerzarm durchgeführt (➤ Abb. 5.32):

- Kopfteil leicht erhöhen
- Patient mit angestellten Beinen ggf. etwas zum Bettrand rutschen lassen
- Ihn mit angestellten Beinen auf die Seite drehen
- Beine aus dem Bett schieben und Oberkörper gleichzeitig aufrichten. Der Patient soll mit der Hand einen Gegendruck auf die

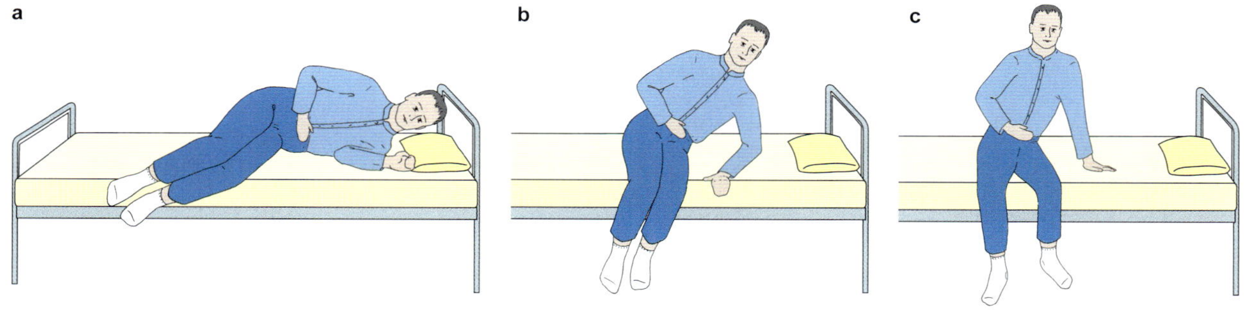

Abb. 5.32 Bauchdeckenschonendes Aufstehen. Der Patient dreht sich in die Seitenlage, schiebt die Beine über den Bettrand und richtet sich dann auf. Gleichzeitig übt er Druck auf die Operationswunde aus. Bei Bedarf unterstützen die Pflegekräfte das Aufstehen. [L190]

Wunde ausüben und sich mit der anderen Hand von der Matratze abdrücken.

Ernährung

Wie rasch die Kost aufgebaut werden kann, ist vom durchgeführten Eingriff abhängig und wird individuell vom Arzt angeordnet. Bis zum Beginn des Kostaufbaus wird der Patient parenteral ernährt.

Nach Magenoperationen, bei denen Anastomosen angelegt wurden, beginnt der Kostaufbau erst, wenn diese nachweislich (Klärung durch *Gastrografin®-Schluck*) dicht sind, meist ab dem 7.–8. postoperativen Tag. So kann der Kostaufbau aussehen:

- 1. Tag: schluckweise Tee
- 2. Tag: fünf Tassen Tee
- 3. Tag: Tee, Haferschleim, Zwieback
- 4. Tag: leichte passierte Kost
- Schonkost.

Gleichzeitig wird die Infusionsmenge reduziert. Verträgt der Patient die Nahrung nicht (z. B. Übelkeit, Völlegefühl), muss der Kostaufbau verlangsamt werden. Beim Nahrungsaufbau keinen Früchte- oder Schwarztee anbieten, da diese Tees die verbliebene Magenschleimhaut reizen und die Säureproduktion steigern können.

Viele Patienten leiden unter Appetitlosigkeit, da der Magen als Steuerungsorgan für Appetit fehlt. Deshalb Wunschkost anbieten, Speisen ansprechend zubereiten und zur Appetitanregung Pepsinwein, Salbei- oder Schafgarbentee geben.

Die Pflegenden achten auf die Verträglichkeit der aufgenommenen Speisen und die Essensmenge und kontrollieren engmaschig das Gewicht. Bei Bedarf erhält der Patient eine Infusionstherapie und/oder parenterale Ernährung, bis er ausreichend essen kann oder darf (➤ 4.5.15).

Ausscheidung

Eine Magen-Darm-Atonie mit Blähungen (➤ 5.2.3) und Obstipation (➤ 5.2.7) ist ein häufiges Problem nach viszeralchirurgischen Eingriffen. Die Pflegenden achten auf die Stuhlausscheidung und hören mit dem Stethoskop die Darmgeräusche ab. Sie fragen den Patienten nach Beschwerden wie Völlegefühl, Übelkeit, Blähungen, gespanntes Abdomen. Hat der Patient am 3. postoperativen Tag noch keinen Stuhlgang, leiten sie abführende Maßnahmen ein:

- Klysma oder Einlauf nach Arztanordnung
- Gabe von Parasympathomimetika (z. B. *Prostigmin®*, *Bepanthen®*, *Takus® i. v.*) nach Arztanordnung

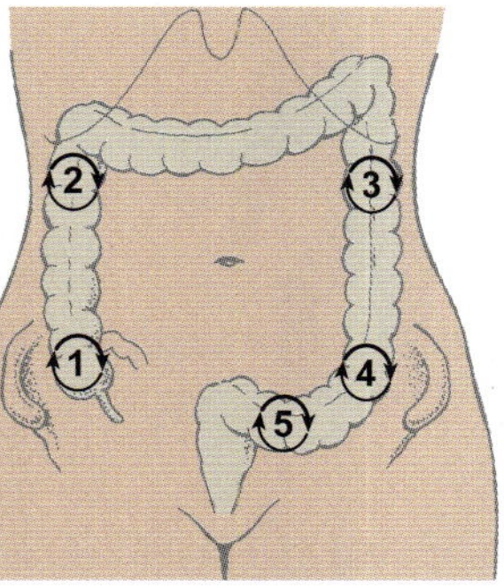

Abb. 5.33 Kolonmassage nach Vogler. Pflegende massieren die fünf gekennzeichneten Punkte nacheinander kreisförmig in Uhrzeigerrichtung für 2–4 Min. Während der Ausatmung des Patienten üben sie deutlicheren Druck aus und während der Einatmung vermindern sie den Druck. Eine vorherige feucht-warme Bauchauflage unterstützt die Maßnahme. [L138]

- Legen eines Darmrohrs zum leichteren Abgang von Darmgasen und zur Auslösung des Defäkationsreflexes
- Evtl. feucht-warme Bauchauflage (➤ Abb. 5.4), sie erleichtert den Abgang von Darmgasen und regt die Peristaltik an, Arztanordnung einholen
- Häufige Mobilisationen zur Anregung der Darmperistaltik
- Ggf. Kolonmassage (➤ Abb. 5.33).

VORSICHT

Abführmaßnahmen nur nach Arztanordnung

Nach Operationen, bei denen der Magen-Darm-Trakt eröffnet wurde, werden abführende Maßnahmen nur nach Arztanordnung durchgeführt.

Orale Abführmittel nicht immer geeignet

Orale Abführmittel (➤ 5.2.7) sind bei geringer oder fehlender Peristaltik nicht geeignet, da das Abführmittel nicht ausreichend im Darm transportiert wird. Blähungen, Übelkeit und Erbrechen können die Folge sein.

Drainagen und Verbandswechsel

Magensonde. Beim gastrektomierten Patienten schient die Magensonde die ösophagojejunale Anastomose. Deshalb darf an der Magensonde keinesfalls manipuliert werden, insbesondere darf eine herausgerutschte Sonde nicht wieder vorgeschoben oder neu gelegt werden, da das Risiko der Perforation der Anastomose hoch ist (bei versehentlich herausgerutschter Sonde den Arzt informieren). Die Pflegenden achten auf die korrekte Lage und sichere Fixierung der Sonde sowie auf regelmäßige Nasenpflege, Sekretmenge und -aussehen, Geruch und Beimengungen. Entfernt wird die Magensonde erst, wenn die Darmtätigkeit eingesetzt hat und die Anastomosen sicher dicht sind (Nachweis durch *Gastrografin®-Schluck*, nach Magenresektion am 3.–5. postoperativen Tag, nach Gastrektomie am 5.–7. postoperativen Tag).

Drainagen. Zieldrainagen sind in Anastomosennähe platziert, z. B. neben dem Duodenalstumpf. Die Pflegenden beobachten Menge und Aussehen des abgeleiteten Wundsekrets. Wichtig sind vor allem Veränderungen, die auf Komplikationen (etwa Nachblutung, Anastomoseninsuffizienz) hinweisen, z. B. eine erhebliche Zunahme der Sekretmenge, Blutbeimengungen oder Trübwerden des anfänglich klaren Wundsekrets. Bei komplikationslosem Verlauf kürzt der Arzt die Zieldrainagen meist am 4.–5. postoperativen Tag und entfernt sie am 7.–10. Tag (nachdem die Dichtigkeit der Anastomose nachgewiesen wurde).

Prophylaxen

Insbesondere nach Eingriffen im Oberbauch ist die Gefahr einer Pneumonie aufgrund schmerzbedingter Schonatmung und Vermeidung von Abhusten sehr groß. Die Pflegenden sorgen für eine regelmäßige **Pneumonieprophylaxe** und beobachten die Atmung des Patienten sorgfältig, um eine beginnende Pneumonie rechtzeitig zu erkennen. Bei umfangreichen Oberbaucheingriffen ist es sinnvoll, den Patienten (unter Aufsicht eines Physiotherapeuten) Atemübungen und den Umgang mit Atemtrainern bereits präoperativ erlernen zu lassen (➤ Abb. 5.22). Eine ausreichende Schmerztherapie unterstützt die Maßnahmen.

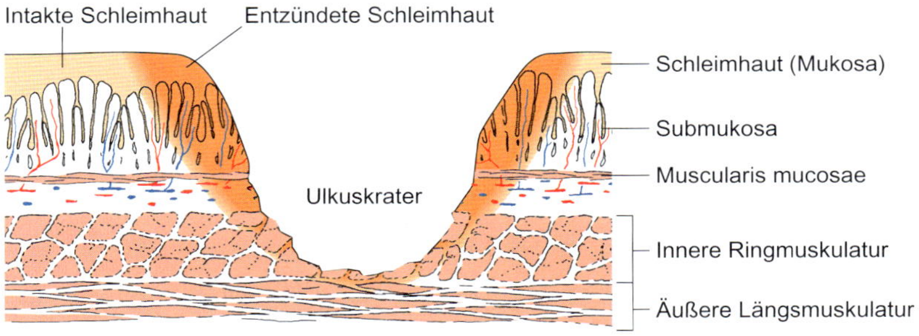

Abb. 5.34 Ulkus. Schematische Darstellung eines Ulkus, das nicht nur die Muscularis mucosae, sondern auch die Submukosa durchbrochen und die innere Ringmuskulatur erfasst hat. [L190]

Muss der Patient postoperativ eine Nahrungs- und Flüssigkeitskarenz einhalten, achten die Pflegenden auf regelmäßige **Soor- und Parotitisprophylaxe**.

5.6.2 Gastroduodenale Ulkuskrankheit

DEFINITION

Ulkus (*Geschwür*): Schleimhautdefekt, der im Gegensatz zur Erosion auch die Muscularis mucosae der Schleimhaut durchbricht (➤ Abb. 5.34). Am häufigsten entwickeln sich die Ulzera im Magen (**Ulcus ventriculi,** *Magengeschwür*) und im Duodenum (**Ulcus duodeni,** *Zwölffingerdarmgeschwür*), selten im Ösophagus oder Jejunum.
Treten über Jahre immer wieder Ulzera auf, handelt es sich um eine chronisch-rezidivierende **Ulkuskrankheit.**
Die Prognose ist für die Mehrzahl der Patienten gut. Bei helicobacter-positiven Ulzera ist die früher sehr hohe Rezidivquote infolge der Eradikationstherapie auf 5–10 % gesunken.

Krankheitsentstehung und Einteilung

Ein Magen- oder Duodenalulkus entsteht durch die Zunahme **aggressiver** (*die Schleimhaut schädigender*) oder die Verminderung **defensiver** (*die Schleimhaut schützender*) Faktoren. Als hauptverantwortlich für die Ulkusentstehung wird das schleimhautschädigende gramnegative Bakterium **Helicobacter pylori** angesehen. Die Tatsache, dass längst nicht alle Menschen, die mit diesem Keim infiziert sind, ein Ulkus entwickeln, zeigt aber, dass weitere Faktoren hinzutreten müssen (➤ Tab. 5.7). Der alte Grundsatz „ohne Säure kein Ulkus" hat also nach wie vor Gültigkeit.

Als Sonderform abzugrenzen ist das **Stressulkus,** das auf eine Durchblutungsstörung der Schleimhaut zurückgeführt wird. Es entsteht häufig bei schwer kranken, intensivmedizinisch betreuten Patienten unter großem physischem und psychischem Stress.

Bedeutsam ist auch die Häufung von Magen-Darm-Ulzera unter Einnahme nichtsteroidaler Antiphlogistika (➤ Tab. 4.4). Die Medikamente vermindern die Synthese schleimhautschützender Prostaglandine und schwächen andere Schutzmechanismen.

Ca. 7 % aller Menschen erleiden einmal im Leben ein Ulkus.

Ulkusformen

- **Ulcus ventriculi.** Überwiegend entlang der kleinen Kurvatur oder im Antrum lokalisiert. Betroffen sind meist ältere Menschen (50–60 Jahre), Frauen ebenso häufig wie Männer. Bei ca. 75 % der Betroffenen liegt eine Besiedelung mit dem Bakterium **Helicobacter pylori** vor (*positiver Hp-Status*). Vorsicht: Gefahr der Verwechslung mit ulzeriertem Magenkarzinom
- **Ulcus duodeni** (➤ Abb. 5.35). Ist etwa 2–3-mal häufiger als das Ulcus ventriculi. Betroffen sind meist jüngere Menschen (30–50 Jahre) und vor allem Männer. Der Hp-Status ist bei nahezu 100 % der Betroffenen positiv, einer vermehrten Magensäurese-

Tab. 5.7 Faktoren, die zur Ulkusentstehung im Magen beitragen oder die Magenschleimhaut davor schützen.

Aggressive Faktoren, Risikofaktoren	Defensive (schützende) Faktoren
• Helicobacter-Bakterien • Vermehrte Magensäure und Pepsin • Gallensäurehaltiger Duodenalsaft • Bestimmte Medikamente, z. B. Glukokortikoide, nichtsteroidale Antiphlogistika (*NRSA*) • Rauchen, Alkohol • Unguter körperlicher und psychischer Stress • Familiäre Disposition	• Aktive Bikarbonatsekretion (Bikarbonat [HCO_3^-] neutralisiert Magensäure, die in die Schleimschicht über der Mukosaoberfläche dringt) • Gut durchblutete Magenschleimhaut • Ausreichende Bildung von Magenschleim

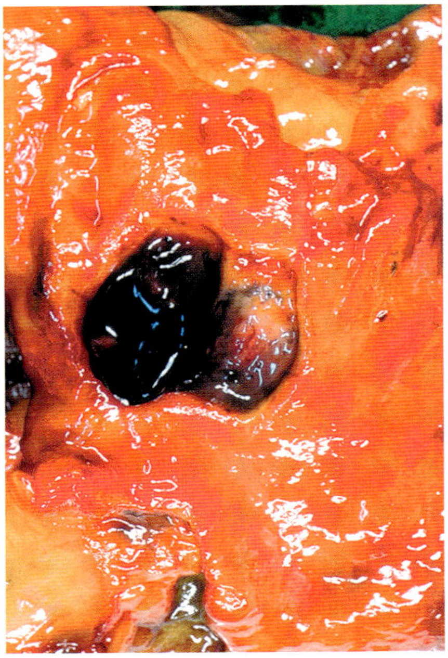

Abb. 5.35 Operationspräparat eines Ulcus duodeni. Im Ulkuskrater liegt noch ein dickes Blutkoagel. Bei einer akuten Blutung aus dem Ulkus kann der Patient rasch viel Blut verlieren und in einen Volumenmangelschock geraten. [M207] [T540]

kretion wird bei der Entstehung insgesamt größere Bedeutung beigemessen als beim Ulcus ventriculi.

Symptome und Befund, Diagnostik

Typische **Symptome** sind Schmerzen im Oberbauch (beim Ulcus ventriculi meist schon während der Mahlzeiten, beim Ulcus duodeni längere Zeit später), Übelkeit, Appetitlosigkeit, Völlegefühl, Nahrungsmittelunverträglichkeit und Gewichtsverlust. Das Ulkus kann auch asymptomatisch verlaufen und erst beim Auftreten von Komplikationen (➤ Tab. 5.8) bemerkt werden.

Der Arzt sichert die **Diagnose** durch eine Ösophago-Gastro-Duodenoskopie mit Biopsie zum Karzinomausschluss und zur Feststellung einer Helicobacter-Infektion. Die Bestimmung des Gastrinspiegels dient dem Ausschluss eines Zollinger-Ellison-Syndroms, bei dem ein gastrinproduzierender Tumor über eine massive Steigerung der Magensäuresekretion zu rezidivierenden Ulzera auch in tieferen Dünndarmabschnitten führt.

5

Ulkuskomplikationen

➤ Tab. 5.8 gibt einen Überblick über die wichtigsten Ulkuskomplikationen. Eine seltene, aber schwerwiegende Komplikation ist die **maligne Entartung,** die vor allem bei Magenulzera und bei Ulzera infolge einer Helicobacter-Besiedelung auftritt. Häufig treten Ulkuskomplikationen nach der Gabe von NSAR (➤ Tab. 4.4) ohne medikamentösen Magenschutz (*Protonenpumpeninhibitoren*) auf.

Konservative Behandlung

Für die meisten Patienten mit Gastroduodenalulzera ist eine medikamentöse Therapie ausreichend. Heute am häufigsten eingesetzt werden H_2-[Rezeptor]-Antagonisten (*H_2-Antagonisten, H_2-Blocker*), z. B. Ranitidin in *Sostril®* oder Famotidin in *Pepdul®* und Protonenpumpenhemmer, z. B. Omeprazol, etwa in *Antra®* zur Säuresekretionshemmung. Daneben kommen Antazida (z. B. *Maaloxan®*) zur Neutralisation bereits gebildeter Magensäure und schleimhautschützende Substanzen, z. B. Sucralfat (z. B. *Ulcogant®*) oder Misoprostol (z. B. *Cytotec®*) zur Anwendung.

Liegt eine Besiedelung mit Helicobacter pylori vor, ist eine Eradikationstherapie angezeigt, üblicherweise mit einem Protonenpumpenhemmer und zwei Antibiotika. Bei negativem Helicobacter-Status werden Protonenpumpenhemmer (z. B. *Antra®*) oder H_2-Antagonisten (z. B. *Sostril®*) gegeben.

Ulkusbegünstigende Medikamente (z. B. Antirheumatika, Glukokortikoide) setzt der Arzt nach Möglichkeit ab. Bis zur endgültigen Ulkusabheilung erfolgt alle vier Wochen eine Kontroll-Ösophago-Gastro-Duodenoskopie. Diese dient auch dem Malignitätsausschluss.

Eine spezielle **Ernährung** ist nicht erforderlich. Der Patient probiert vorsichtig aus, welche Speisen er verträgt. Auf Nikotin und hochprozentige Alkoholika sollte er aber völlig verzichten und Distress (*negativer Stress*) möglichst vermeiden.

Operative Behandlung

Durch die Fortschritte der medikamentösen Therapie sind operative Eingriffe (➤ 5.6.4) zur Ulkustherapie heute nur noch selten er-

Tab. 5.8 Ulkuskomplikationen und (Sofort-)Maßnahmen.

Komplikation	Symptome/Untersuchungsbefund	(Sofort-)Maßnahmen
Akute Blutung	• Hämatemesis (➤ 5.2.5) • Teerstuhl • Symptome des Volumenmangelschocks (➤ 3.3.1)	• Erstmaßnahmen bei Gastrointestinalblutung (➤ 5.2.5): Endoskopische Blutstillung, z. B. Unterspritzung (evtl. nur um Zeit zur Operationsvorbereitung zu gewinnen) • Wenn Blutung endoskopisch nicht gestillt werden kann: Notoperation (offen chirurgische Umstechung der Blutungsquelle) • Medikamentöse Säurehemmung • Operative Säurehemmung: Vagotomie (selten)
Chronische Blutung (*chronisch rezidivierende Ulzera mit Blutungsneigung*)	• Teerstuhl (➤ 5.2.5) • Chronische Anämie	• Eisengabe • Bei chronisch rezidivierenden Ulzera ist die Indikation zur Resektion gegeben
Perforation (*Durchbruch des Ulkus in die freie Bauchhöhle*)	• Zeichen des akuten Abdomens (➤ 3.3.2) • Zeichen einer gedeckten oder diffusen Peritonitis, v. a. „bretthartes Abdomen" (➤ 5.9.1) • Kreislaufschock (➤ 3.3.1)	• Erstmaßnahmen bei akutem Abdomen (➤ 3.3.2) • Sofortige Notoperation: Ulkusübernähung mit Exzision, Querverschluss und Drainageeinlage • Histologie zum Ausschluss eines Karzinoms • Hochdosierte Antibiotika
Penetration (*Einbruch des Ulkus in umliegende Organe*)	• Anhaltende, starke, bohrende Schmerzen oft ausstrahlend in Rücken und linke Schulter	• Überwachung, z. B. RR, Puls, Temperatur, Schmerzverlauf • Nahrungs- und Flüssigkeitskarenz • Infusionstherapie (➤ 4.5.15) • Meist Operation erforderlich (Magenteilresektion)
Pylorusstenose (*Stenose des Magenausgangs*)	• Langsame Entwicklung von Völlegefühl, Übelkeit, Erbrechen • Gewichtsverlust	• Magensonde zur Magenentleerung • Parenterale Ernährung (➤ 4.5.15) • Medikamentöse Ulkustherapie • Pylorotomie

forderlich. Dagegen nehmen akute Ulkuskomplikationen als Indikation für eine Operation prozentual zu.

Mögliche Operationen sind:
- Umstechung eines blutenden Ulkus
- Exzision des Ulkus mit Defektübernähung
- Magenresektion nach Billroth I oder II (➤ 5.6.4)
- Vagotomie (*Durchtrennung der den Magen versorgenden Teile des N. vagus*), um die Säurebildung zu unterbinden. Heute nur noch sehr selten durchgeführt, weil die medikamentöse Behandlung mit Protonenpumpenhemmer gleichermaßen wirksam ist.

Pflege

Perioperative Pflege ➤ 5.6.1

5.6.3 Magenkarzinom

DEFINITION

Magenkarzinom (*Magenkrebs*): Maligner Tumor, der von den Drüsen (*Adenokarzinom*) oder dem Zylinderepithel der Magenschleimhaut ausgeht. Unterschieden in den häufigen **intestinalen** (*polypösen*) Typ und den selteneren **diffusen** (*infiltrativen*) Typ. Betrifft vor allem Männer um das 70. Lebensjahr.

In Deutschland seit Jahrzehnten rückläufig mit einem Anteil von ca. 4 % der bösartigen Tumoren, weltweit das fünfthäufigste Karzinom. Die 5-Jahres-Überlebensrate liegt bei etwa 30 %.

Krankheitsentstehung und Einteilung

Neben einer erblichen Disposition sind folgende Risikofaktoren für die **Krankheitsentstehung** bekannt:
- Magenresektion vor 10–15 Jahren (*Magenstumpfkarzinom* ➤ 5.6.5)
- **Chronische Gastritis** (*Magenschleimhautentzündung*) vom Typ A (**A***utoimmungastritis*) und B (**B***akterielle Gastritis, meist Besiedelung mit Helicobacter pylori*)
- Perniziöse Anämie (*Anämie durch Vitamin-B_{12}-Mangel*)
- Primär gutartige Tumoren des Magens, z. B. Magenadenome
- Nikotin- und Alkoholabusus
- Nitrosamine in der Nahrung, z. B. in Fleisch- oder Wurstwaren.

Ist das Magenkarzinom auf die Mukosa und Submukosa beschränkt, handelt es sich um ein **Frühkarzinom.** Diese Form des Magenkarzinoms hat mit einer 5-Jahres-Überlebensrate von > 90 % eine sehr gute Prognose. Ist das Karzinom bereits über die Submukosa hinaus in die Muskularis infiltriert, handelt es sich um ein **fortgeschrittenes Karzinom** mit schlechter Prognose: Trotz Radikaloperation beträgt die 5-Jahres-Überlebensrate nur 25 %.

Das Magenkarzinom **metastasiert** vor allem in die Leber, aber auch ins große Netz, in Knochen und Gehirn. Eine besondere Metastasenlokalisation bei weit fortgeschrittenem Magenkarzinom ist die Virchow-Drüse (*Lymphknoten oberhalb des linken Schlüsselbeins*). Typisch sind auch sog. Abtropfmetastasen in das kleine Becken (z. B. ovarielle Metastasen bei Frauen). Sind jene Metastasen nachweisbar, ist das Karzinom nahezu inoperabel. [vgl. 16]

Symptome und Befund, Diagnostik

Das Magenkarzinom bereitet dem Patienten lange Zeit keine Beschwerden oder macht nur unspezifische **Symptome** im Sinne eines empfindlichen Magens, klassische Frühsymptome gibt es nicht. Meist klagen die Kranken erst in späten Stadien über Gewichtsabnahme, Leistungsknick, Schmerzen, Übelkeit und evtl. Abneigung gegenüber bestimmten Speisen (häufig Fleisch und Wurst). Chronische Blutverluste (*Teerstuhl*) können zu einer Anämie mit entsprechenden Symptomen führen, z. B. Blässe, ständige Müdigkeit, Kälteempfindlichkeit und Tachykardie.

Bei der **Diagnostik** steht an erster Stelle die Gastroskopie mit Biopsie. Zum Staging (➤ 1.5.3) werden Endosonografie des Magens, Oberbauchsonografie, CT/MRT des Abdomens, Knochenszintigramm und Röntgenaufnahme des Thorax durchgeführt. Geeignete Tumormarker sind CEA und CA 19–9 (➤ Abb. 1.11). Diese sind jedoch nicht verlässlich zur Diagnosefindung, sondern eher zur Verlaufskontrolle; ist das CEA erhöht, weist es auf mögliche Metastasen hin.

5

Behandlung

Die kurative **Behandlung** des Magenkarzinoms ist operativ, in der Regel wird eine Gastrektomie durchgeführt unter Mitnahme der regionären Lymphknoten (➤ 5.6.4). Bei ganz frühem Tumorstadium sind limitierte Magenresektionen möglich (➤ 5.6.4).

Ist der Patient aufgrund anderer Erkrankungen nicht operabel, kann eine kurative Radio-Chemotherapie versucht werden. Bei lokal fortgeschrittenem Magenkarzinom erfolgt eine neoadjuvante Chemotherapie, die postoperativ fortgesetzt wird, bei Tumoren des ösophagogastralen Übergangs eine Radio-Chemotherapie.

Bei inoperablem Antrumkarzinom mit Magenausgangsstenose legt der Arzt oft eine Gastroenterostomie (*GE,* ➤ 5.6.4). Weitere Palliativmaßnahmen sind z. B. die endoskopische Abtragung des Tumors mit einer **Diathermieschlinge** (*Hochfrequenzwärme,* ➤ Abb. 5.46), die Lasertherapie und die Anlage einer perkutanen endoskopischen Jejunostomie (*PEJ*) zur enteralen Ernährung (➤ 4.5.16). [vgl. 16]

Pflege

Perioperative Pflege ➤ 5.6.1

Beratung

Zur Entlassung benötigen Patienten nach Magenentfernung eine umfassende **Beratung:**
- Die Kalorienzufuhr muss bei Magenoperierten wegen der schlechten Ausnutzung der Nahrung und den Durchfällen um ⅓ erhöht sein
- Magenoperierte sollen wöchentlich ihr Gewicht kontrollieren, um eine Gewichtsabnahme durch Durchfälle, Dumping-Syndrom (➤ 5.6.5) und Erbrechen frühzeitig zu erkennen
- Die tägliche Nahrung auf mindestens 8–10 kleine Mahlzeiten im Abstand von 2 Std. verteilen, um Völlegefühl vorzubeugen und

den kleinen Rest- oder Ersatzmagen nicht zu überlasten. Im Laufe der Zeit kommen viele Betroffene gut mit 4–6 Mahlzeiten am Tag zurecht

- Langsam essen und gründlich kauen, da durch die fehlenden Magenfermente die Verdauung beeinträchtigt ist
- Nach dem Essen nicht hinlegen wegen der Gefahr des Refluxes
- Nichts zu den Mahlzeiten trinken. Besser etwa 30 Min. vor oder nach den Mahlzeiten trinken, jedoch nicht mehr als 200 ml auf einmal, um eine Überfüllung des Rest- oder Ersatzmagens und eine zu schnelle Speisebreipassage zu verhindern
- Zucker in größeren Mengen vermeiden (Zucker zieht Wasser an und wirkt dadurch wie Trinken zu den Mahlzeiten – Zucker in kleinen Mengen, z. B. im Kaffee, schadet nicht). Empfehlenswert ist es, in den ersten 2–3 Wochen mit Zuckeraustauschstoffen zu süßen
- Kohlenhydrate bevorzugt in Form von Vollkornprodukten aufnehmen. Diese werden nicht so schnell resorbiert wie z. B. Weißbrot und verhindern damit eine zu rasche Speisebreipassage und einen schnellen Blutzuckeranstieg. Allerdings verursachen sie manchmal auch Völlegefühl und evtl. einen Druck in der Magengegend. Zur Resorptionsverzögerung können zusätzlich Quellstoffe (z. B. Pektin) vorsichtig ausprobiert werden. Grundsätzlich soll jeder Patient ausprobieren, welche Lebensmittel ihm bekommen und welche nicht:
  - Unbekömmlich sind meist blähende, stark gewürzte, gesalzene oder sehr fette Speisen
  - Fleisch kann häufig nur passiert verdaut werden, da das Pepsin und HCl fehlen
  - Milch wird häufig schlecht vertragen, da der Milchzucker zusätzlich abführend wirkt und Milcheiweiß schlecht verdaut wird. Käse, Quark und Joghurt werden meist gut vertragen
  - Bier und Rotwein werden in der Regel gut vertragen, während hochprozentiger Alkohol das Frühdumping-Syndrom fördert
- Verdauung ggf. medikamentös durch die Gabe von Pankreasenzymen (z. B. *Kreon®*) unterstützen, denn nach einer Gastrektomie besteht häufig auch eine eingeschränkte Bauchspeicheldrüsenfunktion
- Das Essen muss sauber hergerichtet werden, Lebensmittel sind gut zu waschen bzw. zu kochen, da die Magensalzsäure als wichtige keimabtötende Substanz fehlt
- Gastrektomierte Patienten benötigen eine lebenslange Vitamin B_{12}-Gabe in Form einer Depotspritze alle drei Monate. Bei diesen Patienten findet keine Vitamin-B_{12}-Resorption aus der Nahrung statt, da der dafür benötigte Intrinsic-Faktor aus der Magenschleimhaut fehlt. Bei nicht duodenaler Speisepassage sind häufig auch Pankreasenzyme zu substituieren.

5.6.4 Operationen am Magen

Es gibt eine Vielzahl an **Operationen am Magen,** bei denen meist mehr oder weniger Magen entfernt wird. Die Anastomose (*Verbindung zwischen zwei anatomischen Strukturen*) wird nach den beiden Anteilen benannt, die sie herstellen. Es wird immer zuerst der Teil genannt, der in der natürlichen Passage zuerst kommt. Möglich sind End-zu-End-, End-zu-Seit-, Seit-zu-End- und Seit-zu-Seit-Anastomosen.

Gastrotomie

Bei einer **Gastrotomie** (*Schnitteröffnung des Magens*) wird die Magenvorderwand eröffnet, um z. B. einen Fremdkörper oder Polypen zu entfernen oder ein blutendes Ulkus zu umstechen. Anschließend werden Magen- und Bauchwand mit einer Naht verschlossen.

Gastrostomie

Bei einer **Gastrostomie** wird nach Eröffnung der Magenwand eine künstliche Verbindung zwischen Magen und Körperoberfläche hergestellt. Eine typische Gastrostomie ist die perkutane endoskopische Gastrostomie, die für eine längerfristige enterale Ernährung angelegt wird (➤ 4.5.16).

Pyloroplastik

Bei einer **Pyloroplastik** wird der Magenausgang operativ erweitert. Es sind verschiedene Techniken möglich, z. B. Längsschnitt des Pylorus und quere Zusammennähung (*nach Heineke-Mikulicz*) oder Längsschnitt der ringförmigen Muskulatur und Aufdehnung ohne die Schleimhaut zu eröffnen (*Ramstedt-(Weber)-Operation*). **Indikationen** für eine Pyloroplastik sind (vgl. ➤ Abb. 5.5):

- Hypertrophe Pylorusstenose des Säuglings
- Funktionelle Entleerungsstörungen
- Pylorusstenosen (*Magenausgangsstenosen*)
- Duodenaltumoren.

Gastroenterostomie

Die **Gastroenterostomie** (*GE*) ist eine operativ geschaffene Verbindung zwischen Magen und Dünndarm. Hierbei wird eine Jejunumschlinge hochgezogen und Seit-zu-Seit an die Magenwand anastomosiert (*Gastrojejunostomie,* ➤ Abb. 5.36). Über diese Verbindung kann der Speisebrei in das Jejunum abfließen. Sie ist indiziert bei inoperablem Antrumkarzinom mit Magenausgangsstenose, um die Nahrungspassage zu ermöglichen.

Kardiaresektion

Bei der **Kardiaresektion** wird der Mageneingang entfernt. Die Passage wird durch eine End-zu-End-Anastomose zwischen unterer Speiseröhre und Magenrest (*Ösophagogastrostomie*) wiederhergestellt. Indikationen sind Ulzera oder kleine Karzinome im Bereich des Mageneingangs.

Limitierte Magenresektion

Bei der **limitierten Magenresektion** wird nur ein Teil des Magens entfernt. Im Gegensatz zu den Billroth-Operationen erfolgt eine Anastomose zum Dünndarm, weil der Magenausgang (*Pylorus*) erhalten bleibt. Typische Resektionen sind:

- Laparoskopische intragastrische Mukosaresektion: Entfernung von Magenschleimhaut
- Wedge-Resektion: Entfernung eines Teils der Magenwand
- Segmentresektion: Entfernung eines größeren Magenabschnitts
- Pyloruserhaltende distale Gastrektomie.

Die Passage wird durch End-zu-End-Anastomosen wieder hergestellt. Eine limitierte Magenresektionen ist nur bei Frühkarzinomen und Carcinomata in situ mit weitem Sicherheitsabstand möglich.

Operationen nach Billroth

Die **Operationen nach Billroth** sind Zweidrittel-Resektionen des Magens. Dabei werden das Antrum und Teile des Korpus, also große Teile der gastrin- und säureproduzierenden Magenabschnitte, entfernt. Die Billroth-I- und Billroth-II-Resektion unterscheiden sich in der Art, wie der verbleibende Restmagen an den Dünndarm anastomosiert wird (➤ Abb. 5.36):

- Bei der **Billroth-I-Resektion** (kurz *B I*) wird der Restmagen und das Duodenum direkt miteinander verbunden (*Gastroduodenostomie*). Vorteil dieser Methode ist der Erhalt der duodenalen Speisebreipassage. Nachteilig ist das erhöhte Risiko einer Nahtinsuffizienz, da die Naht stark unter Spannung stehen kann
- Bei der **Billroth-II-Resektion** (kurz *B II*) wird das Duodenum am proximalen Ende blind verschlossen und der Restmagen mit dem Jejunum verbunden. Vorteil sind die spannungsfrei herstellbaren Anastomosen. Nachteilig sind der Verlust der duodenalen Speisebreipassage und ein erhöhtes Karzinomrisiko, bei der Gastrojejunostomie mit Braun-Fußpunktanastomose evtl. auch ein Syndrom der zuführenden Schlinge (➤ 5.6.5). Die Verbindung zwischen Magen und Jejunum kann auf zwei Arten hergestellt werden:
  - Bei der **Gastrojejunostomie** mit **Braun-Fußpunktanastomose** wird eine Jejunumschlinge nach oben gezogen und mit dem Restmagen verbunden. Um zu gewährleisten, dass auch das Sekret aus dem Duodenum in den Darm ablaufen kann, wird am tiefsten Punkt der Schlinge (*Fußpunkt*) eine Kurzschlussverbindung an (*Braun-Fußpunktanastomose*) angelegt
  - Bei der **Roux-Y-Gastrojejunostomie** wird Jejunum quer durchgeschnitten. Dadurch entsteht ein Dünndarmsegment aus Duodenum- und Jejunumanteil. Das verbleibende Jejunum wird mit dem Magen anastomosiert, das Dünndarmsegment aus Duodenum und Jejunum wird End-zu-Seit an das Jejunum anastomosiert (*Roux-Anastomose*). Dadurch entsteht eine Y-förmige Anordnung des Dünndarms.

Gastrektomie

Bei den meisten Magenkarzinomen ist eine **Gastrektomie** erforderlich. Dabei werden der gesamte Magen und die regionären Lymphknoten entfernt, sowie jene am Pankreasoberrand und das Omentum majus (*großes Netz*). Nicht selten muss zusätzlich das Omentum minus (*kleines Netz*), der distale Ösophagus und Pankreasschwanz mitreseziert werden, nur selten die Milz.

Zur Rekonstruktion der Magen-Darm-Passage stehen verschiedene Techniken mit und ohne Bildung eines Ersatzmagens zur Verfügung (➤ Abb. 5.37). Nach einer Gastrektomie müssen Vitamin B_{12}, Folsäure und Pankreasfermente dauerhaft substituiert werden.

5

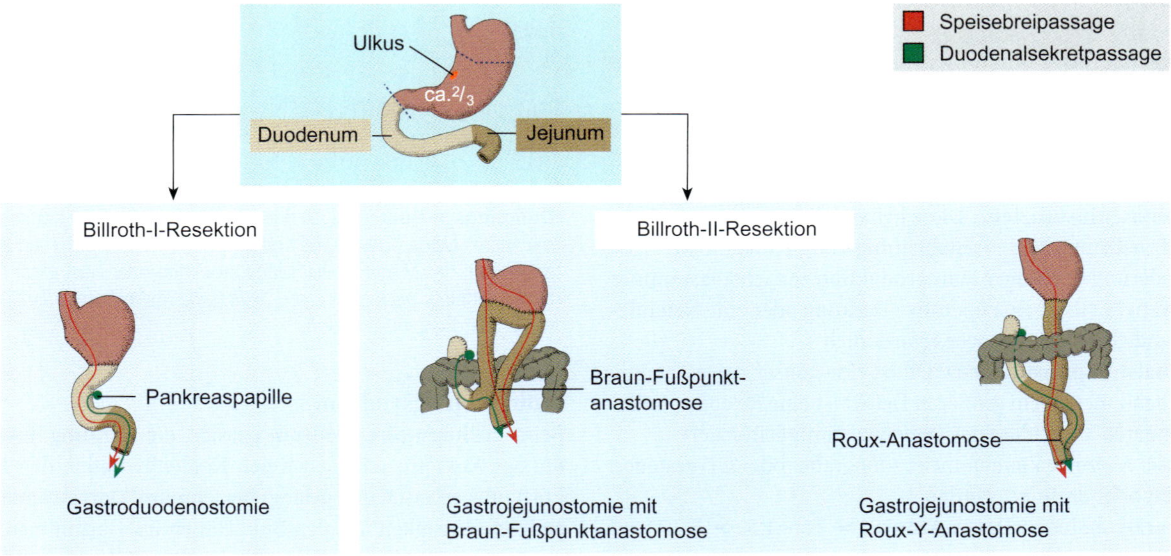

Abb. 5.36 Billroth-Operationen. Die beiden Resektionsverfahren Billroth I und Billroth II unterscheiden sich darin, wie der Restmagen und der Dünndarm zusammengefügt werden. [L190]

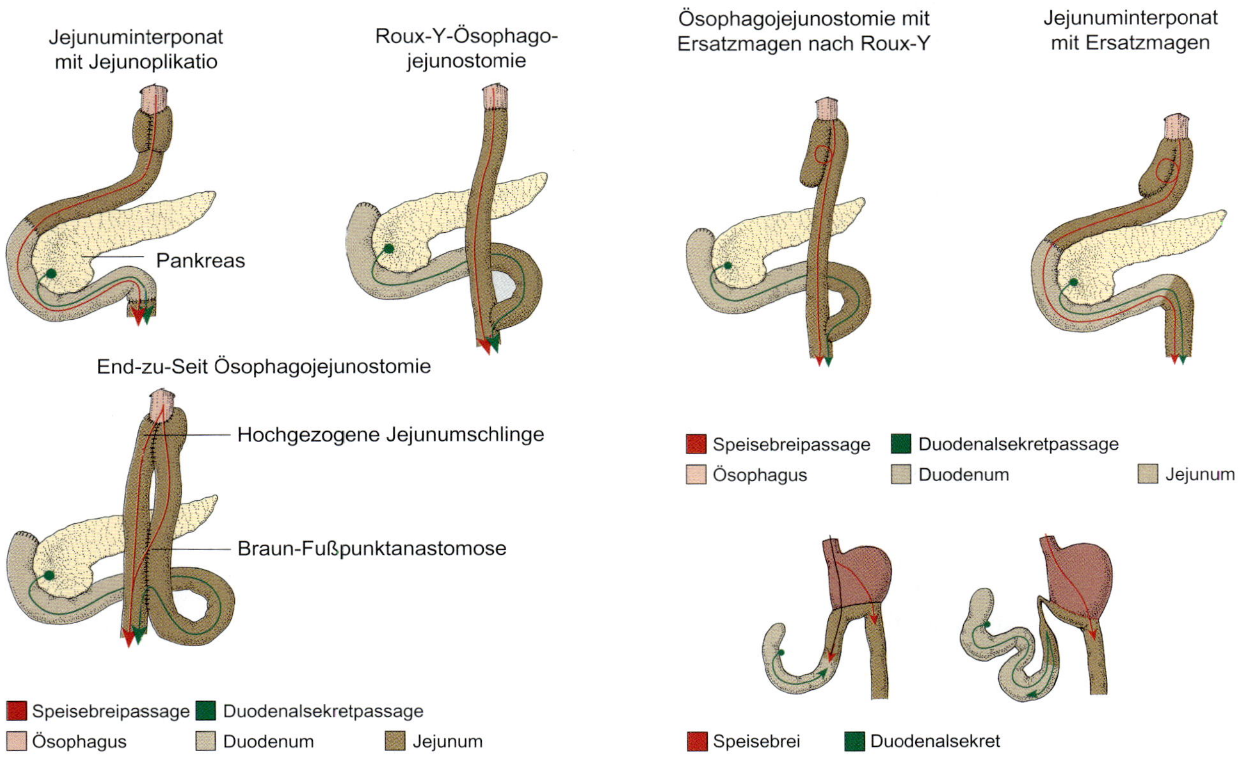

Abb. 5.37 Anastomosen nach Gastrektomie. Links: OP-Techniken ohne Bildung eines Ersatzmagens. **Rechts oben:** OP-Techniken mit Bildung eines Ersatzmagens aus einem in Schlingen gelegten Jejunumabschnitt. Technik nach Roux-Y, rechts daneben mit zwischengeschaltetem Jejunalsegment. **Rechts unten:** Infolge einer technisch ungünstig angelegten Anastomose entleert sich der Mageninhalt nicht nur in die abführende, sondern auch in die zuführende Jejunumschlinge (links). Eine Stenose der zuführenden Jejunumschlinge im Bereich der Anastomose führt zur Ansammlung von Duodenalsekret (rechts). [L190]

5.6.5 Folgezustände nach Operationen am Magen

Frühpostoperative Komplikationen

Zu **frühpostoperative Komplikationen** kommt es innerhalb der ersten Tage nach der Operation:

- **Nachblutung.** Blutungen ins Darmlumen können evtl. endoskopisch gestillt werden. Ansonsten ist eine Relaparotomie mit operativer Blutstillung erforderlich
- **Anastomoseninsuffizienz.** Diese behandelt der Arzt mit parenteraler Ernährung, Magensaftableitung und Medikamenten zur Verminderung der Magensäureproduktion zunächst fast immer konservativ. Evtl. ist eine operative Deckung oder eine Neuanlage der undichten Anastomose erforderlich
- **Duodenalstumpfinsuffizienz.** Oft ist eine konservative Therapie ausreichend. Bei einem größeren Defekt ist eine Relaparotomie zum erneuten Verschluss des Duodenalstumpfs indiziert
- **Abszesse.** Abszesse können meist sonografie- oder CT-gesteuert punktiert oder drainiert werden
- **Postoperative Magen-Darm-Atonie** (➤ Tab. 4.3, ➤ 5.2.3).

Spätpostoperative Komplikationen

Etwa 10–20 % aller magenoperierten Patienten leiden unter **Spätfolgen**, die meist auf die veränderte Speisepassage zurückzuführen sind.

Dumpingsyndrom

DEFINITION

Dumpingsyndrom (engl. to dump = *hineinplumpsen*): Kombination verschiedener Magen-Darm- und Kreislauf-Beschwerden aufgrund einer Sturzentleerung des Magens nach Magenresektion oder Gastrektomie. Auftreten unmittelbar nach dem Essen (*Frühdumpingsyndrom*) oder Stunden danach (*Spätdumpingsyndrom*).

Frühdumpingsyndrom

Beim **Frühdumpingsyndrom** passiert die Nahrung, insbesondere flüssige Kost mit reichlich freien Kohlenhydraten, den Rest- oder Ersatzmagen rasch und gelangt ins Jejunum. Dort strömt osmotisch bedingt Flüssigkeit aus den Blutgefäßen ins Darmlumen. Dadurch entsteht 10–20 Min. nach der Mahlzeit ein Volumenmangel im Gefäßsystem. Zunächst wird dem Patienten übel, er erbricht meist und klagt über Hitzegefühl. Diese Symptome sind begleitet von den typischen Symptomen des intravasalen Volumenmangels: Blutdruckabfall, Tachykardie, Kaltschweißigkeit und Kollapsneigung. Häufig tritt auch Durchfall auf.

Durch Einhalten diätetischer Maßnahmen (➤ 5.6.3) bessern sich die Beschwerden meist. Nur in wenigen Fällen ist eine Korrekturoperation (Umwandlung einer B II-Rekonstruktion in eine B I-Resektion) erforderlich.

Spätdumpingsyndrom

Ursache des **Spätdumpingsyndroms** ist eine überschießende Insulinfreisetzung infolge der raschen Passage und Resorption von Kohlenhydraten im Dünndarm. Durch eine übersteigerte Insulinfreisetzung fällt der Blutzucker in der Folge rasch. Deshalb entwickelt sich 1–3 Std. nach der Nahrungsaufnahme eine Hypoglykämie mit Heißhunger, Schwächegefühl und Schweißausbrüchen. Es folgen Veränderungen der Bewusstseinslage bis hin zur hypoglykämischen Bewusstlosigkeit.

Auch beim Spätdumping mildern diätetische Maßnahmen (➤ 5.6.3) die Beschwerden. Wie ein Diabetiker sollte auch ein Patient mit einem Spätdumpingsyndrom stets Würfel- oder Traubenzucker zur Bekämpfung einer Hypoglykämie bei sich tragen.

Syndrom der zuführenden Schlinge

Beim **Syndrom der zuführenden Schlinge** (*Afferent-Loop-Syndrom*) sammeln sich Galle und Pankreassekret sowie ggf. Mageninhalt in der zuführenden Darmschlinge. Evtl. kommt es zusätzlich zur bakteriellen Besiedlung des gestauten Schlingeninhalts.

Die Patienten klagen über Druckgefühl im rechten Oberbauch, das nach massivem galligem Erbrechen sofort verschwindet. Bei bakterieller Besiedlung kommt es zusätzlich zu Durchfällen; außerdem besteht die Gefahr einer Cholangitis (➤ 6.5.4) und selten einer Duodenalstumpfinsuffizienz.

Die Behandlung ist vorzugsweise operativ, z. B. Anlegen einer Braun-Fußpunktanastomose, Umwandlung in eine Roux-Y-Anastomose oder Umwandlung der Billroth-II- in eine Billroth-I-Resektion (➤ Abb. 5.36).

Syndrom der abführenden Schlinge

Das **Syndrom der abführenden Schlinge** (*Efferent-Loop-Syndrom*) entsteht durch eine Abflussbehinderung (z. B. durch Narbenstränge) in der abführenden Schlinge. Die Patienten leiden an massivem Erbrechen von Flüssigkeit, Galle und Nahrung. In der Regel ist eine erneute Operation zur Wiederstellung der Darmpassage erforderlich.

Metabolische Folgezustände nach Magenoperationen

Längerfristig kommt es bei gastrektomierten Patienten zu **Vitaminmangelerscheinungen,** zur **Osteomalazie** (➤ 8.6.3) und zu einer **Anämie** durch Eisenmangel oder Mangel an Vitamin B_{12} (*perniziöse Anämie*). Deshalb erhalten gastrektomierte Patienten alle 4–12 Wochen eine Ampulle Vitamin B_{12} i. m. als Substitutionstherapie. Zudem wird Folsäure in regelmäßigen Abständen gegeben.

Magenstumpfkarzinom

10–15 Jahre nach einer Magenresektion steigt das Risiko eines Karzinoms im Restmagen deutlich. Besonders hoch ist das Risiko nach einer Billroth-II-Resektion (7–10 % der Patienten). Um ein Magenstumpfkarzinom rechtzeitig zu erkennen, sollen Patienten, deren Magenresektion 10–15 Jahre zurückliegt, einmal jährlich gastroskopiert werden.

5.7 Erkrankungen des Dünn- und Dickdarms

Fast-Track-Chirurgie

Ende der 1990er-Jahre entwickelte der dänische Arzt *Henrik Kehlet* ein neues Konzept für Operationen im Bauchraum. Ziel ist eine beschleunigte Rekonvaleszenz der Patienten durch eine rasche Mobilisation und schnellen Kostaufbau. **Fast-Track-Chirurgie** (*Fast-Track Surgery*) heißt so viel wie „schnelle Schiene" und ist eine evidenzbasierte Behandlungsmaßnahme.

Nach Operationen im Bauchraum, insbesondere bei Darmoperationen, gibt es eine Reihe von Ursachen, die für die „Operationskrankheit", also die allgemeinen Folgen eines operativen Eingriffs verantwortlich sind. Dazu gehören u.a. Schmerzen, Stress, Magen-Darmatonie, Bettruhe und Nahrungskarenz. Die Fast-Track-Chirurgie will diesen Folgen vorbeugen, ebenso Wundinfektionen und Pneumonien. Zudem wird der Patient schneller mobil und kann früher entlassen werden.

Prinzipien des Fast-Track-Konzeptes sind:

- Minimal-invasive Verfahren und atraumatische chirurgische Techniken, Verzicht auf Drainagen
- Optimierte Narkose
- Effektives Schmerzmanagement durch einen präoperativ gelegten Periduralkatheter
- Optimiertes Infusionsmanagement
- Frühe Mobilisation, intensive krankengymnastische Betreuung
- Weniger invasive präoperative Darmvorbereitung (z. B. keine Darmspülung, stattdessen 1–2 Klysmen), keine lange Nahrungskarenz und frühe Nahrungsaufnahme nach der Operation
- Frühe Entlassung und ggf. ambulante Nachkontrollen.

Die Entscheidung für die Fast-Track-Chirurgie bleibt immer von den individuellen Umständen abhängig und kann jederzeit unterbrochen werden. Der Patient muss gründlich aufgeklärt sein und bereit sein, aktiv mitzuarbeiten.

5.7.1 Perioperative Pflege

Pflege vor, während und nach Operationen ➤ Kap. 4
Beobachten, Beurteilen und Intervenieren ➤ 5.1.5
Perioperative Pflege bei Magenoperationen ➤ 5.6.1

Präoperative Pflege

Nahrungsabbau und Darmvorbereitung

Die **Nahrungskarenz** ist abhängig von der geplanten Operation und hausinternen Standards (konventionell oder Fast-Track). Patienten im stark reduzierten Allgemeinzustand erhalten eine parenterale Ernährung. Vor Eröffnung des Dickdarms ist in der Regel ein Nahrungsabbau in der Verbindung mit einer gründlichen Darmreinigung notwendig.

Der **Nahrungsabbau** beginnt bei Patienten mit stenosierenden Prozessen mit der Diagnosestellung. Meist wird sofort auf eine parenterale Ernährung umgestellt.

Die **Darmvorbereitung** richtet sich ebenfalls nach der geplanten Operation. Bei Operationen am Enddarm wir lediglich ein Klysma verabreicht, bei Kolonkarzinom ist eine orthograde Spülung notwendig. Bei Operationen am Dickdarm wird im Rahmen eines Fast-Track-Konzepts auf eine orthograde Spülung verzichtet.

Pflegende holen sich für die Darmvorbereitung eine konkrete Anordnung des Arztes ein.

DEFINITION

Orthograde Darmspülung (orthograd = *in physiologischer Richtung*): Spülung zur Entleerung und gründlichen Reinigung des Dickdarms vor operativen Eingriffen oder endoskopischen Untersuchungen.

Die Art der Darmreinigung ist abhängig von der geplanten Operation. Vor Eingriffen an Ösophagus, Magen oder Dünndarm erhält der Patient am Abend vor der Operation ein orales Abführmittel. Die Pflegenden verabreichen das Abführmittel so rechtzeitig, dass der Patient durch dessen Wirkung nicht in seiner Nachtruhe gestört wird. Bei Operationen am Enddarm wird ein Klysma oder ein Reinigungseinlauf verabreicht. Die aufwendigste Darmreinigung ist vor Operationen am Dickdarm notwendig, hier wird eine **orthograde Darmspülung** durchgeführt.

Zur **orthograden Darmspülung** bekommt der Patient am Vortag der Operation 4–6 l einer Elektrolytlösung, die schwer resorbierbare Salze enthält, z. B. *Oralav®*. Entweder trinkt der Patient die Lösung mit zusätzlich reichlich Flüssigkeit (1 l in 30–45 Min., da die Lösung sonst resorbiert wird und der Spüleffekt ausbleibt) oder sie wird ihm über eine Magensonde verabreicht. Wenn der Patient sich dazu in der Lage fühlt, kann er die Lösung trinken. Gespült wird so lange, bis der Patient wasserklare Flüssigkeit ausscheidet.

Kontraindiziert ist eine orthograde Darmspülung bei (Verdacht auf) Ileus oder Darmstenosen sowie wegen der hohen Kreislaufbelastung bei Herzinsuffizienz.

Durchführung der orthograden Darmspülung **über eine Sonde:**

- Magensonde legen
- Für mobile Patienten eine Toilette frei halten, weniger mobile Patienten auf einen Nachtstuhl setzen (lassen) und mit Bademantel und Decke warm halten
- Überleitungssystem an die Sonde anschließen und den ersten Liter körperwarme Spülflüssigkeit in etwa ½ Std. einlaufen lassen. Übrige Flüssigkeit bei guter Verträglichkeit innerhalb 2–4 Std. verabreichen
- Während der Spülung Puls und Blutdruck des Patienten, Einlaufgeschwindigkeit der Spüllösung und die Ausscheidung engmaschig kontrollieren
- Spülung beenden, sobald die ausgeschiedene Flüssigkeit wasserklar ist.

VORSICHT

Nebenwirkungen beachten

- Bei Brechreiz während der Spülung kurze Pause einlegen (etwa 15 Min.), dann die Spülung fortsetzen. Nach Arztanordnung ein Antiemetikum verabreichen
- Bei starken Schmerzen, anhaltendem Brechreiz, Erbrechen oder fehlender Stuhlausscheidung Spülung abbrechen und Arzt informieren.

Körperreinigung und Haarentfernung

Der Patient erhält präoperativ die Möglichkeit zum Duschen. Die Pflegenden kontrollieren danach den Bauchnabel und reinigen ihn bei Bedarf. Die Haarkürzung erfolgt nach Hausstandard (➤ 4.1.4).

Bei Eingriffen am Rektum rasieren die Pflegenden auch den Anal- und Gesäßbereich bzw. kürzen die Haare. Dies gilt auch bei geplanter Rektumresektion, da sich evtl. erst intraoperativ herausstellt, ob eine Rektumamputation notwendig ist.

Weitere Maßnahmen

Um die Keimbesiedelung im Darm und damit das Risiko postoperativer Infektionen zu reduzieren, erhält der Patient eine **perioperative Antibiose.**

Steht schon präoperativ fest, dass ein Enterostoma angelegt wird, informieren der Arzt oder die Pflegenden den Stomatherapeuten, der noch vor der Operation Kontakt zum Patienten aufnehmen und die Stomalokalisation mit dem Arzt und dem Patienten zusammen festlegt (➤ 5.4.2).

Postoperative Pflege

Nach umfangreichen Eingriffen am Dickdarm werden ältere Patienten und solche mit Risikofaktoren einen Tag auf einer Intensivstation oder chirurgischen Wachstation überwacht.

Lagerung und Bewegung

Die geeignete **Lagerung** nach den meisten Eingriffen am Darm ist die Rückenlagerung mit erhöhtem Oberkörper. Zur Entspannung der Bauchdecke und Entlastung der Nähte erhalten die Patienten eine Knierolle oder der „Knieknick" des Bettes wird eingestellt.

Ausnahme sind proktologische Eingriffe, z. B. die Entfernung von Hämorrhoiden (➤ 5.8.1). Diese Patienten werden postoperativ auf die Seite gelagert, um Druck auf die Operationswunde und damit Schmerzen zu vermeiden. Nach Rektumamputation mildert ein weiches Kissen die Schmerzen beim Sitzen und Liegen. Nach Exzision einer Steißbeinzyste (*Sinus pilonidalis,* ➤ 5.8.6) soll der Patient auf dem Rücken liegen, sodass die Kompression zur Blutstillung ausgenutzt werden kann.

Die **Mobilisation** findet prinzipiell so früh wie möglich statt. Oft kann der Patient am Abend des Operationstages oder am 1. postoperativen Tag erstmals aufstehen; die individuelle Patientensituation ist zu berücksichtigen. Das Aufstehen wird bauchdeckenentlastend und schmerzarm durchgeführt (➤ Abb. 4.50, ➤ Abb. 5.32).

Ernährung

Der Beginn der enteralen Ernährung ist von der durchgeführten Operation und auch vom Beginn der Darmtätigkeit abhängig.

Bei Operationen mit Anastomosen muss der Patient in den ersten drei postoperativen Tagen Nahrungs- und Flüssigkeitskarenz einhalten. In dieser Zeit achten die Pflegenden auf regelmäßige Soor- und Parotitisprophylaxe. Bei komplikationslosem Verlauf (keine Zeichen für eine Anastomoseninsuffizienz) darf der Patient ab dem 4. postoperativen Tag zunächst schluckweise, dann unbegrenzt trinken und ab dem 6. postoperativen Tag flüssige Kost zu sich nehmen. Kommt darunter die Darmtätigkeit in Gang, kann die Kost weiter aufgebaut werden, bis am 8.–10. postoperativen Tag Schonkost erreicht ist. Bei Patienten mit Enterostoma kann die Kost (nach Arztanordnung) meist zügiger aufgebaut werden.

Ausscheidung

- **Blasenkatheter.** Nach Eingriffen im Bereich des Kolons ist meist für 1–3 Tage ein (meist suprapubischer) Blasenkatheter notwendig. Nach Rektumoperationen sind Blasenentleerungsstörungen sehr häufig und länger dauernd (nach Rektumamputationen evtl. mehrere Wochen). Deshalb verbleibt der Blasenkatheter nach Eingriffen am Rektum für 5–7 Tage. Liegt ein suprapubischer Blasenkatheter, beginnt am 5.–6. postoperativen Tag das Blasentraining. Die Pflegenden klemmen den suprapubischen Blasenkatheter ab. Sobald der Patient erstmals Spontanurin ausgeschieden hat, öffnen die Pflegenden den suprapubischen Blasenkatheter und messen die ablaufende Restharnmenge. Liegt die Restharnmenge unter 100 ml und hat der Patient zuvor mindestens 200 ml Spontanurin ausgeschieden, kann der suprapubische Blasenkatheter entfernt werden (Arztrücksprache)
- **Darmstimulation.** Eine postoperative Darmatonie über 2–3 Tage ist normal. Die beginnende Darmtätigkeit zeigt sich durch Darmgeräusche und abgehende Blähungen. Die erste Defäkation erfolgt nach präoperativer orthograder Darmspülung häufig erst nach 6–7 Tagen. Fehlen die Darmgeräusche, ist das Abdomen gebläht oder muss der Patient aufstoßen bzw. erbrechen, informieren die Pflegenden den Arzt. Dieser ordnet ggf. Maßnahmen zur Stimulation der Darmtätigkeit an. Manchen Patienten helfen auch feucht-warme Leibwickel
- **Enterostoma** (➤ 5.4.2).

Drainagen und Verbandswechsel

Sobald die Magensonde weniger als 300 ml/Tag fördert, kann sie entfernt werden. Dies ist ganz überwiegend am 1.–2. postoperativen Tag der Fall.

5.7.2 Ileus

DEFINITION

Ileus (*Darmverschluss*): Lebensbedrohliches Krankheitsbild mit Unterbrechung der Dünn- oder Dickdarmpassage durch ein mechanisches Hindernis (*mechanischer Ileus*) oder eine Darmlähmung (*paralytischer Ileus*).

Krankheitsentstehung und Einteilung

Mechanischer Ileus

Der **mechanische Ileus** (➤ Abb. 5.38) entsteht durch Verengung des Darmlumens infolge Tumoren, Polypen, inkarzerierten Hernien, Fremdkörpern oder Kompressionen von außen (z. B. durch Verwachsungen, *Briden-* oder *Adhäsionsileus*). Auch eine **Invagination** (*Einstülpung eines Darmabschnitts in einen anderen, am häufigsten des distalen Ileums ins Kolon*), häufig bei älteren Säuglingen und Kleinkindern, führt unbehandelt zu einem mechanischen Ileus. Sonderform des mechanischen Ileus ist der **Strangulationsileus,** bei dem die Blutversorgung der Darmwand zusätzlich durch

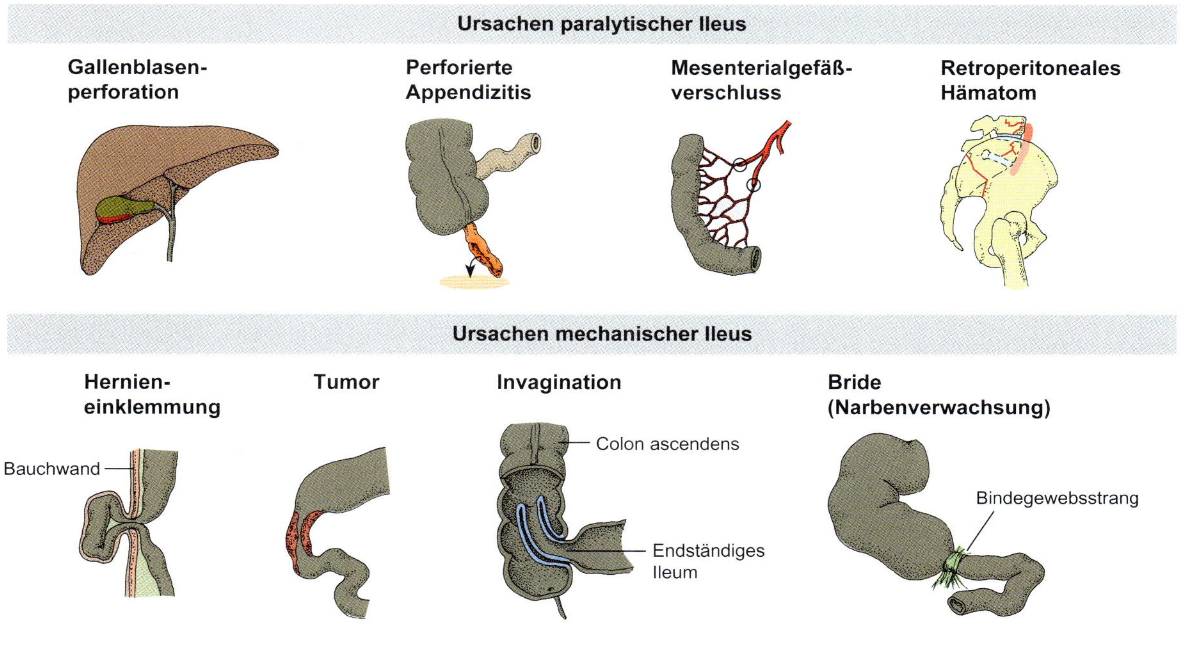

Abb. 5.38 Häufige Ursachen des mechanischen und des paralytischen Ileus. [L190]

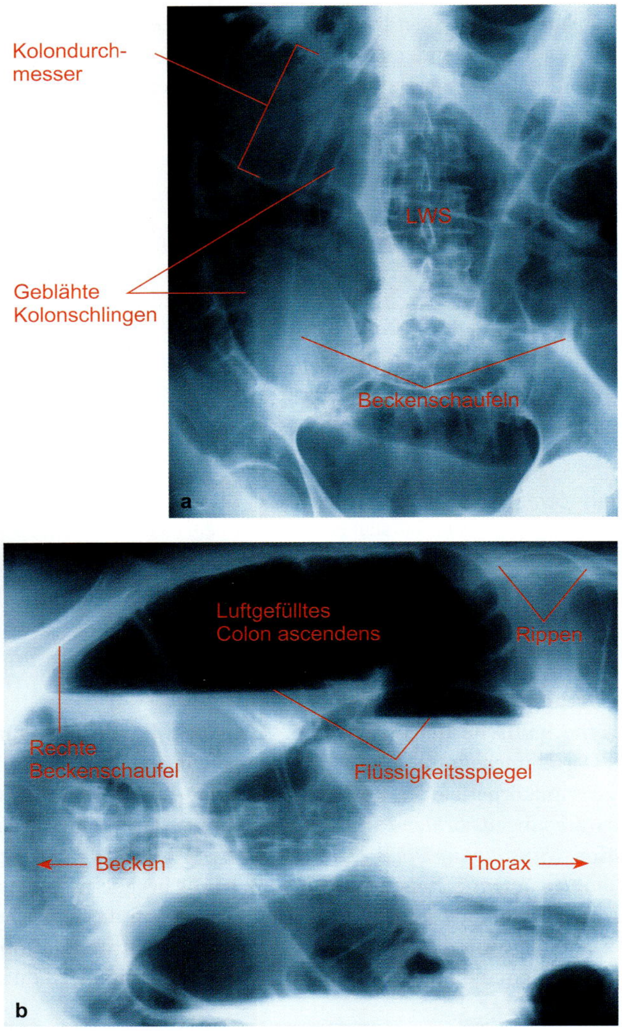

Abb. 5.39 Röntgenaufnahmen eines Patienten mit mechanischem Ileus. a) Aufnahme im Stehen: Die Kolonschlingen sind mit Luft gefüllt und massiv aufgedehnt. **b)** Aufnahme in Linksseitenlage: Wieder sind die geblähten Kolonschlingen zu sehen. Der Darminhalt wird nicht transportiert, Darmgase und flüssiger Darminhalt setzen sich voneinander ab, dadurch bilden sich die typischen Flüssigkeitsspiegel. [T170]

eine Abschnürung oder Verdrehung der Mesenterialgefäße unterbrochen ist. [vgl. 17]

Paralytischer Ileus

Ein **paralytischer Ileus** (*Darmparalyse,* ➤ Abb. 5.38) entsteht vor allem:

- Bei schweren **Entzündungen** im Bauchraum, z. B. Pankreatitis, Peritonitis oder intraabdominellen Abszessen
- **Reflektorisch,** z. B. nach ausgedehnten abdominellen Eingriffen (sog. *Darmatonie*), abdominellen Verletzungen (z. B. stumpfes Bauchtrauma), bei retroperitonealem Hämatom, Gallen- oder Nierenkoliken
- Bei **Stoffwechselentgleisungen,** z. B. Urämie, Hypokaliämie oder diabetischer Azidose
- Bei **Durchblutungsstörungen** des Darmes, z. B. Mesenterialinfarkt (➤ 9.4.6).

Symptome und Befund, Diagnostik

Mechanischer und paralytischer Ileus zeigen teils unterschiedliche (➤ Tab. 5.9), teils gemeinsame **Symptome**.

Gemeinsame Symptome und Untersuchungsbefunde beider Ileusformen sind:

- **Übelkeit** und **Erbrechen,** bei fortgeschrittenem, unbehandelten Ileus auch kotiges Erbrechen (*Miserere*)
- Meteorismus (➤ 5.2.3)
- Zeichen eines **Volumenmangel/-schock** (➤ 3.3.1): Durch die fehlende Rückresorption von Verdauungssäften verbleiben mehrere Liter Flüssigkeit im Darmlumen. Zusätzliche Flüssigkeitsverluste entstehen durch Erbrechen
- Evtl. Fieber, Tachykardie, Leukozytose.

Die **Diagnose:** Beim Ileus staut sich der Darminhalt und die Darmschlingen dilatieren (*weiten sich*). Da die Peristaltik fehlt, werden Darmgase und flüssiger Darminhalt nicht mehr miteinander vermischt. Die Darmgase steigen in den dilatierten Darmschlingen nach oben, der flüssige Darminhalt setzt sich unten ab. Dadurch entstehen die typischen Flüssigkeitsspiegel (Grenze zwischen Luft und flüssigem Darminhalt), deutlich in der Röntgenaufnahme des Abdomens sichtbar (➤ Abb. 5.39).

Lokalisation und Form der Spiegelbildungen geben Hinweise auf die Ursache und die Lokalisation der Passagestörung. Beim hochsitzenden Dünndarmileus sind z. B. nur vereinzelte kleine Spiegel zu beobachten, während sich der Dickdarmileus durch sehr viele, große Spiegel zeigt.

Zusätzlich kann ein Abdomen-CT, ggf. mit rektaler Kontrastmittelfüllung durchgeführt werden.

Behandlung

Mechanischer Ileus

Ein **mechanischer Ileus** erfordert stets eine rasche Operation zur Beseitigung des Hindernisses. Vor und während der Operation erhält der Patient Infusionen zum Flüssigkeits- und Elektrolytersatz. [vgl. 17]

Tab. 5.9 Klinische Unterscheidung von mechanischem und paralytischem Ileus.

Mechanischer Ileus	Paralytischer Ileus
• Kolikartige Schmerzen durch Hyperperistaltik	• Meist nur Druckgefühl
• Stuhl-/Windverhalt bei Dickdarm- und tiefem Dünndarmileus	• Stuhl-/Windverhalt
• Auskultatorisch: Stenoseperistaltik (Darmmuskulatur „kämpft" gegen die Stenose an): „metallische", „spritzende", „hochgestellte" oder „klingende" Darmgeräusche • Nach Stunden bis Tagen Fehlen von Darmgeräuschen (Ermüdung der Darmmuskulatur)	• Auskultatorisch: Fehlen von Darmgeräuschen („Totenstille")

Paralytischer Ileus
Liegt dem **paralytischen Ileus** ein chirurgisch behandelbares Krankheitsgeschehen zugrunde, z. B. Mesenterialinfarkt, intraabdomineller Abszess, Hämatom oder Peritonitis, so wird auch bei paralytischem Ileus operiert. Ansonsten steht die konservative Behandlung der Grunderkrankung im Vordergrund. Diese umfasst Nahrungskarenz, Legen einer Magen- oder Duodenalsonde und Absaugen des gestauten Sekrets, Anregung der Peristaltik durch Medikamente (z. B. *Prostigmin*® i. v.), ggf. abführende Maßnahmen, die Korrektur des Flüssigkeits- und Elektrolythaushalts durch Volumensubstitution und evtl. Antibiotikagabe. [vgl. 18]

VORSICHT
Klinisches Bild nicht eindeutig
Analgetika und Spasmolytika verschleiern das klinische Bild und erschweren dadurch die Diagnose, z. B. in der postoperativen Phase.

Pflege

Perioperative Pflege ➤ 5.7.1

Perioperative Pflege
Der Patient bleibt nüchtern. Meist erhält er präoperativ eine Magensonde zur Ableitung des gestauten Sekrets und mindestens eine großlumige Venenverweilkanüle, oft einen zentralen Venenkatheter zum Flüssigkeits- und Elektrolytersatz und zur ZVD-Messung.

Die postoperative Pflege ist abhängig vom durchgeführten Eingriff.

Pflege bei konservativer Behandlung
- Vitalzeichen engmaschig kontrollieren und Schmerzen erfragen (Lokalisation? Intensität?)
- Patienten über notwendige Nahrungskarenz informieren und Einhaltung überwachen
- Magensonde legen (Arztanordnung), Menge und Beschaffenheit des abgeleiteten Sekrets beobachten
- Infusionstherapie überwachen
- Flüssigkeitsbilanz erstellen, ggf. ZVD messen
- Sofern keine Kontraindikationen vorliegen und der Patient sich dazu in der Lage fühlt, Patienten möglichst viel umhergehen lassen, um die Darmperistaltik anzuregen
- Auf Arztanordnung intermittierend Darmrohr legen oder Schwenkeinläufe zur Anregung der Peristaltik verabreichen
- Beobachtung der Darmgeräusche mittels Stethoskop und Beobachtung auf Stuhlausscheidung.

VORSICHT
Abführmaßnahmen nur mit Arztrücksprache
Beim mechanischen Ileus sind Einläufe und orale Abführmittel kontraindiziert. Sie verstärken die Überdehnung der Darmschlingen und erhöhen die Gefahr einer Darmperforation.

Prognose

Die Letalität ist mit ca. 10–25 % sehr hoch. Sie ist im Wesentlichen von der Ursache des Ileus und dem Zeitpunkt der Diagnosestellung abhängig.

5.7.3 Akute Appendizitis

DEFINITION
Akute Appendizitis (*Wurmfortsatzentzündung,* umgangssprachlich fälschlicherweise auch *Blinddarmentzündung*): Akute (bakterielle) Entzündung der Appendix vermiformis. Betrifft vornehmlich Kinder ab dem Grundschulalter und jüngere Erwachsene.

Krankheitsentstehung

Ursache der **akuten Appendizitis** ist meist ein Verschluss des Appendixlumens, z. B. durch Narbenstränge oder Kotsteine. Das gestaute Sekret schädigt die Appendixwand durch Druck und bildet einen optimalen Nährboden für Bakterien.

Symptome und Befund, Diagnostik

Nur etwa die Hälfte der Patienten zeigt die „klassischen" **Symptome:**
- Appetitlosigkeit
- Belegte Zunge, Übelkeit und Erbrechen
- Mäßiges Fieber (rektal um 38 °C), häufig ist eine Temperaturdifferenz zwischen axillar und rektal gemessenem Wert von etwa 1 °C feststellbar, Tachykardie
- Zunächst ziehende, oft kolikartige Schmerzen in der Nabelgegend oder im Epigastrium; nach einigen Stunden Schmerzverlagerung in den rechten Unterbauch; Dauerschmerz mit Verstärkung beim Gehen und Schmerzlinderung bei Beugen des rechten Beines.

Bei der Untersuchung des Abdomens fallen typische **Schmerzpunkte** auf (➤ Abb. 5.40):
- Lokaler Druck- und Klopfschmerz im rechten Unterbauch am **McBurney**- und **Lanz-Punkt**
- **Loslassschmerz** (kurz *LLS,* d. h. *Schmerzen bei plötzlichem Loslassen des eingedrückten Bauches*) am McBurney- und Lanz-Punkt

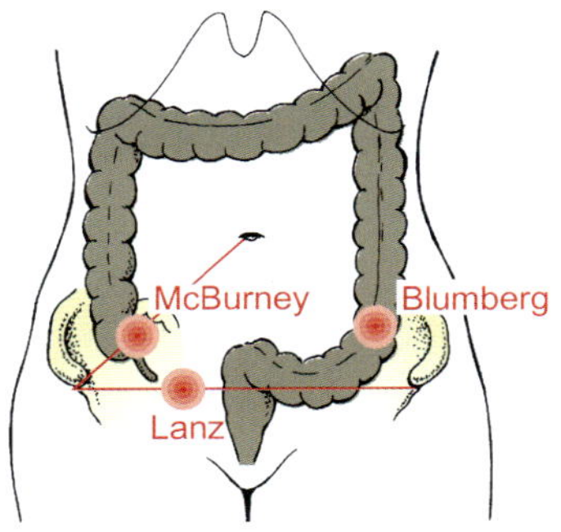

Abb. 5.40 Die drei nach den Ärzten McBurney, Lanz und Blumberg benannten Druckpunkte bei Appendizitis. [L190]

5

- **Gekreuzter Loslassschmerz** (*kontralateraler Loslassschmerz, kurz KLLS, Blumberg-Zeichen*). Schmerzen im **rechten** Unterbauch bei plötzlichem Loslassen des eingedrückten Bauches auf der **linken** Seite
- Lokale Abwehrspannung
- Druckschmerz bei rektaler Untersuchung.

Die **(Verdachts-)Diagnose** stellt der Arzt anhand der klinischen Symptome. Obwohl die akute Appendizitis sehr häufig ist, ist die frühzeitige Diagnose schwierig, da zahlreiche Lagevarianten der Appendix (➤ Abb. 5.41) verschiedene Schmerzlokalisationen hervorrufen und die Symptome je nach Alter des Patienten variieren:

- Bei kleinen Kindern äußert sich die Appendizitis mit geblähtem Abdomen, fast immer bestehen Fieber und Appetitlosigkeit
- Alte Menschen haben oft nur geringe Beschwerden, weil ihre körperlichen Reaktionen auf die Entzündung abgeschwächt sind (*Altersappendizitis*)
- Besonders schwierig ist das rechtzeitige Erkennen einer akuten Appendizitis in der Schwangerschaft, da die anatomischen Veränderungen das typische klinische Bild beeinflussen (*Schwangerschaftsappendizitis*).

Die Blutuntersuchung zeigt fast immer eine Leukozytose und eine Erhöhung des CRP.

Sonografisch kann es gelingen, im rechten Unterbauch eine druckschmerzhafte Kokardenstruktur (auch Kokardenphänomen, Target-Zeichen: rundliche Struktur mit hellem Zentrum und dunklem Rand) nachzuweisen, die Appendixlumen und Appendixwand entspricht. Ein negativer Befund schließt jedoch eine akute Appendizitis nicht aus.

Die Differentialdiagnose der Appendizitis ist schwierig. Alle Ursachen eines akuten Abdomens (➤ 3.3.2) sind möglich.

Komplikationen

Hauptkomplikation der Appendizitis ist die **Perforation.** Bei der offenen Perforation fließt stuhliges oder eitriges Sekret in die freie Bauchhöhle und führt zu einer lebensbedrohlichen **generalisierten Peritonitis** (*Bauchfellentzündung*, ➤ 5.9.1). Von einer gedeckten Perforation spricht man, wenn sich durch vorherige Entzündungen **Adhäsionen** (*Verwachsungen*) gebildet haben, die eine Verbreitung des eitrigen Sekrets im Abdomen verhindern, oder wenn z. B. das große Netz die Perforation abdeckt. Dann kommt es zu einer begrenzten **lokalen Peritonitis** (häufiger!) mit Eiteransammlung im rechten Unterbauch (*perityphlitischer Abszess*).

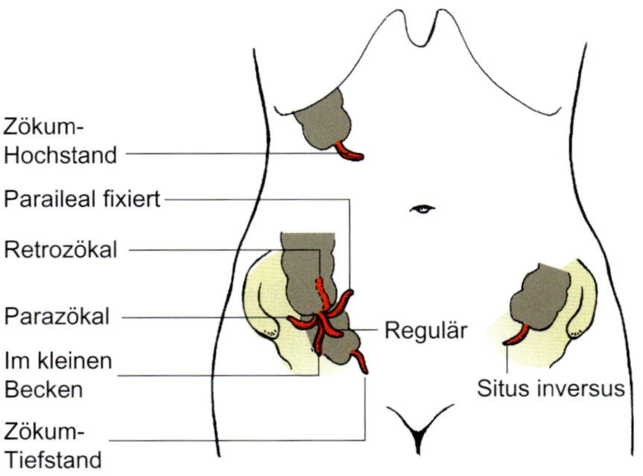

Abb. 5.41 Lagevarianten der Appendix vermiformis. Beim Situs inversus liegen die Eingeweide teilweise oder komplett seitenverkehrt im Abdomen. [L190]

Behandlung

Bei gering ausgeprägter Symptomatik kann unter engmaschigen ärztlichen Kontrollen, Nahrungskarenz und Bettruhe zunächst abgewartet werden. Klingen die Symptome ab, wird der Patient entlassen. Bleiben die Symptome unverändert oder nehmen sie zu und zeigen die Laborwerte eine Leukozytose, entfernt der Arzt die Appendix (*Appendektomie*). Die Appendektomie wird überwiegend laparoskopisch, kann aber auch als offene Operation über einen kleinen Wechselschnitt oder Pararektalschnitt im rechten Unterbauch (➤ Abb. 4.28) durchgeführt werden.

Pflege

Pflegerische Maßnahmen bei V.a. Appendizitis sind:

- Temperatur axillar und rektal messen
- Patienten Nahrungskarenz und Bettruhe einhalten lassen
- Nach Arztanordnung rechten Unterbauch kühlen
- Laborkontrollen vorbereiten (kleines Blutbild, Urinsediment)
- Ggf. venösen Zugang und Infusion vorbereiten

Nach Rücksprache Patienten zur Operation vorbereiten.

Perioperative Pflege

Pflege vor, während und nach Operationen ➤ Kap. 4
Perioperative Pflege ➤ 5.7.1

Nach einer laparoskopischen Appendektomie darf der Patient bereits am Operationstag trinken und ab dem 1. postoperativen Tag essen. Nach konventioneller Operation erhält der Patient am 1. postoperativen Tag Tee und am 2. Tag leichte Kost (Voraussetzung: rege Darmperistaltik). Bei Komplikationen erfolgt der Kostaufbau nach ärztlicher Anordnung.

5.7.4 Chronisch-entzündliche Darmerkrankungen

Die bedeutendsten **chronisch-entzündlichen Darmerkrankungen** (*CED*) sind der **Morbus Crohn** (*MC*) und die **Colitis ulcerosa** (*CU*). Sie betreffen vor allem jüngere Erwachsene (Erstmanifestation meist im 20.–30. Lebensjahr) und schränken die Lebensqualität sowie Arbeitsfähigkeit teils erheblich ein. Die Ursachen beider Erkrankungen sind nicht geklärt. Eine genetische Disposition mit sekundärer Immunreaktion auf Infektionen scheinen eine Rolle zu spielen.

Morbus Crohn und Colitis ulcerosa haben sowohl Gemeinsames wie Unterschiedliches. ➤ Tab. 5.10 stellt die beiden Krankheitsbilder gegenüber.

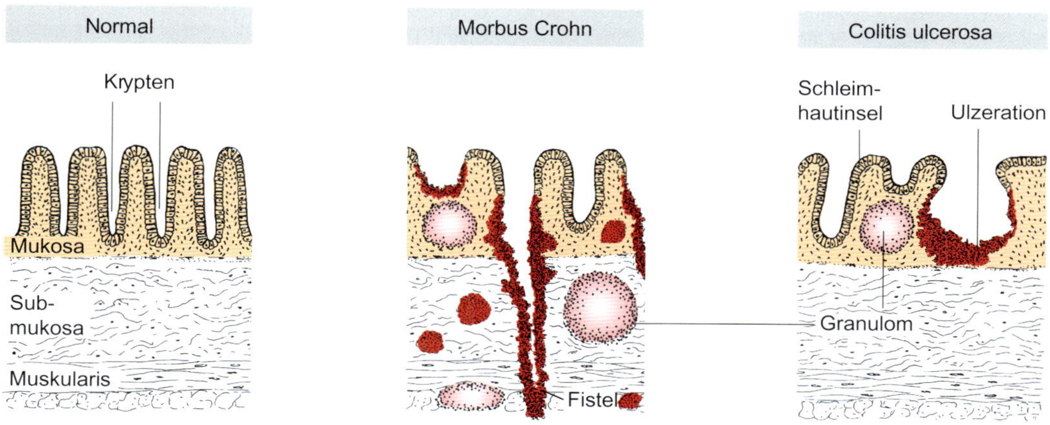

Abb. 5.42 Morbus Crohn und Colitis ulcerosa im Vergleich. Während die Ulzerationen bei der Colitis ulcerosa auf Mukosa und Submukosa begrenzt sind, ergreifen sie bei Morbus Crohn alle Wandschichten und führen häufig zur Fistelbildung. Bei beiden Erkrankungen findet man rundliche, granulomatöse Entzündungsherde. [L190]

DEFINITION

Morbus Crohn (*sklerosierende chronische Enteritis, Ileitis terminalis, Enteritis regionalis*): Chronische, in Schüben verlaufende Entzündung unklarer Ursache, die im ganzen Gastrointestinaltrakt vom Ösophagus (sehr selten) bis zum Anus auftreten kann. Betrifft in ca. 75 % aller Fälle das terminale Ileum und das Kolon. Die Entzündung umfasst alle Schichten der Darmwand und führt durch zunehmende Verdickung der Wand zur Lumeneinengung. Erkrankungsbeginn meist zwischen 20. und 40. Lebensjahr, ca. 20 % der Betroffenen sind jünger als 20 Jahre. Nur in Ausnahmefällen heilbar.

Colitis ulcerosa: Chronische, auf Mukosa und Submukosa beschränkte Dickdarmentzündung, meist im Rektum beginnend und Richtung Dünndarm fortschreitend. Nicht selten isolierter Rektumbefall, in 30 % Befall des gesamten Dickdarms.

In 10 % der Fälle ist eine eindeutige Zuordnung nicht möglich. Frauen sind häufiger betroffen als Männer. Nach langjähriger Erkrankung hohes Risiko der malignen Entartung.

Multifaktorielles Entstehungsgeschehen unklarer Genese, d.h. genetische Disposition in Verbindung mit weiteren Faktoren wie Infektionen, Antibiotikaeinnahme, Ernährung, veränderte Darmflora. [vgl. 19]

TNFα-Blocker

Seit über zehn Jahren werden in der intensiveren Behandlung der chronisch entzündlichen Darmerkrankungen sog. **Biologika** eingesetzt. Hierbei handelt es sich um künstliche Proteine, die Abwehrzellen hemmen oder entzündungsfördernde Zytokine (etwa Interleukine, Tumor-Nekrose-Faktor) bzw. deren Rezeptoren blockieren.

Hier: **TNFα-Blocker.** Der Tumor-Nekrose-Faktor ist ein Signalstoff des Immunsystems, der an vielen lokalen und systemischen Entzündungen beteiligt ist. TNF wird hauptsächlich von Makrophagen ausgeschüttet und regelt die Aktivität verschiedener Immunzellen. TNFα-Blocker (z.B. *Humira®, Cimzia®, Enbrel®*) hemmen seine Aktivität und damit den Entzündungsprozess.

Pflege

Pflege vor, während und nach Operationen ➤ Kap. 4
Perioperative Pflege ➤ 5.7.1
Stomatherapie und Stomapflege ➤ 5.4.2

Patientenberatung

Beratungsschwerpunkte sind:

- **Selbsthilfegruppe.** Die *Deutsche Morbus Crohn/Colitis ulcerosa Vereinigung e. V. (DCCV)* ist der Selbsthilfeverband für die über 300 000 Menschen mit CED in Deutschland
- **Schwangerschaft.** Grundsätzlich können Frauen mit einer CED Kinder bekommen. Nach Möglichkeit sollte die Schwangerschaft in einer Ruhephase der Erkrankung geplant werden. Manche Medikamente, die bei CED eingesetzt werden, stellen in der Schwangerschaft ein Problem dar. Darüber sollen Frauen mit Kinderwunsch unbedingt vor der Schwangerschaft mit dem behandelnden Arzt sprechen
- **Psyche.** Bislang ist kein überzeugender Nachweis gelungen, dass spezifische Persönlichkeitsstrukturen oder Konflikte ursächlich für eine CED sind. Dennoch beobachten viele Betroffene, dass belastende Ereignisse einen Krankheitsschub auslösen können. Vor diesem Hintergrund sind eine begleitende psychologische Betreuung sowie Entspannungstechniken sinnvolle Maßnahmen
- **Sport.** Eine Studie wies nach, dass Sport den Bedarf an Medikamenten (z. B. Kortison) signifikant reduziert, dass die Patienten eine verbesserte Körperwahrnehmung und einen verbesserten Allgemeinzustand besitzen, dass sie weniger Ängste und Depressionen haben und sich ihre Arbeitsfähigkeit steigert.

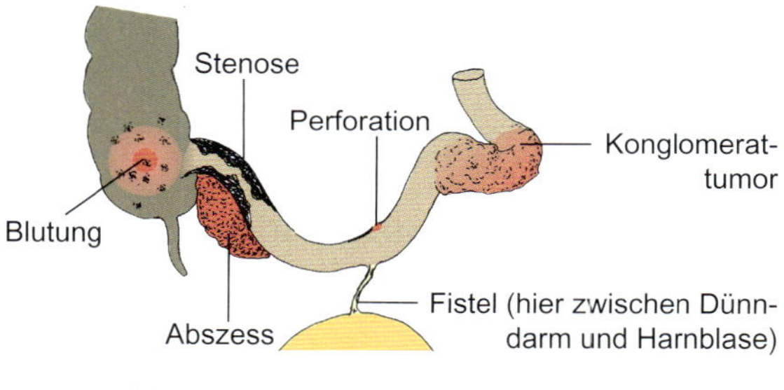

Abb. 5.43 Komplikationen des Morbus Crohn. [L190]

Tab. 5.10 Vergleichende Übersicht Morbus Crohn – Colitis ulcerosa (*GIT = Gastrointestinaltrakt, MDP = Magen-Darm-Passage*).

	Morbus Crohn	Colitis ulcerosa
Lokalisation	• Abschnittsweiser Befall von terminalem Ileum und Kolon, selten Befall des gesamten GIT • Befall aller Wandschichten, häufig mit Fistelbildung (➤ Abb. 5.42)	• Beginn im Rektum, kontinuierliche Ausbreitung nach proximal, äußerst selten bis ins terminale Ileum • Nur Befall von Mukosa und Submukosa (➤ Abb. 5.42)
Symptome	• Allmählicher Beginn • 3–6 Durchfälle pro Tag, selten blutig • Darmkrämpfe, Schleimabgang • Appendizitisähnliche Symptome, ggf. Fieber • Schubweiser Verlauf ohne vollständige Ausheilung • Gewichtsverlust • Manifestationen außerhalb des Magen-Darm-Trakts möglich, z. B. in den Gelenken, an den Augen	• Bis zu 30 blutig-schleimige Durchfälle pro Tag • Darmkrämpfe, Leibschmerzen • Fieber im akuten Schub • Meist chronisch-rezidivierender Verlauf mit zwischenzeitlicher Abheilung • Appetitlosigkeit, Übelkeit, Gewichtsverlust
Diagnostik	• Anamnese und körperliche Untersuchung (z. B. Stuhlfrequenz? Blutauflagerung? Fisteln? Abszesse?) • Blut: BB (Anämie?), Entzündungsparameter (BSG, Leukozyten) • Stuhlkultur und Serologie zum Ausschluss infektiöser Ursachen, z. B. Yersinien, Salmonellen • Rekto-/Koloskopie mit Stufenbiopsie • MRT Sellink (oral getrunkenes Kontrastmittel) zur Dünndarmdarstellung • MRT vom Kolon, evtl. Kolonkontrasteinlauf • Bei Morbus Crohn: Suche nach weiteren Herden durch MDP, Endoskopie des oberen GIT	
Komplikationen	• Stenosen • Abszesse • Blutung • Fisteln, z. B. perianal, enterovesikal, enterovaginal, entrokutan • Konglomerattumor • Malabsorption mit Gewichtsverlust, chronisches Untergewicht • (Sub-)Ileus • Selten Perforation und Entartung (➤ Abb. 5.43)	• Ulzerationen mit Blutungen, Abszesse • Toxisches Megakolon (massive erweitertes Darmlumen durch Schädigung der Darmwandnerven) mit septischem Krankheitsbild: akutes Abdomen mit hohem Fieber; hohe Perforationsgefahr • Stark erhöhtes Kolonkarzinomrisiko nach 20–30 Jahren. Sind nach der langen Zeit auch Kolonpolypen vorhanden, liegt das Entartungsrisiko der Polypen bei nahezu 100 %
Konservative Therapie	• 5-Aminosalizylate (*5-ASA*): Mesalazin (z. B. *Salofalk®*), Olsalazin (z. B. *Dipentum®*, nur bei Colitis ulcerosa), Sulfasalazin (z. B. *Pleon®*, v.a. bei Gelenkbeteiligung). Bei leichtem bis mäßigem Schub, je nach Befall auch als Suppositorium, Schaum oder Einlauf rektal • Glukokortikoide: z. B. Prednisolon (z. B. *Prednisolon-ratiopharm®*), Budesonid (z. B. *Budenofalk®*) bei mäßigen bis schweren Schüben, ggf. auch in rektaler Anwendung • Immunsuppressiva: z. B. Azathioprin (z. B. *Imurek®*), Ciclosporin A (z. B. *Sandimmun®*) bei Erfolglosigkeit obiger Medikamente oder Notwendigkeit einer Glukokortikoid-Langzeitmedikation • TNFα-Blocker: z. B. Adalimumab (z. B. *Humira®*), Infliximab (z. B. *Remicade®*), v.a. allem bei M. Crohn • Bei Fisteln im Rahmen eines M. Crohn Antibiotika (z. B. Metronidazol), TNFα-Blocker • E. coli Nissle-Präparaten (z. B. *Mutaflor®*) [vgl. 20] Bei beiden Erkrankungen kann eine medikamentöse Dauertherapie zum Remissionserhalt nötig sein. Zusätzlich: • Im schweren Schub parenterale Ernährung oder enterale Ernährung, Elementardiät (*chemisch definierte Diät, CDD,* ➤ 4.5.16) • Individuell gestalteter Kostaufbau, dann keine spezielle Diät, der Patient muss herausfinden, was er verträgt • Milchfreie Kost bei Patienten mit Unverträglichkeit von Laktose	
Chirurgische Therapie (➤ 5.7.8)	So lange wie möglich konservativ. Operation bei Komplikationen (so sparsam wie möglich resezieren): • Strikturoplastik (➤ Abb. 5.50) • Resektion der befallenen Darmteile und End-zu-End-Anastomose • Ileozökalresektion mit Anastomose zwischen Ileumrest und Colon ascendens (➤ Abb. 5.52)	• Bei Komplikationen oder Versagen der konservativen Therapie: Proktokolektomie (➤ Abb. 5.54), möglichst kontinenzerhaltend mit ileoanalem Pouch
Prognose	• Fast alle Patienten müssen irgendwann operiert werden • Meist keine Heilung, im Alter ggf. Rückgang der Krankheitsaktivität • Hohe Rezidivneigung	Abhängig von der Schwere und Dauer der Erkrankung sowie den auftretenden Komplikationen

5.7.5 Dickdarmdivertikulose und Dickdarmdivertikulitis

DEFINITION

Dickdarmdivertikulose: Zahlreiche, meist falsche Divertikel (➤ Abb. 5.44) im Kolon, vor allem in Colon descendens und Sigma.

Dickdarmdivertikulitis: Entzündung der Wand und meist auch der Umgebung eines Kolondivertikels.

Kolondivertikel sind die häufigsten Divertikel des Verdauungstrakts.

Krankheitsentstehung

Dickdarmdivertikel entstehen durch eine Darmwandschwäche (konstitutionell, im Alter) in Kombination mit erhöhtem Darminnendruck. Begünstigend wirken ballaststoffarme Ernährung, Obstipation, Adipositas und Bewegungsmangel.

Ursache für eine **Divertikulitis** ist Darminhalt, der sich in der Aussackung staut und die Divertikelwand reizt und anschwellen lässt. Die vorhandenen Bakterien, die nun in der Aussackung eingeschlossen werden, führen meist zu einer Entzündung des Divertikels.

Symptome und Befund, Diagnostik

Die Divertikulose bleibt meist symptomlos. Bei einer Divertikulitis klagen die Patienten typischerweise über krampfartige Schmerzen im linken Unterbauch, die oft nach dem Essen zu- und nach erfolgter Defäkation abnehmen, über Stuhlunregelmäßigkeiten (Verstopfungen ➤ 5.2.7, Durchfälle ➤ 5.2.6) und Meteorismus (➤ 5.2.3). Die Symptome ähneln denen einer akuten Appendizitis (➤ 5.7.3). Da die Schmerzen im linken Unterbauch lokalisiert sind, wird die Divertikulitis häufig auch als Linksappendizitis bezeichnet. Blut- und Schleimbeimengungen im Stuhl sowie Fieber sind möglich. Bei der Untersuchung lässt sich mitunter eine walzenförmige Resistenz im linken Unterbauch tasten.

Oft wird eine Divertikulose zufällig bei Abklärung einer anderen Erkrankung diagnostiziert. Ansonsten stellt der Arzt die **Diagnose** durch CT-Abdomen mit Kontrastmittelapplikation rektal. Im Verlauf kann zusätzlich ein Kolonkontrasteinlauf oder eine Koloskopie durchgeführt werden. Wegen der Perforationsgefahr sind die beiden letzteren Untersuchungen bei akuter Divertikulitis allerdings kontraindiziert.

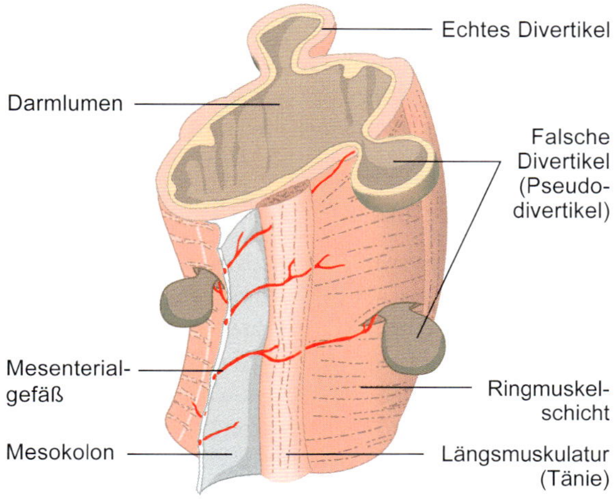

Abb. 5.44 Echte und falsche Kolondivertikel. Bei den echten Divertikeln stülpt sich die gesamte Darmwand aus, bei den falschen Divertikeln nur Mukosa und Submukosa. Besonders schwach ist die Darmwand an den Eintrittsstellen von Blutgefäßen. [L138]

Komplikationen der Divertikulitis

- Gedeckte oder offene Perforation, evtl. mit Abszessbildung bzw. diffuser Peritonitis
- Fistelbildung zu Harnblase und Vagina
- Divertikelblutung durch Arrosion („*Annagen*") umliegender Blutgefäße
- Insbesondere bei chronischem Verlauf entstehen recht häufig narbige Einengungen (*Stenosierung*) des Darmes, die zu einem mechanischen Ileus (➤ 5.7.2) führen können. [vgl. 21]

Behandlung

Die nichtperforierte Divertikulitis behandelt der Arzt zunächst konservativ. Unter Bettruhe, parenteraler Ernährung für 5–7 Tage, lokaler Eisblase und i. v.-Antibiotika heilt der akute Schub fast immer aus. Zur Linderung krampfartiger Bauchschmerzen verabreichen die Pflegenden auf Arztanordnung Spasmolytika (z. B. *Buscopan*®). Peristaltikanregende Laxanzien und Einläufe sind wegen der Perforationsgefahr kontraindiziert.

Bei Versagen der konservativen Therapie, Perforationsverdacht, häufigen Rezidiven oder Stenosierung reseziert der Arzt den betroffenen Darmabschnitt. Muss während der akuten Entzündung oder bei gedeckter oder freier Perforation operiert werden, führt der Arzt meist eine Diskontinuitätsresektion nach *Hartmann* durch (➤ Abb. 5.51).

Wichtig ist die langfristige Stuhlregulierung durch ballaststoffreiche Ernährung. [vgl. 21]

Pflege

Pflege vor, während und nach Operationen ➤ Kap. 4
Perioperative Pflege ➤ 5.7.1
Stomatherapie und Stomapflege ➤ 5.4.2

Die Pflegenden führen nach Arztanordnung die konservativen Maßnahmen durch. Bei operativer Therapie hängt die Pflege von der geplanten und durchgeführten Operation ab.

5.7.6 Dickdarmpolypen

DEFINITION

Dickdarmpolyp: Benigner Tumor, der meist von der Darmschleimhaut ausgeht (*Adenom*) und bei 10 % der Erwachsenen auftritt. In 50 % der Fälle im Rektum lokalisiert.
Bei mehr als 100 Polypen spricht man von einer **Polyposis intestinalis.** Eine Sonderform ist die erbliche **familiäre Polypose** (*Adenomatosis coli, FAP = familiäre adenomatöse Polypose*). Gilt als obligate Präkanzerose und betrifft vorwiegend junge Menschen ab dem 20. Lebensjahr.

Krankheitsentstehung

Bei der **Entstehung** von **Dickdarmpolypen** spielen wahrscheinlich die Ernährungsgewohnheiten in den hoch entwickelten Industrieländern (viel Fleisch und tierische Fette, wenig Ballaststoffe) eine

Rolle. Dafür spricht, dass die Polypen vor allem in Europa und Nordamerika und gehäuft in höherem Lebensalter auftreten.

Die **familiäre Polypose** ist eine autosomal dominant vererbte Erkrankung, bei der die Kolonschleimhaut von Adenomen förmlich übersät ist. Eine Genanalyse kann klären, ob Familienmitglieder des Betroffenen ebenfalls Träger der Erkrankung sind.

Symptome und Befund, Diagnostik

Einzelne kleine Polypen verursachen kaum Beschwerden und werden meist zufällig bei einer Dickdarmuntersuchung aus anderen Gründen diagnostiziert. Mitunter können kleinere Mengen Blut (*Nachweis von okkultem Blut im Stuhl* ➤ 5.3.2) abgesetzt werden. Einige Adenomformen können große Mengen Schleim sezernieren und so zu einem Kalium- und Eiweißmangel führen. Bei großen Polypen kommt es zu Passagestörungen (Ileus, Malabsorption) sowie zu abdominellen Schmerzen und Koliken. Patienten mit familiärer Polypose klagen über häufige Stuhlgänge und intermittierende Durchfälle, oft verbunden mit Blut- oder Schleimbeimengungen.

Die **Diagnose** sichert der Arzt durch Koloskopie mit Biopsie und histologischer Beurteilung. Polypen zeigen unterschiedliches Wachstum und Formen (➤ Abb. 5.45). Bei Verdacht auf eine hereditäre (*genetisch bedingt*) Polyposis ist eine molekulargenetische Untersuchung sinnvoll.

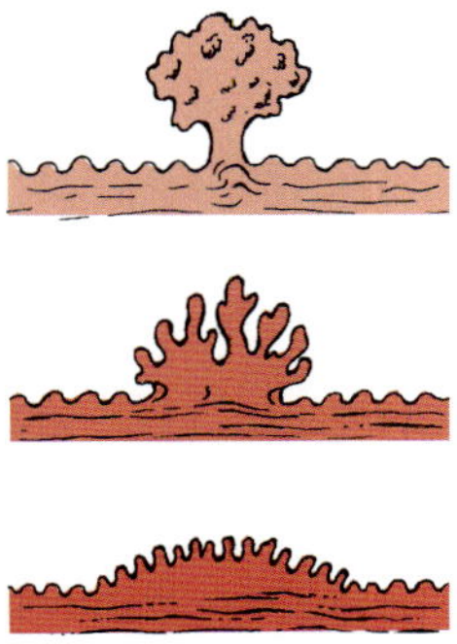

Abb. 5.45 Unterschiedliche Wuchsformen von Dickdarmpolypen. Das Entartungsrisiko ist bei breitbasig wachsenden Polypen höher als bei gestielten. [L190]

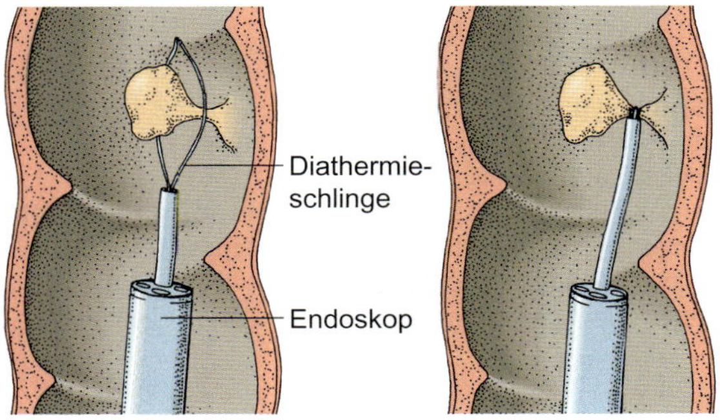

Abb. 5.46 Polypektomie mit Hochfrequenz-Diathermieschlinge. Die Schlinge wird um den Stiel des Polypen gelegt und zugezogen. Durch Hochfrequenzstrom erhitzt sich der Schlingendraht, durchtrennt den Polypenstiel und wirkt gleichzeitig durch Eiweißgerinnung und Gewebeverkochung blutstillend. [L190]

Behandlung

Wegen des Entartungsrisikos der Adenome wird jeder Polyp endoskopisch abgetragen, sog. **Polypektomie** (➤ Abb. 5.46) und histologisch beurteilt. Der Patient sollte in regelmäßigen Abständen nachuntersucht werden. Bei größeren Adenomen und Passagestörungen kann eine Dickdarmteilresektion erforderlich sein.

Bei einer familiären Polypose ist immer eine Proktokolektomie (➤ 5.7.8) angezeigt, da praktisch jeder Patient früher oder später ein Karzinom entwickelt.

Pflege

Pflege vor, während und nach Operationen ➤ Kap. 4
Perioperative Pflege bei Operationen ➤ 5.7.1

Zur endoskopischen Polypenabtragung bereiten die Pflegenden den Patienten vor wie zur Koloskopie (*Endoskopische Untersuchungen* ➤ 1.3.6). Nach dem Eingriff achten sie vor allem auf Zeichen einer Nachblutung, z. B. Blut im Stuhl.

5.7.7 Kolorektales Karzinom

DEFINITION

Kolorektales Karzinom (*Kolon-Rektum-Karzinom, Dickdarmkrebs*): Mit 13 % aller Tumorerkrankungen zweithäufigster bösartiger Tumor bei Frauen und dritthäufigster bei Männern. Histologisch meist Adenokarzinom. Altersgipfel 50.–70. Lebensjahr, nur 10 % sind jünger als 55 Jahre.

Krankheitsentstehung

Die Ursache bleibt im Einzelfall unklar, Risikofaktoren sind:

- Genetische Disposition. Als Präkanzerosen (*Karzinomvorstufen*) gelten Polypen, besonders die vererbte familiäre Polyposis (➤ 5.7.6)
- Übergewicht, Bewegungsmangel, ballaststoffarme und fleischreiche Ernährung, Rauchen
- Chronische Darmentzündungen (➤ 5.7.4).

Symptome und Befund, Diagnostik

Symptome treten meist spät auf. Typisch sind Stuhlunregelmäßigkeiten ohne erklärbare Ursache, Bauchschmerzen und Leistungsminderung, die lange unbeachtet bleiben. Später führen Blut im Stuhl, Gewichtsabnahme, krampfartige Schmerzen und Ileussymptome (durch die Tumorstenose) den Betroffenen zum Arzt. Ungefähr ⅓ der Patienten hat zum Zeitpunkt der Diagnosestellung schon Metastasen.

Deshalb wird ab dem 50. Lebensjahr jährlich eine Tastuntersuchung des Rektums und ein Test auf okkultes Blut im Stuhl (➤ 5.3.2) und ab dem 55. Lebensjahr die Durchführung einer Koloskopie als Screeningmethode empfohlen und von den Krankenkassen bezahlt. Hierbei können etwaige Polypen oder Adenome prophylaktisch abgetragen werden. Der untersuchte Patient braucht

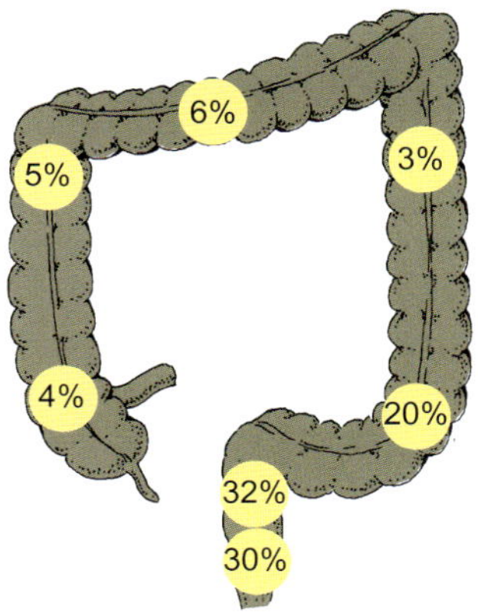

Abb. 5.47 Prozentuale Verteilung der Dickdarmkarzinome auf die einzelnen Kolonabschnitte. Über 70 % der Karzinome liegen in Sigma und Rektum, ca. 30 % können bereits durch die rektale Untersuchung entdeckt werden. [L190]

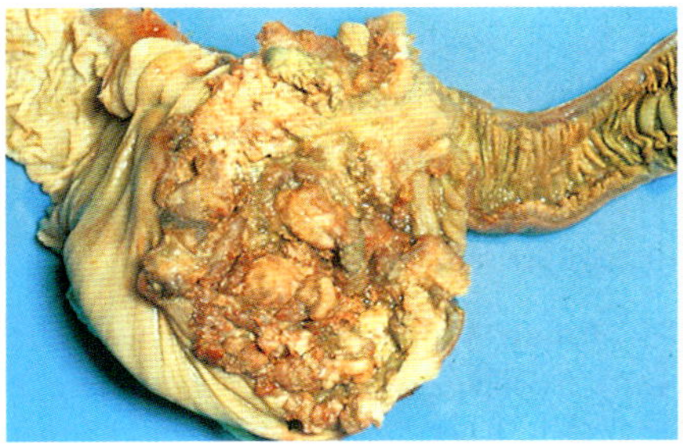

Abb. 5.48 Adenokarzinom im Zökumbereich (Operationspräparat). Der große, blumenkohlartig wachsende Tumor hat die Darmlichtung eingeengt und zu einem Ileus geführt. [E538]

dann in den nächsten fünf Jahren nicht mit dem Auftreten eines Dickdarmkarzinoms zu rechnen.

Die **Diagnostik:** Bei Verdacht auf ein kolorektales Karzinom wird zunächst eine rektal-digitale Untersuchung durchgeführt. Die weitere Diagnostik umfasst eine Koloskopie mit Biopsie, Endosonografie, Abdomen-CT, Thorax-CT und Becken-MRT, Doppelkontrasteinlauf sowie Sonografie des Abdomens. Die Blutuntersuchung zeigt evtl. eine Anämie sowie eine CEA-Erhöhung.

Der Metastasensuche dienen Röntgenaufnahmen des Thorax, Urografie und CT oder MRT des Beckens. Wiederholte Bestimmungen der Tumormarker CEA und CA 19–9 ermöglichen eine Verlaufskontrolle. Das kolorektale Karzinom kann im gesamten Dickdarm vorkommen, hat aber bevorzugte Darmabschnitte (➢ Abb. 5.47, ➢ Abb. 5.48). [vgl. 22]

Behandlung

Kurative Behandlung

Ziel der **kurativen Behandlung** ist die Entfernung des Tumors mit ausreichendem Sicherheitsabstand unter Mitnahme der regionären Lymphknoten. Je nach Lokalisation im Dickdarm kommen verschiedene Operationen in Frage (➢ 5.7.8, ➢ Abb. 5.53).

Beim Rektumkarzinom (im mittleren und unteren Rektumdrittel) wird heute eine **neoadjuvante** Therapie durchgeführt, d. h. es wird präoperativ eine Bestrahlung sowie eine Chemotherapie durchgeführt, um langfristig das Risiko eines Lokalrezidives zu reduzieren und zudem ein sog. „Downsizing" des Tumors zu erreichen. Dann wird eine Rektumresektion mit Anastomose durchgeführt und immer ein doppelläufiges produktives Ileostoma angelegt. Postoperativ wird teilweise zusätzlich eine Komplettierung der Chemotherapie durchgeführt.

Beim Kolonkarzinom ab Stadium II-III wird meist eine **adjuvante** Therapie mit Chemotherapie (vorzugsweise mit 5-Fluoruracil) durchgeführt. [vgl. 22]

Palliative Behandlung

Palliative Maßnahmen richten sich nach Tumorbefund und Zustand des Patienten und sind v.a.:

- Operation mit Umgehungsanastomose zum Erhalt der Darmpassage (➢ Abb. 5.49), bei Rektumkarzinom z. B. Lasertherapie
- Palliative Chemotherapien, zielgerichtete Therapien (z. B. mit 5-Fluorouracil, Oxaliplatin, Bevacizumab, Cetuximab)
- Regionale Therapie von Lebermetastasen, z. B. Laser-, Radiofrequenzablation. [vgl. 22]

Pflege

Pflege vor, während und nach Operationen ➢ Kap. 4
Perioperative Pflege ➢ 5.7.1
Stomatherapie und Stomapflege ➢ 5.4.2

VORSICHT

Keine rektalen Manipulationen

Nach kurativen wie palliativen Eingriffen am Rektum können rektale Manipulationen (z. B. rektale Temperaturmessung, Verabreichung von Suppositorien) Verletzungen der Anastomose oder des Resttumors verursachen. Auch nach Resektionen höher gelegener Darmabschnitte, z. B. nach Sigmaresektion, ist das Verabreichen von Klysmen oder Einläufen nicht erlaubt, um die Anastomose nicht zu gefährden.

Patientenberatung

Je nach Größe und Lokalisation des entfernten Darmabschnitts (➢ Abb. 5.53) muss sich der Patient auf eventuelle Veränderungen von Stuhlfrequenz und -konsistenz einstellen:

- Eine Hemikolektomie rechts, Transversumresektion und Sigmaresektion bleiben in aller Regel ohne Folgen für Stuhlkonsistenz und Häufigkeit der Stuhlentleerung

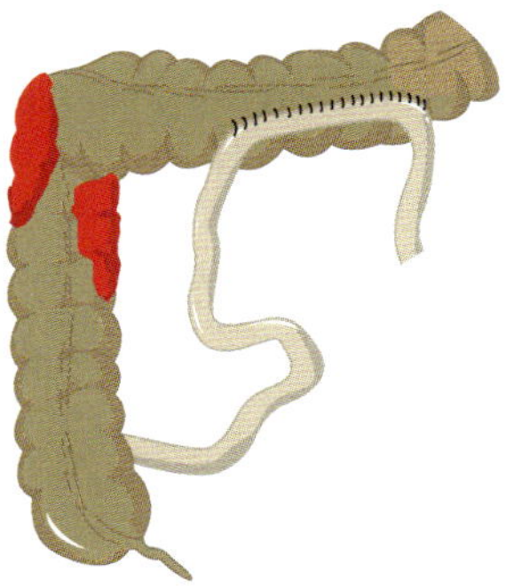

Abb. 5.49 Seit-zu-Seit-Ileotransversostomie zur Umgehung einer tumorbedingten Stenose bei inoperablem Kolonkarzinom. Dieser palliative Eingriff verhindert einen mechanischen Ileus. [L138]

- Nach einer linksseitigen Hemikolektomie wird der Stuhl weicher (es wird nicht mehr so viel Flüssigkeit resorbiert), und die Entleerungsfrequenz steigt auf durchschnittlich 2–3-mal täglich
- Nach einer Kolektomie scheidet der Patient wässrigen, elektrolytreichen und recht aggressiven Stuhl aus. Noch in der Klinik berät die Diätassistentin den Patienten über die geeignete Ernährung.

Prognose

Das kolorektale Karzinom hat mit einer 5-Jahres-Überlebensrate von 50 %, bei Operationen in frühen Stadien ohne Fernmetastasen von 80 %, eine relativ günstige Prognose. Eine regelmäßige Tumornachsorge ist zur Früherkennung von Lokalrezidiven und Metastasen notwendig.

5.7.8 Operationen an Dünn- und Dickdarm

Der Darm beginnt mit dem Duodenum (*Zwölffingerdarm*) und endet mit dem Anus (*After*). Auf der gesamten Darmlänge sind Operationen möglich. Wird der Darm lediglich eröffnet, wird das durch die Endung „-tomie" deutlich. Häufig werden aber Darmteile reseziert. Im Anschluss wird die Darmpassage durch eine Anastomose wieder hergestellt (➤ 5.6.4) oder die von oben kommende Darmschlinge durch die Bauchdecke ausgeleitet (= *Enterostoma*).

Dünndarmresektion

Bei der **Dünndarmresektion** wird ein Stück Dünndarmabschnitt entfernt und oberer und unterer Darmabschnitt mit einer End-zu-End-Anastomose miteinander verbunden. Hauptindikationen für eine Dünndarmresektion sind Stenosen und Verwachsungen oder Komplikationen (z. B. Blutung, Entzündung) bei Morbus Crohn (➤ 5.7.4), selten Dünndarmtumoren.

Nach ausgedehnten Dünndarmresektionen kann sich ein **Kurzdarmsyndrom** entwickeln, da die zur Verfügung stehende Resorptionsfläche viel kleiner als normal ist. Bei Verlust von mehr als 50 % des Dünndarms wird das Kurzdarmsyndrom klinisch manifest, der Verlust von mehr als 70 % des Dünndarms ist lebensbedrohlich. Es kommt zur Gallensäurenmalabsorption und später zu Fettresorptionsstörungen, Vitaminmangelerscheinungen und Störungen im Mineralstoffhaushalt. Der Patient hat Fettstühle, eine Anämie, evtl. Gallen- und Nierensteine und nimmt an Gewicht ab.

Um dies bestmöglich zu verhindern, muss der Patient die **Ernährung anpassen:**

- Günstig sind 6–8 kleine Mahlzeiten täglich, die nicht zu viel Milch(-produkte) enthalten, da diese Durchfälle provozieren. Fett ist im Rahmen des Verträglichen erlaubt
- Nach der Resektion distaler Dünndarmabschnitte ist die Gefahr von Nierensteinen erhöht. Deshalb sollten die Patienten oxalsäurereiche Lebensmittel (v. a. Rhabarber, Spinat, Bohnen, Erdbeeren) nur in kleinen Mengen essen oder ganz darauf verzichten
- Wegen der gestörten Resorption lebenswichtiger Vitamine und Mineralstoffe werden die Vitamine B_{12}, A, D, K sowie Folsäure und Zink oral substituiert

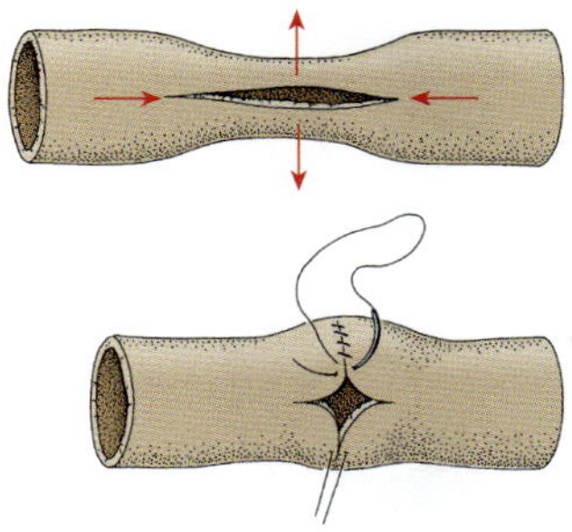

Abb. 5.50 Strikturoplastik. Durch Längsinzision und anschließender Quervernähung lässt sich eine kurzstreckige Stenose erweitern. [L190]

- Bei extremen Resorptionsstörungen kann eine längerfristige parenterale Ernährung mit zusätzlicher Gabe von Vitaminen und Mineralstoffen notwendig sein.

Strikturoplastik

Bei der **Strikturoplastik** wird kein Darmteil entfernt. Sie ist möglich bei kurzstreckigen Stenosen (*Strikturen*). Die Engstelle wird ca. 1 cm längs eingeschnitten und dann quer vernäht (➤ Abb. 5.50). Sie ähnelt der Pyloroplastik am Magenausgang (➤ 5.6.4).

Braun-Anastomose

Die **Braun-Anastomose** (*Fußpunktanastomose, H.B. Braun, dt. Arzt*) ist eine Seit-zu-Seit-Anastomose zwischen zwei Jejunumschlingen. Über diese Verbindung können Gallen- und Pankreassaft direkt in den abführenden Dünndarm abfließen. So wird ihr Reflux in den Magen verhindert. Die Braun-Anastomose wird typischerweise bei Billroth-II-Magenresektionen durchgeführt (➤ Abb. 5.36), nach Gastrektomie (➤ Abb. 5.37) aber auch als Gastroenterostomie ohne Magenresektion, z. B. bei inoperabler Magenausgangsstenose (➤ 5.6.4).

Roux-Anastomose

Die **Roux-Anastomose** (*C. Roux, frz. Arzt*) ist eine End-zu-Seit-Anastomose zwischen zwei Jejunumschlingen. Nach Durchtrennung des Jejunums wird der untere Schenkel nach oben mobilisiert und kann mit Ösophagus, Magen, Pankreas oder einem anderen Organ verbunden werden. Diese aus der normalen Passage ausgeschaltete Jejunumschlinge (*Roux-Schlinge*) dient zur Ableitung von Sekreten in das tiefere Jejunum. Der in der Darmpassage ursprüngliche Jejunumteil wird End-zu-Seit an die hochgezogene Roux-Schlinge anastomosiert. Eine Roux-Anastomose wird bei einer Billroth-II-Magenresektion (➤ Abb. 5.36) oder als Ösophagojejunostomie nach Gastrektomie (➤ Abb. 5.37) angelegt.

Hartmann-Operation

Die **Diskontinuitätsresektion nach Hartmann** (*zweizeitige Sigmaresektion, H. Hartmann, frz. Arzt*) ist eine Notfalloperation. In der ersten Operation wird eine Sigmaresektion durchgeführt. Der Rektumstumpf wird blind verschlossen und das proximale Kolon als endständiges Enterostoma (➤ Abb. 5.11) ausgeleitet. In einer zwei-

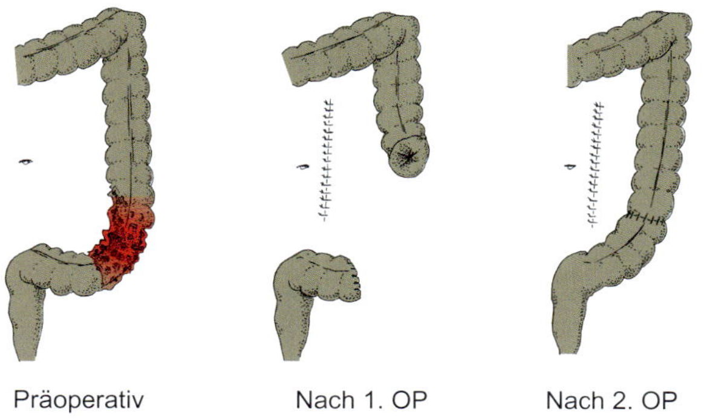

Abb. 5.51 Diskontinuitätsresektion nach Hartmann. Im ersten Eingriff reseziert der Arzt den erkrankten Sigmaabschnitt und legt eine Kolostomie an. Den Rektumstumpf verschließt er blind. Im zweiten Eingriff (Wochen bis Monate nach dem ersten Eingriff) wird das Enterostoma zurückverlagert und so die Kontinuität des Darmes wiederhergestellt (rechts). [L190]

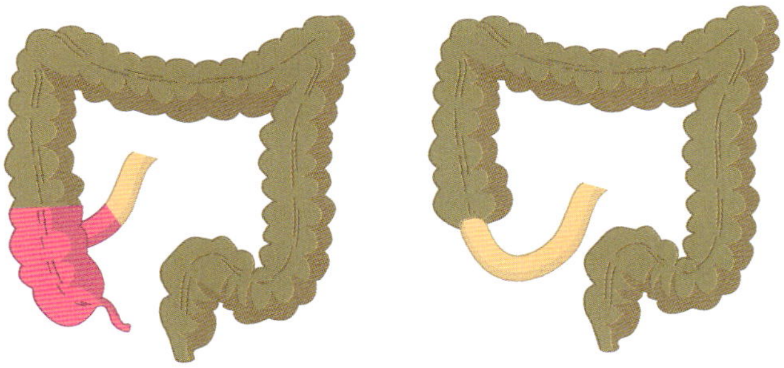

Abb. 5.52 Ileozökalresektion mit anschließender Ileoaszendostomie. Die Resektion erfolgt mit einer 5-cm-Sicherheitszone. [L138]

ten Operation etwa drei Monate später, wenn die Peritonitis abgeheilt ist, wird das Kolostoma zurückverlegt und die Darmabschnitte End-zu-End verbunden (= *Kontinuitätswiederherstellung,* ➤ Abb. 5.51).

Indikationen sind Notfallsituationen wie ein perforiertes Dickdarmdivertikel (➤ 5.7.5) oder ein stenosierender Sigmatumor (➤ 5.7.7) mit oder ohne Peritonitis. In diesen Fällen ist eine Darmnahtinsuffizienz durch die Entzündung wahrscheinlich, deshalb wird zunächst ein Enterostoma angelegt – auch weil Dickdarmanastomosen grundsätzlich insuffizienzgefährdeter sind als Dünndarmanastomosen.

Dickdarmresektionen

Bei einer Dickdarmresektion wird ein Dickdarmabschnitt entfernt. Die Darmkontinuität wird durch eine End-zu-End-Anastomose wiederhergestellt oder der Stuhl über ein Enterostoma ausgeleitet (➤ Abb. 5.52, ➤ Abb. 5.53). Das Vorgehen erfolgt als:

- **Einzeitiges Vorgehen.** Der Arzt näht unmittelbar nach der Darmresektion die beiden Darmstümpfe End-zu-End aneinander. Wegen der Gefahr einer Anastomoseninsuffizienz ist dieses Vorgehen bei Dickdarmileus oder perforiertem Tumor nicht möglich
- **Zweizeitiges Vorgehen.** Der Arzt reseziert in der ersten Operation den tumortragenden Darmabschnitt, anastomosiert die Darmenden und legt zum Anastomosenschutz proximal der Anastomose ein doppelläufiges Enterostoma an. Nach einigen Wochen findet die zweite Operation statt, in welcher der Arzt das Stoma zurückverlegt und damit die Darmkontinuität wiederherstellt. Sonderform des zweizeitigen Vorgehens ist die **Diskontinuitätsresektion nach Hartmann** (➤ Abb. 5.51)

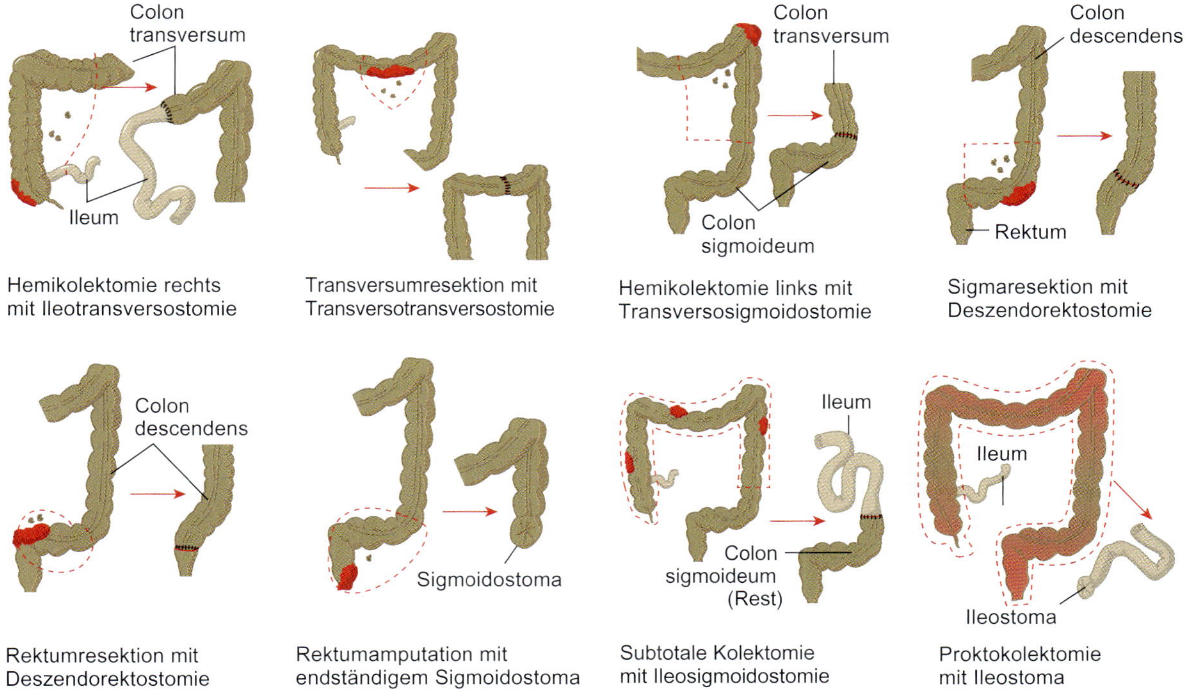

Abb. 5.53 Typische En-bloc-Resektionsverfahren an Kolon und Rektum und Anastomosen. [L138]

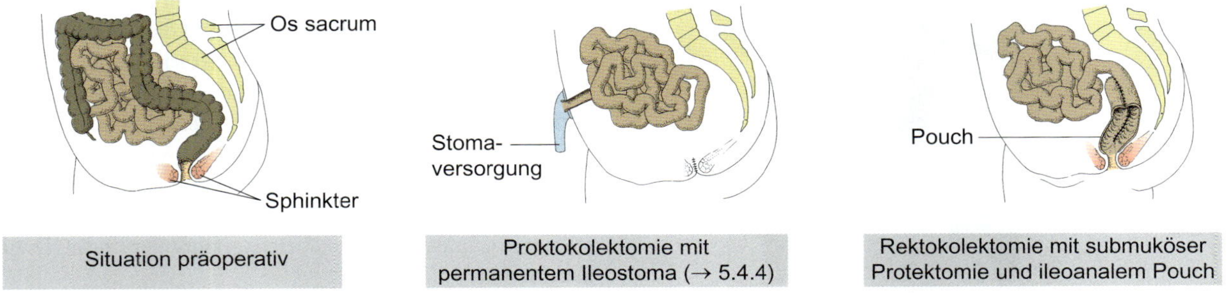

Abb. 5.54 Proktokolektomie. Links: Situation vor der OP. **Mitte:** OP: mit permanentem Ileostoma. **Rechts:** OP: Proktokolektomie mit kontinenzerhaltendem Ileum-Pouch. [L190]

- **Dreizeitiges Vorgehen.** Insbesondere für Patienten in sehr schlechtem Allgemeinzustand geeignet. Der Arzt legt in der ersten Operation ein doppelläufiges Enterostoma an. In der zweiten Operation wird dann der tumortragende Darmabschnitt reseziert und in der dritten Operation das Stoma zurückverlagert.

5

Folgende **postoperative Komplikationen** nach Kolon- oder Rektumresektion sind möglich:

- Blutung
- Verlängerte Darmatonie
- Anastomoseninsuffizienz. Warnzeichen: Faulig riechendes, kotiges Drainagesekret, (lokaler) Druckschmerz, Abwehrspannung, Fieber, Leukozytose
- Blasenentleerungsstörungen (v. a. nach Rektumresektion oder -amputation)
- Potenzstörungen (v. a. nach Rektumresektion oder -amputation)
- Enterostoma-Komplikationen (➤ 5.4.2).

Rektumresektion, Rektumexstirpation

- Bei der **Rektumresektion** wird ein Teil des Rektums entfernt. Indikation ist ein Rektumkarzinom. Die **anteriore Rektumresektion** mit peranaler Anastomose **unter Sphinktererhaltung** kann bei supraanalen Karzinomen durchgeführt werden, wenn der Tumor etwa 2–3 cm oberhalb der Linea dentata ist. Bei einem ausgedehnten Rektumkarzinom wird präoperativ eine Radio-Chemotherapie durchgeführt
- Bei der **Rektumexstirpation** (*Rektumamputation*) wird der gesamte Enddarm entfernt einschließlich des Sphinkters. Der Patient bekommt ein endständiges und dauerhaftes Enterostoma.

Proktokolektomie

Bei der **Proktokolektomie** wird am meisten Darm entfernt, nämlich das gesamte Kolon und das Rektum. Sie wird durchgeführt bei Colitis ulcerosa (➤ 5.7.4), familiärer adenomatöser Polyposis (➤ 5.7.6), multiplen Tumoren im Dickdarm und beim toxischen Megakolon.

Für die Ausleitung des Stuhls gibt es **zwei Möglichkeiten** (➤ Abb. 5.54):

- Proktokolektomie mit **permanentem Ileostoma**: Der Anus wird blind verschlossen und der Stuhl auf Dauer über ein endständiges terminales Ileostoma ausgeleitet (➤ 5.4.2)
- Proktokolektomie mit **kontinenzerhaltendem Ileum-Pouch**: Vom Rektum wird nur die Schleimhaut entfernt, der Sphinkter bleibt erhalten. Aus dem hinteren Ileum wird ein Reservoir (*Pouch = Beutel*) gebildet, das durch den Schließmuskel hindurch gezogen und mit der Analhaut vernäht wird. Bis zur vollständigen Abheilung der Anastomosen wird vorübergehend ein Ileostoma angelegt, das nach etwa 2–3 Monaten zurückverlegt werden kann. Der Patient ist so stuhlkontinent, die Stuhlfrequenz reduziert sich mit der Zeit auf ca. 6 Entleerungen pro Tag, was eindeutig Vorteile für den Betroffenen bringt.

5.8 Erkrankungen der Analregion

5.8.1 Hämorrhoiden

DEFINITION

Hämorrhoiden (*Corpus carvernosum recti*): Physiologisches submuköses arterio-venöses Gefäßgeflecht am Übergang vom Rektum zum Analkanal. Es trägt wesentlich zum Verschluss des Anus bei.
Hämorrhoidalleiden (*„Hämorrhoiden"*): Krampfaderähnliche, knotige Erweiterungen der Hämorrhoiden im Analkanal.

Krankheitsentstehung

Ab etwa dem 30. Lebensjahr vergrößern sich die Hämorrhoiden bei etwa ⅔ aller Menschen. Begünstigend scheint eine familiäre Disposition zu einer Bindegewebsschwäche zu sein. Als weitere Faktoren für die Entstehung sind Entzündungen der Analregion, chronische Obstipation, Schwangerschaft und eine vorwiegend sitzende Tätigkeit, weil sich dadurch das Blut im Gefäßgeflecht staut. Aufgrund der anatomischen Gefäßsituation sind Hämorrhoiden bevorzugt bei 3, 7 und 11 Uhr in Steinschnittlage zu finden.

Symptome und Befund, Diagnostik

Das Hämorrhoidalleiden lässt sich in vier Schweregrade einteilen (➤ Abb. 5.55), die mit unterschiedlichen Beschwerden einhergehen:

- **Stadium I.** Die Patienten haben keine Schmerzen. Gelegentlich finden sich hellrote Blutauflagerungen auf dem Stuhl, manchmal juckt der After (*Pruritus ani*)
- **Stadium II.** Größere Knoten fallen bei der Stuhlentleerung durch Pressen vor (*Prolaps*) und schmerzen. Nach der Defäkation schieben sich die Knoten aber wieder von allein in den Analkanal zurück (*spontane Reposition*). Dieses Stadium ruft durch begleitende Entzündungen Beschwerden wie Brennen, Nässen, Hitzegefühl, selten auch geringe Blutauflagerungen auf dem Stuhl hervor
- **Stadium III.** Der Prolaps bildet sich nicht von allein zurück, er lässt sich aber manuell zurückschieben. Entzündungen, ödematöse Schwellung, starke Schmerzen bei und nach jedem Stuhlgang und auch beim Sitzen sowie quälender Juckreiz und Schleimabsonderungen kommen hinzu
- **Stadium IV.** Die ständig vorgefallenen Hämorrhoidalknoten sind eingeklemmt (*inkarzeriert*) und lassen sich nicht mehr in den Analkanal zurückdrücken (*nicht reponibel*). Diese eingeklemmten Knoten bereiten den Patienten heftigste Schmerzen (im Gegensatz zu den anderen Stadien I-III).

Komplikationen sind massive Blutungen, Ausbildung von Nekrosen und Ulzerationen bei permanentem Prolaps der Knoten, Infektion und die schmerzhafte Thrombosierung.

Die **Diagnose** erfolgt durch die Analinspektion, bei der der Untersucher den Patienten zum Pressen auffordert, auch durch die rektal-digitale Untersuchung und durch die Prokto-Rektoskopie, die gleichzeitig dem Karzinomausschluss dient.

Behandlung

Allgemeine Maßnahmen

Zu den allgemeinen Maßnahmen gehören die Reduktion von bestehendem Übergewicht und Maßnahmen zur Obstipationsprophylaxe (➤ 5.2.7). In frühen Stadien kann mit lokaler Applikation von schmerzstillenden und entzündungshemmenden Salben und Zäpfchen (z. B. *Faktu®-Salbe, Recto-Serol®-Salbe, Anusol® Supp.*) sowie durch Sitzbäder mit entzündungshemmenden Zusätzen (z. B. Kamille) eine Linderung der Beschwerden erreicht werden (➤ Abb. 5.56). Kalt-feuchte Umschläge ermöglichen manchmal durch ihre abschwellende Wirkung ein Hineindrücken von vorher nicht reponiblen prolabierten Knoten in den Analkanal.

Sklerosierung

Bei stärkeren Beschwerden im Stadium I und II kann eine **Sklerosierung** durchgeführt werden. Dabei injiziert der Arzt ein Verödungsmittel in Höhe der Knoten unter die Rektumschleimhaut, sodass die Knoten vernarben und sich innerhalb weniger Wochen zurückbilden. Eine andere Möglichkeit ist das Anlegen einer **Gummiligatur**, wodurch die Knoten nekrotisieren und nach ca. einer Woche abfallen.

Hämorrhoidektomie

Bei Hämorrhoiden im Stadium III und IV bzw. beim Versagen der konservativen Therapien ist die **Hämorrhoidektomie** (*operative Entfernung der Hämorrhoiden*) in Vollnarkose angezeigt. Dabei löst der Arzt die Knoten vom darunter liegenden Schließmuskel, unterbindet die versorgenden Blutgefäße und trägt die Knoten ab.
Mögliche **Komplikationen** sind:

- Blutung
- Stuhlinkontinenz (meist temporär)
- Stenose des Analkanals (selten)
- Perianalthrombose. Durch Pressen bei der Stuhlentleerung kann eine perianale Vene akut thrombosieren. Es bildet sich ein extrem schmerzhafter, bläulicher, harter Knoten. Rasche Linderung bringt die chirurgische Stichinzision mit anschließendem Ausdrücken des Thrombus.

5

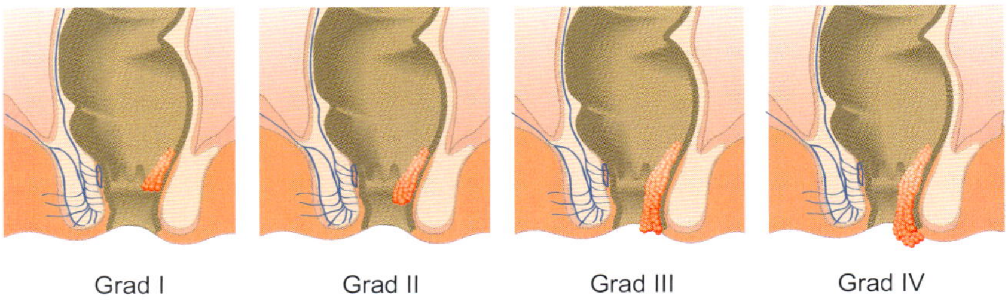

Abb. 5.55 Schweregrade des Hämorrhoidalleidens. [L138]

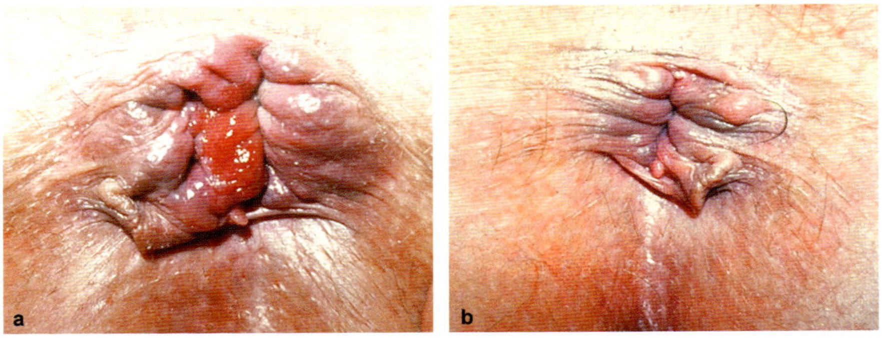

Abb. 5.56 Hämorrhoidalleiden. a) Entzündlich geschwollene Hämorrhoiden. **b)** Deutlicher Rückgang nach 2-wöchiger Salbenbehandlung. [U361]

Pflege

Pflege vor, während und nach Operationen ➤ Kap. 4

Präoperativ genügt die Entleerung des Rektums z. B. durch ein Klysma. Die Haare der Perianalregion werden entfernt.
Postoperativ versorgen die Pflegenden folgendermaßen. Sie:
- Achten auf Nachblutung im Analbereich
- Lassen den Patienten vorzugsweise in Seiten- oder Bauchlage liegen
- Entfernen den Verband am 1. postoperativen Tag (evtl. vorher anfeuchten) und spülen die offene Wunde nach jedem Stuhlgang sowie morgens und abends mit lauwarmem Wasser aus. Verband mit trockenen Kompressen, Einlagen und Einmalnetzhose
- Geben Medikamente zur Obstipationsprophylaxe (z. B. mit *Agiolax®*), um die Schmerzen bei der Stuhlentleerung zu reduzieren, verabreichen ggf. ein Schmerzmittel vor dem Stuhlgang.

5.8.2 Anal- und Rektumprolaps

DEFINITION
Analprolaps: Vorfallen und äußerliches Sichtbarwerden der Analschleimhaut.
Rektumprolaps: Vorfallen und äußerliches Sichtbarwerden des Rektums.

Häufigste Ursache des **Analprolaps** (➤ Abb. 5.57) sind Hämorrhoiden. Der Sphinkterapparat ist meist intakt, der Sphinktertonus jedoch vermindert. Hauptbeschwerden des Patienten sind wiederholte Blutungen und evtl. eine leichte Inkontinenz. Die Diagnose wird durch Inspektion gestellt, wobei der Patient dabei pressen muss. Die Behandlung besteht vornehmlich in der Beseitigung der Hämorrhoiden (➤ 5.8.1).

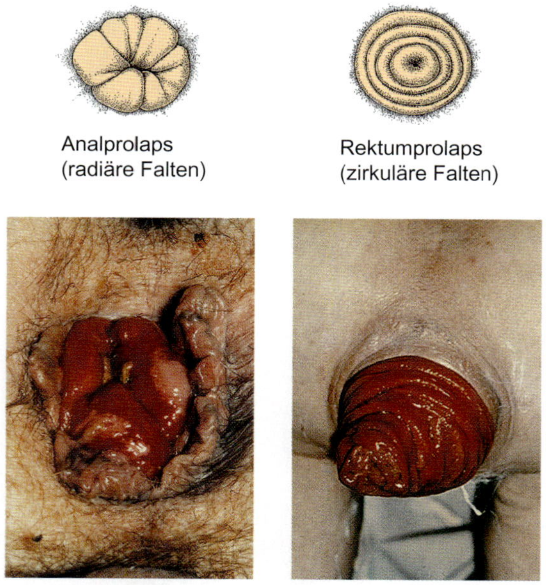

Abb. 5.57 Anal- und Rektumprolaps. [L190] [M739]

Der **Rektumprolaps** (➤ Abb. 5.57) ist durch eine Schwäche des Beckenbodens bedingt. Demzufolge sind ältere Frauen und Frauen, die mehrere Geburten hatten, bevorzugt betroffen. Auch hier stellt der Arzt die Diagnose durch Inspektion. Therapeutisch ist nach manueller Reposition eine **Rektopexie** (*operative Fixierung des Rektums an der Beckenwand*) mit Beckenbodenstraffung erforderlich.

5.8.3 Analabszesse und Analfisteln

DEFINITION
Analabszess (*anorektaler Abszess, periproktitischer Abszess*): Abszess im Analbereich.
Analfistel: Krankhafte, röhrenförmige Verbindung zwischen der äußeren Analregion (*äußere Fistelöffnung*) und dem Analkanal/Rektum (*innere Fistelöffnung*). Über den **Fistelkanal** entleert sich eitriges Sekret nach außen, es ist evtl. mit Stuhl vermischt. Gehäuftes Auftreten bei Morbus Crohn (➤ 5.7.4).

Am Beginn des **Krankheitsgeschehens** steht fast immer eine Entzündung der um den inneren Sphinkter herum gelegenen Proktodealdrüsen. Von hier aus breitet sich die Entzündung weiter aus (*Periproktitis*) und es kommt zur Abszessbildung. Abszesse können spontan perforieren, sodass Fisteln entstehen (➤ Abb. 5.58). Das sich entleerende Sekret ruft weitere Entzündungen und einen narbigen Umbau hervor, wodurch sich bindegewebige, stabile Fistelgänge zwischen innerem Analkanal und äußerer Analregion ausbilden (*komplette Fisteln*). Mitunter verschließt sich die Fistelöffnung, sodass der Fistelkanal blind endet (*inkomplette Fisteln*). Bei langjähriger Krankheitsdauer kann ein System aus Fistelgängen entstehen.

Die **Symptome** sind typisch: Analabszesse sind sehr schmerzhaft und gehen mit Schwellung, Rötung und evtl. Fieber einher. Hat sich eine Fistel gebildet, verschwinden die Schmerzen. Die äußere Fistelöffnung macht sich durch entsprechend verschmutzte Unterwäsche bemerkbar und ist bei der Inspektion sichtbar. Die innere Fistelöffnung lässt sich bei der rektalen Untersuchung mit dem Finger manchmal als kleines Knötchen tasten.

Die einzig wirksame **Behandlung** ist die chirurgische Spaltung der Abszesse und das Ausschneiden der bindegewebigen Fistelgänge unter Schonung des Sphinkterapparats zur Beibehaltung der Stuhlkontinenz. Die Wundtaschen werden bis zur vollständigen

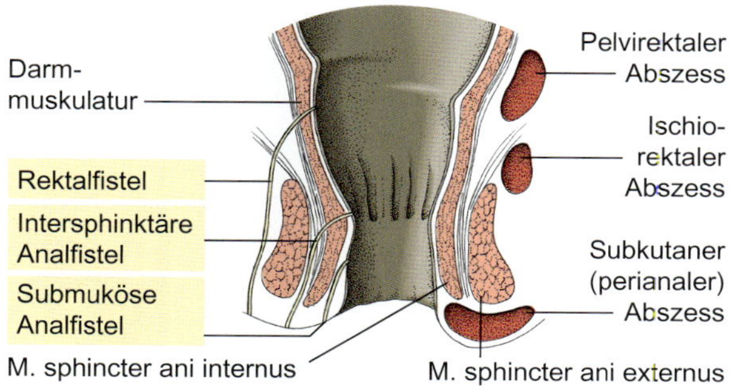

Abb. 5.58 Analfisteln und Analabszesse. [L190]

Abheilung offen gehalten, täglich gespült und mit locker aufgeschüttelten Kompressen tamponiert. Mindestens einmal am Tag nimmt der Patient ein kurzes Sitzbad und duscht nach jeder Defäkation. 99 % der Analabszesse und -fisteln heilen durch die Behandlung über kurz oder lang aus.

5.8.4 Analkarzinom

DEFINITION

Analkarzinom: Seltener bösartiger Tumor im Analkanal oder am Analrand. Histologisch ist es meist ein Plattenepithelkarzinom und zählt damit zu den Hauterkrankungen.

Leitsymptome des **Analkarzinoms** sind:

- Schmerzen, Juckreiz im Analbereich
- Fremdkörpergefühl
- Veränderungen der Stuhlbeschaffenheit und der Stuhlfrequenz
- Blutauflagerungen auf dem Stuhl
- Kontinenzstörungen.

Die **Diagnosestellung** erfolgt wie beim Kolon-Rektum-Karzinom (➤ 5.7.7). Die **Behandlung** besteht in der Regel in einer kombinierten Strahlen- und Chemotherapie. Ist nach Abschluss der Behandlung noch ein Resttumor nachweisbar, so ist eine Rektumamputation mit Anlage eines Enterostomas (➤ 5.7.8) erforderlich. Die **Prognose** ist mit einer 5-Jahres-Überlebensrate von nur 20–40 % für das Analkanalkarzinom und etwa 50 % für das Analrandkarzinom relativ schlecht.

5.8.5 Analfissur

DEFINITION

Analfissur: Schmerzhafter und schlecht heilender Längsriss der Analschleimhaut, in Steinschnittlage meist bei 6 Uhr.

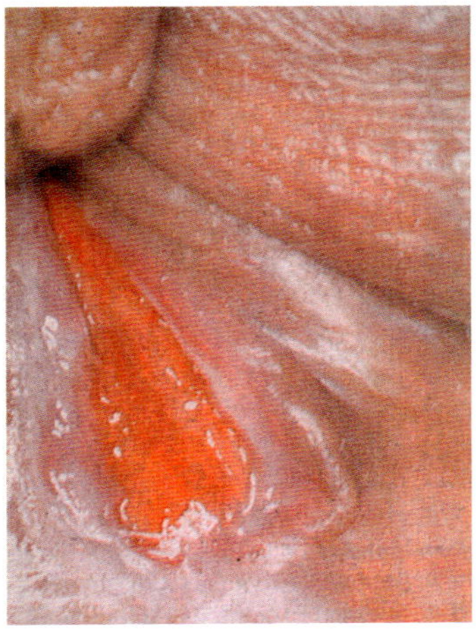

Abb. 5.59 Analfissur. [R234]

Ursache der **Analfissur** ist meist ein erhöhter Sphinktertonus (➤ Abb. 5.59). Man unterscheidet:

- Die **frische Fissur** mit glatten und gut durchbluteten Wundrändern
- Die **chronische Fissur** mit verdickten, wallartigen Rändern.

Die **Beschwerden** sind typischerweise stechende Schmerzen während der Defäkation und auch noch ½–1 Std. danach. Mitunter finden sich Blutauflagerungen auf dem Stuhl. Die **Diagnose** wird durch Inspektion und Proktoskopie gestellt. Immer muss ein Analkarzinom ausgeschlossen werden.

Die **Behandlung** der akuten Fissur erfolgt durch Ausschneiden der Fissur (*Sphinktermyotomie*) in Steinschnittlage und Anfrischen der Wundränder. Manchmal erfolgt dies unter Mitnahme einzelner bereits sklerosierter Sphinkterfasern, die eine reizlose Heilung behindern würden. Alternativ kann versucht werden, den Sphinkter konservativ mit einem Analdehner zu weiten.

5.8.6 Pilonidalsinus

DEFINITION

Pilonidalsinus (*Steißbeinzyste, -fistel, Dermoidzyste*): Fistelbildung über dem Steißbein. Die Ursache ist noch nicht geklärt. Ätiologisch diskutiert werden in die Haut eingewachsene Haare, angeborene Missbildungen und traumatologische Ursachen. Hauptsächlich bei Männern im 20.–30. Lebensjahr auftretend.

Typische **Symptome** bei einer akuten Entzündung sind Schmerzen und in der Steißbeinregion befindet sich eine entzündliche Rötung mit Schwellung (➤ Abb. 5.60). Evtl. bildet sich ein Abszess. Die chronische Form zeigt sich v. a. durch Juckreiz und Fistelsekretion. Meist lässt sich das Krankheitsbild per Blickdiagnose bestimmen.

Zur **Behandlung** bei einer akuten Infektion wird der Abszess eröffnet und saniert. Nach Rückbildung der Entzündungszeichen bzw. bei reizlosem Pilonidalsinus erfolgt die kurative Behandlung: Der Pilonidalsinus wird bis auf die Steißbeinfaszie radikal ausgeschnitten und das gesamte fisteltragende Gewebe entfernt. Häufig kann die kurative Behandlung schon im akuten Stadium beginnen. Der Heilungsverlauf ist jedoch sehr langwierig mit anfänglich häufigen und aufwendigen Verbandswechseln. Die Rezidivrate ist relativ hoch.

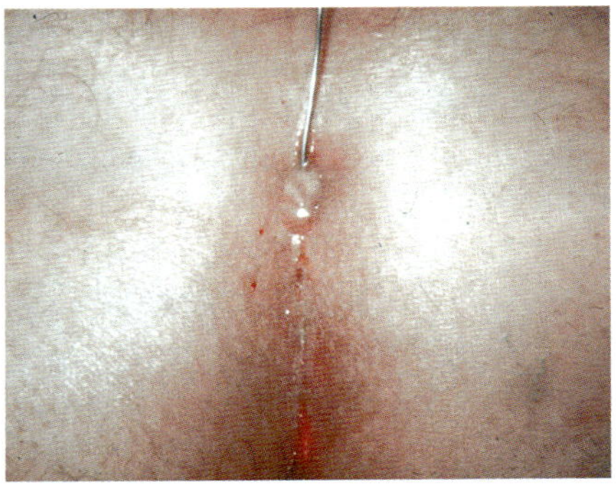

Abb. 5.60 Infizierte Steißbeinfistel. [R234]

5

5.9 Erkrankungen des Peritoneums

Nur sehr selten gehen Erkrankungen des Peritoneums vom Peritoneum selbst aus. Ganz überwiegend ist das Peritoneum bei schweren Erkrankungen der Bauchorgane sekundär betroffen.

Die verschiedenen Schädigungen (z. B. Infektionen, mechanische oder chemische Reize) können zu entzündlichen **Verklebungen** des Peritoneums führen. Diese Reaktion schützt den Gesamtorganismus vor Infektionen.

Bei Perforationen von Bauchorganen können das Peritoneum und insbesondere das große Netz den Defekt bis zu einem gewissen Grad abdecken. In günstigen Fällen gelingt dem Organismus dadurch die lokale Begrenzung der Keimausbreitung und Infektion, sog. **gedeckten Perforation**.

Das Verkleben des Peritoneums kann auch Komplikationen verursachen. So kann die mit jeder abdominellen Operation verbundene Verletzung des Peritoneums zu erheblichen postoperativen **Adhäsionen** (*fibrinöse Verklebungen*) und **Briden** (*derbe Narbenstränge*) führen. Diese können die Beweglichkeit des Darms beeinträchtigen und durch Unterbrechung der Darmpassage einen mechanischen Ileus (➤ 5.7.2) hervorrufen.

5

5.9.1 Peritonitis

DEFINITION

Peritonitis: Lokale (*örtlich begrenzte*) oder generalisierte (*über die gesamte Bauchhöhle ausgedehnte*) Entzündung des Bauchfells. Vor allem die generalisierte Peritonitis ist ein lebensbedrohliches Krankheitsbild mit einer Letalität von bis zu 50 %.

Krankheitsentstehung und Einteilung

Peritonitiden können nach verschiedenen Kriterien eingeteilt werden.

Primäre und sekundäre Peritonitis

- Bei der mit ca. 1 % aller Peritonitiden seltenen **primären Peritonitis** gelangen Infektionserreger ganz überwiegend durch hämatogene Streuung mit dem Blut in das Peritoneum. Beispiel ist die im Rahmen einer Pneumokokkenpneumonie auftretende Pneumokokkenperitonitis
- Die **sekundäre Peritonitis** entsteht als Komplikation einer Verletzung oder Erkrankung eines Bauchorgans, etwa als Perforations- oder Durchwanderungsperitonitis, z. B. nach Perforation eines Ulkus, Appendizitis, Tumorperforation, Durchwanderung beim Gallenblasenempyem, Strangulationsileus, Morbus Crohn, Colitis ulcerosa, Anastomoseninsuffizienz.

Behandlungsbedürftige Grunderkrankung

Eine sekundäre Peritonitis ist stets Symptom einer dringend behandlungsbedürftigen abdominellen Erkrankung oder Verletzung.

Lokale und generalisierte Peritonitis

- Bei der **lokalen Peritonitis** ist die Entzündung (noch) umschrieben. Der Kreislauf des Kranken ist wenig beeinträchtigt. Typisches Beispiel ist die gedeckte Perforation eines Hohlorgans oder ein intraabdomineller Abszess (➤ Abb. 5.61)
- Die **generalisierte** (*diffuse*) **Peritonitis** betrifft das gesamte Peritoneum. Die dabei auftretenden pathophysiologischen Vorgänge schädigen den gesamten Organismus. Eine generalisierte Peritonitis kann von Beginn der Erkrankung an vorliegen oder aus einer unzureichend behandelten lokalen Peritonitis entstehen (➤ Abb. 5.62).

Akute und chronische Peritonitis

Die meisten Peritonitiden verlaufen **akut** oder **hochakut**, das bedeutet, der Betroffene ist sehr schnell sehr schwer krank. Nur selten, etwa bei der Tuberkulose oder bei rheumatischen Erkrankungen, handelt es sich um ein **chronisches** Krankheitsgeschehen.

Symptome und Befund, Diagnostik

Leitsymptome der Peritonitis sind Bauchschmerzen, Abwehrspannung des Abdomens und eine zunehmende Darmparalyse.

- Eine lokale Peritonitis verursacht einen starken, aber örtlich eingegrenzten Bauchschmerz
- Charakteristisch für eine generalisierte Peritonitis sind diffuse, immer stärker werdende Bauchschmerzen

VORSICHT

Schmerzmittelgabe schwächt die Symptome

Bei einer postoperativen Peritonitis sind die Schmerzen aufgrund der postoperativen Schmerzmittelgabe evtl. abgeschwächt oder gar nicht vorhanden bzw. in ihrem Charakter verändert.

- Die **Abwehrspannung** der Bauchmuskulatur ist am stärksten über dem Entzündungsherd. Meist nimmt der Patient von sich aus eine Schonhaltung ein und vermeidet Bewegungen. Im Extremfall ist der gesamte Bauch „bretthart“
- Infolge der Entzündung entsteht eine zunehmende **Darmatonie** bis hin zum **paralytischen Ileus** mit Stuhl- und Windverhalt, geblähtem Abdomen und „Totenstille“ über dem Abdomen, d. h. es sind keine Darmgeräusche auskultierbar (➤ 5.7.2).

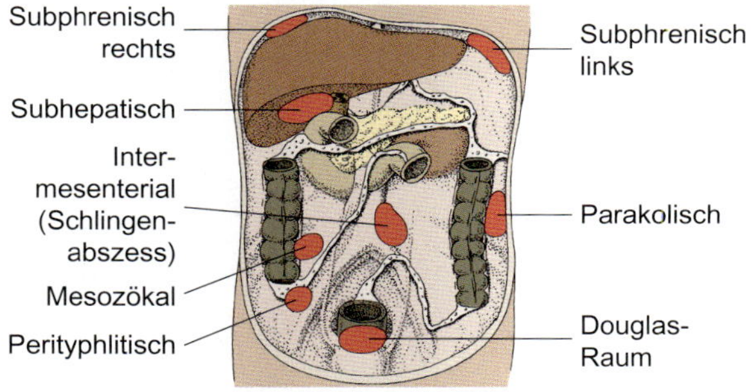

Abb. 5.61 Typische Lokalisationen intraabdomineller Abszesse. [L190]

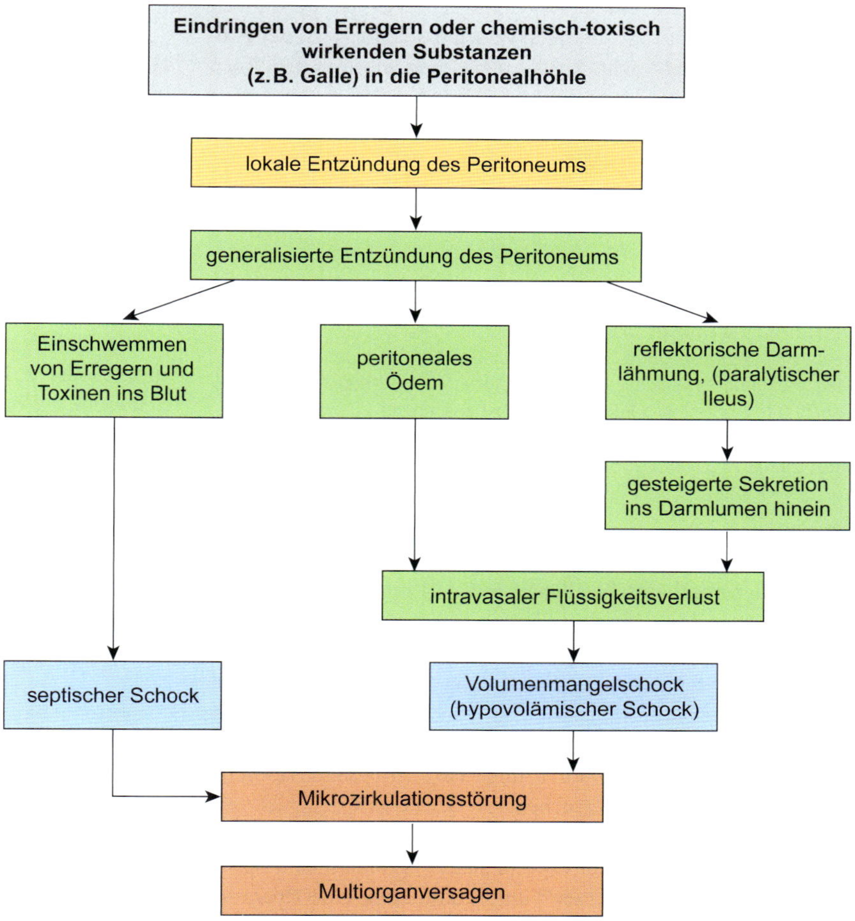

Abb. 5.62 Pathophysiologische Vorgänge bei generalisierter Peritonitis. Bei schneller Erregeraussaat kann das Stadium der lokalen Entzündung fehlen. [L143]

Hinzu kommen allgemeine Symptome wie hohes Fieber, Übelkeit und Erbrechen sowie Tachykardie, Hypotonie und rückläufige Urinausscheidung als Zeichen des Volumenmangels. Bei schwerer generalisierter Peritonitis entwickelt sich rasch ein septischer Schock, der zum Multiorganversagen führen kann.

Diagnostik und **Differentialdiagnose** entsprechen der bei akutem Abdomen (➤ 3.3.2).

Behandlung

Die **Behandlung** der primären Peritonitis ist meist konservativ. Bei der sekundären Peritonitis hingegen ist fast immer eine Laparotomie erforderlich, um möglichst viele Keime bzw. Toxine zu entfernen und die Ursache der Peritonitis zu beseitigen.

Bei schwerer Peritonitis ist häufig eine **Etappenlavage** indiziert. Nach der ersten Laparotomie wird der Patient alle 1–2 Tage in den Operationssaal gebracht. Dort öffnet der Arzt den provisorischen Bauchdeckenverschluss bzw. entfernt die Abdeckung, spült die Bauchhöhle und entfernt Fibrinbeläge und Nekrosen (➤ Abb. 5.63). Diese Behandlung wird so lange fortgesetzt, bis die Infektion sicher beherrscht ist und die Bauchdecke spannungsfrei verschlossen werden kann. Dies kann bei einer schweren Peritonitis wochenlang dauern.

Pflege

Pflege vor, während und nach Operationen ➤ Kap. 4

Postoperativ ist eine mehrtägige, oft sogar eine mehrwöchige Behandlung des Patienten auf der Intensivstation erforderlich. Auch während der gesamten Dauer einer Etappenlavage wird der Patient auf der Intensivstation versorgt. Hier steht v. a. die Überwachung und Stabilisierung der Vitalfunktionen im Vordergrund.

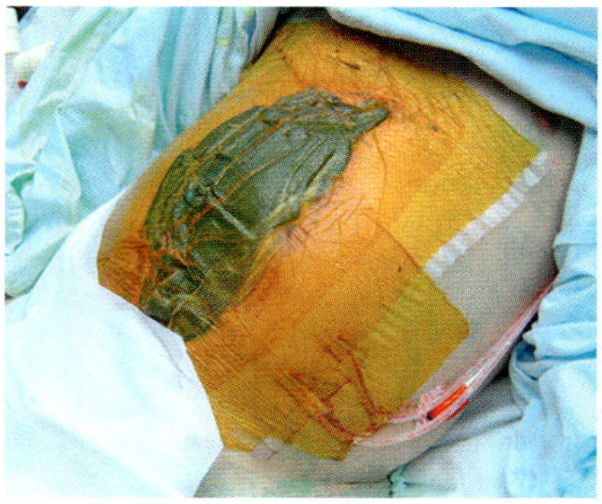

Abb. 5.63 Verschluss einer offenen Bauchwunde. Die offene Bauchwunde kann nach Abschluss der Lavagen mit einer Vakuumpumpe (➤ 2.10.10, ➤ Abb. 2.32) versorgt werden, wenn die Bauchdecke nicht spannungsfrei verschlossen werden kann. [E439]

Nach der Verlegung auf die Allgemeinstation ist die Entzündung zwar beherrscht und das Abdomen verschlossen, meist ist der Patient jedoch sehr geschwächt. Aus diesem Grund wird mit dem Kostaufbau und ggf. auch der Mobilisation meist erst später und dann auch vorsichtiger begonnen als üblich.

5.9.2 Peritonealkarzinose

DEFINITION

Peritonealkarzinose: Multiple Metastasenabsiedlung auf dem Peritoneum mit Aszitesbildung und peritonealen Verklebungen (➤ 5.9.1). Meist Sekundärerkrankung bei fortgeschrittenen malignen Tumoren des Bauchraums, selten vom Peritoneum selbst ausgehend.
In seltenen Fällen liegt der Peritonealkarzinose ein **Peritonealmesotheliom** (*primärer Tumor des Bauchfells*) zugrunde.

Leitsymptom der Peritonealkarzinose ist eine Aszites (➤ 6.2.2). In späteren Stadien kommen eine Tumorkachexie und ein langsam entstehender, mechanischer Ileus (➤ 5.7.2) hinzu. Der mechanische Ileus ist auch die Hauptindikation für eine stationäre Aufnahme in die Chirurgie.

Bei vielen Patienten ist zum Zeitpunkt der Aszitesbildung der Primärtumor bekannt. Manchmal ist jedoch der Aszites das erste Symptom der fortgeschrittenen Tumorerkrankung. Dann führt der Arzt eine Aszitespunktion durch und lässt das Punktat laborchemisch und zytologisch untersuchen.

Als **Behandlung** bei einer metastatisch bedingten Peritonealkarzinose sind in aller Regel nur noch palliative Maßnahmen möglich. Ob bei bis dahin unbekannter Tumorerkrankung eine Operation des Primärtumors sinnvoll ist, hängt vom Einzelfall ab.

Wie bei anderen unheilbar Kranken auch orientieren sich die Pflegenden bei allen Maßnahmen so weit wie möglich (evtl. auch nach Rücksprache mit dem Arzt) an den Wünschen des Patienten und helfen ihm, seine letzten Lebenswochen und -monate nach seinen Vorstellungen zu gestalten.

5.10 Hernien

DEFINITION

Hernie (griech. Hernos = *Knospe*, auch: *Bruch*): Abnorme sackartige Ausstülpung des Peritoneums (*Bruchsack*) durch eine Bauchwandlücke (*Bruchpforte, Bruchring*) hindurch und Vorwölbung von Baucheingeweiden (*Bruchinhalt, Bruchsackinhalt*) in den Bruchsack.
Gleithernie (*Pseudohernie*): Hernie, deren peritonealer Bruchsack teilweise oder ganz fehlt. Die vorgefallenen Eingeweide bilden selbst einen Teil des Bruchsacks. Betrifft Eingeweide, die nur auf einer Seite von Peritoneum überzogen sind. (➤ Abb. 5.64)
Hernien entstehen an „Schwachstellen" der Bauchmuskulatur. Typische Schwachstellen sind der Leistenkanal, der Nabel und Narben.

Zur Abgrenzung von **Hernien**: Von einem **Prolaps** (*Eingeweidevorfall*) spricht man bei vorfallenden Eingeweiden nach offenen Verletzungen oder Operationen. Die Eingeweide sind nicht von Peritoneum bedeckt.

Krankheitsentstehung und Einteilung

Hernien werden **eingeteilt** nach:
- Ihrer Entstehung in **angeborene** und **erworbene Hernien**
- Ihrer Lokalisation in **äußere** und **innere Hernien**
- Ihren Komplikationen in **reponible, irreponible** und **inkarzerierte** (*eingeklemmte*) **Hernien.**

Angeborene Hernien haben ihre Ursache im fehlenden Verschluss embryonal bestehender Peritonealausstülpungen. Zu den angeborenen Hernien gehören z. B. die kindlichen Nabelhernien (➤ 5.10.3) und ein Teil der indirekten Leistenhernien (➤ 5.10.1).

Die häufigeren **erworbenen Hernien** entstehen durch anlagebedingte oder z. B. durch eine Verletzung/Operation entstandene Schwäche der Bauchwand. Begünstigt werden sie durch einen über längere Zeit erhöhten intraabdominellen Druck, etwa bei Adipositas, chronischer Obstipation oder Schwangerschaft.

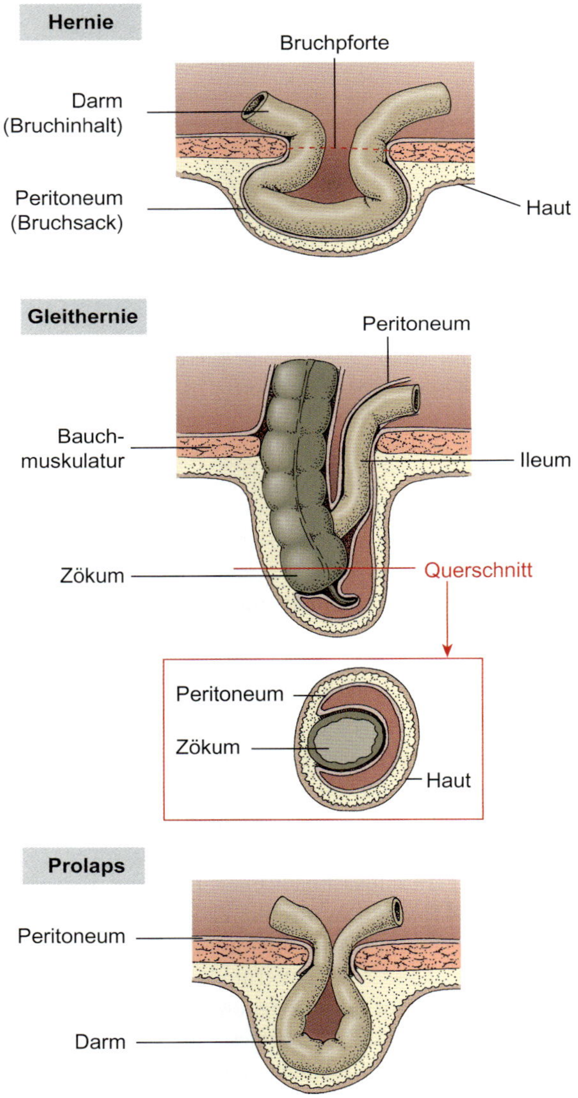

Abb. 5.64 Hernie, Gleithernie und Prolaps. [L190]

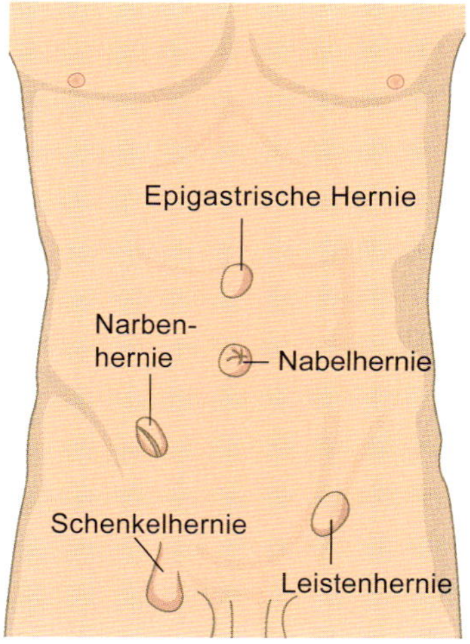

Abb. 5.65 Lokalisation wichtiger äußerer Hernien. [L138]

Symptome und Befund, Diagnostik

Äußere Hernien

Die mit 95 % aller Hernien sehr häufigen **äußeren Hernien** (z. B. Leisten-, Schenkel-, Nabel- und Narbenhernien, ➤ Abb. 5.65) treten durch die Bauchwand nach außen. Ihre Symptome sind relativ einheitlich und unterscheiden sich nur durch ihre Lokalisation:

- Im Bereich der Bruchpforte findet sich in Abhängigkeit von der Bruchsackgröße eine tast- oder sichtbare Vorwölbung
  - Bei **reponiblen Hernien** kann diese Vorwölbung in den Bauchraum zurückgedrückt werden. Auch eine spontane Reposition ist möglich. Bei Erhöhung des intraabdominalen Drucks (z. B. beim Husten, Niesen, Schreien, Pressen) stülpt sich die Hernie aus
  - Bei einer **irreponiblen Hernie,** z. B. durch Verwachsungen zwischen Bruchinhalt und Bruchsack, kann die Hernie nicht mehr zurückgedrängt werden
- Die Bruchregion ist häufig mäßig schmerzhaft, insbesondere bei Belastung
- Befinden sich Darmteile im Bruchsack, sind über der Vorwölbung Darmgeräusche auskultierbar.

Bei äußeren Hernien stellt der Arzt die **Diagnose** anhand der körperlichen Untersuchung. Bei Patienten über 45 Jahren führt der Arzt immer eine digitale Untersuchung des Rektums sowie bei Verdacht auf ein Kolonkarzinom (Anamnese, okkultes Blut im Stuhl) eine Untersuchung des Kolons durch, um eine symptomatische Hernie durch ein Kolon-Rektum-Karzinom auszuschließen.

Innere Hernien

Die seltenen **inneren Hernien** sind von außen nicht sichtbar.

Am häufigsten und gleichzeitig die einzige innere Hernie, die dem Patienten früh Beschwerden bereitet, ist die Hiatushernie (➤ 5.5.4, ➤ Abb. 5.25). Innere Hernien, die sich in die Peritonealtaschen des Abdomens ausstülpen (z. B. in die Bursa omentalis), führen meist erst bei Komplikationen, z. B. einem Ileus, zu Beschwerden.

Komplikationen

- Bei der **kompletten Inkarzeration** (➤ Abb. 5.66) kommt es zum einen zu einer Unterbrechung der Stuhlpassage mit mechanischem Ileus (➤ 5.7.2), zum anderen zu einer Ischämie der Darmwand mit lebensbedrohlichem Absterben von Darmgewebe (*Darmgangrän*) und nachfolgender Durchwanderungsperitonitis (➤ 5.9.1). Die Region des Bruchs ist hochschmerzhaft und mitunter gerötet. Der Patient entwickelt die Symptome des akuten Abdomens (➤ 3.3.2)
- Bei einer **inkompletten Inkarzeration** (*Darmwandbruch, Littre-Hernie, Richter-Littre-Hernie*) wird nur ein Teil der Darmwand eingeklemmt. Da die Stuhlpassage erhalten bleibt, verläuft die inkomplette Inkarzeration zunächst relativ symptomarm und wird vielfach erst durch die Peritonitis infolge der lokalen Durchblutungsstörung bemerkt.

Behandlung

Konservative Therapie

Jede symptomatische Hernie sollte grundsätzlich operiert werden. Nur in folgenden Fällen ist eine **konservative Therapie** sinnvoll:

- **Manuelle Hernienreposition bei frisch inkarzerierter Hernie.** Ist eine Hernie weniger als 4–6 Std. inkarzeriert und hat sie noch

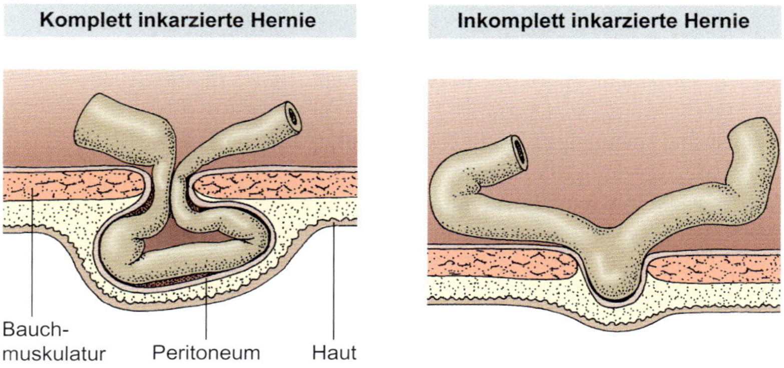

Abb. 5.66 Inkarzerierte Hernien. Links: Komplett inkarzerierte Hernie. Die eingeklemmte Darmschlinge ist nicht ausreichend durchblutet, die Darmpassage unterbrochen. **Rechts:** Inkomplett inkarzerierte Hernie. Nur im eingeklemmten Teil der Darmwand ist die Durchblutung gestört. Der Darm ist noch durchgängig. [L138]

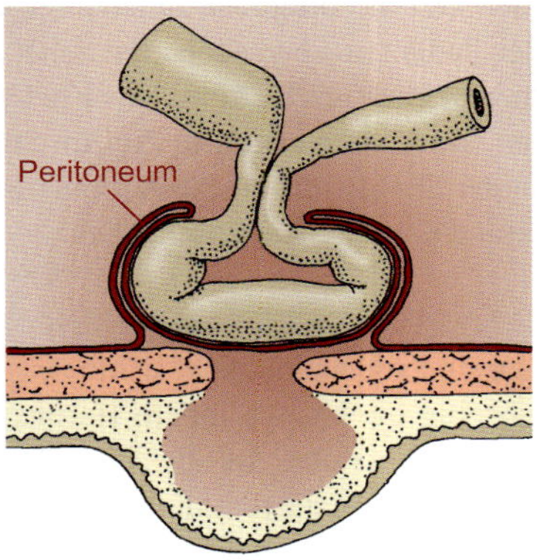

Abb. 5.67 En-bloc-Reposition. Hier wird die inkarzerierte Hernie in die Bauchhöhle zurückgedrängt, ohne dass dabei die Einklemmung beseitigt wird. [L190]

keine Peritonitis, keine lokalen Reizungen und keinen Ileus hervorgerufen, versucht der Arzt den Hernieninhalt aus dem Bruchsack heraus in die freie Bauchhöhle zurückzudrücken. Dabei legt er eine Hand trichterförmig um die Bruchpforte und streicht mit der anderen Hand den Bruchinhalt vorsichtig zur Bauchhöhle hin aus (➤ Abb. 5.67). Nach einer manuellen Hernienreposition überwachen Pflegende den Patienten sorgfältig auf Zeichen einer (weiter bestehenden) Einklemmung, da auch eine **Scheinreposition** möglich ist

- **Bruchband.** Bei nicht eingeklemmten Hernien inoperabler Patienten kann zur Inkarzerationsprophylaxe in absoluten Ausnahmefällen eine mechanische Kompression von außen ein Ausstülpen des Bruchsackes und eine Einklemmung verhindern.

Herniotomie und Hernioplastik

Bei einer **Herniotomie** wird der Bruchsack operativ eröffnet, der Bruchinhalt wieder in die Bauchhöhle verlagert und der Bruchsack beseitigt. Bei der anschließenden **Hernioplastik** (*Hernienreparation, Bruchpfortenverschluss*) wird die Bruchpforte ggf. verengt oder verschlossen. Die Operation ist offen oder bei nicht inkarzerierten Hernien auch minimal-invasiv möglich.

Nicht eingeklemmte Hernien können zu einem geplanten Zeitpunkt, inkarzerierte Hernien, die nicht reponiert werden dürfen oder können, müssen sofort operiert werden. Durch die unzureichende Durchblutung bereits irreversibel geschädigter Darmabschnitte muss der Arzt resezieren. **„Über einem eingeklemmten Bruch darf die Sonne weder auf- noch untergehen".**

Pflege

Pflege vor, während und nach Operationen ➤ Kap. 4

Prinzipiell sind spannungsfrei (mit Netz) versorgte Hernien früher belastbar als konventionell operierte.

Für das **Verhalten nach Hernienoperation** kann dem Patienten ein Merkblatt gegeben werden. Es informiert z. B. über:

- **Bekleidung.** In den ersten acht Tagen sollten Männer eine eng anliegende Unterhose tragen. Sie reduziert das Risiko der Hodenschwellung
- **Operationswunde.** Der Hausarzt entfernt das Nahtmaterial
- **Stuhlgang.** Starkes Pressen sollte für drei Wochen vermieden werden. Bei entsprechender Disposition sollte ein Abführmittel eingenommen werden
- **Körperliche Belastung** und **Arbeitsfähigkeit.** Zum Schutz der operierten Leistenregion sollte für zwei Wochen auf schwere körperliche Arbeit sowie das Heben von mehr als 10 kg verzichtet werden. Je nach Tätigkeit ist die Arbeitsfähigkeit ab der 2.–3. Wochen nach der Entlassung gegeben
- **Sport.** In Abhängigkeit von den auftretenden Belastungen der Leiste gilt ab Entlassung folgende Empfehlung:
  - Ab der 1. Woche leichte Sportarten wie Wandern
  - Ab der 2. Woche mittelschwere Sportarten wie Fahrradfahren, Joggen
  - Ab der 3. Woche alle Ballspiele (z. B. Fußball, Tennis, Golf) und Leistungssport
- **Sexualität.** Wenn keine Beschwerden vorliegen, ist Geschlechtsverkehr ab dem 10. Tag nach der Operation möglich.

Bei konventionell operierten Hernien oder Rezidivhernien verlängern sich diese Richtzeiten, da das Bindegewebe erst nach 6–12 Wochen zug- und druckstabil wird.

5.10.1 Leistenhernien

DEFINITION

Leistenhernie (*Hernia inguinalis*): Mit einem Anteil von ca. 75 % häufigste Hernie. Betrifft zu 90 % Männer.

Leistenhernien können eingeteilt werden in:

- **Indirekte Leistenhernien** (➤ Abb. 5.68) treten am inneren Leistenring in den Leistenkanal ein, wölben sich entlang des Leistenkanals vor und treten durch den äußeren Leistenring

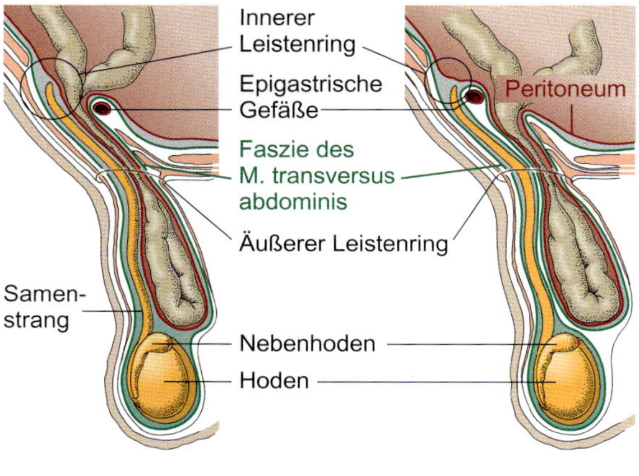

Abb. 5.68 Leistenhernie. Links: Indirekte Leistenhernie. Sie tritt durch den inneren Leistenring lateral der epigastrischen Gefäße in den Leistenkanal ein. **Rechts:** Direkte Leistenhernie. Sie tritt nicht durch den inneren Leistenring ein, sondern wölbt sich z. B. bei hohem intraperitonealem Druck medial der epigastrischen Gefäße durch die hier sehr dünne Faszie des M. transversus abdominis in den Leistenkanal. [L190]

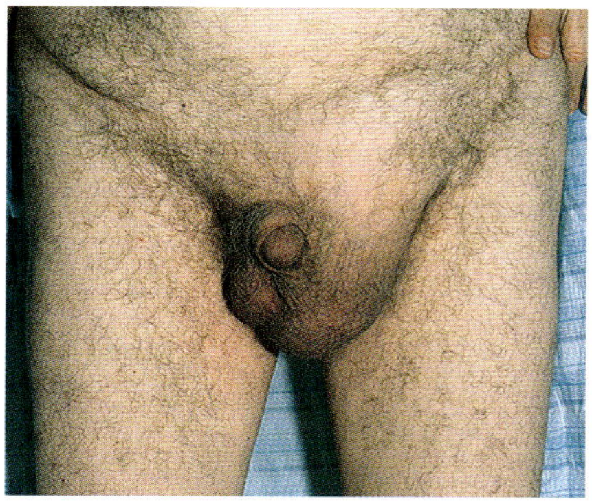

Abb. 5.69 Leistenhernie, die sich bis ins Skrotum vorgewölbt hat (*Skrotalhernie*). [E508]

nach außen. Sie können bis ins Skrotum (➤ Abb. 5.69) reichen und werden dann als **Skrotalhernien** bezeichnet

- **Direkte Leistenhernien** (➤ Abb. 5.68) wölben sich medial der epigastrischen Gefäße durch die dünne Faszie des M. transversus abdominis in den Leistenkanal und treten dann ebenfalls durch den äußeren Leistenring nach außen. [vgl. 23]

Die **Symptome** zeigen sich so: Bei einer beginnenden Leistenhernie verspürt der Patient oft uncharakteristische Schmerzen an der Leiste. Die Vorwölbung des Bruchs, insbesondere beim Husten, Niesen oder Pressen, bemerken viele Patienten erst in späteren Stadien. Leitsymptome bei Inkarzeration sind zusätzliche Schmerzen, Übelkeit und Erbrechen. Die **Diagnose** wird meist anhand des klinischen Befundes gestellt.

Trotz regelrechter Operation (➤ Abb. 5.70, ➤ Abb. 5.71) und optimalem postoperativen Verhalten tritt bei 5–10 % der Operierten ein Rezidiv auf. Eine ernste Spätkomplikation bei Männern ist die **Hodenatrophie** (durch operationstechnisch zu starke Einengung der Durchtrittspforte des Samenstranges). Davon betroffen sind 2–3 % aller operierten Männer. [vgl. 23]

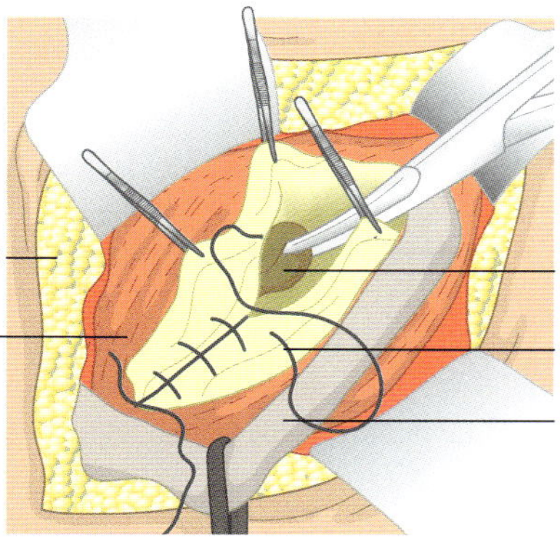

Abb. 5.70 Leistenhernienoperation nach Shouldice. Über einen 4–6 cm langen Hautschnitt werden die Gewebeschichten bis zur Bruchlücke freigelegt. Der Bruchsack wird in die Bauchhöhle zurückplatziert. Anschließend wird die Hinterwand des Leistenkanals durch Doppelung bestimmter Schichten der Bauchwand verstärkt. [L138]

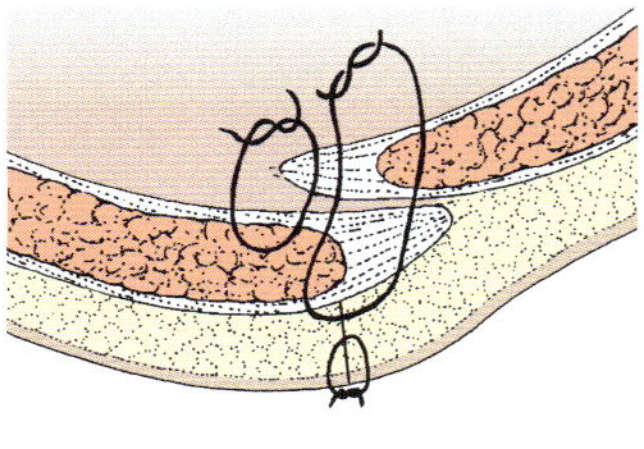

Abb. 5.71 Fasziendoppelung nach Mayo. [L190]

5.10.2 Schenkelhernien

DEFINITION

Schenkelhernie (*Femoralhernie, Hernia femoralis*): Hernie, deren Bruchpforte unmittelbar unter dem Leistenband und medial der Femoralgefäße liegt.

Mit insgesamt 10 % aller Hernien zweithäufigste Hernie nach der Leistenhernie. Immer erworben. Betrifft vor allem Frauen zwischen dem 50. und 80. Lebensjahr. Wegen enger Bruchpforte hohe Inkarzerationsgefahr.

Die **Symptomatik** ist mit Leistenschmerz und Schmerzen beim Gehen uncharakteristisch. Deshalb bleiben Schenkelhernien oft über einen längeren Zeitraum unbemerkt und werden erst bei Inkarzeration diagnostiziert. Da Repositionsversuche selten erfolgreich sind, besteht meist eine Indikation zur Operation.

5.10.3 Nabelhernien

DEFINITION

Nabelhernie (*Hernia umbilicalis*): Angeborene oder erworbene Hernie mit Bruchpforte an der Nabelöffnung. Ungefähr 5 % der Hernien bei Erwachsenen. Hohes Inkarzerationsrisiko.

Nabelhernien bei Erwachsenen treten besonders häufig bei übergewichtigen, körperlich schwer arbeitenden oder schwangeren Frauen auf. **Leitsymptome** sind Schmerzen und eine Vorwölbung der Nabelregion (➤ Abb. 5.72). Die **Diagnose** wird klinisch gestellt.

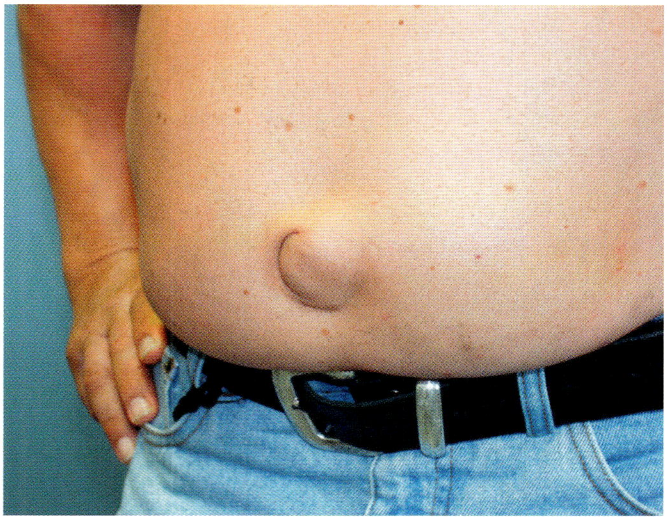

Abb. 5.72 Nabelhernie. [O550]

Nabelhernien beim Erwachsenen verschließen sich nie spontan und müssen immer operiert werden. Bei kleinen Nabelhernien von Säuglingen wartet der Arzt bis zum Ende des 1. Lebensjahres ab, denn 98 % der angeborenen Nabelhernien verschließen sich spontan.

5.10.4 Narbenhernien

DEFINITION

Narbenhernie (*Hernia cicatricea, Hernia postoperativa*): Hernie im Bereich einer Operationsnarbe. Bruchpforte ist eine Muskelfaszien-Lücke im Verlauf der Narbe. Bevorzugtes Auftreten in den ersten drei Monaten nach dem Eingriff.

Narbenhernien entstehen vor allem, wenn sich eine abdominelle Narbe nicht ausreichend festigen kann, z. B. durch Wundinfektion, Anämie, Eiweißmangel oder Schnittführung in muskelschwachen Bauchwandanteilen. Schwere körperliche Arbeit kurz nach dem Eingriff begünstigt die Entstehung einer Narbenhernie. Patienten mit Adipositas, Diabetes mellitus, Tumorkachexie oder Asthma bronchiale sind besonders gefährdet (➤ Abb. 5.73).

Die **Therapie** besteht in einer **Narbenherniotomie** (*operative Entfernung der Narbenhernie*).

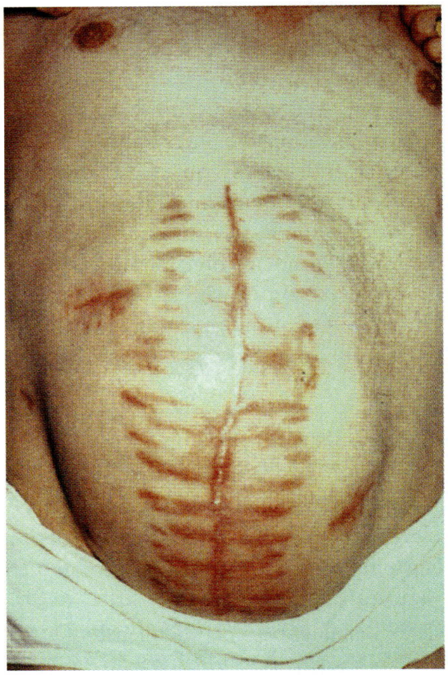

Abb. 5.73 Narbenhernie nach medianer Laparotomie. [O550]

5.10.5 Epigastrische Hernie

DEFINITION

Epigastrische Hernie (*supraumbilikale Hernie*, lat. supra = *oberhalb*, umbilicus = *Nabel*): Hernie im Bereich der Linea alba zwischen den beiden Mm. recti abdominis. Seltene Hernienform.

Charakteristisch für eine **epigastrische Hernie** sind Oberbauchschmerzen, die sich bei Bewegung oder Bauchpresse verstärken. Die Diagnose wird durch klinische Untersuchung und sonografischen Nachweis der Faszienlücke gestellt.

Die **Behandlung** besteht in der operativen Eröffnung des Bruchsacks, Reposition des Bruchinhaltes und ggf. Resektion eines inkarzerierten Netzteils.

Transferaufgabe

Herr Alfons Müller, 58 Jahre, kommt in Begleitung seiner Ehefrau zur stationären Aufnahme auf die abdominalchirurgische Station. Die Verdachtsdiagnose auf dem Überweisungsschein lautet „Kolonkarzinom".

Herr Müller berichtet, dass er seit einigen Wochen Auffälligkeiten beim Stuhlgang beobachtet habe, weshalb er dann auch seinen Hausarzt aufgesucht hat.

Im Rahmen der Diagnostik bestätigt sich der Verdacht eines bösartigen Tumors: kolorektales Karzinom. Der Tumor sitzt so nahe zum Anus, dass eine Tumorresektion mit einem ausreichenden Sicherheitsabstand nicht möglich ist. Der Arzt plant deshalb eine Rektumexstirpation mit Anlage eines Sigmoidostomas. Herr Müller nimmt die Diagnose sehr gefasst auf.

Herr Müller ist altersentsprechend mobil. Er hat Übergewicht: bei einer Größe von 1,78 m wiegt er 94 kg. Er berichtet, dass er gerne gute Hausmannskost esse. Vor drei Jahren wurde ein Diabetes mellitus Typ II festgestellt, den er durch die Einnahme eines oralen Antidiabetikums recht gut im Griff habe. Leider sei ihm eine größere Gewichtsabnahme bis jetzt noch nicht gelungen, obwohl ihm der Hausarzt das immer wieder anrate.

Bei Herrn Müller wird, wie geplant, eine Rektumamputation durchgeführt und ein Sigmoidostoma angelegt. Die Operation verläuft problemlos und er bleibt zur Überwachung noch eine Nacht auf der Intensivstation. Er ist kreislaufstabil. Anal und über das Enterostoma gibt es keine nennenswerten Blutverluste. Am Morgen des 1. postoperativen Tages wird er auf Ihre Normalstation zurückverlegt.

Aufgabe 1

- Fertigen Sie eine Mindmap zur Pflege eines Patienten mit kolorektalem Karzinom an (➤ 5.7.7). Benennen Sie die Hauptäste wie folgt: präoperative Pflege (➤ 4.1, ➤ 5.7.1), postoperative Pflege (➤ 4.5., ➤ 5.7.1), Enterostomaversorgung (➤ 5.4.2), Ernährung (➤ 5.4.2, ➤ 5.7.1) und Beratung (➤ 5.7.7, ➤ 5.4.2).
- Ergänzen Sie passende Neben- und Unteräste und beschriften Sie diese entsprechend.

Aufgabe 2

Bei Herrn Müller wird operativ ein permanentes endständiges Sigmoidostoma angelegt. Erläutern Sie genau, was darunter zu verstehen ist und welche Operationsmöglichkeiten es hierbei gibt (➤ 5.4.2, ➤ 5.7.8).

Aufgabe 3

- Beschreiben Sie die Stomapflege bei Herrn Müller unter Einbeziehung der Stomalokalisation und der hier vorkommenden Ausscheidung. Berücksichtigen Sie auch die Beobachtungsschwerpunkte am Stoma (➤ 5.4.2).
- Entscheiden Sie sich für ein Stomaversorgungssystem und beschreiben Sie dieses. Begründen Sie Ihre Entscheidungen. Welches Zubehör könnte ggf. noch notwendig sein (➤ 5.4.2)?

Aufgabe 4

- Entwerfen Sie ein Rollenspiel zwischen einer Pflegefachkraft und Herrn Müller, leiten Sie in diesem zur selbstständigen Stomapflege an. Überlegen Sie sich dabei auch mögliche Fragen, die Herr Müller zu seinem Stoma stellen könnte (➤ 5.4.2).
- Beraten Sie Herrn Müller zur Entlassung. Beratungsschwerpunkt soll die Versorgung des Stoma und die Ernährung sein (➤ 5.4.2).

Aufgabe 5

- Erstellen Sie eine zweispaltige Tabelle mit 12 Zeilen. Schreiben Sie in die erste Spalte jeweils in eine Zeile die Begriffe Diarrhö, Dysphagie, Emesis, Flatus, Hämatemesis, Hämoptoe, Hämoptyse, Meläna, Meteorismus, Nausea und Obstipation (➤ 5.2)
- Ergänzen Sie die zweite Spalte mit korrekten Erläuterungen der einzelnen Begriffe.
- Finden Sie eine geeignete Überschrift für beide Spalten.

Literatur und Kontaktadressen

LITERATURNACHWEIS

1. Deutsche Gesellschaft für Ernährung e.V.: Mehr Ballaststoffe bitte! Aus: DGE aktuell 06/2012. www.dge.de/presse/pm/mehr-ballaststoffe-bitte (letzter Zugriff: 14.3.2017).
2. Felix Burda Stiftung: Darmkrebsvorsorge für alle. Aus: www.darmkrebs.de/frueherkennung-diagnose/frueherkennung-vorsorge/vorsorge-fuer-alle (letzter Zugriff: 14.3.2017).
3. Medizinischer Dienst des GKV-Spitzenverbandes (MDS): Broschüre Grundsatzstellung: Essen und Trinken im Alter, Stand 10/2014. Aus: www.nahrungsverweigerung.de/grundsatzstellungnahme-essen-und-trinken-im-alter-des-mds (letzter Zugriff: 14.3.2017).
4. Deutsches Netzwerk für Qualitätsentwicklung in der Pflege (DNQP): Expertenstandard Ernährungsmanagement zur Sicherung und Förderung der oralen Ernährung in der Pflege. 1. Aktualisierung 2017.
5. Gröne, B.: Schlucken und Schluckstörungen. Eine Einführung. München: Elsevier Verlag, 2009, S. 3–8.
6. Deutsche Gesellschaft für Neurologie: Leitlinie Neurogene Dysphagie, Stand 08/2014. Aus: www.dgn.org/leitlinien/2433-II-91-2012-neurogene-dysphagien (letzter Zugriff: 14.3.2017).
7. Schneider, T. et al.: Clostridium-difficile-assoziierte Diarrhö. Aus: Deutsches Ärzteblatt 2007, Jg.104, Heft 22, S. 1588–1594. www.aerzteblatt.de/pdf.asp?id=55860 (letzter Zugriff: 14.3.2017).
8. Deutsches Ernährungsberatungs- und -informationsnetz (Hrsg.): Obstipation – Verdauungsstörung Nr. 1. Aus: www.ernaehrung.de/tipps/obstipation/obsti11.php (letzter Zugriff: 14.3.2017).
9. Deutsche Gesellschaft für Neurogastroenterologie und Motilität (DGNM) et al.: Leitlinie Chronische Obstipation. Stand 2/2013. Aus: www.awmf.org/uploads/tx_szleitlinien/021-019l_S2k_Chronische_Obstipation_2013-06_01.pdf (letzter Zugriff: 14.3.2017).
10. DocMedicus Verlag: Immunologischer Stuhltest. Aus: www.gesundheits-lexikon.com/Vorsorge-Diagnostik/Krebsvorsorge-Mann/Immunologischer-Stuhltest.html (letzter Zugriff: 14.3.2017).
11. Schiergens, T.: Chirurgie. München: Elsevier Verlag, 2015.
12. Stoll-Salzer, E., Wiesinger, G.: Stomatherapie. 2. Aufl. Stuttgart: Thieme Verlag, 2012.
13. B. Braun Melsungen AG (Hrsg.): Ihr Partner in der Stomaversorgung. www.bbraun.de/de/produkte-und-therapien/stoma.html (letzter Zugriff: 14.3.2017).
14. Deutschen Gesellschaft für Gastroenterologie, Verdauungs- und Stoffwechselkrankheiten (DGVS): Gastroösophageale Refluxkrankheit. Stand 5/2014. Aus: www.awmf.org/uploads/tx_szleitlinien/021-013l_S2k_Refluxkrankheit_2014-05.pdf (letzter Zugriff: 14.3.2017).
15. Deutsche Krebsgesellschaft et al.: Leitlinie Diagnostik und Therapie der Plattenepithelkarzinome und Adenokarzinome des Ösophagus. Stand 9/2015. Aus: www.awmf.org/uploads/tx_szleitlinien/021-023OLl_Plattenepithel_Adenokarzinom_Oesophagus_2015-09.pdf (letzter Zugriff: 14.3.2017).
16. Deutsche Krebsgesellschaft et al.: Magenkarzinom – Diagnostik und Therapie der Adenokarzinome des Magens und ösophagogastralen Übergangs, Stand 2/2012. Aus: www.awmf.org/uploads/tx_szleitlinien/032-009l_S3_Magenkarzinom_Diagnostik_Therapie_Adenokarzinome_oesophagogastraler_Uebergang_2012-abgelaufen.pdf (letzter Zugriff: 14.3.2017).
17. Arn, E. et al.: Ileus – Ursachen und Therapieoptionen. Aus: Swiss Medical Forum, Ausgabe 14/2012, S. 813–819. www.medicalforum.ch/docs/smf/2014/44/de/smf-02081.pdf (letzter Zugriff: 14.3.2017).
18. Deutschen Gesellschaft für Verdauungs- und Stoffwechselkrankheiten (DGVS), Deutschen Gesellschaft für Neurogastroenterologie und Motilität (DGNM): Definition, Pathophysiologie, Diagnostik und Therapie intestinaler Motilitätsstörungen. Stand 2011. Aus: www.neurogastro.de/tl_files/pdf/Vortraege%20zum%20Download/S3%20LL%20Intestinale%20Motilitaetsstoerungen.pdf (letzter Zugriff: 14.3.2017).
19. Wehkamp, J. et al.: Chronisch entzündliche Darmerkrankungen. Aus: Deutsches Ärzteblatt Jg. 13, Heft 5/2016, S. 72–82. www.aerzteblatt.de/archiv/173706/Chronisch-entzuendliche-Darmerkrankungen (letzter Zugriff: 14.3.2017).
20. Kompetenznetzwerk Darmerkrankungen: Medikamente. Aus: www.kompetenznetz-ced.de/medikamenteninformation-41.html (letzter Zugriff: 14.3.2017).
21. Deutsche Gesellschaft für Allgemein- und Viszeralchirurgie (DGAV) et al.: Leitlinie Divertikelkrankheit/Divertikulitis. Stand 12/2013. Aus: www.awmf.org/uploads/tx_szleitlinien/021-020l_S3_Divertikelkrankheit_Divertikulus_2014-05.pdf (letzter Zugriff: 14.3.2017).
22. Deutsche Krebsgesellschaft et al.: S3-Leitlinie Kolorektales Karzinom. Stand 8/2014. Aus: www.awmf.org/uploads/tx_szleitlinien/021-007OLl_S3_KRK_2014-08-verlaengert.pdf (letzter Zugriff: 14.3.2017).
23. Berger, D.: Evidenzbasierte Behandlung der Leistenhernie des Erwachsenen. Aus: Deutsches Ärzteblatt, Jg. 113, Heft 9, März 2016, S. 150–158. www.aerzteblatt.de/pdf/113/9/m150.pdf (letzter Zugriff: 14.3.2017).

KONTAKTADRESSEN

Deutsche Gesellschaft für Ernährung: www.dge.de
Deutsche Gesellschaft für Ernährungsmedizin: www.dgem.de
Deutsche Gesellschaft für Gastroenterologie, Verdauungs- und Stoffwechselkrankheiten e.V.(DGVS): www.dgvs.de
Deutsche ILCO e. V. (Deutsche Ileostomie-Colostomie-Urostomie-Vereinigung): www.ilco.de
Deutsches Krebsforschungszentrum (DKFZ), Krebsinformationsdienst: www.krebsinformationsdienst.de
Deutsche Krebsgesellschaft e. V. (DKG): www.krebsgesellschaft.de
Deutsche Mobus Crohn/Colitis ulcerosa Vereinigung e. V. (DCCV): www.dccv.de
Fachgesellschaft Stoma, Kontinenz und Wunde (FgSKW) e.V.: www.fgskw.org
Keks e. V. (Patienten- und Selbsthilfeorganisation für Kinder und Erwachsene mit kranker Speiseröhre): www.keks.org
Kompetenznetz Darmerkrankungen: www.kompetenznetz-ced.de
Stiftung Deutsche Krebshilfe: www.krebshilfe.de

WEITERFÜHRENDE LITERATUR

Enders, G.: Darm mit Charme. Alles über ein unterschätztes Organ. Berlin: Ullstein Verlag, 2014.
Henne-Bruns, D.: Duale Reihe Chirurgie. Stuttgart: Thieme Verlag, 2012.
Menche, N., Brandt. I. (Hrsg.): Pflege konkret Innere Medizin. 6. Aufl. München: Elsevier Verlag, 2013.
Stoll-Salzer, E., Wiesinger ,G.: Stoma- und Kontinenzberatung. 2. Aufl. Stuttgart: Thieme Verlag, 2012.
Ulmicher, A:. Morbus Crohn – Colitis ulcerosa. Ratgeber. Diagnostik – Therapie. Ganzheitliche Ansätze. Books on Demand, 2012
Hasse, Frank M., Nürnberger, H., Pommer, A.: Klinikleitfaden Chirurgie. 4.Aufl. München: Elsevier Verlag, 2006.
Paetz, B.: Chirurgie für Pflegeberufe. 22. Aufl. Stuttgart: Thieme Verlag, 2013.
Schiergens, T.: BASICS Chirurgie. München: Elsevier Verlag, 2015.
Vogel, A.: Chirurgie in Frage und Antwort. 8. Aufl. München: Elsevier Verlag, 2015.

KAPITEL

6 Pflege von Menschen mit Erkrankungen der Leber, der Gallenblase und -wege, des Pankreas und der Milz

6.1 Pflege in der Viszeralchirurgie: Leber, Gallenblase und -wege, Pankreas, Milz . . . 221
6.1.1 Betroffene Menschen . . . 222
6.1.2 Prävention . . . 222
6.1.3 Rehabilitation . . . 222
6.1.4 Patientenberatung . . . 222
6.1.5 Beobachten, Beurteilen und Intervenieren . . . 223

6.2 Hauptbeschwerden und Leitsymptome bei Erkrankungen der Leber, der Gallenblase und -wege, des Pankreas und der Milz . . . 223
6.2.1 Ikterus . . . 223
6.2.2 Aszites . . . 224

6.3 Der Weg zur Diagnose bei Erkrankungen der Leber, der Gallenblase und -wege, des Pankreas und der Milz . . . 225
6.3.1 Laboruntersuchungen . . . 225
6.3.2 Bildgebende Verfahren . . . 225
6.3.3 Leberpunktion und Leberbiopsie . . . 226
6.3.4 Laparoskopie . . . 227

6.4 Erkrankungen der Leber . . . 228
6.4.1 Perioperative Pflege . . . 228
6.4.2 Leberabszess . . . 228
6.4.3 Leberzyste . . . 229
6.4.4 Gutartige Tumoren der Leber . . . 230
6.4.5 Bösartige Tumoren der Leber . . . 230
6.4.6 Leberresektion . . . 231
6.4.7 Portale Hypertension . . . 231
6.4.8 Portosystemische Shuntoperationen . . . 234
6.4.9 Leberverletzungen . . . 235
6.4.10 Lebertransplantation . . . 236

6.5 Erkrankungen von Gallenblase und -wegen . . . 237
6.5.1 Perioperative Pflege . . . 237
6.5.2 Cholelithiasis . . . 238
6.5.3 Cholezystitis . . . 240
6.5.4 Cholangitis . . . 241
6.5.5 Gallenblasen- und Gallengangskarzinom . . . 241
6.5.6 Operationen an Gallenblase und -wegen . . . 241

6.6 Erkrankungen des Pankreas . . . 242
6.6.1 Perioperative Pflege . . . 242
6.6.2 Akute Pankreatitis . . . 243
6.6.3 Chronische Pankreatitis . . . 245
6.6.4 Pankreaszysten und -pseudozysten . . . 246
6.6.5 Pankreaskarzinom . . . 246
6.6.6 Operationen am Pankreas . . . 247
6.6.7 Pankreastransplantation . . . 248

6.7 Erkrankungen der Milz . . . 249
6.7.1 Perioperative Pflege . . . 249
6.7.2 Splenomegalie und Hypersplenismus . . . 249
6.7.3 Milzverletzungen . . . 249

Neben dem Magen-Darm-Trakt (➤ Kap. 5) gehören **Leber, Gallenblase** und **Pankreas** (*Bauchspeicheldrüse*) zu den Verdauungsorganen und damit zum Fachgebiet des Allgemein- oder Viszeralchirurgen. Die **Milz** ist zwar kein Verdauungsorgan, ist jedoch wegen ihrer räumlichen Nähe und der gemeinsamen Blutversorgung bei Erkrankungen der Verdauungsorgane oft mitbetroffen.

6.1 Pflege in der Viszeralchirurgie: Leber, Gallenblase und -wege, Pankreas, Milz

Erkrankungen dieser Organe sind vielfältig und von ihrem Schweregrad sehr unterschiedlich. Einige haben leider einen chronischen (z. B. Leberzirrhose) oder bösartigen Hintergrund (z. B. Pankreaskarzinom), sodass die Behandlung und **Pflege** häufig nur auf eine Verbesserung der Beschwerden ausgerichtet ist. Entsprechend anspruchsvoll ist auch die psychische Begleitung dieser Menschen.

6.1.1 Betroffene Menschen

Erkrankungen von Leber, Gallenwegen und Pankreas sind im erwachsenen Alter häufig und oft durch Gallensteine oder ungesunde Lebensweise, z. B. übermäßigen Alkoholkonsum, bedingt. In Deutschland leiden schätzungsweise 35 % aller Menschen unter einer Fettleber und 15 % unter Gallensteinen. Das Pankreaskarzinom ist insgesamt selten, es hat aber von allen bösartigen Erkrankungen die schlechteste Prognose.

Viele Patienten mit Erkrankungen von Leber, Gallenwegen, Pankreas und Milz kommen mit akuten Beschwerden ins Krankenhaus, auch wenn die Erkrankung schon länger besteht. Die Beschwerden sind teilweise sehr heftig. Andere Patienten haben manchmal schon einen langen Krankheits- und Behandlungsweg hinter sich. Entsprechend schlecht ist der Allgemeinzustand und der Leidensdruck ist hoch. Viele Erkrankungen dieser Bauchorgane sind nicht kurativ zu behandeln.

6.1.2 Prävention

6

Da in Deutschland die häufigste Ursache für eine Leberzirrhose ein chronischer Alkoholabusus ist, sind der Verzicht auf Alkohol oder ein maßvoller Konsum die wichtigsten **präventiven Maßnahmen**. Alkohol gehört in Europa zu den legalen Drogen und zum täglichen Leben. Verschiedene Aktionsprogramme für Jugendliche wollen aufklären und einem frühzeitigen Alkoholmissbrauch vorbeugen. Das Verbot, Alkohol an Jugendliche unter 16 Jahren zu verkaufen (Jugendschutzgesetz), ist eine der wichtigsten Präventionsmaßnahmen (➤ Abb. 6.1). [vgl. 1, 2]

Die **Hepatitis A** ist eine weltweit vorkommende Virusinfektion, die vornehmlich über kontaminierte Speisen übertragen wird. Sie tritt besonders häufig in tropischen Gebieten, im Mittelmeerraum und in Osteuropa auf. Die *Ständige Impfkommission* (*STIKO*) am *Robert Koch-Institut* in Berlin empfiehlt deshalb die Hepatitis-A-Impfung vor Reisen in diese Regionen. [vgl. 2]

Die **Hepatitis B** wird parenteral und sexuell übertragen. Die Eintrittspforten sind meist kleinste Verletzungen der Haut und Schleimhaut. Geschützter Geschlechtsverkehr ist eine wichtige präventive Maßnahme. In Deutschland wird jede Blutkonserve auf Hepatitis-Viren und -Antikörper getestet, sodass die Übertragung einer Hepatitis durch eine Transfusion selten geworden ist.

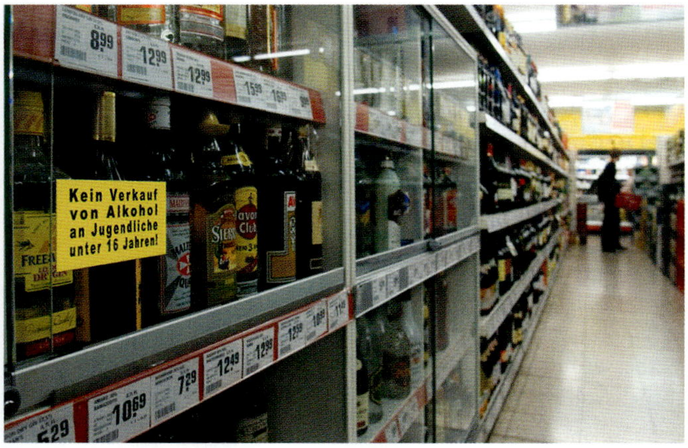

Abb. 6.1 Praktizierter Jugendschutz – hier gibt es keinen Alkohol für Kunden unter 16 Jahren. [K115]

Besonders gefährdet sind Menschen, die beruflich in Kontakt mit Blut kommen können, z. B. Ärzte, Zahnärzte und Pflegende. Auch hier liegt eine Impfempfehlung der *STIKO* vor. Neben der Impfung gelten das Verbot von Recapping und die Entsorgung von spitzen Gegenständen in bruchsicheren, durchstichsicheren und verschließbaren Behältnissen als wichtigste Präventionsmaßnahmen. Der Gesetzgeber schreibt inzwischen die Verwendung von Kanülen und Blutentnahmesysteme mit integrierter Schutzausrüstung vor. [vgl. 4, 5]

6.1.3 Rehabilitation

Vor allem Leber- und Pankreaserkrankungen erfordern aufgrund ihrer Schwere einen langen **Rehabilitationsprozess**. Neben den körperlichen Aspekten kommt auch der psychischen Bewältigung der Krankheit große Bedeutung zu. Arzt und Pflegende nehmen sich viel Zeit, um mit dem Patienten und seinen Angehörigen zu sprechen. Bei bösartigen Erkrankungen mit einer schlechten Prognose ist eine begleitende psychoonkologische Betreuung sinnvoll.

Von Operationen an den Gallenwegen und der Milz erholen sich die Betroffenen meist recht schnell. Die rasche Wiedererlangung der Selbstständigkeit steht an erster Stelle. Die Pflegenden mobilisieren den Patienten mehrmals am Tag und steigern Mobilisationszeit und -strecke kontinuierlich. Meist kann der Patient nach wenigen Tagen das Krankenhaus verlassen.

Die Rehabilitation Alkoholkranker erfolgt in spezialisierten Einrichtungen. Nach der körperlichen Entgiftung, die einige Tage dauert, ist es notwendig, dass der Patient seine psychische Abhängigkeit bekämpft. Diese Entwöhnungsphase dauert mehrere Wochen bis Monate, manche Alkoholiker erleben den Rest ihres Lebens als Kampf gegen die Sucht. Es empfiehlt sich der regelmäßige Besuch einer Selbsthilfegruppe oder einer Suchtberatungsstelle. [vgl. 6]

6.1.4 Patientenberatung

Da Leber, Gallenwege und Pankreas sehr eng mit der Ernährung und Verdauung in Verbindung stehen, ist häufig eine vorübergehende oder dauerhafte Änderung der Ernährungsgewohnheiten notwendig. Die Pflegenden **beraten** den **Patienten** und ziehen bei Bedarf eine Diätassistentin hinzu. Patienten mit **Gallensteinen** (➤ 6.5.2) sollen Nahrungsmittel meiden, die bei ihnen Koliken auslösen. Besonders häufig sind dies fetthaltige und gebratene Speisen, Eier, Kohl, Vollkornprodukte, Kaffee, rohes Obst.

Patienten mit akuten oder chronischen **Lebererkrankungen** (➤ 6.4) vertragen häufig keine fetthaltigen oder in Fett zubereiteten Speisen sowie keinen Kohl oder Hülsenfrüchte und meiden diese Nahrungsmittel meist von sich aus. Bei einer fortgeschrittenen Leberzirrhose wird die Eiweißzufuhr eingeschränkt, um einer hepatischen Enzephalopathie vorzubeugen. Bei Aszites (➤ 6.2.2) ordnet der Arzt meist eine kochsalzarme Ernährung an. Bei **chronischen Pankreaserkrankungen** (➤ 6.6.3) besteht häufig eine Fettverwertungsstörung, da die Bauchspeicheldrüse nicht mehr genügend Lipase (*fettspaltendes Enzym*) produziert. Deshalb sind für diese Patienten kleine, fettarme Mahlzeiten empfehlenswert. Patienten, die trotzdem anhaltend Körpergewicht verlieren, erhalten spezielle Fette, die mittelkettigen Triglyzeride (engl. *medium chain triglycerides,* kurz *MCT,* z. B. in *CERES®-Öl*), zu deren Verdauung keine Lipase erforderlich ist. Entwickelt sich aufgrund der gestörten Fettverwertung ein Mangel an fettlöslichen Vitaminen, werden diese parenteral zugeführt. Zusätzlich ist eine Enzymsubstitution, z. B. mit *Kreon®*, notwendig.

6.1.5 Beobachten, Beurteilen und Intervenieren

Ernährung

Die **Ernährung** ist bei Erkrankungen der Leber, der Bauchspeicheldrüse und der Gallenwege ein zentraler Aspekt. Viele Betroffene leiden unter Ernährungsstörungen und einem reduzierten Ernährungszustand. Mit der Bestimmung des Bodymass-Index, Gewichtsverlauf sowie mit dem Mini Nutritional Assessment (*MNA,* ➤ Abb. 5.3) oder einem anderen Assessment lassen sich der Ernährungszustand und das Risiko einer Unterernährung einschätzen.

Diagnostik und Therapie erfordern häufig lange Phasen der Nahrungskarenz. Danach muss der Kostaufbau langsam vonstattengehen. Erschwerend kommt hinzu, dass viele dieser Patienten unter extremer Appetitlosigkeit leiden. Pflegende zwingen appetitlose Patienten niemals zum Essen. Stattdessen überwachen sie den Kostaufbau und die Verträglichkeit der Speisen genau. Sie richten die Speisen appetitlich her und versuchen Essenswünsche, so weit wie möglich zu erfüllen. Bei Bedarf beziehen sie die Angehörigen ein.

Atmung

Die Beobachtung und Förderung der **Atmung** ist eine wichtige Aufgabe. Viele Erkrankungen und Operationen an Leber, Gallenwegen, Pankreas und Milz gehen mit starken Oberbauchschmerzen einher, die dazu führen, dass der Patient nur oberflächlich atmet und Bronchialsekret nicht mehr ausreichend abhustet. Hinzu kommt häufig ein reduzierter Allgemeinzustand, v. a. bei chronischen Erkrankungen. Die Immunlage ist entsprechend reduziert. Die Patienten sind deshalb stark pneumoniegefährdet.

Bewusstsein

V. a. bei der Leberzirrhose beobachten Pflegende sorgfältig das **Bewusstsein** des Patienten. Zunehmende Verlangsamung, Schläfrigkeit, Verwirrtheit, Konzentrationsstörungen, eine verwaschene Sprache, ein grobschlägiger Handtremor und eine Veränderung der Handschrift weisen auf eine hepatische Enzephalopathie hin.

Mäßig abhängige Alkoholiker durchleben nur ein Prädelir mit starker Unruhe, Reizbarkeit, Zittern und Schweißausbrüchen, jedoch ohne Orientierungsstörungen und Halluzinationen. Beim stark abhängigen Patienten geht das Prädelir rasch in das Vollbild des Deliers über. Der Patient ist zeitlich und örtlich hochgradig desorientiert und sehr unruhig, hat einen grobschlägigen Tremor, kann nicht schlafen, leidet unter Halluzinationen (z. B. Trugwahrnehmungen, typischerweise „kleine Tiere") und durchlebt Phasen extremer Angst oder Euphorie.

Einen Patienten im **Alkoholentzugsdelir** zu pflegen ist anspruchsvoll, kann aber auch frustrierend und angsteinflößend sein, etwa wenn der Patient desorientiert ist und sich wiederholt Infusionskanülen entfernt oder wenn er sehr aggressiv ist. Pflegende achten auf den Selbstschutz und holen rechtzeitig weitere Hilfe herbei.

Ausscheidung

Pflegende achten auch auf die **Ausscheidung**. Helle, salbenartige **Fettstühle** (*Steatorrhö*) weisen auf Pankreaserkrankungen, ein **tonfarbener** (*acholischer*) Stuhl und dunkler, bierbrauner Urin auf einen Verschluss der Gallengänge hin. Die Pflegenden bitten den Patienten, sich bei Veränderungen und Abweichungen zu melden, da diese ein wichtiges diagnostisches Kriterium sind.

Die Pflegenden achten auf eine regelmäßige Stuhlausscheidung. V. a. nach großen Operationen oder bei entzündlichen und tumorösen Prozessen im Bauchraum kommt es häufig zu einer Magen-Darm-Atonie mit Gefahr des paralytischen Ileus. In Absprache mit dem Arzt leiten Pflegende abführende Maßnahmen ein.

6.2 Hauptbeschwerden und Leitsymptome bei Erkrankungen der Leber, der Gallenblase und -wege, des Pankreas und der Milz

6.2.1 Ikterus

DEFINITION

Ikterus (*Gelbsucht*): Gelbfärbung von Haut (➤ Abb. 6.2) und Schleimhäuten durch Anstieg des Bilirubins im Blut mit nachfolgendem Bilirubinübertritt in die Gewebe. Mit dem bloßen Auge sichtbar ab einem Gesamtbilirubin (Summe aus *indirektem* und *direktem Bilirubin*) von etwa 34 µmol/l (= 2 mg/dl), zuerst als **Sklerenikterus** am Auge, weil hier die Gelbfärbung der Bindehaut vor dem Hintergrund der weißen Sklera (*Lederhaut*) besonders gut sichtbar ist (➤ Abb. 6.3).

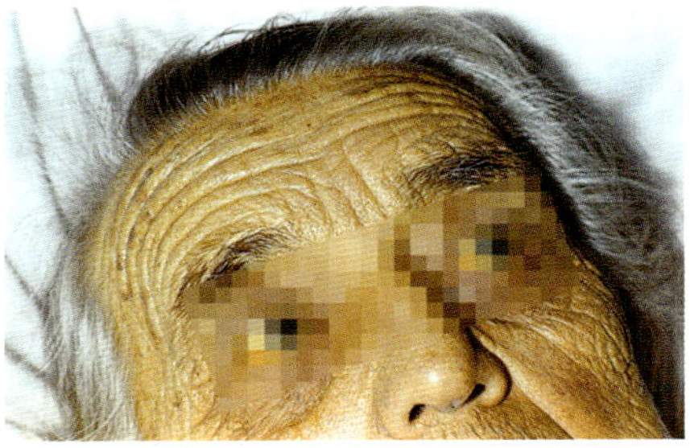

Abb. 6.2 Ikterus mit typischer Gelbfärbung der Haut. [M537]

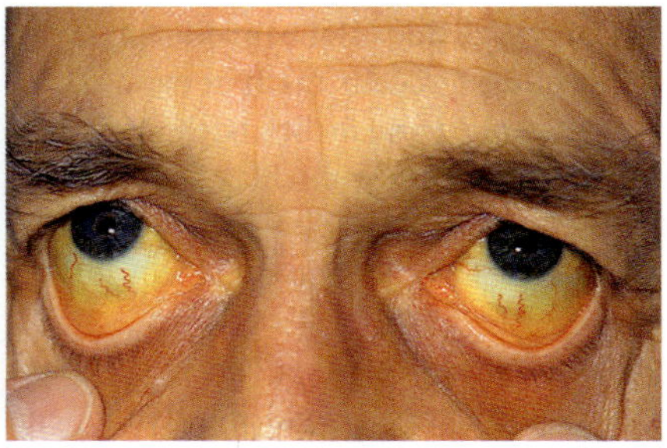

Abb. 6.3 Sklerenikterus. [E273]

Ikterusformen

Nach den Ursachen werden drei **Ikterusformen** unterschieden:

- Der **prähepatische Ikterus** (*nicht-hepatischer Ikterus, hämolytischer Ikterus*) entsteht durch erhöhten Abbau von Erythrozyten, z. B. bei hämolytischer Anämie nach einem Transfusionszwischenfall oder bei Resorption von großen Hämatomen. Die (gesunde) Leber kann das vermehrt anfallende Bilirubin nicht bewältigen, d. h. konjugieren, und das indirekte Bilirubin im Blut steigt
- Der **intrahepatische Ikterus** (*Parenchymikterus*) ist bedingt durch krankhafte Veränderungen der Leberzellen, etwa bei Hepatitis oder Leberzirrhose. Dabei können die Aufnahme des *indirekten* Bilirubins aus dem Blut in die Leberzelle, jeder einzelne Stoffwechselschritt oder die Ausscheidung des *direkten* Bilirubins in die Gallenwege gestört sein. Auch der physiologische Neugeborenenikterus ist hier zu nennen
- Der **posthepatische Ikterus** (*Verschlussikterus, cholestatischer Ikterus*) ist Folge einer Verlegung der Gallenwege, z. B. durch Gallensteine (➤ 6.5.2), Pankreatitis (➤ 6.6.2, ➤ 6.6.3) oder Pankreastumoren (➤ 6.6.5). Das nach der Konjugation von den Leberzellen ausgeschiedene direkte Bilirubin kann aufgrund eines Hindernisses nicht abfließen, staut sich zurück (*Cholestase*) und steigt im Blut an.

Insbesondere beim posthepatischen Ikterus werden die Patienten von starkem Juckreiz gequält, der durch Histaminfreisetzung aufgrund des erhöhten Gallensäurespiegels in den Geweben bedingt ist. Abhängig von der Form des Ikterus treten außerdem eine Stuhlentfärbung und eine (Dunkel-)Braunfärbung des Urins hinzu

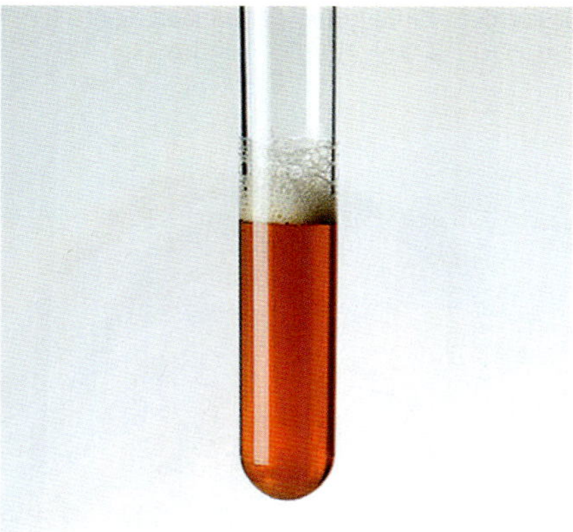

Abb. 6.4 Bilirubinhaltiger, bierbrauner Urin, auf dem sich nach dem Schütteln Schaumbläschen bilden. [K115]

(➤ Abb. 6.4). Die **Differenzierung** erfolgt durch Laboruntersuchungen: Bilirubin im Blut und Urin, AST und ALT (sog. *Transaminasen, „Leberwerte"*), AP, γ-GT (➤ 6.3.1), und weitergehende Untersuchungen, z. B. Sonografie oder ERCP (➤ 6.3.2) bei posthepatischem Ikterus zur Lokalisation des Verschlusses.

Behandlung

In der Chirurgie relevant ist vor allem der posthepatische Ikterus, dessen Ursachen fast immer operativ beseitigt werden müssen, z. B. Gallensteine oder Tumoren.

6.2.2 Aszites

DEFINITION

Aszites (*Bauchwassersucht*): Ansammlung von Flüssigkeit in der freien Bauchhöhle. Meist Symptom einer fortgeschrittenen Lebererkrankung, aber auch bei Rechtsherzinsuffizienz, Tumoren und Entzündungen im Bauchraum. Oft mit schlechter Prognose.

Mit ca. 75 % häufigste Ursache eines **Aszites** ist die **Leberzirrhose**, eine chronisch-progrediente, irreversible Zerstörung der Leber mit Umbau von funktionsfähigem in narbig-knotiges Gewebe. Weitere Ursachen sind bösartige Tumoren, z. B. eine Peritonealkarzinose (➤ 5.9.2), oder Entzündungen im Bauchraum, z. B. eine Peritonitis (➤ 5.9.1), sowie eine Rechtsherzinsuffizienz.

Der Patient bemerkt den Aszites an einem vergrößerten Bauchumfang und einer teils erheblichen Gewichtszunahme, die aber durch eine gleichzeitige Abmagerung infolge der Grunderkrankung überdeckt werden kann. Zusätzlich leiden viele Patienten an star-

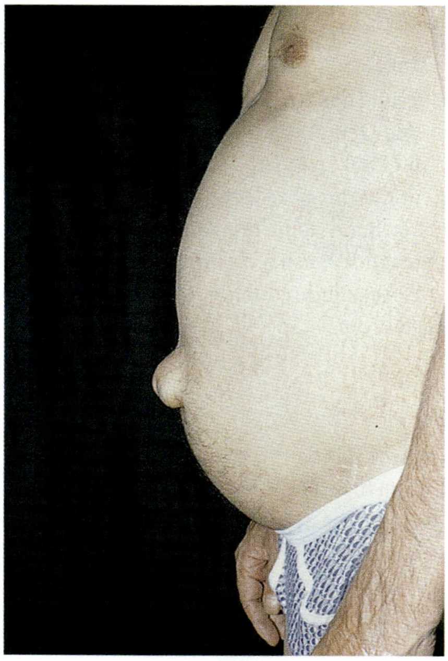

Abb. 6.5 Massive Aszitesbildung bei alkoholischer Leberzirrhose. Infolge des hohen intraabdominellen Drucks hat sich eine Nabelhernie gebildet. [M537]

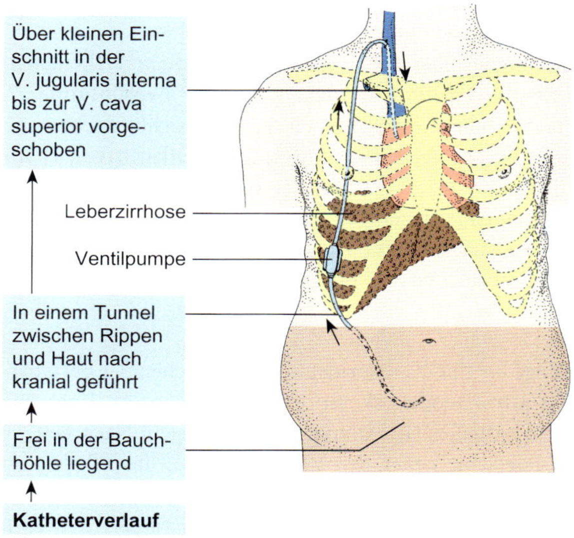

Abb. 6.6 Peritoneovenöser Shunt (*Denver-Shunt*) **zur Ableitung von Aszites.** Der Katheter wird aus der Peritonealhöhle herausgeführt, im Thoraxbereich subkutan bis zur V. jugularis geleitet, dort eingeführt und in die V. cava superior (*obere Hohlvene*) vorgeschoben. Der Patient kann die auf dem Rippenbogen gelegene Pumpe per Hand bedienen und so die Aszitesflüssigkeit ins Venensystem pumpen. [L190]

ken Blähungen, die dem Aszites oft vorangehen („Erst der Wind, dann der Regen"). Zusätzlich fallen der vorgewölbte Bauch mit verstrichener Nabelregion (➤ Abb. 6.5) und evtl. eine Nabelhernie (➤ 5.10.3) auf. Bei der körperlichen Untersuchung lässt sich der Aszites ab ca. 1 l Flüssigkeit durch die Perkussion des Abdomens nachweisen. Die abdominelle Sonografie stellt Flüssigkeitsmengen ab etwa 50–200 ml dar.

Operative Behandlung

Bei Erfolglosigkeit der konservativen **Behandlung** (z. B. kochsalzarme Diät, Diuretika, Aszitespunktion) kann ein **peritoneovenöser Shunt** (z. B. ein *Denver-Shunt,* ➤ Abb. 6.6) implantiert werden, mit dem der Aszitis über einen Kunststoffkatheter ins Venensystem geleitet wird. Die Grunderkrankung wird durch diese Maßnahme allerdings nicht beeinflusst. Die abgeleitete Aszitesflüssigkeit ist sehr eiweißreich, weshalb das Shuntlumen leicht verkleben kann. Zur Prophylaxe soll der Patient die Ventilpumpe in regelmäßigen Abständen ca. 6-mal/Tag kurz betätigen.

Ist eine fortschreitende, infauste Lebererkrankung die Ursache des Aszites, wird in ausgewählten Fällen eine Lebertransplantation (➤ 6.4.10) erwogen.

6.3 Der Weg zur Diagnose bei Erkrankungen der Leber, der Gallenblase und -wege, des Pankreas und der Milz

6.3.1 Laboruntersuchungen

Enzymdiagnostik

Laborwerte ➤ Kap. 14

Die **Bestimmung** von spezifischen **Enzymen** im Blut spielt in der Diagnostik von Leber-, Gallenwegs- und Pankreaserkrankungen eine wichtige Rolle:

- Bei Lebererkrankungen mit Zellschäden: Transaminasen AST (*Aspartat-Amino-Transferase*) und ALT (*Alanin-Amino-Transferase*) und GLDH (*Glutamat-Dehydrogenase*)
- Bei Stau in den Gallenwegen: γ-GT (*γ-Glutamyl-Transferase*), AP (*alkalische Phosphatase*)
- Bei Pankreaserkrankungen: Lipase und Amylase, Gesamt-α-Amylase.

Weitere Laboruntersuchungen

- Bestimmung des Plasmaeiweißes Albumin, des Enzyms Cholinesterase (*ChE*) und der in der Leber synthetisierten Gerinnungsfaktoren zur Beurteilung der Syntheseleistung der Leber: Bei Leberinsuffizienz sind Albumin, Cholinesterase und Gerinnungsfaktoren vermindert, bei Fettleber ist die Cholinesterase erhöht
- **Eiweißelektrophorese:** Bei beeinträchtigter Syntheseleistung der Leber ist das Albumin vermindert, bei chronischer Hepatitis oder Leberzirrhose ist das γ-Globulin erhöht
- **Hepatitisserologie** bei Verdacht auf eine Virushepatitis
- **Autoantikörpersuche,** z. B. bei V. a. primär biliäre Zirrhose
- Bestimmung von **Tumormarkern** (➤ 1.3.4): Bei V. a. Leberkarzinome wird das AFP (*α-Fetoprotein*), bei V. a. intestinale Metastasen das CEA (*carzinoembryonales Antigen*) im Blut bestimmt
- Bestimmung des **Eisen-, Kupfer-** und **Ammoniakspiegels** im Blut: Bei einer Hepatitis ist der Eisenspiegel, bei Cholestase und Leberzirrhose der Kupferspiegel und bei einem Leberkoma (➤ 6.4.7) z. B. der Ammoniakspiegel erhöht
- **Pankreasfunktionstests**
- Bestimmung des Bilirubins (➤ 6.2.1).

6.3.2 Bildgebende Verfahren

Bildgebende Diagnostik ➤ 1.3.6

Cholezysto- und Cholangiografie

Die **Cholezystografie** und die **Cholezystocholangiografie** sind weitgehend von der Sonografie abgelöst worden, die risikolos ist und mehr diagnostische Information liefert. Üblich ist heute nur noch die **Cholangiografie,** die im Rahmen einer Choledochusrevision (➤ 6.5.6) intra- und postoperativ zur Kontrolle der Choledochusdurchgängigkeit eingesetzt wird.

Endoskopisch-retrograde Cholangio-Pankreatikografie

Die **endoskopisch-retrograde Cholangio-Pankreatikografie** (*ERCP,* ➤ Abb. 6.7) ist eine Kombination aus Endoskopie und Kontrastmittelröntgen und wird diagnostisch (z. B. bei Verdacht auf *Pankreaskarzinom,* ➤ 6.6.5) und therapeutisch, etwa bei Choledocholithiasis (➤ 6.5.2), eingesetzt. Bei der ERCP führt der Arzt ein „Mutter-Baby-Endoskop" oral ein und schiebt es bis ins Duodenum vor. Dann sondiert er mit dem Baby-Endoskop die Papille und spritzt unter Durchleuchtung Kontrastmittel **retrograd** (*rückwärts,* hier: *entgegen dem physiologischen Gallefluss*) in den Gallen- und Pankreasgang (➤ Abb. 6.8).

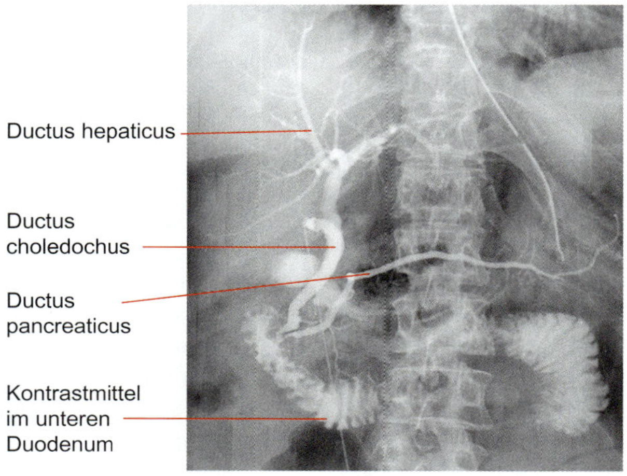

Abb. 6.7 Normale ERCP. Pankreasgang und Gallenwege stellen sich regelrecht dar. Teilweise ist Kontrastmittel schon in das distale Duodenum abgeflossen. [E283]

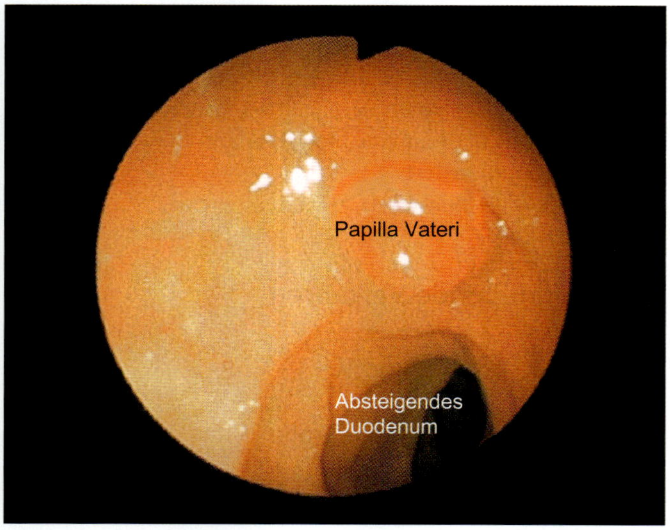

Abb. 6.8 Endoskopisches Bild der Papilla Vateri, einer Schleimhautfalte, in die der D. choledochus und der D. pancreaticus in das Duodenum münden. [M466]

Im Rahmen einer ERCP können auch kleinere therapeutische Eingriffe durchgeführt werden, z. B. eine **Papillotomie** (*Papillenschlitzung*) bei Konkrementen im Ductus choledochus oder bei Papillenstenose, Steinentfernungen oder Einlagen von Drainagen oder Stents (➤ 6.5.6). Fast immer kommt es im Anschluss an die ERCP zu einem kurzzeitigen Amylasenanstieg. Hauptkomplikationen einer ERCP sind eine Pankreatitis (➤ 6.6.2), eine Cholangitis (➤ 6.5.4) und selten eine Blutung oder Perforation. [vgl. 7]

Pflege

Die **Pflege** bei ERCP entspricht im Wesentlichen der bei einer Ösophago-Gastro-Duodenoskopie (➤ 1.3.6). Für die Untersuchung muss ein aktueller Gerinnungsstatus vorliegen. Nach einer ERCP achten Pflegende neben den Vitalzeichen auf das Allgemeinbefinden. Sie fragen auch nach Übelkeit, Erbrechen und zunehmenden Bauchschmerzen als Hinweise auf Komplikationen. Das Ende der Nahrungskarenz und die Art des Kostaufbaus sind vom Ausmaß des Eingriffs abhängig und werden vom Arzt angeordnet.

Weitere bildgebende Verfahren

Wie bei anderen Organsystemen werden **CT** und **MRT** (➤ 1.3.6) insbesondere zur Tumor- und Metastasensuche eingesetzt. Vor einigen Operationen, z. B. portosystemischen Shuntanlagen (➤ 6.4.8), wird eine **Angiografie** durchgeführt, um Gefäßverläufe darzustellen und abzuklären, inwieweit z. B. Tumoren bereits Blutgefäße arrodiert (*„angenagt"*) haben. Davon kann es abhängen, ob eine geplante Operation möglich ist. **Szintigrafien** dienen der Differenzierung von Tumoren.

6.3.3 Leberpunktion und Leberbiopsie

Bei der **Leberpunktion** punktiert der Arzt unter Ultraschallkontrolle die Leber durch die Haut (*perkutan*). Eine Leberpunktion wird vorwiegend zu therapeutischen Zwecken eingesetzt, z. B. zur Drainage eines Leberabszesses. Sie kann aber auch aus diagnostischen Gründen indiziert sein, etwa bei einer **Leberbiopsie** (*Entnahme von Lebergewebe*). Eine **Laparoskopie** (➤ 6.3.4) zur Entnahme einer Leberbiopsie ist nur gerechtfertigt, wenn eine *gezielte* Gewebeentnahme unter Sicht erforderlich ist.

Die **Hauptkomplikationen** einer Leberpunktion und -biopsie sind Blutungen, gallige Peritonitis (➤ 5.9.1) und Pneumothorax (➤ 10.7.5).

Eine Alternative zur Leberpunktion ist der **Fibroscan** (auch: Elastometrie), ein nichtinvasives Verfahren zur Beurteilung von Fibrosen und Zirrhose. Mit ihm lässt sich ungefährlich und schmerzfrei beurteilen, inwieweit der Umbau in der Leber vorangeschritten ist. Die Beurteilung erfolgt mit einem speziellen Ultraschallkopf, der eine niederfrequente Welle aussendet. Die Ausbreitungsgeschwindigkeit wird dann gemessen und ist ein Maß für die Elastizität bzw. Verformbarkeit der Leber.

Pflege

Für die Untersuchung muss ein aktueller Gerinnungsstatus vorliegen und die Blutgruppe des Patienten bestimmt sein. Dieser bleibt vor der Punktion nüchtern. Ggf. wird die Punktionsstelle rasiert. Die Pflegenden richten die benötigten Materialien, in der Regel gibt es Leberpunktionssets mit spezieller Spitze und Kanüle (➤ Abb. 6.9). Nach der Punktion soll der Patient für 24 Std. Bettruhe einhalten, davon die ersten 2–4 Std. in Rechtsseitenlage auf einem Sandsack, sodass Druck auf die Leber ausgeübt wird. Die Pflegenden kontrollieren während der ersten 4 Std. engmaschig die Vitalzeichen und den Verband auf Nachblutungen.

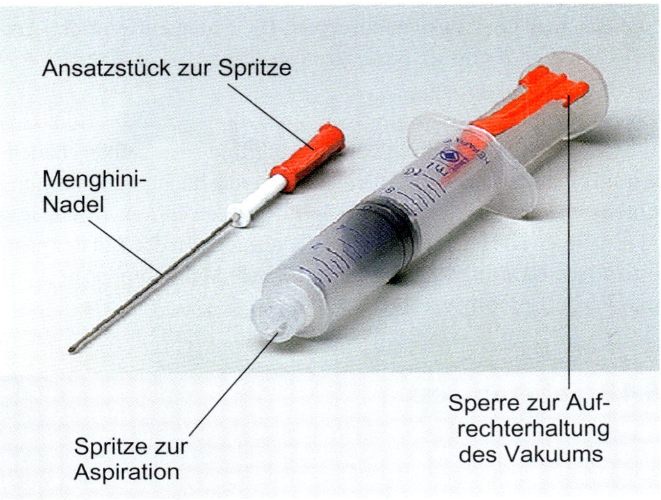

Abb. 6.9 Menghini-Nadel und Spezialspritze zur perkutanen Leberpunktion. [K183]

6.3.4 Laparoskopie

Die **Laparoskopie** (*Bauchspiegelung*) ermöglicht die direkte Betrachtung der Bauchorgane und die gezielte Gewebeentnahme aus Organen und Krankheitsherden (➤ Abb. 6.10). Darüber hinaus sind viele therapeutische Eingriffe laparoskopisch möglich (*minimal-invasive Chirurgie,* kurz *MIC* ➤ 1.4.3, ➤ 4.4.6). Nach einem kleinen periumbilikalen Hautschnitt wird die Bauchdecke an zwei eingebrachten Fäden vorsichtig hochgezogen. Über eine sog. Veres-Nadel wird Kohlendioxid oder Helium in die Bauchhöhle eingebracht, ein sog. Pneumoperitoneum. Im nächsten Schritt kann so ohne größeres intraabdominelles Verletzungsrisiko ein Trokar eingebracht werden, in dessen Hülse ein Laparoskop gesteckt wird. Anschließend können unter Sicht weitere für die Operation notwenige laparoskopische Instrumente eingebracht werden.

Die **Hauptkomplikationen** der Laparoskopie sind Verletzungen größerer Blutgefäße oder intraabdomineller Organe. Dadurch kann es zu Blutungen in Bauchdecke oder Bauchhöhle mit Kreislaufstörungen bis zum Kreislaufversagen und zu einer Peritonitis (➤ 5.9.1) kommen. [vgl. 7]

Pflege

Für die Untersuchung muss ein aktueller Gerinnungsstatus vorliegen. Der Patient erhält am Abend ein leichtes Essen. Die Dauer der Nüchternheit, 6 Std. oder länger, ist auch davon abhängig, ob therapeutische Maßnahmen im Rahmen der Laparoskopie geplant sind, trinken ist bis 2 Std. vorher möglich. Nach der Laparoskopie kontrollieren die Pflegenden in den ersten Stunden die Vitalzeichen und den Verband auf Nachblutung und fragen den Patienten nach auffälligen Schmerzen. Ggf. erhalten die Patienten einen kleinen

6

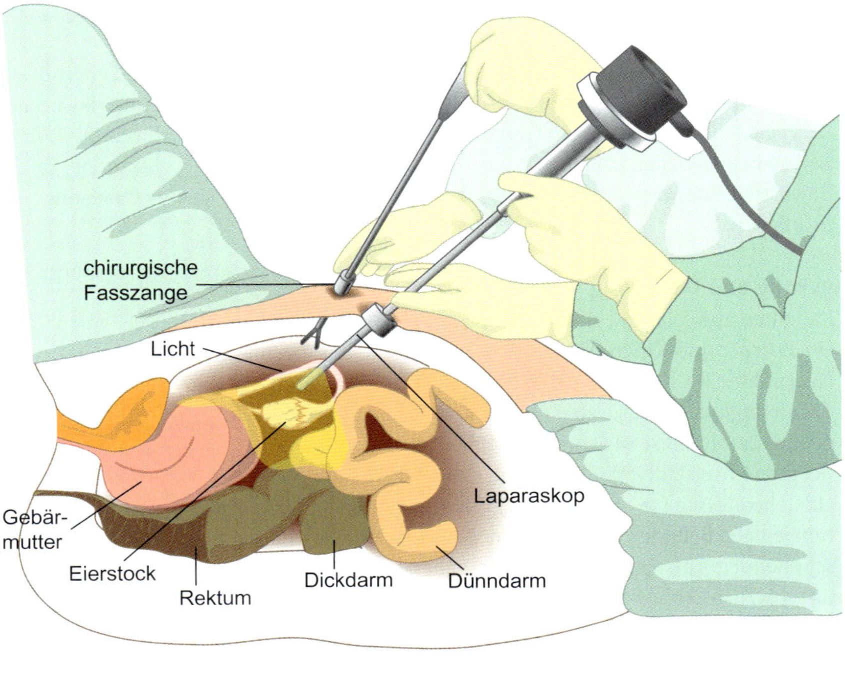

Abb. 6.10 Laparoskopie. Das Laparoskop wird in den Nabel über einen Hautschnitt eingeführt. Über weitere kleine Zugänge werden je nach Bedarf weitere Instrumente in die Bauchhöhle eingeführt. [L138]

Sandsack oder eine Leibbinde zur Kompression. In der Regel darf der Patient am Untersuchungstag abends leichte Kost zu sich nehmen, Abweichungen werden vom Arzt angeordnet.

6.4 Erkrankungen der Leber

6.4.1 Perioperative Pflege

Pflege vor, während und nach Operationen ➤ Kap. 4
Perioperative Pflege bei Operationen am Magen ➤ 5.6.1
Perioperative Pflege bei Operationen am Darm ➤ 5.7.1

Präoperative Pflege

- **Nahrungsabbau und Darmvorbereitung.** Am Vortag der Operation bekommt der Patient mittags noch leichte und abends nur noch flüssige Kost. Am Abend vor dem Eingriff erhält er einen Reinigungseinlauf oder ein Klistier
- **Haarentfernung.** Die Rasur bzw. Haarkürzung umfasst die vordere Rumpfseite von den Mamillen bis zu den Leisten einschließlich der Schambehaarung. Ggf. werden nach Hausstandard die Haare nur gekürzt
- **Bereitstellung von Erythrozytenkonzentraten.** Da die Leber sehr gefäßreich ist, kann es während der Operation stark bluten. Deshalb werden nach Arztanordnung 2–4 Erythrozytenkonzentrate bereitgestellt.

Postoperative Pflege

Postoperativ werden die Patienten häufig für mindestens einen Tag auf der Intensivstation betreut.

Beobachtungen
- Vitalzeichen
- Flüssigkeitsbilanz, ggf. ZVD-Messung
- Wundkontrolle, insbesondere auf Nachblutung, wegen der bei Lebererkrankungen häufigen Gerinnungsstörungen, und auf Zeichen einer Gallenfistel
- Bewusstseinslage wegen der Gefahr der postoperativen Leberinsuffizienz.

Lagerung und Bewegung
- Patienten abwechselnd auf dem Rücken mit leicht erhöhtem Oberkörper und Knierolle im Wechsel mit 30°-Linksseitenlage lagern. Eine Rechtsseitenlage ist in den ersten postoperativen Tagen ungünstig, da sie zu einem Druck auf die Operationswunde und damit meist zu Schmerzen führt
- Bei guten Kreislaufverhältnissen ab dem 1. postoperativen Tag aufstehen lassen (➤ 4.5.7). Häufigkeit und Dauer der Mobilisation je nach Befinden des Patienten steigern. Zum bauchdeckenschonenden Aufstehen anleiten bzw. dabei unterstützen (➤ 4.5.7, ➤ Abb. 4.50, ➤ Abb. 5.32).

Ernährung und Ausscheidung
Der **Kostaufbau** beginnt meist ab dem 1. postoperativen Tag. Falls es zu Übelkeit und Erbrechen kommt, wird er ausgesetzt und evtl. erneut eine Magensonde zur Entlastung gelegt. Die Darmtätigkeit wird ab dem 3. postoperativen Tag stimuliert, wenn der Patient noch nicht abgeführt hat.

Drainagen und Verbandswechsel
Die intraoperativ eingelegte **Robinson- oder Penrose-Drainage** (➤ 4.4.7, ➤ Abb. 4.29, ➤ Abb. 4.31) kürzt der Arzt meist am 2. Tag nach der Operation und zieht sie, wenn nur noch wenig unauffälliges Wundsekret nachläuft, etwa am 4. oder 5. Tag. Bis dahin kontrollieren und dokumentieren die Pflegenden täglich Menge und Beschaffenheit des Wundsekrets. Die Fäden entfernt der Arzt zwischen dem 7. und 10. postoperativen Tag.

Prophylaxen
Wegen der Oberbauchschmerzen aufgrund des hohen Bauchschnitts haben viele Patienten eine oberflächliche Schonatmung und vermeiden das Abhusten. Die Pflegenden führen regelmäßig Maßnahmen zur Pneumonieprophylaxe durch. In der Zeit der postoperativen Nahrungskarenz führen sie auch Maßnahmen zur Soor- und Parotitisprophylaxe durch.

6.4.2 Leberabszess

DEFINITION
Leberabszess (*intrahepatischer Abszess*): Einzeln oder multipel auftretende, abgekapselte Eiteransammlung in der Leber, vorwiegend im rechten Leberlappen. Insgesamt sehr seltenes Krankheitsbild.

Krankheitsentstehung

Ein **Leberabszess** entsteht durch das Eindringen von meist Bakterien in das Leberparenchym. Häufigste Ursache ist eine hämatogene Streuung z. B. von einer Appendizitis oder nekrotisierenden Darmtumoren. In der Folge kommt es zu einer eitrigen Gewebeeinschmelzung.

Symptome und Befund, Diagnostik

Der Patient leidet unter Übelkeit, Erbrechen, Schmerzen in der Lebergegend und dem für eine Sepsis typischen intermittierenden Fieber mit Schüttelfrost. Sein Allgemeinbefinden ist stark beeinträchtigt. Große oder zentral gelegene Abszesse können die Gallengänge komprimieren und so einen posthepatischen Ikterus (➤ 6.2.1) hervorrufen. Zusätzlich bestehen evtl. die Symptome der Grunderkrankung.

Die Raumforderung in der Leber wird durch Sonografie und CT diagnostiziert (➤ Abb. 6.11).

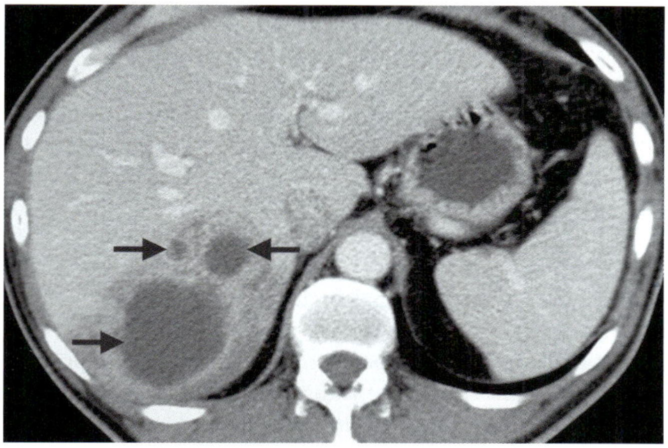

Abb. 6.11 CT-Befund bei Leberabszess. [E818]

Behandlung

Ein (bakterieller) Leberabszess wird stets unter begleitender Antibiotikatherapie chirurgisch saniert:

- Eine **perkutane Abszessdrainage** ist möglich bei einzelnen Abszessen mit dünnflüssigem Inhalt
- Eine **operative Abszessausräumung** ist angezeigt bei erfolgloser perkutaner Abszessdrainage (persistierendes Fieber, ausbleibende Abszessverkleinerung über 14 Tage), multiplen Abszessen, Abszessen mit dickflüssigem Inhalt oder bei ohnehin notwendiger Operation zur Ursachenbeseitigung (z. B. bei *Cholangitis* ➤ 6.5.4).

Pflege

Nach Einlage einer **perkutanen Abszessdrainage** ordnet der Arzt Art und Menge der Spülflüssigkeit sowie die Verabreichungsform (intermittierende oder kontinuierliche Spülung) an. Entsprechend diesen Anordnungen schließen die Pflegenden die Spülflüssigkeit an, überwachen das Spül-Saugsystem auf Dichtigkeit und Durchgängigkeit und kontrollieren Menge und Beschaffenheit des abgeleiteten Sekrets. Den Verband an der Drainageeintrittsstelle wechseln sie täglich steril, bei Bedarf, z. B. Durchfeuchtung, auch öfter. Bei **operativer Abszessausräumung** entspricht die Pflege der bei Operationen an der Leber (➤ 6.4.1).

6.4.3 Leberzyste

DEFINITION

Leberzyste: Flüssigkeitsgefüllter Hohlraum im Leberparenchym.
Zystenleber (*polyzystische Lebererkrankung, PCLD*): Seltener Lebererkrankung, bei der das gesamte Parenchym mit Hohlräumen durchsetzt ist. Meist angeboren. Häufigste Ursache ist die genetisch bedingte polyzystische Nierenerkrankung (ADPKD), in 75 % der Fälle besteht auch eine Zystenleber.

Nicht-parasitäre Leberzysten

Bei den **nicht-parasitären Leberzysten** handelt es sich fast ausschließlich um angeborene Zysten. Größere Zysten können Druck- und Spannungsgefühl im Oberbauch, Schmerzen, Übelkeit und Erbrechen hervorrufen. Leberzysten werden operativ entfernt (*Zystektomie*), wenn sie aufgrund ihrer Größe oder Lage Beschwerden verursachen oder Komplikationen zu erwarten sind, z. B. bei Verlegung großer Gallengänge.

Bei der **Zystenleber** kommt es langsam zu einer Größenzunahme der Leber mit Oberbauchbeschwerden, Appetitlosigkeit und Gewichtsverlust und Verdrängung anderer Organe. Eine kurative Resektion einzelner Zysten ist nicht möglich. Bei beginnender Einschränkung der Leberfunktion ist eine Lebertransplantation (➤ 6.4.10) zu erwägen.

Parasitäre Leberzysten: Echinokokkuszyste

DEFINITION

Echinokokkuszyste: Hauptsächlich in der Leber lokalisierte Zyste, die Larven des Hundebandwurms (*Echinokokkus*) enthält (➤ Abb. 6.12). Unterschiedliche Zystenformen durch die beiden Bandwurmarten Echinococcus granulosus und Echinococcus multilocularis. Echinococcus multilocularis wird häufig auch als **Fuchsbandwurm** bezeichnet, da neben dem Hund vor allem der Fuchs Endwirt ist. Der Mensch infiziert sich durch die orale Aufnahme von Proglottiden, z. B. durch Kontakt mit infizierten Hunden (vor allem in Südeuropa) oder Füchsen oder durch kontaminierte Nahrung, z. B. Waldbeeren.

Symptome und Befund, Diagnostik

Typisch für **Echinococcus granulosus** ist die Ausbildung einer kindskopfgroßen Zyste. Kleine Zysten bleiben symptomlos, größere verursachen uncharakteristische Beschwerden, z. B. ein Druckgefühl im Oberbauch oder Ikterus (➤ 6.2.1), wenn die Gallenwege verlegt sind.

Echinococcus multilocularis bildet charakteristischerweise kleinblasige, traubenförmige Zysten, die ähnlich einem Krebsgeschwür in die Umgebung eindringen und das Gewebe nach und nach zerstören. Die Symptome entsprechen denen eines bösartigen Lebertumors (➤ 6.4.5).

Die Zysten werden durch Sonografie und CT dargestellt. Im Blut können Antikörper gegen Echinokokken nachgewiesen werden.

Abb. 6.12 Präparat einer Echinokokkuszyste. Wird die Zyste bei der Entfernung verletzt, besteht die Gefahr, dass sich Bandwurmeier im gesamten Bauchraum ansiedeln. Damit wäre die Prognose für den Patienten infaust. [E819]

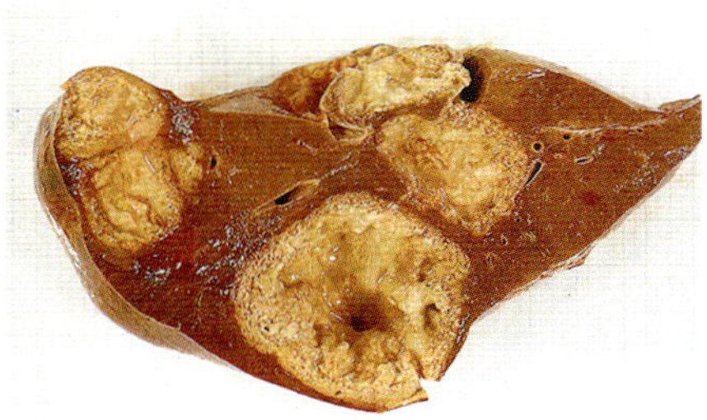

Behandlung

Die **Behandlung** erfolgt primär operativ, das Vorgehen ist von der Art des Erregers sowie der Anzahl und Lokalisation der Zysten abhängig. Zysten durch Echinococcus multilocularis erfordern wegen ihres infiltrativen Wachstums meist eine Leberresektion (➤ 6.4.6). Bei einem Befall der gesamten Leber ohne weiteren Organbefall kommt eine Lebertransplantation in Betracht (➤ 6.4.10).

Pflege

Perioperative Pflege bei Operationen an der Leber ➤ 6.4.1

Prognose

Nur bei vollständiger Entfernung aller Zysten ist die **Prognose** gut. Ansonsten endet die Erkrankung trotz medikamentöser Behandlung nicht selten tödlich. Rupturiert eine Echinokokkuszyste, ist der Patient aufgrund der hohen Antigenität der Parasiten durch einen anaphylaktischen Schock gefährdet. Außerdem kann die Erregeraussaat in den Bauchraum zur Bildung zahlreicher neuer Zysten mit meist tödlichem Ausgang führen.

6.4.4 Gutartige Tumoren der Leber

Gutartige Tumoren der Leber sind insgesamt selten. Am häufigsten sind **Hämangiome** (*gutartige Blutgefäßtumoren,* ➤ Abb. 6.13), seltener z. B. **Leberzelladenome** oder eine **fokal noduläre Hyperplasie** (*FNH, lokal begrenzte, knotenförmige Leberzellhyperplasie*), die beide durch die in hormonellen Kontrazeptiva enthaltenen Hormone (*Östrogene und Gestagene*) begünstigt werden.

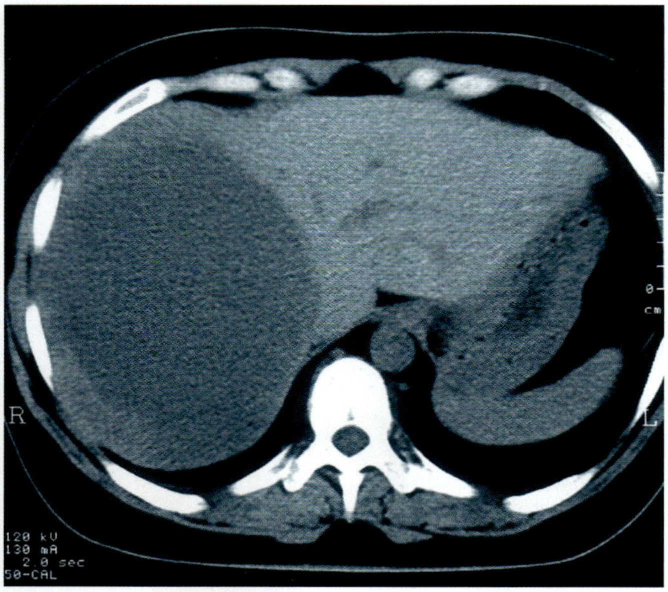

Abb. 6.13 Sehr großes Hämangiom (dunklerer runder Bereich auf der linken Bildseite) der Leber in der CT-Darstellung. [B159]

Kleine, komplikationslose Hämangiome bedürfen keiner Therapie. Größere Hämangiome entfernt der Arzt wegen der Blutungsgefahr. Fokal noduläre Hyperplasien werden nur bei Beschwerden des Patienten, (drohenden) Komplikationen oder unklarer Dignität des Tumors entfernt. Leberzelladenome werden wegen des Komplikations- und Entartungsrisikos möglichst immer operativ entfernt.

6.4.5 Bösartige Tumoren der Leber

Bösartige Tumoren der Leber werden unterschieden in **primäre** (*gehen von der Leber aus*) und **sekundäre Lebermalignome** (*gehen von einem Primärtumor eines anderen Organs = Metastase*) aus.

Primäre Leberkarzinome

DEFINITION

Hepatozelluläres Karzinom (*HCC, primäres Leberzellkarzinom*): In Europa seltenes, von den Leberzellen ausgehendes Karzinom, das Männer 5-mal häufiger betrifft als Frauen.

Krankheitsentstehung

Das **hepatozelluläre Karzinom** entwickelt sich am häufigsten (ca. 90 %) auf dem Boden einer Leberzirrhose. Weitere Ursachen sind eine chronische Hepatitis B oder C oder chemische Noxen, z. B. **Aflatoxine** (*Gifte eines Schimmelpilzes*).

Symptome und Befund, Diagnostik

Die Patienten klagen über Müdigkeit, Appetitlosigkeit, Gewichtsverlust und Oberbauchbeschwerden. Häufig tritt ein Ikterus auf, auch ein Aszites kann sich entwickeln. Die Leber ist meist vergrößert und hart.

Die **Diagnose** stellt der Arzt durch Sonografie, CT und ggf. eine sonografisch oder CT-gesteuerte Biopsie. Häufig ist der Tumormarker AFP (*α-Fetoprotein,* ➤ 1.3.4) erhöht.

Behandlung

Therapie der Wahl ist die Resektion des tumortragenden Leberanteils, ggf. der halben Leber (*Hemihepatektomie,* ➤ 6.4.6). Sie kann wegen der meist zugrunde liegenden Leberzirrhose allerdings nur bei kleinen und lokal begrenzten Tumoren angewendet werden. Bei größeren Tumoren würde die postoperative Restfunktion der Leber nicht ausreichen. Dann sind als palliative Maßnahmen eine Chemotherapie, z. B. lokal über einen in die Leberarterie implantierten Katheter (*regionale Chemotherapie*) oder eine Embolisation möglich. Ist eine kurative Operation nicht möglich, der Tumor jedoch auf die Leber begrenzt, kann eine Lebertransplantation (➤ 6.4.10) erwogen werden.

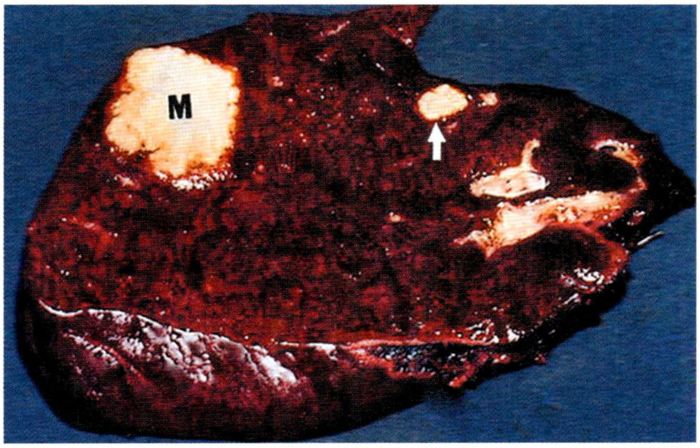

Abb. 6.14 Präparat einer Leber mit multiplen knotigen Metastasen bei Lungenkarzinom. [E363]

Prognose

Die Prognose des hepatozellulären Karzinoms ist mit einer 5-Jahres-Überlebensrate von 20 % schlecht.

Sekundäre Lebermalignome

Sekundäre Lebermalignome (*Lebermetastasen*) sind die häufigste Form bösartiger Lebertumoren.

Krankheitsentstehung, Symptome und Befund

Nach den Lymphknoten ist die Leber das Organ, das am häufigsten von Metastasen betroffen ist (➤ Abb. 6.14). Bei Männern metastasieren bevorzugt Magen-, Darm- und Bronchialkarzinome in die Leber, bei Frauen Magen-, Darm-, Mamma- und Uteruskarzinome (➤ Abb. 1.31). Von einer **Metastasenleber** spricht man, wenn die Leber mit Tumorknoten übersät ist.

Behandlung

Solitäre (bei Kolonkarzinomen auch wenige) Lebermetastasen werden chirurgisch entfernt. Voraussetzung für die Resektion ist jedoch eine vollständige Entfernung des Primärtumors. Multiple Metastasen werden seit einigen Jahren zunehmend mit einer **regionalen Chemotherapie,** meist als intraarterielle Chemotherapie über die A. hepatica, behandelt.

6.4.6 Leberresektion

DEFINITION
Leberresektion: Operative Entfernung von Teilen der Leber.

Hauptindikation für eine **Leberresektion** sind Lebertumoren. Selten ist eine Leberresektion erforderlich bei schwerer Leberverletzung oder einer teilweisen Zerstörung der Leber durch Abszesse (➤ 6.4.2) oder Echinokokkuszysten (➤ 6.4.3).

Verfahren der Leberresektion

Leberresektionen werden unterteilt in anatomische und nichtanatomische Resektionen. Als anatomische Resektion bezeichnet man die Entfernung funktionell autonomer Parenchymbezirke mit der dazugehörigen Gefäßversorgung. Sie gehen mit einem geringeren Blutverlust einher.

Entsprechend der anatomischen Grenzen lassen sich unterscheiden:

- **Sektororientierte Resektionen:** Hemihepatektomien rechts/links, linkslaterale und rechtsposteriore Sektorektomien, zentrale Sektorektomien, rechts- bzw. linksseitige Trisektorektomien
- **Segmentorientierte Resektionen:** Mono-, Bi- und Polysegmentektomien, verschiedene Kombinationen.

Bei der Hemihepatektomie wird ein Leberlappen entlang der Hauptspaltgrenze entfernt. Hierbei wird das Lebergewebe zu 80 % entfernt. Dies ist der größtmögliche resezierende Eingriff. Nichtanatomische Resektionen sind alle anderen Eingriffe an der Leber, z. B. die Keilexzision, Tumorenukleation. [vgl. 8]

Alternative Verfahren kommen bei nicht resezierbaren Metastasen zum Einsatz, z. B. Laserkoagulation, Kryotherapie sowie Radiofrequenztherapie.

6

Pflege

Perioperative Pflege bei Operationen an der Leber ➤ 6.4.1

6.4.7 Portale Hypertension

DEFINITION
Portale Hypertension (*Portalhypertension, Pfortaderhochdruck*): Anstieg des Pfortaderdrucks auf über 20 mmHg (normal 4–8 mmHg) durch eine Abflussbehinderung des Pfortaderbluts.

Krankheitsentstehung

Die **portale Hypertension** ist kein eigenständiges Krankheitsbild, sondern die Folge einer anderen Erkrankung, die zu einer Behinderung (*Block*) des Blutabstroms aus der Pfortader (*V. portae*) in die untere Hohlvene (*V. cava inferior*) führt. Dadurch steigt der Blutdruck in der Pfortader über das normale Maß.

Unterschieden werden (➤ Abb. 6.15):

- **Prähepatischer Block.** Das Strömungshindernis liegt **vor** der Leber, z. B. bei Pfortaderthrombose, komprimierenden Tumoren sowie Milzvenenthrombose oder -stenose
- **Intrahepatischer Block.** Das Strömungshindernis liegt **in** der Leber. Ursache ist meist eine Leberzirrhose, aber auch ein Tumor, Lebermetastasen (➤ Abb. 6.14) oder eine Fettleber

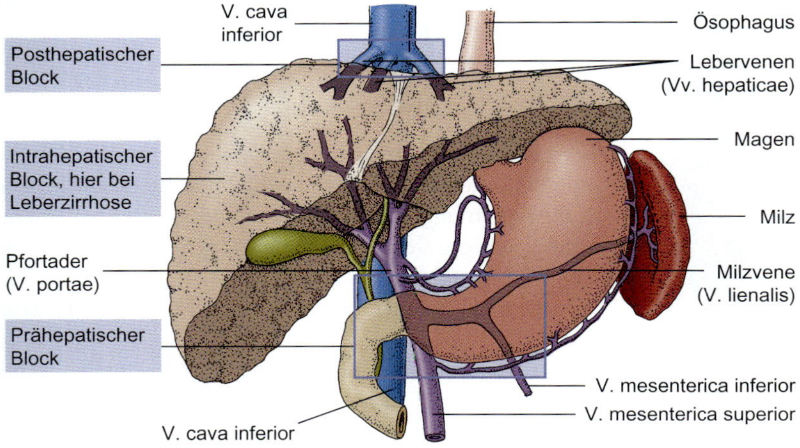

Abb. 6.15 Formen der portalen Hypertension. Die Einteilung erfolgt abhängig davon, an welcher Stelle zwischen Pfortader und Hohlvene der Blutfluss behindert ist. [L190]

Leberzirrhose als Ursache

Der intrahepatische Block durch Leberzirrhose ist die häufigste Ursache der portalen Hypertension.

- **Posthepatischer Block.** Das Strömungshindernis liegt **hinter** der Leber im Bereich der Lebervenen, z. B. bei Verschluss der Lebervenen durch Thrombose oder Tumoren sowie bei Blutstau in der V. cava inferior (*untere Hohlvene*) aufgrund einer Rechtsherzinsuffizienz.

Aufgrund der Strömungsbehinderung staut sich das Blut in der Pfortader und sekundär im gesamten Pfortaderquellgebiet, also in den Organen, deren venöses Blut physiologischerweise in die Pfortader abfließt. Gleichzeitig nimmt die Durchblutung der Leber ab.

Symptome und Befund

Die **Leitsymptome und -befunde** sind Folge des erhöhten Pfortaderdrucks und der beeinträchtigten Leberfunktion (➤ Abb. 6.16, ➤ Abb. 6.17):

- **Aszites** (➤ 6.2.2)
- **Splenomegalie** (*Milzvergrößerung*) durch eine venöse Abflussstauung und Hypersplenismus (*Überaktivität der Milz,* ➤ 6.7.2)
- **Leber-Umgehungskreisläufe.** Klinisch bedeutsam sind insbesondere die Venen des Ösophagus und des Magenfundus, die sich durch den ungewöhnlich hohen Blutfluss zu Ösophagus- oder Magenfundusvarizen erweitern (➤ Abb. 6.17) und bei einer Ruptur zu einer akut lebensbedrohlichen oberen Gastrointestinalblutung (➤ 5.2.5) führen. Venen der Bauchhaut sind ebenfalls erweitert und deutlich sichtbar, sog. Caput medusae (➤ Abb. 6.18)

Erstsymptom Ösophagus- und Fundusvarizenblutung

Häufig ist die Blutung aus Ösophagus- oder Fundusvarizen das erste Symptom einer portalen Hypertension.

- **Hepatische Enzephalopathie** (➤ Tab. 6.1). Hervorgerufen durch eine verminderte Entgiftungsfunktion der Leber und dem daraus folgenden Anstieg von Ammoniak und anderen Eiweiß-

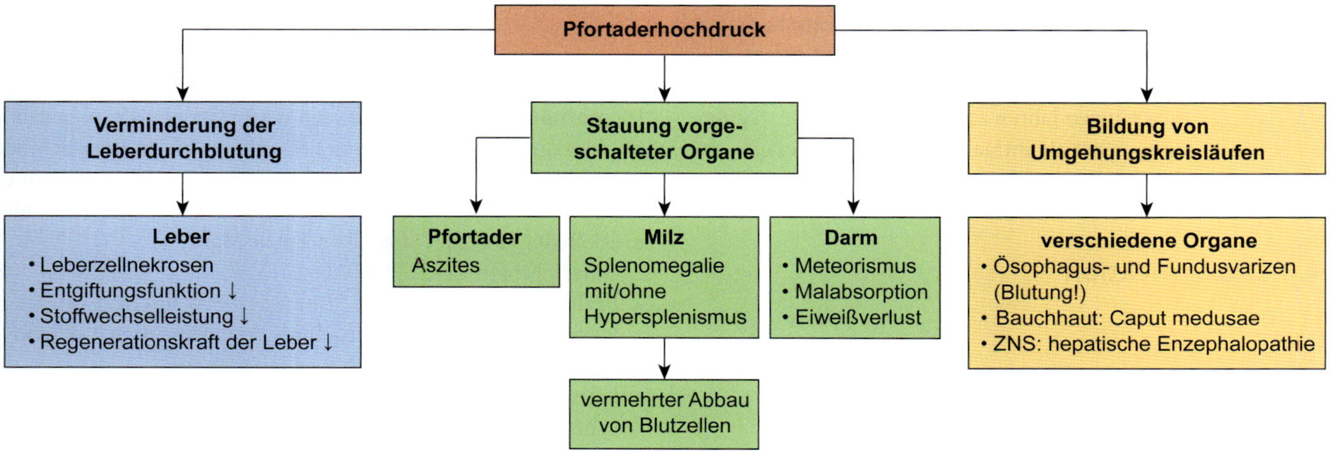

Abb. 6.16 Auswirkungen des Pfortaderhochdrucks auf verschiedene Organe. [L143]

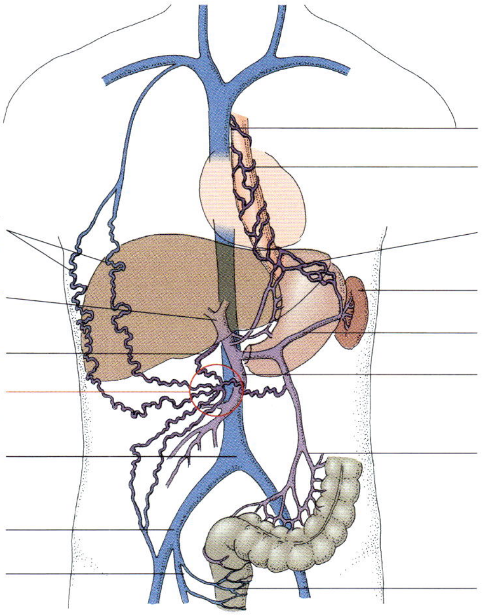

Abb. 6.17 Umgehungskreisläufe bei der portalen Hypertension. Sie bilden sich zwischen der Pfortader (*V. portae*) und der V. cava superior und inferior (*obere* und *untere Hohlvene*). Die Venen dieser Umgehungskreisläufe können zu Varizen anschwellen. Klinisch bedeutsam sind insbesondere die leicht verletzbaren Ösophagusvarizen, die zu lebensbedrohlichen Blutungen führen können. [L190]

abbauprodukten im Blut. Das **Leberkoma** ist die schwerste Form der hepatischen Enzephalopathie. Es ist häufig tödlich
- **Erhöhte Blutungsneigung** durch verminderte Produktion von Gerinnungsfaktoren in der Leber
- **Spider naevi** (*Gefäßsternchen der Haut*)
- **Palmarerythem** (*Rötung der Handinnenflächen*).

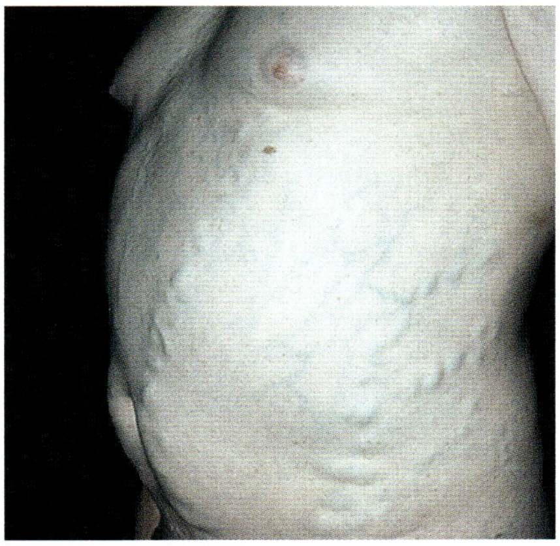

Abb. 6.18 Caput medusae. [M537]

Diagnostik und Notfallmaßnahmen

Häufig ist eine akute Blutung aus Ösophagus- oder Fundusvarizen das erste Symptom der portalen Hypertension. In einer Notfall-Gastroskopie versucht der Arzt die Blutungsquelle zu lokalisieren und die Blutung zu stillen, z. B. mittels **endoskopischer Sklerosierung**. Eine **Ösophaguskompressionssonde** (➤ Abb. 6.19) wird heute nur noch im Ausnahmefall gelegt.

Child-Pugh-Klassifikation

Insbesondere die Restfunktion der Leber entscheidet über die Möglichkeit einer Shuntoperation (➤ 6.4.8). Zur Einschätzung der Leberfunktionseinschränkung wird die **Child-Pugh-Klassifikation** benutzt (➤ Tab. 6.2).

Für Patienten im Stadium Child-Pugh A und B ist eine Shuntoperation empfehlenswert. Im Stadium Child-Pugh C ist die Operationsletalität mit über 40 % sehr hoch, sodass der Arzt dem Patienten ganz überwiegend von einer Shuntoperation abrät.

Behandlung

Bei der portalen Hypertension steht neben der Therapie der Krankheitsursache die Behandlung der Folgeerscheinungen (z. B. Aszitis, Ösophagusvarizen) im Vordergrund, insbesondere die Prophylaxe von (Rezidiv-)Blutungen aus Ösophagus- und Fundusvarizen.

Tab. 6.1 Stadien der hepatischen Enzephalopathie.

Stadium		Symptome
I	**Prodromalstadium**	• Verlangsamung, rasche Ermüdbarkeit • Sprach- und Gedächtnisstörungen • Flapping tremor (*grobschlägiges Zittern im Handgelenk*)
II	**Drohendes Koma**	• Zunehmende Schläfrigkeit, Apathie • Änderung der Schrift und des EEGs (Frequenzverlangsamung) • Flapping tremor
III	**Sopor**	• Patient schläft fast nur, ist jedoch erweckbar • Reflexe erhalten • Foetor hepaticus (*typischer Mundgeruch nach frischer Leber*)
IV	**Tiefes Koma**	• Keine Reaktion auf Schmerzreize, Reflexe erloschen • Foetor hepaticus stark ausgeprägt

Tab. 6.2 Child-Pugh-Kriterien zur Klassifikation der Leberfunktion bei portaler Hypertension. Die Klassifikation ist jedoch nicht einheitlich, manche Systeme berücksichtigen z. B. auch den Quick-Wert.

Kriterium	1 Punkt	2 Punkte	3 Punkte
Ernährungszustand	Gut	Mäßig	Schlecht
Bilirubin	< 2 mg/dl	2–3 mg/dl	> 3 mg/dl
Albumin	> 3,5 mg/dl	3–3,5 mg/dl	< 3 mg/dl
Aszites	Nicht vorhanden	Mäßig, gut therapierbar	Hochgradig, therapieresistent
Neurologische Symptome, hepatische Enzephalopathie	Keine	Gering, Stadium 1-2	Schwer, Stadium 3-4
Bewertung: Child-Pugh A: 5–7 Punkte; B: 8–10 Punkte; C: 11–15 Punkte			

Behandlung der Krankheitsursache
Beim prä- und posthepatischen Block kann die Ursache für die Strömungsbehinderung häufig chirurgisch behoben werden, z. B. durch die Resektion eines Tumors, der die Pfortader oder die Lebervenen von außen komprimiert. Beim intrahepatischen Block ist die einzig mögliche kausale Therapie eine Lebertransplantation (➤ 6.4.10), die jedoch nur in Einzelfällen möglich ist.

Blutungsprophylaxe
Eine Ösophagus- oder Fundusvarizenblutung ist die schwerwiegendste Komplikation der portalen Hypertension und geht mit einer hohen Letalität einher. Ca. 50 % der Patienten, die aus Ösophagus- oder Fundusvarizen bluten, sterben bei der ersten Blutung.
Zur **Blutungsprophylaxe** dienen:

- **Medikamente,** die den Pfortaderdruck senken, z. B. β-Blocker oder Nitrate. Sie sind jedoch nicht für alle Patienten geeignet
- **Endoskopische Sklerosierung** (*Verödung*) der Varizen. Dazu injiziert der Arzt unmittelbar um das blutende Gefäß ein spezielles Venenverödungsmittel, das zu einer lokalen Entzündungsreaktion und dadurch zum Gefäßverschluss führt. Alternativ können die Varizen mit einer endoskopisch eingebrachten **Gummibandligatur** (*speed-banding*) oder einer endoskopischen **Laserkoagulation** verschlossen werden
- Anlage eines **portosystemischen Shunts** oder eines **TIPS.**

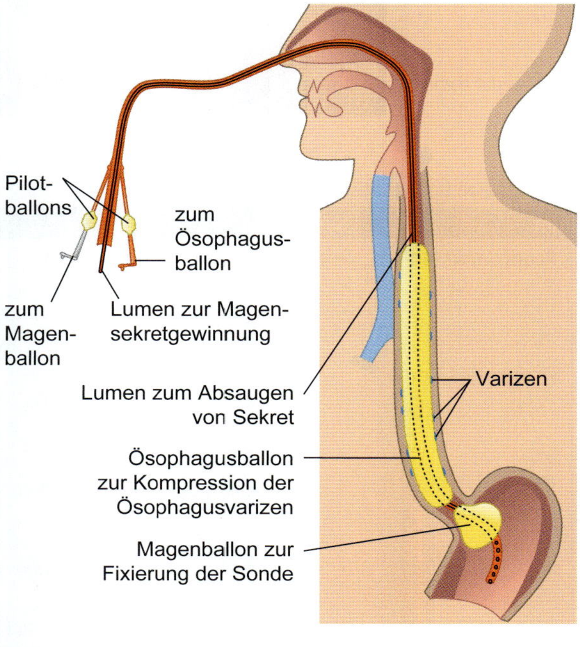

Abb. 6.19 Liegende Senkstaken-Blakemore Sonde zur Kompression von Blutungen im Ösophagus. [L138]

6.4.8 Portosystemische Shuntoperationen

DEFINITION

Chirurgischer portosystemischer Shunt (*ChiPS, portovenöser Shunt, portocavaler Shunt*): Operativ angelegte Kurzschlussverbindung zwischen Pfortader und Vena cava inferior (*untere Hohlvene*) zur Druckentlastung des Pfortaderkreislaufs bei portaler Hypertension.

Beim **portosystemischen Shunt** wird das Blut aus dem Pfortaderkreislauf vollständig oder teilweise durch eine geschaffene Verbindung (*Anastomose, Shunt*) an der geschädigten Leber vorbei ins Hohlvenensystem geleitet. Dadurch sinkt der Druck in der Pfortader, die Ösophagus- oder Fundusvarizen kollabieren und der Patient ist vor (erneuten) Varizenblutungen weitgehend geschützt. Gleichzeitig steigt aber das Risiko einer hepatischen Enzephalopathie, da nach dem Eingriff vermehrt Blut über den Shunt ins Hohlvenensystem fließt und damit Durchblutung und Entgiftungsfunktion der Leber weiter abnehmen.
Verschiedene Varianten bzw. Techniken sind möglich:

- **Transjugulärer intrahepatischer portosystemischer (Stent-) Shunt** (*TIPS*, auch: *TIPSS*): Über einen Katheter, der über die V. jugularis und die V. cava inferior vorgeschoben wird, wird ein Stent (*Gefäßendoprothese, Metallgitterprothese*) zwischen Lebervene und Pfortader platziert und auf den gewünschten Durchmesser aufgedehnt. Dadurch eröffnet bzw. erweitert sich die Gefäßverbindung zwischen Pfortader und Lebervenen, sodass das Blut besser in die Lebervenen abfließen kann. Das Verfahren ist minimal-invasiv, eine Operation ist nicht notwendig (➤ Abb. 6.20)
- **Shunt-Operationen.** Über operativ geschaffene Verbindungen verbessert sich der Blutabfluss über die Pfortader:
  - Portokavaler Shunt: Das Pfortaderblut wird über eine Anastomose direkt in die untere Hohlvene geleitet

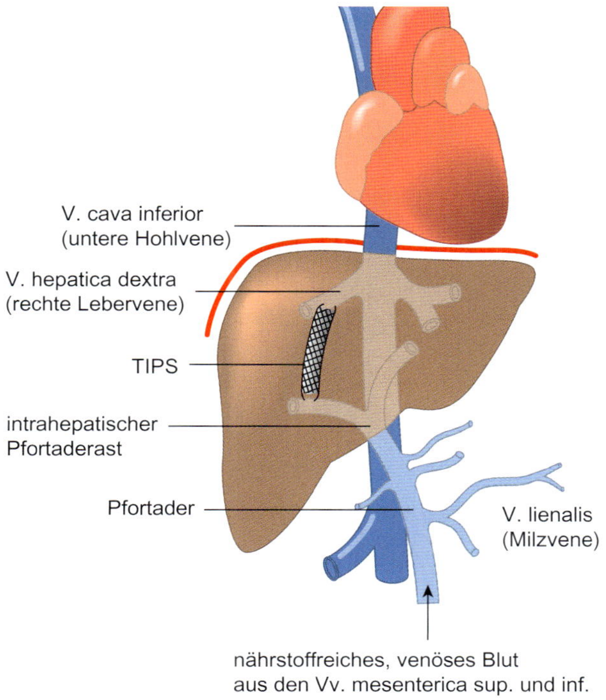

Abb. 6.20 Transjugulärer intrahepatischer portosystemischer (Stent-) Shunt. Einlage eines Stents zwischen Pfortader und Lebervene zur Senkung des Pfortaderhochdrucks. [L138]

- Splenorenaler Shunt: Das Pfortaderblut wird über eine Anastomose zwischen Milzvene und linker Nierenvene direkt in die unter Hohlvene geleitet.

Pflege

Pflege bei akuter gastrointestinaler Blutung ➤ 3.3.3
Perioperative Pflege bei Operationen an der Leber ➤ 6.4.1

VORSICHT
Entstehen einer hepatischen Enzephalopathie

Durch die teilweise oder komplette Umleitung des Pfortaderbluts kann eine hepatische Enzephalopathie entstehen.
Zur Kontrolle der Leberfunktion sind in den ersten postoperativen Tagen engmaschige Kontrollen von Hämoglobin, Gerinnung, Bilirubin, Albumin, Leberenzymen und Ammoniak notwendig.

Ernährung

Der Kostaufbau beginnt meist nach dem Abführen am 3. postoperativen Tag zunächst mit Tee, dann mit leichter Kost. Nach TIPS kann noch am selben Abend mit dem **Kostaufbau** begonnen werden. Solange keine Komplikationen vorliegen, soll der Patient eine vitaminreiche, abwechslungsreiche und ausgewogene Mischkost zu sich nehmen. Ein absoluter Verzicht von Alkohol ist unbedingt notwendig. Die (parenterale) Gabe von Vitaminpräparaten ist bei Vitaminmangelerscheinungen notwendig, v.a. die fettlöslichen Vitamine A, B, E, K und die wasserlöslichen Vitamine B_1, B_2, B_{12} und Folsäure. Zur **Prophylaxe** einer hepatischen Enzephalopathie ist eine eiweißreduzierte Kost notwendig, ggf. unterstützt durch spezifische Supplemente mit bestimmten Aminosäuren.

Im fortgeschrittenen Stadium klagen viele Patienten über Appetitlosigkeit, Übelkeit und Druckgefühl im Oberbauch, häufig sind sie deshalb mangelernährt. Die **Überwachung** der Nahrungsaufnahme und des Gewichtsverlaufs ist eine wichtige Maßnahme:

- Gewichtsverlauf erfragen, wöchentlich Gewicht kontrollieren
- Patienten zum Führen eines Ernährungsprotokolls anleiten bzw. Essmenge pro Mahlzeit dokumentieren
- Verträglichkeit von Lebensmitteln erfragen, Übelkeit/Erbrechen und Durchfall dokumentieren.

Ggf. ist eine (unterstützende) enterale Ernährungstherapie vorübergehend oder dauerhaft notwendig. Ist diese nicht ausreichend möglich, z. B. bei andauernden Durchfällen, kann die Anlage eines Ports und eine begleitende parenterale Ernährung notwendig werden. [vgl. 10, 11]

Ausscheidung

Ist der Ammoniakspiegel trotz eiweißarmer Diät hoch oder treten Zeichen einer hepatischen Enzephalopathie auf, erhält der Patient Lactulose (z. B. in *Bifiteral®*) und Antibiotika (z. B. *Neomycin®*) oral. Lactulose vermindert durch eine beschleunigte Darmpassage die Resorption von Ammoniak im Darm, Antibiotika reduzieren die Zahl der ammoniakbildenden Bakterien im Darm. Eventuell sind zusätzlich hohe Reinigungseinläufe angeordnet.

VORSICHT
Arzneimittel bei Leberzirrhose

Da viele Arzneimittel die Leber belasten, setzt der Arzt alle nicht unbedingt notwendigen Medikamente ab bzw. passt die Dosierung der verminderten Leberleistung an.
Die Patienten werden informiert, keine Medikamente eigenmächtig einzunehmen, auch keine frei verkäuflichen.

6.4.9 Leberverletzungen

Leber und Milz sind die am häufigsten von Unfallfolgen betroffenen inneren Organe.

Krankheitsentstehung

Leberverletzungen entstehen größtenteils durch stumpfe Bauchtraumata, z. B. Lenkradprellung oder Faustschlag, seltener durch penetrierende Gewalteinwirkung wie Stich- oder Schussverletzung. Bei ca. 80 % der stumpfen Leberverletzungen sind andere Organe mitverletzt, meist Milz oder Nieren.

Symptome und Befund, Diagnostik

Die Patienten zeigen oft typische **Symptome:**

- **Hypovolämischer Schock** durch Blutverlust
- **Bauchschmerzen,** oft mit Ausstrahlung in die rechte Schulter durch Reizung des N. phrenicus

- Zeichen des **akuten Abdomens** (➤ 3.3.2) durch Galle- und Blutaustritt in die freie Bauchhöhle
- Prellmarken.

Manchmal reißt durch die Verletzung nur das Leberparenchym ein und die Leberkapsel bleibt (noch) intakt. In diesem Fall zeigt der Patient trotz der Leberverletzung kaum Symptome. Erst nach Stunden bis maximal zwei Tagen rupturiert die Kapsel und der Patient gerät nach anfänglicher Symptomarmut innerhalb kürzester Zeit in einen lebensbedrohlichen Zustand, die sog. **zweizeitige Leberruptur.** Die **Diagnose** stellt der Arzt mittels Sonografie (freies Blut in der Bauchhöhle), CT, Laborkontrollen (Erythrozyten- und Hämoglobinabfall) und eventueller Peritoneallavage (➤ 5.9.1).

Behandlung

Bei Patienten mit nur geringem Blutverlust und stabilen Kreislaufverhältnissen kann zunächst – unter engmaschiger Kontrolle der Kreislaufsituation und Blutbild sowie regelmäßiger Sonografie des Abdomens – abgewartet werden. Bei instabilen Kreislaufverhältnissen oder größerem Blutverlust besteht die Behandlung in einer möglichst raschen operativen Versorgung mit Blutstillung, z. B. durch Elektrokoagulation oder Übernähung.

Pflege

Pflege bei Verdacht auf Leberverletzungen

Bei Verdacht auf eine Leberverletzung steht die **engmaschige Überwachung** des Patienten im Vordergrund, um Komplikationen, v. a. akute Blutungen, rechtzeitig zu erkennen. Die Pflegenden beobachten engmaschig:

- Vitalzeichen
- Allgemeinbefinden und Schmerzen, Bewusstsein
- Abdomen: Hämatome, Bauchdeckenspannung, Umfangszunahme.

Weitere Pflegemaßnahmen sind:

- Patienten Bettruhe einhalten lassen
- Patienten nüchtern lassen
- Diagnostik organisieren
- Venösen Zugang legen lassen und Infusionstherapie vorbereiten und überwachen.

Pflege bei operativer Behandlung

Perioperative Pflege bei Operationen an der Leber ➤ 6.4.1

Häufig ist wegen einer massiven Blutung eine Notoperation erforderlich. Die Pflegenden sorgen für die Bereitstellung von Erythrozytenkonzentraten und Frischplasma (➤ 4.5.13), überwachen die Transfusionstherapie und bereiten den Patienten parallel auf die Operation vor.

6.4.10 Lebertransplantation

Die **Lebertransplantation** (*LTx*) ist technisch schwierig und komplikationsreich (➤ Abb. 6.21). Wegen des Mangels an Spenderorganen sind neben der Transplantation einer ganzen Leber auch folgende Verfahren möglich:

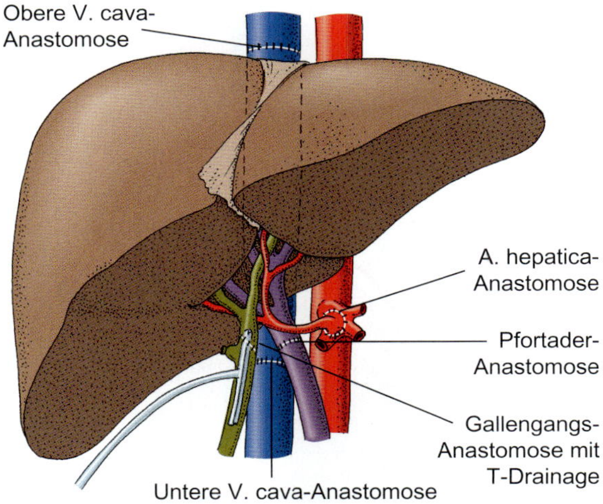

Abb. 6.21 Anastomosen nach Lebertransplantation. [L190]

- **Split-Lebertransplantation.** Die Leber eines hirntoten Menschen wird in zwei Teile geteilt und auf zwei Empfänger transplantiert
- **Leberteil-Lebendspende.** Unter besonderen Bedingungen kann ein Lebender ein Teil seiner Leber spenden.

Indikation

Die **Indikation** für eine Lebertransplantation wird sehr eng gestellt:

- **Leberzirrhosen.** Am günstigsten ist die Prognose bei primär biliärer Zirrhose (➤ 6.4.7). Bei Leberzirrhose infolge einer Virushepatitis kann die Infektion auch in der neuen Leber wieder auftreten. Bei alkoholtoxischer Leberzirrhose kommt eine Transplantation nur sehr selten in Betracht, da sich der Patient durch alkoholbedingte schwere Organschäden vielfach in einem sehr schlechten Allgemeinzustand befindet
- **(Sub-)Akutes Leberversagen,** z. B. im Rahmen einer akuten Virushepatitis oder einer Intoxikation mit Knollenblätterpilzen. Da die Ursache der Erkrankung meist so schnell herausgefunden wird, dass das Leberversagen noch nicht zur Schädigung anderer Organe geführt hat, ist die Prognose hier recht günstig
- **Primäre Lebertumoren.** Primäre Lebertumoren stellen eine Indikation zur Lebertransplantation dar, wenn sie zu groß sind, um mit einer Leberteilresektion entfernt zu werden. Voraussetzung ist jedoch, dass der Tumor auf die Leber begrenzt, d. h. noch nicht in benachbarte Strukturen eingewachsen ist, und noch keine Metastasen gesetzt hat.

Pflege

Perioperative Pflege bei Operationen an der Leber ➤ 6.4.1

Nach der Transplantation wird der Patient zunächst auf der Intensivstation (in manchen Kliniken in Umkehrisolation) betreut.

Meist ist eine postoperative Nachbeatmung für ca. 8–24 Std. erforderlich.

Immunsuppression. Unmittelbar postoperativ beginnt die immunsuppressive Therapie mit Ciclosporin A (z. B. in *Sandimmun*®), Glukokortikoiden (z. B. in *Prednisolon*®) und Azathioprin (z. B. in *Imurek*®). Die Pflegenden achten auf die exakte Dosierung und pünktliche Verabreichung der Immunsuppressiva. Möglichst frühzeitig leiten sie den Patienten dazu an, die Medikamente selbstständig einzunehmen.

Psychische Betreuung. Die meisten Patienten stehen unter enormem psychischen Druck. Sie wissen, dass eine erfolglose Transplantation bzw. eine nicht beherrschbare Transplantatabstoßung ihren Tod bedeuten würde. Aus diesem Grund reagieren Patienten nach einer Lebertransplantation auf Zeichen einer (eventuellen) Verschlechterung stark emotional und benötigen Unterstützung und Ermutigung, ebenso ihre Angehörigen.

Erhöhte Gefahr für Infektionen

Aufgrund der Immunsuppression sind Patienten nach Lebertransplantation wesentlich anfälliger für allgemeine und lokale Infektionen. Auch banale Infektionen können für sie lebensbedrohlich werden. Die Pflegenden achten deshalb auf hygienisch einwandfreies Arbeiten, peinliche Sauberkeit in der Umgebung des Patienten und lassen keine kranken Personen zum Patienten.

Komplikationen und Prognose

- Frühkomplikationen: Nachblutungen aus den Gefäßanastomosen, Thrombosen in der A. hepatica oder in der Pfortader, Stenose oder Fistel der Gallengangs-Anastomose
- Die am meisten gefürchtete Komplikation ist die akute oder chronische Transplantatabstoßung (➤ 1.4.6), die zwar häufig auftritt, aber meist medikamentös beherrscht werden kann
- Zu den Spätkomplikationen zählt das Wiederauftreten der Grundkrankheit, z. B. einer Virushepatitis.

Durch verbesserte Operationstechniken und Fortschritte in der Immunsuppression haben sich die Ergebnisse der Lebertransplantation in den vergangenen Jahren deutlich verbessert. 1980 überlebten nur 30 % der Patienten ein Jahr, heute sind es 85–90 %.

6.5 Erkrankungen von Gallenblase und -wegen

6.5.1 Perioperative Pflege

Pflege vor, während und nach Operationen ➤ Kap. 4

Präoperative Pflege

Die **präoperativen Maßnahmen** entsprechen den üblichen Vorbereitungen. Da in etwa 5 % aller laparoskopischen Cholezystektomien auf eine offene Operation gewechselt werden muss, erfolgt die Vorbereitung aller Patienten wie für eine konventionelle Bauchoperation ohne Eröffnung des Magen-Darm-Trakts. Der Patient erhält vom Vortag abends leichte Kost und bleibt dann nüchtern, Trinken ist bis 2 Std. vor der Operation möglich. Abführmaßnahmen sind in der Regel nicht notwendig. Die Pflegenden achten auf eine gründliche Reinigung des Bauchnabels.

Postoperative Pflege

Pflegende führen die allgemein üblichen Überwachungs- und Pflegemaßnahmen durch. Sie achten besonders auf Schmerzen und eine ausreichend tiefe Atmung. ➤ Tab. 6.3 fasst die pflegerischen Maßnahmen nach laparoskopischer und konventioneller Cholezystektomie zusammen

Tab. 6.3 Pflege nach laparoskopischer und konventioneller Cholezystektomie (hausinterne Richtlinien beachten).

<table>
<tr><th></th><th>Laparoskopische Cholezystektomie</th><th>Konventionelle Cholezystektomie</th></tr>
<tr><td>Lagerung und Mobilisation</td><td colspan="2">• Nach der Operation Rückenlage mit leicht erhöhtem Oberkörper
• Erste Mobilisation am Abend des Operationstages, zum bauchdeckenschonenden Aufstehen anleiten bzw. dabei unterstützen (➤ 4.5.1, ➤ Abb. 5.9)</td></tr>
<tr><td rowspan="2">Wundversorgung</td><td colspan="2">• Beobachtung der Wunde auf Blutung, Entzündungszeichen und Austritt von Galle</td></tr>
<tr><td>• Erster Verbandswechsel am 2. postoperativen Tag (Arzt), vorher nur bei Bedarf
• Entfernung der Fäden am 7. postoperativen Tag</td><td>• Erster Verbandswechsel am 2. postoperativen Tag (Arzt), dabei:
– Entfernung der Redon-Drainage
– Kürzung der Zieldrainage (Robinson- oder Penrose-Drainage ➤ 4.4.7)
• Entfernung der Zieldrainage am 3.–4. postoperativen Tag (Arzt)
• Entfernung der Fäden am 8.–10. postoperativen Tag</td></tr>
<tr><td>Magensonde</td><td colspan="2">• Je nach abgeleiteter Sekretmenge am Abend des Operationstages oder am 1. postoperativen Tag entfernen</td></tr>
<tr><td>Stuhlausscheidung</td><td colspan="2">• Falls die Darmtätigkeit nicht von selbst in Gang kommt, Klysma oder Suppositorium am 2. oder 3. postoperativen Tag</td></tr>
<tr><td>Kostaufbau</td><td>• Operationstag: abends Tee, Suppe, Zwieback
• 1. postoperativer Tag: leichte Kost</td><td>• Operationstag: Tee
• 1. postoperativer Tag: schluckweise Tee
• 2.–3. postoperativer Tag: Tee, Zwieback, Suppe
• Nach Einsetzen des Stuhlgangs Kostaufbau nach hausüblichem Schema, meist zunächst Zwieback, Suppe und Brei, bei guter Verträglichkeit Schonkost</td></tr>
<tr><td>Krankenhausentlassung</td><td>• Etwa am 3. postoperativen Tag</td><td>• Am 8.–10. postoperativen Tag</td></tr>
</table>

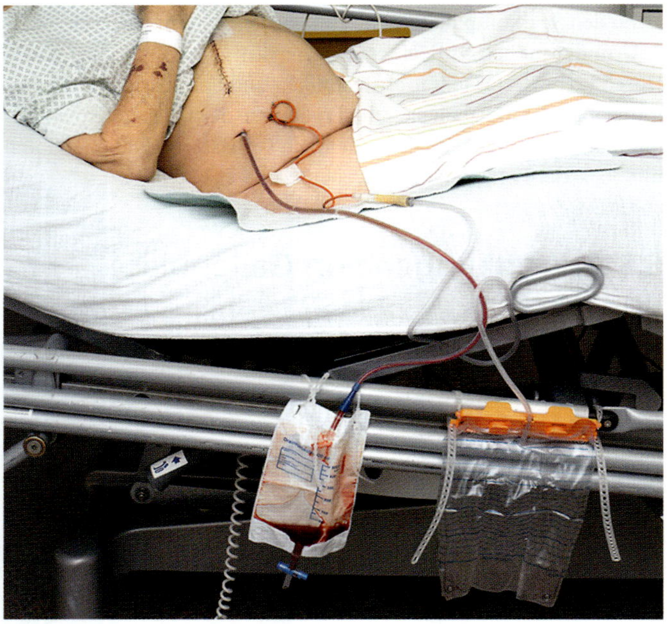

Abb. 6.22 Patient mit liegender T-Drainage im Ductus choledochus (rechts) und Zieldrainage (Robinson-Drainage) im Operationsgebiet (links). [K115]

Auf Zeichen eines Gallenstaus achten

Verschlechterung des Allgemeinbefindens, stärker werdende Oberbauchschmerzen und zunehmende Ikteruszeichen (➤ 6.2.1) deuten auf einen Gallenstau hin. In diesem Fall muss unverzüglich der Arzt informiert werden.

Pflege bei Choledochusrevision

Wurde der Ductus choledochus eröffnet (➤ 6.5.6), legt der Arzt in diesen eine **T-Drainage** ein. Sie gewährleistet den Gallenabfluss, wenn der Gallengang und die Papilla Vateri anschwellen (➤ Abb. 6.22, ➤ Abb. 6.28).

Pflegerische Maßnahmen sind:

- Sekretbeutel der T-Drainage nach dem Eingriff zunächst unter dem Körperniveau des Patienten befestigen, sodass die Galle leicht über die Drainage abfließen kann
- Regelmäßig die geförderte Gallenmenge messen und dokumentieren. Am 1.–2. postoperativen Tag sind ca. 1 000 ml täglich normal. Am 3.–4. postoperativen Tag sollte die Sekretmenge aufgrund der Abschwellung des Ductus choledochus deutlich abnehmen (auf ca. 300 ml/24 Std. oder weniger), da nun die Galle den physiologischen Weg nehmen kann
- T-Drainage ab dem 5. oder 6. postoperativen Tag intermittierend abklemmen, Zeiträume langsam steigern. Alternativ kann der Sekretbeutel auch über Patientenniveau gehängt werden
- Verträgt der Patient das Abklemmen bzw. Hochhängen der Drainage gut (Gallenflüssigkeit nimmt den physiologischen Weg) und ist die postoperative Cholangiografie unauffällig, entfernt der Arzt die Drainage am 8.–10. postoperativen Tag. Vor dem Ziehen der Drainage Beutel kurzfristig unter Köperniveau befestigen, damit sich der Gallengang weitgehend entleert, damit nach dem Ziehen möglichst wenig Galle aus dem Drainagekanal austritt.

Nach der Drainagenentfernung verschließt sich der Drainagekanal normalerweise innerhalb von 1–3 Tagen spontan. Kurzzeitig können die Patienten einige Stunden nach Entfernung der Drainage leichtes Fieber und geringe Schmerzen im rechten Oberbauch haben. Geringer Galleaustritt über 1–2 Tage ist möglich, aber selten. Fließen nach Entfernen der T-Drainage größere Mengen Galle aus der Wunde, informieren die Pflegenden den Arzt.

VORSICHT

Zeichen einer verstopften oder dislozierten T-Drainage

Folgende Zeichen weisen auf eine verstopfte oder dislozierte T-Drainage hin:

- Postoperativ (unverhältnismäßig) geringe oder plötzliche Abnahme der Sekretmenge
- Zeichen eines Gallenstaus

6.5.2 Cholelithiasis

DEFINITION

Cholelithiasis (*Gallensteinleiden*): Konkremente („Steine") in der Gallenblase (*Cholezystolithiasis*) oder den Gallengängen (*Choledocholithiasis*). Jeder 10. Mensch ist betroffen, Frauen doppelt so häufig wie Männer. In 80 % der Fälle symptomlos.

Krankheitsentstehung

Voraussetzung für die Gallensteinbildung ist ein Lösungsungleichgewicht der Gallenbestandteile („übersättigte Galle"). Dadurch werden Cholesterin, Bilirubin und Kalzium ausgefällt. Es bilden sich kleine Kristalle, die zu Steinen heranwachsen (➤ Abb. 6.23). **Risikofaktoren** für das Entstehen von Gallensteinen werden häufig in

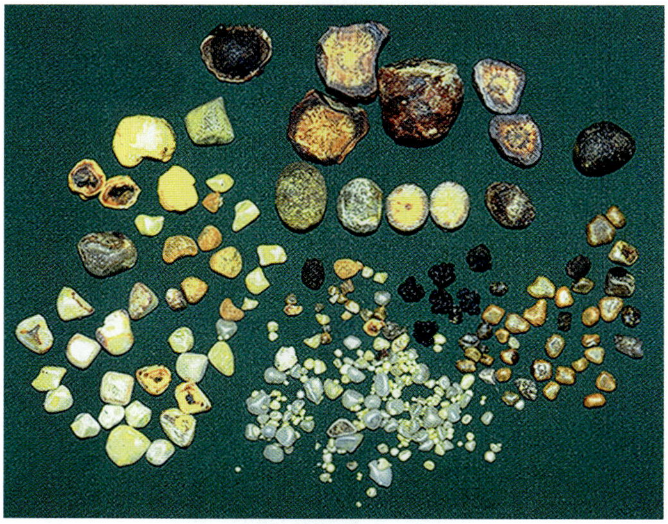

Abb. 6.23 Verschiedene Gallensteine. Man erkennt hellgelbe, kugelig-ovale Cholesterinsteine, kleine schwarze Pigmentsteine und gemischte Steine, die den größten Anteil aller Gallensteine ausmachen. Entsprechend ihrer Zusammensetzung aus Cholesterin, Bilirubin und Kalzium unterscheiden sie sich in Form, Farbe und Festigkeit. [T173]

der **6-F-Regel** zusammengefasst: **f**emale (*weiblich*), **f**at (*adipös*), **f**orty (*vierzig*), **f**air (*hellhäutig*), **f**ertile (*Kinder*), **f**amily (*familiäre Veranlagung*). Hinzu kommen entzündete oder gestaute Gallenwege, hämolytische Anämien, Diabetes mellitus, Hypercholesterinämie und unausgewogene Ernährung.

Symptome und Befund, Diagnostik

Zeigen Gallensteinträger überhaupt keine oder nur ganz geringe Symptome, spricht man von **stummen Steinen.** Typisches **Symptom** des Gallensteinleidens ist die **Gallenkolik,** die auftritt, wenn der Stein aus der Gallenblase in den Ductus cysticus ausgetrieben wird. Der Patient hat heftige, krampfartige Schmerzen im rechten Ober- und Mittelbauch, die in den Rücken oder die rechte Schulter ausstrahlen können. Häufig geht die Gallenkolik mit vegetativen Erscheinungen einher, z. B. Schweißausbruch, Brechreiz und Erbrechen sowie Schwindel bis hin zum Kreislaufkollaps. Die Temperatur kann leicht erhöht sein, manchmal treten ein leichter Ikterus, Stuhlentfärbung und bierbrauner Urin auf. Die körperliche Untersuchung ergibt einen Druckschmerz über der Gallenblase.

Die **Diagnose** von Gallensteinen wird sonografisch gestellt. Zum Ausschluss anderer Erkrankungen werden weitergehende Untersuchungen durchgeführt, z. B. EKG (Herzinfarkt?), Rö-Thorax (Pneumonie? Pneumothorax?), Blut- und Urinuntersuchung (Pyelonephritis? Pankreatitis?), Rö-Leeraufnahme des Abdomens (Ileus? freie Luft?).

Komplikationen

Bei einem relativ geringen Teil der Patienten führt das Gallensteinleiden zu ernsten **Komplikationen** (➤ Abb. 6.24):

- Die steingefüllte Gallenblase begünstigt eine akute **Cholezystitis** (*Entzündung der Gallenblase,* ➤ 6.5.3, ➤ Abb. 6.26), die auch chronisch werden kann. Eine Perforation der Gallenblasenwand kann zu einer **galligen Peritonitis** (➤ 5.9.1), einem **Gallenstein-ileus** (*Ileus* ➤ 5.7.1) oder einem **Leberabszess** (➤ 6.4.2) führen
- Verschließt der Stein den Ductus cysticus, können in der Gallenblase gebildeter Schleim und die Galle nicht abfließen. Es entsteht ein **Gallenblasenhydrops.** Durch bakterielle Besiedelung kann sich daraus ein **Gallenblasenempyem** (*Eiteransammlung in der Gallenblase*) entwickeln mit hohem Fieber, Schüttelfrost und stark druckschmerzhafter Gallenblase
- Bei Einklemmung eines oder mehrerer Steine im Ductus choledochus entsteht ein **posthepatischer Ikterus** (*Verschlussikterus,* ➤ 6.2.1). Durch die Abflussbehinderung kann es zur **Cholangitis** (*Entzündung der Gallenwege,* ➤ 6.5.4) und als Folge davon zur Keimwanderung in die Leber mit nachfolgendem **Leberabszess** (➤ 6.4.2) kommen
- Klemmt ein Stein in der Papilla Vateri ein oder verletzt er bei seiner Passage das Pankreas, droht eine **akute Pankreatitis** (➤ 6.6.2, ➤ Abb. 6.25)
- Bei abszedierender Cholangitis, Gallenblasenempyem oder Gallenblasenperforation kann durch Streuung der Erreger in die Blutbahn eine **Sepsis** entstehen mit der Gefahr von Kreislauf-, Lungen- und Nierenversagen.

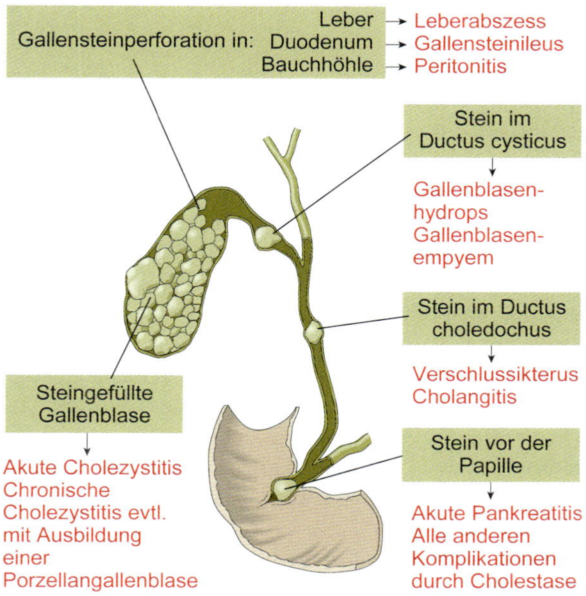

Abb. 6.24 Mögliche Komplikationen von Gallensteinen (rote Schrift) in Abhängigkeit von der Steinlokalisation (grüne Rechtecke). [L190]

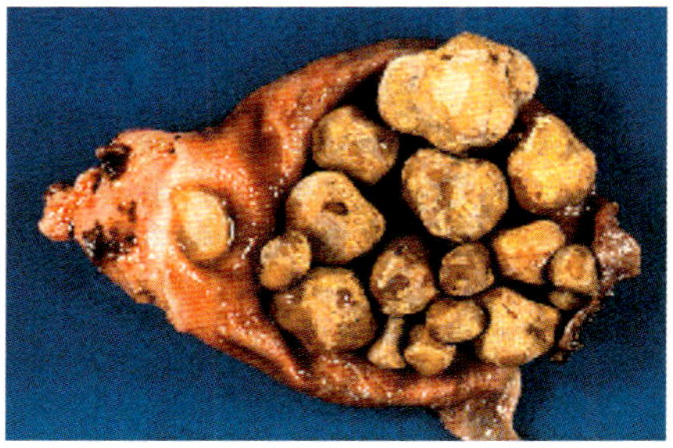

Abb. 6.25 Präparat einer Gallensteineinklemmung vor der Papille, die über den Rückstau von Gallensekret zu einer akuten Pankreatitis geführt hatte. [E763]

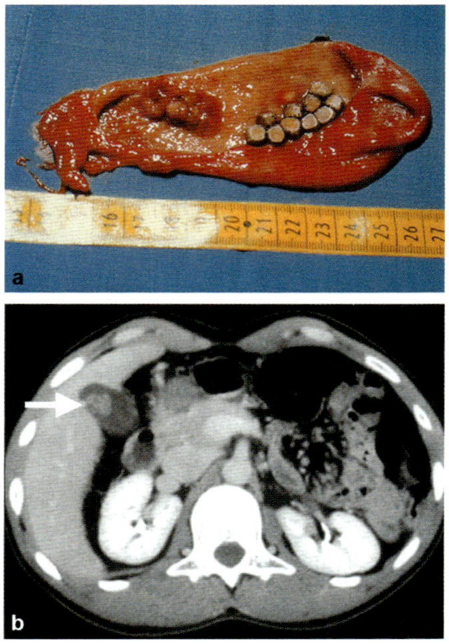

Abb. 6.26 Gallensteine. a) Präparat einer Gallenblase mit Steinen. b) CT mit einem Kontrastmittel aufnehmenden, der Gallenblasenwand aufsitzenden Tumor (siehe Pfeil). Diagnose: Gallenblasenpapillom. [M513] [S008-3]

Behandlung

Eine symptomlose Cholelithiasis bedarf in der Regel keiner Behandlung. Eine Ausnahme ist die **Porzellangallenblase** (*Gallenblase mit verkalkter, vernarbter Wand*), die wegen des Entartungsrisikos entfernt werden sollte.

Bei Patienten mit starker Gallenkolik injiziert der Arzt krampflösende (z. B. *Buscopan®*) und schmerzlindernde Medikamente intravenös und verordnet eine vorübergehende Nahrungskarenz. Klingt die Gallenkolik unter dieser Therapie ab, sollten sich die Betroffenen trotz der Besserung ihrer Beschwerden zu einer Operation im beschwerdefreien Intervall entschließen, sog. **Intervalloperation**, um erneuten Koliken mit entsprechender Komplikationsgefahr vorzubeugen. Bei anhaltenden Schmerzen und Entzündungszeichen kann nicht abgewartet werden. In diesen Fällen ist eine **Frühoperation** notwendig, d. h. ein Eingriff innerhalb der ersten 48 Std. nach Beginn der Beschwerden, um z. B. einer Gallenblasenperforation vorzubeugen.

Ist ein im Ductus choledochus eingeklemmter Stein die Ursache für die anhaltenden Beschwerden, versucht der Arzt zunächst den eingeklemmten Stein durch eine ERCP (➤ 6.3.2) mit Papillotomie zu entfernen. Gelingt das nicht, führt er eine Frühoperation, in diesem Fall eine **Cholezystektomie mit Choledochusrevision** (➤ 6.5.6) durch. Konnte der Stein durch die Papillotomie entfernt werden, erfolgt im beschwerdefreien Intervall die (überwiegend laparoskopische) Cholezystektomie (➤ Tab. 6.3). Verfahren zur **nichtoperativen Steinentfernung** kommen nur bei einem geringen Teil der Patienten in Betracht, z. B. bei Inoperabilität. Neben der teils sehr langen Behandlungsdauer ist vor allem die hohe Rezidivquote nachteilig. Das häufigste Verfahren zur nichtoperativen Steinentfernung ist die **extrakorporale Stoßwellenlithotripsie** (➤ 12.5.3).

Pflege bei Gallenkolik

Der Patient soll weitgehend Bettruhe einhalten.

Beobachtung
Pflegende kontrollieren engmaschig die Vitalzeichen, einschließlich der Temperatur. Sie fragen nach dem Allgemeinbefinden und dem Schmerzverlauf. Sie kontrollieren das Abdomen auf Abwehrspannung (*brettharter Bauch als Zeichen einer Peritonitis*) und fragen den Patienten nach Stuhlgang.

Schmerzen
Der Patient erhält krampflösende und schmerzlindernde Medikamente nach Arztanordnung. Krampflösend wirken auch warme Bauchwickel oder eine Wärmflasche, die allerdings bei entzündlichen Erkrankungen kontraindiziert sind, deshalb vorher Arztrücksprache nehmen.

Ernährung
In der Akutphase ist eine Flüssigkeits- und Nahrungskarenz notwendig. Der Arzt legt dem Patienten einen peripher venösen Zugang, über den Infusionen zur Deckung des Flüssigkeitsbedarfs verabreicht werden. Nach Abklingen der Symptome, etwa ab dem 2.–3. Tag, bekommt der Patient Tee. Verträgt er diesen gut, wird die Kost langsam aufgebaut mit Haferschleim, Weißbrot, Zwieback und Kartoffelbrei bis zur Gallenschonkost bzw. Nahrungsmitteln, die der Betroffene verträgt. Übergewichtige Patienten werden auf die Bedeutung einer Gewichtsabnahme hingewiesen.

6.5.3 Cholezystitis

DEFINITION

Cholezystitis: Entzündung der Gallenblase, meist bei bestehender Cholelithiasis. Je nach zeitlichem Verlauf Unterteilung in **akute** und **chronische Cholezystitis.**

Akute Cholezystitis

Krankheitsentstehung

Die **akute Cholezystitis** entsteht überwiegend auf dem Boden einer Steineinklemmung bei Cholelithiasis. Es kommt zunächst zu einer abakteriellen, dann durch sekundäre Keimeinwanderung zu einer bakteriellen Entzündung der Gallenblase.

Symptome und Befund, Diagnostik

Bei der akuten Cholezystitis haben die Patienten Schmerzen im rechten Oberbauch, die in die rechte Schulter ausstrahlen können, Übelkeit, Erbrechen, Fieber über 38,5 °C, Schüttelfrost und manchmal einen Ikterus. Die Gallenblase ist druckschmerzhaft.

Die **Diagnose** stellt der Arzt sonografisch und anhand von Blutuntersuchungen (Erhöhung von BSG und Leberwerten, Leukozytose).

Da fast alle Betroffenen Gallensteine haben, sind alle durch Gallensteine hervorgerufenen Komplikationen möglich (➤ 6.5.2, ➤ Abb. 6.24).

Behandlung und Pflege

Die Behandlung besteht in Bettruhe, Nahrungs- und Flüssigkeitskarenz mit vorübergehender parenteraler Ernährung, intravenöser Gabe von Antibiotika sowie krampflösenden und schmerzlindernden Medikamenten. Am günstigsten ist es, wenn die entzündete Gallenblase innerhalb der ersten 48 Std. nach Symptombeginn entfernt wird (➤ 6.5.6). Ein Kühlelement auf der Gallenblasenregion wirkt schmerzlindernd und entzündungshemmend.

Chronische Cholezystitis

Die **chronische Cholezystitis** ist Folge einer akuten Cholezystitis oder einer (evtl. symptomlosen) Cholelithiasis (➤ 6.5.2). Hauptsymptome sind Druckgefühl oder Schmerzen im Oberbauch sowie Koliken und Meteorismus nach dem Essen, insbesondere nach fettreichen Speisen. Die Symptome variieren, sind mal stärker und mal weniger stark ausgeprägt. Die Behandlung besteht in einer Cholezystektomie, ggf. mit Choledochusrevision (➤ 6.5.6).

6.5.4 Cholangitis

DEFINITION

Akute eitrige Cholangitis: Entzündung der Gallenwege, in der Regel durch Gallenabflussbehinderung mit sekundärer Keimbesiedelung der gestauten Galle.

Nicht-eitrige chronisch-destruierende Cholangitis (destruieren = *zerstören*): Chronisch-progrediente, nicht-eitrige Entzündung der (kleinen) Gallengänge. Wahrscheinlich autoimmunologisch bedingt. Betrifft zu 90 % Frauen, meist im mittleren Lebensalter. Endstadium ist die **primär biliäre Zirrhose** (kurz *PBC*), eine Sonderform der Leberzirrhose.

Ursache der **akuten eitrigen Cholangitis** ist eine meist steinbedingte Gallenabflussbehinderung mit nachfolgender bakterieller Infektion der Gallenwege (➤ 6.5.2). Typische Dreifach-Symptomkombination ist die **Charcot-Trias** aus Fieber mit Schüttelfrost, Ikterus und starken Schmerzen im rechten Oberbauch. Die Diagnose sichert der Arzt durch Blutuntersuchungen, Sonografie und ggf. ERCP.

Wegen der Schwere des Krankheitsbildes ist die Überwachung des Patienten auf der Intensivstation erforderlich mit engmaschiger Kontrolle der Vitalzeichen und Ausscheidung. Unter intravenöser Antibiotikatherapie wird schnellstmöglich eine Cholezystektomie mit Choledochusrevision (➤ 6.5.6) oder eine ERCP (➤ 6.3.2) mit Papillotomie und Steinextraktion durchgeführt. Patienten mit **nicht-eitriger chronisch-destruierender Cholangitis** haben lange Zeit nur uncharakteristische Oberbauchbeschwerden und Juckreiz. Zunächst werden sie internistisch behandelt. Im fortgeschrittenen Stadium und bei der primär biliären Zirrhose ist eine Lebertransplantation (➤ 6.4.10) indiziert.

6.5.5 Gallenblasen- und Gallengangskarzinom

DEFINITION

Gallenblasen- und **Gallengangskarzinome**: Seltene Tumore. Etwa 80 % der Karzinome betreffen die Gallenblase, nur ca. 20 % die Gallengänge.
Die 5-Jahres-Überlebensrate der Patienten liegt bei etwa 4 %, die mittlere Überlebenszeit nach Diagnosestellung bei etwa 4–5 Monate. Bei einer vollständigen operativen Entfernung des Karzinoms liegt die Überlebensrate zwischen 10–60 %.

Krankheitsentstehung

Risikofaktoren für die Entstehung eines Gallenblasenkarzinoms sind Gallensteine (➤ 6.5.2), Gallenblasenpolypen und eine chronischen Gallenblasenentzündung (➤ 6.5.3) mit sogenannter „Porzellangallenblase“ (*d. h. die Wand ist aufgrund chronischer Entzündungsprozesse vollständig fibrosiert und verkalkt*). Frauen sind häufiger betroffen als Männer. Gallensteine werden bei ca. 80 % der Patienten mit Gallenblasenkarzinom gefunden, jedoch entwickeln nur sehr wenige Patienten mit Gallensteinen Gallenblasenkarzinome.

Symptome und Befund, Diagnostik

Die relativ spät auftretenden **Symptome** sind Oberbauchbeschwerden, ein langsam zunehmender, schmerzloser Ikterus mit Dunkelfärbung des Urins und Juckreiz und unspezifische Tumorzeichen wie Leistungsschwäche, Gewichtsverlust, Übelkeit, Erbrechen und Anämie. Gallenblasen- und Gallengangskarzinome metastasieren frühzeitig in die Leber. Die **Diagnose** wird hauptsächlich mittels ERCP, MRT und CT gesichert, die Lage und Größe des Tumors zeigen.

Behandlung

Bei sehr kleinen Gallenblasenkarzinomen reicht die Cholezystektomie mit Lymphadenektomie aus. Ansonsten müssen auch Teile der Leber reseziert werden. Bei operablen, lebernahen Gallengangskarzinomen kommt eine **Choledochus-Hepaticus-Resektion,** ggf. unter Mitnahme von Leberanteilen, in Betracht. Papillennahe Gallengangskarzinome in frühen Krankheitsstadien können durch eine **Pankreaskopfresektion** (*Whipple-Operation,* ➤ 6.6.6) entfernt werden.

Meist ist aber zum Zeitpunkt der Diagnose keine Radikaloperation mit kurativem Ziel mehr möglich. Die (endoskopische) Einlage eines **Stents** zur Galleableitung oder die Anlage einer **biliodigestiven Anastomose** (➤ 6.6.5), z. B. einer Hepaticojejunostomie, können die durch den Gallenstau bedingten Beschwerden des Patienten lindern.

6

6.5.6 Operationen an Gallenblase und -wegen

Perioperative Pflege ➤ 6.5.1

Cholezystektomie

DEFINITION

Cholezystektomie: Operative Entfernung der Gallenblase.

Indikationen

Eine **Cholezystektomie** wird überwiegend wegen eines symptomatischen Gallensteinleidens (*Cholelithiasis,* ➤ 6.5.2) oder damit einhergehender Komplikationen, etwa einer akuten Gallenblasenentzündung (*Cholezystitis,* ➤ 6.5.3) notwendig.

Laparoskopische Cholezystektomie

Durchführung einer Laparoskopie ➤ 6.3.4, ➤ Abb. 6.10

Die **laparoskopische Cholezystektomie** zählt zu den Verfahren der minimal-invasiven Chirurgie (➤ 1.4.3) und ist die Standardoperation bei unkomplizierter Cholelithiasis (➤ 6.5.2). Der Arzt füllt über eine Punktionsnadel die Bauchhöhle mit Kohlendioxid, um die Sicht zu verbessern. Dann führt er ein Video-Endoskop über den Bauchnabel ein. Über kleine Inzisionen führt er weitere Instrumente in die Bauchhöhle (➤ Abb. 6.27). Dann durchtrennt er den D. cysticus und die zugehörige Arterie mit einem Metallclip. Anschließend löst er die Gallenblase von der Leber und entfernt sie mit dem Endoskop im Bauchnabel. Ggf. müssen vorher Gallenflüssigkeit abpunktiert oder größere Gallensteine zerstört werden, damit sie durch das Instrument entfernt werden können.

Wechsel auf konventionelles Verfahren ggf. notwendig

Bei ca. 5 % aller laparoskopisch begonnenen Cholezystektomien ist intraoperativ ein Verfahrenswechsel zur konventionellen Cholezystektomie erforderlich. Der Arzt klärt den Patienten präoperativ über diese Möglichkeit auf.

Konventionelle Cholezystektomie

Bei starken Verwachsungen (z. B. nach Voroperationen am Magen), Gallenblasenempyem oder -gangrän oder massivem **Gallenblasenhydrops** (*Vergrößerung der Gallenblase bei Verschluss des Ductus cysticus*) ist nach wie vor eine **konventionelle Cholezystektomie** erforderlich. Dabei eröffnet der Arzt das Abdomen über einen Transrektalschnitt im rechten Oberbauch oder einen Rippenbogenrandschnitt (➤ Abb. 4.26). Dann präpariert er die Gallenblase frei, durchtrennt die A. cystica und den Ductus cysticus und entfernt die Gallenblase.

Choledochusrevision

Zeigt die (intraoperative) Cholangiografie (➤ 6.3.2) auffällige Strukturen oder Konkremente im Gallengang, ist eine **Choledochusrevision** (Revision = *Durchsicht, Überprüfung*) indiziert. Zur Choledochusrevision eröffnet der Arzt den Ductus choledochus auf einer Länge von ca. 1–2 cm (*Choledochotomie*). Über diese Öffnung lassen sich Konkremente meist ausspülen oder mit einem Fogarty-Katheter, einer Steinfasszange oder einem Steinlöffel entfernen. Anschließend tastet der Arzt den Choledochus mit einer Sonde aus oder betrachtet die Gallengänge durch ein **Choledochoskop** (*kleines Spezialendoskop*), um die Steinfreiheit zu sichern. Sind alle Konkremente entfernt, legt der Arzt eine **T-Drainage** (➤ Abb. 6.28, ➤ Abb. 6.22) in den Ductus choledochus ein.

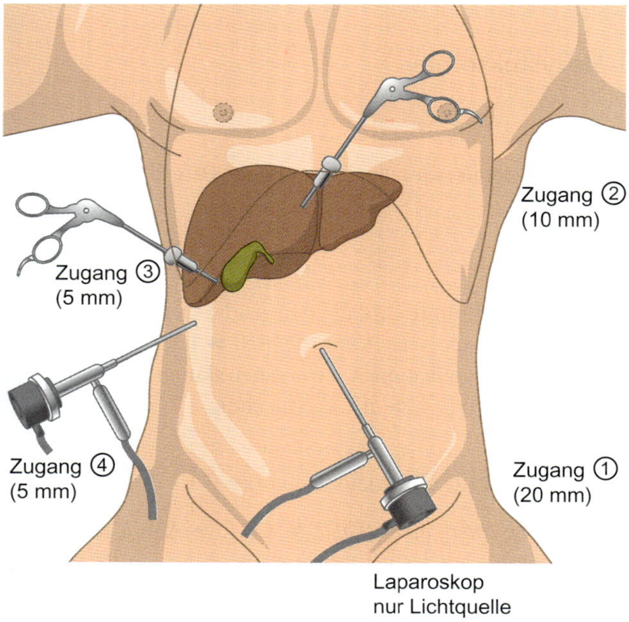

Abb. 6.27 Position der Instrumente bei einer laparoskopischen Cholezystektomie. [L138]

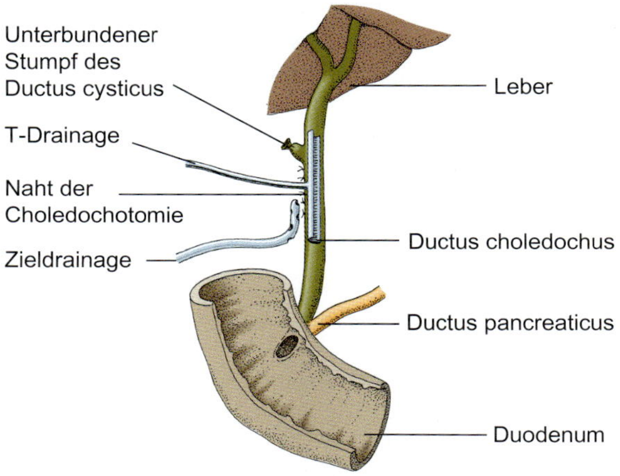

Abb. 6.28 Anatomische Situation und Drainagen nach einer Cholezystektomie mit Cholechochusrevision. [L190]

Rezidive und anhaltende Beschwerden sind möglich

Als **Postcholezystektomiesyndrom** werden alle unklaren Oberbauchbeschwerden nach einer Gallenblasenentfernung bezeichnet, unabhängig davon, ob ein ursächlicher Zusammenhang zum Gallensteinleiden oder zur Operation besteht oder nicht. Mögliche Ursachen eines Postcholezystektomiesyndroms sind z. B. während der Operation übersehene Steine oder eine Papillenstenose sowie neu aufgetretene Krankheiten, etwa eine Gastritis.

Nach jeder Cholezystektomie können sich Steinrezidive im Gallengangsystem bilden. Dann versucht der Arzt, diese mit ERCP und endoskopischer Papillotomie zu entfernen. Misslingt dies, muss erneut operiert und eine Choledochusrevision durchgeführt werden.

6.6 Erkrankungen des Pankreas

6.6.1 Perioperative Pflege

Pflege vor, während und nach Operationen ➤ Kap. 4

Präoperative Pflege

Nahrungsabbau und Darmvorbereitung sind abhängig von der geplanten Operation. Ggf. ist ein mehrtägiger Nahrungsabbau in Verbindung mit einer orthograden Spülung notwendig, wenn davon auszugehen ist, dass ggf. der Darm eröffnet wird.

Postoperative Pflege

Aufgrund der langen Operations- und Anästhesiedauer von ca. 6–8 Std. und der möglichen Komplikationen – insbesondere der Gefahr einer Restpankreatitis (➤ 6.6.2) – wird der Patient in der Regel postoperativ mehrere Tage auf der Intensivstation betreut.

Beobachtungen

- Vitalzeichen
- Allgemeinbefinden, Schmerzen, Bauchdeckenspannung
- Ein- und Ausfuhrkontrolle, Bilanz, zentraler Venendruck
- Blutzucker: Zeichen der Hypo- und Hyperglykämie, Blutzuckerkontrollen
- Magensonde: Lagekontrolle, Menge und Beschaffenheit des Sekrets
- Wunde, Drainagen und Verbände
- Später: Verträglichkeit der Nahrung.

In der Regel normalisiert sich der anfangs erhöhte Blutzuckerspiegel nach einer Pankreaslinksresektion oder einer Whipple-Operation nach einiger Zeit. Nach einer totalen Duodenopankreatektomie (➤ 6.6.6) bleibt der Patient Zeit seines Lebens insulinpflichtiger Diabetiker.

Lagerung und Bewegung

Patienten auf den Rücken mit leicht erhöhtem Oberkörper und Knierolle lagern, abwechselnd mit einer 30°-Seitenlage rechts und links zur Dekubitusprophylaxe. Bei guten Kreislaufverhältnissen ab dem 1. postoperativen Tag aufstehen lassen (➤ 4.5.7). Häufigkeit und Dauer der Mobilisation je nach Befinden des Patienten steigern. Zum bauchdeckenschonenden Aufstehen anleiten bzw. dabei unterstützten (➤ 4.5.7, ➤ Abb. 4.50, ➤ Abb. 5.32).

Drainagen und Verbandswechsel

Die Pflegenden beobachten die Wunde sowie Menge und Beschaffenheit des Drainagensekrets (➤ Abb. 4.47, ➤ 4.5.11) . In den ersten postoperativen Tagen wird täglich die α-Amylase im Wundsekret der Zieldrainagen bestimmt. Wurden Drainagen zur Schienung der Anastomosen eingelegt, klemmt der Arzt diese meist ab dem 5. postoperativen Tag ab, kontrolliert die Dichtigkeit der Anastomosen durch Kontrastmittel-Röntgen und entfernt die Drainage, sofern die Anastomosen durchgängig sind und keine Anastomoseninsuffizienz vorliegt.

Ernährung unmittelbar postoperativ

Voraussetzung für den Beginn des Kostaufbaus sind die Dichtigkeit der operativ angelegten Anastomosen und das Wiedereinsetzen der Darmtätigkeit. Meist muss die Darmtätigkeit am 2.–3. postoperativen Tag mit einem Einlauf angeregt werden. Kommt sie danach in Gang, darf der Patient ab dem 4. postoperativen Tag schluckweise Tee trinken. Verträgt er diesen gut, wird die Kost anschließend langsam aufgebaut wie nach einer akuten Pankreatitis (➤ 6.6.2). Nach Operationen ohne Anastomosen kann der Kostaufbau am 1.–2. postoperativen Tag beginnen.

Ernährung nach Pankreatektomie

Nach einer Pankreatektomie (➤ 6.6.6) kann die Ernährung des Patienten sowohl anfänglich als auch langfristig große Probleme bereiten. Durch die fehlende exokrine Pankreasfunktion ist die Verdauung insgesamt, durch die fehlende endokrine Pankreasfunktion die Blutzuckerregulation erheblich gestört.

Grundzüge der Diät sind:

- Alkoholkarenz
- Verteilung der Nahrung auf 6–8 kleine Mahlzeiten täglich
- Substitution der fehlenden Pankreasenzyme, z. B. durch *Kreon®-Granulat.* Keine Gabe (mikro-)verkapselter Präparate, da die Magen-Darm-Passage aufgrund der veränderten anatomischen Verhältnisse beschleunigt ist und die Wirksubstanz erst zu spät freigesetzt wird
- Fettgehalt der Kost nach Verträglichkeit, da die Fettresorption trotz hochdosierter Substitution von Pankreasenzymen beeinträchtigt bleiben kann. Ggf. Zufuhr eines Teils der Fette als mittelkettige Triglyzeride
- Vitaminreiche Ernährung
- Diabetes-Diät, dabei zur Deckung des Kalorienbedarfs auf einen erhöhten Kohlenhydratanteil bei eher niedrigem Fettanteil in der Nahrung achten. Pankreatektomierte Patienten haben stets einen insulinpflichtigen Diabetes mellitus. Da im Gegensatz zum „normalen" Diabetiker nicht nur die Produktion des blutzuckersenkenden Insulins ausgefallen ist, sondern auch die des blutzuckersteigernden Glukagons, ist der Diabetes oft labil und die Patienten sind insbesondere durch Hypoglykämien gefährdet
- Substitution der fettlöslichen Vitamine und Vitamin B_{12}, z. B. durch i. m.-Injektion einer Ampulle *Adek Falk®* monatlich und einer Ampulle *Cytobion 1 000®* alle vier Monate
- Bei schwerer Beeinträchtigung der Verdauungsfunktion zusätzlich Gabe von Eisen-, Kalium-, Kalzium- und Spurenelementpräparaten. [vgl. 12]

6.6.2 Akute Pankreatitis

DEFINITION

Akute Pankreatitis (*akute Bauchspeicheldrüsenentzündung*): Plötzlich einsetzende Entzündung des Pankreas mit Selbstandauung (*Autolyse, Autodigestion*) des Organs und Beeinträchtigung der Pankreasfunktion. Altersgipfel 30.–50. Lebensjahr. Unterteilt in zwei Verlaufsformen:

- **Interstitiell-ödematöse Pankreatitis** mit entzündlicher Organschwellung. Verlauf meist unkompliziert. Häufigere Form (ca. 75 % aller Pankreatitis-Fälle)
- **Hämorrhagisch-nekrotisierende Pankreatitis** mit Teilnekrosen bis zur Totalnekrose des Organs. In > 50 % aller Fälle tödlich.

Krankheitsentstehung

Hauptursachen der **akuten Pankreatitis** sind mit jeweils ca. 40 % Gallenwegserkrankungen und Alkoholabusus. Seltene Ursachen sind Medikamente (z. B. Glukokortikoide oder Zytostatika), Infektionskrankheiten (etwa Mumps, Scharlach oder Hepatitis) und Traumen (Verletzungen), z. B. auch im Rahmen einer ERCP.

Symptome und Befund

Typisch ist ein plötzlicher Beginn mit starken Dauerschmerzen im Oberbauch, die oft gürtelförmig in den Rücken ausstrahlen. Außerdem bestehen Übelkeit, Erbrechen, ein Subileus oder Ileus (➤ 5.7.2) und manchmal leichtes Fieber. In schweren Fällen treten Ikterus, Aszites, Pleuraergüsse sowie Schock- (➤ 3.3.1) und Sepsiszeichen hinzu. Bei der körperlichen **Untersuchung** finden sich typischerweise ein druckschmerzhaftes Abdomen und eine prallelastisch gespannte Bauchdecke, der Gummibauch, der durch Meteorismus und (mäßige) Abwehrspannung bedingt ist.

Verlauf nicht vorhersehbar

Ob die Erkrankung einen leichten (interstitiell-ödematösen) oder schweren (hämorrhagisch-nekrotisierenden) Verlauf nimmt, ist anfangs schwer vorhersehbar.

Diagnostik und Differentialdiagnose

Die Pankreasenzyme Lipase und α-Amylase sind im Blut meist stark erhöht, auch im Urin ist eine erhöhte α-Amylase nachweisbar. Außerdem bestehen Leukozytose, BSG-Erhöhung und manchmal ein erhöhter Blutzuckerspiegel. Die Sonografie zeigt ein vergrößertes (*geschwollenes*) Pankreas. Außerdem können Gallensteine und Gallengangserweiterungen, Pankreasnekrosen und Pseudozysten sichtbar gemacht werden. Bei unklarem Sonografiebefund, lässt sich das Pankreas durch Kontrastmittel-CT oder MRT darstellen.

Konservative Behandlung

Die **konservative Behandlung** umfasst folgende Schwerpunkte:

- Körperliche Schonung, Nahrungs- und Flüssigkeitskarenz, bei (Sub-)Ileus Magensonde zur kontinuierlichen Ableitung des Mageninhalts
- Legen eines zentralen Venenkatheters und Infusionstherapie zum Volumen- und Elektrolytersatz, zunächst mindestens 3 l täglich (z. B. je 1 500 ml Glukose 5 % und Ringer-Lösung)
- Parenterale Ernährung (➤ 4.5.15), in den ersten Tagen nur Kohlenhydratlösungen, später auch Aminosäurenlösungen
- Schmerzbekämpfung, meist intravenös über Perfusor, evtl. zusätzlich Paracetamol (z. B. in *ben-u-ron®*), Tramadol (z. B. in *Tramal®*) oder Pethidin (z. B. in *Dolantin®*). Alternativ können Lokalanästhetika oder Analgetika über einen Periduralkatheter verabreicht werden (➤ 4.5.9)
- Prophylaktische Antibiotikatherapie für 10–14 Tage reduziert das Risiko einer Superinfektion der Nekrosen und senkt die Mortalität.

VORSICHT

Kein Morphin

Keine Gabe von Morphin, da es zum Spasmus der Papilla Vateri führen kann.

Bei Verdacht auf eine Gallensteineinklemmung im Papillenbereich als Ursache der Pankreatitis ist eine frühzeitige ERCP mit Papillotomie und Steinextraktion angezeigt (➤ 6.3.2). Bei hämorrhagisch-nekrotisierender Pankreatitis ist fast immer die Intensivbehandlung des Patienten erforderlich, ggf. mit Schocktherapie, maschineller Beatmung und Hämodialyse.

Pflege

Die Pflegenden überwachen die Infusions- und Schmerztherapie. Sie informieren den Patienten und seine Angehörigen über die notwendige Bettruhe sowie die strikte Nahrungs- und Flüssigkeitskarenz. Sie führen eine regelmäßige Mundpflege durch und bieten dem Patienten bei Mundtrockenheit die Möglichkeit, zwischendurch den Mund zu spülen. Zur Schmerzerleichterung geben Pflegende dem Patienten eine Knierolle oder stellen den Knieknick des Bettes ein. Eine intermittierende Kühlung des Oberbauchs mit einem Cold-Pack kann ebenfalls Schmerzen lindern.

Patienten, bei denen ein chronischer Alkoholabusus die Ursache der akuten Pankreatitis ist, sind durch ein Alkoholentzugsdelir gefährdet. Die Pflegenden beobachten deshalb engmaschig die Bewusstseinslage des Patienten.

Da die akute Pankreatitis oft mit einem (Sub-)Ileus einhergeht, achten Pflegende auf die Darmtätigkeit des Patienten und verabreichen – falls die Darmtätigkeit nicht von selbst in Gang kommt – auf Arztanordnung ein Klistier oder einen Einlauf. Nach Abklingen der Akutphase mobilisieren sie den Patienten langsam. Die Kost wird nach Arztanordnung vorsichtig aufgebaut.

Operative Behandlung

Etappenlavage ➤ 5.9.1

Bei ausgedehnten Nekrosen mit Zustandsverschlechterung des Patienten, bakteriell infizierten Nekrosen oder Abszessen ist ein chirurgisches Eingreifen notwendig. Dabei entfernt der Arzt die Nekrosen operativ (*Nekrosektomie*) und spült die Bauchhöhle (*Lavage*). Anschließend legt er dicklumige Drainagen in die Bursa omentalis ein, über die die Bauchhöhle postoperativ kontinuierlich gespült werden kann (➤ Abb. 6.29). Alternativ kann die Bauchdecke provisorisch verschlossen werden, z. B. durch Platzbauchnähte oder einen Reißverschluss (➤ 5.9.1), um weitere Operationen (*Second-look-Operationen*) mit Spülungen der Bauchhöhle und Nekrosektomien zu erleichtern. Nach erfolgreicher Behandlung erfolgt der endgültige Bauchdeckenverschluss.

Beim Vorliegen einer biliären Obstruktion mit Cholangitis besteht die Indikation zu einer dringlichen ERCP (➤ 6.3.2) mit Beseitigung des Hindernisses möglichst innerhalb der ersten 24 Std. nach Erkrankungsbeginn.

Pflege

Perioperative Pflege bei Operationen am Pankreas ➤ 6.6.1

Patienten, die wegen nekrotisierender Pankreatitis operiert werden müssen, sind meist schwer krank und werden bereits präoperativ

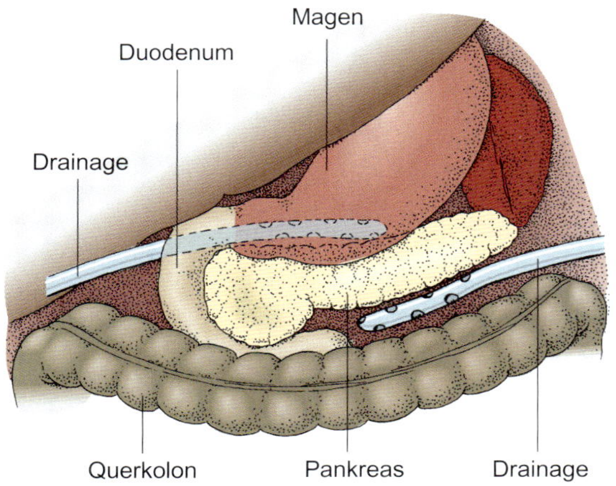

Abb. 6.29 Intraoperative Platzierung der Spül-Saugdrainagen zur kontinuierlichen Spülung bei nekrotisierender Pankreatitis. [L190]

auf der Intensivstation gepflegt. Die Pflege entspricht der bei konservativer Therapie. Zusätzlich beobachten die Pflegenden die Wunde und überwachen Menge und Beschaffenheit des über die Drainagen abgeleiteten Wundsekrets. Soll die Bauchhöhle postoperativ über die Drainagen gespült werden, ordnet der Arzt Art und Menge der Spülflüssigkeit an (z. B. Spülung mit 10 l *Ringer-Spüllösung®* in 24 Std.). Außerdem legt er fest, welche Drainage als Zu- und welche als Ablauf dienen soll, und entscheidet, ob kontinuierlich oder intermittierend gespült wird.

Prognose

Die Sterblichkeit in der Akutphase der Erkrankung beträgt bei interstitiell-ödematöser Verlaufsform unter 5 %, bei schwerem, hämorrhagisch-nekrotisierendem Verlauf mit Nekrosen, die mehr als die Hälfte des Organs betreffen, dagegen bis zu 80 %. Die langfristige **Prognose** hängt maßgeblich davon ab, ob es gelingt, Rezidive zu verhüten. Dies bedeutet für Patienten mit Gallenwegserkrankungen eine Operation zur Sanierung der Gallenwege und bei Alkoholkranken eine Alkoholentwöhnungstherapie.

6.6.3 Chronische Pankreatitis

DEFINITION

Chronische Pankreatitis: Kontinuierlich oder in Schüben fortschreitende Entzündung des Pankreas mit zunehmendem Verlust der endokrinen und exokrinen Pankreasfunktion. In ca. 70 % durch Alkoholabusus bedingt.

Symptome und Befund, Diagnostik

Leitsymptom der **chronischen Pankreatitis** sind wiederholte Schmerzattacken mit Übelkeit und Erbrechen über mehrere Stunden bis Tage. Die Schmerzen sind typischerweise im Oberbauch lokalisiert und strahlen gürtelförmig in den Rücken aus. Oft werden sie durch fettreiche Mahlzeiten oder Alkohol ausgelöst. Die Patienten nehmen wegen der starken Schmerzen häufig eine gekrümmte Körperhaltung ein. Im Endstadium der Erkrankung lassen die Schmerzen meist nach („Ausbrennen" der Pankreatitis). Viele Patienten verlieren bereits früh Körpergewicht, weil sie wegen der starken Schmerzen kaum essen.

Erst wenn mehr als 90 % des Pankreas zerstört sind, treten Zeichen der exokrinen und endokrinen Pankreasinsuffizienz auf. Symptome der exokrinen Pankreasinsuffizienz sind eine **Malassimilation** (*verminderte Nährstoffausnutzung*) mit Meteorismus, Fettunverträglichkeit und Steatorrhö (*Fettstühle*), Symptom der endokrinen Pankreasinsuffizienz ist der Diabetes mellitus.

Bei ca. 30 % der Patienten sind in der Röntgenleeraufnahme des Abdomens Verkalkungen des Pankreas sichtbar. Sonografisch zeigen sich vor allem in späteren Krankheitsstadien Pseudozysten (➤ 6.6.4).

Komplikationen

Komplikationen der chronischen Pankreatitis sind insbesondere Pseudozysten (➤ 6.6.4), die durch die Verdrängung benachbarter Organe eine Kompression der Gallenwege mit Ikterus, eine Duodenalstenose oder eine Milzvenenthrombose hervorrufen können. Abszesse entstehen durch bakterielle Besiedelung der Pseudozysten.

Behandlung

Konservative Behandlung

- Frische Schübe werden wie eine akute Pankreatitis (➤ 6.6.2) behandelt
- Alkohol ist absolut tabu, auf koffeinhaltige Getränke (z. B. Kaffee, Tee, Cola) und Rauchen sollte der Patient ebenfalls verzichten
- Günstig sind kleine, häufige Mahlzeiten. Bei ausreichendem Ersatz fehlender Pankreasenzyme, z. B. durch *Kreon®-Kapseln* oder -Granulat, ist eine normale Fettzufuhr meist möglich. Bei Bedarf werden mittelkettige Triglyzeride (z. B. *Ceres®-Margarine*) gegeben, die ohne Pankreaslipase resorbiert werden
- Bei endokriner Insuffizienz ist eine Insulinsubstitution nötig
- Bei Steatorrhö werden die fettlöslichen Vitamine (A, D, E, K) substituiert
- Bei einem Diabetes mellitus ist eine Insulintherapie notwendig.

Operative Behandlung

Eine Operation ist bei z. B. eingeklemmten Gallensteinen, Kompression des Gallengangs von außen durch die Entzündung, Komplikationen wie Pseudozysten, Karzinomverdacht oder stärksten, konservativ nicht beherrschbaren Schmerzen indiziert. Häufigste Eingriffe sind **Drainageoperationen**, bei denen der Arzt den erweiterten Pankreasgang eröffnet und zur Entlastung z. B. an eine nach der Roux-Y-Technik ausgeschalteten Jejunumschlinge anastomosiert (➤ Abb. 6.30). Selten ist eine **Pankreasteilresektion**, z. B. eine duodenumerhaltende Pankreaskopfresektion oder eine Pankreaslinksresektion (➤ 6.6.6) erforderlich. [vgl. 13]

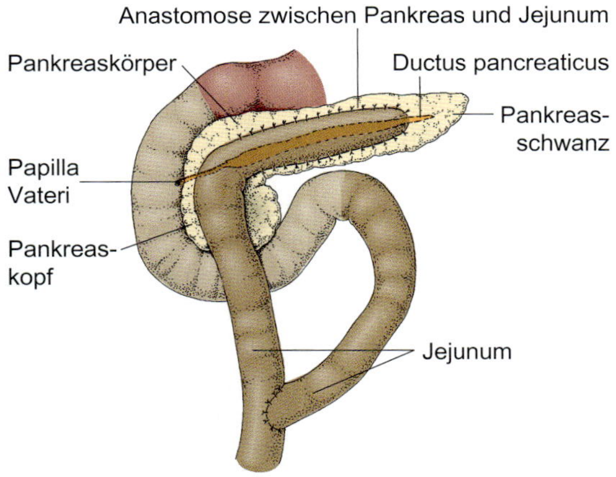

Abb. 6.30 Pankreatojejunostomie bei chronischer Pankreatitis. Der Ductus pancreaticus wird langstreckig eröffnet und mit einer ausgeschalteten Jejunumschlinge verbunden. Dadurch kann das zuvor gestaute Pankreassekret abfließen. [L190]

Pflege

Perioperative Pflege bei Operationen am Pankreas ➤ 6.6.1
Pflege bei konservativer Therapie der akuten Pankreatitis ➤ 6.6.2

6.6.4 Pankreaszysten und -pseudozysten

DEFINITION

Pankreaszyste: Mit Epithel ausgekleideter, flüssigkeitsgefüllter Hohlraum im Pankreas. Selten.
Pankreaspseudozyste: Nur von Bindegewebe umgebene Zyste ohne Epithelauskleidung. Häufiger als Pankreaszysten.

Krankheitsentstehung

Pankreaszysten und **-pseudozysten** können als Komplikation einer akuten oder chronischen Pankreatitis (➤ 6.6.2, ➤ 6.6.3) oder nach einer Pankreasverletzung entstehen und kindskopfgroß werden.

Symptome und Befund, Diagnostik

Je größer die Zyste ist, desto mehr macht sie sich durch Verdrängungserscheinungen bemerkbar, etwa durch Druck- und Spannungsgefühl sowie Schmerzen im Oberbauch, Völlegefühl und eine tastbare Schwellung. Der Arzt sichert die **Diagnose** durch Sonografie und CT des Abdomens.

Behandlung

Bei manchen Patienten bilden sich die Zysten spontan zurück. Ansonsten punktiert der Arzt sie unter sonografischer Kontrolle. Füllt sich die Zyste danach wieder, können verschiedene Möglichkeiten der Drainageanlage erwogen werden (➤ Abb. 6.31).

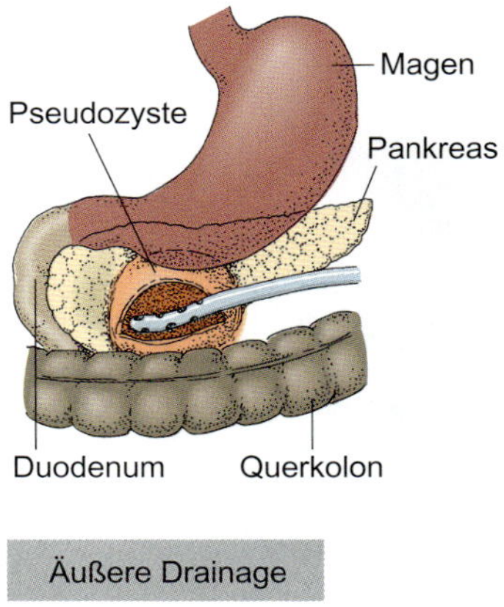

Abb. 6.31 Äußere Drainage bei Pankreaszyste und Pankreaspseudozyste. [L190]

Pflege

Perioperative Pflege bei Operationen am Pankreas ➤ 6.6.1

Postoperativ bessern sich die Beschwerden des Patienten normalerweise innerhalb weniger Tage. Ist dies nicht der Fall oder nehmen die Beschwerden des Patienten im weiteren Verlauf zu, informieren die Pflegenden den Arzt, da dies auf Komplikationen hinweist.

6.6.5 Pankreaskarzinom

DEFINITION

Pankreaskarzinom (*exokrines Pankreaskarzinom, Bauchspeicheldrüsenkrebs*): (Adeno-)Karzinom des exokrinen Pankreas. Zu ca. 70 % im Pankreaskopf lokalisiert. Betrifft Männer etwas häufiger als Frauen, Hauptmanifestationsalter 60.–70. Lebensjahr. Mit einer 5-Jahres-Überlebensrate < 10% Krebserkrankung mit der schlechtesten Prognose überhaupt.

Krankheitsentstehung

Die Ursache des **Pankreaskarzinoms** (➤ Abb. 6.32) ist unklar. Genetische Faktoren spielen sicher eine Rolle, aber nur bei etwa 5 %. Als Risikofaktoren gelten z. B. die chronische Pankreatitis und der Diabetes mellitus Typ 2, Alkohol, Rauchen und Adipositas.

Symptome und Befund, Diagnostik

In den meisten Fällen bereitet das Pankreaskarzinom lange Zeit nur unspezifische Beschwerden, vornehmlich Gewichtsverlust, Mattigkeit und Leistungsknick, Abdominalschmerzen und uncharakteristische Oberbauchbeschwerden. Nur papillennahe Karzinome führen durch Verlegung der ableitenden Gallenwege verhältnismäßig früh zu Symptomen. Typisch ist das **Courvoisier-Zeichen** mit schmerzlosem Ikterus und einer vergrößerten, nicht druckschmerzhaften Gallenblase. Die Patienten quält starker Juckreiz. Paraneoplastische Thrombosen und Thrombophlebitiden sind möglich (*Paraneoplastische Symptome* ➤ 10.11.2).

(Endo-)Sonografie, CT, ERCP (➤ Abb. 6.32), MRT und ggf. Feinnadelbiopsie sichern die **Diagnose**. Weitere Untersuchungen, z. B. eine Angiografie können im Einzelfall sinnvoll sein. Tumormarker (➤ 1.3.4) zur Verlaufskontrolle sind CEA und CA 19–9.

Behandlung

Die **Behandlung** des Pankreaskarzinoms ist primär operativ. Aufgrund der oft späten Diagnosestellung ist eine kurative Operation jedoch nur bei ungefähr 20 % aller Patienten möglich.

Kurative Operationsverfahren

Methode der Wahl beim Pankreaskopf- oder -papillenkarzinom ist die **Whipple-Operation** (*partielle Duodenopankreatektomie,* ➤ 6.6.6). Pankreaskörper und -schwanz bleiben erhalten, ebenso ist in der Regel sowohl die exokrine als auch die endokrine Funktion des Pankreas so noch ausreichend. Bei einem Pankreasschwanzkarzinom wird in der Regel eine **Pankreaslinksresektion** durchgeführt (➤ 6.6.6). Bei sehr großen Pankreaskopftumoren, Pankreaskörpertumoren oder mehreren Tumoren in verschiedenen Anteilen des Pankreas ist eine **totale Duodenopankreatektomie** (➤ 6.6.6) erforderlich.

Palliative Operationsverfahren

- Bei **Ikterus** kann eine **biliodigestive Anastomose** zur Verbindung der Gallenwege mit dem Magen-Darm-Trakt angelegt werden, z. B. in Form einer Hepaticojejunostomie oder einer Choledochojejunostomie zwischen Ductus choledochus und Dünndarm
- In fortgeschrittenen Stadien tritt häufig eine **Magenentleerungsstörung** auf. Hier kann eine **Gastrojejunostomie** (➤ 5.6.4, ➤ Abb. 6.33) zur Umgehung der tumorbedingten Stenose dem Patienten helfen

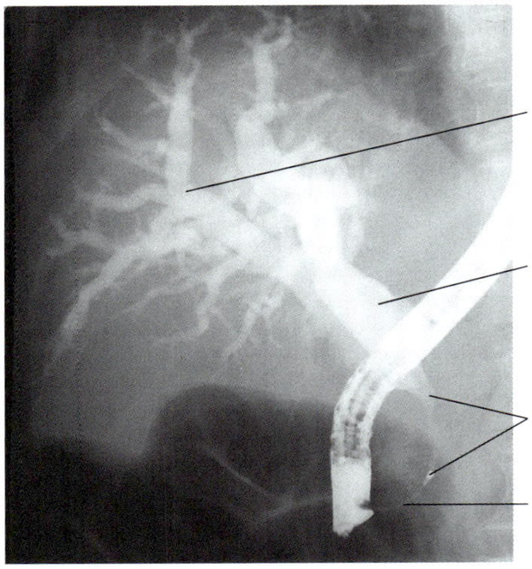

Abb. 6.32 Pankreaskarzinom in der ERCP. Durch das Kontrastmittel lassen sich der geweitete Ductus choledochus und die intrahepatischen Gallengänge darstellen. Der Ductus pancreaticus ist nur partiell sichtbar, ein Hinweis auf eine (Teil-)Verlegung durch den Tumor. [E316]

- Bei einem **Stau des Pankreassekrets** im Ductus pancreaticus legt der Arzt entweder endoskopisch eine Drainage zur Ableitung des Sekrets ins Duodenum oder er schafft mittels Pankreatojejunostomie eine Abflussmöglichkeit. [vgl. 14]

Pflege

Perioperative Pflege bei Operationen am Pankreas ➤ 6.6.1
Perioperative Pflege bei Operationen am Magen ➤ 5.6.1
Perioperative Pflege bei Operationen an Gallenblase und -wegen ➤ 6.5.1

Die Patienten werden mehrere Tage auf der Intensivstation überwacht. Weitere Pflegemaßnahmen sind abhängig vom Allgemeinzustand des Patienten und den durchgeführten Therapien. Ziel der pflegerischen Bemühungen ist auch, Ressourcen, Hoffnungen, Wünsche und Bedürfnisse des Patienten in jeder Krankheitsphase zu erkennen und zu unterstützen. Daneben müssen Pflegende in der Lage sein, körperlich belastende Symptome zu erkennen und zu lindern, um insgesamt die Lebensqualität zu verbessern.

Das Pankreaskarzinom ist die bösartige Erkrankung mit der schlechtesten Prognose überhaupt. Innerhalb kürzester Zeit müssen sich viele Patienten und deren Angehörige nach evtl. anfänglicher Hoffnung mit dem nahenden Tod auseinandersetzen. Pflegende unterstützen die Betroffenen dabei. Sie regen rechtzeitig das Hinzuziehen eines Palliativteams oder eines ambulanten Hospizvereins an. Hier ist es wichtig, dem Patienten und seinen Angehörigen deren Arbeit zu erklären, denn oft herrscht die Meinung vor, dass diese erst im Sterbeprozess angefragt werden können.

6.6.6 Operationen am Pankreas

DEFINITION

Pankreasresektion (*partielle Pankreatektomie*): Operative Entfernung von Teilen des Pankreas (*Bauchspeicheldrüse*).
Pankreatektomie (*totale Pankreatektomie*): Operative Entfernung des gesamten Pankreas.

Indikationen

Hauptindikation zur **Pankreasresektion** oder **Pankreatektomie** ist das Pankreaskarzinom (➤ 6.6.5). Seltener machen Zysten, Pseudozysten oder Verletzungen des Pankreas eine Resektion notwendig.

Operationsverfahren

Es gibt drei klassische **Operationsverfahren** am Pankreas:

- **Pankreaslinksresektion.** Dabei entfernt der Arzt den Pankreasschwanz und einen Teil des Körpers. Aus technischen Gründen wird die Milz meist mitentfernt. Postoperativ sind exokrine und endokrine Funktion ausreichend vorhanden
- **Whipple-Operation** (*partielle Duodenopankreatektomie,* ➤ Abb. 6.33) mit Entfernung von Pankreaskopf (*Pankreas-*

rechtsresektion), Duodenum, Gallenblase und Gallenwege und zwei Dritteln des Magens sowie aller regionären Lymphknoten. Die Milz bleibt erhalten. Zur Wiederherstellung der Magen-Darm-Passage legt der Arzt Anastomosen an zwischen:
  - Gallengang und Jejunum = **Hepaticojejunostomie** (*biliodigestive Anastomose*)
  - Magen und Jejunum = **Gastrojejunostomie**
  - Pankreas und Jejunum = **Pankreatojejunostomie**
  Der verbliebene Pankreasrest reicht meist für die notwendige exokrine und endokrine Funktion aus
- **Totale Duodenopankreatektomie** (➤ Abb. 6.34). Dabei entfernt der Arzt das gesamte Pankreas (*Pankreatektomie*), das Duodenum, die Gallenblase, zwei Drittel des Magens, alle regionären Lymphknoten und meist auch die Milz.

Hohe Letalität

Die Whipple-Operation und die totale Duodenopankreatektomie gehören zu den größten Bauchoperationen und haben eine Letalität von 10–20 %.

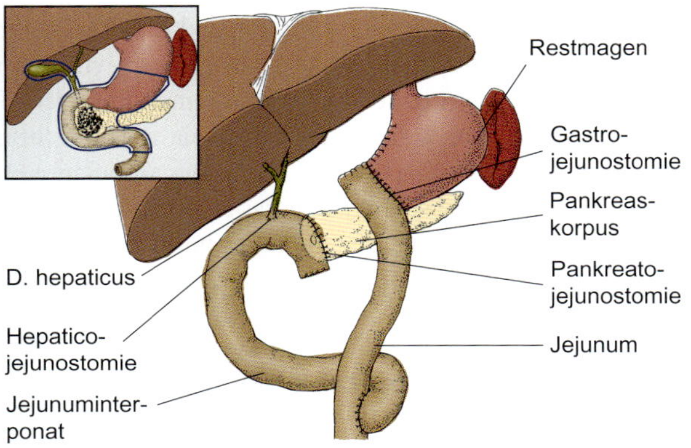

Abb. 6.33 Whipple-Operation. Das kleine Bild zeigt die Situation vor der Operation mit den Resektionskanten. Nach Entfernung des Duodenums laufen Gallen- und Pankreassekret über eine End-zu-Seit anastomosierte Jejunumschlinge ab. [L190]

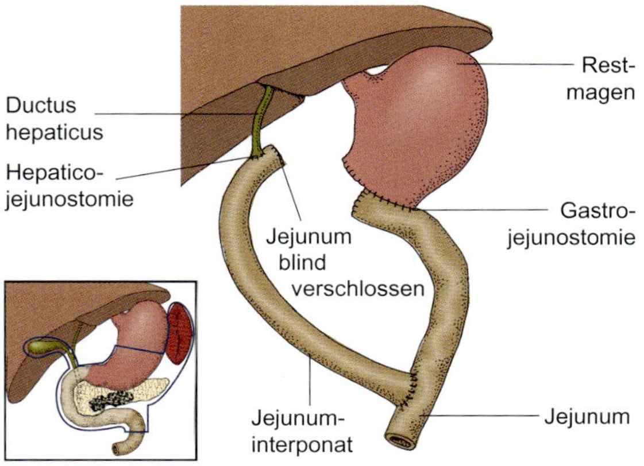

Abb. 6.34 Totale Duodenopankreatektomie. Die Abbildung zeigt eine von mehreren Möglichkeiten, die Magen-Darm-Passage wiederherzustellen. Im kleinen Bild die Situation vor der Operation mit den Resektionskanten. [L190]

6.6.7 Pankreastransplantation

Indikationen

Die **Pankreastransplantation** ist für Patienten mit Typ-I-Diabetes und beginnendem diabetischem Spätsyndrom die Therapie der Wahl. Aber auch für eine kleine Zahl von Typ-II-Diabetikern kann – wenn der Insulinmangel, nicht aber eine Insulinresistenz im Vordergrund der Erkrankung steht – eine Pankreastransplantation in Frage kommen, die aber einer Sondergenehmigung bei Eurotransplant bedarf. Meistens wird sie als simultane Nieren- und Pankreastransplantation bei diabetischer Niereninsuffizienz durchgeführt. Wenn der Patient noch nicht dialysepflichtig ist, eignet sich die simultane Nieren- und Pankreastransplantation als Therapieverfahren, um weitere diabetische Spätschäden zu verhindern. 2015 wurden in Deutschland 105 Prankreastransplantationen durchgeführt.

Operationsverfahren

Es gibt drei **Varianten** der Pankreastransplantation:
- **Alleinige Pankreastransplantation** (*PTA* = pancreas transplant alone)
- **Pankreas- nach Nierentransplantation** (*PAK* = pancreas after kidney transplantation)
- **Simultane Pankreas-** und **Nierentransplantation** (*SPK* = simultaneous pancreas and kidney transplantation).

Es gibt verschiedene Operationsverfahren. Die kranke Bauchspeicheldrüse verbleibt beim Empfänger, das Transplantat wird an unterschiedlichen Stellen positioniert, meist intraperitoneal im rechten Unterbauch. Als Standardtechnik hat sich die Transplantation des gesamten Organs einschließlich eines etwa 5–10 cm langen Segments des Duodenums etabliert. Das Duodenalsegment dient der Ableitung des Pankreassekrets über eine Anastomose zum oberen Dünndarm (Dünndarmdrainagetechnik) oder alternativ zur Harnblase (Blasendrainagetechnik). Die Arterien werden an die Arteria iliaca communis und die Pfortader an die Vena cava inferior bzw. die Vena mesenterica superior des Empfängers anastomosiert. Die venöse Anastomose zur V. mesenterica superior wird auch als portalvenöse Drainagetechnik bezeichnet. So können quasi physiologische Verhältnisse der Insulinwirkung erreicht werden. [vgl. 15]

Prognose

Nach fünf Jahren funktionieren noch etwa 90 % der transplantierten Organe. Die Bauchspeicheldrüse zeigt ein etwas schlechteres Organüberleben, was auf einen etwa 15-prozentigen Frühverlust – meist durch Thrombosen, Entzündungen (Pankreatitis, Peritonitis), sehr viel seltener durch Abstoßung – zurückzuführen ist. Nach fünf Jahren sind noch über 70 % der Transplantierten mit funktionierendem Pankreas insulinfrei. [vgl. 15]

6.7 Erkrankungen der Milz

6.7.1 Perioperative Pflege

Pflege vor, während und nach Operationen ➤ Kap. 4

Präoperative Pflege

Die **präoperativen Maßnahmen** entsprechen den üblichen Vorbereitungen einer abdominellen Operation außerhalb des Magen-Darm-Trakts. Die Rasur bzw. Haarkürzung erfolgt von den Mamillen bis zu den Leisten einschließlich der linken Flanke. Oft ist es notwendig, Erythrozyten- und Thrombozytenkonzentrate zur Operation bereitzustellen.

Postoperative Pflege

Pflegende führen die allgemein üblichen Überwachungs- und Pflegemaßnahmen durch, die nach abdominellen Operationen notwendig werden. Sie achten besonders auf Schmerzen und eine ausreichend tiefe Atmung und führen Maßnahmen der Pneumonieprophylaxe durch.

Drainagen und Verbandswechsel. Die Pflegenden achten auf Zeichen einer Nachblutung, z. B. einen durchgebluteten Verband oder blutiges Sekret aus den Drainagen. Der Arzt entfernt die Redon-Drainage meist am 2. postoperativen Tag, die Zieldrainage am 3. Tag. Der erste Verbandswechsel erfolgt am 2. Tag, danach täglich. Die Fäden oder Klammern entfernt der Arzt am 10.–12. Tag nach der Operation

Ernährung und Ausscheidung. Der Kostaufbau beginnt am 1. postoperativen Tag, nach Einsetzen der Darmtätigkeit darf der Patient normal essen.

Patienteninformation

Der Patient beginnt einige Tage nach der Splenektomie erhöht infektionsanfällig zu werden, da die Mitarbeit der Milz bei der Immunabwehr wegfällt. In den ersten Wochen nach dem Eingriff soll der Patient deshalb größere Menschenansammlungen und Menschen mit Infektionserkrankungen, auch banalen Erkältungen, meiden. Bei Fieber über 38 °C soll er seinen Hausarzt aufsuchen.

6.7.2 Splenomegalie und Hypersplenismus

DEFINITION

Splenomegalie (*Milzschwellung, Milztumor*): Vergrößerung der Milz, wodurch die Milz unter dem linken Rippenbogen tastbar wird.
Hypersplenismus (*Hypersplenie-Syndrom*): Überaktivität der Milz, dadurch Mangel an Blutzellen im Blut.

Mögliche Ursachen einer **Splenomegalie** oder eines **Hypersplenismus** sind:

- Infektionskrankheiten, z. B. Mononukleose, Sepsis
- Hämatologische und lymphatische Erkrankungen, z. B. Morbus Hodgkin oder Non-Hodgkin-Lymphome
- Pfortaderstau, z. B. bei Leberzirrhose
- Rheumatische Erkrankungen, z. B. Lupus erythematodes
- Speicherkrankheiten, z. B. Hämochromatose
- Primäre Milzerkrankungen, z. B. Milztumoren, -zysten (➤ Abb. 6.35).

Therapie und Pflege sind abhängig von der Grundkrankheit. Oft kann eine **Splenektomie** (*Milzentfernung,* ➤ 6.7.3) die Grunderkrankung günstig beeinflussen.

6.7.3 Milzverletzungen

Krankheitsentstehung und Einteilung

Die Milz ist aufgrund ihrer Blutfülle und weichen Konsistenz sehr verletzungsgefährdet. Ursache für eine Verletzung sind meist stumpfe oder penetrierende Bauch- oder Thoraxtraumata (➤ 7.9, ➤ 7.10). *Spontanrupturen* (z. B. bei chronisch myeloischer Leukämie) sind selten. Milzrupturen können **einzeitig** oder **zweizeitig** verlaufen. Bei der einzeitigen Ruptur reißt die Kapsel bei der Verletzung sofort mit ein. Bei der zweizeitigen Milzruptur bleibt die Milzkapsel zunächst intakt und das Blut sammelt sich nach dem Trauma innerhalb der Milzkapsel (*subkapsuläres Hämatom*). Erst nach einem symptomfreien Intervall von einigen Tagen bis zu zwei Wochen reißt die Kapsel, was zu einer akuten intraabdominellen Blutung führt.

Symptome und Befund, Diagnostik

Aufgrund des massiven Blutverlusts in die Bauchhöhle entsteht rasch ein Volumenmangelschock (➤ 3.3.1). Der Patient klagt über Oberbauch- und linksseitigen Flankenschmerz, der in die linke Schulter ausstrahlt (*Kehr-Zeichen*). Bei der Untersuchung fällt eine Abwehrspannung des Abdomens auf, evtl. auch ein zunehmender Bauchumfang sowie Prellmarken bei traumatischer Ursache. Bei einer zweizeitigen Ruptur können diese Symptome zunächst fehlen.

Die **Diagnose** lässt sich durch sonografischen Nachweis der Blutung sichern.

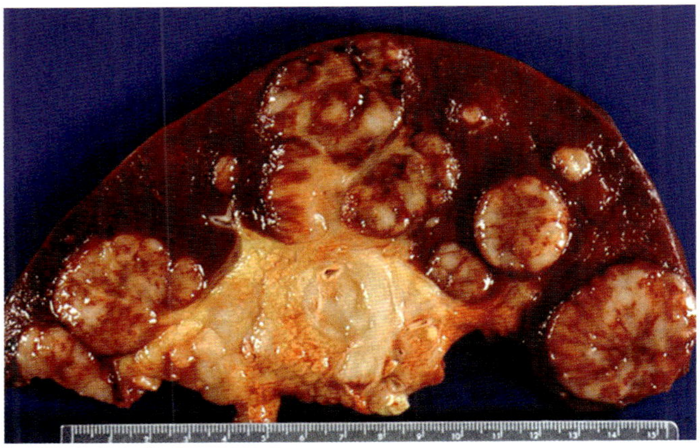

Abb. 6.35 Bösartiger Milztumor: OP-Präparat eines B-Zell-Lymphoms. [G055]

VORSICHT

Milzverletzung ausschließen

Bei jeder linksseitigen Rippenfraktur muss eine Milzverletzung ausgeschlossen werden.

Behandlung

Kleine Milzeinrisse können meist mit einem Fibrinkleber verklebt werden. Größere Zerreißungen bei Erwachsenen erfordern in aller Regel eine Splenektomie. Bei Kindern versucht der Arzt immer, die rupturierte Milz und damit ihre Immunabwehrfunktion zu erhalten, z. B. durch Fibrinklebung, kombiniert mit Naht und Auflegen eines Vlieses oder Einhüllen der Milz in ein resorbierbares Netz.

Splenektomie

Indikationen

Hauptindikationen für eine **Splenektomie** (*operative Entfernung der Milz*) sind schwere Milzverletzungen sowie einige hämatologische oder onkologische Erkrankungen.

Komplikationen

- **Thrombose/Thromboembolie.** Nach einer Splenektomie steigt die Thrombozytenzahl im Blut teils erheblich. Der maximale Wert ist meist ca. zwei Wochen nach dem Eingriff erreicht. Dadurch erhöht sich das Thromboserisiko des Patienten deutlich. Alle splenektomierten Patienten erhalten deshalb eine low-dose-Heparinisierung (➤ 4.1.7), bei Werten über 400 000 Thrombozyten/µl Blut zusätzlich Azetylsalizylsäure oral und bei extrem hohen Werten über 1 000 000 Thrombozyten/µl Blut eine Vollheparinisierung
- **OPSI-Syndrom** (engl. *o**verwhelming** **p**ost **s**plenectomy **i**nfection syndrome, Postsplenektomiesepsis*): Hierbei handelt es sich um eine fulminante Sepsis mit einer Letalität von über 50 %, am häufigsten hervorgerufen durch Pneumokokken und Meningokokken. Das Risiko ist sehr hoch bei Kindern und in den ersten zwei Jahren nach dem Eingriff. Daher erhalten Patienten 3–4 Wochen vor einer geplanten Splenektomie eine Impfung gegen Pneumokokken. Muss die Splenektomie notfallmäßig durchgeführt werden, kann auch 2–3 Wochen danach geimpft werden.

Transferaufgabe

Herr Eduard Schmitt, 58 Jahre, kommt am Sonntag in Begleitung seiner Ehefrau in die Notfallaufnahme. Er klagt über heftige, krampfartige Schmerzen im Oberbauch, die auch in den Rücken ausstrahlen. Bei der körperlichen Untersuchung stellt der Arzt einen Druckschmerz über der Gallenblase fest. Herr Schmitt gibt zeitweise Übelkeit an, einmal habe er zuhause erbrochen. Die Messung der Vitalzeichen zeigt folgende Werte: Blutdruck: 100/65 mmHg, Puls: 100 Schläge/Min., Temperatur: 39,2°C rektal, Atmung: 20 Atemzüge/Min.

Sonografisch, anhand der typischen Laborparameter und der körperlichen Symptome kann schnell die Diagnose gestellt werden: akute Cholezystitis bei Cholelithiasis in der Gallenblase und dem Ductus choledochus. Herr Schmitt kommt stationär auf eine abdominalchirurgische Station.

Nachdem Herr Schmitt fieberfrei ist und die Entzündungswerte im Blut gefallen sind, kann er operiert werden. Der Arzt führt eine konventionelle Cholezystektomie mit Choledochusrevision durch. Die Operation verläuft ohne Komplikationen und Herr Schmitt kann aus dem Aufwachraum auf die Allgemeinstation verlegt werden. Die postoperative Phase verläuft komplikationslos und Herr Schmitt kann nach einer Woche entlassen werden.

Aufgabe 1

- Identifizieren Sie die Symptome von Herrn Schmitt und ergänzen Sie diese um weitere mögliche Symptome bei Erkrankungen der Galleblase bzw. -wege (➤ 6.5.2, ➤ 6.5.3, ➤ 6.5.4).
- Erläutern Sie die Entstehung der Symptome aus pathophysiologischer Sicht (➤ 6.2.1, ➤ 6.5.2, ➤ 6.5.3, ➤ 6.5.4).

Aufgabe 2

- Die Übernahme eines Patienten aus dem Aufwachraum darf nur unter bestimmten Voraussetzungen stattfinden. Welche Voraussetzungen sind hier gemeint (➤ 4.5.3)?
- Welche Informationen holen Sie von der Pflegekraft im Aufwachraum ein (➤ 4.5.3)?

Aufgabe 3

- Auf einer chirurgischen Normalstation werden postoperativ bestimmte Parameter überwacht. Beschreiben und begründen Sie, wie Sie Herrn Schmitt in den ersten drei postoperativen Tagen überwachen (➤ 4.5.5).
- Erläutern Sie anschließend, wie Sie die erhobenen Parameter und Daten dokumentieren.

Aufgabe 4

Erstellen Sie eine kleinschrittige logische Handlungskette zum Wechsel des Wundverbands im Operationsgebiet am 2. postoperativen Tag bei Herrn Schmitt. Unterteilen Sie dabei in Vorbereitung, Durchführung und Nachbereitung (➤ 4.5.11).

Aufgabe 5

- Beschreiben Sie die weitere postoperative Pflege für Herrn Schmitt, beziehen Sie dabei nötige Prophylaxen mit ein (➤ 6.5.1, ➤ 6.5.2, ➤ 6.5.3, ➤ 6.5.4).
- Welche Informationen geben Sie ihm im Rahmen der Entlassungsberatung (➤ 6.5.2, ➤ 6.5.3, ➤ 6.5.4)?

Aufgabe 6

Eine mögliche Komplikation einer Cholelithiasis ist ein Leberabszess. Definieren Sie beide Begriffe und erläutern Sie den Zusammenhang (➤ 6.5.2, ➤ 6.4.2).

Literatur und Kontaktadressen

LITERATURNACHWEIS

1. Jugendschutzgesetz: § 9 (Alkoholische Getränke). Aus: www.gesetze-im-internet.de/juschg/BJNR273000002.html (letzter Zugriff: 6.2.2017).
2. Gesetz über die Erhebung einer Sondersteuer auf alkoholhaltige Süßgetränke (Alkopops) zum Schutz junger Menschen. Aus: www.gesetze-im-internet.de/alkopopstg/BJNR185710004.html (letzter Zugriff: 6.2.2017).
3. Ständige Impfkommission (STIKO): Empfehlungen der Ständigen Impfkommission (STIKO) am Robert Koch-Institut. Stand 2016/2017. Aus: www.rki.de/DE/Content/Infekt/EpidBull/Archiv/2016/Ausgaben/34_16.pdf?__blob=publicationFile (letzter Zugriff: 6.2.2017).
4. Bundesanstalt für Arbeitsschutz und Arbeitsmedizin: Biologische Arbeitsstoffe im Gesundheitswesen und in der Wohlfahrtspflege. Stand März 2014. Aus: www.baua.de/de/Themen-von-A-Z/Biologische-Arbeitsstoffe/TRBA/TRBA-250.html (letzter Zugriff: 6.2.2017).
5. SAFETY FIRST! Deutschland: Vielfältige Informationen rund um Nadelstichverletzungen. Aus: www.nadelstichverletzung.de (letzter Zugriff: 6.2.2017).
6. Deutsche Hauptstelle für Suchtfragen (DHS): Alkoholkonsum und gesundheitliche Risiken. Stand Dezember 2012. Aus: www.dhs.de/fileadmin/user_upload/pdf/Broschueren/Factsheet_Alkohol_und_gesundheitliche_Risiken.pdf (letzter Zugriff: 6.2.2017).
7. Layer, P., Rosien, U.: Praktische Gastroenterologie. 4. Aufl. München: Elsevier Verlag, 2011.
8. Birth, M., Hildebrand, P.: Klassifikation und Technik der Leberresektion. In: Hepatobiliäre und Pankreastumore. Heidelberg: Springer Verlag, 2010, Kap. 10.
9. Child-Pugh-Klassifikation. Aus: www.medicoconsult.de/Child-Pugh-Klassifikation/ (letzter Zugriff: 6.2.2017).
10. Der Leber-Ratgeber: Ernährung bei Lebererkrankungen. Aus: www.leber-ratgeber.de/leber/ernaehrung (letzter Zugriff: 6.2.2017).
11. Deutsche Gesellschaft für Ernährungsmedizin: S3-Leitlinie Klinische Ernährung in der Gastroenterologie (Teil 1) – Leber, Stand 2014. Aus: www.dgem.de/sites/default/files/PDFs/Leitlinien/S3-Leitlinien/073-024l_S3_Klinische_Ern%C3%A4hrung_Gastroenerologie_Leber_2014-04.pdf (letzter Zugriff: 6.2.2017).
12. Deutsche Gesellschaft für Ernährungsmedizin: S3-Leitlinie Klinische Ernährung in der Gastroenterologie (Teil 2) – Pankreas, Stand 2014. Aus: www.dgem.de/sites/default/files/PDFs/Leitlinien/S3-Leitlinien/073-025l_S3_Klinische_Ern%C3%A4hrung_Gastroenterologie_2014.pdf (letzter Zugriff: 6.2.2017).
13. Deutschen Gesellschaft für Verdauungs- und Stoffwechselkrankheiten (DGVS): S3_Leitlinie Chronische Pankreatitis: Definition, Ätiologie, Diagnostik, konservative, interventionell endoskopische und operative Therapie der chronischen Pankreatitis. Zeitschrift für Gastroenterologie 2012; 50: S. 1176–1224.
14. Leitlinienprogramm Onkologie der AWMF, Deutschen Krebsgesellschaft e.V. und Deutschen Krebshilfe e.V. (Hrsg.): S3-Leitlinie zum exokrinen Pankreaskarzinom. Version 1.0, Oktober 2013. Aus: www.leitlinienprogramm-onkologie.de/uploads/tx_sbdownloader/LL_Pankreas_OL_Langversion.pdf (letzter Zugriff: 6.2.2017).
15. Klinikum der Universität München, Chirurgische Klinik und Poliklinik – Transplantationschirurgie: Transplantationsprogramme: Pankreastransplantation. Aus: www.klinikum.uni-muenchen.de/Klinik-fuer-Allgemeine-Viszeral-Transplantations-Gefaess-und-Thorax-Chirurgie/de/0600-fachgebiete/transplantationschirurgie/pankreastransplantation/index.html (letzter Zugriff: 6.2.2017).

KONTAKTADRESSEN

Arbeitskreis der Pankreatektomierten e.V.: www.bauchspeicheldruese-pankreas-selbsthilfe.de
Bundeszentrale für gesundheitliche Aufklärung (BZgA): Aktion „Alkoholprävention vor Ort"; www.kommunale-suchtpraevention.de
Bundeszentrale für gesundheitliche Aufklärung (BZgA): Aktion „Bist du stärker als Alkohol? www.null-alkhohol-voll-power.de
Deutsche Krebsgesellschaft e. V. (DKG): www.krebsgesellschaft.de
Deutsche Leberhilfe e. V.: www.leberhilfe.org
Deutsche Leberstiftung: www.deutsche-leberstiftung.de
Selbsthilfe Lebertransplantierter Deutschland e. V.: www.lebertransplantation.eu
Verein leberkrankes Kind e. V.: www.leberkrankes-kind.de

WEITERFÜHRENDE LITERATUR

Deutsche Leberstiftung: Das Leber-Buch. 3. Aufl. Hannover: Schlütersche Verlagsgesellschaft, 2016.
Fortis, I., Kriehuber, J.: Ernährung bei Gallensteinen und nach Gallenblasenentfernung. 3. Aufl. Wien: Maudrich Verlag, 2013.
Kasper, H.: Ernährungsmedizin und Diätetik. 12. Aufl. München: Elsevier Verlag, 2014.
Löser C. (Hrsg.): Unter- und Mangelernährung. Stuttgart: Thieme Verlag, 2011.
Menche N., Brandt I. (Hrsg.): Pflege konkret Innere Medizin. 6. Aufl. München: Elsevier Verlag, 2013.
Singer, R., Eggstein, W.: Gesund essen bei Erkrankungen der Bauchspeicheldrüse. Stuttgart: Trias Verlag, 2016.

KAPITEL

7 Pflege von Menschen mit traumatologischen Erkrankungen

7.1 Pflege in der Traumatologie . . . 254
7.1.1 Betroffene Menschen . . . 254
7.1.2 Prävention . . . 254
7.1.3 Rehabilitation . . . 254
7.1.4 Patientenberatung . . . 254
7.1.5 Beobachten, Beurteilen und Intervenieren . . . 255
7.1.6 Perioperative Pflege in der Traumatologie . . . 255

7.2 Hauptbeschwerden und Leitsymptome bei traumatologischen Erkrankungen . . . 255
7.2.1 Schmerzen . . . 255
7.2.2 Schwellungen . . . 255
7.2.3 Blutungen . . . 256
7.2.4 Neurologische Ausfälle . . . 256
7.2.5 Periphere Durchblutungsstörungen . . . 256

7.3 Der Weg zur Diagnose in der Traumatologie . . . 256
7.3.1 Anamnese und körperliche Untersuchung . . . 256
7.3.2 Bildgebende Diagnostik . . . 257
7.3.3 Gelenkpunktion . . . 257
7.3.4 Arthroskopie . . . 258

7.4 Luxation . . . 259

7.5 Frakturen . . . 259
7.5.1 Einteilung . . . 260
7.5.2 Symptome und Befund, Diagnostik . . . 262
7.5.3 Behandlung . . . 263
7.5.4 Extensionen . . . 264
7.5.5 Schienen . . . 266
7.5.6 Osteosyntheseverfahren . . . 268
7.5.7 Frakturheilung . . . 272
7.5.8 Störungen und Komplikationen der Frakturheilung . . . 273

7.6 Amputation . . . 274
7.6.1 Amputationsformen . . . 274
7.6.2 Spezielle Pflege nach Amputationen . . . 276
7.6.3 Prothesenversorgung nach Amputationen . . . 278

7.7 Verletzungen von Schädel und Gehirn . . . 279
7.7.1 Schädelfrakturen . . . 279
7.7.2 Schädel-Hirn-Trauma . . . 280
7.7.3 Akute intrakranielle Druckerhöhung . . . 283
7.7.4 Apallisches und minimal-responsives Syndrom . . . 284

7.8 Verletzungen von Wirbelsäule und Rückenmark . . . 285
7.8.1 Wirbelsäulenverletzungen . . . 285
7.8.2 Verletzungen des Rückenmarks und Querschnittssyndrom . . . 288

7.9 Thoraxtrauma . . . 292

7.10 Bauchtrauma . . . 294

7.11 Verletzungen der Extremitäten . . . 295
7.11.1 Muskelzerrung, Muskelfaserriss, Muskelriss . . . 295
7.11.2 Verletzungen des Schultergürtels . . . 295
7.11.3 Verletzungen des Oberarms . . . 297
7.11.4 Verletzungen des Ellbogengelenks und des Unterarms . . . 297
7.11.5 Verletzungen der Hand . . . 298
7.11.6 Verletzungen des Beckens . . . 300
7.11.7 Verletzungen des Hüftgelenks und des Oberschenkels . . . 301
7.11.8 Verletzungen des Knies und des Unterschenkels . . . 303
7.11.9 Verletzungen des Sprunggelenks und des Fußes . . . 305

Arbeitsunfall ➤ 3.1.2
Wunden und chirurgische Infektionen ➤ Kap. 2

DEFINITION

Traumatologie (griech. trauma = *Verletzung durch Gewalteinwirkung*): Lehre von der Unfallheilkunde. Betrifft zahlreiche medizinische Fachbereiche, insbesondere die Unfallchirurgie.

Unfallchirurgie: Teilgebiet der Chirurgie, das sich mit Diagnostik, konservativer und operativer Behandlung von Verletzungen und deren Folgeschäden sowie der Rehabilitation des Patienten befasst. Bezeichnet im klinischen Sprachgebrauch oft nur Diagnostik und Behandlung verletzungsbedingter Schäden des *Bewegungsapparats.*

Unfall: Zeitlich begrenzte, schädigende Einwirkung von außen auf den menschlichen Körper (mechanisch, thermisch, chemisch).

7.1 Pflege in der Traumatologie

In der **Traumatologie** treffen **Pflegende** auf Menschen, die eine Verletzung durch einen Unfall erlitten haben. Unfälle können z. B. in häuslicher Umgebung, beim Sport, in der Freizeit, bei der Arbeit oder im Straßenverkehr (➤ Abb. 7.1) passieren. Die Verletzungen reichen von der einfachen Schnitt- oder Kopfplatzwunde über Verstauchungen und Prellungen, Bein- und Armbrüche bis zu schweren multiplen Verletzungen, wie sie oft bei Autounfällen entstehen.

Einige der traumatologischen Verletzungen erfordern eine unverzügliche Behandlung, bei anderen ist nicht so viel Eile geboten. Pflegende in der Traumatologie müssen lebensbedrohliche und schwerwiegende Verletzungen sofort erkennen und unverzüglich Sofortmaßnahmen einleiten können. Sie müssen in der Lage sein, den Arzt auch in stressbeladenen Situationen fachlich kompetent, ruhig und besonnen bei seinen Maßnahmen zu unterstützen. Neben der medizinischen Versorgung dürfen die Pflegenden auch die psychische Ausnahmesituation des Verletzten nicht außer Acht lassen.

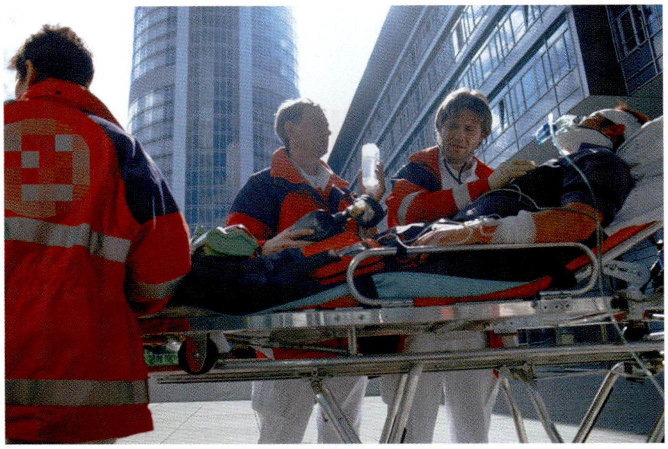

Abb. 7.1 Rettungsteam bei der Erstversorgung eines Verletzten auf der Straße. [J660]

7.1.1 Betroffene Menschen

Allen **Menschen**, die von einem Unfall **betroffen** sind, ist gemeinsam, dass das Ereignis plötzlich und überraschend eintrat. Der Verletzte erreicht das Krankenhaus unvorbereitet, er hat sich vorher weder waschen noch umziehen können. Je nach Schwere der Verletzung steht er mehr oder weniger unter Schock. Er kann durch Volumenmangel aufgrund eines großen Blutverlusts hervorgerufen sein. Aber auch der psychische Schock ist nicht zu unterschätzen. Typische Kennzeichen sind: Angst, Verzweiflung, Überaktivität, Ausführung mechanischer Handlungen, Hektik, Fluchtreaktion, Desorientierung oder seelischer Rückzug.

7

7.1.2 Prävention

Neben der Versicherungswirtschaft sind verschiedene andere Institutionen an der **Prävention** von Unfällen interessiert, z. B.:

- Die *Bundesarbeitsgemeinschaft Mehr Sicherheit für Kinder e. V.* hat es sich zur Aufgabe gemacht, Maßnahmen zur Verhütung von Kinderunfällen zu entwickeln
- Die *Aktion „Das sichere Haus" e. V.* informiert über Unfallgefahren zu Hause und in der Freizeit sowie die Möglichkeiten, das Leben sicherer zu machen
- Die *Aktion „Gib acht im Straßenverkehr – Koordinierungs- und Entwicklungsstelle"* u.a. haben sich zum Ziel gesetzt, die Unfallzahlen zu senken, die Verkehrssicherheit zu erhöhen und das partnerschaftliche Verhalten im Straßenverkehr zu fördern.

Die rechtliche Grundlage für die Arbeitssicherheit ist das **Arbeitsschutzgesetz** (*ArbSchG*) und das **Sozialgesetzbuch VII** (*Gesetzliche Unfallversicherung*). Ziel ist es, die Sicherheit und den Gesundheitsschutz der Beschäftigten bei der Arbeit durch Maßnahmen des Arbeitsschutzes zu verbessern. Eine Aufgabe der gesetzlichen Unfallversicherung ist die Verhütung von Arbeitsunfällen und der arbeitsbedingten Gesundheitsgefahren (§ 1 Nr. 1). Die zweite Aufgabe ist die Wiederherstellung der Gesundheit und Leistungsfähigkeit mit allen geeigneten Mittel sowie die Entschädigung des Betroffenen oder seiner Hinterbliebenen. [vgl. 1]

Die Berufsgenossenschaften konkretisieren durch Verordnungen und Regeln in ihrem Berufskontext die gesetzlichen Arbeitsschutzvorgaben. Im Gesundheitswesen ist die Berufsgenossenschaft für Gesundheitsdienst und Wohlfahrtspflege dafür verantwortlich.

7.1.3 Rehabilitation

Rehabilitative Maßnahmen im Anschluss an eine traumatologische Behandlung sollen das Behandlungsergebnis stabilisieren und die Gesundheit und Selbstständigkeit des Betroffenen (wieder) herstellen. **Rehabilitation** kann eine einfache physiotherapeutische Behandlung sein zur Kräftigung der Muskeln, z. B. nach Unterschenkelgipsanlage, oder eine Anschlussheilbehandlung in einer orthopädisch-traumatologischen Rehaklinik, z. B. nach Endoprothesenimplantation. Noch aufwendiger ist der Rehabilitationsprozess nach Amputationen oder Querschnittslähmungen, der häufig in spezialisierten Einrichtungen stattfindet.

7.1.4 Patientenberatung

Patienten in der Traumatologie benötigen **Beratung** zur Anleitung und Förderung der Mobilität. Da Bewegung oft ganz neu gelernt werden, bzw. in der ersten postoperativen Phase nach spezifischen Prinzipien erfolgen muss, ist es wichtig, dass Pflegende den Sinn der Maßnahmen und das praktische Vorgehen sorgfältig vermitteln. Sie führen die Lagerung und Mobilisation zunächst mit dem Betroffenen gemeinsam durch, später überwachen sie die selbstständige Durchführung. Je besser der Patient aufgeklärt und angeleitet ist, umso besser kann er an seinem Rehabilitationsprozess mitwirken.

Interessengemeinschaften und Selbsthilfegruppen (siehe Kontaktadressen am Ende des Kapitels) können einen wichtigen Beitrag leisten bei der materiellen und psychischen Verarbeitung von Unfällen und deren Folgen. Pflegende weisen den Betroffenen und seine Angehörige darauf hin.

7.1.5 Beobachten, Beurteilen und Intervenieren

Bewegung

Bei Patienten mit Verletzungen ist die **Bewegung** mehr oder weniger stark eingeschränkt, auch wenn keine Verletzungen am Bewegungsapparat sondern an anderen Organen vorliegen. Viele therapeutische Maßnahmen, operativ wie konservativ, schränken die Beweglichkeit zusätzlich ein. Allerdings ist die Erhaltung bzw. Verbesserung der Bewegungsfähigkeit ein zentrales Ziel der traumatologischen Pflege. Die frühestmögliche Förderung der Bewegung beugt zahlreichen Komplikationen vor: Thrombose, Kontrakturen, Dekubitus, Pneumonie. Sie fördert das Allgemeinbefinden und die Selbstständigkeit des Patienten.

Schmerz

Jede Verletzung führt zu akuten **Schmerzen.** Die umgehende Verbesserung der Schmerzsituation ist eine zentrale medizinische und pflegerische Aufgabe in der Traumatologie. Die Behandlung besteht zunächst in der Beseitigung der Schmerzursache und in der Gabe von Schmerzmitteln. Die Pflegenden schätzen die Lokalisation, Art/Qualität, Stärke/Intensität, Dauer, Zeitpunkt und Auslöser der Schmerzen ein. Sie achten auch auf indirekte Schmerzzeichen, z. B. verzerrter Gesichtsausdruck, Schonhaltung, Tachykardie. Nach der Schmerzmittelgabe beobachten sie die Wirksamkeit der Medikamente und achten auf unerwünschte Wirkungen. Verschiedene zusätzliche Maßnahmen können eine Schmerzsituation positiv beeinflussen, z. B. Ruhigstellung, Hochlagerung und intermittierende Kühlung.

Schlaf

Traumatologische Patienten **schlafen** oft schlecht. Dafür verantwortlich sind Schmerzen, aber auch „Zwangslagerung" durch Schienen oder Gipsverbände. Manchmal versuchen Patienten deshalb die Pflegenden zu überreden, nachts die Schiene aus dem Bett zu nehmen. Auch die psychischen Nachwirkungen des Unfalls können den Patienten unruhig sein lassen. Vorübergehend kann den Patienten ein Schlafmittel helfen. Die Pflegenden raten den Patienten, sich tagsüber zu beschäftigen und nicht zu schlafen, damit sich der Schlaf in der Nacht leichter einstellt.

Selbstversorgung und Prophylaxen

Traumatologische Patienten benötigen häufig Hilfe bei der **Selbstversorgung**. V. a. Verletzungen an der oberen Extremität und an der Wirbelsäule machen es meist unmöglich, dass der Patient sich selbst pflegen kann. Nach Verletzungen an der Hüfte oder den Beinen brauchen v. a. ältere Menschen häufig Unterstützung bei der Körperpflege, Mobilisation und Ausscheidung.

Verletzte Körperregionen werden in der Regel ruhig gestellt, einige Patienten müssen Bettruhe einhalten. Daraus ergibt sich eine hohe Dekubitusgefahr, z. B. an den typischerweise gefährdeten Stellen wie Fersen und Gesäß, aber auch in Gipsverbänden oder Schienen. Die Pflegenden kontrollieren sorgfältig alle gefährdeten Hautstellen und schalten Risikofaktoren so weit wie möglich aus. Sie beginnen früh mit regelmäßigen Umlagerungen (Arztanweisung beachten). Manchmal ist der Einsatz von Spezialbetten oder Weichlagerungsmatratzen sinnvoll. **Dekubitus-, Kontrakturen-, Pneumonie- und Thromboseprophylaxe** sind, abhängig von der individuellen Situation, notwendig.

7.1.6 Perioperative Pflege in der Traumatologie

Pflege vor, während und nach Operationen ➤ Kap. 4

Die speziellen **pflegerischen Schwerpunkte vor und nach Operationen** in der Traumatologie entsprechen weitgehend denen bei orthopädischen Operationen. Sie sind unter ➤ 8.1.6 beschrieben bzw. bei den jeweiligen Krankheitsbildern und Operationen.

7.2 Hauptbeschwerden und Leitsymptome bei traumatologischen Erkrankungen

7.2.1 Schmerzen

Bei den **Schmerzen** traumatologischer Patienten handelt es sich meist um akute Schmerzen, die immer diagnostisch abgeklärt werden müssen. Häufige Ursachen sind Wunden, Frakturen, Distorsionen oder Prellungen. Jeder noch so geringe Schmerz bei Druck, Bewegung oder beim Atmen kann auf eine ernst zu nehmende Verletzung hinweisen.

7.2.2 Schwellungen

Am häufigsten treten verletzungsbedingte **Schwellungen** an den Extremitäten auf (➤ Abb. 7.2). Sie können Zeichen einer harmlosen Prellung, aber z. B. auch einer Fraktur (➤ 7.5) oder eines Kompartmentsyndroms (➤ 7.5.8) sein.

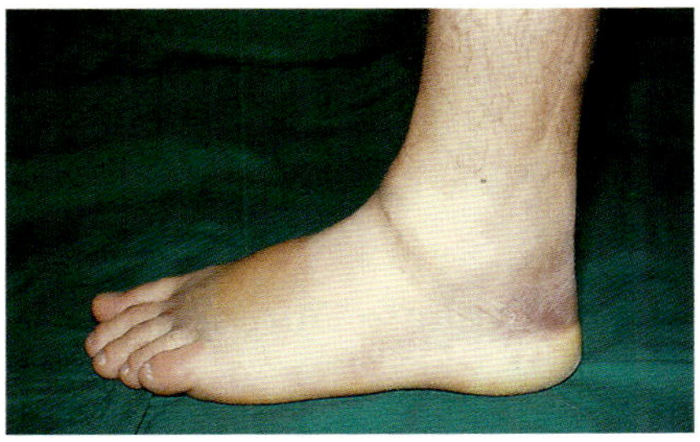

Abb. 7.2 Deutliche Schwellung im Bereich des Sprunggelenks mit Hämatombildung. Die Untersuchung muss klären, ob es sich um eine harmlose Verstauchung handelt oder ob die Verletzung schwerwiegender ist. [M122]

7

7.2.3 Blutungen

Blutungen aus einer Wunde oder Körperöffnung nach **außen** (z. B. aus der Nase) werden meist rasch erkannt. Pulsierende Blutungen weisen auf eine arterielle, eher sickernde Blutungen auf eine venöse Verletzung hin. **Blutungen** ins **Körperinnere**, z. B. bei Milz- oder abdomineller Gefäßruptur, sind nicht offensichtlich und dadurch besonders gefährlich. Sie zeigen sich vor allem durch Kreislaufreaktionen infolge des Blutverlusts (Blässe, Hypotonie, Tachykardie, Kaltschweißigkeit, evtl. *Schock* ➤ 3.3.1), Schmerzen, Zunahme des Bauchumfangs bei abdominellen Verletzungen und Atemstörungen bei Verletzungen am Thorax.

Erstmaßnahmen

Volumenmangelschock ➤ 3.3.1

- (Sterile) Handschuhe anziehen, Wunde mit sterilen Kompressen abdecken, bei starken Blutungen Druckverband (➤ 9.7.1)
- Patienten stets hinlegen lassen, da einige Menschen bereits bei kleineren Blutverlusten Kreislaufreaktionen zeigen, verletzte Extremität hochlagern
- Engmaschig Vitalzeichen kontrollieren, bei Pulsanstieg und Blutdruckabfall sofort Schocklagerung (➤ Abb. 3.27a) durchführen, 4–6 l O_2/Min.; Patienten nicht allein lassen
- Ggf. Diagnostik (z. B. Röntgen) und Operations-Vorbereitungen (Patient nüchtern lassen, Laborentnahme, Aufklärungen, EKG) nach Arztanordnung veranlassen.

7

7.2.4 Neurologische Ausfälle

Verletzungen des Rückenmarks ➤ 7.8

Neurologische Ausfälle nach einem Trauma sind Ausdruck einer Nervenschädigung, z. B. durch Nervenkompression oder -durchtrennung. Die Art der neurologischen Ausfälle hängt davon ab, ob sensible oder motorische Nervenbahnen von der Verletzung betroffen sind. Meist stehen sensible Störungen im Vordergrund, z. B. **Parästhesien** (*Fehlempfindung, etwa Ameisenlaufen*). Manchmal zeigen sich motorische Ausfälle, etwa eine **Parese** (*unvollständige Lähmung*) oder eine **Paralyse** (auch Plegie, *vollständige Lähmung*). Motorische Ausfälle werden vom Patienten selbst nicht sofort bemerkt, da er die verletzte Körperregion schmerzbedingt nicht zu bewegen wagt. Auch durch ein **Kompartmentsyndrom** (➤ 7.5.8) kann es zu neurologischen Ausfällen wie anfänglichen Parästhesien und Paresen im Spätstadium kommen. Pflegende beobachten und dokumentieren die Art, Lokalisation, Ausprägung und zeitlichen Verlauf der neurologischen Ausfälle, die immer diagnostisch abgeklärt werden müssen.

7.2.5 Periphere Durchblutungsstörungen

Hauptbeschwerden und Leitbefunde bei Gefäßerkrankungen ➤ 9.2

Durchblutungsstörungen beim Unfallverletzten können hervorgerufen werden durch eine Gefäßverletzung oder die Kompression eines Gefäßes von außen, z. B. durch ein Hämatom oder Knochenfragmente in Fehlstellung (➤ 7.5.1, ➤ 7.5.2).

Arterielle Durchblutungsstörungen zeigen sich durch Pulsabschwächung/-losigkeit distal der Verletzungsstelle, Schmerzen, Blässe und Abkühlung der Haut. Sie müssen wegen der maximalen Ischämiezeit (*Zeit, bevor Gewebe irreversibel zugrunde geht*) von ca. 6 Std. für Extremitäten so rasch wie möglich diagnostiziert und operativ versorgt werden (➤ 9.4.4, ➤ 9.4.5).

Venöse Durchblutungsstörungen zeigen sich durch warme und blau-rot verfärbte Extremitäten und Schwellung, oft hat der Patient eine subfebrile Temperatur. Venöse Durchblutungsstörungen können anfangs symptomarm sein und sich erst nach einigen Tagen durch eine venöse Thrombose (➤ 9.5.4), evtl. mit nachfolgender Lungenembolie (➤ 9.4.11), bemerkbar machen.

7.3 Der Weg zur Diagnose in der Traumatologie

7.3.1 Anamnese und körperliche Untersuchung

Anamnese

Bei der **Anamnese** steht die Erfragung des **Unfallhergangs** im Vordergrund. Die genaue Kenntnis darüber erlaubt oft Rückschlüsse auf die Kraftübertragung, die innerhalb des Körpers stattgefunden hat (➤ Abb. 7.3), und gibt Hinweise auf Verletzungen auch entfernter Organe. Bei der **Schmerzanamnese** erfragt der Arzt Lokalisation, Art und Intensität des Schmerzes und untersucht Begleitumstände, z. B. Sensibilitätsstörungen oder motorische Ausfälle. Außerdem informiert er sich über Vorerkrankungen, die evtl. mit chronischen Schmerzen einhergehen, etwa rheumatische Erkrankungen oder vorangegangene Traumen an gleicher Stelle.

Zur Anamnese gehört außerdem die Klärung der **Unfallursache.** So kann ein Verkehrsunfall durch äußere Einflüsse, etwa ein über die Fahrbahn laufendes Tier verursacht werden, aber auch durch **innere Unfallursachen,** z. B. eine plötzliche Bewusstlosigkeit des Autofahrers infolge einer Synkope bei Herzrhythmusstörungen (➤ 13. 6). Deshalb fragt der Arzt den Patienten nach Vorerkrankungen, Medikamenteneinnahme, Alkohol- oder Drogeneinfluss. Bei bewusstseinsgetrübten oder bewusstlosen Patienten versucht

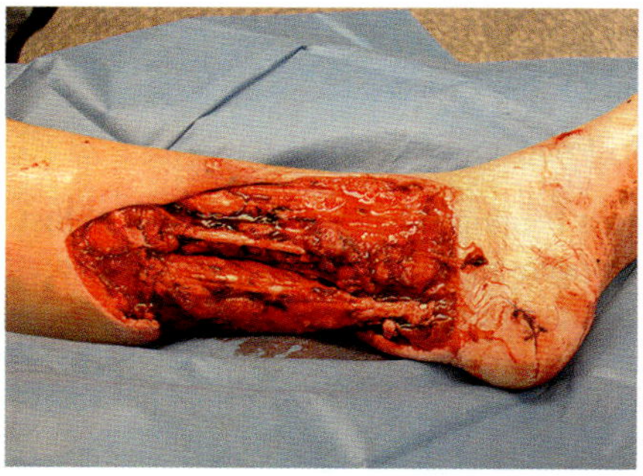

Abb. 7.3 Offene Fraktur. [F431]

der Arzt eine **Fremdanamnese** zu erheben, z. B. mit Hilfe von Familienangehörigen, Unfallzeugen oder Arbeitskollegen.

Körperliche Untersuchung

Durch die **Inspektion** können offene Wunden, Prellmarken, Schwellungen, Hämatome sowie Fehlstellungen von Gelenken und Extremitäten diagnostiziert werden. Es folgen die **Palpation** (Druck- oder Klopfschmerz? Gelenkerguss? Knochenreiben?) und die **Funktionsprüfung** (abnorme Beweglichkeit oder Bewegungseinschränkung? Sensibilitätsstörungen? Kraftminderung?). Die Bewusstseinslage des Patienten schätzt der Arzt anhand der Glasgow-Koma-Skala (➤ Tab. 7.6) ein.

7.3.2 Bildgebende Diagnostik

Konventionelle Röntgenaufnahmen

Häufigste Indikation **konventioneller Röntgenaufnahmen** in der Traumatologie ist der Verdacht auf eine **Fraktur** (➤ Abb. 7.4) oder eine **Gelenkluxation.** In der Regel erfolgen die Aufnahmen in zwei Ebenen, d. h. in zwei Durchstrahlrichtungen, oft von vorne nach hinten (a. p., anterior-posterior) und seitlich (l. l., lateral-lateral). Mittels konventioneller Röntgenaufnahme sind auch röntgendichte Fremdkörper (z. B. Metall) darstellbar, jedoch kein Holz oder Glas.

Die Röntgenaufnahme des Thorax kann eine Verschattung als Zeichen eines Hämatothorax (➤ 10.7.2) zeigen. Bei Verdacht auf einen Pneumothorax (➤ 10.7.5) erfolgt die Thoraxaufnahme in Exspiration. Bei Verdacht auf eine traumatisch bedingte Magen- oder Darmperforation erfolgt eine Röntgenaufnahme des Abdomens im Stehen oder in Linksseitenlage. Sie weist aus dem Magen-Darm-Trakt ausgetretene freie Luft unter dem Zwerchfell nach (➤ Abb. 5.6).

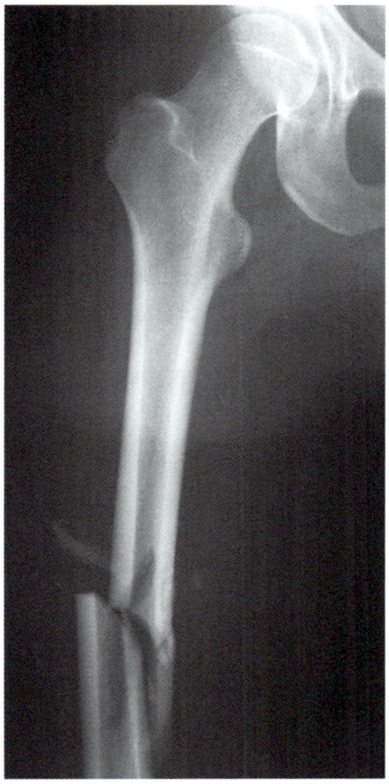

Abb. 7.4 Röntgenbefund einer Femurschaftfraktur mit dislozierten Bruchenden (➤ Abb. 7.12). [R333]

Sonografie

Höchsten Stellenwert hat die **Sonografie** beim stumpfen Bauchtrauma (➤ 7.10) zum Ausschluss innerer Verletzungen. Auch Weichteilhämatome können sonografisch nachgewiesen und der weitere Krankheitsverlauf damit kontrolliert werden. Die Sonografie zur Beurteilung von Gelenken, Sehnen und Bandstrukturen in der Traumatologie wurde weitestgehend von MRT und CT verdrängt.

Computertomografie

Beim Schädelhirntrauma (➤ 7.7) ist die **CCT** (*cranielle Computertomografie*) zur Abklärung intrakranieller Verletzungen obligat. Beim Polytrauma (➤ 3.4) erhält man den schnellsten Überblick über das Verletzungsausmaß durch eine Ganzkörperspiral-CT. Auch zur präoperativen Planung von komplizierten Frakturen wird eine CT durchgeführt.

7.3.3 Gelenkpunktion

DEFINITION

Gelenkpunktion: Punktion des Gelenkinnenraums zu diagnostischen oder therapeutischen Zwecken bei Gelenkerguss. Am häufigsten durchgeführt am Knie- und Schultergelenk, selten auch am Ellenbogen-, Sprung- oder Hüftgelenk.

Eine **diagnostische Gelenkpunktion** wird zur Differentialdiagnose bei unklarem Gelenkerguss durchgeführt. Dabei punktiert der Arzt **Synovialflüssigkeit,** die anschließend serologisch, bakteriologisch und zytologisch untersucht wird. Bei der **therapeutischen Gelenkpunktion** wird ein bestehender Erguss punktiert. Die Therapie kann aus der Entlastung der durch den Erguss gespannten Gelenkkapsel oder aus der Punktion eines Blutergusses im Gelenk (*Hämarthros*) bestehen.

VORSICHT

Infektionsgefahr

Bei Infektionen, Hauterkrankungen oder Wunden im Punktionsbereich darf wegen der hohen Infektionsgefahr keine Gelenkpunktion durchgeführt werden.

Vorbereitung

Vor der Punktion klärt der Arzt den Patienten über die Risiken auf, insbesondere über die Gefahr einer Gelenkinfektion. Wegen der Infektionsgefahr führt der Arzt die Punktion nicht im Patientenzimmer durch, sondern unter sterilen Bedingungen z. B. in der chirurgischen Ambulanz in einem Behandlungsraum für kleinere invasive Eingriffe.

7

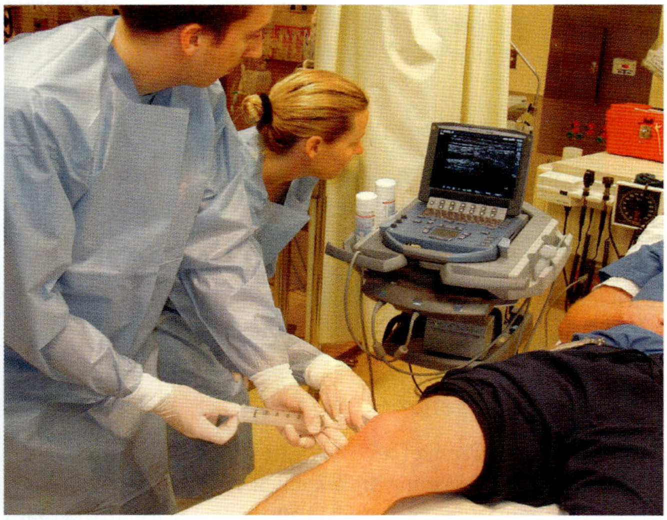

Abb. 7.5 Kniegelenkpunktion erfolgt unter sterilen Kautelen. Nach der Hautdesinfektion und Lokalanästhesie punktiert der Arzt das Kniegelenk. [F223-002]

Die Pflegenden richten die benötigten **Materialien:**
- Hände- und Hautdesinfektionsmittel
- Wasserdichte Unterlage, Abwurf
- Ggf. Clipper oder Einmalrasierer zur Haarkürzung
- Mund-Nasen-Schutz, Haube, sterile Handschuhe und sterilen Operationskittel (nach Hausstandard)
- Steriles Abdecktuch (Lochtuch), sterile Tupfer, Kompressen, Verbandmaterial
- Materialien zur Lokalanästhesie (➤ 4.3.3)
- Steriles Punktionsset mit Spritze, Punktionskanüle, ggf. Skalpell
- Untersuchungsröhrchen und Laborschein für die diagnostische Punktion
- Ggf. Medikament zur Injektion für therapeutische Punktion
- Ggf. Schienen, Polsterungen, Sandsack nach Arztanordnung.

Bei allen Punktionen mit einem Spritzenwechsel trägt auch die assistierende Pflegekraft einen Mund-Nasen-Schutz. [vgl. 2]

Durchführung

Die Lagerung des Patienten erfolgt nach Arztanordnung, z. B. bei Punktion des Kniegelenks in Rückenlage mit leichter Beugung des Knies (ca. 10–30°) durch feste Unterpolsterung. Nach großflächiger Hautdesinfektion, Abdecken der umliegenden Hautareale mit einem Lochtuch, Lokalanästhesie und nochmaliger Hautdesinfektion erfolgt die Gelenkpunktion. In bestimmten Fällen kann mittels direkter sonografischer Kontrolle punktiert werden (➤ Abb. 7.5).

Die **Beobachtung des Punktats** auf Farbe, Menge und Beschaffenheit lässt erste Rückschlüsse auf die zugrunde liegende Erkrankung zu:
- Klares bis (milchig) trübes Punktat findet sich bei entzündlich-rheumatischen Erkrankungen oder Arthrose
- Trübes, flockiges oder eitriges Punktat deutet auf einen bakteriell verursachten Gelenkerguss hin
- Blutiges Punktat nach einem Trauma weist auf eine Verletzung im Gelenkinnenraum hin
- Fettaugen deuten auf eine Fraktur gelenkbildender Knochenteile hin (Fett tritt vom Knochenmark in die Gelenkhöhle über).

Die weitere Untersuchung des Punktats erfolgt im Labor.

Nachsorge

- Steriles Pflaster und ggf. elastische Wicklung
- Lagerung und Ruhigstellung der betroffenen Extremität nach ärztlicher Anordnung
- Intermittierende Kühlung
- Kontrolle der Einstichstelle und des Gelenks auf Entzündungszeichen.

VORSICHT

Gelenkinfektion

Zeichen einer Gelenkinfektion sind Schwellung, Überwärmung, Schmerzen, Fieber und eine (zunehmende) Bewegungseinschränkung des Gelenks.

7.3.4 Arthroskopie

Endoskopische Untersuchungen ➤ 1.3.6

DEFINITION

Arthroskopie (*Gelenkspiegelung*): Endoskopische Untersuchung und ggf. Operation des Gelenkinnenraums. Arthroskopiert werden besonders die großen Gelenke, v.a. Knie- und Schultergelenk. Rein diagnostische Arthroskopien sind mit der Möglichkeit des MRT selten geworden, meist wird der Gelenkschaden gleich behandelt.

Die **Arthroskopie** wird in Allgemein- oder Regionalanästhesie im Operationssaal durchgeführt. Nach einer Stichinzision führt der Arzt über eine Führungshülse das eigentliche Arthroskop in das Gelenk und füllt es mit Spüllösung auf. Nun kann der Arzt das Gelenk genau beurteilen und die notwendigen arthroskopischen Eingriffe durchführen, z. B. Meniskusteilentfernung, Knorpelshaving.

Pflege

Die folgenden Ausführungen beschränken sich auf die am häufigsten durchgeführte Arthroskopie, die des **Kniegelenks** (➤ Abb. 7.6). Sie können in modifizierter Form auch auf Arthroskopien anderer

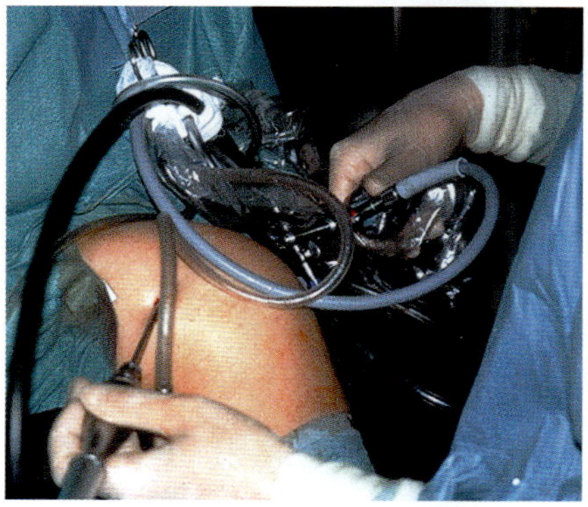

Abb. 7.6 Arthroskopie des Kniegelenks mit Einführung eines Spezialinstruments zur Synovektomie (Entfernung der Gelenkschleimhaut). [M114]

Gelenke übertragen werden. Präoperativ sind keine besonderen Maßnahmen notwendig.

Postoperativ sind folgende **Maßnahmen** notwendig:

- Schonen und Hochlagern des betroffenen Beines, Kühlen des Kniegelenks mit Kühlelementen
- Ggf. Überwachen der Redon-Drainage
- Beobachten des Beins auf Durchblutung, Motorik und Sensibilität (➤ 3.2.1, ➤ Tab. 3.3) und Entzündungszeichen
- Verabreichen der angeordneten Medikamente (NSAR mit zusätzlichem Magenschutz)
- Perioperative Thromboseprophylaxe (➤ 4.1.7)
- Mobilisation und Belasten nach Arztanordnung, Benutzen von Unterarmgehstützen (➤ 8.1.6).

7.4 Luxation

DEFINITION

Luxation (*Verrenkung, Auskugelung*): Pathologische Verschiebung zweier gelenkbildender Knochenenden mit vollständigem Kontaktverlust der Gelenkflächen, meist mit begleitender Verletzung des Kapsel-Band-Apparates. Bei der **Subluxation** (*unvollständige Verrenkung*) bleiben die verschobenen Gelenkflächen teilweise in Berührung.

Krankheitsentstehung und Einteilung

Luxation von Gelenkendoprothesen ➤ 8.14.7

- **Traumatische Luxationen** sind durch abnorme Gewalteinwirkungen bedingt. Sie entstehen vor allem durch indirekte Traumen, z. B. Sturz, seltener durch direkte Traumen, z. B. Zug am Gelenk selbst
- **Reluxationen** (*rezidivierende Luxationen*) entstehen durch fehlerhafte Behandlung einer traumatischen Erstluxation mit Gelenkschäden bzw. strukturellen Schäden an Kapseln und Bändern. Nachfolgend kommt es schon bei geringen Traumen zur erneuten Luxation
- **Habituelle** (*gewohnheitsmäßige*) **Luxationen** entstehen infolge angeborener Gelenkfehlanlagen (z. B. flache Gelenkpfanne) oder posttraumatischer Gelenkinstabilität bereits bei Bagatelltraumata
- **Atraumatische** (*chronische, spontane*) **Luxationen** sind Folge einer chronischen Schädigung des Gelenks, z. B. einer chronischen Entzündung bei rheumatoider Arthritis.

Symptome und Befund, Diagnostik

Meist nimmt der Patient von sich aus eine typische Schonhaltung ein und vermeidet wegen der extremen Schmerzen jede Bewegung der betroffenen Extremität. **Sichere Luxationszeichen** sind Fehlstellung, federnde Fixation des Gelenks, abnorme Lage des Gelenkkopfes und eine leere Gelenkpfanne. **Unsichere Luxationszeichen** sind Schmerz, beeinträchtigte Funktion, Schwellung und Bluterguss. Die **Diagnose** wird anhand eines Röntgenbilds gestellt (➤ Abb. 7.7). Insbesondere bei Kindern ist ein Luxationsnachweis auch sonografisch möglich.

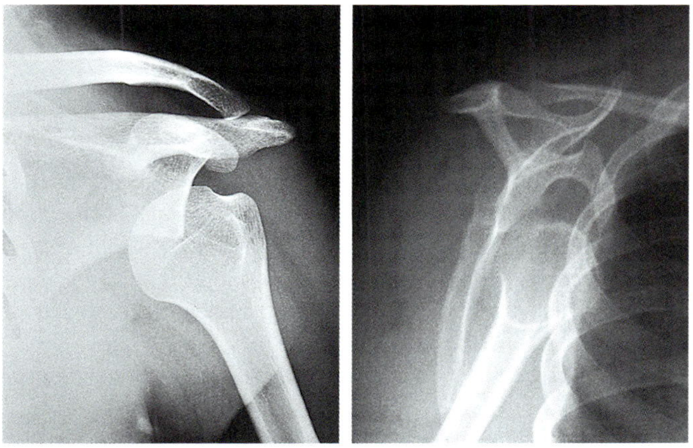

Abb. 7.7 Röntgenbild der eines luxierten Schultergelenks. [R234-015]

Behandlung

Die **Therapie** besteht in der schnellstmöglichen **Reposition** (*Einrichtung*) des Gelenks durch Zug und Gegenzug. Kleine Gelenke (z. B. Finger-, Zehen-, Femoropatellargelenk) können meist ohne Schmerzmittelgabe reponiert werden, zur Reposition großer Gelenke (z. B. Schulter-, Hüftgelenk) erhält der Patient meist eine Analgosedierung und häufig eine Kurznarkose.

Nach der Reposition unter Durchleuchtung kontrolliert der Arzt Durchblutung, Motorik und Sensibilität (➤ 3.2.1) der betroffenen Extremität, um eine Verletzung von Gefäßen und Nerven während der Reposition auszuschließen. Zudem ordnet er eine Röntgenaufnahme (in mindestens zwei Ebenen) zur Dokumentation des Repositionsergebnisses und zum Ausschluss von Knochenverletzungen an. Nach erfolgreicher Reposition wird das Gelenk anschließend mit Gips (➤ 3.2.1) oder immobilisierendem Verband (➤ 3.2.3) ruhig gestellt.

Gelingt die Reposition nicht oder liegen massive begleitende Band- oder Knochenverletzungen vor, ist in der Regel eine Operation (*offene Reposition*) erforderlich. Bei rezidivierenden oder habituellen Luxationen muss die zugrunde liegende Ursache im Verlauf operativ korrigiert werden.

Pflege

- Pflegerische Maßnahmen bei Gips (➤ 3.2.1), Orthese (➤ 3.2.2) und immobilisierendem Verband (➤ 3.2.3)
- Häufiges Hochlagern einer Extremität, intermittierende Kühlung
- Mobilisation nach Arztanordnung
- Beobachtung auf Durchblutung, Motorik, Sensibilität, Schmerzen und Schwellung (➤ Tab. 3.3).

7.5 Frakturen

DEFINITION

Fraktur (*Knochenbruch*): Kontinuitätsunterbrechung eines Knochens in zwei oder mehrere Bruchstücke (*Fragmente*), die durch einen **Bruchspalt** voneinander getrennt sind.

7

7.5.1 Einteilung

Frakturmechanismen

Nach der **Art der Entstehung** lassen sich unterscheiden:

- **Direkte Fraktur.** Sie entsteht durch eine äußere Gewalteinwirkung, z. B. Oberarmfraktur bei starkem Schlag auf den Oberarm
- **Indirekte Fraktur.** Sie ist entsteht durch Biegung, Drehung, Stauchung, Scherung oder Abriss außerhalb der Frakturlokalisation, z. B. Oberarmfraktur durch Stauchung bei Sturz auf den ausgestreckten Arm
- **Pathologische oder Spontanfraktur.** Sie entsteht ohne Trauma bei krankhaft veränderter Knochenstruktur, z. B. Osteoporose (➤ 8.6.1), primären Knochentumoren oder Knochenmetastasen (➤ 8.7)
- **Ermüdungsfraktur.** Sie entsteht durch unphysiologische Dauerbelastung, z. B. Marschfraktur des zweiten und dritten Mittelfußknochens nach langen Fußmärschen.

Frakturformen

Nach der **Frakturform** lassen sich unterscheiden:

- **Biegungsfraktur.** Sie entsteht durch ein starkes Biegemoment mit häufigem Ablösen eines Biegungskeils als drittem Fragment (➤ Abb. 7.8)
- **Spiral- oder Torsionsfraktur.** Sie entsteht durch Drehung eines an einem Ende fixierten Röhrenknochens (➤ Abb. 7.8)
- **Kompressionsfraktur**. Sie entsteht durch starke Stauchung des Knochens (➤ Abb. 7.8)
- **Abrissfraktur.** Über ein Band oder Sehnenansatz werden Zugkräfte auf einen Knochen übertragen; die Bruchlinie verläuft quer zur Zugrichtung (➤ Abb. 7.10), z. B. Abriss des Olekranons am Ellenbogengelenk durch Kraftzug des M. trizeps
- **Abscherfraktur.** Hier wirken neben Zug- auch Schub- und Scherkräfte in entgegengesetzte Richtungen auf den Knochen. Die Bruchlinie verläuft parallel zur Scherkraft, z. B. Supinationsfraktur äußeres oberen Sprunggelenks (*OSG*) mit Abscherfraktur des Innenknöchels (➤ Abb. 7.9)
- **Fraktur mit Fragmentverschiebung (Dislokation).** Durch Gewalt von außen, Muskelzug an den Fragmenten, falsche Lagerung oder zu frühe Belastung kann zu einer Verschiebung der Fragmente gegeneinander kommen (➤ Abb. 7.13)
- **Flake fracture.** Kleines Abschlagfragment aus der Gelenkfläche (häufig Knie- oder OSG), das unbehandelt zu einer Arthrose führen kann. Therapeutisch wird meist die Refixierung mittels resorbierbarer Stifte, Fibrinkleber oder Schrauben angestrebt
- **Luxationsfraktur.** Gelenknahe Fraktur mit gleichzeitiger Verrenkung des Knochenfragments oder eines benachbarten, nicht frakturierten Knochens, z. B. oberes Sprunggelenk, (➤ Abb. 7.12)
- **Unvollständige** (*inkomplette*) **Fraktur.** Sonderform, bei der die Knochenstruktur nur zum Teil unterbrochen ist. Ein Riss im Knochen wird als **Fissur,** eine unvollständige Fraktur mit Spaltbildung im Knochen als **Infraktion** bezeichnet.

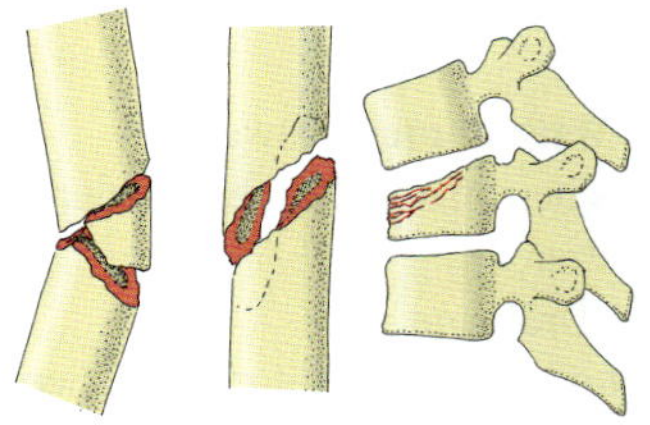

Abb. 7.8 Frakturformen durch unterschiedliche traumatische Einwirkung. [L190]

- **Defektfraktur.** Fraktur mit Verlust von Knochensubstanz, z. B. bei einer Schussverletzung (➤ Abb. 7.11).

Anzahl der Fragmente

Nach der entstanden **Anzahl der Fragmente** lassen sich unterscheiden (➤ Abb. 7.11):

- **Einfache Fraktur** mit zwei Bruchstücken
- **Mehrfragmentfraktur** mit 3–6 Bruchstücken. Sonderfall **Stückfraktur** (Doppel-, Etagenfraktur) mit drei Bruchstücken (den beiden „Knochenenden" und einem Stück dazwischen)
- **Trümmerfraktur** mit sieben oder mehr Bruchstücken.

Begleitverletzungen

Die Art und Ausdehnung der **Begleitverletzungen** bestimmen maßgeblich die Dringlichkeit der Versorgung, das therapeutische Verfahren und die Prognose des Heilverlaufs. Bei einer **geschlossenen Fraktur** besteht keine Verbindung zwischen Fraktur und außen, evtl. ist es eine Haut- und Gewebeverletzung. Bei einer **offenen Fraktur** besteht eine Verbindung zwischen Fraktur und außen (➤ Abb. 7.3). Offene Frakturen werden nach (Schwere-)Graden eingeteilt (➤ Tab. 7.1).

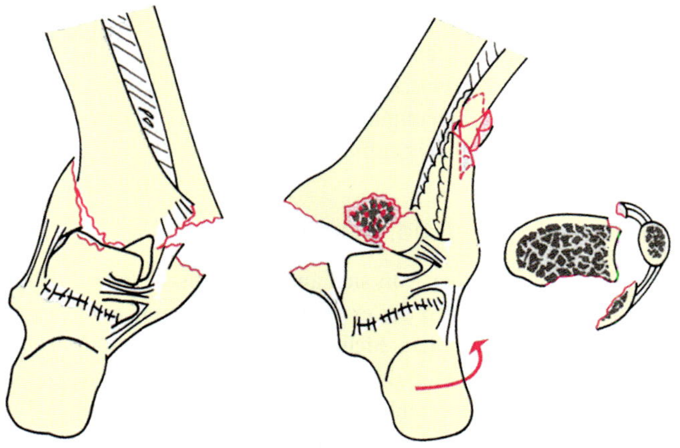

Abb. 7.9 Traumatische Einwirkung am oberen Sprunggelenk. Links: Supinationsfraktur. **Rechts:** Pronations-Torsionsfraktur. [L239]

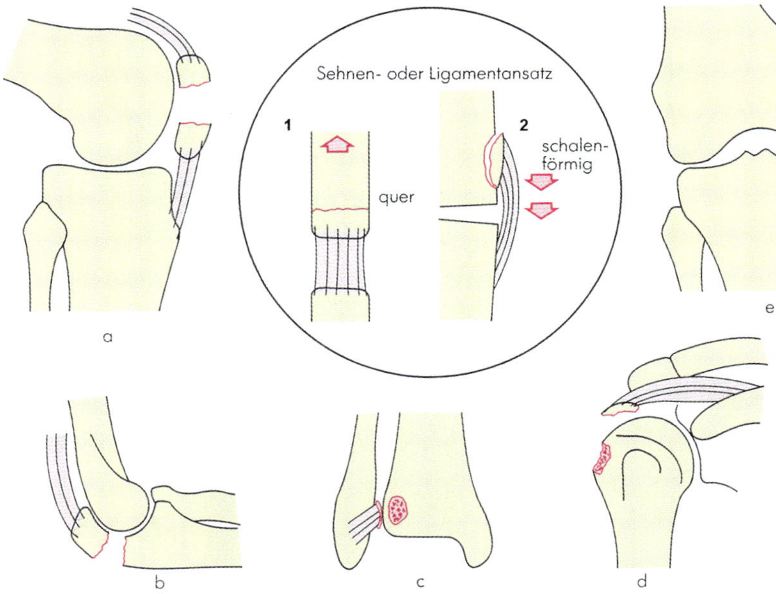

Abb. 7.10 Entstehungsmechanismen von Abrissfrakturen. a) Patellafraktur. **b)** Olekranonfraktur. **c)** Knöcherner Ausriss der vorderen Syndesmose. **d)** Knöcherner Ausriss der Supraspinatus-Sehne am Tuberculum majus humeri. **e)** Knöcherner femoraler Ausriss des medialen Knie-Seitenbands. [L239]

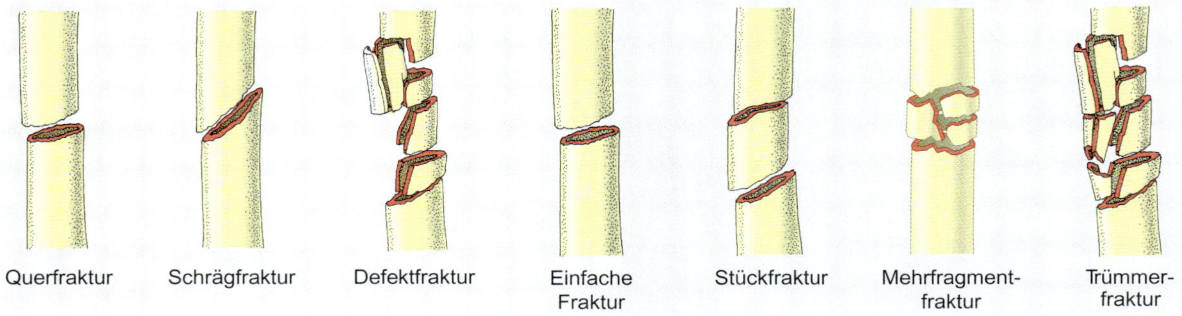

Abb. 7.11 Frakturlinienverlauf und Anzahl der Fragmente einer Fraktur. [L190]

VORSICHT

Bei offenen Frakturen

Die besondere Gefahr einer offenen Fraktur ist die bakterielle Kontamination von Weichteilen und Knochen. Je größer der Weichteilschaden, desto höher das Risiko einer Infektion (➤ Abb. 7.3).

Frakturen bei Kindern

Grünholzfraktur

Bei der **Grünholzfraktur** (*subperiostale Fraktur*, ➤ Abb. 7.14) bleibt das beim Kind noch sehr kräftige und elastische **Periost** (*Knochenhaut*) teilweise erhalten – vergleichbar mit dem Bruch eines grünen Weidenastes. Grünholzfrakturen zeigen in der Regel keine oder nur eine sehr geringe Fragmentverschiebung.

Epiphysenfugenverletzung

Das Längenwachstum des Knochens bei Kindern und Jugendlichen geht von den Epiphysenfugen aus. Eine **Mitverletzung der Epiphysenfuge** bei gelenknahen Frakturen kann daher zu Wachstumsstörungen des Knochens in diesem Bereich führen.

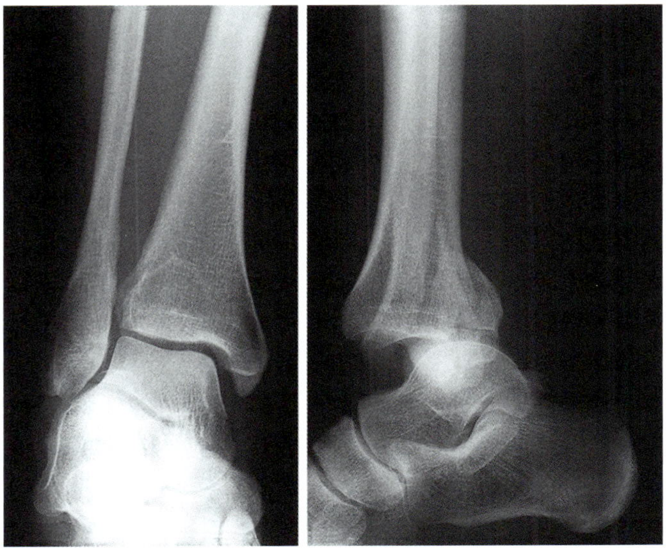

Abb. 7.12 Luxationsfraktur des oberen Sprunggelenks im Röntgenbild. [R234-005]

7

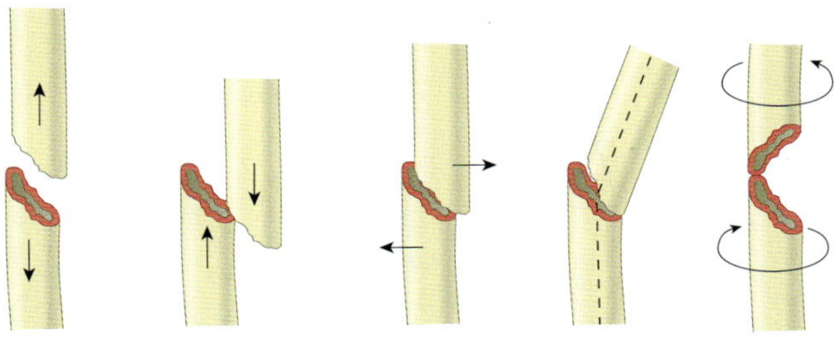

Abb. 7.13 Mögliche Fragmentverschiebungen (*Dislokation*) bei Frakturen. [L190]

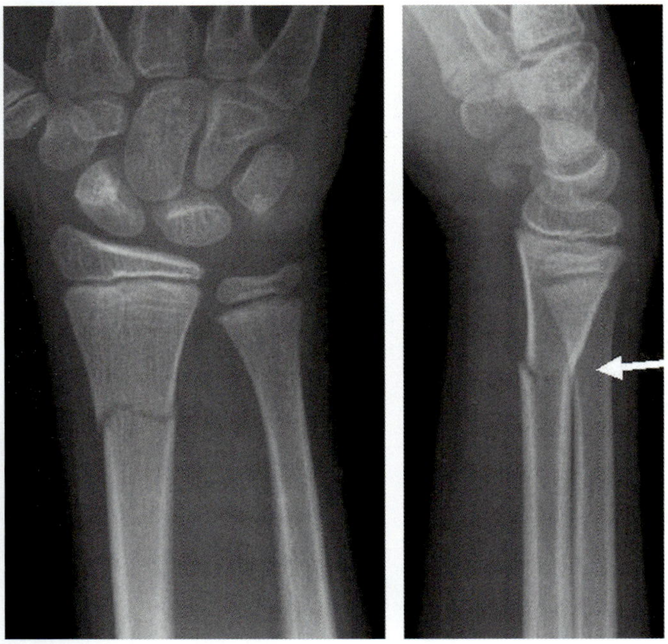

Abb. 7.14 Grünholzfraktur. Die Bezeichnung beschreibt das Frakturverhalten eines kindlichen Knochens, das dem eines grünen Astes gleicht. Oft bleibt trotz erheblicher Gewalteinwirkung ein Teil der Kortikalis und des Periosts intakt. [O644]

VORSICHT

Übersehen von Frakturen bei Kindern

Frakturen bei Kindern werden oft wegen (scheinbar oder tatsächlich) geringer Beschwerden übersehen. Daher gilt: Kindliche Klagen immer ernst nehmen.

Frakturen bei älteren Menschen

Ältere Menschen erleiden häufiger Frakturen, da sie ein erhöhtes Sturzrisiko haben und eine geringere Knochenstabilität (*Osteoporose*).

Zudem ist das Komplikationsrisiko bei Immobilisierung größer als bei jungen Menschen, auch weil ältere Menschen im Rehabilitationsprozess häufig nicht so gut mitarbeiten können, z. B. bei Gehen mit Unterarmgehstützen.

Ziel der Frakturbehandlung bei älteren Menschen ist, sie so schnell wie möglich zu mobilisieren und in ihr soziales Umfeld zurückzubringen. Hierfür werden ggf. Abstriche bei der Bewegungsfunktion in Kauf genommen.

7.5.2 Symptome und Befund, Diagnostik

Klinische Frakturzeichen

Sichere Frakturzeichen sind beweisend für eine Fraktur:
- Fehlstellung durch eine Fragmentverschiebung (*Dislokation*, ➤ Abb. 7.13)
- Abnorme Beweglichkeit
- Fühl- oder hörbare Krepitation (*Knochenreiben*) bei Bewegung
- Sichtbare Fraktur, z. B. bei durchgespießtem Knochenfragment (➤ Tab. 7.1).

Unsichere Frakturzeichen deuten auf eine Fraktur hin, können jedoch auch bei anderen Verletzungen auftreten:
- Schmerzen (*Dolor*)
- Schwellungen (*Tumor*)
- Hämatombildung/Rötung (*Rubor*)
- Erwärmung (*Calor*)
- Eingeschränkte Beweglichkeit.

Röntgendiagnostik

Zum Ausschluss oder Beweis einer Fraktur werden stets **Röntgenbilder** in mindestens zwei Ebenen angefertigt, da sich der Frakturverlauf und eventuelle Verschiebungen nur auf diese Weise beurteilen lassen. Manche Frakturen sind trotz Röntgenaufnahmen in mehreren Ebenen nicht sicher zu erkennen. Dann wird meist eine CT angefertigt.

Ausschluss von Begleitverletzungen

Bei jeder Fraktur können Nerven oder Gefäße mitverletzt werden. Typische Beispiele sind die Lähmung des N. radialis bei einer Oberarmfraktur oder die Verletzung der A. poplitea bei kniegelenksnahen Frakturen. Unbedingt erforderlich ist deshalb eine **DMS-Kontrolle distal** der Fraktur (➤ 3.2.1). Störungen der **D**urchblutung, **M**otorik und **S**ensibilität können aber nicht nur auf eine typische Begleitverletzung hinweisen, sondern auch erste Symptome eines **Kompartmentsyndroms** sein (➤ 7.5.8).

Tab. 7.1 Einteilung offener Frakturen. [L190]

Grad I	Grad II	Grad III	Grad IV
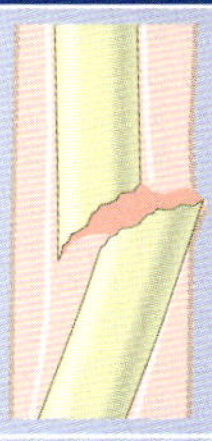	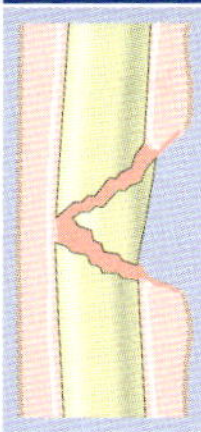	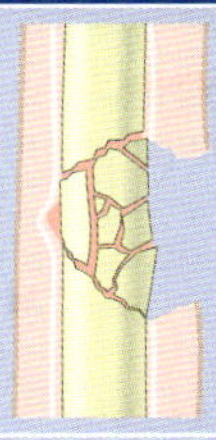	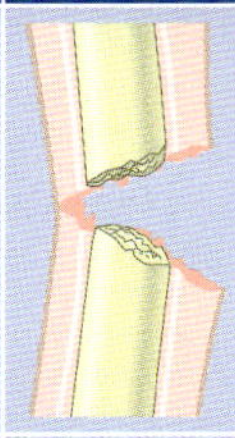
Durchspießung der Haut von innen nach außen bei minimaler Weichteilverletzung	Verletzung der Haut von außen nach innen bei geringer Weichteilverletzung	Ausgedehnte Eröffnung der Fraktur mit schwersten Weichteilschädigungen, meist mit Gefäß- und Nervenschäden sowie Knochenfragmentierung	Subtotale Amputation

Evtl. können auch innere Organe bei Frakturen verletzt sein. So können spitze Knochenfragmente bei einer Rippenfraktur nach innen „einspießen" und zu einem Hämato- bzw. Pneumothorax (➤ 7.9, ➤ 10.7.5) oder zu einer Leber- oder Milzruptur (➤ 6.4.9, ➤ 6.7.3) führen.

Blutverlust durch Frakturen

Viele Frakturen gehen mit einem erheblichen **Blutverlust** einher. Erwachsene verlieren z. B. bei Oberarmfrakturen bis zu ca. 800 ml, bei Femurfrakturen bis zu ca. 2 000 ml und bei Beckenfrakturen sogar bis zu ca. 5 000 ml Blut. Insbesondere bei Frakturen großer Knochen und ausgedehnten Weichteilverletzungen gerät der Verletzte unbehandelt schnell in einen hypovolämischen Schock (➤ 3.3.1).

7.5.3 Behandlung

Die **Behandlung** von Frakturen folgt den Prinzipien Reposition, Retention und Rehabilitation.

Reposition

Der erste Schritt der Frakturbehandlung ist meist die **Reposition** (*Einrichten*), d. h. das Zurückführen der Fragmente in die anatomisch korrekte Lage. Die erste Reposition sollte möglichst sofort am Unfallort erfolgen. Insbesondere bei Frakturen mit Gelenkbeteiligung ist Eile geboten, da bei diesen Frakturen die Gefahr einer nachfolgenden Gelenkschädigung besonders groß ist.

In vielen Fällen ist eine **geschlossene Reposition** möglich, d. h. der Arzt kann die Fraktur durch manuellen Zug und Gegenzug von außen einrichten. Wesentliche Voraussetzung hierfür ist eine adäquate Schmerzausschaltung und u. U. Muskelrelaxation, ggf. durch eine Narkose. Gelingt die geschlossene Reposition nicht, ist eine **offene Reposition** durch Operation erforderlich.

Retention

Durch die **Retention** (*Fixierung*) werden die Fragmente des eingerichteten Bruchs bis zur knöchernen Heilung fixiert, d. h. ruhig gestellt. Der Arzt muss zwischen konservativer und operativer Retention wählen (➤ Tab. 7.2, ➤ Tab. 7.3).

Tab. 7.2 Überblick über die Vor- und Nachteile der wichtigsten Verfahren zur Frakturbehandlung.

	Vorteile	Nachteile
Gipsbehandlung (➤ 3.2.1)	• Keine Operation • Keine Infektionsgefahr (Fraktur bleibt geschlossen) • Meist frühe Mobilisation des Patienten • Meist Möglichkeit einer ambulanten Therapie	• Längere Immobilisation der betroffenen Extremität mit Muskelschwund, Thrombosegefahr und Gelenkversteifung • Keine oder nur eingeschränkte Weichteilinspektion möglich bei gleichzeitiger Gefahr einer Druckschädigung von Nerven und Weichteilen • Keine völlige Ruhigstellung der Fraktur
Extension (➤ 7.5.4)	• Möglichkeit der Weichteilinspektion • Keine Infektionsgefahr an der Frakturstelle (Fraktur bleibt geschlossen) • Keine Dislokation der Fragmente durch Muskelzug	• Längere Immobilisierung des Patienten mit Thrombose-, Pneumonie- und Dekubitusgefahr • Bei zu starkem Zug Gefahr des Auseinanderweichens der Fragmente mit erschwerter Frakturheilung • Keine völlige Ruhigstellung der Fraktur • Infektionsgefahr an den Pinstellen
Osteosynthese (➤ 7.5.6)	• Möglichkeit der Weichteilinspektion • Anatomisch genaue Reposition • Völlige Ruhigstellung der Fraktur • Meist sofortige Übungsstabilität • Oft Erleichterung der Pflege	• Operationsrisiko (zweimal, da in der Regel eine spätere Metallentfernung notwendig ist) mit iatrogener Verletzungsgefahr der angrenzenden Strukturen z. B. Gefäße, Nerven • Infektionsgefahr (Haut bzw. Fraktur wird eröffnet)

Tab. 7.3 Hauptindikationen für die konservative und die operative Frakturbehandlung.

Indikationen für konservative Frakturbehandlung	Indikationen für operative Frakturbehandlung
• Frakturen im Kindesalter (in 90 % der Fälle) • Nicht dislozierte und nicht dislokationsgefährdete Frakturen, z. B. unkomplizierte Radiusfrakturen, Rippenfrakturen • Operations- bzw. Anästhesieunfähigkeit des Patienten • Ruhigstellung bis zur (endgültigen) operativen Versorgung	• Offene Frakturen (ab Grad II, ➤ Tab. 7.1) • Frakturen mit begleitenden Gefäß- oder Nervenverletzungen • Frakturen mit Gelenkbeteiligung • Frakturen bei älteren Patienten (weniger Komplikationen durch schnellere Mobilisation) • Dislozierte Frakturen, die unter Durchleuchtung nicht reponiert werden können • Frakturen der unteren Extremität (hohe Gefahr der Achsenfehlstellung wegen der starken Belastung, ➤ 7.11.7, ➤ 7.11.8) • Komplette Unterarmfrakturen (➤ 7.11.4) • Dislozierte Beckenfrakturen (➤ 7.11.6) • Wirbelkörperfrakturen, die den Spinalkanal einengen oder instabil sind (➤ 7.8.1)

Konservative Retention

Die **konservative Retention** besteht in der Behandlung mit Hartverbänden (*Gips- und Kunststoffverbände* ➤ 3.2.1), Orthesen (➤ 3.2.2), immobilisierenden Verbänden (➤ 3.2.3) oder Extensionen (➤ 7.5.4).

Operative Retention

Die **operative Retention** durch **Osteosynthese** ermöglicht eine anatomisch genaue Reposition und sichere Fixierung der Fragmente. Einen Überblick über die zahlreichen Verfahren gibt ➤ 7.5.6.

Rehabilitation

Die **Rehabilitation** beginnt bereits im Krankenhaus kurz nach der Frakturversorgung, etwa wenn der Physiotherapeut mit dem Patienten die nicht verletzten Körperabschnitte trainiert. Die Pflegenden unterstützen dies, indem sie den Patienten anleiten, alle Tätigkeiten zu verrichten, die er in seiner Situation selbst bewältigen kann und darf. Ziel ist, dass der Patient zum frühestmöglichen Zeitpunkt so beweglich und selbstständig ist wie vor dem Unfall.

Besonders hoch ist der Stellenwert der Rehabilitation als Teil der Frakturbehandlung bei der **frühfunktionellen Behandlung** einer Fraktur, z. B. bei einer nicht dislozierten schulternahen Oberarmfraktur. Da der kräftige Muskelmantel die Fraktur ausreichend retiniert, kann der Patient schon nach wenigen Tagen Ruhigstellung im Gilchrist- oder Desault-Verband (➤ 3.2.3) mit Bewegungsübungen beginnen.

Die **Heilungsdauer einer Fraktur** hängt von verschiedensten Faktoren ab, z. B. von der Frakturform, aber auch vom Alter des Betroffenen und Vorerkrankungen wie Osteoporose. Grundsätzlich gilt, je jünger der Mensch, je kleiner der Knochen und je unkomplizierter der Bruch, umso schneller heilt die Fraktur.

7.5.4 Extensionen

DEFINITION

Extension (lat. *extenso = Streckung, extendere = strecken, dehnen*): „Streckverband", Reposition und Ruhigstellung durch permanente Anwendung von Zug auf das distale Frakturfragment.

Das Prinzip der **Extensionsbehandlung** besteht in der Anwendung eines kontinuierlich auf die verletzte Extremität ausgeübten Längszuges. An der unteren Extremität wird hierzu, abhängig von der Fraktur, in lokaler Anästhesie ein Kirschnerdraht oder Nägel quer durch den Knochen eingebracht und mithilfe eines Metallbügels gespannt (➤ Abb. 7.16). An diesen Bügel wird über einen umgelenkten Seilzug ein variables Gewicht gehängt, wodurch das auf einer Schiene gelagerte Bein unter Längszug kommt (➤ Abb. 7.15).

Der Arzt ordnet die Höhe des Extensionsgewichts an. Dabei orientiert er sich auch am Körpergewicht des Patienten. In der Regel beträgt das **Extensionsgewicht**:

- 10–15 % des Körpergewichts für suprakondyläre Femur- und Tibiakopfextensionen (➤ 7.11.7, ➤ 7.11.8, ➤ Abb. 7.16)
- 5 % des Körpergewichts für Kalkaneus- und Olekranonextensionen. (➤ 7.11.4, ➤ 7.11.9, ➤ Abb. 7.16)

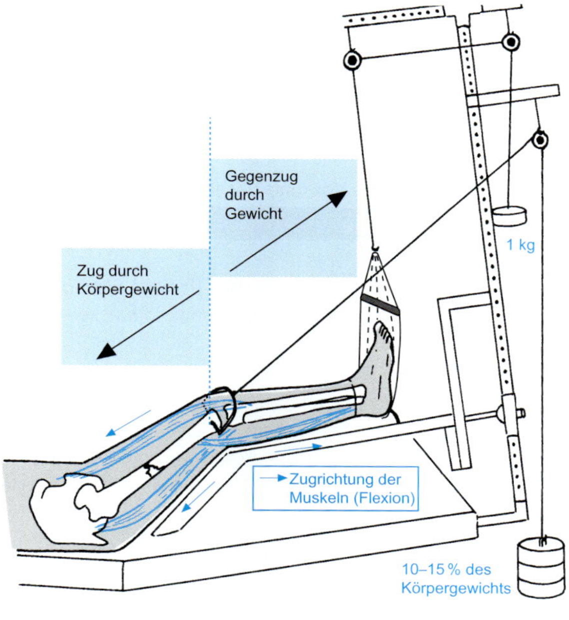

Abb. 7.15 Extension der unteren Extremität mit Spitzfußprophylaxe. [L157]

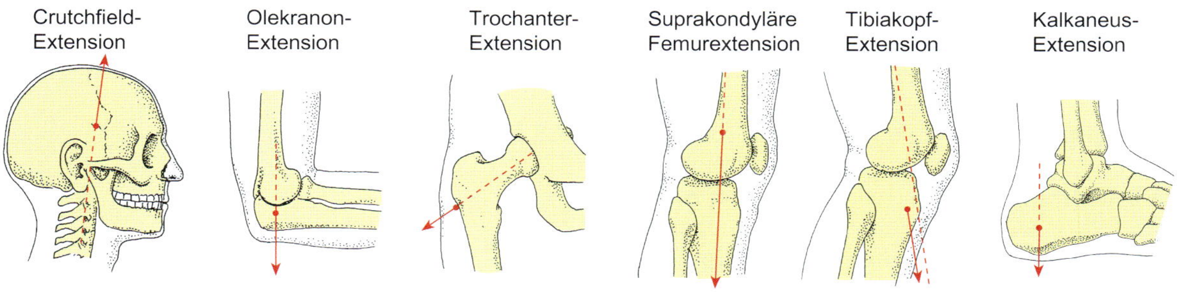

Abb. 7.16 Extensionen. An welcher Stelle der Nagel oder Kirschnerdraht in den Knochen eingebracht wird, hängt von der Lokalisation der Fraktur ab. Der rote Punkt markiert die Stelle, an der der Chirurg den Nagel bzw. Kirschnerdraht einbringt. Der Pfeil zeigt die Zugrichtung der Extension. [L190]

VORSICHT

Abnehmen der Extensionsgewichte

Die Extensionsgewichte dürfen nur nach ärztlicher Anordnung abgenommen werden. Auch zum Transport des Patienten, z. B. in den Operationssaal oder zum Röntgen, bleiben sie hängen.

Extensionen werden angewendet, wenn eine definitive Osteosynthese nicht sofort möglich ist, z. B. auf Grund starker Weichteilschwellung. Sie werden bei Ober- und Unterschenkelfrakturen, Sprunggelenksfrakturen, Frakturen der Halswirbelsäule (➤ 7.8.1) und Frakturen der oberen Extremität eingesetzt.

Pflege

Lagerung

- Die Lagerung der unteren Extremität erfolgt in der Regel auf einer Extensionsschiene (z. B. Krapp-Schiene, ➤ Tab. 7.4), die gut mit einem Extensionsgerüst verbunden werden kann. Sie wird 40–60 cm über Matratzenniveau an einer Extensionsstange am Bettrahmen angebracht
- Schienen aus Metall müssen gut gepolstert werden
- Bein in leichter Abduktion und Außenrotation lagern (➤ Abb. 7.17)
- Kniegelenk in 30–45°-Beugung lagern (➤ Abb. 7.17)
- Ferse frei oder weich lagern
- Sprunggelenk in ca. 90°-Stellung lagern (➤ Abb. 7.15). Zur Spitzfußprophylaxe an der verletzten Extremität kann ein Schlauchverband dienen. Er wird über den Fuß gestülpt, mit Verbandskleber fixiert und mit einem separaten Gewicht von 0,5–1 kg versehen. Vorfußzügel können eine Alternative sein. Bei längerer Behandlung haben sich hohe Turnschuhe bewährt, deren Schäfte über die Knöchel reichen. Vorsicht: Dekubitusgefahr an der Ferse
- Körperareale mit oberflächlich gelegenen Nervenbahnen, z. B. Fibulaköpfchen, gut polstern, um eine Nervenschädigung zu vermeiden.

Während der Extensionsbehandlung liegt der Patient auf dem Rücken. Zu ärztlichen oder pflegerischen Maßnahmen darf der Patient jedoch kurzzeitig auf die Seite gelagert werden, z. B. zur Körperpflege oder zum Betten. Dabei unterstützen zwei Pflegende den Patienten. Während des Drehens achtet eine Pflegekraft darauf, den Extensionsbügel mit dem Patienten „mitzudrehen" und den Bügel ständig unter leichtem Zug zu halten.

VORSICHT

Keine eigenmächtigen Veränderungen

Die Anweisungen des Arztes zu Zug, Gegenzug und Lagerung müssen unbedingt beachtet werden. Sie sollten am Bett oder in der Patientenkurve exakt dokumentiert sein. Pflegende dürfen eigenmächtig keine Veränderungen vornehmen oder gar Gewichte abhängen. Vorsicht ist bei Transporten geboten, da die Gewichte mitschwingen.

Verbandswechsel

Die Ein- und Austrittsstellen des Kirschnerdrahts oder Nagels werden wie beim Fixateur externe (➤ 7.5.6, ➤ Abb. 7.27) versorgt.

Beobachtungen und Kontrollen

- Lagerung der verletzten Extremität und der Extensionsvorrichtung mehrmals täglich kontrollieren, insbesondere nach

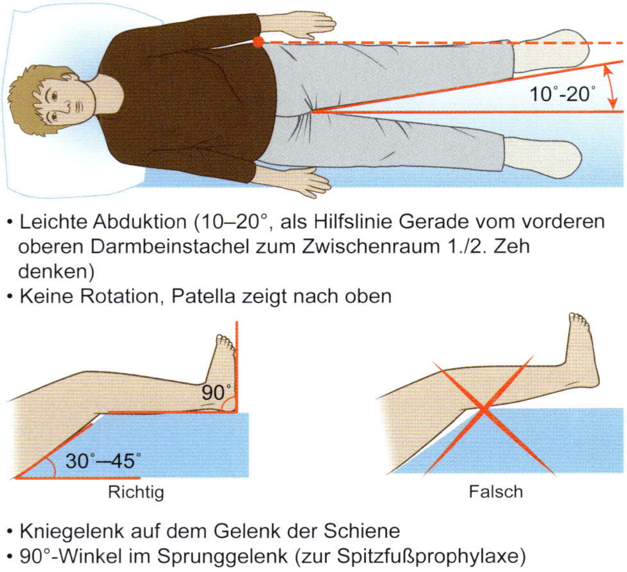

Abb. 7.17 Prinzipien der Lagerung von Extremitäten auf Schienen. [L255]

jedem Lagewechsel des Patienten. Dabei achten Pflegende darauf, dass die Extensionsgewichte frei hängen und das Zugseil frei beweglich ist. Der Extensionsbügel darf wegen der Gefahr von Druckstellen nie (auch nicht im Operationssaal) auf der Extremität liegen, sondern schwebt frei beweglich oder ist unterpolstert

- Bei jedem Betten und bei der Körperpflege auf Zeichen eines Dekubitus achten, v. a. an den Fersen, den Außenknöcheln und am Gesäß. Ggf. die Prophylaxen intensivieren und den Patienten zum regelmäßigen Anheben des Gesäßes anleiten
- Auf Entzündungszeichen an den Ein- und Austrittsstellen der Nägel/Drähte achten
- 3-mal pro Tag die Durchblutung, Motorik und Sensibilität überprüfen (➤ 3.2.1, ➤ Tab. 3.3)
- Auf Zeichen einer Thrombose an der unteren Extremität achten (➤ 9.5.4)
- Nach Schmerzen fragen und ggf. Schmerzmittelanordnung veranlassen.

7.5.5 Schienen

DEFINITION

Schiene: Lagerungshilfsmittel aus Gips, Metall oder Kunststoff zur Entlastung, Ruhigstellung oder zur kontrollierten, begrenzten Bewegung von verletzten oder erkrankten Körperteilen oder zur Korrektur von angeborenen oder erworbenen Fehlstellungen. Es gibt statische (*unbewegliche*) und dynamische (*mit unbeweglichen und beweglichen Teilen*) Schienen.

Schienen stehen in unterschiedlichsten Ausführungen für verschiedenste Indikationen zur Verfügung (➤ Tab. 7.4).

Tab. 7.4 Auswahl an Schienen in der Traumatologie und Orthopädie [U108] [V459] [V481] [V711]

	Indikationen	Vorteile	Nachteile
Beinhochlagerungsschiene z. B. nach Braun oder Schulze (*Schaumstoff*) 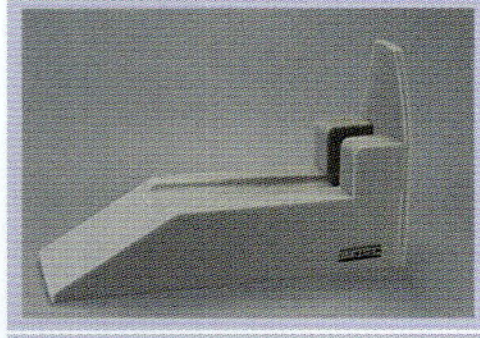	• Zur Ruhigstellung und Abschwellung nach Verletzungen, Frakturen • Osteosynthese im Bereich des distalen Femurs, des Unterschenkels, des Sprunggelenks und Fußes	• Einfache Handhabung • Vielseitig einsetzbar • Bewegung nicht maximal eingeschränkt • Leicht zu reinigen	• Nicht individuell einstellbar • Bein kann leicht von der Schiene genommen werden, v. a. nachts oder von unruhigen Patienten
Beinhochlagerungsschiene z. B. nach Braun oder Schulze (*mit Eisenrahmen*) 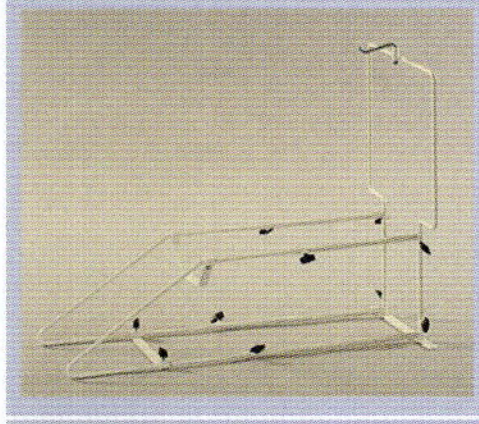	• Wie Schaumstoffschiene, auch in Verbindung mit Extensionen	• Vielseitig anwendbar • Beinauflage ist höhen- und längenverstellbar • Verstellbarer Knieknick	• Schiene muss vor der Anwendung umwickelt und gepolstert werden: unter dem Kniegelenk und der Achillessehne fest, im Bereich des Ober- und Unterschenkels lockerer; der Fersenbereich wird zur Dekubitusprophylaxe ausgespart; die Fußstütze muss fest umwickelt werden • Gefahr von Druckschäden bei mangelnder Polsterung
Beinhochlagerungsschiene nach Krapp 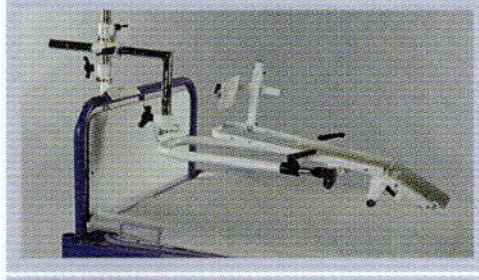	• Wie Schaumstoffschiene, typische Extensionsschiene	• Kann an fast jedem Bett angebracht werden • Individuell einstellbar: längenverstellbar, Kniewinkel einstellbar • „Wippfunktion" zum Betten und Waschen • Bewegliche Unterschenkelauflage	• Bei mangelnder Übung: Hemmung der Pflegenden, die Mechanik zu bedienen
Beinflachlagerungsschiene (*U-Schiene, Schaumstoffkastenschiene*) 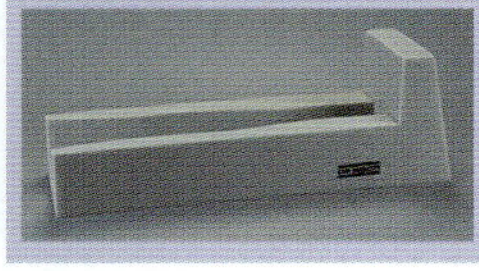	• Zur Ruhigstellung und Abschwellung nach Verletzungen, Frakturen • Osteosynthese im Bereich der Hüfte und des proximalen Femurs	• Relativ stabile Ruhigstellung • Einfache Handhabung • Leicht zu reinigen • Seitl. Aufkantung verhindert Rotation des Beines	• Nicht individuell einstellbar • Hitzestau im Sommer

Tab. 7.4 Auswahl an Schienen in der Traumatologie [V459] [V481] *(Forts.)*

	Indikationen	Vorteile	Nachteile
Volkmann-Schiene *(aus Aluminium gefertigte muldenförmige Schiene mit Aussparung an der Ferse; T-förmige Stütze am Fußteil ermöglicht eine leichte Schrägstellung)* 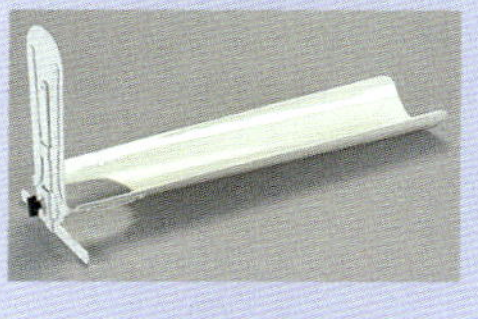	• Wie U-Schiene, besonders für septische Patienten geeignet	• In verschiedenen Größen erhältlich • In der Länge individuell anpassbar • Leicht zu reinigen und zu desinfizieren	• Gefahr von Druckschäden durch Metallkonstruktion • Schiene muss gepolstert werden
Alu-Polsterschiene/SAM®-Splint *(biegsame dünne Aluschiene, die mit Schaumstoff, Neopren u. Ä. gepolstert ist, in unterschiedlichen Breiten und Längen oder auf einer Rolle)* 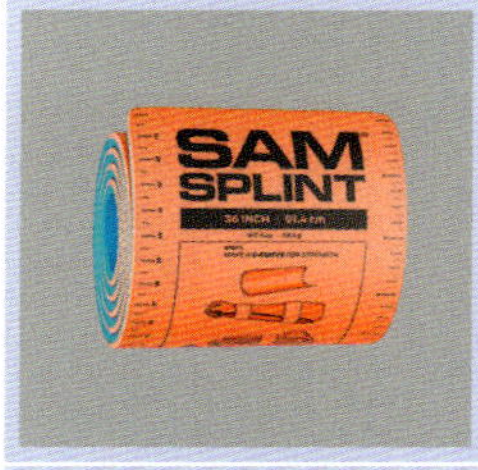	• Notfallmäßige Ruhigstellung von Extremitäten • Bei Wunden, die ruhig gestellt, aber täglich verbunden werden müssen, als Alternative zur Gipsschiene	• Leicht formbar und individuell anpassbar • Geringes Gewicht, wenig Platzverbrauch, deshalb gut für den Outdoor-Bereich (z. B. Bergrettung) geeignet	• Weniger stabil, muss bei Fraktur später durch einen Hartverband ersetzt werden
Armhochlagerungskeil nach Magnus *(Hochlagerungskeil)* 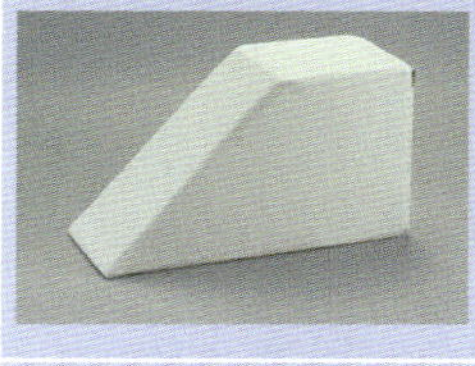	• Zur Hochlagerung des Armes im Bett und im Sitzen	• Einfache Handhabung	• Standardgröße
Bewegungsschiene *(Motorschiene, passive Bewegungsschiene)* 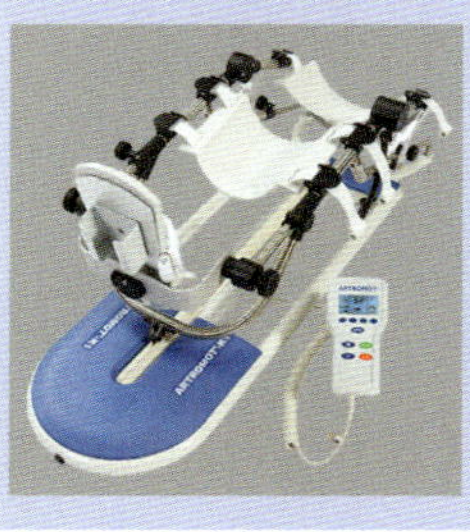	• Mobilisation und Rehabilitation nach Hüft-, Knie- und Sprunggelenksfrakturen • Zum Training der Muskulatur nach längerer Ruhigstellung	• Individuell einstellbar • Flexible Einstellung von Extension und Flexion • Laufgeschwindigkeit und Pausen einstellbar	• Motorengeräusch • Die Anwendung erfordert eine genaue Einweisung • Gefahr von Druckschäden durch Metallteile
Orthesen *(orthopädische Hilfsmittel zum Funktionsausgleich bei Störungen des Bewegungsapparates, ➤ 3.2.2)* 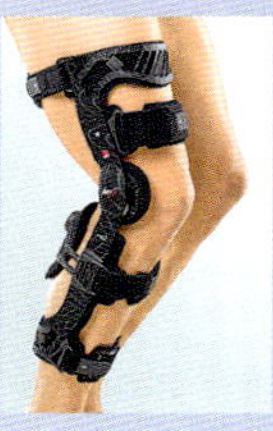	• Stützung eines Gelenks, z. B. nach Operationen • Gelenkführung ohne Korrektur • Gelenkführung mit Korrektur bei Fehlstellung • Ruhigstellung nach Frakturen • Für obere und untere Extremität	• Leichtes Material • Frühzeitige Mobilisation möglich • Kann sofort nach der Osteosynthese eingesetzt werden • Individuelle Anpassung möglich	• Hitzestau im Sommer • Ggf. unbequem, weil sehr eng • Teuer

Prinzipien

- Der Arzt ordnet Schienenart, Lagerung und Gelenkstellung schriftlich an
- Schienen werden am besten individuell angepasst. Bei Standardschienen muss die bestmögliche Größe ausgewählt werden. Die Anpassung erfolgt an der gesunden Extremität
- Das Anlegen einer Beinschiene geschieht am besten zu zweit. Eine Pflegekraft hält bzw. führt das verletzte Bein mit beiden Händen, die andere bringt die Schiene ein.

Lagerungsprinzipien bei Beinlagerungsschienen

- Bein so lagern, dass eine Gerade vom oberen Darmbeinstachel zur Patellamitte zum Zehenzwischenraum der 1. und 2. Zehe entsteht. Dafür ist eine leichte Abduktionsstellung (10–15°) notwendig (➤ Abb. 7.17). Ggf. kann mit einem zusätzlichen Keil zwischen den Beinen verhindert werden, dass der Patient die Abduktion aufgibt
- Die Patella soll stets senkrecht nach oben zeigen. Eine starke Außen- oder Innenrotation z. B. mit einem Sandsack oder Waschlappen verhindern
- Das Kniegelenk so lagern, dass es genau auf dem „Gelenk der Schiene“ liegt
- Den Fuß zur Spitzfußprophylaxe im 90°-Winkel zum Unterschenkel bringen. Eine Standardschiene ggf. mit geeigneten Mitteln (z. B. zusammengerolltes Handtuch oder Laken) verkürzen
- Knochenvorsprünge und oberflächlich verlaufende Nerven vor Druck schützen und Ferse frei lagern
- In einer Flachlagerungsschiene das Kniegelenk unterlagern, z. B. mit Synthetikwatte
- Bei unruhigen Patienten die Schiene ggf. fixieren, z. B. durch ein Bettgitter auf der entsprechenden Seite. Die Fixierung der Schiene mittels Binden oder Gurten am Bettrahmen ist zwar etwas umständlich, aber auch eine Möglichkeit
- Unruhige oder desorientierte Patienten nehmen oft das Bein aus der Schiene und gefährden so den Behandlungserfolg. Eventuell die Extremität an die Schiene anwickeln (Wicklung darf die Blutversorgung nicht behindern)
- Bei Beinhochlagerungsschienen das Kopfteil nur max. 45° erhöhen, da sonst der arterielle und venöse Blutfluss in der Leiste behindert ist. Zum Essen sind kurzfristige Ausnahmen möglich
- Patienten mit Beinlagerungsschienen liegen häufig schief im Bett. Die Folge sind Rückenschmerzen. Bei Bedarf die Lagerung korrigieren und ein Kissen unter das gesunde Bein legen oder den gesunden Fuß von unten stützen
- Das Nachtschränkchen auf die Seite mit der Schiene stellen.

7.5.6 Osteosyntheseverfahren

DEFINITION

Osteosynthese (griech. *ostéon = Knochen; synthesis = Zusammensetzung*): Operationsverfahren, bei der eine Fraktur durch Implantation von Kraftträgern, z. B. Nägeln, Platten oder Schrauben, stabilisiert wird (➤ Abb. 7.20).

Schraubenosteosynthese

Die Versorgung einer Fraktur mit Schrauben wird als **Schraubenosteosynthese** bezeichnet. Unterschieden werden Kortikalis- und Spongiosaschrauben (➤ Abb. 7.18). Die **Kortikalisschraube** wird vorwiegend im diaphysären Teil von Röhrenknochen eingesetzt und für den bestmöglichen Halt in einem mit einem Gewindeschneider vorgebohrten Kanal befestigt. Die **Spongiosaschraube** wird im metaphysären (*spongiösen*) Teil des Knochens eingesetzt.

Plattenosteosynthese

Bei der **Plattenosteosynthese** wird die Fraktur mittels einer Metallplatte stabilisiert, die mit Schrauben am Knochen befestigt wird (➤ Abb. 7.19, ➤ Abb. 7.20).

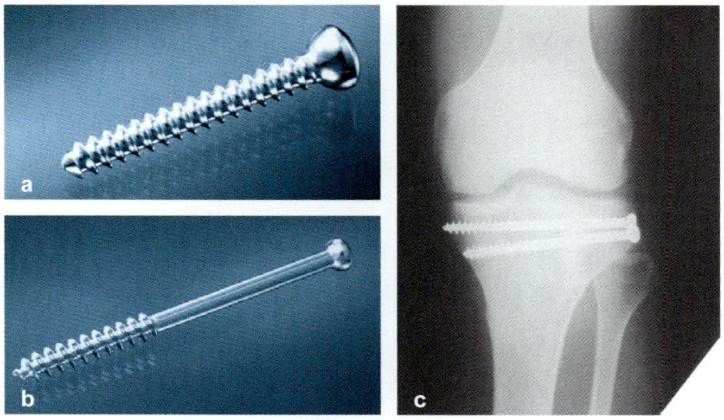

Abb. 7.18 Schraubenosteosynthese. a) Kortikalisschraube mit durchgehendem Gewinde. **b)** Spongiosaschraube mit glattem Halsteil [V228]. **c)** Rekonstruktion einer Tibiakopffraktur mit Zugschraube. [E970]

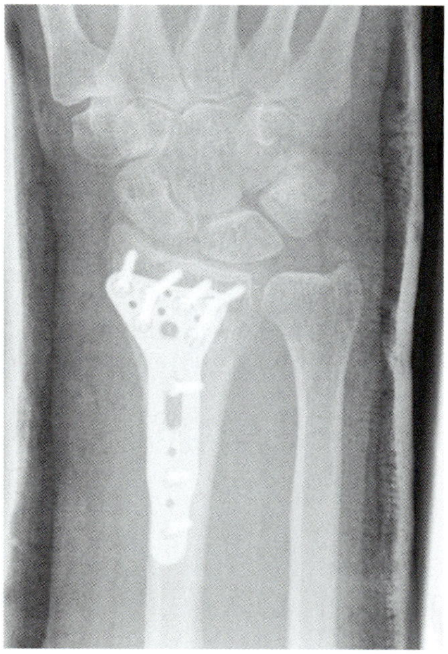

Abb. 7.19 Plattenosteosynthese nach distaler Radiusfraktur. [M332]

Intramedulläre Osteosyntheseverfahren

Bei den **intramedullären Osteosyntheseverfahren** wird das Osteosynthesematerial in den Markraum des Knochens eingebracht.

Marknagelosteosynthese

Zur **Marknagelosteosynthese** wird ein **Marknagel** (z. B. *Küntscher-Nagel, Gamma-Nagel, AO-Nagel*) in den Markraum eines langen Röhrenknochens eingeschlagen, der die Fraktur *intramedullär* schienen soll (➤ Abb. 7.20, ➤ Abb. 7.21).

Bündelnagelung

Die **Bündelnagelung** ist eine Sonderform der intramedullären Osteosynthese, die insbesondere bei Kindern oder bei Humerusfrakturen im Erwachsenenalter eingesetzt wird. Dabei werden mehrere federnde dünne Nägel (*ein Bündel von Nägeln*) von einem seitlichen Knochenfenster aus in den Markraum eingebracht (➤ Abb. 7.22). Die Nägel verkeilen sich durch ihre Elastizität im einschlagfernen Markraum und überbrücken so die Schaftfraktur.

Spickdrahtosteosynthese

Bei der **Spickdrahtosteosynthese** (*Bohrdrahtosteosynthese, Kirschner-Draht-Fixation*) werden Drahtstifte entweder direkt durch die Haut oder nach Offenlegung und Reposition der Fraktur in die Fragmente eingebracht, z. B. bei distaler Radiusfraktur, die durch Gipsverband allein nicht ausreichend ruhig gestellt werden kann. Da mit der Spickdrahtosteosynthese nur Lagerungsstabilität erreicht werden kann, wird das Verfahren meist mit einem anderen Osteosyntheseverfahren oder einer Gipsruhigstellung kombiniert.

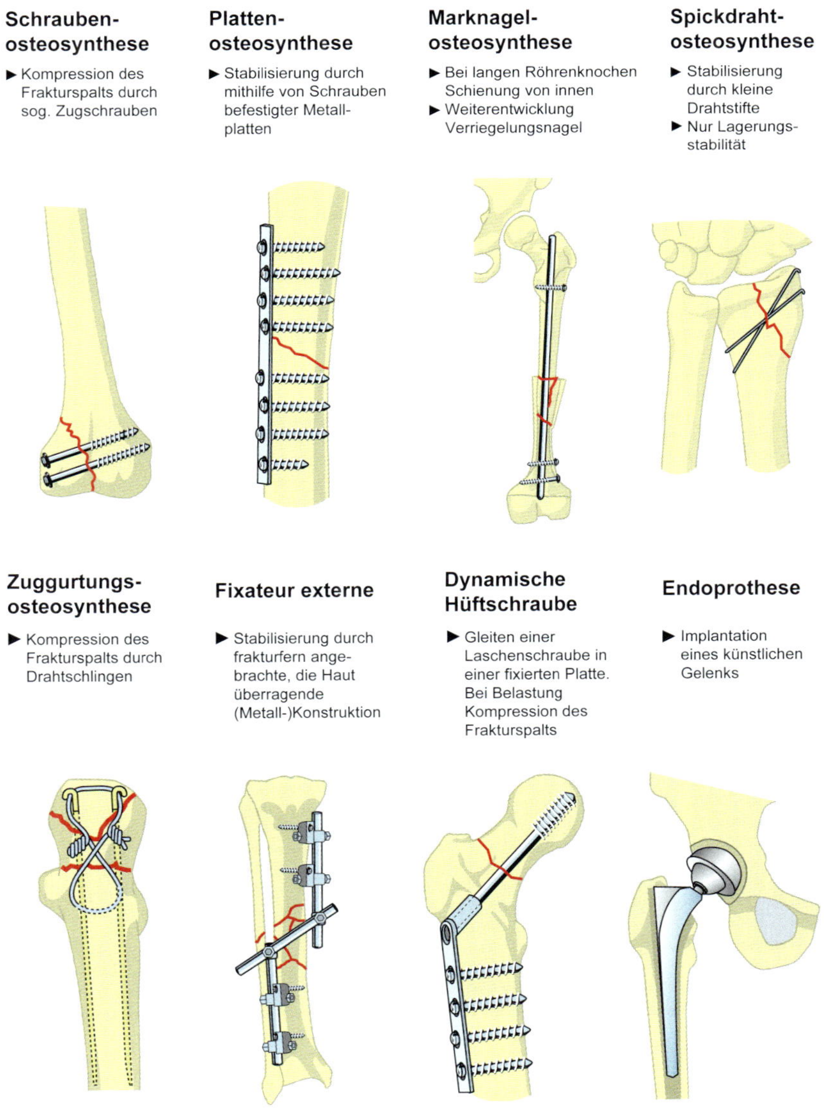

Abb. 7.20 Verschiedene Osteosyntheseverfahren in der Schemazeichnung. [L190] [L138]

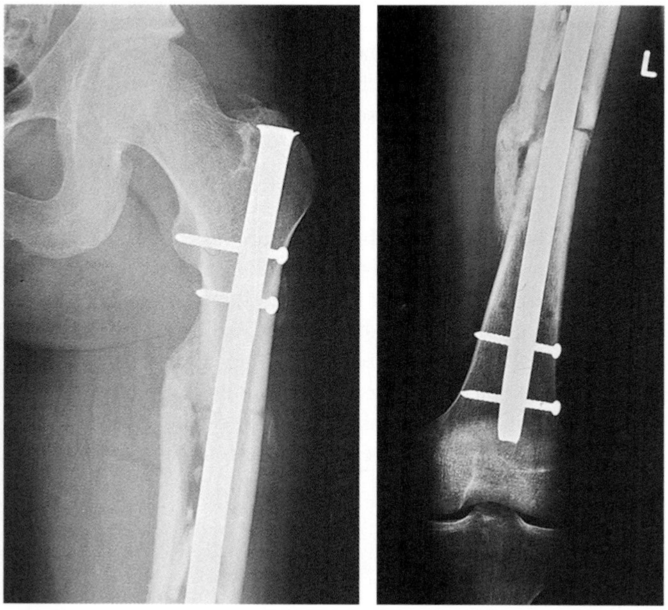

Abb. 7.21 Marknagelosteosynthese einer Fraktur des Femurs im Röntgenbild a. p.. [R234-005]

Zuggurtung

Bei einer **Zuggurtung** (*Zerklage*) legt der Arzt Drahtschlingen in Achtertouren entweder um den Knochen selbst oder um zuvor eingebrachte Spickdrähte oder Schrauben und spannt sie an. Durch das Anspannen werden Zug- in Druckkräfte umgewandelt, die den Frakturspalt komprimieren (➤ Abb. 7.18, ➤ Abb. 7.23).

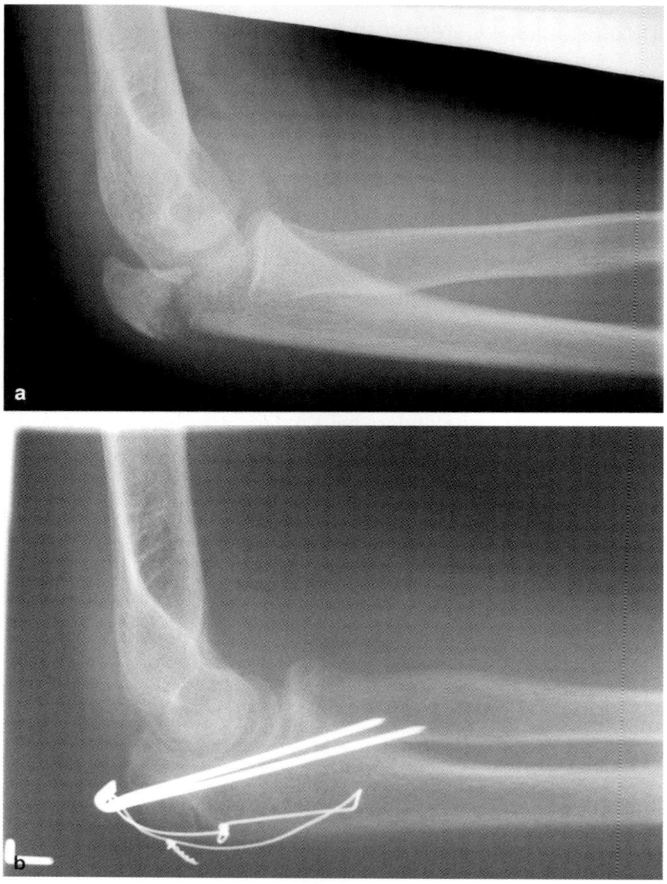

Abb. 7.23 Olekranonfraktur eines Kindes. Mit Zuggurtung versorgt. [T711]

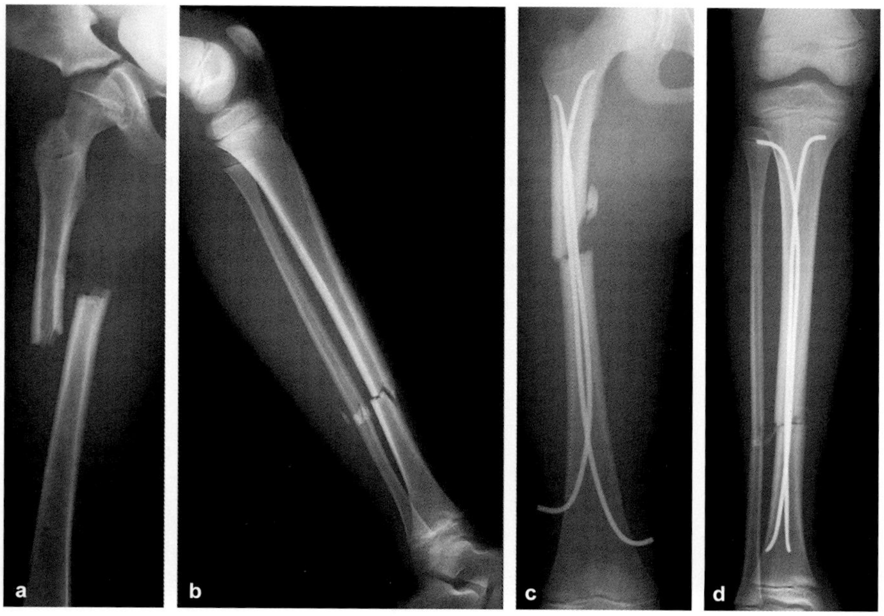

Abb. 7.22 Frakturbehandlung durch Bündelnagelung. a) Kindliche Femurfraktur a. p.. **b)** Kindliche Unterschenkelfraktur seitlich. **c)** Versorgung einer kindlichen Femurfraktur a. p. mittels Prevot-Nägeln. **d)** Versorgung einer kindlichen Unterschenkelfraktur a. p. mittels Prevot-Nägeln. [M502]

Fixateur externe

Zur Anlage eines **Fixateur externe** (*äußerer Festhalter*) werden proximal und distal der Fraktur *Steinmann-Nägel* oder *Schanz-Schrauben* im Knochen verankert, die durch die Haut hindurch nach außen ragen (➤ Abb. 7.18, ➤ Abb. 7.24, ➤ Abb. 7.27). Die Schrauben können in einer, zwei oder drei Ebenen platziert werden. Eine Sonderform ist der Halo-Fixateur für Frakturen der HWS (➤ 7.8.1).

Hauptindikationen für einen Fixateur externe sind offene Frakturen mit Weichteilschäden. Eine **Komplikation** beim Fixateur externe ist eine Infektion der Nägel oder Schrauben (*Pin-Track-Infektion*) mit der Gefahr einer Ostitis oder Osteomyelitis.

Dynamische Hüftschraube

Bei der **dynamischen Hüftschraube** (*DHS*) gleitet eine im Hüftkopf zentrierte Schraube in der Lasche einer am proximalen Femur fixierten Platte (➤ Abb. 7.18, ➤ Abb. 7.25). Unter Belastung kommt es zur (erwünschten) Kompression der Fragmente. Hauptindikation ist die pertrochantäre Femurfraktur (➤ 7.11.7).

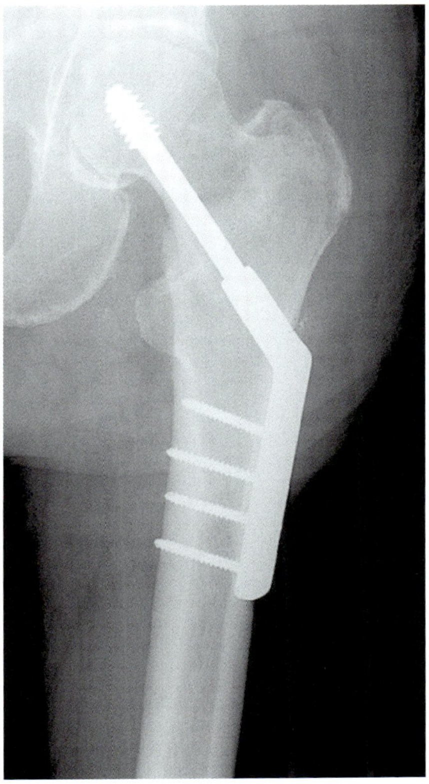

Abb. 7.25 Pertrochantäre Femurfraktur. Mit einer dynamischen Hüftschraube stabilisiert. [R372]

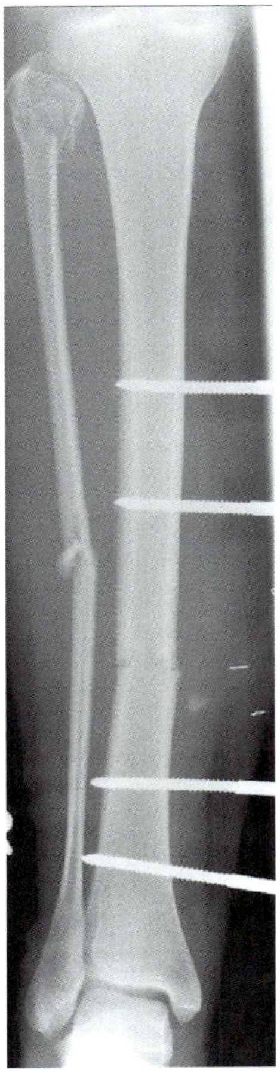

Abb. 7.24 Unterschenkelschaftfraktur nach Polytrauma. Primär operativ mit einem Fixateur externe versorgt. [R333]

Verbundosteosynthese

Eine **Verbundosteosynthese** ist ein Kombinationsverfahren, bei dem die Fraktur mit Osteosynthesematerial, z. B. einer Platte, stabilisiert wird. Gleichzeitig wird ein ausgeprägter Knochendefekt mit Knochenzement (z. B. *Palacos®*) aufgefüllt.

Endoprothesen

Bei manchen gelenknahen Frakturen erfordert die Erhaltung des natürlichen Gelenks eine längerfristige Immobilisation des Patienten. Dies birgt insbesondere bei bestehender Arthrose und bei älteren Patienten eine Vielzahl von Komplikationen, z. B. Kontraktur, Pneumonie, Dekubitus oder Thrombose. Deshalb kann es bei diesen Patienten zur raschen und schmerzarmen Mobilisation sinnvoll sein, eine **Endoprothese** (*künstliches Gelenk aus Metall*) zu implantieren (➤ Abb. 7.18, ➤ Abb. 7.26, ➤ 8.14.7).

Knochentransplantation

Große Knochendefekte (z. B. Trümmerfrakturen) müssen häufig mit autologen (*körpereigenen*) oder homologen (Knochenbank-) **Transplantaten** aufgefüllt werden, damit überhaupt eine knöcherne Durchbauung möglich ist. Bevorzugt werden autologe Knochentransplantate (z. B. aus dem Beckenkamm) weil sie biologisch höherwertig sind bei gleichzeitig geringem Infektionsrisiko (z. B. Hepatitis, HIV) im Vergleich zu homologen Transplantaten.

7

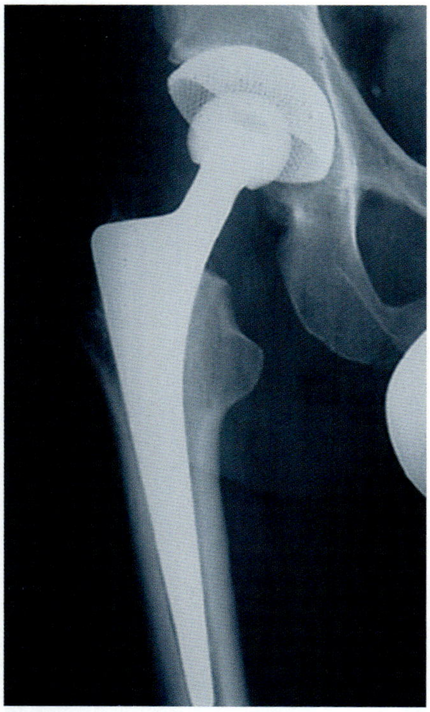

Abb. 7.26 Zementfreie totale Endoprothese (TEP) des Hüftgelenks. [M158]

Metallentfernung

Prinzipiell können alle metallischen Osteosynthesematerialien nach dem vollständigen Abheilen der Fraktur entfernt werden, da es im Laufe der Zeit unterhalb der Implantate zu einem Gewebeumbau kommt (*Stressprotektion*), der den Knochen schwächt und die Frakturneigung erhöht. Bei Risikopatienten entscheidet der Arzt individuell über eine **Metallentfernung** (*ME*). An den oberen Extremitäten können Metallimplantate eher belassen werden als an den unteren Extremitäten.

Pflege

Pflege vor, während und nach Operationen ➤ Kap. 4
Perioperative Pflege in der Orthopädie ➤ 8.1.6
Beobachten, Beurteilen und Intervenieren ➤ 7.1.5

Pflege bei Fixateur externe

Perioperative Pflege in der Traumatologie ➤ 7.1.6

Lagerung und Bewegung
Die Pflegenden lagern die Extremität in den ersten postoperativen Tagen auf eine Schaumstoffschiene hoch (➤ 7.5.5). Ein frakturierter Arm kann auch auf einem Kissen hochgelagert werden. Bei einem Fixateur externe am Bein achten die Pflegenden darauf, dass das Sprunggelenk in 90°-Stellung gelagert ist. Der Fixateur externe ist meist übungsstabil.

Verbandswechsel
Wegen der Gefahr der Infektion an den Eintrittsstellen der Nägel bzw. der Schrauben (*Pin-Track-Infektion*) ist ein täglicher aseptischer **Verbandswechsel** notwendig (➤ Abb. 7.27). Geht der Patient mit dem Fixateur nach Hause, leiten ihn die Pflegenden in der Durchführung des Verbandswechsels an.

Die Eintrittsstellen werden bei Bedarf mit physiologischer Kochsalzlösung gereinigt und dann mit einem Haut- oder Schleimhautdesinfektionsmittel desinfiziert. Bei Entzündungszeichen tragen die Pflegenden nach Arztanordnung eine antiseptisch wirkende Salbe, z. B. PVP-Jod oder *Lavasept®-Gel* auf. Ggf. wird vorher ein Wundabstrich durchgeführt. Danach legen sie um jeden Nagel/Schraube eine Schlitz- oder Drain-Kompresse. Begleitende Weichteilverletzungen werden mit einer offenporigen Schaumstoffkompresse (z. B. *Coldex®*, *Epigard®*, *Syspur-derm®*) temporär gedeckt. Dafür ist der Schaumstoff exakt in die Verletzung einzupassen.

7.5.7 Frakturheilung

DEFINITION

Primäre Frakturheilung: Direkte knöcherne Überbrückung des Frakturspaltes.
Sekundäre Frakturheilung: Im Frakturbereich zunächst Ausbildung eines nicht-knöchernen Zwischengewebes (*Kallus*), das dann sekundär zu Knochen umgewandelt wird. Dies ist der natürliche Verlauf der Knochenheilung.

Voraussetzung für die **primäre Frakturheilung** ist ein nahezu fugenloses Aneinanderliegen der Knochenfragmente, eine gute Durchblutung und konsequente Ruhigstellung. Dann können die knochenbildenden Osteoblasten den Bruchspalt direkt überbrücken (*Kontaktheilung*). Meist ist dies nur durch eine stabile Osteosynthese nach vorheriger idealer Reposition erreichbar.

Die **sekundäre Frakturheilung** ist typisch für die konservative Frakturbehandlung, da z. B. mit einem Gipsverband (➤ 3.2.1)

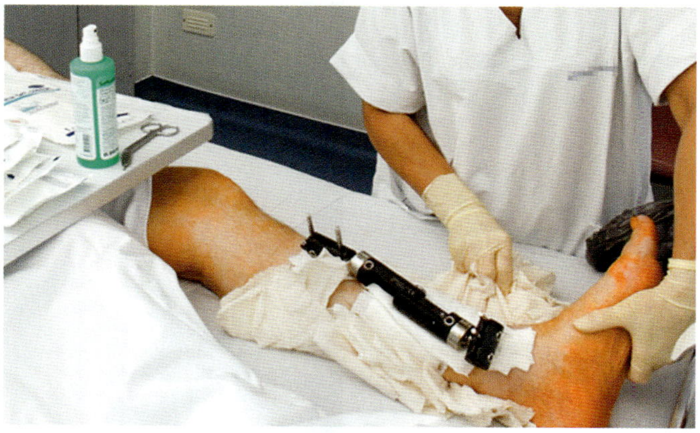

Abb. 7.27 Verbandswechsel am Fixateur externe, der eine Unterschenkelfraktur stabilisiert. [K115]

oder einer Extensionsbehandlung (➤ 7.5.4) weder eine fugenlose Adaptation der Fragmente noch eine völlige Ruhigstellung zu erzielen ist: Im Frakturspalt bildet sich ein Hämatom. In das Hämatom wandern Zellen aus dem Blut ein, darunter auch Fibroblasten. Diese bilden ein bindegewebig-knorpeliges Zwischengewebe, den **Kallus.** Dieser fixiert die Fragmente zunehmend und ist im Röntgenbild als wolkige Auftreibung um den Frakturspalt sichtbar (*Geflechtknochen*). Erst im Verlauf der nächsten Monate wird der Kallus zum „normalen" Knochen (*Lamellenknochen*) umgewandelt.

7.5.8 Störungen und Komplikationen der Frakturheilung

Kompartmentsyndrom

DEFINITION

Kompartmentsyndrom: Volumenzunahme der Weichteile im nicht ausdehnungsfähigen osteofaszialen Kompartment mit zunächst zunehmendem Funktionsausfall, später mit Nekrosen der Muskulatur. Das Kompartmentsyndrom kann bei allen von Faszien umgebenen Muskeln oder Muskelgruppen auftreten.

Häufig ist vom **Kompartmentsyndrom** die vordere Muskelloge am Unterschenkel (*Tibialis-anterior-Syndrom*) betroffen (➤ Abb. 7.28), selten die Muskelloge der Handgelenk- und Fingerbeuger (*Volkmann-Kontraktur*).

Die **Erstsymptome** treten innerhalb weniger Stunden bis Tage auf. Es kommt zur Verfärbung der betroffenen Region, Schmerzen, Schwellung und Parästhesien bei noch erhaltenen Extremitätenpulsen. Durchblutungsstörung und Bewegungseinschränkung nehmen ohne Behandlung zu. Im Endstadium bestehen ausgeprägte Lähmungen und Sensibilitätsstörungen sowie evtl. eine Hautnekrose.

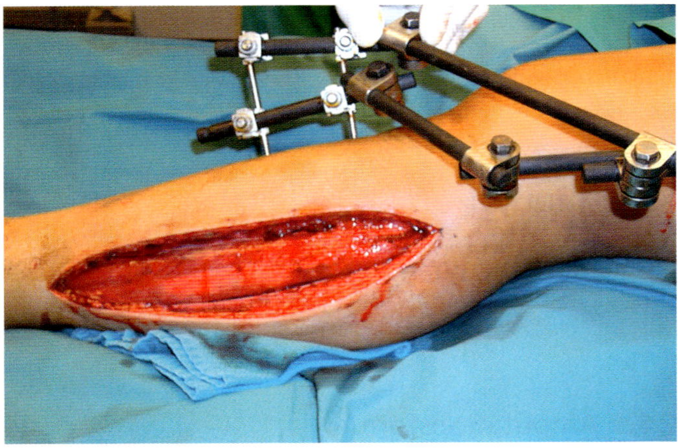

Abb. 7.28 Kompartmentsyndrom am Unterschenkel. Zur Entlastung wurde das ventrale und laterale Kompartment eröffnet. Die Fraktur ist mit einem Fixateur externe versorgt. [R234-005]

Einzig wirksame **Therapie** ist die frühzeitige Druckentlastung durch Entfernung einschnürender Verbände, Gipsentfernung oder Faszienspaltung der betroffenen Muskelloge.

Warnzeichen: zunehmende Schmerzen

Zunehmende, unverhältnismäßig starke Schmerzen nach einer Extremitätenfraktur können auf ein Kompartmentsyndrom hinweisen.

Die Pflegenden informieren bei Verdacht auf ein Kompartmentsyndrom umgehend den Arzt und lassen den Patienten Nahrungskarenz einhalten, bis geklärt ist, ob er notfallmäßig operiert werden muss. Nach einer Faszienspaltung bleibt die Wunde meist offen, bis die Schwellung zurückgegangen ist (*Wundbehandlung bei chronischen Wunden* ➤ 2.10.5). Anschließend kann die Wunde mittels Sekundärnaht bzw. Spalthauttransplantat (➤ 1.4.7) verschlossen werden.

Infektion

Insbesondere bei offenen Frakturen, aber auch nach Osteosynthese besteht die Gefahr einer Keimbesiedlung mit nachfolgender manifester **Infektion** der Wunde (➤ 2.4.1), des Knochens oder des Knochenmarks (*Osteomyelitis,* ➤ 8.11.1).

Verzögerte Frakturheilung und Pseudarthrose

DEFINITION

Verzögerte Frakturheilung: Verlängerung der Heilungsdauer einer Fraktur auf 4–6 Monate.
Pseudarthrose (*Fractura non sanata, Falschgelenkbildung*): Ausbleiben der Frakturheilung nach sechs Monaten.

Zahlreiche Faktoren können zu einer **verzögerten** *(oder ausbleibenden)* **Frakturheilung** führen (➤ Abb. 7.29). Allgemeine Faktoren sind z. B. ein erhöhtes Lebensalter des Patienten oder die Einnahme bestimmter Medikamente, z. B. Glukokortikoide. Lokale Faktoren sind unter anderem eine fehlende Ruhigstellung, ein Auseinanderweichen der Fragmente, eine Infektion oder Minderdurchblutung i. R. von Nikotinabusus. Die Frakturstelle wird lediglich bindegewebig überbrückt und verknöchert nicht.

Klinisch fallen Druck- und Belastungsschmerz, Schwellung und Funktionseinschränkung der betroffenen Extremität auf. Falls die Fraktur nicht operativ stabilisiert wurde, kommt es zu abnormer Beweglichkeit.

Die **Therapie** hängt von der Ursache der Pseudarthrose ab. Gut durchblutete Fragmentenden (*hypertrophe Pseudarthrose*) werden mittels stabiler Osteosynthese (➤ 7.5.6) stabilisiert, schlecht durchblutete Fragmentenden (*hypotrophe Pseudarthrose*) werden operativ angefrischt und dann mittels Spongiosaplastik und erneuter Osteosynthese stabilisiert. Eine Ausschaltung der verursachenden Noxen ist dringend notwendig.

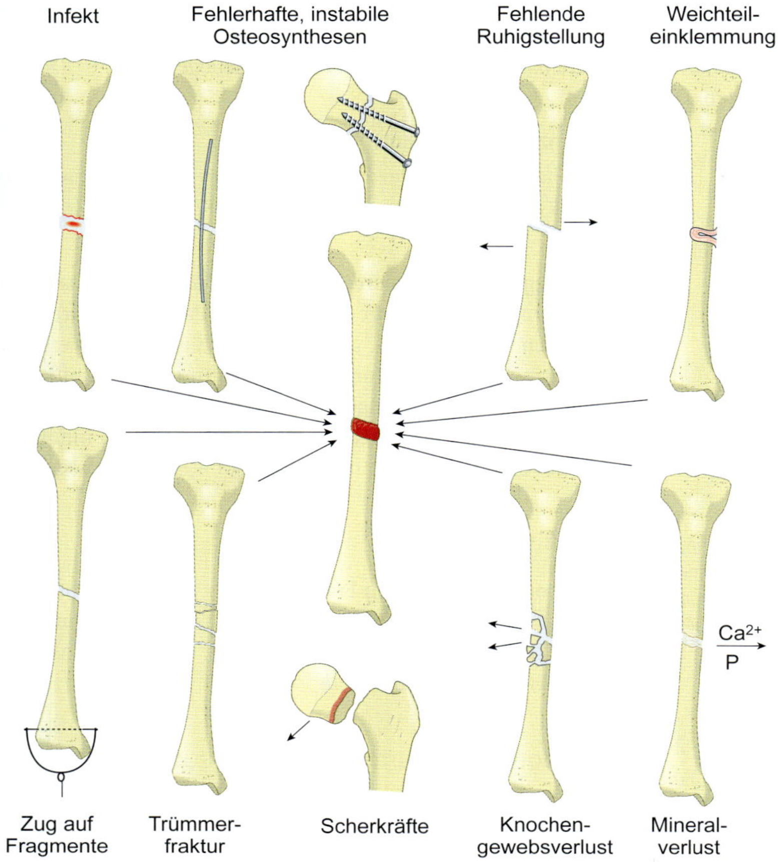

Abb. 7.29 Ursachen für eine verzögerte Frakturheilung und Pseudarthrosen. [L190]

Komplexes regionales Schmerzsyndrom

DEFINITION

Komplexes regionales Schmerzsyndrom (engl. *Complex regional pain syndrome, CRPS; früher: Sudeck-Dystrophie*): Neurologisch-orthopädisch-traumatologische Erkrankung nach erfolgtem Trauma, Operation oder Entzündung, meist nach distalen Extremitätenverletzungen, z. B. einer distalen Radiusfraktur. Klinisch ist das CRPS durch eine lokale Zirkulationsstörung, Schmerzen und Funktionseinschränkung des betroffenen Extremitätenabschnitts gekennzeichnet.

Die Ursache für ein **komplexes regionales Schmerzsyndrom** ist nach wie vor unklar. Es wird vermutet, dass Entzündungsbotenstoffe eine Fehlregulation des sympathischen Nervensystems und der Durchblutung, sowie Veränderungen der Reizverarbeitung im Gehirn zum CPRS führen.

Das CRPS verläuft typischerweise in **drei Stadien** (➤ Abb. 7.30):

- **Stadium I** (*akute Entzündung, sympathische Dysfunktion*) 2–8 Wochen nach dem Trauma mit starken Entzündungszeichen und sympathischer Aktivität: Schwellung, schwitzende Haut, starke Ruhe- und Bewegungsschmerzen, Berührungsempfindlichkeit, Bewegungseinschränkung und Schonhaltung
- **Stadium II** (*chronische Dystrophie*) 1–3 Monate nach dem Trauma mit nachlassenden Entzündungszeichen und sympathischer Aktivität: zunehmende trophische Störungen, kühl-blasse Haut, beginnende Muskelatrophie und Verminderung des subkutanen Fettgewebes, zunehmende Gelenkversteifung
- **Stadium III** (*irreversible Atrophie*) 3–6 Monate nach dem Trauma: wenig oder keine Schmerzen, (weitgehender) Funktionsverlust des Extremitätenabschnitts durch Gelenkversteifung und Muskelatrophie, pergament-dünne Haut.

Die Behandlung ist schwierig und multimodal, u.a. mit entzündungshemmenden und schmerzlindernden Medikamenten, physikalischen und physiotherapeutischen Maßnahmen.

7.6 Amputation

DEFINITION

Amputation: Vollständige Entfernung eines Körperteils. Entweder traumatisch (*verletzungsbedingt*) oder als therapeutische Maßnahme.

7.6.1 Amputationsformen

Traumatische Amputation

Eine **traumatische Amputation** ist die vollständige Abtrennung einer Gliedmaße durch einen Unfall. Unter günstigen Bedingungen – glatte Abtrennung ohne ausgedehnte Weichteilschäden, saubere

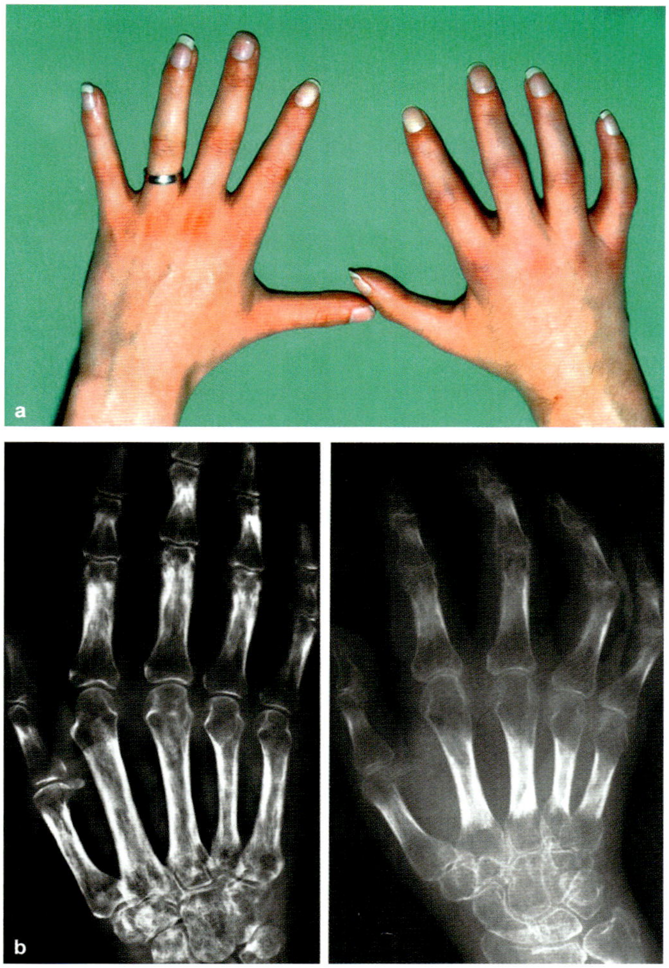

Abb. 7.30 Komplexes regionales Schmerzsyndrom an der rechten Hand. a) Klinischer Befund. **b)** Röntgen-Befund. [R110-19]

Wunden, keine Durchblutungsstörungen durch bestehende Gefäßerkrankungen – kann das **Amputat** (*amputierte Gliedmaße*) oft durch einen Chirurgen **replantiert** werden.

VORSICHT

Erstmaßnahmen am Unfallort bei traumatischer Amputation

Folgende Maßnahmen dienen der eventuellen **Replantation** der abgetrennten Gliedmaßen:

- Stumpf steril abdecken und hochlagern. Bei Blutungen Gefäß zur Not manuell komprimieren, nicht abklemmen
- Amputat gezielt suchen (lassen)
- Amputat trocken in sterile Kompressen hüllen, in eine saubere Plastiktüte geben und diese verschließen. In eine zweite Plastiktüte ein Eis-Wasser-Gemisch füllen und die erste Tüte hineinlegen, zweite Tüte verschließen (Amputatbeutel und Eiswürfel sind meist auf den Einsatzfahrzeugen des Rettungsdienstes vorhanden). Auf keinen Fall Amputat direkt mit Eis oder Wasser in Kontakt bringen, dies führt zu zusätzlichen Schäden (➤ Abb. 7.31)
- Das so verpackte Amputat zügig und möglichst zusammen mit dem Patienten in die Klinik transportieren.

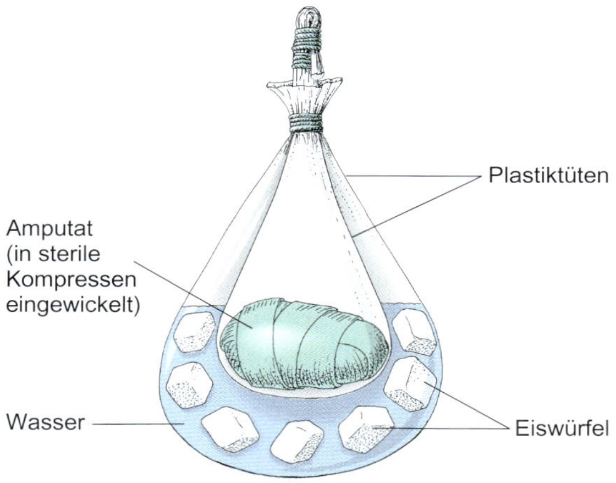

Abb. 7.31 Transport eines Amputats. [L190]

Amputation als therapeutische Maßnahme

Manchmal ist es trotz aller Bemühungen nicht möglich, eine erkrankte oder verletzte Gliedmaße zu erhalten. Häufigste Indikation für eine **Amputation** ist eine periphere arterielle Verschlusskrankheit (*pAVK*, ➤ 9.4.4). Grundsätzlich wählt der Arzt die Amputationshöhe so peripher wie möglich, um eine gute Restfunktion der Extremität zu erhalten (➤ Abb. 7.32). Eine ausreichende Weichteildeckung, d. h. ein

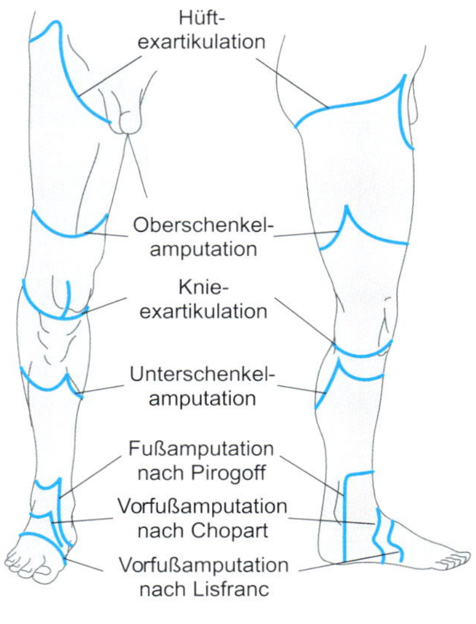

Abb. 7.32 Amputationsebenen und -schnittführungen am Bein. [L106]

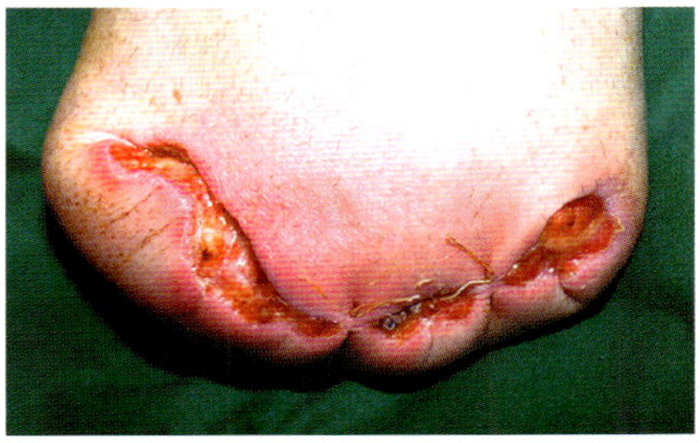

Abb. 7.33 Sekundär heilender Unterschenkelstumpf am 17. postoperativen Tag. [T152]

spannungsfreier Verschluss mit Muskeln, Faszie und Haut sowie die Platzierung der Narbe außerhalb der späteren Belastungszone sollen Komplikationen vorbeugen (➤ Abb. 7.33).

Komplikationen nach Amputation, auch durch eine Prothesenversorgung

- Nachblutung
- Wundheilungsstörung und Wundinfektion, insbesondere bei Patienten mit Durchblutungsstörungen, z. B. pAVK (➤ 9.4.4)
- Stumpfödem und -hämatom
- Kontraktur
- Hauterkrankung im Stumpfgebiet, z. B. Kontaktekzem, Pilzinfektion, Furunkelbildung (➤ 2.7.3)
- Stumpfschmerzen sind auf den verbliebenen Gliedmaßenrest lokalisiert und treten häufig attackenartig auf. Sie entstehen meist durch ungeordnetes Aussprossen der Nervenenden (*Strumpfneurom*) nach Wochen und Monaten
- **Phantomgefühl** und **Phantomschmerz.** Der Patient spürt seine amputierte Extremität oder er erlebt Schmerzen, Nadelstiche, Prickeln. Phantomschmerz und -gefühl können mit der Zeit zurückgehen, bei manchen Patienten werden sie chronisch und bleiben lebenslang vorhanden. Die Ursachen sind mehrschichtig und nicht in allen Einzelheiten geklärt, z. B.:
  - Nicht-Wahrhabenwollen der Amputation
  - Reizung der Nervenstümpfe
  - Starke Schmerzen schon vor der Amputation. Entsprechende Zellen im Gehirn haben ein Schmerzgedächtnis, d. h. je länger ein Schmerzereignis besteht, umso eher wird diese Erfahrung gespeichert und führt immer wieder zu Schmerzattacken
- **Dekubitus** als Komplikation bei der Prothesenerstversorgung.

7.6.2 Spezielle Pflege nach Amputationen

Pflege vor, während und nach Operationen ➤ Kap. 4

Die **postoperative Pflege** nach Amputation hat verschiedene Schwerpunkte:

Beobachtungen

- Engmaschige Vitalzeichenkontrolle in den ersten 24 Std. einschl. Verband- und Redon-Drainage-Kontrolle da die Gefahr einer arteriellen Nachblutung besteht
- Ein Abbindeschlauch soll beim Patienten liegen
- Bei arterieller Nachblutung: Sofort Arzt verständigen, Druckverband, Hochlagerung.

Lagerung und Bewegung

- Hochlagerung des Stumpfes am Operationstag und 1. postoperativem Tag zur Ödem- und Hämatomprophylaxe. Ausnahme: Patienten mit peripherer arterieller Durchblutungsstörung. Bei ihnen wird das Bein flach gelagert
- Zur Vermeidung von Beugekontrakturen v. a. im Hüft- und Kniegelenk:
  - Patient über die Gefahr aufklären und prophylaktische Maßnahmen einleiten
  - Stumpf nicht anwinkeln, nicht mit angezogenen Knien liegen
  - Ab dem 2. postoperativen Tag Bein gestreckt lagern
  - Beine im Hüftgelenk in leichter Abduktion lagern
  - Ggf. Lagerung des Beines in einer Flachlagerungsschiene oder auf einer Gipsschiene
  - Nur kurzzeitiges Sitzen am Bettrand oder im Stuhl, Stumpf nicht über den Bettrand hängen lassen, auch im Sitzen Kniegelenk strecken
  - Bei Vorfußamputation: Spitzfußprophylaxe
  - Bei Fingeramputation: Schienung des Stumpfes

VORSICHT

Verbotene Maßnahmen nach Amputation

Folgende Maßnahmen sind verboten, weil sie Kontrakturen begünstigen: Kissen unter den Stumpf legen, länger mit angewinkeltem Stumpf sitzen sowie Hochlagerung des Stumpfes ohne ausdrückliche Arztanordnung.

- Frühestmöglicher Beginn mit Bewegungsübungen, meist ab dem 1. postoperativen Tag, ggf. bekommt der Patient rechtzeitig davor ein Schmerzmittel
- Frühmobilisation ab dem 1. postoperativen Tag, Betroffenen über die gesunde Seite nach kinästhetischen Prinzipien aufsetzen (➤ Abb. 4.50)
- Bei guter Kreislaufsituation aufstehen. **Vorsicht:** Menschen mit Amputationen an der unteren Extremität haben Gleichgewichtsstörungen. Hilfestellung durch zwei Pflegende empfehlenswert
- Aktive Übungen mit dem Armen, auch mit Gewichten, stärken die Muskulatur für das Gehen mit Gehstützen
- So bald wie möglich Orthopädietechniker zur Anpassung einer **Erstversorgungsprothese** *(Interimsprothese)* bestellen. Sie kann meist nach 2–3 Wochen intermittierend getragen werden. Die Tragezeit soll täglich um einige Minuten gesteigert werden. Dann soll die **Prothesenschulung** beginnen. Neben dem Umgang mit der Prothese lernt der Betroffene unter Anleitung eines Physiotherapeuten möglichst physiologische Bewegungsabläufe.

Umgang mit der Prothese kennen

Da Pflegekräfte dem Patienten beim An- und Ausziehen der Prothese assistieren, ist es wichtig, dass sie sich vom Orthopädietechniker in den Umgang einweisen lassen.

Stumpfversorgung und Ödemprophylaxe

- Der erste Verbandswechsel ist mit viel Einfühlungsvermögen durchzuführen, da der Patient bei dieser Gelegenheit zum ersten Mal seinen Stumpf sieht. Es gelten die Prinzipien des aseptischen Verbandswechsels
- Meist werden Teilfäden um den 14. postoperativen Tag gezogen

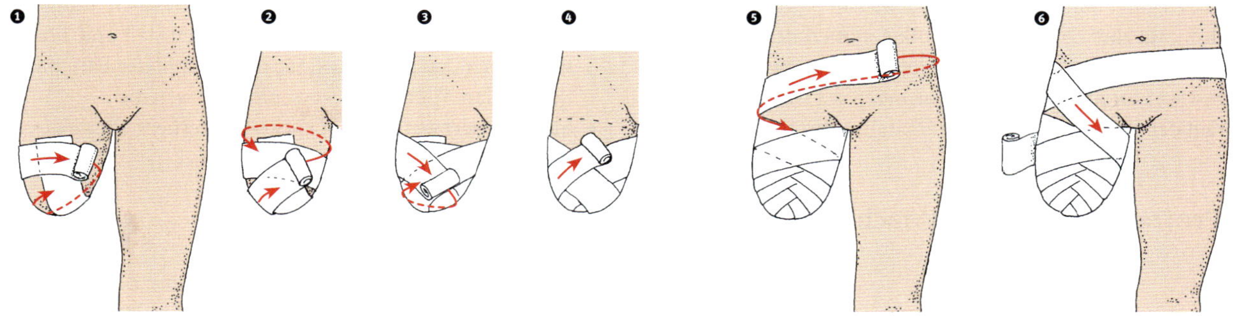

Abb. 7.34 Konisches Wickeln eines Oberschenkel-Amputationsstumpfs in den ersten postoperativen Tagen. Der Anlegedruck der Binde soll von distal nach proximal gleichmäßig nachlassen. [L190]

- Zur **Stumpfödemprophylaxe:** Stumpf konisch mit Kurzzugbinden in Achtertouren wickeln (➤ Abb. 7.34), Zug/Druck muss von distal nach proximal abnehmen. Das nächsthöhere Gelenk wird mit eingewickelt. 2-mal täglich erneuern, dazwischen 10–30 Min. Luft an den Stumpf lassen. Gewickelt wird ca. 3–4 Wochen lang, bis keine Gefahr der Ödembildung mehr droht. Zusätzlich dienen Bewegungsübungen und eine korrekte Lagerung der Ödemprophylaxe.

VORSICHT

Periphere arterielle Verschlusskrankheit (pAKV)

Bei pAVK wird nur auf ausdrückliche Arztanordnung gewickelt, der Arzt bestimmt den Kompressionsdruck.

Vorbereitung des Stumpfes auf die Prothesenversorgung

Wenn die Wundheilung weitgehend abgeschlossen ist, wird die Haut im Bereich des Stumpfes für die Prothesenbenutzung abgehärtet. Bis zum Abschluss der Wundheilung müssen die **Abhärtungsmaßnahmen** mit entsprechender Vorsicht durchgeführt werden:

- Kräftiges Abfrottieren der Haut, mit weicher Bürste oder einem rauen Waschlappen massieren
- Luft und Sonne an die Haut lassen
- Kalt-warme Wechselduschen, bei pAVK nach Arztrücksprache.

Stumpfpflege

Die Gefahr von Hautveränderungen (z. B. Kontaktdermatitis, Schwitzen, Pilzinfektion, Schwielenbildung, Follikulitis) unter der Prothese ist groß.

Deshalb braucht die **Stumpfhaut** eine besondere **Pflege:**

- Patient zur Hautkontrolle und Hautpflege anleiten
- Hautreinigung mit klarem Wasser oder parfümfreiem Syndet mit pH-Wert um 5, dann sorgfältig mit klarem Wasser nachwaschen
- Hautpflege abhängig von der vorgefundenen Hautsituation (z. B. *PC 30V*®). Keine Verwendung von Salben, da diese die Hautporen verschließen und Hautveränderungen begünstigen. Oft haben die Orthopädietechniker gute Tipps bei Hautproblemen
- Bei Pilzinfektion: Lokalbehandlung mit Fungiziden
- Bei Follikulitis: Behandlung nach Arztanordnung
- Bei Kontaktdermatitis: anderes Prothesenschaftmaterial oder Stumpfstrumpf
- Bei Druckstellen: Orthopädietechniker informieren
- Bei starker Schweißbildung: Stumpf mit Salbeitee abreiben.

Schmerzbehandlung und Maßnahmen zur Prophylaxe von Phantomschmerz

Diese **Maßnahmen** führen Pflegende gemeinsam mit dem Arzt durch:

- Patient erklären, woher Phantomschmerzen kommen können und dass viele Betroffene unter ihnen leiden
- Patienten ernst nehmen, ihm die Schmerzen nicht ausreden
- Schon präoperativ auf eine ausreichende und kontinuierliche Schmerztherapie mit zentral wirkenden Analgetika achten
- Patient in eine spezialisierte Schmerzklinik oder Schmerzambulanz vermitteln
- Maßnahmen zur Verbesserung der psychischen Situation und alternative Methoden anregen, diese verbessern oft auch die Schmerzsituation, z. B. Psychotherapie, Seelsorge, Autogenes Training, Hypnose, Akupunktur.

Psychische Begleitung

Der Verlust eines Körperteils stellt einen schwerwiegenden Eingriff in die Körperintegrität dar und ist für die Betroffenen nicht einfach zu verarbeiten. Zur **psychischen Begleitung** gehören:

- Stimmungsschwankungen nicht persönlich nehmen, Geduld und Verständnis zeigen
- Betroffenen motivieren, Trauer um den Verlust des Körperteils zuzulassen
- Aktivierende Pflege, Ressourcen erkennen und fördern
- Erfolgserlebnisse aufzeigen
- Kontakt zum Sozialdienst wegen Anschlussheilbehandlung, Rehabilitation herstellen. Vor allem junge Menschen sollten so bald wie möglich in eine Klinik verlegt werden, die sich auf Menschen mit Amputationen spezialisiert hat

7

- Kontakt zu einer Selbsthilfegruppe herstellen
- Früh Kontakt zum Orthopädietechniker aufnehmen: Nach 6–12 Monaten hat der Stumpf seine endgültige Form und die endgültige und komfortable Prothese kann angepasst werden. Bis dahin trägt der Betroffene eine Erstversorgungsprothese.

7.6.3 Prothesenversorgung nach Amputationen

DEFINITION

Prothese: Künstlicher Ersatz fehlender Körperteile.
Ästhetische (*kosmetische*) **Prothesen:** Imitieren ein Körperteil oder Organ lediglich optisch, z. B. Augenprothese nach Augapfelentfernung.
Funktionelle Prothesen: Ersetzen bestmöglich die Funktionen des Körperteils, z. B. Handprothese mit Greif- und Haltefunktion.

Prothesen sollen nach Amputationen oder bei angeborenen Fehlbildungen einen optischen und/oder funktionellen Ausgleich schaffen und dem Patienten ein weitgehend selbstständiges Leben ermöglichen. Sie werden in Abhängigkeit von der Amputationshöhe und den Bedürfnissen und Fähigkeiten des Patienten individuell angepasst. Unabdingbar ist eine Schulung des Patienten in Pflege und Benutzung der Prothese, z. B. Gangschule, meist durch Physio- oder Ergotherapeuten.

Beinprothesen

Hauptfunktionen von **Beinprothesen** sind die Wiederherstellung der Steh- und Gehfähigkeit des Patienten.

Beinprothesen bestehen heute aus verschiedenen **Komponenten** (*Modularbauweise*, ➤ Abb. 7.35):

- **Rohrskelett** mit einem oder mehreren Gelenken, angepasst an individuelle Bewegungssituation und -wünsche des Patienten
- **Prothesenschaft**, der die Verbindung zwischen Stumpf und Prothese herstellt. Er muss für optimalen Halt und Tragekomfort sorgen und individuell für den Stumpf des Patienten gefertigt werden. Hier gibt es verschiedene Systeme
- **Silikonüberzug** für die optische Wiederherstellung des Beines, der ebenfalls individuell hergestellt wird.

Hand- und Armprothesen

Bei **Hand- und Armprothesen** steht teilweise der Ersatz der Greif- und Haltefunktion im Vordergrund, manches Mal auch der ästhetische Aspekt. Prinzipiell gibt es folgende Möglichkeiten der prothetischen Versorgung (➤ Abb. 7.36):

- **Kosmetische Prothesen** (*Schmuckprothesen*) werden bezüglich Farbe, Form und Oberflächenstruktur der verbliebenen Hand angepasst, übernehmen aber keine Funktionen
- **Passive Greifarme** sind stabile Prothesen, an die Handersatzstücke (z. B. Haken) aufgeschraubt werden können. Aufgrund ihrer guten Kraftübertragung eignen sie sich vor allem für grobe, kraftvolle Tätigkeiten
- **Eigenkraftprothesen** (*funktionelle Prothesen, zugbetätigte Prothesen*) werden durch eigene Körperkraft, z. B. durch die Bewegung des Stumpfes oder Schultergürtels gesteuert. Eine sog. Kraftzugbandage überträgt Muskelkontraktion auf die Mechanik der Prothese
- **Fremdkraftprothesen** (*myoelektrische Prothesen*) nutzen willkürliche Muskelkontraktionen z. B. am Amputationsstumpf. Steuerungselektroden in der Prothese registrieren die Muskelkontraktion, verstärken sie und leiten sie zu einem batteriegetriebenen Motor weiter, der dann z. B. die Hand öffnet oder schließt. Dadurch sind zwar abgestufte Greifbewegungen möglich, diese Prothesen

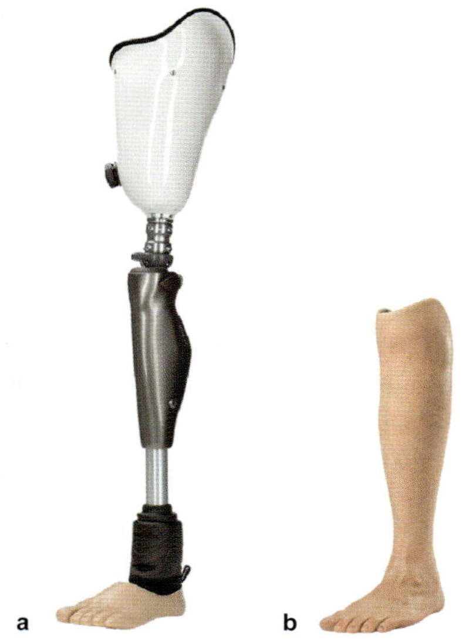

Abb. 7.35 Beinprothesen. a) Rohrskelett mit Knie- und Sprunggelenk und Prothesenschaft einer Oberschenkelprothese einschließlich Prothesenschaft. **b)** Individuell gefertigter Silikonüberzug für das Rohrskelett einer Unterschenkelprothese. [V164]

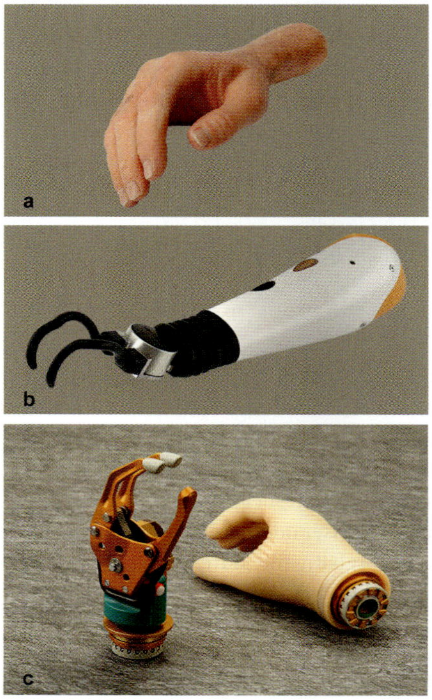

Abb. 7.36 Verschiedene Armprothesen. a) Individuell gefertigte kosmetische Handprothese aus Silikon. **b)** Passiver Greifarm. **c)** Myoelektrische Handprothese. **d)** Hybridprothese des ganzen Arms. [V164]

sind jedoch für kraftvolle Arbeiten kaum geeignet. Zudem stellen sie hohe Anforderungen an Kooperationsbereitschaft und koordinativen Fähigkeiten des Prothesenträgers
- **Hybridprothesen** kombinieren die Technik der Eigenkraftprothese mit der der Fremdkraftprothese.

Ablauf einer Prothesenversorgung

Eine **Prothesenversorgung** läuft immer sehr individuell ab. Die zukünftige Prothese soll den Wünschen und Bedürfnissen des Betroffenen optimal entsprechen. Das ist die Aufgabe des Orthopädietechnikers, der eng mit Arzt, Pflegenden, Physio- und Ergotherapeuten zusammenarbeitet.

Schritt 1 – Patientenanamnese und Beratung. Zuerst wird der aktuelle **Aktivitäts- und Mobilitätsgrad** nach den Vorgaben der gesetzlichen Krankenversicherung (*GKV*) erfasst, z. B. für eine Beinprothese:
- **0** Nichtgehfähiger
- **1** Innenbereichsgeher
- **2** eingeschränkter Außenbereichsgeher
- **3** uneingeschränkter Außenbereichsgeher
- **4** Außenbereichsgeher mit besonders hohen Anforderungen.

Danach werden die Wünsche des Patienten an seine zukünftige Prothese in Erfahrung gebracht. Grundsätzlich hat jeder Mensch ein Recht auf Ausgleich seiner Behinderung. Allerdings muss die gewählte Prothese wirtschaftlich sein, d.h. wesentliche funktionelle Vorteile im Alltag bieten, die der Betroffene auch nutzen können muss. Dazu sind entsprechende physische und kognitive Voraussetzungen nötig. Möchte der Patient eine Prothese aus einer höheren Mobilitätsklasse, etwa zum Komfort oder für besondere Sportarten, muss er diese in der Regel selbst finanzieren. [vgl. 3]

Schritt 2 – Interimsprothese. Nach Abschluss der Wundheilung erhält der Patient eine Interimsprothese, die er in der Regel 3–6 Monate trägt. In dieser Zeit soll er sich an die Prothese gewöhnen. Der Stumpf entwickelt dabei seine bleibende Form. Die Passform wird ständig durch den Orthopädietechniker optimiert. Innerhalb dieses Zeitraums findet auch Körperschulung, Muskelaufbau und Bewegungstherapie statt, um die bestmöglichen körperlichen Voraussetzungen für die dauerhafte Prothesenversorgung zu schaffen.

Schritt 3 – Endgültige Prothese. Nach 3–6 Monaten erhält der Patient die endgültige Prothese. Mit dieser erfolgen nun gemeinsam mit dem Ergo- und Physiotherapeuten die Feinabstimmung und das Üben für Alltagssituationen, z. B. An- und Ausziehen, Treppen steigen, Steigungen gehen.

7.7 Verletzungen von Schädel und Gehirn

7.7.1 Schädelfrakturen

Frakturen des Gesichtsschädels

Bei den **lateralen Mittelgesichtsfrakturen** kommt es durch stumpfe Gewalteinwirkung auf das seitliche Gesicht zu knöchernen Verletzungen von Kieferhöhle, Augenhöhle (*Orbita*) und Jochbein bzw. Jochbogen. Leitsymptome sind ein **Monokelhämatom**, Doppelbilder und Sensibilitätsstörungen an Wange, Oberlippe und seitlicher Nasenfläche. Die Diagnose wird röntgenologisch gestellt.

Zentrale Mittelgesichtsfrakturen treten in erster Linie bei polytraumatisierten Patienten zusammen mit frontalen Schädelbasisfrakturen auf. Klinisch bestehen häufig erhebliche Weichteilverletzungen im Gesicht mit Blutungen aus Nase und Mund, außerdem **Monokel-** oder **Brillenhämatome** (*Hämatom um ein bzw. beide Augen,* ➤ Abb. 7.37). Kommt es durch das Trauma zusätzlich zu einer Durazerreißung (mit Liquorfluss), droht eine ZNS-Infektion. Diagnostisch ist neben der klinischen Untersuchung eine Schädel-CT notwendig, um Mitverletzungen des Gehirns auszuschließen (➤ 7.7.2). Die Verletzungen des Patienten sind oft schwer und behindern durch starke Schwellung der Mund- und Nasenschleimhaut die Atmung.

Unterkieferfrakturen entstehen durch direkte Gewalteinwirkung. Betroffen sind insbesondere die physiologischen Schwachstellen des Unterkiefers: Eckzahnregion, Kieferwinkel, Gelenkfortsatz. Klinisch macht sich eine Fraktur durch Fehlstellung, Okklusionsstörungen (*Unfähigkeit, die Zähne zusammenzubeißen*), Hämatom oder Zahnverlust bemerkbar. Die Diagnose wird röntgenologisch durch Schädelaufnahme in zwei Ebenen und Unterkieferübersichtsaufnahme (nach *Clementschitsch*) gestellt. Die Schädel -CT stellt den Frakturverlauf oft genauer dar und hilft bei der präoperativen Planung.

Frakturen der Schädelkalotte

Frakturen der Schädelkalotte (➤ Abb. 7.38) entstehen vorwiegend durch direkte Gewalteinwirkung. Hinweisend sind Prellmarken oder Platzwunden, evtl. kann der Arzt den Frakturspalt tasten. Wird durch das Trauma ein Teil des Schädelknochens nach innen gedrückt (*Impressionsfraktur*), kann eine Delle oder Stufe der Kalotte tastbar sein.

7

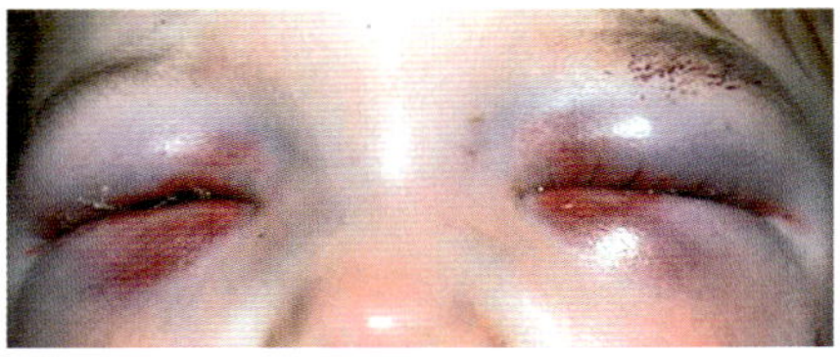

Abb. 7.37 Kind mit Brillenhämatom nach einer zentralen Mittelgesichtsfraktur. [T467]

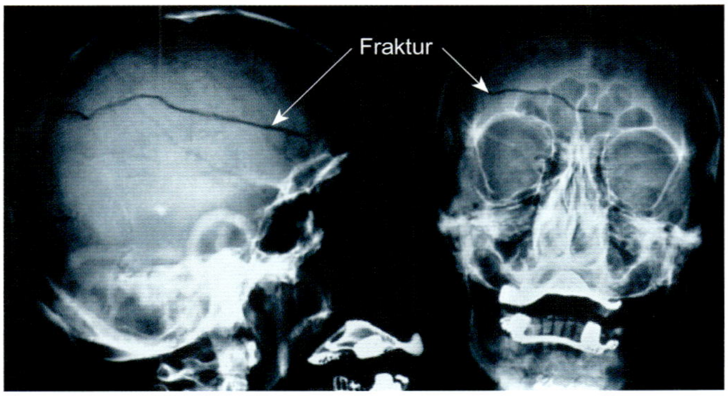

Abb. 7.38 Fraktur der Schädelkalotte. In den Röntgenaufnahmen ist der Frakturlinienverlauf deutlich sichtbar. [M137]

Bei rissförmigen, geschlossenen Kalottenfrakturen ist meist keine **Therapie** erforderlich. Da sich aber hinter jeder scheinbar unkomplizierten Kopfverletzung ein Schädel-Hirn-Trauma (➤ 7.7.2) verbergen kann, wird der Patient stationär überwacht. **Impressionsfrakturen** werden operativ versorgt.

Frakturen der Schädelbasis

Schädelbasisfrakturen sind meist Folge stumpfer Gewalteinwirkung, häufig handelt es sich um Frakturen der Schädelkalotte, die sich in die Schädelbasis fortsetzen. Bevorzugte Lokalisationen sind die frontale Schädelbasis und das Felsenbein. Prellmarken, Monokel- bzw. Brillenhämatome sowie Liquor- oder Blutfluss aus Mund, Nase und Ohr nach einem Trauma weisen auf eine Schädelbasisfraktur hin. Das klassische Schädelröntgen in drei Ebenen wird zunehmend durch die CCT (➤ 1.3.6) abgelöst, die hochauflösend auch kleine Risse zuverlässig darstellt. Besteht eine Liquorrhö (*Abfließen von Liquor über eine Fistel*), ordnet der Arzt umgehend eine systemische Antibiose an.

7.7.2 Schädel-Hirn-Trauma

DEFINITION

Schädel-Hirn-Trauma (*SHT*): Sammelbezeichnung für Schädelverletzungen mit Gehirnbeteiligung. Ein Drittel aller SHT sind schwere Schädel-Hirn-Traumen. Ist die harte Hirnhaut (*Dura mater*) intakt handelt es sich um ein **gedecktes** (*geschlossenes*) **SHT,** wurde sie verletzt, handelt es sich um ein **offenes SHT.** Klinisch besteht dann die Gefahr einer Infektion des zentralen Nervensystems.

Ca. 50 % der SHT gehen mit weiteren Verletzungen einher, in ca. 3–5 % mit Verletzungen der HWS kombiniert. Jährliche Inzidenz ca. 800/100 000 Einwohner. Hauptursache sind Verkehrsunfälle. Das SHT gehört zu den häufigsten Todesursachen bei Patienten unter 40 Jahren.

Geschlossenes Schädel-Hirn-Trauma

Es gibt drei **Schweregrade** des **geschlossenen Schädel-Hirn-Traumas** nach der Glasgow-Koma-Skala (➤ Tab. 7.6):

- **Leichtes Schädel-Hirn-Trauma** (GKS 15–13 Punkte). Durch Schädelprellung entstandene akute Funktionsstörung des Gehirns ohne Substanzverlust. Typische Symptome sind: kurzfristige Bewusstlosigkeit und retrograde Amnesie, Kopfschmerzen, Schwindel, Übelkeit und Erbrechen
- **Mittelschweres Schädel-Hirn-Trauma** (GKS 12–9 Punkte). Meist gut im MRT/CCT zu lokalisierende substanzielle Hirnschädigung. Typische Symptome sind: länger andauernde Vigilanzstörung, neurologische Ausfälle wie Hemiparese, Aphasie, Hirnnervenausfälle, vegetative Störungen, epileptische Anfälle, veränderte Pupillen(-reaktion), Amnesie. Oft persistieren die Symptome lebenslang
- **Schweres Schädel-Hirn-Trauma** (GKS < 9 Punkte). Sekundäre Hirnschädigung wegen eines intrakraniellen Druckanstiegs durch eine begleitende Blutung und/oder Ausbildung eines Hirnödems. Typische Symptome sind: zunehmende Beeinträchtigung vitaler Funktionen durch sekundäre Schädigung des Hirnstamms, schwere Vigilanzstörung bis hin zum Koma, Übelkeit und Erbrechen, veränderte Pupillenmotorik, starke Kopfschmerzen.

Bei Hochrasanztraumen kommt es auch häufig zu einem sogenannten **diffusen Axonschaden** mit diffus im Hirn verteilter Schädigung der Axone mit z. T. ausgeprägten neurologischen Defiziten.

Nicht zu den Schädel-Hirn-Traumen im engeren Sinne zählt die **Schädelprellung** ohne Bewusstlosigkeit des Patienten. [vgl. 4]

Traumatische intrakranielle Blutungen

Traumatische intrakranielle Blutungen sind auf äußere Gewalteinwirkung zurückzuführen und vom klassischen Schlaganfall aufgrund einer Hirnblutung zu unterscheiden (➤ Abb. 7.39, ➤ Tab. 7.5).

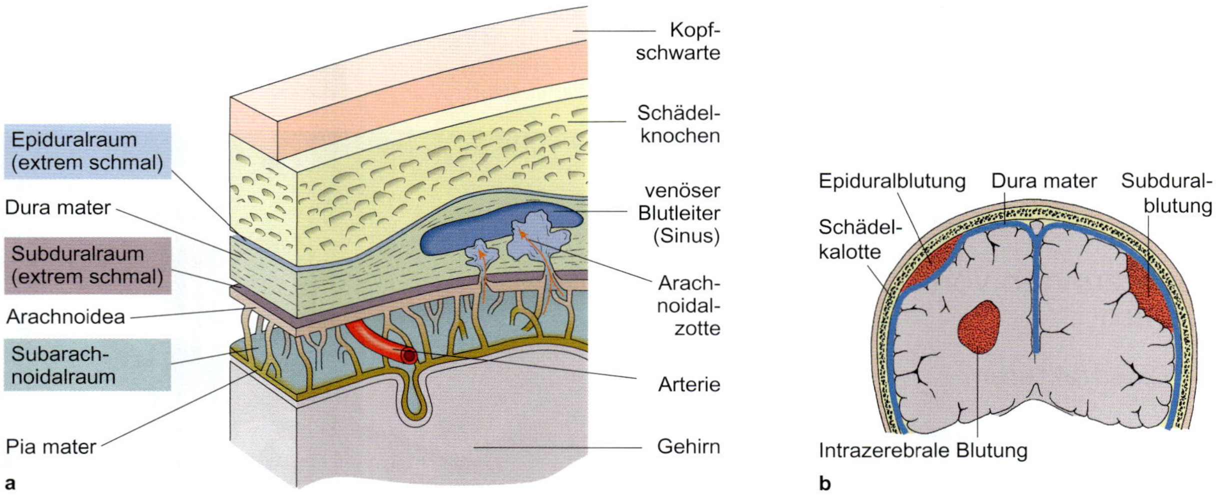

Abb. 7.39 a) Schädelknochen, Hirnhäute und Hirnräume. **b)** Traumatisch bedingte Hirnblutungen. [L190]

Tab. 7.5 Lokalisation, Symptome und Therapie der traumatisch bedingten intrakraniellen Blutungen (➤ Abb. 7.39b). Trotz gewisser Unterschiede sind die drei aufgeführten Blutungen allein aufgrund der klinischen Anzeichen nicht zuverlässig voneinander zu unterscheiden. [L190]

	Epiduralblutung	Akute Subduralblutung	Intrazerebrale Blutung
Ursache	Arterielle Blutung in den Epiduralraum (➤ Abb. 7.40)	Meist venöse Blutung in den Subduralraum	Blutungen in das Gehirn, meist aus Kontusionsherden (*Prell- und Quetschverletzungen des Gehirns*)
Symptome	• Zunehmende Bewusstseinseintrübung, in ca. 20 % **freies Intervall** • Halbseiten- und Hirndruckzeichen • Starke Kopfschmerzen	• Stärkste, plötzlich einsetzende Kopfschmerzen *(Vernichtungskopfschmerz)* • Meist primäre Bewusstlosigkeit ohne freies Intervall • Halbseiten- und Hirndruckzeichen	• Zunehmende Bewusstseinstrübung meist ohne freies Intervall • Ausgeprägte Herdsymptome (*Symptome durch Schädigung des Gehirns am Ort der Blutung*) • Übelkeit und Kopfschmerzen
Therapie	• Schnellstmögliche Operation zur Blutstillung und Hämatomausräumung *oder* • Symptomatische Hirndruckbehandlung		• Operative Ausräumung großer Hämatome • Symptomatische Hirndruckbehandlung

Symptome und Befund, Diagnostik

Patienten mit **Schädel-Hirn-Trauma** zeigen sehr unterschiedliche **Symptome:**

- **Unspezifische Symptome** wie Kopfschmerz, Schwindel, Übelkeit, Erbrechen, Seh- oder Hörstörung
- **Bewusstseinsstörung** (*Vigilanzminderung*). Sie ist das Kardinalsymptom des Schädel-Hirn-Traumas und weist auf eine diffuse Störung der Hirnfunktion hin. Ursache ist meist eine intrakranielle Raumforderung (*Verdrängung des Gehirns*) durch Blutung, Kontusion oder Hirnödem. Insbesondere bei einer Epiduralblutung kann es unmittelbar nach dem Trauma zunächst zu einer Bewusstseinstrübung kommen, aus der der Patient für einige Stunden erwacht (*symptomfreies Intervall*), danach aber wieder eintrübt. Der Schweregrad einer Bewusstseinsstörung wird anhand der **Glasgow-Koma-Skala** *GKS* (engl. *Glasgow-Coma-Scale, GCS,* ➤ Tab. 7.6) eingeschätzt
- **Verletzungen,** z. B. Prellmarken, Hämatome, offene Wunden
- **Liquorrhö** bei offenem Schädel-Hirn-Trauma. Hierbei handelt es sich um ein Ausfließen von Liquor über eine **Liquorfistel**
- **Krampfanfälle** können sowohl Zeichen einer lokalisierten Läsion als auch einer intrakraniellen Raumforderung sein
- Zeichen der **intrakraniellen Druckerhöhung** (*Hirndruckzeichen*)

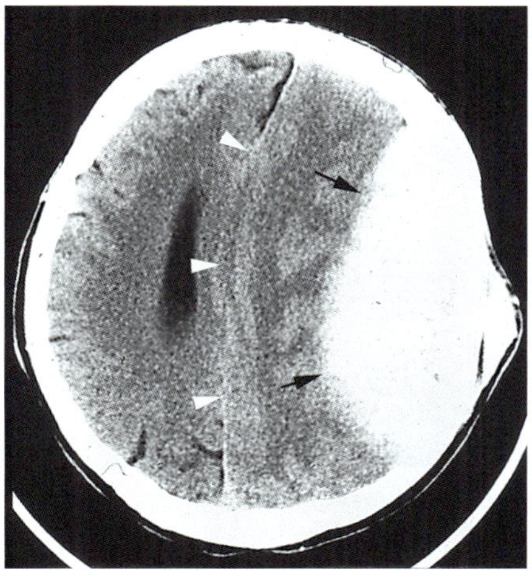

Abb. 7.40 Epidurales Hämatom in der Schädel-CT. Die Schädelfraktur an der linken Schläfe hat die Blutung verursacht, welche die linke Hirnhälfte über die Mittellinie hinaus nach rechts verdrängt. [M443]

- **Amnesie.** Erinnerungslücke für die Zeit kurz vor dem Unfall (*retrograde Amnesie*) und die Zeit kurz nach dem Unfall (*anterograde Amnesie*)
- **Neurologische Ausfälle,** z. B. Halbseitensymptome, Pupillomotorikstörungen (➤ Tab. 7.7), Hirnnervenausfälle mit Sprachstörungen sind oft Folge einer umschriebenen Hirnschädigung.

An **apparativen Untersuchungen** stehen in der Notfalldiagnostik Nativröntgenaufnahmen des Schädels und der Wirbelsäule sowie computertomografische Untersuchungen (CCT und CT HWS) im Vordergrund. Die kranielle Computertomografie (*CCT*) wird nach 24 Std. sowie bei einer Verschlechterung des neurologischen Befundes wiederholt. Insbesondere bei Patienten mit schwerem Schädel-Hirn-Trauma kann eine intrakranielle Druckmessung angezeigt sein.

Tab. 7.6 Glasgow-Koma-Skala. Die Summe der Punkte ergibt den *Koma-Score* und ermöglicht eine standardisierte Einschätzung des Schweregrades einer Bewusstseinsstörung sowohl am Unfallort als auch im weiteren Verlauf.

Neurologische Funktion	(Beste) Reaktion des Patienten	Bewertung (Punkte)
Augen öffnen	Spontan	4
	Auf Ansprechen	3
	Auf Schmerzreiz	2
	Keine Reaktion	1
Verbale Reaktion	Orientiert	5
	Verwirrt, desorientiert	4
	Unzusammenhängende Worte	3
	Unverständliche Laute	2
	Keine verbale Reaktion	1
Motorische Reaktion, motorische Reaktion auf Schmerzreize	Befolgen von Aufforderungen	6
	Gezielte Schmerzabwehr	5
	Ungezielte Schmerzabwehr (*Massenbewegungen*)	4
	Beugesynergien (*Beugespasmen*)	3
	Strecksynergien (*Streckspasmen*)	2
	Keine motorische Reaktion	1

Tab. 7.7 Physiologische und pathologische Pupillenreaktionen. Ein- oder beidseitig lichtstarre Pupillen sind immer ein Alarmsignal. [L190]

	Ohne Lichtreiz	Direkte Beleuchtung rechts	Direkte Beleuchtung links
Normal	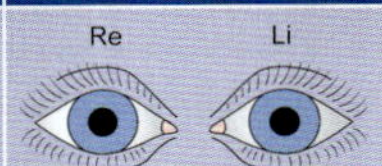 Gleich weite Pupillen	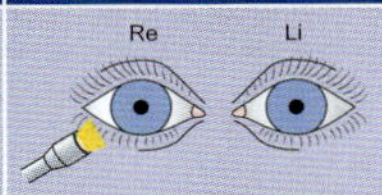 Prompte Verengung beider Pupillen auf gleiche Größe	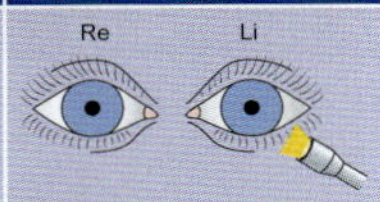 Prompte Verengung beider Pupillen auf gleich Größe
Okulomotorius-Lähmung einseitig (hier rechts infolge eines epiduralen Hämatoms, das den N. oculomotorius gegen die Schädelbasis drückt)	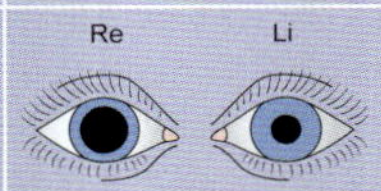 Rechte Pupille weiter als linke Pupille; oft auch beeinträchtigte Augenbewegung	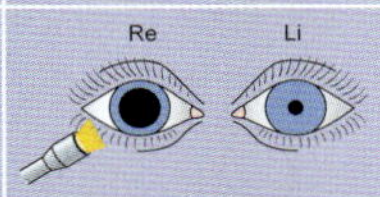 Lichtstarre. Weite Pupille rechts; links normale Verengung	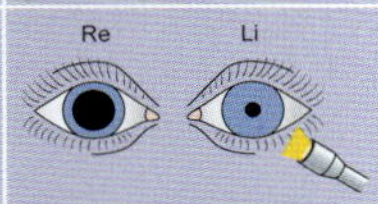 Lichtstarre. Weite Pupille rechts; links normale Verengung
Okulomotorius-Lähmung beidseits (z. B. infolge eines generalisierten Hirnödems)	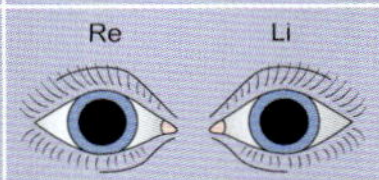 Beidseits weite Pupillen, evtl. zusätzlich Entrundung	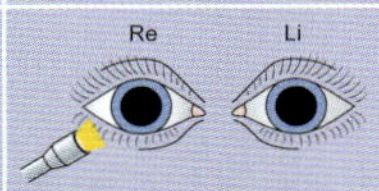 Beidseits weite, lichtstarre Pupillen	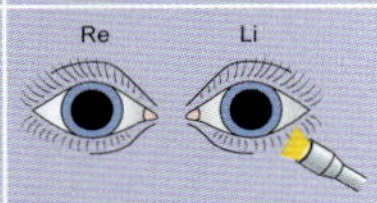 Beidseits weite, lichtstarre Pupillen

Behandlung

VORSICHT

Erstmaßnahmen bei schwerem Schädel-Hirn-Trauma

- Sauerstoffgabe, bei Ateminsuffizienz ggf. Intubation und Beatmung, da eine Hypoxie zu sekundären Hirnschäden führt
- Feuchtes, steriles Abdecken offener Hirnverletzungen, **keine** Entfernung evtl. vorhandener Fremdkörper
- Anlage mindestens eines venösen Zugangs, Abnahme des Notfall-Labors
- Intravenöse Flüssigkeitssubstitution je nach (geschätztem) Defizit, um einen ausreichend hohen zerebralen Perfusionsdruck aufrechtzuerhalten und sekundäre Hirnschäden durch Minderdurchblutung zu vermeiden
- 30°-Oberkörperhochlagerung, dabei Kopf und Oberkörper in einer Achse lagern (Kopfdrehung, -beugung und -überstreckung vermeiden, ➤ Abb. 7.41)
- Ggf. Schockbehandlung, dabei **leichte Oberkörperhochlage belassen.** Suche nach einer extrakraniellen Blutungsursache, da eine zerebrale Blutung beim Erwachsenen nicht zu einem Volumenmangelschock führt
- Sedierung zum Herabsetzen der Krampfschwelle, um Angst und Schmerzen zu nehmen und um den Hirnstoffwechsel zu senken
- Hirndrucksenkung durch Osmotherapie, z. B. Osmosteril 20 % i. v.
- Ggf. medikamentöse Unterdrückung zerebraler Krampfanfälle, z. B. mit Diazepam.

Beim **Schädel-Hirn-Trauma Grad I** sind außer symptomatischer Behandlung von Übelkeit und Erbrechen sowie kurzzeitiger Bettruhe keine speziellen Maßnahmen nötig. Da jedoch auch nach nur leichtem Schädel-Hirn-Trauma in den ersten Stunden nach dem Unfall schwerwiegende Komplikationen auftreten können, z. B. intrakranielle Blutungen, wird der Patient in den ersten 24 Std. stationär überwacht.

Patienten mit einen **Schädel-Hirn-Trauma Grad II und III** werden unverzüglich auf eine neurologische bzw. neurochirurgische Intensivpflegestation aufgenommen. Die **Behandlung** dort hat v. a. zum Ziel, Sekundärschäden in den Stunden und Tagen nach einem Schädel-Hirn-Trauma zu vermeiden:

- Intubation und Beatmung bei GKS ≤ 8; Unterstützen der Atemfunktion mit den Zielparametern Sauerstoffsättigung ≥ 90 %, besser ≥ 95 % (➤ 10.3.3) und pCO_2 in der Blutgasanalyse von 35–45 mmHg (➤ 10.3.4)
- Stabilisieren des Kreislaufs, systolischer Blutdruck ≥ 90 mmHg
- Senken der Körpertemperatur < 37,5 °C
- Sicherstellen einer ausreichenden Hirndurchblutung, zerebraler Perfusionsdruck ≥ 50 mmHg
- Vermeiden von Hypo- und Hyperglykämien
- Ausreichende Schmerzmittelgabe
- Sedieren bei Unruhezuständen
- Überwachen und Behandeln eines erhöhten Hirndrucks: ggf. Einbringen einer Sonde zur Messung des intrakraniellen Drucks (*ICP-Sonde*), Entlastung raumfordernder, intrakranieller Verletzungen, z. B. epidurale oder subdurale Blutung und traumatisches Hirnödem, Liquorableitung durch Liquordrainage.

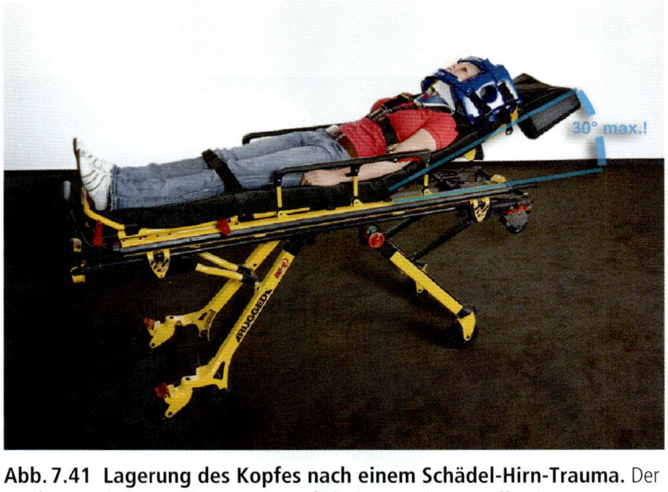

Abb. 7.41 Lagerung des Kopfes nach einem Schädel-Hirn-Trauma. Der Kopf liegt achsengerecht in einer Kopfschale aus Schaumstoff und um 30° erhöht. [J747]

Pflege

Beobachtung

- **Bewusstsein** (anhand der Glasgow-Koma-Skala, ➤ Tab. 7.6)
- **Pupillen, Pupillenreaktion** (➤ Tab. 7.7). Beurteilt werden:
  - Größe: maximal weit, mittelweit, eng, maximal eng
  - Form: rund, entrundet
  - Seitengleichheit: seitengleich, nicht seitengleich (*Pupillendifferenz, Anisokorie*)
  - Reaktion auf Lichteinfall: sofort, träge, keine, einseitig. Weite und reaktionslose Pupillen bei tiefem Koma sprechen für einen irreversiblen Ausfall der Hirnstammfunktion
- **Blutdruck und Puls.** Insbesondere ein plötzlicher Blutdruckanstieg und eine Bradykardie können Zeichen für steigenden intrakraniellen Druck sein
- **Atmung.** Eine Ateminsuffizienz verschlechtert die Sauerstoffversorgung des Gehirns. Sie kann auch Hinweis auf Störung des Atemzentrums sein
- **Temperatur.** Bei offenen Schädel-Hirn-Traumen kann Fieber auf eine Meningitis (*Hirnhautentzündung*) hinweisen. Sehr hohes Fieber (*zentrales Fieber*) tritt bei einer Schädigung des Thermoregulationszentrums auf. Es lässt sich häufig nur sehr schwer senken, v. a. physikalische Maßnahmen sind wenig erfolgreich.

Akuter Verwirrtheitszustand möglich

Nach Schädel-Hirn-Traumata tritt manchmal für Stunden oder Tage ein Delir (*akuter Verwirrtheitszustand*) auf, in dem der Patient desorientiert, unruhig oder aggressiv sein kann. In dieser Phase überwachen die Pflegenden den Patienten engmaschig, um ihn vor Verletzungen, z. B. Stürzen, zu schützen. Sie wirken beruhigend auf ihn ein, ohne ihn zu sehr zu reglementieren.

Lagerung und Bewegung

In den ersten Tagen nach dem Trauma lagern die Pflegenden den Patienten in Rückenlage mit leicht (ca. 30°) erhöhtem Oberkörper. Dabei achten sie darauf, dass der Kopf gerade liegt (➤ Abb. 7.41) und nicht seitlich abkippt. Statt eines Kopfkissens ist eine Kopfschale aus Schaumstoff sinnvoll. Die Lagerung ermöglicht einen freien Abfluss des venösen Blutes aus dem Gehirn und beugt damit einem Hirnödem vor. In der Akutphase sind Maßnahmen wie Betten, Körperpflege und Mobilisation nur in reduziertem Umfang durchzuführen.

VORSICHT

Erhöhung des Hirndrucks vermeiden

Jede Maßnahme am Patienten, z. B. Waschen, Betten, Absaugen, aber auch Aufregung oder Schmerzen, können zu einer Erhöhung des Hirndrucks führen.
Keine Kopf-Tieflage bei Patienten nach Schädel-Hirn-Trauma. Sie würde zu einer (zusätzlichen) Erhöhung des Hirndrucks führen.

Neurologische Rehabilitation

Nach der vitalen Stabilisierung (*Phase A*) beginnt sofort der **Rehabilitationsprozess** (*Phase B-E*), der im besten Fall zu einem vollständigen Wiederherstellen aller Funktionen führt. Bei schweren Schädel-Hirn-Traumen bleiben häufig Einschränkungen zurück, die dauerhafte Therapien und Pflegemaßnahmen notwendig machen (*Phase F*). Abhängig vom Maß der Hirnschädigung und der Rehaphase werden Patienten nach Schädel-Hirn-Traumen im Anschluss an die Akutversorgung in neurologische Rehabilitationskliniken verlegt.

Prognose

Während ein SHT Grad I innerhalb weniger Tage und ein SHT Grad II innerhalb weniger Wochen abklingt, bleiben bei einer Schädel-Hirn-Verletzung Grad III oft Spätfolgen zurück, z. B. Lähmungen, rezidivierende epileptische Anfälle oder psychische Veränderungen. Ist eine Liquorfistel nicht erkannt worden, kommt es gehäuft zu Meningitis und Enzephalitis, die ebenfalls zu Defektzuständen führen können. Die schwerwiegendste Verlaufsform eines Schädel-Hirn-Traumas stellt das **apallische** oder **minimal-responsive Syndrom** dar (➤ 7.7.4). Nach einer mehr oder weniger langen Phase des Komas bleiben viele Betroffene im apallischen Syndrom „stecken".

7.7.3 Akute intrakranielle Druckerhöhung

Schädel-Hirn-Trauma ➤ 7.7.2

DEFINITION

Intrakranielle Druckerhöhung (engl. *increased intracraniell pressure, IICP*): Pathologischer Anstieg des Drucks innerhalb des knöchernen Schädels auf Werte über 20 mmHg. Lebensgefährlicher Zustand.

Jede (nennenswerte) Volumenzunahme (*Raumforderung*) im Schädelinnenraum, z. B. durch Tumoren oder Gehirnblutungen, führt zu einer Druckerhöhung mit Kompression des empfindlichen Gehirns sowie der Arterien und Venen, die das Gehirn versorgen. Nach einem Trauma handelt es sich in aller Regel um eine **akute intrakranielle**

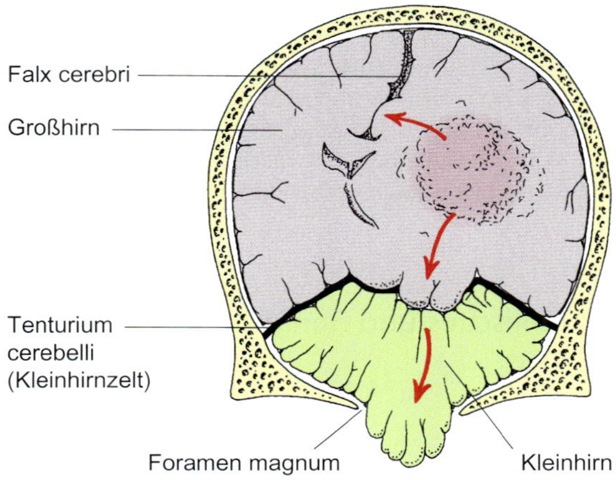

Abb. 7.42 Formen der Einklemmung infolge intrakranieller Raumforderung. Oberer Pfeil: Einklemmung medialer Großhirnanteile unter die Falx cerebri. Mittlerer Pfeil: Einklemmung in den Tentoriumschlitz. Unterer Pfeil: Einklemmung in das Foramen magnum. [L190]

Druckerhöhung, meist bedingt durch ein Hirnödem als Folge der Hirnverletzung oder durch Blutung. Die rasche Steigerung des Hirndrucks führt zunächst zu einer Verlagerung des Gehirns (*Massenverschiebung*) mit typischer Mittellinienverlagerung (➤ Abb. 7.42).

Nimmt die Raumforderung weiter zu, kann es zur **Einklemmung** verschiedener Hirnanteile kommen. Mögliche Formen sind (➤ Abb. 7.42):

- Einklemmung medialer Großhirnanteile unter die Falx cerebri (*Hirnsichel*)
- Einklemmung des Mittelhirns in den Tentoriumschlitz (*Aussparung in der Duraplatte für den Hirnstamm*)
- Einklemmung der Medulla oblongata (*verlängertes Mark, Teil des Hirnstamms*) und von Kleinhirnanteilen in das Foramen magnum.

Symptome und Befund

Die intrakranielle Druckerhöhung kann auch zu einer lokalen oder generalisierten **Ischämie** (*Minderdurchblutung*) des Gehirns führen. Deshalb muss neben dem intrakraniellen Druck auch der **zerebrale Perfusionsdruck** (*Druck, mit dem das Gehirn durchblutet wird*) beurteilt werden. Dieser ist vom arteriellen Blutdruck abhängig.

Eine beginnende intrakranielle Druckerhöhung zeigt sich durch die unspezifischen Symptome eines Schädel-Hirn-Traumas. Mit steigendem Hirndruck kommen **Zeichen der Einklemmung** hinzu:

- Bewusstseinseintrübung bis zum Koma
- Atemstörungen bis hin zur Atemlähmung
- Vegetative Störungen infolge der Hirnstammkompression, z. B. Störungen der Temperaturregulation, therapieresistente Hypertonie und Entwicklung eines **Druckpulses** (*gespannter, langsamer Puls durch Hirndruckerhöhung*) bis zum Zusammenbruch der vitalen Funktionen
- Pupillenveränderungen, insbesondere Pupillenerweiterung mit verminderter oder fehlender Pupillenreaktion (➤ Tab. 7.7) bis hin zu weiten lichtstarren Pupillen
- Streckkrämpfe. [vgl. 4]

Patienten engmaschig beobachten

Die Pflegenden beobachten Patienten mit Schädel-Hirn-Trauma engmaschig auf Symptome einer Hirndruckerhöhung oder einer drohenden Einklemmung. Bei den ersten Zeichen informieren sie sofort den Arzt und kontrollieren die Vitalfunktionen des Patienten. **Vorsicht:** Bei sedierten Patienten sind Hirndruckzeichen nicht deutlich zu erkennen.

7.7.4 Apallisches und minimal-responsives Syndrom

DEFINITION

Apallisches Syndrom (*auch: Syndrom reaktionsloser Wachheit, Coma vigile, „Wachkoma", vegetative state, VS*): Symptomkomplex, der durch den funktionellen Ausfall der gesamten Großhirnfunktionen bzw. großer Teile bei erhaltenen Funktionen von Stammhirn, Zwischenhirn und Rückenmark entstanden ist.

Minimal-responsives Syndrom (*Minimaler Bewusstseinszustand, engl. Minimally Conscious State, MCS*): Zustand, in dem der Pflegekunde einfache Reaktionen und Kontaktfähigkeit zeigt als Zeichen von Bewusstsein. Bei günstigem Verlauf kehren weitere Bewusstseinsfunktionen und Fähigkeiten zurück.

Symptome und Befund, Diagnostik

Durch die **Multi-Society-Task-Force on Persistent Vegetative State** wurden 1994 diagnostische **Kriterien** für das apallische Syndrom definiert:

- Vollständiger Verlust von Bewusstsein über sich selbst oder die Umwelt und die Fähigkeit zu kommunizieren
- Verlust der Fähigkeit zu willkürlichen oder sinnvollen Verhaltensänderungen infolge externer Stimulation
- Verlust von Sprachverständnis und der Sprachproduktion (*Aphasie*)
- Harnblasen- bzw. Darminkontinenz
- Schlaf-/Wachrhythmus gestört
- Hirnstammreflexe, spinale, hypothalamische und autonome Reflexe sind in unterschiedlichem Ausmaß noch auslösbar.

Weitere Symptome sind:

- Blick des Patienten geht ins Leere, keine Fixierung von Gegenständen und Personen
- Reflektorische Primitivmotorik auf sensible Reize, z. B. ungerichtete Abwehrbewegung, Beuge- oder Streckspastiken
- Haltungsanomalien: Patienten nehmen immer wieder eine charakteristische Grundhaltung ein, bei der Arme und Beine unabhängig voneinander entweder gebeugt oder gestreckt sind
- Motorische Primitivschablonen, z. B. Saugreflex, Lippenschlussreflex, Schmatz- und Kaubewegungen
- Vegetative Störungen, z. B. Hypertonie, vermehrtes Schwitzen
- Fehlen emotionaler Reaktionen. [vgl. 5]

Im **minimal-responsiven Syndrom** zeigt der Patient einfache Bewusstseinsfunktionen, die mehr oder weniger regelmäßig abrufbar sind, z. B.:

- Zielgerichtetes Verhalten, z. B. Kopf drehen bei Geräuschen
- Gezieltes Fixieren von Personen und Gegenständen mit den Augen
- Ja-Nein-Kommunikation ist möglich
- Befolgen von einfachen Aufforderungen, z. B. Mund öffnen
- Sprachproduktion.

Vom Locked-in-Syndrom unterscheiden

Ein apallisches Syndrom darf nicht mit einem **Locked-in-Syndrom** (*LIS*) verwechselt werden: Beim Locked-in-Syndrom sind die Patienten bei Bewusstsein, wach und kontaktfähig, können sich aber wegen einer kompletten Zerstörung (*totales Locked-in-Syndrom*) oder teilweisen Zerstörung (*inkompletten Locked-in-Syndrom*) der motorischen Bahnen im Hirnstamm nicht oder so gut wie nicht mehr bewegen und äußern. Eine Ausnahme sind vertikale Augenbewegungen und Lidbewegungen.

Die **Diagnose** wird in erster Linie klinisch gestellt. MRT, EEG und Evozierte Potenziale (*EP*) unterstützen die Diagnosestellung. Wichtig ist die Abgrenzung des apallischen Syndroms gegenüber dem

Koma, dem Locked-in-Syndrom und anderen behandelbaren neurologischen und psychiatrischen Krankheitsbildern.

Behandlung und Pflege

Die Patienten werden ggf. tracheotomiert und beatmet. Die Ernährung findet über eine PEG statt. Ggf. erhalten sie einen suprapubischen Blasenkatheter. Nach der Stabilisierung der Vitalfunktionen beginnt die Frührehabilitation mit Physiotherapie, Logopädie und Ergotherapie. Auch ein Therapieabbruch aufgrund einer Patientenverfügung muss in Erwägung gezogen werden.

Die Patienten benötigen eine Übernahme der Lebensaktivitäten in fast allen Bereichen und das meist über Monate und Jahre hinweg. Dabei ist die **Pflege** mehr als Waschen, Ernähren und Lagern. Sie ist vielmehr vom ersten Tag an auch individuelle Förderung. Hinter allen Maßnahmen steht der Gedanke, dem Betroffenen Angebote zu machen, auf die er reagieren kann und auch das Wissen, dass Menschen im **apallischen Syndrom** wahrnehmen, empfinden und auch lernen können. Sie reagieren auf bekannte Angebote eher als auf unbekannte, denn es ist davon auszugehen, dass etwas Bekanntes leichter (wieder-)zu erlernen ist als etwas Neues. Pflegeende erfragen im Rahmen der Biografiearbeit Gewohnheiten und Vorlieben, Lieblingsgetränke oder -musik, bekannte Pflegeprodukte u. Ä.

Pflegerische Schwerpunkte sind:

- Positionierungen und Mobilisierung nach den Konzepten von *Kinaesthecis*, *Bobath* und *LiN®*, Kontrakturen- und Dekubitusprophylaxe
- Maßnahmen zur Vermeidung bzw. Umgang mit Muskelhypertonie und Spastik
- Wahrnehmungsförderung und Angebote zur Körpererfahrung nach dem Konzepten der *Basalen Stimulation®* und der *F.O.T.T. (Faszio-orale Trakt Therapie)*
- Durchführen der Körperpflege, z. B. nach dem Konzept der *Basalen Stimulation®* oder den *Affolter-Modell®*
- Ernährung und Flüssigkeitsversorgung mittels PEG und Ernährungsmonitoring, Maßnahmen bei Dysphagie, Aspirationsprophylaxe
- Unterstützen bei der Urin- und Stuhlausscheidung, Maßnahmen bei Diarrhö oder Obstipation
- Versorgen von Tracheostoma und Trachealkanüle einschließlich Sekretmanagement, endotracheales Absaugen.
- Überwachen der Vitalzeichen und des Bewusstseins
- Beraten, Anleiten und Begleiten von Angehörigen.

Fehlende Zeichen von Bewusstsein bedeuten nicht fehlendes Bewusstsein

Studien zeigen, dass das Fehlen klinischer Zeichen von **Bewusstsein** nicht mit dem **Fehlen von Bewusstsein** gleichzusetzen ist. Messungen der elektrischen Hirnaktivität (*Elektroenzephalografie, EEG*) und von aus neuronaler Aktivität resultierenden Durchblutungsänderungen im Gehirn (*funktionelles MRT*) ergaben Hinweise, dass 10–24 % der klinisch eindeutig apallischen Patienten Aufforderungen verstehen und befolgen und damit auch über ein Bewusstsein verfügen. Auch kann der Betroffene im apallischen Syndrom Schmerzen empfinden. [vgl. 6]

Für das interdisziplinäre Team gilt darum immer diese Annahme: Ausnahmslos jeder Betroffene hat ein Bewusstsein und Empfindungsvermögen. Der Umgang mit diesen Patienten geschieht mit Respekt und Feingefühl und alle Maßnahmen werden erklärt. Da diese Pflegekunden Schmerzen empfinden, benötigen sie eine adäquate Schmerztherapie!

Prognose

Eine Aussage über den weiteren Verlauf ist schwierig. Insgesamt liegen die Chancen auf eine Erholung bei weniger als 50 %. Grundsätzlich sind **vier Verläufe** möglich:

- **Stehen bleiben** in der apallischen Phase mit dauerhafter Pflegebedürftigkeit
- Stehen bleiben in einer **Remissionsphase** (nach Gerstenbrand). Je nach Phase haben die Patienten einen Wach-Schlaf-Rhythmus, die motorischen Funktionen stabilisieren sich bis hin zu einer Willkürmotorik und gezielten Reaktionen auf sensible Reize und Erkennen von Personen
- Durchlaufen aller Remissionsphasen bis zu einem **Defektstadium**. Der Patient ist weitgehend selbstständig. Häufig bleiben aber Konzentrationsschwäche, Antriebsmangel, Reizbarkeit, Distanz- und Kritikschwäche, Gedächtnis- und Merkfähigkeitsstörung
- Apallisches Durchgangsstadium, zeitlich begrenzt und **ohne Restsymptomatik** abklingend. [vgl. 7].

7.8 Verletzungen von Wirbelsäule und Rückenmark

7.8.1 Wirbelsäulenverletzungen

Verletzungen der Wirbelsäule betreffen nicht nur die Wirbel mit ihren Wirbelkörpern, Wirbelbögen, Gelenk-, Quer- und Dornfortsätzen, sondern auch die Bandscheiben und den Bandapparat.

Das **Drei-Säulen-Modell von Denis** (➤ Abb. 7.43) teilt die Wirbel und den dazugehörigen Bandapparat in:

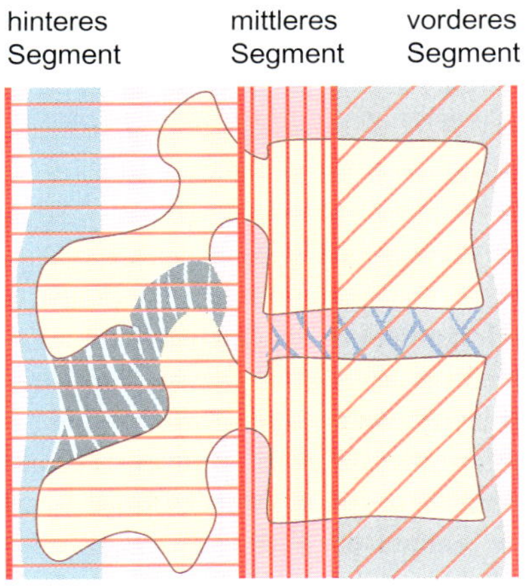

Abb. 7.43 Drei-Säulen-Modell nach Denis. [L234]

7

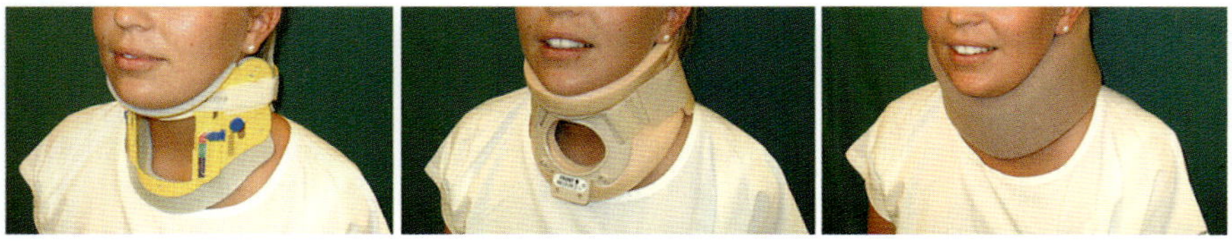

Abb. 7.44 Verschiedene Zervikalstützen. Links: Steife Zervikalstütze (z. B. *Stifneck*®-Halskrause) zur Erstversorgung am Unfallort. **Mitte:** Moderate Zervikalstütze zur Immobilisierung und Entlastung der Halswirbelsäule bei konservativer Frakturtherapie. **Rechts:** Weiche Zervikalstütze, z. B. nach HWS-Distorsion. [R234-005]

- **Hintere Säule.** Wirbelbogen mit Anhängen: Dornfortsatz, kleine Wirbelgelenke, Bogenwurzeln, zwischen den Bögen und Fortsätzen ausgespannte Bänder
- **Mittlere Säule.** Wirbelkörperhinterwand, dorsaler Anteil des Anulus fibrosus, hinteres Längsband
- **Vordere Säule.** Ventraler Teil des Anulus fibrosus, vorderes Längsband.

Ist nur eine Säule betroffen (meist vordere oder hintere), gilt die Wirbelsäule als stabil. Ist eine weitere Säule betroffen (meist die mittlere), ist die Wirbelsäule instabil.

Die im Folgenden verwendeten Abkürzungen **C** (*zervikal*), **Th** (*thorakal*) oder **L** (*lumbal*) beziehen sich auf die Rückenmarkssegmente, die Kürzel **HWK** (*Halswirbelkörper*), **BWK** (*Brustwirbelkörper*) und **LWK** (*Lendenwirbelkörper*) auf die Wirbelkörper.

VORSICHT

Erstmaßnahmen bei Wirbelsäulenverletzungen

Jede Bewegung des Patienten mit instabiler Wirbelsäulenfraktur, insbesondere Drehung oder Beugung der Wirbelsäule, birgt die Gefahr, dass sich die Fragmente verschieben und das Rückenmark oder die Nervenwurzeln schädigen. Daher bei Verdacht auf Wirbelsäulenverletzung:

- Absolute Immobilisation des Verletzten anstreben:
  - Verunfallten auffordern, sich nicht zu bewegen. Ihn von vorne ansprechen, damit er nicht den Kopf dreht
  - Verletzten nur bei absoluter Lebensgefahr von der Unfallstelle bergen (z. B. Explosionsgefahr). Keine nicht absolut notwendige Manipulation an der Wirbelsäule durchführen
  - Für Bergung, Transport und Lagerung Hilfsmittel des Rettungsdienstes benutzen, z. B. steifer HWS-Stützkragen (➤ Abb. 7.44), Spineboard, Schaufeltrage, Vakuummatratze
- Rettungsdienst/NAW anfordern, Verdacht der Wirbelsäulenverletzung mitteilen
- Bis Rettungsdienst eintrifft, Vitalzeichen des Verletzten engmaschig kontrollieren, evtl. Verletzten zur motorischen Funktionsprüfung die Faust schließen oder die Zehen bewegen lassen, zur Prüfung auf Sensibilitätsstörungen Finger oder Zeh berühren („Welchen Finger fasse ich an?"). Alle Befunde mit Uhrzeitangabe dokumentieren
- Sicherheit und Schonung geht vor Schnelligkeit.

Verletzungen der Halswirbelsäule

Verletzungen der Halswirbelsäule (*HWS*) entstehen meist durch Auffahrunfälle, bei denen die Halswirbelsäule plötzlich stark gebeugt (*Hyperflexion*) und anschließend stark überstreckt (*Hyperextension*) wird. Weitere häufige Unfallursache ist ein Kopfsprung in flaches Gewässer. Dieses eindimensionale **Hyperflexions-Extensions-Trauma der HWS** wird auch als *Beschleunigungsverletzung, Schleudertrauma, Peitschenschlagverletzung* oder *Whiplash-Injury* bezeichnet.

Halswirbelsäulen-Distorsion

Bei einer **HWS-Distorsion** (*Verstauchung, Verdrehung*) kommt es durch den oben dargestellten Mechanismus der Hyperflexion und Hyperextension zu Schädigungen der Weichteile, der Gelenkkapsel und der Bänder im HWS-Bereich. Je nach Schweregrad der Distorsion klagt der Patient – oft nach einem symptomlosen Intervall – über Kopf- und Nackenschmerzen, muskulären **Hartspann** (*erhöhter Dauertonus eines quergestreiften Muskels*), Bewegungsschmerzen und Bewegungseinschränkung der HWS bis hin zum Gefühl der Haltlosigkeit des Kopfes. Schon geringfügige Verschiebungen am zervikokranialen Übergang führen jedoch durch Einengung der A. vertebralis zu vegetativen Beschwerden, Schwindel, Ohrensausen und der **Zervikalmigräne.**

Die Behandlung ist konservativ und besteht ggf. in der Anlage einer weichen Zervikalstütze (➤ Abb. 7.44) und körperlicher Schonung für wenige Tage. Später sind Physiotherapie und Massagen empfehlenswert.

Frakturen und Luxationen der Halswirbelsäule

Bei **Frakturen** und **Luxationen der HWS** besteht ein hohes Risiko der Mitverletzung des Rückenmarks mit inkompletter oder kompletter Querschnittssymptomatik (➤ 7.8.2). Insbesondere bei Frakturen oberhalb HWK 4 kann es durch Ausfall des N. phrenicus, der das Zwerchfell innerviert, zum Atemstillstand und dadurch zum sofortigen Tod des Patienten kommen. Reine (Sub-)Luxationen der HWS sind selten, meist sind sie mit einer HWS-Fraktur kombiniert (*Luxationsfraktur*).

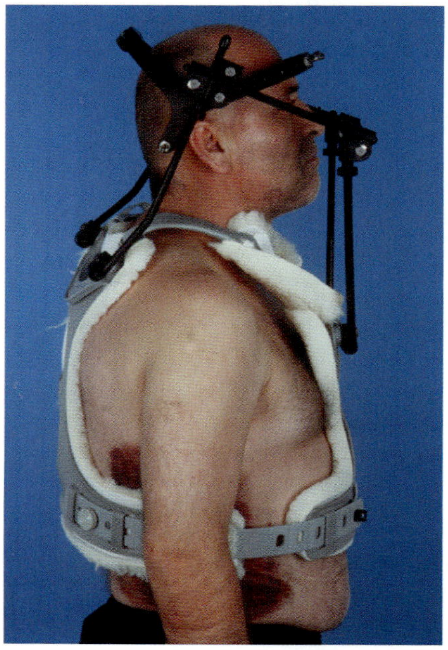

Abb. 7.45 Halo-Fixateur zur Ruhigstellung von Frakturen und Instabilitäten der oberen Halswirbelsäule. [R234]

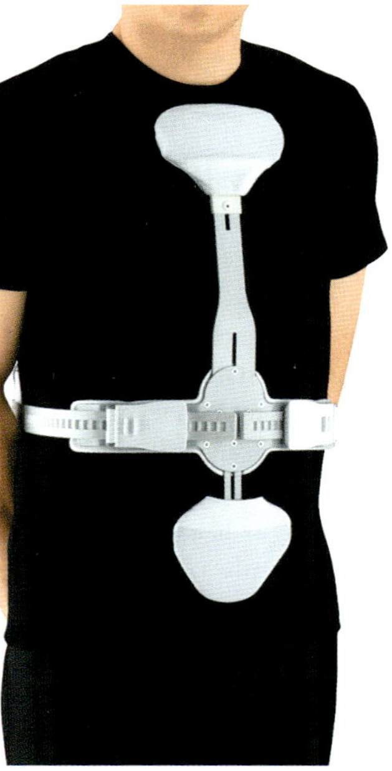

Abb. 7.46 Dreipunktkorsett zur Entlastung der unteren BWS und der LWS. Etwa nach Kompressionsfrakturen z. B. bei Osteoporose. [V481]

Symptome für eine HWS-Fraktur sind Schmerzen und Instabilitätsgefühl im Nacken-Bereich sowie neurologische Ausfälle vor allem im Nacken-Arm-Bereich. Stabile Frakturen sind gelegentlich symptomlos.

Die **Behandlung** ist vom Befund abhängig. Bei stabilen Frakturen erhält der Patient eine Zervikalstütze (➤ Abb. 7.44). Bei Luxationen und dislozierten Frakturen erfolgt zunächst die Reposition und Retention (*Ruhigstellung*) mit einer **Crutchfield-Extension,** bei der über eine Metallklammer, die mit zwei Stiften rechts und links in der Schädelkalotte verankert ist, Zug auf die HWS ausgeübt wird. Anschließend ist eine weitere Retention der HWS erforderlich, z. B. durch einen **Halo-Fixateur** (➤ Abb. 7.45). Dazu wird ein Metallring an vier Stellen fest am Schädelknochen verankert und über Stäbe mit einem Thoraxkorsett verbunden. Operiert wird bei zunehmenden neurologischen Ausfällen, bei instabilen oder irreponiblen Luxationsfrakturen und bei Pseudarthrosen (➤ 7.5.8).

Pflege

- Vitalzeichen, insbesondere Atmung, sowie Motorik und Sensibilität von Armen und Beinen engmaschig kontrollieren, auf Schmerzen achten und ggf. Analgetika verabreichen
- Patienten, die keine weiteren Verletzungen haben, flach im Bett lagern. Bei Kombination der HWS-Fraktur mit weiteren Verletzungen ggf. andere Lagerung nach Arztrücksprache vornehmen, z. B. 30°-Oberkörperhochlagerung bei Schädel-Hirn-Trauma (➤ 7.7.2), Veränderungen der Lagerung oder Mobilisation nur nach ausdrücklicher Arztanordnung
- Kopf des Patienten nicht beugen, überstrecken oder drehen
- Blasen- und Darmfunktion überwachen
- Bei Behandlung mit Zervikalstütze auf Allergien (durch den Werkstoff) und Druckstellen an den Kanten der Stütze achten, Zervikalstütze mindestens 2-mal täglich auf korrekten Sitz überprüfen
- Beim Drehen des Patienten eine gedachte Linie von der Nase zum Bauchnabel immer beibehalten und den Patienten **en bloc** (*im Ganzen*) drehen.

Frakturen der Brust- und Lendenwirbelsäule

Frakturen der BWS und LWS sind meist durch indirekte Traumen bedingt, z. B. einen Sturz aus großer Höhe auf die gestreckten Beine oder das Gesäß oder eine starke Überbiegung der Wirbelsäule bei Verkehrsunfällen. Die häufigste Lokalisation ist der thorako-lumbale Übergang. Häufig sind auch pathologische Frakturen (➤ 7.5.1) bei schwerer Osteoporose (➤ 8.6.1) oder Knochenmetastasen (➤ 8.7.4).

Hauptsymptome stabiler Wirbelfrakturen sind Druck-, Klopf- und Belastungsschmerz. Bei instabilen Wirbelfrakturen bestehen zusätzlich Spontanschmerz, Belastungsunfähigkeit und oft neurologische Ausfälle bis zur Querschnittssymptomatik. Der Diagnosesicherung dienen Röntgenaufnahmen der BWS und LWS in zwei Ebenen sowie bei Verdacht auf instabile Frakturen Schichtaufnahmen und eine CT oder MRT.

Die **Behandlung** ist vom Befund abhängig. Die Therapie bei stabilen Wirbelfrakturen besteht in einer Flachlagerung über ca. 1–3 Tage mit regelmäßiger Analgesie. Danach bekommt der Patient ein Dreipunktstützkorsett (➤ Abb. 7.46) und wird schmerzabhängig mobilisiert, Physiotherapie stärkt die Rücken- und Bauchmuskulatur, die wiederum die Wirbelsäule stabilisiert.

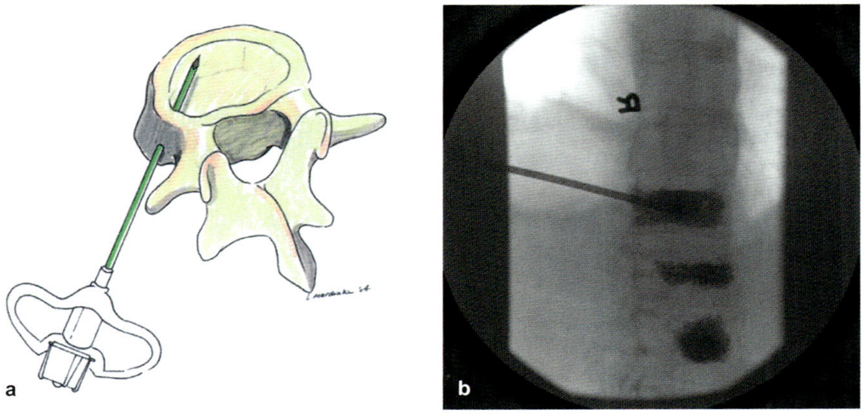

Abb. 7.47 Vertebroplastie. a) Schematische Darstellung einer posterolateralen Vertebroplastie. **b)** Durchführung einer Vertebroplastie bei einer schmerzhaften Wirbelkörperkompressionsfraktur aufgrund von Osteoporose unter Röntgen-Durchleuchtung. [F916-003] [F807-002]

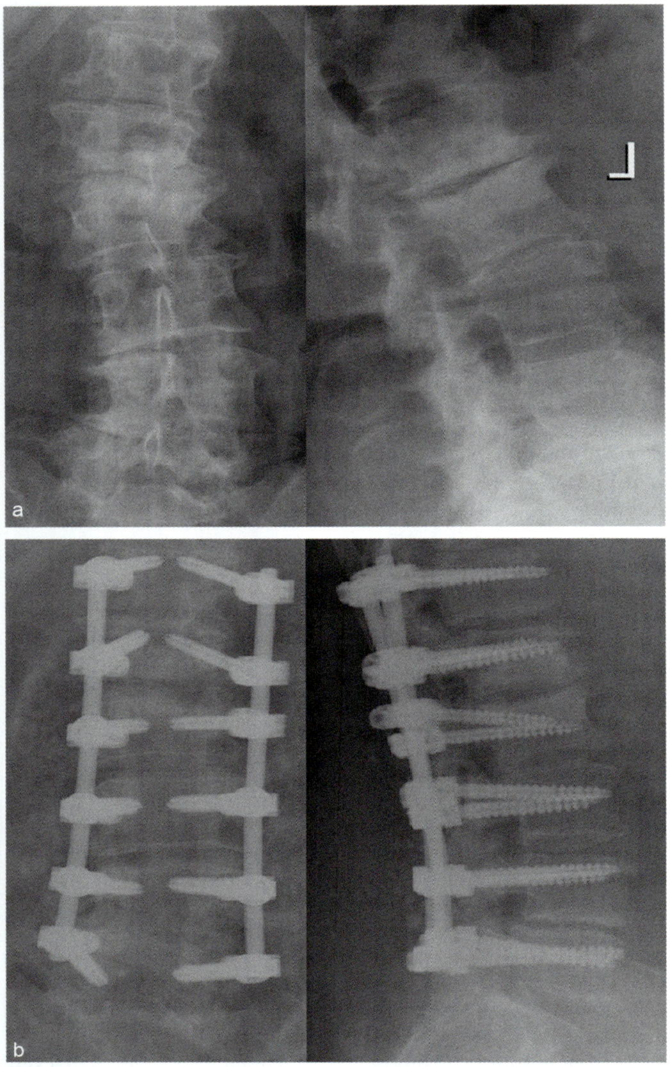

Abb. 7.48 Operative dorsale Aufrichtung, Stabilisierung und Laminektomie sowie dorsolaterale Spondylodese Th12–L5 mit einem Fixateur interne in zwei Ebenen. a) Präoperativ. **b)** Bei gleichem Wirkprinzip ist der Fixateur interne im Gegensatz zum Fixateur externe völlig implantiert und von außen nicht sichtbar. Ist die Fraktur nach Einbringen des Fixateure interne stabil, kann der Patient bereits nach wenigen Tagen aufstehen. [R333]

Die **Vertebroplastie** (➤ Abb. 7.47) ist ein minimal-invasives Operationsverfahren, die zur Behandlung von Wirbelkörperfrakturen geeignet sein kann. V. a. Patienten mit einer manifesten Osteoporose oder metastatischem Wirbelkörperbefall können bei starken Knochenschmerzen von dieser Methode profitieren. Der wache Patient liegt dabei mit Analgosedierung auf dem Bauch. Unter Röntgendurchleuchtung wird eine Kanüle in den vorderen Wirbelkörperbereich vorgeschoben. Anschließend wird Knochenzement injiziert, um den Wirbelkörper zu stabilisieren. Abschließend wird ein steriler Verband angelegt und eine CT-Kontrollaufnahme zur Dokumentation des Ergebnisses durchgeführt.

Instabile Frakturen erfordern bei konservativer Behandlung eine mindestens 6-wöchige Bettruhe. Um die Immobilitätszeit zu verkürzen wird häufig eine **Spondylodese** durchgeführt (➤ Abb. 7.48). Hierbei wird die Wirbelsäule teilweise oder komplett versteift.

Pflege

Pflege vor, während und nach Operationen ➤ Kap. 4
Perioperative Pflege in der Orthopädie ➤ 8.1.6
Der Patient erhält die notwendige Unterstützung bei den Lebensaktivitäten.
Für die **Lagerung** des Patienten bei instabilen Frakturen gilt:

- Patienten flach auf den Rücken lagern, kleines Kissen unter den Kopf legen. Dabei auf gerade (achsengerechte) Lagerung des Rumpfes achten
- Bettbügel entfernen, damit der Patient sich nicht versehentlich daran hochzieht
- Evtl. Lordosekissen in den LWS-Bereich einbringen (Arztanordnung)
- Zum Essen das Bett nur in seiner Gesamtebene schräg stellen (Beintieflagerung)
- Drehen auf die Seite durch zwei Pflegende, um Verdrehung der Wirbelsäule zu vermeiden (*en bloc*).

VORSICHT

Minimalste Bewegungen

Bei allen instabilen Frakturen die Bewegungen des Patienten auf ein Minimum reduzieren und vorher unbedingt mit dem Arzt absprechen.

7.8.2 Verletzungen des Rückenmarks und Querschnittssyndrom

DEFINITION

Querschnittsläsion: Komplette (*totale, vollständige*) oder **inkomplette** (*partielle, unvollständige*) Schädigung eines oder mehrerer Rückenmarksegmente.
Querschnittssyndrom: Komplexe neurologische Symptomkombination mit komplettem oder inkomplettem Ausfall der Rückenmarkfunktion infolge einer Querschnittsläsion.
Spinaler Schock: Akute Phase einer Rückenmarksverletzung mit schlaffem Muskeltonus, Ausfall aller Reflexe und sensiblen und autonomen Funktionen. Intensivmedizinische Überwachung notwendig.
Tetraparese: Lähmung aller vier Extremitäten und des Rumpfes nach einer Querschnittsläsion auf Höhe Th 1 oder höher. Häufig zusätzlich Beeinträchtigung der Atemfunktion durch Lähmungen der Atemmuskulatur.
Paraparese: In diesem Zusammenhang Lähmung beider Beinen und von Teilen des Rumpfes bei Querschnittsläsion unterhalb Th 1. Ganz allgemein bezeichnet Paraparese die Lähmung zweier symmetrischer Extremitäten (meist beider Beine).

Ursache

Jährlich kommt es in Industriestaaten zu 1–3 Fällen von akuten Rückenmarksverletzungen pro 100 000 Einwohner. Mit einem Anteil von 70 % ist das Trauma die häufigste **Ursache** der Querschnittslähmung. Die häufigste Ursache von weder durch ein Trauma noch durch eine Kompression des Rückenmarks bedingten Querschnitlähmungen ist die Multiple Sklerose (43 %), gefolgt von systemischen Autoimmunerkrankungen (17 %), spinaler Ischämie (14 %), infektiöser Myelitis (6 %) und Strahlenmyelopathie (4 %).

Symptome und Befund

Nach schweren Rückenmarksverletzungen kommt es zunächst zum **spinalen Schock,** der Tage bis Wochen andauern kann. Erst in der daran anschließenden **Postprimärphase** wird das eigentliche Verletzungsausmaß sichtbar.

Spinaler Schock

Das Rückenmark reagiert akut auf das Trauma mit einem (vorübergehenden) **völligen Funktionsverlust** unterhalb der Läsion, z. B.:

- Schlaffe (atonische) Lähmung der Muskulatur
- Ausfall der Muskeleigenreflexe, z. B. Patellarsehnenreflex und Fremdreflexe, evtl. sind pathologische Reflexe zu beobachten
- Ausfall der Gefäßregulation mit Gefahr der Kreislaufinstabilität
- Ausfall der Thermoregulation mit Gefahr von Hyper- oder Hypothermie
- Ausfall der Atmung (Rückenmarkläsion C1–C4) bzw. Ateminsuffizienz (Läsionen unterhalb C4) durch Lähmung der Atemmuskulatur
- Schlaffe Lähmung der Harnblase (*Blasenatonie, „Schockblase“*)
- Magen-Darm-Atonie mit der Gefahr des paralytischen Ileus und Störung der Verdauungsfunktion
- Bei Männern Erlöschen der Potenz
- Neigung zu Ödemen durch fehlenden Muskeltonus, veränderte Kapillardurchlässigkeit, Atonie der ableitenden Harnwege mit Harnverhalt.

Postprimärphase

Nach etwa 3–6 Wochen klingt der spinale Schock ab und die Nervenzellen des Rückenmarks, die nicht irreversibel geschädigt wurden, können einen Teil ihrer Funktionen wiedererlangen, d. h. das Symptombild kann sich bessern. Deshalb ist erst jetzt das genaue Ausmaß der Rückenmarkschädigung erkennbar.

Eines der Leitsymptome ist die **Lähmung**. Auf Höhe der Läsion sind die motorischen Vorderhornzellen (*zweites motorisches Neuron*) geschädigt, die **schlaffe Lähmung** bleibt bestehen. Unterhalb der Läsion ist jedoch das erste motorische Neuron betroffen, die schlaffe Lähmung geht in eine **spastische Para- oder Tetraplegie** über. Darüber hinaus zeigt sich die **Postprimärphase** durch:

- Kompletten oder teilweisen Sensibilitätsausfall unterhalb der Läsion
- Trophische (*ernährungsbedingte*) Störungen, z. B. der Haut, durch Beeinträchtigung vegetativer Rückenmarksnervenzellen und vegetativer Bahnen
- Blasenentleerungsstörungen
  - Bei Läsionen oberhalb Th 12 Ausbildung einer **Reflexblase** (*obere Blasenlähmung*). Die willkürliche Entleerungsfunktion ist ausgefallen, die Blase entleert sich aber ab einem gewissen Füllungsgrad reflektorisch (entspricht der Situation beim Säugling)
  - Bei Läsionen unterhalb Th 12 Ausbildung einer **autonomen Blase** (*untere Blasenlähmung*). Die Blase ist von allen nervalen Impulsen „abgeschnitten“, d. h. sie verliert auch ihre Reflexaktivität. Dadurch kommt es zu einer Überdehnung der Blase und letztlich zu einer Überlaufinkontinenz.

Diagnostik

Zur Abschätzung der Läsionshöhe erhebt der Arzt einen neurologischen Status, den Verlauf kontrolliert er in den ersten beiden Tagen nach dem Trauma mehrmals.

Die **Diagnosestellung** wird ergänzt durch Röntgenaufnahmen der Wirbelsäule (Fraktur?), CT (Einengung des Spinalkanals?), Myelografie (meist in Kombination mit CT), MRT sowie evtl. elektrophysiologische Untersuchungen.

Behandlung

VORSICHT

Immer ein Notfall

Jedes Querschnittssyndrom ist ein Notfall.

Erstmaßnahmen

Bei Verdacht auf Rückenmarksverletzung ist jede abrupte Bewegung und jede Abknickung der Wirbelsäule zu vermeiden (➤ 7.8.1). Durch unvorsichtige Bewegungen kann z. B. ein frakturierter Wirbelkörper abgleiten und das Rückenmark irreversibel schädigen. Für das Umlagern werden mindestens drei Personen benötigt. Bei Verdacht auf Halswirbelsäulenverletzungen muss eine vierte Person den Kopf des Verletzten gerade und gestreckt halten (➤ Abb. 7.49). Nur wenn der Verletzte bewusstlos ist, wird er in die stabile Seitenlage gebracht. Der Transport erfolgt auf einer Vakuummatratze und am besten (geringste Erschütterungen) mit dem Hubschrauber.

Behandlung in der Primärphase

Am Unfallort und in der Klinik werden die vitalen Funktionen sichergestellt, häufig wird der Verletzte zunächst intubiert und beatmet. Nach der Diagnosestellung wird die Wirbelsäulenverletzung ggf. operativ versorgt und Begleitverletzungen, z. B. ein Schädel-Hirn-Trau-

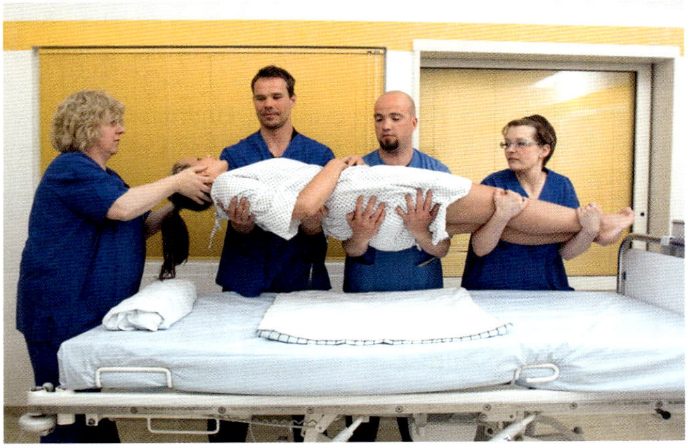

Abb. 7.49 Anheben eines frisch am Rückenmark verletzten Patienten. [K115]

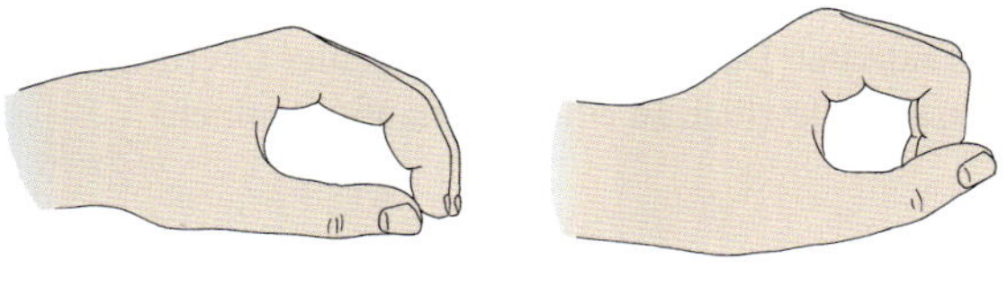

Abb. 7.50 Funktionshand. [L190]

ma, werden behandelt. Zur Behandlung in der Primärphase gehören eine adäquate Schmerzbehandlung, die parenterale Ernährung und die Unterstützung der Darm- und Urinausscheidung.

Behandlung in der Postprimärphase und Rehabilitation

Ziel der Therapie in der **Postprimärphase und Rehabilitation** ist die größtmögliche Selbstständigkeit des Patienten und seine soziale und berufliche Eingliederung:

- Radiologische und neurologische Verlaufskontrollen
- Behandlung einer Spastik durch Physiotherapie, funktionelle Elektrostimulation, medikamentöse Therapie, z. B. Botulinumtoxin, Cannabis, Spasmolytika (etwa *Lioresal*®), in seltenen Fällen auch Neurotomie, Myotomie, Muskelablösung oder Sehnenverlängerung
- Urologische Kontrolluntersuchungen, um Schädigungen der Harnblase und der Nieren rechtzeitig zu erkennen
- Hilfsmittelversorgung (z. B. Spezialbett, Lifter, Esshilfen für Tetraplegiker, Rollstuhl, Sitzkissen, Sitzschale, Gehapparat, Duschstuhl)
- Intensive Physiotherapie und Ergotherapie, z. B. Rollstuhltraining
- Psychische Betreuung durch Psychologen und Seelsorger zur Verarbeitung des Traumas
- Sexualberatung, z. B. zu Schwangerschaft, Kontrazeption, Erektionshilfen.

Der Rehabilitationsprozess findet idealerweise in einer Spezialklinik für Rückenmarksverletzte statt. [vgl. 10]

Pflege

Lagerung und Bewegung

Lagerung und Umlagerungen sind immer mit dem Arzt abzusprechen. So bald wie möglich wird der Patient zur Dekubitus-, Kontrakturen-, Thrombose- und Pneumonieprophylaxe umgelagert und mobilisiert.

Bei tetraplegischen Patienten wird die **Funktionshand** angestrebt. Wenn nämlich durch das Anspannen des M. extensor carpi radialis die Beugesehnen der Finger unter Zug geraten, werden diese zu einem passiven Faustschluss gebeugt und können so kontrahieren (Krallenhand). Die Funktionshand ist eine „therapeutische Kontraktur“, die aber physiologischer und weniger verletzungsgefährdet ist als eine Krallenhand oder eine schlaffe, offene Hand. Um eine Funktionshand zu erzielen, hat es sich bewährt, mit einem individuell angefertigten Funktionshandschuh zu arbeiten oder alternativ mit einem Röllchen, das in die Hand eingelegt wird, um die 90° Flexion zu gewährleisten (➤ Abb. 7.50).

> **Weichlagerung nur bedingt geeignet**
>
> In der frühen Phase nach dem Trauma sind **Weichlagerungsmatratzen** nicht geeignet, da sie die Stabilität bzw. die Ruhigstellung der Fraktur nicht oder nur bedingt gewährleisten. Nach Heilung der Fraktur können Weichlagerungssysteme zum Einsatz kommen.

Eine besondere Form der Lagerung ist die **Froschposition.** Sie kann einer Spastik entgegenwirken und ist v. a. in der späteren spastischen Phase geeignet. Dazu werden die Beine angewinkelt und die Knie nach außen gedrückt. Die Arme werden ebenfalls angewinkelt und auf die Hüfte/Oberschenkel gelagert. Kissen unterstützen die Position (➤ Abb. 7.51).

Die **Mobilisation** muss langsam und stufenweise erfolgen, da Muskeltonus und vegetative Gefäßregulation fehlen und es deshalb häufig zu **orthostatischen Kreislaufregulationsstörungen** kommt, v. a. wenn die Beine nach unten hängen. Die Mobilisation erfolgt zunächst im Bett oder auf einem Stehbrett. Pro Tag wird der Patient im Herzbett oder der schiefen Ebene ca. 10° mehr aufgerichtet. Kompressionsstrümpfe sollen ein Versacken des Blutes in die Beine verhindern. Auch die Zeit im Rollstuhl muss langsam gesteigert werden, man beginnt mit 15 Min./Tag. [vgl. 8]

In der späteren Rehabilitationsphase erlernt der Querschnittsgelähmte **Transfers,** z. B. aus dem Bett in den Rollstuhl oder auf die Toilette und zurück. Dabei kommen Hilfsmittel wie Lifter, Rutschbrett, Drehteller, Toilettenerhöhung oder kinästhetische Techniken zum Einsatz (➤ Tab. 7.8).

Auch das **Fahren mit dem Rollstuhl** muss gelernt werden. Die Pflegenden achten auf eine korrekte Sitzposition im Rollstuhl:

- Aufrechte, stabile Sitzhaltung, mittiges Sitzen im Rollstuhl
- Korrekte Position des Sitzkissens zur Dekubitusprophylaxe, Luftkissen sind ausreichend mit Luft gefüllt
- Bei Spastikneigung oder Instabilität Bauchgurt anlegen
- Die Fußstellung ist physiologisch, Verdrehungen im Sprunggelenk werden ggf. mit Fußgurten verhindert

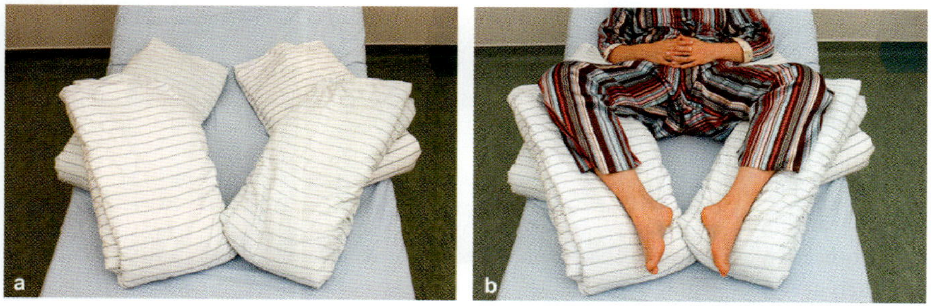

Abb. 7.51 Froschlagerung. a) Anordnung der Lagerungshilfsmittel. **b)** Position des Patienten. [K115]

Tab. 7.8 Pflegeabhängigkeit und Hilfsmittelversorgung Querschnittsgelähmter in Abhängigkeit von der Läsionshöhe (bezogen auf die Rückenmarksegmente). [vgl. 9]

Läsionshöhe	Erhaltene muskuläre Funktion	Pflegeabhängigkeit und Hilfsmittelversorgung
C2/3	• M. trapezius • M. sternocleidomastoideus	• Vollständige Bewegungsunfähigkeit, 24-Std.-Betreuung, dauerhafte Beatmung • Evtl. Elektrorollstuhl mit Mundsteuerung möglich
C3/4	Diaphragma	• Vollständige Pflegeabhängigkeit • Fortbewegung mit Elektrorollstuhl und Kinnsteuerung möglich • Ggf. stundenweise Spontanatmung möglich
C5/6	M. biceps brachii	• Weitgehende Pflegeabhängigkeit, bedingte Greiffähigkeit der Hände mit speziellen Hilfsmitteln, Fortbewegung mit Elektrorollstuhl möglich
C6/7	M. extensor carpi radialis	• Teilweise selbstständige Pflege • Fortbewegung mit mechanischem Rollstuhl möglich • Evtl. Fahren eines adaptierten PKW mit Handbedienung möglich
C7/8	• M. triceps brachii • Handmuskeln • M. latissimus dorsi	• Meist selbstständige Pflege • Fingerteilfunktion • Fortbewegung mit mechanischem Rollstuhl und Fahren eines adaptierten PKW mit Handbedienung möglich
Th1–9	Mm. intercostales	• Selbstständige Pflege, Fortbewegung mit mechanischem Rollstuhl auch auf unebenem Gelände möglich, Fahren eines adaptierten PKW mit Handbedienung möglich
Th10–L2	• Rumpfmuskeln • Hüftbeuger	• Selbstständige Pflege • Rollstuhlabhängigkeit, evtl. Steh- und Gehübungen mit speziellen Stützapparaten möglich • Fahren eines adaptierten PKW möglich
L3–L4	• M. quadriceps • M. tibialis anterior	• Selbstständige Pflege • Rollstuhl teilweise entbehrlich • Gehen mit Stützapparaten und Unterarmgehstützen sowie ggf. orthopädischen Schuhen möglich • Fahren eines adaptierten PKW möglich
L5–S1	M. triceps surae	• Selbstständigkeit • Gehfähigkeit, ggf. mit Unterarmgehstützen und orthopädischen Schuhen

- Die Kleidung ist im Gesäß- und Oberschenkelbereich falten- und spannungsfrei.
- Eine Urinableitung ist gewährleistet, die Hoden sind nicht eingeklemmt.

Herz-Kreislauf-System

Durch den Ausfall des Sympathikus kommt es unterhalb der Verletzung zu einem Zusammenbruch der vasomotorischen Regulation. Die Folgen sind eine ausgeprägte **Kreislaufinstabilität mit Hypotonie**. Besonders hoch ist die Gefahr bei der Mobilisation vom Liegen zum Sitzen und im Sitzen.

Vorbeugende Maßnahmen sind:

- Engmaschige Vitalzeichenkontrolle und genaue Beobachtung des Querschnittsgelähmten v. a. während der Mobilisation und danach
- Kreislaufanregung im Bett, z. B. Beine passiv durchbewegen, Venen mehrmals täglich ausstreichen
- Beine wickeln oder Kompressionsstrümpfe tragen, um ein Versacken des Blutes in die Beine zu verhindern
- Patient langsam aufrichten, nach einem Aufrichteschema unter Vitalzeichenkontrolle über mehrere Tage
- Körperliche Aktivitäten mit den Armen bringen den Kreislauf in Schwung
- Patienten auf eine ausreichende Flüssigkeitszufuhr hinweisen
- Belebende Ganzkörperwaschung, evtl. mit anregenden Ölen, z. B. Rosmarin
- Ggf. kreislaufunterstützende Medikamente (Arztanordnung).

Maßnahmen bei **hypotoner Krise:**

- Patienten ins Bett oder auf den Boden legen, Beine hoch lagern
- Im Rollstuhl Beine auf einen Stuhl lagern
- Rollstuhl nach hinten kippen, sodass die Beine erhöht sind
- Patienten anleiten, seine Arme zu bewegen.

Atmung

Querschnittslähmungen oberhalb C 4 führen zu einem totalen **Ausfall der Atemmuskulatur**. Die Patienten werden schnell tracheotomiert und müssen in der Regel dauerhaft beatmet bleiben. Bei etwas tieferen Läsionen kann evtl. eine Spontanatmung durch Einsatz der Atemhilfsmuskulatur für einige Stunden erlernt werden. Es besteht auch die Möglichkeit, einen Zwerchfellschrittmacher zu verwenden, über den der N. phrenicus und damit das Zwerchfell stimuliert wird. Pflegende und Physiotherapeuten führen Pneumonie- und Atelektasenprophylaxe durch. [vgl. 10]

Temperatur

Die Durchtrennung der Leitungsbahnen im Rückenmark verursacht **Thermoregulationsstörungen** mit Hypo- und Hyperthermie, übermäßigem oder fehlendem Schwitzen. Der Verlust des Temperaturempfindens führt auch dazu, dass der Betroffene sich z. B. zu lange in der Kälte oder Hitze aufhält. Die Pflegenden weisen den Patienten darauf hin und kontrollieren mehrmals am Tag die Körpertemperatur.

VORSICHT

Fehlende Sensibilität

Direkte Wärmeträger (z. B. Wärmflasche, Heizdecke) oder Kälteträger (z. B. Cold-Packs) sind wegen der fehlenden Sensibilität verboten.

Ausscheidung

Stuhlausscheidung. Der Darm des Querschnittsgelähmten ist häufig atonisch, es droht die Gefahr eines paralytischen Ileus. Angestrebt wird eine regelmäßige und kontrollierte Darmentleerung, die im Normalfall nicht länger als 30 Min. dauert. Zwischen den Defäkationen soll der Betroffene kontinent sein.

7

Die Defäkation kann durch verschiedene **Maßnahmen** angeregt werden:

- Gabe von Parasympathomimetika, z. B. *Prostigmin*®
- Mehrmals täglich Darmrohr legen zur Peristaltikanregung und zum Abgang von Darmgasen, digitale Stimulation
- Hebe- und Senkeinlauf
- Kolonmassage.

VORSICHT

Gefahren durch mangelnde Stuhlausscheidungen

Unregelmäßige und sehr seltene Stuhlausscheidungen können zu einem Megakolon führen. Der Darm stellt dann seine Funktion gänzlich ein. Außerdem kann das Abführen von hartem Kot zu Analverletzungen, Hämorrhoiden oder zum Analprolaps führen.

Urinausscheidung. Früher stellten urologische Spätkomplikationen bis zu 50 % der Todesursachen bei Querschnittsgelähmten. Dieses Risiko konnte in den vergangenen Jahren deutlich gesenkt werden.

Nach Abklingen des spinalen Schocks wird mit dem Blasentraining begonnen. Ziel ist die Entwicklung einer **spinalen Reflexblase.** Mögliche **Maßnahmen** sind:

- Durch Beeinflussung der intakten Rückenmarkabschnitte unterhalb der Schädigung kann ein Miktionsreflex ausgelöst werden. Die Auslösung des Reflexbogens gelingt durch das **Triggern.** Dazu beklopfen Pflegende oder der Patient selbst alle 2–4 Std. für einige Minuten die Blase mit den Fingerspitzen oder der Handkante. Während des Blasentrainings wird nach der Miktion die Restharnmenge mittels Einmalkatheterisierung überprüft. Sie sollte unter 100 ml liegen.
- Bei Verletzungen des Sakralmarks oder der Cauda equina ist die oben beschriebene Methode nicht anwendbar, da der spinale Reflexbogen unterbrochen ist. In diesem Fall erlernt der Patient ggf den **intermittierenden Selbstkatheterismus** (*ISK*).
- Weitere Alternativen und Hilfsmittel sind: intermittierender Fremdkatheterismus, suprapubische Blasenverweilkatheter, Kondom-Urinale und saugende Inkontinenzhilfsmittel.
- Es besteht auch die Möglichkeit, Sphinkter- und Stimulationssysteme zu implantieren. [vgl. 10]

Haut

Die Pflegenden leiten den querschnittsgelähmten Patienten an, die Körperpflege so weit wie möglich selbstständig durchzuführen und die **Haut** auf Zeichen eines Dekubitus zu kontrollieren. Wegen der mangelnden Sensibilität spürt der Patient keinen Druckschmerz. Abhängig von der individuellen Situation bekommt der Betroffene eine Antidekubitusmatratze und eine druckreduzierende Auflage für den Rollstuhl. Paraplegische Patienten lernen, sich regelmäßig im Rollstuhl und im Bett anzuheben. Tetraplegische Patienten müssen 2–3-stündlich umgelagert werden.

Vermeidung bzw. Verbesserung der Spastik

Als **Spastik** bezeichnet man einen geschwindigkeitsabhängigen Dehnungswiderstand bei passiven Bewegungen, ggf. in Verbindung mit einem gesteigerten (Ruhe-)Muskeltonus. Nach Abklingen des spinalen Schocks beginnen die Rückenmarksabschnitte, die unterhalb der Läsion liegen, Eigenreflexbögen innerhalb des Rückenmarks auszubilden.

Spastiken stellen für den Betroffenen und die Pflegenden häufig ein großes Problem dar. Deshalb müssen Pflegende wissen, welche Umstände Spastiken auslösen können, z. B. unangekündigte, ruckartige und schnelle Bewegungen, Aufregung und Angst, gefüllte Blase oder Harnwegsinfekt, gefüllter Enddarm, ungünstige Lagerung im Bett oder ungünstige Position im Rollstuhl, Druckstellen, zu enge Kleidung, zu enge Schuhe, Unterkühlung oder Überwärmung.

Maßnahmen der Spastik-Prophylaxe sind u. a.:

- Regelmäßiger, individueller Lagerungswechsel
- Lagerung nach *LiN*® (Lagerung in Neutralstellung)
- Lagerung in Froschposition (➤ Abb. 7.51), nach Bobath oder in Bauchlage
- Regelmäßiges Durchbewegen aller Gelenke in allen Bewegungsgraden
- Umlagerungen langsam und mit physiologischen Bewegungen durchführen, nicht punktuell sondern großflächig berühren, ausreichend Unterstützungsfläche geben
- Entgegen dem spastischen Muster lagern
- Medikamente, die den Muskeltonus reduzieren, nach Arztanordnung verabreichen.

Psychische Begleitung

Es gehört zu den Aufgaben der Pflegenden, den Betroffenen und Angehörigen Mut zu machen, sie zu motivieren, ihnen Erfolge und Perspektiven aufzuzeigen und ihnen ins Gewissen zu reden, wenn sie sich aufgeben wollen. Die Förderung der Selbstständigkeit und die Rehabilitation sind wichtige Maßnahmen, um die psychische Situation der Querschnittsgelähmten zu verbessern. Auch der Kontakt mit anderen Querschnittgelähmten, z. B. in der Rehaklinik oder einer Selbsthilfegruppe, kann dazu beitragen, Kraft für die veränderte Situation zu erhalten.

7.9 Thoraxtrauma

DEFINITION

Thoraxtrauma: Verletzung des knöchernen Thorax und intrathorakal gelegener Organe durch Gewalteinwirkung von außen.

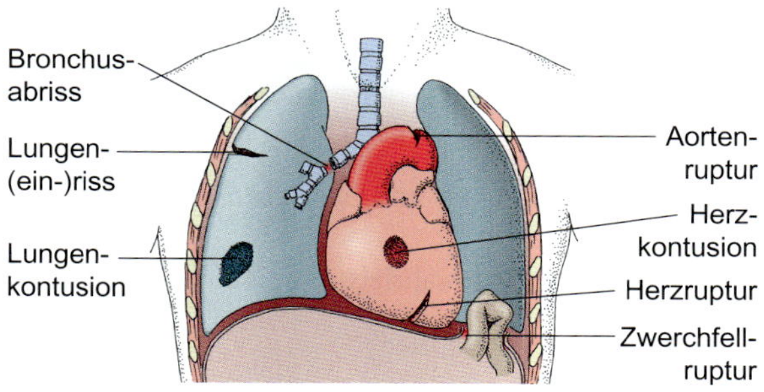

Abb. 7.52 Thoraxverletzungen. [L190]

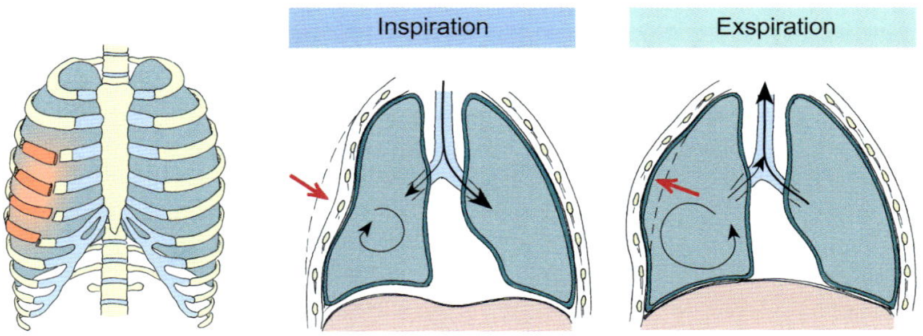

Abb. 7.53 Instabiler Thorax bei Rippenserienstückfraktur rechts. Bei der Inspiration bewegt sich der instabile Thoraxbereich nach innen, bei der Exspiration nach außen. Diese **paradoxe Atmung** führt zu Pendelluft (Luft pendelt im verletzten Lungenflügel) und respiratorischer Insuffizienz. [L190]

Stumpfe Thoraxtraumen (*geschlossene Thoraxverletzungen*). Dabei bleibt die äußere Haut unverletzt. Ursache ist eine stumpfe Gewalteinwirkung, z. B. ein Lenkradaufprall. Stumpfe Thoraxtraumen sind häufig kombiniert mit anderen Verletzungen, insbesondere Schädel-Hirn-Traumen (➤ 7.7.2), Verletzungen des Abdomens (➤ 7.10), des Beckens (➤ 7.11.6) und der unteren Extremitäten (➤ 7.11.7 ff).

Perforierende Thoraxtraumen (*offene Thoraxverletzungen*). Dabei werden Haut und Brustwand durchtrennt, es kommt zum offenen Pneumothorax (➤ 10.7.5). Typische Ursachen sind Stich- oder Schussverletzungen. Thoraxtraumen gefährden den Patienten in erster Linie durch akute Atem- und Kreislaufinsuffizienz, aber auch durch den Blutverlust. Einen Überblick über die wichtigsten Thoraxverletzungen geben ➤ Abb. 7.52 und ➤ Tab. 7.9.

VORSICHT

Erstmaßnahmen bei (Verdacht auf) Thoraxtrauma

- Bei allen polytraumatisierten Patienten auf die Leitsymptome von Thoraxverletzungen achten: (atemabhängige) Schmerzen, Dyspnoe (➤ 10.2.1), paradoxe Atmung, Husten (evtl. mit Hämoptoe ➤ 10.2.6), Zyanose (➤ 10.2.3), Schock (v. a. bei *Herz- und Gefäßverletzungen* ➤ 3.3.1)
- Oberkörper hochlagern. Patienten nicht auf die gesunde Seite legen, weil dies die Atmung zusätzlich erschwert
- Auf Arztanordnung Sauerstoff verabreichen (➤ 10.4.1)
- Patienten beruhigen, ihn nicht allein lassen
- Materialien richten für das Legen eines intravenösen Zugangs, evtl. auch für eine Pleuradrainage (➤ 10.4.2), Intubation und Beatmung.

Tab. 7.9 Wichtige Thoraxverletzungen.

Verletzung	Kurzcharakterisierung	Leitsymptome	Diagnostik	Behandlung
(Solitäre) Rippenfraktur	Fraktur von 1–2 Rippen	Schmerzen, schmerzbedingte Hypoventilation	Röntgen (Thoraxübersichts- und Zielaufnahmen der Rippen in zwei Ebenen)	Analgetika, schleimlösende Medikamente, Atemtherapie, körperliche Schonung
Rippenserienfraktur	Fraktur von mindestens drei benachbarten Rippen	Schmerzen, schmerzbedingte Hypoventilation; bei **Rippenserienstückfraktur** (➤ Abb. 7.53) Gefahr eines instabilen Thorax mit respiratorischer Insuffizienz	Wie oben, zusätzlich Abdomen-Sonografie zum Ausschluss von Milz- und Leberverletzungen Röntgen-Kontrollen zum Ausschluss von Pneumothorax	Bei komplikationslosem Verlauf Therapie wie solitäre Rippenfraktur, jedoch mit stationärer Aufnahme mit Überwachung bei instabilem Thorax selten Intubation und Beatmung mit PEEP, sehr selten Operation
Sternumfraktur	Einfache oder Kompressionsfraktur (➤ 7.5.1) des Sternums, meist mit Rippenfrakturen kombiniert	Atemabhängige Schmerzen, Prellmarken, umschriebene Druckschmerzen, evtl. tastbare Stufe über dem Sternum	Röntgen-Thorax in zwei Ebenen und Zielaufnahme Sternum seitlich	Analgetika, Atemtherapie, Operation bei Dislokation der Fragmente oder Instabilität
Pneumothorax (➤ 10.7.5)				
Hämatothorax	Blutaustritt in die Pleurahöhle	Dyspnoe, evtl. Schocksymptome durch den Blutverlust, oft Schmerzen, da meist durch Rippenfrakturen bedingt	Röntgen-Thorax, Sonografie	Pleuradrainage. Bei hohem oder zunehmendem Blutverlust (> 1 l initial oder > 200 ml/Std.) über die Drainage Operation
Lungenkontusion (*Lungenquetschung*)	Quetschung der Lunge durch stumpfes Trauma	Dyspnoe, respiratorische Insuffizienz, Husten, evtl. mit Hämoptoe, thorakale Schmerzen	Röntgen-Thorax, CT	In leichten Fällen Analgetika und physikalische Atemtherapie ggf. Intubation und Beatmung, Antibiotikaprophylaxe (hohe Pneumoniegefahr)
Bronchus(ab)riss	Ein- oder Abriss eines Bronchus	Pneumothorax, respiratorische Insuffizienz, Haut- und Mediastinalemphysem, evtl. Hämoptoe	Röntgen-Thorax (in Exspiration), Bronchoskopie	Bei kleinem Riss konservative Therapie, sonst Operation

7

Tab. 7.9 Wichtige Thoraxverletzungem. *(Forts.)*

Verletzung	Kurzcharakterisierung	Leitsymptome	Diagnostik	Behandlung
Herzkontusion (*stumpfe Herzverletzung*)	Herzprellung durch stumpfes Trauma, häufig kombiniert mit Sternumfraktur	Schmerzen in der Herzgegend, Herzinsuffizienz, Herzrhythmusstörungen. In schweren Fällen Herzmuskelnekrosen (*Herzinfarkt*), Koronargefäßverletzungen, Perikardtamponade, Herzwandruptur	EKG, Herzenzyme, Sonografie (Perikarderguss?)	Intensivmedizinische Betreuung, ggf. Intubation und Beatmung, Therapie der Herzrhythmusstörungen, ggf. Perikardpunktion, Notthorakotomie
Aortenruptur	Reißen der Aorta z. B. durch Auffahrunfall oder Sturz aus großer Höhe, bevorzugt am Übergang des Aortenbogens zur Aorta descendens	Rücken-Schulter-Schmerz, Schock, Zyanose, Dyspnoe, Einfluss-Stauung, abgeschwächte oder fehlende Pulse der unteren Extremität (70 % der Patienten verbluten noch an der Unfallstelle)	Röntgen-Thorax (breites Mediastinum?); bei Verdacht auf Aortenruptur DSA bzw. Spiral-CT	Volumenersatz, Intubation, Beatmung, Thoraxdrainage, Notoperation
Zwerchfellruptur	Einreißen des Zwerchfells bei erheblicher abdomineller Druckerhöhung, in 90 % der Fälle linksseitig	Dyspnoe, Schmerzen im Bereich von Hals und Schulter, evtl. gastrointestinale Symptome, z. B. Ileuszeichen	CT, Röntgen-Thorax (Darmschlingen im Thorakalraum?), Auskultation (Darmgeräusche im Brustraum?), Laparoskopie	Lagerung mit erhöhtem Oberkörper, ggf. Beatmung, Operation

7.10 Bauchtrauma

DEFINITION

Bauchtrauma (*Bauchverletzung, Abdominalverletzung*): Verletzung von Bauchwand, Peritonealhöhle und/oder Abdominalorganen durch Gewalteinwirkung von außen.

Stumpfes Bauchtrauma

Ein **stumpfes Bauchtrauma** entsteht durch stumpfe Gewalteinwirkung auf das Abdomen, am häufigsten als Folge von Verkehrsunfällen, z. B. PKW-Lenkradaufprall. Ca. 70 % aller Patienten mit einem stumpfen Bauchtrauma sind mehrfachverletzt. Dabei gilt die Regel, dass bei polytraumatisierten Patienten Abdominalverletzungen Behandlungspriorität haben.

Bei der **klinischen Untersuchung** sind häufig oberflächliche Abschürfungen, Prellmarken und Hämatome zu beobachten. Zur **Diagnostik** sonografiert der Arzt zunächst das Abdomen zum Nachweis von freier Flüssigkeit (Blut), Kapselhämatomen (z. B. Milz, Leber) und Organrupturen. Dann folgen Röntgenaufnahmen des Thorax (Rippenfrakturen, Pneumo-, Hämatothorax, ➤ Tab. 7.9), des Abdomens („freie" Luft als Zeichen einer Hohlorganruptur) und evtl. Kontrastmitteldarstellungen des Magen-Darm-Trakts mit wasserlöslichem Kontrastmittel zum Rupturnachweis. Bei weiter unklarem Befund können eine CT, eine Angiografie oder eine Laparoskopie/Laparotomie (➤ 6.3.4) erforderlich sein. Der dringende Verdacht auf eine Verletzung intraabdomineller Organe (➤ Abb. 7.54) indiziert eine Laparotomie mit Inspektion aller Abdominalorgane und entsprechend notwendiger Behandlung. Die anschließende **Behandlung** ist abhängig vom vorgefundenen Befund.

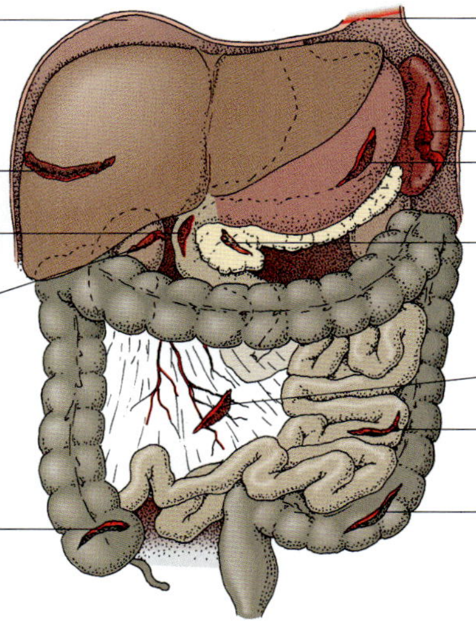

Abb. 7.54 Verletzungsmöglichkeiten beim Bauchtrauma. [L190]

Perforierendes Bauchtrauma

Ein **perforierendes Bauchtrauma** entsteht durch spitze oder scharfe Gewalteinwirkung, häufig sind Stich-, Schuss- und Pfählungsverletzungen die Ursache. Oft entspricht die äußerlich kaum sichtbare Eintrittspforte nicht dem (großen) inneren Verletzungsausmaß. Das gilt besonders für Schussverletzungen, bei denen die Druckwelle einen größeren Schaden anrichtet als das Geschoss selbst. Die **diagnostischen Maßnahmen** entsprechen denen beim stumpfen Bauchtrauma. Im Rahmen einer Laparotomie werden die notwendigen operativen Maßnahmen durchgeführt.

VORSICHT

Erstmaßnahmen bei Bauchtrauma

- Bei allen polytraumatisierten Patienten auf die Leitsymptome eines Bauchtraumas achten: Schmerzen, Abwehrspannung der Bauchdecke, Schocksymptome (v. a. bei *Gefäßverletzungen* ➤ 3.3.1)
- Vitalzeichen engmaschig kontrollieren, Patient beruhigen, nicht allein lassen
- Oberkörper leicht erhöht lagern, bei Dyspnoe Sauerstoff verabreichen (Arztanordnung)
- Materialien für das Legen eines intravenösen Zugangs richten und großzügig Volumen substituieren
- Ggf. Maßnahmen zur Operationsvorbereitung einleiten.

7.11 Verletzungen der Extremitäten

Luxationen ➤ 7.4
Frakturen ➤ 7.5

7.11.1 Muskelzerrung, Muskelfaserriss, Muskelriss

Muskelzerrung, Muskelfaserriss und **Muskelriss** entstehen durch eine starke, plötzliche Muskelanspannung bei nicht aufgewärmter Muskulatur oder durch direkte Gewalteinwirkung, z. B. Tritt oder Schlag. Meist sind Waden- und Oberschenkelmuskulatur betroffen. Die Übergänge zwischen einfacher Zerrung, Muskelfaserriss und Muskelriss sind fließend.

Die **Symptome:** Der Patient verspürt (stechende) Schmerzen und muss rasche Bewegungen abbrechen.

Die **Behandlung** besteht in möglichst sofortiger Kühlung, Hochlagerung der Extremität, Schonung und Anlage eines stützenden Verbands. Medikamentös können Antiphlogistika (z. B. *Voltaren®*) gegeben werden. Die Belastung wird unter physiotherapeutischer Anleitung langsam gesteigert. Die Spontanheilungsrate ist hoch, nur sehr selten erfolgt eine operative Therapie.

7.11.2 Verletzungen des Schultergürtels

Erkrankungen der oberen Extremitäten ➤ 8.13

Skapulafraktur

Eine **Skapulafraktur** (*Schulterblattfraktur*) tritt meist in Kombination mit anderen Schulterverletzungen auf, selten isoliert infolge eines direkten Traumas. Unterschieden werden **Korpus-**, **Kollum-**, **Fortsatz-** und **Gelenkfrakturen. Leitsymptome** sind eine schmerzhafte Beweglichkeitseinschränkung und Druckschmerzen sowie deformierte Schulterkonturen. Der **Diagnosesicherung** dienen Röntgenaufnahmen der Schulter in zwei Ebenen, eine Tangentialaufnahme der Skapula sowie bei Gelenkfrakturen CT oder MRT. Stark dislozierte Gelenk- oder Fortsatzfrakturen werden operativ versorgt.

Klavikulafraktur

Eine **Klavikulafraktur** (*Schlüsselbeinbruch*) ist meist durch indirekte Gewalteinwirkung bedingt, etwa einen Sturz auf den gestreckten Arm.

Die **Symptome:** Der Patient klagt über (Druck-)Schmerzen und eine schmerzhafte Bewegungseinschränkung des Schultergelenks. Der Untersucher stellt eine Krepitation (➤ 7.5.2) fest und tastet über der Fraktur eine Stufenbildung. Die **Behandlung** besteht im Anlegen eines Rucksackverbands (➤ Abb. 3.20) für vier Wochen. Eine operative Therapie wird bei Mehrfragmentfrakturen, deutlich dislozierten Frakturen oder offenen Frakturen empfohlen.

Schultereckgelenksprengung

Ein Sturz auf die Schulter bei abduziertem Arm kann zur **Schultereckgelenksprengung** (*Akromioklavikulargelenkluxation, AC-Gelenksprengung*) führen. Abhängig vom Ausmaß der Bandverletzung werden nach *Tossy* die Grade I – III unterschieden (➤ Abb. 7.55).

Leitsymptome sind Schwellung und Schmerzen. Ab Grad II ist das **Klaviertastenphänomen** positiv: Das laterale Klavikulaende steht durch Muskelzug nach oben, kann nach unten gedrückt werden und federt beim Loslassen wieder nach oben. Gesichert wird die **Diagnose** durch eine gehaltene Röntgenaufnahme beider Schultergelenke. Dazu wird an jedes Handgelenk des Patienten mittels einer Schlaufe ein 10-kg-Gewicht gehängt (➤ Abb. 7.56). Pflegende geben dem Patienten das Gewicht keinesfalls in die Hand, oft spannt der Patient dann die Schultergürtelmuskulatur kompensatorisch an.

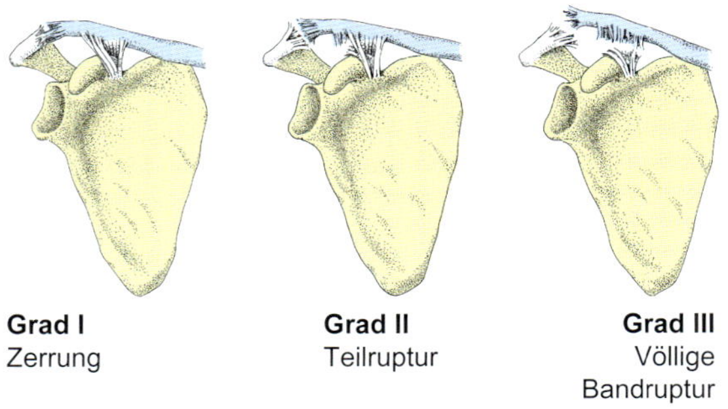

Abb. 7.55 Einteilung der Schultereckgelenksprengungen nach Tossy. [L190]

7

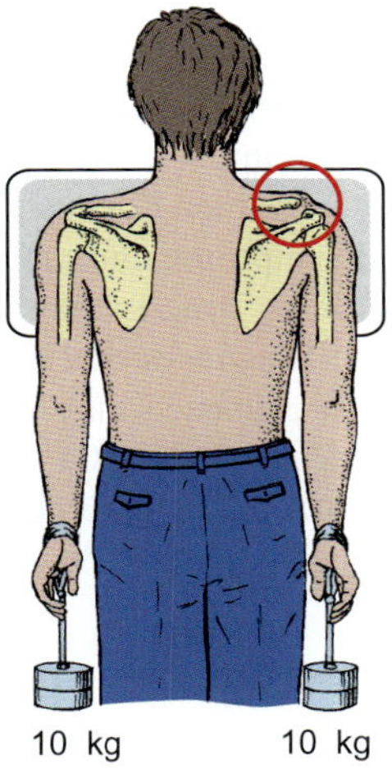

Abb. 7.56 Gehaltene Röntgenaufnahme bei Verletzungen des Schultereckgelenks. [L190]

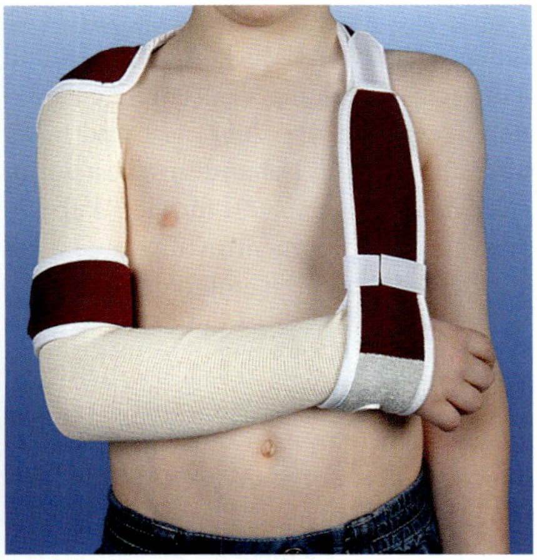

Abb. 7.57 Gilchrist-Verband. [U157]

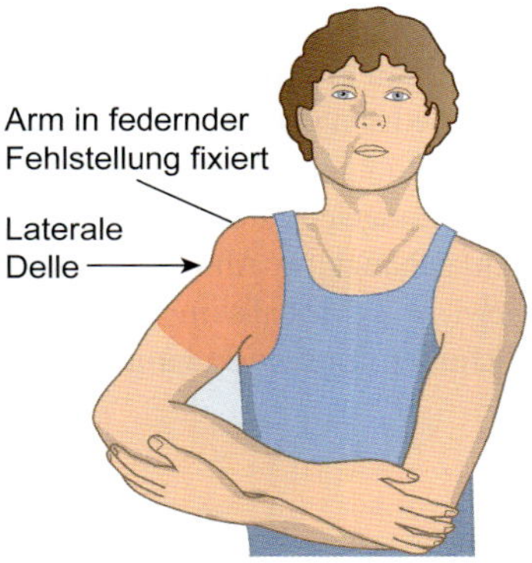

Abb. 7.58 Klinisches Bild bei Schulterluxation. [L138]

Die **Behandlung:** Die Schultereckgelenkssprengung Tossy I und II wird konservativ durch Ruhigstellung im Desault-Verband (➤ Abb. 3.21) oder Gilchrist-Verband (➤ Abb. 7.57) oder einer AC-Gelenkbandage behandelt. Bei der AC-Gelenkbandage handelt es sich um einen Gilchrist-Verband mit einer zusätzlichen Pelotte zur Kompression des AC-Gelenks. Eine Operationsindikation besteht insbesondere bei einer Tossy-III-Verletzung jüngerer Patienten (Bandnähte, ruhigstellende Zuggurtungsosteosynthese, Hakenplatte).

Schulterluxation

Die **Schulterluxation** ist mit ca. 50 % der Fälle die häufigste Luxation. Da die Fixierung des Oberarmkopfes in der Gelenkpfanne nur durch Muskeln erfolgt und eine knöcherne Führung wie z. B. beim Hüftgelenk fehlt, ist die Schulter das beweglichste, aber auch das am stärksten luxationsgefährdete Gelenk des Körpers. Zu über 95 % handelt es sich um eine **anteriore** (*vordere*) **Luxation.** Nur selten luxiert die Schulter nach unten oder nach hinten (*inferiore* bzw. *posteriore Luxation*).

Die **Symptome:** Der Patient kann die luxierte Schulter nicht bewegen und klagt über starke Schmerzen und evtl. Sensibilitätsstörungen im betroffenen Arm. Das Gelenk ist typischerweise in Fehlstellung federnd fixiert, d. h. bei passiver Bewegung federt der Arm in die Fehlstellung zurück. Die leere Gelenkpfanne verursacht eine äußerlich sichtbare laterale Delle (➤ Abb. 7.58).

Die **Diagnose** wird radiologisch gestellt.

Die **Therapie** besteht in der sofortigen Reposition in Kurznarkose, da Nerven, Kapsel, Sehnen, Bänder und Gefäße durch Überdehnung gefährdet sind. Nach der Reposition wird die Schulter mit einem Gilchrist-Verband (➤ Abb. 7.57) für einige Tage ruhig gestellt.

Rotatorenmanschettenruptur

Supraspinatussehnensyndrom ➤ 8.13.1

Bei einem erheblichen Trauma (Sturz auf den ausgestreckten Arm) oder vorbestehenden degenerativen Sehnenveränderungen kann die **Rotatorenmanschette** komplett oder inkomplett **reißen**.

Die **Symptome:** Bei der akuten kompletten Ruptur klagt der Patient über starke Schulterschmerzen. Außerdem kann er den Arm nicht aktiv abduzieren oder außenrotieren. Leitsymptom der degenerativen Ruptur ist der **painful arc** (*schmerzhafter Bogen*): Bei Abduktion der Schulter gibt der Patient zwischen 60° und 120° Schmerzen an.

Die **Diagnose:** Nativradiologisch weist ein Hochstand des Humeruskopfs auf die Verletzung hin. Der Nachweis erfolgt überwiegend durch MRT, selten sonografisch oder während einer Arthroskopie.

Bei Patienten unter 50 Jahren ist die operative **Therapie** durch Sehnennaht und Akromioplastik indiziert. Zur Nachbehandlung wird der Arm auf einem Schulterabduktionskissen oder einer Abduktionsschiene gelagert.

Bizepssehnenruptur

Bei der **Bizepssehnenruptur** werden zwei Formen unterschieden:

- Ruptur des langen Kopfes der proximalen Bizepssehne, meist aufgrund degenerativer Veränderungen
- Ruptur der distalen Bizepssehne mit eher traumatischer Ursache.

Die **Symptome:** Beide Formen zeigen sich durch einen plötzlichen Schmerz mit nachfolgender Beeinträchtigung der Beugefunktion und teilweiser Verkürzung mit Verhärtung der Bizepsmuskulatur am ventralen Oberarm. Operiert wird die proximale Bizepssehne nur bei starker Kraftminderung oder jüngeren Patienten. Hingegen muss die Sehne bei einer distalen Ruptur immer operativ am Knochen fixiert werden, um schwere Funktionsausfälle zu vermeiden.

7.11.3 Verletzungen des Oberarms

Proximale Humerusfraktur

Proximale Humerusfrakturen werden je nach Lokalisation unterteilt in **Humeruskopffrakturen** und **subkapitale Humerusfrakturen** (➤ Abb. 7.59). Meist entstehen sie durch Sturz auf den gestreckten Arm oder auf den Ellbogen, also durch indirekte Traumen. Insbesondere die subkapitale Humerusfraktur ist eine typische Fraktur des älteren Menschen.

Die **Symptome:** Der Patient hat eine schmerzhafte Bewegungseinschränkung des Schultergelenks und oft ein ausgedehntes Hämatom am Oberarm. Insbesondere bei Luxationsfrakturen (➤ 7.5.1) besteht die Gefahr von Begleitverletzungen des Plexus brachialis, des N. axillaris und der A. axillaris.

Die **Behandlung:** Eingestauchte oder nur gering dislozierte Frakturen (ca. 75 % der Fälle) werden für 1–2 Wochen im Gilchrist- oder Desault-Verband (➤ Abb. 7.57, ➤ Abb. 7.60) ruhig gestellt. Danach erfolgt eine frühzeitige aktive Mobilisation des Schultergelenks unter physiotherapeutischer Anleitung (*Pendelübungen*). Stark dislozierte Frakturen werden offen reponiert und mittels Plattenosteosynthese fixiert. Bei Abrissfrakturen des Tuberculum majus (➤ Abb. 7.10) wird das abgerissene Fragment mittels Schraubenosteosynthese fixiert, da es ansonsten durch Muskelzug leicht disloziert. Als Ultima Ratio bei Trümmerfrakturen des Humeruskopfs oder bei Knochenmetastasen kann die Implantation einer Humeruskopfendoprothese indiziert sein (➤ 7.5.6).

Humerusschaftfraktur

Eine **Humerusschaftfraktur** (*Oberarmschaftbruch*) tritt als Folge direkter und indirekter Gewalt auf. Dabei verursacht eine direkte Gewalteinwirkung, z. B. Schlag auf den Oberarm, meist eine Querfraktur, nach indirekter Gewalteinwirkung, z. B. Sturz auf den gestreckten Arm, kommt es typischerweise zur Spiralfraktur. Bei ca. 8 % aller Humerusschaftfrakturen ist der hier knochennah verlaufende N. radialis geschädigt. Dadurch kann es zu Sensibilitätsstörungen im Versorgungsgebiet des Nervs und zu motorischen Ausfällen bis hin zur Fallhand kommen, bei der der Patient die Hand nicht mehr gegen die Schwerkraft strecken kann.

Die **Behandlung:** Die meisten Humerusschaftfrakturen werden konservativ mit Ruhigstellung im Desault-Verband (➤ Abb. 7.60) bzw. Gilchristverband (➤ Abb. 3.22) behandelt. Begleitende Gefäß- oder Nervenschädigungen sind eine Indikation zur operativen Stabilisierung der Fraktur durch Plattenosteosynthese oder Mark- bzw. Bündelnagelung (➤ 7.5.6). Offene Frakturen Grad II und III werden mit einem Fixateur externe versorgt.

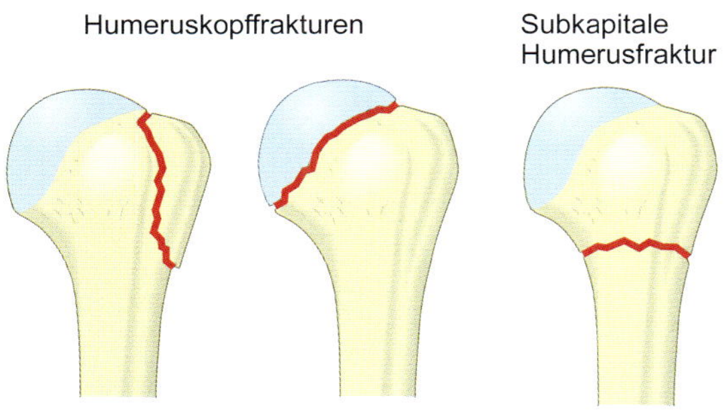

Abb. 7.59 Proximale Humerusfrakturen. [L190]

Distale Humerusfraktur

Eine **distale Humerusfraktur** entsteht oft durch Sturz auf den gestreckten Arm. Häufig ist das Ellbogengelenk beteiligt. Nicht dislozierte Frakturen können im Oberarmgips ruhig gestellt werden. Bei dislozierten Frakturen sowie Gefäß- oder Nervenverletzung, insbesondere des N. ulnaris, wird die Fraktur operativ stabilisiert.

7.11.4 Verletzungen des Ellbogengelenks und des Unterarms

Ellenbogenluxation

Bei einem Sturz auf den gestreckten oder leicht gebeugten Arm kann es zur **humero-ulnaren Luxation** kommen, die sich in einer sichtbaren Fehlstellung des Gelenks mit schmerzhafter Bewegungseinschränkung zeigt. Die Reposition der Luxation erfolgt in Kurznarkose durch anhaltenden Längszug am Unterarm bei gleichzeitiger Fixation des Oberarmes. Danach wird der Arm ca. 2–3 Wochen im Oberarmgips ruhig gestellt, um mitverletzte Band- und Kapselstrukturen ausheilen zu lassen. Die **radio-ulnare Luxation** tritt meist zusammen mit einer Schaftfraktur der Ulna auf (*Monteggia-Fraktur*).

Die **Subluxation des Radiusköpfchens** (*Chassaignac, Nurse made elbow*) tritt insbesondere bei Kleinkindern nach plötzlichem Längszug am gestreckten Arm des Kindes auf, etwa wenn die Mutter versucht, ein stürzendes Kind festzuhalten. Das Radiusköpfchen rutscht unter das Ringband und klemmt hier fest. Das Kind klagt über Schmerzen und kann den Arm nicht mehr aktiv beugen. Der Arzt reponiert die Subluxation indem er den Oberarm des Kindes

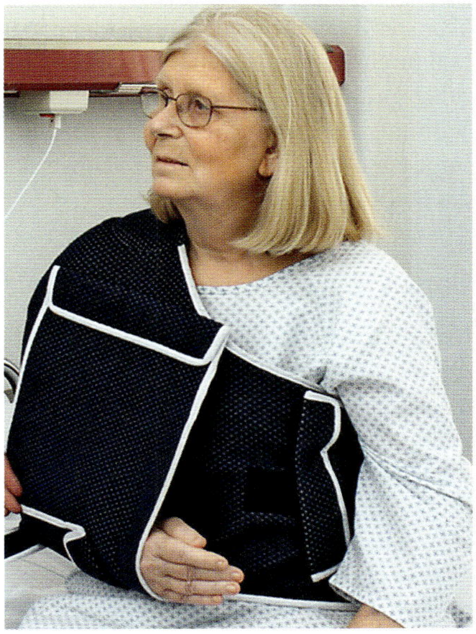

Abb. 7.60 Desault-Verband. [K115]

7

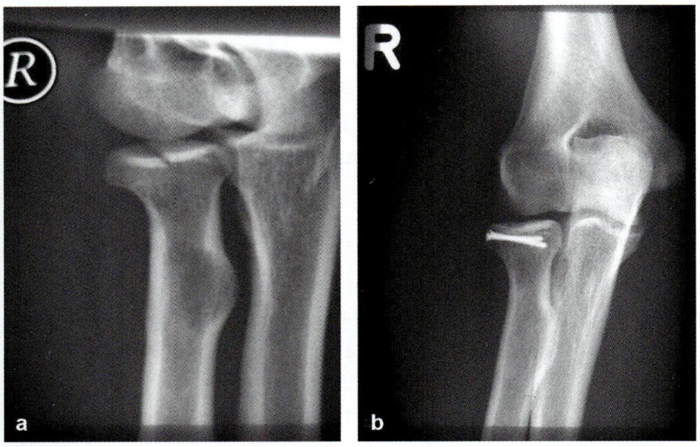

Abb. 7.61 Radiusköpfchenfraktur. a) Radiusköpfchenfraktur mit Gelenkstufe (mehr als 30 % der Gelenkfläche betroffen). **b)** Gelenkrekonstruktion durch Schraubenosteosynthese. [R333]

festhält, das Ellenbogengelenk streckt, den Unterarm nach außen dreht und gleichzeitig gegen das Radiusköpfchen drückt. Häufig gelingt dies mit Analgesie und genügend Ablenkung des Kindes. Nach frustranen Versuchen kann eine Kurznarkose notwendig sein.

Olekranonfraktur

Ursache einer **Olekranonfraktur** (Olekranon = *Ellenhaken*) ist meist ein Sturz auf den gebeugten Ellenbogen. Das abgebrochene Olekranon wird durch den Zug des M. triceps nach oben gezogen, der Patient kann den Arm nicht mehr kraftvoll strecken. Evtl. ist der Frakturspalt tastbar. Die **Behandlung** besteht fast immer in der offenen Reposition und Fixation des Olekranons mit einer Zuggurtungsosteosynthese (➤ Abb. 7.18). Danach sind frühzeitig Bewegungsübungen ohne Gipsbehandlung möglich.

Radiusköpfchenfraktur

Ursache einer **Radiusköpfchenfraktur** ist meist ein Sturz auf die Hand bei gestrecktem Ellenbogen. Die Betroffenen klagen vor allem über starke Schmerzen bei der Unterarmdrehung. Nicht dislozierte Frakturen werden für eine Woche auf einer Oberarmgipsschiene ruhig gestellt und frühfunktionell mit Physiotherapie behandelt. Trümmer- oder stark dislozierte Frakturen werden operativ versorgt (➤ Abb. 7.61). Ist eine Rekonstruktion nicht möglich, wird das Radiusköpfchen reseziert.

Unterarmschaftfrakturen

Unterarmschaftfrakturen der Ulna und des Radius können durch direkte und indirekte Gewalteinwirkung bedingt sein. Die Fraktur nur eines Knochens zeigt sich oft lediglich durch Schmerzen. Bei Fraktur von Ulna und Radius sind in der Regel eine abnorme Beweglichkeit und eine schmerzhafte Bewegungseinschränkung bei Pro- und Supination vorhanden. Meist nimmt der Patient eine Stützhaltung ein, um den Unterarm zu schonen. Bei allen Unterarmschaftfrakturen besteht aufgrund der engen, straffen Muskellogen am Unterarm die Gefahr eines Kompartmentsyndroms (➤ 7.5.8), das eine **Volkmann-Kontraktur** (*Beugefehlstellung des Handgelenks, „Klauenhand"*) zur Folge haben kann. Nicht dislozierte Frakturen werden konservativ mit einem Oberarmgips behandelt. Dislozierte Frakturen werden operativ stabilisiert.

Distale Radiusfraktur

Verletzungsentstehung
Bei der **distalen Radiusfraktur** werden unterschieden (➤ Abb. 7.62):
- Durch Sturz auf die überstreckte Hand kommt es zur **Colles-Fraktur** (*distale Radiusfraktur vom Extensionstyp, Radiusfraktur loco typico = am typischen Ort*) mit Einstauchung und Verschiebung des handgelenknahen Fragments nach dorsal
- Ein Sturz oder Anprall (z. B. mit dem Fahrrad) auf das gebeugte Handgelenk führt zur selteneren **Smith-Fraktur** (*distale Radiusfraktur vom Flexionstyp*).

Leitsymptome sind Druckschmerz, Weichteilschwellung und Fehlstellung mit Beweglichkeitseinschränkung.

Die **Behandlung:** Distale Radiusfrakturen werden häufig konservativ behandelt. Der Reposition (➤ Abb. 7.63) folgt eine mehrwöchige Ruhigstellung im Unterarmgips. Nur dislozierte Frakturen, die nach Reposition erneut abzurutschen drohen, werden operativ fixiert, z. B. durch transkutane Spickung, Plattenosteosynthese (ggf. mit einer winkelstabilen Platte) oder Fixateur externe (➤ 7.5.6). [vgl. 11]

7.11.5 Verletzungen der Hand

Handwurzelfrakturen

Häufigste **Handwurzelfraktur** ist die **Kahnbeinfraktur** (*Os-naviculare-Fraktur, Scaphoidfraktur*) durch Sturz auf die überstreckte Hand (➤ Abb. 7.64).

Die **Symptome:** Die Fraktur zeigt sich durch Schwellung, schmerzhafte Bewegungseinschränkung im Handgelenk sowie einen umschriebenen Druckschmerz in der **Tabatière** (*bei Streckung und Abduktion des Daumens auftretende Vertiefung zwischen distalem Radius und Daumen*). Manchmal ist die frische Fraktur auch schmerzarm und wird leicht übersehen.

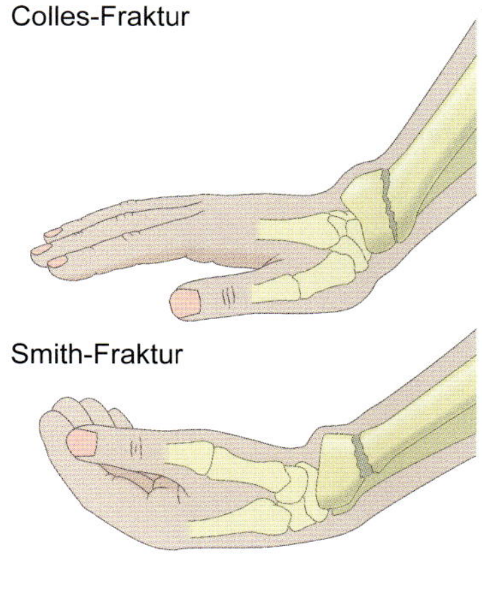

Abb. 7.62 Colles-Fraktur und Smith-Fraktur des distalen Radius. [L190]

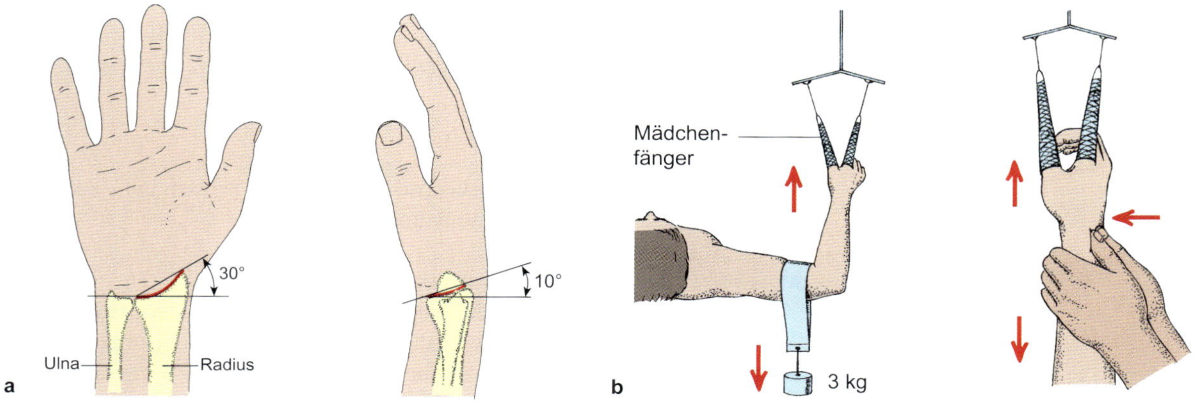

Abb. 7.63 Reposition und Wiederherstellung der korrekten Gelenkwinkel bei Radiusfraktur. a) Der Winkel zwischen Radiusgelenkfläche und Ulnagelenkfläche beträgt normalerweise 30° bei einer Abkippung der Radiusgelenkfläche von 10° zur Handfläche hin. **b)** Gut geeignet zur Reposition einer distalen Radiusfraktur ist der Mädchenfänger, eine sich auf Längszug verengende Hülse aus Bast- oder Drahtgeflecht. Die manuelle Wiederherstellung der physiologischen Gelenkwinkel dient der Arthroseprophylaxe. [L190]

Die **Therapie** ist meist konservativ. Eine aufgrund der schlechten Blutversorgung des Kahnbeins häufige Komplikation ist die Ausbildung einer Pseudarthrose (➢ 7.5.8), die operativ mit einer Zugschraube oder einer Spongiosaplastik (➢ 7.5.6) nach *Matti-Russe* und anschließender Gipsbehandlung für 2–3 Monate versorgt wird (➢ Abb. 7.64).

Mittelhand- und Fingerverletzungen

Fingerluxation

Eine **Fingerluxation** erfolgt meist im Fingermittelgelenk (***p**roximales* ***I**nter**p**halangealgelenk, PIP*). Hinweisend ist eine typische bajonettartige Fehlstellung (➢ Abb. 7.65). In Lokalanästhesie reponiert der Arzt das Gelenk durch Längszug und bringt anschließend, bei intakter peripherer Durchblutung, Motorik und Sensibilität, eine Fingerschiene an, in der das Gelenk für 2–3 Wochen ruhig gestellt wird.

Mittelhand- und Fingerfrakturen

Mittelhandfrakturen zeigen sich vor allem durch Druckschmerz und Schwellung am Handrücken sowie eine Fehlstellung, insbesondere einen Drehfehler bei Fingerbeugung. Nicht dislozierte Frakturen ohne Gelenkbeteiligung werden für ca. vier Wochen mit einer Gipsschiene ruhig gestellt. Gelenkfrakturen, dislozierte Frakturen und Serienfrakturen (*Fraktur von mindestens drei nebeneinander*

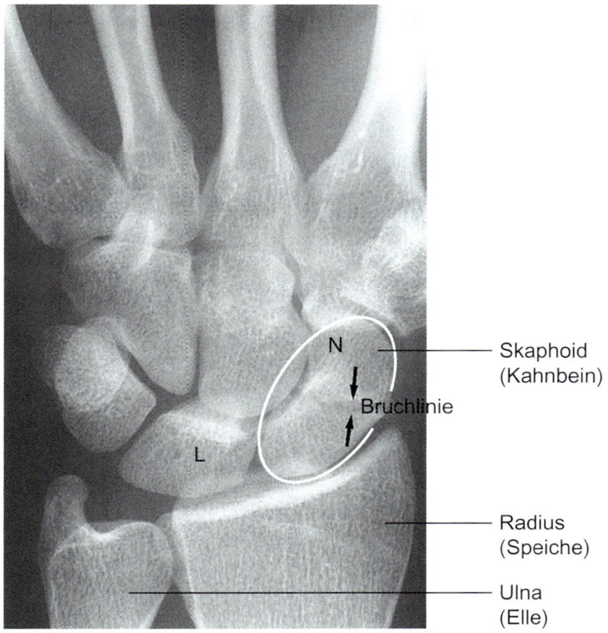

Abb. 7.64 Röntgenbild einer Kahnbeinfraktur. [E283]

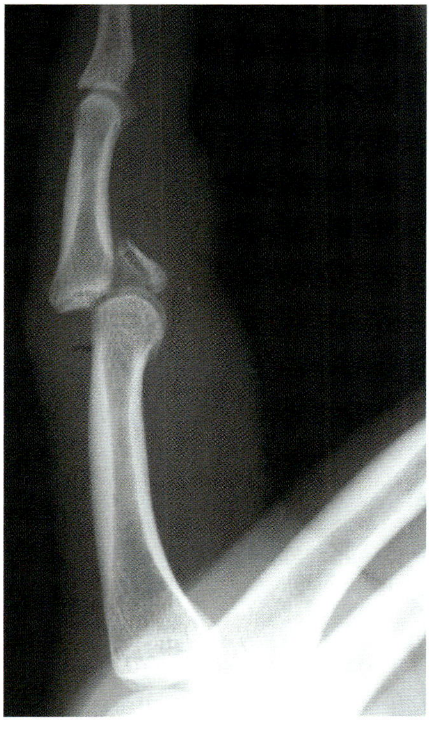

Abb. 7.65 Konventionelles seitliches Röntgenbild einer dorsalen Fingerluxation. Hier einer dislozierten Mittelglied-Basisfraktur. [G055]

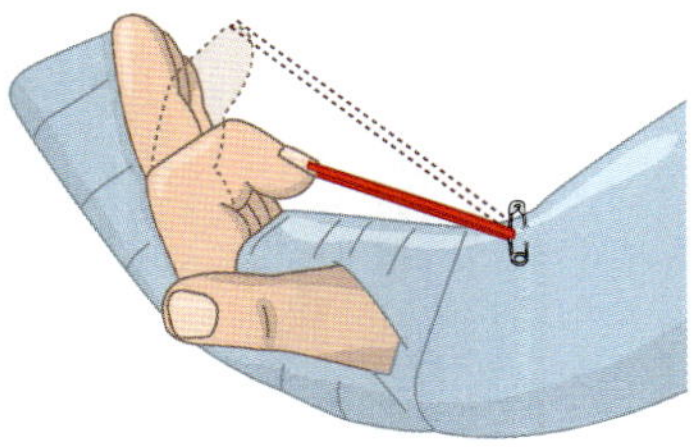

Abb. 7.66 Kleinert-Gipsschiene zur Nachbehandlung einer Beugesehnennaht. Das Handgelenk ist in leichter Beugung fixiert, am Nagel des verletzten Fingers ist ein Gummizügel befestigt. Dieser erlaubt zwar das aktive Strecken des Fingers, hält ihn ansonsten jedoch (passiv) in Beugestellung. [L138]

liegenden Fingern einer Hand) werden mittels Osteosynthese, z. B. mit Kirschnerdrähten, Schrauben oder Platten versorgt (➤ 7.5.6).

Leitsymptome von **Finger(-glied-)frakturen** sind Schwellung, Schmerzen, Fehlstellung, Stufenbildung und abnorme Beweglichkeit. Meist ist die Ruhigstellung in einem Gips unter Einschluss des Nachbarfingers therapeutisch ausreichend.

Band- und Sehnenverletzungen der Hand

Ruptur des ulnaren Seitenbandes

Bei einer gewaltsamen Abknickung des Daumens im Grundgelenk, z. B. wenn der Daumen bei einem Sturz in der Schlaufe des Skistockes hängen bleibt, kann es zur **Ruptur des ulnaren Seitenbandes** (*Skidaumen*) kommen. Symptome sind ein schmerzhafter und kraftloser Schlüssel- und Spitzgriff (*wie beim Festhalten eines Schlüssels oder einer Nadel zwischen Daumen und Zeigefinger*). Bei der gehaltenen Röntgenaufnahme zeigt sich eine vermehrte Aufklappbarkeit des ulnaren Grundgelenkspaltes. Die **Therapie** besteht in der operativen Bandnaht und anschließender Ruhigstellung im Daumenabduktionsgips für vier Wochen.

7

Sehnenverletzungen

Alle Sehnenverletzungen werden möglichst frühzeitig operativ mit einer Sehnennaht versorgt. Ausnahme ist die geschlossene Strecksehnenruptur am Fingerendgelenk, die konservativ mit Ruhigstellung in einer **Stack-Schiene** (➤ Abb. 3.19) für mindestens sechs Wochen behandelt werden kann. Postoperativ darf die Naht bis zur Ausheilung nach ca. 4–6 Wochen nicht belastet werden. Dies bedeutet, dass der Patient nach einer Beugesehnennaht den Finger zwar aktiv strecken, aber nur passiv beugen darf. Dazu wird eine **Kleinert-Gipsschiene** (➤ Abb. 7.66) angelegt.

Pflege bei Verletzungen und Operationen an der oberen Extremität

Pflege vor, während und nach Operationen ➤ Kap. 4
Perioperative Pflege in der Orthopädie ➤ 8.1.6
Gips- und Kunststoffverbände ➤ 3.2.1
(Teil-)Immobilisierende Verbände ➤ 3.2.3

7.11.6 Verletzungen des Beckens

Erkrankungen des Beckens und der unteren Extremität ➤ 8.14

Beckenfrakturen

Bei den **Beckenfrakturen** werden Beckenrand-, Beckenring- und Azetabulumfrakturen unterschieden.

Beckenrandfraktur

Bei der **Beckenrandfraktur** (➤ Abb. 7.67) bleibt die Kontinuität des Beckenrings erhalten (im Gegensatz zur Beckenringfraktur), deshalb ist die statische Funktion des Beckens nicht beeinträchtigt. Leitsymptome sind Druckschmerz und Hämatom (evtl. mit Prellmarke) über der Fraktur. Beckenrandfrakturen werden konservativ behandelt.

Beckenringfraktur

Zu einer **Beckenringfraktur** (➤ Abb. 7.68) kommt es bei sehr starken Gewalteinwirkungen (z. B. Sturz aus großer Höhe, Einquetschung zwischen schweren Maschinen). Dabei ist die Kontinuität des Beckenrings unterbrochen und infolge dessen die statische Funktion des Beckens beeinträchtigt. Vordere Beckenringfrakturen sind viel häufiger als hintere, da der vordere Beckenringanteil schwächer ist.

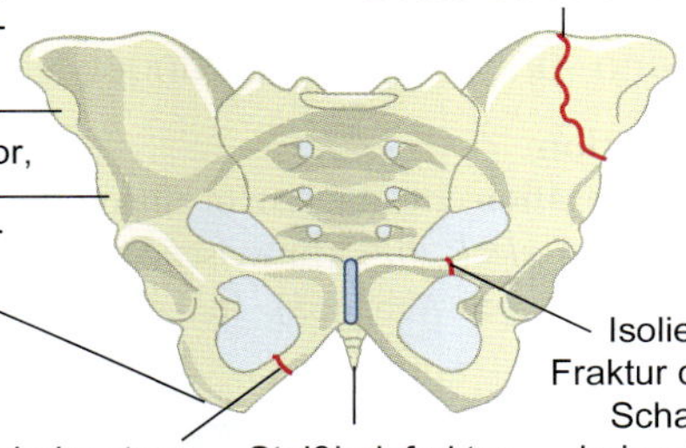

Abb. 7.67 Beckenrandfrakturen. [L138]

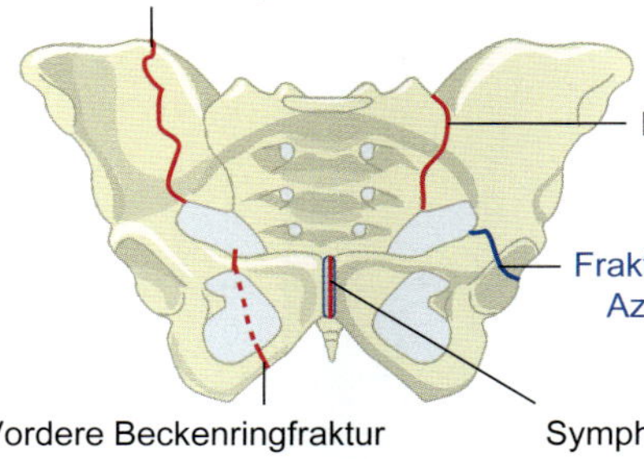

Abb. 7.68 Beckenringfrakturen. Die Kombination von vorderer Beckenringfraktur oder Symphysensprengung plus hinterer Beckenringfraktur oder Ileosakralfugensprengung wird als **Malgaigne-Fraktur** (*doppelte Vertikalfraktur*) bezeichnet. Eine vordere Beckenringfraktur links und rechts nennt man **Schmetterlingsfraktur.** [L138]

Begleitverletzungen sind häufig

Beckenringfrakturen gehen häufig mit Begleitverletzungen einher, insbesondere der unteren Harnwege. Bei Verdacht auf eine Begleitverletzung der ableitenden Harnwege (*Miktionsstörungen* ➤ 12.2.1 oder *Hämaturie*, ➤ 12.2.3) wird grundsätzlich ein urologisches Konsil angeordnet.

VORSICHT

Erheblicher Blutverlust möglich

Bei Beckenringfrakturen kann es durch den erheblichen Blutverlust (bis zu 5 000 ml) schnell zu einem Volumenmangelschock kommen (➤ 3.3.1).

Einfache, nicht dislozierte vordere und hintere Beckenringfrakturen werden konservativ behandelt.

Symphysensprengungen werden operativ durch Plattenosteosynthese stabilisiert, wenn die Spaltbreite mehr als 25 mm beträgt oder gleichzeitig eine Verletzung des hinteren Beckenrings vorliegt. Doppelte Beckenringfrakturen sind meist instabil und disloziert. Diese Frakturen werden operativ versorgt, meist mittels Plattenosteosynthese oder Fixateur externe (➤ 7.5.6).

Azetabulumfraktur

Eine **Azetabulumfraktur** (*Fraktur der Hüftgelenkspfanne*, ➤ Abb. 7.68) entsteht am häufigsten als Folge von Auffahrunfällen: Das Knie prallt gegen das Armaturenbrett (engl. *dashboard injury*). Die Kraft des Aufpralls wird über Patella und Femur auf die Hüftgelenkpfanne übertragen, die dann meist am dorsalen Pfannenrand frakturiert. Der Femurkopf luxiert dabei überwiegend nach dorsal.

Die **Symptome:** Der Patient hat Schmerzen, insbesondere einen Trochanterdruck- und -klopfschmerz. Er kann die Hüfte kaum bewegen, oft steht das Bein in fixierter Rotationsfehlstellung. Die **Behandlung** besteht in der möglichst frühzeitigen Reposition des Hüftkopfes. Die Retention erfolgt meist durch Osteosynthese (➤ 7.5.6), selten durch eine Extensionsbehandlung (➤ 7.5.4).

7.11.7 Verletzungen des Hüftgelenks und des Oberschenkels

Luxation ➤ 7.4
Fraktur ➤ 7.5
Erkrankungen des Beckens und der unteren Extremität ➤ 8.14

Hüftgelenkluxation

Häufigste Ursache einer **traumatischen Hüftgelenkluxation** ist eine starke Gewalteinwirkung mit Stauchung oder Hebelung des Oberschenkels. Der Patient klagt über heftige Schmerzen. Der Arzt stellt eine Fehlstellung des Beines und eine federnde Fixation im Hüftgelenk als Zeichen der Luxation fest.

Die **Behandlung:** Das luxierte Gelenk muss möglichst bald in Narkose und unter Muskelrelaxation reponiert werden, da infolge der Fehlstellung Nerven und Gefäße überdehnt und (irreversibel) geschädigt werden können. Je später die Reposition erfolgt, desto größer ist die Gefahr einer Hüftkopfnekrose infolge der Minderdurchblutung des Hüftkopfs.

Luxation von Hüft-Endoprothesen

Zur Implantation eines künstlichen Hüftgelenks wird nach Resektion der Gelenkkapsel das Gelenk eröffnet und der Femurkopf reseziert (➤ 8.14.6). Durch diese Maßnahmen ist die Führung des Gelenks postoperativ sehr viel schwächer als normal und das Gelenk kann leichter luxieren. Um dies zu verhindern, müssen bestimmte Bewegungen (Innenrotation und Adduktion) des Beins unbedingt vermieden werden. Dies geschieht in der Regel durch die Lagerung in einer Schiene und ggf. zusätzlich mit Spreizkeil. Wenn der Patient nach 6–8 Wochen vollständig mobilisiert ist, sind Luxationen nur noch selten.

Die **Symptome:** Der Patient bemerkt die **Luxation der Hüft-Endoprothese** im Rahmen einer Falschbewegung (z. B. Schuhe binden, Hinsetzen, Beine übereinander schlagen) meist sofort. Er hat Schmerzen und kann das Bein nicht mehr bewegen. In Kurznarkose wird die luxierte Hüft-Endoprothese umgehend reponiert, um Komplikationen zu vermeiden.

Die **Behandlung:** Bei mehrfachen Luxationen muss an eine operative Sanierung gedacht werden, z. B. Pfannenranderhöhung, Kopfwechsel oder Veränderung des Torsionswinkels der Pfanne.

Schenkelhalsfrakturen

Verletzungsentstehung und -einteilung

Die **Schenkelhalsfraktur** (*SHF*) ist eine typische Fraktur älterer Menschen. Da bei ihnen der Knochen meist osteoporotisch verändert ist, führt bereits ein verhältnismäßig leichter Sturz auf die Hüfte zur Fraktur. Bei normaler Knochenfestigkeit sind Schenkelhalsfrakturen selten.

Schenkelhalsfrakturen werden nach ihrer Lokalisation eingeteilt:

- Bei den seltenen **lateralen Schenkelhalsfrakturen** liegt die Frakturlinie außerhalb der Gelenkkapsel
- Bei den häufigen **medialen Schenkelhalsfrakturen** liegt die Frakturlinie innerhalb der Gelenkkapsel. Abhängig vom Winkel zwischen Frakturlinie und Horizontale werden die medialen Schenkelhalsfrakturen nach *Pauwels* bzw. *Garden* unterteilt (➤ Abb. 7.69, ➤ Abb. 7.70).

Symptome und Befund, Diagnostik

Der Patient hat Schmerzen in der Leiste sowie bei Druck auf den Trochanter und kann die Hüfte nicht belasten. Typischerweise ist das betroffene Bein verkürzt und außenrotiert. Der **Diagnosesicherung** dienen Röntgenaufnahmen des Hüftgelenks in zwei Ebenen und eine Beckenübersichtsaufnahme.

Behandlung

Eingestauchte Abduktionsfrakturen können konservativ mit 1–2 Tagen Bettruhe und dann zunehmender Mobilisation und Belastung behandelt werden. Alle anderen Schenkelhalsfrakturen werden operativ versorgt (➤ Abb. 7.71). Bei Patienten über 65 Jahren erfolgt die Versorgung der Schenkelhalsfraktur üblicherweise mit einer Hüft-Endoprothese (➤ 8.14.6). [vgl. 12]

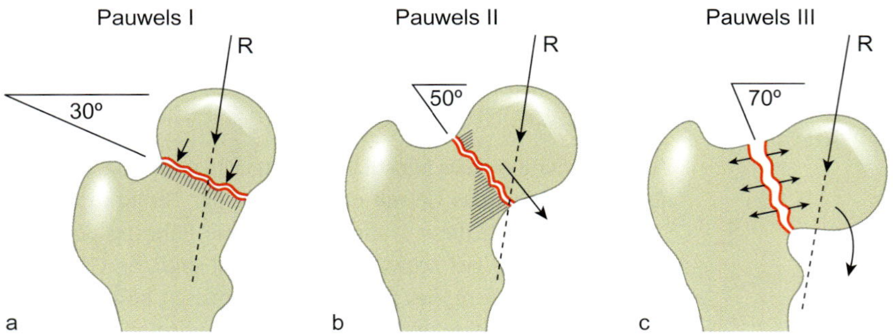

Abb. 7.69 Klassifikation der medialen Schenkelhalsfrakturen nach Pauwels. Je steiler die Frakturlinie einer Schenkelhalsfraktur verläuft, desto größer ist die Gefahr einer Dislokation. [L138]

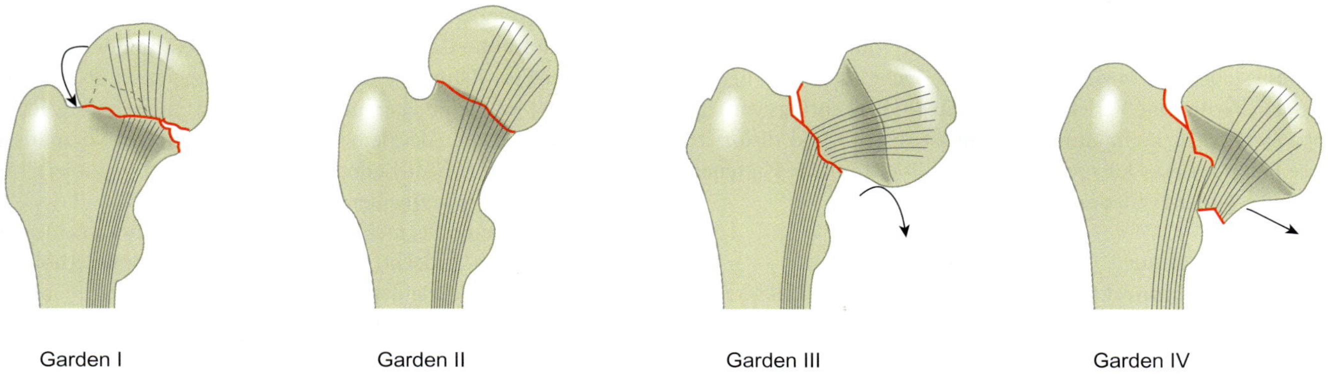

Abb. 7.70 Klassifikation der medialen Schenkelhalsfrakturen nach Garden. Typ I: eingestaucht, Abduktionsfraktur. **Typ II:** nicht impaktiert, nicht disloziert, Unterbrechung der Trabekel ohne Abwinkelung, Adduktionsfraktur. **Typ III:** disloziert, Trabekel medial noch in Kontakt. **Typ IV:** vollständig disloziert, Kopffragment ohne Kontakt mit dem Schenkelhals. [L138]

Pertrochantäre und subtrochantäre Femurfraktur

Pertrochantäre und **subtrochantäre Femurfrakturen** entstehen in erster Linie durch leichte Gewalteinwirkung auf den durch Osteoporose veränderten Knochen (➤ Abb. 7.72). Damit sind sie – wie auch die Schenkelhalsfrakturen – typische Frakturen älterer Menschen, da diese häufig unter Osteoporose leiden. Das betroffene Bein ist meist verkürzt und außenrotiert, der Patient klagt über eine schmerzhafte Bewegungseinschränkung sowie Klopf- und Druckschmerz am Trochanter major. Die **Behandlung** pertrochantärer Frakturen besteht fast immer in einer Osteosynthese mittels Gammanagel oder DHS (*dynamische Hüftschraube*, ➤ 7.5.6).

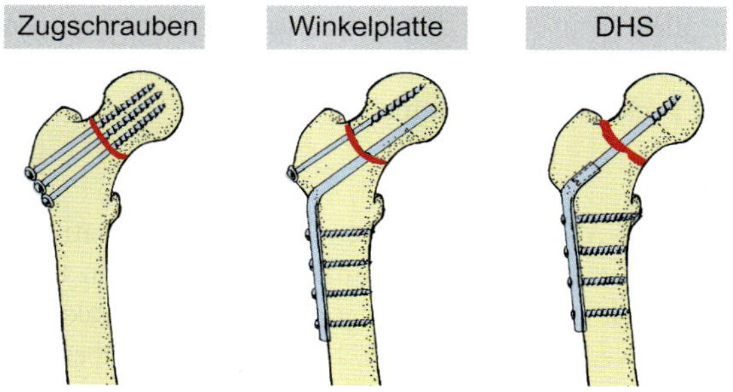

Abb. 7.71 Osteosynthese bei Schenkelhalsfrakturen. [L190]

Femurschaftfrakturen

Femurschaftfrakturen (➤ Abb. 7.72) sind Folge einer kräftigen, direkten oder indirekten Gewalteinwirkung, z. B. durch Verkehrsunfall oder Sturz aus großer Höhe. In der Regel sind sichere Frakturzeichen nachweisbar (➤ 7.5.2). Hauptkomplikationen sind Be-

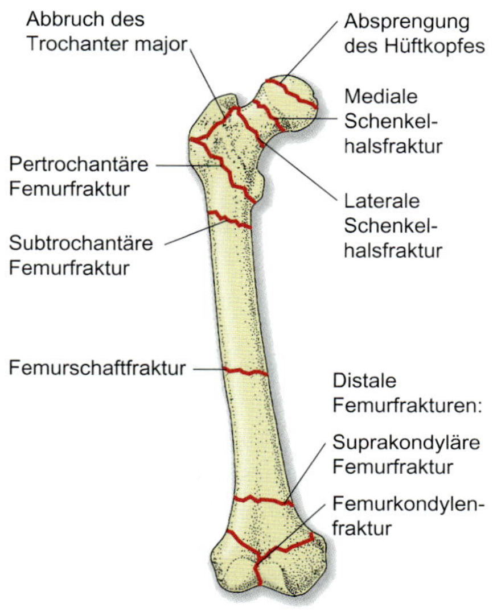

Abb. 7.72 Überblick über die Femurfrakturen. [L190]

gleitverletzungen (➤ Abb. 7.73) von Gefäßen, Nerven und Weichteilen sowie ein hoher Blutverlust mit Volumenmangelschock.

Eine konservative **Therapie** durch Extension – typischerweise als Overhead-Extension mit Heftpflastern oder auf dem *Weber-Tisch* (➤ Abb. 7.74) – ist nur bei Kindern bis zum Alter von ca. vier Jahren möglich. Ältere Kinder erhalten eine konventionelle Extension (➤ 7.5.4). Alternativ kommt eine Plattenosteosynthese oder ein Fixateur externe in Betracht, insbesondere bei mehrfachverletzten Kindern sowie bei offenen Frakturen (➤ 7.5.6). Beim Erwachsenen wird nahezu immer operiert. Osteosynthese der Wahl ist häufig eine Marknagelung, fast immer mit Verriegelung (➤ Abb. 7.18).

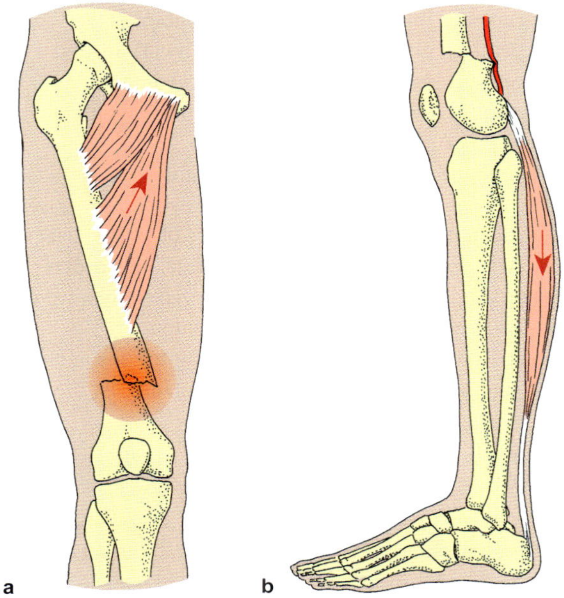

Abb. 7.73 Typische Begleitverletzungen einer distalen Femurfraktur. **a)** Durch Muskelzug am proximalen Fragment können erhebliche Weichteilverletzungen entstehen. **b)** Durch Muskelzug am distalen Fragment Verletzungen von Blutgefäßen und Nerven. [L190]

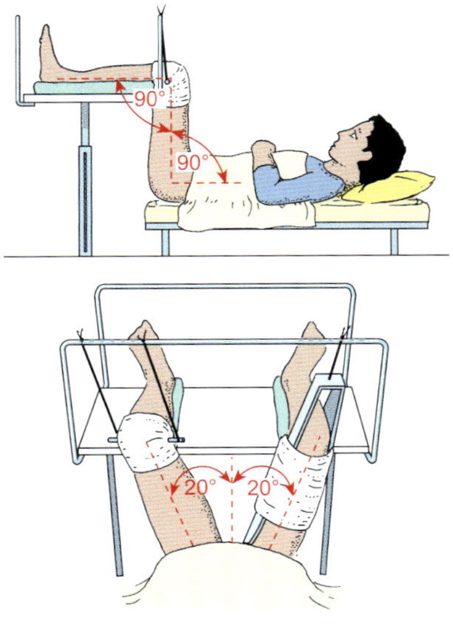

Abb. 7.74 Extension auf dem Weber-Tisch bei einem Kind mit Femurschaftfraktur. Am gesunden Bein ist eine Pflasterzügelextension angebracht. [L190]

Distale Femurfrakturen

Distale Femurfrakturen entstehen meist durch direkte Traumen, häufig im Rahmen von Verkehrsunfällen (engl. *dashboard injury*). Zu den distalen Femurfrakturen gehören die **suprakondyläre Femurfraktur** und die **Femurkondylenfraktur**. Meist lassen sich sichere Frakturzeichen nachweisen (➤ 7.5.2). Oft bestehen zusätzlich erhebliche Fehlstellungen und Weichteilschäden sowie Gefäß- oder Nervenverletzungen. Aufgrund dieser **Symptome** ist es in den meisten Fällen notwendig, die Fraktur sofort osteosynthetisch zu stabilisieren.

Die **Behandlung:** Nur Frakturen bei Kindern und Jugendlichen sowie nicht dislozierte diakondyläre (*durch die Kondylen hindurch verlaufende*) und wenig dislozierte suprakondyläre Frakturen können konservativ durch Ruhigstellung im Oberschenkelgips für sechs Wochen behandelt werden. Hier muss jedoch besonders an die erhöhte Thrombosegefahr gedacht werden.

Pflege bei Verletzungen und Operationen an Becken und Oberschenkel

Pflege vor, während und nach Operationen ➤ Kap. 4
Perioperative Pflege in der Orthopädie ➤ 8.1.6
Gips- und Kunststoffverbände ➤ 3.2.1
Koxarthrose ➤ 8.14.6

7.11.8 Verletzungen des Knies und des Unterschenkels

Erkrankungen des Knies ➤ 8.14.8 *und Unterschenkels* ➤ 8.14.11

Patellaluxation

Traumatische Patellaluxationen sind selten. Viel häufiger sind **habituelle Luxationen** (➤ 7.4) auf dem Boden einer Gelenkdysplasie (*Gelenkfehlbildung*). Häufig reponiert sich die Patella spontan. Ist sie bei der Untersuchung des Patienten noch luxiert, ist eine Blickdiagnose ausreichend: die Patella liegt lateral vom Knie.

Die **Behandlung:** Nach ausreichend Schmerzmittelgabe wird die luxierte Patella manuell bei gestrecktem Knie reponiert. Nach traumatischen Luxationen wird anschließend ein MRT gemacht oder eine Arthroskopie durchgeführt, um intraartikuläre Begleitverletzungen auszuschließen. Danach wird das Knie im Gipstutor oder einer Orthese (z. B. *Mecronschiene*®, ➤ Abb. 7.75) für ca. 3–4 Wochen ruhig gestellt. Bei habituellen Luxationen ist meist eine Operation zur Korrektur der Gelenkdysplasie angezeigt.

Patellafraktur

Eine **Patellafraktur** ist überwiegend Folge eines direkten Sturzes aufs Knie oder eines Knieanpralls bei gebeugtem Kniegelenk. Das

7

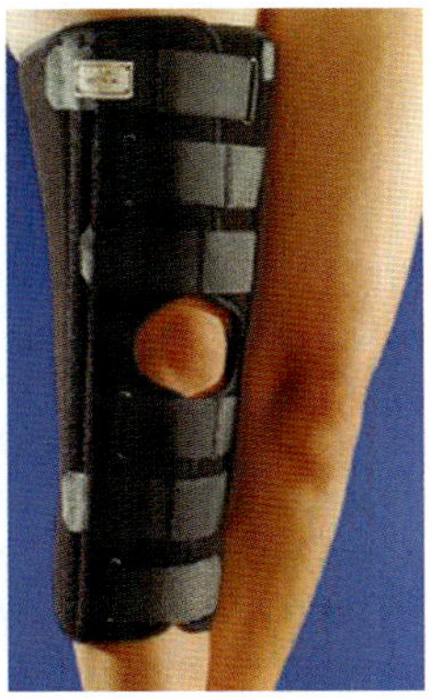

Abb. 7.75 Mecron-schiene®. [V524]

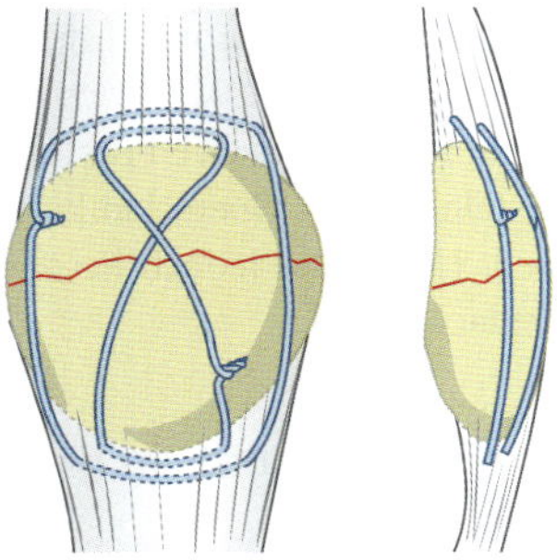

Abb. 7.76 Versorgung einer Patellaquerfraktur mit Zuggurtungsosteosynthese. [L138]

Knie ist geschwollen und schmerzt. Der Patient kann es nicht aktiv strecken. Meist liegt auch ein (blutiger) Gelenkerguss vor. Wichtigste Differentialdiagnose ist eine angeborene **Patella bipartita** (*zweigeteilte Patella*), die radiologisch einer Fraktur sehr ähneln kann. Eine nicht dislozierte Längsfraktur kann konservativ und frühfunktionell behandelt werden. Bei allen anderen Frakturen ist eine Operation indiziert (➤ Abb. 7.76).

Rupturen des Kniestreckapparates

Durch plötzliche, heftige Anspannung des M. quadriceps kann es zur **Ruptur des Kniestreckapparates** kommen. Bei der *Patellarsehnenruptur* ist der Kniestreckapparat unterhalb der Patella gerissen, bei der *Quadrizepssehnenruptur* oberhalb der Patella.

Die **Symptome:** Bei beiden Rupturformen kann der Patient das Bein im Kniegelenk nicht gegen Widerstand strecken. Bei der Patellarsehnenruptur ist meist eine Delle unterhalb der Patella zu tasten. Bei der Quadrizepssehnenruptur ist eine Delle oberhalb der Patella zu tasten, radiologisch steht die Patella tief. Infolge der Dehiszenz (*Auseinanderweichen*) des Streckapparates ist die **Therapie** in beiden Fällen operativ mit Ruhigstellung für sechs Wochen.

Bandrupturen

Bandrupturen sind am häufigsten Folge von Sportverletzungen. Es können die Seitenbänder oder die Kreuzbänder betroffen sein. Oft sind Bandrupturen mit Meniskusläsionen kombiniert (➤ Abb. 7.77).

Der Patient hat Schmerzen, das Knie schwillt an und es bildet sich ein Kniegelenkerguss. Typisch sind ein spontanes Wegknicken des Kniegelenks (*giving-way*) und ein Instabilitätsgefühl. Oft ist eine Restbelastungsfähigkeit vorhanden.

Bei **Seitenbandrupturen** besteht eine abnorme seitliche Aufklappbarkeit des Kniegelenks. Kreuzbandrupturen lassen sich durch den Schubladentest nachweisen (➤ Abb. 7.78). Dabei untersucht der Arzt das rechtwinklig gebeugte Knie. Bei vorderer Kreuzbandruptur kann die Tibia weit nach vorn verschoben werden, bei der hinteren Kreuzbandruptur weit nach hinten.

Bei einer Kreuzbanddehnung oder Teilruptur sowie bei älteren Patienten und länger zurückliegender Verletzung ist die **Behand-**

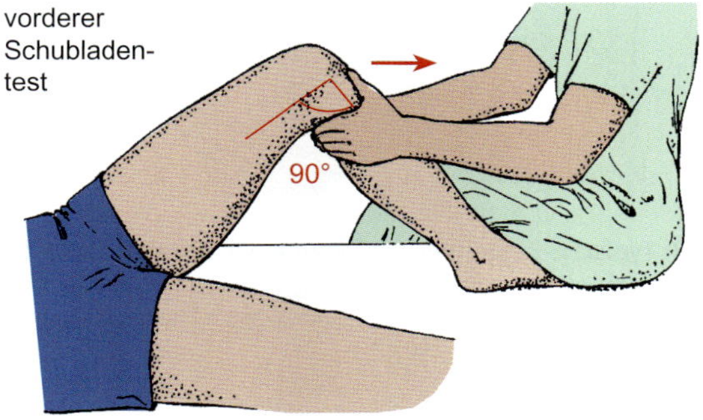

Abb. 7.78 Schubladentest zur Diagnostik einer Kreuzbandruptur. Am rechtwinklig gebeugten Knie untersucht der Arzt die Verschieblichkeit der Tibia. [L190]

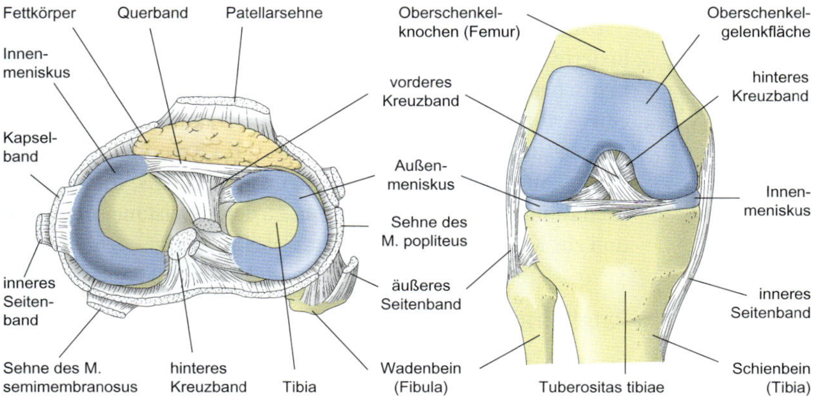

Abb. 7.77 Kniegelenk mit Bändern und Menisken. [L190]

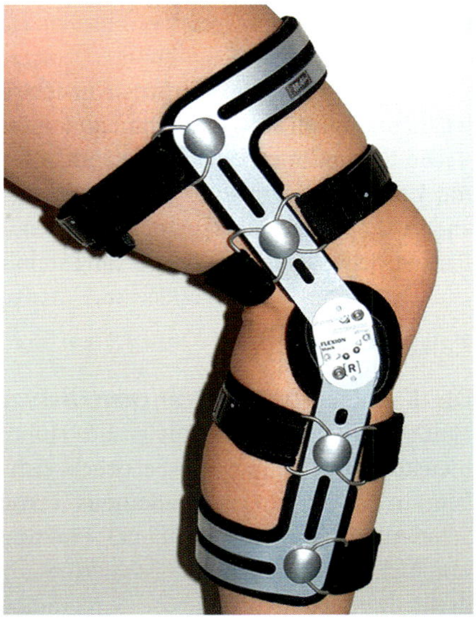

Abb. 7.79 Funktionelle Kniegelenkorthese. Die Orthese stabilisiert das Kniegelenk seitlich. Außerdem kann die individuelle Beugung und Streckung eingestellt bzw. begrenzt werden. [F427]

lung meist konservativ, z. B. mit Kniegelenksorthese (➤ Abb. 3.16) und Muskeltraining zur kompensatorischen Stabilisierung des Kniegelenks. Bei jüngeren Patienten, insbesondere Sportlern, und kombinierten Verletzungen wird das verletzte Kreuzband durch eine Plastik aus körpereigenen Sehnen ersetzt.

Eine **Kreuzbandersatzplastik** ist indiziert bei alten Verletzungen. Postoperativ ist es notwendig, den Bewegungsumfang des Kniegelenks zu begrenzen, damit das Transplantat nicht unter Spannung steht und gut einheilen kann. Dies erfolgt durch eine funktionelle Knieorthese (➤ Abb. 7.79).

Seitenbandüberdehnungen werden konservativ behandelt mit Ruhigstellung des leicht angewinkelten Knies (30°-Beugestellung) in einer Tutorschiene. **Seitenbandrupturen** oder Abrisse behandelt der Arzt konservativ.

Tibiakopffraktur

Ursache der **Tibiakopffraktur** (*Schienbeinkopfbruch*) ist meist eine Stauchung in Längsrichtung, etwa beim Sprung aus großer Höhe (➤ Abb. 7.80). **Leitsymptome** sind Schmerzen, Schwellung, Bewegungs- und Belastungsunfähigkeit. Oft ist ein Kniegelenkerguss vorhanden. Eine konservative **Therapie** mit Gipsverband ist nur bei nicht dislozierten Frakturen möglich, ansonsten wird operiert.

Unterschenkelschaftfrakturen

Unterschenkelschaftfrakturen entstehen durch ein direktes Trauma, z. B. einen Tritt, oder ein indirektes Trauma, etwa eine Rotation bei fixiertem Fuß (z. B. Skiunfall). In der Mehrzahl der Fälle sind Tibia und Fibula gebrochen. Isolierte Frakturen von Tibia oder Fibula kommen jedoch auch vor. Meist sind sichere Frakturzeichen (➤ 7.5.2) nachweisbar, oft sind Hämatome, Prellmarken und ausgedehnte Weichteilschäden vorhanden.

Gefahr Kompartmentsyndrom

Komplikation der Unterschenkelschaftfraktur ist ein Kompartmentsyndrom (➤ 7.5.8) des Unterschenkels (*Tibialis-anterior-Syndrom*). Die Pflegenden überprüfen deshalb regelmäßig Durchblutung, Motorik und Sensibilität und Umfang der betroffenen Extremität (➤ 3.2.1).

Eine konservative **Behandlung** im Oberschenkel- bzw. Sarmiento-Gips ist bei geschlossenen, nicht dislozierten Frakturen und bei Frakturen im Kindesalter möglich.

Pflege bei Verletzungen und Operationen an Knie und Unterschenkel

Pflege vor, während und nach Operationen ➤ Kap. 4
Perioperative Pflege in der Orthopädie ➤ 8.1.6
Arthroskopie ➤ 7.3.4
Gips- und Kunststoffverbände ➤ 3.2.1
Orthesen ➤ 3.2.2

7.11.9 Verletzungen des Sprunggelenks und des Fußes

Bandverletzungen des Sprunggelenks

Ursache sowohl der **Sprunggelenkdistorsion** (*Zerrung der Sprunggelenksbänder*) als auch der **Außenbandruptur des Sprunggelenks** ist ein **Supinationstrauma** (*Umknicktrauma*). Der Außenknöchel ist geschwollen und schmerzt. Meist zeigt sich zügig ein Hämatom im Fersenbereich (➤ Abb. 7.2).

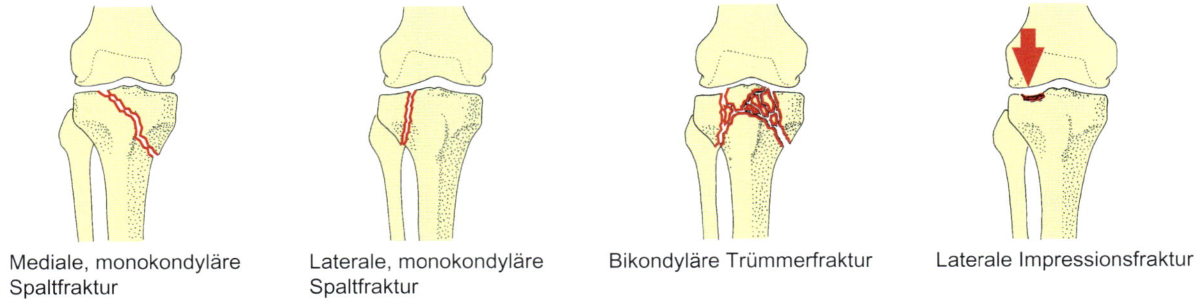

Abb. 7.80 Tibiakopffrakturen. [L190]

7

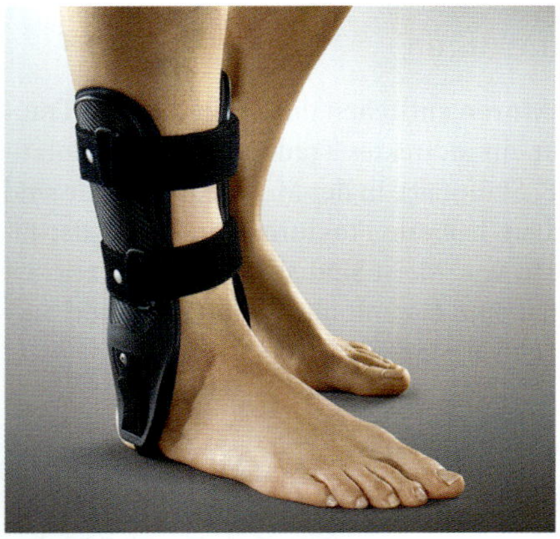

Abb. 7.81 *Arthrofix®-Air-Knöchelschiene* zur Ruhigstellung des Sprunggelenks. [V115]

Die **Behandlung:** Bei einer Sprunggelenkdistorsion mit Außenbandzerrung reichen ein ruhigstellender Verband (Bandage, Tapeverband, ➤ Abb. 3.24), Schonung und Entlastung des Beines sowie Hochlagerung und Kühlung. Bei nachgewiesener Bandruptur ist eine Knöchelschiene (➤ Abb. 7.81) für 6–12 Wochen erforderlich. Operiert wird nur bei deutlicher Instabilität.

Sprunggelenkfrakturen

Sprunggelenkfrakturen (*Malleolarfraktur, Knöchelfraktur*) entstehen am häufigsten durch „Umknicken" des Fußes. Unterschieden werden **Frakturen des Außenknöchels** (eingeteilt nach Weber, ➤ Abb. 7.82) und **Frakturen des Innenknöchels.** Eine Fraktur von Außen- und Innenknöchel wird als **bimalleoläre Fraktur** bezeichnet, bei einer zusätzlichen Abrissfraktur der hinteren Tibiakante (*Volkmann-Dreieck*) spricht man von einer **trimalleolären Fraktur.** Als **Maisonneuve-Fraktur** (*Sonderform der Weber-C-Fraktur*) wird eine hohe Fibulafraktur zusammen mit Läsionen der Membrana interossea (*Bindegewebe zwischen Tibia und Fibula*) bezeichnet.

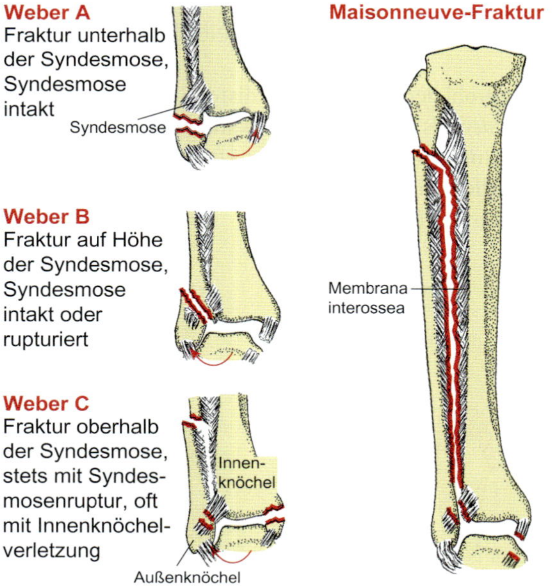

Abb. 7.82 Sprunggelenkfrakturen. Klassifikation der Außenknöchelfrakturen nach Weber (*Syndesmose = bandartige Verbindung zwischen Knochen*). [L190]

Die **Symptome:** Die (Außen-)Knöchelregion ist stark geschwollen, hämatomverfärbt und schmerzt (➤ Abb. 7.2).

Die **Behandlung:** Nicht dislozierte Weber-A-Frakturen können mit Unterschenkelgips für ca. sechs Wochen versorgt werden. Alle anderen Sprunggelenkfrakturen werden osteosynthetisch mittels Platten, Schrauben oder Zuggurtung stabilisiert. [vgl. 13]

Kalkaneusfraktur

Die **Kalkaneusfraktur** (*Fersenbeinfraktur*) ist Folge einer Stauchung nach einem Sturz aus großer Höhe oder durch den Zusammenstoß zweier Autos. Hierbei drückt sich der harte **Talus** (*Sprungbein*) in den „weicheren" **Kalkaneus** (*Fersenbein*). Der Verletzte hat Schmerzen, kann den betroffenen Fuß nur eingeschränkt bewegen und nicht belasten. Der Fuß ist verkürzt, die Ferse nach medial verdreht. Die Verdachtsdiagnose wird radiologisch (Röntgenleeraufnahmen, ggf. CT) gesichert. Kalkaneusfrakturen sind insgesamt selten, stellen aber die Frakturform dar, die am häufigsten zu Rentenzahlungen durch die Berufsgenossenschaft führt. Die **Behandlung:** Fersenbeinfrakturen werden offen reponiert und mit Schrauben und Platten osteosynthetisch stabilisiert (➤ 7.5.6).

Achillessehnenruptur

Eine **Achillessehnenruptur** ist meist Folge einer plötzlichen Gewalteinwirkung auf die gespannte Achillessehne oder einer Anspannung der Wadenmuskulatur bei bestehender degenerativer Veränderung der Sehne. Der Patient kann mit der betroffenen Extremität nicht mehr auf den Zehenspitzen stehen. Oft ist eine deutliche Delle im Achillessehnenbereich tastbar. Bei ca. 70 % der Fälle gelingt ein sonografischer Rupturnachweis. Die **Therapie** ist überwiegend operativ mittels Sehnennaht nach verschiedenen Techniken.

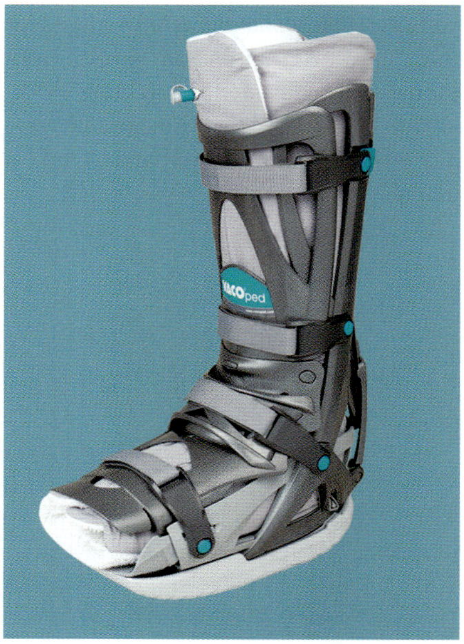

Abb. 7.83 *VACO® ped* zur Behandlung einer Mittelfußfraktur. [V527]

Mittelfußfrakturen

Marschfrakturen ➤ 7.5.1

Mittelfußfrakturen sind meist auf direkte Gewalteinwirkung zurückzuführen, z. B. Einquetschung des Fußes. Der Mittelfuß ist geschwollen und schmerzt beim Auftreten. Oft sind ein Hämatom und Fehlstellungen des Fußes sichtbar.

Die **Behandlung:** Die meisten Mittelfußfrakturen können konservativ durch Ruhigstellung im Unterschenkelgehgips oder einer Orthese (z. B. *VACO®ped,* ➤ Abb. 7.83) für 4–6 Wochen behandelt werden. Osteosynthetisch stabilisiert werden üblicherweise dislozierte Frakturen des ersten und fünften Mittelfußknochens sowie dislozierte Serienfrakturen.

Zehenfrakturen und -luxationen

Zehenfrakturen entstehen meist durch Anstoßen des Fußes oder dadurch, dass schwere Gegenstände auf den Fuß fallen. Klinische Zeichen sind Schmerzen und Schwellung. Der Fuß kann nicht abgerollt werden.

Die **Behandlung:** Dislozierte Zehenfrakturen und -luxationen werden durch Zug reponiert. Die Zehen 2–5 werden mit einem Dachziegelpflasterverband ruhig gestellt (➤ Abb. 3.23). Diesen kann der Patient nach Unterweisung selbst wechseln. Ein subunguales Hämatom der Großzehe wird durch Zehennageltrepanation entlastet. Selten ist eine Osteosynthese, z. B. Miniplatte, erforderlich.

Pflege bei Verletzungen und Operationen am Sprunggelenk und Fuß

Pflege vor, während und nach Operationen ➤ Kap. 4
Perioperative Pflege in der Orthopädie ➤ 8.1.6
Gips- und Kunststoffverbände ➤ 3.2.1
Orthesen ➤ 3.2.2
(Teil-)immobilisierende Verbände ➤ 3.2.3

Transferaufgabe

Beim ersten Glatteis des Winters stürzt Frau Klara Carstens, 83 Jahre, auf dem Gehsteig. Schnell eilen ihr Passanten zu Hilfe. Da Frau Carstens starke Schmerzen hat und nicht aufstehen kann, rufen sie den Krankenwagen, der sie in die Notfallaufnahme des nächsten Krankenhauses bringt.

Das Röntgenbild ermöglicht schnell die Diagnose: mediale Schenkelhalsfraktur links. Der Arzt plant eine Totalendoprothese links. Im Rahmen der vorbereitenden Untersuchungen zur Operation wird eine dekompensierte Herzinsuffizienz diagnostiziert. Der Anästhesist verweigert zunächst sein Einverständnis zur Operation, die Herzinsuffizienz müsse erst behandelt werden. Ein Internist wird hinzugezogen und er ordnet eine medikamentöse Therapie an. Bei Bedarf kann Frau Carstens 2 l Sauerstoff bekommen, die sie zunächst auch kontinuierlich benötigt.

Während der Zeit bis zur Operation muss Frau Carstens absolute Bettruhe einhalten, das linke Bein ist nicht belastungsstabil, aber lagerungsstabil. Es wird in einer Flachlagerungsschiene (*U-Schiene*) gelagert. Da Frau Carstens unter sehr starken Schmerzen leidet, bekommt sie einen PDA-Katheter, über den mittels Spritzenpumpe ein Schmerzmittel verabreicht wird.

Nach fünf Tagen hat sich die Herz-Kreislauf-Situation so weit stabilisiert, dass Frau Carstens operiert werden kann. Es wird die ursprünglich geplante TEP links durchgeführt.

Der postoperative Verlauf, v. a. die Mobilisation, gestaltet sich schwierig. Frau Carstens ist sehr ängstlich, möchte am liebsten gar nicht aufstehen. Das Gehen mit einem Gehwagen fällt ihr schwer, noch schwieriger ist das Gehen mit Gehstützen. Sie ist zudem sehr schwach und leidet unter niedrigem Blutdruck. Unter Belastung bekommt sie schnell Atemnot.

Aufgabe 1

- Die Frakturtherapie unterliegt drei grundsätzlichen Behandlungsprinzipien. Formulieren Sie für jede dieser drei Prinzipien eine Definition und verdeutlichen Sie die jeweiligen Inhalte (➤ 7.5.3).
- Identifizieren Sie anschließend jedes Behandlungsprinzip im Fallbeispiel und belegen Sie dies anhand entsprechender Textstellen (➤ 7.5.3, ➤ 7.5.5, ➤ 7.5.6).

Aufgabe 2

Präoperativ wurde Frau Carstens mit einer U-Schiene versorgt. Diskutieren Sie diese Entscheidung unter Einbeziehung möglicher Vor- und Nachteile. Vergleichen Sie Alternativen (➤ 7.5.5, ➤ 7.5.3).

Aufgabe 3

Frau Carstens musste präoperativ eine Woche strikte Bettruhe einhalten. Bestimmen Sie, welche Prophylaxen in dieser Zeit in der Pflege von Frau Carstens im Vordergrund stehen. Begründen Sie Ihre Antworten und finden Sie entsprechende pflegerische Maßnahmen zu den einzelnen Prophylaxen (➤ 4.1.7, ➤ 7.1.5, ➤ 7.5.5, ➤ 8.1.6).

Aufgabe 4

- Zur postoperativen Pflege gehört im Rahmen von Frakturtherapien auch die Mobilisation als wichtiger Baustein. Entwerfen Sie einen für Frau Carstens geeigneten Mobilisationsplan für die ersten 14 postoperativen Tage. Begründen Sie Ihre Ausführungen (➤ 4.5.7, ➤ 8.14.6).
- Unterscheiden Sie die Stabilitätsgrade „lagerungsstabil", „übungsstabil" und „belastungsstabil". Welcher Stabilitätsgrad besteht vermutlich postoperativ bei Frau Carstens und warum (➤ 8.1.6)?
- Leiten Sie Frau Carstens zum korrekten Gehen mit Unterarmgehstützen an. Was ist unbedingt zu beachten (➤ 8.1.6)?

- Demonstrieren Sie in Ihrer Ausbildungsgruppe das Gehen mit Unterarmgehstützen im Zweipunkt-, Dreipunkt- und Vierpunktgang. Wann kommt welcher in Frage (➤ 8.1.6)?
- Beschreiben Sie die weiteren Schwerpunkte der postoperativen Pflege nach einer TEP-Operation (➤ 8.14.6).

Literatur und Kontaktadressen

LITERATURNACHWEIS

1. SGB VII (Gesetzliche Unfallversicherung): Veröffentlicht unter www.gesetze-im-internet.de. Stand 01/2017 (letzter Zugriff: 17.2.2017).
2. Arbeitskreis Krankenhaus- und Praxishygiene der AWMF. Empfehlungen zur Hygiene in Klinik und Praxis. Intraartikuläre Punktionen und Injektionen: Hygienemaßnahmen. Stand 08/2015. Aus: www.awmf.org/uploads/tx_szleitlinien/029-006l_S1_Hygiene_intraartikulaere_Punktionen_und_Injektionen_2015-08_01.pdf (letzter Zugriff: 17.2.2017).
3. MDS Essen, Fachgebiet Hilfsmittel: Profilerhebungsbogen für die Versorgung mit Beinprothesen. Stand 2.6.2008. Aus: www.gkv-spitzenverband.de/media/dokumente/krankenversicherung_1/hilfsmittel/fortschreibungen_aktuell/HiMi_Fortschr_Profilerhebungsbogen_Produktgruppe_24_2008.pdf (letzter Zugriff: 17.2.2017).
4. Masuhr, K. F. et al.: Neurologie. 7.Aufl. Stuttgart: Thieme Verlag, 2013, S. 356ff.
5. Multi-Society Task Force on PVS: Medical Aspects of the Persistent Vegetative State. Aus: N Engl J Med 1994; 330:1499-1508May 26, 1994, www.nejm.org/doi/full/10.1056/NEJM199405263302107#t=article (letzter Zugriff: 17.2.2017).
6. Bender, A., Jox, R., Grill, E., Straube, A., Lulé, D.: Wachkoma und minimaler Bewusstseinszustand Systematisches Review und Metaanalyse zu diagnostischen Verfahren. Deutsches Ärzteblatt, 2015; 112(14): S. 235–242.
7. Steinbach, A., Donis, J.: Langzeitbetreuung Wachkoma. 2. Aufl. Wien: Springer Verlag, 2011, S. 37ff.
8. Hüter-Becker, A. et al.: Physiotherapie in der Neurologie. 3. Aufl. Stuttgart: Thieme Verlag, 2010.
9. Haas, U. (Hrsg.): Pflege von Menschen mit Querschnittslähmung. Bern: Huber Verlag, 2013.
10. Deutsche Gesellschaft für Neurologie: Querschnittslähmung. Stand 01/2017. Aus: www.awmf.org/uploads/tx_szleitlinien/030-070l_S1_Querschnittl%C3%A4hmung_2012_verlaengert.pdf (letzter Zugriff: 17.2.2017).
11. Deutsche Gesellschaft für Unfallchirurgie/GDU (Hrsg.): Distale Radiusfraktur. Stand 01/2017. Aus: www.awmf.org/uploads/tx_szleitlinien/012-015l_S2e_Distale_Radiusfraktur_2015-02.pdf (letzter Zugriff: 17.2.2017).
12. Deutsche Gesellschaft für Unfallchirurgie/GDU (Hrsg.): Schenkelhalsfraktur des Erwachsenen. Stand 06/2014. www.dgu-online.de/fileadmin/published_content/5.Qualitaet_und_Sicherheit/Leitlinien/LL_DGU_Schenkelhalsfraktur_Novelle__09_09_2013_bearb_2015_02_15.pdf (letzter Zugriff: 17.2.2017).
13. Deutsche Gesellschaft für Unfallchirurgie/GDU (Hrsg.): Leitlinie Sprunggelenkfraktur. Stand 02/2015. Aus: www.dgu-online.de/fileadmin/published_content/5.Qualitaet_und_Sicherheit/Leitlinien/LL_DGU_Sprunggelenkfraktur_Novelle_2015_02_01.pdf (letzter Zugriff: 17.2.2017).

KONTAKTADRESSEN

Amputierten Initiative e. V.: www.amputierteninitiative.de
Berufsgenossenschaft für Gesundheitsdienst und Wohlfahrtspflege: www.bgw-online.de
Bundesarbeitsgemeinschaft Mehr Sicherheit für Kinder e. V.: www.kindersicherheit.de
Bundesverband für Menschen mit Arm- oder Beinamputation e.V. (BMAB): www.bmab.de
Bundesverband Selbsthilfe Körperbehinderter e. V.: www.bsk-ev.org
Bundeszentrale für gesundheitliche Aufklärung: www.bzga.de
David e. V. – Interessengemeinschaft von Unfallopfern und deren Angehörigen: www.david-ev.de
Deutsche Gesellschaft für Unfallchirurgie e.V. (DGU): www.dgu-online.de
Deutsche Interessensgemeinschaft für Verkehrsunfallopfer (dignitas) e. V.: www.verkehrsunfallopfer-dignitas.de
Deutsches Kuratorium für Sicherheit in Heim und Freizeit e. V. (DSH): www.das-sichere-haus.de
Fördergemeinschaft der Querschnittsgelähmten in Deutschland e. V.: www.fgq.de
Forum Verkehrsprävention – Aktion „Gib Acht im Verkehr": www.gib-acht-im-verkehr.de
Morbus Sudeck Selbsthilfe Bremen: www.sudeckselbsthilfe.de
REHADAT – Informationssystem zur beruflichen Rehabilitation: www.rehadat.de
Schädel-Hirnpatienten in Not e. V.: www.schaedel-hirnpatienten.de
Verkehrsopferhilfe e. V.: www.verkehrsopferhilfe.de

WEITERFÜHRENDE LITERATUR

Bühren, V. et al. (Hrsg.): Traumatologie. 8. Aufl. Stuttgart: Thieme Verlag, 2016.
Fickelscherer, A.: BASICS Orthopädie und Traumatologie. 4. Aufl. München: Elsevier Verlag, 2014.
Haas, U. (Hrsg.): Pflege von Menschen mit Querschnittslähmung. Bern: Huber Verlag, 2013.
Nydal, P. (Hrsg.): Wachkoma, 3. Aufl. München, Elsevier Verlag, 2011.
Schwarze, D., Rixen, D.: Nachbehandlungskonzepte in der Orthopädie und Unfallchirurgie. München: Elsevier Verlag, 2013.
Stein, V., Greitemann, B.: Rehabilitation in Orthopädie und Unfallchirurgie. 2. Aufl. Heidelberg: Springer Verlag, 2015.

KAPITEL

8 Pflege von Menschen mit orthopädischen Erkrankungen

8.1 Pflege in der Orthopädie ... 310
8.1.1 Betroffene Menschen ... 310
8.1.2 Prävention ... 310
8.1.3 Rehabilitation ... 311
8.1.4 Patientenberatung ... 311
8.1.5 Beobachten, Beurteilen und Intervenieren ... 311
8.1.6 Perioperative Pflege in der Orthopädie ... 312
8.1.7 Perioperative Pflege bei Eingriffen an der Wirbelsäule ... 315

8.2 Hauptbeschwerden und Leitsymptome bei orthopädischen Erkrankungen ... 316
8.2.1 Schmerzen, Schwellung und Bewegungseinschränkung ... 316
8.2.2 Haltungsfehler ... 316
8.2.3 Hinken ... 316
8.2.4 Beinlängendifferenz ... 317

8.3 Der Weg zur Diagnose in der Orthopädie ... 319
8.3.1 Anamnese und körperliche Untersuchung ... 319
8.3.2 Bildgebende Diagnostik ... 319

8.4 Behandlungen bei orthopädischen Erkrankungen ... 319
8.4.1 Konservative Therapieverfahren ... 319
8.4.2 Operative Therapieverfahren ... 320
8.4.3 Orthopädietechnik ... 321

8.5 Angeborene Knochenerkrankungen ... 322
8.5.1 Dysmelien ... 322
8.5.2 Osteogenesis imperfecta ... 323

8.6 Systemische Knochen- und Gelenkerkrankungen ... 323
8.6.1 Osteoporose ... 323
8.6.2 Morbus Paget ... 325
8.6.3 Osteomalazie ... 325

8.7 Knochentumoren ... 326
8.7.1 Primäre Knochentumoren ... 326
8.7.2 Ausgewählte gutartige Knochentumoren ... 327
8.7.3 Ausgewählte bösartige Knochentumoren ... 327
8.7.4 Knochenmetastasen ... 327

8.8 Arthrosen ... 328

8.9 Rheumatoide Arthritis ... 330

8.10 Morbus Bechterew ... 331

8.11 Knochen-, Gelenk- und Weichteilinfektionen ... 332
8.11.1 Unspezifische Osteomyelitis ... 332
8.11.2 Infizierter Gelenkersatz ... 334
8.11.3 Eitrige Arthritis ... 335
8.11.4 Spondylitis und Spondylodiszitis ... 335

8.12 Erkrankungen von Kopf, Wirbelsäule und Rumpf ... 336
8.12.1 Morbus Scheuermann ... 336
8.12.2 Skoliose ... 337
8.12.3 Spondylolyse und Spondylolisthesis ... 338
8.12.4 Nervenwurzelsyndrome: Bandscheibenvorfall ... 339

8.13 Erkrankungen der oberen Extremität ... 341
8.13.1 Impingementsyndrom ... 341
8.13.2 Tendinosis calcarea ... 342
8.13.3 Schultersteife ... 342
8.13.4 Omarthrose ... 343
8.13.5 Tennis- und Golferellenbogen ... 343
8.13.6 Karpaltunnelsyndrom ... 343
8.13.7 Morbus Dupuytren ... 344

8.14 Erkrankungen des Beckens und der unteren Extremität ... 344
8.14.1 Angeborene Hüftdysplasie ... 344
8.14.2 Epiphyseolysis capitis femoris ... 345
8.14.3 Morbus Perthes ... 346
8.14.4 Idiopathische Hüftkopfnekrose des Erwachsenen ... 346
8.14.5 Coxitis fugax ... 346
8.14.6 Koxarthrose ... 346
8.14.7 Genu varum und Genu valgum ... 349
8.14.8 Gonarthrose ... 349
8.14.9 Meniskuserkrankungen ... 351
8.14.10 Osteochondrosis dissecans ... 351
8.14.11 Morbus Osgood-Schlatter ... 352
8.14.12 Fersensporn ... 352
8.14.13 Angeborener Klumpfuß ... 352
8.14.14 Hallux valgus ... 353
8.14.15 Hammer- und Krallenzehen ... 353
8.14.16 Weitere Fußdeformitäten ... 354

DEFINITION

Orthopädie (griech. *orthos = gerade/richtig* und *paideia = Erziehung*): Medizinisches Fachgebiet, das sich mit der Entstehung, Verhütung, Erkennung und Behandlung angeborener sowie erworbener Form- oder Funktionsfehler des Bewegungsapparates und der Rehabilitation des Patienten befasst.

Die Grundprinzipien in der **Orthopädie** beruhen auf physikalischen Gesetzen, die im menschlichen Organismus gelten. Eine Erkrankung des Bewegungs- und Haltungsapparats darf nicht örtlich isoliert gesehen werden. Ein bewegungseingeschränktes Gelenk wirkt sich meist auch auf die Nachbargelenke aus. Durch die Schmerzen kommt es zusätzlich zu einer Fehlhaltung mit Muskelverspannungen. Dadurch können Probleme an den Sehnenansätzen, Bändern und Kapseln von Gelenken entstehen. Die Komplexität der Biomechanik zeigt, wie wichtig die ganzheitliche Behandlung von orthopädischen Krankheitsbildern ist, um einen langfristigen Therapieerfolg zu erzielen.

Die Behandlungsmöglichkeiten in der Orthopädie bestehen aus operativen und konservativen Verfahren. Das Gebiet der konservativen Orthopädie reicht sehr weit – von physikalischen bis zu medikamentösen Therapien.

8.1 Pflege in der Orthopädie

Da orthopädische Krankheitsbilder immer mehr oder weniger stark die Bewegungsfähigkeit des Patienten einschränken, liegt der entscheidende Aspekt der **orthopädischen Pflege** im Bereich der Mobilitätserhaltung und -förderung. Neben medizinischen Kenntnissen benötigen Pflegende in der Orthopädie **spezifisches Wissen** zu:

- Speziellen Lagerungen, auch Schienenlagerung (➤ 7.5.5)
- Mobilisationstechniken und Bewegungsübungen (➤ 8.1.6)
- Hartverbänden und (teil-)immobilisierenden Verbänden (➤ 3.2.1, ➤ 3.2.3)
- Physikalischen Anwendungen, z. B. Wärme, Kälte, Elektrotherapie (➤ Abb. 8.1)

8

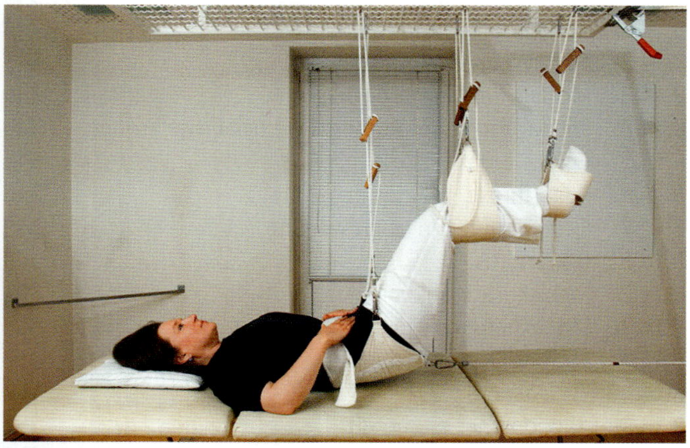

Abb. 8.1 Zur Behandlung verwenden Physiotherapeuten auch Schlingentische. Die Vorrichtung hebt die Wirkung der Schwerkraft auf und ermöglicht so besonders schonende Bewegungen. [K115]

- Orthopädietechnischen Versorgungen, z. B. Prothesen (➤ 7.6), Orthesen (➤ 3.2.2), Korsetts (➤ Abb. 8.21), Einlagen und Schuhzurichtungen (➤ Abb. 8.12)
- Orthopädischen Hilfsmitteln, z. B. Unterarmgehstützen, Greifhilfen (➤ Abb. 8.3), Rollstühlen.

In der Orthopädie arbeiten Pflegende häufig mit anderen Berufsgruppen (z. B. Physiotherapeuten, Ergotherapeuten, Orthopädietechnikern) zusammen. Das verlangt Kooperationsbereitschaft von allen Beteiligten. Pflegende sind meist für die Organisation der Zusammenarbeit dieser Berufsgruppen verantwortlich.

8.1.1 Betroffene Menschen

Orthopädische Patienten können in der Bewegungsfähigkeit nur leicht eingeschränkt oder ganz und gar auf Hilfsmittel oder die Hilfe anderer angewiesen sein. Häufig sind ein selbstständiges Leben oder eine Berufstätigkeit nicht oder nur eingeschränkt möglich. Hinzu kommt, dass ein Großteil der Erkrankungen Schmerzen verursacht, die nicht selten chronisch sind, z. B. bei allen degenerativen Erkrankungen. Sie reduzieren zusätzlich die Lebensqualität und werden häufig zum „Lebensinhalt" des Betroffenen.

Orthopädische Erkrankungen können bei **Menschen jeden Alters** vorkommen. Angeborene Gliedmaßendefekte und Fehlbildungen betreffen Patienten schon im Kindesalter. Durch Operationen lassen sich viele dieser Fehlbildungen gut korrigieren. Auch orthopädietechnische Versorgungen wirken ausgleichend. Knochentumoren und -metastasen kommen ebenfalls bei Menschen jeden Alters vor. Die Häufigkeit von degenerativen Erkrankungen der Gelenke und der Wirbelsäule steigt mit zunehmendem Alter.

8.1.2 Prävention

Eine **Primärprävention** von orthopädischen Erkrankungen ist nur bedingt möglich. Gesundheitsbewusstes Verhalten in der Schwangerschaft und die Vermeidung von erbgutschädigenden Noxen, z. B. Drogen, Alkohol, Nikotin und Medikamente, sind wesentliche Maßnahmen der Prävention.

Ein Ziel der **Vorsorgeuntersuchungen** in der Schwangerschaft und im Kindesalter ist auch, Erkrankungen am Bewegungsapparat frühzeitig festzustellen. Durch Ultraschallkontrollen während der Schwangerschaft werden ausgedehnte Gliedmaßen- oder Wirbelsäulendefekte meist früh erkannt. Der Kinderarzt kann durch die körperliche Untersuchung nach der Geburt Miss- und Fehlbildungen bzw. Geburtsverletzungen feststellen. Die wohl bekannteste Untersuchung ist die **Ultraschalluntersuchung der Hüfte** zum Zeitpunkt der U 3, um eine angeborene Hüftdysplasie zu diagnostizieren (➤ 8.14.1).

In Deutschland ist für Neugeborene eine **Rachitisprophylaxe** empfohlen. Ab dem 5. Lebenstag sollen die Kinder während eines Jahres täglich eine Tablette Vitamin D 500 I. E. mit ¼ mg Fluorid (zur Kariesprophylaxe) erhalten. Kinder, die im Herbst und Winter geboren wurden, sollen das Vitamin D bis ins übernächste Frühjahr bekommen.

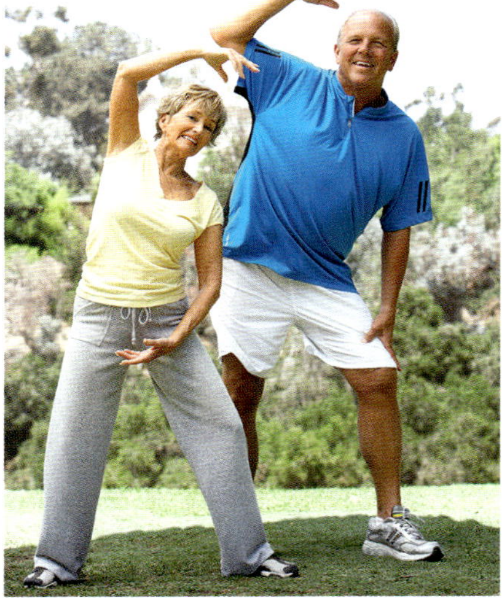

Abb. 8.2 Bewegung ist sowohl zur Prävention von Erkrankungen des Bewegungsapparats wichtig, als auch bei bestehenden Erkrankungen. [J787]

Im Erwachsenenalter spielt die Prävention von verschleißbedingten Erkrankungen am Bewegungsapparat eine große Rolle. Regelmäßige und dosierte Bewegung ist eine entscheidende Maßnahme (➤ Abb. 8.2). Es ist u. a. die Aufgabe der Berufsgenossenschaften, durch konkrete Vorgaben in der Arbeitssicherheit die Gesundheit von Arbeitnehmern in besonders gefährdeten Bereichen zu schützen.

8.1.3 Rehabilitation

Die Hauptaufgabe der Pflegenden liegt im Bereich der medizinischen **Rehabilitation.** Rehabilitative Pflege wird nach den Grundsätzen der „aktivierenden Pflege" und der „Hilfe zur Selbsthilfe" durchgeführt. Dabei ist wichtig, dass alle Pflegenden zu jeder Zeit nach rehabilitativen Gesichtspunkten arbeiten (➤ 1.2).

Der **Expertenstandard „Entlassungsmanagement in der Pflege"** verleiht der Pflege zusätzlich eine entscheidende Rolle im Rehabilitationsprozess, nämlich durch die Verantwortung für die Organisation eines „individuellen Entlassungsmanagements zur Sicherung einer kontinuierlichen bedarfsgerechten Versorgung". Damit soll verhindert werden, dass Patienten mit einem poststationären Pflege- und Unterstützungsbedarf einen Versorgungseinbruch erleben. [vgl. 1]

8.1.4 Patientenberatung

Patienten in der Orthopädie benötigen **Beratung**, Anleitung und Förderung der Mobilität. Da Bewegung oft ganz neu gelernt werden muss bzw. in der 1. postoperativen Phase nach spezifischen Prinzipien erfolgt, ist es wichtig, dass Pflegende ihnen den Sinn aller Maßnahmen sowie das praktische Vorgehen sorgfältig erläutern.

Alle degenerativen und chronischen Erkrankungen sind mehr oder weniger stark durch die Lebensweise des Betroffenen beeinflusst. Pflegende informieren über Risikofaktoren und erklären, wie durch eine Änderung der Lebensführung die Krankheit gelindert bzw. die medizinische Therapie unterstützt werden kann. Ggf. ziehen sie weitere Berufsgruppen hinzu, z. B. Diätassistenten.

8.1.5 Beobachten, Beurteilen und Intervenieren

Lagerung und Bewegung

Bei jedem Kontakt mit dem Patienten achten Pflegende auf Haltung und Haltungsfehler, Einschränkungen der Bewegungsfähigkeit und Beweglichkeit einzelner Gelenke, Gangbild und Schmerzen (➤ 8.2).

Die **Lagerung** (*Positionierung*) des Patienten oder einer Extremität nimmt in der Orthopädie eine zentrale Rolle ein. Pflegende erklären dem Patienten den Sinn dieser Lagerung und führen sie präzise durch. Sie kontrollieren bei dementen oder uneinsichtigen Patienten öfters die Lagerung. Ggf. benötigt der Patient rechtzeitig vor der Lagerung und Mobilisation ein Schmerzmittel. Pflegende fordern den Patienten auf, die nicht ruhig gestellten Gelenke so oft wie möglich eigenständig zu bewegen.

Mit der **Mobilisation** wird so früh wie möglich begonnen. Sie beugt nicht nur Komplikationen, z. B. Pneumonien, Dekubiti oder Kontrakturen vor, sondern kann auch die Motivation und das Selbstwertgefühl des Patienten steigern, wenn er dadurch Fortschritte zu mehr Selbstständigkeit erzielt. Wann und wie ein Patient mobilisiert werden darf, entscheidet der Arzt.

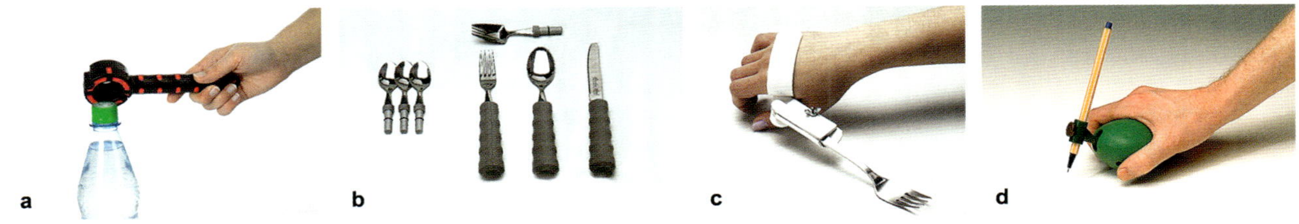

a Flaschenöffner für einen geringeren Kraftaufwand.

b Spezialessbesteck mit kräftigen Griffen und tiefer Löffelmulde.

c Besteckhalter für alle „normalen" Bestecke – wichtig für Mahlzeiten außer Haus.

d Schreibhilfe, mit der handelsübliche Stifte benutzt werden können.

Abb. 8.3 Verschiedene Hilfsmittel erleichtern Patienten mit Bewegungseinschränkungen der oberen Extremitäten den Alltag. [V143]

Selbstversorgung und Prophylaxen

Orthopädische Patienten benötigen häufig Hilfe bei der Körperpflege und beim Anziehen, v. a. bei Erkrankungen und Operationen an den oberen Extremitäten und der Wirbelsäule. Aber auch nach Operationen an der Hüfte und den Beinen sind v. a. ältere Menschen oft nicht in der Lage, Beine, Gesäß und Rücken selbst zu waschen. Die Pflegenden unterstützen die Patienten unter Berücksichtigung der Ressourcen. Diverse Hilfsmittel erleichtern den Alltag bei Bewegungseinschränkungen und Schmerzen und tragen zum Erhalt der Selbstständigkeit bei (➤ Abb. 8.3, ➤ Abb. 8.5). Bewegungseinschränkungen führen zu Gefährdungen, z. B. Thrombose, Kontrakturen- und Dekubitusgefahr. Pflegende führen die notwendigen **Prophylaxen** durch.

Ernährung

Postoperative Schmerztherapie ➤ 4.5.9

Übergewicht belastet die Gelenke und gilt auch als eine Ursache für Arthrose. Übergewichtige Patienten werden auf die Notwendigkeit einer Gewichtsreduktion hingewiesen, ggf. stellen Pflegende den Kontakt zu einer Ernährungsberatung her.

Schmerzen

Viele orthopädische Patienten leiden unter **Schmerzen.** Manche Rheuma-, Arthrose- oder Bandscheibenpatienten haben deshalb schon eine lange Behandlungsgeschichte hinter sich. Wichtigstes Prinzip im Umgang mit Schmerzpatienten ist, dass Schmerzen immer subjektiv empfunden werden und nicht bewertet werden dürfen.

Die Pflegenden schätzen die aktuelle Schmerzsituation systematisch bei der Aufnahme ein und wiederholen die Kontrollen in individuell festgelegten Abständen. Sie benutzen dafür geeignete Skalen und beachten, dass die Selbsteinschätzung des Patienten immer vor der Fremdeinschätzung steht. Sie beurteilen beim Schmerz die Intensität, die Lokalisation, die Qualität, die Schmerzdauer, das zeitliche Verlaufsmuster, verstärkende und lindernde Faktoren sowie die Auswirkungen auf das Alltagsleben. Die Pflegenden sprechen den Arzt auf eine adäquate Schmerzbehandlung an. [vgl. 2]

Bei akuten und entzündlichen Geschehen können Kälteanwendungen Schmerzen lindern (➤ Abb. 8.4). Wärme wirkt durchblutungsfördernd und muskelentspannend und wirkt gut bei chronischen Krankheitsgeschehen.

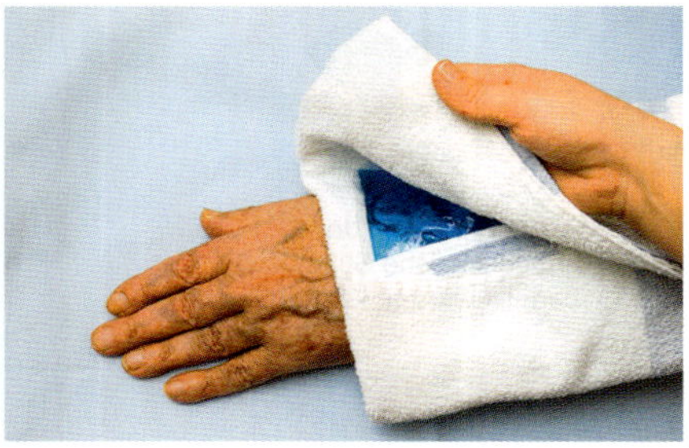

Abb. 8.4 Kühlung (hier mit einem Gelkissen) beschleunigt nach Verletzungen die Abschwellung des Gewebes. [K115]

8.1.6 Perioperative Pflege in der Orthopädie

Pflege vor, während und nach Operationen ➤ Kap. 4

Präoperative Pflege

Die **präoperative Pflege** entspricht weitgehend den allgemeinen Vorbereitungen. Die Pflegenden achten bei der Zimmerbelegung darauf, dass Patienten mit septischen Wunden nicht mit Patienten zusammen liegen, die eine aseptische Wunde haben bzw. zur Operation kommen.

Einüben postoperativer Fähigkeiten

V. a. nach Operationen an der unteren Extremität sind postoperativ oft über eine längere Zeit Unterarmgehstützen oder andere Hilfsmittel zum Gehen notwendig. Lässt es die Schmerzsituation präoperativ zu, üben Pflegende oder Physiotherapeuten den Umgang mit Gehhilfen (➤ Abb. 8.6, ➤ Abb. 8.7) und die Mobilisation im Bett oder aus dem Bett schon vor der Operation.

Körperreinigung und Haarkürzung

Sie erfolgt nach hausinternen Standards. Da Patienten v. a. nach großen orthopädischen Operationen eine ganze Weile nicht duschen können, sollte ihnen das präoperativ noch einmal ermöglicht werden (➤ Abb. 8.5).

Nahrungskarenz, Darmvorbereitung und Ausscheidung

Orthopädische Patienten bleiben am Operationstag nüchtern. Ggf. werden nach Klinikstandard Abführmaßnahmen durchgeführt. Vor Operationen an Hüfte oder Wirbelsäule kann das Legen eines transurethralen Blasenverweilkatheters für Frauen sinnvoll sein, da die Benutzung einer Bettschüssel und die häufige Mobilisation in den ersten Tagen schmerzhaft sind.

Perioperative Thromboembolieprophylaxe

Perioperative Thromboembolieprophylaxe ➤ 4.1.7

Nach Arztanordnung verabreichen die Pflegenden schon am Operationsmorgen Heparin s. c. Sie ziehen dem Patienten passende medizinische Thromboseprophylaxestrümpfe an. Ein zu operierendes Bein bleibt selbstverständlich ohne Strumpf. Nach der Operation führen die Pflegenden die Maßnahmen der Thromboseprophylaxe (➤ 4.1.7) konsequent durch.

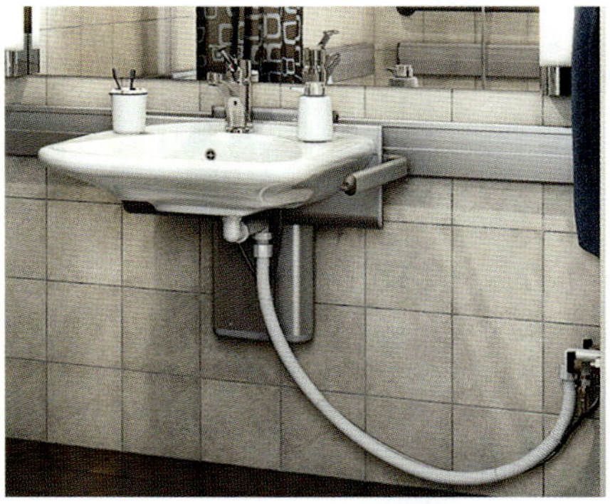

Abb. 8.5 Höhenverstellbares Waschbecken. Über den Handgriff rechts neben dem Becken kann der Rollstuhlfahrer die Höhe einstellen. [V309]

Postoperative Pflege

Die **postoperative Pflege** von orthopädischen und traumatologischen Patienten hat folgende Schwerpunkte:

Überwachung

Neben der allgemeinen postoperativen Überwachung liegt ein besonderer Überwachungsschwerpunkt auf der Durchblutung, Motorik und Sensibilität (➤ 3.2.1, ➤ Tab. 3.3). Wird eine Extremität auf einer Schiene gelagert, achten die Pflegenden auf die korrekte Position und die Vermeidung von Druckstellen (➤ 7.5.5).

Lagerung und Bewegung

Die postoperative **Lagerung** ist abhängig vom angewandten Osteosyntheseverfahren. Art der Lagerung und der Schiene legt der Arzt fest. Ist keine spezielle Lagerung erforderlich, lagern die Pflegenden die Extremität hoch, so lange bis sie abgeschwollen ist.

VORSICHT

Keine Lageveränderung ohne Arztanordnung

Ohne ärztliche Anordnung darf weder eine Änderung der Lagerung erfolgen noch die Schiene entfernt werden, auch wenn der Patient dies wünscht.

Der Umfang der **Mobilisation** richtet sich nach:

- Schweregrad der Erkrankung, Röntgenbefund
- Stabilität des gewählten Osteosyntheseverfahrens
- Verlauf der Operation
- Alter und Körpergewicht des Patienten.

Folgende **Stabilitätsgrade** sind zu unterscheiden:

- **Lagerungsstabilität.** Die operierte Extremität darf nicht bewegt oder belastet werden, das bedeutet, der Patient muss absolute Bettruhe einhalten. Beispiel: Spickdrahtosteosynthese (➤ Abb. 7.18)
- **Übungsstabilität.** Die operierte Extremität darf bewegt, aber nicht mit Gewicht belastet werden. Beispiele: Zuggurtung, Verschraubung (➤ Abb. 7.18), Fixateur externe (➤ Abb. 7.27). Erlaubt sind isotonische und isometrische Bewegungsübungen (*Muskelanspannung ohne Bewegung*)
- **Belastungsstabilität.** Die operierte Extremität darf bewegt und belastet werden. Beispiele: Marknagelung (➤ Abb. 7.21), zementierte Hüftendoprothese (➤ Abb. 7.26). Es wird unterschieden in:
  - **Teilbelastung.** Das Bein darf nur mit einem bestimmten Gewicht belastet werden, z. B. 20 kg. Der Patient lernt mit Hilfe einer Personenwaage die richtige Belastung. Dazu stellt er das operierte Bein auf die Waage und belastet es, bis 20 kg erreicht sind. Nach einigem Üben hat er dann ein Gefühl für die angeordnete Teilbelastung
  - **Vollbelastung.** Das Bein darf in vollem Umfang belastet werden.

VORSICHT

Beginn der Mobilisation

Mit der Mobilisation darf erst begonnen werden, wenn eine ärztliche Anordnung vorliegt.

Gehtraining, Gangschule: Gehen mit Unterarmgehstützen

Viele Patienten mit Erkrankungen/Operationen am Becken, an unteren Extremitäten oder am Rücken benötigen vorübergehend oder auch längerfristig eine Gehhilfe. Meist kommen **Unterarmgehstützen** (*UAGS*) zum Einsatz.
Diese sind zuvor auf die Größe des Patienten einzustellen:

- Der Patient trägt die Schuhe, die er meist beim Gehen trägt
- Er steht aufrecht, die Schultern sind nicht hochgezogen
- Die Handgriffe sind auf Höhe des Handgelenks, die Ellenbogen sind locker gestreckt.

Durch **Achselstützen** werden die Handgelenke nicht so stark beansprucht, allerdings kann es durch (langen) Druck im Achselbereich zu Gefäßkompression und Nervenschädigung kommen.

Sicherheit beachten

Schiefe oder abgelaufene Gummifüße müssen ausgetauscht werden. Für den Winter sind spezielle Spikes, die auf die Gummifüße aufgesteckt werden, empfehlenswert.
Wichtig sind das Gehen mit aufrechtem Rücken, das aktive Abstützen auf den Unterarmgehstützen und die richtige Gehtechnik, denn dadurch werden Rücken, Schulter- und Handgelenke geschont.
Das richtige Gehen trägt auch zur Minimierung von Stürzen bei. Ältere und unsichere Menschen sollen nicht alleine Treppen gehen.

Im Rahmen einer **Gangschule** erlernt der Patient das korrekte Gehen und ggf. auch Treppensteigen entweder mit einem Physiotherapeuten oder mit den Pflegekräften.
Abhängig vom **Belastungsgrad** gibt es verschiedene Techniken:

- Beim **Zweipunktgang** darf das erkrankte Bein nicht belastet werden, z. B. nach der Implantation einer zementfreien Hüftendoprothese. Es wird dabei zwischen den UAGS „durchgeschwungen" (➤ Abb. 8.6)
- Beim **Dreipunktgang** berührt das erkrankte Bein den Boden. Er wird notwendig, wenn ein Bein nur teilweise (z. B. mit 20 kg) belastet werden darf, z. B. nach der Implantation einer Kniegelenkendoprothese (➤ Abb. 8.7)
- Beim **Vierpunktgang** (*Gehen mit zwei Unterarmgehstützen*) dürfen beide Beine gleich belastet werden, der Patient möchte aber z. B. bei Gangunsicherheit Unterarmgehstützen verwenden:
  - Eine UAGS und das gegenüberliegende Bein gleichzeitig nach vorne setzen
  - Andere UAGS und das gegenüberliegende Bein gleichzeitig nachholen
- Das **Gehen mit einer Unterarmgehstütze** ist eine Alternative zum Vierpunktgang. Wie auch ein Handstock wird die UAGS dann typischerweise auf der gesunden bzw. besseren Seite verwendet. Pflegefachkräfte achten darauf, dass durch die einseitige Benutzung keine unnatürliche Körperhaltung entsteht.

Hinsetzen und Aufstehen müssen besonders geübt werden, wenn der Patient sein operiertes oder verletztes Bein **nicht belasten** darf.
Zum Hinsetzen:

- Rückwärts an den Stuhl stellen
- Beide UAGS in die Hand der gesunden Seite nehmen
- Nicht belastbares Bein nach vorne strecken und gleichzeitig mit der Hand an die Lehne greifen, langsam in den Stuhl gleiten

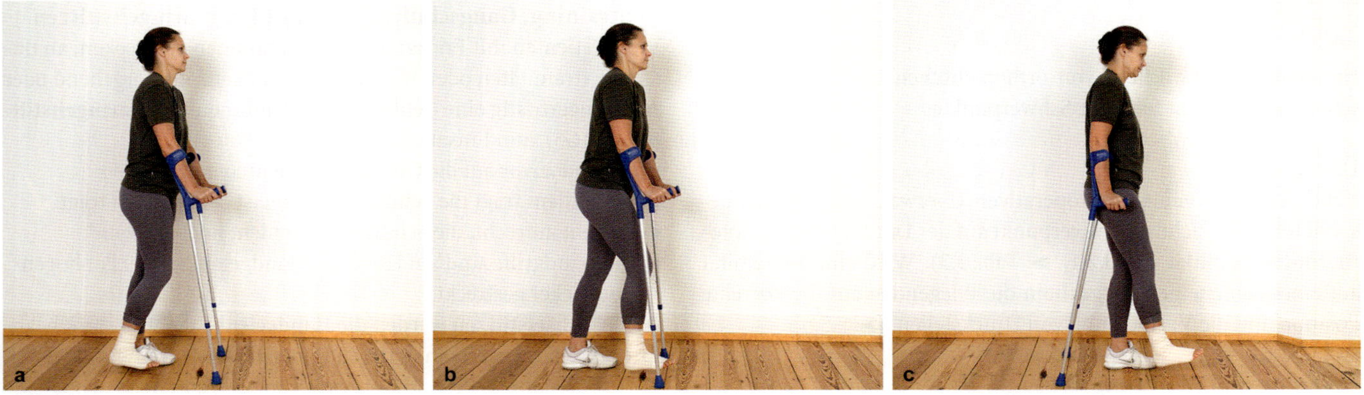

a: Zuerst beide Unterarmgehstützen einen Schritt nach vorne stellen, die Belastung ist dabei vollständig auf dem gesunden linken Bein, das kranke rechte Bein ist leicht angehoben.

b: Dann krankes Bein nach vorne bringen/schwingen, ohne den Boden zu berühren.

c: Nun Gewicht auf die Unterarmgehstützen verlagern, gesundes Bein abdrücken und nach vorne stellen.

Abb. 8.6 Zweipunktgang. [K115]

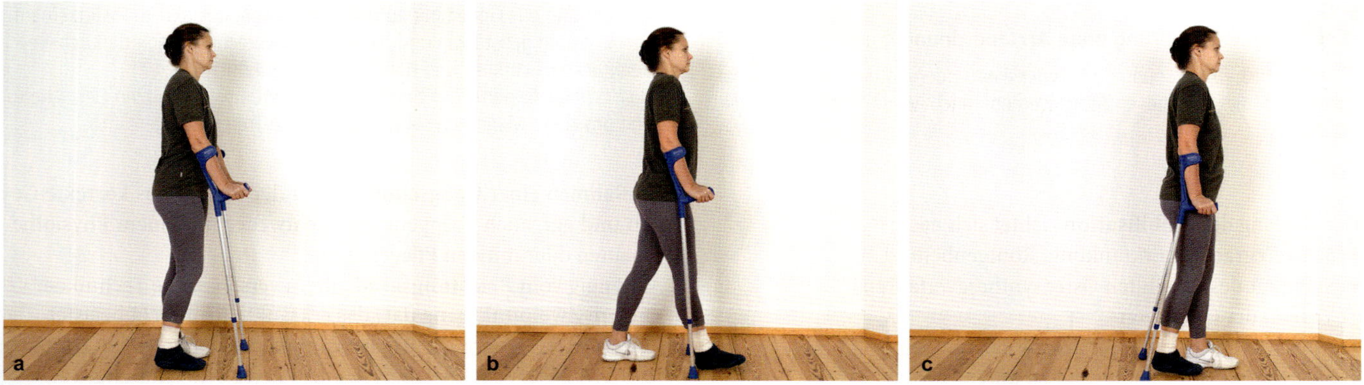

a: Beide Unterarmgehstützen einen Schritt nach vorne stellen. Die Belastung liegt fast vollständig auf dem gesunden linken Bein, das kranke rechte Bein hat Bodenkontakt, trägt aber nur wenig Gewicht.

b: Krankes Bein nach vorne bringen und Fuß mit der erlaubten Belastung abrollen, das restliche Gewicht lastet auf den Unterarmgehstützen.

c: Gesundes Bein nachholen bzw. überholen lassen.

Abb. 8.7 Dreipunktgang. [K115]

- UAGS an einen gut erreichbaren Ort stellen, am besten in eine spezielle Halterung.

Zum Aufstehen:

- Im Stuhl zunächst nach vorne rutschen
- UAGS auf der Seite des beeinträchtigten Beins in die Hand nehmen, ggf. auch beide UAGS
- Über die UAGS und das gesunde Bein aufstehen, ggf. mit der Hand auf der gesunden Seite von der Stuhllehne hochdrücken.

Treppen steigen und herab gehen ist anspruchsvoll und nicht ungefährlich. Es wird dann mit einem Patienten geübt, wenn dieser zu Hause Treppen zu überwinden hat.

Grundregel für Treppen

Gesund geht nach oben, krank geht nach unten!

Wenn möglich hält der Patient eine Hand am Geländer. Dann muss die andere Hand beide UAGS halten (auf die eine stützt sich der Patient, die andere hält er mit den Fingern waagerecht) oder eine zweite Person trägt eine:

- Um die Treppe hinaufzugehen, das gesunde Bein eine Stufe höher setzen, anschließend die UAGS auf diese höhere Treppenstufe setzen und das kranke Bein nachholen (mit oder ohne Belastung)
- Um die Treppe hinunterzugehen, die UAGS eine Stufe tiefer setzen, verletztes Bein vor bringen, Gewicht auf die UAGS bringen und mit dem gesunden Bein die Stufe nach unten gehen.

Schmerz

Postoperative Schmerztherapie ➤ 4.5.9

Orthopädische Operationen bedingen oft starke **Schmerzen**, v. a. wenn am Knochen operiert oder ein Gelenk ersetzt wurde. Eine adäquate und ausreichende Schmerztherapie ist auch deshalb wichtig, weil die Patienten schnell mobilisiert werden sollen. Nach großen Operationen, z. B. Prothesenimplantationen oder Umstellungsosteotomien, erhalten die Patienten in vielen Kliniken eine PCA-Pumpe, mit der sie die Schmerzmittelzufuhr selbst steuern können.

Weitere Maßnahmen im Rahmen der Schmerzprophylaxe und -therapie sind Lagerungen, Mobilisationstechniken und die intermittierende Kühlung mit Cold-Packs oder Eis.

Bei der **postoperativen intermittierenden Kühlung** ist zu beachten, dass die Kältewirkung mindestens 20–30 Min. dauern muss, weil erst dann die Stoffwechselfunktionen, Durchblutung und Temperatur in Muskulatur und Gelenken sinken. Kürzer dauernde Kälteeinwirkung würde zu einer nachfolgenden reaktiven Hyperämie, d. h. zu einer lokalen Durchblutungsförderung führen. Da die Gefahr von lokalen Erfrierungen und Nervenschädigungen besteht, darf lediglich intermittierend gekühlt werden. Außerdem dürfen Kühlelemente nie direkt auf die Haut aufgelegt werden. Pflegende hüllen sie in ein Handtuch oder einen Kissenbezug.

Transfusionen und Infusionstherapie

Verfahren zur Vermeidung von Fremdblut ➤ 4.5.14
Infusionstherapie und parenterale Ernährung ➤ 4.5.15

V. a. bei Operationen an der Hüfte und der unteren Extremität kann es zu einem erheblichen Blutverlust kommen. Hat der Patient vor der Operation Eigenblut gespendet, erhält er bei Bedarf diese Konserven. Das Infusionsprogramm beschränkt sich meist auf Elektrolytlösungen, ggf. werden auch Plasmaersatzlösungen infundiert. Der venöse Zugang wird belassen, solange der Patient Schmerzmittel i. v. benötigt.

Drainagen und Verbandswechsel

Pflegerische Maßnahmen bei liegenden Drainagen ➤ 4.5.10
Verbandswechsel bei Operationswunden ➤ 4.5.11
Entfernung von Nahtmaterial ➤ 4.5.12

Die Patienten haben meist eine oder mehrere **Redon-Drainagen**. Diese werden, je nach Fördermenge, meist am 2. postoperativen Tag entfernt. Der erste **Verbandswechsel** wird vom Arzt am 2. oder 3. postoperativen Tag durchgeführt, danach von den Pflegenden täglich oder 2-tägig. **Fäden** werden, je nach Alter des Patienten und operierter Körperregion, am 7.–12. postoperativen Tag gezogen. Bei starker Wundspannung, z. B. wenn die Naht über einem Gelenk liegt, entfernt der Arzt zunächst Teilfäden. Bei Amputationswunden oder Intrakutannähten werden die Fäden oft länger belassen.

8.1.7 Perioperative Pflege bei Eingriffen an der Wirbelsäule

Pflege vor, während und nach Operationen ➤ Kap. 4
Perioperative Pflege in der Orthopädie ➤ 8.1.6

Lagerung und Bewegung

Die **präoperative Pflege** ist von der individuellen Patienten- bzw. Krankheitssituation abhängig.

Entscheidend für die **postoperative Pflege** nach Eingriffen an der Wirbelsäule ist die Frage der Stabilität. Unterschieden werden:

- **Instabilität.** Eine vollständige postoperative Instabilität ist selten, kann aber vorliegen, wenn die Wirbelsäule im ersten Eingriff nicht endgültig fixiert wurde und ein Zweiteingriff vorgesehen ist
- **Drehstabilität.** Der Patient kann zu Pflegemaßnahmen auf die Seite gedreht werden. Dabei soll er sich möglichst „steif im Rücken" machen (*En-bloc-Drehung*)
- **Lagerungsstabilität.** Der Patient darf in Seiten- oder Rückenlage gelagert werden. Unmittelbar postoperativ ordnet der Arzt meist zunächst die flache Rückenlagerung an
- **Mobilisationsstabilität.** Der Patient kann nach einigen Tagen mit Hilfsmitteln aufstehen, die die Stabilität weiter erhöhen, z. B. Korsett, Bandagen oder Mieder (➤ Abb. 7.46, ➤ Abb. 8.21)
- **Belastungsstabilität.** Der Patient kann in den ersten postoperativen Tagen ohne Hilfsmittel aufstehen.

VORSICHT

Weichlagerungsmatratzen

Bei instabiler Wirbelsäule dürfen keine Weichlagerungsmatratzen verwendet werden.

Der Patient wird so früh wie möglich mobilisiert, wobei die Wirbelsäule meist durch Mieder oder Korsett (➤ Abb. 8.21) stabilisiert bleibt. Patienten nach Eingriffen an der HWS können durch Schanzkrawatten oder Zervikalstütze (➤ Abb. 7.45), Minerva-Gips oder mit Halo-Fixateur (➤ Abb. 7.46) zusätzlich stabilisiert werden.

Nach Operationen werden die Patienten mit geradem Rücken über die Seitenlage mobilisiert oder über die Bauchlage (➤ Abb. 8.40). Patienten nach Wirbelsäulenoperationen können bei notwendiger Flachlagerung nur an die Zimmerdecke blicken. Damit sie trotzdem sehen können, was um sie herum geschieht, gibt es große, fahrbare Spiegel, die Pflegende im Blickfeld des Patienten aufstellen. Auch fahrbare Lesetische können für diese Patienten hilfreich sein (➤ Abb. 8.8).

Beobachtung

Die Pflegenden überprüfen regelmäßig Motorik und Sensibilität (nach Eingriffen an der HWS der Arme und Beine, nach Eingriffen an der BWS/LWS der Beine, ➤ 3.2.1) und achten auf Blasen- und

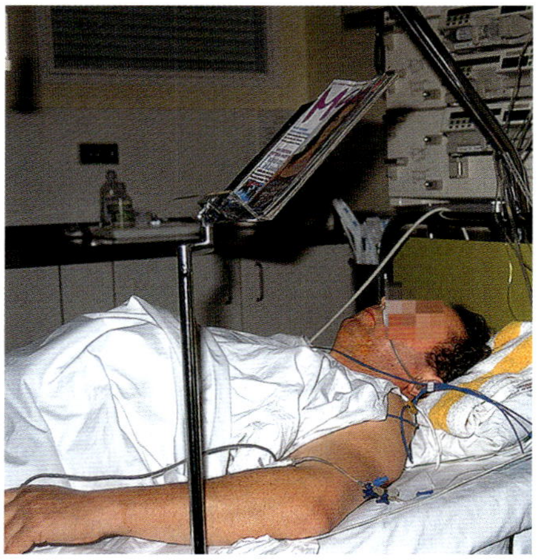

Abb. 8.8 Lesetisch. Er ermöglicht dem Patienten, der flach auf dem Rücken liegen muss, die Lektüre von Zeitungen, Zeitschriften und Büchern. [M161]

Darmfunktion. Engmaschige Verbands- und Drainagekontrollen sind wegen der Nachblutungsgefahr erforderlich.

Ausscheidung

Bei Wirbelsäuleneingriffen kann es, obwohl das Abdomen nicht eröffnet wurde, reflektorisch zu einer Magen-Darm-Atonie kommen. Deshalb sollte der postoperative Kostaufbau langsam stattfinden, um sicher zu gehen, dass die Magen-Darm-Passage funktioniert.

8.2 Hauptbeschwerden und Leitsymptome bei orthopädischen Erkrankungen

8.2.1 Schmerzen, Schwellung und Bewegungseinschränkung

Schmerzen, Schwellung und **Bewegungseinschränkung** sind wesentliche Leitsymptome in der Orthopädie. Sie stehen in enger Wechselbeziehung und können nicht getrennt voneinander betrachtet werden. Werden Gelenke längere Zeit wenig oder gar nicht bewegt (etwa bei Ruhigstellung, schmerzbedingter Schonhaltung oder lähmungsbedingtem Muskelungleichgewicht), droht die dauerhafte Verkürzung von Muskeln, Sehnen und Bändern mit der Folge einer bleibenden **Kontraktur** (*Gelenkversteifung,* ➤ Abb. 8.9, ➤ Abb. 8.14). Die **Prophylaxe von Kontrakturen** fußt vor allem auf der korrekten Lagerung und Umlagerung sowie regelmäßigen Bewegungsübungen.

8.2.2 Haltungsfehler

DEFINITION

Haltungsfehler: Pathologische Krümmung der Wirbelsäule nach lateral (*Skoliose,* ➤ 8.12.2), ventral (*Lordose*) oder dorsal (*Kyphose*). Im Vergleich zum **Haltungsschaden** meist durch Muskeltraining ausgleichbar.

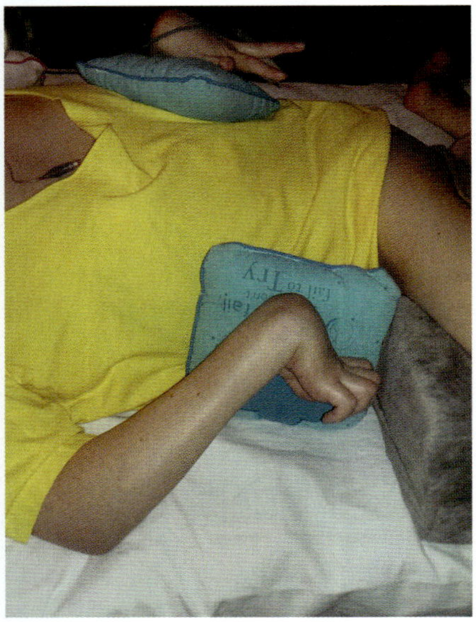

Abb. 8.9 Kontrakturen an verschiedenen Gelenken. Fehlende oder unzureichende Bewegung, Schmerzen und ggf. eine schmerzbedingte Schonhaltung sowie eine unangepasste Lagerung führen in der Folge zu Kontrakturen. [M845]

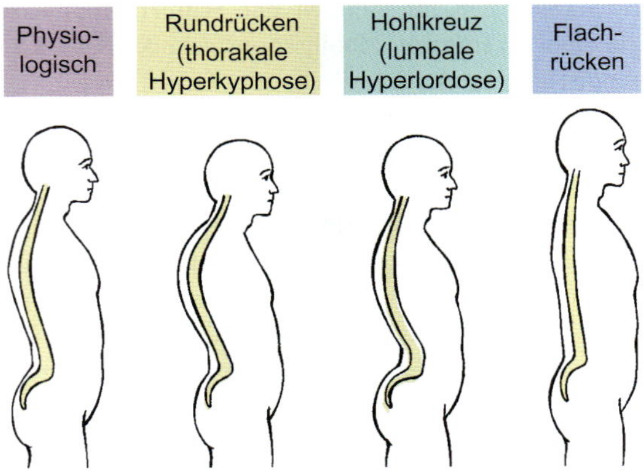

Abb. 8.10 Physiologische Haltung und Haltungsfehler in der Sagittalebene. [L190]

Hauptursache für **Haltungsfehler** (➤ Abb. 8.10) sind eine mangelhafte Gewohnheitshaltung oder eine Schwäche der Rücken- und Bauchmuskulatur, v. a. in Zeiten raschen Skelettwachstums. Das Ausmaß ist sehr variabel und wird von vielen Faktoren, z. B. Alter, Psyche, Muskulatur und Skelettform beeinflusst.

Es werden drei **Haltungsfehler** unterschieden:

- **Rundrücken** (*thorakale Hyperkyphose*)
- **Hohlkreuz** (*lumbale Hyperlordose*)
- **Flachrücken.**

Haltungsfehler können auch kombiniert auftreten, z. B. als hohlrunder Rücken (*Kypho-Lordose*). Pathologische Krümmungen der Wirbelsäule nach lateral sind in der Frontalebene erkennbar und werden als **skoliotische Fehlhaltung** (*rückbildungsfähige Skoliose*) bezeichnet. Als **Behandlung** kommen Sport, v. a. regelmäßiges Schwimmen, Haltungsturnen oder Physiotherapie in Betracht. Bei schweren Haltungsfehlern sollen täglich physiotherapeutische Übungen durchgeführt werden.

8.2.3 Hinken

DEFINITION

Hinken: Störung von Rhythmus und Symmetrie des Gangbildes.

Der gesunde Mensch hat ein gleichmäßiges, symmetrisches Gangbild. Eine der häufigsten Gangstörungen ist das **Hinken:**

- Zum **Verkürzungshinken** kommt es bei größeren Beinlängendifferenzen (➤ 8.2.4) oder Beugekontrakturen des Hüft- oder Kniegelenks. Der Körper des Patienten senkt sich dabei zum verkürzten Bein
- Das **Schonhinken** ist durch Schmerzen bedingt und wird deshalb auch als **Schmerzhinken** bezeichnet. Häufig berühren die Patienten den Boden zuerst mit den Zehen, anstatt mit den Fersen
- Beim Gesunden steht das Becken während des Einbeinstands waagerecht. Bei einer Insuffizienz der Hüftabduktoren, etwa durch Muskellähmung oder Hüftgelenksluxation, ist dies nicht mehr möglich: Steht der Patient auf dem Bein der erkrankten Seite, kippt das Becken zur gesunden Seite (*Trendelenburg-Zei-*

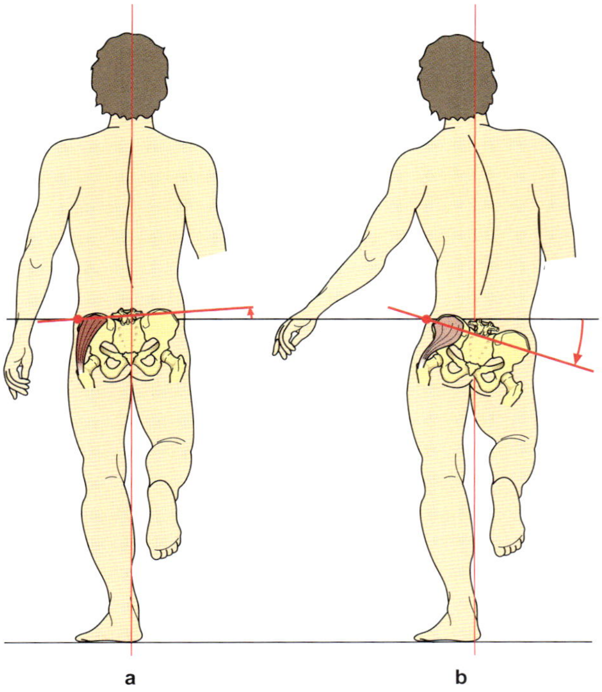

Abb. 8.11 Trendelenburg-Zeichen mit kompensatorischer Rumpfneigung zur gesunden Seite. [R110-19]

chen, ➤ Abb. 8.11). Kompensatorisch neigt der Patient den Rumpf zur erkrankten Seite (*Duchenne-Zeichen*). Beim Gehen resultiert ein watschelndes Gangbild, das als **Hüfthinken** (*Insuffizienzhinken*) bezeichnet wird.

8.2.4 Beinlängendifferenz

DEFINITION

Beinlängendifferenz (*BLD*): Angeborener oder erworbener Längenunterschied der Beine. Etwa $^2/_3$ der Bevölkerung sind betroffen. Funktionell bedeutsam ab einer Beinlängendifferenz von 1–2 cm beim Erwachsenen.

Krankheitsentstehung und Einteilung

Unterschieden wird die **funktionelle** (*scheinbare*) **Beinverkürzung,** etwa bei einer Kontraktur, von der **reellen** (*echten*) **Beinverkürzung,** die anatomisch bedingt ist. Häufige Ursachen erworbener Beinlängendifferenzen sind z. B. fehlverheilte Frakturen oder Epiphysenschädigungen während des Wachstums (➤ 7.5.1).

Symptome und Befund, Diagnostik

Geringe Beinlängendifferenzen bleiben häufig unbemerkt. Größere Differenzen zeigen sich durch Verkürzungshinken (➤ 8.2.3) sowie Wirbelsäulen- und Hüftbeschwerden im Erwachsenenalter, die Folge der abnormen Statik sind. Die Diagnose wird durch die Beinlängenmessung und Röntgenaufnahmen gestellt.

Beinlängenmessung

Für die **Messung der Beinlänge** gilt, dass auch bei genauem Vorgehen ein Messfehler von ± 1 cm möglich ist:

- **Direkte Messung.** Der Patient liegt in Rückenlage auf der Untersuchungsliege. Mit einem Maßband die Entfernung zwischen Spina iliaca anterior superior und Außenknöchel messen

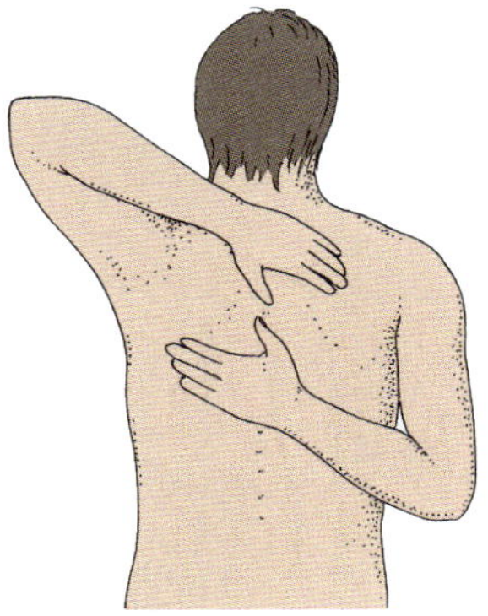

Abb. 8.13 Nacken- und Rückengriff. Hier wird überprüft, wie weit sich die Daumen im Schulterbereich nähern. Dadurch erhält der Arzt Auskunft über die Schulterbeweglichkeit. [L190]

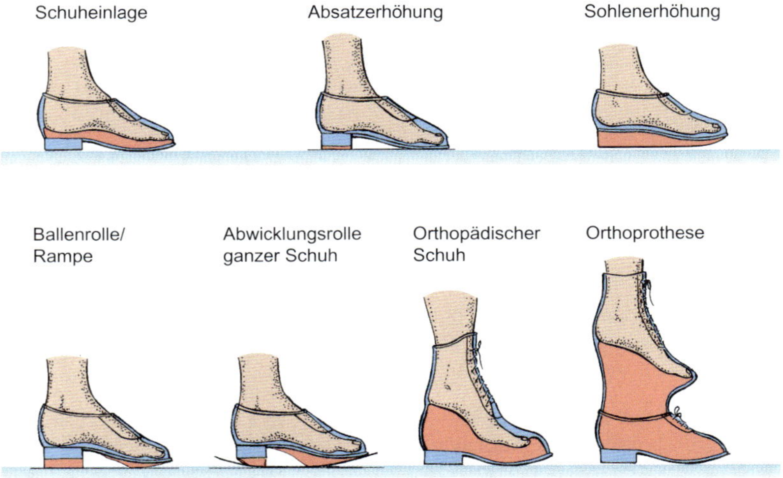

Abb. 8.12 Schuhzurichtungen, orthopädischer Schuh und Orthoprothese zum Ausgleich einer Beinlängendifferenz. [L190]

8

- **Indirekte Messung.** Der Patient steht aufrecht, der Untersucher schiebt Brettchen unterschiedlicher Dicke unter das kürzere Bein, bis der Beckenschiefstand ausgeglichen ist
- Eine Röntgenuntersuchung in zwei Ebenen kann einen Beckenschiefstand genauer beurteilen
- Mittels sog. **3D-Wirbelsäulenvermessung** kann ein dreidimensionales Bild der Wirbelsäule und des Beckens ohne Röntgenstrahlung erstellt werden. Dieses relativ neue Untersuchungsverfahren ermöglicht die Ermittlung von Fehlstellungen der Wirbelsäule und eines Beckenschiefstandes.

Behandlung

Empfohlene **Behandlung** bei Beinverkürzungen (➤ Abb. 8.12):

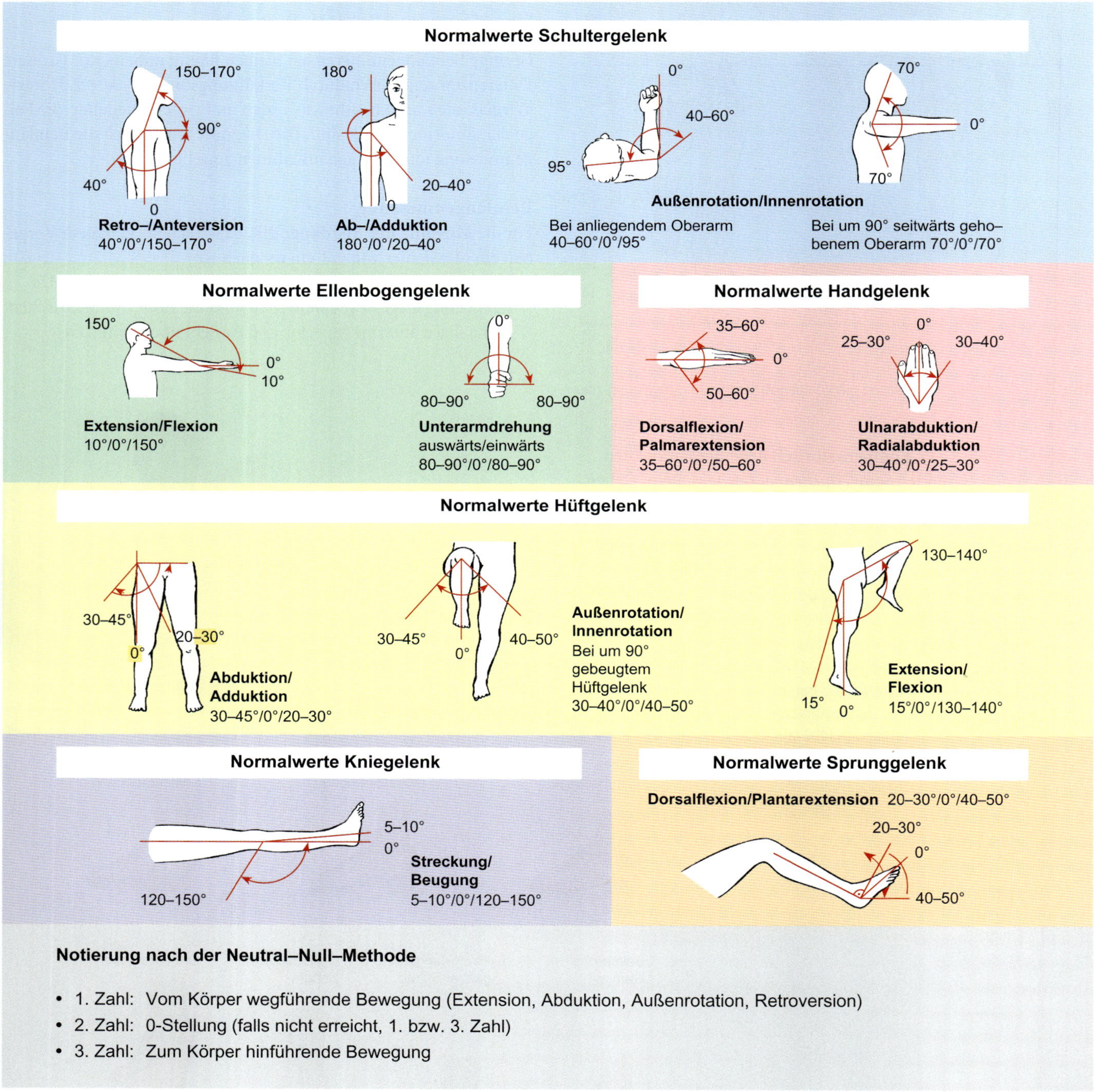

Abb. 8.14 Neutral-Null-Methode. Die Beweglichkeit jedes Gelenks wird mit drei Gradzahlen, getrennt durch zwei Schrägstriche, angegeben. Für das Kniegelenk z. B. würde 0/0/100 bedeuten, dass es sich nicht über die Nullstellung hinaus strecken lässt und eine Beugung nur bis 100° möglich ist. Für das Ellenbogengelenk würde 0/10/130 bedeuten, dass es sich nicht völlig strecken lässt und eine Beugung nur bis 130° möglich ist. [L190]

- Bis 1,5 cm: Absatzerhöhung oder Einlage
- Von 1,5–3 cm: Kombinierte Zurichtungen am Konfektionsschuh, z. B. Absatz- oder Sohlenerhöhung, Einlage, Ballenrolle, evtl. Absatzerniedrigung der Gegenseite
- Von 3–7 cm: orthopädischer Schuh
- Von 7–12 cm: orthopädischer Schuh mit Innenschuh
- Von mehr als 12 cm: Orthoprothese (*Etagenschuh*).

Ab einer Beinlängendifferenz von ca. 3 cm (abhängig von der Ursache und von Begleitstörungen) werden operative Maßnahmen erwogen, v. a. Verlängerungsosteotomien mittels Distraktionsapparaten (➤ 8.4.2, ➤ Abb. 8.18).

8.3 Der Weg zur Diagnose in der Orthopädie

8.3.1 Anamnese und körperliche Untersuchung

Bei der **Anamnese** fragt der Arzt nach den aktuellen Beschwerden (z. B. Schmerzen, Funktionseinschränkungen) des Patienten und nach dem Erfolg bisheriger Therapien (z. B. Analgesie, Physiotherapie). Bei der persönlichen Anamnese sind besonders frühere Unfälle (Spätfolgen?) und Tumoren von Bedeutung, bei der Sozialanamnese Arbeitshaltung und -belastung, bevorzugte Sportarten, Minderung der Erwerbstätigkeit und ob bereits ein Rentenantrag gestellt wurde.

Zu der **Untersuchung** gehören:

- **Inspektion.** Achten v. a. auf Körperbau, Haltung bzw. Haltungsfehler (➤ 8.2.2), Deformitäten, Muskelatrophien, Lähmungen, Bewegungsabläufe und Gangbild bzw. Hinken (➤ 8.2.3)
- **Palpation.** Der Arzt ertastet z. B. Schmerzpunkte und Schwellungen, erfühlt Hauttemperatur, Muskeltonus und -verhärtungen und prüft, ob ein Gelenkerguss vorliegt oder ob sich ein Gelenk abnorm verschieben lässt

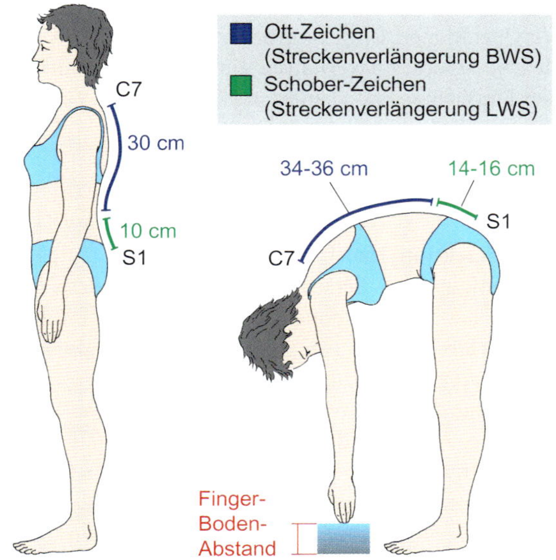

Abb. 8.15 Ott-Zeichen, Schober-Zeichen und Finger-Boden-Abstand. [L190]

- **Funktionsprüfungen.** Dazu zählen z. B. die Messung des Finger-Boden-Abstands beim Vornüberbeugen und die Prüfungen, ob der Patient Kniebeugen machen, auf den Zehenspitzen stehen oder die Hände hinter dem Nacken und der Lendenwirbelsäule zusammenbringen kann (➤ Abb. 8.13)
- Prüfung der **Gelenkbeweglichkeit.** Der Untersucher misst die Bewegungsfähigkeit einzelner Gelenke mit einem Winkelmesser (➤ Abb. 8.14)
- Prüfung der **Wirbelsäulenbeweglichkeit.** Ein Maß für die Gesamtbeweglichkeit ist der **Finger-Boden-Abstand** (*FBA*, ➤ Abb. 8.15)
- Orientierende **neurologische Untersuchung** und **Gefäßstatus** (➤ 9.3).

8.3.2 Bildgebende Diagnostik

Häufig werden zuerst **Röntgennativaufnahmen** angefertigt, meist in zwei Ebenen. **Durchleuchtungen** werden nur noch selten zur Beurteilung von Gelenkstabilität und -beweglichkeit durchgeführt.

CT (➤ 1.3.6) und **MRT** (➤ 1.3.6) ordnet der Arzt insbesondere bei Tumorverdacht, Bandscheibenprozessen und Problemen im Bereich der Gelenke an. Die **Knochenszintigrafie** dient dem Nachweis eines erhöhten oder verminderten Knochenstoffwechsels und wird zur Abklärung von Knocheninfektionen, Prothesenlockerungen und bösartigen Tumorerkrankungen eingesetzt.

Die **Sonografie** hat v. a. bei der Beurteilung von Weichteilen (z. B. Gelenkkapseln, Muskeln, Sehnen, Bänder) und bei Säuglingen zur Beurteilung des Hüftgelenks (➤ 8.14.1) Bedeutung.

Die Knochendichte zur Erfassung des Frakturrisikos bei Osteoporose lässt sich mit Hilfe der **Knochendensitometrie** (*Knochendichtemessung*) nachweisen (➤ 8.6.1).

8.4 Behandlungen bei orthopädischen Erkrankungen

8.4.1 Konservative Therapieverfahren

Extensionen ➤ 7.5.4

Lagerung

Die **Lagerung** des Patienten bzw. eines Körperabschnitts kann den Heilungsverlauf positiv beeinflussen. Lagerungen, teilweise auf oder in Schienen (➤ 7.5.5), dienen der Ruhigstellung und verbessern die Schmerzsituation. Durch die **Hochlagerung** einer Extremität wird die Ausbildung von Hämatomen und Ergüssen verringert, Entzündungen und Schwellungen können leichter zurückgehen.

(Teil-)Immobilisierende Verbände

Gips- und Kunststoffverbände ➤ 3.2.1
Orthesen ➤ 3.2.2
(Teil-)Immobilisierende Verbände ➤ 3.3.3

(Teil-)Immobilisierende Verbände dienen der therapeutischen Ruhigstellung eines Körperabschnitts, um den Heilungsprozess zu fördern.

Quengelverband

Die langsame Aufdehnung von Gelenkkontrakturen (➤ Abb. 8.9) kann mit Hilfe von **Quengelverbänden** erreicht werden. Dazu werden Kunststoff- oder Gipsschienen distal und proximal des betroffenen Gelenks angebracht, die mit einem mechanischen Scharniergelenk miteinander verbunden sind (➤ Abb. 8.16). Am Scharniergelenk wird der Winkel eingestellt in Richtung Flexion (*Beugung*) oder Extension (*Streckung*) und allmählich gesteigert. Dadurch entsteht ein Dauerzug auf das Gelenk, der die Fehlstellung korrigiert.

Redression

Mit der **Redression** korrigiert der Arzt Deformierungen, z. B. Klumpfuß bei Säuglingen (➤ 8.14.13, ➤ Abb. 8.65), indem er die betroffene Muskulatur lockert, dann die Gelenke vorsichtig in die normale Stellung bringt und sie anschließend mittels Schiene oder Gipsverband fixiert (*Retention*, ➤ 7.5.3). Insbesondere bei der Behandlung von Klumpfüßen erfolgt die Redression oft schrittweise (*Etappen-Redression*).

Stoßwellentherapie

ESWL ➤ 12.5.3

Die von den Urologen seit vielen Jahren eingesetzte **Stoßwellentherapie** hat sich in den vergangenen Jahren auch in der Orthopädie bewährt. Die elektrisch erzeugten, hochenergetischen Stoßwellen wirken über verschiedene biologische Wirkmechanismen schmerzlindernd und bewirken das Auflösen von Kalkeinlagerungen (➤ Abb. 8.17).

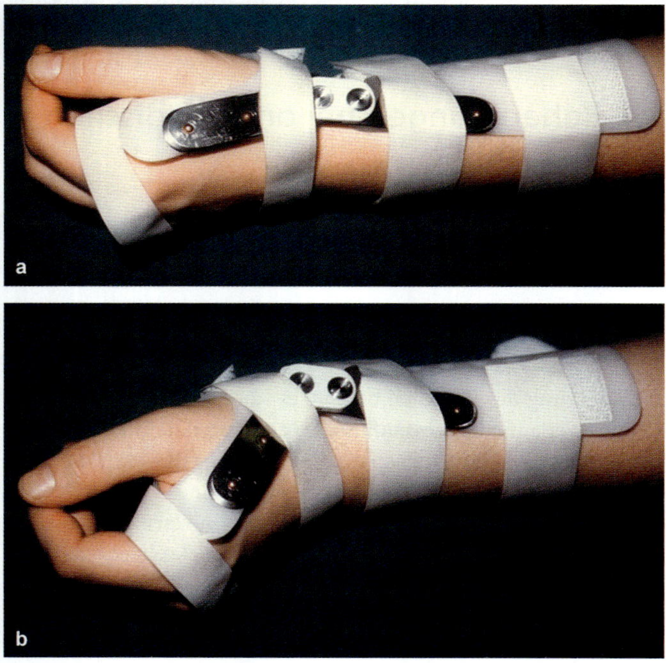

Abb. 8.16 Handquengelschiene. a) In Palmarflexion. **b)** In Dorsalextension. [M161]

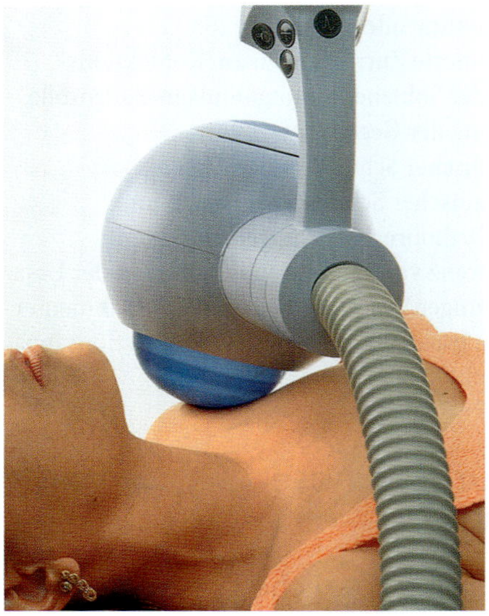

Abb. 8.17 Stoßwellentherapie bei Kalkschulter links. (➤ 8.13.1). [V137]

Physiotherapie

Die **Physiotherapie** ist in der Orthopädie ein wesentlicher Bestandteil von Prophylaxe, Behandlung und Rehabilitation und wird bei vielen orthopädischen Erkrankungen verordnet. Wichtig sind regelmäßige Bewegungsübungen, sodass die Patienten in der Regel angeleitet werden, die Übungen auch außerhalb der Behandlungen durchzuführen.

8.4.2 Operative Therapieverfahren

Osteosynthese ➤ 7.5.6

Viele orthopädische Erkrankungen lassen sich nur durch eine oder mehrere Operationen langfristig bessern oder heilen. Oft stehen verschiedene **Operationsverfahren** zur Verfügung, und es muss für jeden Einzelfall genau überlegt werden, welches Verfahren für den Patienten die beste Lösung darstellt.

Operationsverfahren

- **Knochenresektion.** Knochentumoren oder krankhafte Knochenvorsprünge (z. B. Fersensporn) können eine Resektion, d. h. die operative Entfernung des kranken oder überschüssigen Gewebes erfordern
- **Osteotomie.** Operative Durchtrennung des Knochens. So können Knochen gegeneinander verschoben bzw. aufgeklappt werden, wodurch eine Änderung der knöchernen Achsstellung entsteht, z. B. zur Korrektur von X- bzw. O-Beinfehlstellungen (➤ 8.14.7)
- **Verlängerungsosteotomien.** Extremitätenverlängernde Eingriffe, die vorwiegend bei deutlicher Beinlängendifferenz (➤ 8.2.4) durchgeführt werden (➤ Abb. 8.18)

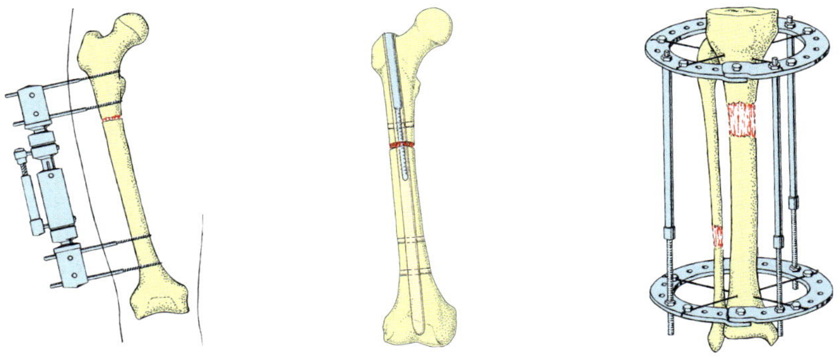

Abb. 8.18 Distraktionsapparate zur Verlängerungsosteotomie. [L190]

- **Osteosynthese.** Zusammenführung und Stabilisierung von Knochenfragmenten sowohl nach iatrogener Knochendurchtrennung, etwa im Rahmen einer Umstellungsosteotomie, als auch nach (unfallbedingten) Frakturen (➤ 7.5.6)
- **Endoprothese.** Ersatz erkrankten oder zerstörten Gewebes durch Fremdmaterial, das in den Körper eingebracht wird. In der Orthopädie von großer Bedeutung sind die **Gelenkendoprothesen,** also „künstliche" Gelenke (➤ 8.8, ➤ Abb. 7.26)
- **Arthroplastik.** Operative Herstellung der Gelenkbeweglichkeit. Dabei können sowohl körpereigene Gewebe verwendet, als auch Endoprothesen implantiert werden (➤ Abb. 8.19)
- **Arthrolyse.** Operative Herstellung der Gelenkbeweglichkeit durch Lösung von Verwachsungen oder Durchtrennung einer geschrumpften Gelenkkapsel
- **Arthrodese.** Operative Versteifung eines Gelenks
- **Synovektomie.** Entfernung erkrankter Synovialis (*Gelenkinnenhaut*). Dies ist v. a. in der Rheumachirurgie von Bedeutung

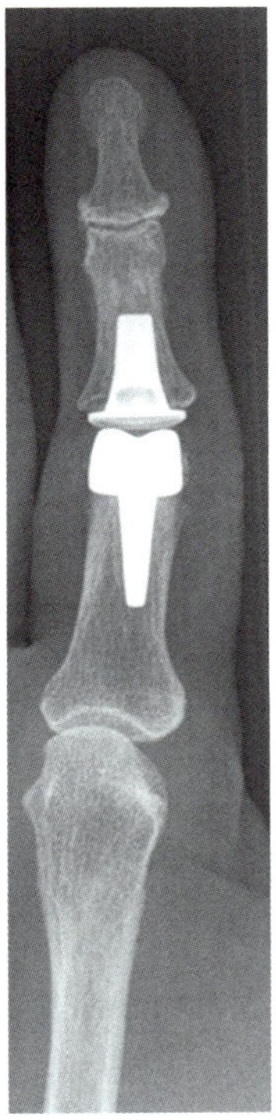

Abb. 8.19 Arthroplastik des Zeigefingermittelgelenks (Röntgenbild a. p.), hier durch Implantation von Endoprothesen bei einem Rheumatiker. [F426]

- **Synoviorthese.** Verödung der Synovialis durch intraartikuläre Injektion einer radioaktiven (*Radiosynoviorthese*) oder chemischen Substanz. Die Synoviorthese ist bei rheumatischen Gelenkserkrankungen indiziert, wenn die chirurgische Synovektomie, etwa wegen Kontraindikationen, nicht durchführbar ist
- **Amputationen.** Abtrennung eines Körperteils. Entweder im Rahmen eines chirurgischen Eingriffs oder als Folge eines Unfalls (➤ 7.6).

8.4.3 Orthopädietechnik

DEFINITION

Hilfsmittel (nach § 33 SGB V): Hörhilfen, Körperersatzstücke, orthopädische und andere Hilfsmittel, die im Einzelfall erforderlich sind, um den Erfolg der Krankenbehandlung zu sichern, einer drohenden Behinderung vorzubeugen oder eine Behinderung auszugleichen, soweit die Hilfsmittel nicht als allgemeine Gebrauchsgegenstände des täglichen Lebens anzusehen sind.

Hilfsmittelverzeichnis (nach § 139 SGB V): Der Spitzenverband Bund der Krankenkassen erstellt ein systematisch strukturiertes Hilfsmittelverzeichnis. In diesem Verzeichnis sind alle von der Leistungspflicht umfassten Hilfsmittel aufgeführt.

Soweit dies zur Gewährleistung einer ausreichenden, zweckmäßigen und wirtschaftlichen Versorgung erforderlich ist, können im Hilfsmittelverzeichnis indikations- oder einsatzbezogen Anforderungen für Hilfsmittel festgelegt werden, z. B. eine ausreichend lange Nutzungsdauer oder der Wiedereinsatz von Hilfsmitteln bei anderen Versicherten. [vgl. 3]

Zu den **orthopädischen Hilfsmitteln** gehören Gehhilfen (z. B. Unterarmgehstützen, Gehwagen, Rollstuhl), Prothesen (➤ 7.4), Orthesen, orthopädische Fußeinlagen und Schuhe, Mieder und Korsette, Kompressionsstrümpfe u.a.

Orthopädietechnik-Mechaniker versorgen konservativ oder operativ behandelte Patienten mit orthopädischen Hilfsmitteln, die sie selbst herstellen und individuell anpassen. Dafür haben sie eine 3-jährige Ausbildung in einem Sanitätshaus oder in einer Rehawerkstatt z. B. im Krankenhaus absolviert.

Das Hilfsmittel wird vom Arzt verordnet. Die Verordnung wird zusammen mit einem Kostenvoranschlag des Leistungserbringers, z. B. des Sanitätshauses, an die Krankenkasse gerichtet und muss zunächst genehmigt werden. Ist ein Hilfsmittel nur für einen befristeten Zeitraum erforderlich, kann es auch ausgeliehen werden.

8

Orthesen

Orthesen (➤ 3.2.2) haben in der Orthopädie als äußere Kraftträger zahlreiche Funktionen:

- **Stützung,** z. B. Abstützung des Fußlängsgewölbes durch eine Einlage
- **Fixation,** z. B. der Wirbelsäule nach einer Operation durch Anpassung eines Stützmieders (➤ Abb. 8.21)
- **Stabilisierung,** z. B. der unteren Extremität durch **Lähmungsapparate** (*teilfixierende Schienen,* ➤ Abb. 8.20a) oder der Wirbelsäule durch Korsetts (➤ Abb. 8.21)
- **Redression,** d. h. Korrektur einer Deformierung, z. B. einer Skoliose (➤ 8.12.2) durch ein Korsett, eines Klumpfußes (➤ 8.14.13) oder einer Kontraktur durch Redressionsschiene (➤ Abb. 8.16)
- **Entlastung,** z. B. des Kniegelenks bei Arthrose oder Kreuzbandläsion durch eine Kniegelenksorthese (➤ Abb. 7.80) oder des Hüftgelenks bei Morbus Perthes durch einen Thomassplint, der am Tuber ischiadicum ansetzt und das gesamte Bein entlastet
- **Mobilisierung,** z. B. bei einer Peronaeusläsion mit Fußheberschwäche oder -ausfall und Steppergang durch eine Peronaeusschiene (➤ Abb. 8.20c)
- **Längenausgleich** bei Beinlängendifferenz.

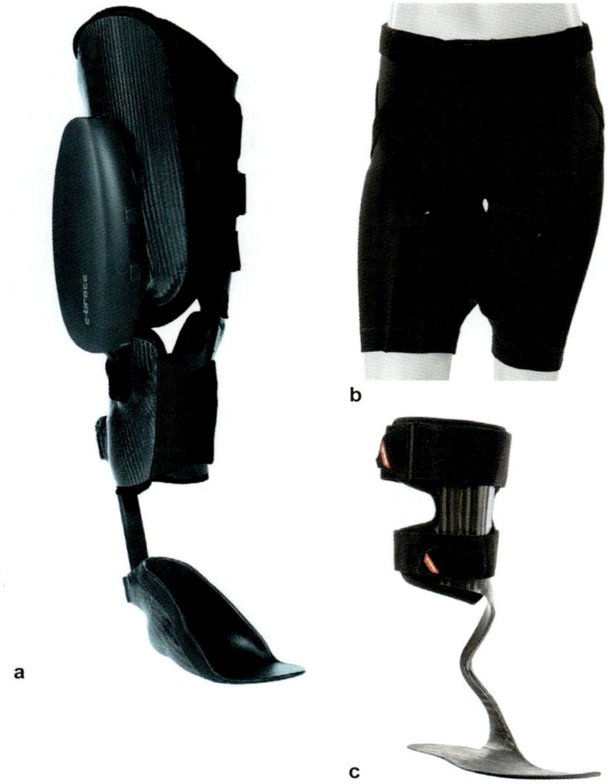

Abb. 8.20 Verschiedene Orthesen für die untere Extremität. a) Beinorthese bei kompletter oder inkompletter Lähmung der kniestreckenden Muskulatur. **b)** Hüftabduktionsorthese. **c)** Unterschenkelorthese bei Fußheberschwäche. [V164]

Schuhzurichtungen

Schuhzurichtungen (➤ Abb. 8.12) sind Modifikationen an Konfektionsschuhen, z. B. wenn diese bei Fußdeformitäten oder bei Beinlängendifferenz (➤ 8.2.4) nicht beschwerdefrei getragen werden können. Damit werden die Schuhe dem Körper bzw. Fuß angepasst. Schuhzurichtungen sind wesentlich preiswerter als **orthopädische Maßschuhe.**

8.5 Angeborene Knochenerkrankungen

8.5.1 Dysmelien

DEFINITION

Dysmelie: Fehlbildungen der Extremitäten.
Fehlbildung: Angeborene Anomalie mit funktioneller und sozialer Bedeutung, die durch eine Störung in der pränatalen Entwicklung bedingt ist. Häufigkeit ca. 2–5 % aller Neugeborenen.

Vermutlich haben die Mehrzahl der **Dysmelien** genetische Ursachen, seltener sind exogene Schädigungen, z. B. Röntgenstrahlen oder Medikamente, dafür verantwortlich. Die Klassifikation der Dysmelien ist nicht einheitlich. Unterschieden werden meist **Plusbildungen** (*Überschussvarianten*), z. B. überzählige Finger (*Polydaktylie*) und **Minusbildungen** (*Mangelvarianten*), z. B. Fehlen des Unterarms. Nach dem klinischen und anatomischen Befund werden die Minusbildungen in

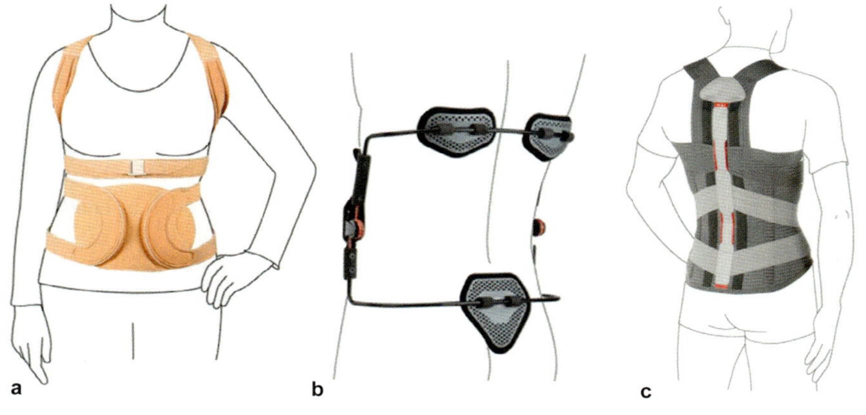

Abb. 8.21 Verschiedene Rückenorthesen. a) Orthese zur Entlastung der Brust- und Lendenwirbelsäule z. B. bei Osteoporose und Verschleißerscheinungen. **b)** Orthese zur Aufrichtung und Aktivierung der Rückenmuskulatur z. B. bei Osteoporose. **c)** Orthese zur unterstützenden Behandlung bei lumbalen Schmerzsyndromen. [V164]

transversale Defekte („*Amputationen*") und **longitudinale Defekte** (*Ektromelien, „verstümmelte" Gliedmaßen*) unterteilt.

8.5.2 Osteogenesis imperfecta

DEFINITION

Osteogenesis imperfecta (*Glasknochenkrankheit*): Erblich bedingte Gruppe von Erkrankungen mit dem Leitsymptom einer erhöhten Knochenbrüchigkeit. In Deutschland leben 4000–6000 Erkrankte.

Infolge eines genetischen Defekts ist die Kollagensynthese bei Patienten mit **Osteogenesis imperfecta** gestört, was zu einer erhöhten Knochenbrüchigkeit führt. Die Typen I–IV unterscheiden sich in ihrem Ausprägungsgrad und in ihren Begleitstörungen (z. B. Zahndefekte, Blaufärbung der Skleren). In schwersten Fällen erleiden die Kinder bereits bei der Geburt zahlreiche Spontanfrakturen und Deformierungen und sterben kurze Zeit später. In leichten Fällen besteht eine mäßig ausgeprägte Frakturneigung, die nach der Pubertät nachlässt. Die operative Therapie besteht in der Geradestellung und Stabilisierung der deformierten Knochen, z. B. mittels Teleskopnägeln, die während des Wachstums bis zu einem gewissen Grad mit dem Knochen wachsen. Eine kausale Therapie der Osteogenesis imperfecta ist nicht möglich.

8.6 Systemische Knochen- und Gelenkerkrankungen

8.6.1 Osteoporose

DEFINITION

Osteoporose: Generalisierte Knochenerkrankung mit Verminderung der Knochenmasse, veränderter Knochenarchitektur (➤ Abb. 8.22) und dadurch erhöhtem Frakturrisiko. Häufige Erkrankung v.a. älterer Frauen: Gut 4 % der 50- bis 59-jährigen, knapp 13 % der 60- bis 69-jährigen und mehr als 25 % der 70- bis 79-jährigen Frauen sind betroffen, jedoch nur gut 3 % der 50- bis 79-jährigen Männer. Mit ca. 8 Mio. Osteoporosepatienten eine in Deutschland häufige Erkrankung. Die WHO hat die Osteoporose zu den zehn bedeutendsten Erkrankungen dieses Jahrhunderts erklärt. [vgl. 4]

Die medizinischen und sozialen Folgen der **Osteoporose** sind enorm. Schätzungsweise 70000 Schenkelhalsfrakturen (➤ 7.11.7)

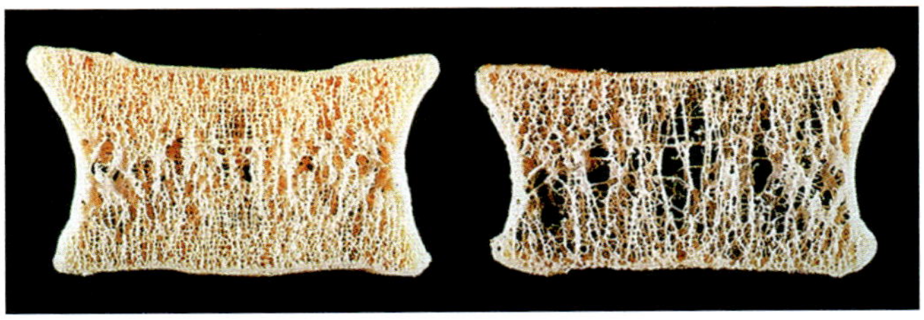

Abb. 8.22 Makroskopisches Präparat zweier Wirbelkörper. Links: Normalbefund. **Rechts:** deutlicher Abbau der Knochenbälkchen bei Osteoporose. [O136]

sind jährlich in Deutschland Folge der Osteoporose. Viele der meist älteren Patienten bleiben in ihrer körperlichen Beweglichkeit eingeschränkt oder sogar dauerhaft pflegebedürftig.
Unterschieden werden **zwei Formen der Osteoporose:**

- **Primäre Osteoporose** (am häufigsten):
  - **Typ I** (*postmenopausale Osteoporose*). Vor allem bei postmenopausalen Frauen Hauptrisikofaktor Östrogenmangel, mit hohem Knochenumsatz
  - **Typ II** (*senile Osteoporose*). Bei Männern und Frauen über 70 Jahren, mit niedrigem Knochenumsatz
- **Sekundäre Osteoporose.** Infolge bekannter Grunderkrankung, z. B. Hyperthyreose (➤ 11.3.6), Cushing-Syndrom (➤ 11.5.1), Magen-Darm-Erkrankungen mit verminderter Nährstoffresorption, Medikamentennebenwirkung (z. B. Glukokortikoid-Langzeittherapie), Alkoholmissbrauch, Rauchen. [vgl. 4]

Krankheitsentstehung und Risikofaktoren

Die **Ursachen** für eine Osteoporose:

- Gesteigerte Aktivität der Osteoklasten (*Knochenabbauzellen*)
- Verminderte Aktivität der Osteoblasten (*Knochenaufbauzellen*)
- Verminderte Aktivität des Knochenstoffwechsels.

Nach der Menopause und den damit verbundenen Veränderungen im Hormonhaushalt steigt bei Frauen der Verlust der Knochenmasse auf bis zu 4–5 % jährlich, sodass es bis zum 70. Lebensjahr zu einem Verlust von bis zu 40 % kommen kann. Beim Mann beträgt der Verlust in diesem Zeitraum etwa 12 %.
Die **Risikofaktoren** sind zu unterscheiden in:

- **Nicht beeinflussbare Risiken:**
  - **Vererbung.** 80 % der Knochendichte sind durch Vererbung vorgegeben
  - **Rasse.** Europäer und Nordamerikaner weisen die niedrigste Knochenmasse auf
  - **Geschlecht und Alter.** Ab dem 40. Lebensjahr nimmt die Knochenmasse physiologischerweise ab. Frauen haben nach der Menopause ein deutlich erhöhtes Risiko für eine Osteoporose
  - **Knochenbruch.** Bei einem bereits bestehenden Wirbelkörperbruch steigt das Risiko für einen weiteren Bruch um das 5-fache
  - **Schwangerschaft** und **Stillzeit.** Beim Stillen werden täglich ca. 500 mg Kalzium in die Muttermilch abgegeben. Der vorübergehende Rückgang der Knochendichte wird nach der Stillzeit wieder ausgeglichen
- **Beeinflussbare Risiken:**
  - **Bewegungsmangel.** Bewegung regt den Knochenstoffwechsel an. Bettlägerigkeit führt schon innerhalb kurzer Zeit zu einem erheblichen Verlust der Knochenmasse
  - **Ernährung, Untergewicht.** Bei zu niedriger Kalziumaufnahme durch die Nahrung wird Kalzium aus den Knochen abgebaut
  - **Alkohol.** Bei Alkoholabusus besteht ein 5–10-fach erhöhtes Knochenbruchrisiko
  - **Nikotin.** Hemmt die Osteoblasten und mindert die Durchblutung der Knochen

8

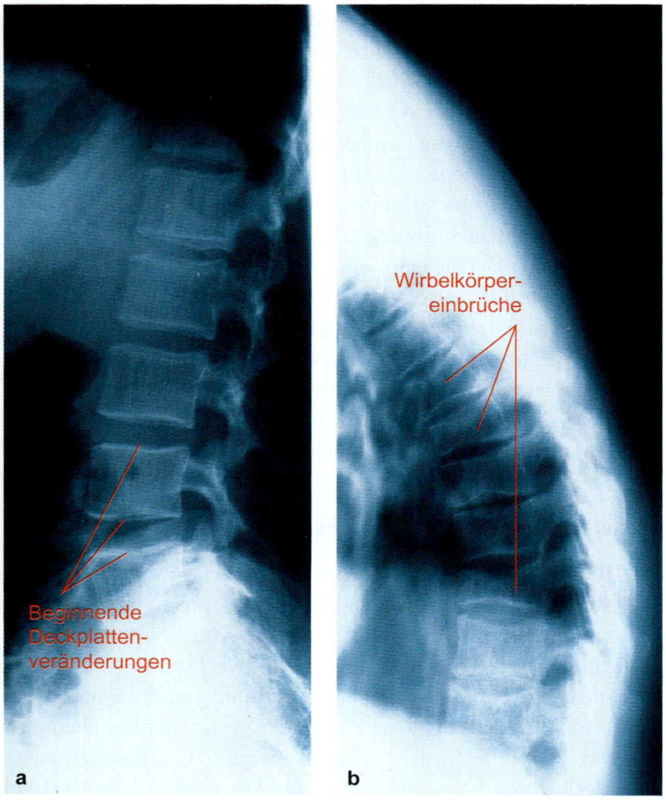

Abb. 8.23 Osteoporose in der seitlichen Röntgenaufnahme. a) Lendenwirbelsäule. **b)** Brustwirbelsäule. Die Wirbelkörper erscheinen zart und durchsichtig; in der Brustwirbelsäule sind sie so porös, dass sie teilweise in sich zusammengestürzt sind. [T170]

- **Medikamente.** Zahlreiche Medikamente beeinflussen den Knochenstoffwechsel negativ, z. B. Kortison, Antibiotika, Antikonvulsiva, Chemotherapeutika, Immunsuppressiva, aluminiumhaltige Antazida, Antihypertonika, Antidepressiva, Diuretika, Heparin, Schilddrüsenhormone
- **Erkrankungen,** z. B. rheumatoide Arthritis, Gastrektomie, Morbus Crohn, Colitis ulcerosa, Hyperthyreose, chronische Niereninsuffizienz, Organtransplantationen, Diabetes mellitus Typ-I. [vgl. 4]

Symptome und Befund

Viele Osteoporose-Erkrankte sind beschwerdefrei, sie weisen aber trotzdem typische **Symptome** auf: Abnahme der Körpergröße, nach vorn gebeugte Haltung, Verlagerung des Körperschwerpunktes nach vorn „Witwenbuckel"/Rundrücken (➤ Abb. 8.23), Osteoporose-„Bäuchlein", untere Rippen berühren den Beckenknochen, die Arme sind im Vergleich zum Oberkörper zu lang. Auch Rückenschmerzen durch die Wirbelsäulenverformung sind möglich.

Typische **Frakturen**, die durch Osteoporose verursacht werden sind: Oberschenkelhalsbruch, Wirbelkörperbruch der Brustwirbelsäule oder am Übergang der Brust- zur Lendenwirbelsäule, Bruch des handgelenknahen Unterarms, Bruch des Oberarms in der Nähe des Schultergelenks, Rippenbruch, Beckenbruch/Sitzbeinbruch.

Diagnostik und Differentialdiagnose

Das normale Röntgenbild wird erst ab einem Knochendichteverlust von etwa 30 % auffällig. Deshalb empfiehlt der *Dachverband Osteologie* (*DVO*) eine Basisdiagnostik bei:

- Frauen ≥ 70 und Männern ≥ 80 Jahren
- Jüngeren Menschen nach Frakturen bei nur geringem Trauma oder bei Vorliegen definierter Risikofaktoren/Erkrankungen.

Die **Basisdiagnostik** umfasst:

- **Anamnese** und **Untersuchung**, einschließlich Einschätzung des individuellen Sturzrisikos, ggf. ergänzt durch Mobilitätstests
- **Knochendichtemessung** (*Osteodensitometrie*), wobei als Verfahren die **Dual-X-Ray-Absorptiometrie** (*DXA*) an Wirbelsäule und Oberschenkelknochen empfohlen wird. Quantitative Ultraschall- oder CT-Messungen werden nur ausnahmsweise angeraten
- Ggf**. bildgebende Verfahren** zur Diagnostik von bis dahin unbemerkten Wirbelkörperfrakturen
- **Blutuntersuchungen** zu Differenzialdiagnose und Suche nach Kontraindikationen der Osteoporose-Medikamente. [vgl. 4]

Zur Abgrenzung von Osteomalazie (➤ 8.6.3) und Knochentumoren (➤ 8.7) dienen Blutuntersuchungen (v. a. Bestimmung von Kalzium, Phosphat, alkalischer Phosphatase und Parathormon), Skelettszintigrafie, CT und MRT.

Früherkennung ist wichtig

Bis vor wenigen Jahren wurde die Osteoporose als schicksalhafte Krankheit älterer Frauen betrachtet. Inzwischen kann sie mithilfe einer klaren Risikoanalyse bereits frühzeitig erkannt und gut behandelt werden.

Behandlung

Es stehen verschiedene **Medikamente** zur Verfügung: Bisphosphonate, selektive Östrogen-Rezeptor-Modulatoren (SERM), Parathormon und Strontiumranelat. Diese wirken mittels unterschiedlicher Mechanismen und sollen die Knochenbildung fördern und den Knochenabbau hemmen. Die gängigste Therapie ist die Gabe von Vitamin D/Kalzium/Bisphosphonate mit stufenweise Beginn der Therapie, abhängig von Klinik und Knochendichte. [vgl. 4]

Bei einer klinisch manifesten Osteoporose ist eine medikamentöse Schmerzbekämpfung, z. B. mit nichtsteroidalen Antirheumatika (z. B. *Voltaren*®), oft nicht zu umgehen. Physikalische Maßnahmen (z. B. Massagen, warme Bäder), physiotherapeutische Übungen und das Anpassen eines Korsetts (➤ Abb. 8.21) bei Wirbelkörperdeformierungen und Frakturen sind weitere Maßnahmen.

Die sehr häufigen osteoporosebedingten Schenkelhalsfrakturen werden in der Regel operativ versorgt (➤ 7.11.7), während Wirbelsäulenfrakturen (➤ 7.8.1) meist konservativ behandelt werden.

Pflege und Patientenberatung

- **Ernährung.** Eine ausgewogene „knochenfreundliche" Ernährung ist eine wichtige Säule der Osteoporoseprophylaxe und -behandlung. Kalzium steht an erster Stelle für die Knochendichte und

Stabilität. Empfohlen sind 600 mg/Tag bei Kleinkindern ansteigend über 900 mg/Tag bei Grundschulkindern zu 1.200 mg/Tag bei 13- bis 18-Jährigen und danach 1.000 mg/Tag. Dies ist durch ausgewogene Ernährung möglich. Gute Kalziumquellen sind neben Milch auch (Hart-)Käse, grüne Gemüsesorten, Mohn, Sesam, Feigen und kalziumreiche Mineralwässer. „Kalziumräuber" sind: Kaffee, Zucker, Salz, Alkohol, große Eiweißmengen, Phosphate (in Fleisch- und Wurstwaren), Fette, Oxalsäure (in Rote Bete, Rhabarber, Spinat, Nüsse, Kakao). Sind im Einzelfall Supplemente sinnvoll, sollten insgesamt nicht mehr als 1.500 mg täglich aufgenommen werden, da sonst evtl. das kardiovaskuläre Risiko ansteigt. Untergewicht (BMI < 20) ist ein Risikofaktor für die Osteoporose und sollte vermieden werden
- **Muskelkraft und Koordination.** Sport im Kindes- und Jugendalter lässt die **peak bone mass** (*maximale Knochenmasse*) ansteigen, später verlangsamt er die physiologische Knochendichteabnahme. Eine regelmäßige körperliche Betätigung im Alter erhält die Muskelkraft, fördert die Koordination und erhält den Knochenaufbau. Pflegende stellen diese Tatsachen den Betroffenen deutlich dar. Körperliche Aktivitäten machen v. a. in der Gruppe Spaß. Viele Sportvereine, Fitnessstudios und physiotherapeutische Praxen bieten inzwischen Osteoporosegruppen an
- **Sturzprophylaxe.** Ab dem 70. Lebensjahr wird eine jährliche Sturzanamnese empfohlen, bei der die Sturzrisikofaktoren identifiziert werden. Umgebungsbedingte Risikofaktoren sind z. B. ungeeignete Schuhe, schlechte Beleuchtung, mangelnde Haltemöglichkeiten, bewegliche Möbel, kleinteilige Teppiche, unbekannte Räume [vgl. 5]
- Anleitung zu knochenschonendem **Aufstehen aus dem Bett.** Das Aufstehen über die Seitenlage vermindert Schmerzen im Rücken
- Beratung zu **rückenschonendem Heben** von Lasten
- Information über **Selbsthilfegruppen.**

Prognose

Ist die Osteoporose einmal vorhanden, lässt sich der Knochen nur noch unvollständig aufbauen.

8.6.2 Morbus Paget

DEFINITION

Morbus Paget (*Osteodystrophia deformans*): Lokalisierte Knochenerkrankung mit übermäßigem Knochenumbau und dadurch bedingter mechanischer Minderwertigkeit des Knochens. Betrifft Männer häufiger als Frauen, Altersgipfel bei ca. 60 Jahren.

Symptome und Befund, Diagnostik

Häufiges **Symptom** des Morbus Paget sind aufgrund der bevorzugten Lokalisation in Becken und Lendenwirbelsäule ziehende Schmerzen in diesem Bereich, die oft als „rheumatisch" oder „ischiasbedingt" angesehen werden. Bei Befall des Schädels kann es sein, dass der Patient darüber klagt, dass ihm seine Hüte wegen des zunehmenden Schädelumfangs nicht mehr passen. Manchmal treten kompressionsbedingt neurologische Krankheitszeichen auf, z. B. Hirndrucksymptome (➤ 7.7.2). In fortgeschrittenen Stadien sind die Knochen teils erheblich deformiert („Säbelscheidentibia" mit Verbiegung der Tibia nach vorn, ➤ Abb. 8.24), und es treten pathologische Knochenfrakturen auf. Etwa ⅓ aller Betroffenen sind aber beschwerdefrei.

Die **Diagnose:** Die Röntgenaufnahme zeigt einen charakteristischen grobsträhnigen Knochenumbau. Die Knochenszintigrafie deckt asymptomatische Krankheitsherde auf. Ein wichtiger Laborparameter für die Krankheitsaktivität ist die erhöhte alkalische Phosphatase.

Behandlung

Die medikamentöse **Behandlung** besteht in der Gabe von Kalzitonin (z. B. *Karil*®) und Bisphosphonaten (z. B. *Diphos*®) zur Hemmung des Knochenabbaus. Physikalische Therapiemaßnahmen und die Anpassung von Orthesen oder Korsetts können die Schmerzen des Patienten lindern und Deformierungen hinauszögern.

8.6.3 Osteomalazie

DEFINITION

Osteomalazie (*Knochenerweichung*): Knochenmineralisationsstörung bei Erwachsenen. Die Knochen verlieren dadurch an Festigkeit und werden deformiert.

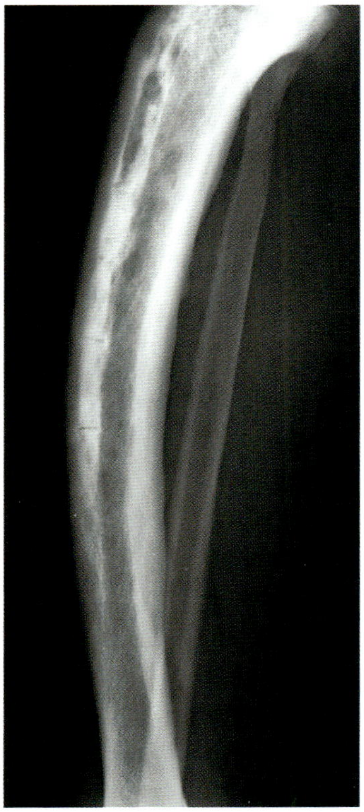

Abb. 8.24 Mobus Paget. Typische Verbiegung der Tibia, sog. Säbelscheidentibia, im Röntgenbild. [E467]

8

Krankheitsentstehung

Häufigste **Ursache** ist ein Mangel an Vitamin D_3 durch zu geringe UV-Bestrahlung oder nicht ausreichende Vitamin-D-Zufuhr mit der Nahrung. Beim wachsenden Skelett wird hierdurch die **Rachitis** verursacht. Weitere Ursachen sind mangelhafte Vitamin-D-Metabolisierung bei Resorptionsstörungen im Darm sowie Nieren- oder Lebererkrankungen.

Symptome und Befund, Diagnostik

Generalisierte Knochenschmerzen, Muskelschwäche mit rascher Ermüdung und Gehstörungen. Allmählich treten Deformierungen an den belasteten Knochen auf, z. B. Kyphose der Wirbelsäule, O-Beine, X-Beine.

Die **Diagnose:** Die Nativröntgenaufnahmen zeigen unscharfe Konturen und fleckförmige Entkalkungen. Typisch sind **Pseudofrakturen,** schleichende Frakturen (*Looser-Umbauzonen*) an Stellen starker Belastung sowie **Fischwirbel-** und **Keilwirbeldeformierungen** der Wirbelsäule.

Behandlung

Beim reinen Vitamin D-Mangel: Substitution mit 400–500 IE Vitamin D_3/tgl., bei Malabsorption sind höhere Dosen erforderlich. Indikationen zur Korrekturosteotomie ergeben sich bei Beinachsenfehlstellungen.

8.7 Knochentumoren

8.7.1 Primäre Knochentumoren

DEFINITION

Primäre Knochentumoren: Insgesamt seltene Tumoren, die vom Knochengewebe ausgehen (ca. 1 % aller Tumoren). Häufiger gut- als bösartig.

Das klinische Bild bei **Knochentumoren** ist oft uncharakteristisch. Im Vordergrund stehen Schwellungen des Knochens bzw. der Extremität, (lokale) Schmerzen, Bewegungseinschränkungen und Spontanfrakturen. Viele Tumoren bereiten keine Beschwerden und werden zufällig entdeckt.

Erste **diagnostische Maßnahme** bei Verdacht auf einen Knochentumor ist die Röntgennativaufnahme. Meist sind weitere Untersuchungen erforderlich, um zu klären, ob der Tumor gut- oder bösartig ist. Es folgen die Röntgenaufnahme des Thorax (Lungenmetastasen?), Sonografie sowohl der erkrankten Region als auch des Abdomens (Metastasen?), Knochenszintigrafie, CT und häufig auch MRT (Tumorlokalisation und -ausbreitung?) sowie ggf. Angiografie (➤ 9.3.4). Letzter und entscheidender Schritt in der Diagnostik ist die Biopsie, die fast immer die endgültige Diagnose liefert.

Die optimale **Therapie** maligner Tumoren ist von der Histologie und Ausdehnung des Tumors abhängig. Operation, Strahlen- und Chemotherapie kommen als Behandlungsschema einzeln oder in Kombination in Frage.

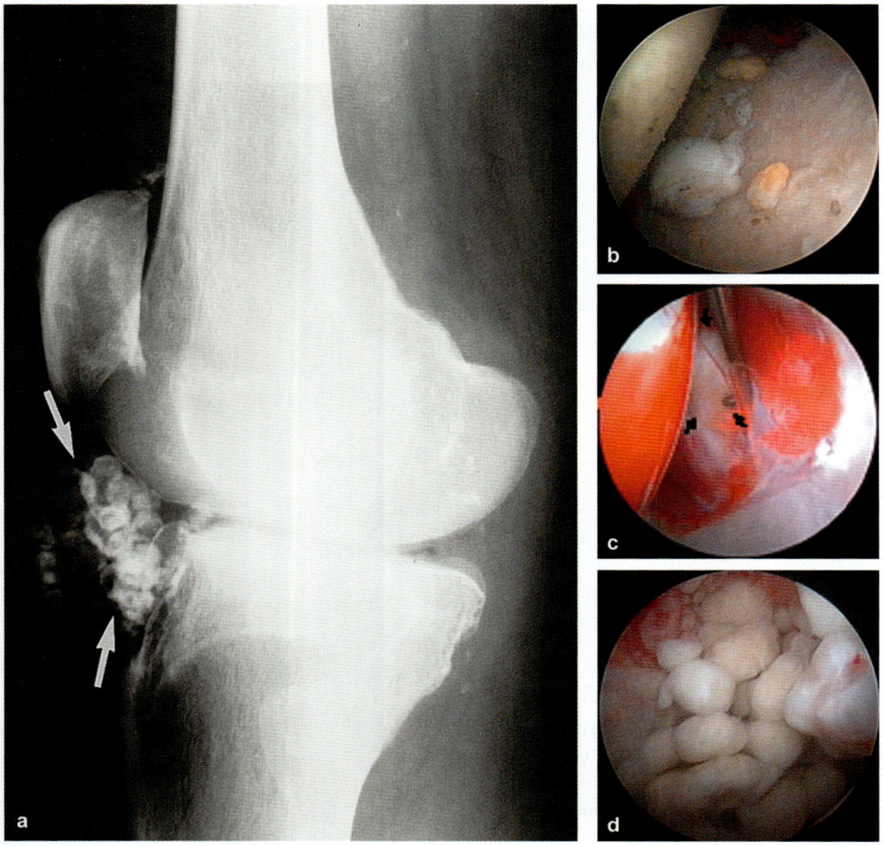

Abb. 8.25 Osteochondromatose. a) Röntgenbefund im Kniegelenk. [E283] **b)–d):** intraoperative Befunde. **b)** Mehrere osteochrondrale Fragmente. **c)** Osteochondrales Fragment (Pfeil). **d)** Multiple Osteochondrome bei Osteochondromatose. [R373]

8.7.2 Ausgewählte gutartige Knochentumoren

Exostose

Häufigster Knochen„tumor" ist die **solitäre Exostose** (*Osteochondrom*, ➤ Abb. 8.25). Sie entwickelt sich aus versprengten Ossifikationskeimen der Epiphysenfuge bevorzugt an Knie und Oberarm und ist eher eine Wachstumsstörung als ein Tumor im Sinne einer Gewebeneubildung. Meist bleibt die solitäre Exostose symptomlos und wird nur zufällig diagnostiziert. Eine operative Entfernung ist nur bei Beschwerden, Kompression von Nerven oder Gefäßen sowie raschem Wachstum erforderlich. Eine maligne Entartung ist äußerst selten.

Multiple kartilaginäre (*knorpelige*) **Exostosen** (*Exostosenkrankheit, Osteochondromatose*) führen in der Regel zu deutlicheren Symptomen (➤ Abb. 8.25), z. B. Genu valgum (➤ 8.14.7). Die Entartungsgefahr ist höher als bei der solitären Exostose.

Enchondrom

Das **Enchondrom** (*Chondrom*) besteht aus Knorpelgewebe und macht ca. 10 % der gutartigen Knochentumoren aus. Die meisten Patienten haben keine Beschwerden. Sichtbare Auftreibungen an Händen und Füßen sowie Spontanfrakturen sind aber möglich. **Therapie** der Wahl ist meist die Kürettage mit anschließender Spongiosaauffüllung des Defekts. Insbesondere bei stammnaher Lokalisation besteht Entartungsgefahr zum *Chondrosarkom* (➤ 8.7.3).

Juvenile Knochenzyste

Die **juvenile Knochenzyste** (*solitäre Knochenzyste*) gehört zu den tumorähnlichen Knochenläsionen und tritt bevorzugt bei 10–15-Jährigen auf. Sie ist meist am proximalen Oberarm oder Oberschenkel lokalisiert und wird häufig erst nach Auftreten einer Spontanfraktur diagnostiziert. Die operative **Behandlung** besteht meist in einer Kürettage mit **Spongiosaauffüllung** (*operative Einbringung von körpereigenem Knochengewebe, vorzugsweise aus dem Markraum, z. B. des Beckenknochens*).

8.7.3 Ausgewählte bösartige Knochentumoren

Osteosarkom

Das **Osteosarkom** ist der häufigste primäre bösartige Knochentumor und zeichnet sich durch aggressives Wachstum mit teils schweren Knochen- und Gelenkschäden aus. Es metastasiert frühzeitig in die Lunge; zum Zeitpunkt der Diagnosestellung haben bereits etwa 20 % der Patienten Metastasen. Der Altersgipfel liegt um die Pubertät, das männliche Geschlecht ist häufiger betroffen. Bevorzugte Lokalisation sind die langen Röhrenknochen (*kniegelenksnaher Bereich und proximaler Humerus*).

Nach gesicherter **Diagnose** mittels Biopsie beginnt die **Therapie** mit einer mehrwöchigen Chemotherapie, um den Tumor präoperativ zu verkleinern (*Downstaging*) und die Operabilität zu verbessern. Darauf folgt die Operation mit vollständiger Entfernung des Tumors im Gesunden. Postoperativ wird eine adjuvante Chemotherapie, ggf. in Kombination mit einem Immunmodulator gegeben.

Ewing-Sarkom

Beim **Ewing-Sarkom** handelt es sich um den zweithäufigsten primären bösartigen Knochentumor. Es ist hochmaligne und zeigt auf dem Röntgenbild mottenfraßartige Knochendestruktionen. Der betroffene Knochen kann zu starken Schmerzen führen und weist in manchen Fällen eine Schwellung, Rötung oder Überwärmung auf. Bei ca. 25 % der Patienten sind zum Zeitpunkt der **Diagnose** bereits Fernmetastasen (Lunge und Knochen) nachweisbar. Der Altersgipfel liegt zwischen dem 10.–15. Lebensjahr. Hauptlokalisation sind die untere Extremität, Becken, Humerus und Rippen.

Das **Behandlungskonzept** sieht für die meisten Patienten eine prä- und postoperative Chemotherapie, eine Operation mit vollständiger Tumorentfernung und eine Strahlentherapie vor. Die Langzeitüberlebensrate liegt bei Behandlung vor Metastasenbildung bei ca. 50–60 %.

Chondrosarkom

Das **Chondrosarkom** ist ein bösartiger Knochentumor, dessen Zellen Knorpelsubstanz bilden. Da der Tumor langsam wächst und lange Zeit symptomlos bleiben kann, ist die Anamnese durchschnittlich länger als beim Osteosarkom oder Ewing-Sarkom. Außerdem tritt es im Gegensatz zu Osteosarkom und Ewing-Sarkom im höheren Alter auf (4.–7. Lebensjahrzehnt). Hauptlokalisation sind Becken und proximaler Femur sowie Schultergürtel und proximaler Humerus.

Die **Behandlung** besteht in einer radikalen Entfernung des Tumors. Chemo- und Strahlentherapie sind wirkungslos. Gelingt der Eingriff, liegt die Langzeitüberlebensrate bei ca. 80 %.

8.7.4 Knochenmetastasen

DEFINITION

Knochenmetastasen: Durch Metastasenbildung entstandene, sekundäre Knochenmalignome. Sie sind die häufigsten Knochentumoren.

Prinzipiell können alle bösartigen Tumoren **Knochenmetastasen** bilden. Besonders oft aber metastasieren Mamma-, Prostata-, Lungen-, Nieren- und Schilddrüsenkarzinome in das Skelett (➤ Abb. 1.31). Häufigster Sitz der Metastasen ist die Wirbelsäule. Knochenmetastasen können **osteoblastisch** (*knochenbildend*), **osteolytisch** (*knochenauflösend*) oder als Mischformen in Erscheinung treten.

Symptome und Befund

- **Schmerzen,** die bei noch unbekanntem Primärtumor oft als „rheumatisch" oder „ischiasbedingt" gedeutet werden
- **Neurologische Ausfälle** durch Kompression z. B. der Spinalnervenwurzeln bei osteoblastischen Metastasen

- **Spontanfrakturen,** insbesondere bei osteolytischen Metastasen. Diese können im Bereich der Wirbelsäule durch Zusammenbruch des Wirbelkörpers mit nachfolgender Kompression des Rückenmarks zu neurologischen Ausfällen bis zum Querschnittssyndrom (➤ 7.8.2) führen.

Behandlung

Therapieziel bei Knochenmetastasen sind v. a. die Beschwerdelinderung und Komplikationsvermeidung. Ein kuratives Behandlungsziel ist die Ausnahme. Je nach zu Grunde liegendem Tumor und Allgemeinzustand des Patienten kommen Strahlen-, Hormon- oder Chemotherapie, aber auch operative Maßnahmen zur Knochen- bzw. Frakturstabilisierung (➤ 7.5.6) oder Endoprothese zur Anwendung. [vgl. 6]

8.8 Arthrosen

Koxarthrose ➤ 8.14.6
Gonarthrose ➤ 8.14.8

DEFINITION

Arthrose (*Arthrosis deformans*): Nicht-entzündliche, schmerzhafte degenerative und irreversible Gelenkerkrankung mit Zerstörung des Gelenkknorpels, die über eine Bewegungseinschränkung bis zur völligen Einsteifung des Gelenks führen kann. Erkrankungshäufigkeit mit steigendem Lebensalter zunehmend, Frauen sind häufiger und oft schwerer betroffen als Männer.
Arthrosen häufig befallener Gelenke haben spezielle Bezeichnungen: **Koxarthrose** (*Hüftgelenkarthrose,* ➤ 8.14.6), **Gonarthrose** (*Kniegelenkarthrose,* ➤ 8.14.8), **Omarthrose** (*Schultergelenkarthrose,* ➤ 8.13.4), **Rhizarthrose** (*Daumensattelgelenkarthrose*), **Hallux rigidus** (*Großzehengrundgelenkarthrose*). An der Wirbelsäule: *Spondylose* (*Arthrose der Wirbelkörper*), **Spondylarthrose** (*Arthrose der kleinen Wirbel*).
Aktivierte Arthrose: Arthrose mit begleitender Gelenkhautentzündung (*Synovitis*) und dadurch Schmerzverstärkung. Oft ausgelöst durch Überbelastung.

8

Krankheitsentstehung

Bei der häufigeren **primären** (*idiopathischen*) **Arthrose** ist die Ursache nicht bekannt. Die **sekundäre Arthrose** ist Folge angeborener oder erworbener Deformierungen und daraus resultierender unphysiologischer Gelenkbelastung (z. B. bei angeborener *Hüftdysplasie* ➤ 8.14.1; *X- oder O-Beinen* ➤ 8.14.7). Ist die Arthrose Folge einer Verletzung (z. B. einer fehlverheilten Fraktur), spricht man von einer **posttraumatischen Arthrose.** Begünstigende Faktoren sind u. a. Übergewicht, extreme Sportarten, z. B. Marathonlauf, über einen längeren Zeitraum sowie Schwerstarbeit, die zu einem Missverhältnis zwischen Belastung und Belastbarkeit eines Gelenks führen.

Symptome und Befund

Anfangs fällt dem Patienten ein Steifegefühl an den befallenen Gelenken auf. Es folgen Schmerzen zu Beginn einer Belastung (*Anlaufschmerz, „eingerostete Gelenke"*), die sich über einen ständigen Belastungsschmerz zum Dauerschmerz auch in Ruhe und während der Nacht steigern (➤ Abb. 8.26).

Besonders eindrücklich ist das klinische Bild bei einer **aktivierten Arthrose,** bei der es durch vermehrten Anfall von Knorpelabriebprodukten z. B. durch Überanstrengung zu einer entzündlichen Reizung der Synovialis kommt: Das betroffene Gelenk ist durch einen Erguss geschwollen und entzündlich überwärmt, der Patient hat starke Schmerzen.

Diagnostik und Differentialdiagnose

Das Röntgenbild zeigt typische Veränderungen und wird üblicherweise nach *Kellgren* und *Lawrence* klassifiziert (➤ Tab. 8.1): Beurteilt werden Osteophytenbildung, die Weite des Gelenkspalts, Sklerosierung und Deformierung. Der maximale Score beträgt 10 Punkte.

- **Osteophyten.** Hierbei handelt es sich um eine Knochenneubildung – in Form von Randzacken – in den nicht beanspruchten Randzonen des Gelenks. Die Osteophyten sind ein Versuch des Gelenks, die Oberfläche zu vergrößern und die Druckverteilung im Gelenk zu verbessern
- **Gelenkspalt.** Er verschmälert sich durch den Verlust des Gelenkknorpels in der Tragzone des Gelenks
- **Subchondrale Sklerosierung** und **Zystenbildung** an der Stelle des größten Drucks (➤ Abb. 8.26).

Die radiologische Ausprägung einer Arthrose wird nach dem *Kellgren-Lawrence-Score* in **vier Grade** unterteilt:

- **Grad 0:** 0 Punkte, keine Arthrosezeichen

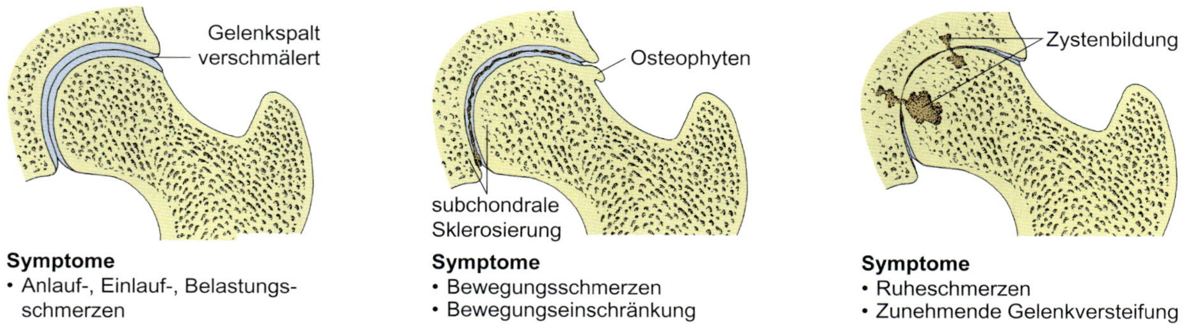

Abb. 8.26 Typische Veränderungen und Symptome bei fortschreitender Arthrose am Beispiel des Hüftgelenks. [L190]

Tab. 8.1 Kellgren-Lawrence-Score zur Schweregradeinteilung einer Arthrose anhand eines Röntgenbildes.

Osteophyten	Gelenkspalt	Sklerosierung	Deformierung	Punkte
Keine/fraglich	Nicht/fraglich verschmälert	Keine	Keine	0
Eindeutig	Deutlich verschmälert	Leicht	Leicht	1
Groß	Stark verschmälert	Leicht mit Zystenbildung	Deutlich	2
	Aufgehoben	Stark mit Zystenbildung		3

- **Grad 1:** 1–2 Punkte, geringe subchondrale Sklerosierung, keine Gelenkspaltverschmälerung oder Osteophyten
- **Grad 2:** 3–4 Punkte, geringe Gelenkspaltverschmälerung und beginnende Osteophytenbildung, angedeutete Unregelmäßigkeiten der Gelenkfläche
- **Grad 3:** 5–9 Punkte, ausgeprägte Osteophytenbildung, deutliche Unregelmäßigkeiten der Gelenkfläche
- **Grad 4:** 10 Punkte, Ausgeprägte Gelenkspaltverschmälerung bis zur vollständigen Destruktion, Deformierung/Nekrosen der Gelenkpartner (➤ Abb. 8.26, ➤ Abb. 8.27).

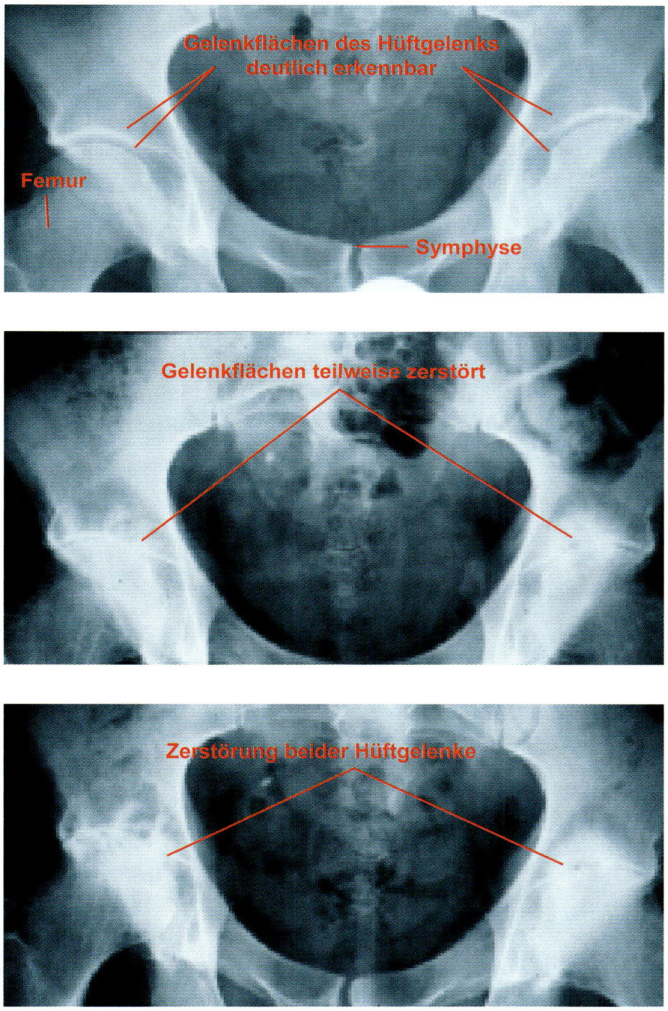

Abb. 8.27 Primäre Koxarthrose. Diese Röntgenaufnahmen dokumentieren den Verlauf über drei Jahre. Die fortschreitende Zerstörung der Hüftgelenke sowie die zunehmende Verschmälerung des Gelenkspaltes sind deutlich zu erkennen. [M114]

Behandlung

In Grad 1 und 2 wird zunächst konservativ behandelt, um eine Schmerzreduktion und mechanische Entlastung des betroffenen Gelenkes zu erreichen. Eine kausale **Therapie** ist bislang nicht möglich. Regelmäßige Bewegung und Physiotherapie sorgen für eine gute Durchblutung und gezielte Stärkung des Gelenkes. Medikamentös werden überwiegend NSAR (➤ Tab. 4.4) oder COX-2-Hemmer zur Schmerzlinderung und Entzündungshemmung eingesetzt. [vgl. 7]

Bei fortgeschrittener Arthrose (➤ Abb. 8.27) der unteren Extremität kann zur Entlastung ein Gehstock (sollte immer auf der gesunden Seite getragen werden) oder eine Orthese hilfreich sein, z. B. eine Kniegelenksorthese bei Gonarthrose. In sehr schweren Fällen ist eine Operation notwendig. Dabei kommen **gelenkerhaltende Operationen,** z. B. Umstellungsosteotomien zur Korrektur von Gelenkfehlstellungen, **Gelenkendoprothesen** oder in sehr seltenen Fällen **Arthrodesen** (*Gelenkversteifung*) zur Anwendung.

Pflege und Patientenberatung

- **Regelmäßige Bewegung.** Sie ist Voraussetzung, damit die Knorpel mit Nährstoffen versorgt und die Gelenke nicht steifer werden. Außerdem kräftigt sie die Muskulatur, die dann die Gelenke besser stützen kann. Bewegung kontrolliert das Körpergewicht und verbessert das Lebensgefühl. Geeignet sind belastungsarme Bewegungsformen wie Gymnastik, Radfahren, Schwimmen, Gehen oder Walking, Tanzen, Skilanglauf, Inlineskaten, Krafttraining mit isokinetischen Geräten. Ungeeignet sind Sportarten, bei denen es zu abrupten Bewegungen, Drehbewegungen und Stopps kommt. Das Benutzen von Gehstöcken ist zu empfehlen, da sie die Gelenke entlasten. Das Gehen auf weichen Böden ist besser als auf harten. Auch Gummieinlegesohlen oder Luftpolstersohlen machen das Gehen angenehmer. Ggf. können auch speziell angefertigte Absätze (z. B. Pufferabsätze) oder Abrollhilfen (➤ Abb. 8.12) zur Belastungsregulierung sinnvoll sein
- **Körperliche Schonung** nur bei akuten Entzündungen oder starken Schmerzzuständen
- **Gewichtskontrolle, Gewichtsreduktion.** Der Zusammenhang zwischen Übergewicht und Arthrose ist nachgewiesen. Jedes Kilogramm Gewicht, das der Patient abnimmt, entlastet die Gelenke der unteren Extremität
- **Ernährung.** Es gibt keine Arthrosediät. Die Ernährungsforschung hat festgestellt, dass viel Fleisch, v. a. Schweinefleisch, Gelenkentzündungen fördert, während der Verzehr von Gemüse sie hemmt. Längerfristiger Verzehr von 10 g Gelatine täglich soll die Belast-

8

barkeit und Stabilität des Knorpels verbessern. Die Wirksamkeit von Nahrungsergänzungsmitteln mit knorpel- und knochenspezifischen Bestandteilen wie Glucosamin, Chondroitin und bestimmten Vitaminen ist wissenschaftlich nicht eindeutig belegt

- **Umgang mit Schmerzen.** Es wird immer wieder Phasen geben, in denen die Schmerzen stärker sind. Hier ist die medikamentöse Behandlung besonders wichtig. In dieser Zeit brauchen die Gelenke mehr Phasen der Regeneration und Erholung. Der Betroffene soll den Tag so organisieren, dass er immer wieder Ruhepausen hat. Eine positive Grundeinstellung und Entspannungstechniken, z. B. Autogenes Training, Tai Chi, Muskelentspannung nach Jacobson oder Medikation helfen, mit den Schmerzen besser umzugehen
- **Wärme- und Kälteanwendungen.** Wärmeanwendungen sind bei Schmerzen aufgrund steifer Gelenke oder muskulärer Verspannungen geeignet. Kälte reduziert die Beschwerden in einer akuten Phase. Letztlich entscheidet der Patient, was ihm wann gut tut. Auch Massagen oder Elektrotherapie werden oft als wohltuend erlebt
- **Gute Körperhaltung.** Eine korrekte Körperhaltung trägt dazu bei, die Gelenke zu schonen. Aufrechtes Stehen und Sitzen, richtiges Bücken, Heben und Tragen schützen vor weiterer Schädigung durch Fehlhaltung und Überlastung
- **Selbsthilfegruppen.** Das Gespräch in der Gruppe, der Erfahrungsaustausch mit anderen Betroffenen und das gemeinsame Ergreifen bestimmter Maßnahmen, z. B. regelmäßiges Bewegungstraining, helfen im Umgang mit der Erkrankung.

8.9 Rheumatoide Arthritis

8

DEFINITION

Rheuma: Sammelbegriff für zahlreiche entzündliche, degenerative artikuläre und extraartikuläre Erkrankungen des Stütz- und Bewegungsapparats. Die Abgrenzung zur Arthrose ist fließend.

Rheumatoide Arthritis (*RA, chronische Polyarthritis, cP*): Mit einem Vorkommen von ca. 0,1% bei Kindern und Jugendlichen und ca. 1 % der Erwachsenen (bei Älteren > 2 %) häufigste entzündlich-rheumatische Gelenkerkrankung in jedem Lebensalter. Altersgipfel der Erstmanifestation 40.–60. Lebensjahr, Frauen sind häufiger betroffen als Männer. Leitsymptome Gelenksteife, -schwellung, -schmerzen, später zunehmende Gelenkdeformierung mit Beweglichkeitseinschränkung durch chronische Entzündung der Synovialis von Gelenken, Sehnenscheiden und Schleimbeutel. Beteiligung weiterer Organe möglich. Prognose heute durch frühere und wirksamere medikamentöse Therapie wesentlich besser als früher, jedoch nach wie vor verkürzte Lebenserwartung.

Symptome und Befund

Morgensteifigkeit vor allem der kleinen Gelenke, im Prodromalstadium häufig Schwitzen und Ermüdbarkeit, später symmetrische Schwellungen der Gelenke an Händen und Füßen.
Die rheumatoide Arthritis verläuft in vier Stadien:

- **Exsudation** mit Gelenkergussbildung
- **Proliferation** der Synovialis, tumorähnliches Wachstum
- **Destruktion** von Gelenkknorpel und Ligamenten

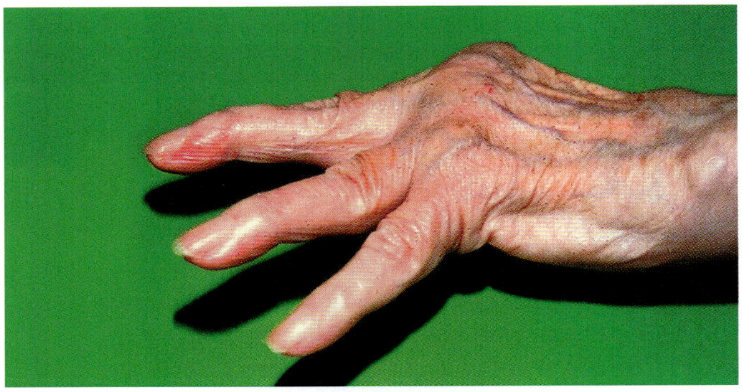

Abb. 8.28 Typische Handform einer Patientin mit fortgeschrittener rheumatoider Arthritis. Zu erkennen ist die Schwanenhalsdeformität: Die Finger sind im Mittelgelenk überstreckt und im Endgelenk gebeugt. [M114]

- **Degeneration** ist der Endzustand. Man spricht auch von „ausgebrannter Polyarthritis“, da jetzt keine Entzündungsschübe mehr auftreten. Die befallenen Gelenke können einsteifen, aber auch hypermobil und subluxiert sein.

Charakteristische klinische Erscheinungsbilder sind die ulnare Deviation der Finger in den Grundgelenken, Knopfloch- und Schwanenhalsdeformität der Finger (➤ Abb. 8.28). An den Füßen entwickelt sich ein Spreizfuß mit Hallux-valgus-Bildung, Hammer- und Krallenzehen (➤ 8.14.15). Am Kniegelenk entwickelt sich häufig eine Valgusdeformität infolge Bandinstabilität (➤ 8.14.7).

Diagnostik

In den Röntgenaufnahmen finden sich initial typische Knochenusuren (*umschriebener Gewebeverlust am Knochen*) am Ansatz der Synovialis am Knochen, später die typischen Deformierungen (➤ Abb. 8.29).

Laborchemisch lassen sich erhöhte **Entzündungsparameter** (BSG, Alpha-2- und γ-Globuline) nachweisen. **Rheumafaktoren**

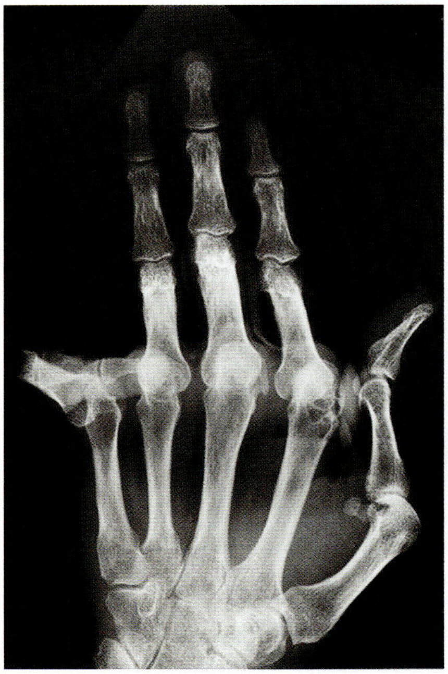

Abb. 8.29 Röntgenbefund der Hand bei fortgeschrittener rheumatoiden Arthritis. Bei der Ulnardeviation kommt es zur Abspreizung der Finger in Richtung Handaußenseite [F952-003]

(*RF*) können positiv sein. Auch die Zusammensetzung kann Hinweise auf ein rheumatisches Geschehen liefern. Die Entdeckung der sog. **Anti-CCP-Antikörper** (*Autoantikörper gegen zyklische citrullinierte Peptide, ACPA*) haben zu einer deutlichen Verbesserung der Diagnostik der rheumatoiden Arthritis geführt. Sie zeigen die Krankheitsaktivität und den Schweregrad auf und eignen sich damit auch zur Kontrolle des Therapiefortschritts. [vgl. 8]

Behandlung

Die **Behandlung** ist abhängig von der Erkrankungsphase und zielt in den Entzündungsphasen auf die Unterdrückung der Entzündungsreaktion durch NSAR (➤ Tab. 4.4), Glukokortikoide und Basistherapeutika (Chloroquin, Immunsuppressiva). In fortgeschrittenen Stadien erfolgen operative Eingriffe wie **Synovektomie** (*Abtragung der Gelenkinnenhaut*) oder **Synoviorthese** (*Injektion von Radionukliden in die Gelenkhöhle, Radiosynoviorthese*). Sind die Gelenke stark degeneriert, empfiehlt sich der Gelenkersatz. Begleitend wird in allen Stadien Physio-, Ergo- und Balneotherapie empfohlen. [vgl. 8, 9]

Pflege

Beweglichkeit erhalten

Zentrales Problem der meisten Rheumapatienten ist die schmerzhaft eingeschränkte Beweglichkeit, die alle Lebensbereiche beeinflusst. Aufgrund der Chronizität der Erkrankung ist das Hauptziel, die Beweglichkeit und damit die Selbstständigkeit des Betroffenen durch eine aktivierende Pflege zu erhalten.

Situation des Patienten

Patienten mit Rheuma leiden immer wieder unter akuten Schüben, die häufig mit einer Verschlechterung ihrer körperlichen Verfassung einhergehen. Sie leiden unter der Deformierung der Hände und erleben den Verlust von Körperkraft, Einschränkungen der Selbstständigkeit oder die Aufgabe von Beruf und Hobby als besonders belastend.

Bewegung

Trotz Schmerzen, Bewegungseinschränkungen und Kontrakturen darf der Patient nicht auf **Bewegung** verzichten. Deshalb gilt es:

- Alle Maßnahmen, bei denen eine aktive Mitarbeit des Patienten erforderlich ist, so zu planen, dass sie zeitlich mit der größtmöglichen Bewegungsfähigkeit des Betroffenen zusammenfallen. So sollte z. B. die Körperpflege wegen der Morgensteifigkeit später geplant werden
- Evtl. rechtzeitig vor den Maßnahmen ein Schmerzmittel zu verabreichen
- Rheumamedikamente schon frühmorgens zu verabreichen, z. B. mit einem Stück Brot. Nach ca. 1 Std. tritt meist eine deutliche Besserung der Beweglichkeit ein
- Die Patienten zu den täglichen physiotherapeutischen Übungen zu motivieren
- Ggf. passive Bewegungsübungen zu unterstützen
- Über geeignete Hilfsmittel, z. B. Spezialbesteck, zu beraten (Selbsthilfegruppen können dazu wertvolle Tipps geben, ➤ Abb. 8.3).

Ernährung

Viele Patienten berichten über positive Einflüsse auf den Verlauf der Krankheit durch eine **Ernährungsumstellung** (*Ernährung bei Arthrose* ➤ 8.8). Sie benötigen Hilfe beim Öffnen von Flaschen, Dosen, Marmeladendöschen. Häufig ist auch Unterstützung beim Schneiden von Fleisch notwendig. Hilfsmittel unterstützen die Selbstständigkeit der Betroffenen und erleichtern den Alltag (➤ Abb. 8.3).

8.10 Morbus Bechterew

DEFINITION

Morbus Bechterew (*Spondylitis ankylosans*): Chronisch verlaufende, schmerzhafte, entzündlich-rheumatische Erkrankung, die hauptsächlich die Wirbelsäule (*Spondylarthritis, Entzündung der Wirbelgelenke*) und die Kreuzbein-Darmbeingelenke (*Sakroiliitis, Entzündung der Sakroilikalgelenke*) befällt. Durch die Entzündungen kommt es im Verlauf zu einer knöchernen Überbrückung und im Endstadium zu einer völligen Wirbelsäulenversteifung. Mit einer Häufigkeit von ca. 0,5% der Erwachsenen zweithäufigste entzündlich-rheumatische Gelenkerkrankung. Altersgipfel der Erstmanifestation im frühen und mittleren Erwachsenenalter. Verhältnis Männer : Frauen ist ca. 2 : 1. Der Verlauf ist insgesamt günstiger als bei der rheumatoider Arthritis.

Krankheitsentstehung

Meistens wird der **Morbus Bechterew** zwischen dem 15.–30. Lebensjahr diagnostiziert.

Die **Entstehung** ist ein multifaktorielles Geschehen. Außerdem zeigt sich eine familiäre Häufung. Die Patienten sind meist HLA-B27-Träger. Hierbei handelt es sich um die Variante eines Proteins, das nahezu auf allen Zellen des Organismus vorkommt und mit bestimmten Autoimmunerkrankungen in Verbindung gebracht wird. Meist kommt es zum Ausbruch der Erkrankung im Rahmen einer Entzündung, z. B. am Darm.

Symptome und Befund

Das häufigste **Symptom** ist der Rückenschmerz, der auch in Ruhe und nachts auftreten kann. Die Schmerzen bessern sich nicht durch Ruhe, sondern durch Bewegung. Oft berichten die Patienten über eine Morgensteifigkeit sowie Gesäßbeschwerden. Hinzu kommt eine langsam zunehmende Steifigkeit der Wirbelsäule.

Ein Teil der Erkrankten (25–30 %) beklagt zusätzlich eine Beteiligung der Augen, die sich durch Rötung, Lichtempfindlichkeit und Schmerzen bemerkbar macht.

Diagnostik

Neben der wichtigen körperlichen Untersuchung, die eine Einschränkung der Beweglichkeit der Wirbelsäule zeigt, stützt sich die **Diagnostik** auf die Familienanamnese, bildgebende Verfahren sowie Laboruntersuchungen.

Wichtigste Laboruntersuchung neben den Entzündungswerten ist das Merkmal **HLA-B27** (*HLA = human leukocyte antigen*), das bei 80–95 % der Betroffenen vorhanden ist.

Im MRT zeigen sich die entzündlichen Veränderungen, die Veränderungen der Knochenstruktur werden besser im Röntgen und CT sichtbar. Charakteristisch sind **Syndesmophyten** (*Knochenspangen zwischen benachbarten Wirbeln*) und Verkalkungen der Wirbelsäulenbänder bis zur sog. **Bambusstabwirbelsäule.**

Nach den **ASAS-Klassifikationskriterien** wird die Diagnose gestellt, wenn ein unter 45-Jähriger (Alter zu Beschwerdebeginn):

- Rückenschmerzen über drei Monate **und**
- Eine durch bildgebende Verfahren gesicherte Sakroiliitis hat **und** mindestens eins der folgenden Kriterien erfüllt **oder**
- HLA B 27 positiv **und** mindestens zwei der folgenden Kriterien positiv sind.

Kriterien sind:

- Entzündlicher Rückenschmerz
- Periphere Arthritis
- Enthesitis (*entzündlicher Sehnenansatzschmerz*) der Ferse
- Uveitis (*Entzündung der mittleren Augenhaut*, z. B. Iridozyklitis)
- Daktylitis (*Entzündung von Finger oder Zehe*)
- Psoriasis (*Schuppenflechte*)
- M. Crohn/Colitis ulcerosa
- Gutes Ansprechen auf nichtsteroidale Antirheumatika
- Positive Familienanamnese für eine Spondylarthritis
- HLA B27 positiv
- Erhöhtes CRP. [vgl. 10]

Behandlung

Der Morbus Bechterew ist nicht heilbar, aber gut behandelbar. Die Beweglichkeit der Wirbelsäule und der Gelenke zu erhalten ist das wichtigste Therapieziel. Daher ist die konsequente Physiotherapie ein wesentlicher Baustein der **Behandlung**. Zur medikamentösen Therapie eignen sich am besten Medikamente, die Entzündungsreaktionen und Schmerzen lindern. Hierzu gehören die NSAR (z. B. Diclofenac, Ibuprofen), Steroide und Biologicals (Tumornekrose-Faktor-Alpha-Rezeptor-Antagonisten). Eine weitere Möglichkeit besteht in der Injektion von Glukokortikoiden direkt in den schmerzenden Wirbelsäulenbereich. Bei weit fortgeschrittenen chronischen Entzündungen mit starker Gelenkzerstörung kann ein Gelenkersatz Teil der Therapie werden. [vgl. 10]

8

8.11 Knochen-, Gelenk- und Weichteilinfektionen

8.11.1 Unspezifische Osteomyelitis

Akute Osteomyelitis

DEFINITION

Ostitis: Knochenentzündung.
Osteomyelitis: Knochenmarkentzündung.

Meist treten beide kombiniert auf und die Bezeichnung richtet sich nach der vorrangig entzündeten Struktur.

Krankheitsentstehung und Einteilung

Zwei Formen der **akuten Osteomyelitis** sind zu unterscheiden (➤ Abb. 8.30):

- **Endogene Osteomyelitis** durch hämatogene Aussaat der Erreger im Rahmen einer Allgemeininfektion oder von einem Streuherd aus, z. B. bei einem Infekt im HNO-Bereich (Hauptentstehungsweg bei Kindern)
- **Exogene Osteomyelitis** durch Eindringen der Erreger von außen, etwa während einer Operation oder einer Verletzung (Hauptentstehungsweg bei Erwachsenen). Besonders groß ist das Risiko bei offenen Frakturen (➤ 7.5.1).

Haupterreger sind Staphylokokken und Streptokokken.

Ob es zu einer Gelenkbeteiligung (*Arthritis, Gelenkempyem* ➤ 8.11.3) kommt, hängt von der Gefäßversorgung des Knochens ab. Bei Kindern besteht durch die gefäßlose Epiphysenfuge eine „natürliche" Grenze zwischen Knochen und Gelenk, eine Ausbreitung der Infektion auf das Gelenk ist daher eher selten. Bei Säuglingen (Epiphysenfuge durch Gefäße überbrückt) und Erwachsenen (Epiphysenfuge knöchern durchbaut) besteht ein solches Ausbreitungshindernis nicht, sodass die Gelenke wesentlich stärker gefährdet sind.

Symptome und Befund, Diagnostik

Die Patienten haben Fieber, fühlen sich schlecht und klagen über Schmerzen in der betroffenen Körperregion, es bestehen die weiteren klassischen lokalen Entzündungszeichen (➤ Abb. 8.33). Insbesondere bei Gelenkbeteiligung nehmen sie eine schmerzlindernde Schonhaltung ein. Manchmal ist die Venenzeichnung vermehrt und es liegt ein Gelenkerguss vor.

Der **Diagnosesicherung** dienen:

- **Blutuntersuchungen.** BSG und CRP sind stark erhöht (➤ 1.3.4)
- **Tuberkulin-Test** zum Ausschluss einer Tbc

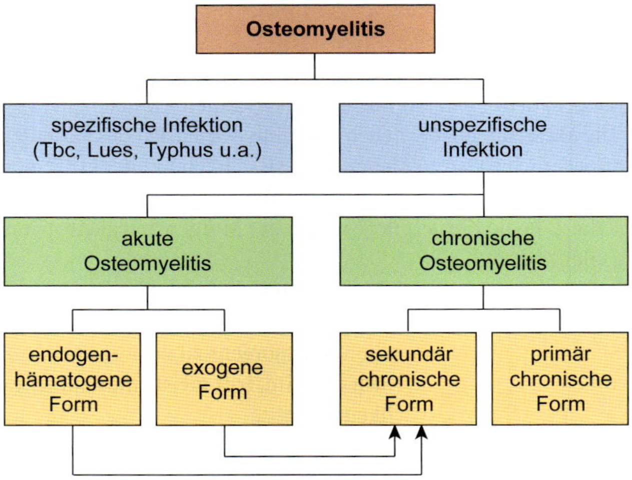

Abb. 8.30 Einteilung der Osteomyelitiden. [L143]

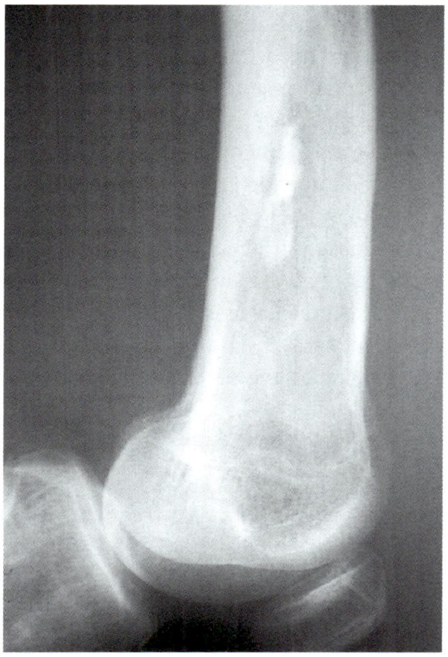

Abb. 8.31 Sequesterbildung im distalen Femur. [E284]

- **Bildgebende Verfahren.** Häufig kann die Infektion im MRT früh erkannt werden
- **Mikrobiologische Untersuchungen.** Wichtig ist der Erregernachweis möglichst vor Beginn der Antibiose.

Komplikationen

- Bildung eines **Sequesters.** Infolge schlechter Durchblutungsverhältnisse stirbt ein Knochenstück ab und ist völlig vom vitalen Knochengewebe abgetrennt (*demarkiert*). Eine dadurch entstehende Aussparung im Knochen mit typischen reaktiven Veränderungen (*Randsklerose*) wird als **Totenlade** bezeichnet (➤ Abb. 8.31)
- **Abszessbildung**
- **Fistelung,** d. h. Durchbrechen des Abszesses durch die Haut nach außen (➤ Abb. 8.32)
- **Pathologische Fraktur** (➤ 7.5.1)
- **Gelenkempyem** (➤ 8.11.3, ➤ Abb. 8.33)
- **Sepsis** durch Einschwemmung der Erreger ins Blut
- **Chronische** oder **rezidivierende Osteomyelitis.**

Spätfolgen sind in erster Linie Fehlstellungen, bleibende Gelenkschäden sowie Wachstumsstörungen bei Kindern durch Schädigung der Epiphysenfuge.

Behandlung

Grundpfeiler jeder **Osteomyelitisbehandlung** sind die Ruhigstellung des erkrankten Knochens und die Antibiotikatherapie. Bei einer **hämatogen entstandenen Osteomyelitis** steht eine hoch dosierte, intravenöse Antibiotikagabe über mindestens 2–4 Wochen an erster Stelle. Nach deutlichem Rückgang der Entzündungsparameter und klinischer Besserung kann die Antibiose oral fortgesetzt werden, ebenfalls über mehrere Wochen.

Bei einer **exogenen Osteomyelitis** ist die Therapie der Wahl die (abermalige) Operation. Bei dieser werden zunächst Nekrosen entfernt und die Wunde gespült. Stabile Osteosynthesen werden belassen, instabile entfernt und durch einen Fixateur externe fern der Infektion ersetzt (➤ 7.5.6). Dann werden lokale Antibiotikaträger eingelegt (*PMMA-Ketten aus bis zu 60 Kugeln bzw. Schwämme, die kontinuierlich Antibiotikum abgeben*) oder es wird eine **Spül-Saug-Drainage** eingebracht (➤ Abb. 8.34). Ggf. ist keine primäre Wunddeckung möglich. Dann erfolgt die Wundbehandlung offen oder zunächst mit einer **Vakuumtherapie** (*lokale Unterdrucktherapie, V.A.C.®-Therapie,* ➤ 2.10.5).

Pflege

Die Patienten müssen strenge Bettruhe einhalten. Die betroffene Extremität wird in/auf einer Schiene ruhig gestellt (➤ 7.5.5).
Zudem gilt für die **Pflege**:

- Abhängig von der individuellen Situation unterstützen die Pflegenden den Patienten bei den Alltagsaktivitäten
- Konsequente Durchführung aller notwendigen Prophylaxen, z. B. Pneumonie- und Thromboseprophylaxe

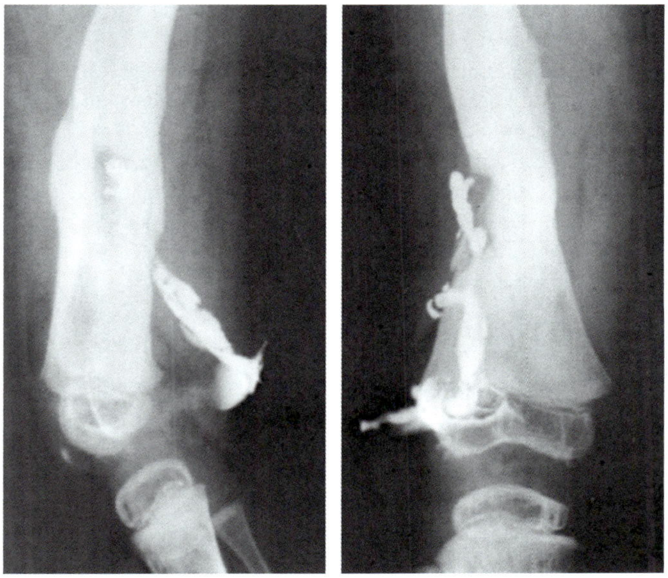

Abb. 8.32 Osteomyelitis mit Fistelung im Oberschenkel. Der Fistelgang wurde mit Kontrastmittel dargestellt. [E463]

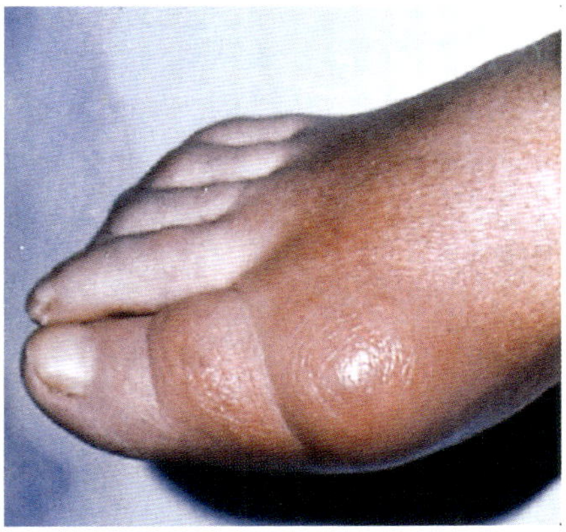

Abb. 8.33 Gelenkempyem. Klinischer Befund mit überwärmtem, stark geschwollenem und schmerzhaftem Großzehengrundgelenk. [E284]

- Patienten mit Osteomyelitis sind septisch. Sie liegen in einem Einzelzimmer, auf keinen Fall mit einem Patienten mit einer aseptischen Wunde zusammen. Bei allen Pflegemaßnahmen am Patienten tragen die Pflegenden Schutzkittel und Handschuhe, bei Verbandwechseln zusätzlich einen Mund-Nasen-Schutz. Die Pflegeutensilien verbleiben im Zimmer. Gebrauchte Verbandsmaterialien und Bettwäsche werden als infektiös behandelt
- Da die Behandlung einer Osteomyelitis langwierig ist, zeigen die Pflegenden Verständnis für Angst, Niedergeschlagenheit, Reizbarkeit oder Unmut. Sie geben Tipps zur Tagesgestaltung.

Spül-Saug-Drainage

Durch Spülen mit bis zu 5 l Ringer-Lösung täglich (evtl. mit Antibiotika- oder Antiseptikazusatz) wird die infizierte Wundhöhle mechanisch gereinigt. In der Regel wird ca. eine Woche lang gespült (➤ Abb. 8.34). Die **Pflegenden beachten** Folgendes:

- Es handelt sich um eine septische Wunde (➤ 2.4.1). Häufig wird die Spülflüssigkeit nicht komplett über die Redon-Drainage abgesaugt, sondern fließt teilweise auch durch den Wundspalt in den Verband. Bei diesen Patienten für eine saugfähige, wasserdichte Unterlage sorgen und den durchfeuchteten Verband bei Bedarf wechseln
- Angeordnete Einlaufgeschwindigkeit der Spülmenge (ca. 3–5 l/24 Std.) beachten (Infusionspumpe verwenden) und regelmäßig kontrollieren
- 3-mal täglich auf Durchgängigkeit prüfen: kleinere Menge Spülflüssigkeit zügig einlaufen lassen, bei guter Durchgängigkeit erscheint die Lösung nach kurzer Zeit in der Sekretflasche

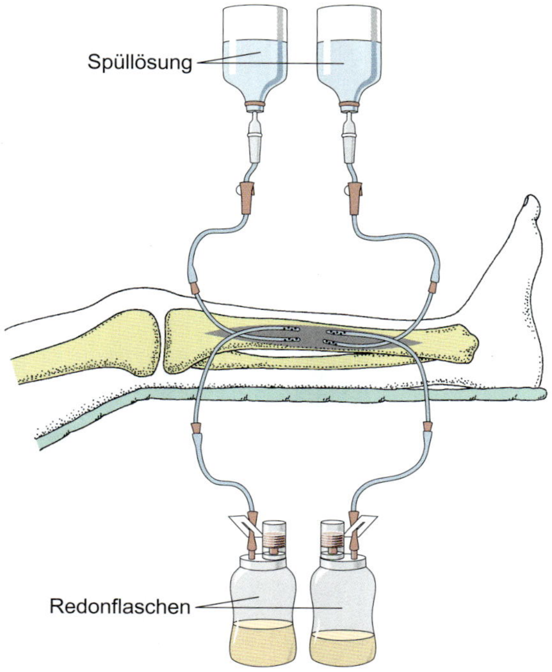

Abb. 8.34 Technik der Spül-Saugdrainage. [L190]

- Ein- und auslaufende Flüssigkeit bilanzieren. Bestehen große Abweichungen, kann das System verstopft sein oder es entleert sich viel Lösung neben dem System. Spüllösung sofort abstellen und Arzt informieren
- Farbe und Beimengungen der ablaufenden Lösung beobachten und dokumentieren.
- Auf Schwellung des Wundgebietes/der Extremität achten, ggf. 2–3-mal täglich Umfang messen
- Nach Arztanordnung Abstriche aus Spülflüssigkeit entnehmen (nicht sinnvoll, wenn mit Antibiotika- oder Antiseptikazusatz gespült wird).

Zu- und Ableitungssystem und Sekretauffangflasche einmal in 24 Std. wechseln (➤ 4.5.10).

Chronische Osteomyelitis

Die **chronische Osteomyelitis** entsteht meist sekundär nach nicht ausgeheilter akuter exogener Osteomyelitis. **Leitsymptome** sind Schmerzen (auch in Ruhe und nachts), Fistelbildung und die klassischen lokalen Entzündungszeichen in unterschiedlicher Ausprägung. Die Diagnose wird durch Laboruntersuchungen, Röntgenaufnahmen und mikrobiologische Untersuchungen gesichert. Zur **Therapie** dient die operative Sanierung, bei schweren Verlaufsformen muss die Extremität amputiert werden, was heute nur noch selten der Fall ist.

Auch nach scheinbarer Gesundung des Patienten können jederzeit Rezidive auftreten, teils noch nach Jahrzehnten. Spätfolgen der chronischen Osteomyelitis sind v. a. Fehlstellungen, Beinlängendifferenz und – insbesondere nach langjährigem Verlauf – eine **Amyloidose** (*Ablagerung eines Proteins, des Amyloids, im Gewebe mit nachfolgenden Stoffwechselstörungen*) oder **Fistelkarzinome.**

8.11.2 Infizierter Gelenkersatz

DEFINITION

Infizierter Gelenkersatz: Bakterielle Infektion einer implantierten Gelenkendoprothese. Schwerwiegende Komplikation mit drohendem Verlust der Gelenkfunktion.

Eine **Frühinfektion** (innerhalb der ersten drei Monate postoperativ) ist durch intraoperative oder frühe postoperative Kontamination der Wunde bedingt. Hämatome bilden häufig einen Nährboden für Bakterien. Eine **Spätinfektion** (später als drei Monate postoperativ) ist meist durch eine Bakteriämie oder eine Aktivierung ruhender Keime bei Abwehrschwäche bedingt. **Leitsymptome** von Frühinfektionen sind postoperativ persistierendes oder nach einem freien Intervall wiederkehrendes Fieber, Schmerzen oder starke, evtl. übel riechende Wundsekretion. Spätinfektionen zeigen sich in erster Linie durch Schmerzen und Prothesenlockerung.

8.11.3 Eitrige Arthritis

DEFINITION
Eitrige Arthritis (*septische* oder *infektiöse Arthritis*): Akut verlaufende, bakterielle Gelenkentzündung, oft mit Eiteransammlung in der Gelenkhöhle (*Gelenkempyem*). Wegen drohender Gelenkzerstörung ist dies ein orthopädischer Notfall.

Krankheitsentstehung

Eine **eitrige Arthritis** kann auf drei Wegen entstehen:
- **Exogen** durch Keimeinschleppung von außen, etwa bei Verletzung, Gelenkpunktion oder -injektion
- **Fortgeleitet** von gelenknahen bakteriellen Entzündungen, etwa einer Osteomyelitis (➤ 8.11.1)
- **Hämatogen** durch Erregereinschwemmung mit dem Blutstrom.

Begünstigend wirken bestehende Gelenkerkrankungen und Grunderkrankungen, die mit einer Abwehrschwäche einhergehen, z. B. Diabetes mellitus, Suchtkrankheiten.

Unbehandelt führt die eitrige Arthritis innerhalb kurzer Zeit zur Zerstörung von Gelenkknorpel und Knochen. Folgen sind häufig Subluxationen und Luxationen (➤ 7.4) sowie im weiteren Verlauf schwere Arthrosen mit Gelenkeinsteifung (➤ 8.8). [vgl. 11]

Symptome und Befund, Diagnostik

Die eitrige Arthritis verläuft meist akut und hoch schmerzhaft: Das betroffene Gelenk ist geschwollen, gerötet und überwärmt, seine Funktion ist eingeschränkt (➤ Abb. 8.33). Zusätzlich bestehen oft die Zeichen einer Allgemeininfektion.

Die **Diagnose** wird durch Blutuntersuchungen (BSG-, CRP-Erhöhung, Leukozytose) und Gelenkpunktion mit bakteriologischer und mikroskopischer Untersuchung des Punktats gestellt.

Behandlung

Entscheidend ist ein frühestmöglicher Behandlungsbeginn:
- Durch **Arthrotomie** (*operative Gelenkeröffnung*) oder Arthroskopie mit Spülung und Einlegen einer Spül-Saug-Drainage wird das Gelenk gereinigt und die Keimzahl reduziert. Bei erkennbarer Entzündung der Synovialis muss diese zum Teil entfernt werden (*Synovektomie*)
- Gleichzeitig erfolgt eine parenterale Antibiotikabehandlung für bis zu zwölf Wochen, bei fehlendem Rückgang der Entzündungsparameter auch länger
- Unterstützend werden NSAR (➤ Tab. 4.4) verabreicht.

Pflege

Pflege bei Osteomyelitis ➤ 8.11.1

Kälteanwendungen lindern meist die Beschwerden des Patienten und wirken entzündungshemmend. Postoperativ wird das Gelenk zunächst passiv, z. B. mittels elektrischer Bewegungsschienen, nach Drainageentfernung aktiv bewegt.

8.11.4 Spondylitis und Spondylodiszitis

DEFINITION
Spondylitis: Ostitis und Osteomyelitis eines Wirbelkörpers.
Spondylodiszitis: Bakterielle Entzündung der Bandscheibe und der benachbarten Deck- und Grundplatte.
Die Ursachen entsprechen denen einer Osteomyelitis.

Symptome und Befund, Diagnostik

Spondylitis und **Spondylodiszitis** sind seltene Erkrankungen, die sich durch persistierende Rückenschmerzen (auch nachts), Bewe-

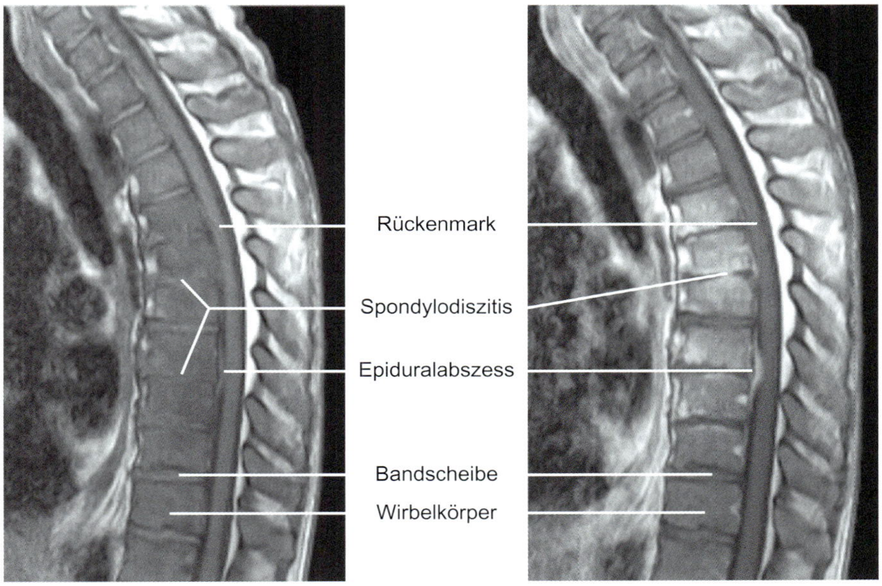

Abb. 8.35 Spondylodiszitis mit epiduralem Abszess. Links: Ohne Kontrastmittel. **Rechts:** Mit Kontrastmittel. [T682]

8

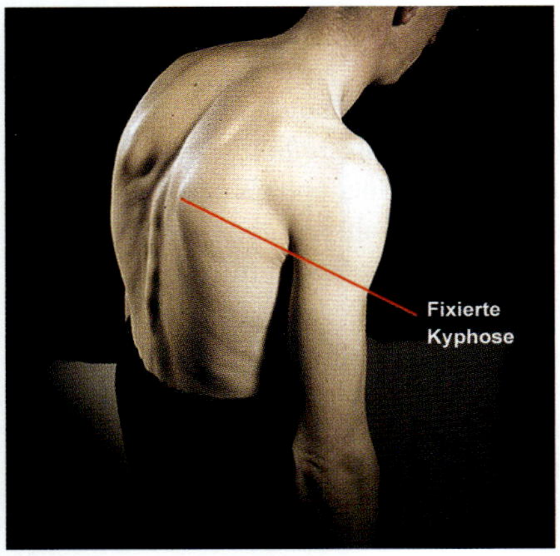

Abb. 8.36 Klinisches Bild des Morbus Scheuermann. [R246]

gungseinschränkung der Wirbelsäule, evtl. lokale Rötung und Überwärmung sowie unterschiedlich stark ausgeprägte Zeichen der Allgemeininfektion zeigen.

Die **Diagnose** wird durch Blutuntersuchungen, Röntgenaufnahmen, Szintigrafie und Punktion gestellt. Das bildgebende Verfahren der 1. Wahl ist die MRT (➤ Abb. 8.35).

Behandlung

Im Frühstadium ist eine konservative **Behandlung** mit konsequenter Ruhigstellung der Wirbelsäule durch Bettruhe – gelegentlich auch einer Gipsschale oder Korsett (➤ Abb. 8.21) über 6–8 Wochen – sowie einer intravenösen Antibiotikagabe über mindestens 4–6 Wochen möglich. Bei Erfolglosigkeit der konservativen Behandlung, neurologischen Komplikationen oder schwerer Knochendestruktion wird der Infektherd operativ ausgeräumt und der erkrankte Wirbelsäulenabschnitt durch autologe Knochentransplantate oder z. B. einen Fixateur interne (➤ 7.8.1, ➤ Abb. 7.48) stabilisiert und versteift.

8

8.12 Erkrankungen von Kopf, Wirbelsäule und Rumpf

Schädel-Hirn-Trauma ➤ 7.7.2
Spondylitis, Spondylodiszitis ➤ 8.11.4
Wirbelsäulenverletzungen ➤ 7.8.1

8.12.1 Morbus Scheuermann

DEFINITION

Morbus Scheuermann (*Adoleszentenkyphose, juvenile Kyphose*): Wachstumsstörung an Grund- und Deckplatten der Wirbelkörper, insbesondere der Brustwirbelsäule, mit nachfolgender Kyphose durch Keilwirbelbildung. Häufigste Wirbelsäulenerkrankung bei Jugendlichen (0,5–8 % der Jugendlichen). Prognose überwiegend gut, die Kyphose bleibt aber lebenslang bestehen.

Krankheitsentstehung

Die Ätiologie des **Morbus Scheuermann** ist unklar. Infolge einer reduzierten Belastbarkeit der Wirbelkörper bricht Bandscheibengewebe in den Wirbelkörper ein (*Schmorl-Knötchen*), es kommt zur Schädigung der Bandscheiben, zur Wirbeldeformierung (*Keilwirbel*) und zur Entwicklung einer fixierten Kyphose (➤ Abb. 8.36).

Symptome und Befund, Diagnostik

Die Verdachtsdiagnose erfolgt klinisch. Nur ca. ⅓ der Betroffenen hat Beschwerden. Eine Röntgenaufnahme sichert die **Diagnose** (➤ Abb. 8.37).

Behandlung

Bei leichten Formen reichen physiotherapeutische Übungen (*Scheuermann-Gymnastik*) aus, die allerdings längerfristig durchgeführt werden muss. Bei schweren Formen wird ein Korsett angepasst. Eine Operation ist nur selten indiziert, etwa bei Beeinträchtigung der Herz-Lungen-Funktion durch die Kyphose. Grundsätzlich soll sich der Betroffene viel bewegen, aber nicht alle Sportarten sind sinnvoll. Nicht geeignet sind z. B. Fahrradfahren, Ball- und Kampfsportarten. Auch bei der Berufswahl ist Rücksicht auf die Erkrankung zu nehmen.

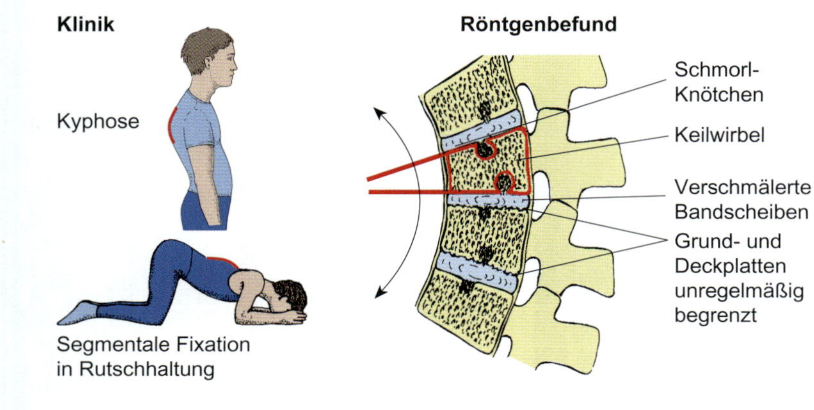

Abb. 8.37 Klinische und radiologische Zeichen bei Morbus Scheuermann. [L190]

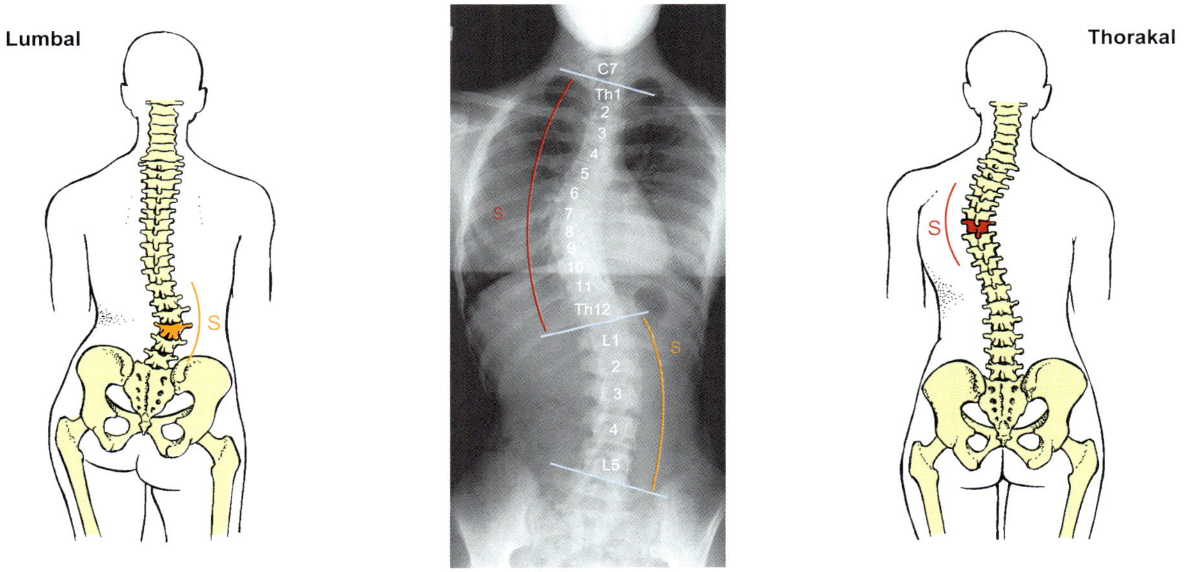

Abb. 8.38 Formen der Skoliose. Das „S" gibt jeweils den Scheitelpunkt der Wirbelsäulenkrümmung an. [L190] [E969]

8.12.2 Skoliose

DEFINITION

Skoliose: Fixierte seitliche Krümmung der Wirbelsäule in der Frontalebene mit Rotation und Strukturveränderungen. Die Seitverbiegung der Wirbelsäule geht mit einer Drehung der Wirbelkörper um ihre Längsachse einher. Die Hauptkrümmung kann in allen Bereichen der Wirbelsäule liegen (➤ Abb. 8.38).

Krankheitsentstehung und Einteilung

Ungefähr 80 % aller Skoliosen sind **idiopathisch**, also ursächlich ungeklärt. Die **infantile Skoliose** beginnt im 1.–3. Lebensjahr, die **juvenile Skoliose** vom vierten Lebensjahr bis zum Beginn der Pubertät und die **adoleszente Skoliose** danach.
Bei Skoliosen mit **bekannter Ursache** werden unterschieden:

- **Neuropathische Skoliosen,** z. B. bei Meningomyelozele (*Spina bifida, angeborene Fehlbildung von Wirbelsäule und Rückenmark*)
- **Myopathische Skoliosen,** aufgrund von Muskelerkrankungen, z. B. bei Duchenne Muskeldystrophie
- **Osteopathische Skoliosen,** z. B. bei Morbus Scheuermann (➤ 8.12.1)
- **Metabolisch bedingte Skoliosen,** z. B. bei Osteogenesis imperfecta (➤ 8.5.2)
- **Missbildungsskoliosen,** z. B. bei Wirbelfehlbildungen.

Symptome und Befund, Diagnostik

Die meisten Skoliosen bereiten keine Beschwerden und werden – wenn sie nicht sehr auffällig und kosmetisch störend sind – zufällig entdeckt, oft im 10.–12. Lebensjahr.

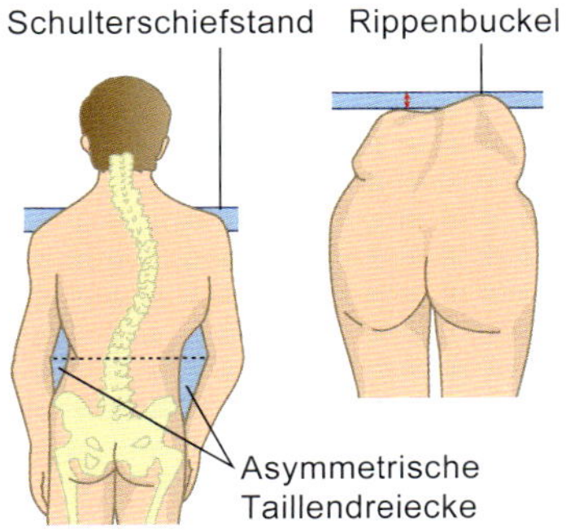

Abb. 8.39 Klinische Zeichen der Skoliose. [L138]

Der **Befund:** Bei der Inspektion fallen eine Seitendifferenz des Schulter- und evtl. auch des Beckenstandes, unterschiedlich geformte Taillendreiecke sowie beim Vorbeugen je nach Lokalisation der Skoliose ein Rippenbuckel oder Lendenwulst auf (➤ Abb. 8.39). Das genaue Ausmaß der Skoliose wird anhand von Röntgenaufnahmen festgestellt (➤ Abb. 8.38).

Schwere Skoliosen beeinträchtigen durch die Thoraxdeformierung die Lungenfunktion und führen über die Entwicklung eines **Cor pulmonale** (*Herzinsuffizienz infolge des erhöhten Drucks im Lungenkreislauf*) zur Einschränkung der Lebenserwartung.

Behandlung

Die **Behandlung** einer Skoliose richtet sich nach dem Schweregrad, dem Alter des Patienten und der Progredienz der Erkrankung.

Konservative Therapie

Ca. 90 % aller Skoliosen können **konservativ** behandelt werden:

- Bei leichten Skoliosen reicht Physiotherapie (z. B. Muskelaufbau, Haltungsschule) aus. Physiotherapeutische Übungen verbessern die Beweglichkeit der Wirbelsäule und sollen dadurch einer Progredienz der Skoliose vorbeugen

- Bei mäßigen Skoliosen ist zusätzlich die Anpassung eines Korsetts erforderlich, das den überwiegenden Teil des Tages und nachts getragen werden muss (18–23 Std. täglich).

Operative Therapie
Bei schweren Skoliosen, insbesondere bei zu erwartender weiterer Progredienz und Erfolglosigkeit der konservativen Behandlung, ist eine **Operation** indiziert. Es stehen mehrere Verfahren zur Verfügung, deren Ziel die Korrektur und Stabilisation der verkrümmten Wirbelsäule ist. Bei einigen Operationsverfahren wird dem Patienten nach der Operation ein Rumpfkorsett oder eine Wirbelsäulenorthese (➤ Abb. 8.21) angepasst, um die Wirbelsäule für 6–9 Monate zusätzlich zu stabilisieren.

Pflege

Perioperative Pflege in der Orthopädie ➤ 8.1.6
Perioperative Pflege bei Eingriffen an der Wirbelsäule ➤ 8.1.7

Bei konservativer Therapie ist für die Korsettanpassung manchmal ein 1–2-tägiger Klinikaufenthalt erforderlich. Viele Patienten benötigen anfangs Hilfe und Anleitung beim An- und Ausziehen des Korsetts. Die Pflegenden achten auf gute Hautpflege am Rumpf und informieren die Patienten darüber, dass sie zur Vorbeugung von Druck- und Scheuerstellen unter dem Korsett keine gerippten Shirts oder Unterhemden mit Nähten tragen sollen.

Die exakte Anpassung des Korsetts und die Anleitung des Patienten sowie seiner Angehörigen sind Voraussetzung dafür, dass der Patient das Korsett auch tatsächlich trägt und nicht ungenutzt lässt. Nach Operationen werden die Patienten mit geradem Rücken über die Seiten- oder die Bauchlage (➤ Abb. 8.40) mobilisiert.

8.12.3 Spondylolyse und Spondylolisthesis

DEFINITION
Spondylolyse: Spaltbildung im Wirbelbogen zwischen oberem und unterem Gelenkfortsatz. Ein- oder doppelseitig möglich.
Spondylolisthesis (*Wirbelgleiten*): Abgleiten des Wirbels nach ventral, in der Regel im unteren LWS-Bereich.
Spondyloptose: Schwerste Form der Spondylolisthesis mit völligem Abrutschen eines Wirbels nach ventral.

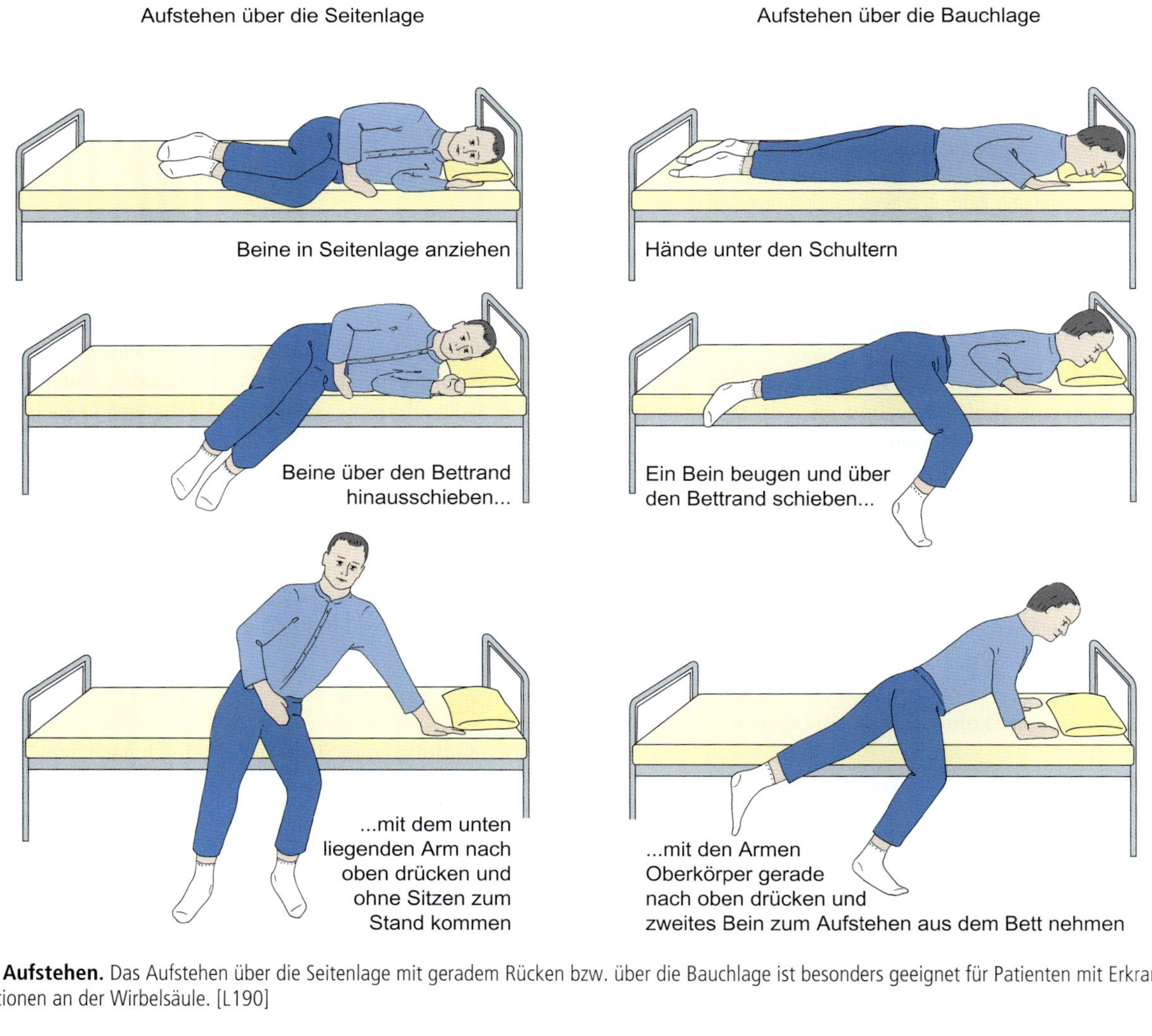

Abb. 8.40 Aufstehen. Das Aufstehen über die Seitenlage mit geradem Rücken bzw. über die Bauchlage ist besonders geeignet für Patienten mit Erkrankungen oder Operationen an der Wirbelsäule. [L190]

Krankheitsentstehung

Eine **Spondylolyse** kann angeboren oder als Folge von degenerativen, entzündlichen, traumatischen oder Tumorerkrankungen der Wirbelsäule auftreten. Die **Spondylolisthesis** ist wahrscheinlich durch ein Zusammenspiel mechanischer Faktoren (Überlastung) und anlagebedingter Fehlbildung des Wirbelbogens verursacht (➤ Abb. 8.41).

Symptome und Befund, Diagnostik

Die Spondylolyse bereitet dem Patienten meist keine Beschwerden und wird nur zufällig diagnostiziert. Bei der Spondylolisthesis klagt der Patient oft über lage- und belastungsabhängige Rückenschmerzen. Bei Kompression von Nervenwurzeln (➤ 8.12.4) treten neurologische Ausfälle hinzu.

Der Untersucher tastet bei ausgeprägtem Gleiten eine Stufenbildung zwischen den Dornfortsätzen. Die **Diagnose** wird durch verschiedene Röntgenaufnahmen der Wirbelsäule gestellt.

Behandlung

Bei Erfolglosigkeit der konservativen **Therapie** (z. B. Physiotherapie), raschem Fortschreiten der Erkrankung oder neurologischen Ausfällen ist eine operative Stabilisierung der Wirbelsäule, z. B. mit dorsaler Spondylodese oder Fixateur interne (➤ 7.8.1, ➤ Abb. 7.48), erforderlich.

8.12.4 Nervenwurzelsyndrome: Bandscheibenvorfall

DEFINITION

Nervenwurzel(kompressions)syndrom (*radikuläres Syndrom*): Typische Symptomkombination, die durch mechanische Reizung (z. B. Druck) einer Nervenwurzel eines Spinalnervs im Bereich der Wirbelsäule entsteht. Nach der Lokalisation unterschieden in zervikales, thorakales (selten) und lumbales (häufig) Wurzelkompressionssyndrom.

Bandscheibenvorfall (*Bandscheibenprolaps, Diskusprolaps,* ***N****ucleus* ***P****ulposus* ***P****rolaps/NPP*): Vorwölbung bzw. Austritt von Bandscheibengewebe in die Zwischenwirbellöcher oder den Wirbelkanal mit Kompression der Spinalnervenwurzeln oder des Rückenmarks. Häufigste Ursache eines Nervenwurzelsyndroms.

Krankheitsentstehung

Beim **Bandscheibenvorfall** wölbt sich wegen eines Missverhältnisses zwischen (Fehl-)Belastung und Belastbarkeit im Zusammenspiel mit Alterungsvorgängen der Bandscheibe (Abnahme des Flüssigkeitsgehalts und der Elastizität des Nucleus pulposus, Rissbildung im Anulus fibrosus) der Anulus fibrosus vor (*Protrusion*) oder treten Anteile des Nucleus pulposus in die Zwischenwirbellöcher oder den Spinalkanal (*Prolaps*) und komprimieren die Nervenwurzeln bzw. das Rückenmark (➤ Abb. 8.42, ➤ Abb. 8.43). Es kann sich auch ein Teil der Bandscheibe ganz lösen (*Sequester*). Am häufigsten tritt ein Bandscheibenvorfall an der Lendenwirbelsäule zwischen L 4 und L 5 sowie zwischen L 5 und S 1 auf (*lumbaler Prolaps*).

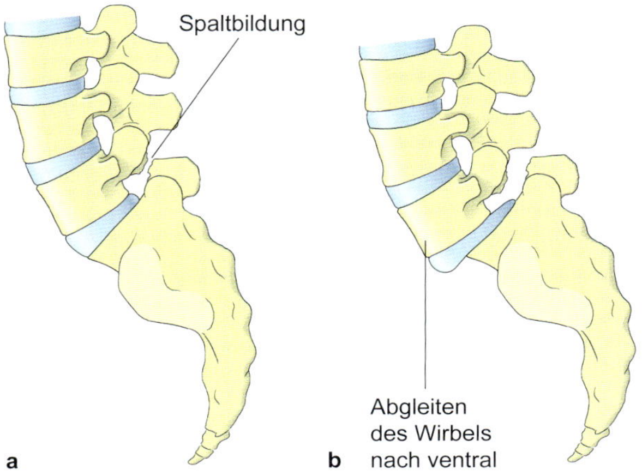

Abb. 8.41 **a)** Spondylolyse. **b)** Spondylolisthesis. [L190]

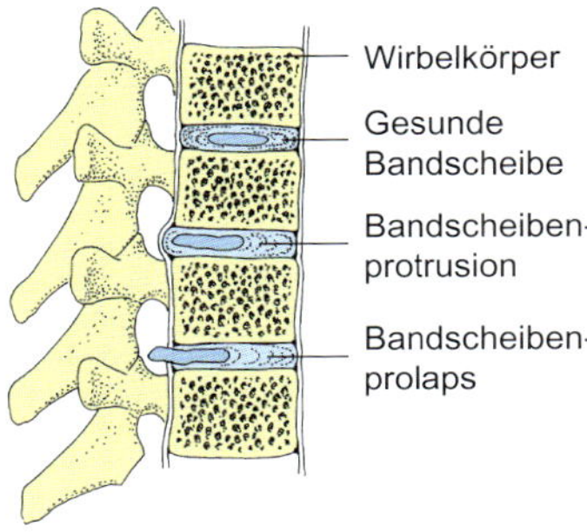

Abb. 8.42 **Oben:** Gesunde Bandscheibe. **Mitte:** Protrusion. **Unten:** Prolaps . [L190]

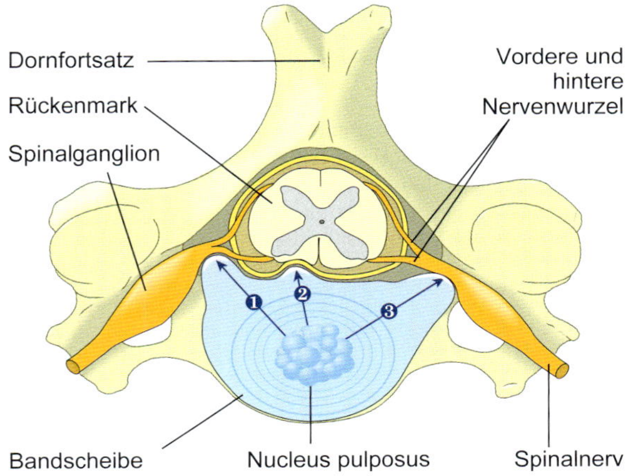

Abb. 8.43 **Richtung des Bandscheibenvorfalls** (**1:** medio-lateral, **2:** medial, **3:** lateral). Es werden unterschiedliche Strukturen komprimiert und in ihrer Funktion beeinträchtigt. Die häufigen Vorfälle im Lendenwirbelbereich gefährden meist nicht das Rückenmark, sondern die Cauda equina, da das Rückenmark bei L2 endet. [L190]

8

Symptome und Befund

Oft wird das Krankheitsbild durch eine ruckartige Bewegung ausgelöst, insbesondere plötzliches Drehen, oder schweres Heben bei gebeugtem Rumpf.
Die Krankheitszeichen beim **lumbalen Prolaps** sind:

- **Akute Rückenschmerzen** mit Ausstrahlung in das Versorgungsgebiet der betroffenen Wurzel (L 5: Außenseite Unterschenkel, Fußrücken, Großzehe, S 1: Fußaußenrand), die sich bei Husten, Pressen oder Niesen verstärken
- Bandartige Sensibilitätsstörungen im betroffenen Gebiet (➤ Abb. 8.44)
- **Parese von Kennmuskeln** (*Muskeln, deren Lähmung auf die Schädigung eines bestimmten Rückenmarksegments hinweist*), z. B. bei L 5 der Fußhebermuskeln oder bei S 1 der Fußsenkermuskeln. In schweren Fällen einer Fußheberparese lässt der Patient den Fuß beim Gehen auf dem Boden schleifen (➤ Abb. 8.44)
- Abschwächung oder Ausfall von Knie- oder Achillessehnenreflex.

Bei der Untersuchung fallen zusätzlich eine Schonhaltung (➤ Abb. 8.45), eingeschränkte Beweglichkeit und Klopfschmerz über der Wirbelsäule auf. Oft besteht ein positives **Lasègue-Zeichen:** Der flach auf dem Rücken liegende Patient hat Rückenschmerzen beim Anheben des gestreckten Beins. Analog bestehen bei **zervikalen Bandscheibenvorfällen** Schmerzen und neurologische Ausfälle an Schulter, Arm und Hand.

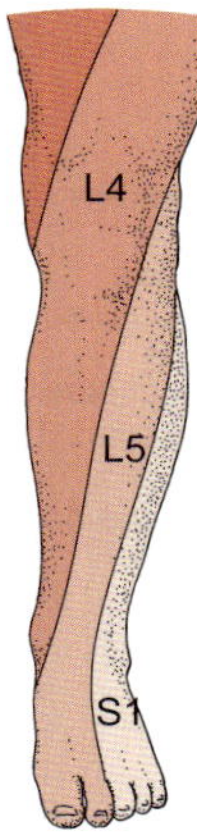

Sensibilitätsstörung	Befallene Nervenwurzel	Abschwächung oder Ausfall von	Funktionseinschränkung bei
	L4	Patellasehnenreflex	Hebung und Supination des Fußes, Fersenstand
	L5	Tibialis-posterior-Sehnenreflex	Großzehenhebung gegen Widerstand, Fersenstand
	S1	Achillessehnenreflex	Zehenstand

Abb. 8.44 Neurologische Symptome bei Bandscheibenvorfall im LWS- und Kreuzbeinbereich in Abhängigkeit von der betroffenen Nervenwurzel. [L190]

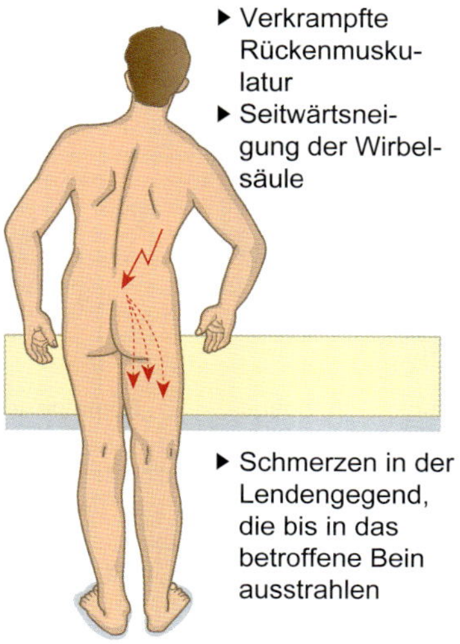

Abb. 8.45 Typische Fehlhaltung bei lumbalem Bandscheibenvorfall. [L138]

VORSICHT

Kaudasyndrom

Bei Kompression der **Cauda equina** (*Nervenfaserbündel im untersten Teil des Wirbelsäulenkanals*) entwickelt sich ein **Kaudasyndrom** mit Sensibilitätsstörungen in der Analregion und an der Oberschenkelinnenseite (*Reithosenanästhesie*), schlaffen Lähmungen der unteren Extremitäten, Blasen- und Mastdarm- sowie bei Männern Potenzstörungen. Dies ist ein neurologischer Notfall und die Patienten müssen unverzüglich in eine neurochirurgische oder orthopädische Klinik verlegt und umgehend operiert werden, da die Schäden sonst irreversibel sind.

Diagnostik

Die **Diagnose** wird gesichert durch MRT, evtl. auch CT und **Myelografie** (*Kontrastmitteldarstellung des spinalen Subarachnoidalraums*), die Bandscheibenvorfall und Wurzelkompression darstellen. Eine Röntgenleeraufnahme der Wirbelsäule wird zum Ausschluss von Knochenmetastasen und zur Diagnose von Verschleißerscheinungen der Wirbelsäule angefertigt, durch die in den Zwischenwirbellöchern Druck auf die Spinalnerven entstehen könnte.

Behandlung

Konservative Behandlung

Falls keine oder nur geringfügige neurologische Ausfälle vorliegen, ist die **Behandlung** konservativ mit:

- Kurzfristige **Bettruhe** mit Lagerung im Stufenbett (➤ Abb. 8.46)
- **Schmerzmitteln,** möglichst solchen mit gleichzeitiger entzündungshemmender Wirkung, in erster Linie NSAR (➤ Tab. 4.4)
- **Physikalischen Maßnahmen,** z. B. Fangopackungen, Massagen; nach Abklingen der akuten Beschwerden Physiotherapie zur Stabilisierung und zum Muskelaufbau
- Evtl. **Lokal-** oder **Regionalanästhesieverfahren** (➤ 4.3.3).

Operiert wird, wenn die konservative Behandlung erfolglos bleibt oder ausgeprägte Lähmungserscheinungen auftreten.

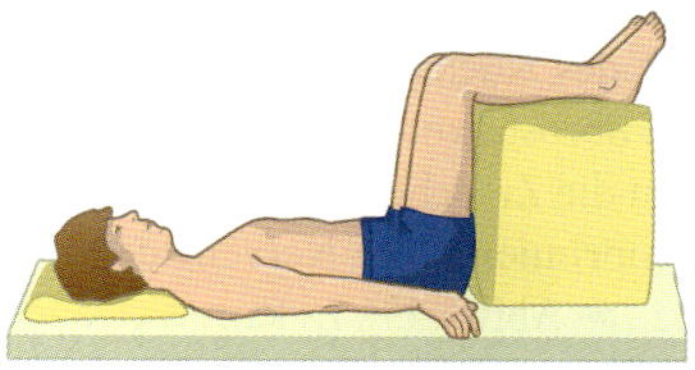

Abb. 8.46 Stufenbettlagerung bei lumbalem Bandscheibenvorfall. [L138]

Interventionelle Behandlung

Bei der **periradikulären Therapie** (*PRT*) werden unter CT-Kontrolle schmerzstillende, entzündungshemmende und gewebeverändernde Medikamente (Lokalanästhetikum und Kortison) punktgenau an die Nervenwurzel injiziert. Dadurch kommt es zu einer Reduktion der entzündlichen Reaktion mit Schrumpfung des Bandscheibengewebes. Dieser Eingriff stellt keinen Ersatz für eine Operation dar, kann aber bei therapieresistenten Schmerzen und geringgradigen neurologischen Symptomen als Alternative herangezogen werden.

Operative Behandlung

Eine reine Protrusion wird meist nicht operiert. Operiert wird, wenn die konservative Behandlung erfolglos bleibt, die neurologischen Ausfälle progredient sind oder ausgeprägte Lähmungserscheinungen auftreten. Die verschiedenen Methoden sind dann:

- **Mikrochirurgische Verfahren.** Resektion des Bandscheibenvorfalls unter Einsatz des Mikroskops. Dies ist bei unkomplizierten Bandscheibenvorfällen an der Lendenwirbelsäule indiziert
- **Offene Chirurgie.** Der Vorfall wird ganz oder teilweise entfernt
- **Bandscheibenprothese.** Die Prothese soll die Funktion der Bandscheibe imitieren und vor allem vor der gefürchteten Wirbelsäuleninstabilität schützen. Hier fehlen bislang ausgiebige Langzeitstudien.

Pflege

Pflege bei konservativer Behandlung

- Die früher häufig verordnete Bettruhe wird heute eher zurückhaltend eingesetzt, vielmehr wird der Patient zur dosierten Bewegung angehalten. Im Liegen hat sich beim lumbalen Prolaps die Stufenbettlagerung (➤ Abb. 8.46) bewährt. In dieser Position erfahren die Bandscheiben die beste Entlastung. Falls der Patient diese Lagerung nicht toleriert, kann versucht werden, ihn die günstigste Körperposition selbst herausfinden zu lassen
- Je nach individueller Verträglichkeit werden Kälte- oder Wärmebehandlungen (z. B. Fango) der betroffenen Rückenpartien nach Arztanordnung durchgeführt
- Initial können Massagen helfen. Mit Besserung der akuten Beschwerden rückt die Physiotherapie mit Stärkung der Rücken- und Bauchmuskulatur in den Vordergrund
- Die Pflegenden beobachten die Bewegungen des Patienten und machen ihn auf ungünstige Bewegungsabläufe aufmerksam (Rückenschule).

VORSICHT

Keine Schmerzen – Nervenschädigung?

Wenn der Patient auf einmal sagt, die Schmerzen seien verschwunden, kann dies auch einen Sensibilitätsausfall durch Nervenschädigung – und damit eine Verschlechterung des Krankheitsbildes – anzeigen.

Pflege bei operativer Behandlung

Perioperative Pflege in der Orthopädie ➤ 8.1.6
Perioperative Pflege bei Eingriffen an der Wirbelsäule ➤ 8.1.7

An der Lendenwirbelsäule operierte Patienten werden am Operationstag flach auf dem Rücken gelagert. Ab dem 1. postoperativen Tag ist auch eine kurzzeitige Seitenlagerung erlaubt, falls der Patient das „En-bloc-Drehen" beherrscht. Das Schlafen in Seitenlage oder mit erhöhtem Oberkörper sollte in den ersten zwei Wochen nach der Operation vermieden werden. Wann der Patient mobilisiert werden darf, hängt von der Operationsmethode ab und wird vom Arzt angeordnet (➤ Abb. 8.40). Insbesondere (längeres) Sitzen ist für mehrere Wochen nicht erlaubt. Stattdessen soll der Patient am hochgefahrenen Nachttisch im Stehen essen, schreiben oder lesen.

Patientenberatung

Auch nach der Krankenhausentlassung sollen die Patienten längeres Stehen oder Sitzen vermeiden. Sport ist frühestens sechs Wochen nach der Operation erlaubt, wirbelsäulenbelastende Sportarten (z. B. Tennis) erst nach sechs Monaten. Heben von Lasten über 5–10 kg ist nach ca. drei Monaten möglich.

- **Sitzen.** Am besten auf einem Stuhl, Hüft- und Kniegelenk im rechten Winkel, die Füße nebeneinander auf dem Boden. Ein keilförmiges Sitzkissen ist empfehlenswert. Die Höhe des Schreibtisches muss so gewählt werden, dass der Patient die korrekte Sitzposition beibehalten kann. Bandscheibenpatienten sollen wissen: Langes Sitzen ist schädlich, schlechtes Sitzen ist es noch viel mehr
- **Stehen.** Bei Arbeiten im Stehen soll die Arbeitsfläche so hoch sein, dass der Patient mit geradem Rücken stehen kann. Flache Schuhe sind Voraussetzung für einen guten Stand
- **Heben und Tragen von Lasten.** Lasten möglichst körpernah aufnehmen und tragen. Beim Anheben soll der Betroffene in die Knie gehen und die Last mit geradem Rücken anheben
- **Bewegung und Sport.** Das oberste Gebot für die Gesunderhaltung der Wirbelsäule und der Bandscheiben heißt „Bewegung"
- **Schlafen.** Obwohl Menschen einen großen Teil des Lebens im Bett verbringen, genießt die Bedeutung von geeigneten Matratzen und Lattenrosten wenig Aufmerksamkeit. Ein Teil der morgendlichen Rückenschmerzen ist durch ungeeignete Schlafmöbel verursacht.

8.13 Erkrankungen der oberen Extremität

8.13.1 Impingementsyndrom

DEFINITION

Impingementsyndrom: (*Schulter-Arm-Syndrom, Supraspinatus-Syndrom*) Reizzustand und Degeneration von Sehnen und Schleimbeutel unter dem knöchernen Schulterdach.

Ist der Abstand zwischen Oberarmknochen und knöchernem Schulterdach verringert, kommt es v. a. beim seitlichen Anheben des Armes zu einer Einengung der Weichteilstrukturen (Schleimbeutel und Muskeln) unter dem Schulterdach. Mechanische Überbeanspruchung und primär vorhandene Minderdurchblutung am Sehnenansatz führen zu degenerativen Veränderungen

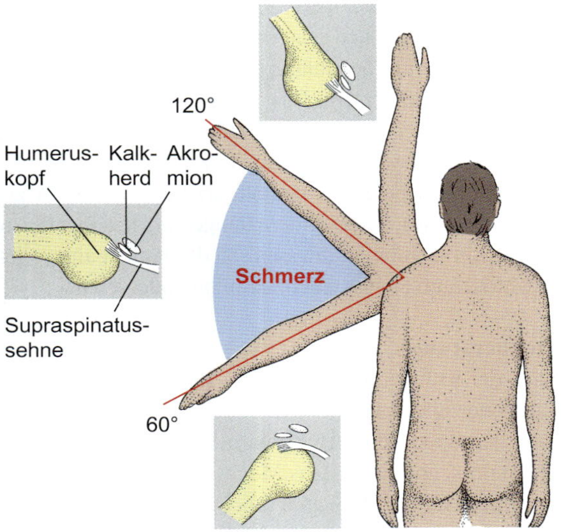

Abb. 8.47 Der schmerzhafte Bogen (*Painful arc*). Die Abduktion des Armes schmerzt nur zwischen 60 und 120°. [L190]

und einem Reizzustand der Supraspinatussehne und des Schleimbeutels. **Leitsymptom** ist ein bewegungsabhängiger Schulterschmerz (auch nachts). Typischerweise schmerzen die Seithebung (*Abduktion*) gegen Widerstand und das Anheben (*Elevation*) des Armes. Häufig ist der **Painful arc** (➤ Abb. 8.47). Der Patient kann den Arm nicht in 90°-Abduktion bei gleichzeitigem Druck von oben halten (*Supraspinatustest*).

Zur **Diagnostik** wird eine Sonografie durchgeführt, in der sich eventuell eine Verdünnung der Sehne darstellt. Im konventionellen Röntgenbild kann eine relative knöcherne Enge, degenerative Erkrankungen und Kalkablagerungen dargestellt werden. Eine MRT zeigt Weichteilveränderungen wie eine Schleimbeutelreizung, Rotatorenmanschettenruptur oder Kapselveränderungen.

Meist genügt eine konservative **Behandlung:**

- Belastungsreduktion der Schulter (keine Überkopftätigkeiten und kein schweres Heben)
- Kälteanwendungen im akuten bzw. Wärmeanwendungen im chronischen Stadium
- Elektrotherapie
- Physiotherapeutische Übungen
- Ggf. Gabe von NSAR (➤ Tab. 4.4) und überwiegend subakromiale Infiltrationen von entzündungshemmenden Medikamenten (z. B. Kortikoide).

Als operative Maßnahme kommt die Dekompression der Supraspinatussehne in Frage.

8.13.2 Tendinosis calcarea

DEFINITION

Tendinosis calcarea *(Kalkschulter):* Reaktive Kalkablagerungen in Sehnenansätzen der Schultersehnen bei Minderdurchblutung der Rotatorenmanschette des Schultergelenks. Überwiegend ist die Supraspinatussehne betroffen.

Die **Symptome** können dem Impingementsyndrom (➤ 8.13.1) sehr ähnlich sein. Eine hochakute Schmerzphase mit plötzlichem Schulterschmerz ohne Auslöser und Bewegungsunfähigkeit des Armes (*Pseudoparalyse*) ist eher typisch für eine Kalkschulter als für ein Impingementsyndrom. Der Painful arc- und der Supraspinatustest (➤ 8.13.1) sind schmerzbedingt kaum durchzuführen.

Meist genügt eine Sonografie bzw. konventionelles Röntgenbild in zwei Ebenen, um die **Diagnose** zu stellen. Eine MRT wird ggf. ergänzend durchgeführt.

Zur **Behandlung** bei der Kalkschulter werden physikalische Maßnahmen, Ultraschall und lokale Injektionen (Lokalanästhetika mit Glukokortikoidzusatz) eingesetzt. Bei Erfolglosigkeit und nicht allzu großem Kalkdepot kann eine Stoßwellenbehandlung (➤ 8.4.1) erwogen werden. Medikamentös werden meist starke Analgetika (z. B. *Tramal®*) und NSAR (z. B. *Voltaren®*, ➤ Tab. 4.4) benötigt. Eine operative Therapie mit arthroskopischer Entfernung des Kalkherdes und knöcherner Erweiterung des subakromialen Raums wird bei frustraner konservativer Therapie über mehrere Monate angeraten.

8.13.3 Schultersteife

DEFINITION

Schultersteife (*Frozen shoulder, Capsulitis adhesiva*): Fibrosierung und Schrumpfung der Gelenkkapsel mit schmerzhafter Bewegungseinschränkung des Gelenks. Altersgipfel 40.–60. Lebensjahr.

Bei der **primären** (*idiopathischen*) **Schultersteife** ist die Krankheitsentstehung unbekannt, sie wird als sog. „Frozen Shoulder" bezeichnet. Die **sekundäre Schultersteife** tritt als Folge einer vorbestehenden Erkrankung, z. B. einer Tendinitis calcarea (➤ 8.13.2), einer **Omarthrose** (➤ 8.13.4), eines Traumas oder nach Immobilisation auf.

Die **Symptome** der primären Schultersteife sind typisch stadienhaft, mit Schmerzen in der Frühphase und zunehmender Bewegungseinschränkung bei abnehmenden Schmerzen in der Spätphase, bevor die Beweglichkeit der Schulter langsam zurückkehrt. Sie tritt bei Patienten mit Stoffwechselerkrankungen (z. B. Diabetes mellitus, Hypothyreose) häufiger auf.

Die **Diagnose** wird durch den klinischen Befund und die bildgebende Diagnostik (Röntgen Schulter in zwei Ebenen und MRT) gestellt.

Die **Behandlung** ist zunächst konservativ, meist mit an das Krankheitsstadium angepasster Physio- und Schmerztherapie. Bei der „Frozen Shoulder" kann vorab eine orale Kortikoidgabe über einige Wochen gegeben werden. Bei ausbleibender Besserung über mehrere Monate kann eine operative Therapie mit arthroskopischer Arthrolyse (➤ 8.4.2) mit Inzision der Gelenkkapsel hilfreich sein.

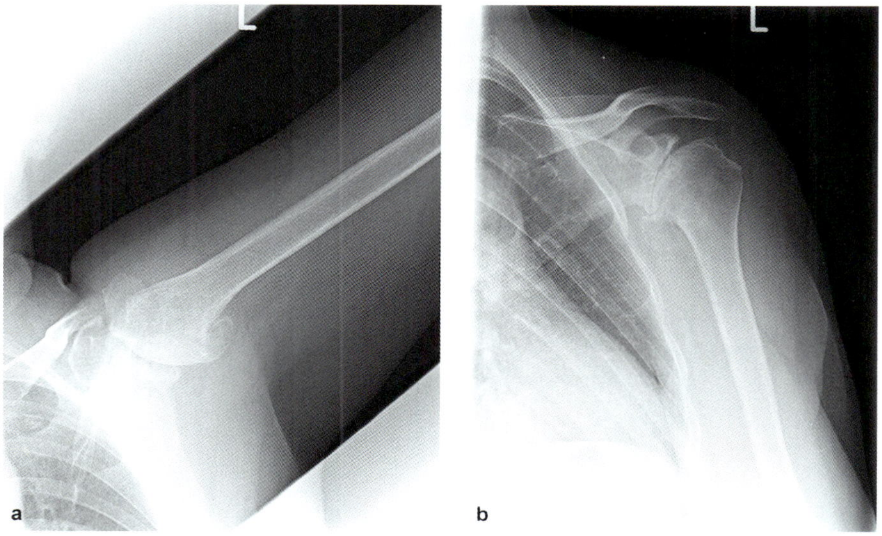

Abb. 8.48 Röntgenbefund einer Omarthrose in zwei Ebenen. [M561]

8.13.4 Omarthrose

Arthrosen ➤ 8.8

DEFINITION

Omarthrose: Primär (*idiopathisch*) oder sekundär entstandener Verschleiß des Schultergelenks.

Die **Omarthrose** kann als Folge von Traumen oder degenerativen Erkrankungen des Weichteilmantels der Schulter entstehen. Die Patienten klagen über schmerzhafte Bewegungseinschränkungen im Schultergelenk. Alltagsbewegungen, z. B. Haare kämmen oder Schürze binden, sind nicht mehr ausführbar. Die Röntgenaufnahme zeigt die typischen Arthrosebefunde (➤ Tab. 8.1, ➤ Abb. 8.48). Nach Ausschöpfung der antiphlogistischen und physiotherapeutischen Behandlungsmöglichkeiten kann das Gelenk durch eine Endoprothese ersetzt werden.

8.13.5 Tennis- und Golferellenbogen

DEFINITION

Tennisellenbogen (*Epicondylitis [humeri] radialis*): Schmerzsyndrom am Ursprung der Hand- und Fingerstrecker.
Golferellenbogen (*Werferellenbogen, Epicondylitis [humeri] ulnaris*): Schmerzsyndrom am Ursprung der Hand- und Fingerbeuger.

Tennis- und **Golferellenbogen** sind meist Folge einer Überbeanspruchung (monotone Handlungen) mit Degeneration der entsprechenden Muskelansätze und nachfolgender Bildung eines degenerativen Granulationsgewebes.

Typische **Symptome** sind Schmerzen an den Humerusepikondylen. Schmerzausstrahlung in den ellenbogennahen Ober- und Unterarm ist möglich. Die Schmerzen können durch bestimmte Bewegungen provoziert werden:

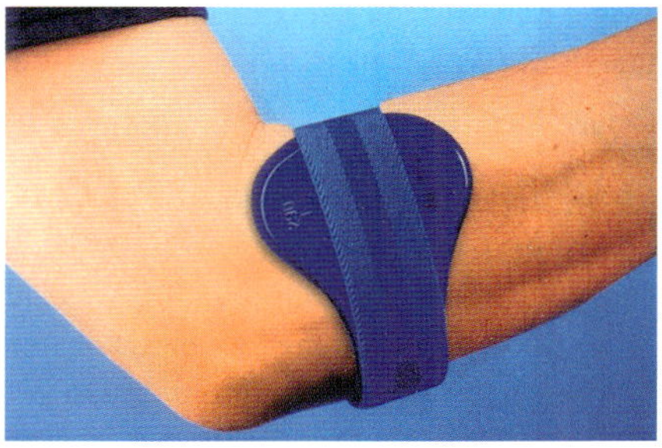

Abb. 8.49 Epikondylitisspange. [M160]

- Beim Tennisellenbogen treten die Schmerzen bei Pronation und Handgelenksstreckung sowie bei der Mittelfingerstreckung gegen Widerstand auf
- Beim Golferellenbogen rufen Supination und Handgelenksbeugung gegen Widerstand die Schmerzen hervor.

Die **Behandlung** ist primär konservativ mit Meiden der auslösenden Noxe, physikalischen Maßnahmen, Salbenverbänden und Infiltrationen des Sehnenansatzes mit einem Lokalanästhetikum-Glukokortikoid-Gemisch. Zusätzlich kann eine Epikondylitisspange (➤ Abb. 8.49) den Heilungsvorgang unterstützen, weil sie v. a. eine lokale Zugentlastung des Sehnengewebes bewirkt. Nur bei mehrmonatiger Therapieresistenz kommen verschiedene Operationsmethoden in Betracht. Vor einer Operation sollte immer ein Behandlungsversuch mit Stoßwellentherapie stattfinden.

8.13.6 Karpaltunnelsyndrom

DEFINITION

Karpaltunnelsyndrom (*Medianuskompressionssyndrom*): Durch Kompression des N. medianus im Karpaltunnel hervorgerufene sensible und motorische Störung im Versorgungsgebiet des Nerven im Handbereich. Die Ursache der Kompression bleibt meist unklar.

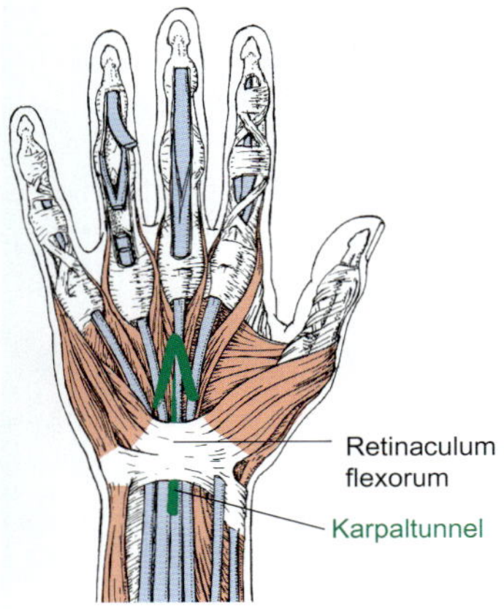

Abb. 8.50 Hohlhand. Unter dem Retinaculum flexorum liegt der Karpaltunnel, durch den die Beugesehnen, aber auch der N. medianus verlaufen (Pfeil). [L190]

Das **Karpaltunnelsyndrom** (➤ Abb. 8.50) beginnt mit leichten Kribbelparästhesien und Hypästhesie der Fingerspitzen (v. a. des Zeige- und Mittelfingers) und dadurch beeinträchtigter Greiffunktion. In der Folgezeit entwickelt sich das typische Bild nächtlicher Armschmerzen und Parästhesien (*Brachialgia paraesthetica nocturna*). Der Patient wacht nachts auf, weil die Hand kribbelt und schmerzt. Die Schmerzen können bis zur Schulter ausstrahlen. Reiben, Schütteln und Massieren bringen zwar kurzfristig Erleichterung, doch kehren die Beschwerden nach erneuter Ruhe zurück.

Bei der **Untersuchung** provoziert der Arzt die typischen Symptome durch verschiedene Manipulationen. Zur Objektivierung der Störung misst ein Neurologe die Nervenleitungsgeschwindigkeit des N. medianus und fertigt evtl. eine Elektromyografie (*EMG*) an.

Die konservative **Behandlung** besteht in nächtlicher Ruhigstellung des Handgelenks auf einer Schiene und Kortisoninfiltration des Karpaltunnels. Zeigt diese nicht den gewünschten Erfolg, wird das Retinaculum flexorum operativ gespalten und der N. medianus entlastet.

8

8.13.7 Morbus Dupuytren

DEFINITION

Morbus Dupuytren (*Dupuytren-Kontraktur*): Knoten- und Strangbildung der Palmaraponeurose mit zunehmender Beugekontraktur der Finger. Betrifft Männer wesentlich häufiger als Frauen, Altersgipfel nach dem 50. Lebensjahr.

Die Ursache des **Morbus Dupuytren** (➤ Abb. 8.51) ist unklar. Häufig tritt sie in Kombination mit alkoholbedingtem Leberschaden auf, aber Vorsicht: nicht jeder Patient mit Morbus Dupuytren ist alkoholkrank. Die einzig wirksame **Behandlung** besteht in der operativen Entfernung der Palmaraponeurose (*Fasziektomie*). Zusätzlich sind intensive physiotherapeutische Bewegungsübungen erforderlich, um die Handbeweglichkeit während der mehrmonatigen Narbenbildung zu erhalten.

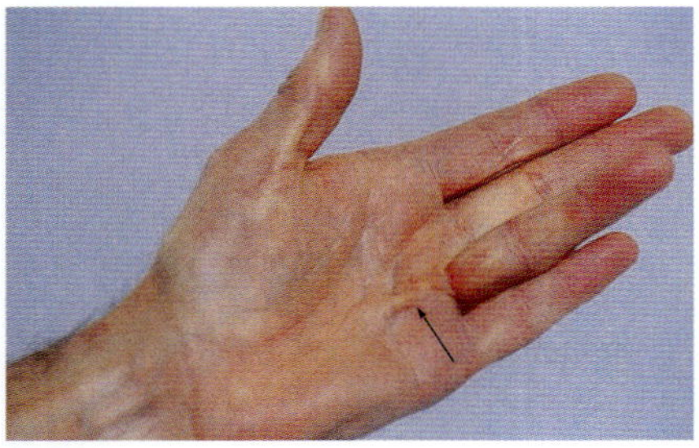

Abb. 8.51 Morbus Dupuytren. Von der Beugekontraktur besonders betroffen ist Digitus IV (Ringfinger). [G586]

8.14 Erkrankungen des Beckens und der unteren Extremität

Arthrosen ➤ 8.8
Verletzungen des Beckens ➤ 7.11.6

8.14.1 Angeborene Hüftdysplasie

DEFINITION

Angeborene Hüft(-gelenk-)dysplasie: Entwicklungsstörung der Hüftpfanne mit postnataler Entwicklung einer (Teil-)Luxation des Hüftgelenks. Mit ca. 3 % häufigste angeborene Skelettfehlentwicklung. Mädchen : Jungen = 5 : 1. In ca. 40 % beidseits auftretend.

Krankheitsentstehung

Die **angeborene Hüftdysplasie** ist höchstwahrscheinlich multifaktoriell bedingt, d. h. auf eine Kombination endogener (z. B. erbliche Veranlagung) und exogener (z. B. Beckenendlage, besonders große Kinder, Mehrlingsschwangerschaften) Faktoren zurückzuführen. Beim Neugeborenen ist in der Regel nur die Dysplasie der Hüftpfanne vorhanden; sie ist zu flach und insgesamt zu steil, der Hüftkopf aber nur selten schon luxiert. Erst im Verlauf der ersten Lebensjahre kommt es durch die fehlende Zentrierung des Hüft-

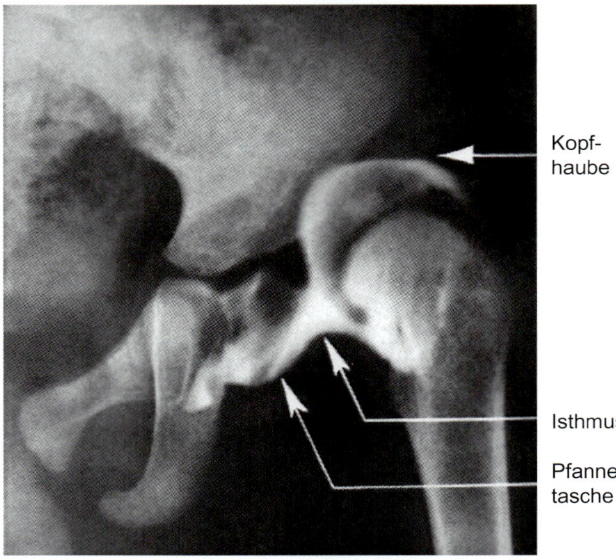

Abb. 8.52 Arthrografie der Hüfte eines 2-jährigen Mädchens. Die Hüftluxation ist daran zu erkennen, dass der Hüftkopf die Pfanne vollständig verlassen hat. [R110-19]

kopfes (➤ Abb. 8.52) in der Gelenkpfanne unter Einfluss von Muskelzug und (später) statischer Belastung zu einer weitergehenden Deformierung der Gelenkpfanne und einer zunehmenden (Teil-)Luxation.

Symptome und Befund, Diagnostik

Die wichtigsten klinischen **Untersuchungsbefunde** bei Neugeborenen und jungen Säuglingen sind:

- **Ortolani-Zeichen,** d. h. ein spür- und hörbares Schnappen, wenn die erkrankte Hüfte in Beugung, Außenrotation und Abduktion passiv bewegt wird
- **Abspreizbehinderung** der erkrankten Hüfte
- **Faltenasymmetrie** an Oberschenkel und Gesäß (➤ Abb. 8.53)
- **Beinverkürzung.**

Die **Diagnose** wird sonografisch gesichert. Röntgenuntersuchungen sind zur Verlaufskontrolle sowie bei Kindern über einem Jahr erforderlich.

Behandlung

Entscheidend ist der frühe **Behandlungsbeginn**. Je jünger das Kind, desto weniger invasiv ist die Therapie und umso besser ist die Prognose. Therapieziel ist, durch die Zentrierung des Hüftkopfes die Ausbildung einer normalen Gelenkpfanne zu ermöglichen.

Bei einer Dysplasie reicht konsequente Hüftabduktion z. B. durch breites Wickeln, **Spreizhose, -schiene** oder **–schale** (➤ Abb. 8.54):

- Für das Breit-Wickeln wird eine zweite Höschenwindel über die Kleidung gezogen oder der Schritt der Höschenwindel durch Einlage einer Binde verbreitert. Das Hüftgelenk soll dauerhaft gespreizt, die Kniegelenke aber frei beweglich sein
- Spreizhosen- und Spreizschienen werden immer über der Kleidung getragen. Die Pflegefachkraft achtet darauf, Faltenbildung durch die Kleidung und Druckstellen im Bereich der Oberschenkel oder der Verschlussstellen zu vermeiden.

Dieses Vorgehen wird durch physiotherapeutische Maßnahmen ergänzt, zu denen auch die Eltern angeleitet werden.

Liegt bereits eine (Sub-)Luxation vor, muss der Hüftkopf zunächst reponiert werden, z. B. bei Kindern im ersten Lebensjahr mittels **Overhead-Extension** (➤ Abb. 8.54). Die anschließende Retention erfolgt durch einen **Sitz-Hock-Gipsverband nach Fettweis** (➤ Abb. 8.54). Operative Maßnahmen sind vor allem bei verspäteter Diagnose und nicht reponierbarem Hüftkopf erforderlich.

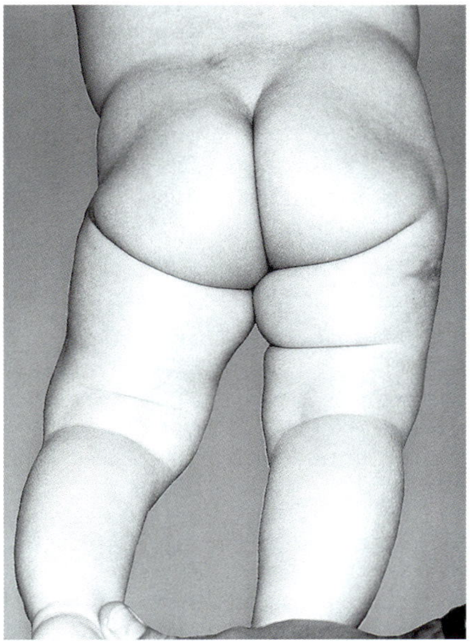

Abb. 8.53 Hüftdysplasie. Die Asymmetrie der Fettfalten an der Rückseite des kindlichen Gesäßes gelten als klinisches Zeichen. [R110-19]

8.14.2 Epiphyseolysis capitis femoris

DEFINITION

Epiphyseolysis capitis femoris (*Hüftkopf-Epiphysen-Lösung*): In der Pubertät auftretende Verschiebung in der Epiphysenfuge zwischen Hüftkopf und Schenkelhals mit Entwicklung einer Coxa vara (*zu geringer Schenkelhalswinkel, unter 120°*). Je nach zeitlichem Verlauf werden die seltenere **akute Form** und die häufigere, langsam verlaufende **Lenta-Form** unterschieden. Jungen sind häufiger betroffen als Mädchen.

Die betroffenen Jugendlichen sind oft auffällig groß, adipös und in ihrer Geschlechtsentwicklung eher zurückgeblieben. Bei der **Lenta-Form** sind die Beschwerden mit rascher Ermüdbarkeit, Hinken, Leisten- und Knieschmerz anfangs diskret. Im weiteren Krankheitsverlauf kommt es zu einer zunehmenden Außenrotation und Verkürzung des erkrankten Beines. Die **akute Form** zeigt sich durch plötzlich einsetzende, belastungsabhängige Hüftschmerzen mit Schonhinken. Bei größeren Verschiebungen der Hüftkopfkappe kann eine Verkürzung und Außendrehung des Beines erkennbar sein. Die **Diagnose** wird radiologisch gesichert. Die **Behandlung** ist grundsätzlich operativ.

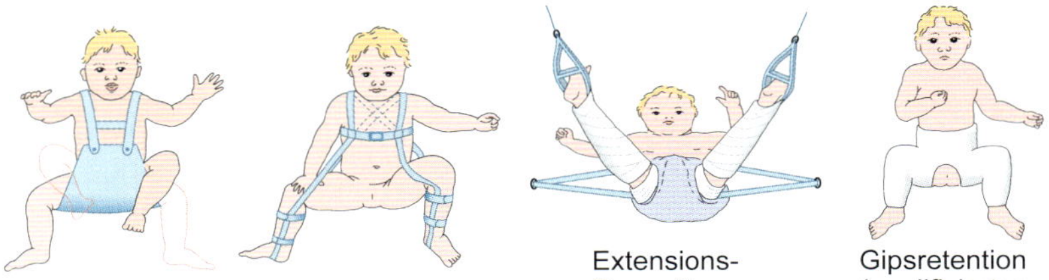

Abb. 8.54 Konservative Therapieformen bei Hüftdysplasie bzw. -luxation. [L190]

VORSICHT

Akute Epiphysenlösung

Die akute Epiphysenlösung ist ein orthopädischer Notfall. Nach sofortiger Bettruhe, absolutem Belastungsverbot und evtl. kurzzeitiger Extensionsbehandlung wird schnellstmöglich operiert. Es besteht die Gefahr von Gefäßverletzungen mit nachfolgender Hüftkopfnekrose.

8.14.3 Morbus Perthes

DEFINITION

Morbus Perthes (*Morbus Legg-Calvé-Perthes, juvenile Hüftkopfnekrose*): Ischämische Nekrose des Hüftkopfs, meist bei Jungen zwischen 3–10 Jahren. Häufigste aseptische Knochennekrose.

Eine ursächlich unklare Durchblutungsstörung führt zur Nekrose des Knochenkerns mit nachfolgendem Abbau des nekrotischen Knochens und Wiederaufbau. Bei Beteiligung der Epiphysenfuge kommt es zur Wachstumsstörung (➤ Abb. 8.55).

Die Kinder klagen über belastungsabhängige Hüft- und Knieschmerzen. Es folgen ein (Schon-)Hinken und eine schmerzhafte Bewegungseinschränkung. **Diagnose** und Stadieneinteilung erfolgen klinisch und radiologisch. Die **Behandlung** des Morbus Perthes ist nach wie vor umstritten. Im Allgemeinen wird bei leichten Formen abwartendes Verhalten und evtl. Physiotherapie empfohlen. Bei schweren Formen besteht die Behandlung je nach Alter des Kindes entweder in einer Hüft-Entlastungsorthese (z. B. Thomassplint) oder in einer Operation.

8.14.4 Idiopathische Hüftkopfnekrose des Erwachsenen

DEFINITION

Idiopathische Hüftkopfnekrose: Aseptische Hüftkopfnekrose bei Erwachsenen. Meist bei Männern im mittleren Lebensalter und in 50 % der Fälle beidseitig auftretend.

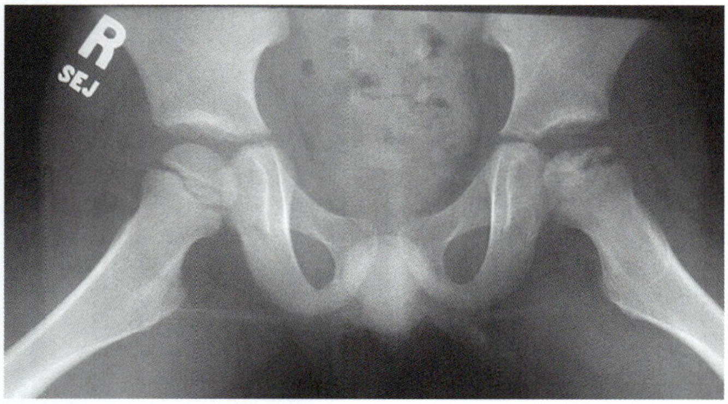

Abb. 8.55 Morbus Perthes links. [E959]

Die Ursache der Durchblutungsstörung, aus der die **idiopathische Hüftkopfnekrose** entsteht, bleibt häufig unklar. Bekannte Risikofaktoren sind z. B. hoch dosierte Glukokortikoidtherapie, Alkoholabusus oder Gefäßerkrankungen. Der Hüftkopf bricht in der Belastungszone ein, es kommt zu einer Deformierung und sekundären Koxarthrose.

Die Patienten klagen über belastungsabhängige Leistenschmerzen mit Bewegungseinschränkung in der Hüfte. Die **Diagnose** wird durch Röntgenaufnahmen oder – in Frühstadien – MRT gesichert. Die **Behandlung** ist stadienabhängig und in fortgeschritteneren Stadien meist operativ mittels Endoprothese.

8.14.5 Coxitis fugax

DEFINITION

Coxitis fugax (*Hüftschnupfen*): Flüchtige sterile Entzündung der Hüftgelenkkapsel, oft im Anschluss an einen (viralen) Infekt.

Die **Coxitis fugax** zeigt sich durch Hüft- und Knieschmerzen mit Bewegungseinschränkung der Hüfte bei ungestörtem Allgemeinbefinden. Die Diagnose wird mittels Sonografie, ggf. auch Hüftpunktion gestellt. **Therapeutisch** reichen kurzzeitige Bettruhe sowie die Gabe von NSAR und Analgetika über wenige Tage aus. Das Problem besteht in der Abgrenzung zu ernsthaften Erkrankungen, insbesondere einer eitrigen Arthritis (➤ 8.11.3) und einem Morbus Perthes im Frühstadium.

8.14.6 Koxarthrose

Arthrosen ➤ 8.8
Verletzungen des Hüftgelenks und des Oberschenkel ➤ 7.11.7

DEFINITION

Koxarthrose (*Coxarthrose*): Sammelbezeichnung für degenerative Veränderungen des Hüftgelenks mit schmerzhafter Funktionsminderung. Sie ist die häufigste Form der Arthrose beim Menschen.

Symptome und Befund, Diagnostik

Die Patienten klagen über zunehmende Schmerzen in der Leisten-, Trochanter- und Gesäßregion sowie über Bewegungseinschränkungen. Die Schmerzen strahlen oft in die Oberschenkel und Knie aus. Da die Patienten auf die Beugekontraktur der Hüfte mit einer Hyperlordose der Lendenwirbelsäule reagieren, treten nicht selten Schmerzen im LWS-Bereich hinzu.

Die klinische **Untersuchung** zeigt ein typisches Hinken (➤ 8.2.3), einen Druckschmerz in der Leiste und Bewegungseinschränkung der Hüfte, wobei die Innenrotation besonders früh beeinträchtigt ist. In der Beckenübersichtsaufnahme sind die typischen Arthrosezeichen (➤ 8.8, ➤ Abb. 8.27, ➤ Tab. 8.1) nachweisbar. Blutuntersuchungen können zur Abgrenzung gegenüber entzündlichen Prozessen erforderlich sein.

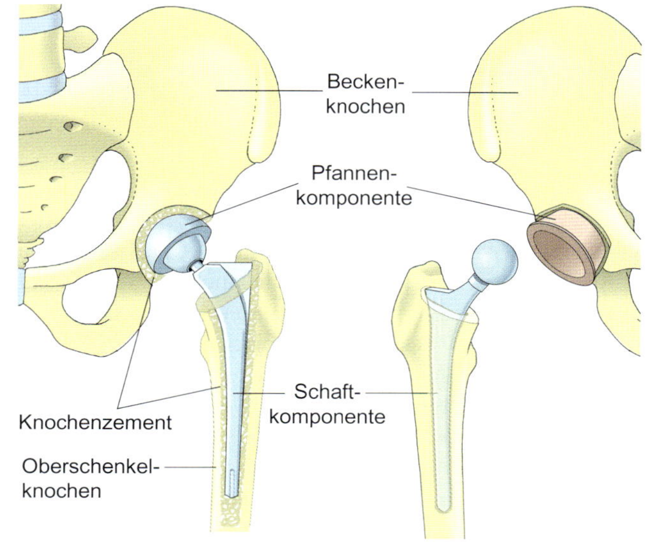

Abb. 8.56 Verschiedene Formen der Totalendoprothese eines Hüftgelenks. Links: Zementierte Hüft-TEP. **Rechts:** Zementfreie Hüft-TEP. [L190]

Behandlung

Operative **Therapien** werden in der Regel erst nach Ausschöpfung aller konservativen Möglichkeiten eingesetzt. Insbesondere bei sekundären Koxarthrosen jüngerer Patienten wird versucht, eine Schmerzlinderung und Funktionsverbesserung durch **hüftgelenkerhaltende Operationen** zu erzielen.

Endoprothetischer Gelenkersatz

DEFINITION

TEP: Total**e**ndo**p**rothese mit sowohl künstlichem Gelenkkopf als auch künstlicher Gelenkpfanne.
HEP (*Kopfendoprothese*): **H**emi-**E**ndo**p**rothese (*hemi = halb*) ohne künstliche Pfanne.
Hybrid-Prothese: Ein Teil der Prothese ist zementfrei, z. B. die Pfanne, der Schaft ist zementiert.

Bei fortgeschrittener Koxarthrose, Erfolglosigkeit der konservativen Therapie und geringen Erfolgschancen einer gelenkerhaltenden Osteotomie (➤ 8.4.2) kann ein **endoprothetischer Gelenkersatz** (➤ Abb. 8.56) die Lebensqualität des Patienten verbessern. Die zerstörten Gelenkstrukturen werden entfernt und durch ein „künstliches“ Gelenk ersetzt. Bei beidseitiger Koxarthrose wird zunächst die schmerzhaftere Seite operiert. Die Gegenseite wird ggf. in einem späteren Eingriff ersetzt.
Als **Richtlinien für die Prothesenwahl** gelten:

- Eine **zementierte TEP** (mit Einbringen eines Knochenzements zwischen Prothese und Knochen zur Festigung der Verbindung) wird meist bei Patienten über 70 Jahren und/oder fortgeschrittener Osteoporose gewählt. Das Problem ist die mit ca. 10–15 Jahren begrenzte Lebensdauer der Prothese mit dem relativ hohen Risiko einer **aseptischen Prothesenlockerung**
- Eine **zementfreie TEP** (der Knochen soll in die Prothese „einwachsen“) ist eher bei jüngeren, rüstigen Patienten zu empfehlen (➤ Abb. 7.26)
- Eine **HEP** (z. B. Duokopfprothese) bei der nur der Hüftkopf ersetzt wird, ist nur bei älteren Patienten mit Schenkelhalsfraktur, aber ohne fortgeschrittene Koxarthrose angezeigt.

Zementierte und zementfreie Hüftendoprothesen werden, falls vom Operateur nicht anders festgelegt, unter Volllast nachbehandelt. Untersagte Bewegungen bis acht Wochen nach OP sind:

- Hüftbeugung über 90°
- Übermäßige Innenrotation
- Beine überkreuzen
- Kombinierte Bewegungen wie Hüftbeugung mit Rotation.

Da es sich um Eingriffe mit evtl. hohem Blutverlust handelt, erfolgt nach Möglichkeit vor der Operation eine Eigenblutspende (➤ 4.5.14).
Hauptkomplikationen bei Endoprothesenimplantationen sind:

- Gefäß- und Nervenverletzungen (v. a. des N. ischiadicus und N. femoralis)
- Protheseninfektionen (➤ 8.11.2)
- Luxationen, d. h. der Gelenkkopf „springt“ aus der Pfanne (➤ 7.4, ➤ 7.11.7)
- **Periartikuläre Ossifikationen,** d. h. radiologisch nachweisbare Verkalkungen, die die Beweglichkeit einschränken
- **Aseptische Prothesenlockerung,** d. h. ein Lockerwerden der Prothese *ohne* Bestehen eines Infekts.

Pflege

Pflege vor, während und nach Operationen ➤ Kap. 4
Perioperative Pflege in der Orthopädie ➤ 8.1.6

Die **präoperative Pflege** entspricht den allgemeinen Vorbereitungen. Schwerpunkte **der postoperativen Pflege** sind:

Drainagen und Verbandwechsel

Neben der Beobachtung auf Durchblutung, Motorik und Sensibilität (➤ 3.2.1) ist v. a. die **Beobachtung des Verbands und der Redon-Drainagen** wichtig (➤ 4.5.10), da die Nachblutungsgefahr hoch ist. Patienten haben oft große Hämatome in der Umgebung der Wunde bis in den Intimbereich. Ein evtl. angelegter Druckverband wird nach Arztanordnung entfernt, meistens am 1. postoperativen Tag. Kühlung dient der Nachblutungsprophylaxe. Männer erhalten bei Hämatom im Skrotalbereich ein Hodenbänkchen.

Lagerung und Bewegung

Die **Lagerung des Beines** erfolgt in einer Beinflachlagerungsschiene (U-Schiene). Die Pflegenden achten konsequent darauf, dass die Prinzipien der Schienenlagerung genau eingehalten werden. (➤ 7.5.5). Besonders wichtig ist die ständige Abduktion des operierten Beines, sonst droht die Gefahr einer Luxation. Die Schiene kann mit einem Bettgitter oder einem schweren Sandsack vor dem Herausfallen gesichert werden. Eine 15–30°-Seitenlage, z. B. zur Druckentlastung, ist auch bei diesen Patienten möglich. Die Patienten werden darauf hingewiesen, dass wegen der Luxationsgefahr das

Kopfende des Bettes in den ersten postoperativen Tagen maximal 45° hoch gestellt werden darf. Das Sitzen auf einem Stuhl mit einer 90°-Beugung im Hüftgelenk ist erst nach acht Wochen erlaubt.

Das Nachtschränkchen steht immer auf der operierten Seite. Damit soll verhindert werden, dass der Patient das operierte Bein beim Hindrehen zum Nachtschränkchen adduziert. Pflegerische Maßnahmen werden von der operierten Seite durchgeführt.

Das **Drehen** erfolgt immer auf die **gesunde** Seite. Erst nach Ablauf einiger Tage darf auf die operierte Seite gedreht oder gelagert werden. Frischoperierte Patienten sollten immer zu zweit gedreht werden. Zum Drehen wird die Schiene entfernt und das Bett flach gestellt. Operiertes Bein in Höhe Kniegelenk und Sprunggelenk fassen und in Abduktionsstellung ohne Innen- oder Außenrotation beim Drehen mitführen. Liegt der Patient auf der Seite, kann das operierte Bein mittels Kissen in der Stellung gehalten werden, es darf aber auf keinen Fall vor oder hinter das operierte Bein rutschen.

VORSICHT

Luxationsgefahr

Auf keinen Fall darf das operierte Bein nach außen rotiert, adduziert oder gar über das andere Bein gelegt werden. Es besteht Luxationsgefahr. Die Patienten sind eindringlich darauf hinzuweisen.

Die **Mobilisation** erfolgt spätestens am 1. postoperativen Tag. Die Belastbarkeit des Beines ist durch den Arzt vorgegeben: zementierte und zementfreie Prothesen dürfen in der Regel voll belastet werden. Das Aufstehen geschieht immer über die **operierte** Seite. Wichtig ist, dass der Patient feste Schuhe anhat, die einen sicheren Stand zulassen. ➤ Abb. 8.57 beschreibt das korrekte Vorgehen. Der Patient erhält ggf. rechtzeitig davor ein Schmerzmittel.

Das **Gehen mit Unterarmgehstützen** ist abhängig von der angeordneten Belastung und muss mit dem Patienten im Rahmen einer Gangschule geübt werden (➤ 8.1.6). Auch kleine Strecken müssen immer mit UAGS gegangen werden, wenn der Arzt das angeordnet

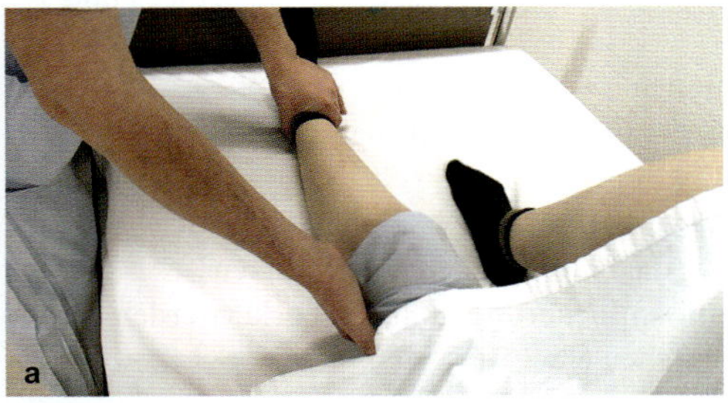

Die Pflegekraft fasst das operierte linke Bein unter dem Kniegelenk und am Sprunggelenk.

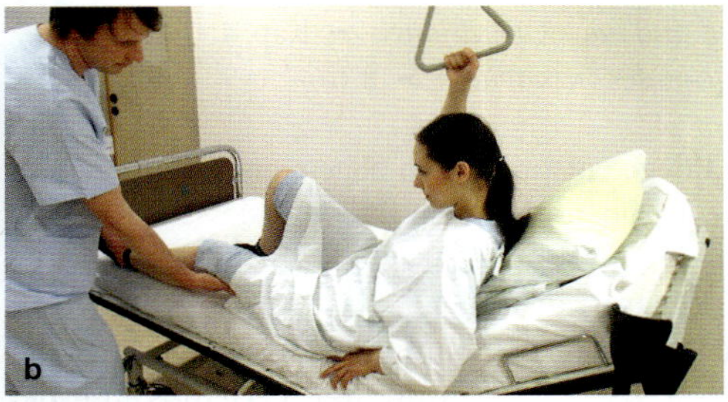

Die Patientin fasst den Patientenaufrichter, stellt das gesunde rechte Bein auf, rutscht zum Bettrand an ihrer operierten linken Seite und die Pflegekraft führt das Bein in korrekter Stellung mit. Das Kopfteil des Bettes ist auf 45° erhöht.

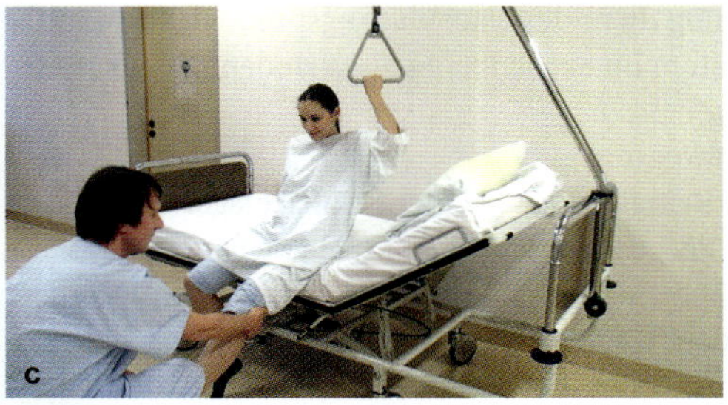

Die Patientin richtet sich am Bettrand auf, ohne die operierte Hüfte zu beugen.

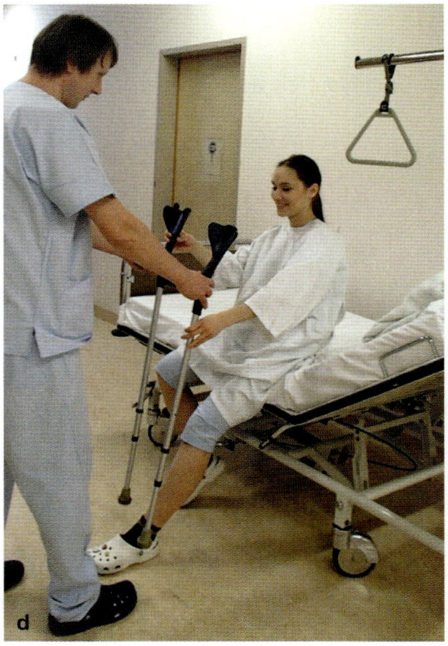

Die Pflegekraft senkt das Bettniveau, bis die Patientin guten Bodenkontakt hat und reicht ihr die Unterarmgehstützen (UAGS).

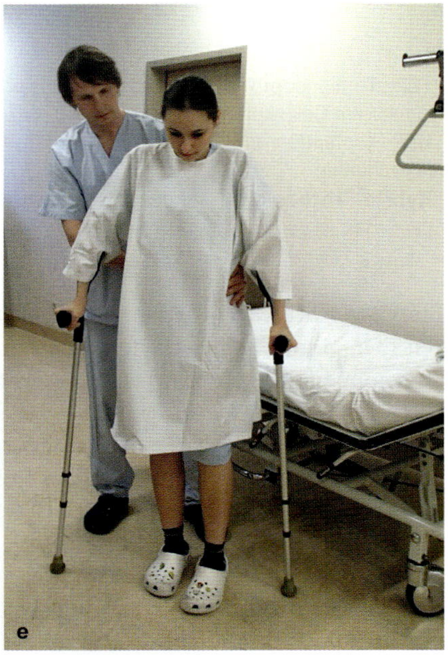

Die Patientin richtet sich über das gesunde Bein auf und die Pflegekraft unterstützt die Standsicherheit von hinten.

Abb. 8.57 Mobilisation einer hüftoperierten Patientin. [M294]

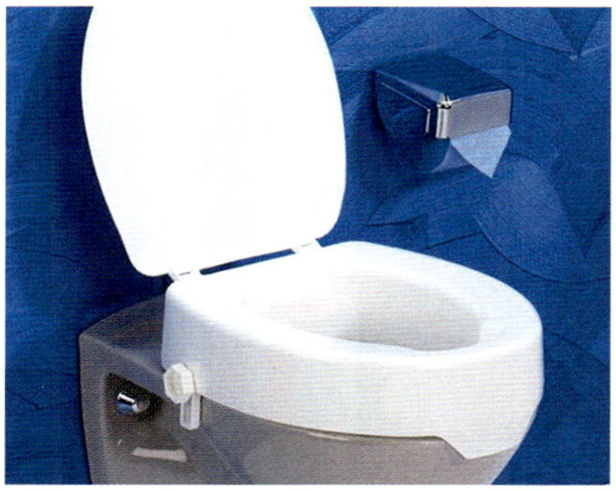

Abb. 8.58 Eine Toilettensitzerhöhung erleichtert das Setzen und Aufstehen. [V121]

hat. Auch beim Gehen muss der Hüftoperierte darauf achten, dass das operierte Bein weder nach außen rotiert noch adduziert wird.

An der Hüfte operierte Patienten dürfen erst **sitzen,** wenn der Arzt dies ausdrücklich erlaubt hat. Das gilt auch für das Sitzen auf der Toilette oder am Waschbecken. Mit Sitzen ist hier die 90°-Beugung im Hüftgelenk gemeint. Eine Toilettensitzerhöhung oder ein Arthrodesenstuhl sollen diese Beugung verhindern (➤ Abb. 8.58).

8.14.7 Genu varum und Genu valgum

DEFINITION

Genu varum (*O-Bein*): In leichter Ausprägung bei Säuglingen physiologisch.
Genu valgum (*X-Bein*): In leichter Ausprägung im 2.–5. Lebensjahr physiologisch.

Beim **Genu varum** sowie dem **Genu valgum** (➤ Abb. 8.59) handelt es sich um angeborene oder erworbene Beinachsenfehlstellungen.

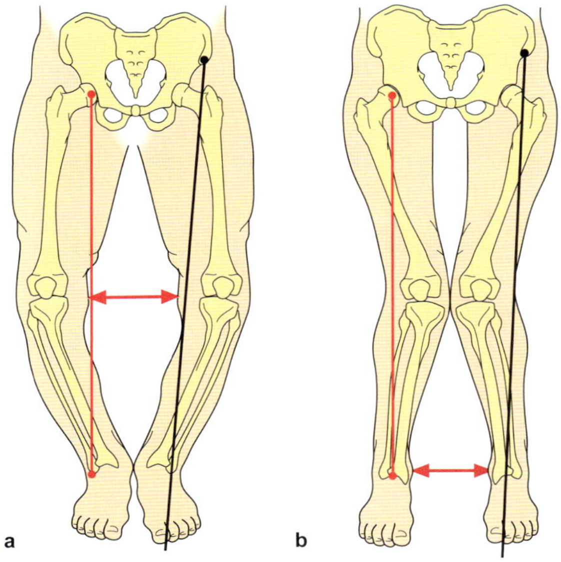

Abb. 8.59 Achsenfehlstellung der Beine. a) Genua vara. **b)** Genua valga. [L106]

Therapeutisch sind bei geringen Fehlstellungen das Ausüben geeigneter Sportarten (z. B. Schwimmen), evtl. physiotherapeutische Übungen und Schuhaußen- bzw. -innenranderhöhung zu empfehlen. In ausgeprägten Fällen sind Korrekturosteotomien erforderlich.

8.14.8 Gonarthrose

Arthrosen ➤ 8.8

DEFINITION

Gonarthrose: Arthrose des Kniegelenks. Häufigste Arthrose der großen Gelenke (fast jeder über 70-Jährige hat arthrotische Veränderungen der Kniegelenke).

Neben Alterungsprozessen sind weitere Faktoren an der Entstehung einer **Gonarthrose** beteiligt:

- **Achsenfehlstellungen,** z. B. X- oder O-Bein (➤ 8.14.7) mit einseitiger Belastung des Kniegelenks
- **Chronische Instabilität** des Kniegelenks, z. B. nach Bandruptur
- **Entzündungen,** z. B. bei rheumatoider Arthritis.

Die Gonarthrose ist bevorzugt medial oder lateral im Gelenk lokalisiert, man spricht dann von einer **Varus-** (*medial betont*) bzw. **Valgus-** (*lateral betont*) **Gonarthrose** (*lateral betont,* ➤ Abb. 8.59). Bei **Retropatellararthrose** (*retro = dahinter*) ist hauptsächlich die Gelenkfläche zwischen Femur und Patella betroffen, bei **Pangonarthrose** (*pan = vollständig*) sind alle drei Gelenkanteile verändert.

Symptome und Befund, Diagnostik

Die Patienten klagen über Gelenksteife und uncharakteristische Gelenkschmerzen, die langsam zunehmen. Anfangs klagen sie über Anlauf- und Belastungsschmerzen, später kommen Ruheschmerzen hinzu. Oft sind die Beschwerden wetterabhängig und bei kalter Jahreszeit stärker ausgeprägt. Stets muss eine (gleichzeitig vorhandene) Hüfterkrankung ausgeschlossen werden, da ca. 20 % der Patienten mit Hüfterkrankungen primär über Kniebeschwerden klagen (bei Kindern ist die Zahl höher). Die **Diagnose** erfolgt durch bildgebende Verfahren.

Behandlung

Folgende **operative Verfahren** sind möglich:

- **Gelenktoilette,** d. h. Reinigen des Gelenkes durch Ausspülen von Zell- und Gewebetrümmern und Glätten von Knorpel-, Meniskus- und Bandgewebe. Wird vorwiegend im Frühstadium der Erkrankung durchgeführt
- **Gelenknahe Osteotomien** (➤ 8.4.2) zur Korrektur von Varus- oder Valgusstellung (➤ 8.14.7)
- Implantation einer **Endoprothese ohne Scharnier** z. B.:
  - **Monokondylärer Gleitflächenersatz** (*Schlittenprothese*), mit dem die Gelenkoberflächen medial oder lateral ersetzt werden
  - **Bikondylärer Gleitflächenersatz** (*Oberflächenprothese*), der die medialen und lateralen Gelenkflächen ersetzt (➤ Abb. 8.60)

8

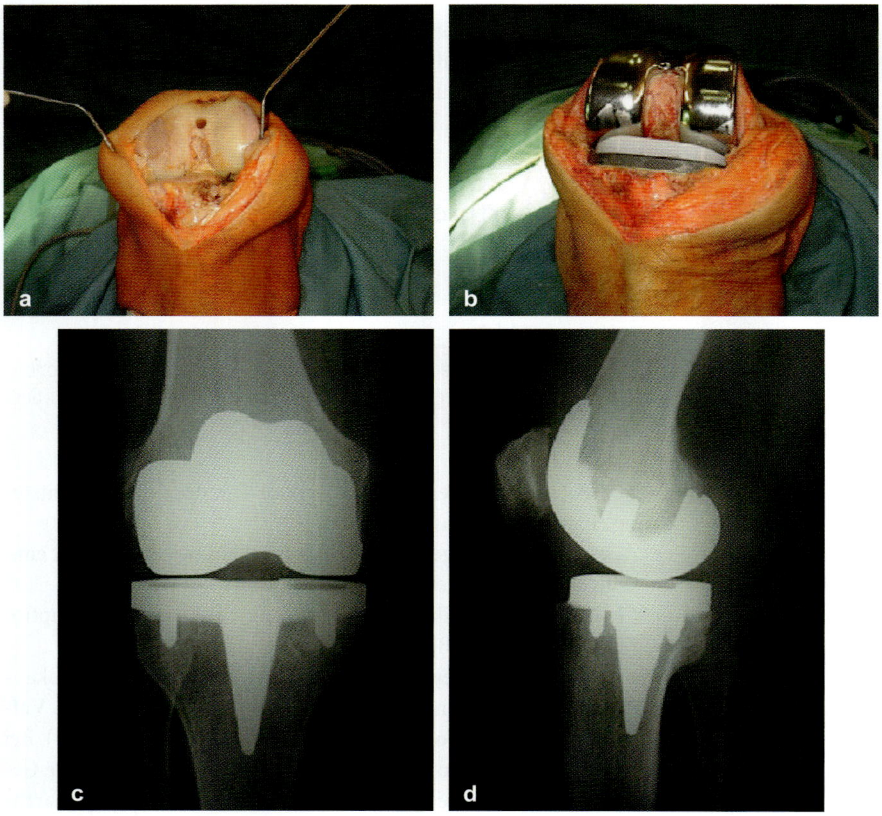

Abb. 8.60 Endoprothese des Kniegelenks. a) Intraoperativer Befund vor Protheseninplantation. **b)** Intraoperativer Befund nach Implantation eines bikondylären Oberflächenersatzes. **c–d)** Postoperatives Röntgenbild in zwei Ebenen. [M561]

- **Endoprothesen mit Scharnier** (*Scharniergelenk*) sind in sich stabil und können deshalb auch bei instabilem Bandapparat implantiert werden. Sie haben lange intramedulläre Schäfte, um die Prothese im Knochen zu stabilisieren und werden insbesondere bei Rheumatikern eingesetzt (➤ Abb. 8.19)
- **Arthrodese** (*Gelenkversteifung*) bei anderweitig nicht behandelbarer Instabilität des Gelenks.

Pflege

Pflege vor, während und nach Operationen ➤ Kap. 4
Perioperative Pflege in der Orthopädie ➤ 8.1.6

Präoperativ soll der Patient ggf. Übergewicht abbauen. Um eine zügigere Rehabilitation zu gewährleisten, soll der Patient die Muskeln der Beine kräftigen und dehnen. Er beginnt mit dem Übungsprogramm ca. vier Wochen vor der Operation. Die Übungen sollen einmal am Tag während 20–30 Min. durchgeführt werden, z. B. langsam Aufstehen und Hinsetzen, Unterschenkeln im Sitzen oder Liegen abwechselnd strecken und beugen, Dehnung im Liegen, Sitzen oder Stehen. **Postoperativ** ist die frühe Mobilisation wichtig, der Patient wird noch am Operationstag mit einem Gehwagen mobilisiert, die mögliche Belastung ordnet der Arzt an. In den nächsten Tagen erlernt er das Gehen mit Unterarmgehstützen (*UAGS*, ➤ 8.1.6). Der Patient erlernt Bewegungsübungen, die nach und nach die maximale Beugung und Streckung des Kniegelenks erreichen wollen. Diese muss er mehrmals am Tag durchführen. Begonnen wird in der Klinik in der Regel mit einer Bewegungsschiene, die 1–2-mal am Tag angewendet (➤ Abb. 8.61) wird. Nach Arztanordnung wird täglich die Beugung und Streckung um einige Grade gesteigert. Nach ca. fünf Tagen wird der Patient in eine Rehaklinik entlassen.

Zur **Entlassung** wird der Patient beraten:
- Unterarmgehstützen so lange verwenden, bis ein ausbalancierter und hinkfreier Gang möglich ist
- Feste Schuhe mit dämpfenden Sohlen tragen
- Bücken nur so weit, wie es das Kniegelenk ohne Druck zulässt
- Duschen: mit dem gesunden Bein in die Duschkabine ein- und austreten

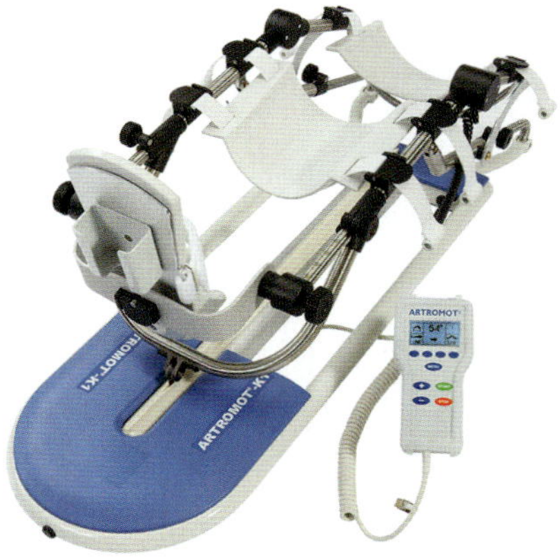

Abb. 8.61 Motor- oder Bewegungsschiene zum passiven Strecken und Beugen des Kniegelenks. Das Gerät wird entsprechend der Dauer der Bewegungsübungen und dem Bewegungsausmaß eingestellt. [U108]

- Autofahren erst, wenn das Gehen mit UAGS ohne Schmerzen möglich ist, das entspricht auch den gesetzlichen Vorgaben für das sichere Führen eines Fahrzeugs
- Radfahren erst, wenn sicheres Gehen schmerzlos möglich ist
- Keine schweren Lasten tragen, Berufe mit großer körperlicher Belastung sind ungeeignet
- Nach individueller Rehabilitation sind Sportarten mit gleichmäßigen, fließenden Bewegungen möglich, z. B. Wandern, Schwimmen, Skilanglauf. Ungünstig sind alle Bewegungen und Sportarten mit abrupten Bewegungsabläufen, Stoßbelastung, Erschütterungen und Drehbewegungen.

8.14.9 Meniskuserkrankungen

DEFINITION
Meniskuserkrankungen: Degenerative Schädigung oder traumatisch bedingter Einriss der Menisken im Kniegelenk.

Die meisten **Meniskuserkrankungen** entstehen auf dem Boden degenerativer Veränderungen der Menisken. Traumatisch bedingte Meniskusverletzungen sind v. a. bei jüngeren Menschen zu beobachten, die häufigste Schädigung betrifft das Hinterhorn des Innenmeniskus (➤ Abb. 8.62).

Die **Symptome** sind typisch. Die Patienten klagen über belastungsabhängige Schmerzen im Knie, Streckhemmung und teilweise Einklemmungserscheinungen bei bestimmten Bewegungen. Bei Kniegelenkserguss geben sie häufig ein Spannungsgefühl um die Kniescheibe herum oder in der Kniekehle an.

Die zuverlässigste Methode zur **Diagnose** von Meniskusschäden ist eine MRT. Die **Behandlung** berücksichtigt auch das Alter des Patienten und findet heute fast ausschließlich ambulant statt. Bei jungen Patienten ist die Arthroskopie die Therapie der Wahl. Wird hierbei ein Meniskusriss bestätigt, wird je nach Befund eine **partielle Meniskektomie** (*Meniskusteilresektion*), eine **subtotale Meniskektomie** (*fast vollständige Entfernung*) oder eine **Meniskusrefixation** (*Annähen des Meniskus bei basisnahen Meniskusabrissen*) durchgeführt.

Bei Patienten über 60 Jahren mit zusätzlich nachgewiesenen degenerativen Kniegelenksveränderungen sollte sorgfältig abgewogen werden, ob die Beschwerden vom Meniskusriss oder vielleicht doch mehr durch die Arthrose verursacht werden. In letzterem Fall sollte zunächst eine intensive Physio- und Bewegungstherapie und ggf. Analgesie erfolgen.

Pflege

Pflege vor, während und nach Operationen ➤ Kap. 4
Perioperative Pflege in der Orthopädie ➤ 8.1.6

- Kühlung und Hochlagerung des operierten Beines auf einer Beinhochlagerungsschiene (➤ 7.5.5) oder einem Kissen
- Frühmobilisation mit schmerzadaptierter Vollbelastung, ggf. auch Entlastung (z. B. bei Meniskusrefixation), abhängig von der durchgeführten Operation, häufig mit Kniegelenkorthese (➤ Abb. 3.16, ➤ Tab. 7.4 *Orthesen*). Der Arzt ordnet das erlaubte Bewegungsausmaß des Kniegelenks an
- Intermittierende Anwendung einer Motorschiene (➤ Abb. 8.61) im Rahmen der Physiotherapie.

8.14.10 Osteochondrosis dissecans

DEFINITION
Osteochondrosis dissecans (*OD*): Lokalisierte aseptische Knochennekrose mit scharfer Abgrenzung zum gesunden Knochengewebe (*Dissektion*). Es besteht die Gefahr der Abstoßung des Dissekats als freier Gelenkkörper (*Gelenkmaus*). Häufigste Lokalisation ist das Kniegelenk, aber auch Hüft-, Sprung-, Ellenbogen- Schultergelenk sind möglich.

Die Erkrankung befällt v. a. Jugendliche gegen Ende des Wachstumsalters. Die Betroffenen haben uncharakteristische, belastungsabhängige Knieschmerzen, evtl. mit Knieschwellung und -erguss. Plötzliche Einklemmungen nach Abstoßung der Knochennekrose sind typisch. Die **Diagnose** wird durch Röntgenaufnahmen, MRT und Arthroskopie gestellt (➤ 7.3.4, ➤ Abb. 8.63). In frühen Erkrankungsstadien ist die **Behandlung** konservativ mit Analgetika, Entlastung (z. B. durch Gehstützen oder Gipstutor) für 6–10 Wochen, körperlicher Schonung und Sprungverbot. In späteren Stadien wird zur Operation geraten.

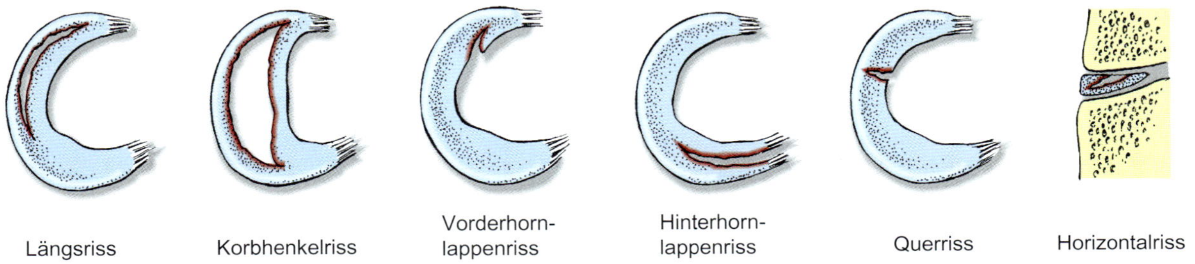

Abb. 8.62 Typische Meniskus-Läsionen. Meist reißt der kaum verschiebliche Innenmeniskus ein. Kniegelenk mit Bändern und Menisken (➤ Abb. 7.77) [L190]

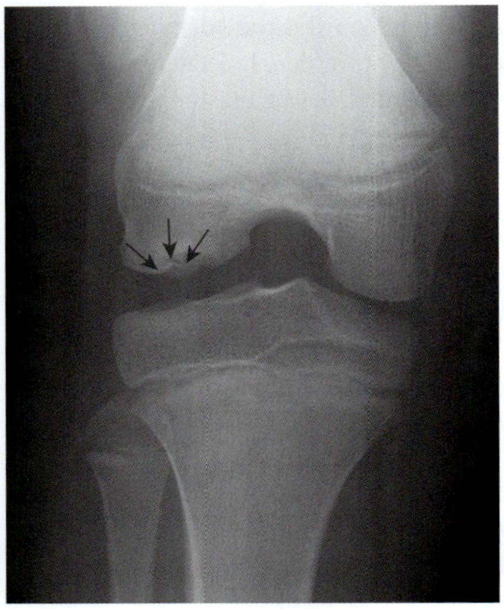

Abb. 8.63 Osteochondrosis dissecans mit Dissekat („Gelenkmaus") an der lateralen Femurkondyle. [M332]

8.14.11 Morbus Osgood-Schlatter

DEFINITION

Morbus Osgood-Schlatter (*Apophyseopathie der Tuberositas tibiae*): Gehäuft bei 10–14-jährigen Jungen auftretende, aseptische Knochennekrose der Tibiaapophyse (Ansatz der Patellarsehne).

Ursächlich für die Entstehung des **Morbus Osgood-Schlatter** scheint ein verstärkter Zug der Patellarsehne zu sein, z. B. bei Überlastung durch Sport. Die Patienten beklagen Schmerzen über der Tuberositas tibiae. Knien verstärkt den Schmerz. Manchmal sieht man bei der seitlichen Betrachtung eine Beule, die als harter Tumor zu tasten ist. Die **Diagnose** wird durch eine seitliche Röntgenaufnahme des Kniegelenks und MRT bestätigt. Die **Behandlung** beim Jugendlichen ist stets konservativ mit Entlastung (Befreiung vom Schulsport) und ggf. Analgesie.

8.14.12 Fersensporn

DEFINITION

Fersensporn (*Calcaneussporn*): Dornartige, verknöcherte Ausziehung am Fersenbein, die sich durch Reizung entzünden und schmerzhaft werden kann. Häufige (ca. 10 % der Bevölkerung) degenerative Erkrankung. Deshalb nimmt die Häufigkeit mit steigendem Alter zu.

Ein **Fersensporn** bildet sich am Sehnenansatz der Muskeln am Fersenbein. Infolge von Druck- und Zugbelastung kommt es zu Mikroverletzungen, die der Körper durch Einlagerung von Knochenmaterial in den Sehnenansatz repariert. Später kommt es zu einer zunehmenden Verknöcherung des Sehnenansatzes.

Fersensporne können über lange Zeit beschwerdefrei bestehen, erst später zeigen sie typische **Symptome:**

- Stechende Schmerzen beim Auftreten
- Anlaufschmerz
- Dumpfe, unregelmäßige Schmerzen auch ohne Belastung
- Druckempfindlichkeit am Sehenansatz.

Die **Diagnose** wird klinisch und mittels Röntgen, Sonografie oder MRT gestellt.

Abhängig vom Befund kommen verschiedene **Behandlungsmöglichkeiten** in Frage:

- Orthopädische Einlagen, die im Bereich des Fersensporns zur Entlastung eine Aussparung haben
- Nichtsteroidale Antirheumatika (➤ Tab. 4.4) und Kortisoninjektionen an der entzündeten Stelle
- Extrakorporale Stoßwellentherapie (➤ 8.4.1)
- **Operation.** Dabei wird der Fersensporn abgemeißelt und der entzündete Schleimbeutel entfernt. Nach einigen Tagen ohne Belastung wird die Sehne noch etwa sechs Wochen mit einem Spezialschuh entlastet.

8.14.13 Angeborener Klumpfuß

DEFINITION

Klumpfuß (*Pes equinovarus adductus et excavatus*): Angeborene, passiv nicht ausgleichbare, komplexe Fußdeformität, die aus folgenden Einzelfehlstellungen zusammengesetzt ist:

- **Spitzfuß** durch verstärkte Plantarflexion im oberen Sprunggelenk (*Pes equinus*). Fast immer ist die Achillessehne verkürzt
- **Supination** des Fersenbeins (*O-Stellung = Pes varus*)
- **Sichelfuß** durch Adduktion des Vorfußes (*Pes adductus*)
- **Hohlfuß** durch verstärktes Fußlängsgewölbe (*Pes excavatus*).

In 50 % der Fälle tritt der angeborene Klumpfuß beidseitig auf.

Bei ausgeprägten **Klumpfüßen** ist eine Blickdiagnose möglich (➤ Abb. 8.64). Röntgenaufnahmen dienen der Verlaufskontrolle.

Sofortige Behandlung notwendig

Entscheidend sind die Frühbehandlung unmittelbar nach der Geburt und die weitere konsequente Therapie bis zum Wachstumsabschluss.

Zunächst wird der Klumpfuß vorsichtig mit der Hand ein kleines Stück in Richtung normale Fußform gebracht (*manuelle Redression*). Danach wird das Korrekturergebnis mittels **Redressionsgips** gehalten (➤ 8.4.1, ➤ Abb. 8.65). Einige Tage später wird der Gips entfernt und der Fuß ein Stück weiter redressiert. Auf diese Weise gelingt es in ca. 50 % der Fälle, die Fehlstellung im Mittel- und Vorfuß zu korrigieren. Diese Phase dauert etwa zwölf Wochen.

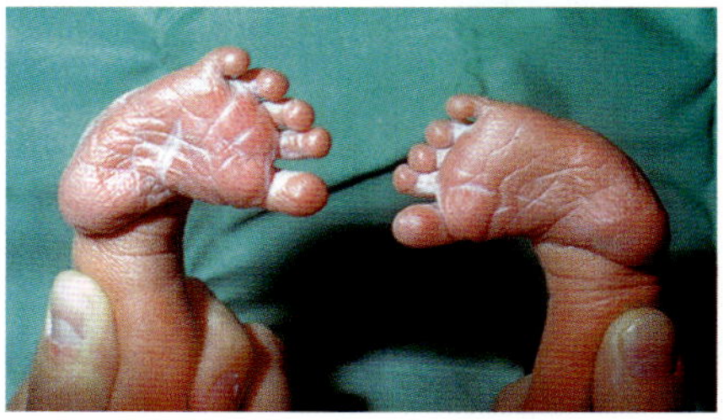

Abb. 8.64 Angeborene Klumpfüße. [T135]

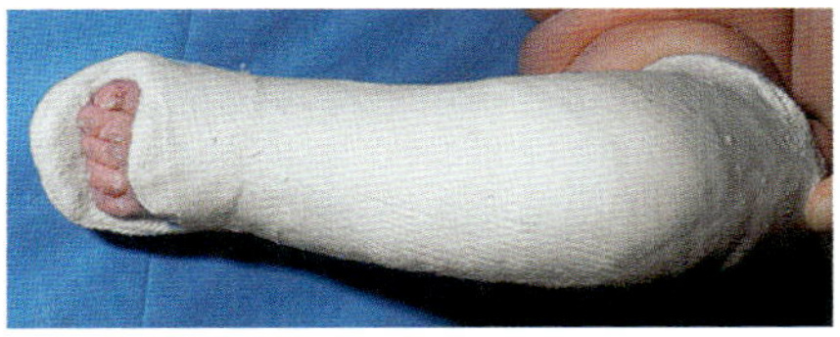

Abb. 8.65 Redressionsgips bei Klumpfuß. [T135]

Da sich die Spitzfußstellung aufgrund der verkürzten Achillessehne und Wadenmuskulatur häufig nicht befriedigend korrigieren lässt, ist ca. im 3.–6. Lebensmonat eine Achillessehnenverlängerung nötig, evtl. mit Eröffnung der hinteren Gelenkkapsel. Falls sich intraoperativ keine befriedigende Stellung erzielen lässt, sind weitere Weichteileingriffe zur Lösung der Kontrakturen erforderlich.

Nachdem eine physiologische Fußform erreicht ist, muss eine weitere Behandlung erfolgen, z. B. mit Lagerungsschienen aus Kunststoff (mehrere Modelle auf dem Markt) sowie begleitender aktiver und passiver Physiotherapie. Bei inkonsequenter Behandlung droht ein **Rezidiv des Klumpfußes** (*rebellischer Klumpfuß*).

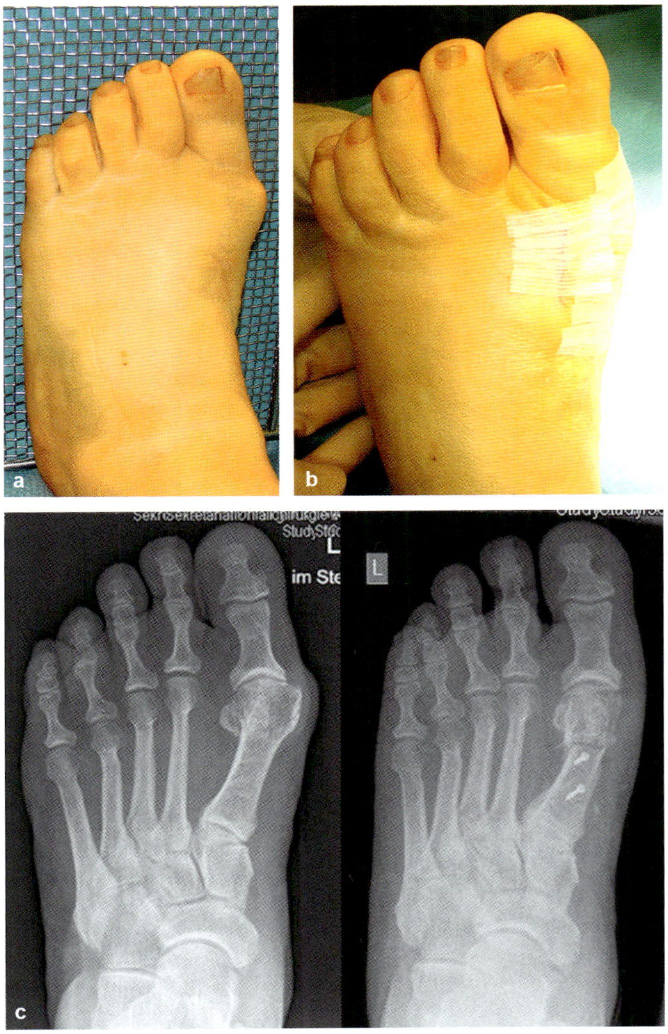

Abb. 8.66 Hallux valgus vor (links) und nach der Operation (rechts). **Oben:** Klinischer Befund. **Unten:** Befund im Röntgenbild. [M732]

8.14.14 Hallux valgus

DEFINITION

Hallux valgus: Sehr häufige, meist erworbene Zehendeformität, bei der die Großzehe im Grundgelenk zur Fußaußenseite abweicht (*Ballenfuß*) und das Großzehenendglied quer unter oder über den anderen Zehen liegt. Hauptsächlich betroffen sind Frauen mittleren und höheren Lebensalters.

Der **Hallux valgus** (➤ Abb. 8.66) ist im späteren Krankheitsverlauf passiv nicht mehr auszugleichen. Durch die Subluxationsstellung der Großzehenbasis steht das Mittelfußköpfchen nach medial vor, sodass es beim Tragen von Schuhen mehr Druck abbekommt mit der Folge einer **Pseudoexostose** (➤ 8.7.2) und später einer **Arthrose** im Großzehengrundgelenk.

Die Patienten kommen wegen typischen **Symptomen** zum Arzt: sie haben Schmerzen an der Pseudoexostose und auch weite Schuhe passen nicht mehr. Der chronische Druck auf die Pseudoexostose führt zu einer Bursitis, die sich bei Entstehung einer Drucknekrose durch Eindringen von Bakterien zu einer eitrigen Bursitis ausweiten kann.

Die **Diagnose** wird klinisch gestellt und durch eine Röntgenaufnahme im Stehen ergänzt. Wichtig für die Therapieentscheidung ist die Beurteilung des Großzehengrundgelenks mit der Frage, ob bereits eine Arthrose vorliegt.

Die **Behandlung** kann in leichten Fällen konservativ mit einer speziellen Hallux-Schiene erfolgen. Viele Patienten wünschen aber auch aus praktischen oder kosmetischen Gründen die (oft ambulant durchgeführte) Operation. Mit ihr kann auf Dauer eine Beschwerdefreiheit erreicht werden. Nach der Operation wird der Fuß hoch gelagert und intermittierend gekühlt. Der Patient geht in der ersten Zeit mit Unterarmgehstützen. Alternativ kann zur Mobilisation ein Vorfußentlastungsschuh (➤ Abb. 8.67) getragen werden. Ragen Spickdrähte aus der Wunde, entspricht der Verbandswechsel dem bei Fixateur externe (➤ 7.5.6).

8.14.15 Hammer- und Krallenzehen

DEFINITION

Hammerzehe (*Hallux malleus*): Beugung des Zehenendgelenks bei gleichzeitiger Streckung im Zehengrundgelenk, sodass die Zehenkuppe verstärkt auf den Boden drückt.

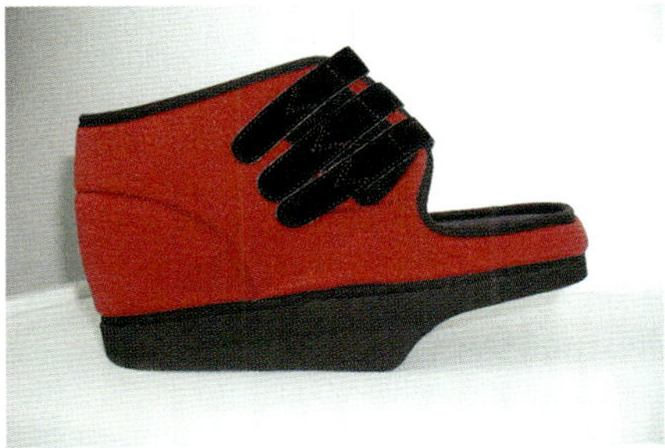

Abb. 8.67 Vorfußentlastungsschuh. Er entlastet den Vorfuß bei gleichzeitiger Belastung der Ferse. [M342]

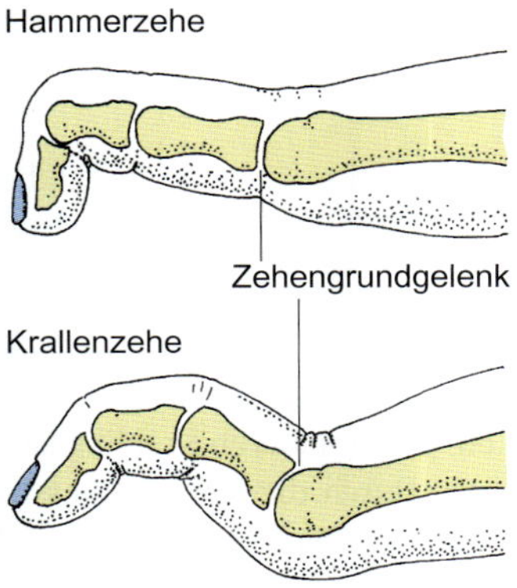

Abb. 8.68 Hammer- und Krallenzehe. [L190]

Krallenzehe: Überstreckung im Zehengrundgelenk bis zur (Sub-)Luxation bei Beugung des Mittel- und Endgliedes, dadurch keine Bodenberührung mehr. Anfangs noch ausgleichbare Fehlstellungen, später Kontraktur der Zehen II – V.

Hammer- und **Krallenzehen** (➤ Abb. 8.68) entstehen meist als sekundäre Deformität bei einem Spreizfuß. Typische **Symptome** sind Hühneraugen (*Clavi*) und Schwielen auf den Zehen und starke Schmerzen. Das Tragen von Konfektionsschuhen ist oft nicht mehr möglich. Die **Blickdiagnose** klärt den Befund. Röntgenaufnahmen der Zehen dienen vorwiegend zur Beurteilung der Subluxationen und Luxationen in den Zehengelenken und sind in der Regel erst im Rahmen der Operationsvorbereitung nötig. Bei starkem Leidensdruck, Kontrakturen oder (Sub-)Luxationen kann Beschwerdefreiheit nur durch eine **Operation** erzielt werden. Hierbei wird meist eine Resektionsarthroplastik (*n. Hohmann*) oder eine Veränderung des Sehnenverlaufs (*n. Weil*) durchgeführt.

8.14.16 Weitere Fußdeformitäten

DEFINITION

Spreizfuß (*Pes transversoplanus*): Häufigste erworbene Fußdeformität mit Verbreiterung des Vorfußes und Abflachung der Querwölbung.
Knickfuß (*Pes valgus*): Erworbene Fußdeformität mit Valgusstellung des Rückfußes; in schweren Fällen mit Abflachung des Fußlängsgewölbes (*Knick-Plattfuß*) und Vorfußabweichung nach medial (*Vorfußadduktion*).
Hohlfuß (*Pes cavus*): Meist erworbene Deformität des Fußes mit Verstärkung des Fußlängsgewölbes (Gegenteil vom Plattfuß). Häufig Folge einer neurologischen Grunderkrankung, z. B. Friedreich-Ataxie.
Spitzfuß (*Pes equinus*): Meist erworbene (Kontraktur) fixierte Plantarflexion des Fußes im oberen Sprunggelenk. Beim kontrakten Spitzfuß wird das Bein „zu lang", und der Patient müsste „auf den Zehenspitzen" laufen. Dadurch berührt die Ferse nicht den Boden. Einen durch Fußheberlähmung (z. B. bei einer Schädigung des N. peroneus) entstandenen Spitzfuß bezeichnet man auch als **Hängefuß.** Der Fuß hängt herab und der Patient hebt das Knie bei jedem Schritt stark an, um so das Schleifen des Fußes auf dem Boden zu verhindern (*Steppergang*). Ein Hängefuß wird mit einer Orthese versorgt, die verhindert, dass der Fuß in der Schwungphase des Gehens nach unten klappt, z. B. mit einer Peronaeusschiene (➤ Abb. 8.20c).
Plattfuß (*Pes planus*): Meist erworbene Abflachung des Fußlängsgewölbes mit medialseitigem Aufliegen der Fußsohle. Dabei steht der Vorfuß in Adduktion und der Rückfuß in Valgusstellung.
Senkfuß: Leichtere Ausprägung eines Plattfußes.
Hackenfuß (*Pes calcaneus*): Fehlstellung des Fußes in Richtung Fußrücken, dadurch deutliches Vorstehen der Ferse, die nun tiefster Punkt des Beines ist.

Allen Fußdeformitäten (➤ Abb. 8.69) sind im fortgeschrittenen Verlauf (brennende) Schmerzen beim Gehen gemeinsam. Vor allem das Tragen von Konfektionsschuhen wird immer schwieriger. An den hervorstehenden Fußteilen bilden sich häufig Schwielen und Hühneraugen, die zusätzliche Probleme bereiten. Die **Diagnose** wird klinische und röntgenologisch gesichert.
Zur **konservativen Behandlung** gehören:

- Fußgymnastik, Physiotherapie
- Schuhe mit integriertem Fußbett, Einlagen
- Orthopädische Schuhe
- Spezielle Orthesen, manuelle Redression, Lagerungsschalen (Nachlagerungsschulen).

Eine **operative Behandlung** wird notwendig, wenn:

- Die konservativen Maßnahmen nicht zu einer ausreichenden Beschwerdelinderung führen bzw. zunehmen
- Die Deformierung fortschreitet
- Der Patient aus kosmetischen Gründen eine OP wünscht.

Spitzfußprophylaxe in der Pflege

Zur Prophylaxe eines lagerungsbedingten Spitzfußes sind folgende **Maßnahmen** sehr wichtig:

- Passive und aktive Bewegungsübungen, z. B. Füße beugen und strecken, Füße kreisen lassen
- In Rückenlage: Lagerung des oberen Sprunggelenks in Neutralstellung (90° im Sprunggelenk), indem die Füße gegen eine weiche Fußstütze (Schaumstoffkissen oder -quader) gestellt werden. Ausnahmen – etwa nach Achillessehnen-Operation am operierten Fuß – ordnet der Arzt ausdrücklich an
- Druck der Bettdecke auf die Füße vermeiden: Bettdecke über das Fußende hängen lassen, Bettbogen benutzen, je ein Kissen rechts und links neben die Füße legen
- (Früh-)Mobilisation
- Sitzen im Stuhl mit komplettem Kontakt der Fußsohlen zum Boden
- Intermittierendes Anziehen von hohen Turnschuhen
- Ggf. individuell gefertigte Fußorthesen oder -schienen. [vgl. 12]

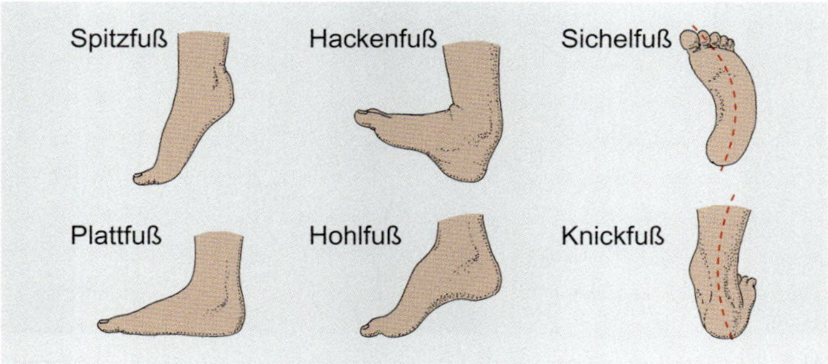

Abb. 8.69 Verschiedene Fußdeformitäten [L190]

VORSICHT

Bei hohem Muskeltonus und Spastikneigung

Bei Patienten mit erhöhtem Muskeltonus und Spastikneigung (z. B. beim Querschnittssyndrom) können sich diese durch eine Spitzfußprophylaxe noch verstärken. Hier muss die Spitzfußprophylaxe in weitere Konzepte, z. B. Bobath-Konzept, eingebettet sein.

Transferaufgabe

Karin Knaus ist 68 Jahre alt, verwitwet, kinderlos, aber noch recht rüstig. Bei einer Körpergröße von 1,72 m und einem Gewicht von 78 kg hat sie mit einem BMI von 26 leichtes Übergewicht. Sie stellt sich heute wegen diffuser Schmerzen im Bewegungsapparat und starken Schmerzen im Lendenwirbelsäulenbereich in der orthopädischen Ambulanz vor. Die Schmerzen im unteren Rücken strahlen in beide Beine aus und behindern Frau Knaus bereits beim Gehen, sodass sie schon einige Wochen kaum mehr aus dem Haus gegangen ist. Auf der Numerischen Schmerzskala gibt sie für die diffusen Schmerzen eine 3 und für die Lendenwirbelschmerzen eine 7 an. In der körperlichen Untersuchung fällt zusätzlich ein leichter Rundrücken auf. Sie erzählt weiterhin, dass sie unter Ein- und Durchschlafstörungen leidet und das Gefühl habe, ihre Hosen seien länger als früher.

Anamnestisch erheben Sie weiterhin, dass Frau Knaus Betablocker gegen einen idiopathischen Hypertonus, Schleifendiuretika bei einer Rechtsherzinsuffizienz NYHA II sowie L-Thyroxin zur Therapie einer Hypothyreose einnimmt.

Zur weiteren Diagnostik wird Blut abgenommen und ein Röntgen der Lendenwirbelsäule durchgeführt. Hier sind ein Wirbelkörpereinbruch im LWK 1 sowie Wirbelkörperdeformitäten inklusive Knochendichteverlust im Bereich der Brustwirbelsäule erkennbar.

Die Diagnose lautet darum: Osteoporose.

Aufgabe 1

- Bilden Sie eine Assoziationskette zu den folgenden Begriffen: Alter, Bewegungsmangel, Fraktur, Hypothyreose, Kalzium, Knochendichte, Körpergrößenabnahme, Kortison, Menopause, Nikotin, Osteoporose, Osteoklastenaktivität, Rundrücken, Sturzprophylaxe, Wirbelkörperbruch (➤ 8.6.1).
- Erklären Sie den ersten Begriff in Ihrer Assoziationskette und begründen Sie die Entscheidung. Finden Sie dann einen Bezug zu einem weiteren Begriff. Erläutern Sie diesen Begriff und begründen Sie den Zusammenhang beider Begriffe. Suchen Sie sich danach einen dritten Begriff und beginnen Sie wieder mit der Erläuterung, es folgt die Begründung des Zusammenhangs. Verfahren Sie so, bis alle Begriffe erklärt und begründet sind (➤ 8.6.1).

Aufgabe 2

- Verdeutlichen Sie den Sinn des En-bloc-Aufstehens bei Osteoporosepatienten.
- Entwerfen Sie ein Rollenspiel, in dem Sie Frau Knaus zum En-bloc-Aufstehen anleiten (➤ Abb. 8.40).

Aufgabe 3

Beraten Sie Frau Knaus im Hinblick auf Ernährung, Bewegung und Selbsthilfegruppen (➤ 8.6.1).

Aufgabe 4

- Weisen Sie den Zusammenhang zwischen den Medikamenten aus dem Fallbeispiel und der Entstehung einer Osteoporose nach (➤ 8.6.1).
- Welche weiteren Ursachen gibt es für die Entstehung einer Osteoporose? Denken Sie hierbei an alle Osteoporose-Formen (➤ 8.6.1).

Aufgabe 5

- Zum Nachweis einer Osteoporose eignen sich Röntgenbilder erst ab einem Knochendichteverlust von 30 %. Recherchieren Sie und begründen Sie diese Aussage.
- Beschreiben Sie nach einer Recherche das Vorgehen bei einer Osteodensitometrie zur Osteoporose-Früherkennung.

Literatur und Kontaktadressen

LITERATURNACHWEIS

1. Deutsches Netzwerk für Qualitätsentwicklung in der Pflege (DNQP) (Hrsg.): Expertenstandard Entlassungsmanagement in der Pflege. 1. Akt. 2009.
2. DNQP (Hrsg.): Schmerzmanagement in der Pflege bei chronischen Schmerzen. Stand 2015.
3. Sozialgesetzbuch V: Gesetzliche Krankenversicherung. www.gesetze-im-internet.de/sgb_5 (letzter Zugriff: 18.2.2017).
4. Dachverband der deutschsprachigen osteologischen Fachgesellschaften/DVO (Hrsg.): DVO-Leitlinie 2009 zur Prophylaxe, Diagnostik und Therapie der Osteoporose bei Erwachsenen. Stand 2014. Aus: www.dv-osteologie.org/dvo_leitlinien/osteoporose-leitlinie-2014 (letzter Zugriff: 18.2.2017).
5. Deutsches Netzwerk für Qualitätsentwicklung in der Pflege: Expertenstandard Sturzprophylaxe in der Pflege, 1. Aktualisierung 2013.
6. Deutsches Krebsforschungszentrum - Krebsinformationsdienst: Knochenmetastasen. Aus: www.krebsinformationsdienst.de/tumorarten/metastasen/knochenmetastasen.php (letzter Zugriff: 18.2.2017).
7. Arzneimittelkommission der deutschen Ärzteschaft: Handlungsleitlinie Degenerative Gelenkerkrankungen aus Empfehlungen zur Therapie von degenerativen Gelenkerkrankungen, Arzneiverordnung in der Praxis, Sonderheft. 3. Auflage. November 2008. Aus: www.akdae.de/Arzneimitteltherapie/TE/A-Z/PDF_Kurzversion/Gelenkerkrankungen_k.pdf (letzter Zugriff: 18.2.2017).

8. Schneider, M., Krüger, K.: Rheumatoide Arthritis – Frühdiagnose und Krankheitskontrolle. In: Deutsches Ärzteblatt, Jg. 110, Heft 27–28, 8. Juli 2013, S. 477-484. Aus: www.aerzteblatt.de/pdf/110/27/m477.pdf (letzter Zugriff: 18.2.2017).
9. Deutsche Gesellschaft für Rheumatologie: Handlungsempfehlungen zur sequenziellen medikamentösen Therapie der rheumatoiden Arthritis. Stand 07/2012. Aus: www.awmf.org/uploads/tx_szleitlinien/060-004l_S1_Medikamentoese_Therapie_rheumatoide_Arthritits_2012-verlaengert_01.pdf (letzter Zugriff: 18.2.2017).
10. Deutsche Gesellschaft für Rheumatologie u.a.: Leitlinie Axiale Spondyloarthritis inklusive Morbus Bechterew und Frühformen. Stand 11/2013. Aus: https://www.dgrh.de/dam/jcr:8a0de209-09c7-48ce-9fa3-2f3fc2da-2da0/axiale_spa_langfassung.pdf (letzter Zugriff: 18.2.2017).
11. Deutsche Gesellschaft für Unfallchirurgie: Bakterielle Gelenkinfektion. Stand 06/2014. www.dgrh.de/fileadmin/media/Praxis___Klinik/Leitlinien/2013/axiale_spa_langfassung.pdf; www.awmf.org/uploads/tx_szleitlinien/012-010l_S1_Bakterielle_Gelenkinfektionen_2014-06.pdf (letzter Zugriff: 18.2.2017).
12. Scheffel, S., Hantikainen, V.: Präventive Maßnahmen zur Kontrakturenprophylaxe in der geriatrischen Pflege. Aus: Pflege 2011; 24(3): 183–194. Bern: Huber Verlag, 2011.

KONTAKTADRESSEN

Arbeitsgemeinschaft der Wissenschaftlichen Medizinischen Fachgesellschaften: www.awmf-online.de
Berufsgenossenschaft für Gesundheitsdienst und Wohlfahrtspflege: www.bgw-online.de
Bundesarbeitsgemeinschaft für Rehabilitation: www.bar-frankfurt.de
Bundesselbsthilfeverband für Osteoporose e. V.: www.osteoporose-deutschland.de
Bundesverband für Rehabilitation und Interessenvertretung Behinderter e. V.: www.bdh-reha.de
Deutsche Arthrose Stiftung: www.deutsche-arthrose-stiftung.de
Deutsche Arthrose-Hilfe e.V.: www.arthrose.de
Deutsche Gesellschaft für medizinische Rehabilitation: www.degemed.de
Deutsche Gesellschaft für Rheumatologie: www.dgrh.de
Deutsche Rheuma-Liga e. V.: www.rheuma-liga.de
Deutsche Vereinigung Morbus Bechterew e. V.: www.bechterew.de
Deutscher Orthopäden-Verband e. V.: www.dov-online.de
Kuratorium Knochengesundheit e. V.: www.osteoporose.org
Netzwerk-Osteoporose e.V.: www.netzwerk-osteoporose.de
Webadresse für barrierefreies Wohnen: www.nullbarriere.de

WEITERFÜHRENDE LITERATUR

Fickelscherer, A.: BASICS Orthopädie Traumatologie. München: Elsevier Verlag, 2014.
Grifka, J., Krämer, J.: Orthopädie Unfallchirurgie. 9. Aufl. Heidelberg: Springer Verlag, 2013.
Niethard, F.U., Pfeil, J.: Duale Reihe Orthopädie und Unfallchirurgie. 7. Aufl. Stuttgart: Thieme Verlag, 2014.
Usinger, D. M.: Osteoporose, Ratgeber für Betroffene, Angehörige und medizinisches Fachpersonal. Idstein: Schulz-Kirchner Verlag, 2007.
Rümelin, A.: Kursbuch Arthrose – Erkrankungen der Gelenke effektiv vorbeugen und typgerecht behandeln. München: Südwest Verlag, 2006.
Oldenkott, P. T. (et al.): Bandscheiben-Leiden – Was tun? Stuttgart: Trias Verlag, 2005.

KAPITEL

9 Pflege von Menschen mit Erkrankungen der Gefäße

9.1 **Pflege in der Gefäßchirurgie** . . . 357
9.1.1 Betroffene Menschen . . . 357
9.1.2 Prävention . . . 358
9.1.3 Rehabilitation . . . 358
9.1.4 Patientenberatung . . . 358
9.1.5 Beobachten, Beurteilen und Intervenieren . . . 358

9.2 **Hauptbeschwerden und Leitbefunde bei Erkrankungen der Gefäße** . . . 360
9.2.1 Schmerzen . . . 360
9.2.2 Schwellung und Ödem . . . 360
9.2.3 Ulcus cruris . . . 361

9.3 **Der Weg zur Diagnose in der Gefäßchirurgie** . . . 362
9.3.1 Anamnese und körperliche Untersuchung . . . 362
9.3.2 Funktions- und Belastungstests . . . 362
9.3.3 Doppler- und Duplexsonografie . . . 363
9.3.4 Angiografie . . . 363
9.3.5 Phlebografie . . . 364
9.3.6 Computertomografie und Kernspintomografie . . . 365

9.4 **Erkrankungen der Arterien** . . . 365
9.4.1 Perioperative Pflege . . . 365
9.4.2 Gefäßtraining bei arteriellen Erkrankungen . . . 367
9.4.3 Arteriosklerose . . . 368
9.4.4 Periphere arterielle Verschlusskrankheit . . . 369
9.4.5 Akuter Verschluss einer Extremitätenarterie . . . 371
9.4.6 Durchblutungsstörungen der Eingeweidearterie . . . 373
9.4.7 Durchblutungsstörung der Nierenarterien . . . 374
9.4.8 Aneurysmen . . . 375
9.4.9 Durchblutungsstörungen der hirnversorgenden Arterien . . . 377
9.4.10 Raynaud-Syndrom . . . 378
9.4.11 Lungenembolie . . . 379

9.5 **Erkrankungen der Venen** . . . 380
9.5.1 Perioperative Pflege . . . 380
9.5.2 Gefäßtraining bei venösen Erkrankungen . . . 381
9.5.3 Chronisch venöse Insuffizienz . . . 381
9.5.4 Tiefe Venenthrombose . . . 385

9.6 **Dialyse-Shunt** . . . 387

9.7 **Gefäßverletzungen** . . . 388
9.7.1 Arterienverletzungen . . . 388
9.7.2 Venenverletzungen . . . 389

DEFINITION

Gefäßchirurgie: Eigenständiges chirurgisches Fachgebiet, das sich mit der Diagnostik und konservativen, endovaskulären und operativen Behandlung von arteriellen und venösen Gefäßerkrankungen und -verletzungen befasst.

9.1 Pflege in der Gefäßchirurgie

Neben Kenntnissen der **perioperativen Pflege** benötigen Pflegende in der Gefäßchirurgie auch Wissen über die Pflege bei internistischen und neurologischen Erkrankungen, z. B. Diabetes mellitus, Hypertonie, Apoplex, Niereninsuffizienz und vor allem Erkrankungen des Herzens wie koronare Herzkrankheit, Herzinsuffizienz oder Rhythmusstörungen (➤ Kap. 13). Menschen mit arteriellen Erkrankungen sind nicht selten Langzeitpatienten. Aufgrund der schlechten Durchblutung sind Wundheilungsstörungen und Wundinfektionen häufig.

Schwierig und anspruchsvoll ist die Wundbehandlung bei venösen und arteriellen Ulzerationen (➤ 2.10.2, ➤ 2.10.3). Pflegende brauchen nicht nur aktuelles Wissen zur Wundbehandlung, sie müssen auch begleitende Maßnahmen kennen und durchführen können. Da die Wundheilung langwierig ist, sind die Betroffenen nicht selten ungeduldig, mutlos oder auch wütend. Schmerzen beeinflussen die Situation zusätzlich negativ.

9.1.1 Betroffene Menschen

Menschen mit **arteriellen Erkrankungen** sind meist schon in internistischer oder orthopädischer Behandlung gewesen, ehe sie zur Gefäßoperation in die Chirurgie verlegt werden. Die Beschwerden haben nach und nach so weit zugenommen, dass eine Therapie unumgänglich geworden ist. Bei der Anamnese stellt man schnell fest, dass die meisten der Betroffenen einen oder mehrere klassische Risikofaktoren für eine Arteriosklerose aufweisen (➤ 9.4.3). Besonders dramatisch ist die Situation für Patienten mit einer peripheren arteriellen Verschlusskrankheit, wenn eine Amputation (➤ 7.6) notwendig ist.

Dem gegenüber stehen die akuten Arterienerkrankungen und -verletzungen, die fast immer einen gefäßchirurgischen Notfall darstellen. V. a. der akute Gefäßverschluss oder die Ruptur eines Bauchaortenaneurysmas sind für den betroffenen Menschen dramatisch, weil sie unvorhergesehen auftreten und akut lebensbedrohlich sind.

Menschen mit chronischen **venösen Erkrankungen** haben auch häufig typische Risikofaktoren (➤ 9.5.3) und blicken auf einen längeren Krankheitsverlauf zurück. Die tiefe Beinvenenthrombose ist dagegen eine akute Erkrankung.

9.1.2 Prävention

Herz-Kreislauf-Erkrankungen sind die häufigste Todesursache in den Industrieländern. Dabei ließe sich die Arteriosklerose mit der Ausschaltung der typischen Risikofaktoren weitgehend vermeiden. Krankenkassen und Initiativen starten immer wieder Kampagnen, die die Bevölkerung auf die Vermeidbarkeit von Gefäßerkrankungen hinweisen. Dieses Ziel verfolgt auch die *Deutsche Liga zur Bekämpfung von Gefäßerkrankungen e. V.* Auf ihrer Homepage und in der Zeitschrift „Gefäß Report" erfahren Leser, wie Arteriosklerose vermieden bzw. verbessert werden kann. Auch die *Stiftung Deutsche Schlaganfall-Hilfe* informiert Interessierte und Betroffene über Risikofaktoren und deren Vermeidung.

Auf der Homepage der *Deutschen Venenliga e. V.* erfahren Leser, wie Beschwerden bei Venenleiden gelindert werden können. Die Venenliga veranstaltet bundesweit „Venenscreenings", bei denen Interessierte innerhalb von wenigen Minuten einen Untersuchungsbefund zu ihrer Beinvenensituation erhalten.

9.1.3 Rehabilitation

Der **Rehabilitationsprozess** beginnt unmittelbar nach der Operation. Die Patienten sollen so schnell wie möglich die Mobilität (wieder) erreichen, denn Bewegungsförderung ist ein zentraler Aspekt bei arteriellen wie venösen Gefäßerkrankungen (➤ Abb. 9.1). Dazu leiten Pflegende die Patienten an, ihre Ressourcen bestmöglich zu nutzen, ohne sie zu überfordern. V. a. Patienten mit arteriellen Gefäßerkrankungen sind dazu oft schwer zu aktivieren, weil die Krankheitseinsicht fehlt oder die geistigen Fähigkeiten auf Grund eines zerebralen Gefäßleidens eingeschränkt sind.

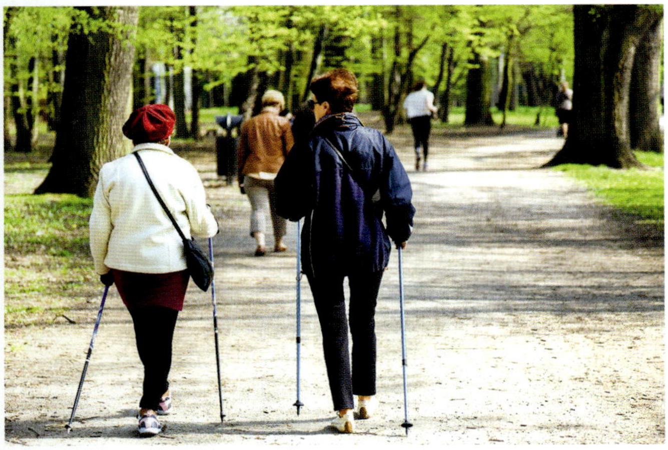

Abb. 9.1 Regelmäßige Bewegung von früh auf steigert das Wohlbefinden, vermeidet Übergewicht und trainiert sowohl Arterien als auch Venen. Vor allem Ausdauertraining an der frischen Luft und gemeinsam mit anderen ist besonders zu empfehlen. [J787]

Nach schwerwiegenden Eingriffen oder Erkrankungen, z. B. Amputation oder Schlaganfall, erstreckt sich die Rehabilitation häufig über eine lange Zeit. Meist werden die Betroffenen dazu aus der Akutklinik in eine Rehabilitationsklinik verlegt.

9.1.4 Patientenberatung

Gefäßpatienten können viel dazu beitragen, den Behandlungserfolg zu sichern und ein Fortschreiten bzw. ein Rezidiv der Erkrankung zu verhindern. Das ist den Patienten eindringlich zu erläutern, manchmal auch mit deutlichen Aussagen wie: „Wenn Sie nicht das Rauchen einstellen und Ihren Blutzucker in den Normbereich bringen, droht Ihnen ein Schlaganfall oder die Beinamputation".

Lebensgewohnheiten müssen geändert werden, denn Rauchen, tierische Fette, Übergewicht und Bewegungsmangel begünstigen die Entwicklung und das Fortschreiten einer peripheren arteriellen Verschlusskrankheit (➤ 9.4.3, ➤ 9.4.4) sowie weitere durch Arteriosklerose bedingte Erkrankungen. Die Einstellung einer Hypertonie, eines Diabetes mellitus und einer Hypercholesterinämie auf Normwerte ist ein weiterer Aspekt in der Behandlung einer Arteriosklerose, auch hierfür braucht es das Mitwirken der Patienten.

An den Venen Erkrankte sollten Alkohol meiden, da dieser die Blutgefäße erweitert, sodass z. B. im Stehen noch mehr Blut in den Venen „versackt". Manchmal ist auch eine längerfristige Kompressionstherapie sinnvoll (➤ 9.5.1, ➤ 9.5.2).

Zu einer gesunden Lebensführung gehört bei Gefäßpatienten auch die ausreichende körperliche Bewegung, am besten natürlich an der frischen Luft (➤ Abb. 9.1). Hervorzuheben ist hierbei vor allem das Ausdauertraining, das bei konsequenter Durchführung nach einiger Zeit zu einer Entlastung des Herz-Kreislauf-Systems führt. Die Angehörigen des Patienten können wichtige Motivationsgeber sein. Viele Patienten profitieren auch von einer Selbsthilfegruppe. [vgl. 1]

9.1.5 Beobachten, Beurteilen und Intervenieren

Ernährung

Eine vollwertige und vitaminreiche **Ernährung** ist grundsätzlich zu empfehlen. Zur Unterstützung der Therapie von Kreislauf- und Gefäßerkrankungen sollten Patienten stets Übergewicht abbauen und einen ggf. vorhandenen Diabetes optimal einstellen (lassen). Gegebenenfalls ist eine Ernährungsberatung notwendig. Häufig ist es sinnvoll, die nächsten Angehörigen daran teilnehmen zu lassen, denn meist lohnt es sich, die Ernährungsgewohnheiten der ganzen Familie umzustellen.

Die Pflegenden weisen die Gefäßpatienten auch auf die Notwendigkeit einer ausreichenden Flüssigkeitszufuhr hin. Bei Herz- und

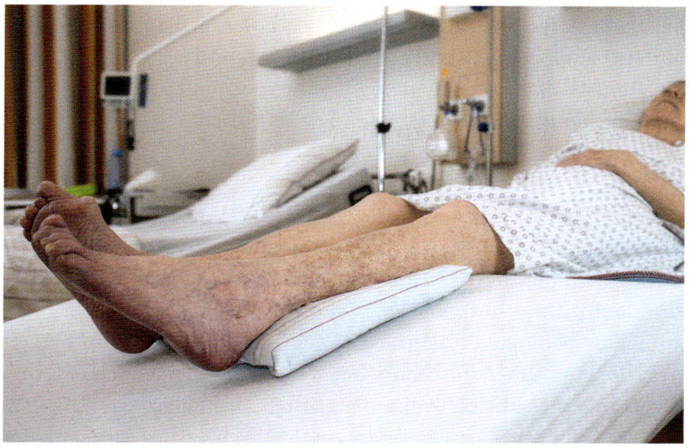

Abb. 9.2 Lagerung der Beine bei pAVK. Trotz Freilagerung der Fersen auf einem Kissen sind die Füße die tiefste Stelle des Patienten. [K115]

Niereninsuffizienz sprechen sie die tägliche Trinkmenge mit dem behandelnden Arzt ab. Die Pflegenden erfragen die Art der Getränke, die der Patient hauptsächlich zu sich nimmt. Häufig werden über zuckerhaltige Säfte, Cola und gezuckerte Tees erhebliche Kalorienmengen aufgenommen. Der Verzicht darauf stellt einen wichtigen Beitrag zum Abbau von Übergewicht dar.

Lagerung und Bewegung

Die richtige **Lagerung** ist bei Gefäßerkrankungen eine wichtige therapeutische Maßnahme. Grundsätzlich gilt:

- Bei peripherer arterieller Verschlusskrankheit (*pAVK*, ➤ 9.4.4) sind die Beine tief zu lagern
- Bei chronisch venöser Insuffizienz (*CVI*, ➤ 9.5.3) sind die Beine flach, besser noch erhöht zu lagern.

Bestehen bei einem Patienten gleichzeitig eine arterielle und venöse Gefäßerkrankung, ist der Unterstützung der arteriellen Durchblutung der Vorrang zu geben. Die Beine werden flach und intermittierend tief gelagert. Im Einzelfall, z. B. wenn die venöse Stauung überwiegt, ordnet der Arzt gelegentlich eine zeitlich befristete Hochlagerung an.

VORSICHT

Hochlagerung der Beine und Einsatz von Thromboseprophylaxestrümpfen bei pAVK

Bei Patienten mit peripherer arterieller Verschlusskrankheit dürfen die Beine nie ohne Arztanordnung hochgelagert werden, auch das Tragen von medizinischen Thromboseprophylaxestrümpfen muss angeordnet sein.

Patienten mit pAVK sind aufgrund der verminderten arteriellen Durchblutung an den Füßen und Beinen stark dekubitusgefährdet. Sie tolerieren Druckeinwirkung nicht annähernd so lange wie arteriengesunde Menschen. Deshalb muss Druck auf Fersen, Zehen, Innen- und Außenknöchel unbedingt vermieden werden. Sind die Beine auf einem Kissen gelagert, muss trotzdem eine Beintieflagerung gewährleistet bleiben, z. B. indem das Fußteil des Bettes nach unten gestellt wird oder durch eine schiefe Ebene fußwärts (➤ Abb. 9.2).

Mobilen Patienten werden weiche Schuhe empfohlen, die keine Druckstellen verursachen können. Bestehen schon Fußschäden, dann sind orthopädische Schuhe mit Weichbettung notwendig. Bei Ulzerationen oder nach Amputation am Fuß benötigt der Patient einen Entlastungsschuh bis zur Abheilung.

Die Pflegenden erläutern den Betroffenen und ihren Angehörigen die Zusammenhänge und die Wichtigkeit von **Bewegung** und **Gefäßtraining**. Abhängig von der individuellen Situation leiten sie die Patienten zu geeigneten Maßnahmen an (➤ 9.4.2, ➤ 9.5.2). Sie überlegen gemeinsam, wie und wann diese Maßnahmen in den Alltag zu integrieren sind.

Körperpflege

Eine angepasste und sorgfältige **Körper**- und **Hautpflege** ist im Bereich der betroffenen Arterien und Venen eine wichtige Maßnahme. Besonders Venenpatienten haben oft eine trockene oder ekzematös veränderte Haut.

Sowohl bei venösen als auch bei arteriellen Erkrankungen ist der Einsatz von heißem Wasser und längere Wärmeanwendung (z. B. Wannenbad) kontraindiziert. Werden Reinigungsmittel eingesetzt, sollten sie einen sauren pH-Wert haben und sorgfältig von der Haut entfernt werden. Die **Hautpflege** erfolgt nach der vorgefundenen Hautsituation. Trockene Altershaut benötigt eine W/Ö-Emulsion. Ist die Haut extrem trocken, sind harnstoffhaltige Emulsionen empfohlen. Reine Fettsalben sind als Pflegemittel nicht geeignet, da sie nicht einziehen.

Der **Fußpflege** kommt besondere Bedeutung zu. Sowohl bei arteriellen als auch bei venösen Gefäßerkrankungen heilen selbst kleine Wunden schlecht. Infektionen können sich in minderdurchblutetem Gewebe schnell ausbreiten. Deshalb sollten Gefäßpatienten und Diabetiker niemals barfuß laufen. Bei der Fußpflege gehen die Pflegenden sehr sorgfältig vor, um auch kleinste Verletzungen zu vermeiden. Problematische Situationen, z. B. eingewachsene Fußnägel und Hyperkeratosen, sollten von einem Fußpfleger oder Podologen behandelt werden (➤ Abb. 9.3). Bei einigen Erkrankungen kann professionelle Fußpflege auch vom Arzt verordnet werden.

Muss der Patient **medizinische Kompressionsstrümpfe** oder einen **Kompressionsverband** tragen, werden diese mindestens einmal täglich ausgezogen bzw. entfernt. Nach der Hautreinigung und -pflege erhält der Patient neue Strümpfe bzw. einen neuen Kompressionsverband mit sauberen Binden.

Die **Kleidung** von Gefäßpatienten soll aus Naturfasern (z. B. Baumwolle, Wolle, Seide) bestehen, denn diese ermöglichen eine gute Schweißaufnahme bzw. -abgabe und Hautatmung. Kleidung

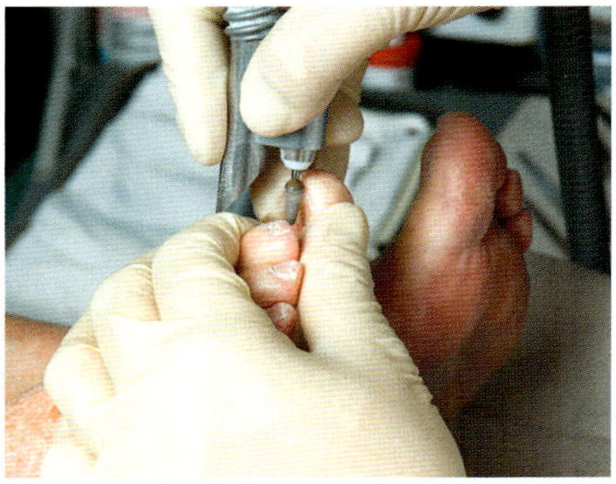

Abb. 9.3 Bei Gefäßerkrankungen ist eine Fußpflege durch einen ausgebildeten Fußpfleger sinnvoll, um Verletzungen zu vermeiden. Hier: Professionelle Fußpflege mit einem Nagelschleifer. [K115]

und Schuhe sind so zu wählen, dass sie nicht die arterielle Durchblutung und den venösen Rückfluss behindern. Daher sind auch Strümpfe und Wäsche, die einengen, unbedingt zu vermeiden.

Patienten mit pAVK leiden unter ständig kalten Füßen. Direkte Wärmeanwendungen (z. B. Wärmflasche, Heizdecke, Fußbad) sind nicht ratsam, beim akuten Gefäßverschluss sind sie kontraindiziert. (➤ 9.4.1). Pflegende beraten die Patienten, die Beine mit Woll- oder Angorasocken warm zu halten. Im Bett sind auch Schaffelle gut geeignet, die Restwärme zu erhalten.

9.2 Hauptbeschwerden und Leitbefunde bei Erkrankungen der Gefäße

9.2.1 Schmerzen

Wird ein Gewebe oder Organ ungenügend mit Sauerstoff versorgt, kommt es meist zu **Schmerzen.** Ursächlich ist die Behinderung des zellulären Stoffwechsels mit nachfolgendem Absterben der Zellen und Gewebeuntergang. Man spricht von der **Ischämie** (griech. *isch = Halt, häma = Blut*). Dafür verantwortlich ist meist entweder eine Verengung der Blutgefäße oder der Verschluss eines Blutgefäßes. Entzündungen verursachen ebenfalls Schmerzen. Verantwortlich dafür sind der Schädigungsfaktor an sich, aber auch sog. Entzündungsmediatoren (*entzündungsvermittelnde Botenstoffe*) und die durch die Gefäßweitstellung entstehende Schwellung.

Akute Beinschmerzen

- Beim akuten Arterienverschluss am Bein hat der Patient plötzlich einsetzende, starke, oft als stechend beschriebene Schmerzen in der betroffenen Extremität. Häufig wird zudem über ein Schwäche- und Druckgefühl geklagt. Das Bein ist blass und kalt, die Fußpulse sind nicht tastbar (➤ 9.4.5)
- Schmerzen durch Venenverschlüsse beginnen eher schleichend und sind meist nicht so stark ausgeprägt wie die Schmerzen bei arteriellen Verschlüssen. Insbesondere Schmerzen in der Wadenmuskulatur, die beim Auftreten zu- und bei Hochlagerung abnehmen, weisen auf eine tiefe Beinvenenthrombose hin
- Auch ein Kompartmentsyndrom (➤ 7.5.8) infolge eines massiven postoperativen Ödems kann akute Beinschmerzen hervorrufen.

Diese **Schmerzen weisen auf Notfallsituationen hin** und bedürfen einer sofortigen Intervention. Die Ischämie wird nur über eine gewisse Zeitspanne vom Gewebe toleriert (an den Extremitäten bis zu 12 Std.) bevor eine dauerhafte Gewebeschädigung eintritt.

9

Intermittierende Beinschmerzen

Periphere arterielle Verschlusskrankheit ➤ 9.4.4

Intermittierende, d. h. wiederkehrende Beinschmerzen treten charakteristischerweise unter Belastung auf und verschwinden in Ruhe. Typisches Beispiel ist die **Claudicatio intermittens,** auch „Schaufensterkrankheit" genannt. Patienten gehen eine gewisse Strecke, bis die Schmerzen in Fuß oder Wade beginnen, und bleiben dann stehen. In dieser Ruhephase erholt sich das minderdurchblutete Gewebe, die Schmerzen lassen nach und sie können erneut ein weiteres Stück gehen. Wie bei einem Schaufensterbummel ist der Gehrhythmus also in „stop and go" eingeteilt.

Abdominalschmerzen

Ein Leitsymptom für die chronische arterielle Verschlusskrankheit intraabdomineller Arterien ist der **Abdominalschmerz** nach Nahrungsaufnahme (*postprandialer Schmerz*). Die durch die Nahrungsaufnahme bedingte Belastung des Magen-Darm-Trakts führt zu einem höheren Sauerstoffbedarf, der wegen der eingeengten Arterien nicht gedeckt werden kann. Es entstehen anfallsartige, stärkste Bauchschmerzen (*Angina abdominalis,* ➤ 9.4.6). Vor allem der mit den geschilderten Beschwerden einhergehende starke Gewichtsverlust in der Anamnese weist darauf hin.

Davon zu unterscheiden ist der akute Verschluss einer Eingeweidearterie (*Mesenterialinfarkt,* ➤ 9.4.6). Dabei kommt es zu einer akuten Minderdurchblutung des betroffenen Magen-Darm-Abschnitts mit Gewebenekrose.

VORSICHT

Abdominelle Aortenruptur möglich

Akut einsetzende Schmerzen im unteren Abdomen, Rücken und Beckenbereich bis in die Oberschenkel ausstrahlend können die Leitsymptome einer drohenden oder bereits erfolgten abdominellen Aortenruptur (➤ 9.4.8) sein.

9.2.2 Schwellung und Ödem

Die akute Schwellung einer Extremität ist Leitsymptom einer tiefen Bein- oder Beckenvenenthrombose (➤ 9.5.4, ➤ Abb. 9.36).
Andere Ursachen von **Schwellung und Ödem** sind u. a:

- **Venöse Blutstauung.** Bei chronisch venöser Insuffizienz (➤ 9.5.3)
- **Lymphödeme.** Durch Schädigung der Lymphgefäße und Unterbrechung des Lymphabflusses (z. B. nach Entfernung von Lymphknoten) kommt es zum Rückstau von Lymphflüssigkeit und Austritt ins Gewebe
- **Rechtsherzinsuffizienz.** Durch die Pumpschwäche des rechten Herzens staut sich das Blut in den Körperkreislauf zurück, typische Ödeme – zunächst an den abhängigen Körperstellen – entstehen (➤ Abb. 9.4)
- **Infektionen, Operationen und Verletzungen.** Durch die lokale Entzündung kommt es zur vermehrten Durchlässigkeit der Kapillaren, sodass Blutplasma in das Gewebe austreten kann.

Beinumfangsmessung

Bei Verdacht auf eine Thrombose sowie zur Verlaufsbeurteilung von Ödemen wird der **Beinumfang** gemessen:

- Für vergleichbare Ergebnisse Messpunkte am Patienten mit wasserfestem Stift markieren
- Mindestens zwei Markierungen in unterschiedlicher Höhe anbringen: Unterschenkelumfang 15 cm oberhalb des Innenknöchels, Oberschenkelumfang 20 cm oberhalb der Kniescheibe

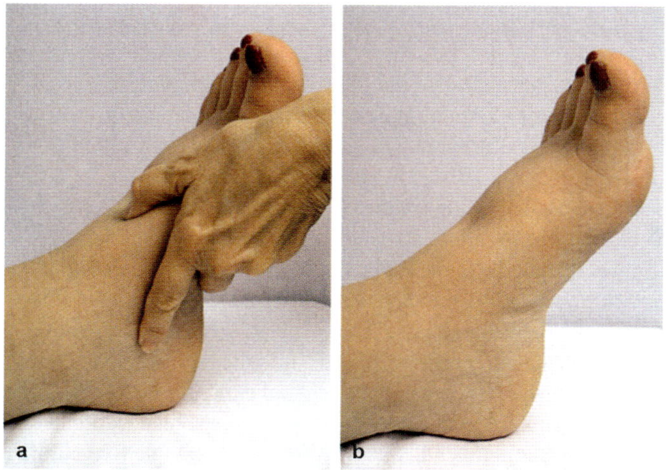

Abb. 9.4 Typisches Knöchelödem bei (Rechts-)Herzinsuffizienz. a) Beim Eindrücken mit dem Daumen. **b)** Eine Delle bleibt bestehen, die sich nur langsam wieder ausgleicht. [E754]

- Maßband eng, aber ohne Zug anlegen
- Für Seitenvergleich stets beide Seiten messen
- Messung stets in der gleichen Position des Patienten vornehmen, z. B. immer flach liegend.

9.2.3 Ulcus cruris

Ulcus cruris venosum ➤ 2.10.2
Ulcus cruris arteriosum ➤ 2.10.3

DEFINITION

Ulcus cruris (*Unterschenkelgeschwür*): Hautdefekt am Unterschenkel, der mindestens bis in die Lederhaut reicht. Die Ursache sollte grundsätzlich abgeklärt werden. Einzeln oder multipel auftretend, zu 70 % venös, ca. 10 % arteriell bedingt und bei 10–15 % liegt ein gemischtes Ulkus cruris vor, d.h. eine Mischform aus venösem und arteriellem Ulkus. Ungefähr 5 % der Menschen mit Ulcus cruris hat ein polyneuropathisches Ulkus oder ein Ulkus bei diabetischem Fußsyndrom

Ulcus cruris venosum (*venöses Unterschenkelgeschwür, „offenes Bein"*): Keine eigenständige Erkrankung, sondern das Stadium 4 der chronisch venösen Insuffizienz (*CVI*, ➤ 9.5.3). Man geht davon aus, dass ca. 1–2 % der Patienten mit einer CVI irgendwann ein venöses Ulkus entwickeln (➤ Abb. 9.5).

Ulcus cruris arteriosum: Aufgrund von Ischämie (*Sauerstoffmangel*) abgestorbener Gewebebezirk (*ischämische Nekrose*, ➤ Abb. 9.6). Ursache ist meist das 4. Stadium der peripheren arteriellen Verschlusskrankheit (*pAVK*, ➤ 9.4.4).

Gangrän: Durch Verdunstungs- und Schrumpfungsprozesse (*Mumifikation*) entwickelt sich ein blau-schwarzes Areal, das sich vom gesunden Gewebe abgrenzt (*Demarkation*). Ist der abgestorbene Bezirk trocken und hart, spricht man von der **trockenen Gangrän** (➤ Abb. 9.6). Es handelt sich hierbei um eine kontaminierte Wunde. Besiedelt sich die Nekrose mit Bakterien, v. a. Anaerobier und Fäulnisbakterien, zersetzen diese allmählich das abgestorbene Gewebe. Es entstehen matschig-schmierige Beläge mit üblem, fauligem Geruch und der Gefahr der Sepsis und des Gasbrandes. Eine **feuchte Gangrän** ist entstanden. Hierbei handelt es sich um eine infizierte Wunde.

80 % aller **venösen Ulzerationen** befinden sich oberhalb des Innenknöchels. Dort ist der hydrostatische Druck in der V. saphena magna am größten. Es sind auch Ulzerationen am Außenknöchel (*V. saphena parva*) möglich. Geht der Defekt zirkulär um den Unterschenkel herum, spricht man von einem **Gamaschenulkus.**

Meist zeigt ein venöses Ulkus mäßig bis viel Sekret, der Wundgrund ist häufig gelblich-weißlich belegt. Die Beine sind warm und ödematös geschwollen. Häufig sieht man eine gelblich-bräunliche Hyperpigmentierung der Haut, chronische Entzündung und Verhärtung der Dermis und Subkutis und Ekzeme in der Wundumgebung. Die Schmerzen sind im Vergleich zum arteriellen Ulkus häufig weniger stark. Neben der Wundbehandlung muss der venöse Rückfluss optimiert werden. Dafür stehen konservative und operative Maßnahmen zur Verfügung (➤ 9.5.3).

Arterielle Ulzerationen findet man typischerweise im Endbereich der Arterien, also an den Fersen und Zehen. Begleitende **Symptome** sind eine kühle, blasse oder marmorierte Haut, Schmerzen in Ruhe oder bei Belastung und abgeschwächte oder fehlende Fuß- bzw. Beinpulse. Liegt gleichzeitig eine ausgeprägte Neuropathie vor, verspüren die Patienten nur wenig oder gar keine Schmerzen.

Vor bzw. mit Beginn der Wundbehandlung ist eine Verbesserung der arteriellen Durchblutung durch konservative Maßnahmen, Katheterverfahren oder Operation (➤ 9.4.4) notwendig. Eine trockene, demarkierte Gangrän wird chirurgisch entfernt durch eine Nekrosenabtragung, eine Grenzzonenamputation oder eine weitergehende Amputation. Bei einer feuchten Gangrän erhält der Patient systemisch ein Antibiotikum. Erst nach der Nekrosenentfernung oder Amputation führen die Pflegenden eine phasengerechte Wundbehandlung (➤ 2.10.6 ff.) durch.

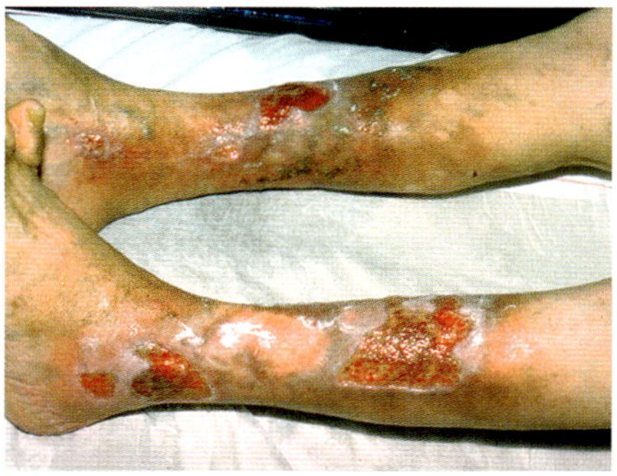

Abb. 9.5 Ulcus cruris venosum. Typisch sind die Lokalisation oberhalb des Innen- und Außenknöchels und die topischen Hautverfärbungen (z. B. Hyperpigmentierung, Verhärtung der Dermis und Subkutis, Ekzem) in der Ulkusumgebung. [T195]

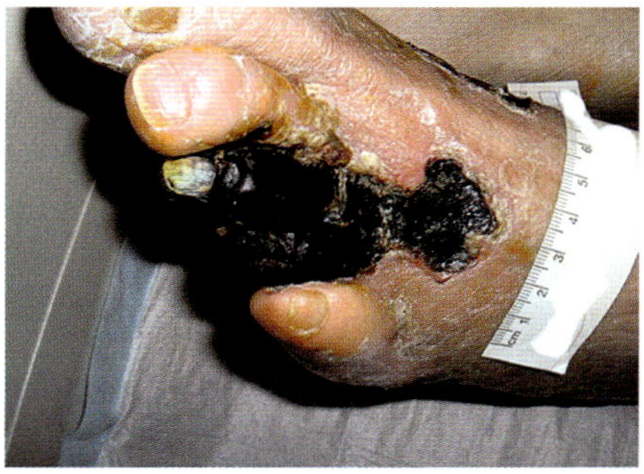

Abb. 9.6 Ulcus cruris arteriosum. Typisch ist die Lokalisation im Bereich der Zehen. Die Gangrän ist trocken, der abgestorbene Bezirk hat sich deutlich vom gesunden Gewebe demarkiert. [M291]

9.3 Der Weg zur Diagnose in der Gefäßchirurgie

9.3.1 Anamnese und körperliche Untersuchung

Anamnese

Bei der **Anamnese** erfragt der Arzt:

- Schmerzen, insbesondere Auftreten, Art und Qualität der Schmerzen
- Kältegefühl, Sensibilitätsstörungen, motorische Schwäche
- Risikofaktoren
- Weitere Einschränkungen, z. B. Sehstörungen
- Familienanamnese, z. B. Hypertonus, Diabetes mellitus, Hyperlipidämie, Gicht, pAVK, Herzinfarkt, Schlaganfall.

Körperliche Untersuchung

Bei der **körperlichen Untersuchung** achtet der Arzt insbesondere auf:

- Haut. Blässe oder Marmorierung, Rötung oder Zyanose, Hyperpigmentierung, schlecht verheilte oder schlecht heilende Wunden, Ödeme, Hautinfektionen (➤ 2.7.3 ff.), Varizen (➤ 9.5.3)
- Pulsstatus an der oberen und unteren Extremität (➤ Abb. 9.15), Hauttemperatur an den Extremitäten (im Seitenvergleich), Venenverlauf und typische Schmerzzeichen bei tiefer Beinvenenthrombose (➤ 9.5.4)
- Blutdruckmessung im Seitenvergleich, eine Differenz > 30 mmHg ist pathologisch.

9.3.2 Funktions- und Belastungstests

Funktions- und Belastungstests sind geeignet, das Ausmaß einer arteriellen oder venösen Durchblutungsstörung zu dokumentieren.

Funktionsprüfungen bei V. a. arterielle Erkrankungen

- **Gehtest.** Beurteilt wird die Gehstrecke, die schmerzfrei zurückgelegt werden kann und die Lokalisation der dann auftretenden Schmerzen (z. B. Schmerz in der rechte Wade nach 150 m Gehstrecke)
- **Ratschow-Lagerungsprobe.** Sie gibt Auskunft über die Durchblutung der unteren Extremität. Der Patient liegt auf dem Rücken, hält die Beine senkrecht in die Höhe und kreist etwa 2 Min. lang mit den Füßen. Anschließend setzt er sich auf und lässt die Beine herabhängen (➤ Abb. 9.7). Bei Gefäßgesunden röten sich die Vorfüße nach 5 Sek. und die Fußrückenvenen füllen sich nach 10 Sek. Der Verdacht auf eine pAVK (➤ 9.4.4) besteht, wenn die Haut an Fußrücken und Fußsohlen während des Fußkreisens deutlich blasser wird und sich reaktive Hyperämie und Venenfüllung nach dem Aufsetzen nur verzögert einstellen
- **Faustschlussprobe.** Sie testet die Durchblutung der oberen Extremität. Der Patient schließt die Hand mit erhobenem Arm 15–20-mal kräftig zur Faust, während der hinter ihm stehende Untersucher die arterielle Blutzufuhr durch Handgelenkskompression unterbindet. Beim Gesunden rötet sich die Haut an Handinnenfläche und Fingern unmittelbar nach Ende der Kompression, bei einer Durchblutungsstörung rötet sie sich entweder verzögert oder gar nicht
- **Allen-Test.** Er testet die Blutversorgung der Hand. Der Untersucher komprimiert die A. radialis oder A. ulnaris am Handgelenk des Patienten, während der Patient ca. 10-mal die Hand zur Faust ballt und öffnet. Wird die Handfläche weiß, ist das nicht komprimierte Gefäß verengt oder verschlossen (➤ Abb. 9.8)
- **Knöchel-Arm-Index** (*ankle brachial index, ABI*). Seitenunterschiede bei der Blutdruckmessung über 10 mmHg können auf eine Stenose in einer großen Arterie hinweisen. Der Blutdruck kann sowohl an Armen wie auch Beinen gemessen werden. Bei der Bestimmung des Knöchel-Arm-Index misst der Arzt oder

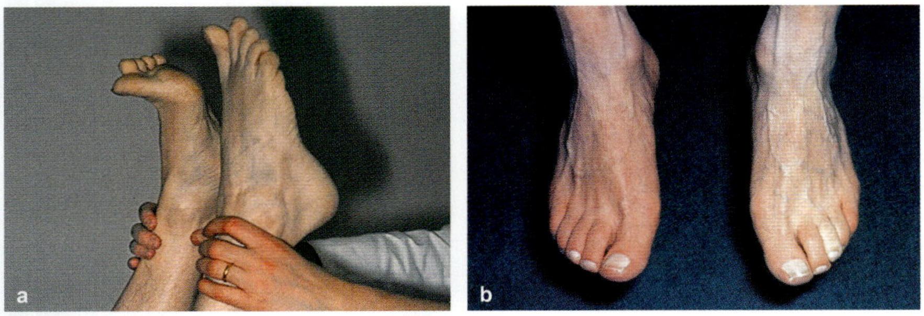

Abb. 9.7 Lagerungsprobe der Beine nach Ratschow. a) Der Patient hält die Beine gestreckt nach oben und lässt die Füße kreisen, hier mit Unterstützung durch den Arzt. **b)** Nach dem Herabhängen lassen der Füße ist eine deutliche Ischämie des linken Fußes zu beobachten, besonders im Bereich der 3. Zehe, die auf eine arterielle Durchblutungsstörung hindeutet. Der rechte Fuß zeigt eine adäquate arterielle Durchblutung nach dem Belastungstest. [M180]

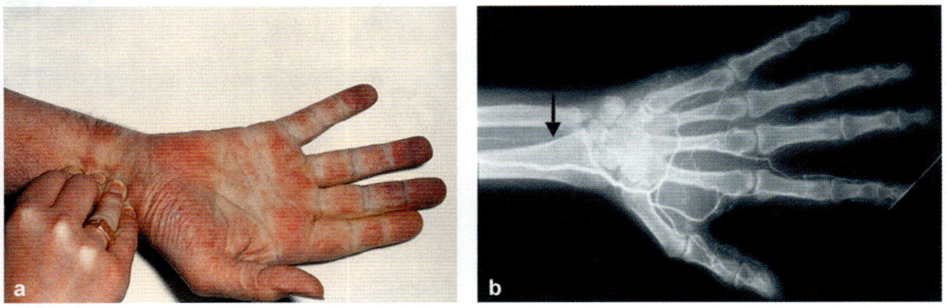

Abb. 9.8 Allen-Test bei Verschluss der A. ulnaris. a) Unter der Faustschlussprobe mit Kompression der A. radialis wird eine arterielle Durchblutungsstörung mit zyanotischer Verfärbung der Fingerkuppen sichtbar. **b)** Der klinische Befund bestätigt sich in der anschließend durchgeführten Angiografie. Der Verschluss der A. ulnaris ist zu erkennen (Pfeil). [M180]

die Pflegekraft jeweils den Blutdruck an beiden Armen und beiden Beinen (*A. dorsalis pedis* und *A. tibialis posterior*, ➤ Abb. 9.15). Zum Hören der Strömungsgeräusche dient statt des Stethoskops eine Dopplersonde (➤ Abb. 9.10). Mittlerweile gibt es auch Spezialgeräte zur automatischen Blutdruckmessung an allen vier Extremitäten. Bewertung: Beim Gesunden ist der Blutdruck am Knöchel 5–10 mmHg höher als der am Arm. Der Quotient aus Knöchel- und Armblutdruck liegt also bei 0,9–1,2 (bei den Armen zählt der Mittelwert, bei den Beinen der niedrigere Blutdruckwert). Werte unter 0,9 gelten als Beweis für eine periphere arterielle Verschlusskrankheit. [vgl. 3]

Funktionsprüfungen bei V. a. venöse Erkrankungen

- **Trendelenburg-Test.** Er testet die Klappenfunktion der Perforansvenen. Am liegenden Patienten streicht der Arzt die Venen aus und legt eine Staubinde distal der Leiste an der Mündungsstelle der V. saphena magna in die V. femoralis an (➤ Abb. 9.31). Dann steht der Patient mit angelegter Staubinde auf. Bei intakten Venenklappen füllt sich die V. saphena magna nicht oder nur langsam und von unten her, d.h. der Trendelenburg-Test ist negativ. Sind die Perforansvenen funktionsunfähig, füllen sich die Varizen innerhalb von ca. 20 Sek. und der Trendelenburg-Test ist positiv. Kommt es nach dem Lösen der Stauung zu einer raschen Füllung der V. saphena magna, ist deren Mündungsklappe in die V. femoralis insuffizient, d.h. der Trendelenburg-Test ist doppelt positiv
- **Perthes-Test.** Er prüft die Klappenfunktion der tiefen Beinvenen bei Patienten mit einer Varikosis (➤ 9.5.3). Am stehenden Patienten legt der Arzt eine Staubinde oberhalb der Varizen an (➤ Abb. 9.9). Entleeren sich die Venen nach Umhergehen (durch Betätigung der Muskelpumpe), sind die tiefen Beinvenen durchgängig und die Perforansvenen funktionsfähig. Zunehmende Füllung der Venen und Schmerzen dagegen sprechen für einen Verschluss der tiefen Venen oder eine Insuffizienz der Perforansvenen.

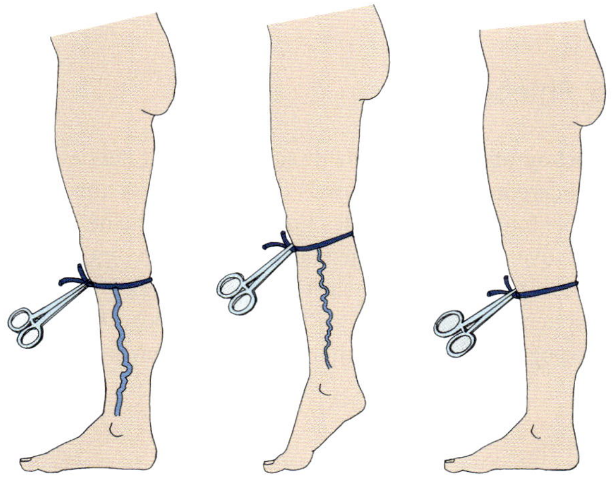

Abb. 9.9 Perthes-Test bei intakten Perforansvenen. Links: Staubinde unterhalb des Knies, der venöse Rückstau in den oberflächlichen Venen wird dadurch behindert. **Mitte:** Betätigung der Muskelpumpe, z. B. durch Umhergehen. **Rechts:** Die Venenklappen in den Perforansvenen sind intakt und das tiefe Venensystem durchgängig, denn durch die Muskelpumpe ist das venöse Blut aus den oberflächlichen Venen ins tiefe Venensystem gepresst worden, in den oberflächlichen Venen ist kein Rückstau. [L215]

9.3.3 Doppler- und Duplexsonografie

Doppler- und Duplexsonografie ➤ 1.3.6

Doppler- und Duplexsonografie sind nicht invasive (*unblutige*) Techniken zur Beurteilung von Blutgefäßen. Neben der Darstellung der Gefäße per Ultraschall geben sie Auskunft über Strömungsverhältnisse und -geschwindigkeit in Arterien und Venen (➤ Abb. 9.10). Bei der farbkodierten Duplexsonografie werden Flussrichtung und Flussgeschwindigkeit farblich dargestellt (➤ Abb. 9.11).

9.3.4 Angiografie

DEFINITION

Angiografie: Röntgenologische Darstellung von Blutgefäßen nach Injektion von Kontrastmittel (*KM*). Im klinischen Sprachgebrauch oft synonym zu Arteriografie.
Arteriografie: Röntgenologische Darstellung von Arterien nach Kontrastmittelinjektion.
Phlebografie: Röntgenologische Darstellung von Venen nach Injektion eines Kontrastmittels.

Zur (arteriellen) **Angiografie** punktiert der Arzt eine Arterie, meist die A. femoralis in der Leiste, legt eine Schleuse (*Führungskanüle*)

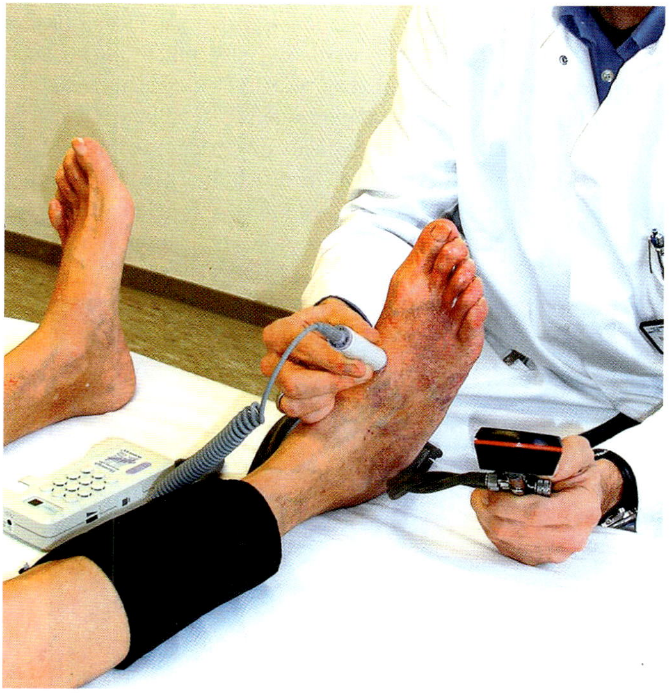

Abb. 9.10 Die Doppler-Untersuchung ist eine Basisuntersuchung bei V.a. auf eine arterielle Verschlusskrankheit. [M181]

9

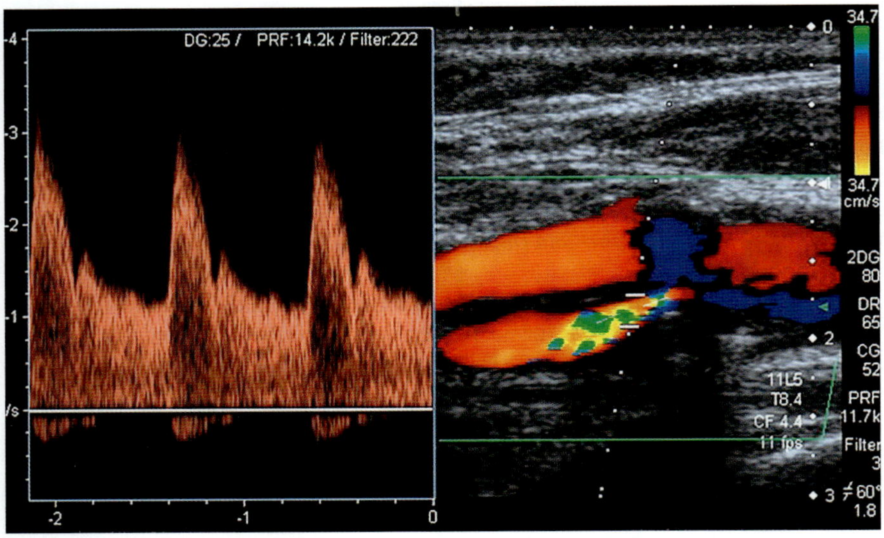

Abb. 9.11 Duplexsonografie von der rechten A. carotis interna. Links: Intrastenosierende Flussgeschwindigkeit im Doppler. **Rechts:** Farbduplex der Stenose in der A. carotis interna (*ACI-Stenose*). [M757]

ein und schiebt darüber einen Katheter unter Röntgenkontrolle nach proximal bis in die Körperregion, die untersucht werden soll. Dann injiziert er über den Katheter das Kontrastmittel.

Die wichtigsten **Komplikationen** sind: (Nach-)Blutungen und Hämatome an der Punktionsstelle, Aneurysma spurium (*falsches Aneurysma*, ➤ Abb. 9.25), Infektionen, Gefäßverletzungen, Thromboembolie und Kontrastmittelunverträglichkeit bis hin zum anaphylaktischen Schock.

In der Gefäßchirurgie ist eine Bildgebung wie die konventionelle Angiografie (mit Kontrastmittel bei nierengesunden oder als CO_2-Angiografie bei niereninsuffizienten Patienten) insbesondere zur Planung invasiver Therapiemaßnahmen wünschenswert. Alternativ kann auch eine **CT-** oder **MR-Angiografie** (*Gefäßdarstellung über Computertomografie oder Kernspintomografie*) als nicht invasive Untersuchung durchgeführt werden. Gelegentlich reicht auch schon eine duplexsonographische (➤ 9.3.3) Untersuchung aus.

Die **digitale Subtraktionsangiografie** (*DSA*) ist eine technische Weiterentwicklung der konventionellen Arteriografie. In der Darstellung sind die Gefäße nicht mehr durch knöcherne Strukturen überlagert (➤ Abb. 9.12). Um diesen Effekt zu erzielen, werden sowohl vor als auch nach der Kontrastmittelapplikation Röntgenbilder erstellt und die Nativaufnahmen (vor Kontrastmittelgabe) von den Kontrastmittel-Aufnahmen mit Hilfe eines Computers gewissermaßen subtrahiert. So können die Gefäße nahezu überlagerungsfrei von anderen Strukturen dargestellt werden (➤ Abb. 9.13). Bei der i. v.-DSA injiziert der Arzt das Kontrastmittel direkt oder über einen Katheter in eine Vene.

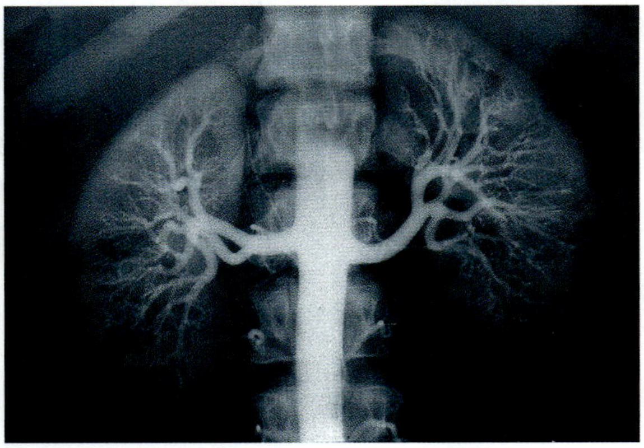

Abb. 9.12 Angiografie in DSA-Technik mit Nachweis einer umschriebenen linksseitigen Nierenarterienstenose arteriosklerotischer Genese. [M181]

Pflege

Bildgebende Diagnostik ➤ 1.3.6

- Nach der Untersuchung Bettruhe für 4–6 Std. einhalten lassen
- Durchblutung, Motorik, Sensibilität kontrollieren (*DMS*, ➤ Tab. 3.3)
- Einstichstelle beobachten, auf Blutung achten, Druckverband nach 6 Std. entfernen
- Patienten zur ausreichenden Flüssigkeitszufuhr beraten.

9.3.5 Phlebografie

Die **Phlebografie** ist eine Methode zur Beurteilung der tiefen Venen, insbesondere auch zum Nachweis oder Ausschluss von Thrombosen. Dabei injiziert der Arzt das Kontrastmittel in eine Fußrücken- oder Handvene, bevor Röntgenaufnahmen angefertigt werden, die das venöse Abflussgebiet darstellen (➤ Abb. 9.14). Heute wird das Venensystem allerdings in der Regel duplexsonografisch beurteilt. Die Phlebografie wird nur noch in Ausnahmefällen angewandt.

Pflege

Bildgebende Diagnostik ➤ 1.3.6

Wie bei der Angiografie besteht auch bei der Phlebografie das Risiko einer Kontrastmittelunverträglichkeit bzw. -allergie. Nach der Untersuchung wird ein Kompressionsverband für 24 Std. angelegt, um das Kontrastmittel optimal aus der betroffenen Extremität zu schwemmen. Die Pflegenden halten den Patienten zur Mobilität

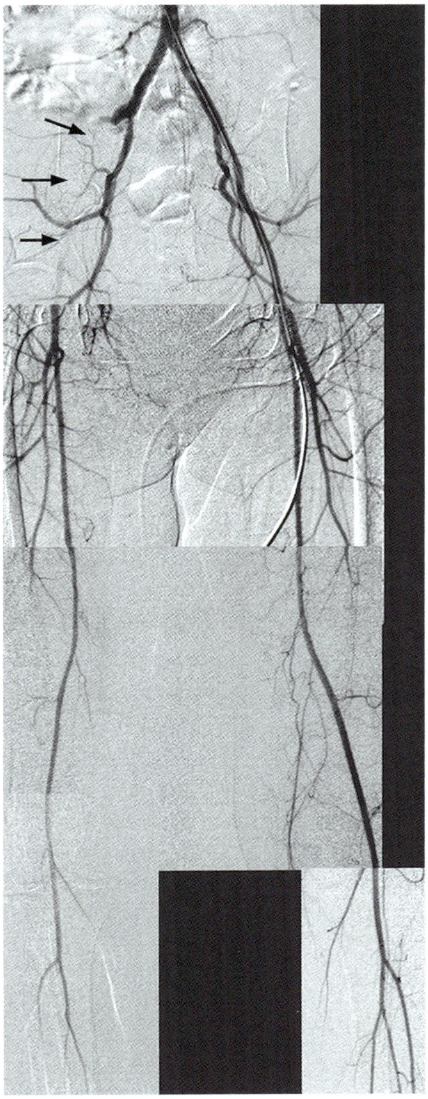

Abb. 9.13 Digitale Subtraktionsangiografie *(DSA).* **Links:** Normale Durchblutung. **Rechts:** Hochgradige Stenose der A. femoralis communis (Pfeile). [E856]

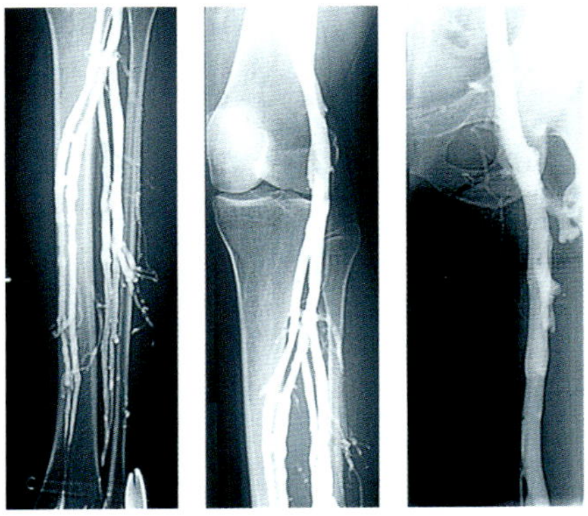

Abb. 9.14 Phlebografie der linken Beinvenen. Normalbefund. [M180]

und zum ausreichenden Trinken an, damit das Kontrastmittel ausgeschwemmt wird.

9.3.6 Computertomografie und Kernspintomografie

Bildgebende Diagnostik ➤ 1.3.6

Je nach Fragestellung ist bei gefäßchirurgischen Erkrankungen, z. B. einem Aortenaneurysma oder einer symptomatischen Karotisstenose, eine **Computertomografie** (*CT*) oder **Magnetresonanztomografie** (*MRT*) zur Operationsplanung erforderlich. Zur besseren Differenzierung der Gewebestrukturen wird dabei meist Kontrastmittel appliziert (**Kontrastmittel-CT**). Moderne Untersuchungstechniken können computergestützt nach Kontrastmittelgabe selektiv Arterien darstellen und sind ein wichtiges diagnostisches Hilfsmittel bei der Suche nach Gefäßverletzungen oder -rupturen.

Der Vorteil der MRT liegt darin, dass sie ohne Röntgenstrahlen auskommt. Moderne Techniken machen eine Darstellung der Gefäße möglich, die qualitativ der einer Angiografie nahe kommt, daher auch die Bezeichnung **Magnetresonanzangiografie** (*MR-Angiografie*), jedoch nicht invasiv und damit für den Patienten nicht belastend ist.

9.4 Erkrankungen der Arterien

9.4.1 Perioperative Pflege

Pflege vor, während und nach Operationen ➤ Kap. 4
Beobachten, Beurteilen und Intervenieren ➤ 9.1.5

Präoperative Pflege

Beobachtung

Zu den Besonderheiten bei der Aufnahme von Patienten mit Gefäßerkrankungen gehört die Blutdruckmessung am rechten und linken Arm, um Erkrankungen der herznahen Gefäße zu erkennen. Bei Krankheitsprozessen im Bereich des Aortenbogens, z. B. Aortendissektion (➤ 13.11), Subclavian-steal-Syndrom, ist unter Umständen eine Blutdruckdifferenz zwischen rechts und links feststellbar. Bei Patienten mit arterieller Hypertonie wird die Blutdruckkontrolle 2-stündlich über 24 Std. durchgeführt, um die Blutdruckspitzen zu erkennen.

Nahrungskarenz

Die **Nahrungskarenz** ist abhängig von der geplanten Operation. Bei Operationen an den Beinen bleibt der Patient am Operationstag nüchtern. Bei notfallmäßigen Operationen, z. B. nach akutem Arterienverschluss, kann u. U. keine Nahrungskarenz eingehalten werden. Der Anästhesist wird informiert, wann der Patient zuletzt gegessen hat. Es sind keine besonderen Abführmaßnahmen nötig.

Haarentfernung

Die **Haarentfernung bzw. -kürzung** umfasst bei Extremitätenoperationen die ganze Extremität einschließlich Leisten- und Schambehaarung. Bei abdominalen Eingriffen wird von den Mamillen bis zu den Knien rasiert, bei Eingriffen im Bereich der Leiste vom Nabel bis zur Oberschenkelmitte. Ist eine Entnahme körpereigener Venen geplant, rasieren die Pflegenden zusätzlich die Entnahmeregion, also typischerweise ein Bein (hausinterne Standards beachten). Die Rasur findet unmittelbar vor der Operation statt.

Postoperative Pflege

Lagerung und Bewegung

Gefäßtraining bei arteriellen Erkrankungen ➤ 9.4.2

Bei der **Lagerung** ist zu beachten: Gefäßabknickungen vermeiden, deshalb sollte der Patient nur wenig sitzen. Um den arteriellen Blutfluss und damit die Sauerstoffversorgung zu verbessern, lagern die Pflegenden die Beine tief, entweder mittels schiefer Bettebene oder indem sie das Fußteil des Bettes senken. Fersen und Zehen sind aufgrund der Arteriosklerose stark dekubitusgefährdet. Die Unterschenkel deshalb auf einem Kissen lagern. Die Beine bei kritischer Durchblutung trotz Kissen insgesamt tief lagern (➤ Abb. 9.2). Ist die Durchblutung nach erfolgreicher Revaskularisierung, z. B. durch Bypassoperation, wiederhergestellt, die Beine wegen des postoperativen Ödems flach oder nach Arztanordnung hoch lagern. Die Bettdecke darf keinen Druck auf die Zehen ausüben, deshalb legen die Pflegenden die Bettdecke über das Fußteil, benutzen einen Bettbogen oder zwei Kissen außen seitlich an den Füßen.

VORSICHT

Bei arteriellen Erkrankungen an den Extremitäten

Es gilt:
- Hochlagerung und Kompressionstherapie nur nach ärztlicher Anordnung
- Einengende Kleidung, Uhr, Schuhe, Strümpfe und Hose vermeiden.

Die **Frühmobilisation** kann postoperativ bereits nach 6 Std. beginnen. Waren die Gefäßnähte z. B. wegen brüchiger Gefäßwände schwierig anzulegen, ordnet der Arzt eine vorsichtige Mobilisation am 1. postoperativen Tag an und dokumentiert, welche Bewegungen zu vermeiden sind. Bei der Mobilisation achten die Pflegenden auf ausreichende Analgesie, schonende Bewegungsabläufe und eine stabile Kreislaufsituation des Patienten. Ggf. führen sie vor der Mobilisation Maßnahmen zur Kreislaufanregung durch. Sie vermeiden ein Abknicken der operierten Gefäße. Liegen und Gehen ist erlaubt, nicht jedoch längeres Sitzen.

Beobachtung

Neben den allgemeinen postoperativen **Beobachtungen** gelten folgende Prinzipien:
- Der systolische Blutdruck darf nicht über 160 mmHg liegen, da die Gefahr besteht, dass die feinen Gefäßnähte reißen. Die Systole sollte nicht unter 120 mmHg sinken, da dann die Gefahr der arteriellen Minderdurchblutung und des Re-Verschlusses besteht
- Durchblutung, Motorik, Sensibilität (➤ 3.2.1, ➤ Tab.3.3) mehrmals täglich kontrollieren und dokumentieren
- Fußpulse nach intraabdominalen Gefäßoperationen oder Eingriffen an den Arterien der unteren Extremitäten regelmäßig kontrollieren und dokumentieren. Ggf. hat der Arzt die Pulsmessstellen angezeichnet. Dazu tasten Pflegende die Pulse der A. dorsalis pedis auf dem Fußrücken und der A. tibialis posterior dorsal des Innenknöchels (➤ Abb. 9.15). Wichtig ist, das Vorhandensein oder Fehlen des Pulses zu beurteilen. Der Rhythmus steht nicht im Mittelpunkt.

VORSICHT

Tasten der peripheren Pulse

Nicht nach allen Revaskularisationen können periphere Pulse getastet werden. Zur sicheren Beurteilung ziehen Pflegende stets die Dokumentation aus Operationssaal und Aufwachraum hinzu.
Bei Veränderungen informieren sie umgehend den Arzt – insbesondere, wenn gleichzeitig weitere Zeichen eines arteriellen Verschlusses vorliegen (➤ 9.4.5). Das Anschwellen der Wadenmuskulatur kann auf ein beginnendes Kompartmentsyndrom hinweisen. In diesem Fall ist eine rasche operative Kompartmentspaltung angezeigt (➤ 7.5.8).

Temperatur

Kälte führt zur zusätzlichen Verengung der Arterien. Patienten werden deshalb informiert, dass sie längere Kälteeinwirkung vermeiden müssen, z. B. keine langen Spaziergänge im Winter, keine Cold-Packs. Menschen mit arteriellen Durchblutungsstörungen leiden unter kalten Extremitäten. Die Beine sollen ständig **warm** gehalten werden, z. B. mit Wollsocken, Wolldecken oder einem lockeren Watteverband. Warme Getränke halten den Körper ebenfalls warm.

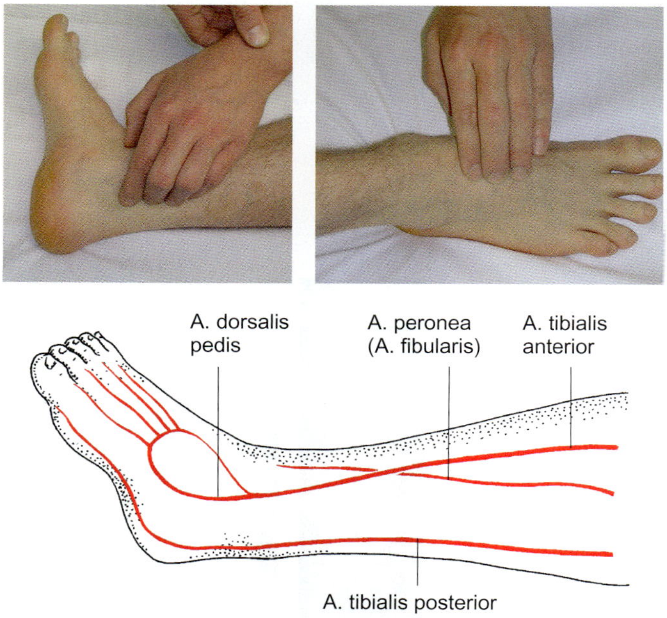

Abb. 9.15 Tasten der Fußpulse. Der Puls an der A. dorsalis pedis ist am Fußrücken tastbar, der Puls der A. tibialis posterior dorsal am Innenknöchel. [L190] [M161]

VORSICHT

Keine Wärmeanwendungen

Das müssen Betroffene wissen: Lokale Wärmeanwendungen, z. B. Wärmflasche, Fußbäder und Heizdecke, sind verboten, weil sich nicht die kranken Arterien erweitern, sondern vor allem die gesunden. Das bedeutet, dass die Durchblutung in den erkrankten Arterien noch schlechter wird (*Steal-Phänomen*). Außerdem steigert direkte Wärme den Stoffwechsel und damit den Sauerstoffbedarf, der bei einer pAVK ohnehin nicht ausreichend gedeckt werden kann. Patienten mit pAVK leiden häufig unter Sensibilitätsstörungen, die Gefahr von Verbrennung ist groß.

Drainagen und Verbandswechsel

Bei komplikationslosem Verlauf werden am 1. oder 2. postoperativen Tag die Redon-Drainagen entfernt.

Hautfäden nach Eingriffen folgendermaßen entfernen:

- nach 5 Tagen: am Hals
- nach 10 Tagen: nach abdominalen Eingriffen oder an der Leiste
- nach 10–12 Tagen: nach Eingriffen an den Extremitäten
- Ausnahme: Hautnähte über Gelenken länger belassen.

Bei Patienten mit pAVK ist die periphere Durchblutung nach der Operation bis zu drei Monate noch erheblich eingeschränkt. Es kommt im Vergleich zu gefäßgesunden Patienten eher zu Wundheilungsstörungen (➤ 2.2.3).

Ernährung

Falls keine andere Anordnung getroffen wird, kann der Patient sowohl nach extraabdominellen Eingriffen als auch nach Eingriffen mit Eröffnung des Abdomens, z. B. einer aortobifemoralen Bypassoperation, 6 Std. nach der Operation trinken, bei Beschwerdefreiheit dann leichte Kost zu sich nehmen.

Ein Flüssigkeitsmangel führt zur Erhöhung des Hämatokrits und damit zu einer Verschlechterung der Durchblutung, v. a. in den kleinen Arterien. Die Pflegenden informieren den Patienten über die Notwendigkeit einer ausreichenden Flüssigkeitszufuhr. In den ersten postoperativen Tagen kann eine Einfuhrkontrolle sinnvoll sein.

Ausscheidung

Nach intraabdominellen Eingriffen, insbesondere nach intraoperativem Abklemmen der A. renalis oder der Aorta oberhalb der A. renalis, kann es zum Anstieg der Nierenwerte Kreatinin und Harnstoff kommen. Postoperativ ordnet der behandelnde Arzt eine engmaschige Kontrolle der Nierenparameter an und erhöht die Diurese, um eine verbesserte Nierenspülung zu erzielen. Eine Ausfuhrkontrolle, ggf. auch Flüssigkeitsbilanzierung (*Verhältnis von Ein- und Ausfuhr*) ist erforderlich, um eine Störung der Nierenfunktion rechtzeitig zu erkennen.

Eine ausreichende Flüssigkeitszufuhr, ballaststoffreiche Ernährung, Bewegung und bei Bedarf Laxanzien sorgen dafür, dass der Patient regelmäßig weichen Stuhlgang hat.

Patientenberatung

Die **perioperative Thromboseprophylaxe** erfolgt als Low-dose-Heparinisierung (➤ 4.1.7), üblicherweise mit einem niedermolekularen Heparin.

Die **poststationäre orale Antikoagulation** wird vor der Entlassung mit dem Patienten besprochen und eingeleitet. Die auf Dauer notwendige Antikoagulation mit ASS (z. B. *ASS 100*®) oder Clopidogrel (z. B. *Plavix*®) als Thrombozytenaggregationshemmer bzw. Phenprocoumon (z. B. *Marcumar*®) als Vitamin-K-Antagonist oder moderne orale Antikoagulantien, also direkte Faktor-Xa-Inhibitoren wie z. B. Rivaroxaban (*Xarelto*®) oder Apixaban (*Eliquis*®) werden erst nach der unmittelbar postoperativen Phase eingesetzt. Die orale Antikoagulation ist mehrere Monate, ggf. lebenslang erforderlich. Den Patienten darauf hinweisen, die verordneten Medikamente regelmäßig einzunehmen, den Antikoagulanzienausweis immer bei sich zu tragen und regelmäßige Laborkontrollen wahrzunehmen.

VORSICHT

Nierenwerte beachten – Gefahr einer HIT

Im Rahmen der Heparinisierung müssen die Nierenwerte beachtet werden. Ggf. ist eine Dosisreduzierung notwendig.

Entsteht nach einer Gefäßoperation kurzfristig ein erneuter Verschluss, kann auch eine **heparininduzierte Thrombozytopenie** (*HIT Typ II*) zugrunde liegen, die eine weitere Diagnostik notwendig macht (➤ Tab. 4.3).

9.4.2 Gefäßtraining bei arteriellen Erkrankungen

Im Stadium I und II einer peripheren arteriellen Verschlusskrankheit ist das **Gefäßtraining** die wichtigste therapeutische Maßnahme – neben der Behandlung der Risikofaktoren (➤ Abb. 9.16).

Ziele des Gefäßtrainings:

- Kollateralgefäße (*Umgehungskreisläufe*) sind ausgebildet und die Sauerstoffversorgung ist verbessert
- Der Patient hat seine schmerzfreie Gehstrecke verlängert
- Das Fortschreiten der pAVK ist verhindert.

Zunächst wird die schmerzfreie Gehstrecke bestimmt. Beim **Intervalltraining** sollen die Patienten möglichst oft und regelmäßig an ihre individuelle Belastungsgrenze (keine heftigen Schmerzen!) gehen, dann eine Pause machen. Beim **Dauertraining** sollen die Patienten ganz langsam ohne Pause gehen. Das Training in der freien Natur ist allen Maßnahmen in geschlossenen Räumen vorzuziehen, ein kontrolliertes Gehtraining kann jedoch auch auf dem Laufband erfolgen. Der Erfolg des Gehtrainings ist leicht an der zurückgelegten Wegstrecke abzulesen. Studien belegen, dass besonders zu Anfang des Gefäßtrainings die Teilnahme an einer Gefäßsportgruppe unter fachlicher Anleitung effektiver und motivierender ist. Geeignete Sportarten sind neben Gehen auch Nordic Walking, Schwimmen, Tanzen und Fahrradfahren. Für nicht mehr gehfähige Patienten ist ein Armergometer eine Trainingsalternative. [vgl. 1]

Außerdem eignen sich Übungen, die der Patient im Stehen durchführt. Im Sitzen am Bettrand kann er die Beine vor- und zurückschwingen. Im Liegen kann er die Beine für 30 Sek. in die Luft strecken und die Füße kreisen lassen, anschließend setzt sich der Patient an den Bettrand. Dadurch kommt es zu einer stoßartigen Mehrdurchblutung der Beinarterien. [vgl. 2]

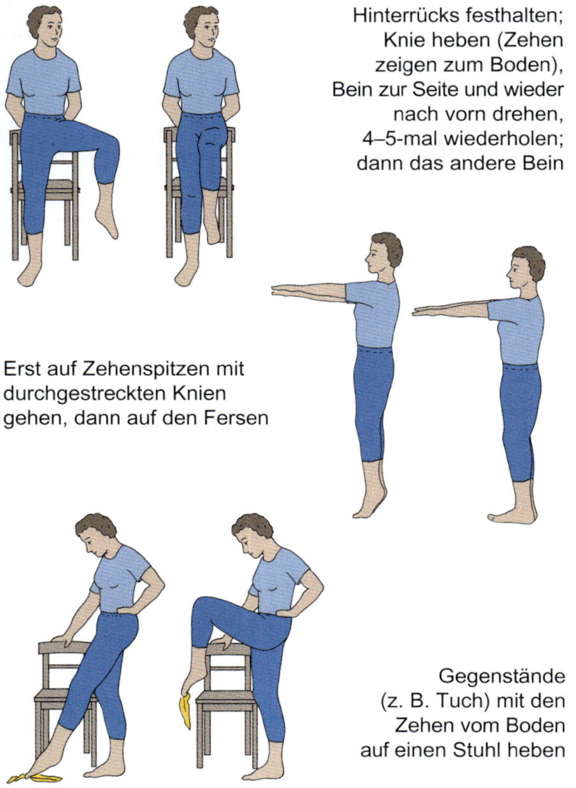

Abb. 9.16 Beispiele für Übungen zum Gefäßtraining bei peripheren arteriell bedingten Erkrankungen. [L157]

VORSICHT

Keine Bewegung bei pAVK im Stadium III und IV

Im Stadium III und IV der pAVK sind Bewegungsübungen und Ausdauertraining kontraindiziert, da der Sauerstoffbedarf schon in Ruhe nicht ausreicht. In diesem Fall muss zunächst die arterielle Durchblutung durch medizinische Interventionen verbessert werden. Bis dahin muss der Patient eine relative Bettruhe einhalten.

9.4.3 Arteriosklerose

DEFINITION

Arteriosklerose (*Atherosklerose, arterielle Verschlusskrankheit, „Arterienverkalkung"*): Chronisch fortschreitende, degenerative Veränderungen der Gefäßinnenwand mit Wandverhärtung, Wanddeformierung und Einengung des Gefäßlumens.
Makroangiopathie: Die pathologischen Veränderungen betreffen die mittelgroßen und großen Arterien.
Mikroangiopathie: Die pathologischen Veränderungen betreffen die Arteriolen und Kapillaren.

Krankheitsentstehung

Die **Entstehung** der Arteriosklerose ist komplex und wird auch kontrovers diskutiert. Verschiedene Risikofaktoren, z. B. Hypertonie und Diabetes mellitus, führen zu kleinen Defekten im Endothel (*Gefäßinnenwand*). An diesen Defekten lagern sich Thrombozyten, Fette (*LDL*, engl. *low density lipoprotein*), Entzündungsmediatoren und andere Abwehrzellen ein bzw. wandern in die Gefäßinnenwand ein und führen zu einer chronischen Entzündung, die weitere Veränderungen bewirkt. So entsteht nach und nach eine Plaque, die den Innendurchmesser immer mehr verengt. Die Arteriosklerose betrifft bevorzugt Gabelungen von Arterien (➤ Abb. 9.17).

Risikofaktoren

Die Entwicklung der Arteriosklerose wird durch mehrere Faktoren begünstigt, die zum Teil beeinflussbar sind. Die wichtigsten **beeinflussbare Risikofaktoren** sind das Rauchen, die arterielle Hypertonie, der Diabetes mellitus, Fettstoffwechselstörungen (v. a. Hypercholesterinämie), Übergewicht, Bewegungsmangel, Stress, Östrogenmangel und die Erhöhung der Harnsäure. **Nichtbeeinflussbare Risikofaktoren** sind die genetische Veranlagung bzw. familiäre Disposition, das Alter und das männliche Geschlecht.

Folgen und Einteilung der Arteriosklerose

Eine **Folge** der arteriosklerotischen Gefäßverengungen und -verschlüsse ist die relative bis absolute (*komplette*) **Ischämie** der durch

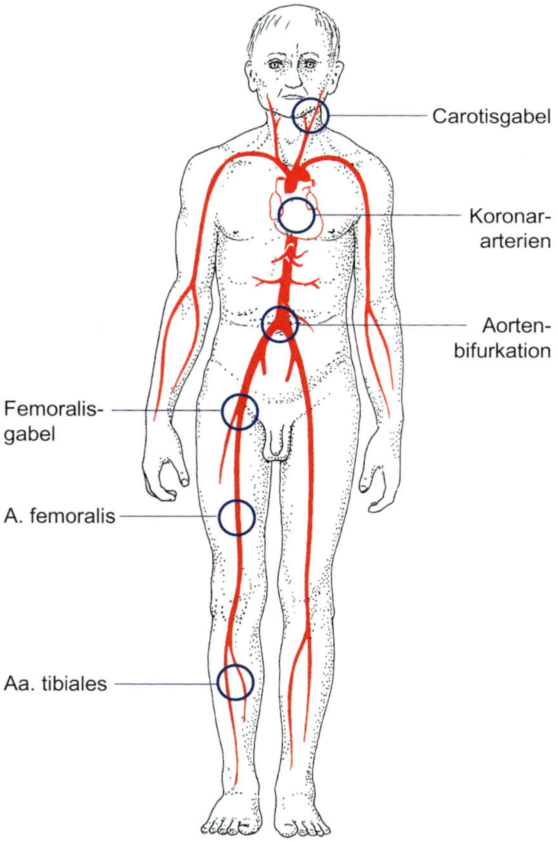

Abb. 9.17 Bevorzugte Lokalisationen der Arteriosklerose. [L190]

die Arterie versorgten Körperregionen, also die Verminderung bzw. Unterbrechung der Durchblutung. Eine absolute Ischämie führt nach einer gewissen Zeit zum ischämisch bedingten Gewebeuntergang, dem **Infarkt** (*Gewebetod*), wobei die verschiedenen Gewebe unterschiedlich empfindlich auf den Sauerstoffmangel reagieren (*unterschiedliche Ischämietoleranz*). Am empfindlichsten ist das Gehirn. Abhängig vom zeitlichen Verlauf werden **akute und chronische Prozesse** unterschieden (➤ Tab. 9.1).

9.4.4 Periphere arterielle Verschlusskrankheit

DEFINITION

Periphere arterielle Verschlusskrankheit((*pAVK*): Arteriosklerotische Veränderungen mit Verengungen und Verschlüssen der Extremitätenarterien sind zu über 90 % in den Beinarterien lokalisiert. Männer sind 4-mal häufiger betroffen als Frauen.

Symptome und Befund

Da fast immer die unteren Extremitäten betroffen sind, sucht der Patient den Arzt meist wegen Beinschmerzen auf (➤ 9.2.1). Typischerweise treten diese unter Belastung auf (*Claudicatio intermittens, intermittierendes Hinken*). Erst in fortgeschrittenen Krankheitsstadien leiden die Patienten unter Ruheschmerzen. Im weiteren Verlauf können Ulzerationen oder sogar eine Gangrän auftreten (➤ 9.2.3). Weitere typische **Symptome** sind Missempfindungen, Sensibilitätsstörungen, eine kalte Extremität unterhalb der Stenose, blasse oder marmorierte Haut, Pulsabschwächung bis hin zur Pulslosigkeit (bei Verengung von 90 % und mehr).

Einteilung der pAVK

Zur **Einteilung nach der Lokalisation** wird die untere Extremität in drei anatomische Bereiche (*Etagen*) gegliedert. Unterschieden werden eine pAVK vom Becken-, Oberschenkel- und Unterschenkeltyp (➤ Abb. 9.18). Viele Patienten leiden aufgrund einer generalisierten Arteriosklerose jedoch unter einer Kombination der verschiedenen Typen (Mehretagenstenose bzw. -verschluss). Die Schmerzen des Patienten sind fast immer eine Etage unterhalb der Stenose bzw. des Verschlusses lokalisiert. Zur **Einteilung nach dem Schweregrad** der Erkrankung hat sich für die untere Extremität die Stadieneinteilung nach Fontaine etabliert (➤ Tab. 9.2).

Diagnostik

Die **Diagnose** wird anhand einer ausführlichen Anamnese und körperlicher Untersuchung, zusätzlichen Funktionsprüfungen (➤ 9.3.2) und diversen bildgebenden Untersuchungen (➤ 9.3.3, ➤ 9.3.4) gestellt. Weitere Untersuchungen dienen der Erfassung der Risikofaktoren. [vgl. 1]

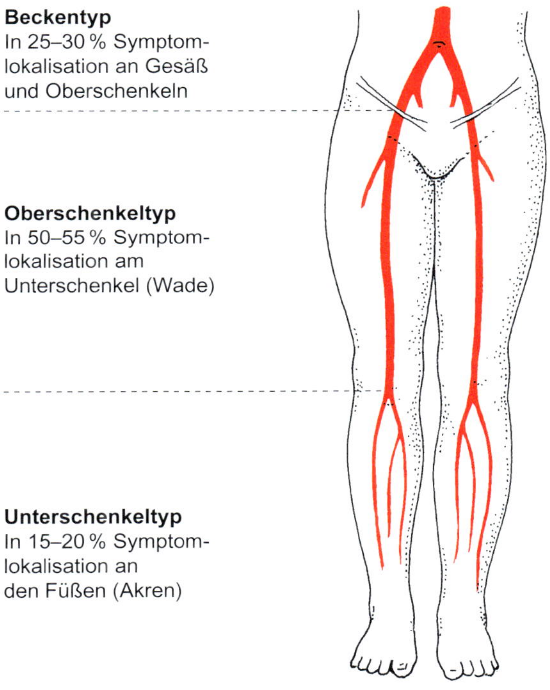

Abb. 9.18 Einteilung der pAVK nach der Lokalisation. [L190]

Tab. 9.1 Einteilung der arteriellen Verschlusskrankheit.

Akut		Chronisch
Embolie	**Thrombose**	**Arteriosklerotische Prozesse**
Von einer Streuquelle löst sich **thrombotisches Material** (*Embolus*) und gelangt auf dem Blutweg zu einer weiter entfernten Arterie. 90 % aller Embolien entstammen dem Herzen. Die Folge ist ein **akuter Arterienverschluss**. „Gesundes Gefäßsystem – krankes Herz"	Hierbei handelt es sich um ein **lokales Gerinnsel** in einer Arterie, z. B. nach Operationen an der Arterie oder bei bestehender Arteriosklerose. Die Folgen sind abhängig von der Größe des Thrombus. „Krankes Gefäßsystem – gesundes Herz".	Sie führen zu einer langsam fortschreitenden Verengung der Arterien, die irgendwann einen Verschluss verursachen kann. Je nach Lokalisation werden unterschieden: • **Periphere arterielle Verschlusskrankheit** der Becken- und Beinarterien (*pAVK*, ➤ 9.4.4) → Amputation • **Koronare Herzkrankheit** (➤ 13.6.1) → Herzinfarkt (➤ 13.6.2), plötzlicher Herztod • **Zerebrovaskuläre Insuffizienz** → ischämischer Schlaganfall oder vaskulär bedingte Demenz (➤ 9.4.9) • **Eingeweidearterienstenose, Angina abdominalis** → Mesenterialinfarkt, (➤ 9.4.6) • **Nierenarterienstenose** → Niereninsuffizienz → Nierenversagen

Tab. 9.2 Stadieneinteilung der pAVK nach Fontaine.

Stadium	Klinik	
I	Keine Beschwerden, aber nachweisbare Veränderungen	
II	Claudicatio intermittens (*„Schaufensterkrankheit"*)	**IIa:** Schmerzfreie Gehstrecke > 200 m
		IIb: Schmerzfreie Gehstrecke < 200 m
III	Ischämischer Ruheschmerz in Horizontallage	
IV	Nekrose/Gangrän mit oder ohne Ruheschmerz	**IVa:** trockene Gangrän **IVb:** bakterielle Infektion, feuchte Gangrän

Behandlung

Die **Behandlungsziele** bei der pAVK sind:

- Hemmen einer Progression
- Senken des Risikos für vaskuläre Ereignisse am Bein: 2 % der Patienten mit Claudicatio haben innerhalb von fünf Jahren eine Amputation
- Senken des Risikos für kardiovaskuläre und zerebrovaskuläre Ereignisse: 35 % der Patienten mit Claudicatio haben innerhalb von fünf Jahren einen Herzinfarkt, 25 % sterben daran
- Verbessern von Belastbarkeit, Gehleistung und Lebensqualität. [vgl. 3]

Die Maßnahmen können in konservative, interventionelle und operative Maßnahmen unterschieden werden.

Konservative Behandlung

In den **Stadien I und II** ist das Vorgehen konservativ und umfasst folgende **Maßnahmen:**

- Behandeln der Grunderkrankungen bzw. der Risikofaktoren, z. B. durch Nikotinkarenz, medikamentöses Einstellen der Hypertonie oder eines Diabetes mellitus oder Senken erhöhter Blutfette, Gewichtsreduktion
- Ggf. Erhöhen der Trinkmenge
- Gefäßtraining/Gehtraining zur Ausbildung von Kollateralen mind. 3-mal wöchentlich während 30–60 Min. unter Anleitung (➤ 9.4.2). Bei Patienten mit Claudicatio intermittens sind überwachte Übungsprogramme zum Steigern der Gehstrecke genauso effektiv wie interventionelle und operative Maßnahmen. Voraussetzung ist jedoch ein sehr disziplinierter Patient
- Ggf. Geben vasoaktiver (*„durchblutungsfördernde"*) Medikamente (Naftidrofuryl, z. B. *Nafti-CT®* oder Cilostazol, z. B. *Pletal®*), wenn Gefäßtraining nicht möglich ist und andere Maßnahmen nicht indiziert sind
- Hemmen der Thrombozytenaggregation zur Sekundärprävention von kardiovaskulären Ereignissen mit ASS (z. B. *Aspirin®*) oder Clopidogrel (z. B. *Plavix®*) oder Antikoagulation.

In den Stadien **II b – IV** kommen folgende **Maßnahmen** in Betracht, wenn interventionelle oder operative Methoden nicht mehr möglich sind:

- Gabe von Prostanoiden/Prostaglandinen (z. B. *Prostavasin®*) i.v. oder i.a.
- CT-gestützte Sympathikolyse (*Blockierung des N. sympaticus lumbal*). Die Folge ist eine periphere Gefäßerweiterung.

Interventionelle angiologische Behandlung

Pflege bei Angiografie ➤ Tab. 1.2

Ziel der **interventionellen angiologischen Behandlung** (*Katheterverfahren*) ist die Rekanalisation (*Wiederherstellung der Gefäßdurchgängigkeit*). Hochgradige Gefäßstenosen und -verschlüsse können so minimal-invasiv im Rahmen einer Angiografie behandelt werden. Eine offene Gefäßoperation und die damit verbundenen Belastungen für den Patienten werden vermieden.

Die häufigsten interventionellen Eingriffe sind:

- **Perkutane transluminale Angioplastie** (*PTA, Ballondilatation*). Der Arzt führt einen Katheter über eine periphere Arterie ein, an dessen Spitze sich ein Ballon befindet. Liegt die Katheterspitze innerhalb der Stenose, bläst er den Ballon auf und dehnt damit die Stenose auf (➤ Abb. 13.22, *PTCA*). Dadurch wird die Stenose gedehnt. Eine PTA war früher hauptsächlich bei isolierten, kurzstreckigen Stenosen großer Stammgefäße indiziert. Sie kommt heute – durch verbesserte Kathetersysteme und Drähte – auch bei längerstreckigen Stenosen oder gar Verschlüssen zur Anwendung und kann mit einer lokalen Lyse kombiniert werden. Eine Ballondilatation der Herzkranzarterien wird auch als **perkutane transluminale koronare Angioplastie** (*PTCA*, ➤ 13.5.1) bezeichnet, eine der Nierenarterien als **perkutane transluminale renale Angioplastie** (*PTRA*). Hauptkomplikationen der PTA sind eine Gefäßwandperforation und eine Dissektion des Gefäßes (*Spaltung der Arterienwand zwischen Intima und Media,* ➤ 9.4.8). Schlägt sich die Dissektionsmembran in das Gefäßlumen ein und verlegt dieses, kommt es distal davon zu einer akuten Ischämie
- **Intraarterielle Katheter-Lyse.** Injektion eines thrombenauflösenden Medikaments im Rahmen einer PTA direkt an den Ort des thrombogenen Gefäßverschlusses. Dabei werden lokal sehr hohe Medikamentenkonzentrationen erreicht, die bei systemischer Gabe nicht möglich sind
- **Intraoperative transluminale Angioplastie** (*ITA*). Sie unterscheidet sich von der PTA lediglich durch den Zugang. Während bei der PTA der Katheter perkutan vorgeschoben wird, erfolgt der Zugang bei der ITA im Rahmen einer Gefäßoperation
- **Stentimplantation.** Trotz zunächst erfolgreicher PTA kann es zu einer Re-Stenose kommen. Um das zu verhindern, wird in die aufgedehnte Stenose ein Stent (*elastische Gefäßstütze aus Metall*) eingeführt (➤ Abb. 9.19). Ein Stent wird v. a. bei Beckenarterienstenosen und langstreckigen Stenosen, bei Komplikationen wie Dissektionen oder bei unbefriedigendem primärem Ergebnis bei der PTA eingesetzt.

Operative Behandlung

Thrombendarteriektomie

Bei der **Thrombendarteriektomie** (*TEA*) wird nach Eröffnung der Arterie die krankhaft veränderte Gefäßinnenwand ausgeschält. Diese wird regelhaft mit einer Erweiterung des Gefäßes durch einen Patch (bevorzugt aus körpereigenem Material, z. B. Vene, aber auch aus Schweineperikard oder Kunststoff) kombiniert (➤ Abb. 9.20).

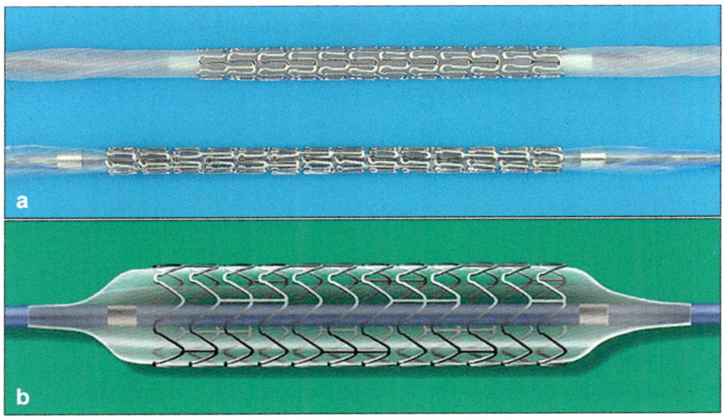

Abb. 9.19 Stent. a) Der noch geschlossene Stent ist auf einen Ballonkatheter aufgefädelt. **b)** Nachdem der Arzt die Katheterspitze und damit den Stent in die Stenose vorgeschoben hat, füllt er den Ballon. Dadurch entfaltet sich der Stent. [E843]

Gefäßersatz

Bei längerstreckigen Verschlüssen und wenn eine PTA nicht erfolgreich ist, wird ein operativer **Gefäßersatz** notwendig. Hierbei werden die krankhaft veränderten Gefäßabschnitte durch eine Prothese aus Kunststoff (➤ Abb. 9.23) oder durch eine körpereigene Vene ersetzt (**Interponat,** ➤ Abb. 9.21) oder überbrückt (**Bypass,** ➤ Abb. 9.21). Als autologes (*körpereigenes*) Bypassmaterial wird die V. saphena magna, selten die V. saphena parva verwendet, wenn sie nicht stark varikös verändert ist.

Bei den Bypässen wird unterschieden zwischen einem **anatomischen Bypass** (er entspricht dem Verlauf des stenosierten Gefäßes, ➤ Abb. 9.22, ➤ Abb. 9.23) oder einem extraanatomischen Bypass (er hat einen anderen Verlauf).

Amputation

Wenn alle anderen Behandlungsmethoden ausgeschöpft sind und eine Revaskularisierung nicht möglich ist, aber eine kritische Ischämie zum Gewebeuntergang geführt hat, wird eine **Amputation** notwendig (➤ 7.6). Die Amputationslinie richtet sich nach der Höhe des Gefäßverschlusses. Es muss sichergestellt sein oder werden, dass der Amputationsstumpf ausreichend arteriell durchblutet ist.

Nachsorge

Die Patienten müssen längerfristig Thrombozytenaggregationshemmer (ASS, Clopidogrel) einnehmen, ggf. auch in einer Kombination.

Pflege

Pflege vor, während und nach Operationen ➤ Kap. 4
Beobachten, Beurteilen und Intervenieren ➤ 9.1.5
Perioperative Pflege bei Operationen am arteriellen System ➤ 9.4.1
Amputation ➤ 7.6

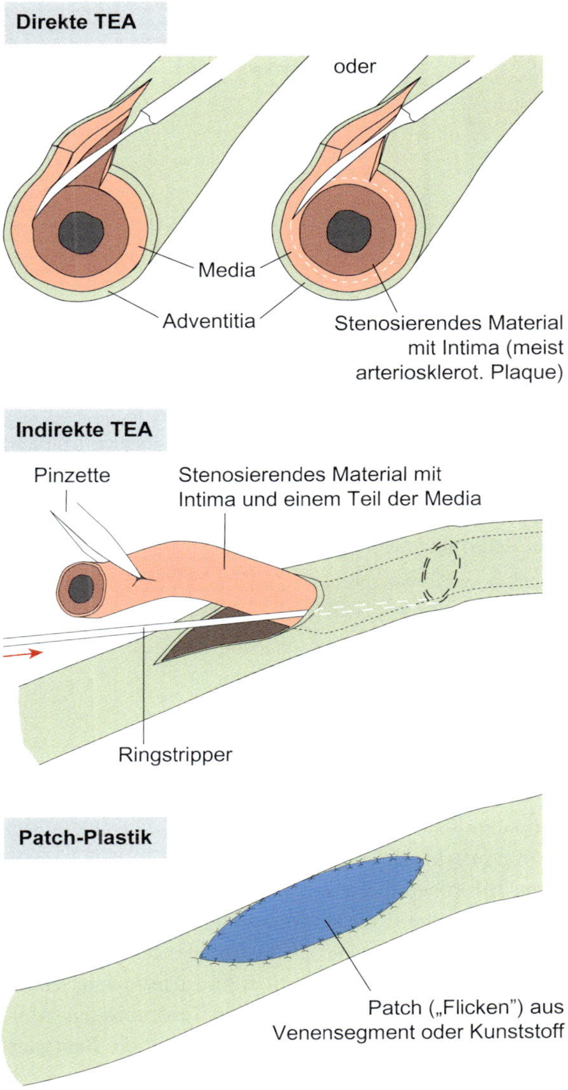

Abb. 9.20 Offene und halboffene Thrombendarteriektomie (TEA). Oben: Bei der offenen/direkten TEA eröffnet der Arzt die Arterie über die gesamte Stenosenlänge (links) und schält das stenosierende Material unter Mitnahme der Intima (rechts) mit einem Spatel aus. **Mitte:** Bei der halboffenen/indirekten TEA schält der Chirurg das stenosierende Material mit einem Ringstripper aus. Dabei kommt es zur teilweisen Mitnahme der Intima. **Unten:** Gefäßverschluss nach offener TEA mit Patch-Plastik. Dadurch vergrößert sich der Querschnitt des Gefäßes und die Gefahr eines erneuten Verschlusses infolge Narbenbildung bei der Heilung sinkt. [L115]

9.4.5 Akuter Verschluss einer Extremitätenarterie

Durchblutungsstörungen der Eingeweidearterie ➤ 9.4.6
Durchblutungsstörungen der Nierenarterien ➤ 9.4.7
Durchblutungsstörungen der hirnversorgenden Arterien ➤ 9.4.9

DEFINITION

Akuter Verschluss einer Extremitätenarterie: Durch plötzliche Verlegung einer Arterie – meist der unteren Extremitäten – bedingter Durchblutungsstopp mit akuter Gefährdung der nachgeschalteten Organe bzw. Gewebe (*kritische Ischämie*).

9

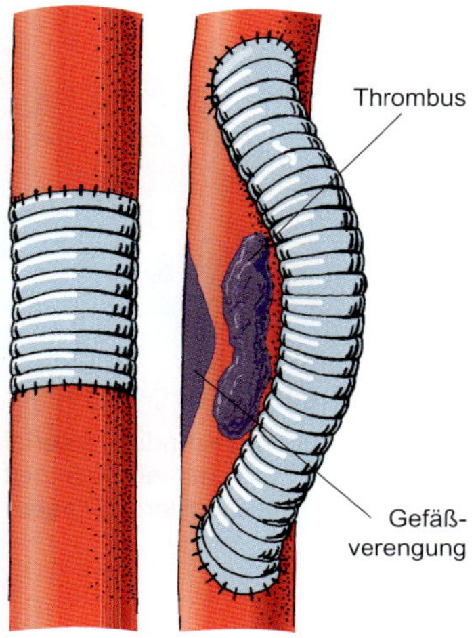

Abb. 9.21 Interponat und Bypass. Links: Das Interponat wird anstelle des verengten Gefäßabschnitts eingesetzt. **Rechts:** Der Bypass umgeht die Engstelle. [L190]

VORSICHT

Akuter Arterienverschluss ist ein Notfall

Der akute arterielle Verschluss – nicht nur an einer Extremitätenarterie – ist ein gefäßchirurgischer Notfall, weil das nachfolgende Gewebe nur eine kurze Ischämietoleranz hat.

Krankheitsentstehung

Etwa 70 % der akuten arteriellen Verschlüsse sind Folge einer (Thromb-)Embolie aus dem linken Herzen, z. B. bei Vorhofflimmern, Herzinfarkt oder Endokarditis (➤ Tab. 9.1). Im Herzen entstandene Thromben lösen sich und gelangen mit dem Blutfluss in eine periphere Arterie, die sie „verstopfen". Die übrigen 30 % haben eine extrakardiale Ursache: 20 % sind Folge eine aufgepfropfte Thrombose bei Arteriosklerose; 10 % sind arterio-arterielle Embolien, wenn sich ein Stück Plaque oder ein Thrombus aus arteriosklerotischen Arterien oder Aneurysmen löst und die Beinarterie verlegt.

Etwa 75 % der akuten arteriellen Verschlüsse treten unterhalb der Aortenbifurkation auf, 25 % in den Armarterien und 5 % in den Mesenterial- und Nierenarterien. [vgl. 4]

Symptome und Befund, Diagnostik

Typische **Symptome** für einen akuten Verschluss einer Extremitätenarterie (Arm oder Bein) sind die **6 Ps**:

- **Pain.** Plötzlich einsetzender stärkster Schmerz
- **Paleness.** Blässe des betroffenen Körperteiles
- **Paraesthesia.** Gefühlsstörungen
- **Pulslessness.** Pulslosigkeit der Extremität
- **Paralysis.** Bewegungseinschränkung oder -unfähigkeit
- **Prostration.** Schock.

Die **Diagnose** stellt der Arzt anhand der klinischen Symptomatik. Sonografie und Duplexsonografie zeigen die Lokalisation des Verschlusses. Eine Bildgebung wie z. B. Arteriografie wird meist vor der Operation zur besseren Planung (bei ausreichendem Zeitfenster) durchgeführt. Ist die Ischämie schon sehr weit fortgeschritten und drängt die Zeit, wird auf die präoperative Bilddiagnostik weitgehend verzichtet und eine intraoperative Angiografie durchgeführt.

Behandlung

Erstmaßnahmen bei einem arteriellen Gefäßverschluss sind:

- Analgesie
- Der Patient bleibt nüchtern und hält absolute Bettruhe ein
- Nach der Anlage des Periduralkatheters kann mit der Vollheparinisierung (20 000 I. E. Heparin/Tag) intravenös über eine Spritzenpumpe begonnen werden
- Vitalzeichen und Durchblutung, Motorik und Sensibilität (*DMS*, ➤ Tab. 3.3) engmaschig kontrollieren.

Die **weitere Behandlung** richtet sich in erster Linie nach der Verschlussursache und der raschen Verfügbarkeit einer Maßnahme:

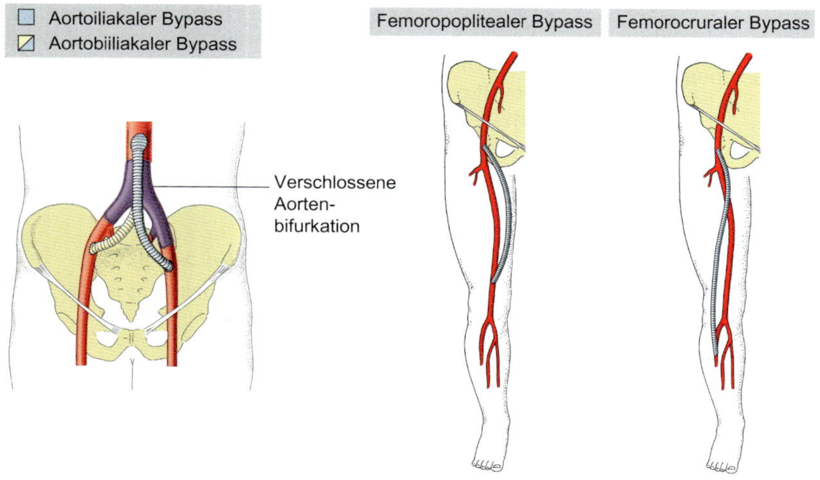

Abb. 9.22 Häufige anatomische Bypässe an der unteren Extremität. [L190]

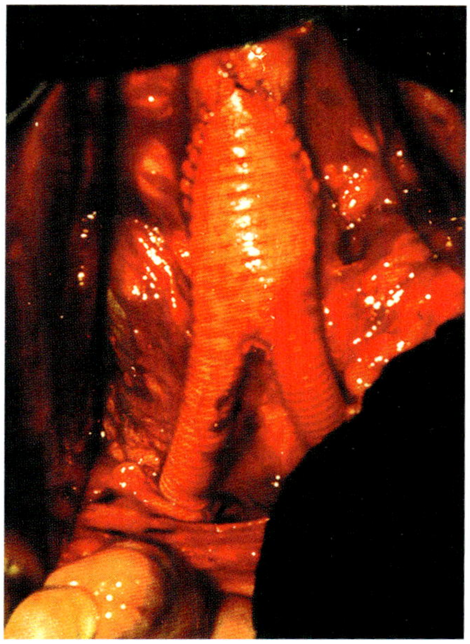

Abb. 9.23 Implantierte Bifurkationsprothese. Anatomischer Bypass, der die Stenose im Bereich der Gabelung zweier Arterien überbrückt. [T195]

- Beim **embolischen Verschluss** ist innerhalb der ersten 6 Std. die **Embolektomie** die Maßnahme der Wahl, da das „eingeschleppte" Gerinnsel (noch) keine feste Verbindung zur Gefäßwand hat. Bei einer Embolektomie wird die Arterie operativ mit einem kleinen Schnitt eröffnet. Über diesen wird ein Ballonkatheter (z. B. Fogarty-Katheter) in die Arterie eingeführt und über den Embolus geschoben. Vor dem Zurückziehen wird der Ballon geblockt und dadurch der Embolus mit herausgezogen (➤ Abb. 9.24)
- Bei einer inkompletten Ischämie peripherer Arterien kommt auch eine **lokale arterielle Lysetherapie** in Betracht. Hierbei injiziert der Arzt **Aktilyse** (*Plasminogenaktivatoren*), über einen arteriellen Katheter direkt an oder in den Thrombus, um diesen aufzulösen und so das verschlossene Gefäß zu öffnen. Parallel wird intravenös Heparin verabreicht. Die lokale Lyse kann interventionell im Rahmen einer Angiografie/PTA (➤ 9.4.4) oder im Rahmen einer Gefäßoperation durchgeführt werden. Vorbereitung und Nachsorge der Lysebehandlung entsprechen der bei Angiografie (➤ 9.3.4). Zusätzlich sind nach dem Eingriff regelmäßige Kontrollen der Blutgerinnung erforderlich. DMS sind engmaschig zu kontrollieren und zu dokumentieren (➤ Tab. 3.3). Die betroffene Extremität ist vor Wärmeverlust und der Entstehung von Druckstellen zu schützen
- Beim **thrombotischen Verschluss** kommt je nach Thrombuslokalisation, Allgemeinzustand des Patienten und Logistik der Klinik (CT vorhanden oder nicht?) eine **lokale arterielle Lyse**, **TEA** oder **Bypass-Operation** (➤ 9.4.4) in Frage. Die Operationsstrategie wird nach intraoperativer Angiografie festgelegt. [vgl. 4]

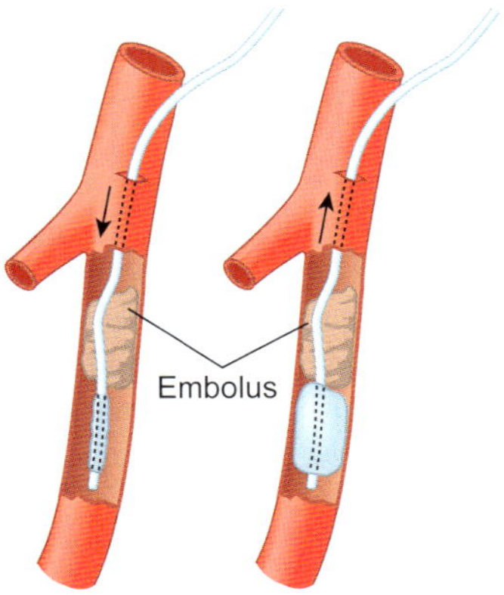

Abb. 9.24 Embolektomie mit einem Fogarty-Ballonkatheter. Der Katheter wird über einen kleinen Schnitt in der Arterie über den Embolus hinaus eingeführt und dann in geblocktem Zustand zurückgezogen. [L138]

Pflege

Einschätzen der Situation bei V. a. akuten Verschluss einer Extremitätenarterie

- Vitalzeichenkontrolle
- Genaue Lokalisation des Schmerzes erfragen
- Pulsstatus an der betroffenen Extremität überprüfen
- Feststellen, wo die Blässe und Kälte beginnt, ggf. mit Uhrzeit am Bein anzeichnen
- Patienten auffordern, Zehen und Fuß zu bewegen
- Sensibilität überprüfen; feststellen, in welcher Höhe die Sensibilitätsstörungen beginnen.

Sofortmaßnahmen

Die rasche Einleitung von Therapiemaßnahmen kann negative Folgen des Gefäßverschlusses begrenzen. Die Ischämietoleranz der unteren Extremität liegt bei 4–6 Std.

Pflegende lagern die Beine sofort tief. Ausnahme: der Patient ist im Schock, dann werden die Beine erhöht gelagert. Sie lagern außerdem die Beine weich bzw. hohl, wegen der hohen Dekubitusgefahr und erhalten die Restwärme z. B. mit einem Watteverband. Die weiteren pflegerischen Maßnahmen sind abhängig von der durchgeführten Behandlung (➤ 9.4.4)

9.4.6 Durchblutungsstörungen der Eingeweidearterie

Akute Durchblutungsstörungen der Eingeweidearterien

DEFINITION

Mesenterialinfarkt: Thrombotischer oder embolischer Verschluss der A. mesenterica inferior und/oder superior. Die Prognose ist mit einer Letalität um 70 % ernst.

Krankheitsentstehung

Ursache des Mesenterialinfarkts ist entweder eine Thrombose auf dem Boden lokaler arteriosklerotischer Gefäßveränderungen oder eine arterielle Embolie (➤ Tab. 9.1).

Symptome und Befund, Diagnostik

Der Patient klagt über Übelkeit und Erbrechen, stärkste Bauchschmerzen bis hin zum Vernichtungsschmerz (*Klinisches Bild des*

9

akuten Abdomens ➢ 3.3.2). In schweren Fällen zeigt der Patient Schocksymptome. Nach einer „fatalen Pause" („*fauler Friede*") von ca. 6–12 Std., in denen die Bauchschmerzen nachlassen, können ein paralytischer Ileus (➢ 5.7.2) und eine Peritonitis aufgrund von Darmperforationen entstehen (➢ 5.9.1).

Die **Diagnose:** Die Patienten haben meist einen über Tage andauernden Krankheitsverlauf. Die Blutuntersuchung zeigt eine Leukozytose und eine Laktatazidose. Die Abdomenleeraufnahme dient dem Nachweis eines Ileus, die Sonografie des Abdomens dem Ausschluss anderer Ursachen des akuten Abdomens. Zur Darstellung der Mesenterialgefäße eignet sich eine CT-Angiografie.

Behandlung

Patienten kommen in einem reduzierten, schwerkranken Zustand in die Klinik. Folgende **Erstmaßnahmen** sind notwendig:

- Sofortige Nahrungskarenz
- Anlage eines peripheren, in der OP-Einleitung möglichst eines zentralen Venenkatheters.

VORSICHT

Kein Reinigungseinlauf

Bei Verdacht auf Mesenterialinfarkt ist ein hoher Reinigungseinlauf kontraindiziert, weil der Darm schon nekrotisiert sein könnte und dann durch das Flüssigkeitsvolumen perforieren würde.

Kann die Diagnose rechtzeitig gestellt werden, besteht die Behandlung in der Entfernung des Embolus bzw. des Thrombus mittels Laparotomie und Embolektomie (➢ Abb. 9.24). Sind bereits Darmnekrosen vorhanden, müssen die betroffenen Darmabschnitte reseziert werden.

Pflege

Pflege vor, während und nach Operationen ➢ Kap. 4

War eine Resektion nekrotischer Darmabschnitte notwendig, muss der Patient aufgrund der Schwere der Erkrankung oft auf der Intensivstation behandelt werden. Die weitere postoperative Pflege entspricht der nach einer Darmoperation (➢ 5.7.1). Konnte der Embolus mittels Embolektomie entfernt werden, ist eine Verlegung auf die Allgemeinstation meist in den ersten postoperativen Tagen möglich. Die weitere Pflege entspricht der nach Laparotomie (➢ 5.6.1).

Chronische Durchblutungsstörungen der Eingeweidearterien

Krankheitsentstehung

Von **chronischen Durchblutungsstörungen** sind überwiegend Menschen mit Arteriosklerose (➢ 9.4.3) betroffen. Durch die langsam zunehmende Gefäßeinengung entsteht eine **Angina abdominalis** (*Angina intestinalis, Claudicatio intermittens abdominalis*). Durch die langsame Entwicklung der Stenosen und der in der Regel guten Kollateralversorgung im Bereich der Eingeweide, ist dies allerdings ein sehr seltenes Krankheitsbild.

Symptome und Befund, Diagnostik

Die Patienten klagen vor allem über Bauchschmerzen nach dem Essen: Der Darm benötigt zur Verdauung vermehrt Blut und Sauerstoff, das aufgrund der verengten Gefäße nicht ausreichend zur Verfügung steht. Essensvermeidung wegen der Schmerzen und Malabsorptionssyndrom aufgrund der Darmischämie führen zu Gewichtsverlust. Weitere **Symptome** sind Dauerschmerzen, Blut im Stuhl, und Ileus (➢ 5.7.1). Die **Diagnostik** entspricht der bei akuten Durchblutungsstörungen.

Behandlung

Auch die **Therapie** ähnelt der bei akuten Durchblutungsstörungen. Therapeutisch wird die Blutversorgung des Darmes, wenn möglich, verbessert, z. B. durch Ballondilatation/Stent zur Weitung oder Umgehung der Engstelle mit einem Bypass. Postoperativ ist der Patient diätetisch zu beraten.

9.4.7 Durchblutungsstörung der Nierenarterien

DEFINITION

Nierenarterienstenose: Verengung der Nierenarterie (A. renalis); ein- oder beidseits auftretend. Gefährlich durch ihre Folgeerscheinungen. Möglich sind eine arterielle Hypertonie und ein Nierenfunktionsverlust.

Krankheitsentstehung

Am häufigsten ist eine **Nierenarterienstenose** arteriosklerotisch bedingt (➢ 9.4.3). Betroffen sind Menschen aller Altersstufen. An zweiter Stelle der Ursachen steht die fibromuskuläre Dysplasie, bei der Muskulatur und Bindegewebe der Gefäßwand proliferieren („*wuchern*") und so die Nierenarterie einengen. Diese Form tritt typischerweise bei (jüngeren) Frauen auf.

Symptome und Befund, Diagnostik

Leitsymptom ist eine arterielle Hypertonie. Durch die Stenose kommt es zur Minderperfusion der Niere. Dies führt zur erhöhten Reninausschüttung der Nebenniere und somit zur Erhöhung des Blutdrucks, der typischerweise schlecht medikamentös therapierbar ist. Zudem kann durch die Minderdurchblutung der Niere eine Niereninsuffizienz mit Beginn einer Schrumpfniere bis hin zur Funktionslosigkeit entstehen (➢ 12.5.1). Die **Diagnostik** entspricht dem üblichen Vorgehen bei V.a. arterielle Erkrankungen (➢ 9.3).

Behandlung

Die übliche **Therapie** besteht in der Stentversorgung der Nierenarterie, die operative Therapie hat hier keinen Stellenwert mehr. Bei schlecht therapierbarem Hypertonus kann die komplette Entfernung der Niere (*Nephrektomie,* ➤ 12.5) notwendig werden.

9.4.8 Aneurysmen

Thorakales Aortenaneurysma ➤ 13.12

DEFINITION

Aneurysma: Arterienausweitung, am häufigsten der Bauchaorta (➤ 13.11). Ursache überwiegend erworbene, meist arteriosklerotisch bedingte, selten angeborene Gefäßveränderungen.

Die häufigsten **Aneurysmaformen** sind in ➤ Abb. 9.25 dargestellt und erklärt.

Nach der **Lokalisation in der Aorta** werden unterschieden:

- Das **abdominelles Aortenaneurysma** (*AAA*) steht zwischen dem Durchtritt durch das Zwerchfell und Gabelung der Aorta in die A. iliaca rechts und links (ungefähr auf Höhe von LWK 4), am häufigsten unterhalb des Abgangs der Nierenarterien (*infrarenal*), aber auch oberhalb der Nierenarterien (*suprarenal*) möglich. Meist arteriosklerotisch bedingt mit einem Erkrankungsgipfel zwischen dem 60. und 80. Lebensjahr (➤ Abb. 9.26, ➤ Abb. 9.27)
- Das **thorakale Aortenaneurysma** (*TAA*) kommt im Verhältnis zum abdominellen Aortenaneurysma seltener vor (AAA:TAA = 10:1). Es ist aber die häufigste Erkrankung der thorakalen Aorta, die eine chirurgische Therapie (in der Regel interventionelle Therapie mit Stentimplantation) erforderlich macht (➤ 13.11)
- Das **Poplitealaneurysma** ist verhältnismäßig häufig und als Streuquelle für Embolien komplikationsträchtig. Oft ist ein akuter Gefäßverschluss mit Unterschenkel- und Fuß-Ischämie das erste Symptom des Aneurysmas. Durch wiederholte Mikroembolien kann es zu Verschlüssen kleinerer Arterien mit den typischen Symptomen einer pAVK (➤ 9.4.4) kommen.

Komplikationen

- **Größenzunahme** mit Verdrängung benachbarter Strukturen
- **Thrombose** im erweiterten Gefäßabschnitt. Im aneurysmatragenden Gefäßabschnitt ändern sich die Strömungsverhältnisse des

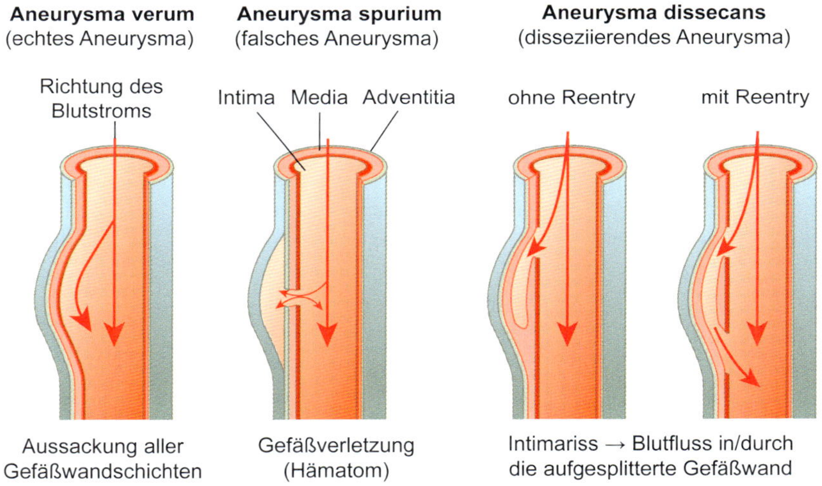

Abb. 9.25 Die häufigsten Aneurysmaformen. Links: Aneurysma verum mit Aussackung aller drei Wandschichten. **Mitte:** Aneurysma spurium, sog. „falsches Aneurysma", denn es besteht keine Aufspaltung oder Aufweitung, gesondertes Hämatom, welches durch Verbindungsstiel mit der Arterie entstanden ist. **Rechts:** Aneurysma dissecans (*Dissektion der Aorta,* ➤ 13.11) mit Längsspaltung der Arterienwand, hinter der sich durch den Bluteintritt ein Hämatom bildet. [L138]

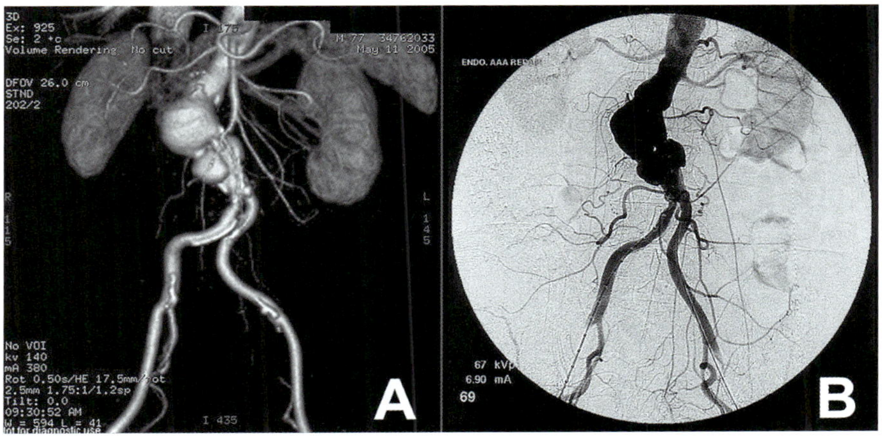

Abb. 9.26 Bauchaortenaneurysma. a) In der 3-D-Rekonstruktion. **b)** Angiografie. Befund vor einer Stent-Implantation. [R222]

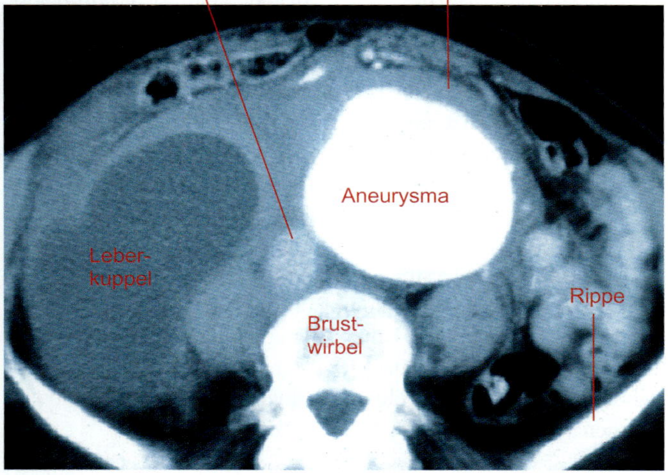

Abb. 9.27 Großes Aneurysma der oberen Bauchaorta in der CT. Normalerweise hat die Aorta hier etwa den gleichen Durchmesser wie die V. cava inferior. Die massive Gefäßaussackung dieses Patienten lässt sich durch die Bauchdecke als pulsierender Tumor tasten. [T170]

Blutes. Im erweiterten Bereich wird nicht das gesamte Lumen des Aneurysmas durchflutet. Das Blut im Aneurysmasack kommt zum Stillstand. Dadurch wird die Bildung von Thromben begünstigt. Das Thrombosematerial im Aneurysma kann sich lösen und eine **arterielle Embolie** (➤ Tab. 9.1) hervorrufen. Mit dem Blutstrom gelangen die Thromben in peripher gelegene Arterien, wo sie „stecken bleiben" und einen akuten Verschluss meist einer Extremitätenarterie (➤ 9.4.5) hervorrufen können. Dies passiert allerdings häufiger bei Aneurysmata der Kniegelenksschlagader

- Zu **pulsierenden Schwellungen** im erkrankten Gefäßbereich kommt es bei Aneurysmata der A. femoralis in der Leiste (selten) und Aneurysmata der A. poplitea in der Kniekehle (häufig)
- **Ruptur mit Blutung.** Die geweitete Aneurysmawand ist nur noch so dünn, dass sie bei Blutdruckerhöhungen, etwa bei körperlicher Anstrengung, rupturieren kann und das Blut mit arteriellem Druck in die Umgebung strömt. Befindet sich die Ruptur an einer Stelle, an der das betroffene Gefäß mit stabilem Gewebe ummantelt ist, spricht man von einer gedeckten Ruptur. Diese ist sofort chirurgisch zu behandeln. Bei einem frei rupturierten Aorten- oder Iliacalaneurysma kann der Patient innerhalb von Minuten innerlich verbluten
- Bei **zerebralen Aneurysmen** droht eine tödliche Einblutung ins Gehirn
- Bei der **Aortendissektion** handelt es sich um den häufigsten nichttraumatischen Notfall an der Aorta. Häufigste Ursache für das Entstehen ist die Aortenatheromatose als Folge langjähriger arterieller Hypertonie. Dabei kommt es zu einem Einriss der Intima und Blutaustritt in die Arterienwand (➤ Abb. 9.25, ➤ Abb. 13.33).

Symptome und Befund, Diagnostik

Die **Symptome** sind abhängig von der Lokalisation des Aneurysmas. Akut auftretende, retrosternale Schmerzen, die in der Intensität ausgeprägter sind als bei einem akuten Herzinfarkt. Zusätzlich können aufsteigende Rückenschmerzen, eine hypertensive Krise sowie eine Hemi- oder Paraplegie mit und ohne weitere neurologische Zeichen entstehen.

VORSICHT

Erstmaßnahmen bei Verdacht auf Aneurysmaruptur

- Sofort Arzt benachrichtigen (Notruf auslösen), Anästhesie- und Operationsunterlagen bereithalten
- Vitalzeichen und DMS (➤ Tab. 3.3) kontrollieren
- Nahrungskarenz
- Patienten strenge Bettruhe einhalten lassen
- Schocklagerung
- Laborparameter aktualisieren
- Erythrozytenkonzentrate bestellen
- Material zur Intubation und zur Reanimation bereitstellen
- Nach Arztanordnung weitere Diagnostik oder Not-Operation vorbereiten.

Die **Diagnostik** muss sehr schnell geschehen:

- Sonografie und transösophageale Echokardiografie (*TEE*)
- Thorakale und abdominale Angio-CT (➤ Abb. 9.26).

Behandlung

Bei symptomlosen Aneurysmen unter 4 cm Durchmesser mit ausreichend dicker Wand und bei hohem Operationsrisiko kann zunächst abgewartet werden. 3-monatige sonografische Kontrollen sind notwendig.

Ansonsten ist die **Behandlung** meist operativ mit Ersatz des aneurysmatragenden Abschnitts durch ein Interponat (➤ Abb. 9.21). Endovaskulär eingebrachte Stents (➤ Abb. 9.19) sind nur bei einem Teil der Aneurysmen möglich. Die Therapie der Wahl bei Poplitealaneurysma ist eine Bypassoperation mit Unterbindung der Arterie unmittelbar proximal und distal des Aneurysmas (➤ Abb. 9.22).

Bei Dissektionen ist die Behandlung vom Typ abhängig (➤ Abb. 13.33). Eine Typ-A-Dissektion erfordert die sofortige Operation. Eine Typ-B-Dissektion muss nur bei Komplikationen wie Paresen, viszeralen Ausfällen sowie bei einer Ruptur notfallmäßig operativ versorgt werden. Ansonsten zunächst konservatives Vorgehen wie oben. Im Intervall kann eine chirurgische Therapie notwendig werden. Dann erfolgt in der Regel die Implantation eines Stents ggf. nach Voroperation durch die Herzchirurgie oder nach zuvor erfolgter Umgehungsoperation im Bereich der hirnzuführenden Gefäße oder der Armschlagadern (*aortales Debranching der supraaortalen Äste*).

Pflege

Pflege vor, während und nach Operationen ➤ Kap. 4
Perioperative Pflege bei OP am arteriellen System ➤ 9.4.1
Perioperative Pflege bei OP am Magen-Darm-Trakt ➤ 5.6.1
Perioperative Pflege bei herzchirurgischen Operationen ➤ 13.1.6

Präoperativ wird der Patient informiert, dass er bis zur Operation jeglichen Blutdruckanstieg durch körperliche Tätigkeiten vermeiden muss. Ruhiges Gehen ohne Belastung ist erlaubt. Bei symptomatischen Aneurysmen ist bis zur Operation eingeschränkte Bettruhe erforderlich. Die Pflegenden kontrollieren mindestens 3-mal am Tag den Blutdruck und informieren den Arzt, wenn die Systole 140 mmHg erreicht. Starkes Pressen beim Stuhlgang kann das Aneurysma zur Ruptur bringen, deshalb bekommen die Patienten ein leichtes Abführmittel zur Obstipationspropyhlaxe.

Postoperativ werden die Patienten in der Regel am Operationstag auf der Intensivstation überwacht. Bei komplikationslosem Verlauf erfolgt die Verlegung auf die Allgemeinstation meist am nächsten Tag.

Prognose

Patienten, die an einem Aneurysma operiert wurden, haben eine unveränderte Lebenserwartung. Bei einer Aneurysmaruptur versterben 70 % der Patienten, bevor die Notoperation beginnt.

9.4.9 Durchblutungsstörungen der hirnversorgenden Arterien

Krankheitsentstehung

In den meisten Fällen ist eine Arteriosklerose (➤ 9.4.3) der extrakraniellen, **hirnversorgenden Arterien** (hauptsächlich linke und rechte A. carotis interna, in geringerem Umfang Aa. vertebralis) die Ursache für die **Durchblutungsstörung**. Am häufigsten kommt es zu einer Stenose im Bereich der Karotisgabel, d. h. am Übergang von A. carotis communis in A. carotis interna und A. carotis externa in Höhe des Kieferwinkels (➤ Abb. 9.28).

Die Arteriosklerose von großkalibrigen Arterien und insbesondere die Stenosen der A. carotis interna (*innere Halsschlagader*) verursachen etwa 20 % aller Schlaganfälle. Karotisstenosen werden als symptomatisch bezeichnet, wenn die Patienten in den vorausgegangenen sechs Monaten eine **transitorische ischämische Attacke** (*TIA*) oder einen Schlaganfall im entsprechenden Stromgebiet erlitten haben. [vgl. 4]

Symptome und Befund, Diagnostik

Welche **Symptome** sich entwickeln, hängt vom Versorgungsgebiet der hochgradig stenosierten Arterie und der gefäßbedingten Minderperfusion ab. **Leitsymptome** bei den häufigen Störungen im Karotisstromgebiet sind Sehstörungen (*Amaurosis fugax*), arm- und gesichtsbetonte sensible (*Parästhesie, Hyperästhesie, Anästhesie*) und motorische Ausfälle (*Schwäche, Lähmung*) auf einer Körperseite sowie evtl. eine Aphasie (*zentral bedingte Sprachstörung*) durch Ausfall im Mediastromgebiet. Es gibt keine einheitlichen Symptome für einen Schlagfall, das klinische Bild ist sehr variabel.

In Westeuropa ist der ischämische Schlaganfall als zweithäufigste Ursache für eine langfristige Behinderung und dritthäufigste Todesursache von großer gesundheitspolitischer Bedeutung. [vgl. 4]

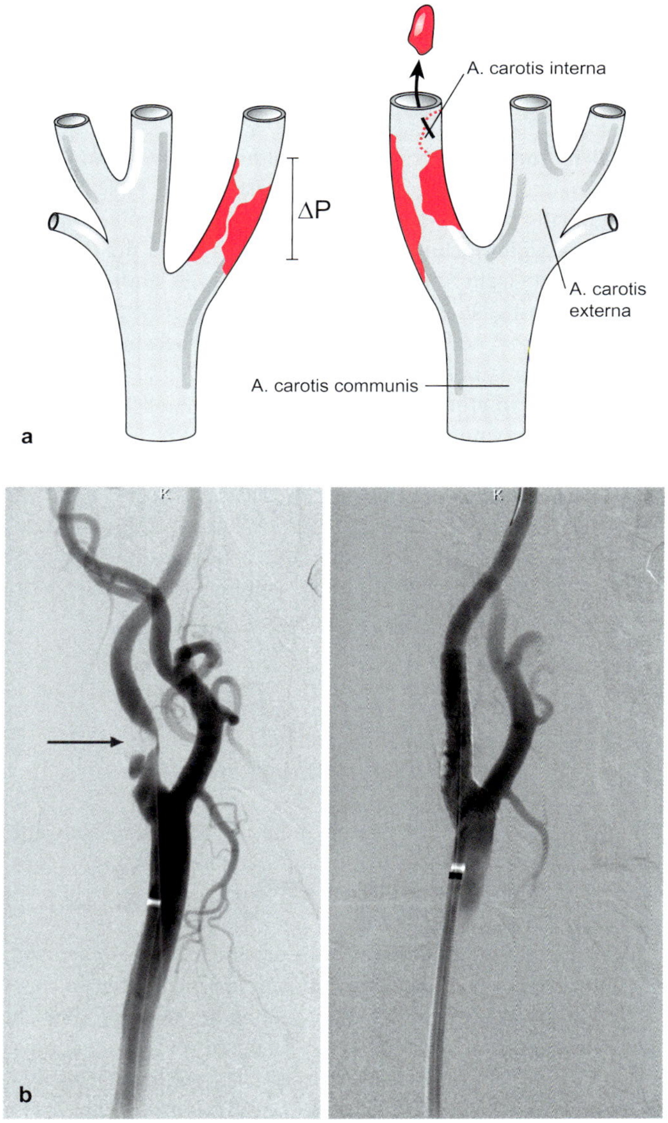

Abb. 9.28 Stenose der A. carotis (Karotisstenose). a) Durch die Stenose kommt es zu einer Minderdurchblutung des nachfolgenden Gewebes mit der Gefahr von Schlaganfällen (links). Arteriosklerostisches Material kann sich ablösen und als Embolus einen Schlaganfall auslösen (rechts) [L106] **b)** Hochgradige Stenose in der A. carotis intera (Pfeil), gut sichtbar in der Angiografie (links). Angiografie der A. carotis interna nach transluminaler Angioplastie und Stenteinlage. Die Revaskularisierung ist gut erkennbar (rechts). [O1028] [R236]

Alle Patienten mit neurologischen Beschwerden müssen zur **Diagnose** so bald wie möglich von einem Neurologen untersucht werden, weil die Zuordnung bestimmter Symptome zur Stenose der A. carotis schwierig sein kann. Eine notfallmäßige Bildgebung der hirnversorgenden und supra-aortalen Gefäße ist bei allen Patienten mit TIA oder Schlaganfall zwingend erforderlich. Die Duplexsonografie (➤ Abb. 9.11) der extrakraniellen Halsschlagader ist die erste diagnostische Maßnahme, um den Stenosegrad zu beurteilen. Eine zusätzliche Angiografie ist nur in speziellen Fällen notwendig. Bei einer symptomatischen Karotisstenose wird präoperativ eine

Schädel-CT (*CCT*) zum Nachweis bzw. Ausschluss einer Blutung oder eines Hirninfarkts durchgeführt.

Behandlung

Die **Behandlung** erfordert eine enge Zusammenarbeit von Gefäßchirurgen und Neurologen bzw. Internisten. Alle Patienten mit asymptomatischer Karotisstenose sollten langfristig mit Thrombozyten-Aggregationshemmern behandelt werden, da die Prognose hierunter mit einem Schlaganfallrisiko von 2–5 % jährlich verhältnismäßig günstig ist. Zusätzlich sollen sie mit Statinen (z. B. Simvastatin in *Zocor*® oder Lovastatin in *Mevacor*®) behandelt werden, unabhängig vom Cholesterinwert.

Bei einer asymptomatischen Karotisstenose ≥ 60 % muss eine **Karotis-Thrombendarteriektomie** (*TEA der A. carotis*, ➤ Abb. 9.20, ➤ 9.4.4) erwogen werden. Ebenso, wenn die regelmäßigen (halbjährlichen) Doppleruntersuchungen eine rasche Zunahme der Stenose zeigen oder eine TIA auftritt. Alternativ kann ein Karotis-Stent (*CAS = Carotid Artery Stenting*, ➤ Abb. 9.19, ➤ 9.4.4) erwogen werden. Bei allen symptomatischen Karotisstenosen wird eine schnelle Revaskularisierung notwendig.

Pflege

Pflege vor, während und nach Operationen ➤ Kap. 4
Perioperative Pflege bei OP am arteriellen System ➤ 9.4.1

Präoperativ rasieren die Pflegenden die zu operierende Halsseite, ggf. auch ein Bein zur Venenentnahme. Sie dokumentieren neurologische Defizite und Auffälligkeiten differenziert, damit ein postoperativer Vergleich möglich ist.

Der Patient wird **postoperativ** auf der Intensivstation versorgt, um ihn lückenlos überwachen zu können. Die wichtigsten postoperativen **Komplikationen** sind eine Nachblutung aus der Gefäßnaht und eine Thrombose der A. carotis, z. B. durch verbliebene Intimareste, die eine sofortige Revision erforderlich machen. Seltener ist das Hyperperfusionssyndrom, eine neurologische Komplikation mit Kopfschmerzen, neurologische Symptome, Krampfanfälle, intrazerebrale Ödeme oder Blutungen. Als Risikofaktor gelten u.a. hypertone Blutdruckwerte, weshalb eine kontinuierliche Blutdrucküberwachung notwendig ist.

VORSICHT

Zeichen eines Karotisverschlusses erkennen

Jegliche neurologische Veränderungen oder Auffälligkeiten nach einer Karotis-TEA können Zeichen eines Karotisverschlusses durch Thrombose oder eines Hyperperfusionssyndroms sein. Pflegende informieren auch bei geringen Veränderungen wie leichtes Kribbeln in den Fingern, verwaschene Sprache und Sehstörungen umgehend den Arzt.

Bei allen Patienten ist eine **Frühmobilisation** noch am Abend des Operationstages oder am Morgen des ersten postoperativen Tages möglich. Bei komplikationslosem Verlauf darf der Patient am Abend des Operationstages trinken und ab dem 1. postoperativen Tag seine übliche Kost zu sich nehmen. Nach einer Karotis-TEA erhält der Patient lebenslang Thrombozytenaggregationshemmer, z. B. ASS 100 mg täglich, wenn keine Notwendigkeit zur Hemmung der Blutgerinnung durch andere Arzneimittel wegen schwerwiegender anderer Erkrankungen vorliegt.

9.4.10 Raynaud-Syndrom

DEFINITION

Raynaud-Syndrom: Anfallsweise Minderdurchblutung der Finger, seltener auch der Zehen. Zu 80 % sind Frauen betroffen.

Das **primäre Raynaud-Syndrom** ist funktionell bedingt, d. h. es ist keine organische Ursache für die vorübergehenden Spasmen der Gefäße zu finden. Die Finger der Patienten werden anfallsartig blass und kalt, die Schweißabsonderung ist vermehrt (➤ Abb. 9.29). Die Anfälle werden oft durch Kälte ausgelöst. Diese Art des Raynaud-Syndroms ist harmlos.

Das **sekundäre Raynaud-Syndrom** hingegen tritt im Rahmen bestimmter Grunderkrankungen auf, z. B. bei Sklerodermie, bei systemischem Lupus erythematodes, einer Arteriosklerose mit Gefäßverschlüssen an den Fingern und Zehen oder bei einigen Medikamenten. Die Anfälle treten öfter auf und dauern länger an als beim primären Raynaud-Syndrom. Die Finger der Patienten werden zunächst weiß, kalt und schmerzen, es folgt eine Zyanose und zuletzt eine Rötung. Durch die Ernährungsstörung des Gewebes entwickeln sich punktförmige Nekrosen an den Finger- bzw. Zehenkuppen.

Die **Therapie** ist beim primären Raynaud-Syndrom sowie in Frühstadien des sekundären Raynaud-Syndroms konservativ. In fortgeschrittenen Fällen des sekundären Raynaud-Syndroms können Calciumantagonisten und eine thorakale Sympathektomie (*Durchtrennung von sympathischen Ganglien, um eine Gefäßerweiterung zu erreichen*) die Beschwerden bessern. [vgl. 5]

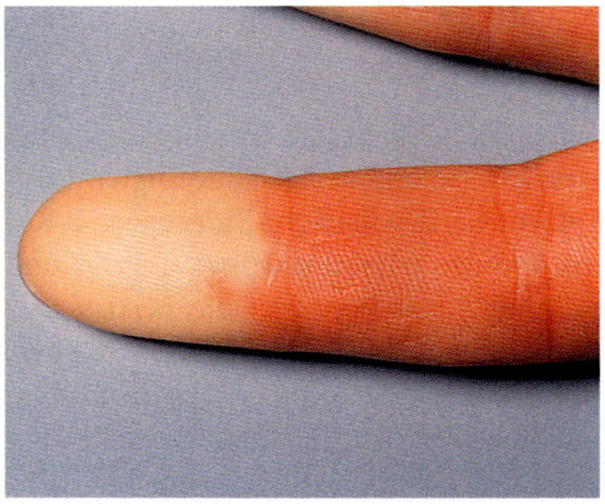

Abb. 9.29 Raynaud-Syndrom. Der Vasospasmus führt nach einem Fingerbad in warmem Wasser zu einer Blässe der Fingerkuppe. [E273]

9.4.11 Lungenembolie

DEFINITION

Lungenembolie (*LE*): Plötzliche oder schrittweise Verlegung einer Lungenarterie. Gefürchtete Komplikation bei tiefer (Bein-)Venenthrombose (➤ 9.5.4) im Rahmen von Bettlägerigkeit oder nach Operationen, inzwischen durch die medikamentöse und physikalische Thromboseprophylaxe wesentlich seltener auftretend.

Embolus: Nicht lösliches Material, z. B. Blutgerinnsel, das mit dem Blut verschleppt wird und an einer entfernteren Stelle ein Gefäß verlegt.

Krankheitsentstehung

Die **Lungenembolie** ist fast immer Folge einer tiefen Venenthrombose, die sich am häufigsten in den Extremitäten findet (Arme oder Beine). Thrombusmaterial löst sich und gelangt als Embolus über das rechte Herz in die Lungenstrombahn, wo es eine Lungenarterie verlegt (➤ Tab. 9.1).

Symptome und Befund, Diagnostik

Je größer das verlegte Gefäß, umso stärker sind die Beschwerden. **Leitsymptome** einer Lungenembolie sind plötzliche Atemnot, Zyanose, Husten (evtl. mit blutigem Sputum) und atemabhängige Thoraxschmerzen. Herz- und Atemfrequenz sind erhöht, als Zeichen einer zentralvenösen Druckerhöhung sind die Halsvenen gestaut. Der Patient ist ängstlich und unruhig. In schweren Fällen kommt es zu einem Schock (RR systolisch < 100 mmHg, Puls > 100/Min.) bis hin zum Herz-Kreislauf-Stillstand. Zusätzlich bestehen meist die Symptome einer tiefen Venenthrombose (➤ 9.5.4).

Aufgrund der Anamnese und der Symptome kann auf eine Lungenembolie geschlossen werden. Zur **Diagnose** ist die Bestimmung der D-Dimere im Blut wichtig (➤ 9.5.4, ➤ Kap. 14). Ein unauffälliger Wert macht eine Lungenembolie sehr unwahrscheinlich. Bei niedriger klinischer Wahrscheinlichkeit und normalen D-Dimeren ist deshalb keine weitere Diagnostik notwendig. Bei erhöhtem Wert kann eine LE vorliegen, aber auch eine andere Erkrankung des Blutgerinnungssystems, eine Leberzirrhose, Tumorerkrankung, Leukämie oder Schwangerschaft.

Die CT-Angiografie in Mehrschicht-Spiraltechnik ist geeignet eine LE nachzuweisen oder auszuschließen. Das gilt auch für die Lungenventilations- und -perfusionsszitigrafie (➤ Abb. 10.11). Die Pulmonalisangiografie in Subtraktionstechnik (DSA) hat durch die anderen Verfahren wesentlich an Bedeutung verloren. [vgl. 6]

Behandlung

VORSICHT

Erstmaßnahmen bei (Verdacht auf) Lungenembolie

- Über die Rufanlage Hilfe holen, Arzt benachrichtigen
- Oberkörperhoch- oder Herzbettlagerung. Bei Schockzeichen (Blutdruckabfall, Pulsanstieg) Beine auf Herzniveau anheben, dabei leichte Oberkörperhochlagerung belassen. Keine Kopftieflage als Schocktherapie, da die Volumenverschiebung zu einem akuten Herzversagen führen kann
- Patienten möglichst nicht allein lassen, ihn beruhigen und beengende Kleidung öffnen
- Fenster öffnen, bei Atemnot entsprechende Hilfestellung leisten, evtl. nach Arztanordnung O_2 über Sauerstoffmaske geben (> 6 l/Min.)
- Vitalzeichen kontrollieren, baldmöglichst Monitoring einschl. Pulsoximetrie (➤ 10.3.3)
- Materialien für einen venösen Zugang mit Blutabnahme, eine BGA, einen zentralvenösen Katheter richten; bei massiver Atemnot Materialien zur Intubation vorbereiten
- Verlegung auf die Intensivstation organisieren.

Behandlung in der Akutphase

- **Vollheparinisierung.** Der sofortige Beginn der therapeutischen Heparinisierung senkt die Mortalität und die Morbidität deutlich. Es stehen sowohl unfraktionierte als auch niedermolekulare Heparine zur Verfügung, die über mindestens fünf Tage verabreicht werden. Überlappend wird mit der oralen Antikoagulation begonnen
- **Schock- und Schmerztherapie.** Abhängig von der Patientensituation erfolgen die allgemeinen Therapiemaßnahmen wie Sauerstoffzufuhr, Analgesie (ggf. mit Morphinpräparaten), Schocktherapie, evtl. auch Beatmung
- Eine Auflösung des Thrombus durch Lysetherapie (➤ 9.4.5), katheterinterventionelle oder chirurgische Entfernung des Thrombus (➤ 9.4.4) kommt nur bei hämodynamisch instabilen Patienten in Frage.

Gefahr eines akuten Cor pulmonale

Hämodynamisch instabile Patienten haben eine schlechte Prognose, wenn der rechte Ventrikel nicht schnell eine Entlastung erfährt. Dann droht durch die Druckerhöhung im Lungenkreislauf und den Rückstau ins rechte Herz ein akutes Cor pulmonale mit Rechtsherzbelastung bis hin zum Versagen.

Rezidivprophylaxe

Nach dem Akutstadium soll eine **orale Antikoagulation**, meist mit Cumarinen (z. B. *Marcumar®*) oder Fundaparinux (z. B. *Arixtra®*), Rezidiven vorbeugen, da wiederholte Lungenembolien zu einer chronischen Rechtsherzinsuffizienz führen können. Eventuell ist eine lebenslange Einnahme notwendig.

Bei rezidivierenden Lungenembolien trotz adäquater Antikoagulation soll ein in die untere Hohlvene implantierter **Cavaschirm** einen Embolus abfangen. Der routinemäßige Einsatz von Cavaschirmen bei rezidivierenden LE wird allerdings nicht empfohlen.

Pflege

Pflege bei tiefer Venenthrombose ➤ 9.5.4

Die weitere Überwachung und **Pflege** ist abhängig vom Verlauf und der Behandlung. Da einer ersten Lungenembolie häufig weitere, eventuell schwerwiegendere Lungenembolien folgen, ist bereits im Verdachtsfall die Verlegung auf die Intensivstation geboten. Und auch in der Folge ist die engmaschige Vitalzeichenkontrolle wichtig. Der Patient erhält die notwendige Unterstützung. Nach der Akutphase wird er schrittweise mobilisiert und aktiviert.

9.5 Erkrankungen der Venen

9.5.1 Perioperative Pflege

Pflege vor, während und nach Operationen ➤ Kap. 4
Beobachten, Beurteilen und Intervenieren ➤ 9.1.5

Präoperative Pflege

Die Rasur bzw. Haarkürzung erfolgt nach Hausstandard. Dabei gehen die Pflegenden sehr vorsichtig vor, da die Verletzungsgefahr bei ausgeprägten Varizen groß ist (➤ Abb. 9.33). Die Pflegenden planen die präoperativen Maßnahmen (z. B. Rasur, Bad) so, dass sie beendet sind, bevor der Arzt den Patienten zum Anzeichnen der Venenverläufe aufsucht (wasserfester Stift). Nach dem Anzeichnen darf der Patient das betroffene Bein nicht mehr waschen.

Postoperative Pflege

Lagerung und Mobilisation
Nach Operationen an Venen wird das Fußteil des Bettes hochgestellt. Der Patient kann in Rücken- und Seitenlage liegen. Alternativ können die Beine auch auf einer Hochlagerungsschiene gelagert werden. Der Patient wird direkt nach der Operation mobilisiert. Er wird aufgefordert, häufig zu gehen oder zu liegen. Längeres Stehen oder Sitzen sollte er vermeiden.

Beobachtung
Die Pflegenden achten auf Nachblutungen, Durchblutung, Motorik, Sensibilität (*DMS*, ➤ Tab. 3.3) und Schmerzen (z. B. durch zu straffem Verband oder Durchblutungsstörungen) und auf den korrekten Sitz des intraoperativ angelegten Kompressionsverbands bzw. Kompressionsstrumpfs am operierten Bein (➤ Abb. 9.30).

9

Beratung zur Thrombose- und Varizenprophylaxe
Der Patient soll für mindestens 6–8 Wochen Kompressionsstrümpfe der Klasse 2 tragen, bei Ödemen auch Klasse 3. Um entsprechend wirken zu können, müssen die Kompressionsstrümpfe maßgefertigt sein. Bei ausgeprägten Ödemen werden die Strümpfe erst nach dem Abschwellen ausgemessen, bis dahin erhält der Patient einen phlebologischen Kompressionsverband.

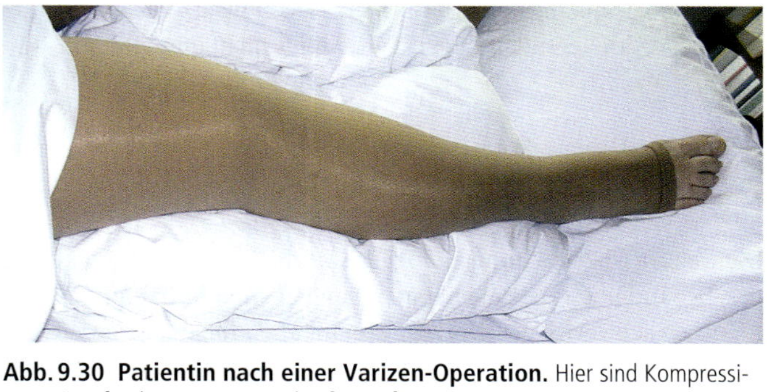

Abb. 9.30 Patientin nach einer Varizen-Operation. Hier sind Kompressionsstrümpfe Klasse III notwendig. [M161]

Um das Behandlungsergebnis dauerhaft zu sichern, muss der Betroffene mögliche **Risikofaktoren** ausschalten:

- Übergewicht reduzieren
- Obstipation vorbeugen bzw. behandeln
- Langes Sitzen und Stehen vermeiden, regelmäßige Bewegungsübungen zur Förderung des venösen Rückflusses machen, z. B.:
  - Auf der Stelle laufen
  - Zehenstände machen
  - Füße im Sitzen auf und ab bewegen
  - Beine nicht übereinander schlagen
  - Höhenverstellbare Stühle, Tische sowie Stehhilfen benutzen
- Beine so oft wie möglich hochlagern
- In stehenden Berufen und während der Schwangerschaft Kompressionsstrümpfe tragen
- Ausreichend trinken, um die Fließeigenschaft des Blutes zu verbessern
- Alkohol vermeiden
- Beengende Kleidung und Schuhe vermeiden, Schuhe mit flachen Absätzen tragen
- Regelmäßige körperliche Bewegung und Gefäßtraining
- Auf lange Sonnenbäder und heiße Fußbäder verzichten
- Gewissenhafte Hautpflege und Pediküre, um Verletzungen mit nachfolgenden Entzündungen zu vermeiden.

Die Kompressionsbehandlung ist unabdingbar bei venösen Erkrankungen

Die **Kompression der Venen** von außen hilft, die insuffizienten Venenklappen (z. B. bei Varikosis) zu schließen. Sie verhindert so das Versacken des venösen Blutes. Zudem beschleunigt sich der venöse Rückfluss, auch weil vermehrt Blut über die Perforansvenen (*Verbindungsvenen zwischen oberflächlichem und tiefem Venensystem*) aus dem oberflächlichen ins tiefe Venensystem gedrückt wird. Die Kompression verhindert außerdem den Austritt von Flüssigkeit ins Gewebe bzw. sorgt dafür, dass Wasser aus dem Gewebe ins Gefäßsystem zurück gelangt, sodass die Ödeme abnehmen.
Für den **phlebologischen Kompressionsverband** (*PKV*) verwenden Pflegende Kurzzugbinden, die eine Dehnbarkeit von 50–90 % haben. Kurzzugbinden erzeugen einen niedrigen Ruhedruck durch das wenig elastische Bindenmaterial und einen hohen Arbeitsdruck (*Druck den die kontrahierten Muskeln gegen den Kompressionsverband ausüben*). [vgl. 7]
Medizinische Kompressionsstrümpfe oder -strumpfhosen (*MKS*) werden individuell angepasst und sind v. a. für zu Hause wesentlich geeigneter. Es gibt vier Kompressionsklassen. Der Arzt verordnet die Kompressionsklasse abhängig vom Befund:

- Klasse I: Leichte Varikosis ohne Ödembildung
- Klasse II: Varikosis mit Ödembildung, postoperativ nach Sklerosierung, Varizenstripping
- Klasse III: Schwere Varikosis, leichtes Lymphödem (➤ Abb. 9.30)
- Klasse IV: Lymphödem, Elephantiasis. [vgl. 7]

Eine Kompression bei Venenerkrankungen ist sowohl zur Behandlung wie zur Rezidivprophylaxe unerlässlich.

9.5.2 Gefäßtraining bei venösen Erkrankungen

S-L-Faustregel für Venenkranke

S wie Stehen und Sitzen ist schlecht. **L** wie Laufen und Liegen ist gut.
Im Stehen und Sitzen ist die Muskelpumpe nicht aktiv und das venöse Blut versackt wegen der Schwerkraft nach fußwärts.

Venengymnastik

Pflegende leiten den Patienten zu einfacher **Venengymnastik** im Liegen, Sitzen, Stehen oder Gehen an:

- Im Liegen Füße beugen und strecken, Füße kreisen, Beine anziehen und strecken, Rad fahren; im Liegen gehen: Beine anstellen, Gesäß anheben und abwechselnd mit dem rechten und linken Bein auf der Stelle gehen
- Im Sitzen Füße kreisen, Füße beugen und strecken, Ball hin- und herrollen
- Im Stehen auf der Stelle gehen, Zehenspitzenstand
- Im Gehen laufen wie ein Storch, d. h. Knie so weit hochziehen, wie es geht, einen Moment verharren, dann anderes Bein hochziehen.

Geeignete Sportarten für Venenpatienten sind: Schwimmen, Spazierengehen, Wandern, Nordic Walking, Radfahren, Tanzen. [vgl. 8]

Anwendungen nach Sebastian Kneipp

Diese Anwendungen trainieren durch die Temperaturunterschiede die Muskulatur der Venen. Sie sind einfach in der Durchführung und können vom Venenpatienten auch gut zu Hause durchgeführt werden. Voraussetzung für **Kneippsche Anwendungen**: der Körper muss vollständig warm sein. Am Ende werden die Beine nicht abgetrocknet, da der mechanische Reiz den Kältereiz überlagern würde.

Die einzelnen Anwendungen sind:

- **Kalter Knieguss.** Brausekopf abschrauben; Wassertemperatur auf 20 °C einstellen; am Außenfuß beginnen → außen am Bein/ Wade nach oben bis in die Kniekehle, 5 Sek. dort bleiben und über die Innenseite des Beins nach unten → anderes Bein → Innenfuß → über das Schienbein zur Kniescheibe, 5 Sek. dort bleiben und über das Innenbein nach unten → anderes Bein
- **Wechselfußbad.** Eine hohe Wanne mit einer Wassertemperatur von 38–40 °C und eine Wanne mit einer Wassertemperatur von 20–25 °C herrichten; Beine zunächst ins warme Wasser stellen, so lange bis ein deutliches Wärmegefühl eintritt; dann die Beine für ca. 15 Sek. in das kalte Wasser stellen; Vorgang 3-mal wiederholen und mit dem kalten Wasser aufhören, nicht abtrocknen
- **Wassertreten,** z. B. in der Badewanne. Wassertemperatur 15–20 °C; Beine sollen bis zur Wade in kaltem Wasser stehen; wenn sich die Haut deutlich rötet oder ein Kälteschmerz auftritt, muss das Wassertreten beendet werden. Beine erwärmen lassen und Wassertreten 2-mal wiederholen. [vgl. 8]

Oder noch einfacher: Im Anschluss an ein Dusch- oder Wannenbad die Beine kalt abduschen.

VORSICHT

Bei gleichzeitiger peripherer arterieller Verschlusskrankheit

Bei gleichzeitig bestehender peripherer arterieller Verschlusskrankheit sollten die Kneippschen Anwendungen vorher mit dem Arzt abgesprochen werden.

9.5.3 Chronisch venöse Insuffizienz

DEFINITION

Varizen (*Krampfadern*): Erweiterte Venen des oberflächlichen Venensystems, am häufigsten an den Beinen auftretend (➤ Abb. 9.31). Es sind hauptsächlich zwei Venen betroffen: die V. saphena magna (häufiger) und die V. saphena parva (seltener).
Varikosis (*Krampfaderleiden*): Ausgedehnte Varizen der Beine.
Chronisch venöse Insuffizienz (*CVI*): Folgeerscheinungen und Symptome einer dauerhaften venösen Abflussstörung.

Jeder dritte Mensch entwickelt im Laufe seines Lebens Varizen, die Varizenhäufigkeit nimmt mit dem Alter zu, so leiden ca. 60 % der 70- bis 79-Jährigen unter Krampfadern. Frauen erkranken 4-mal häufiger als Männer. [vgl. 9]

Krankheitsentstehung und Risikofaktoren

Bei der **primären Varikosis** sind eine Venenwandschwäche oder eine Klappeninsuffizienz für die Venenerweiterung verantwortlich. Fast immer liegt eine familiäre Belastung vor. Begünstigt wird die Manifestation der Varikosis z. B. durch hauptsächlich stehende oder sitzende Tätigkeit, Immobilität und mangelnde Bewegung, Übergewicht, Schwangerschaft, Obstipation, beengende Kleidung und enge Schuhe mit hohen Absätzen.

Die **sekundäre Varikosis** entsteht als Folge anderer Venenerkrankungen, z. B. einer tiefen Beinvenenthrombose (➤ 9.5.4), die zu einer Abflussbehinderung im tiefen Venensystem oder Zerstörung der Venenklappen führen. Die oberflächlichen Venen müssen dann mehr Blut transportieren und sind damit langfristig überlastet (➤ Abb. 9.31).

Selten sind Varizen Folge anderer Erkrankungen, z. B. von Tumoren, die den Blutrückfluss behindern.

Arten von Varizen

Je nach Lokalisation der Varizen können verschiedene **Arten von Varizen** unterschieden werden (➤ Abb. 9.32):

- **Besenreiservarizen** sind nur ganz kleine erweiterte, in der Haut gelegene Venen. Typisch ist ihre netz- oder kranzartige Anordnung. Sie sind meist harmlos, stellen aber für den Betroffenen ggf. ein kosmetisches Problem dar
- **Retikuläre Varizen** liegen im Subkutangewebe. Die Perforansvenen (*Verbindungsvenen zwischen tiefen und oberflächlichen Venen*) sind funktionsfähig. Bei **Perforansinsuffizienz** hingegen sind die Perforansvenen erweitert und die Klappen undicht, sodass Blut aus den tiefen zurück in die oberflächlichen Venen fließt
- **Seitenastvarizen** betreffen Nebenäste der V. saphena magna und V. saphena parva

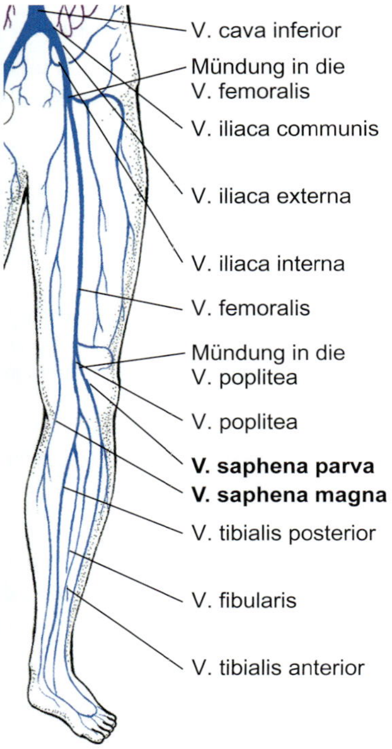

Abb. 9.31 Schematische Darstellung des oberflächlichen und tiefen Venensystems am Bein. Perforansvenen verbinden die beiden Ebenen, indem sie durch die Faszie hindurchtreten (*perforieren*) und Blut aus dem oberflächlichen System ins tiefe überführen. [L190]

- Bei der häufigen **Stammvarikosis** sind die V. saphena magna und V. saphena parva selbst betroffen. Diese Stammvarizen liegen an der Innenseite von Ober- und Unterschenkel bzw. Rück- und Außenseite des Unterschenkels (➤ Abb. 9.33). Häufig sind gleichzeitig die Perforansvenen oder die Mündungsklappe der V. saphena magna in die V. femoralis funktionsunfähig (➤ Abb. 9.31).

Symptome und Befund, Diagnostik

Eine Varikosis kann lange **symptomlos** bleiben und die Patienten nur in kosmetischer Hinsicht stören. Der Patient klagt am Anfang über punktuelle, intermittierend auftretende, stechende Schmerzen, die sich über den gesamten Verlauf der betroffenen Venen ausbreiten können. Durch die venöse Stauung kommt es zum Austritt von Flüssigkeit durch die Venenwand und zur Ödembildung im Gewebe. Schwellungsneigung, Schwere- und Spannungsgefühl der Beine sowie nächtliche Muskelkrämpfe sind die Folge. Da die Varizen im Liegen entstauen („leer laufen"), untersucht der Arzt den Patienten immer im Stehen.

Der **Schweregrad einer chronisch venösen Insuffizienz** (*CVI*) lässt sich u. a. nach Widmer (modifiziert nach Marshall) einteilen (➤ Tab. 9.3, ➤ Abb. 9.34). [vgl. 10]

Eine weitere Einteilung der CVI kann nach der **CEAP-Klassifikation** vorgenommen werden. Der Begriff stammt aus dem Englischen und ist die Abkürzung für:

- **C** = clinical condition (*klinischer Befund*)
- **E** = etiology (*Ätiologie, Ursache*)
- **A** = anatomic location (*anatomische Lokalisation*)
- **P** = pathophysiology (*Pathophysiologie*).

Diese Einteilung ist eher für den Arzt von Interesse, weniger für die Pflegenden.

Die **Diagnostik** sieht folgendermaßen aus:

- Inspektion und Anamnese
- Funktionsprüfung bei V.a. venöse Erkrankungen (➤ 9.3.2)
- Doppler-Untersuchung und Duplexsonografie (➤ 9.3.3), insbesondere zum Nachweis von Klappeninsuffizienzen und venösem Blutfluss
- Selten Phlebografie (➤ 9.3.5), diese wird heute nahezu vollständig durch die Duplexsonografie ersetzt
- Ankle-Brachial-Index (*ABI, Knöchel-Arm-Index,* ➤ 9.3.2), um eine zusätzliche pAVK auszuschließen, die eine Kontraindikation für eine Kompressionsbehandlung ist. Der Knöchel-Arm-Index ist der Quotient aus den am Unterschenkel und am Oberarm gemessenen systolischen Blutdrücken. Ein Quotient von 0,9–1,2 gilt als normal. Je kleiner der Quotient, desto größer ist das Maß der arteriellen Durchblutungsstörung. Werte unter 0,9 definieren eine pAVK, Werte unter 0,5 sprechen für eine kritische arterielle Durchblutungssituation
- Ausschluss bzw. Feststellung einer begleitenden Lymphabflussstörung durch Sonografie und Lymphszintigrafie

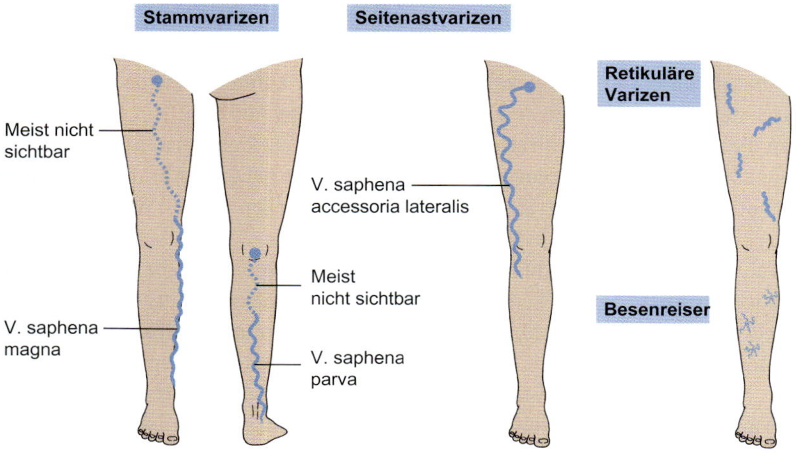

Abb. 9.32 Formen der Varikosis. Die größte medizinische Relevanz – weil hämodynamisch bedeutsam – hat die Stammvarikosis (*Stammvarizen*), gefolgt von der Seitenastvarikosis (*Seitenastvarizen*). Retikuläre Varizen und Besenreiser haben lediglich kosmetische Bedeutung. [L157]

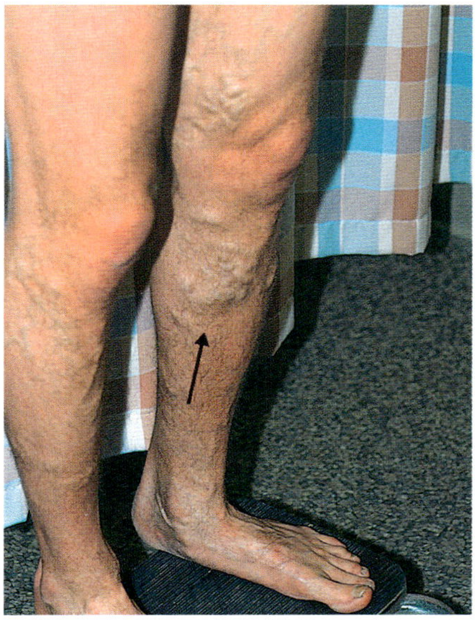

Abb. 9.33 Patient mit ausgeprägter Varikosis. Die erweiterten, geschlängelten Venen sind deutlich zu erkennen. [E554]

Tab. 9.3 Einteilung der chronisch venösen Insuffizienz nach Widmer (mod. nach Marshall).

Grad	Beschreibung
1	• Reversible Ödeme, Corona phlebectatica („Warnvenen", dunkelblaue Hautvenenveränderung am inneren und äußeren Fußrand)
2	• Fortbestehende Ödeme, Hämosiderose (*Purpura jaune d'ocre,* gelblich-bräunliche Hyperpigmentierung der Haut durch Einlagerung des eisenhaltigen Proteinkomplex Hämosiderin) • Atrophie blanche (*weiße Atrophie,* weiße Areale, die oft von Hyperpigmentierungen umgeben sind) • Stauungsdermatitis (Auftreten von Ekzemen im Bereich der Unterschenkel) • Dermatoliposklerose (*chronische Entzündung der Haut und Unterhaut:* die Haut ist verhärtet und gegen die darunterliegenden Faszien nicht mehr verschiebbar, die Haut lässt sich nicht mehr in Falten abheben, häufig ist das untere Unterschenkeldrittel panzerartig eingeengt)
3	• Ulcus cruris venosum – Grad 3 a: abgeheiltes Ulcus cruris venosum – Grad 3 b: bestehendes Ulcus cruris venosum (➤ Abb. 9.5, ➤ Abb. 9.34c)

- Differentialdiagnostische Beurteilung von Hautveränderungen durch einen Dermatologen.

Komplikationen

Bedeutsame **Komplikationen** einer Varikosis sind:
- Thrombophlebitis (*Entzündung einer oberflächlichen Vene*)
- Blutung aus geplatzten Varizen (*Varizenruptur,* ➤ 9.7.2)
- Bei langjähriger Varikosis eine chronisch-venöse Insuffizienz, evtl. mit trophischen Hautstörungen und Ulzera.

Behandlung

Die **Ziele der Behandlung** sind:
- Normalisierung oder Besserung der venösen Hämodynamik
- Besserung oder Beseitigung von Stauungsbeschwerden
- Abheilung bzw. Senkung der Rezidivrate von venösen Ulzerationen und anderen trophischen (*auf die Hauternährung bezogen*) Hautstörungen
- Verhinderung von Komplikationen.

Als **therapeutische Optionen** stehen zur Verfügung:
- Konservative Maßnahmen: Kompression (➤ 9.5.1) und Gefäßtraining (➤ 9.5.2)
- Sklerosierung
- Endoluminale Verfahren
- Transkutane Lasertherapie
- Operative Verfahren.

Die Wahl des Behandlungsverfahrens ist im Einzelfall zu entscheiden. In der Regel ist eine Kombination verschiedener Maßnahmen notwendig. Eine Sanierung der erkrankten Venenabschnitte wird in der Regel angestrebt. [vgl. 10]

Sklerosierung

Bei der ambulant durchführbaren **Sklerosierung** (*Verödung*) injiziert der Arzt ein flüssiges oder aufgeschäumtes Verödungsmittel in die Varizen, das ausschließlich die Veneninnenwand schädigt. Anschließend legt er einen Kompressionsverband an und lässt den Patienten zügig umhergehen. Der Kompressionsverband wird für ca. zwei Wochen getragen.

9

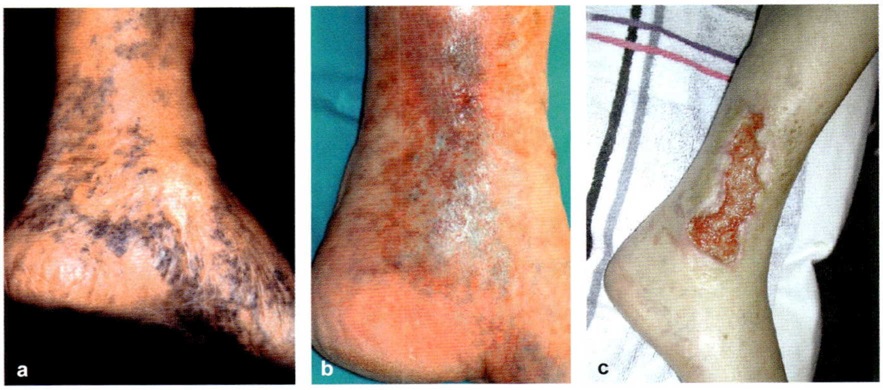

Abb. 9.34 Klinisches Bild der Stadien einer chronisch venösen Insuffizienz nach Widmer. a) Beim Grad 1 sind Hautveränderungen sichtbar. [E840] **b)** Beim Grad 2 treten u. a. Ödeme, Hyperpigmentierung und Hautatrophie auf. [E851] **c)** Beim Grad 3 kommt es zum Ulcus cruris venosum. [M291]

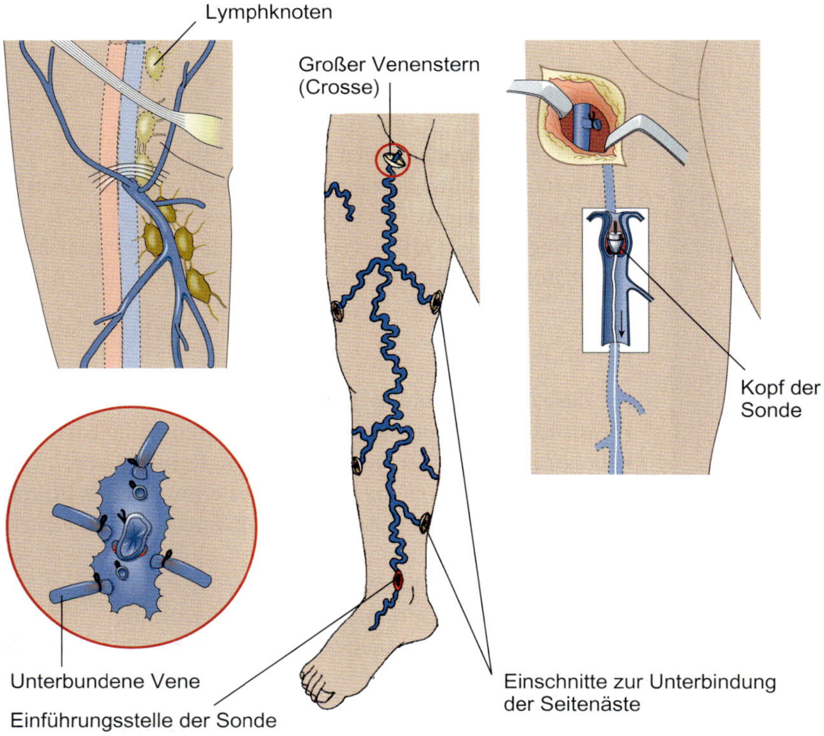

Abb. 9.35 Varizenoperation. Links: Operationsprinzip mit Crossektomie und Venenstripping. **Rechts oben:** Stripping-Sonde in der Leiste. **Rechts unten:** Sonde nach dem Stripping mit dem entfernten Teil der V. saphena magna. [L190] [R234-010]

Komplikationen der Sklerosierung sind Nekrosen bei paravenöser Injektion, Hautpigmentierungen und allergische Reaktionen. Die Sklerosierung wird in erster Linie bei Besenreiservarizen, retikulären Varizen und Seitenastvarizen angewendet.

Endoluminale Verfahren

Endoluminale Verfahren sind minimal-invasiv. Die erkrankte Vene wird von innen heraus mittels Wärmeenergie behandelt, die in Form von Licht (Laser), Mikrowellen oder Wasserdampf an der Spitze einer Sonde freigesetzt wird. Dazu wird die kranke Vene über einen Mikrozugang von 1,5 mm mit einer Sonde aufgesucht, über deren Spitze dann die Wärmeenergie verabreicht wird, während die Sonde langsam herausgezogen wird. Durch die Hitze schrumpfen die Eiweißmoleküle an der Veneninnenwand. Die Venenwand trombosiert und verschließt sich. Diese Verfahren sind zur Behandlung von Stammvarizen geeignet.

Transkutane Lasertherapie

Die **Verabreichung von Laser** (*Licht mit extrem hoher Energie auf kleinstem Raum durch Bündelung der Lichtstrahlen*) durch die Haut ist eine Methode, die bei Besenreisern und retikulären Varizen eingesetzt wird. Eine Venenpunktion ist nicht notwendig.

Operative Verfahren

Das Prinzip der operativen Behandlung besteht in der Unterbrechung des venösen Rückflusses am proximalen (*körpernah*) und distalen (*körperfern*) Insuffizienzpunkt. Dadurch soll eine dauerhafte Normalisierung des venösen Blutflusses erreicht werden.
Es stehen verschiedene **Operationsverfahren** zur Verfügung:

- **Crossektomie.** Am Übergang der V. saphena magna in die V. femoralis kommen weitere oberflächliche Venen hinzu (➤ Abb. 9.35). Sie bilden oberhalb des Leistenbandes einen Kreuzpunkt, die „Crosse" (*benannt nach ihrer Ähnlichkeit in der Form dem Stab katholischer Bischöfe*). Bei der Stammvarikosis ist die Crosse erweitert, die Einmündungsklappe schließt nicht vollständig. Das venöse Blut fließt in das Bein zurück. Verhindert man diesen Rückfluss, füllt sich die V. saphena magna nicht mehr so stark mit Blut. Meist in Vollnarkose, gelegentlich auch in örtlicher Betäubung macht der Arzt einen kleinen Schnitt unterhalb des Leistenbandes und unterbindet dort die V. saphena magna. Restvarizen werden später verödet
- **Mündungsnahe Unterbindung der V. saphena parva.** Sie mündet im Bereich des Knies in die V. poplitea (Varianten sind möglich, ➤ Abb. 9.35) und wird an dieser Stelle unterbunden
- **Perforansligatur** (*Ausschaltung insuffizienter Perforansvenen*). Durch gezielte Unterbindung der Perforansvenen wird der venöse Rückfluss vom tiefen ins oberflächliche Venensystem unterbrochen. Dies kann durch eine direkte Unterbrechung von außen geschehen oder unter endoskopischer Sicht
- **Entfernung erkrankter Stammvenenabschnitte.** Eine operative Varizensanierung ist hauptsächlich indiziert bei der Stammvarikosis der V. saphena magna und nur erlaubt, wenn das tiefe Beinvenensystem eindeutig durchgängig ist (Prüfung durch Duplex-Untersuchung). Gesunde Venenabschnitte sollen erhalten bleiben, denn die komplette Entfernung einer Stammvene hat häufig Sensibilitätsstörungen zur Folge. Angewendet wird eine der zahlreichen Modifikationen der **Babcock-Operation** (*Varizenstripping,* ➤ Abb. 9.35). Dazu legt der Arzt die Stammvene

ober- und unterhalb des erkrankten Abschnitts frei. Er durchtrennt das Gefäß und fädelt es auf eine Sonde (*Stripper*). Anschließend zieht er die Sonde samt dem erkrankten Venenabschnitt fußwärts heraus
- **Entfernung erkrankter Seitenäste.** Über kleine Hautschnitte werden Seitenäste entfernt. Die Kombination mit einer nachfolgenden Sklerosierung kann sinnvoll sein.

Pflege

Pflege vor, während und nach Operationen ➤ Kap. 4
Beobachten, Beurteilen und Intervenieren ➤ 9.1.5
Perioperative Pflege bei Operationen am venösen System ➤ 9.5.1
Gefäßtraining bei venösen Erkrankungen ➤ 9.5.2

9.5.4 Tiefe Venenthrombose

Perioperative Thromboseprophylaxe ➤ 4.1.7
Postoperative Beschwerden und Komplikationen ➤ Tab. 4.3
Lungenembolie ➤ 9.4.11

DEFINITION

Thrombose: Lokale intravasale Gerinnung (*Blutpfropfbildung*).
Tiefe Venenthrombose (*Phlebothrombose, TVT*): Inkompletter oder kompletter Verschluss einer (tiefen) Leit- und Muskelvene durch Gerinnsel mit der Gefahr der Ablösung und Wegschwemmung eines Embolus (➤ Tab. 9.1). Dieses kann zu einer Lungenembolie führen.
Embolie: Gefäßverschluss durch einen Embolus, d. h. in die Blutbahn verschleppter Substanzen, die sich nicht im Blut lösen, z. B. Thromben (Thromboembolie, häufigste Form), Luft, Fremdkörper oder Bakterien.

Krankheitsentstehung

Die Pathogenese der Venenthrombose beruht meist auf drei Risikofaktoren (➤ Tab. 9.4), die die Entstehung begünstigen können. Diese typische Kombination heißt **Virchow-Trias**:
- **Verlangsamung des Blutflusses,** z. B. durch Immobilität, langes Sitzen (z. B. Flug-, Busreise), Lähmung, Gipsverband, Flüssigkeitsmangel, Herzinsuffizienz, chronisch venöse Insuffizienz, Schwangerschaft, pathologische Zellvermehrung
- **Veränderung der Gefäßinnenwände,** z. B. durch Verletzung, Operation, altersbedingte Veränderung, Varikosis, Venenentzündung (*Thrombophlebitis*)
- **Heraufgesetzte Gerinnungsfähigkeit des Blutes,** z. B. nach Operationen und Verletzungen, bei schweren Entzündungen und Sepsis, in Schwangerschaft und Wochenbett, bei hormonellen Kontrazeptiva, Kortison, Rauchen, malignen Tumoren [vgl. 10]

Tab. 9.4 Bestimmung der klinischen Wahrscheinlichkeit einer tiefen Venenthrombose nach Wells. [vgl. 6]

Klinische Zeichen	Punkte
Aktives Malignom	1
Lähmung, kürzliche Immobilisation z. B. durch Gips	1
Kürzliche Bettlägerigkeit > drei Tage oder große Operation	1
Schwellung des ganzen Beines	1
Differenz der Unterschenkeldurchmesser > 3 cm	1
Eindrückbares Bein	1
Sichtbare oberflächliche nicht-variköse Kollateralvenen	1
Alternative Diagnose wahrscheinlicher als TVT	–2
Score-Auswertung: Geringe Wahrscheinlichkeit < 1; mittlere Wahrscheinlichkeit 1–2; hohe Wahrscheinlichkeit ≥ 3	

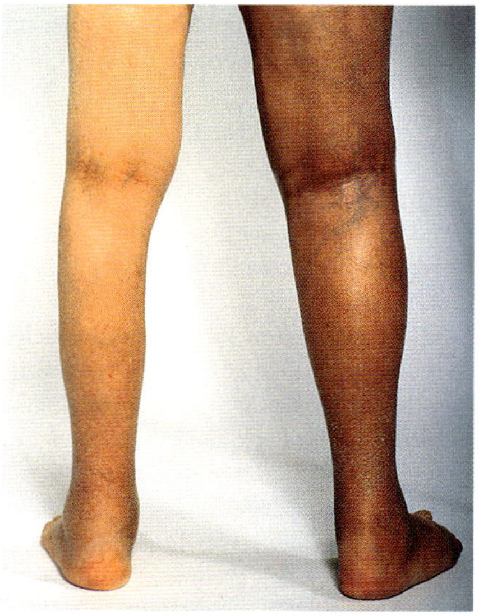

Abb. 9.36 Tiefe Beinvenenthrombose am rechten Bein. Die Extremität ist diffus geschwollen und rötlich verfärbt. [E273]

In 90 % sind die Bein- und/oder Beckenvenen betroffen. Nach einer Thrombose kommt es zu einer Rekanalisation durch körpereigene Fibrinolyse, doch meist bleiben Venenwand- und -klappenschäden, die im weiteren Verlauf zu einer Venenklappeninsuffizienz und Varikosis führen.

Symptome und Befund, Diagnostik

Häufig beklagen Patienten mit einer tiefen Venenthrombose eine Schwellung, Schweregefühl des Beines sowie eine bläuliche Verfärbung. Meist ist eine Umfangsdifferenz zu erkennen. Bei einer Thrombose im Bereich des Unterschenkels ist meist nur der Knöchel geschwollen. Eine tiefe Becken-Beinthrombose führt meist zu einer Schwellung des gesamten Beines (➤ Abb. 9.36).

Die **Diagnose:** Ein wichtiger **Untersuchungsbefund** sind Schmerzen an der Wade bei Dorsalflexion im Sprunggelenk (*Homans-Zeichen*) und die druckschmerzhafte Fußsohle (*Payr-Zeichen*). Leider verläuft die TVT oft aber asymptomatisch und wird nicht oder erst bei Komplikationen diagnostiziert. Bei V. a. eine tiefe Venenthrombose wird eine Duplexsonografie durchgeführt, ggf. auch eine Phlebografie. Außerdem fragt der Arzt nach Risikofaktoren (*Virchow-Trias*).

Als Laboruntersuchung werden die **D-Dimere** (*Spaltprodukt des Fibrins*) bestimmt. Ein Anstieg der D-Dimere im Plasma ist eine Folge der Aktivierung der Blutgerinnung und der damit einhergehenden Gerinnselauflösung (*Fibrinolyse*). D-Dimere können aber auch bei anderen Erkrankungen erhöht sein, sodass bei einem erhöhten Wert nicht zwingend auf eine TVT zu schließen ist. Ist der

9

Wert nicht erhöht, kann eine TVT aber mit hoher Wahrscheinlichkeit ausgeschlossen werden.

Komplikationen

Die größte Gefahr stellt die Lungenembolie (➤ 9.4.11) dar. Außerdem kann es zu einer chronisch venösen Insuffizienz (➤ 9.5.3) sowie einem Rezidiv kommen.

Spätkomplikation: Postthrombotisches Syndrom

Bei ca. 50 % der Patienten entwickelt sich im Laufe vieler Jahre ein **postthrombotisches Syndrom** als Spätkomplikation. Infolge des Blutstaus in der betroffenen Vene steigt der Blutdruck im venösen Schenkel der Kapillaren und in den Venolen, die damit auf Dauer überlastet sind. Folge ist eine Ödembildung in der Knöchelregion, die sich im Stehen verstärkt und im Liegen bessert (*venöse Claudicatio*). Unbehandelt kommt es bei 85 % der Patienten im Laufe von Jahren zur Sklerose der Haut mit Pigmenteinlagerung und im Endstadium zum Ulcus cruris venosum (➤ 9.2.3, ➤ Abb. 9.34).

Behandlung

Behandlungsziele sind:

- Verhindern einer Lungenembolie
- Vermeiden eines weiteren Thrombuswachstums sowohl nach zentral als auch peripher
- Beseitigen der akuten klinischen Symptomatik, wie Beinschwellung und Stauungsschmerz
- Verhindern einer erneuten Thrombose
- Verringern des Auftretens eines postthrombotischen Syndroms.

Antikoagulation

Bei hoher Wahrscheinlichkeit oder beim Nachweis einer TVT wird sofort eine **Antikoagulation mit Heparin** begonnen und während mindestens fünf Tagen durchgeführt. Sofort nach der Diagnosestellung beginnt überlappend die Therapie mit Phenprocoumon (z. B. *Marcumar®*) oder Fundaparinux (z. B. *Arixtra®*). Der Arzt setzt das Heparin ab, wenn der INR-Wert zwischen 2,0 und 3,0 liegt.

Die **orale Antikoagulationstherapie** wird regelhaft für 3–6 Monate durchgeführt. Sollten Risikofaktoren für eine Rezidivthrombose vorliegen (z. B. Tumorleiden, fortbestehende Immobilisation, angeborene oder erworbene Gerinnungsstörungen, fortbestehendes Thromboserisiko durch intravasale Katheter) sollte länger antikoaguliert werden. [vgl. 6]

Revaskularisierende Maßnahmen

Die **Thrombektomie,** z. B. mittels eines Fogarty-Katheters (➤ Abb. 9.24), kommt v. a. bei jungen Menschen, insbesondere bei isolierter frischer Beckenvenenthrombose in Frage und bei schweren, anders nicht beherrschbaren frischen Verschlüssen von Becken- und Oberschenkelvenen (z. B. Phlegmasia coerulea dolens), embolisierenden oder septischen Thromben.

Kompressionstherapie

Die **Kompressionstherapie** sollte so früh wie möglich begonnen werden, um die Komplikation des postthrombotischen Syndroms zu reduzieren. In der Regel genügen Strümpfe der Kompressionsklasse II (➤ Abb. 9.37, ➤ 9.5.1). Die Dauer der Kompressionsbehandlung richtet sich nach den phlebologischen Kontrolluntersuchungen, die nach 3–6 Monaten und dann in 6–12-monatigen Abständen erfolgen sollen. Sind die Venen noch nicht ausreichend funktionstüchtig, sollte die Kompression fortgeführt werden. [vgl. 6]

Pflege

Perioperative Pflege bei OP am venösen Gefäßsystem ➤ 9.5.1

Die Pflegenden kontrollieren regelmäßig die Vitalzeichen und achten auf Zeichen einer Lungenembolie, v.a. plötzliche Atemnot (➤ 9.4.11). Ebenso kontrollieren sie engmaschig die Durchblu-

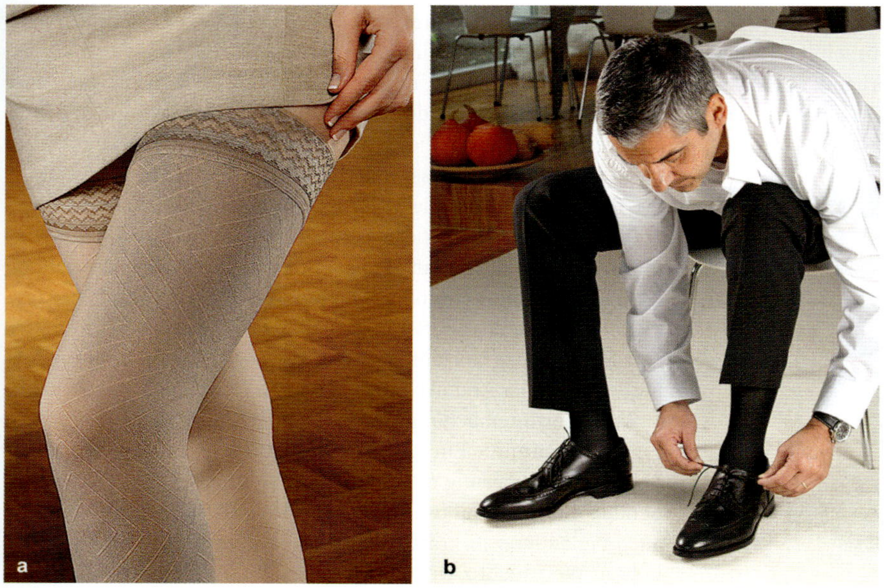

Abb. 9.37 Medizinische Kompressionsstrümpfe sind in zahlreichen Farben und Mustern, als Knie- oder Oberschenkelstrümpfe und Strumpfhosen, mit offener oder geschlossener Fußspitze erhältlich und erfüllen heute auch modische Aspekte. [V702]

tung, Motorik und Sensibilität am betroffenen Bein bzw. Arm (➤ Tab. 3.3). Patienten mit TVT werden heute in der Regel nicht mehr immobilisiert, außer zur Linderung starker Schmerzen. Pflegende beraten den Patienten über die Wichtigkeit von Bewegung in Verbindung mit der Kompressionstherapie und der Antikoagulation. Im Bett wird das Bein hoch gelagert.

Bei einer geplanten Thrombektomie muss der Patient präoperativ Bettruhe einhalten. Nach Arztanordnung wickeln die Pflegenden das betroffene Bein. Fast immer ordnet der Arzt die Bereitstellung von 2–4 Erythrozytenkonzentraten an. Noch während des Krankenhausaufenthalts, sobald das betroffene Bein abgeschwollen ist, werden dem Patienten Kompressionsstrümpfe angepasst, die mindestens sechs Monate lang zu tragen sind.

9.6 Dialyse-Shunt

DEFINITION

Dialyse-Shunt (*Shunt = Nebenschluss*): Operativ angelegte Verbindung zwischen einer Arterie und einer Vene (*AV-Fistel*) zur Herstellung eines großkalibrigen Gefäßzugangs zur Langzeitdialyse.

Die Anlage eines **Dialyse-Shunts** ist indiziert bei dialysepflichtiger Niereninsuffizienz. Meist erhalten die Patienten einen Brescia-Cimino-Shunt (➤ Abb. 9.38), bei dem die V. cephalica und die A. radialis im Unterarmbereich miteinander verbunden werden. Zwar sind die beiden Gefäße hier recht schmalkalibrig, sie liegen jedoch dicht beieinander und können daher in der Regel ohne Probleme miteinander verbunden werden. Dies gelingt fast ohne jede Ausnahme in Lokalanästhesie.

Ein weiterer wichtiger Vorteil ist, dass die gesamte Länge des Unterarms bei entsprechender Entwicklung der Vene zur Punktion für die Dialyse genutzt werden kann. Es ist auch möglich, wenn Probleme mit der Shuntvene nach längerer Dialysezeit auftreten, an einer höheren (*proximaleren*) Stelle am Unterarm eine neue AV-Fistel anzulegen. Diese Zweit- und Drittfisteln bezeichnet man als Kletteranastomose.

Operationstechnik. Nach Vorzeichnen des Venenverlaufs und des Arterienverlaufs durch die Farbduplexsonografie wird eine kleine Quaddel Lokalanästhesie-Lösung unter die Haut gespritzt. Dann wird die V. cephalica unterbunden und mit einer End-zu-Seit-Anastomose an die A. radialis angenäht (➤ Abb. 9.38a oben). Bei schlechten Venenverhältnissen werden Arterie und Vene mit einer Prothese miteinander verbunden (*Prothesenshunt*). [vgl. 11]

Der Shunt wird möglichst an dem Arm angelegt, den der Patient weniger benutzt, also z. B. am linken Arm bei Rechtshändern. Eine erfolgreiche Shuntanastomose erkennt man dann spontan am sog. Schwirren, einem deutlich über der Shuntvene fühlbaren Vibrieren. Findet sich ein eher pulsierender Charakter, liegt ein Problem mit dem Shuntabfluss vor. Ist der Operateur zufrieden mit dem Ergebnis der Ciminofistel, wird die Wunde mit ein paar Hautnähten wieder verschlossen.

Komplikationen sind sehr selten, sieht man einmal vom immer drohenden Shunt-Frühverschluss ab. Zu diesem kann es vor allem bei schlechten Venenverhältnissen (Vene zu dünn, höher gelegene Stenose) oder einer schlechten Arterie (Verkalkungen) kommen.

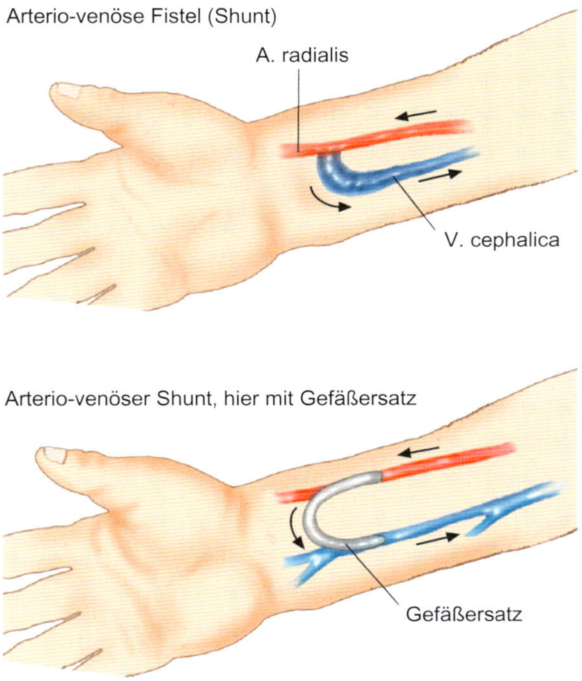

a

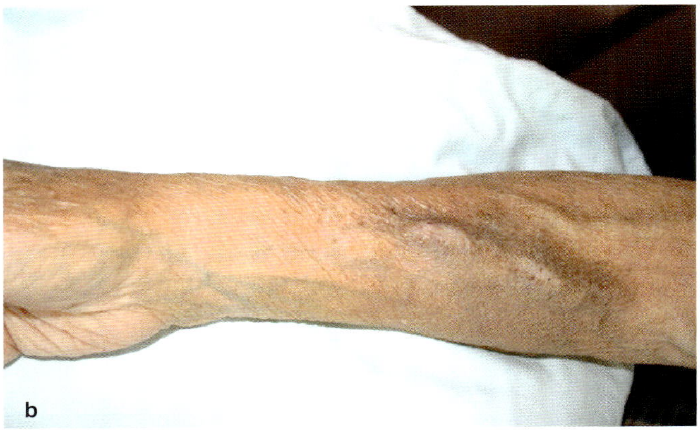

b

Abb. 9.38 Brescia-Cimino-Shunt am Unterarm. a) Oben: AV-Fistel, die V. cephalica wird in einer End-zu-Seit-Anastomose an die A. radialis angenäht. **Unten:** Arterie und Vene werden durch eine eingesetzte Prothese miteinander verbunden, sog. Prothesenshunt. [E420] **b)** Die durch den höheren Blutdruck deutlich erweiterte Vene ist gut zu erkennen. [E366]

Pflege

Die Pflegenden achten darauf, dass am zur Operation vorgesehenen Arm keine Injektionen, Infusionen oder Blutentnahmen durchgeführt werden. Sie rasieren den Arm einschließlich der Achselhöhle nach Hausstandard.

Die **postoperativen Schwerpunkte** sind:

- **Lagerung.** Shuntarm auf ein Kissen hoch lagern
- **Beobachtungen.** Nachblutungskontrolle, Vitalzeichen, DMS-Kontrolle (➤ Tab. 3.3)

9

- **Funktionsprüfung des Shunts.** Um die Strömungsaktivität in der Vene festzustellen, kontrollieren die Pflegenden mehrmals täglich am Tag den Shunt:
  - Inspektion
  - Palpation (*leichtes Auflegen der Fingerspitzen*); der Blutfluss muss zu spüren sein (➤ Abb. 9.38b)
  - Auskultation mit dem Stethoskop: ein „Rauschen" oder „Schwirren" muss deutlich zu hören sein
- **Pflege des Shunts.** Shunts funktionieren über Jahre hinweg, wenn sie sorgfältig gepflegt werden:
  - Sorgfältige Desinfektion vor der Punktion
  - Vorsichtige Reinigung des Shuntarms mit klarem Wasser oder mit Waschlotion mit saurem pH-Wert, Hautpflege an dialysefreien Tagen
  - Shuntarm vor Verletzungen schützen
- **Shunttraining.** Dadurch nehmen der Durchmesser der Vene und die Durchblutung zu. So verbessern sich die Bedingungen für die regelmäßige Punktion und der Shunt wird „widerstandsfähiger". In der Regel wird am 1. postoperativen Tag (Arztanordnung) mit dem Shunttraining begonnen. Es sollte mindestens für zwei Monate durchgeführt werden:
  - Shuntarm herunterhängen lassen
  - 20-mal Faustschluss gegen einen Widerstand, z. B. Gummiball oder Schwamm, nicht zu schnell, 5–10-mal am Tag
  - Verstärkt wird das „pumpende Auspressen" durch eine Blutdruckmanschette am Oberarm, die auf 60–80 mmHg aufgepumpt wird
  - Optimalerweise beginnt der Patient schon 2–3 Monate vor der Shuntanlage mit dem Shunttraining.

Die erste Shuntpunktion zur Dialyse ist frühestens 2–3 Wochen nach der Anlage möglich.

Shuntarm schonen

Der Patient muss darauf achten, dass keine Blutdruckmessung, Blutabnahme oder komprimierenden Verbände am Shuntarm (Ausnahme: Druckverband bei Shuntblutung) durchgeführt werden. Er soll keine Kleidung mit engen Ärmeln und einengenden Schmuck tragen. Er darf mit dem Shuntarm keine schweren Lasten tragen oder heben.

9.7 Gefäßverletzungen

9.7.1 Arterienverletzungen

Arterienverletzungen sind für den Patienten weitaus gefährlicher als Venenverletzungen, da das Blut mit hohem (arteriellem) Druck ausströmt und der Patient innerhalb kurzer Zeit sehr viel Blut verlieren kann.

Krankheitsentstehung und Einteilung

Direkte Arterienverletzungen

- **Scharfe Arterienverletzungen** (➤ Abb. 9.39) entstehen durch Stich-, Schnitt-, Schuss- oder Pfählungstraumata sowie durch ärztliche Maßnahmen (z. B. Punktionen). Die Wandschichten des Gefäßes werden von außen nach innen durchtrennt
- **Stumpfe Arterienverletzungen** (➤ Abb. 9.39) entstehen als Folge von Prellungen, Quetschungen, Luxationen oder Frakturen. Es betrifft vor allem nah an Knochen liegende Arterien. Durch das Trauma werden die Gefäßwandschichten verletzt. Durch die Schädigung retrahieren (*sich zurückziehen, verkürzen*) sich Intima und Media. Dadurch verkleinert sich die Gefäßlichtung. An der Verletzungsstelle können sich Thromben bilden und die Arterie verlegen.

Art der Verletzung	Ursachen	Schweregrade	Symptomatik: Blutung nach außen	Symptomatik: Periphere Ischämie
Scharfe Arterienverletzung 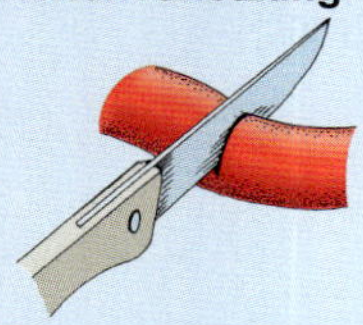	Schnitt-, Stich-, Schussverletzungen; iatrogene Verletzungen (Punktionen, Angiographie, OPs)	I 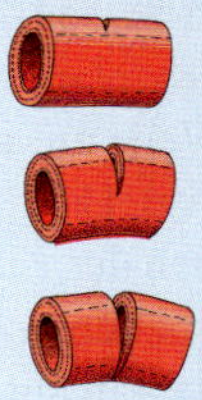	Nein	Nein
		II	Sehr stark	Möglich
		III	Stark	Immer
Stumpfe Arterienverletzung 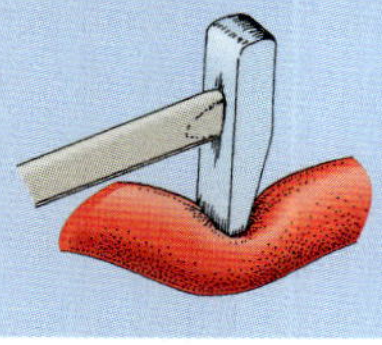	Prellungen, Quetschungen, Luxationen, Frakturen, einschnürende Verbände	I 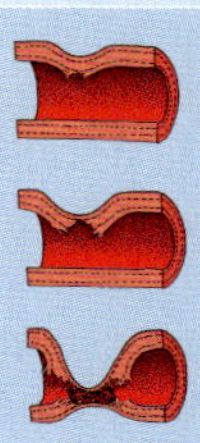	Nein	Selten
		II	Nein	Häufig
		III	Gering	Immer

Abb. 9.39 Schweregrade von scharfen und stumpfen Arterienverletzungen. [L190]

Indirekte Arterienverletzungen

Von **indirekten Arterienverletzungen** spricht man, wenn die Verletzung eine Folge indirekter Gewalteinwirkung ist. Typisches Beispiel ist das Zerreißen der Aorta bei einem frontalen Autozusammenstoß (*Dezelerationstrauma bei plötzlicher Beschleunigungsänderung*).

Symptome und Befund, Diagnostik

Scharfe Arterienverletzungen führen in der Regel zu hellroten, pulsierenden Blutungen nach außen und sind dann leicht zu erkennen. Manchmal blutet es aber nicht nach außen, sondern in die Weichteile bzw. umgebenden Organe. Dann bildet sich ein Hämatom. Durch den Blutverlust kann der Patient rasch in einen Volumenmangelschock geraten (➤ 3.3.1). Bei einer glatten Durchtrennung von Gefäßen kann die anfängliche Blutung fehlen, da sich die Intima zusammenrollt und das Gefäß so (vorübergehend) abdichtet.

Bei **stumpfen Arterienverletzungen** fehlt die Blutung meist (bei Verletzungen Schweregrad III kann es geringfügig aus der Arterie bluten). Vielmehr kann sich an der verletzten Intima ein Thrombus bilden und die Arterie akut verschließen. Dann zeigt der Patient die Zeichen des akuten arteriellen Verschlusses (➤ 9.4.5).

Unterschiedliche Leitsymptome

- Leitsymptom der scharfen Arterienverletzung ist die Blutung nach außen oder innen.
- Leitsymptom der stumpfen Arterienverletzung ist die Ischämie.

Bei direkten scharfen Verletzungen mit pulsierender Blutung nach außen ist keine weitere **Diagnostik** notwendig, wenn der Zusammenhang zwischen Wunde und Blutung eindeutig ist. Ansonsten können Doppler- und farbkodierte Duplexsonografie die Verdachtsdiagnose oft bestätigen. Zur sicheren Lokalisation eines arteriellen Verschlusses sowie zur Operationsplanung ist eine Angiografie sinnvoll, die jedoch bei akuter Ischämie im Operationssaal durchgeführt wird (➤ 9.4.5).

Bei Verdacht auf Gefäßverletzungen im Thorax oder Abdomen stehen die Sonografie des Abdomens und eine Thorax- bzw. Abdomen-Angio-CT/MRT im Vordergrund. Besteht danach weiter der Verdacht einer Gefäßverletzung, ist eine notfallmäßige diagnostische Laparotomie bzw. Thorakotomie unumgänglich.

Behandlung

VORSICHT

Erstmaßnahmen bei Arterienverletzungen

- Offene Blutungen keimfrei abdecken und mittels Kompression provisorisch stillen:
  - Druckverband anlegen (z. B. mit Blutdruckmanschette, ➤ Abb. 9.40)
  - Bei sehr starken Blutungen notfalls zuführende Arterie mit Fingern oder Faust komprimieren (z. B. A. femoralis in der Leiste bei Blutungen am Oberschenkel). Keinesfalls blutende Gefäße mit scharfen Klemmen fassen (eher mit den Fingern), da dies die Aussichten einer operativen Gefäßwiederherstellung durch Gefäßwandschädigung erheblich verschlechtert
- Bei (mutmaßlichen) geschlossenen Blutungen Blutungsquelle suchen (Weichteilschwellungen?) und – falls möglich – zuführendes Gefäß komprimieren
- Vitalzeichen, DMS-Kontrolle (➤ Tab. 3.3) und Bewusstsein engmaschig kontrollieren, ggf. Schock bekämpfen und Kreislauf stabilisieren (großlumige venöse Zugänge und Volumenersatzlösungen verabreichen) Materialien zur Intubation und Beatmung richten
- Notfall-Operation einleiten.

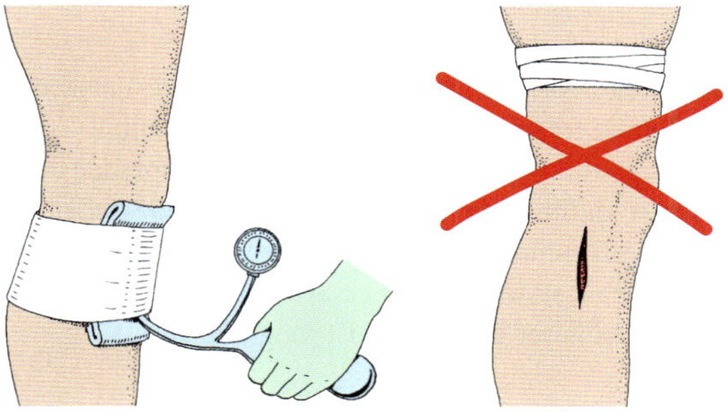

Abb. 9.40 Arterienverletzung. Links: Korrekte provisorische Blutstillung bei einer Arterienverletzung. Der großflächige Kompressionsdruck verhindert zusätzliche Gefäßschäden. **Rechts:** Die Anwendung von Staubinden oder Stauschläuchen zur Blutstillung ist obsolet. Es kommt dadurch zu Nervenschädigungen, venösen Stauungen und Schäden an den Gefäßwänden. [L190]

Da sich infolge einer arteriellen Blutung rasch ein lebensbedrohlicher Blutverlust entwickeln kann, wird der Verletzte nach provisorischer Blutstillung (➤ Abb. 9.40) und Diagnostik schnellstmöglich operiert. Bei der Versorgung von polytraumatisierten Patienten (*Mehrfachverletzungen*, ➤ 3.4) haben Arterienverletzungen oberste Priorität. Bei gesicherter Blutung kann ggf. die „Gefäßleckage" mittels eines gecoverten Stents (*die Stentmaschen sind bedeckt*) abgedichtet werden.

9.7.2 Venenverletzungen

Venenverletzungen entstehen durch die gleichen Mechanismen wie arterielle Verletzungen, sind jedoch seltener und vom klinischen Bild her weniger dramatisch. Typisch ist das langsame, kontinuierliche Austreten dunklen Blutes. Nach ausgedehnter Quetschung oder längerer Kompression (z. B. beim Abbinden einer arteriellen Blutung) können sich Thromben in dem verletzten Gefäß bilden und zu einer Lungenembolie führen.

Größere Venenverletzungen werden mit einer Gefäßnaht versorgt, bzw. wenn dies nicht spannungsfrei möglich ist, mit Einsetzen eines Interponats. Haben sich bereits Thromben im verletzten Gefäß gebildet, ist eine Thrombektomie (➤ 9.5.4) notwendig. Selten wird außerdem eine AV(*arterio-venöse*)-Fistel (➤ 9.6) angelegt, um einen ausreichenden Blutfluss zu gewährleisten.

9

Varizenblutung

Eine besondere Form der venösen Blutung ist die **Varizenblutung.** An den Beinen treten Varizenblutungen meist unfall- oder verletzungsbedingt auf. Ist die Haut über einer Krampfader bereits sehr dünn, kann dafür eine Bagatellverletzung ausreichen. Seltener kommt es zu spontanen Varizenrupturen. Im Stehen spritzt das Blut plötzlich, fast wie bei einer arteriellen Verletzung, aus der Wunde. Ein größerer Blutverlust ist möglich.

Sofortmaßnahmen und Therapie

- Betroffenen hinlegen lassen, um den Venendruck zu senken
- Druckverband über der blutenden Stelle anlegen
- Bein erhöht lagern.

Bei normaler Gerinnung kommt es meist nach wenigen Minuten zum Blutungsstillstand.

VORSICHT

Varizenblutung nicht abbinden

Varizenblutung auf keinen Fall oberhalb der Blutung abbinden. Dadurch wird lediglich eine Stauung ins Bein erreicht, die zu einer Zunahme der Blutung führt.
Nach der Ersten Hilfe sollte der Betroffene ein Krankenhaus aufsuchen, da ggf. die Verletzungsstelle unter örtlicher Betäubung umstochen werden muss. Auch die Behandlung der Varizen sollte durchgeführt werden, da eine Varizenblutung auch unbemerkt in der Nacht auftreten kann. Patienten mit Varizen sollten die Verletzungsgefahr im Bereich der Beine bestmöglich reduzieren, z. B. im Garten nicht mit kurzer Hose arbeiten.

Transferaufgabe

Herr Anton Huber, 76 Jahre, kommt zur Aufnahme auf Ihre gefäßchirurgische Station. Herr Huber ist auf der Station schon bekannt, vor vier Monaten hatte er eine PTA bei peripherer arterieller Verschlusskrankheit (pAVK) im rechten Bein, das linke Bein wurde damals nicht behandelt.

Er wird nun erneut von seinem Hausarzt überwiesen, da sich in den letzten Wochen die Beschwerden wieder verstärkt haben. Herr Huber berichtet von Beinschmerzen unter Belastung, die letzten 14 Tage hatte er auch Schmerzen in Ruhe. Die Situation hat sich letzte Woche dramatisch zugespitzt: der rechte Großzeh und der zweite Zeh sind nekrotisch geworden.

Aus der Krankenakte ist zu entnehmen, dass Herr Huber seit 20 Jahren einen insulinpflichtigen Diabetes mellitus Typ II hat und seit 30 Jahren an einem behandlungsbedürftigen Hypertonus leidet. Er hat über 40 Jahre geraucht, hat dies aber seit einigen Jahren aufgegeben.

Im Rahmen der Diagnostik wird eine Angiografie beider Beine durchgeführt, mit folgendem Ergebnis: pAVK Grad IV vom Oberschenkel- und Unterschenkeltyp rechts und pAVK Grad II links. Die arterielle Gefäßsituation im rechten Fuß ist so gravierend, dass dieser nicht mehr zu erhalten ist, denn innerhalb von wenigen Tagen kam es am Vorfuß zu einer Nekrose. Der Gefäßchirurg sieht in der Amputation des rechten Unterschenkels die einzige Behandlungsmöglichkeit. Zunächst muss aber eine hochgradige Stenose der A. femoralis rechts mit einem Gefäßbypass überbrückt werden. Am linken Bein ist zunächst keine operative Behandlung geplant. Hier sollen konservative Maßnahmen den Krankheitsverlauf günstig beeinflussen.

Wenige Tage nach der Bypassoperation wird bei Herrn Huber eine Unterschenkelamputation durchgeführt.

Aufgabe 1

Bei Herrn Huber wurde eine Angiografie durchgeführt. In diesem Rahmen können verschiedene interventionelle angiologische Verfahren durchgeführt werden. Beschreiben Sie sowohl die Angiografie als auch die häufigsten interventionellen angiologischen Verfahren (➤ 9.3.4, ➤ 9.4.4).

Aufgabe 2

- Herr Huber leidet an einer pAVK Grad II und IV. Unterscheiden Sie unter Einbeziehen der Entstehungsfaktoren die pAVK von der chronisch venösen Insuffizienz (➤ 9.4.3, ➤ 9.5.3).
- Identifizieren Sie die Symptome der pAVK-Stadien II und IV im Fallbeispiel. Ergänzen Sie um weitere Symptome. Vervollständigen Sie Ihre Aufzeichnungen mit den Stadien I und III sowie den Unterstadien nach *Fontaine* (➤ 9.4.4).

Aufgabe 3

Für die pAVK Grad II im linken Bein ist bei Herrn Huber eine konservative Therapie geplant. Fertigen Sie hierzu einen möglichen Therapieplan an (➤ 9.1.5, ➤ 9.4.2, ➤ 9.4.4).

Aufgabe 4

Herr Huber gibt postoperativ Schmerzen im amputierten Bein an. Um welches Pflegephänomen handelt es sich? Recherchieren Sie nach möglichen Entstehungstheorien. Erarbeiten Sie danach pflegerische Möglichkeiten, diesem Phänomen entgegenzuwirken (➤ 9.2.1., ➤ 4.5.9).

Aufgabe 5

Der Orthopädietechniker soll möglichst zeitnah eine Unterschenkelprothese bei Herrn Huber anpassen. Bevor die endgültige Prothese fertig ist, bekommt Herr Huber eine Interimsprothese.

- Führen Sie aus, was eine Interimsprothese ist und wo die Unterschiede zu einer endgültigen Prothese liegen (➤ 7.6).
- Der Amputationsstumpf sollte pflegerisch auf die Prothese vorbereitet werden. Legen Sie fest, welche pflegerischen Maßnahmen der Prothesenvorbereitung Sie für Herrn Huber auswählen und beschreiben Sie diese Maßnahmen (➤ 7.6).

Aufgabe 6

Erstellen Sie eine ausführliche Pflegeplanung für Herrn Huber nach der Amputation des rechten Beines. Denken Sie hierbei auch an die Wundversorgung (➤ 7.6).

Aufgabe 7

Entwickeln Sie ein Beratungsgespräch im Rahmen des Entlassungsmanagements für Herrn Huber. Beraten Sie dabei mindestens zur Prävention gegen eine Verschlechterung der pAVK und zu möglichen Komplikationen in der Prothesenversorgung sowie zu rehabilitativen Maßnahmen (➤ 7.6, ➤ 9.1.4, ➤ 9.4.3, ➤ 9.4.4).

Literatur und Kontaktadressen

LITERATURNACHWEIS

1. Deutsche Gesellschaft für Angiologie – Gesellschaft für Gefäßmedizin (DGA) e. V.: S3-Leitlinie zur Diagnostik, Therapie und Nachsorge der peripheren arteriellen Verschlusskrankheit. Stand 11/2015. Aus: www.dga-gefaessmedizin.de/uploads/media/S3_PAVK_15-11-30.pdf (letzter Zugriff: 1.3.2017).
2. DGA e.V.: Gesundes Leben – gesunde Arterien. Aus: www.dga-gefaessmedizin.de (letzter Zugriff: 1.3.2017).
3. DGA e.V.: Powerpoint-Präsentation für Fortbildungen zum Thema „PAVK". Aus: www.dga-gefaessmedizin.de/aerzte/downloads.html (letzter Zugriff: 1.3.2017).
4. Deutsche Gesellschaft für Gefäßchirurgie/DGG: Leitlinie – Der akute periphere Arterienverschluss. Stand 2008. Aus: www.gefaesschirurgie.de/fileadmin/websites/dgg/download/LL_akuter_Arterienverschluss_2011.pdf (letzter Zugriff: 1.3.2017).
5. DGA e.V.: Die Durchblutungsstörung Raynaud-Phänomen. Stand 2011. Aus: www.dga-gefaessmedizin.de/fileadmin/content/PDFs/dga-raynaud_screen.pdf (letzter Zugriff: 1.3.2017).
6. DGA e. V.: Diagnostik und Therapie der Venenthrombose und der Lungenembolie. Stand 10/2015. Aus: www.awmf.org/uploads/tx_szleitlinien/065-002l_S2k_VTE_2016-01.pdf (letzter Zugriff: 1.3.2017).
7. Deutsche Gesellschaft für Phlebologie (DPG) e.V. u.a.: Kompressionsversorgung in der Phlebologie. Neue Leitlinie. Geplante Fertigstellung 6/2017. Aus: www.awmf.org/leitlinien/detail/anmeldung/1/ll/037-005.html (letzter Zugriff: 1.3.2017).
8. DGA-Ratgeber: Krampfadern erkennen und behandeln. Stand 2012. Aus: www.dga-gefaessmedizin.de/fileadmin/content/PDFs/dga_krampfaderbroschuere_screen.pdf (letzter Zugriff: 1.3.2017).
9. Robert Koch-Institut (Hrsg.): Venenerkrankungen der Beine – Heft 44. Stand 2009. Aus: www.rki.de/DE/Content/Gesundheitsmonitoring/Gesundheitsberichterstattung/Themenhefte/venen_inhalt.html (letzter Zugriff: 1.3.2017).
10. Deutsche Gesellschaft für Phlebologie (Hrsg.): Leitlinie Diagnostik und Therapie der Krampfadererkrankung. Aus: www.phlebology.de/leitlinien-der-dgp-mainmenu/280-leitlinie-zur-diagnostik-und-therapie-der-krampfadererkrankung (letzter Zugriff: 1.3.2017).
11. Hollenbeck, M. et al.: Gefäßzugang zur Hämodialyse. Erschienen in: Nephrologe 2009 · 4:158, Springer Medizin Verlag.

KONTAKTADRESSEN

Deutsche Gefäßliga e. V.: www.deutsche-gefaessliga.de
Deutsche Gesellschaft für Angiologie - Gesellschaft für Gefäßmedizin e. V.: www.dga-gefaessmedizin.de
Deutsche Gesellschaft für Gefäßchirurgie: www.gefaesschirurgie.de
Deutsche Gesellschaft für Phlebologie: www.phlebology.de
Deutsche Venenliga e. V.: www.venenliga.de
Initiative Chronische Wunden e.V.: www.icwunden.de
Stiftung Deutsche Schlaganfall-Hilfe: www.schlaganfall-hilfe.de

WEITERFÜHRENDE LITERATUR

Debus, E.S., Grundmann, T.R.: Evidenzbasierte Gefäßchirurgie. Heidelberg: Springer Verlag, 2015.

Földi M, Földi E.: Das Lymphödem und verwandte Krankheiten: Vorbeugung und Behandlung. 9. Aufl. München: Elsevier Urban & Fischer Verlag, 2009.

Initiative Chronische Wunden (Hrsg.).: Konsensusempfehlung Kompressionstherapie. 2. Aufl. Lünen, 2012.

Keller, C.: Pflege Wissen Wunden. München: Elsevier Urban & Fischer Verlag, 2015.

Luther, B.L.P.: Kompaktwissen Gefäßchirurgie: Differenzierte Diagnostik und Therapie. 2. Aufl. Heidelberg: Springer Verlag, 2010.

Netzer F.J.: Das Venenbuch. Wirksame Hilfe bei Besenreisern, Krampfadern, Thrombose und offenem Bein. 2. Aufl. Hannover: Schlütersche Verlagsgesellschaft, 2016.

Protz K., Dissemond J., Kröger K.: Kompressionstherapie. Heidelberg: Springer Verlag, 2016.

Protz, K.: Moderne Wundversorgung. 8. Aufl. München: Elsevier Urban & Fischer Verlag, 2016.

KAPITEL

10 Pflege von Menschen mit Erkrankungen der Atemwege und der Lunge

10.1 Pflege in der Thoraxchirurgie ... 393
10.1.1 Betroffene Menschen ... 394
10.1.2 Prävention ... 394
10.1.3 Rehabilitation ... 394
10.1.4 Patientenberatung ... 394
10.1.5 Beobachten, Beurteilen und Intervenieren ... 395

10.2 Hauptbeschwerden und Leitsymptome bei Erkrankungen der Atemwege und der Lunge ... 395
10.2.1 Dyspnoe ... 395
10.2.2 Atelektase ... 396
10.2.3 Zyanose ... 397
10.2.4 Sputum ... 397
10.2.5 Atemgeräusche ... 398
10.2.6 Husten ... 398
10.2.7 Hautemphysem ... 399

10.3 Der Weg zur Diagnose in der Thoraxchirurgie ... 400
10.3.1 Anamnese und körperliche Untersuchung ... 400
10.3.2 Lungenfunktionsdiagnostik ... 400
10.3.3 Pulsoximetrie ... 401
10.3.4 Blutgasanalyse ... 402
10.3.5 Bildgebende Diagnostik ... 402
10.3.6 Endoskopische Untersuchungen ... 404
10.3.7 Pleurapunktion ... 404
10.3.8 Diagnostische Thorakotomie ... 405

10.4 Pflege bei Erkrankungen der Atemwege und der Lunge ... 405
10.4.1 Pflege bei Sauerstofftherapie ... 405
10.4.2 Pflege bei Pleuradrainage ... 407
10.4.3 Perioperative Pflege in der Thoraxchirurgie ... 412

10.5 Operationen an der Lunge ... 416
10.5.1 Thorakotomie ... 416
10.5.2 Lungenresektion ... 416
10.5.3 Lungentransplantation ... 416

10.6 Erkrankungen der Brustwand ... 416
10.6.1 Fehlbildungen der Brustwand ... 416
10.6.2 Entzündliche Erkrankungen der Brustwand ... 418
10.6.3 Brustwandtumoren ... 418

10.7 Erkrankungen der Pleura ... 419
10.7.1 Pleuritis ... 419
10.7.2 Pleuraerguss ... 419
10.7.3 Pleuraempyem ... 420
10.7.4 Pleuratumoren ... 421
10.7.5 Pneumothorax ... 422

10.8 Infektiöse Erkrankungen der Lunge ... 424
10.8.1 Lungenabszess ... 424
10.8.2 Aspergillom ... 425
10.8.3 Lungentuberkulose ... 425

10.9 Lungenemphysem ... 426

10.10 Bronchiektasen ... 427

10.11 Bronchial- und Lungentumoren ... 428
10.11.1 Gutartige Bronchial- und Lungentumoren ... 428
10.11.2 Primäre Lungenmalignome: Bronchialkarzinome ... 428
10.11.3 Sekundäre Lungenmalignome ... 430

10.12 Erkrankungen des Mediastinums ... 431
10.12.1 Mediastinitis ... 431
10.12.2 Mediastinaltumoren ... 432

10.13 Erkrankungen der Trachea ... 433
10.13.1 Trachealstenose und Tracheomalazie ... 433
10.13.2 Trachealperforation ... 434
10.13.3 Tracheobronchiale Fisteln ... 434

DEFINITION

Thoraxchirurgie: Teilgebiet der Chirurgie und insbesondere der Herzchirurgie; befasst sich mit Diagnostik und operativer Therapie von chirurgischen Erkrankungen, Verletzungen und Fehlbildungen der Brustwand, der Pleura, des Bronchialsystems, der Lunge, des Mediastinums und des Zwerchfells.

10.1 Pflege in der Thoraxchirurgie

Thoraxchirurgische Eingriffe sind mit vielen Risiken behaftet. Ursache dafür ist u.a. die Grunderkrankung des Patienten, die praktisch immer mit einer eingeschränkten Lungen- bzw. Atemfunktion einhergeht. Zusätzlich beeinträchtigen auch die chirurgischen Eingriffe die Lungen- und Atemfunktion. So reduziert z. B. eine Thorakotomie (*Eröffnung der Brusthöhle*) ohne Lungenresektion die Funktion des betroffenen Lungenflügels temporär um mindestens 30 %.

Darüber hinaus ist bei vielen Patienten auch die Herzleistung vermindert, etwa durch ein chronisches Cor pulmonale, das sich als Folge einer lang bestehenden Lungenerkrankung entwickelt hat. Tritt eine Komplikation auf, welche die Lungen- oder Herzfunktion zusätzlich einschränkt, z. B. eine Pneumonie oder Lungenembolie, gerät der Patient schnell in einen lebensbedrohlichen Zustand, weil die Restfunktion der Lunge oder des Herzens oft nicht mehr ausreicht, um den Körper ausreichend mit Sauerstoff zu versorgen und Kohlendioxid auszuatmen.

10.1.1 Betroffene Menschen

Atemwegserkrankungen und Erkrankungen der Nachbarorgane sind häufig und betreffen **alle Altersgruppen**. Die allermeisten Erkrankungen, z. B. Atemwegsinfektionen, aber auch Asthma bronchiale oder chronisch-obstruktive Lungenerkrankungen können konservativ behandelt werden.

Eine chirurgische und notfallmäßige Intervention wird notwendig, wenn bei einem Unfall Lunge, Trachea, Mediastinum oder Pleura verletzt worden sind. Bösartige Erkrankungen der Atmungsorgane betreffen meist Menschen über 50 Jahre. Häufig werden sie so spät diagnostiziert, dass der Patient nicht mehr mit einer Heilung rechnen kann.

Eine dritte Gruppe von Patienten in der Thoraxchirurgie leidet an einer chronischen Erkrankung der Atemwege, die nicht primär tödlich ist. Die dauerhafte und fortschreitende Einschränkung der Atemfunktion beeinträchtigt aber die körperliche Leistungsfähigkeit so stark, dass nicht selten Beruf und Hobbys aufgegeben werden müssen. Chirurgische Interventionen wollen die Lebensqualität verbessern.

Eine Einschränkung oder Behinderung der Atemfunktion stellt objektiv wie auch subjektiv immer eine vitale Bedrohung dar. Die Folge ist Angst bis hin zur Todesangst. Die Befürchtung, keine Luft zu bekommen und ersticken zu müssen, ist für den Betroffenen furchtbar.

10.1.2 Prävention

Die klassische **Prävention** von Lungenerkrankungen heißt „Nicht rauchen". Erfahrungsgemäß beginnen die meisten Raucher bereits als Jugendliche mit dem Nikotinmissbrauch. Junge Menschen werden schneller abhängig und tragen deshalb ein hohes Risiko für Folgeschäden (➤ Abb. 10.1). Politiker und Gesundheitsorganisationen setzen darauf, Jugendliche durch Informationskampagnen vom Einstieg in die Nikotinsucht abzuhalten. Das *Aktionsbündnis Nichtrauchen* (*ABNR*) ist ein Zusammenschluss von zehn großen, nichtstaatlichen Gesundheitsorganisationen, die ihre Aktivitäten zur „Förderung des Nichtrauchens und Schutz vor Gefahren des Passivrauchens" bündeln.

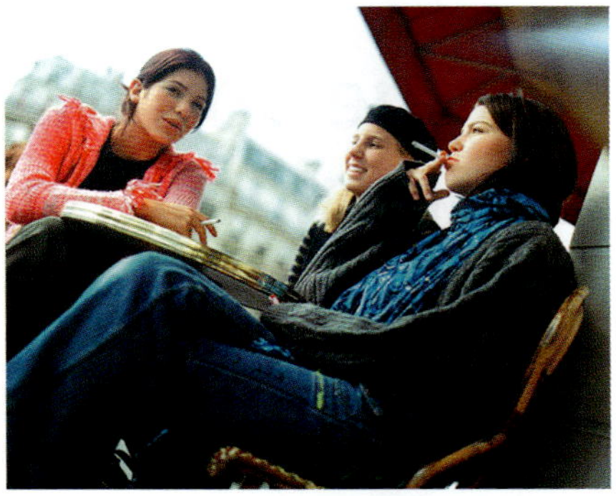

Abb. 10.1 Menschen, die schon in jungem Alter mit dem Rauchen beginnen, werden schneller abhängig und gehen ein hohes Risiko ein, an Lungenkrebs oder Arteriosklerose zu erkranken. [J787]

Von vielen kontroversen Diskussionen begleitet ist das Gesetz zum Schutz vor den Gefahren des Passivrauchens (*Nichtrauchergesetz*) am 1. September 2007 in Kraft getreten. Mit ihm wurde u. a. die Altersgrenze für die Abgabe von Tabakwaren an Jugendliche von 16 auf 18 Jahre erhöht und ein Rauchverbot in öffentlichen Räumen eingeführt. [vgl. 1]

Arbeitnehmer, die in lungengefährdenden Bereichen arbeiten, werden durch das Arbeitsschutzgesetz und berufsgenossenschaftliche Regelungen und Vorgaben vor Gefahren geschützt. Arbeitgeber müssen Schutzmaßnahmen bereitstellen, z. B. einen geeigneten Mundschutz.

10.1.3 Rehabilitation

Die **Rehabilitation** nach lungenchirurgischen Eingriffen beginnt unmittelbar nach der Operation durch die Pflegenden und Physiotherapeuten. **Ziele** sind:

- Verbesserung und Stabilisierung der Grunderkrankung
- Verbesserung der Atemfunktion
- Stabilisierung und Verbesserung des Allgemeinbefindens und der psychischen Situation
- Aufbau der Muskulatur und Leistungsfähigkeit.

Nach dem Aufenthalt in der Akutklinik werden die Betroffenen in einer Rehaklinik weiterbehandelt, die sich auf Atemwegserkrankungen spezialisiert hat.

10.1.4 Patientenberatung

Im Rahmen der **Patientenberatung** geht es besonders um das Vermeiden von Risikofaktoren, an erster Stelle um das Einstellen des Rauchens oder Passivrauchens. Patienten mit obstruktiver Lungenerkrankung sollen Kälte (auch kalte Getränke und Nebel) meiden, da diese Faktoren die Obstruktion verstärken. Patienten mit Lungenerkrankungen sollten Übergewicht reduzieren, da es die Atmung und allgemeine Beweglichkeit erschwert. Bei fortgeschrittener chronisch obstruktiver Lungenerkrankung muss insbesondere Untergewicht vermieden werden.

Alle Patienten mit Lungenerkrankungen oder Operationen an der Lunge sollten sich regelmäßig sportlich (im Rahmen ihrer Leistungsfähigkeit) betätigen. Viele Lungenpatienten vertreten die Einstellung, sich schonen zu müssen, um einer Belastungsdyspnoe vorzubeugen. Die Pflegenden informieren die Betroffenen, dass sportliche Aktivität die allgemeine Belastbarkeit steigert und die Thoraxbeweglichkeit fördert. Geeignet sind regelmäßige Physiotherapie, Spaziergänge sowie der Besuch einer Lungensportgruppe (➤ Abb. 10.2). Lungenoperierte Menschen sollten mehrmals täglich und dauerhaft atemgymnastische Übungen durchführen, die sie perioperativ erlernt haben.

Patienten nach Lungenoperationen sollten Atemwegsinfektionen vermeiden, da diese die Atemsituation akut und drastisch verschlechtern können. Die Pflegenden informieren die Betroffenen über Maßnahmen der Prophylaxe, z. B. Kontakt mit Kranken/große Menschenansammlungen meiden, Grippeschutzimpfung, besonders vitaminreiche Ernährung in der kalten Jahreszeit, sorgfältige Hygiene im Umgang mit Inhalations- oder Sauerstoffgeräten. Grundsätzlich soll der Patient einen Sekretstau in den Atemwegen vermeiden, da Sekrete ein guter Nährboden für Keime sind und die Atmung zusätzlich verschlechtern. Die Pflegenden erläutern dem Patienten deshalb Maßnahmen zur Verflüssigung der Atemwegssekrete und leiten ihn im produktiven Abhusten an (➤ 10.2.5).

10.1.5 Beobachten, Beurteilen und Intervenieren

Atmung

Der Beobachtungsschwerpunkt bei thoraxchirurgischen Patienten ist die **Atmung** – immer in Verbindung mit den anderen Vitalzeichen. Die Pflegenden beobachten und beurteilen mindestens 3-mal täglich folgende **Beobachtungskriterien der Atmung:**

- Atemtyp (z. B. Kostal- oder Abdominalatmung, Einsatz der Atemhilfsmuskulatur)
- Atemfrequenz in Beziehung zur Atemtiefe (*Atemintensität*)
- Atemrhythmus
- Atemgeräusche
- Atemgeruch
- Husten und Sputum.

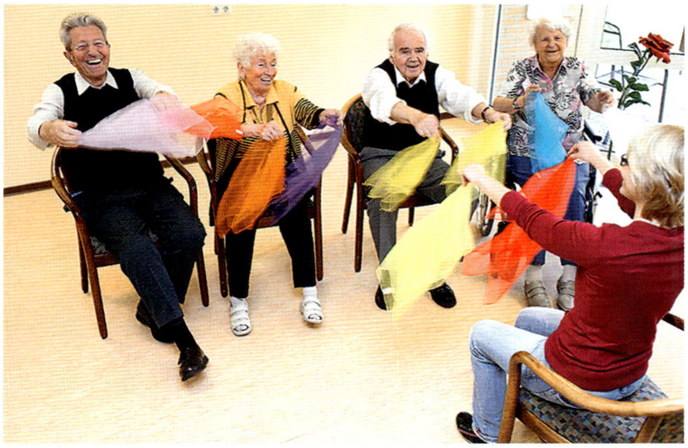

Abb. 10.2 Tägliche angepasste Bewegung in Verbindung mit bewusster Atmung sind zentrale Maßnahmen für Menschen mit Atemwegserkrankungen, auch nach Operationen an der Lunge. [K157]

Zusätzlich fragen die Pflegenden den Patienten auch nach subjektiven Beschwerden.

Gegebenenfalls kann die *Atemskala nach Christel Bienstein* unterstützend hinzugezogen werden, um das Risiko von Pneumonien und Atelektasen einzuschätzen. Die Atemskala ist bis dato nicht wissenschaftlich evaluiert, kann daher **nicht** als wissenschaftlich gestützte Empfehlung gelten.

Beobachtungskriterien Atemskala nach C. Bienstein

Als **Risikofaktoren für eine Pneumonie und Atelektasen** gelten:
- Wenig bis mangelnde Bereitschaft zur Mitarbeit, besonders bei atemunterstützenden Maßnahmen
- Aktuell bestehende Atemwegserkrankung, z. B. ein Bronchialinfekt
- Frühere (schwerwiegende) Atemwegserkrankungen
- Immunschwäche
- Rauchen und Passivrauchen
- Schmerzen, besonders atembeeinflussende Schmerzen im Thorax-, Bauch- und Rückenbereich
- Schluckstörung
- Manipulative oro-tracheale Maßnahmen, z. B. Mundpflege, endotracheales Absaugen
- Mobilitätseinschränkungen
- Berufstätigkeit in einem lungengefährdeten Beruf
- Intubationsnarkose und/oder Beatmung
- Eingeschränktes Bewusstsein
- Deutliche Atemanstrengungen.

Pflegerische Interventionen bei Patienten in der Thoraxchirurgie verfolgen **vier Ziele** in Bezug auf die Atmung:
- Lungenbelüftung und Gasaustausch erhalten bzw. verbessern
- Sekretverflüssigung, -mobilisation, -entleerung unterstützen
- Aspiration vorbeugen
- Infektionen der Atemwege vermeiden.

10.2 Hauptbeschwerden und Leitsymptome bei Erkrankungen der Atemwege und der Lunge

10.2.1 Dyspnoe

DEFINITION

Dyspnoe (*Atemnot*): Erschwerte Atmung mit dem subjektiven Empfinden, nicht genug Luft zu bekommen.

Atemnot kann nach unterschiedlichen **Kriterien** eingeteilt werden:
- Nach dem **zeitlichen Auftreten:** akut, chronisch-rezidivierend, chronisch
- Nach dem **Schweregrad:** Belastungsdyspnoe (*Atemnot bei körperlicher Anstrengung*), Ruhedyspnoe (*Atemnot auch in Ruhe*), Orthopnoe (*Zustand höchster Atemnot, bei dem der Betroffene nur noch sitzend und unter Inanspruchnahme der Atemhilfsmuskulatur atmen kann*)
- Nach der **Ursache.**

10

Assessments helfen, den Schweregrad der Atemnot zu objektivieren, z. B. die ATS-Skala (➤ Tab. 10.1).

VORSICHT

Erstmaßnahmen bei Atemnot

Jede ausgeprägte oder neu aufgetretene Atemnot muss bis zur Abklärung der Ursache als Notfall angesehen werden. Pflegende bleiben ruhig und handeln sicher.

Erstmaßnahmen bei Atemnot sind:

- Über die Rufanlage Alarm auslösen. Patienten nicht alleine lassen, Ruhe und Sicherheit vermitteln und Ängste auffangen
- Oberkörper erhöht, bei bekannter Herzinsuffizienz zusätzlich Beine tief lagern (*Herzbettlagerung*); Arme leicht vom Brustkorb abgespreizt auf Kissen oder den Ausziehtisch des Nachtschränkchens legen lassen (➤ Abb. 10.3). Alternativ Kutschersitz einnehmen lassen: vornübergebeugt, Ellbogen auf Knien abgestützt
- Beengende Kleidung entfernen, evtl. Fenster öffnen
- Patienten zur ruhigen Atmung oder dosierten Lippenbremse (➤ Abb. 10.4) anleiten
- Auf Arztanordnung oder wenn Bedarfsanordnung besteht, Sauerstoff verabreichen (➤ 10.4.1). **Vorsicht:** Wird der Patient dann nicht nur ruhiger, sondern somnolent, kann dies ein Hinweis auf einen Kohlendioxidanstieg im Blut mit beginnender CO_2-Narkose sein. Dieses Risiko besteht besonders bei Patienten mit chronischen Lungenerkrankungen (➤ 10.4.1)
- Bewusstsein, Hautfarbe, Atmung, Blutdruck und Pulsfrequenz engmaschig kontrollieren
- Bei Sekretverhalt Absaugung herrichten
- Je abhängig von der Situation Notfallwagen bereithalten, Intubation oder Verlegung des Patienten auf die Intensivstation vorbereiten.

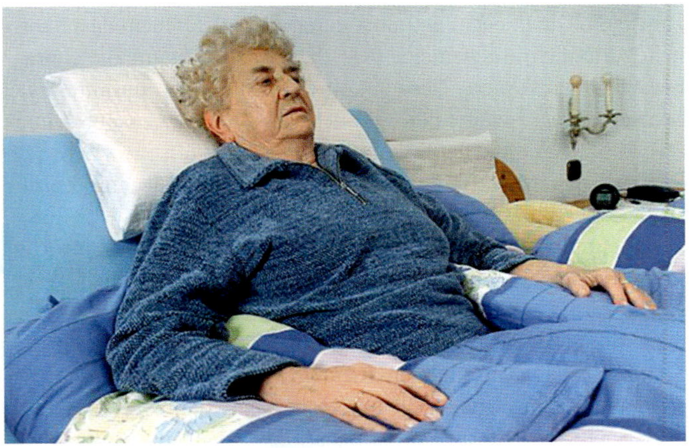

Abb. 10.3 Herzbettlagerung bei Dyspnoe: Oberkörper möglichst in eine aufrechte Position bringen, Arme leicht vom Brustkorb abgespreizt und erhöht lagern, Beine tiefer lagern. [K115]

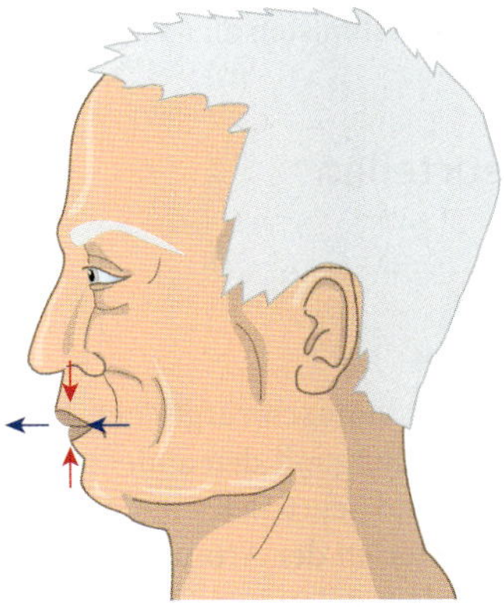

Abb. 10.4 Dosierte Lippenbremse. Die Ausatmung durch die locker geschlossenen Lippen soll ohne Druck erfolgen und keine Atemgeräusche erzeugen. Auf diese Art wird ein erhöhter exspiratorischer Widerstand in den Atemwegen erzeugt (*PEP-Atmung; PEP* = engl. *positive expiratory pressure*), der einen Bronchialkollaps vorbeugt. [L138]

10.2.2 Atelektase

DEFINITION

Atelektase: Nicht belüftete Lungenbezirke, in denen die Alveolen kollabiert oder obstruiert sind oder aus anderen Gründen nicht am Gasaustausch teilnehmen. Sie entstehen durch:

- Verlegung der Alveolen, z. B. mit Sekret, Blut, Wasser
- Kompression der Alveolen von außen, z. B. durch Emphysemblasen, Tumor.

Respiratorische Insuffizienz (*Ateminsuffizienz*): Störung der Atmung mit Unfähigkeit des Atmungssystems, die arteriellen Blutgase (➤ 10.3.4) im Normbereich zu halten.

- Respiratorische Partialinsuffizienz: Isolierte arterielle Hypoxämie (➤ 10.2.3) mit Verminderung des Sauerstoffpartialdrucks (pO_2) im Blut (➤ 10.3.4)
- Respiratorische Globalinsuffizienz: Hypoxämie und gleichzeitige Hyperkapnie (➤ 10.3.4), also eine Erhöhung des Kohlendioxidpartialdrucks über einen Grenzwert von 45 mmHg (pCO_2).

Tab. 10.1 Dyspnoe-Skala der American Thoracic Society (ATS-Skala)

Schweregrad	Kennzeichen
0 = keine	Keine Dyspnoe außer bei erheblicher körperlicher Anstrengung
1 = mild	Dyspnoe bei raschem Gehen in der Ebene oder leichtem Anstieg
2 = mäßig	Dyspnoe bei normalem Gehen in der Ebene, Pausen zum Atemholen auch bei eigenem Tempo nötig
3 = schwer	Pausen beim Gehen nach einigen Minuten oder nach etwa 100 m im Schritttempo nötig
4 = sehr schwer	Dyspnoe zu stark, um das Haus zu verlassen. Dyspnoe beim Reden und/oder beim Anziehen

Es gibt **Makroatelektasen** (*Verlegung ganzer Lungenflügel, -lappen, oder -segmente*) und **Mikroatelektasen** (*nur wenige Alveolen betroffen*). Je nach Ausmaß der Atelektase kommt es zur schweren respiratorischen Insuffizienz.

Die Folge ist ein **intrapulmonaler Rechts-Links-Shunt**. Das Kapillarblut fließt an den nicht belüfteten Alveolen „ungenutzt" vorbei, d. h. es wird nicht mit Sauerstoff gesättigt. Das Blut fließt vom rechten zum linken Herzen und dann in den Körperkreislauf, ohne dass es am Gasaustausch teilgenommen hat: Schlecht sauerstoffgesättigtes Blut aus den minderbelüfteten Alveolen und gut sauerstoffgesättigtes Blut aus gut belüfteten Alveolen treffen sich in den Lungenvenen, wodurch der Sauerstoffpartialdruck (pO_2) im Blut insgesamt abfällt. Minderbelüftete Lungenareale können im Röntgenbild der Lunge diagnostiziert werden (➤ Abb. 10.45).

10.2.3 Zyanose

DEFINITION

Zyanose: Bläulich-rote Verfärbung der Haut und der Schleimhäute als Zeichen einer **Hypoxie** (*unzureichende Sauerstoffversorgung der Gewebe*). Sie ist ein Spätzeichen der **Hypoxämie** (*Sauerstoffmangel im arteriellen Blut*, ➤ 9.4.4). Besonders gut sichtbar im Bereich der Lippen und der Akren (*Fingerspitzen, Zehenspitzen, Nasenspitze*).

Zwei häufige Formen der **Zyanose** werden unterschieden:

- **Zentrale** (*pulmonale*) **Zyanose.** Die arterielle O_2-Sättigung ist vermindert (*Hypoxämie*), d. h. die Erythrozyten sind nicht vollständig mit Sauerstoff gesättigt. Häufige Ursachen sind Lungenerkrankungen mit Behinderung des Gasaustausches oder Verlegungen der Lungenstrombahn (z. B. bei Lungenembolie). Auch Herzfehler, bei denen es über einen **Shunt** (*Kurzschlussverbindung zwischen arteriellem und venösem Gefäßsystem*, ➤ Tab. 13.2) zu einer Vermischung von venösem (*sauerstoffarmem*) und arteriellem (*sauerstoffreichem*) Blut kommt, können eine zentrale Zyanose hervorrufen. Typisch ist, dass auch gut durchblutete Organe, z. B. die Zunge, zyanotisch sind (➤ Abb. 10.5)
- **Periphere Zyanose.** Das Blut wird in der Lunge ausreichend mit Sauerstoff angereichert, doch wird ihm im Gewebe vermehrt Sauerstoff entzogen (*erhöhte Sauerstoffausschöpfung*). Eine periphere Zyanose tritt bei Erkrankungen auf, die mit einer verlangsamten Blutzirkulation einhergehen (z. B. Herzinsuffizienz, Schock) sowie bei einem erhöhten Sauerstoffbedarf der Gewebe. Ist die lokale Durchblutung beeinträchtigt, z. B. bei peripherer arterieller Verschlusskrankheit (➤ 9.4.4) steht im Gewebe lokal zu wenig Sauerstoff zur Verfügung, was zu einer **lokalen Zyanose** führt.

Pflege

Dyspnoe ➤ 10.2.1

Die Pflegenden achten bei allen Maßnahmen auf Anzeichen einer (zunehmenden) Zyanose. Am besten können Veränderungen der Haut und Schleimhäute während der Ganzkörperwäsche beurteilt werden. Da Patienten mit einer Zyanose häufig frieren, sorgen die Pflegenden für ausreichende Wärmezufuhr.

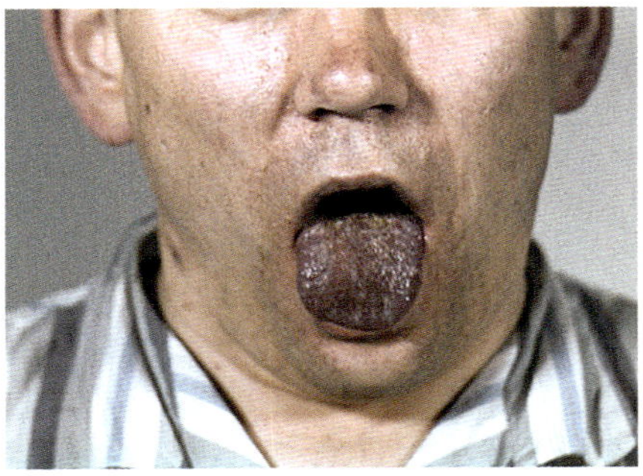

Abb. 10.5 Blaufärbung der Zunge bei einem Patienten mit zentraler Zyanose infolge einer chronisch-obstruktiven Lungenerkrankung. [M537]

10.2.4 Sputum

DEFINITION

Sputum (*Auswurf, Expektorat*): Ausgehustetes Bronchialsekret. Abgesehen von geringen Mengen glasig-hellen Sputums immer pathologisch.
Hämoptyse: Aushusten von blutigem Sputum oder geringen Blutmengen.
Hämoptoe: Aushusten größerer Blutmengen.

Sputumbeobachtung

Lungenerkrankungen gehen meist mit vermehrter Produktion von **Sputum** einher. Meist wird morgens die größte **Menge** abgehustet.

Farbveränderungen sind immer pathologisch. Insbesondere postoperativ ist das Sputum häufig durch altes Blut bräunlich gefärbt, was jedoch unbedenklich ist und sich bei normalem postoperativem Verlauf innerhalb weniger Tage normalisiert.

Eine postoperativ nicht nachlassende Sputummenge, hellrote Blutbeimengungen, ein Sekretverhalt oder eitrige Färbung des Sputums weisen auf Komplikationen hin und sind diagnostisch abzuklären. Besonders alarmierend ist neu aufgetretenes blutiges Sputum nach Operationen an der Lunge.

Neben Menge und Beimengungen beurteilen Pflegende auch die **Konsistenz des Sputums**, die wichtige diagnostische Hinweise liefern kann. Sie kann von dünnflüssig bis fest mit folgenden Begriffen beschrieben werden:

- Schaumig
- Serös, dünnflüssig
- Schleimig
- Glasig, Fäden ziehend
- Zähflüssig, zäh
- Klumpig
- Plättchenförmig, münzförmig.

Sputumgewinnung und Sputumdiagnostik

In der Thoraxchirurgie werden **Sputumuntersuchungen** hauptsächlich zum präoperativen Nachweis eines Malignoms (*zytologische Untersuchung*) sowie zum Erregernachweis (*bakteriologische Untersuchung*) bei Pneumonie- oder Tuberkuloseverdacht durchgeführt. Zur Untersuchung von Sputum auf Erreger oder Zellen eignet sich am besten **Morgensputum** (*Nüchternsputum*), d. h. Sekret, das der Patient vor dem Frühstück und vor dem Zähneputzen in ein steriles Gefäß abhustet. Wichtig ist, dass der Patient keinen Speichel ausspuckt, sondern Sekret aus den unteren Abschnitten der Luftwege abhustet. Alternativ kann Sputum durch endotracheales Absaugen gewonnen werden.

Umgang mit Sputum

VORSICHT

Infektiöses Sputum

Sputum ist grundsätzlich als infektiös anzusehen.

10

Darum gilt:

- Bei (möglichem) Kontakt mit Sputum immer Handschuhe tragen
- Sich nicht direkt vom Patienten anhusten lassen. Bei starkem Husten mit Auswurf und bei infektiösen Atemwegserkrankungen bzw. Verdacht auf diese Erkrankungen Mund-Nasen-Schutz tragen
- Bei Kontamination mit Sputum die betroffenen Hautpartien und Flächen desinfizieren
- Papiertücher/Zellstoff und Abwurf immer in Reichweite des Patienten lagern.

Patienten mit Auswurf zum hygienischen Umgang mit Sputum **anleiten:**

- Andere Menschen nicht anhusten, Hand vor den Mund nehmen oder noch besser in ein Taschentuch abhusten
- Taschentücher direkt in einen Abwurf entsorgen, nirgendwo zwischenlagern
- Hände mehrmals am Tag gründlich waschen.

10.2.5 Atemgeräusche

Physiologisch ist die Atmung nur bei körperlicher Anstrengung hörbar. **Atemgeräusche** sind also in der Regel immer pathologisch und Symptom einer Atemstörung.

Stridor

Stridor (lat. *Zischen, Pfeifen*) ist ein pfeifendes Atemgeräusch, das bei verengten Atemwegen entsteht. Da verengte Atemwege den Luftstrom behindern, leidet der Patient mit Stridor meist gleichzeitig an einer Dyspnoe.

- Ist das Geräusch jeweils während der Einatmung hörbar, spricht man von einem **inspiratorischen Stridor.** Er tritt auf bei Verengung oder Verlegung der oberen Luftwege, z. B. durch Schleim oder Fremdkörper. Auch eine vergrößerte Schilddrüse, welche die Trachea von außen zusammendrückt, kann einen inspiratorischen Stridor verursachen (➤ 11.3.4)
- Ein **exspiratorischer Stridor** ist während der Ausatmung hörbar und meist Folge von verengten Bronchien, z. B. beim Asthma bronchiale oder bei chronisch obstruktiver Bronchitis
- Auch ein kombinierter in- und exspiratorischer Stridor ist möglich.

10

Rasselgeräusche

Rasselgeräusche (*RG*) sind pathologische Atemgeräusche im Bereich der Bronchien. Der Arzt unterscheidet auskultatorisch (*durch Abhören*) trockene und feuchte Rasselgeräusche:

- **Trockene Rasselgeräusche** entstehen, wenn Schleimfäden in den Luftwegen schwingen. Sie treten bei chronisch obstruktiver Bronchitis oder Asthma bronchiale auf. Je nach Klangqualität werden Pfeifen, Giemen und Brummen unterschieden
- **Feuchte Rasselgeräusche** sind Folge einer Flüssigkeitsansammlung in den Luftwegen oder in den Alveolen. Durch die strömende Atemluft kommt es zur Blasenbildung. Feuchte, brodelnde Atemgeräusche sind oft schon aus einiger Entfernung zu hören, z. B. beim Betreten des Patientenzimmers. Manchmal ist die Sekretansammlung auch mit der flach auf die Brustwand gelegten Hand zu spüren. Unterschieden werden fein-, mittel- und grobblasige Rasselgeräusche.

VORSICHT

Achtung Lungenödem

Feuchte, brodelnde Atemgeräusche in Kombination mit Atemnot und evtl. schaumig-serösem Sputum sind Leitsymptome des **Lungenödems** (*Flüssigkeitsansammlung im Lungeninterstitium oder in den Alveolen*). Die Erstmaßnahmen entsprechen denen bei Atemnot (➤ 10.2.1).

10.2.6 Husten

DEFINITION

Husten (*Tussis*): Lebenswichtiger Schutzmechanismus, der die Atemwege und Lunge von Schleim und Fremdkörpern befreit. Husten kann willkürlich oder reflektorisch ausgelöst werden. Er ist ein Leitsymptom bei Atemwegserkrankungen, die meist harmlos sind. Mit dem Abklingen der Erkrankung verschwindet auch der Husten.

Ein **chronischer Husten** ist dadurch gekennzeichnet, dass dieser länger als drei Wochen andauert. Dann ist abzuklären, ob eine ernsthafte Erkrankung, z. B. eine chronische Bronchitis oder ein Lungentumor, hinter dem Symptom steht:

- Beim **unproduktiven Husten** (*Reizhusten*) wird kein Sekret abgehustet, der Husten ist trocken und besonders quälend und kann v. a. in der Nacht zu einem lästigen Schlafstörer werden. Der trockene Husten tritt in der ersten Phase von Erkältungskrankheiten auf, beim Einatmen von Staub und Gasen, aber auch beim Bronchialkarzinom oder bei Keuchhusten
- Der **festsitzende Husten** geht mit einer vermehrten Sekretproduktion einher. Die Sekrete sind allerdings fest und zäh und können nicht abtransportiert und abgehustet werden. Der Hustenreiz bleibt bestehen, da der Körper versucht die Sekrete zu entfernen
- Beim **produktiven Husten** (*ergiebiger, feuchter Husten*) sind die Sekrete so verflüssigt, dass sie abgehustet werden können. Die Hustenattacken sind nicht mehr so quälend.

Behandlung von Husten

Da der Husten einen wichtigen Schutzreflex darstellt, ist er nach Möglichkeit nicht zu unterdrücken. Vielmehr ist die auslösende Ursache oder Krankheit zu behandeln oder abzustellen:

- **Unproduktiver Reizhusten:** Mit Antitussiva (sog. *Hustenstiller*) behandeln. Sie enthalten Wirkstoffe auf Codeinbasis, die im Gehirn den Hustenreflex dämpfen. Daneben gibt es pflanzliche Hustenstiller. Steht die Entzündung der Schleimhaut im Vordergrund, können inhalative Glukokortikoide den Hustenreiz lindern

- **Festsitzender Husten:** Durch vermehrte Flüssigkeitszufuhr, schleimlösende Medikamente und Inhalationen verflüssigen sich die festsitzenden Sekrete. Hustenstiller nur einsetzen, wenn der Husten die Nachtruhe erheblich stört
- **Produktiver Husten:** Niemals mit Hustenstillern unterdrücken, da dann die Sekrete in den Atemwegen verbleiben würden.

Pflege

Viele Menschen wissen nicht, wie sie effektiv abhusten können. Oft ist ihnen das Abhusten unangenehm und sie vermeiden es aus Angst vor Schmerzen. Unproduktiver Reizhusten führt zu einer übermäßig mechanischen Beanspruchung des kompletten Respirationstrakts ohne wesentlichen sekreteliminierenden Effekt. Die Pflegekraft leitet den Patienten zum produktiven **Abhusten von Sekreten** an, dabei achtet sie darauf, nicht von ihm angehustet zu werden.

Technik zum effektiven Abhusten

- Patient sitzt mit aufgerichtetem Oberkörper, eventuell leicht nach vorne gebeugt, damit er die Bauchpresse besser einsetzen kann
- Ihn anleiten, durch die Nase einzuatmen und dann mit kurzen, kräftigen Stößen das zuvor mobilisierte Sekret abzuhusten. Das willkürliche Husten geht durch die Sekretmobilisation oft in das reflektorische, nicht mehr beeinflussbare Husten über
- Sekrete im Kehlkopf- und Rachenbereich können durch Räuspern mobilisiert und weiter nach oben befördert und dann ausgespuckt oder abgeschluckt werden
- Erneuten Husten erst dann auffordern, wenn sich die Atmung wieder beruhigt hat.

Huffing

Huffing (*Hauchen*) ist ein forciertes Ausatemmanöver mit offen gehaltener Glottis. Durch das Sprechen der Silbe „Ha" wird die Stimmritze offen gehalten, „ff" am Ende der Ausatmung wirkt wie eine Art PEP-Atmung (➤ Abb. 10.4) und verhindert einen Bronchialkollaps. Huffing ist weniger anstrengend für den Betroffenen als Husten. Die so entstehende dynamische Kompression befördert die Sekrete aus den kleineren in die größeren Atemwege.
Die **Durchführung:**

- Patient sitzt wie beim effektiven Abhusten
- Ihn zu einer langsamen, tiefen Einatmung auffordern
- Ihn auffordern zu hauchen („ha" zu sprechen), zum Ende der Exspiration dann „ff" zu sprechen, danach die Luft 2–3 Sek. lang anzuhalten und den Vorgang zu wiederholen.

Die Technik kann verstärkt werden, wenn der Patient die Luft 2-mal kurz und schnell aushaucht, z. B. wie zum Brilleputzen.

Husten gegen einen Widerstand

Das **Husten gegen einen Widerstand** (*PEP-Husten,* engl. *positive expiratory pressure, positiver Ausatemdruck*) fördert ebenfalls das Abhusten von Sekreten. Neben dem Einsatz von einfachen PEP-Geräten (➤ 10.4.3) ist es auch möglich, mit der dosierten Lippenbremse (➤ Abb. 10.4) oder gegen den Fausttunnel zu husten. Beim Fausttunnel die Hand zur Faust machen, sodass ein kleiner Tunnel bleibt.

Mechanisch unterstütztes Husten

Beim **mechanisch unterstützten Husten** (engl. *Mechanical Insufflator-Exsufflator, mechanische Insufflation-Exsufflation*) unterstützen Geräte die Entfernung von Sekreten bei Patienten mit verminderter oder fehlender Kraft zum Husten bzw. Hustenreflex (➤ 10.4.3).

Abhusten nach operativen Eingriffen

Die Pflegenden erklären dem Patienten die Notwendigkeit des produktiven **Abhustens**. Sie achten darauf, dass er dazu ausreichend mit Schmerzmittel versorgt ist. Der Patient wird aufgefordert, Gegendruck auf die Wunde auszuüben, ggf. übernimmt das die Pflegekraft, dann soll er effektiv abhusten.

Hilfen bei Reizhusten

Verschiedene **Maßnahmen** können den **Reizhusten** dämpfen:

- Patient etwas Warmes trinken lassen
- Luft anhalten, dann oberflächlich atmen lassen; Vorgang so lange wiederholen, bis der Hustenreiz nachlässt
- Bonbon lutschen lassen.

10.2.7 Hautemphysem

DEFINITION

Hautemphysem (*Emphysem subcutaneum*): Einlagerung von Luft in die Subkutis (*Unterhaut*) mit teils massiven Schwellungen, die unter typischem Knistern wegdrückbar sind. Bei Ausdehnung der Lufteinlagerungen in tiefere Schichten, z. B. Muskulatur, spricht man auch vom **Weichteilemphysem.** Beim **Mediastinalemphysem** gelangt die Luft ins Mediastinum (*Mittelfellraum*).

Ein **Hautemphysem** kann nach verletzungsbedingter oder spontaner Eröffnung lufthaltiger Organe entstehen oder auch als Folge von diagnostischen und therapeutischen Maßnahmen, bei denen Körperhöhlen und -räume mit Luft/Gas gefüllt wurden. In der Folge

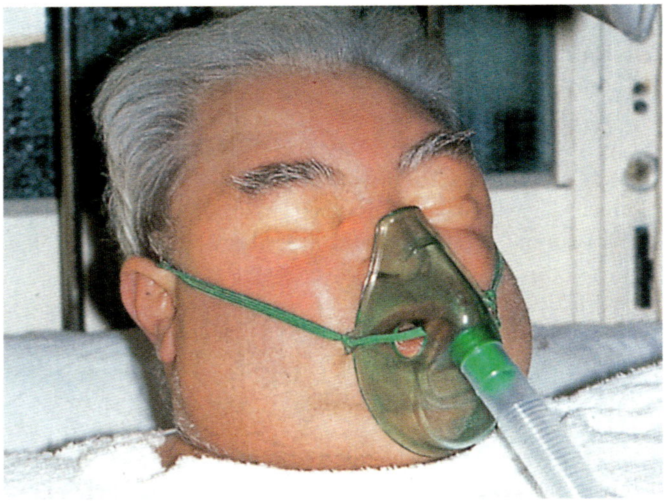

Abb. 10.6 Hautemphysem. Durch diese extreme Form sind die Konturen des Gesichtes verstrichen. Der Patient kann seine Augen nicht öffnen. [E316]

10

verteilt sich die Luft subkutan über eine große Körperoberfläche. Die so entstehenden massiven Schwellungen sind für den Patienten schmerzhaft und verursachen ein unangenehmes Spannungsgefühl. Bei Ausdehnung in Hals und Kopf wird außerdem die Sprache näselnd, die Patienten hören schlechter und können wegen der Lufteinlagerung in die Augenlider die Augen kaum noch öffnen (➢ Abb. 10.6).

Das Hautemphysem beunruhigt die Betroffenen zwar sehr, ist im Grunde aber harmlos und bildet sich ohne Folgen zurück. Aus den Augenlidern lässt sich die Luft kurzfristig wegdrücken, sodass die Patienten sehen können.

Die **Ursache** des Hautemphysems jedoch, z. B. eine undichte Stelle in der Pleura oder ein Bronchuseinriss, kann sehr bedrohlich für den Patienten sein, insbesondere dann, wenn durch die Verletzung ein Ventilmechanismus an der Pleura entstanden ist, durch den sich der intrathorakale Druck stetig erhöht (*Ventil-* oder *Spannungspneumothorax* ➢ 10.7.5).

10.3 Der Weg zur Diagnose in der Thoraxchirurgie

10.3.1 Anamnese und körperliche Untersuchung

Anamnese

In der **Anamnese** erfragt der Arzt insbesondere:
- Aktuelle Beschwerden
- Mögliche Risikofaktoren, z. B. Rauchen als Risikofaktor eines Bronchialkarzinoms oder bekannte bösartige Tumoren in der Vorgeschichte als mögliche Ursache für Lungenmetastasen
- Begleiterkrankungen, die das Operationsrisiko erhöhen
- Medikamente, die der Patient regelmäßig einnimmt
- Allergien (z. B. Heuschnupfen).

Körperliche Untersuchung

Inspektion
Durch die **Inspektion** erkennt der Arzt beispielsweise:
- **Thoraxdeformitäten,** z. B. eine Trichterbrust (➢ Abb. 10.31)
- **Seitendifferente Atembewegungen,** z. B. bei Atelektasen (➢ 10.2.2), Pneumothorax (➢ 10.7.5)
- **Paradoxe Atmung.** Die betroffene Thoraxhälfte wird beim Einatmen kleiner und beim Ausatmen größer, z. B. bei Rippenserienfraktur mit instabilem Thorax (➢ Abb. 7.53).

Auskultation
Bei der **Auskultation** der Lunge mit dem Stethoskop ist beim Gesunden während der Einatmung ein leises, rauschendes Atemgeräusch zu hören, das Vesikuläratmen.
Pathologische Befunde sind:
- **Abgeschwächte** oder **fehlende Atemgeräusche,** z. B. über kollabierten Lungenabschnitten (➢ 10.7.5) oder Pleuraerguss (➢ 10.7.2)
- **Bronchialatmen** (fauchendes Atemgeräusch, beim Gesunden nur über Trachea und Hauptbronchien zu hören), z. B. bei Pneumonie
- **Rasselgeräusche** (➢ 10.2.4).

Perkussion
Durch die **Perkussion** und Prüfung des **Stimmfremitus** (*fühlbare Vibration der Brustwand beim Sprechen*) lassen sich die Ursachen eines abgeschwächten Atemgeräusches weiter differenzieren. Beim Pneumothorax z. B. ergibt die Perkussion einen „hohleren" Ton als normal (*hypersonorer Klopfschall*), beim Erguss ist der Ton gedämpft (*Schenkelschall*).

Auskultation und Perkussion nur bedingt verwertbar

Nach thoraxchirurgischen Eingriffen und bei liegenden Pleuradrainagen sind der Auskultations- und Perkussionsbefund nie normal und daher nur eingeschränkt (z. B. zur Verlaufskontrolle) verwertbar. Deshalb sind regelmäßige Röntgenkontrollen erforderlich.

10.3.2 Lungenfunktionsdiagnostik

Bei vielen Lungen- und Herzerkrankungen sind die **Lungenvolumina und -kapazitäten** verändert. Zur Diagnosestellung und zur Beurteilung des Krankheitsverlaufs werden diese Volumina im Rahmen einer **Lungenfunktionsprüfung** (*Lufu, Spirometrie*) gemessen und beurteilt – zur Diagnose und Verlaufskontrolle von Lungenerkrankungen und zur Beurteilung der Operabilität. Lungenvolumina und -kapazitäten sind abhängig vom Alter, Geschlecht, Größe und Körpergewicht, deshalb wird der Patient gemessen und gewogen.

Lungenvolumina

Die **Lungenvolumina** (➢ Abb. 10.7) – mit Ausnahme des Residualvolumens – werden spirometrisch während langsamer Atmung gemessen:
- **Tidalvolumen** (*Vt, Atemzugvolumen AZV, Atemhubvolumen*). Luftmenge, die pro Atemzug eingeatmet werden kann
- **Inspiratorisches Reservevolumen** (*IRV*). Luftmenge, die nach einer normalen Einatmung noch zusätzlich eingeatmet werden kann
- **Exspiratorisches Reservevolumen** (*ERV*). Luftmenge, die nach normaler Ausatmung noch zusätzlich ausgeatmet werden kann
- **Residualvolumen** (*RV*). Luftmenge, die nach maximaler Ausatmung noch in der Lunge verbleibt.

Lungenkapazitäten

Die **Lungenkapazitäten** (➢ Abb. 10.7) setzen sich aus den verschiedenen gemessenen Lungenvolumina zusammen:
- **Atemminutenvolumen** (*AMV*): AZV × Atemfrequenz, d. h. die Menge Luft, die in einer Minute eingeatmet wird. Ein Atemzug ist die Ein- und Ausatmung einschl. endexspiratorischer Pause

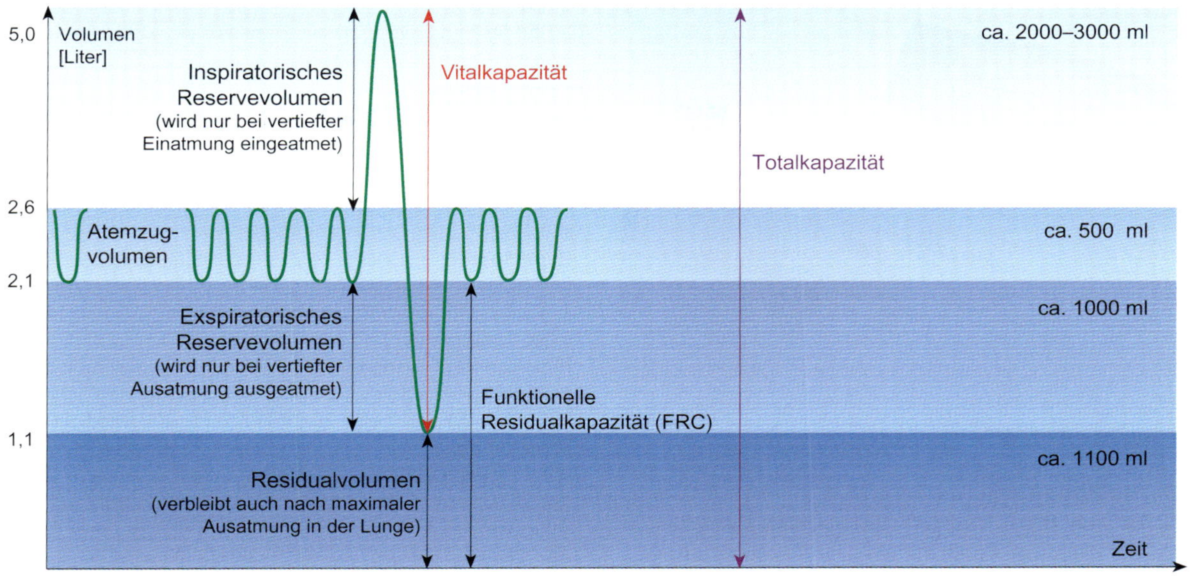

Abb. 10.7 Spirometrie. Lungenvolumina des gesunden Erwachsenen. [A400]

- **Inspiratorische Kapazität** (*IC*): AZV + IRV, d. h. Luftmenge, die nach normaler Ausatmung maximal eingeatmet werden kann
- **Vitalkapazität** (*VC*): IRV + AZV + ERV, d. h. Luftmenge, die maximal ein- und ausgeatmet werden kann
- **Totale Lungenkapazität** (*TLC*): VC + RV, Luftmenge, die die Lunge maximal fassen kann
- **Funktionelle Residualkapazität** (*FRC*): ERV + RV, d. h. die Luftmenge, die nach einer normalen Ausatmung noch in der Lunge verbleibt.

Dynamische Lungenvolumina

Dynamische Lungenvolumina werden bei forcierter Ausatmung, d. h. schnellstmögliche Ausatmung nach maximaler Einatmung, gemessen. Sie spielen v. a. bei den chronisch-obstruktiven Lungenerkrankungen und beim Asthma bronchiale eine wichtige Rolle:

- **Forcierte Vitalkapazität** (*FVC*): Luftmenge, die nach maximaler Einatmung schnellstmöglich ausgeatmet werden kann (➤ Abb. 10.8)
- **Exspiratorische Einsekundenkapazität** (*Forciertes exspiratorisches Volumen, FEV_1*): Luftmenge, die bei schneller Ausatmung innerhalb von einer Sekunde ausgeatmet werden kann
- **Tiffeneau-Wert:** Bei diesem Wert wird die FEV_1 auf die gemessene forcierte Vitalkapazität bezogen. Ein gesunder Erwachsener kann 70 % und mehr seiner Vitalkapazität während der ersten Sekunde ausatmen: $FEV_1/FVK > 70\,\%$.

FEV_1 und Tiffeneau-Wert sind insbesondere bei Verengungen der Atemwege verändert, z. B. beim Asthma bronchiale. Durch Testwiederholung nach Inhalation eines β_2-Sympathomimetikums (z. B. *Salbutamol®*) wird geprüft, ob sich die verengten Atemwege erweitern können (*Spasmolysetest*).

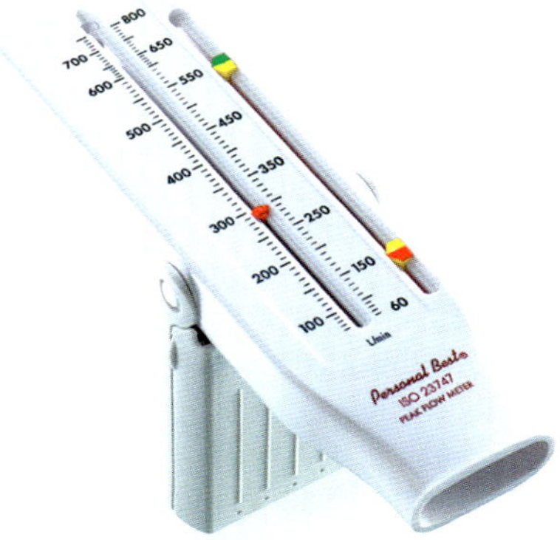

Abb. 10.8 Peak-Flow-Meter. Mit ihm kann der maximale Ausatmenstrom in l/Min. einfach und schnell zu Hause gemessen werden. Der Patient atmet nach tiefer Einatmung schnell und kräftig in das Gerät aus. [U106]

Ganzkörperplethysmografie

Die **Ganzkörperplethysmografie** gehört zur Standarddiagnostik in der Thoraxchirurgie. Sie ermöglicht neben der Berechnung des Atemwegswiderstandes (*Resistance*) und der Lungenvolumina eine genauere Differenzierung zwischen den verschiedenen Ursachen einer eingeschränkten Lungenfunktion. Zur Untersuchung sitzt der Patient in einer geschlossenen Kammer; Kammerdruck und Atemstrom am Mund des Patienten werden ständig gemessen.

10.3.3 Pulsoximetrie

Die **Pulsoximetrie** ist ein nichtinvasives fotometrisches Verfahren zur Messung der **arteriellen Sauerstoffsättigung** (S_aO_2; *partielle Sauerstoffsättigung*, SpO_2). Sie ermöglicht ein einfaches und rasches Feststellen einer arteriellen Hypoxämie (➤ 10.2.3). Gleichzeitig erfolgt in der Regel auch das Messen der Pulsfrequenz.

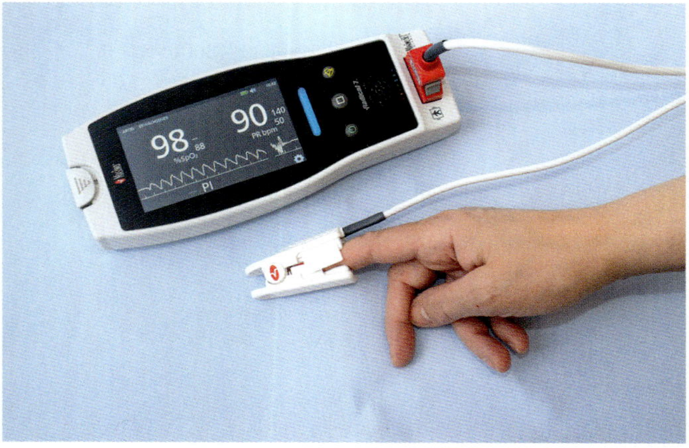

Abb. 10.9 Pulsoximeter mit Fingersensor. [K115]

Bei der **Durchführung** ist auf dies zu achten: Einen Klemm- oder Klebesensor (➤ Abb. 10.9) an Finger, Ohrläppchen, Nase oder Zehe anbringen, der dann transkutan die arterielle Sauerstoffsättigung misst: Die Lichtquelle sendet Licht zweier definierter Wellenlängen durch das Gewebe. Mit Sauerstoff gesättigtes Hämoglobin absorbiert das Licht, im Gegensatz zu nicht mit Sauerstoff gesättigtem Hämoglobin. Der gegenüberliegende Fotodetektor misst, abgestimmt auf die Pulswelle, das nicht resorbierte Licht und ein Mikroprozessor errechnet schließlich die Sauerstoffsättigung. Die angezeigte Prozentzahl sagt aus, wie viel Prozent des Hämoglobins im Blut mit Sauerstoff aufgesättigt ist. **Normwert SaO_2/SpO_2:** > 95 %

Mögliche **Fehlerquellen** bei der Messung sind:

- Schlechte periphere Durchblutung und schwacher Puls, z. B. im Schock, bei Vasokonstriktion (*Gefäßverengung*) jeglicher Ursache, Herzinsuffizienz, periphere arterielle Verschlusskrankheit, Hypothermie
- Bewegung, z. B. Zittern
- Blutdruckmessung an derselben Extremität
- Lichteinfall von außen auf den Sensor
- Ikterus, Schmutz, Nagellack und andere Verfärbungen im durchstrahlten Bereich
- Verändertes Hämoglobin, z. B. bei Kohlenmonoxidvergiftung.

10.3.4 Blutgasanalyse

Die **Blutgasanalyse** (*BGA*) erlaubt die Beurteilung des Gasaustausches in der Lunge. Dazu werden in arteriellem Blut oder arterialisiertem Kapillarblut die **Partialdrücke,** d. h. die Teilkonzentrationen der Atemgase gemessen. Zusätzlich werden praktisch immer der pH-Wert und das Standardbikarbonat (➤ Tab. 10.2) bestimmt, da Blutgase und Säure-Basen-Haushalt eng zusammenhängen.

Tab. 10.2 Normwerte der Blutgase, pH-Wert und Standardbikarbonat im arteriellen Blut.

Blutgaswert	Normwert
pH art.	7,36–7,44
PaO_2 (art. pO_2)	70–110 mmHg (9,5–14,5 kPa)
$PaCO_2$ (art. pCO_2)	35–45 mmHg (4,6–6,1 kPa)
Standardbikarbonat (HCO_3^-)	22–26 mmol/l

DEFINITION

Hypoxämie: Erniedrigung des Sauerstoffpartialdrucks im arteriellen Blut (p_aO_2) auf Werte unter 70 mmHg (9,5 kPa; altersabhängig).
Hypoxie: Erniedrigung des Sauerstoffgehalts in einzelnen Körperregionen/-geweben oder im Gesamtorganismus. Ursachen können z. B. Durchblutungsstörungen, Anämie oder Hypoxämie sein.
Hyperkapnie: Erhöhung des Kohlendioxidpartialdrucks im arteriellen Blut (p_aCO_2) auf über 45 mmHg. Hervorgerufen durch respiratorische Insuffizienz mit Hypoventilation oder metabolische Alkalose mit respiratorischer Kompensation.
Hypokapnie: Erniedrigung des Kohlendioxidpartialdrucks im arteriellen Blut (p_aCO_2) unter 35 mmHg (4,7 kPa). Durch Hyperventilation oder metabolische Azidose mit respiratorischer Kompensation bedingt.
Azidose: Absinken des pH-Werts unter 7,35. Ursache ist eine zu geringe Abatmung von Kohlendioxid (*respiratorische Azidose*) oder ein vermehrter Anfall von sauren Stoffwechselprodukten (*metabolische Azidose*).
Alkalose: Ansteigen des pH-Wertes über 7,45. Ursache ist eine vermehrte Abatmung von Kohlendioxid (*respiratorische Alkalose*), Verlust von Magensäure und anderen sauren Stoffwechselprodukten (*metabolische Alkalose*).

Arterielle Blutentnahme

Nach der Punktion der A. radialis oder A. femoralis verschließt der Arzt das gefüllte BGA-Röhrchen sofort luftdicht. Eine Pflegende komprimiert die Punktionsstelle für mindestens 5 Min. Alternativ wird arterielles Blut über eine liegende arterielle Kanüle (auf der Intensivstation zur invasiven Blutdruckmessung) abgenommen. Hat ein Patient Fieber, muss die aktuelle Temperatur auf dem Begleitschein notiert werden. Die Blutgasanalyse muss dann schnellstmöglich ausgewertet werden.

Abnahme von arterialisiertem Kapillarblut

Diese Abnahmemethode ist technisch einfach und komplikationslos. Sie wird von den Pflegenden durchgeführt. Ein Nachteil ist die geringe verfügbare Blutmenge. Außerdem gehen durch starkes Quetschen oder Pressen Erythrozyten zugrunde; das Messergebnis kann dadurch verfälscht sein.

Meist wird das Blut am Ohrläppchen abgenommen, das für 5–10 Min. mit einer hyperämisierenden Salbe bestrichen wird, dann abwischen. Lanzette in das Ohr einstechen, austretendes Blut in die Glaskapillare aufsteigen lassen. Das Eintreten von Luftblasen vermeiden, da sonst das Messergebnis falsch ist. Glaskapillare mit zwei Gummistopfen verschließen und sofort im Labor analysieren lassen, da das Blut schnell gerinnt.

10.3.5 Bildgebende Diagnostik

Röntgen-Thorax in zwei Ebenen

Die häufigste radiologische Untersuchung zur Diagnostik von Lungenerkrankungen ist die **Röntgenleeraufnahme des Thorax** in zwei Ebenen (*p. a. = posterior – anterior = Strahlengang erfolgt von* *hinten nach vorne,* ➤ Abb. 10.10). Dabei sollte der Patient stehen, da sich die Lunge dann besser darstellen und beurteilen lässt. Sollte nur eine Liegendaufnahme möglich sein, muss dies auf dem Röntgenbild als solches beschriftet sein.

Computertomografie

Die **Computertomografie** (*CT,* ➤ 1.3.6) ist zu einer Standarduntersuchung in der Thoraxchirurgie geworden. Sie stellt Weichteilstrukturen, Organgrenzen und die Binnenstruktur von Raumforderungen (z. B. Tumoren) besser dar als die konventionelle Röntgendiagnostik. Für die Beurteilung des Mediastinums und zum Nachweis auch kleinster Veränderungen des Lungenparenchyms ist die CT deshalb unentbehrlich.

Kernspintomografie

Die **Kernspintomografie** (*MRT,* ➤ 1.3.6) erlaubt im Gegensatz zur CT Schichtdarstellungen in fast jeder Ebene. In der Thoraxchirurgie ist die MRT bei speziellen Fragen erforderlich, z. B. wenn zu klären ist, ob Tumoren in den Plexus brachialis oder in mediastinale Gefäße infiltriert sind.

Nuklearmedizinische Untersuchungen

Bildgebende Diagnostik: Nuklearmedizinische Untersuchungsverfahren ➤ 1.3.6

Lungenperfusions- und Lungenventilationsszintigrafie

Die **Lungenperfusionsszintigrafie** macht die Lungendurchblutung sichtbar und wird in erster Linie bei Verdacht auf Lungengefäßerkrankungen eingesetzt, z. B. Lungenembolie (➤ Abb. 10.11). Die **Lungenventilationsszintigrafie** stellt die Belüftung der Lunge dar. Dazu atmet der Patient die radioaktive Substanz ein. Eine Lungenventilationsszintigrafie kann zusätzlich zu einer Lungenperfusionsszintigrafie indiziert sein, da eine mangelhafte Belüftung der Lunge reflektorisch zu einer Minderdurchblutung der betreffenden Lungenabschnitte führt.

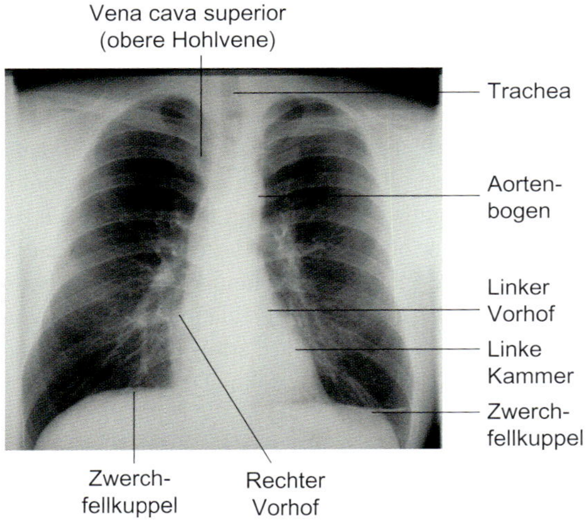

Abb. 10.10 Röntgenbild des Thorax, p. a.-Aufnahme. Normalbefund. [M137]

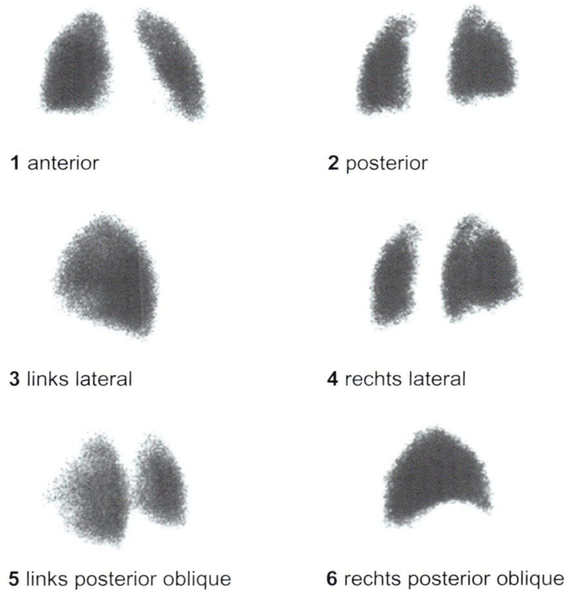

Abb. 10.11 Normalbefund einer Lungenperfusionsszintigrafie. Die beiden Lungenflügel zeigen sich als schwarz dargestellte Schatten. Die Unterlappen reichern infolge des hydrostatischen Drucks etwas besser an als die Lungenspitzen. Die Aufnahmen wurden von ventral, dorsal und von links und rechts schräg angefertigt (LPO/RPO = links/rechts posterior oblique). [E638]

Skelettszintigrafie

Eine **Skelettszintigrafie** stellt Bereiche vermehrten Knochenumbaus dar, z. B. bei Metastasen oder auch Arthrosen. In der Thoraxchirurgie ist sie evtl. vor Operationen maligner Tumoren zum Ausschluss von Knochenmetastasen notwendig.

Positronenemissionstomografie

Bei der **Positronenemissionstomografie** (*PET*) werden dem Patienten radioaktiv markierte Zuckermoleküle injiziert, die sich v. a. in schnell wachsenden (und deshalb viel Energie verbrauchenden) Geweben anreichern. Damit ermöglicht die PET eine Abgrenzung benigner von malignen oder entzündlichen Prozessen. Zur PET muss der Patient nüchtern sein.

Sonografie

Bildgebende Diagnostik: Sonografie ➤ 1.3.6

Die **thorakale Sonografie** verwendet der Arzt hauptsächlich zur Diagnostik und gezielten Punktion von Pleuraergüssen sowie zur Festlegung des günstigsten Zugangs für Pleuradrainagen oder die Instrumente bei einer videoassistierten Operation (➤ 1.4.3). Eine **intraoperative Sonografie** beantwortet z. B. die Frage, ob ein Tumor bereits in Gefäße oder in einen Herzvorhof infiltriert ist oder nicht.

10.3.6 Endoskopische Untersuchungen

Bronchoskopie

Untersucht der Arzt den Patienten mit einem starren **Bronchoskop**, ist meist eine Vollnarkose erforderlich, wählt er das flexible Fiberendoskop, genügt bei kooperativen Patienten eine Lokalanästhesie, ggf. kombiniert mit einer milden Sedierung:

- Die **diagnostische Bronchoskopie** wird in erster Linie bei Verdacht auf bösartige Tumoren durchgeführt; entsprechend ist sie oft mit einer Biopsie kombiniert
- Eine **therapeutische Bronchoskopie** führt der Arzt in erster Linie durch, um Fremdkörper zu entfernen, endobronchiale Blutungen zu behandeln oder bösartige Tumoren (z. B. mittels Laser) zu verkleinern. Sie wird auf Intensivstationen häufig angewendet, um bei beatmeten Patienten tief sitzende Sekrete zu entfernen, die mittels endotrachealer Absaugung nicht entfernt werden konnten.

Pflege

Bildgebende Diagnostik: Endoskopische Untersuchungen ➤ 1.3.6

Vor der Untersuchung müssen die Röntgenaufnahme des Thorax, EKG, die arterielle BGA, Gerinnungsstatus, Blutbild, Blutgruppe und der Befund der Lungenfunktionsprüfung vorliegen. Zur Bronchoskopie bleibt der Patient nüchtern. Nach längeren Untersuchungen ist meist eine Bettruhe von wenigen Stunden angebracht. Die Pflegenden kontrollieren engmaschig die Vitalzeichen, v. a. die Atmung und das Allgemeinbefinden des Patienten. Bis zum völligen Abklingen der Lokalanästhesie nach ca. 2 Std. darf der Patient wegen der Aspirationsgefahr nicht essen und trinken. Nach einer Vollnarkose dauert die Nahrungskarenz länger (Anordnung im Anästhesieprotokoll beachten).

Mediastinoskopie und Videomediastinoskopie

Die **Mediastinoskopie,** die endoskopische Untersuchung des Mediastinums kann bei Vergrößerung der paratrachealen Lymphknoten oder bei Erkrankungen des Mediastinums angezeigt sein (➤ 10.12). Sie wird in Intubationsnarkose durchgeführt. Komplikationen, etwa eine Blutung, sind zwar sehr selten, erfordern jedoch eine Notfallsternotomie zur Blutstillung. Bei der **Videomediastinoskopie** wird das Bild auf einem Monitor dargestellt und kann auch vergrößert werden.

Thorakoskopie und videoassistierte Thorakoskopie

Die **Thorakoskopie** ist die endoskopische Untersuchung der Pleurahöhle. Indiziert ist sie bei:

- Unklaren Pleuraergüssen
- Oberflächlichen Veränderungen der Pleura im Mediastinum, an Zwerchfell, Brustwand oder Lunge.

Bei der **videoassistierten Thorakoskopie** (*VATS*, engl. *Video Assisted Thoracoscopic Surgery,* ➤ Abb. 10.12) werden die Bilder mit Hilfe einer Kamera auf einen Monitor übertragen. Etwa die Hälfte der thoraxchirurgischen Eingriffe wird heute im Rahmen einer VATs vorgenommen (➤ 10.5.1).

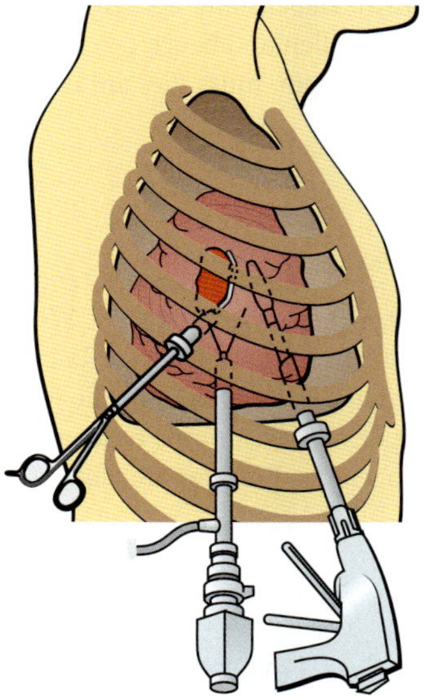

Abb. 10.12 Platzierung der Instrumente für eine videoassistierte Thorakoskopie (*VATS*). [L106]

Pflege

Bildgebende Diagnoseverfahren: Endoskopische Untersuchungen ➤ 1.3.6

Fast immer ordnet der Arzt eine Vorbereitung des Patienten wie zur Thorakotomie an (➤ 10.5.1). Auf jeden Fall bleibt der Patient am Untersuchungstag nüchtern. Nach der Untersuchung überwachen die Pflegenden engmaschig die Vitalzeichen, v. a. die Atmung. Meist darf der Patient essen und trinken, sobald er wieder bei vollem Bewusstsein ist.

10.3.7 Pleurapunktion

Pflege bei Pleuradrainage ➤ 10.4.2

Eine **diagnostische Pleurapunktion** wird durchgeführt, um Art und Ursache eines Pleuraergusses zu klären. Kann anhand von Aussehen, Menge und zytologischer Untersuchung des abpunktierten Sekrets die Diagnose nicht eindeutig gestellt werden, ist evtl. eine thorakoskopische oder videoassistierte Pleurabiopsie erforderlich. **Therapeutische Pleurapunktionen** dienen dem Ablassen eines Ergusses (➤ 10.7.2) oder der Instillation von Medikamenten, z. B. zur Pleurodese (➤ 10.7.2). Nach erfolgloser Punktion oder bei nachlaufendem Erguss legt der Arzt eine Drainage ein oder veranlasst eine operative Pleurodese (➤ 10.7.2).

Die **Hauptkomplikationen** der Pleurapunktion sind ein Pneumothorax (➤ 10.7.5), Blutungen aus der Punktionsstelle in die Pleurahöhle und Infektionen.

10

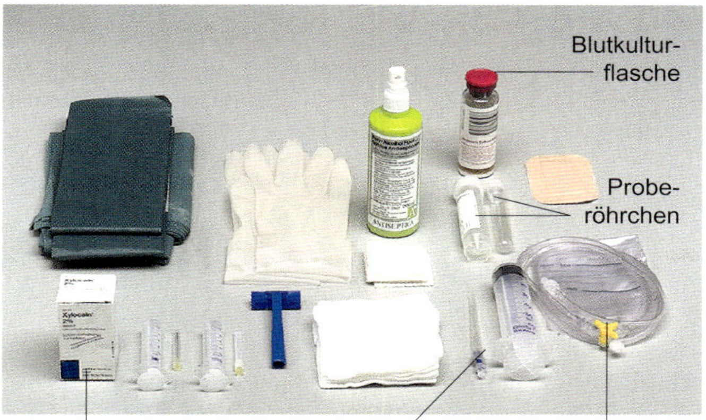

Abb. 10.13 Materialien zur Pleurapunktion. [K183]

Durchführung

Die Pflegenden richten folgende **Materialien** (➤ Abb. 10.13):

- Ggf. Prämedikation nach Arztanordnung
- Lokalanästhetikum mit Spritze und Kanüle
- Hände- und Hautdesinfektionsmittel
- Sterile Tupfer, Kompressen, Verbandsmaterial
- Steril abgepacktes Punktionsset (darin enthalten: Punktionskanüle, Sekretbeutel mit Dreiwegehahn und Anschluss zur Punktionskanüle, 50-ml-Spritze)
- Sterile Handschuhe, evtl. steriles Tuch für die Ablage steriler Materialien, Mund-Nasen-Schutz
- Drei beschriftete Untersuchungsröhrchen (je eins für klinische Chemie, Pathologie und Mikrobiologie), nach Anordnung Blutkulturflaschen (anaerob und aerob), Laborscheine.

Die **Punktionsstelle** liegt am Rücken zwischen hinterer Axillarlinie und Skapularlinie, meist zwischen dem 5. und 6. Interkostalraum. Zur Punktion sitzt der Patient mit leicht nach vorn gebeugtem Oberkörper am Bettrand und stützt die angehobenen Arme auf der gepolsterten Nachttischplatte ab. Alternativ liegt der Patient im Bett auf der Seite und hat den oben liegenden Arm über den Kopf gelegt.

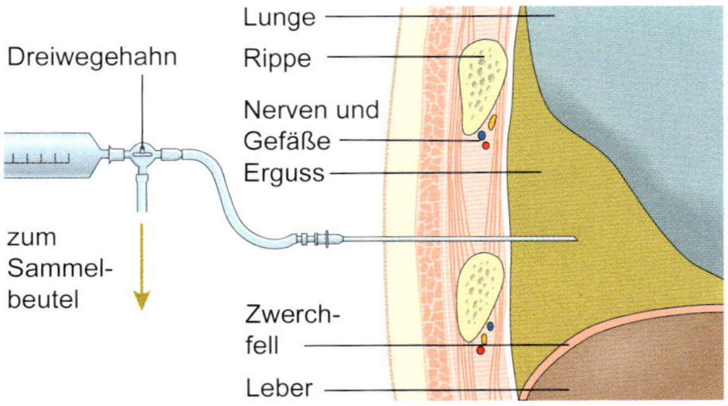

Abb. 10.14 Lage der Pleurapunktionsnadel. Der Arzt aspiriert die Ergussflüssigkeit in die Spritze, stellt den Dreiwegehahn um und injiziert das Punktat in den Sekretbeutel. [L190]

Nach der Desinfektion und Lokalanästhesie sticht der Arzt am Oberrand einer Rippe ein (➤ Abb. 10.14). Während der Punktion soll der Patient nicht husten oder pressen.

Nach der Untersuchung lagern die Pflegenden den Patienten mit leicht erhöhtem Oberkörper. Der Arzt ordnet ggf. Bettruhe oder Lagerungswechsel an. Obligat ist eine Röntgenaufnahme des Thorax zum Ausschluss eines Pneumothorax (➤ 10.7.5). Die Pflegenden überwachen engmaschig Atmung, Puls und Blutdruck und kontrollieren regelmäßig den Wundverband. Durch die Reexpansion (*Wiederausdehnung*) der Lunge entsteht ein pleuraler Reiz mit ggf. hartnäckigem Husten, der durch Codeinpräparate gelindert werden kann.

VORSICHT

Gefahr eines Lungenödems

Werden große Ergussmengen (über 1 000 ml) abpunktiert, besteht die Gefahr eines Lungenödems bzw. der Hypovolämie durch die Versackung von Blut in der aufgedehnten Lunge.

10.3.8 Diagnostische Thorakotomie

Gelingt es mit den beschriebenen diagnostischen Maßnahmen nicht, die Ursache der Erkrankung zu klären, bleibt als letzte diagnostische Maßnahme die operative Freilegung des Krankheitsprozesses mittels **Thorakotomie** (➤ 10.5.1). Wenn möglich, erfolgt in gleicher Narkose die endgültige Operation. Zeigt sich bei der Thorakotomie ein inoperabler Befund, entnimmt der Arzt lediglich Biopsien und beendet den Eingriff.

10.4 Pflege bei Erkrankungen der Atemwege und der Lunge

10.4.1 Pflege bei Sauerstofftherapie

Bei vielen (Lungen-)Erkrankungen mit vermindertem Sauerstoffgehalt des Blutes verordnet der Arzt Sauerstoff, um eine ausreichende **Oxygenierung** (*Sauerstoffversorgung*) des Patienten sicherzustellen.

DEFINITION

Medizinischer Sauerstoff: Sauerstoff für medizinische Zwecke in einer Konzentration von mindestens 99,5 %. Er ist ein Arzneimittel und darf nur auf ärztliche Anordnung verabreicht werden.
Ausnahme: Notfallsituationen.

Sauerstofftherapie: Verabreichen von O_2 in einer Konzentration, die die Sauerstoffkonzentration der Luft von 21 % übersteigt. Sie kommt vor allem zur Behandlung einer Hypoxämie (➤ 10.2.3) zum Einsatz.
Der Arzt ordnet an:

- Sauerstoffquelle
- Art der Verabreichung, z. B. mittels Sauerstoffbrille
- Menge, z. B. 2 l/Min.
- Dauer der Verabreichung, z. B. kontinuierlich, bei Bedarf; der Bedarf muss festgelegt und definiert werden.

Inspiratorische Sauerstoffkonzentration (*inspiratorische O_2-Fraktion, F_iO_2*): Sie gibt an, wie hoch der Sauerstoffanteil in der Atemluft ist, Angabe in % oder als Dezimalzahl. Eine Sauerstoffkonzentration von 100 % entspricht einer F_iO_2 von 1,0; bei 21 % Sauerstoff beträgt die F_iO_2 0,21.

Sauerstoffquellen

Auf chirurgischen Stationen ist Sauerstoff fast immer über Wandanschlüsse in den Patientenzimmern verfügbar (➤ Abb. 10.15). Sie sind an das **zentrale Sauerstoffreservoir** der Klinik angeschlossen. Alternativ bzw. während eines Krankentransports kommen **Sauerstoffflaschen** (*gasförmiger Sauerstoff*) oder **Flüssigsauerstoff** (*Sauerstoff durch Abkühlung auf ca. −183 °C verflüssigt*) in speziellen Tanks zum Einsatz. Dieser Sauerstoff hat eine Reinheit von fast 100 %. Eine weitere Sauerstoffquelle ist der **Sauerstoffkonzentrator,** der aus der Umgebungsluft den Stickstoff herausfiltert. Je nach eingestelltem Flow liefern diese Geräte 90–95-prozentigen Sauerstoff.

Verwechslungsgefahr ausgeschlossen

Um Verwechslungen auszuschließen, sind Sauerstoffflaschen nach DIN EN ISO 1089-3 mit einer weißen Schulter versehen. Der Flaschenmantel ist ebenfalls weiß, da es sich um ein medizinisches Gas handelt. Die Stecker und Wandanschlüsse haben eine **6-eckige** Form.
Aufgrund der genormten und nur für Sauerstoffflaschen passenden Gewinde ist es nicht möglich eine andere Armatur zu montieren.

Weiße **Sauerstoffflaschen** sind fast ausnahmslos aus Stahl oder Aluminium gefertigt. Die gebräuchlichsten Größen sind 1, 2, 3, 5 und 10 Liter. Das jeweilige Flaschenvolumen ist neben anderen Angaben im Flaschenhals eingeprägt. Hier finden sich auch noch Angaben zum nächsten TÜV-Termin, dem Inhalt der Flasche, dem maximalen Fülldruck usw.

In den Sauerstoffflaschen wird das Gas, also der Sauerstoff, sehr stark komprimiert und mit einem Druck von 200 bar eingefüllt. Die Flaschenarmatur besteht aus **Anschlussstück, Manometer**, dem **Druckmessgerät** zum Ablesen des Restdrucks in bar, **Druckminderer,** der den hohen Einfülldruck auf den Umgebungsdruck reduziert und **Flowmesser,** der Einstellschraube zur Durchflussregulation und Einstellung der verordneten Sauerstoffmenge. Diese Armatur erlaubt es, Sauerstoff mit der gewünschten Flussrate zu entnehmen.

Berechnungsformel für die (Rest-)Menge von Sauerstoff in einer Flasche

Flaschenvolumen (l) × angezeigtem Druck auf dem Manometer (bar) = Inhalt in Litern; Beispiel: 5 l × 150 bar = 750 barl (gesprochen: Liter)

Berechnungsformel für die verbliebene Dauer der Sauerstoffversorgung

Flaschenvolumen (l) × angezeigtem Druck auf dem Manometer (bar) : Sauerstoffverbrauch (l/Min.) = Zeit in Min.
Beispiel: Ein Vorrat von 750 l reicht bei einer Verabreichung von
- 2 l/Min. 375 Min. oder 6 Std. 15 Min.
- 4 l/Min. 187,5 Min. oder etwas mehr als 3 Std.

Applikationsmöglichkeiten und Grundsätze

Am häufigsten wird Sauerstoff über eine **Sauerstoff-Nasensonde** (➤ Abb. 10.16) verabreicht. Über diese Sonde können bis zu 5 l O_2/Min. fließen; die Sauerstoffkonzentration in der Einatmungsluft beträgt dann 30–40 %.

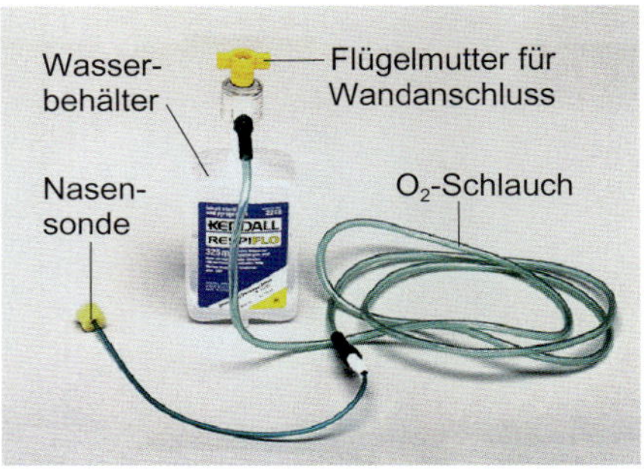

Abb. 10.15 System für einen Sauerstoffwandanschluss. Der Sauerstoff strömt durch den mit destilliertem Wasser gefüllten Einmalbehälter, von dort über Verbindungsschlauch und Nasensonde zum Patienten. [K183]

Alternativ wird eine **Sauerstoffbrille** (*O_2-Brille,* ➤ Abb. 10.17) verwendet. Über Sauerstoffbrillen können bis zu 8 l O_2/Min. gegeben werden. Die damit erreichte Sauerstoffkonzentration der Einatmungsluft liegt bei 30–50 %.

Die **Sauerstoffmaske** (➤ Abb. 10.18a) wird locker auf Nase und Mund aufgesetzt und mit einem Gummiband am Hinterkopf befestigt. Mit ihr können 6–10 l O_2/Min. verabreicht werden. Damit steigt die Sauerstoffkonzentration in der Einatemluft auf ca. 60 %.

Sauerstoffkonzentrationen bis annähernd 100 % sind nur durch O_2-Masken mit Nichtrückatem-Ventil und Reservoirbeutel zu erzielen (➤ Abb. 10.18b).

VORSICHT

Sauerstoffmasken

Sauerstoffmasken nur bei Patienten einsetzen, die mindestens 6 l O_2/Min. erhalten. Bei einer Sauerstoffdosierung < 6 l/Min. kann es zu einem CO_2-Stau in der Maske kommen.

Bei der **Sauerstoffapplikation** ist zu beachten:
- Um eine Schädigung der Schleimhaut durch Austrocknen zu vermeiden, wird der Sauerstoff mit destilliertem Wasser angefeuchtet. Ein handelsüblicher Sprudelbefeuchter (➤ Abb. 10.15) kann bei einer Raumtemperatur von ca. 20 °C dem Sauerstoff bis zu 10 mg/l Wasser zuführen. Das ergibt eine relative Feuchte von ca. 58 % und entspricht in etwa der Feuchte der Umgebungsluft
- Pflegende verwenden für jeden Patienten ein neues Schlauchsystem und wechseln das Gefäß mit dem destillierten Wasser täg-

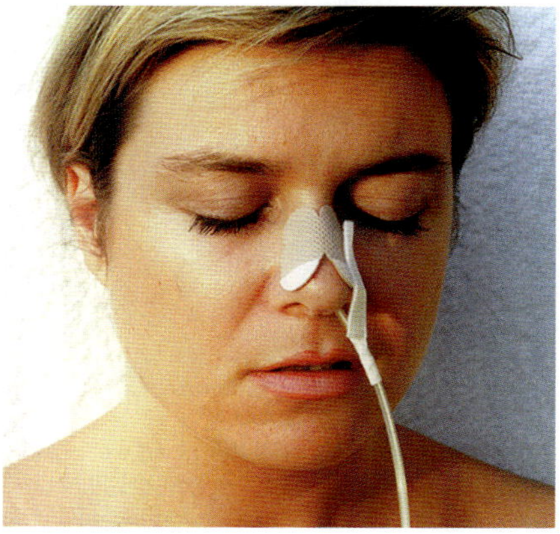

Abb. 10.16 Sauerstoff-Nasensonde. Die Fixierung besteht aus zwei Teilen, sodass es auch bei häufigem Verbandswechsel nicht zu Hautschäden kommt. [U131]

10

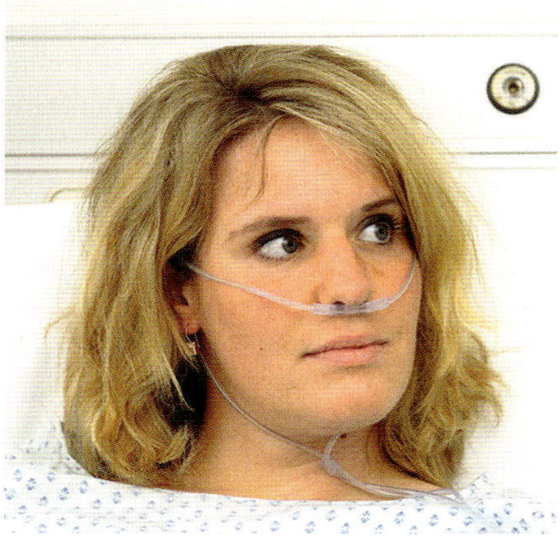

Abb. 10.17 Angelegte Sauerstoffbrille. [K115]

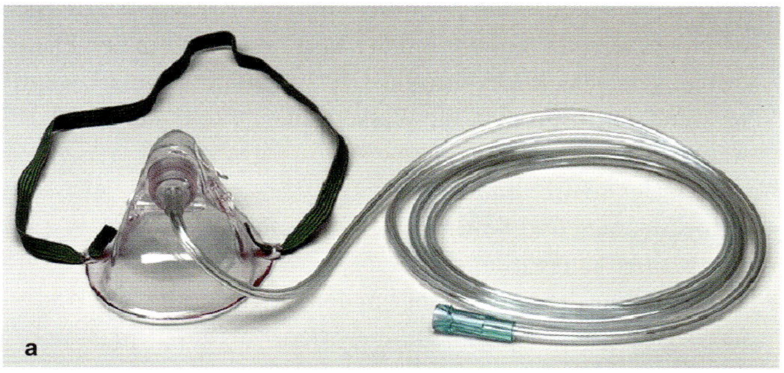

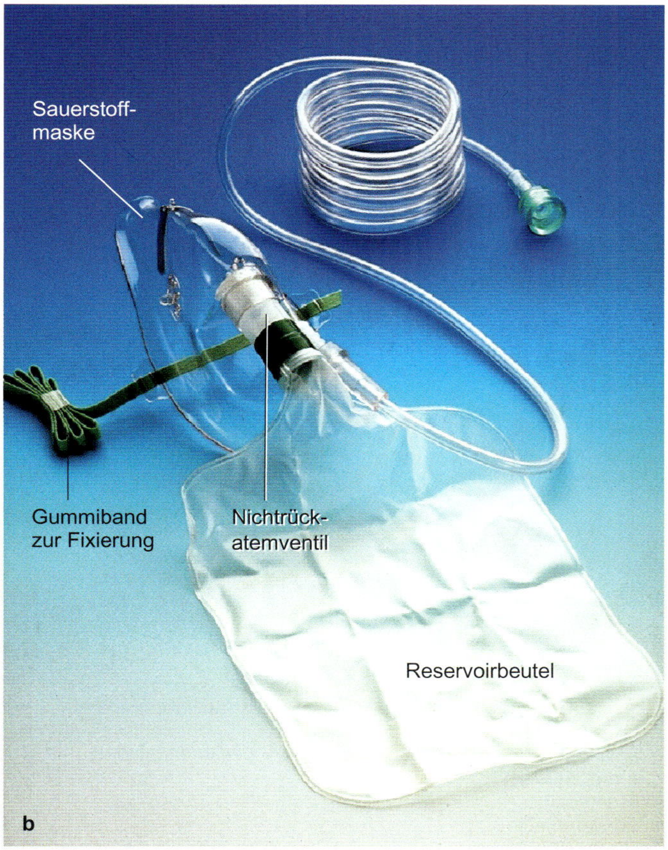

Abb. 10.18 Sauerstoffmasken. a) Einfache Sauerstoffmaske. [K183] **b)** Maske mit Reservoir, die eine Sauerstoffkonzentration von annähernd 100 % ermöglicht. [U244]

lich. Ausnahmen stellen Einmalartikel wie *Aqua-Pack*® dar, die länger benutzt werden können (Herstellerangaben beachten)

- Sauerstoff-Nasensonden, -brillen und -masken sollen bei Verschmutzung gereinigt bzw. gewechselt werden
- Der Patient sollte während der Sauerstoffgabe durch die Nase atmen, deshalb lassen die Pflegenden den Patienten vor sowie regelmäßig während der Sauerstoffgabe die Nase schnäuzen.

Überwachung

Überwachungsschwerpunkte sind:

- Atmung, Pulsfrequenz und Blutdruck
- Bewusstsein, Ansprechbarkeit
- Haut: Hat der Patient Zyanose oder Druckstellen durch das Applikationssystem?
- Sauerstoffdosierung, korrekte Lage des Applikationssystems, Aqua-dest.-Menge
- Nasen- und Mundschleimhaut.

VORSICHT

Chronische obstruktive Lungenerkrankung

Bei Patienten mit einer chronischen obstruktiven Lungenerkrankung (*COPD*) hat sich der Körper an den ständig erhöhten CO_2-Gehalt im Blut „gewöhnt". Den einzigen Atemantrieb stellt der Sauerstoffmangel im Blut dar. Wird dieser durch die Sauerstofftherapie behoben, entfällt der letzte Atemanreiz und die Atemintensität nimmt ab. Dies kann zu einem extremen CO_2-Anstieg mit nachfolgender **Atemlähmung** (*„CO_2-Narkose"*) führen, die eine Intubation erfordert und, wenn sie nicht bemerkt wird, tödlich ist. Trübt ein Patient unter Sauerstofftherapie ein, muss dies als Zeichen einer (beginnenden) CO_2-Narkose gewertet werden. Pflegende rufen in diesem Fall umgehend den Arzt und stellen auf seine Anordnung hin sofort die O_2-Zufuhr ab.

10.4.2 Pflege bei Pleuradrainage

DEFINITION

Pleuradrainage (*Thoraxdrainage*): Drainage, die im Pleuraspalt, d. h. zwischen Pleura parietalis (*Rippenfell*) und Pleura viszeralis (*Lungenfell*) liegt. Als **Punktionsstelle** wählt man:

- Zum Absaugen von Luft den 2. oder 3. ICR (*Interkostalraum*) in der mittleren Klavikularlinie (*Monaldi-Position, Monaldi-Drainage*)
- Zum Absaugen von Sekreten den 5.–7. ICR in der mittleren Axillarlinie (*Bülauposition, Bülaudrainage*).

Ziele von Pleuradrainagen

- Ableiten von Blut (*Hämatothorax* ➤ 10.7.2)
- Ableiten von Sekreten (*Pyo-, Serothorax* ➤ 10.7.2)
- Absaugen von Luft (*Pneumothorax* ➤ 10.7.5): Wiederherstellen von negativem Druck im Intrapleuralraum und Verhindern einer lebensbedrohlichen Mediastinalverschiebung bei einem Spannungspneumothorax (➤ Abb. 10.35).

Pleuradrainagesysteme

Pleuradrainagesysteme werden unterschieden in:
- Wieder verwendbare (*resterilisierbare*) Systeme (➤ Abb. 10.19)
- Einmalsysteme (z. B. *Pleur-evac®-System, Sentinel Seal®*).

Eine **weitere Unterscheidung** ist:
- Drainage mittels Schwerkraft (➤ Abb. 10.20)
- Drainage mittels Sog (➤ Abb. 10.19).

Schwerkraftdrainage

Die **Schwerkraftdrainage** wird auch als Heberdrainage bezeichnet und ist eine Einflaschen-Drainage mit Wasserschloss (➤ Abb. 10.20a).

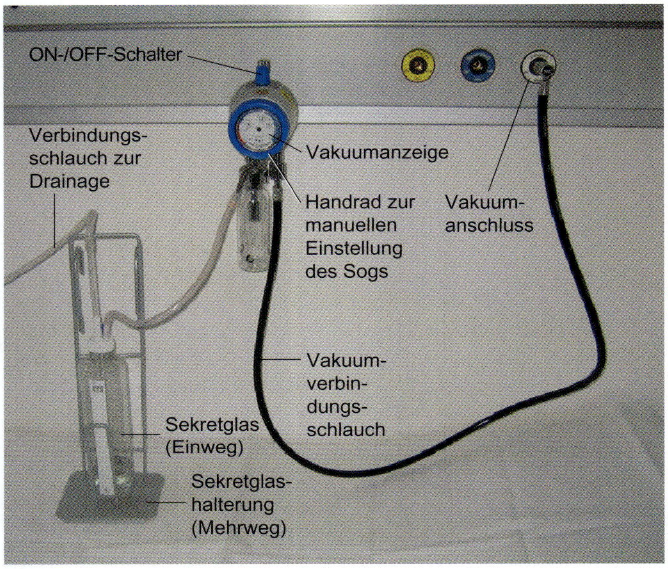

Abb. 10.19 Resterilisierbares Pleuradrainagesystem (Zweiflaschen-Drainage mit Sog). [M161]

Funktionsprinzip:
- Saugen und Sammeln von Sekret in einer Flasche
- Die Ableitung erfolgt aufgrund der Schwerkraft: je größer die Höhendifferenz zwischen Thoraxdrainage und Sekretauffangflasche, desto stärker ist die Drainagewirkung.

Pflege:
- Sekretauffangflasche mit 100 oder 200 ml Aqua dest. füllen, Menge ist bei der Sekretbilanz abzuziehen
- Flasche verschließen. Der Verschluss enthält ein kurzes Belüftungsrohr, über das die abgeleitete Luft entweichen kann sowie ein langes Rohr, das mit der Thoraxdrainage verbunden wird
- Spitze des langen Rohrs 2 cm unter die Wasseroberfläche schieben (*Wasserschloss*). Steigt der Druck im Pleuraspalt über 2 cmH_2O, fließen Luft oder Sekret aus dem Pleuraspalt in die Flasche. Würde sich das Rohr nicht unter der Wasseroberfläche befinden, würde v. a. während der Inspiration Luft in den Pleuraspalt gelangen. Blickkontrolle: Das System funktioniert, wenn während der Inspiration die Wassersäule im Rohr steigt und während der Exspiration fällt.

Nachteile der Schwerkraftdrainage:
- Keine Messung und Kontrolle des Sogs möglich
- Nur geringe Saugwirkung
- Mit Zunahme der Sekretmenge in der Flasche nimmt die Drainageleistung ab, Rohr muss immer wieder bis auf 2 cm zurückgezogen werden.

Zweiflaschen-Drainage mit Sog

Genügt eine Schwerkraftdrainage nicht, ist eine Drainage mit Sog indiziert. Die einfachste Variante ist die **Zweiflaschen-Drainage** (➤ Abb. 10.20b).

Funktionsprinzip:
- Eine Flasche dient als **Sogkontrollflasche** und ist mit einer Sogeinstellkapillare (*Sogregulierstab*) oder einem Handrad

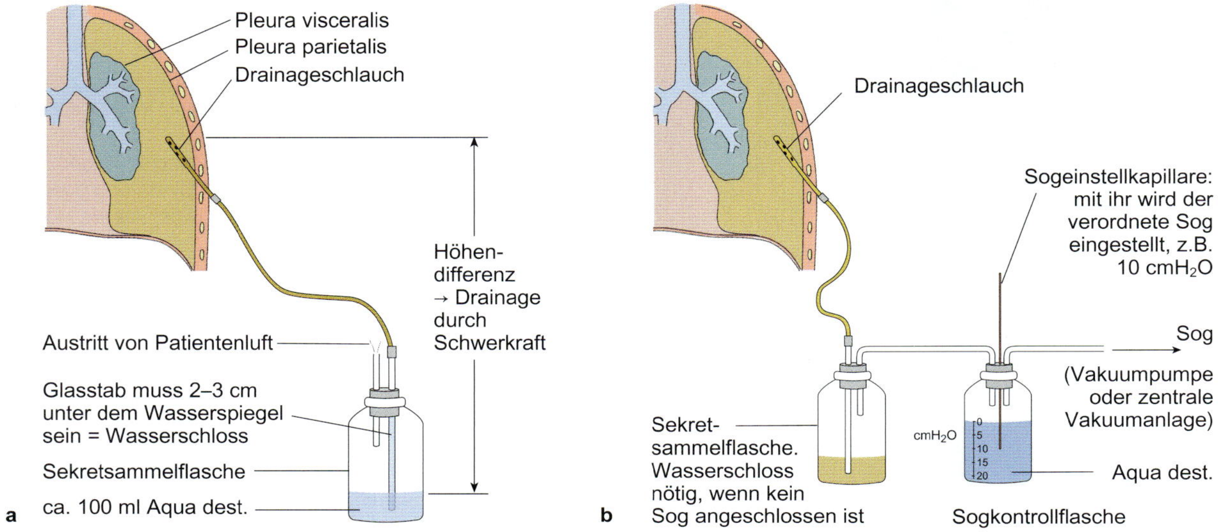

Abb. 10.20 Schematische Darstellung der Funktion einer Schwerkraftdrainage. a) Pleuradrainage nach dem Einflaschensystem (Einflaschen-Drainage). **b)** Zweiflaschensystem (Zweiflaschen-Drainage). [L190]

(➤ Abb. 10.19) zur manuellen Einstellung des Sogs ausgestattet. Mit ihr kann nach Arztanordnung der gewünschte Feinsog eingestellt werden. Ist die Sogeinstellkapillare z. B. 20 cm tief unter den Wasserspiegel in der Flasche eingetaucht, erbringt das System einen Sog von 20 cmH_2O, mit dem es Luft oder Sekret aus dem Pleuraspalt saugt. Durch Herausziehen bzw. Hineinschieben lässt sich der Sog jederzeit verändern
- Die zweite Flasche ist die **Sekretauffangflasche**. Sie kann mit 100 oder 200 ml Aqua dest. gefüllt werden (*Wasserschloss*).

VORSICHT

Zusammenhang von Sog und Wasserschloss

Befindet sich die Pleuradrainage dauerhaft am Sog, ist kein Wasserschloss notwendig, da die Luft nicht gegen den Sog in den Pleuraspalt gelangen kann. Wird die Drainage vom Sog genommen, z. B. für einen Transport, muss unbedingt ein Wasserschloss vorhanden sein, da dann nur noch eine Schwerkraftdrainage vorhanden ist.

Pflege:
- Sogkontrollflasche bis zum Füllungsstand „0" mit Aqua dest. füllen
- Sogeinstellkapillare auf den gewünschten Feinsog einstellen, alternativ: Einstellen am Handrad
- Sogkontrollflasche mit der Sekretauffangflasche verbinden, dann Sekretauffangflasche mit der Pleuradrainage verbinden
- Manometer zur Grobsogeinstellung so lange langsam öffnen, bis Luftblasen in der Sogkontrollflasche gut sichtbar und einzeln aufsteigen (ca. eine Blase pro Sekunde) = Blickkontrolle der Funktionstüchtigkeit der Drainage. Die Blasen dürfen auf keinen Fall zu schnell entstehen, da in diesem Fall der Grobsog weit über dem gewünschten Feinsog liegt.

Der **Nachteil** dieses Systems liegt darin, dass eine Überprüfung des tatsächlich anliegenden Sogs in der Pleura nicht möglich ist.

Dreiflaschen-Drainage mit Sog

Funktionsprinzip (➤ Abb. 10.21):
- Eine Flasche wird als **Sekretauffangflasche** verwendet
- Die zweite Flasche enthält das **Wasserschloss**
- Die dritte Flasche ist die **Sogkontrollkammer** mit dem Sogregler bzw. der Sogeinstellkapillare. Die Sogkontrollkammer erlaubt eine Bewertung des in der Sekretkammer und im Pleuraspalt herrschenden Unterdrucks nach dem Prinzip der kommunizierenden Röhren.

Diese Drainage ist als wieder verwendbares Flaschensystem oder als Einmalsystem (z. B. *Pleur-evac®-System, Sentinel-Seal®, Thora-Seal®*, ➤ Abb. 10.22) erhältlich. Es stehen auch kleine mobile Thoraxdrainagesysteme mit Akku zur Verfügung, wenn der Patient transportiert werden muss oder mobil ist (➤ Abb. 10.23).

Pflege:
- Wasserschlossflasche mit 100 oder 200 ml Aqua dest. füllen (Wasserschlosskammer bis zur Markierung). Mit dieser Flasche allein ist eine Schwerkraftdrainage möglich
- Sogkontrollkammer bzw. -flasche bis zur Markierung „0" mit Aqua dest. füllen.
- Pleuradrainage mit der Sekretsammelkammer bzw. -flasche verbinden

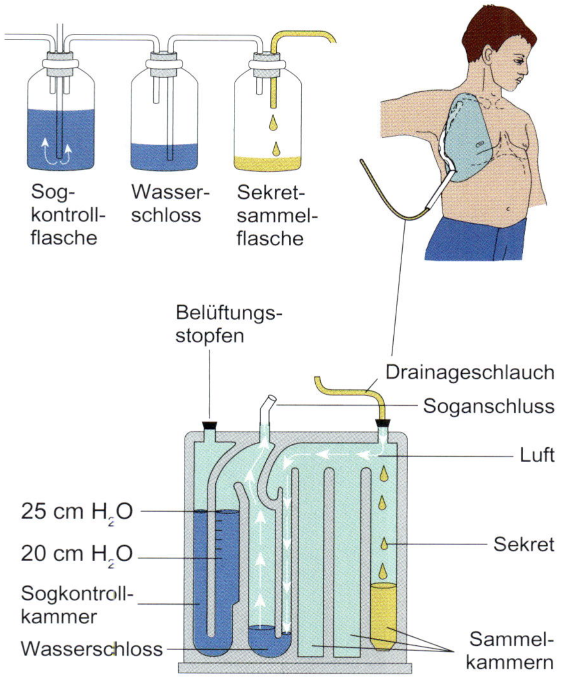

Abb. 10.21 Dreiflaschen-Drainage. Oben: Schematische Darstellung der Funktion einer Dreiflaschen-Drainage. **Unten:** Einmalpleuradraingesystem mit Dreiflaschensystem. Die weißen Pfeile zeigen, wie die aus dem Thorax abgesaugte Luft das Pleuradrainagesystem verlässt. [L215]

- Vakuumquelle (z. B. zentraler Wandanschluss) mit der Sogkontrollkammer bzw. -flasche verbinden
- Grobsog herstellen
- Über den Sogregler bzw. die Sogeinstellkapillare den gewünschten Feinsog einstellen.

Vorteile des Einmalsystems:
- Das Einmalsystem ist praktisch in der Handhabung
- Therapieeinheiten mit Akku sind v. a. für Patiententransporte geeignet
- Kontrolle des tatsächlich vorhandenen Sogs ist möglich
- Über ein Belüftungsventil kann ein zu starker Sog (erkennbar an der Sogkontrollkammer) abgelassen werden. Der Sog kann jederzeit auf das eingestellte Niveau gebracht werden
- Das System arbeitet ohne störendes Blubbern der Luftblasen.

10

VORSICHT

Unterschiedliche Handhabung

Die verschiedenen Einmaldrainagesysteme unterscheiden sich in der Handhabung erheblich, daher immer die Gebrauchsanweisung des Herstellers beachten.

Anlage einer Pleuradrainage

Das **Legen einer Pleuradrainage** erfordert eine kleine Thorakotomie (➤ 10.5.1). Diese erfolgt meist auf der Intensivstation, im Operationssaal oder in der Ambulanz:

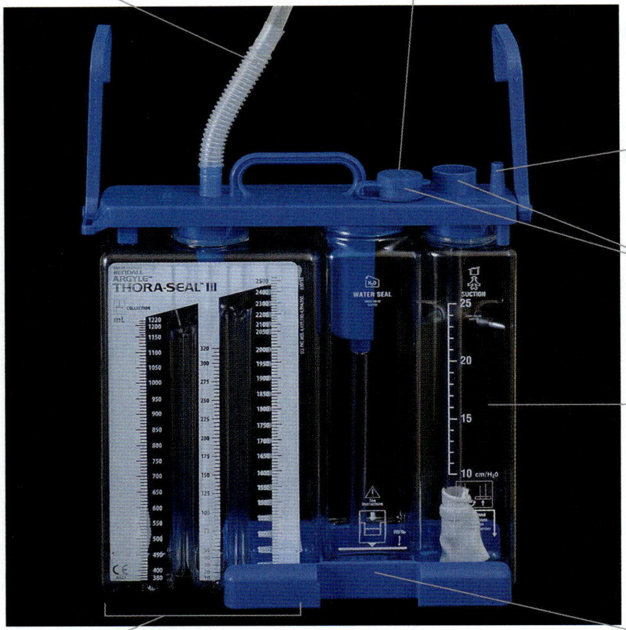

Abb. 10.22 System für die Pleuradrainage. Hier das *Thora-Seal®* der *Firma Covidien.* [K115]

- Benötigtes Material richten:
  - Ggf. Prämedikation nach Arztanordnung
  - Lokalanästhetikum mit Spritze und Kanüle
  - Hände- und Hautdesinfektionsmittel
  - Sterile Tupfer, Kompressen, Lochtuch, Verbandsmaterial
  - Instrumente (Skalpell, Kornzange, chirurgische und anatomische Pinzette, Klemme, Präparierschere, Schere, Nadelhalter und Faden)
  - Pleuradrainage
  - Vakuumanschluss (alternativ: Saugpumpe) und Pleuradrainagesystem
  - Sterile Handschuhe, evtl. steriles Tuch für die Ablage steriler Materialien, Mund-Nasen-Schutz
- Drainagesystem vorbereiten
- Aktuelle Röntgenaufnahme des Thorax und aktuelle Laborwerte bereitlegen, insbesondere Blutbild und Gerinnungsstatus
- Patienten vorbereiten. Angeordnete Medikamente verabreichen (z. B. Analgetikum und Hustendämpfer). Patienten nach Möglichkeit flach auf den Rücken lagern. Ist dies z. B. wegen Atemnot nicht möglich, Patienten halbsitzende Lagerung einnehmen lassen. Den Arm der betroffenen Seite über den Kopf zur gegenüberliegenden Seite hin lagern
- Dem Arzt bei der Thorakotomie und Anlage der Drainage assistieren.

Pflege bei liegender Pleuradrainage

Allgemeine Maßnahmen

- Regelmäßige Kontrolle von Atmung, Puls, Blutdruck, Temperatur und Allgemeinbefinden
- Intensive Atemgymnastik, Pneumonie- und Thromboseprophylaxe

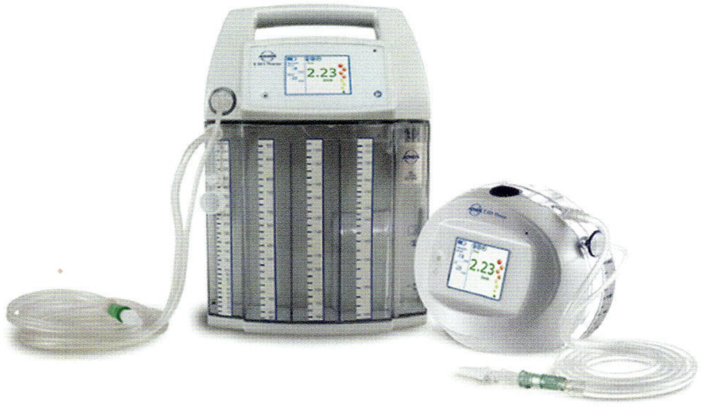

Abb. 10.23 Elektrische digitale *Atmos®-Drainagesysteme,* die ein vollelektronisches Therapiemonitoring sowie durch einen Akku (zur Erzeugung des Sogs) Transport bzw. Mobilität des Patienten erlauben. [V105]

10

- Unterstützung bei der Mobilisation und Körperpflege
- Röntgenkontrollen nach Arztanordnung organisieren.

Spezielle Maßnahmen

- Drainageeintrittsstelle täglich steril verbinden, bei Bedarf, z. B. bei verschmutztem oder angefeuchtetem Verband, auch öfter (➤ Abb. 10.24). Dabei die Wunde auf Infektionszeichen (z. B. Rötung) und Zeichen einer Blutung oder eines Hautemphysems (➤ 10.2.7) kontrollieren
- Schlauchverbindungen regelmäßig auf festen Sitz, Durchgängigkeit und Dichtigkeit kontrollieren
- Drainageschlauch so sichern, dass er nicht in Schleifen durchhängt, da sich die Sogstärke verringert, wenn sich in den Schleifen Sekret ansammelt
- Menge und Beschaffenheit des Sekrets (z. B. Wundsekret, Blut, Eiter) beobachten und dokumentieren, Sekretmenge in der Flüssigkeitsbilanz berücksichtigen
- Bei selbstständigen Patienten Schläuche so fixieren, dass der Patient sein Bett ohne Hilfe verlassen kann und Patienten hierzu anleiten.

VORSICHT

Umkippen des Einmalsystems

Ist ein Einmalsystem umgekippt, wird es gründlich überprüft und im Zweifelsfall ausgetauscht, da bei Flüssigkeitsübertritt zwischen den Kammern die Funktion nicht mehr gewährleistet ist.

Am Drainagesystem folgende Parameter **regelmäßig überprüfen:**

- **Sogstärke.** Es ist unabdingbar, sich in den Herstellerangaben darüber zu informieren, wie am jeweiligen System die Sogstärke zu kontrollieren ist
- **Dichtigkeit des Systems.** Aufsteigende Luftblasen im Wasserschloss sind nur bei Mehrweg-Drainagesystemen normal, die den Sog über ein Steigrohr regeln. Blubbert das Wasserschloss eines Einwegsystems oder sind im Drainageschlauch wandernde Luftblasen erkennbar, ist die Schlauchverbindung zwischen Patient und Absaugsystem undicht oder es besteht ein **Luftleck** innerhalb der Pleurahöhle. Dies ist z. B. nach Einlegen einer Pleuradrainage bei einem Pneumothorax (➤ 10.7.5) anfänglich normal. Bei neu auftretenden Luftblasen im Wasserschloss kurzzeitig körpernah (*dicht am Wundverband*) abklemmen. Ist weiterhin Blasenbildung zu beobachten, nach einem Leck im

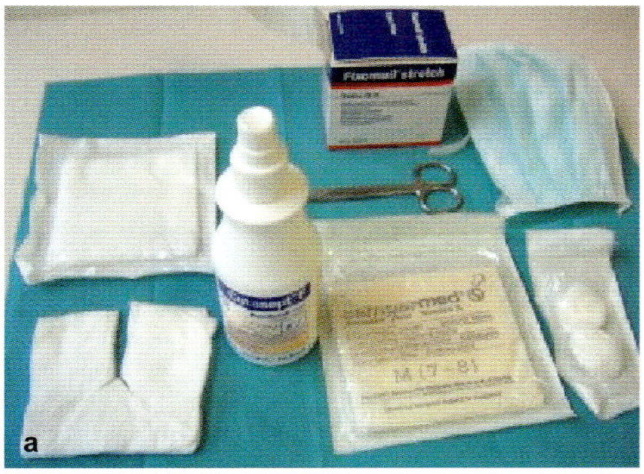

Materialien zum Verbandswechsel richten, hier: Hautdesinfektionsmittel, Mund-Nasen-Schutz, Klebevlies, Schere; steril: Handschuhe, Kompressen, Schlitzkompressen, Tupfer.

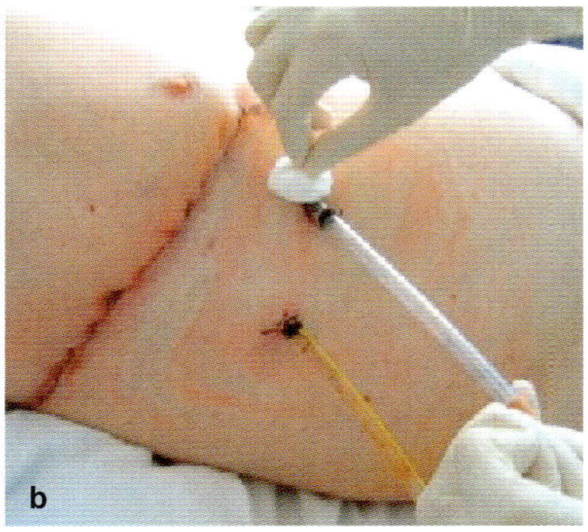

Alten Verband vorsichtig entfernen, Drainageaustrittsstellen desinfizieren und auf Entzündungszeichen beobachten.

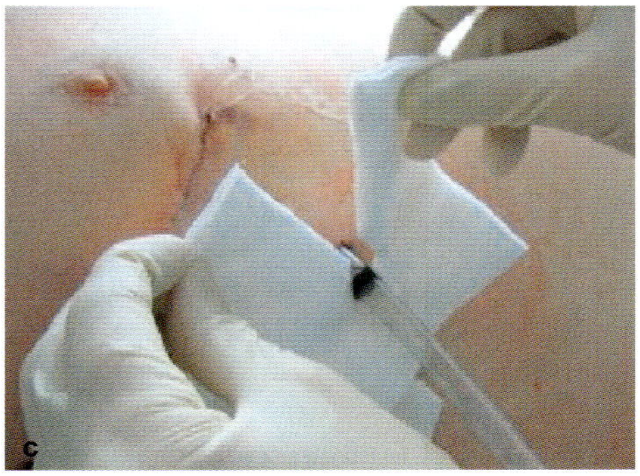

Zwei Schlitzkompressen versetzt um die Drainage herum legen und …

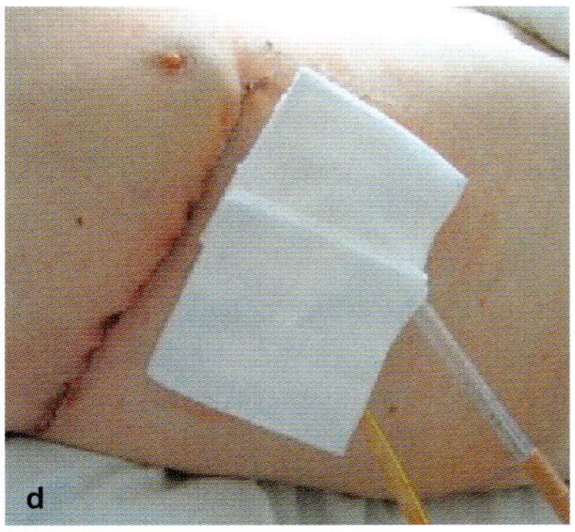

… mit steriler Kompresse abdecken.

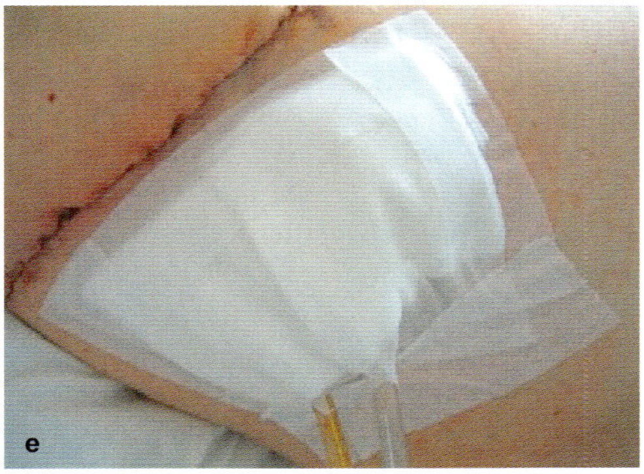

Mit elastischem Klebevlies fixieren.

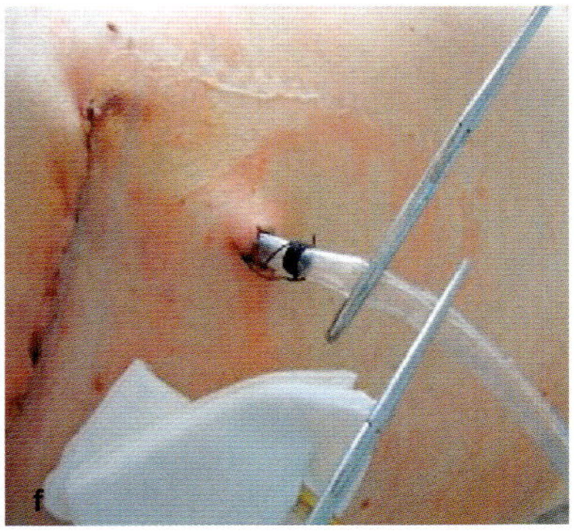

Zum Wechseln des Drainagesystems oder zur Dichtigkeitsprüfung den Drainageschlauch mit zwei Klemmen versetzt abklemmen. Ausnahme: Bei einem Spannungspneumothorax darf der Schlauch nicht oder nur ganz kurz abgeklemmt werden.

Abb. 10.24 Verbandswechsel bei Pleuradrainage. [M289]

Schlauchsystem suchen. Ist keine Blasenbildung mehr zu beobachten, ist das Leck innerhalb der Pleurahöhle oder an der Punktionsstelle lokalisiert. In diesem Fall immer den Arzt informieren, denn bei massiven Luftverlusten aus der Lunge können manche Systeme den eingestellten Sog nicht aufrechterhalten
- **Wasserstand im Wasserschloss und in der Saugkontrollkammer.** Ist der Wasserstand durch Verdunstung gesunken, Flüssigkeit nur bei unterbrochener Saugung auffüllen. Atemsynchrone Schwankungen des Wasserspiegels im Wasserschloss oder Drainageschlauch sind normal. Sind keine atemsynchronen Schwankungen im Wasserschloss zu beobachten, ist das System zwischen Patient und Wasserschloss eventuell verstopft oder abgeknickt. Dann den Drainageschlauch kontrollieren.

VORSICHT

Luftleck, Diskonnektion, Herausrutschen der Drainage

- Bei bestehendem **Luftleck** die Drainage nicht oder nur ganz kurz, etwa zum Wechseln des Drainagesystems, unter Überwachung des Patienten abklemmen, da sich in kürzester Zeit ein Hautemphysem (➤ 10.2.7) oder ein lebensbedrohlicher Spannungspneumothorax (➤ 10.7.5) entwickeln kann
- Bei versehentlicher **Diskonnektion** des Schlauchsystems sofort die Schlauchenden desinfizieren, zusammenstecken und den Arzt informieren
- Ist die **Drainage** versehentlich **herausgerutscht**, Arzt informieren (lassen) und sofort luftdichten Verband anlegen, z. B. mit Salbenkompresse, Folienverband oder breitem Pflasterstreifen. Falls ein Zuziehfaden liegt, diesen zuvor verknoten und den Patienten währenddessen zum Pressen auffordern (*Valsalva-Manöver*).

Trotz guter Drainagefunktion ist es möglich, dass keine atemsynchronen Schwankungen im Wasserschloss festzustellen sind. Dies ist insbesondere dann der Fall, wenn die Lunge vollständig ausgedehnt ist. Dann prüft der Arzt anhand einer Röntgen-Thoraxaufnahme, ob die Drainage entfernt werden kann.

Transport von Patienten mit Pleuradrainage

- Zum Transport elektrisches Einmalsystem mit Akku anschließen (➤ Abb. 10.23) bzw. an das bestehende Einwegsystem eine Akku-Vakuumpumpe anschließen, auch für Transporte außerhalb der Klinik
- Mehrwegsysteme sind nicht zum Transport geeignet, außer der Patient kann mit Schwerkraftdrainage (Einflaschen-Drainage) transportiert werden (➤ Abb. 10.20)
- Nur auf ausdrückliche ärztliche Anordnung Drainage zum Transport abklemmen.

Entfernen der Pleuradrainage

Der Arzt entfernt die Drainage, wenn kein Luftleck mehr besteht und nur noch wenig Sekret gefördert wird (< ca. 200 ml/Tag). Ausnahme: Soll eine **Pleurodese** (➤ 10.7.2) erreicht werden, z. B. bei einem Pneumothorax oder einem chronischen Erguss, belässt der Arzt die Drainage trotz geringer Sekretmenge evtl. einige Tage länger. Vor der **Entfernung** wird eine Röntgenaufnahme des Thorax angefertigt. Abhängig vom Befund und den Gepflogenheiten der Klinik wird die Drainage danach entweder sofort entfernt oder für 12–24 Std. abgeklemmt. Nach einer nochmaligen Röntgenaufnahme (Lunge weiterhin ausgedehnt?) wird die Drainage entfernt.

Durchführung

Zum Entfernen der Drainage liegt der Patient auf dem Rücken oder in 30°-Seitenlage in leichter Oberkörperhochlage. Der Arzt entfernt den Verband und löst die Fixationsnaht. Danach bittet er den Patienten, tief einzuatmen und die Luft anzuhalten oder forciert auszuatmen. Hierbei entsteht ein Überdruck im Thorax, der einen Lufteintritt in den Pleuraspalt während des Drainageziehens verhindert. Dabei entfernt er die Drainage und verschließt ihre Eintrittsstelle mit Hilfe des Zuziehfadens. Anschließend legen die Pflegenden einen sterilen Verband an und fixieren ihn dachziegelartig mit Pflaster. Dieser Verband wird für 72 Std. belassen, um ein sicheres Verkleben der Wundränder sicherzustellen.

In den ersten Stunden nach dem Entfernen der Drainage wird dem Patienten geraten, Bettruhe einzuhalten. Die Pflegenden überwachen das Allgemeinbefinden und die Kreislaufparameter engmaschig, um Komplikationen, z. B. einen (wiederauftretenden) Pneumothorax, rechtzeitig zu erkennen.

10.4.3 Perioperative Pflege in der Thoraxchirurgie

Pflege vor, während und nach Operationen ➤ Kap. 4
Beobachten, beurteilen und Intervenieren ➤ 10.1.5

Präoperative Pflege

Einüben postoperativer Fertigkeiten

Da die Belüftung nach der Lungenoperation um 25–50 % gemindert ist, soll das Leistungsvermögen der gesunden Lunge schon präoperativ trainiert werden. Die Maßnahmen müssen mehrmals am Tag durchgeführt werden. Die Pflegenden informieren den Patienten, dass seine Mitarbeit ganz entscheidend den Erfolg der Operation mitbestimmt. **Angewandt werden** hauptsächlich:
- Einfache Atemübungen, Kontaktatmung, Atmen gegen Widerstand, Atemstimulierende Einreibung. [vgl. 2]
- **SMI-Trainer** (engl. *Sustained Maximal Inspiration, anhaltend maximale Einatmung*). Unterschieden werden **volumenorientierte Geräte** (z. B. *Voldyne*® 5.000 ml, *Respiflo*® 2.500/5.000 ml, ➤ Abb. 10.25a) und **floworientierte Geräte** (z. B. *Triflo II*®, *Mediflo*® *duo,* ➤ Abb. 10.25b). Durch die langsame und tiefe Einatmung wird eine homogene Belüftung aller Alveolen erreicht. Damit verlängert sich auch die Gasaustauschzeit. Insgesamt verbessert dies die Oxygenierung (*Anreicherung des Bluts mit Sauerstoff*) über die sog. Rekrutierung (*Wiedereröffnung*) von endexspiratorisch atelektatischen Bezirken und beugt manifesten Atelektasen vor. SMI-Trainer trainieren die Atemmuskulatur und verbessern den Selbstreinigungsmechanismus der Atemwege und das Abhusten. Der Patient bekommt eine Rückmeldung über „seine Leistung“ und wird motiviert, diese zu steigern

- **PEP-Geräte**, z. B. *BA-Tube®*, *PEP-Maske®*, (➤ Abb. 10.26) wirken wie die dosierte Lippenbremse (➤ Abb. 10.4). Der Patient atmet durch diese Geräte gegen einen Widerstand aus, der bei den meisten Geräten individuell einzustellen ist. Diese Hilfsmittel kommen sowohl zum Atemtraining als auch bei beginnender Atemnot zum Einsatz
- **VRP-Geräte** (engl. *Vario Resistance Pressure, variierender Widerstandsdruck*), z. B. *VRP-1®-Flutter, RC-Cornet®, Acapella®* (➤ Abb. 10.27) sind PEP-Geräte, die zusätzlich bei der Ausatmung Oszillationen (*Schwingungen*) erzeugen, die sich auf die großen Bronchien übertragen. Im Gegensatz zur dosierten Lippenbremse, den PEP-Geräten und den CPAP-Geräten ist der positive Ausatemdruck nicht konstant, sondern oszilliert, d. h. er wird alternierend unterbrochen und wieder aufgebaut. Durch diese **endobronchiale Perkussion** (*endogene Vibration*) löst sich zähes und übermäßiges Sekret von den Bronchialwänden ab, sodass die Zilien es abtransportieren können
- **CPAP-Geräte** (engl. *Continuous Positive Airway Pressure, kontinuierlicher positiver Atemwegsdruck*) geben einen kontinuierlichen Flow ab, d. h. auch während der Ausatmung herrscht ein positiver Druck in der Lunge. Dadurch sollen Atelektasen verhindert und der Gasaustausch in der Lunge verbessert werden. Der Patient atmet über eine Maske oder ggf. über eine Trachealkanüle [vgl. 3]
- Das **EzPAP®-Atemwegs-Überdrucktherapiesystem** (engl. *Easy Positive Airway Pressure, leichter positiver Atemwegsdruck*) ist eine kleine, handliche und tragbare apparative Atemhilfe (➤ Abb. 10.28). Mit dem Gerät wird ein variabler positiver Atemwegsdruck durch einen frei wählbaren Flow von 5–15 l/ Min. aufgebaut. Dadurch kommt es zum Aufbau eines positiven Drucks in der Lunge. Das *EzPAP®-System* ist die kostengünstige und technisch einfache Alternative zu klassischen CPAP-Geräten. Der Flow kann mit medizinischem Sauerstoff oder Druckluft erreicht werden. Das Gerät kann mit Mundstück oder Maske verwendet werden und mit einem Winkelkonnektor und HME auch mit Trachealkanüle [vgl. 4, 5]
- Beim **mechanisch unterstützten Husten** (engl. *Mechanical Insufflator-Exsufflator, mechanische Insufflation-Exsufflation*) erzeugen Geräte zunächst einen Überdruck und insufflieren eine Luftmenge in das Bronchialsystem. Dann schalten sie schnell auf Unterdruck (*Sog*) um, der das Sekret aus der Trachea bestenfalls in den Rachen zieht, von wo es ausgespuckt oder abgeschluckt werden kann. Bei manchen Geräten kann auch zusätzlich eine Oszillation hinzugeschaltet werden (z. B. *Cough Assist® E70*). **Insufflation-Exsufflation-Geräte** (➤ Abb. 10.29) sind bei

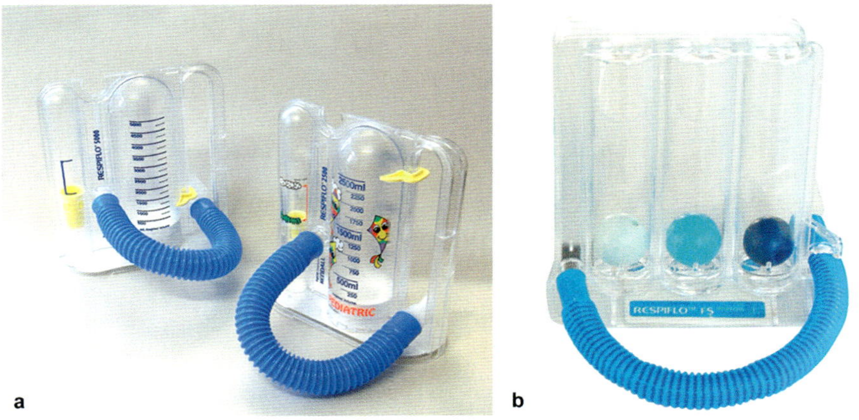

Abb. 10.25 Beispiele für SMI-Trainer. a) Bei volumenorientieren Geräten ist das eingeatmete Volumen entscheidend. Zusätzlich gibt es eine Flowkontrolle.
b) Bei den floworientierten Geräten muss eine bestimmte Einatemgeschwindigkeit erreicht werden. [V474]

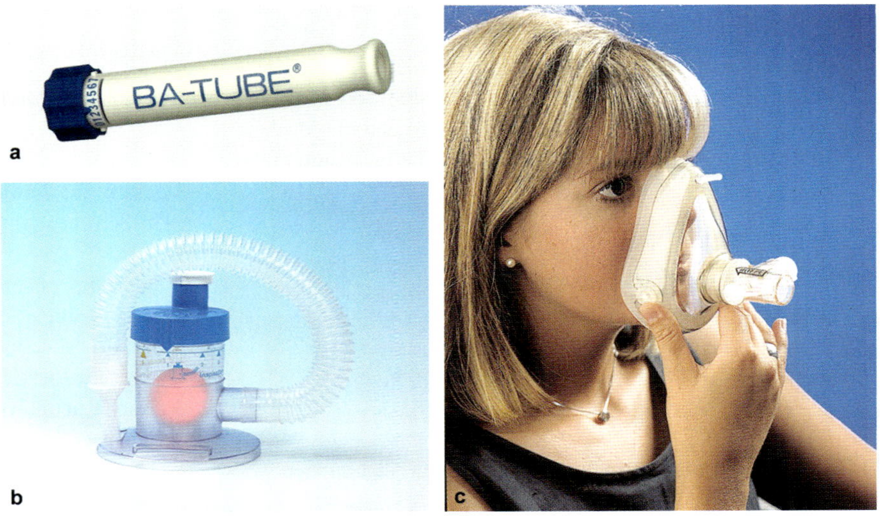

Abb. 10.26 PEP-Geräte. a) *BA-Tube®*. [V479]
b) *Mediflow® duo* in Exspirationsstellung. [V474]
c) *PEP-Maske®*. [U106]

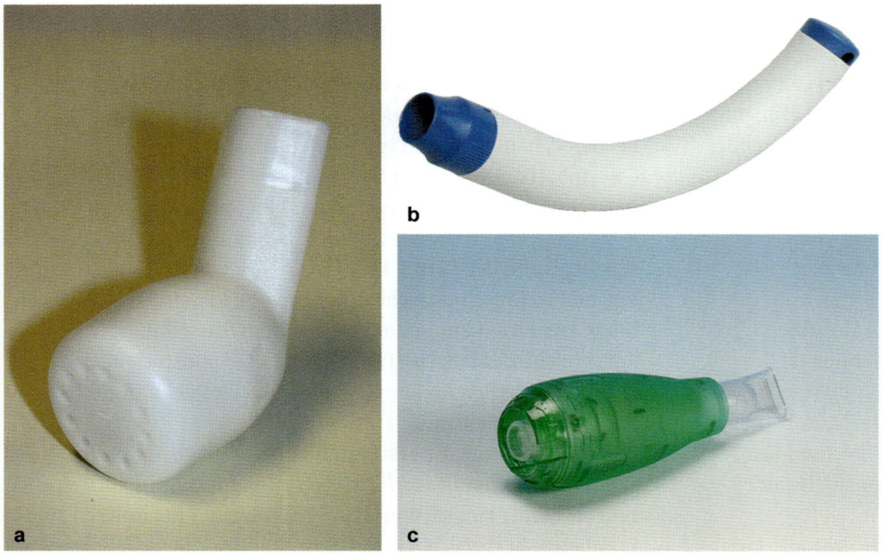

Abb. 10.27 Verschiedene VRP-Geräte. a) *VRP®-Flutter.* [V606] **b)** *RC-Cornet®.* [U106] **c)** *Acapella®.* [V474]

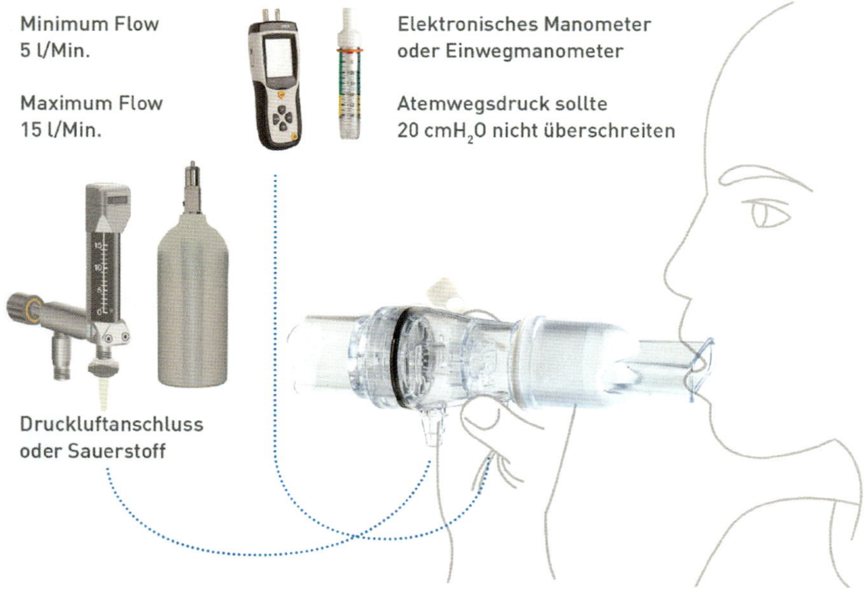

Abb. 10.28 *EZPAP®-Gerät* mit Mundstück. [V090]

10

Patienten einsetzbar, die eine verminderte oder fehlende Hustenkraft haben und das Sekret auf der letzten Strecke nicht mehr in den Rachen transportieren können. Sie können mit Maske, Mundstück oder über eine Trachealkanüle/Tubus benutzt werden. [vgl. 6, 7]

VORSICHT

Nicht ohne Einweisung handhaben

Anwender von elektrischen Geräten müssen laut Medizinproduktegesetz (*MPG*) und Medizinproduktebetreiberverordnung (*MPBetreibV*) in die fachgerechte Handhabung eingewiesen sein.

Die weiteren Vorbereitungen entsprechen den allgemeinen Maßnahmen.

Postoperative Pflege

Pflege bei Pleuradrainage ➤ 10.4.2

Patienten nach thoraxchirurgischen Eingriffen werden häufig postoperativ für 24 Std. auf einer Intensivstation überwacht. Pflegerische Schwerpunkte sind:

Lagerung

Die **Lagerung** erfolgt grundsätzlich atemerleichternd, d. h. in einer Oberkörperhochlagerung. Nach 6 Std. lagern die Pflegenden den Patienten regelmäßig alle 2–3 Std. um:

- Nach **Pneumonektomie:** Lagerungswechsel zwischen Oberkörperhochlage und Lagerung auf der operierten Seite. Ziel ist die Verbesserung der Ventilation auf der gesunden nicht-operierten Seite

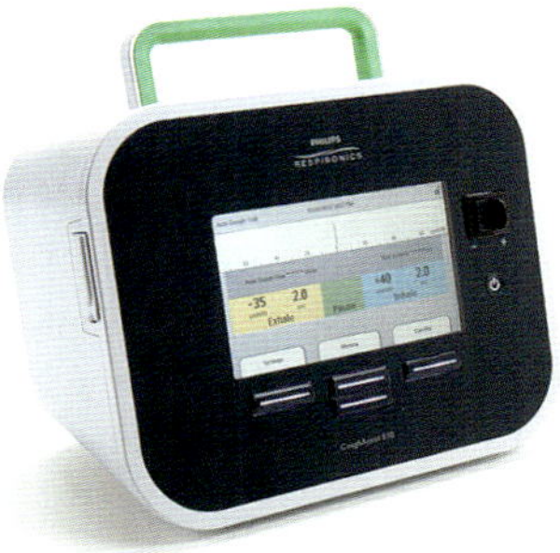

Abb. 10.29 Der *Cough Assist®* unterstützt die Lockerung der Sekrete und den Transport in Richtung Hauptbronchien bei Patienten, die aufgrund geringer Muskelkraft nur unzureichend abhusten können. [V491]

- Nach **Lobektomie, Segmentresektion:** Lagerungswechsel zwischen Oberkörperhochlage und Lagerung auf der nicht-operierten Seite. Ziel ist die Verbesserung der Entfaltung und Ventilation der Restlunge.

Mobilisation

Die **Mobilisation** beginnt in der Regel am Operationstag mit dem Sitzen an der Bettkante. Bei komplikationslosem Verlauf kann der Patient ab dem 1. postoperativen Tag schrittweise mobilisiert werden. Abhängig von der Operation muss die Mobilisation langsam geschehen, da sich der Körper bei einer verkleinerten Gasaustauschfläche erst an die neue Situation anpassen muss.

Nach Arztrücksprache kann die Thoraxdrainage ggf. zur Mobilisation vom Sog genommen und mit Schwerkraft und Wasserschloss betrieben werden (➤ 10.4.2). Alternativ wird ein kleines akkubetriebenes Drainagesystem angeschlossen (➤ Abb. 10.23).

Beobachtung

Die Pflegenden überwachen Puls, Blutdruck und v. a. die Atmung engmaschig in den ersten Tagen. Neben der Patientenbeobachtung wird die Sauerstoffsättigung mittels Pulsoximetrie gemessen (➤ Abb. 10.9). Bei Bedarf werden arterielle oder kapilläre Blutgasanalysen durchgeführt (➤ 10.3.4).

Die Pflegenden achten auf alle **Veränderungen**, die auf Komplikationen hinweisen können. Dies sind insbesondere:

- Fieber als Zeichen einer Wundinfektion oder Pneumonie
- Nachblutung aus der Wunde oder Drainagen
- Verschlechterung des Allgemeinzustands oder ungewöhnlich langsame Erholung nach der Operation
- Zunehmende Belastungsdyspnoe oder Lippenzyanose, z. B. beim Waschen oder während der Mobilisation als Zeichen einer Herz- oder respiratorischen Insuffizienz, Pleuraerguss, Pneumothorax, Bronchusstumpfinsuffizienz
- Ödeme an den Unterschenkeln als Zeichen einer Herzinsuffizienz, Arrhythmien
- Vermehrtes Sputum, anhaltender unproduktiver Husten, Rasselgeräusche beim Durchatmen
- Schlafstörungen oder nächtliche Verwirrtheit, oft als erstes Zeichen einer Hypoxie und häufig als Zerebralsklerose oder Alkoholentzug fehlgedeutet.

Sobald der Patient ausreichend wach und ansprechbar ist, beginnen die Pflegenden mit den präoperativ eingeübten Maßnahmen der Atemgymnastik und -therapie. Zusätzlich inhaliert der Patient mehrmals am Tag mit Sekretolytika oder Bronchospasmolytika. Lagerungen zur Dehnung der Lunge und zu Drainage von Sekreten, z. B. V-A-T-I-Lagerung oder Drainagelagerungen, unterstützen die Maßnahmen.

VORSICHT

Supraventrikuläre Tachykardien

Durch die erhöhte Rechtsherzbelastung nach Pneumonektomie kommt es am 3.–5. postoperativen Tag häufig zu supraventrikulären Tachykardien, die schnell zu einer Herzinsuffizienz führen können und das Herzinfarktrisiko erhöhen. Beim Auftreten von Herzrhythmusstörungen informieren die Pflegenden umgehend den Arzt.

Schmerz

In der Regel erhält der Patient eine Basismedikation, typischerweise eine Kombination von peripheren Analgetika und Opiaten, die in regelmäßigen Zeitabständen verabreicht werden, um für eine weitgehende Schmerzfreiheit zu sorgen. Treten zwischenzeitlich trotzdem **Schmerzen** auf, erhält der Patient als Bedarfsmedikation zusätzlich ein rasch wirksames Analgetikum (➤ 4.5.9).

Ernährung und Ausscheidung

Am Abend des Operationstages erhält der Patient schluckweise Tee. Nachdem er abgeführt hat, wird die Kost rasch aufgebaut. Blähende Speisen vermeiden, da sie einen Zwerchfellhochstand hervorrufen können, der die Atmung zusätzlich behindert.

V. a. nach einer Pneumonektomie kann eine zu hohe Flüssigkeitszufuhr eine Überlastung des Lungenkreislaufs mit der Gefahr eines Lungenödems auslösen. Die Pflegenden führen eine Flüssigkeitsbilanz. Hat der Patient einen zentralen Venenkatheter, messen sie mindestens 2-mal am Tag den zentralen Venendruck (*ZVD*).

Um starkes Pressen beim Stuhlgang zu vermeiden, verabreichen die Pflegenden bei Bedarf ein mildes Abführmittel und führen individuelle Maßnahmen zur Obstipationsprophylaxe durch.

Drainagen und Verbandswechsel

Die Pflegenden beobachten den Wundverband und ggf. eingelegte Redon- und Zieldrainagen auf Nachblutung (➤ 4.5.10). Sie beobachten den Thorax-, Hals- und Schulterbereich auf das Auftreten eines Hautemphysems (➤ 10.2.7) als Zeichen einer pathologischen Verbindung zwischen Bronchialsystem oder Pleura und Haut bzw. Unterhaut. Zur Verlaufskontrolle zeichnen sie die Randzonen des Emphysems mit einem Stift an.

Die Pflegenden kontrollieren mindestens 3-mal täglich die Pleuradrainage (➤ 10.4.2). Die Arztanordnung bezüglich des **Sogs** sind unbedingt zu beachten, grundsätzlich gilt:

- **Nach Pneumonektomie:** Niedriger Sog, z. B. 5 cmH_2O; wegen der drohenden Mediastinalverschiebung darf der Sog nicht höher sein, ggf. wird nur mittels Schwerkraft drainiert oder mit intermittierendem Sog
- **Nach Lobektomie,** Segmentresektion: Höherer Sog, z. B. 15–25 cm H_2O; der höhere Sog fördert den Sekretablauf auf der operierten Seite und damit die Ausdehnung der Restlunge.

Beratung
Nach Operationen an der Lunge sollten Patienten alles vermeiden, was die Lunge weiter schädigen könnte, an erster Stelle steht der Verzicht auf Rauchen. Sie sollen die im Krankenhaus erlernten Atemübungen weiterführen, ggf. verordnet der Arzt eine Anschlussheilbehandlung.

10.5 Operationen an der Lunge

10.5.1 Thorakotomie

DEFINITION
Thorakotomie: Operative Eröffnung des Brustkorbs.

Eine **Thorakotomie** (➤ Abb. 10.30) ist nicht nur für Lungenoperationen, sondern auch für Herzoperationen (➤ 13.4) und für Eingriffe am Ösophagus erforderlich (➤ 5.5.6). In thoraxchirurgischen Zentren werden inzwischen bis zu 50 % aller Thorakotomien minimalinvasiv als **videoassistierte Thorakoskopie** (*VATS*) vorgenommen (➤ 10.3.6, ➤ Abb. 10.12). Diese Technik ermöglicht einen wesentlich schonenderen Zugang zum Thorax als die konventionelle (offene) Thorakotomie.

10.5.2 Lungenresektion

Trachealresektion ➤ 10.13.1

DEFINITION
Lungenresektion: Operative Entfernung von Lungengewebe.

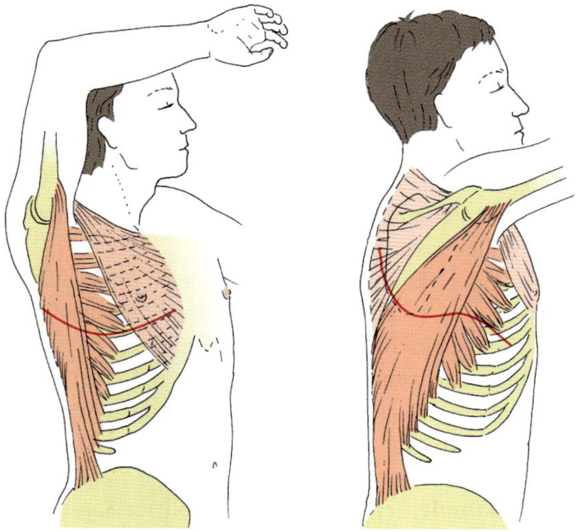

Abb. 10.30 Thorakotomie. Links: Anterolaterale Thorakotomie. **Rechts:** Posterolaterale Thorakotomie. [L190]

Anatomische Lungenresektionen erfolgen entlang der anatomischen Grenzen der Lunge, z. B. die Segmentresektion oder Lobektomie. Atypische Resektionen berücksichtigen keine anatomischen Grenzen, z. B. die Keilresektion (➤ Tab. 10.3).

Eine schwerwiegende und schwer behandelbare Komplikation ist die **Bronchusstumpfinsuffizienz.** Dabei öffnet sich der intraoperativ verschlossene Bronchusstumpf spontan und sowohl Luft als auch Atemwegssekret und Keime können in den Pleuraraum eindringen. Es kommt zu einem Pneumothorax (➤ 10.7.5) und Pleuraempyem (➤ 10.7.3).

10.5.3 Lungentransplantation

Organtransplantationen ➤ 1.4.6

Bei verschiedenen Erkrankungen, z. B. Mukoviszidose (*zystische Fibrose, C*), Lungenemphysem (➤ 10.9), Lungenfibrose, Sarkoidose oder Bronchiektasen kann sich trotz maximaler konservativer Therapie die Lungenfunktion so sehr vermindern, dass dem Patienten nur noch eine **Lungentransplantation** helfen kann.
Unterschieden werden **drei Techniken** der Lungentransplantation:
- Bei der **unilateralen Lungentransplantation** entfernt der Arzt einen Lungenflügel des Patienten (*Pneumonektomie*) und transplantiert einen Spender-Lungenflügel. Im Gegensatz zu den anderen Verfahren ist zur unilateralen Lungentransplantation meist keine Herz-Lungen-Maschine (➤ 13.4.1) zur Operation erforderlich
- Bei der **bilateralen Lungentransplantation** entfernt der Arzt die gesamte Lunge des Patienten und transplantiert zwei Lungenflügel
- Bei der **Herz-Lungen-Transplantation** entfernt der Arzt Lunge und Herz des Patienten und transplantiert die Spenderorgane en bloc. Diese Methode ist besonders für Patienten geeignet, deren Lungenerkrankung bereits eine (Rechts-)Herzinsuffizienz verursacht hat.

2015 wurden in Deutschland 296 Lungentransplantationen durchgeführt. Die 5-Jahres-Überlebensrate (d. h., wie viele Erkrankte nach fünf Jahren noch leben) liegt bei 50 %. [vgl. 8]

Wie nach allen Transplantationen sind zeitlebens Nachuntersuchungen und Immunsuppressiva notwendig. Hauptkomplikation einer Lungentransplantation ist die häufig auftretende **Bronchiolitis obliterans**, eine Entzündung der kleinsten Bronchien infolge einer chronischen Abstoßungsreaktion (➤ 1.4.6). [vgl. 9]

10.6 Erkrankungen der Brustwand

10.6.1 Fehlbildungen der Brustwand

Bei **Fehlbildungen der Brustwand** handelt es sich meist um angeborene Deformitäten, die mit dem Wachstum immer deutlicher hervortreten. Diese sichtbaren Veränderungen sind für die meisten Patienten der Grund, einen Thoraxchirurgen aufzusuchen.

10

Tab. 10.3 Verschiedene Lungenresektionsverfahren in der Übersicht (*Dekortikation*, ➤ 10.7.3). [L190]

Definition	Schemazeichnung	Indikationen (Beispiele)
Keilresektion (*Entfernung eines keilförmigen Lungenabschnitts unabhängig von den anatomischen Grenzen*)	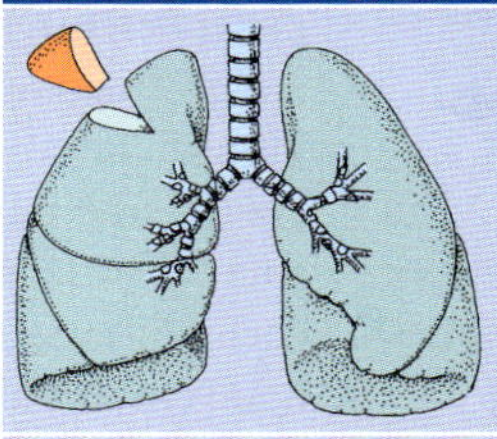	• Biopsien, z. B. bei generalisierten Lungenerkrankungen wie etwa Fibrosen • Kleine gutartige Tumoren • Metastasen
Segmentresektion (*Entfernung eines oder mehrerer Lungensegmente*)	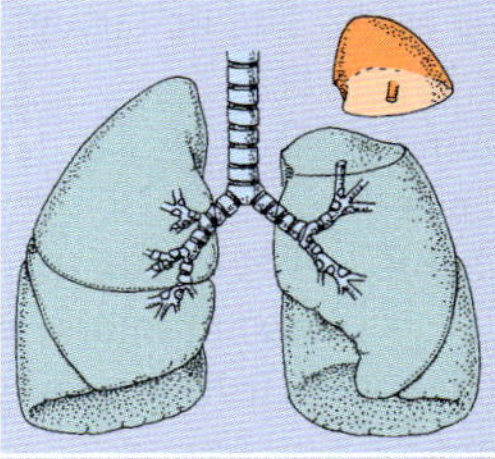	• Entzündungen/Narben zum histologischen Ausschluss eines Malignoms • Isolierte Bronchiektasen • Gutartige Tumoren • Metastasen • Bösartige Primärtumoren bei eingeschränkter Lungenfunktion
Lobektomie (*Entfernung eines Lungenlappens oder zweier Lungenlappen/Bilobektomie*)	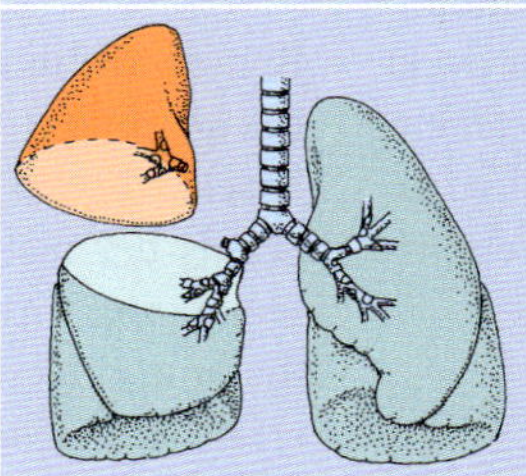	• Ausgedehnte Entzündungen • Bronchiektasen • Bösartige Tumoren (häufigste Operationsstrategie beim Bronchialkarzinom)
Pneumonektomie (*Lungenflügelresektion*)	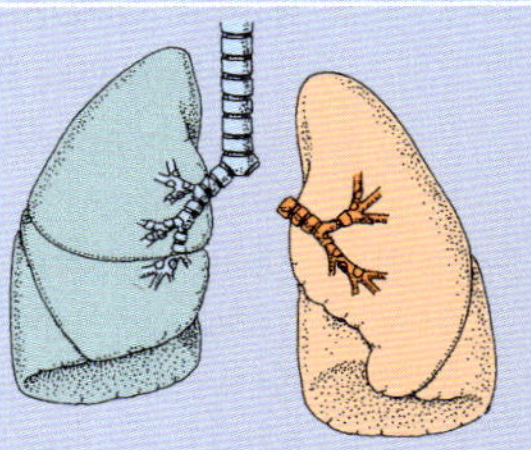	• Bösartige Tumoren, insbesondere zentrale Bronchialkarzinome
Manschettenresektion (*Resektion eines Bronchus- oder Trachealabschnitts mit den abhängigen Lungenlappen [Manschetten-Lobektomie] oder des Lungenflügels [Manschetten-Pneumonektomie] und Reanastomosierung der verbliebenen Lunge*)	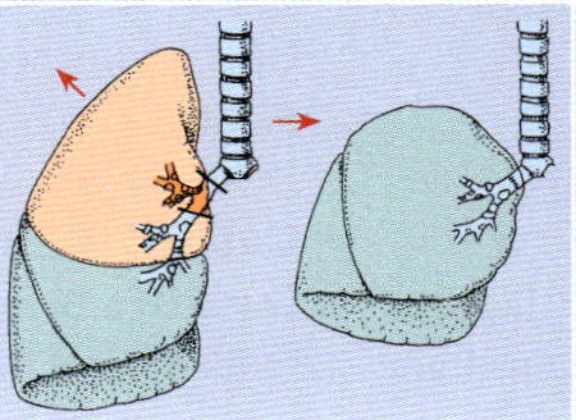	• Bösartige Tumoren, die auf den Bronchus oder die Trachea übergegriffen haben (mit kurativem Ziel). Meist um Pneumonektomie zu vermeiden

Trichterbrust

Die **Trichterbrust** (*Pectus excavatum*) ist die häufigste Thoraxdeformität (➤ Abb. 10.31). Das Sternum ist tief eingesunken, die Rippenknorpel seitlich des Brustbeins stark abgeknickt. Durch die Verdrängung der Mediastinalorgane, insbesondere des Herzens, können bei ausgeprägter Form Störungen der Atem- und Herz-Kreislauf-Funktion auftreten.

Kielbrust

Bei der **Kielbrust** (*Hühnerbrust, Pectus carinatum*) ist das Sternum kielförmig nach vorne gewölbt und die Rippenknorpel beidseits des Brustbeins sind deutlich eingesunken. Diese Deformität ist wesentlich seltener als die Trichterbrust, die Operationsindikation ist fast ausschließlich kosmetisch.

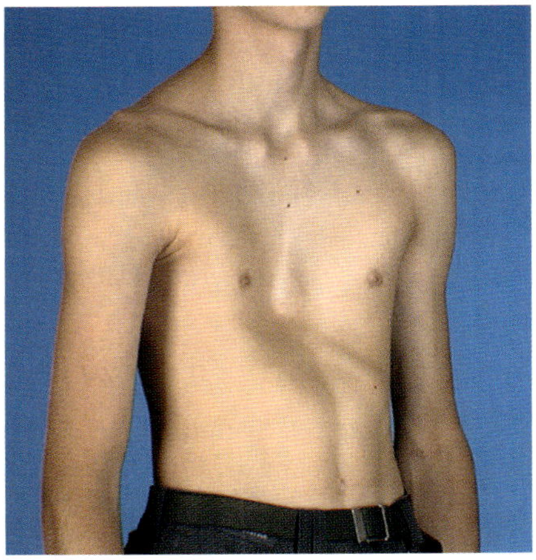

Abb. 10.31 Ausgeprägte Verformungen des Thorax (hier: Trichterbrust) führen häufig zu Engegefühl, Kurzatmigkeit, Schwindel und thorakalen Schmerzen. [O624]

10

10.6.2 Entzündliche Erkrankungen der Brustwand

Radionekrose der Brustwand

Radionekrosen entstehen infolge ionisierender Strahlung. Die (chronische) Radionekrose der Brustwand betrifft insbesondere Frauen, die – meist Jahre zuvor – wegen eines Mammakarzinoms bestrahlt wurden.

Die **Symptome:** Der betroffene Hautbezirk ist atrophisch und erhöht verletzlich, die Blutgefäße sind erweitert, meist liegen Pigmentstörungen vor. Die schlecht heilenden Ulzerationen können sehr schmerzhaft sein. Falls die betroffenen Patientinnen wegen eines Tumorrezidivs wiederholt bestrahlt wurden, findet sich oft auch Tumorgewebe.

Therapeutisch reseziert der Arzt den betroffenen Brustwandanteil radikal im Gesunden. Mitbetroffene Rippen- oder Sternumanteile werden ebenfalls entfernt. Den so entstandenen Defekt deckt der Arzt mittels myokutaner, d. h. aus Muskel und Haut bestehenden Lappen (➤ 1.4.9). Dieses Vorgehen führt meist schnell zu einem befriedigenden Ergebnis und erhöht dadurch ganz wesentlich die Lebensqualität der Patientinnen.

10.6.3 Brustwandtumoren

DEFINITION

Brustwandtumoren (*Thoraxwandtumoren*): In den Weichteilen oder dem Skelett der Brustwand lokalisierte Tumoren. Mit Ausnahme der Mammatumoren (*Brustkrebs*), die ein eigenständiges Krankheitsbild darstellen, insgesamt selten. Etwa die Hälfte aller Brustwandtumoren ist benigne, die andere Hälfte maligne.

Einteilung

Zu den **benignen Brustwandtumoren** gehören z. B. Lipome, Chondrome, Osteome, Neurofibrome, Hämangiome, Neurinome und Leiomyome.

Maligne Brustwandtumoren werden unterteilt in primäre und sekundäre Brustwandmalignome:

- Die seltenen **primären Brustwandmalignome,** z. B. die Sarkome, die fibrösen Histiozytome, Hämangioperizytome und peripheren neuroektodermalen Tumoren (*PNET*) gehen von Strukturen der Brustwand aus
- Häufiger sind **sekundäre Brustwandmalignome,** die von benachbarten Strukturen in die Brustwand eingewachsen oder Metastasen weiter entfernt lokalisierter Tumoren sind.

Symptome und Befund, Diagnostik

Die zwei häufigsten **Symptome** bei Brustwandtumoren sind eine sichtbare Vorwölbung der Brustwand und Schmerzen, wobei letztere hauptsächlich auftreten, wenn der Tumor Kontakt zu den Rippen oder der Pleura hat. Etwa die Hälfte der Patienten hat jedoch keinerlei Beschwerden.

Zur **Diagnostik** der Tumorausdehnung und einer eventuellen Tumorinfiltration in umgebende Strukturen werden CT oder MRT (➤ 1.3.6) durchgeführt. Ggf. sind zusätzlich eine Angiografie oder eine Skelettszintigrafie erforderlich, z. B. um eine Gefäß- oder Knocheninfiltration zu klären sowie zur Metastasensuche. Bei Malignomverdacht nimmt der Arzt entsprechende Untersuchungen zum Tumorstaging (➤ 1.5.3) vor.

Behandlung

Wichtigste therapeutische Maßnahme ist die Resektion des Brustwandtumors. Daneben kommen Bestrahlung und Chemotherapie zur Anwendung.

Brustwandmalignome

Die **primären Brustwandmalignome** haben auch nach radikaler Resektion eine hohe Rezidivneigung. Die Behandlung ist vom Ergebnis der histologischen Untersuchung abhängig. Ergibt sie ein Malignom, wird präoperativ zunehmend eine Chemo- oder Radiotherapie eingesetzt, um den Tumor zu verkleinern. Abhängig vom erreichten Sicherheitsabstand und dem Tumortyp wird die Radiotherapie postoperativ als adjuvante Therapie fortgesetzt.

Sekundäre Brustwandmalignome lassen sich meist ohne weitere Vorbehandlung vollständig im Gesunden entfernen. Allerdings muss der Arzt dazu ggf. größere Abschnitte der knöchernen Brustwand und der Weichteile mitresezieren. Große, die Brustwand infiltrierende Bronchialkarzinome sowie Karzinome, die Gefäße und Nerven der oberen Thoraxapertur oder die Wirbelsäule erfasst haben (*Pancoast-Tumoren* ➤ 10.11.2), werden vor der Resektion mit einer Radiochemotherapie (*Kombination aus Strahlen- und Chemotherapie*) behandelt (➤ 1.5).

Gutartige Brustwandtumoren

Gutartige Brustwandtumoren entfernt der Thoraxchirurg ebenso radikal wie bösartige primäre Brustwandtumoren.

Pflege

Pflege vor, während und nach Operationen ➤ Kap. 4
Perioperative Pflege in der Thoraxchirurgie ➤ 10.4.3

Die speziellen Maßnahmen bei Brustwandresektion hängen insbesondere davon ab, ob die Wunde primär oder durch eine plastische Defektdeckung verschlossen wurde. Die Patienten sollen in den ersten postoperativen Tagen größere Bewegungen des Schultergelenks auf der betroffenen Seite vermeiden, insbesondere das Heben oder das Abspreizen des Armes. Deshalb entfernen die Pflegenden den Patientenaufrichter am Bett. Der Arzt ordnet Art und Dauer der Bewegungseinschränkungen individuell an, manchmal auch das Fixieren des Armes mittels Bauchbinde am Oberkörper.

10.7 Erkrankungen der Pleura

10.7.1 Pleuritis

DEFINITION

Pleuritis (*Brustfellentzündung* oder [anatomisch nicht ganz korrekt] *Rippenfellentzündung*): Entzündung der Pleura.

Krankheitsentstehung und Einteilung

Eine **Pleuritis** entsteht meist sekundär infolge einer Pneumonie, einer Lungentuberkulose, eines Lungeninfarkts oder eines Malignoms der Lunge oder der Pleura (*Pleuritis carcinomatosa* infolge *Pleurakarzinose* ➤ 10.7.4). Aber auch ein Herzinfarkt, eine Pankreatitis (➤ 6.6.2) oder Kollagenosen können eine Pleuritis verursachen. Zu Beginn handelt es sich meist um eine **Pleuritis sicca** (*Pleuritis fibrinosa, trockene Rippenfellentzündung*), die „trockene" Form der Pleuritis ohne Erguss. Aus ihr entwickelt sich in der Folge oft eine **Pleuritis exsudativa** (*feuchte Rippenfellentzündung*) mit einem Pleuraerguss (➤ 10.7.2).

Symptome und Befund, Diagnostik

Patienten mit einer Pleuritis haben atemabhängige Thoraxschmerzen, die so stark sein können, dass es zu einer ausgeprägten Schonatmung kommt. Typisch für eine Pleuritis sicca ist das „Pleurareiben" oder „Lederknarren" bei der Auskultation der Lunge. Beim Übergang einer Pleuritis sicca in eine Pleuritis exsudativa lassen die Schmerzen oft nach. Dann treten Druckgefühl im Thorax und Dyspnoe in den Vordergrund, die mit größer werdendem Erguss zunehmen. Zusätzlich bestehen die Symptome der Grunderkrankung.

Hauptkomplikationen sind die Infektion des Ergusses (*Pleuraempyem*, ➤ 10.7.3) sowie die Verdickung und Verwachsung beider Pleurablätter, die **Pleuraschwarten.**

Zur **Diagnostik** dienen insbesondere Blut- und Röntgenuntersuchungen sowie ein Tuberkulin-Test (➤ 10.8.3). Häufig ergeben auch die Untersuchungen des gewonnenen Materials aus Ergusspunktion und Pleurabiopsie entscheidende Hinweise auf die Grunderkrankung.

Behandlung

Wichtigste therapeutische Maßnahmen sind die Behandlung der Grunderkrankung und die Punktion oder Drainage des Ergusses (➤ 10.3.6, ➤ 10.4.2) bei Pleuritis exsudativa. Liegt ein Pleuraempyem vor, ist eine Pleuradrainage oder eine Operation erforderlich.

10.7.2 Pleuraerguss

DEFINITION

Pleuraerguss: Flüssigkeitsansammlung in der Pleurahöhle.

Krankheitsentstehung und Einteilung

Je nach **Krankheitsentstehung** und „Art" der Flüssigkeit werden unterschieden:

- **Seröser Pleuraerguss** (*Serothorax*, ➤ Abb. 10.32). Klares, gelbliches Sekret. Es entsteht im Rahmen einer Herzinsuffizienz, einer unspezifischen, nicht infektiösen Pleuritis oder im Verlauf einer Pneumonie (*parapneumonischer Erguss*). Aus dem serösen Pleuraerguss kann sich bei hohem Fibringehalt ein fibrinöser, zäher Erguss (*fibrinöse Pleuritis*) oder bei Keimbesiedelung ein Pleuraempyem entwickeln
- **Pleuraempyem** (*Pyothorax*, ➤ 10.7.3). Eitriger Erguss, z. B. bei bakterieller Pneumonie oder sekundärer Keimbesiedelung eines Pleuraergusses
- **Hämatothorax** (*Blut im Pleuraraum*). Meist durch Verletzungen (vor allem Rippenfrakturen) hervorgerufen, aber auch als hämorrhagischer Erguss bei Pleurakarzinose (➤ 10.7.4) auftretend
- **Chylothorax.** Milchig-trübes Sekret durch den Austritt von Lymphflüssigkeit in den Pleuraraum infolge Lymphabfluss-Störungen, z. B. bei Pleurakarzinose, großen Tumoren oder malignen Lymphomen sowie durch Verletzungen des Ductus thoracicus im Rahmen einer Operation oder eines Unfalls (etwa bei Wirbelkörperfrakturen). [vgl. 10]

Die drei häufigsten Ursachen

Am häufigsten entsteht ein Pleuraerguss durch maligne Tumore (50 %), gefolgt von Herzinsuffizienz und Pneumonie. Deshalb wird jeder neu aufgetretene Erguss punktiert und untersucht.

Symptome und Befund, Diagnostik

Leitsymptome eines (ausgedehnten) Pleuraergusses sind Atemnot und atemabhängige Schmerzen im Brustkorb. Der Klopfschall über dem Erguss ist gedämpft, das Atemgeräusch ist mit dem Stethoskop nur leise oder gar nicht hörbar. Der Arzt sichert die **Diagnose** durch Röntgenleeraufnahmen des Thorax, Ultraschalluntersuchung und diagnostische Pleurapunktion (➤ 10.3.6).

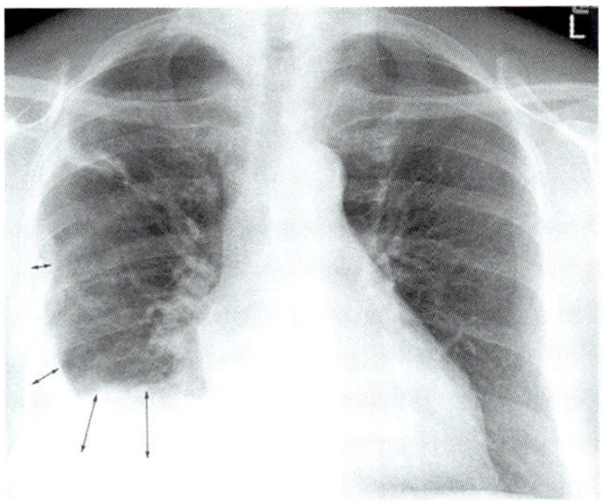

Abb. 10.32 Röntgenaufnahme des Thorax bei Pleuraerguss rechts. Der Pleuraerguss stellt sich als glatt begrenzte, zur Seite bzw. nach hinten ansteigende Verschattung dar (Pfeile). [M500]

Behandlung

Die **Behandlung** hängt von der Ursache ab:
- **Entzündliche Ergüsse:** antiinfektiöse Therapie, bei einer Pleuropneumonie z. B. die Gabe eines Antibiotikums. Ansonsten entspricht die Behandlung der bei einer Pleuritis exsudativa (➤ 10.7.1).
- **Verletzungsbedingte Ergüsse:** meist Hämatothorax, sie werden im Rahmen einer videoassistierten Thorakoskopie (*VATS,* ➤ 10.3.6) abgesaugt, da die Blutkoagel die Pleuradrainage verstopfen würden. Handelt es sich nicht um einen Hämatothorax, reicht meist eine Pleuradrainage (➤ 10.4.2)
- **Chylothorax:** wird initial konservativ mit Pleuradrainage triglyzeridfreier Diät und parenteraler Ernährung therapiert, um den Lymphnachfluss zu reduzieren, damit sich das Leck schließen kann. Bei größeren Mengen ist auch eine Pleurapunktion oder -drainage möglich. Versagt die konservative Therapie gibt es verschiedene operative Optionen, z. B. Leckübernähung, Pleurodese, Pleurektomie oder pleuro-peritonealer Shunt [vgl. 10]
- **Kardial bedingte Ergüsse:** häufig infolge einer Herzinsuffizienz, werden meist medikamentös behandelt. Zusätzlich können Pleurapunktionen zur Linderung der akuten Dyspnoe sinnvoll sein.

DEFINITION

Pleurodese: Künstlich herbeigeführte Verklebung der Pleurablätter.
Pleurektomie: Partielle oder vollständige operative Entfernung der Pleura parietalis (*Rippenfell*).

Bei der **Pleurodese** bringt der Arzt Medikamente (z. B. Fibrinkleber, Tetrazykline, Zytostatika, Talkum) in den Pleuraspalt ein, die eine Entzündungsreaktion der Pleura mit anschließendem Verkleben der beiden Pleurablätter hervorrufen. Die Medikamente injiziert er entweder direkt, über eine liegende Pleuradrainage oder thorakoskopisch in den Pleuraspalt.

Bei der **Pleurektomie** werden Teile der Pleura parietalis entfernt. Dadurch verklebt das verbliebene innere Pleurablatt mit der Wundfläche an der inneren Brustwand. Dieser Eingriff ist nur im Rahmen einer videoassistierten Thorakoskopie (➤ 10.3.5) möglich. Aufgrund der zuverlässigeren Wirkung wird die Pleurektomie häufig der Pleurodese vorgezogen. Nachteilig ist jedoch die hohe Nachblutungsrate.

Pflege

Pleurapunktion ➤ 10.3.6
Pflege bei Pleuradrainage ➤ 10.4.2

Solange der Erguss nicht punktiert oder drainiert ist, leiden die Patienten meist unter Dyspnoe. Um diese zu lindern, lagern die Pflegenden den Patienten mit erhöhtem Oberkörper, verabreichen Sauerstoff nach Arztanordnung und achten darauf, dass der Patient keinen zusätzlichen Belastungen ausgesetzt ist. Das abpunktierte bzw. ablaufende Sekret wird mit Menge und Beschaffenheit dokumentiert und bilanziert, ggf. histologisch untersucht.

10.7.3 Pleuraempyem

DEFINITION

Pleuraempyem (*Pyothorax, eitriger Pleuraerguss*): Ansammlung eitrigen Exsudats im Pleuraspalt.

Krankheitsentstehung

In ca. 60 % der Fälle entsteht ein Pleuraempyem als **Komplikation** einer entzündlichen Lungenerkrankung. Gelegentlich ist ein Pleuraempyem erstes Symptom eines Bronchialkarzinoms, das durch Verschluss eines Bronchusastes zu einer poststenotischen Pneumonie (*Retentionspneumonie*) geführt hat.

Symptome und Befund, Diagnostik

Neben den **Symptomen** der Grunderkrankung bestehen Fieber, Abgeschlagenheit und Dyspnoe. Das Atemgeräusch auf der betroffenen Seite ist deutlich abgeschwächt, die Atemexkursionen sind geringer als auf der gesunden Seite. Bei längerer Erkrankungsdauer schrumpft die betroffene Thoraxhälfte infolge der Vernarbung durch die sich bildende Pleuraschwarte. Die Interkostalräume verschmälern sich. Da es sich beim Pleuraempyem um eine konsumierende Erkrankung mit starken Abbauvorgängen im Körper – ähnlich wie bei anhaltend hohem Fieber – handelt, können Patienten mit chronischem Krankheitsverlauf abmagern.

Üblicherweise wird das Pleuraempyem je nach Krankheitsdauer in drei Stadien (➤ Tab. 10.4) eingeteilt. Diese Stadieneinteilung ist entscheidend für die thoraxchirurgische Behandlung.

VORSICHT

Akutes Pleuraempyem ist lebensbedrohlich

Abhängig von Erreger und Abwehrlage des Patienten kann ein akutes Pleuraempyem unbehandelt schnell zum lebensbedrohlichen septischen Schock führen.

Die **Diagnostik:** Die Röntgenleeraufnahme des Thorax zeigt eine Verschattung. In der Sonografie sind der Erguss und auch Septen und Pleuraschwarten (➤ 10.7.1) zu sehen. Die sonografisch kontrollierte Pleurapunktion mit Nachweis eines infizierten Ergusses oder von Eiter bestätigt die Verdachtsdiagnose. Mittels Broncho-

Tab. 10.4 Stadien des Pleuraempyems.

Stadium	Zeitraum	Ausprägung des Pleuraempyems
I	Woche 1–3	**Akute** oder exsudative **Phase** mit flüssigem, nicht gekammertem, aber infiziertem Exsudat
II	Woche 4–8	**Subakute** oder fibropurulente **Phase** mit Eindickung des Exsudats, Fibringerinnsel- und Septenbildung
III	> 9 Wochen	**Chronisches Empyem** mit bindegewebiger Abkapselung des Empyems und sekundärer narbiger Schrumpfung der Pleuraschwarte

skopie wird eine poststenotische Pneumonie als Ursache des Empyems ausgeschlossen. Eine CT erleichtert die Abgrenzung des Pleuraempyems von einem Lungenabszess (➤ 10.8.1) und ermöglicht die Beurteilung der Dicke einer evtl. vorhandenen Pleuraschwarte.

Behandlung

Je früher und konsequenter die **Behandlung** einsetzt, desto größer ist die Chance auf eine rasche Ausheilung. Behandlungsziele sind die Entfernung des Empyeminhalts und die möglichst vollständige Ausdehnung der Restlunge, um Empyemresthöhlen und Funktionseinschränkungen der Lunge zu vermeiden.

Die Behandlung erfolgt abhängig vom **Stadium des Empyems** (➤ Tab. 10.4):

- Im **Stadium I** wird das Empyem bei gleichzeitiger Antibiotikagabe abdrainiert (➤ 10.3.7)
- Im **Stadium II** wird die Pleurahöhle bei einer videoassistierten Thorakoskopie (*VATS* ➤ 10.3.6) ausgeräumt und gespült:
  - Bei der **Empyemhöhlenrevision** wird die Empyemhöhle über drei Zugänge eröffnet. Dann wird mit einem großlumigen Sauger das zähe Sekret abgesaugt und Verklebungen und fibrinöse Beläge entfernt. Im Anschluss wird die Pleurahöhle mit Kochsalzlösung gespült
  - Bei der **Spül-Saug-Behandlung** wird die Thoraxhöhle kontinuierlich oder intermittierend mit Kochsalzlösung, evtl. zusätzlich mit antiseptischen Zusätzen, gespült. Eine Pleuradrainage (➤ 10.4.2) dient als Zulauf, eine weitere als Ablauf
- Im **Stadium III** steht die **Dekortikation** im Vordergrund. Hierbei werden Pleuraschwarten entfernt. Bei nicht sanierbaren Empyemresthöhlen, zu kleiner oder zerstörter Restlunge kommt eine **Thorakoplastik** in Betracht. Hierbei werden die Rippen über der Empyemhöhle reseziert. Dadurch wird die Thoraxwandmuskulatur mobil und legt sich von außen an die Lunge an, sodass keine Höhlenbildung zwischen den Pleurablättern mehr möglich ist.

Pflege

Endoskopische Untersuchungen: Thorakoskopie ➤ 10.3.6
Pleurapunktion ➤ 10.3.6
Pflege bei Pleuradrainage ➤ 10.4.2
Pflege vor, während und nach Operationen ➤ Kap. 4
Perioperative Pflege in der Thoraxchirurgie ➤ 10.4.3

In den ersten Tagen nach Behandlungsbeginn achten die Pflegenden auf Entzündungszeichen, da diese auf nicht ausreichend drainierte Empyemhöhlen hinweisen. Um eine rasche Ausdehnung der Lunge und damit einen schnellen Heilungsverlauf zu erreichen, beginnt die Atemtherapie so früh wie möglich. Die Pflegenden achten außerdem auf eine ausreichende Schmerztherapie.

Nach einer **Thorakoplastik** ist die Brustwand auf der operierten Seite instabil. Dies erschwert das Abhusten zusätzlich. Hier helfen die Pflegenden, indem sie den betroffenen Brustwandabschnitt von außen komprimieren, z. B. mit den Handflächen oder einem dicken, zusammengefalteten Tuch. Dies kann der Patient evtl. auch selbstständig während des Hustens gegen die Brustwand drücken.

10.7.4 Pleuratumoren

DEFINITION

Primäre Pleuratumoren: Von der Pleura ausgehende benigne oder maligne Tumoren. Bei den primären malignen Pleuratumoren dominiert das Pleuramesotheliom (➤ Abb. 10.33).
Sekundäre Pleuratumoren: Metastasen von nicht in der Pleura liegenden Primärtumoren.

Primäre benigne Pleuratumoren

Primäre, benigne Pleuratumoren wie Fibrome, Lipome und Pleurazysten sind selten. Meist verursachen sie keine Beschwerden und werden zufällig bei Röntgenuntersuchungen entdeckt. Große Tumoren können dann die Lunge, das Herz und die großen Gefäße komprimieren und dadurch Beschwerden verursachen, z. B. Druckgefühl, Schmerzen oder Luftnot.

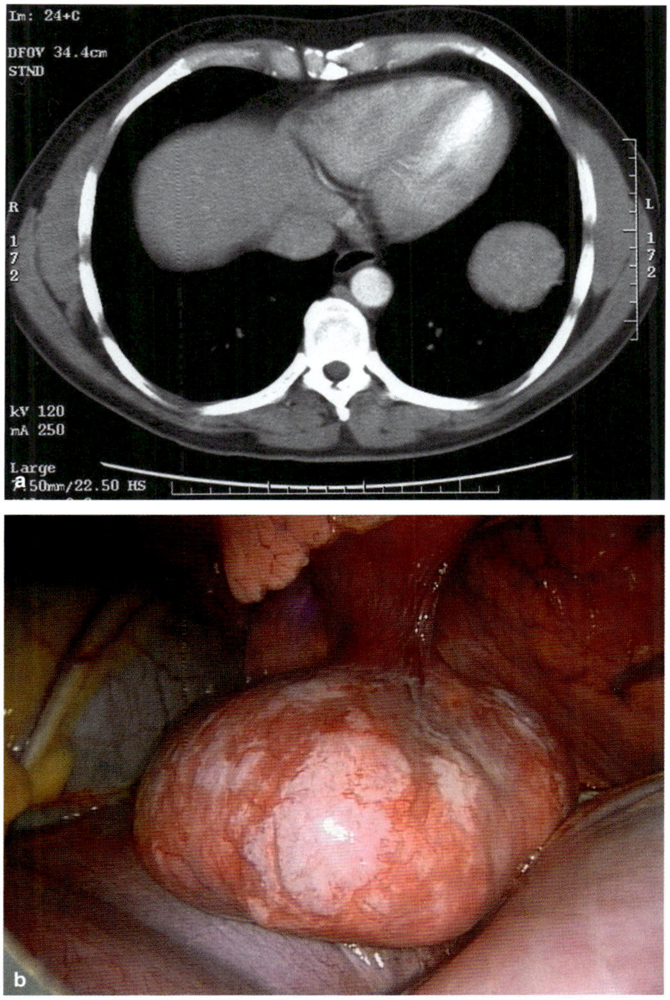

Abb. 10.33 Pleuratumor. a) CT: Glatt begrenzter kugeliger 5 cm großer Tumor im linken Thorax. **b)** Intraoperativer Befund: Glatt begrenzter kugeliger Pleuratumor, der mit einem schmalen gefäßtragenden Stiel mit der Pleura visceralis der Lunge verbunden ist. Der histologische Befund muss Auskunft über die Gut- oder Bösartigkeit geben. [R234]

Da zum Zeitpunkt der **Diagnose** die Malignität des Tumors nicht sicher auszuschließen ist, werden benigne Pleuratumoren grundsätzlich entfernt. Bei kleinen Tumoren ist eine videoassistierte thorakoskopische Entfernung (*VATS*) möglich, große Tumoren erfordern eine Thorakotomie (➤ 10.5.1) für die Resektion.

Primäre maligne Pleuratumoren: Pleuramesotheliome

Krankheitsentstehung

DEFINITION

Pleuramesotheliom: Hochmaligner, von der Pleura ausgehender Tumor, der meist flächenhaft die gesamte Pleura befällt und in die Lunge infiltriert. Gehäuftes Auftreten nach Asbestexposition.

Das **Pleuramesotheliom** ist ein primär maligner Tumor, ausgehend von der Pleura parietalis (*Brustfell*) und hoher Assoziation zu einer früheren Asbestexposition. Männer erkranken bevorzugt, da sie häufiger als Frauen in asbestverarbeitenden Berufen tätig waren. Schätzungen gehen davon aus, dass etwa 3 % aller asbestexponierten Arbeiter ein Pleuramesotheliom entwickeln. Die Latenzzeit von 15–40 Jahren begründet den Anstieg der Krankheitsfälle in den letzten Jahren, die ihren Höhepunkt um 2015 hatte. Das Pleuramesotheliom ist als Berufskrankheit anerkannt und meldepflichtig.

Symptome und Befund, Diagnostik

Leitsymptome des Pleuramesothelioms sind – neben allgemeinen Tumorsymptomen wie Leistungsknick oder Gewichtsverlust – zunehmende Dyspnoe, hartnäckiger Husten, Schmerzen der Brustwand und Zeichen eines Pleuraergusses (➤ 10.7.2).

Zur **Diagnosesicherung** führt der Arzt eine Pleurapunktion (➤ 10.3.7) durch oder entnimmt thorakoskopisch eine Biopsie von der Pleura. Um die Tumorausbereitung und einen Lymphknotenbefall bestimmen zu können, wird ein Thorax-CT durchgeführt. Ergänzend werden MRT, Mediastinoskopie, Abdominalsonografie und Knochenszintigrafie durchgeführt. [vgl. 11]

Behandlung

Pleuramesotheliome sollten in spezialisierten Kliniken behandelt werden. Der **Behandlungsansatz** ist multimodal mit dem Ziel, die Lebenszeit zu verlängern.

Bei einem **chirurgischen Eingriff** wird die vollständige makroskopische Tumorentfernung angestrebt, was bei dem diffusen Wachstum der Mesotheliome in der Regel nicht möglich ist:

- Die Pleurektomie/Dekortikation (➤ 10.7.3) mit der En-bloc-Resektion der Pleura parietalis und viszeralis ist eine effektive Methode zur Verhinderung von Pleuraergüssen
- Pleurektomie und Pneumektomie, einschließlich der Resektion von Perikard und Diaphragma (*EPP, extrapleurale Pleuropneumektomie*) stellen die invasivste chirurgische Intervention dar
- Mit der **intraoperativen Chemotherapieperfusion der Pleurahöhle** (*HITHOC, hypertherme intrathorakale Chemotherapieperfusion*) sollen lokale Rezidive verhindert bzw. das Zeitintervall bis zum Auftreten eines Rezidives deutlich verlängert werden [vgl. 12]
- Verbliebene Tumoranteile sollen durch eine adjuvante Chemotherapie und/oder Strahlentherapie eliminiert werden.

Chemotherapien werden unterschiedlich bewertet und immer individuell entschieden. Palliativ kann eine Chemotherapie bei rascher Tumorprogression oder stark beeinträchtigender Symptomatik indiziert sein.

Eine **Bestrahlung** wird bei Mesotheliompatienten prophylaktisch im Bereich von Stichkanälen und nach chirurgischen Interventionen zur Verhinderung von Lokalrezidiven und zur palliativen Schmerzkontrolle eingesetzt. Eine radikale Bestrahlung des Gesamttumors ist bei der komplexen Tumorausbreitung und der daraus resultierenden Dosisbelastung aufgrund der kollateralen Schäden an Lungen und Herz derzeit nicht realisierbar. [vgl. 11]

Prognose

Die Prognose des Pleuramesothelioms ist hauptsächlich vom histologischen Typ des Tumors abhängig. Insgesamt ist die Prognose jedoch sehr schlecht. Die mittlere Überlebenszeit im unbehandelten Fall weniger als sieben Monate. Nach Diagnosestellung liegt die 5-Jahres-Überlebensrate bei unter 5 %.

Sekundäre Pleuratumoren

Bei **sekundären Pleuratumoren** liegt immer eine **Pleurakarzinose** (*Befall der Pleura mit Metastasen im Rahmen einer anderen Krebserkrankung*) vor. Meist liegt der Primärtumor in anatomischer Nähe, z. B. in der Lunge, der Brust, in den Ovarien oder im Magen. Die Tumorzellen erreichen die Pleura auf dem Blut- oder Lymphweg oder durch kontinuierliche Ausbreitung des Primärtumors in die Pleurahöhle.

10.7.5 Pneumothorax

Thoraxtrauma ➤ 7.9

DEFINITION

Pneumothorax: Ansammlung von Luft im Pleuraspalt, dem Raum zwischen den beiden Pleurablättern. Dadurch Aufhebung des Unterdrucks im Pleuraspalt mit teilweisem oder komplettem Kollaps des betroffenen Lungenflügels, der nur noch vermindert oder gar nicht mehr am Gasaustausch teilnimmt (➤ Abb. 10.34).

Krankheitsentstehung und Einteilung

Spontanpneumothorax

Die häufigste Form des Pneumothorax ist der **Spontanpneumothorax.** Betroffen vom sog. **idiopathischen Spontanpneumothorax** sind typischerweise ansonsten gesunde junge Menschen von asthenischer Konstitution, häufig Raucher. Mögliche Ursache ist die Ruptur einer direkt unter der Pleura gelegenen Emphysemblase

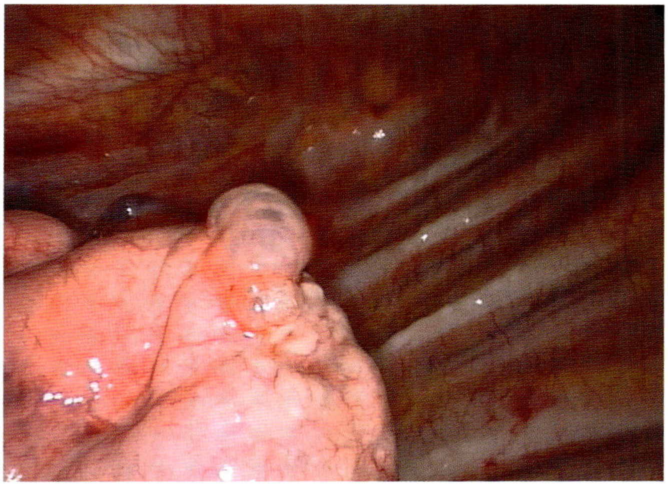

Abb. 10.34 Intraoperativer Situs bei einem Patienten mit Spontanpneumothorax. Die Lunge ist kollabiert (links unten). [O624]

(meist im Bereich der Lungenspitze, ➤ Abb. 10.41), häufig ist das Luftleck aber nicht lokalisierbar.

Traumatischer Pneumothorax

Unterschieden werden (➤ Abb. 10.35):

- **Offener Pneumothorax,** bei dem ein Brustwanddefekt besteht mit offener Verbindung zwischen Pleuraspalt und Außenwelt, z. B. durch eine Stichverletzung. Durch diesen Brustwanddefekt tritt bei jeder Einatmung Luft in den Pleuraspalt ein und bei der Ausatmung aus
- **Geschlossener Pneumothorax,** bei dem die Brustwand geschlossen, die Pleura jedoch verletzt ist, z. B. durch Fragmente einer Rippenfraktur. Dadurch besteht eine Verbindung zwischen den Atemwegen und dem Pleuraspalt. Durch diese Verbindung tritt während der Einatmung Luft in den Pleuraspalt ein, meist jedoch nur so lange, bis der Lungenflügel der betroffenen Seite kollabiert ist. In manchen Fällen strömt Luft während der Einatmung in den Pleuraspalt ein und während der Ausatmung aus.

Meist liegt beim traumatischen Pneumothorax ein **Hämatopneumothorax** vor, d. h. es besteht eine Kombination aus Pneumothorax und Hämatothorax (➤ 10.7.2).

Spannungspneumothorax

Der **Spannungspneumothorax** (*Ventilpneumothorax*) ist ein lebensbedrohlicher Notfall, bei dem die Luft infolge eines Ventilmechanismus zwar in den Pleuraspalt gelangt, aber nicht mehr aus dem Pleuraspalt entweichen kann. Mit jedem Atemzug wird die betroffene Pleurahöhle mehr „aufgepumpt" und das Mediastinum zur gesunden Lungenseite verdrängt. Dadurch verschlechtern sich der Blutrückfluss zum Herzen, die Herzfunktion und die Funktion der gesunden Lunge mit jedem Atemzug, und der Patient gerät schnell in eine lebensbedrohliche Atem- und Herz-Kreislauf-Insuffizienz (➤ Abb. 10.35, ➤ Abb. 10.36).

Symptome und Befund, Diagnostik

Die **Symptome** sind – abhängig von der Form des Pneumothorax und von der Lungenfunktion des Patienten – unterschiedlich stark ausgeprägt. In leichten Fällen hat der Patient evtl. überhaupt keine Beschwerden. Die meisten Patienten klagen über einen akut einsetzenden, einseitig stechenden Thoraxschmerz, der zur Schulter ausstrahlt und häufig mit Hustenreiz bei tiefem Durchatmen verbunden ist. Ist die Lungenfunktion des Patienten reduziert, z. B. aufgrund einer bestehenden Lungenerkrankung, treten zusätzlich eine Dyspnoe mit Tachypnoe und eine Zyanose auf.

Die **Diagnose** wird durch eine Röntgenaufnahme des Thorax gesichert. Ein EKG ist zum Ausschluss kardialer Erkrankungen, eine Blutgasanalyse (➤ 10.3.4) zur Einschätzung der respiratorischen Situation erforderlich. Eine Thorax-CT kann notwendig sein, um ein ausgeprägtes Lungenemphysem mit großen Emphysemblasen (➤ Abb. 10.41) von einem partiellen Pneumothorax zu unterscheiden.

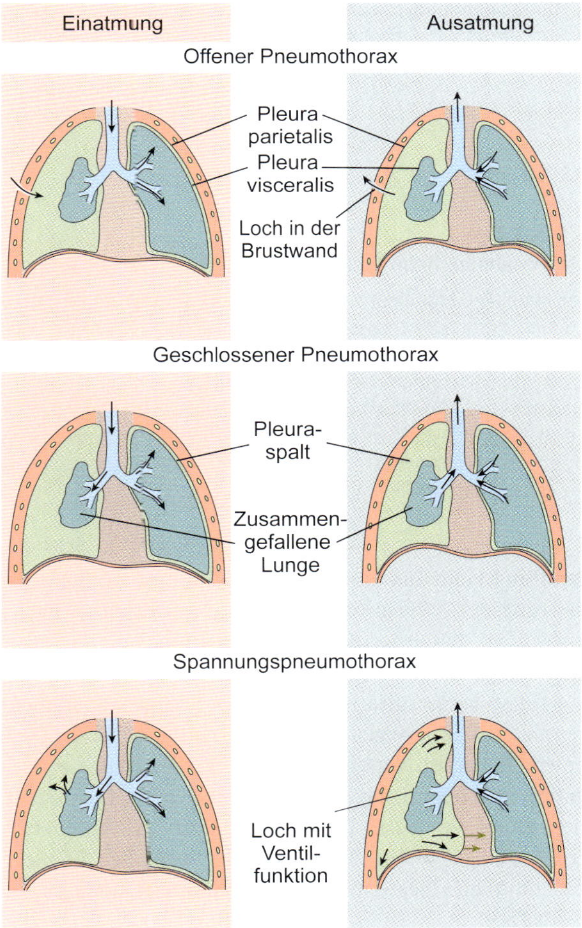

Abb. 10.35 Verschiedene Formen des Pneumothorax. Am gefährlichsten ist der Spannungspneumothorax. [L190]

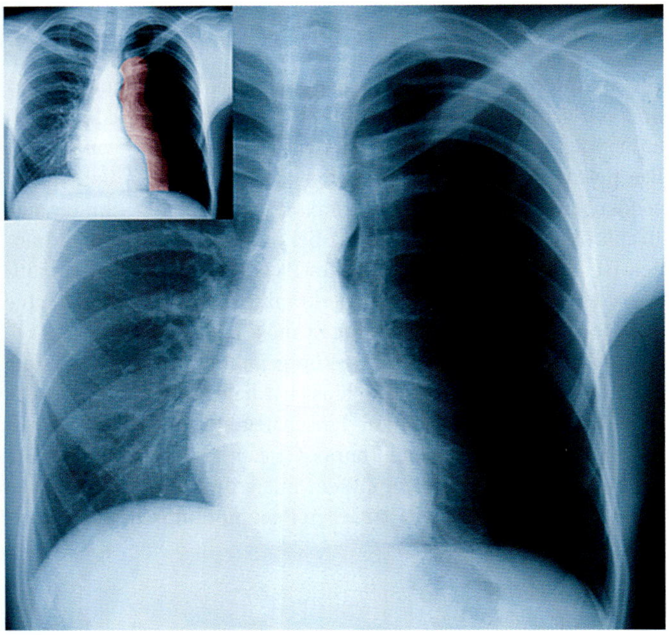

Abb. 10.36 Spannungspneumothorax links. Die linke Lunge ist kollabiert und grenzt sich am linken Herzrand als Verschattung ab (rosa). Die Röntgenstrahlen werden nicht mehr teilweise vom Lungengewebe absorbiert und schwärzen den Film stärker. Das Mediastinum und das Herz sind zur rechten Seite hin verdrängt. [T197]

Behandlung

VORSICHT

Erstmaßnahmen beim Spannungspneumothorax

Lebensrettende Sofortmaßnahme ist die möglichst rasche Umwandlung des Spannungspneumothorax in einen offenen Pneumothorax, im Idealfall mittels Pleuradrainage (➤ 10.4.2). Ist dies nicht möglich, z. B. weil keine Zeit zur Vorbereitung besteht, führt der Arzt als Erstmaßnahme eine interkostale Inzision mit Skalpell und Schere oder einer dicken Kanüle durch, um eine Druckentlastung zu erreichen und damit die Funktion des Herzens und der gesunden Lunge zu stabilisieren. Anschließend legt er zur endgültigen Versorgung eine Pleuradrainage ein.

10

Behandlungsziele sind die rasche Ausdehnung der Lunge mit Normalisierung der Atemfunktion und eine möglichst geringe Rezidivquote. Um dies zu erreichen, ist fast immer die Einlage einer Pleuradrainage (➤ 10.4.2) notwendig. Der Sog an der Pleuradrainage wird so lange aufrechterhalten, bis Röntgenaufnahmen eine voll entfaltete Lunge zeigen und kein Luftaustritt über die Drainage mehr erkennbar ist. Anschließend belässt der Arzt die Drainage noch für einen oder mehrere Tage, damit sich das Leck sicher verschließen und die beiden Pleurablätter (evtl. in Kombination mit einer *Pleurodese* ➤ 10.7.2) miteinander verkleben können. Die durchschnittliche Liegedauer der Pleuradrainage beträgt meist etwa 5–10 Tage.

Eine Operation ist indiziert, wenn trotz Drainagebehandlung eine Luftfistel bestehen bleibt, die Lunge sich nicht vollständig ausdehnt oder ein Rezidiv auftritt. Im Rahmen einer Thorakotomie oder Thorakoskopie wird der Defekt verschlossen.

Pflege

Beobachten, Beurteilen und Intervenieren ➤ 10.1.5
Pflege bei Thoraxdrainage ➤ 10.4.2
Perioperative Pflege in der Thoraxchirurgie ➤ 10.4.3

10.8 Infektiöse Erkrankungen der Lunge

10.8.1 Lungenabszess

DEFINITION

Lungenabszess: Eitrige Einschmelzung von Lungengewebe.

Krankheitsentstehung

Lungenabszesse (➤ Abb. 10.37) entstehen am häufigsten als Komplikation einer Pneumonie, an zweiter Stelle steht die Aspiration (➤ Tab. 4.3). Multiple Abszesse der Lunge finden sich vorwiegend, wenn die Erreger aus einem Sepsisherd mit dem Blut in die Lunge gelangt sind (*hämatogene Streuung*).

Symptome und Befund, Diagnostik

Zu den **Leitsymptomen** des Lungenabszesses gehören Abgeschlagenheit, Fieber, atemabhängige Schmerzen und Dyspnoe. Hat der Abszess Anschluss an das Bronchialsystem gefunden, hustet der Patient viel eitriges, übel riechendes Sputum ab.

In der Röntgenaufnahme und eventuell auch der Ultraschalluntersuchung des Thorax sowie in der CT ist eine Raumforderung durch den Abszess erkennbar.

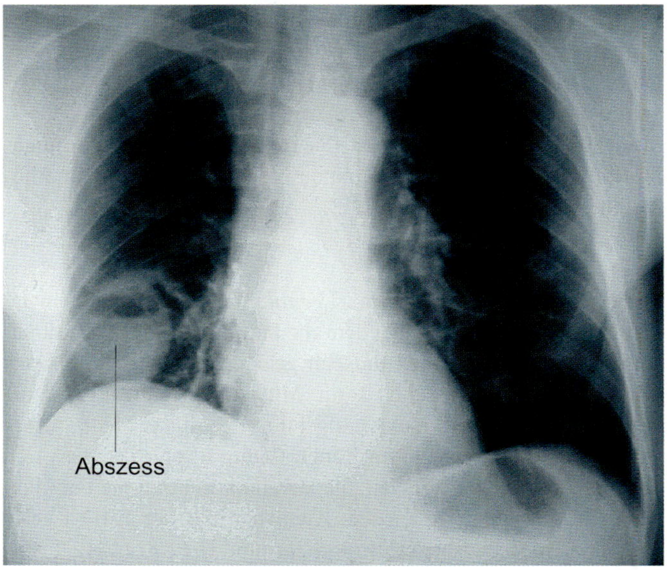

Abb. 10.37 Röntgenbefund bei Lungenabszess. Deutlich sichtbar ist die typische Spiegelbildung im Abszess (Luft steigt auf und setzt sich oberhalb der Flüssigkeit ab). [T197]

Behandlung

Die **Behandlung** erfolgt primär konservativ mit einer mehrwöchigen Einnahme von Antibiotika. Bildet sich der Abszess darunter nicht zurück, bestehen bronchiale Stenosen oder ein Tumor als Ursache der Erkrankung, ist die chirurgische Therapie indiziert, bei der der Abszess reseziert wird. Große, pleuranahe Abszesse, insbesondere wenn sie spontan in die Pleurahöhle perforiert sind, werden wie ein Pleuraempyem (➤ 10.7.3) behandelt.

Ist ein Bronchialkarzinom die Ursache für den Abszess, erfolgt die Behandlung wie in ➤ 10.12.2 dargestellt. Erweist sich das Bronchialkarzinom eines Patienten mit perforiertem Lungenabszess als inoperabel, versorgt der Arzt den Patienten mit einer Pleuradrainage, die meist für die restlichen Lebensmonate des Patienten belassen wird.

10.8.2 Aspergillom

DEFINITION

Aspergillom: Lokale Absiedlung und Abschottung eines Schimmelpilzes (sekundäre Pilzinfektion), meist Aspergillus fumigatus, in vorbestehenden natürlichen (z. B. Nasennebenhöhlen) oder pathologischen Hohlräumen (z. B. Zysten, tuberkulöse Kavernen).
Die eingeatmeten Schimmelpilzsporen befallen bevorzugt die Nasennebenhöhlen oder pathologische Hohlräume des Lungengewebes.

Beim **Aspergillom** befallen die Schimmelpilze einen bestehenden Hohlraum in der Lunge, der aufgrund eines anderen Krankheitsprozesses entstanden ist, z. B. eine tuberkulöse Kaverne oder eine Lungenzyste. Dort bilden die Aspergillen ein entzündliches Pilzgeflecht, das kugelförmig frei in der Höhle liegt und im Röntgenbild als Verschattung mit charakteristischem Luftsaum sichtbar ist (➤ Abb. 10.38). Betroffen sind hauptsächlich abwehrgeschwächte Patienten. Die **Diagnose** wird durch Röntgen-Thorax, CT oder MRT gestellt. Wegen möglicher Komplikationen, insbesondere einer tödlich verlaufenden Blutung oder des Durchbruchs des Aspergilloms in die Pleurahöhle, wird ein Aspergillom grundsätzlich chirurgisch durch Exzision des Rundherdes entfernt. Sind bereits Hämoptysen aufgetreten, ist die Wahrscheinlichkeit von lebensbedrohlichen Blutungen groß.

10.8.3 Lungentuberkulose

DEFINITION

Tuberkulose (*Tb, Tbc, „Schwindsucht"*): Weltweit verbreitete, bakterielle Infektionskrankheit durch das Bakterium Mycobacterium tuberculosis. In Deutschland meldepflichtige Erkrankung. Hier meist in der Lunge lokalisiert (¾ aller Fälle), jedoch grundsätzlich Befall aller Organe möglich. Besonders gefährdet sind ältere, alkoholkranke und abwehrgeschwächte Menschen. Meldepflichtig im Erkrankungs- und Todesfall.

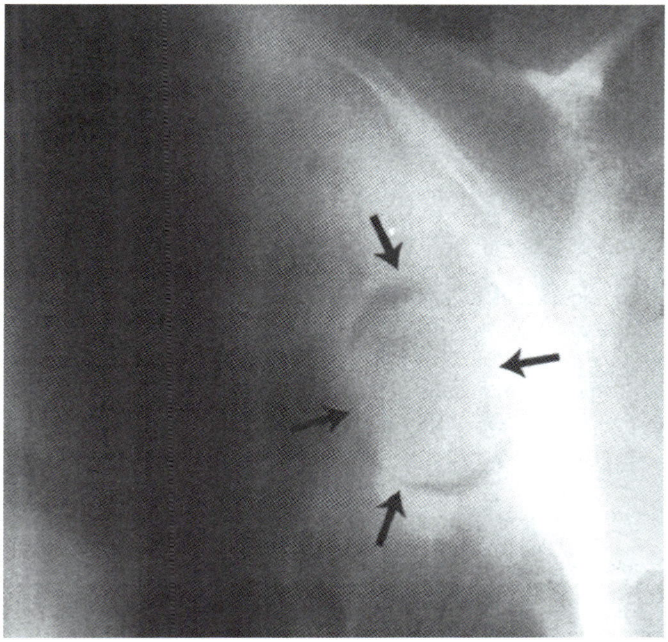

Abb. 10.38 Aspergillom der Lunge. Pilzbefall einer tuberkulösen Kaverne im CT. [R236]

Krankheitsentstehung

Hauptübertragungsweg für die Tuberkelbakterien ist die aerogene Infektion, wobei Erkrankte die Erreger vor allem beim Husten und Niesen freisetzen. Durch eine ausgeprägte zelluläre Immunantwort bilden sich Granulome, die zu einer Kavernenbildung mit abgekapselten und entzündlich eingeschmolzenen Herden führen können (➤ Abb. 10.39). Für weitere Einzelheiten und Stadien wird auf Lehrbüchern der Mikrobiologie oder Inneren Medizin verwiesen.

Die Unterscheidung zwischen **offener** und **geschlossener Tuberkulose** ist für die Einschätzung des Infektionsrisikos wichtig. Bei

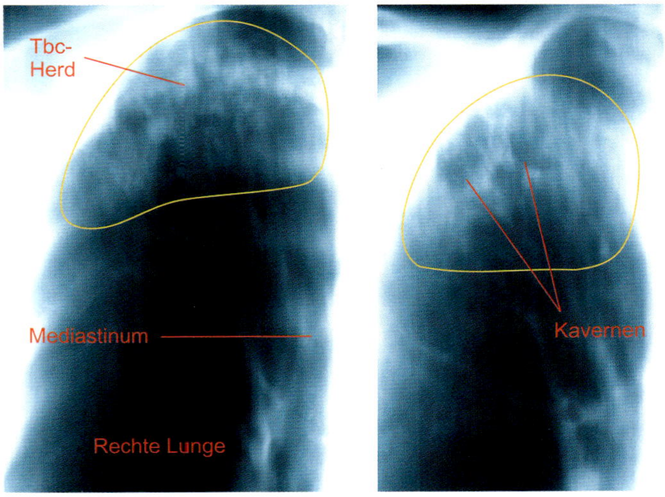

Abb. 10.39 Oberlappen-Tbc rechts mit Kavernenbildung. Die beiden Schichtaufnahmen zeigen einen Tbc-Herd im rechten Oberlappen. Durch entzündliche Einschmelzung des Lungengewebes haben sich Kavernen (*Hohlräume*) gebildet, deren Wände durch Kalkeinlagerung im Röntgenbild sichtbar sind. [T197]

einer offenen Tuberkulose sind z. B. in Sputum, Magensaft, Liquor oder Urin Tuberkulosebakterien nachweisbar, der Betroffene ist auf alle Fälle ansteckend! Bei einer geschlossenen Tuberkulose ist dies nicht der Fall.

Symptome und Befund, Diagnostik

Sputumgewinnung ➤ 10.2.3

Der Beginn einer Lungentuberkulose verläuft meist symptomarm und wenig charakteristisch. Evtl. bemerkt der Patient einen Leistungsabfall oder hat subfebrile Temperaturen, Nachtschweiß, Husten, evtl. mit (blutigem) Sputum, sowie Thoraxschmerzen. Einen ersten Anhalt kann ein Tuberkulin-Test geben (➤ Abb. 10.40). Eine sichere **Diagnose** ist jedoch nur durch Erregernachweis in Magensaft und Sputum möglich. Evtl. ist zum Keimnachweis eine bronchoalveoläre Lavage erforderlich.

Behandlung

Konservative Therapie
Die Behandlung der Tuberkulose ist primär konservativ. Sie wird über mehrere Monate mit einer Kombination tuberkulostatischer Medikamente behandelt. Unter dieser Therapie heilen die meisten Erkrankungen aus, sodass chirurgische Maßnahmen weit seltener erforderlich sind als früher.

Chirurgische Therapie
Bilden sich die (mutmaßlich) tuberkulösen Veränderungen unter einer adäquaten Therapie nicht zurück, muss eine histologische Untersuchung des Herdes erfolgen, da sich hinter jedem Rundherd prinzipiell auch ein Bronchialkarzinom oder ein in einem alten Tuberkel entstandenes Narbenkarzinom verbergen kann. Deshalb werden solche Herde über eine Thorakotomie oder videoassistierte Thorakoskopie (*VATS*, ➤ 10.3.5) reseziert und anschließend histologisch untersucht.

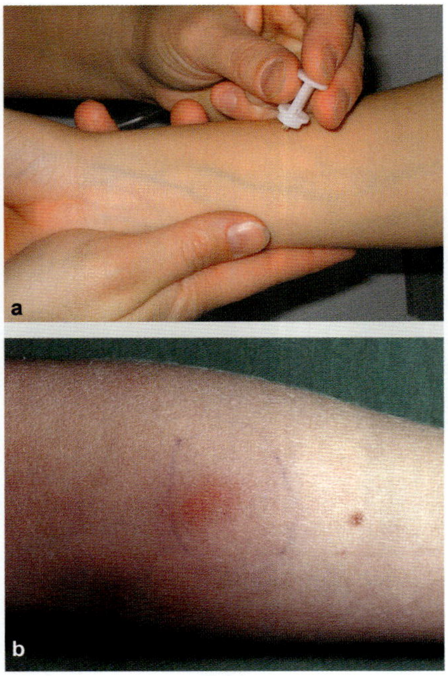

Abb. 10.40 Tuberkulin-Test. a) Der Multistempel (*Teststempel*) wird am Unterarm eingedrückt. Bis zum Ablesen soll der Patient dieses Hautareal nicht waschen. [M289] **b)** Die Kontrolle erfolgt am 3.–7. Tag nach dem Test. Dabei tastet der Untersucher die Teststelle ab. Das Testergebnis ist positiv, wenn eine Induration (*Gewebeverhärtung*) von mind. 2 mm Durchmesser tastbar ist. Der Test wird erst ca. sechs Wochen nach einer Infektion positiv. [O530]

Pflege

Endoskopische Untersuchungen: Thorakoskopie ➤ 10.3.5
Perioperative Pflege in der Thoraxchirurgie ➤ 10.4.3

Besteht bei einem Patienten der Verdacht auf eine **offene Lungentuberkulose** oder ist die Diagnose bereits gesichert, beachten die Pflegenden die Isolier- und Hygienemaßnahmen bei aerogen übertragbaren Erkrankungen. Die Isolier- und Hygienemaßnahmen werden eingehalten, bis drei an verschiedenen Tagen abgenommene Sputumproben negativ sind. In der Praxis ist davon auszugehen, dass der Patient ca. drei Wochen nach Beginn einer effektiven tuberkulostatischen Therapie nicht mehr ansteckend ist. [vgl. 13]

Untersuchung der Mitarbeiter notwendig

War die Tbc-Infektion eines Patienten nicht bekannt und wurden deshalb auch keine Schutzmaßnahmen ergriffen, müssen alle Mitarbeiter, die Kontakt mit dem Patienten hatten, dem Betriebsarzt der Klinik gemeldet werden, der die Betroffenen dann auf eine Ansteckung hin untersucht (*Umgebungsuntersuchung*). Die notwendigen Untersuchungen von Menschen, die mit dem Patienten Kontakt hatten, nicht aber in der Klinik arbeiten, veranlasst der Amtsarzt des Gesundheitsamtes, dem die Erkrankung ebenfalls gemeldet werden muss. [vgl. 13]

10.9 Lungenemphysem

DEFINITION

Lungenemphysem: Irreversible Überblähung des Lungengewebes durch Zerstörung der Trennwände zwischen Alveolen und terminalen Bronchioli. Dadurch Bildung immer größerer Emphysemblasen (➤ Abb. 10.41) mit:
- Verminderung der Gasaustauschfläche und Vergrößerung des Totraums. Endstadium: respiratorische Insuffizienz
- Abnahme von Lungengefäßen, Druckerhöhung im Lungenkreislauf und erhöhter Rechtsherzbelastung. Endstadium: chronisches Cor pulmonale

Krankheitsentstehung

Meist liegt dem **Lungenemphysem** (➤ Abb. 10.41) eine chronisch-obstruktive Bronchitis durch langjähriges Rauchen zugrunde. Nur in ca. 1–2 % liegt ein selten vererbter α_1-Antitrypsin-Mangel vor.

Symptome und Befund, Diagnostik

Leitsymptom des Lungenemphysems ist eine mit Krankheitsprozess zunehmende Belastungsdyspnoe. Ist eine chronische Bronchitis Ursache des Emphysems, kommen die für diese Erkrankung typischen Symptome hinzu, z. B. Husten und Auswurf.

Je nach Stadium der Krankheit finden sich eine Zyanose und ein Fassthorax (➤ Abb. 10.42). Bei Letzterem befinden sich die Rippen

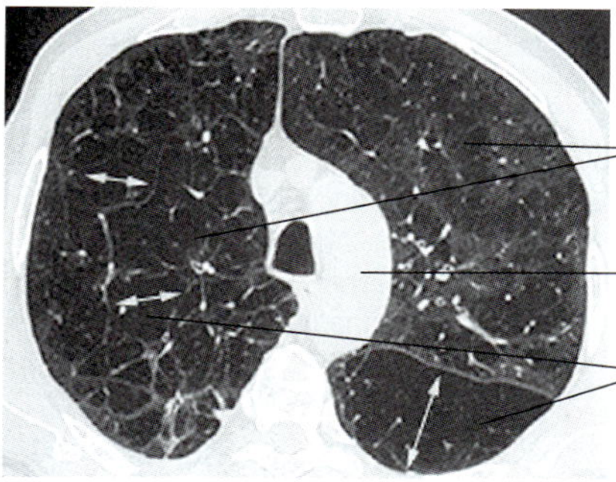

Abb. 10.41 CT-Befund in maximaler Inspiration bei beidseitigem Lungenemphysem. Deutlich sichtbar sind bis zu 5 cm große gefäßlose luftgefüllte Hohlräume. Die Unterlappenarterien sind deutlich schmäler als die zugehörigen normal weiten Bronchien. [M500]

nahezu in der Horizontalen, d. h. der Thorax verharrt ständig in Inspirationsstellung. Dadurch sind nur geringe Atembewegungen möglich und die Atemzugvolumina beim Ein- und Ausatmen nehmen ab. Im Spätstadium der Erkrankung bestehen zusätzlich die Zeichen einer Rechtsherzinsuffizienz, insbesondere lagerungsabhängige Ödeme (*Anasarka*), Halsvenenstauung, Appetitlosigkeit und Übelkeit.

Die **Verdachtsdiagnose** ist klinisch möglich. Lungenfunktionsprüfung (➤ 10.3.2), Blutgasanalyse (➤ 10.3.4), Röntgen-Thorax und CT bestätigen den Verdacht bzw. dienen der Einschätzung der respiratorischen Situation. Bei jüngeren Patienten ohne Risikofaktoren wird zu Ursachenklärung das α_1-Antitrypsin im Blut bestimmt.

Chirurgische Behandlung

Die **Behandlung** des Lungenemphysems ist primär konservativ. Eine chirurgische Intervention ist im weitfortgeschrittenen Stadium möglich. Bei einer **Lungenvolumenreduktion** (*LVR*) wird Lungengewebe entfernt. Die LVR ist für Patienten geeignet deren Emphysem nicht gleichmäßig über die Lunge verteilt, sondern in den kranialen oder kaudalen Lungenbezirken besonders ausgeprägt ist.

Bei der etwas weniger invasiven **bronchoskopischen Lungenvolumenreduktion** werden Ventile in einzelne Bronchien der emphysematösen Lungenfelder eingesetzt. Sie verschließen sich beim Einatmen, sodass keine neue Luft hineingelangt und die Überblähung langsam abgebaut werden kann. An diesen Stellen entstehen Atelektasen.

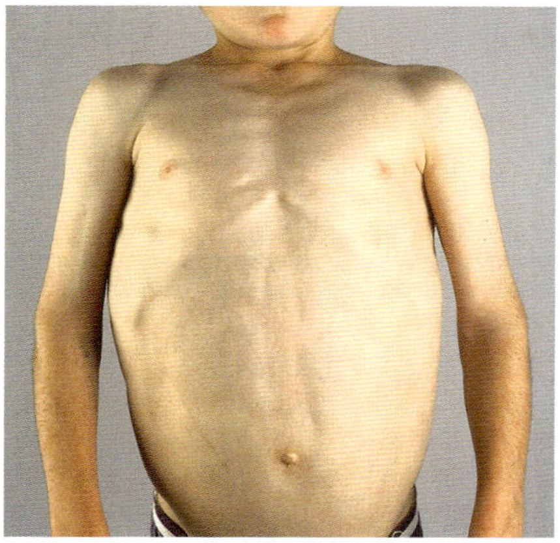

Abb. 10.42 Fassthorax. Patient mit dem typischen Bild. Die Rippen stehen fast horizontal, d.h. der Thorax des Patienten verharrt ständig in Inspirationsstellung. [T409]

Im Endstadium kann nur noch eine **Lungentransplantation** (➤ 10.5.4) helfen.

Pflege

Pflege bei Pleuradrainage ➤ 10.4.2
Perioperative Pflege in der Thoraxchirurgie ➤ 10.4.3

Die Pflegenden motivieren den Patienten, das Rauchen aufzugeben, weil nur so das Fortschreiten der Erkrankung verhindert werden kann; ungünstig ist auch das Passivrauchen. Patienten mit obstruktiver Lungenerkrankung sollen Kälte, auch kalte Getränke, und Nebel meiden, da sich hierdurch die Obstruktion verstärkt. Im fortgeschrittenen Stadium der Erkrankung ist häufig eine Langzeitsauerstofftherapie notwendig (➤ 10.4.1).

10.10 Bronchiektasen

DEFINITION

Bronchiektasen: Irreversible Erweiterung von Bronchien. Sie treten bevorzugt in den basalen Lungenabschnitten auf, besitzen eine zylindrische oder sackartige Form und können zur Verlegung der Bronchien führen.

Krankheitsentstehung

Angeborene Bronchiektasen sind eher selten und können auf Fehlbildungen in der Embryonalzeit oder angeborene Erkrankungen, z. B. Mukoviszidose, beruhen. **Erworbene Bronchiektasen** entstehen durch eine Schädigung der Bronchialwand, z. B. als Folge rezidivierender Infektionen der Atemwege bereits in der Kindheit, z. B. Bronchitis oder Pneumonie. Eine weitere Ursache sind Fremdkörper, Tumoren und Vernarbungen, die zu Stenosen im Bronchialsystem führen, die mit der Zeit durch Überblähung vorgeschalteter Bezirke zu Wanddefekten und Ausweitung führen.

Symptome und Befund, Diagnostik

In den erweiterten Bronchien sammelt sich Sputum, das im Krankheitsverlauf bakteriell besiedelt wird. Die Patienten husten vor allem morgens große Mengen Sputum ab, das als „maulvoll und übel riechend" charakterisiert wird. Oft leiden sie unter rezidivierenden Atemwegsinfektionen, Lungenabszessen (➤ 10.8.1), broncho-pleurale Fistel (➤ 10.7.5) und Pleuraempyemen (➤ 10.7.3, ➤ Abb. 10.43). Mit Fortschreiten der Erkrankung finden sich alle Zeichen einer respiratorischen Insuffizienz und in schwersten Fällen ein chronisches Cor pulmonale mit Ausbildung einer Rechtsherzinsuffizienz.

Die **Diagnose:** Im Röntgenbild weisen unspezifische, streifenförmige Verschattungen auf Bronchiektasen hin. Eine Bronchografie oder eine hochauflösende CT zeigen das genaue Ausmaß der Erkrankung.

Behandlung

Die **Behandlung** ist primär konservativ. Sie umfasst konsequente Physiotherapie mit Sekretdrainage und frühzeitige Antibiotikathe-

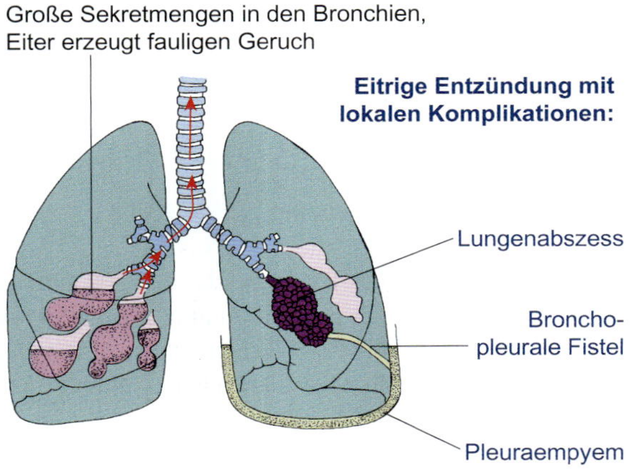

Abb. 10.43 Symptome und Komplikationen von Bronchiektasen. [L215]

rapie bei Infekten. Eine Lungenteilresektion, meist die Resektion eines Unter- oder Mittellappens oder der Lingula (*unteres Ende des linken Oberlappens*), ist indiziert, wenn der Patient unter rezidivierenden Atemwegsinfektionen leidet und die Bronchiektasen lokal begrenzt sind. In besonders schwerwiegenden Fällen kann eine Lungentransplantation erwogen werden (➤ 10.5.3). [vgl. 14]

10.11 Bronchial- und Lungentumoren

Benigne **Bronchial- und Lungentumoren** sind selten, maligne hingegen die häufigsten Tumoren. Die malignen Lungentumoren werden unterteilt in **primäre** (*vom Bronchial- oder Lungengewebe ausgehende*) und **sekundäre** (*metastatische*) **Tumoren.**

10.11.1 Gutartige Bronchial- und Lungentumoren

Gutartige Bronchial- und Lungentumoren, z. B. Fibrome, Lipome, Neurinome oder Teratome, sind meist symptomlos und werden daher oft zufällig diagnostiziert. Wie bei den gutartigen Brustwand- oder Mediastinaltumoren (➤ 10.6.3, ➤ 10.7.4) ist es auch bei den gutartigen Bronchial- und Lungentumoren sehr schwierig, sie von den bösartigen Varianten abzugrenzen. Selbst die histologische Abgrenzung gelingt nicht immer. Außerdem können gutartige Bronchial- und Lungentumoren Komplikationen durch die Kompression benachbarter Organe verursachen. Deshalb werden auch die (mutmaßlich) gutartigen Tumoren grundsätzlich reseziert.

10.11.2 Primäre Lungenmalignome: Bronchialkarzinome

DEFINITION

Bronchialkarzinom (*Lungenkarzinom, Lungenkrebs*): Maligner, vom Bronchialepithel ausgehender Tumor. Häufigster bösartiger Tumor der Atemwege und mit 25 % aller Krebstodesfälle häufigste zum Tode führende Krebserkrankung bei Männern, mit mehr als 14 % zweithäufigste Krebstodesursache bei Frauen.

Der Altersgipfel der Erkrankung liegt bei 55–65 Jahren, zunehmend sind jedoch auch junge Patienten von häufig weit fortgeschrittenen und besonders aggressiven Tumoren betroffen. Pro Jahr erkranken in Deutschland etwa 50 000 Menschen. Die individuelle Lebenserwartung ist stark vom Stadium der Erkrankung (TNM-Klassifikation) und dem histologischen Typus abhängig.

Krankheitsentstehung und Einteilung

Bei der Entstehung des Bronchialkarzinoms spielen eingeatmete Noxen die entscheidende Rolle. Dabei ist an erster Stelle das (aktive) Tabakrauchen zu nennen. Weitere Risikofaktoren sind berufliche Karzinogene, z. B. Asbest, Chrom oder Kohlenteer. Ist ein Raucher beruflichen Karzinogenen ausgesetzt, so potenziert sich sein Bronchialkarzinomrisiko.

Histologische Einteilung

Wichtig für die Behandlung ist insbesondere die histologische Unterscheidung zwischen **kleinzelligen** und **nicht-kleinzelligen Karzinomen.** Die WHO-Klassifikation (➤ Tab. 10.5) unterteilt die nicht kleinzelligen Bronchialkarzinome in vier histologische Typen, die weiter untergliedert werden können. Mischformen kommen vor. [vgl. 15]

Symptome und Befund, Diagnostik

Die Erstsymptome des Bronchialkarzinoms sind in der Regel Spätsymptome. Die **Symptome** und **Befunde** bei einem Bronchialkarzinom sind sehr variabel und hängen hauptsächlich von der Lokalisation und Ausdehnung des Tumors ab (➤ Abb. 10.44, ➤ Abb. 10.45, ➤ Abb. 10.46). Dem Patienten fallen zunächst länger anhaltender, eher trockener Reizhusten oder Veränderungen seines „Raucherhustens" auf. Auch blutiges Sputum oder Atemnot können erste Zeichen der Erkrankung sein.

Ein **Pancoast-Tumor** (*Karzinom der Lungenspitze,* ➤ Abb. 10.44) führt typischerweise durch Einwachsen in die Thoraxwand und Nervenreizung am Plexus brachialis zu hartnäckigen Thorax- und Armschmerzen sowie bei Infiltration des Grenzstranges (*Ganglion stellatum des N. sympathicus*) zu einem **Horner-Syndrom** (*Trias aus Lidsenkung, Pupillenverengung und Zurücksinken des Augapfels*). Ein Horner-Syndrom, Heiserkeit durch Beeinträchtigung des N. laryngeus recurrens oder gestaute Halsvenen sind

Tab. 10.5 WHO-Klassifikation der Bronchialkarzinome.

Histologischer Tumortyp	Häufigkeit (ca.)
Kleinzellige Karzinome	20 %
Nicht-kleinzellige Karzinome	
• Plattenepithelkarzinom	40 %
• Adenokarzinom	20 %
• Großzelliges Karzinom	10 %
• Sonstige Karzinoide	10 %

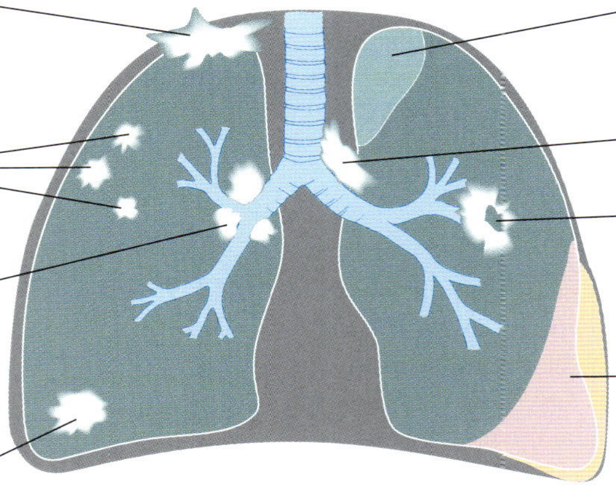

Abb. 10.44 Mögliche Befunde in der Röntgenaufnahme des Thorax bei einem Bronchialkarzinom. [L190]

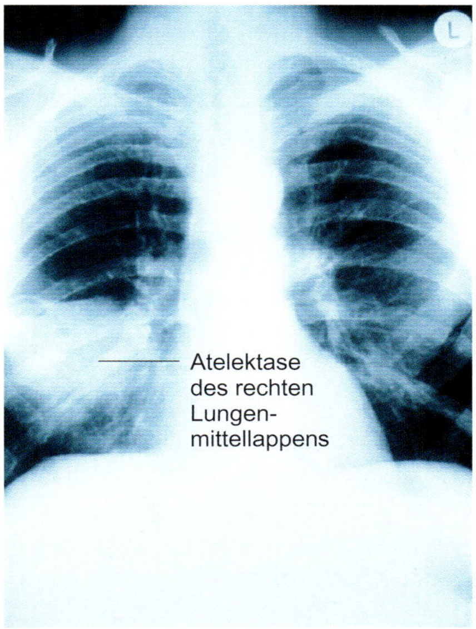

Abb. 10.45 Bronchialkarzinom. Röntgenaufnahme des Thorax bei einem 57-jährigen Patienten. Der Tumor hat den rechten Lappenbronchus verschlossen. Dadurch ist eine Atelektase (➤ 10.2.2) des rechten Mittellappens entstanden, die zu einer Verdichtung und verminderten Strahlendurchlässigkeit des entsprechenden Lungenareals geführt hat. [T127]

meist Zeichen organüberschreitenden Wachstums und damit der Inoperabilität. Rückenschmerzen, Wesensänderungen, Kopfschmerzen oder Lähmungen können Ausdruck einer bereits erfolgten Knochen- oder Gehirnmetastasierung sein.

Insbesondere kleinzellige Bronchialkarzinome verursachen **paraneoplastische Syndrome.** Dies sind Krankheitserscheinungen, die im Rahmen maligner Tumoren auftreten, jedoch weder durch direkte Tumorinfiltration noch durch Metastasen bedingt sind und dem Tumornachweis auch vorangehen können. Sie entstehen häufig durch vom Tumor produzierte hormonähnliche Stoffe. So produziert z. B. das kleinzellige Bronchialkarzinom oft Substanzen mit ACTH-ähnlicher Wirkung, die zu einem Cushing-Syndrom führen können (➤ 11.5.1).

Verschiedenste Untersuchungen sichern die **Diagnose** und die Tumorausbreitung:

- Röntgen Thorax (➤ Abb. 10.45, ➤ Abb. 10.46)
- Thorax-CT einschl. hochauflösender 3-D- oder Spiraltechnik (➤ Abb. 10.46)
- Bronchoskopie/Autofluoreszenz-Bronchoskopie und Histologiegewinnung durch Feinnadelbiopsie (➤ 10.3.5)
- Thorakoskopie und Mediastinoskopie (➤ 10.3.6)
- Positronenemissionsszintigrafie (*PET,* ➤ 10.3.5)
- Tumormarker (➤ 1.3.4) zur Verlaufskontrolle NSE (*neuronspezifische Enolase*), SCC (*squamous cell carcinoma antigen*), TPA (*tissue polypeptide antigen*) und CEA (*carcinoembryonales Antigen*). [vgl. 15]

Der histologische Typ bestimmt die Behandlung

Erst wenn der histologische Typ des Bronchialkarzinoms bekannt ist, kann eine spezifische Therapie erfolgen.

Ist die Tumordiagnose gesichert, wird geklärt, ob bereits Fernmetastasen vorliegen. Dazu dienen Ultraschalluntersuchungen des Abdomens, Schädel- und Abdomen-CT, Knochenszintigrafie und evtl. Mediastinoskopie.

Behandlung

Kurative Therapie

Ob eine kurative **Therapie** möglich ist, hängt von der Größe und Art des Tumors sowie von der Lungenfunktion (➤ 10.3.2) des Patienten ab:

- Bei **nicht-kleinzelligen Karzinomen** ist die Behandlung primär operativ. Meist ist eine Lobektomie, manchmal auch eine Pneumonektomie notwendig (➤ Tab. 10.3). Ist das Bronchialkarzinom bereits in den Herzbeutel oder die Brustwand infiltriert, kann eine erweiterte Lobektomie oder Pneumonektomie mit Resektion des Herzbeutels oder eines Brustwandanteils erforderlich sein. Postoperativ erfolgt je nach histologischem Typ des Tumors und dem Befall der Lymphknoten eine adjuvante Strahlen- oder Chemotherapie

10

- **Kleinzellige Karzinome** metastasieren sehr früh auf dem Blutweg, sodass zum Zeitpunkt der Diagnosestellung in aller Regel keine lokale, sondern eine generalisierte Tumorerkrankung anzunehmen ist. Eine Therapie mit kurativem Ziel ist daher nur bei einem geringen Teil der Patienten möglich und nie rein chirurgisch. In sehr frühen Erkrankungsstadien umfasst die Behandlung Operation, Chemo- und Radiotherapie. [vgl. 15]

Palliative Therapien

Bei der Mehrzahl der Patienten ist die Erkrankung zum Zeitpunkt der Diagnosestellung schon so weit fortgeschritten, dass eine kurative Therapie nicht mehr möglich ist. Dann können **palliative Therapien** wie Chemo- oder Strahlentherapie (➤ 1.5.4) den Tumor über Monate verkleinern oder sein Wachstum bremsen und so die Beschwerden des Patienten und seine Lebensqualität bessern und ihm eine Lebensverlängerung ermöglichen. Eine **palliative Lungenresektion** kann z. B. angezeigt sein bei Tumorblutung oder Retentionspneumonie. Weitere palliative Maßnahmen sind die Laserrekanalisation (*Wiedereröffnung mittels Laser*) und die Implantation bronchialer Endoprothesen aus Silikon oder Metall (*Stents*, ➤ 10.13.1), welche die verengten Bronchien offen halten sollen.

Pflege

Pflege vor, während und nach Operationen ➤ Kap. 4
Beobachten, Beurteilen und Intervenieren ➤ 10.1.5
Perioperative Pflege in der Thoraxchirurgie ➤ 10.4.3

Der Patient und seine Angehörigen müssen sich mit der Diagnose Lungenkrebs auseinandersetzen und die damit verbundene hohe psychische Belastung aushalten. Die Pflegenden helfen dem Patienten, indem sie für seine Angst Verständnis zeigen, sich Zeit nehmen für Gespräche bzw. Gespräche mit dem Arzt vermitteln und – soweit die Krankenhaussituation dies ermöglicht – dem Kranken das Gefühl der Geborgenheit geben.

Prinzipielles Pflegeziel bei palliativ behandelten Patienten ist es, dem Patienten in der verbleibenden Zeit die größtmögliche Lebensqualität zu erhalten. Im Vordergrund stehen Maßnahmen zur Linderung der Symptome, z. B. atemerleichternde Lagerungen und die Gabe von Analgetika.

Prognose

Nur bei den wenigen Patienten, deren Bronchialkarzinom noch keine Lymphknotenmetastasen verursacht hat und im Frühstadium erkannt und behandelt wird (*Tumorstadium T1N0*), ist die **Prognose** günstig. Ca. 90 % dieser Patienten können geheilt werden. Die durchschnittliche 5-Jahres-Überlebensrate beträgt lediglich 5 %.

10.11.3 Sekundäre Lungenmalignome

DEFINITION

Sekundäre Lungenmalignome (*Lungenmetastasen*): Bösartige Lungentumoren infolge Metastasierung anderer Karzinome. V.a. Mamma-, Nieren- und Prostatakarzinome oder Sarkome metastasieren häufig in die Lunge (➤ 1.5.2, ➤ Abb. 1.31).

Nicht wenige Patienten mit einem malignen Tumorleiden entwickeln im Krankheitsverlauf **sekundäre Lungenmalignome** (➤ Abb. 10.47). Während Lungenmetastasen bis vor wenigen Jahren als infaustes Tumorstadium angesehen wurden, gehen neuere Schätzungen davon aus, dass bis zu 30 % der Betroffenen von einer operativen Entfernung Lungenmetastasen profitieren können.

Behandlung

Eine kurative **Therapie** von Lungenmetastasen sollte nur dann versucht werden, wenn der Primärtumor und eventuelle Metastasen außerhalb der Lunge kurativ behandelt sind und die vollständige Entfernung aller computertomografisch sichtbaren Lungenmetastasen möglich erscheint. Maßgeblich sind dabei nicht nur die Zahl der Lungenmetastasen, sondern auch ihre Verteilung und ein eventueller Lymphknotenbefall. Prinzipiell reseziert der Arzt den metastasentragenden Lungenabschnitt möglichst parenchymsparend, oft durch Keilresektion (*Lungenresektionsverfahren* ➤ Tab. 10.3).

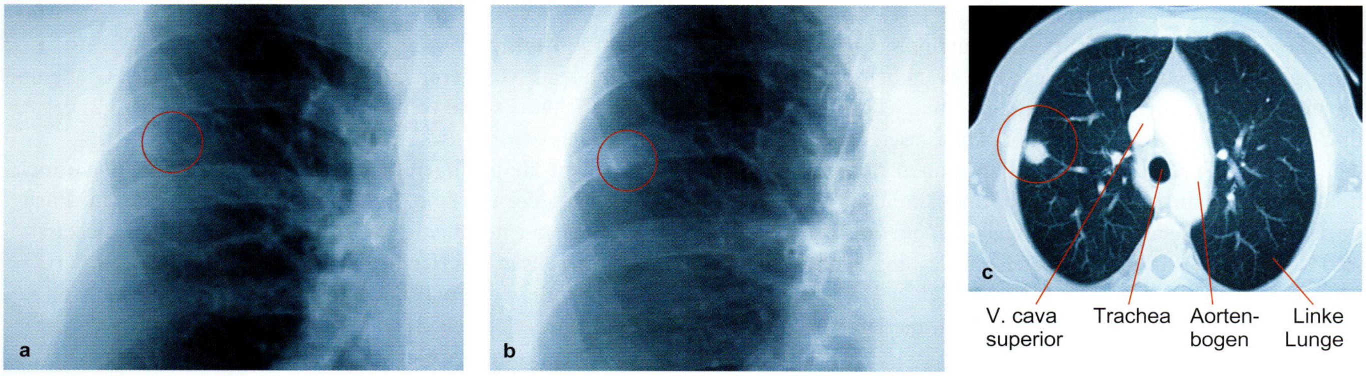

Abb. 10.46 Peripheres Bronchialkarzinom. a) Der Rundherd in der rechten Lunge ist fast nur zu erahnen. **b)** Erst im Vergleich mit dieser drei Monate später angefertigten Aufnahme kann der Rundherd als Anfangsstadium eines Bronchialkarzinoms gedeutet werden. **c)** Die Bestätigung des Tumors liefert die CT. [T197]

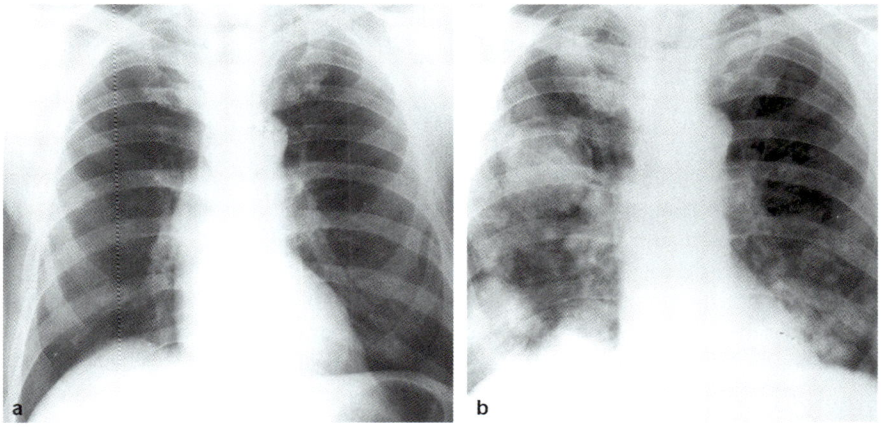

Abb. 10.47 Röntgen-Thorax. a) Röntgenbild der Lunge ohne Befund. **b)** Röntgenbild der Lunge mit multiplen Lungenmetastasen. [E467]

10.12 Erkrankungen des Mediastinums

10.12.1 Mediastinitis

DEFINITION

Mediastinitis: Akute oder chronische Entzündung des Bindegewebes im Mediastinum (*Mittelfellraum, Raum zwischen den beiden Lungenflügeln*).

Akute Mediastinitis

Krankheitsentstehung

Die lebensbedrohliche **akute Mediastinitis** ist meist Komplikation einer anderen Erkrankung (z. B. Bronchialkarzinom), eines Unfalls (z. B. Verschlucken von Gräten) oder einer ärztlichen Maßnahme (z. B. Endoskopie). Dabei ist entweder das Tracheobronchialsystem oder der Ösophagus perforiert, sodass Erreger über die entstandene Öffnung ins Mediastinum eintreten können. Eine akute Mediastinitis kann aber auch durch kontinuierliche Erregerausbreitung bei Infektionen benachbarter Strukturen bedingt sein.

Im lockeren Bindegewebe des Mediastinums breiten sich die Erreger aus und rufen eine schwere Entzündung hervor, aus der sich innerhalb kürzester Zeit eine generalisierte Sepsis entwickelt.

VORSICHT

Thoraxchirurgischer Notfall

Die akute Mediastinitis ist ein thoraxchirurgischer Notfall.

Symptome und Befund, Diagnostik

Der Patient ist schwer krank und zeigt die typischen Zeichen einer Sepsis: hohes, evtl. intermittierendes Fieber, Leukozytose, Tachypnoe, Tachykardie und Hypotonie bis hin zum septischen Schock. Auf das Mediastinum als Ort der Infektion weisen retrosternale Schmerzen und Schluckstörungen hin, bei einer Gefäßkompression auch eine obere Einfluss-Stauung. Bei einem durch Perforation entstandenen **Mediastinalemphysem** entwickelt sich zusätzlich ein Hautemphysem im Hals- und Gesichtsbereich.

Die **Diagnose:** Die Anamnese weist auf mögliche Ursachen der Mediastinitis hin. Ein Mediastinalemphysem ist im Röntgenbild als Mediastinalverbreiterung zu sehen. Hat eine Tracheobronchial- oder Ösophagusperforation Anschluss an den Pleuraspalt erhalten, kommt ein (Sero-)Pneumothorax (➤ 10.7.5) hinzu. Endoskopien sowie Röntgenuntersuchungen mit Kontrastmittel bestätigen die Verdachtsdiagnose und geben Auskunft über die Lokalisation und das Ausmaß einer evtl. ursächlichen Perforation.

Behandlung

Wegen der Schwere der Erkrankung muss der Patient meist bereits präoperativ auf der Intensivstation behandelt werden. Dort erhält er hochdosiert Antibiotika. Eine Operation ist fast immer erforderlich. Bei frischen Verletzungen kann das durch die Perforation entstandene Leck meist erfolgreich verschlossen werden, bei älteren Verletzungen (> 24 Std.) entwickelt sich nach einigen Tagen meist ein neues Leck. Ältere Verletzungen haben daher eine relativ schlechte Prognose.

Bei Tumorperforationen ist ein operativer Verschluss nicht möglich. Eine Operation hat nur in den seltenen Fällen einen Sinn, in denen der Tumor insgesamt entfernt werden kann. Ansonsten versucht der Arzt, das Sekret über Drainagen abzuleiten und so die septischen Auswirkungen zu mildern.

Pflege

Pflege vor, während und nach Operationen ➤ Kap. 4
Beobachten, Beurteilen und Intervenieren ➤ 10.1.5
Perioperative Pflege in der Thoraxchirurgie ➤ 10.4.3

Meist ist eine längerfristige Intensivpflege mit maschineller Beatmung erforderlich.

Chronische Mediastinitis

Eine **chronische Mediastinitis** kommt nur selten vor. Sie ist Folge einer akuten Mediastinitis oder entwickelt sich auf dem Boden einer granulomatösen oder fibrosierenden Entzündung. Manchmal ist keine Ursache zu finden. Eine chirurgische Behandlung ist wegen der diffusen Veränderungen nicht möglich.

10.12.2 Mediastinaltumoren

Im Mediastinum können zahlreiche, histologisch völlig verschiedenartige Tumoren auftreten. Für die Einteilung dieser **Mediastinaltumoren** existieren vielfältige Schemata; hier ist eines dargestellt, das das Mediastinum in drei Bereiche gliedert (➤ Abb. 10.48). Die Lokalisation des Tumors ist ein wichtiges Kriterium für das diagnostische Vorgehen und die Wahl des Operationszugangs.

Symptome und Befund, Diagnostik

Kleinere Tumoren sind meist asymptomatisch und werden nur zufällig bei Röntgenuntersuchungen entdeckt. Größere Tumoren können je nach Lage und Größe benachbarte Strukturen komprimieren und dadurch **Symptome** hervorrufen, z. B. Dyspnoe oder Stridor durch Kompression der Trachea, Dysphagie durch Einengung des Ösophagus oder eine obere Einfluss-Stauung durch Kompression der V. cava superior. Drückt der Tumor auf umgebende Nerven, z. B. den N. laryngeus recurrens, N. vagus oder N. phrenicus, können z. B. Husten, Heiserkeit, Singultus (*Schluckauf*), Herzrhythmusstörungen oder gastrointestinale Symptome auftreten.

Die **Diagnostik:** Die Röntgenaufnahme des Thorax liefert die Verdachtsdiagnose und zeigt meist auch die Lokalisation und ungefähre Ausdehnung des Tumors. In Computer- oder Kernspintomografie sind die genaue Tumorausdehnung, Infiltrationen in Nachbarorgane oder in die Brustwand sowie bereits entstandene Metastasen zu sehen. Eine Szintigrafie erlaubt den Ausschluss einer intrathorakalen Struma (➤ 11.3.3). Da die verschiedenen Mediastinaltumoren unterschiedlich behandelt werden, ist häufig eine Biopsie zur histologischen Artdiagnose des Tumors erforderlich.

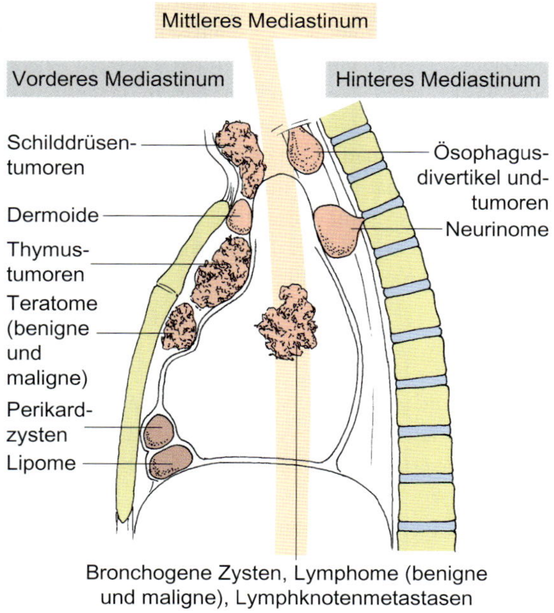

Abb. 10.48 Überblick über die Mediastinaltumoren. Einzelne Tumorarten treten typischerweise nur in einem der Mediastinalabschnitte auf. Das Thymom beispielsweise ist nahezu ausschließlich im vorderen Mediastinum lokalisiert. Dies ermöglicht, von der Lokalisation auf die Art des Tumors zu schließen. [L190]

Behandlung

Maligne Lymphome und Lymphknotenmetastasen (etwa eines kleinzelligen *Bronchialkarzinoms,* ➤ 10.11.2), werden primär mit Strahlen- und Chemotherapie behandelt. Eine Operation zur Tumorreduktion (*Debulking*) kann sinnvoll sein.

Bei allen anderen Tumoren bietet nur die Resektion Aussicht auf Heilung oder wesentliche Prognoseverbesserung:

- Benigne Tumoren können, auch wenn sie extrem groß sind, meist relativ problemarm und mit geringem Risiko entfernt werden
- Malignome werden abhängig von der Tumorgröße, dem (mutmaßlichen) Ansprechen des Tumors auf Strahlen- oder Chemotherapie und der Dringlichkeit der Operation entweder zuerst reseziert und dann ggf. mit einer Strahlen- und Chemotherapie nachbehandelt oder erst nach deren Vorbehandlung reseziert.

Kleine benigne Tumoren können evtl. videoassistiert thorakoskopisch (*VATS,* ➤ 10.3.6) entfernt werden, möglichst bereits im Rahmen der ersten diagnostischen Thorakoskopie. Ansonsten ist der häufigste operative Zugang zum vorderen Mediastinum die mediane Sternotomie (➤ Abb. 13.15), bei lateral oder dorsal lokalisierten Tumoren eine laterale Thorakotomie (➤ Abb. 10.30).

Myasthenia gravis und Thymustumoren

Die **Myasthenia gravis,** eine Autoimmunerkrankung mit Antikörperbildung gegen die Azetylcholinrezeptoren der motorischen Endplatte, ist in bis zu 80 % der Fälle von einer Hyperplasie (*Vergrößerung durch Zunahme der Zellen*) des Thymus oder gar einem Thymustumor (*Thymom*) begleitet. Die Entfernung der Thymusdrüse einschließlich des umgebenden Fettgewebes kann, wenn die Operation im Frühstadium der Erkrankung erfolgt, bei bis zu 90 % der Patienten die Erkrankung heilen oder zumindest bessern.

Pflege

Pflege vor, während und nach Operationen ➤ Kap. 4
Beobachten, Beurteilen und Intervenieren ➤ 10.1.5
Perioperative Pflege in der Thoraxchirurgie ➤ 10.4.3
Pflege bei Pleuradrainage ➤ 10.4.2

Insbesondere nach erweiterten Resektionen können Komplikationen auftreten, z. B. eine respiratorische Insuffizienz (➤ 10.2.2) infolge einer Zwerchfellparese durch Resektion oder Schädigung des N. phrenicus, Herzrhythmusstörungen oder eine Perikardtamponade (➤ 13.10.1) nach Perikardresektionen oder eine obere Einfluss-Stauung nach prothetischem Ersatz der V. cava oder V. bra-

10

chiocephalica. Deshalb werden die Patienten postoperativ zunächst auf der Intensivstation betreut.

Bei der Lagerung und bei der Mobilisation des Patienten achten die Pflegenden darauf, den Patienten stets achsengerecht zu bewegen, um eine Sternuminstabilität zu vermeiden (➤ 13.1.6). Diese kann schwerwiegende Infektionen, etwa des Sternums oder des Mediastinums sowie Störungen der Atemmechanik bis hin zur Ateminsuffizienz nach sich ziehen. Erster Hinweis auf diese Komplikation ist häufig eine **Krepitation** (*Knochenreiben*), die der Patient als „knackendes Geräusch" etwa während des Hustens oder bei Bewegungen wahrnimmt.

10.13 Erkrankungen der Trachea

10.13.1 Trachealstenose und Tracheomalazie

DEFINITION

Trachealstenose: Einengung der Luftröhre durch narbige Schrumpfung oder Kompression von außen.

Tracheomalazie (*Knorpelerweichung*): Pathologische Erweichung eines oder mehrerer Trachealknorpel, ggf. auch des Kehlkopfs. Dadurch entsteht ein Stabilitätsverlust der Trachealwand mit Einengung des Lumens bis zum Trachealkollaps. Sie kann angeboren oder erworben sein.

Krankheitsentstehung

Eine **Trachealstenose** entsteht vor allem durch Tumoren von außen, Tubus/Trachealkanüle mit Cuff im Rahmen einer Langzeitbeatmung oder entzündlicher Prozesse, die dann zur narbigen Schrumpfung und zu großen Strumen (➤ 11.3.4) führen. Selten ist sie durch einen endotracheal wachsenden Tumor bedingt. Eine **Tracheomalazie** entsteht häufig als Folge einer Langzeitbeatmung (mehrere Jahre), aber auch durch chronische Infektionen.

Symptome und Befund, Diagnostik

Leitsymptom ist eine Dyspnoe mit inspiratorischem Stridor, denn durch den zunehmenden Unterdruck während der Einatmung verengt sich die Trachea (➤ Abb. 10.49).

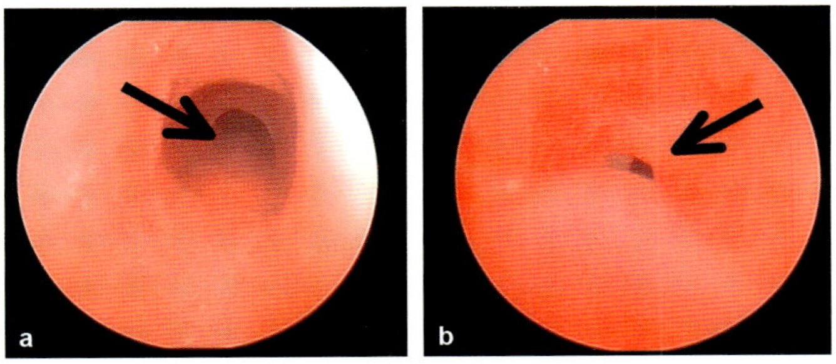

Abb. 10.49 Trachealstenosen in der endoskopischen Darstellung. **a)** Subglottische (*direkt unterhalb des Kehlkopfs*) Trachealstenose. **b)** Deutliche Verengung der Trachea direkt oberhalb der Carina (*Teilungsstelle Trachea – Hauptbronchien*). [F428]

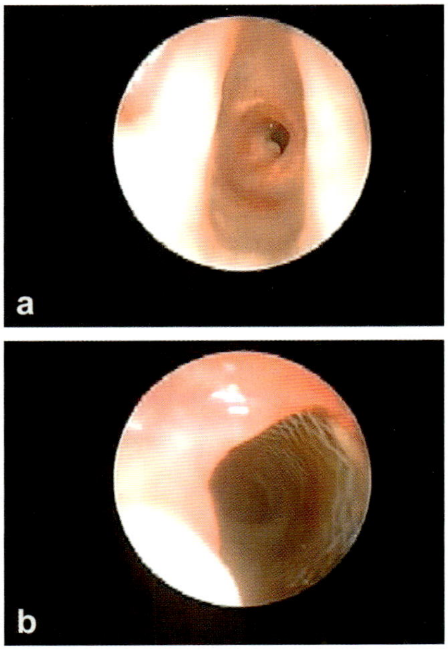

Abb. 10.50 Trachealstenose. a) Endoskopischer Befund vor Behandlung. **b)** Trachealstent, zur Stabilisierung und Offenhaltung der Trachea. [F444-003]

Die **Diagnose:** In der Lungenfunktionsuntersuchung ist eine Erhöhung des Widerstands in den zentralen Atemwegen nachweisbar. Eine Laryngo-Tracheoskopie zeigt die Art, die Lokalisation und das Ausmaß der Schädigung.

Behandlung

Je nach Schweregrad der **Trachealstenose** stehen verschiedene **Therapieoptionen** zur Verfügung:

- Vorübergehende Intubation und Schienung mit einem Endotrachealtubus
- Tracheostomie mit Einlage einer langen Trachealkanüle, die die Stenose überbrückt
- Endoskopische Dilatation der Engstelle und Offenhalten mit einem Stent (➤ Abb. 10.50)
- Einschneiden von Narben mit einem Laser
- Injektion von Kortison zur Vermeidung einer weiteren Narbenbildung
- Operative Entfernung des stenosierten Teils und End-zu-End-Anastomose. Dies ist allerdings nur möglich, wenn nicht mehr als ca. 6–8 cm reseziert werden müssen.

Die **angeborene Tracheomalazie** heilt meist innerhalb von 12–18 Monaten von selbst aus, sodass meist keine Therapie notwendig ist. Gegebenenfalls benötigen die Kinder Sauerstoff.

Die **Behandlung** der **erworbenen Tracheomalazie** richtet sich nach der Ursache. Zunächst muss die Atmung durch eine Tracheostomie und Trachealkanüle sichergestellt werden. Infrage kommen dann z. B. die Entfernung von Tumoren und Strumen, die von außen auf die Trachea drücken oder die Antibiotikagabe bei infektbedingter Instabilität. Gegebenenfalls ist der Einsatz eines Stents oder die Schienung der Trachea von außen notwendig. Bei kurzstreckiger Malazie kann der Teil der Trachea entfernt und die Enden End-zu-End anastomosiert werden.

Pflege bei Trachealresektion

Pflege vor, während und nach Operationen ➤ Kap. 4
Perioperative Pflege in der Thoraxchirurgie ➤ 10.4.3

Postoperativ achten Pflegende darauf, dass der Kopf des Patienten nicht überstreckt, sondern leicht nach vorn gebeugt gelagert ist, um einen zu großen Zug auf die Anastomose zu vermeiden (*Lagerung nach Schilddrüsenoperation* ➤ 11.3.1). Der Patient darf den Kopf noch mehrere Wochen nicht überstrecken. Aufgrund der Schleimhautschwellung besteht die Gefahr einer akuten Verlegung der Atemwege, entweder durch die Schwellung oder durch Trachealsekret. Die Pflegenden überwachen deshalb die Atmung des Patienten engmaschig und achten insbesondere auf einen Stridor. Außerdem führen sie regelmäßige Atemtherapie und Inhalationen durch.

VORSICHT

Blutiges Sputum

Bei neu auftretendem blutigem Sputum umgehend den Arzt informieren, da dies ein Hinweis auf eine beginnende Anastomoseninsuffizienz sein kann.

10.13.2 Trachealperforation

Krankheitsentstehung

Trachealperforationen entstehen meist im Rahmen eines Thorax- oder Polytraumas, selten durch perforierende Verletzungen, z. B. Messerstich oder Schuss. Weitere Ursachen sind Tumoren oder Druckulzera, die z. B. durch Langzeitintubation entstanden sind. Traumatisch bedingte Trachealperforationen sind meist am Hals, in der distalen Trachea oder im Bereich der Bifurkation lokalisiert. Die nicht traumatisch bedingten Perforationen können alle Abschnitte der Trachea betreffen.

Symptome und Befund, Diagnostik

Bei unfallverletzten Patienten weisen ein progredientes Mediastinalemphysem, blutiges Trachealsekret und ein Pneumothorax auf die Trachealperforation hin. Wichtigste diagnostische Maßnahme ist die Bronchoskopie, die fast immer unter schlechten Untersuchungsbedingungen durchgeführt werden muss.

Iatrogene Verletzungen werden entweder sofort bei der Entstehung bemerkt oder fallen durch ein Mediastinalemphysem oder eine Mediastinitis auf. Manchmal werden sie gar nicht diagnostiziert. Dann weist später nur eine narbige Stenose auf die Verletzung hin.

Behandlung

Bei frischen Verletzungen und progredientem Mediastinalemphysem ist eine Operation indiziert. Abhängig vom bronchoskopischen und intraoperativen Befund wird die Perforation übernäht oder führt eine Trachealresektion mit End-zu-End-Anastomose durchgeführt (➤ 10.13.1). Narbige Stenosen können mittels Kortison, Laser oder Stent behandelt werden.

10

10.13.3 Tracheobronchiale Fisteln

DEFINITION

Tracheobronchiale Fistel: Angeborene oder erworbene pathologische Verbindung zwischen der Trachea oder dem Bronchialbaum und einer anderen Körperhöhle oder einem Hohlorgan, z. B. einer Arterie (*arteriotracheale Fistel*) oder dem Ösophagus (*ösophagotracheale Fistel*).

Bei **ösophagotrachealen Fisteln** besteht eine pathologische Verbindung zwischen der Trachea und dem Ösophagus (➤ 5.5.2).

Krankheitsentstehung und Einteilung

Benigne Fisteln zwischen Ösophagus und Trachea sind meist Folge von Druckschäden der Trachealwand durch einen Endotrachealtubus bzw. einer Trachealkanüle. Seltener bilden sie sich nach traumatischen Trachealeinrissen oder im Rahmen einer mediastinalen Lymphknotentuberkulose (➤ 10.8.3). Angeborene Fisteln treten häufig im Zusammenhang mit einer Ösophagusatresie (➤ 5.5.2) auf, seltener ohne gleichzeitige Veränderungen am Ösophagus als H-Fistel. Diese Bezeichnung beschreibt bildhaft die quere Fistelverbindung zwischen den beiden längs verlaufenden Organen. Angeborene Fisteln manifestieren sich meist sehr früh durch die begleitende Ösophagusfehlbildung sowie durch rezidivierende bronchopulmonale Infekte und Aspirationen.

Maligne Fisteln sind meist Folge eines fortgeschrittenen Ösophaguskarzinoms (➤ 5.5.6), seltener eines Malignoms des Tracheobronchialsystems oder der Schilddrüse.

Symptome und Befund, Diagnostik

Bei beatmeten Patienten ist die **Symptomatik** sehr diskret. Oft fällt lediglich ein vermehrt notwendiges Absaugen auf, manchmal ist das abgesaugte Trachealsekret sichtbar mit Mageninhalt vermischt. Der nicht beatmete Patient leidet unter Husten, der jeweils unmittelbar nach dem Schlucken auftritt und durch die Aspiration ausgelöst wird. Diese wiederholten Aspirationen und der Reflux von Magensaft in das Bronchialsystem führen zu lebensbedrohlichen und schwer therapierbaren Pneumonien. Bronchoskopie, Ösophagoskopie und Röntgendarstellung mit Kontrastmittel sichern die Verdachtsdiagnose.

Behandlung

Eine Operation ist nur dann erfolgversprechend, wenn sie bei stabilem Allgemeinzustand des Patienten durchgeführt wird. Gerade dies ist aber nur schwer zu erreichen, da die Fistel immer wieder zu Komplikationen (v. a. Pneumonien) führt, die eine Erholung des Patienten und damit eine Stabilisierung seines Allgemeinzustands verhindern.

Kleine, benigne Fisteln kann der Thoraxchirurg oft direkt verschließen. Größere benigne Wanddefekte erfordern eine Segmentresektion der Trachea (➤ 10.13.1).

Bei malignen ösophagotrachealen Fisteln ist eine Trachealresektion nur in Ausnahmefällen möglich, die Behandlung ist ganz überwiegend palliativ. In günstigen Fällen kann eine endoskopische Stenteinlage (➤ Abb. 10.50) in den Ösophagus (seltener in die Trachea) die Fistelöffnung abdecken und so die normale Ernährung und eine erträgliche Lebensqualität sichern. Ansonsten werden diese Patienten mit enteraler Ernährung über eine PEG behandelt. Trotzdem leiden viele Patienten unter der ständigen Aspiration von Speichel.

Transferaufgabe

Ronny Münzer ist 42 Jahre alt, verheiratet und hat zwei Söhne (6 und 8 Jahre alt). Seit einigen Monaten leidet er nicht nur an hartnäckigem unproduktivem Husten, sondern auch immer wieder an Erkältungen und grippalen Infekten. Da er sonst keinerlei Beschwerden hat und auch noch nie wirklich krank war, sucht Herr Münzer auf Anraten seiner Frau seine Hausärztin auf, die ihn gründlich untersucht. In der Anamnese erzählt Herr Münzer, dass er bis zur Geburt des zweiten Kindes starker Raucher mit zwei Schachteln Zigaretten pro Tag war. In der klinischen Untersuchung gibt Herr Münzer auf Nachfrage an, seit Kurzem nicht mehr so belastbar wie früher zu sein. Vor allem beim Fahrradfahren und beim Fußballspielen mit seinen Kindern braucht er mehr Pausen als noch vor einem halben Jahr. Da es außer einer Atemfrequenz von 22 Atemzüge/Min. keine weiteren Ergebnisse in der körperlichen Untersuchung gibt, veranlasst die Hausärztin ein Thoraxröntgen in zwei Ebenen.

Im Röntgenbild ergibt sich durch eine Raumforderung im Lobus medius sinistrum die Verdachtsdiagnose Bronchialkarzinom, die im anschließenden CT bestätigt wird. Es folgen eine Bronchoskopie mit Biopsie zur Histologie sowie eine Metastasensuche mit Abdomen- und Schädel-MRT, außerdem eine Knochenszintigrafie. Es wird ein kleinzelliges Bronchialkarzinom T2 N1 M0 diagnostiziert, das mit einem kurativen Anspruch mittels Lobektomie und adjuvanter Chemotherapie (4 Zyklen Cisplatin und Etoposid) sowie präventiver Schädelbestrahlung therapiert wird.

Aufgabe 1

- Präoperativ wird eine Lungenfunktionsdiagnostik durchgeführt. Erläutern Sie, welche Lungenvolumina von besonderer Bedeutung sein könnten (➤ 10.3.2).
- Postoperativ wird kontinuierlich die Sauerstoffsättigung gemessen. Beschreiben Sie das Messverfahren und erklären Sie, was die Sauerstoffsättigung aussagt (➤ 10.3.3).

Aufgabe 2

Definieren Sie den Begriff Lobektomie. Welche weiteren Lungenresektionsverfahren gibt es? Erklären Sie die Unterschiede (➤ 10.5.2).

Aufgabe 3

Nach offenen Operationen an der Lunge wird in der Regel eine Pleuradrainage gelegt, so auch bei Herrn Münzer. In der postoperativen Phase begleitet Sie eine neue Auszubildende auf der Station, die noch keine Pleuradrainage gesehen hat.

- Erklären Sie in diesem Zusammenhang das Ziel der Pleuradrainage und ihre Lage.
- Unterscheiden Sie Pleuradrainagen mit Schwerkraft von denen mit Sog.
- Heute werden häufig Einmalsysteme verwendet. Erklären Sie der Auszubildenden die Begriffe Wasserschloss, Sekretsammelkammer, Sogkontrollkammer, Positivitäts-Entlastungsventil an einem Einmalsystem (ggf. anhand der ➤ Abb. 10.22 im Buch). Wo finden sich die Anschlüsse für die Pleuradrainage und den Sog?
- Erläutern Sie ihr die Pflegemaßnahmen bei liegender Pleuradrainage (➤ 10.4.2).

Literatur und Kontaktadressen

LITERATURNACHWEIS

1. Bundesministerium der Justiz und für Verbraucherschutz: Gesetz zur Einführung eines Rauchverbotes in Einrichtungen des Bundes und öffentlichen Verkehrsmitteln. Aus: www.gesetze-im-internet.de/bnichtrschg/ (letzter Zugriff: 3.3.2017)
2. Gerstel A., Teschner H.: Physiotherapie bei chronischen Atemwegs- und Lungenerkrankungen – Evidenzbasierte Praxis. Heidelberg: Springer Verlag, 2010.
3. www.lungentrainer.de (letzter Zugriff: 3.3.2017).
4. Neubauer P.: Atemtherapie mit EzPAP®. Pflegen Intensiv. 2012; 3: S. 38–41.
5. EzPAP Positive Airway Pressure System. Aus: www.smiths-medical.com/de/plugins/news/2012/Sep/ezpap-positive-airway-pressure.html (letzter Zugriff: 3.3.2017).
6. Produktbroschüre zum CoughAssist von Philips Respironics. Aus: www.philips.de/healthcare/product/HC1098159/coughassist-e70-simuliert-einen-hustenstoss (letzter Zugriff: 3.3.2017).
7. Gebrauchsanweisung CoughAssist E70. Aus: www.hul.de/wp-content/uploads/2014/10/CoughAssist-E70-Manual-German.pdf (letzter Zugriff: 3.3.2017)
8. Deutsche Stiftung Organtransplantation (DSO). Jahresbericht 2015. Aus: www.dso.de/uploads/tx_dsodl/DSO_JB_2015_Web_2.pdf (letzter Zugriff: 3.3.2017).
9. Transplantationszentrum München der LMU: Lungentransplantation. Aus: www.klinikum.uni-muenchen.de/Transplantationszentrum/de/patienten/lungentransplantation/index.html (letzter Zugriff: 3.3.2017).
10. Schild, H.H. et al.: Therapieoptionen bei Chylothorax. Aus: Deutsches Ärzteblatt, Jg. 110, Heft 48, November 2013.
11. Neumann, V. et al.: Malignes Pleuramesotheliom. Aus: Deutsches Ärzteblatt, Jg. 110, Heft 18, S. 319–326, 2013.
12. Hofmann, H-S.: Indikationen und Technik der hyperthermen intrathorakalen Chemotherapieperfusion (HITHOC) in der Thoraxchirurgie. Aus: Surgi-

cal Tribune – Leseprobe. Aus: www.surgical-tribune.com/htdocs/uploads/printarchive/editions/0b776af2d593ad70403e516d42a39227_14-15.pdf (letzter Zugriff: 3.3.17).
13. Robert Koch-Institut: RKI-Ratgeber für Ärzte – Tuberkulose. Stand 2/2013. Aus: www.rki.de/DE/Content/Infekt/EpidBull/Merkblaetter/Ratgeber_Tuberkulose.html (letzter Zugriff: 3.3.17).
14. Rademacher, J. Welte, T.: Bronchiektasen – Diagnostik und Therapie. Aus: Deutsches Ärzteblatt, Jg. 108, Heft 48, S. 809–15, 2011. www.aerzteblatt.de/archiv/115015 (letzter Zugriff: 3.3.17).
15. Goeckenjan, G et al.: Interdisziplinäre S3-Leitlinie der Deutschen Gesellschaft für Pneumologie und Beatmungsmedizin und der Deutschen Krebsgesellschaft: Prävention, Diagnostik, Therapie und Nachsorge des Lungenkarzinoms, Thieme Verlag GmbH, Stuttgart, 2010.

KONTAKTADRESSEN

Aktionsbündnis Nichtrauchen: www.aktionsbuendnis-nichtrauchen.de
Bundesverband der Organtransplantierten e. V. www.bdo-ev.de
Deutsche Atemwegsliga e. V.: www.atemwegsliga.de
Deutsche Gesellschaft für Pneumologie: www.pneumologie.de
Deutsche Gesellschaft für Thorax-, Herz- und Gefäßchirurgie (*DGTHG*): www.dgthg.de
Deutsche Gesellschaft für Thoraxchirurgie (*DGT*): www.dgt-online.de
Deutsche Krebshilfe e. V.: www.krebshilfe.de
Deutsche Lungenstiftung e. V.: www.lungenstiftung.de
Deutsche Stiftung Organtransplantation: www.dso.de
Krebsinformationsdienst (*KID*) am Deutschen Krebsforschungszentrum Heidelberg: www.krebsinformation.de
Nichtraucher-Initiative Deutschland e. V.: www.nichtraucherschutz.de
Patientenliga Atemwegserkrankungen e. V.: www.patientenliga-atemwegserkrankungen.de

WEITERFÜHRENDE LITERATUR

Bundesministerium der Justiz und für Verbraucherschutz: Gesetz zur Einführung eines Rauchverbotes in Einrichtungen des Bundes und öffentlichen Verkehrsmitteln. www.gesetze-im-internet.de/bnichtrschg.
Dierkesmann, R., Kaiser, S.: Endlich durchatmen. Wirksame Atemübungen bei Asthma, Bronchitis und COPD. 2. Aufl. Stuttgart: Trias Verlag, 2015.
Esche, B., Geiseler, J., Karg, O. (Hrsg.): Lehrbuch für Atmungstherapeuten. Berlin: Deutsche Gesellschaft für Pneumologie und Beatmungsmedizin, 2016.
Gerlach, M., Kiefer, T.: Physiotherapie in der Thoraxchirurgie. Heidelberg: Springer Verlag, 2012.
Kiefer, T. (Hrsg.): Thoraxdrainagen. Heidelberg, Springer Verlag, 2016.
Menche, N., Brandt, I. (Hrsg.): PK Innere Medizin. 6. Aufl. München: Elsevier Verlag, 2013.
Schäfer, S. et al.: Fachpflege Beatmung. 7. Aufl. München: Elsevier Verlag, 2015.
Schneider, P.: Thoraxchirurgie: Klinische Strategien und Perioperatives Management für Allgemeinchirurgen. Heidelberg: Springer Verlag, 2013.
Van Gestel, A.J.R., Teschler, H.: Physiotherapie bei chronischen Atemwegs- und Lungenerkrankungen: Evidenzbasierte Praxis. 2. Aufl. Heidelberg: Springer Verlag, 2014.

KAPITEL

11 Pflege von Menschen mit endokrinologischen Erkrankungen

11.1 Hauptbeschwerden und Leitsymptome bei Erkrankungen der Hormondrüsen 437

11.2 Der Weg zur Diagnose in der endokrinen Chirurgie 438
11.2.1 Anamnese und körperliche Untersuchung 438
11.2.2 Blutuntersuchungen bei endokrinologischen Erkrankungen 438

11.3 Schilddrüsenerkrankungen 438
11.3.1 Perioperative Pflege bei Schilddrüsenoperationen . . 438
11.3.2 Schilddrüsendiagnostik 440
11.3.3 Operationen an der Schilddrüse 441
11.3.4 Struma 441
11.3.5 Euthyreote Struma 442
11.3.6 Hyperthyreose 443
11.3.7 Entzündliche Schilddrüsenerkrankungen 444
11.3.8 Schilddrüsenkarzinom 445

11.4 Erkrankungen der Nebenschilddrüsen 446
11.4.1 Hyperparathyreoidismus 446
11.4.2 Hypoparathyreoidismus 447

11.5 Erkrankungen der Nebennieren 447
11.5.1 Überfunktion der Nebennierenrinde 447
11.5.2 Nebennierenrindeninsuffizienz 450
11.5.3 Überfunktion des Nebennierenmarks: Phäochromozytom 451

11.6 Neuroendokrine Tumoren 452
11.6.1 Überblick 452
11.6.2 Insulinom 452
11.6.3 Karzinoid 452
11.6.4 Multiple endokrine Neoplasien 452

11.7 Adipositas 453

DEFINITION

Endokrines System (*Endokrinium, Hormonsystem*): Funktionelle Einheit, bestehend aus allen hormonbildenden (*endokrinen*) Organen und ihren Steuer- und Regulationszentren.
Endokrinologie: Teilgebiet der inneren Medizin, das sich mit den Funktionen der Hormone und der hormonbildenden Organe sowie der Diagnostik und Therapie von Störungen des endokrinen Systems beschäftigt.
Endokrine Chirurgie: Spezialisierung innerhalb der Chirurgie, befasst sich mit der operativen Therapie an endokrinen Organen.

Zum **endokrinen System** werden Organe wie die Hirnanhangsdrüse (*Hypophyse*), Schilddrüse, Nebenschilddrüsen, Nebennieren, endokrines Pankreas, Hoden, Eierstöcke und das neuroendokrine System (in verschiedenen Organen, v. a. Magen-Darm-Trakt, verstreut liegende hormonbildende Zellen) gezählt.

Gemeinsam haben sie alle die Fähigkeit, Hormone zu produzieren. Erkrankungen des endokrinen Systems werden hauptsächlich vom Allgemeinmediziner oder vom Internisten behandelt. Kann die Erkrankung mit konservativen Maßnahmen nicht ausreichend behandelt werden und ist eine Operation erforderlich, nimmt ein Allgemein- oder Viszeralchirurg den Eingriff vor. Operative Eingriffe im Bereich der Hypophyse oder des Hypothalamus gehören zum Aufgabengebiet des Neurochirurgen. Erkrankungen des Hodens behandelt der Urologe (➤ Kap. 12), Erkrankungen der Eierstöcke der Gynäkologe.

Aufbau des Kapitels im Lehrbuch

Das endokrine System beeinflusst durch seine Hormonproduktion so viele Ebenen im Körper, dass eine übersichtliche Darstellung von typischen Beschwerden wegen der Vielfalt der Symptome kaum möglich ist. Auch die Pflege bei den verschiedenen Erkrankungen ist sehr unterschiedlich; eine Zusammenfassung der beeinträchtigten Lebensbereiche bei endokrinologischen Erkrankungen würde zu kurz greifen. Daher gibt dieses Kapitel lediglich einen Überblick über die Hauptbeschwerden und Leitbefunde. Die spezielle Pflege ist bei den entsprechenden Erkrankungen beschrieben und der Diagnostikteil beschränkt sich auf Anamnese, körperliche Untersuchung und eine Übersicht der Blutuntersuchungen.

11.1 Hauptbeschwerden und Leitsymptome bei Erkrankungen der Hormondrüsen

Insbesondere bei **Erkrankungen der Schilddrüse** zeigt sich die große Spannbreite der **Beschwerden:** Schlafstörungen, Gewichtsab- oder -zunahme, Magen-Darm-Beschwerden, Hitzewallungen, Erschöpfung, Herzbeschwerden (z. B. Herzjagen) sowie psychische Veränderungen sind möglich. Bei Frauen können Zyklusunregelmäßigkeiten auftreten. Ältere Menschen zeigen oft weniger Symptome.

Klagen Patienten über Blutdruckprobleme, Herzrhythmusstörungen, einen neu aufgetretenen Diabetes mellitus, erhebliche Kopfschmerzen oder starkes Schwitzen, besteht die Möglichkeit, dass eine Nebennierenerkrankung vorliegt. Gelegentlich zeigt sich dies auch durch eine Dysbalance der Geschlechtshormone, sodass Frauen durch zu viele männliche Hormone Zyklusstörungen, Akne u. a. bekommen. Auch bei den Tumoren der Nebennieren können die Symptome sehr variabel sein, einerseits durch die lokalen Symptome, andererseits durch die Hormonproduktion.

11.2 Der Weg zur Diagnose in der endokrinen Chirurgie

11.2.1 Anamnese und körperliche Untersuchung

Bei der **Anamneseerhebung** erfragt der Arzt lokale Beschwerden, z. B. Dysphagie (*Schluckstörung,* ➤ 5.2.2) oder Dyspnoe (*Atemnot,* ➤ 10.2.1) bei vergrößerter Schilddrüse, aber auch Veränderungen des Allgemeinbefindens:

- Schilddrüsenerkrankungen zeigen sich z. B. häufig durch Wesensveränderungen. Patienten mit einer Schilddrüsenunterfunktion (➤ 11.3.4) sind typischerweise antriebsarm und fühlen sich schwach. Patienten mit einer Schilddrüsenüberfunktion (➤ 11.3.6) wirken dagegen unruhig, hektisch und nervös
- Viele endokrinologische Erkrankungen beeinträchtigen vegetative Funktionen. Patienten mit Schilddrüsenüberfunktion klagen oft über Gewichtsverlust, Durchfälle, starkes Schwitzen und Herzrasen. Patienten mit einem Phäochromozytom leiden vielfach unter anfallsartigem Bluthochdruck mit Kopfschmerzen, Herzrasen und Schweißausbruch
- Bei Säuglingen können Apathie, Trinkschwäche und Entwicklungsstörung auf eine hormonelle Störung hinweisen, bei Kindern außerdem auffällige Gewichts- und Größenverläufe, Entwicklungsstörung und Störung der Pubertätsentwicklung.

Bei der **körperlichen Untersuchung** wird insbesondere auf Veränderungen des Körperbaus und der Haut geachtet. Patienten mit einem Cushing-Syndrom (➤ 11.5.1) entwickeln oft eine Stammfettsucht, und durch die rasche Gewichtszunahme kommt es zu Hautstriae (*zunächst blaurote, später gelblich-weiße Streifen,* ➤ Abb. 11.1), wie sie auch bei schwangeren Frauen an der Bauchhaut auftreten). Bei Kranken mit einer Nebennierenunterfunktion können Hyperpigmentierungen auftreten (➤ 11.5.2).

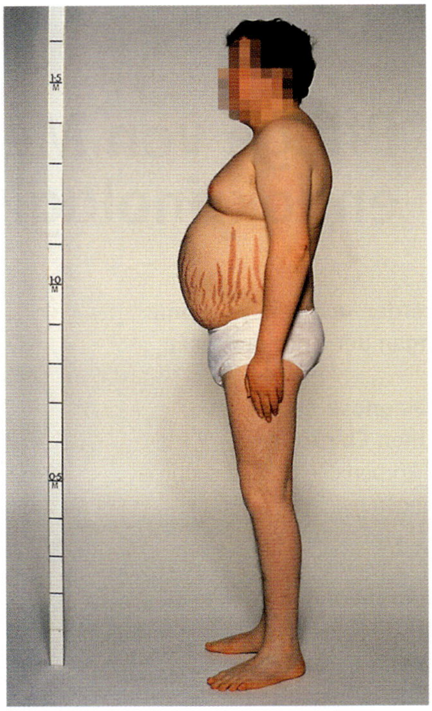

Abb. 11.1 Die Striae (*Dehnungsstreifen*) an der Haut bei Morbus Cushing sind zunächst blaurot gefärbt. [E273]

11.2.2 Blutuntersuchungen bei endokrinologischen Erkrankungen

Laborwerte ➤ Kap. 14

Blutuntersuchungen sind bei der Diagnostik endokrinologischer Erkrankungen von herausragender Bedeutung.

Für fast alle Hormone sind **Blutspiegelbestimmungen** verfügbar. Ergänzend können **Stimulations-** oder **Hemmtests** (z. B. ➤ 11.5.1) zur besseren Differenzierung der Störung erforderlich sein. Sie prüfen den Regelkreis eines Hormons und erlauben Rückschlüsse auf die Lokalisation der Störung. Dabei ist es wichtig, die vorgeschriebenen Zeiten zwischen den jeweiligen Blutabnahmen genau einzuhalten, da es sonst zu falschen Ergebnissen kommen kann. Ebenso ist auf die Tageszeit zu achten, da viele Hormone tageszeitabhängig produziert werden (z. B. liegt der Kortisolspiegel am frühen Morgen am höchsten, gegen Mitternacht am niedrigsten).

Primäre und sekundäre Unter- bzw. Überfunktion

Endokrine Störungen können aus einer Dysfunktion der peripheren endokrinen Drüse (*primäre Störung*) oder aus einer Über- oder Unterfunktion der Hypophyse (*sekundäre Störung*) resultieren. Störungen zeigen sich als Hormonüberproduktion (*Überfunktion*) oder als mangelnde Hormonproduktion (*Unterfunktion*).

11.3 Schilddrüsenerkrankungen

11.3.1 Perioperative Pflege bei Schilddrüsenoperationen

Pflege vor, während und nach Operationen ➤ Kap. 4

Präoperative Pflege

Es sind keine speziellen Maßnahmen der **präoperativen Pflege** notwendig. Die Rasur erfolgt nach Hausstandard. Vollbartträger müssen sich an der Kinnpartie rasieren. Durch ein HNO-Konsil wird die Funktion des N. laryngeus recurrens beurteilt.

Postoperative Pflege

Lagerung und Bewegung

Der Patient wird mit erhöhtem Oberkörper gelagert, damit das Wundödem abschwellen und das Wundsekret besser abfließen kann. Der Kopf wird durch ein kleines Kissen oder eine Nackenrolle unterstützt, um Zug auf die Wunde bzw. Naht zu vermeiden (➤ Abb. 11.2). Der Patient kann noch am Abend des Operationstags erstmals mobilisiert werden. Bei der **Mobilisation** soll der Patient ruckartige Körperbewegungen und das Drehen des Kopfes vermeiden. Ggf. kann er seinen Kopf beim Aufstehen mit beiden Händen fixieren.

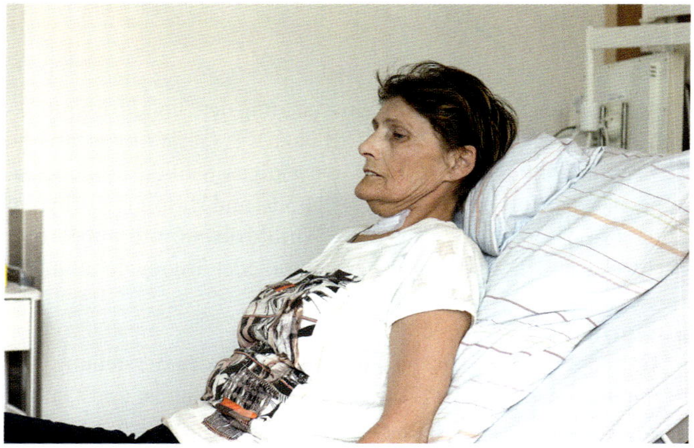

Abb. 11.2 Lagerung einer Patientin nach Schilddrüsenoperation. Die Überdehnung der Wunde wird durch ein zusätzliches kleines Kissen oder eine Nackenrolle verhindert. [K115]

Beobachtung

Die Pflegenden überwachen den Patienten engmaschig auf **Anzeichen von Komplikationen** (➤ Tab. 11.1). In manchen Kliniken ist es üblich, in den ersten Stunden nach der Operation den Halsumfang regelmäßig zu kontrollieren, um etwaige Nachblutungen rechtzeitig zu erkennen. Um die Vergleichbarkeit der Messungen zu gewährleisten, markieren die Pflegenden die Lage des Maßbandes mit einem Stift auf dem Verband.

Die Pflegenden überprüfen die **Funktionsfähigkeit des N. laryngeus recurrens,** indem sie den Patienten stimmhafte Wörter wie „Anna, Coca-Cola, Atmung“ sprechen lassen. Ist die Rekurrensparese durch das Wundödem bedingt, nimmt die Heiserkeit innerhalb von Tagen ab.

Rekurrensparese

Unmittelbar postoperativ auftretende Rekurrensparesen bilden sich bei 50 % der Betroffenen spontan zurück.

Die Pflegenden fragen den Patienten nach **Sensibilitätsstörungen** perioral oder an den Fingern. Sie achten auf tetanische Krämpfe mit Pfötchenstellung der Hände. Sie bitten den Patienten, sich bei diesen Symptomen sofort zu melden, da sie auf einen zu niedrigen Serumkalziumspiegel hindeuten, ausgelöst durch eine Verletzung oder (versehentliche) Entfernung der Nebenschilddrüsen.

Ernährung

Der Patient kann am Abend unter Beobachtung schluckweise Tee trinken. Durch die Operation am Hals und dem damit verbundenen Wundödem besteht Aspirationsgefahr. Zeigt der Patient keine Schluckbeschwerden, kann er am nächsten Tag Normalkost bekommen. Ggf. benötigt er ein Schmerzmittel vor dem Essen.

Tab. 11.1 Mögliche Komplikationen nach einer Schilddrüsenoperation.

Komplikation	Symptome	(Erst-)Maßnahmen
Nachblutung nach innen (in die Wundhöhle)	• Stridor (➤ 10.2.5) • Dyspnoe (➤ 10.2.1) • Zunehmender Halsumfang	• Schnellstmögliche Intubation • Operative Revision zur Blutstillung
Nachblutung nach außen	• Rasch zunehmende Blutmenge in den Redon-Flaschen • Durchbluteter Verband • Zeichen eines Volumenmangelschocks (➤ 3.3.1)	• Kleine subkutane Hämatome können evtl. unbehandelt bleiben (resorbieren sich von selbst) • Nach Arztanordnung Kühlelemente auflegen • Ggf. operative Revision
Rekurrensparese (durch intraoperative Irritation oder Verletzung des N. laryngeus recurrens sowie durch lokales Wundödem)	Einseitige Rekurrensparese: • Heiserkeit nimmt postoperativ zu bzw. klingt nicht ab • Sprechschwierigkeiten (Patient kann z. B. stimmhafte Worte wie Afrika oder Coca-Cola nicht deutlich aussprechen) • Stimmlosigkeit	• Postoperative Stimmtherapie
	Beidseitige Rekurrensparese: • Heiserkeit • Schwere Dyspnoe (➤ 10.2.1)	• (Not-)Tracheotomie • Falls bleibend: Lateralfixation der Stimmbänder zur Behebung der Atemnot
Hypoparathyreoidismus (durch Verletzung oder Entfernung der Nebenschilddrüsen, ➤ 11.4.2)	• Sensibilitätsstörungen, z. B. Parästhesien perioral und an den Fingern (z. B. Missempfindungen, Kribbeln, Ameisenlaufen, Taubheit) • Tetanische Krämpfe mit Pfötchenstellung der Hände • Serumkalziumspiegel ↓	• Kalziumzufuhr oral oder intravenös • (Aktiviertes) Vitamin D

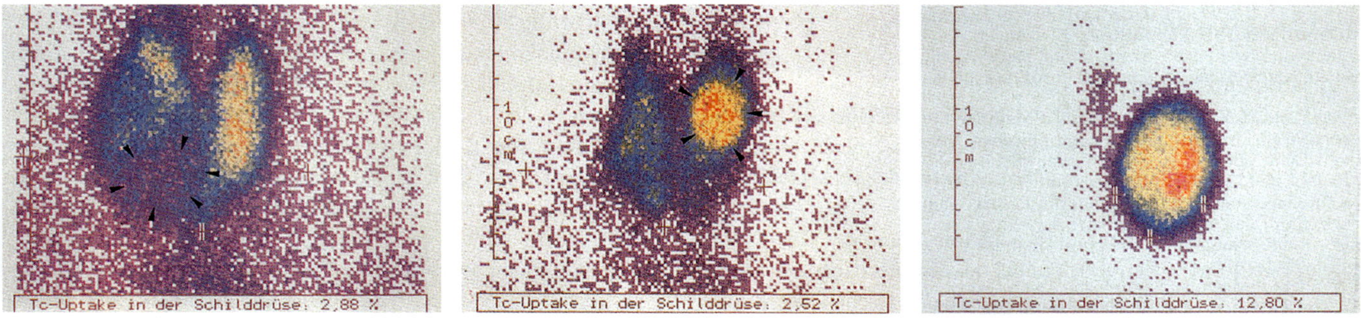

Abb. 11.3 Schilddrüsenszintigrafie. Links: Kalter Knoten (Pfeile), der kein Technetium gespeichert hat, die übrige Schilddrüse stellt sich normal dar. **Mitte:** Heißer Knoten (Pfeile), der stark Technetium gespeichert hat, die übrige Schilddrüse stellt sich weitgehend normal dar = kompensierte unifokale Autonomie. **Rechts:** Stark speichernder heißer Knoten, die übrige Schilddrüse ist nicht mehr erkennbar = dekompensierte unifokale Autonomie. [M467]

Drainagen und Verbandwechsel

Die **Redon-Drainagen** werden nach 24–48 Std. entfernt. In der Regel erfolgt dabei auch der erste Verbandswechsel. Das Nahtmaterial wird – im Gegensatz zu dem Vorgehen nach den meisten anderen Operationen – schon ab dem 4. postoperativen Tag entfernt, um eine kosmetisch möglichst feine Narbe zu erzielen. Die Patienten sollen bis zum vollständigen Abheilen der Wunde (10–12 Wochen) keine Kleidung tragen, die Reibung an der Wunde verursacht.

Patientenberatung

Die Pflegenden empfehlen dem **Patienten** ein Produkt, das die Narbenbildung reduziert, denn im sichtbaren Halsbereich werden kosmetisch unauffällige Narben angestrebt. Solche Produkte gibt es als Pflaster (z. B. *Cica-Care*®, *Hansaplast*® *Narben Reduktion*) oder Cremes (z. B. *Kelofibrase*® *Sandoz Creme, Contratubex*® *Gel, Bepanthen*® *Narben-Gel*). Die Anwendung richtet sich nach der Herstellerinformation.

Die Pflegenden informieren den Patienten über die häufig lebenslang notwendige Einnahme von Schilddrüsenhormonen (z. B. *L-Thyroxin*®, *Euthyrox*®) und die 2-mal jährlich notwendige Kontrolle des Hormonspiegels. Schilddrüsenhormone sollen morgens auf nüchternen Magen eingenommen werden (erst 30 Min. später frühstücken) und nicht gemeinsam mit magensäure-hemmenden Präparaten, da hierdurch die Resorption im Darm beeinträchtigt werden kann. Zu Beginn der Einnahme sind leichte Symptome einer Überfunktion wie z. B. Tachykardie möglich.

11.3.2 Schilddrüsendiagnostik

Palpation der Schilddrüse

Im Rahmen der körperlichen Untersuchung palpiert der Arzt die **Schilddrüse**. Dazu steht er hinter dem sitzenden Patienten und tastet die Schilddrüse sorgfältig auf Größe, Konsistenz und Knoten ab. Außerdem tastet er die Verschieblichkeit des Organs während des Schluckens und prüft, ob die Schilddrüse druckschmerzhaft ist. Abschließend tastet der Arzt die regionären Lymphknoten und misst den Halsumfang.

Labordiagnostik

Laborwerte ➤ Kap. 14

Die wichtigsten Parameter zur Einschätzung der Schilddrüsenfunktion sind der basale TSH-Wert (*TSH basal*), T_3 (*Trijodthyronin*) und T_4 (*Tetrajodthyronin, Thyroxin*). Bei einigen Schilddrüsenerkrankungen, z. B. Morbus Basedow (➤ 11.3.6) und Hashimoto-Thyreoiditis (➤ 11.3.7), sind im Blut **Schilddrüsen(auto)antikörper** nachweisbar, z. B. gegen TSH-Rezeptoren oder Thyreoglobulin.

Tumormarker

- **Thyreoglobulin** (*TG*) ist ein Protein, das an der Herstellung der Schilddrüsenhormone (Einbau von Jod) beteiligt ist und sich beim Gesunden im Blut nachweisen lässt, jedoch nicht mehr nach Entfernung der Schilddrüse. Es eignet sich daher als Tumormarker zum Nachweis von Restgewebe oder Metastasen bei Patienten mit follikulärem und papillärem Schilddrüsenkarzinom, deren Schilddrüse entfernt wurde
- **Kalzitonin** (*Humanes Kalzitonin, HCT*) wird als Tumormarker für das von den calcitoninproduzierenden C-Zellen ausgehende medulläre Schilddrüsenkarzinom (➤ 11.3.8) genutzt.

Schilddrüsenszintigrafie

Zur **Schilddrüsenszintigrafie** injiziert der Arzt dem Patienten eine geringe Dosis radioaktiv markierten Technetiums (99mTc) oder Jods (123 J) intravenös. Aufnahmen mit der Gammakamera erlauben dann die zweidimensionale Darstellung des Schilddrüsengewebes. Während **kalte Knoten** das Radionuklid nicht aufnehmen, speichern **heiße Knoten** das Nuklid sehr intensiv, und das übrige Schilddrüsengewebe stellt sich abgeschwächt oder gar nicht dar (➤ Abb. 11.3). [vgl. 1]

Heiße und kalte Schilddrüsenknoten

Heiße Schilddrüsenknoten sind stoffwechselaktiv und produzieren evtl. große Mengen an Schilddrüsenhormonen. Kalte Schilddrüsenknoten sind nicht stoffwechselaktiv und in der Regel karzinomverdächtig.

Sonografie

Eine **Sonografie** ermöglicht eine Volumenbestimmung der Schilddrüse und weist Knoten und Zysten nach. Bei Verdacht auf ein Nebenschilddrüsenadenom kann der Arzt eventuell sonografisch die Lokalisation des Adenoms klären.

Feinnadelpunktion der Schilddrüse

Eine **Feinnadelpunktion der Schilddrüse** ist indiziert bei karzinomverdächtigen Knoten zur weiteren Abklärung sowie bei großen Schilddrüsenzysten zur Entlastung.

Laryngoskopie

Die präoperative **Laryngoskopie** (*Kehlkopfspiegelung*) mit Untersuchung der Stimmlippenfunktion wird – u. a. aus juristischen Gründen – vor einer Schilddrüsenoperation wegen einer intraoperativ möglichen Schädigung des N. laryngeus recurrens generell empfohlen. Insbesondere bei auffälliger Stimme und nach Voroperationen im Halsbereich ist sie unerlässlich.

11.3.3 Operationen an der Schilddrüse

Indikationen zur **Schilddrüsenoperation** sind: Malignitätsverdacht, lokale Beschwerden, dystrophe Lage oder eine konservativ nicht beherrschbare Überfunktion der Schilddrüse. Alternative therapeutische Optionen wie die Radiojodtherapie sollten bei der Indikationsstellung berücksichtigt werden.
Die wichtigsten Operationen an der Schilddrüse sind:

- **Enukleation:** Ausschälung eines solitären Knotens entlang seiner Kapsel
- **Knotenexzision:** Entfernung eines Knotens mit einem Saum normalen Schilddrüsengewebes
- **Isthmusresektion:** Resektion des prätrachealen Schilddrüsengewebes
- **Subtotale Lappenresektion:** Teilentfernung eines Schilddrüsenlappens mit einem Parenchymrest von 1 bis 4 ml
- **Fast-totale Lappenresektion:** Teilentfernung eines Schilddrüsenlappens mit einem Parenchymrest von weniger als 1 ml
- **Hemithyreoidektomie/Lappenresektion:** vollständige Entfernung eines Schilddrüsenlappens inklusive des Schilddrüsenisthmus und Lobus pyramidalis
- **Beidseits subtotale Resektion:** Teilentfernung beider Schilddrüsenlappen mit beidseitigen Parenchymresten von jeweils 1–4 ml
- **Subtotale Thyreoidektomie:** Fast vollständige Entfernung der Schilddrüse mit Belassen eines einseitigen oder beidseitigen Parenchymrests von insgesamt weniger als 2 ml (➤ Abb. 11.4)
- (**Totale**) **Thyreoidektomie:** Vollständige Entfernung beider Schilddrüsenlappen inklusive des Isthmus und des Lobus pyramidalis ohne Belassen von Parenchymresten (➤ Abb. 11.4). [vgl. 2]

Schilddrüsenoperationen werden meist offen-chirurgisch über den Kocher-Kragenschnitt (➤ Abb. 11.5) durchgeführt.

11.3.4 Struma

DEFINITION

Struma (umgangssprachlich *„Kropf"*): Vergrößerung der Schilddrüse. Rein beschreibender Begriff, der keine Aussage über Ursache der Vergrößerung oder Funktionslage der Schilddrüse zulässt. Etwa jeder 6. Deutsche hat eine Struma, Frauen sind häufiger betroffen als Männer.

Krankheitsentstehung und Einteilung

In den allermeisten Fällen entsteht eine Struma durch Jodmangel. Seltene Ursachen sind Schilddrüsenmalignome (*bösartige Schilddrüsentumoren,* ➤ 11.3.8) oder eine Thyreoiditis (*Schilddrüsenentzündung,* ➤ 11.3.7).

Einteilung
Strumen können nach mehreren Kriterien eingeteilt werden. Meist werden sie nach ihrer Größe in Grad I – III (➤ Tab. 11.2), nach ihrer Form und Struktur, nach ihrer Stoffwechsellage oder nach ihrer Dignität unterschieden:

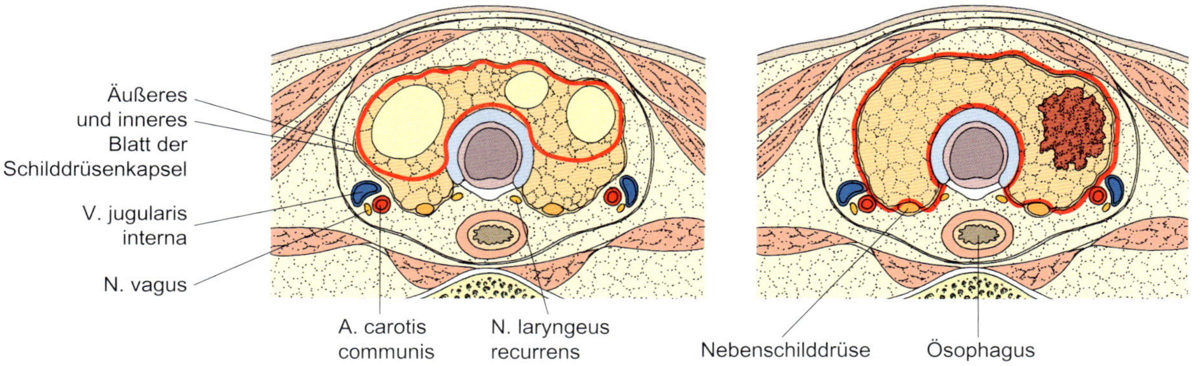

Abb. 11.4 Resektionsgrenzen im Vergleich. Links: Bei subtotaler Strumaresektion. **Rechts:** Bei Thyreoidektomie . [L190]

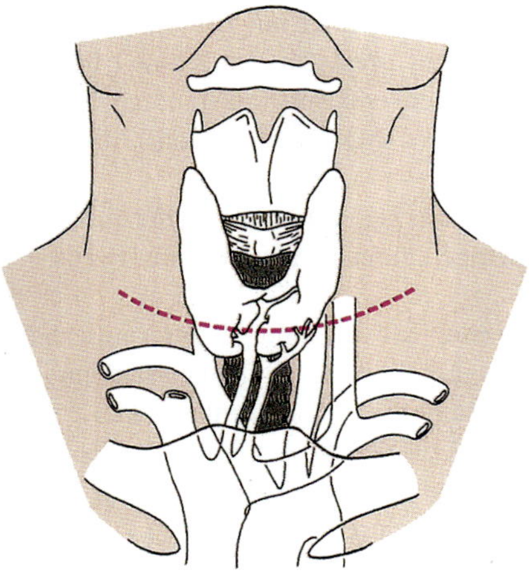

Abb. 11.5 Kocher-Kragenschnitt. Nach kranial konkaver Schnitt an der Halsvorderseite, 2–3 cm oberhalb des Jugulum (*Drosselgrube = kleine Vertiefung im vorderen Halsbereich*). Die Schnittlänge ist abhängig vom geplanten Eingriff. [L239]

Tab. 11.2 Struma-Größenklassifikation nach WHO.

Grad	Merkmale
Ia	Tastbare Struma, die auch bei zurückgebeugtem Kopf nicht sichtbar ist, oder kleiner Strumaknoten
Ib	Tastbare Struma, die jedoch nur bei zurückgebeugtem Kopf sichtbar ist
II	Struma, die auch bei normaler Kopfhaltung sichtbar ist
III	Sehr große Struma, die auch aus einiger Entfernung sichtbar ist und Verdrängungserscheinungen hervorgerufen hat (z. B. obere Einflussstauung oder Verengung der Trachea)

- Einteilung nach **Form und Struktur:**
  - Bei der **Struma diffusa** ist das Schilddrüsengewebe gleichmäßig vergrößert
  - Bei der **Struma nodosa** (*Knotenstruma*) sind meist mehrere Knoten vorhanden (*multinodöse Struma,* ➤ Abb. 11.6), selten nur ein Knoten (*uninodöse Struma*)
- Einteilung nach der **Stoffwechsellage:**
  - **Euthyreote Struma** (*blande Struma*) bezeichnet eine Schilddrüsenvergrößerung bei regelrechter Schilddrüsenstoffwechsellage (häufigste Form, ➤ 11.3.5)
  - **Hyperthyreote Struma.** Schilddrüsenvergrößerung mit Schilddrüsenüberfunktion (*Hyperthyreose*)
  - **Hypothyreote Struma.** Schilddrüsenvergrößerung mit Schilddrüsenunterfunktion (*Hypothyreose*)
- Einteilung nach der **Dignität:**
  - **Benigne Struma.** Struma bei gutartiger Grunderkrankung
  - **Maligne Struma.** Struma infolge eines bösartigen Schilddrüsentumors (➤ 13.3.8).

11

11.3.5 Euthyreote Struma

DEFINITION

Euthyreote Struma (*blande Struma*): Schilddrüsenvergrößerung bei regelrechter Schilddrüsenstoffwechsellage. Häufigste Form der Struma und insgesamt häufige Erkrankung.

Krankheitsentstehung

Die weitaus häufigste Ursache einer euthyreoten Struma ist Jodmangel in der Nahrung. In vielen Gegenden Mitteleuropas enthält das Trinkwasser zu wenig Jod, sodass die Bewohner im Schnitt weniger als die erforderlichen 150–200 µg Jodid täglich aufnehmen. [vgl. 3]

Symptome und Befund

Als Erstes fällt dem Patienten zumeist eine Verdickung des Halses auf. Eventuell verspürt er auch ein Engegefühl im Halsbereich. Eine große Struma führt durch Druck auf Luft- und Speiseröhre zu inspiratorischem Stridor (➤ 10.2.4), Atemnot (➤ 10.2.1), Kloßgefühl (*Globusgefühl*) und Schluckbeschwerden. Bei der körperlichen Untersuchung tastet der Arzt die vergrößerte Struma und eventuell auch Knoten.

Behandlung

Konservative Therapie

Die medikamentöse Behandlung besteht – je nach Alter des Patienten und Größe der Struma – in der Gabe von Jodid (z. B. *Jodid 200®*) bzw. (trotz des normalen Hormonspiegels) Schilddrüsenhormonen (z. B. *Euthyrox®*), um der Schilddrüse den Wachstumsreiz zu nehmen. Die besten Ergebnisse erzielt man mit der kombinierten Gabe von Jodid und Schilddrüsenhormon. [vgl. 3]

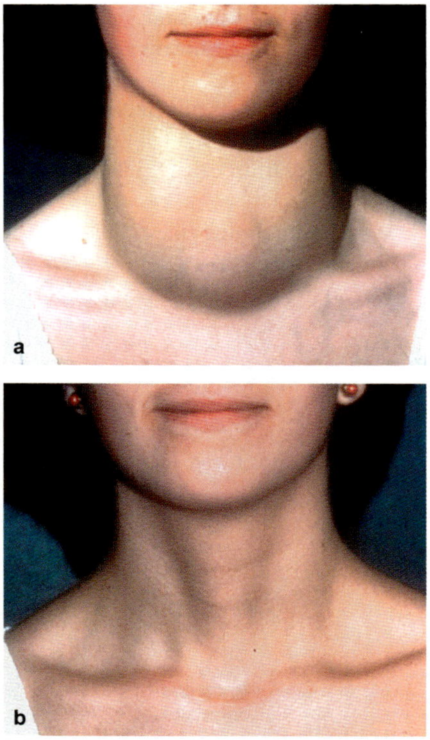

Abb. 11.6 Euthyreoter Knotenstruma (*Struma nodosa*). **a)** vor und **b)** nach der Operation. Außer einer Verdickung des Halses war der Patientin nichts aufgefallen. Präoperativ waren zwei hühnereigroße Seitenlappen und ein tischtennisballgroßer Knoten im Isthmus der Schilddrüse zu tasten. [T127]

Strumaresektion

Eine beidseitige **subtotale Strumaresektion** (➤ 11.3.3) ist angezeigt bei erheblichen Beschwerden des Patienten oder Erfolglosigkeit der medikamentösen Therapie. Wichtigste Komplikation der Strumaresektion ist die **Rekurrensparese** mit Beeinträchtigung der Stimmbandbeweglichkeit durch intraoperative Schädigung des N. recurrens laryngeus (➤ Tab. 11.1). Etwa 1% der Patienten hat eine bleibende einseitige Rekurrensparese. Das Risiko einer **Rekurrensparese** ist bei der Operation einer Rezidiv-Struma deutlich erhöht.

Radiojodtherapie

Bei einer Rezidiv-Struma oder allgemeiner Inoperabilität besteht auch die Möglichkeit einer **Radiojodtherapie** (➤ 11.3.8), sofern das Strumavolumen nicht zu groß ist.

Prognose

Sehr selten bleibt eine postoperative Unterfunktion der Nebenschilddrüsen (*Hypoparathyreoidismus,* ➤ 11.4.2) dauerhaft bestehen. Dann ist langfristig die Gabe von Kalzium- und immer auch Vitamin-D-Präparaten (aktiviertes Vitamin D, z. B. *Rocaltrol®*) erforderlich. Wichtig ist eine Rezidivprophylaxe mit Jodid bzw. Schilddrüsenhormonen, da das Schilddrüsenrestgewebe sonst erneut zu einer Struma auswachsen kann (*Rezidiv-Struma*).

Prävention

Die **Prävention** einer euthyreoten Struma besteht in ausreichender Jodzufuhr: Säuglinge benötigen ca. 50 μg/d, Klein- und Kindergartenkinder 100 μg/d, ältere Kinder 130 μg/d und Jugendliche und Erwachsene 150–200 μg/d, Schwangere und Stillende noch etwas mehr.

Deutschland gilt besonders im Süden als Jodmangelgebiet, weil die Böden zu wenig oder kein Jod enthalten und es somit in der Nahrung von Menschen und Tieren fehlt. Empfehlenswert ist die konsequente Verwendung von Jodsalz im Haushalt, das 20–25 μg Jod/g Salz enthält. Auch Brote, Wurst, Fertig- und Großküchengerichte sind zunehmend mit Jodsalz gewürzt. Hierdurch verbesserte sich die Jodversorgung in den letzten Jahren in Deutschland wesentlich.

Trotzdem wird v.a. in Schwangerschaft und Stillzeit der Bedarf nicht gedeckt. Gesunde Schwangere und Stillende sollten deshalb täglich 200 μg/d Jod einnehmen, um nicht nur einer Struma bei sich selbst, sondern auch beim Kind vorzubeugen. [vgl. 4]

11.3.6 Hyperthyreose

DEFINITION

Hyperthyreose (*Schilddrüsenüberfunktion*): Überproduktion von Schilddrüsenhormonen. Häufige Erkrankung, meist aufgrund einer **Schilddrüsenautonomie** oder eines **Morbus Basedow.**

Die **Hyperthyreose** ist an keine Strumaform gebunden, sondern kann mit einer mehr oder weniger großen Struma diffusa oder Struma nodosa, aber auch ganz ohne Struma einhergehen.

Krankheitsentstehung

Bei der **Schilddrüsenautonomie** haben sich abgegrenzte Knoten, meist gutartige Adenome, oder das gesamte Gewebe (diffus) der Kontrolle durch die übergeordneten Zentren entzogen und produzieren ungehemmt Schilddrüsenhormone (➤ Abb. 11.3). Der **Morbus Basedow** ist eine chronische Autoimmunerkrankung. Die Autoantikörper besetzen die TSH-Rezeptoren und führen so zu einer ständigen Stimulation der hormonbildenden Zellen. Seltener tritt eine Hyperthyreose im Anfangsstadium einer **Thyreoiditis** (➤ 11.3.7), bei einem Schilddrüsenkarzinom (➤ 11.3.8) oder einer Überdosierung von Schilddrüsenhormonen auf.

Symptome und Befund, Diagnostik

- Psychische Veränderungen. Der Patient ist rastlos, nervös und leicht erregbar. Viele Kranke leiden unter Angst- und Schlafstörungen. In Extremfällen kann eine Psychose auftreten
- Erhöhte Herzfrequenz, evtl. Herzrhythmusstörungen
- Warme und gerötete Haut sowie dünnes, weiches Haar
- Wärmeempfindlichkeit mit leichtem Schwitzen
- Erhöhte Stuhlfrequenz bis hin zu Durchfällen
- Muskelschwäche und feinschlägiger Fingertremor (Zittern der Finger)
- Gewichtsverlust trotz eher reichlicher Nahrungsaufnahme infolge des gesteigerten Energiebedarfs.

Ältere Patienten und Hyperthyreose

Vor allem bei älteren Patienten kann die Hyperthyreose symptomarm verlaufen und sich lediglich durch Gewichtsverlust, Schwäche oder Herzrhythmusstörungen zeigen.

Bei über 50 % der Patienten mit einem Morbus Basedow sind Zeichen einer ebenfalls immunbedingten **endokrinen Orbitopathie** zu beobachten. Der Augapfel tritt aus der Augenhöhle hervor (*Exophthalmus*), das Oberlid ist zurückgezogen und der Lidschlag zu selten (➤ Abb. 11.7). In schweren Fällen bestehen Augenmuskellähmungen mit Doppelbildern, in Extremfällen erblindet der Patient durch Druck auf den Sehnerv. Typisch für den Morbus Basedow ist außerdem das **prätibiale Myxödem,** eine blaurote, grobporige Schwellung in der Schienbeinregion.

Die **Diagnostik** besteht in der Bestimmung der Schilddrüsenhormone, der für den Morbus Basedow typischen Autoantikörper (*TSH-Rezeptorantikörper*) und einer Sonografie. Eine Szintigrafie ist nur selten erforderlich.

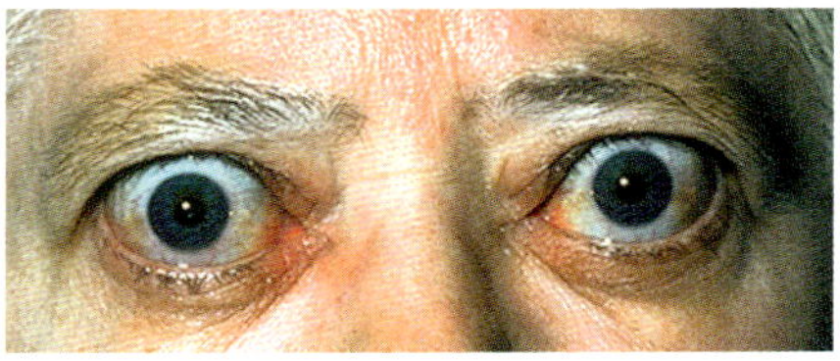

Abb. 11.7 Morbus Basedow. Auffällig: Hervortretende Augen (*Exophthalmus*) mit zurückgezogenen Oberlidern und starrem Blick. [T127]

11

Behandlung

Behandlung autonomer Adenome

Die **Behandlung autonomer Adenome** erfolgt primär operativ. Dabei ist nicht immer eine subtotale Strumaresektion (➤ 11.3.3) erforderlich. Einzelne Adenome kann der Arzt oft aus dem gesunden Gewebe ausschälen (*Enukleation* oder *Knotenexzision* ➤ 11.3.3).

Behandlung des Morbus Basedow

Die **Behandlung bei Morbus Basedow** ist primär konservativ mit oralen **Thyreostatika.** Diese hemmen die Schilddrüsenhormonsynthese und ermöglichen so eine Normalisierung der Schilddrüsenfunktion und das Erreichen einer Remission. Die Dosierung wird durch Bestimmung der Schilddrüsenhormone im Blut kontrolliert.

Eine Operation ist indiziert, wenn die medikamentöse Therapie nach (meist) einem Jahr erfolglos bleibt, ausgeprägte Nebenwirkungen (z. B. allergische Reaktionen, Magen-Darm-Beschwerden, Leukozytenabfall) auftreten oder gleichzeitig eine Struma besteht. Eine Radiojodtherapie (➤ 11.3.8) ist angezeigt bei Erfolglosigkeit oder starken Nebenwirkungen der medikamentösen Therapie und gleichzeitiger Inoperabilität des Patienten.

Pflege

Perioperative Pflege bei Schilddrüsenoperationen ➤ 11.3.1

Patienten mit Hyperthyreose sind häufig unruhig oder nervös. Pflegende vermeiden daher Stress und Hektik bei den pflegerischen Maßnahmen. Ggf. benötigt der Patient ein Einzelzimmer, Besucher bitten, sich abzusprechen und Aufregung zu vermeiden. In der Regel bevorzugen die Patienten eine kühle Raumtemperatur und kühlere Waschungen. Sie schwitzen leicht, was einen häufigeren Wäschewechsel erfordern kann.

Pflegende überwachen die Vitalzeichen und beobachten den psychischen Zustand, das Bewusstsein und fragen nach dem Schlaf. Sie achten auf das Gewicht, den Appetit und die Stuhlausscheidung. Schleichende oder akute Verschlechterung kann Hinweis auf eine thyreotoxische Krise sein. In diesem Fall sofort einen Arzt rufen.

VORSICHT

Thyreotoxische Krise

Lebensbedrohliche Komplikation einer Hyperthyreose ist die thyreotoxische Krise, die bis zum Koma führen kann. Sie tritt spontan oder nach Jodexposition (z. B. durch Gabe jodhaltiger Kontrastmittel ohne entsprechende Vorsichtsmaßnahmen) auf. Ihre Letalität beträgt 30–50 %.

Symptome:

- Ausgeprägte Tachykardie, meist mit Herzrhythmusstörungen
- Fieber
- Durchfall, Erbrechen
- Muskelschwäche
- Erregung, später abgelöst von Somnolenz und Koma.

Erstmaßnahmen: Sofortiger Therapiebeginn ist lebensrettend: bei Anzeichen einer thyreotoxischen Krise Arzt benachrichtigen, i. v.-Zugang legen und Transport auf die Intensivstation vorbereiten.

11.3.7 Entzündliche Schilddrüsenerkrankungen

DEFINITION

Thyreoiditis: Schilddrüsenentzündung. Seltene Erkrankung, je nach Verlauf unterschieden in akute, subakute und chronische Thyreoiditis.

Krankheitsentstehung und Einteilung

Die häufigste Form ist die chronische **Hashimoto-Thyreoiditis,** die zu den Autoimmunerkrankungen gehört (bis zu 10 % der Bevölkerung, v. a. Frauen, in der 3.–6. Lebensdekade betroffen). Eine (extrem seltene) Sonderform ist die **eisenharte Riedel-Struma,** die durch Sklerosierung einer chronischen Thyreoiditis entsteht und die Schilddrüsenkapsel überschreiten kann.

Eine sehr seltene **akute eitrige Thyreoiditis** entsteht meist durch hämatogene Streuung, d. h. Bakterien aus einem anderen Infektionsherd gelangen auf dem Blutweg in die Schilddrüse.

Die ebenfalls seltene subakute **Thyreoiditis de Quervain** ist eine vermutlich virusbedingte Entzündung der Schilddrüse, bei der histologisch Riesenzellgranulome gefunden werden.

Symptome und Befund, Diagnostik

Die chronische Hashimoto-Thyreoiditis äußert sich durch Beschwerden des Schilddrüsenhormonmangels, lokale Beschwerden treten in der Regel nicht auf. Die seltene akute oder subakute Thyreoiditis zeigt sich durch druckschmerzhafte Schwellung, Schmerzen, die manchmal in Kiefer oder Ohren ausstrahlen, und eventuell Schluckbeschwerden. Dazu kommen ein allgemeines Krankheitsgefühl und Fieber. Bei manchen Patienten sind geschwollene Halslymphknoten tastbar.

Die **Diagnose:** Die Schilddrüsensonografie kann Einschmelzungen im entzündeten Schilddrüsenbezirk zeigen. Im Schilddrüsenszintigramm stellen sich die betroffenen Areale als kalte Bezirke dar, da sie das Radionuklid nicht aufnehmen. Die Feinnadelpunktion (➤ 11.3.2) dient dem Erregernachweis und der zytologischen Untersuchung des Punktats. Autoantikörper (➤ 11.3.2) finden sich bei der Thyreoiditis de Quervain und bei der Hashimoto-Thyreoiditis.

Behandlung

Die chronische Hashimoto-Thyreoiditis erfordert die lebenslange Schilddrüsenhormon-Substitution, jedoch kein chirurgisches Vorgehen. Bei der bakteriellen Thyreoiditis steht die Antibiose im Vordergrund, möglichst nach zuvor angefertigtem Antibiogramm. Eiteransammlungen drainiert der Arzt, um zu verhindern, dass die Entzündung in die Trachea, das Mediastinum oder den Ösophagus durchbricht. Bei der Thyreoiditis de Quervain ist die **Behandlung** ebenfalls konservativ.

Die eisenharte Riedel-Struma wird operativ entfernt, sobald sie mechanische Komplikationen hervorruft, z. B. Schluckstörungen oder Atembeschwerden. Bei der ausgedehnten Strumaresektion wird möglichst viel sklerotisches Gewebe entfernt.

Pflege

Perioperative Pflege bei Schilddrüsenoperationen ➤ 11.3.1

Bei der bakteriellen Thyreoiditis achten die Pflegenden darauf, dass der Patient sich schont und die verordnete Bettruhe einhält. Sie kontrollieren regelmäßig die Körpertemperatur. Bei Bedarf unterstützen sie die Wärmeabgabe durch Wadenwickel.

11.3.8 Schilddrüsenkarzinom

DEFINITION

Schilddrüsenkarzinom: Bösartiger Schilddrüsentumor, mit insgesamt weniger als 2 % aller Malignome seltenes Krankheitsbild, aber häufigste bösartige Erkrankung des endokrinen Systems. Frauen sind etwa doppelt so häufig betroffen wie Männer.

Krankheitsentstehung

Bei ca. 95 % aller Schilddrüsenmalignome handelt es sich um Karzinome (➤ Abb. 11.8b). Dabei sind die vom Follikelepithel ausgehenden **differenzierten** (*follikulären* oder *papillären*) **Schilddrüsenkarzinome** mit etwa 80 % am häufigsten. Sie haben eine sehr gute Prognose. An zweiter Stelle (ca. 10 %) stehen die **undifferenzierten Karzinome** mit schlechter Prognose. Mit 5 % am seltensten sind die durch Entartung der calcitoninproduzierenden C-Zellen bedingten **medullären Karzinome** (*C-Zell-Karzinome*).

Symptome und Befund, Diagnostik

Die Mehrzahl der Schilddrüsenkarzinome macht sich durch Schilddrüsenvergrößerung mit Knotenbildung bemerkbar. Verdächtig sind schnell wachsende, derbe oder schlecht verschiebliche Knoten. Wichtige Hinweise auf ein organüberschreitendes Wachstum des Schilddrüsenkarzinoms sind Schluckbeschwerden und Heiserkeit sowie das Horner-Syndrom, das auch beim Pancoast-Tumor der Lunge (➤ 10.11.2) auftreten kann.

Die **Diagnosestellung** erfolgt durch Ultraschall, Szintigrafie, Feinnadelpunktion und Biopsie (wenn die Punktion keinen sicheren Befund erbracht hat). Es werden Tumormarker im Blut bestimmt: Thyreoglobulin für papilläre und follikuläre Tumoren (in der Verlaufskontrolle), Kalzitonin für das medulläre Schilddrüsenkarzinom. Bei V. a. organüberschreitende Ausbreitung wird zur Operationsplanung eine MRT empfohlen. Bei dann noch unsicherer Diagnose muss operiert werden. [vgl. 5]

Behandlung

Thyreoidektomie

Standardeingriff bei einem Schilddrüsenkarzinom ist die **Thyreoidektomie** (➤ Abb. 11.4) und die Entfernung der regionären Lymphknoten. In fortgeschrittenen Stadien der Erkrankung ist zusätzlich eine Lymphadenektomie der zentralen Lymphknoten (parathyreoidal und paratracheal gelegene Lymphknoten) indiziert, eventuell müssen auch weitere umliegenden Strukturen entfernt werden.

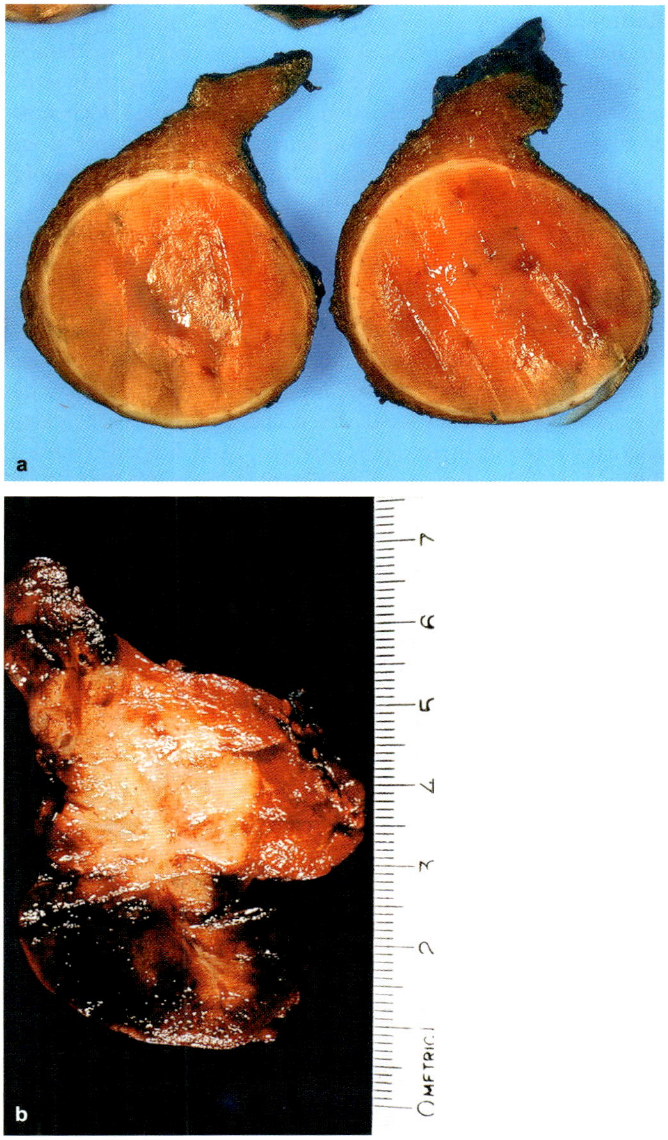

Abb. 11.8 Schilddrüsentumoren. a) Benignes, gut abgekapseltes Schilddrüsenadenom. [F276-001] **b)** Unscharf begrenztes malignes Schilddrüsenkarzinom. [E950]

Bei vom Follikelepithel ausgehenden, differenzierten Tumoren, die noch am Jodstoffwechsel teilnehmen, folgt nach einigen Wochen eine Radiojodtherapie. Bei geringen oder undifferenzierten Tumoren kann eine Strahlentherapie sinnvoll sein, palliativ auch eine Chemotherapie. [vgl. 5]

Nach der Thyreoidektomie

Nach einer Thyreoidektomie muss der Patient lebenslang Schilddrüsenhormone einnehmen, die so dosiert werden, dass das TSH kaum mehr nachweisbar ist. Dies soll verbliebenen Mikrometastasen den Wachstumsreiz nehmen. Die Entfernung aller Nebenschilddrüsen erfordert zusätzlich die Einnahme von Vitamin-D- oder Kalziumpräparaten.

Radiojodtherapie

Die **Radiojodtherapie** (*RIT*) ist eine nuklearmedizinische Strahlentherapie (➤ 1.4.5). Sie ist bei einigen Formen der Hyperthyreose, bei Struma und bei differenzierten Schilddrüsenkarzinomen angezeigt. Als Radionuklid wird ^{131}Jod benutzt. Dieses wird per os (als Kapsel oder flüssig) aufgenommen. Der Patient muss dazu einige Stunden nüchtern sein.

Beim Schilddrüsenkarzinom erfolgt die Radiojodtherapie einige Wochen nach der vollständigen Entfernung der Schilddrüse. In der Zeit zwischen Operation und Radiotherapie dürfen keine Schilddrüsenhormone oder Jodpräparate gegeben werden, um vorübergehend eine Schilddrüsenunterfunktion auszulösen, da die Metastasen sonst nur wenig oder gar kein (radioaktives) Jod aufnehmen. Anstatt des Weglassens von Schilddrüsenhormon über mehrere Wochen kann alternativ auch mit Thyrotropin (*Thyrogen*®) i. m. behandelt werden.

Die Radiojodtherapie wird aus Strahlenschutzgründen nur auf nuklearmedizinischen Stationen mit Strahlenschutzeinrichtungen (Bleiwände, Sammelbehälter für Ausscheidungen der Patienten) durchgeführt. Viele Betroffene haben keine Nebenwirkungen, vorübergehende Halsentzündung, Speicheldrüsenentzündung oder Mundtrockenheit sind möglich. Der Wirkungseintritt einer RIT ist nach etwa 2–3 Monaten zu erwarten. Nach der RIT muss die medikamentöse Behandlung angepasst werden. Zunächst sind engmaschige (2–6-wöchentlich) Hormonkontrollen notwendig, dann vierteljährlich und später jährlich. [vgl. 6]

Pflege

Perioperative Pflege bei Schilddrüsenoperationen ➤ 11.3.1

Jede Tumorerkrankung stellt einen großen Einschnitt in das Leben dar und wirft Fragen nach der Zukunft auf. Der Umgang damit und das Bewältigungshandeln können sehr unterschiedlich sein. Pflegende unterstützen den Patienten bei der Bewältigung dieses lebenskrisenhaften Geschehens auch durch psychosoziale Begleitung und psychoonkologische Betreuung. Sie beraten zu regelmäßigen Nachsorgeuntersuchungen.

11.4 Erkrankungen der Nebenschilddrüsen

11.4.1 Hyperparathyreoidismus

DEFINITION

Hyperparathyreoidismus (*HPT*): Überfunktion der Nebenschilddrüsen mit gesteigerter Sekretion von Parathormon (*PTH*). Betrifft vor allem Frauen im mittleren bis höheren Lebensalter, Prävalenz bei postmenopausalen Frauen ca. 0,1 %.

Krankheitsentstehung und Einteilung

Ursache des **primären Hyperparathyreoidismus** (*pHPT*) ist in ca. 80 % der Fälle ein solitäres Nebenschilddrüsenadenom, das unabhängig vom Blutkalziumspiegel Parathormon produziert. An zweiter Stelle steht die Nebenschilddrüsenhyperplasie. Seltene Ursachen sind multiple Adenome oder ein Nebenschilddrüsenkarzinom (< 1 %). Ein familiär gehäuftes Auftreten des primären Hyperparathyreoidismus ist bei der multiplen endokrinen Neoplasie, v. a. Typ 1 (➤ 11.6.7), zu beobachten.

Beim **sekundären Hyperparathyreoidismus** (*sHPT*) ist die gesteigerte PTH-Sekretion Folge eines erniedrigten Kalziumspiegels im Blut, z. B. bei chronischer Niereninsuffizienz oder mangelnder Kalziumresorption im Magen-Darm-Trakt.

Der **tertiäre Hyperparathyreoidismus** (*tHPT*) entsteht aus dem sekundären Hyperparathyreoidismus. Durch die ständige Stimulation der Nebenschilddrüse entstehen autonome adenomatöse Wucherungen in der Drüse, die überschießend Parathormon bilden.

Symptome und Befund, Diagnostik

Symptomtrias bei primärem Hyperparathyreoidismus: „Stein-, Bein- und Magenpein“, d.h. die Patienten leiden unter wiederholt auftretenden Nierensteinen, Knochenschmerzen und Magen- und Verdauungsbeschwerden. Zusätzlich könnten psychische Veränderungen, rasche Ermüdbarkeit und Muskelschwäche beobachtet werden. Die Patienten können aber auch weitgehend symptomfrei sein.

Beim sekundären Hyperparathyreoidismus stehen die Knochenbeteiligung mit Knochenschmerzen und evtl. Spontanfrakturen sowie die Weichteilverkalkungen im Vordergrund. Zusätzlich bestehen die Symptome der Grunderkrankung.

Die **Diagnose:** Die Blutuntersuchung ergibt beim primären Hyperparathyreoidismus einen erhöhten Kalzium- und PTH-Spiegel sowie eine Erniedrigung des Phosphatspiegels. Bei Knochenbeteiligung ist die alkalische Phosphatase erhöht. Beim sekundären Hyperparathyreoidismus kann der Serumkalziumspiegel normal oder erniedrigt sein. Bei einer Niereninsuffizienz ist der Phosphatspiegel erhöht.

Die Röntgenaufnahmen des Skeletts zeigen Entkalkungen, zystische Auftreibungen und Verformungen. Nierensteine können durch eine Ultraschalluntersuchung nachgewiesen werden. Die Lokalisation der Adenome gelingt meist durch Ultraschalluntersuchung der Schilddrüsenregion und ein Szintigramm. Eine CT oder ein MRT ist nur selten erforderlich.

Behandlung

Behandlung des primären Hyperparathyreoidismus

Bei einem zufällig diagnostizierten asymptomatischen Hyperparathyreoidismus mit normalem Serumkalzium kann oft unter regelmäßiger ärztlicher Kontrolle abgewartet werden. Bei hohen Kalziumwerten und jungen Patienten ist die **Behandlung** des primären Hyperparathyreoidismus operativ mit Resektion des Epithelkörperchenadenoms.

Selten findet sich eine Hyperplasie aller Epithelkörperchen. In diesem Fall werden drei Epithelkörperchen entfernt und vom vierten ein Rest belassen. Bei erhöhter Rezidivgefahr belässt der Arzt die restliche halbe Drüse nicht an ihrer ursprünglichen Stelle, sondern transplantiert sie in den M. bracheoradialis im Unterarm, um sie bei einer evtl. notwendigen Zweitoperation problemlos auffinden und

11

weitere Teile resezieren zu können, denn Zweitoperationen in der Schilddrüsenregion sind besonders komplikationsträchtig.

Endokrine Neoplasie ausschließen

Sind zwei oder mehr Nebenschilddrüsen vergrößert, muss eine multiple endokrine Neoplasie (➤ 11.6.4) durch eine genetische Untersuchung ausgeschlossen werden.

Behandlung bei Nebenschilddrüsenkarzinom

Standardtherapie beim seltenen Nebenschilddrüsenkarzinom ist eine Hemithyreoidektomie auf der betroffenen Seite mit Entfernung der regionären Lymphknoten (➤ 11.3.3.)

Pflege

Perioperative Pflege bei Schilddrüsenoperationen ➤ 11.3.1

Wurde Nebenschilddrüsengewebe in die Unterarmmuskulatur eingepflanzt, achten die Pflegenden darauf, dass an diesem Arm weder Blutdruckmessungen noch Blutabnahmen vorgenommen werden.

VORSICHT

Hyperkalzämische Krise

Ein unbehandelter Hyperparathyreoidismus kann zur hyperkalzämischen Krise führen, die sich durch unstillbares Erbrechen, massive Polyurie, Polydipsie und Exsikkose, Fieber und Bewusstseinstrübung bis zum Koma zeigt. Bei einem Patienten mit Verdacht auf Hyperparathyreoidismus sind daher engmaschige Kalziumkontrollen erforderlich. Treten Symptome auf, die auf eine hyperkalzämische Krise hinweisen, informieren die Pflegenden umgehend den Arzt. Zur Behandlung wird der Patient in aller Regel auf die Intensivstation verlegt

11.4.2 Hypoparathyreoidismus

DEFINITION

Hypoparathyreoidismus: Unterfunktion der Nebenschilddrüsen mit Parathormonmangel. Meist Folge einer zu „radikalen" Schilddrüsen-, Nebenschilddrüsen- oder Kehlkopfoperation mit (versehentlicher) Entfernung aller Epithelkörperchen.

Klinisch kommt es beim **Hypoparathyreoidismus** als Folge des niedrigen Serumkalziumspiegels vor allem zu einer Übererregbarkeit der Nerven und der Muskulatur, die sich in gesteigerten Reflexen, Parästhesien und anfallsartigen Muskelkrämpfen (*Tetanie*) mit typischer Pfötchenstellung der Hände äußert. Die **Diagnose** stellt der Arzt durch die Blutuntersuchung (zu niedriger Kalzium- und PTH-Spiegel bei erhöhtem Blutphosphat), die auch die Abgrenzung zur Hyperventilationstetanie ermöglicht. Nach einer Schilddrüsenresektion wird die Bestimmung der Kalziumkonzentration am 1. und 2. postoperativen Tag empfohlen und beim Auftreten von Symptomen. Die **Behandlung** erfolgt medikamentös durch orale oder intravenöse Kalziumzufuhr in Kombination mit Vitamin-D-Präparaten. Hierzu muss aktiviertes Vitamin D (z. B. *Doss*® oder *Rocaltrol*®) eingesetzt werden, da „normales" Vitamin D (Cholecalciferol) wegen des fehlenden Parathormons nicht wirksam genug ist.

11.5 Erkrankungen der Nebennieren

11.5.1 Überfunktion der Nebennierenrinde

Cushing-Syndrom und Morbus Cushing

DEFINITION

Cushing-Syndrom: Überfunktion der Nebennierenrinde mit Überproduktion von Glukokortikoiden, insbesondere Kortisol (*Hauptvertreter der Glukokortikoide*). Erkrankungsgipfel 30.–50. Lebensjahr, Frauen häufiger betroffen als Männer.

Morbus Cushing: Zentral bedingter Hyperkortisolismus durch vermehrte Sekretion von ACTH im Hypophysenvorderlappen.

Krankheitsentstehung und Einteilung

Ein **Cushing-Syndrom** kann bedingt sein durch:

- Eine Störung der Hypophysen-Nebennieren-Achse. In 70–80 % **zentrales Cushing-Syndrom** (*Morbus Cushing*), fast immer Folge (gutartiger) Tumoren des Hypophysenvorderlappens, die über eine ACTH-Mehrsekretion zu einer beidseitigen Nebennierenrindenhyperplasie mit Nebennierenrindenüberfunktion führen. In 20–30 % **peripheres Cushing-Syndrom,** durch Nebennierenrindentumore bedingt, wobei bei Erwachsenen die gutartigen Nebennierenrindenadenome ursächlich überwiegen
- Eine Glukokortikoid-Dauertherapie, man spricht auch vom **iatrogenen Cushing-Syndrom** (häufigste Ursache)
- Eine paraneoplastische ACTH-Bildung, vor allem bei kleinzelligem Bronchialkarzinom (➤ 10.11.2).

Symptome und Befund, Diagnostik

Das Cushing-Syndrom (➤ Abb. 11.9) beginnt meist unspezifisch mit Leistungsabfall, Müdigkeit und Schwäche. Das Vollbild der Erkrankung ist sehr eindrücklich:

- Stammfettsucht, Vollmondgesicht und „Stiernacken" durch Gewichtszunahme und Fettumverteilung
- Gesichtsrötung, Hauteinblutungen und dunkelrote Striae (*Striae rubrae*) durch Eiweißabbau und Bindegewebsatrophie
- Muskelschwäche durch Eiweißabbau
- Buckelbildung und Knochenschmerzen durch erhöhten Knochenumbau und Osteoporose
- Psychische Veränderungen, meist Depressionen
- Zyklusstörungen bis hin zur Amenorrhö (Aussetzen der Regelblutung) bei Frauen, Potenzminderung bei Männern
- Fettige Haut, Akne und männlicher Schambehaarungstyp bei Frauen infolge Androgenwirkung (nur bei zentralem Cushing-Syndrom durch Mitstimulation der Zona reticularis oder bei Nebennierenrindenkarzinomen, die zusätzlich Androgene produzieren).

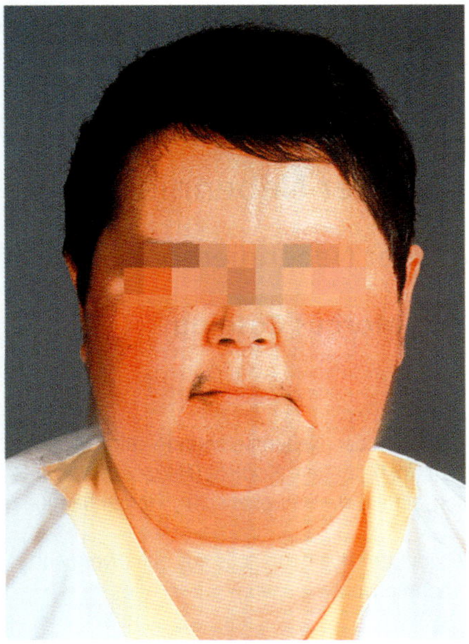

Abb. 11.9 Morbus Cushing. Die junge Patientin zeigt die äußerlichen Merkmale in voller Ausprägung: dazu gehört vor allem ein „Vollmondgesicht" mit deutlicher Hautrötung. [E293]

Viele Patienten leiden unter erhöhter Infektanfälligkeit und Wundheilungsstörungen. Bei Kindern kommt es außerdem zu einer Wachstumsverminderung. Bei der Untersuchung stellt der Arzt häufig eine Hypertonie und Ödeme fest.

Erste **diagnostische Maßnahmen** sind ein Plasmakortisoltagesprofil (typisch ist der fehlende Abfall der Werte gegen Abend, während bei einem Gesunden die höchsten Kortisolspiegel frühmorgens und die niedrigsten gegen Mitternacht gemessen werden), die Bestimmung von Kortisol im 24-Std.-Urin sowie des ACTH-Spiegels im Blut. Bei der Blutuntersuchung zeigen sich außerdem oft eine diabetische Stoffwechsellage sowie deutliche Blutbildveränderungen.
Nächster Schritt ist die **Funktionsdiagnostik** mit:

- **Dexamethason-Kurztest.** Dazu erhält der Patient um 24 Uhr 1 mg Dexamethason oral. Sinkt der Plasma-Kortisolspiegel bis zum nächsten Morgen nicht oder nicht ausreichend, liegt ein Cushing-Syndrom vor. Dann erfolgt ein Bestätigungstest mit Dexamethason über drei Tage und nochmaliger Bestimmung des Kortisolspiegels
- **CRH-Stimulations-Test** (optional). Der Patient ruht 2 Std. und erhält danach intravenös CRH. 0, 15, 30, 45 und 60 Min. nach der Injektion wird Blut zur Hormonbestimmung entnommen. Bei ektoper (d. h. außerhalb des Hypophysenvorderlappens erfolgter) ACTH-Produktion kommt es **nicht** zum physiologischen Anstieg des ACTH- und Kortisolspiegels.

CT und MRT von Nebenniere und Hypophyse dienen der Ursachensuche für das Cushing-Syndrom.

Behandlung

- Beim zentralen Cushing-Syndrom ist die Behandlung primär chirurgisch. Zunächst wird versucht, den Hypophysentumor operativ zu entfernen. Gelingt es durch die Operation nicht, ACTH und Kortisol zu normalisieren, kann die beidseitige Entfernung der Nebennieren (*bilaterale Adrenalektomie*) oder eine Strahlenbehandlung der Hypophyse angezeigt sein
- Beim peripheren Cushing-Syndrom wird lediglich die tumortragende (Adenom oder Karzinom) Nebenniere (*unilaterale Adrenalektomie*) entfernt. Bei Befall beider Nebennieren wird eine bilaterale Adrenalektomie durchgeführt. Bei Karzinomen ist danach oft eine Nachbestrahlung sowie Chemotherapie oder Behandlung mit spezifischen antitumoralen Medikamenten (z. B. *Lysodren*®) erforderlich
- Für Patienten, die nicht operiert werden können oder bei denen die Operation nicht erfolgreich war, steht seit 2012 das Medikament Pasireotid (*Signifor*®) zur Verfügung, das die ACTH-Bildung blockiert
- Bei paraneoplastischem Cushing-Syndrom steht die Behandlung des Primärtumors im Vordergrund
- Bei bösartigen Erkrankungen, Inoperabilität des Patienten oder als Überbrückung bis zur Operation kann eine medikamentöse Hemmung der Hormonsynthese versucht werden mit: Ketoconazol (z. B. *Nizoral*®), Mitotan (z. B. *Lysodren*®), Metyrapon (z. B. *Metopiron*®) oder Aminoglutethimid (z. B. *Orimeten*®).

Nach **unilateraler Adrenalektomie** nimmt die verbliebene, zunächst noch supprimierte Nebenniere allmählich ihre Funktion auf, sodass die orale Glukokortikoidgabe mit zunehmender Eigenleistung der verbliebenen Nebenniere reduziert und später ausgeschlichen werden kann. Bei **bilateraler Adrenalektomie** müssen Glukokortikoide (in „Normaldosierung", d. h. etwa 25 mg Hydrokortison in 2–3 Einzeldosen, z. B. 15-10-5 mg) und auch Mineralokortikoide (*Astonin H*®) lebenslang substituiert werden. Dies ist ganz wichtig, da sich sonst eine lebensbedrohliche Nebennierenkrise entwickelt. Bei fieberhaften Infekten ist eine vorübergehende höhere Dosierung (2–3-fache Tagesdosis) erforderlich, bei gastrointestinalen Erkrankungen mit Erbrechen muss Hydrokortison intravenös verabreicht werden. Der Patient erhält einen Medikamentenausweis für den Notfall.

Zwei Therapieformen bei der Gabe von Glukokortikoiden

- Am häufigsten ist die **pharmakodynamische Glukokortikoidtherapie,** etwa bei Autoimmunerkrankungen oder chronischen entzündlichen Darmerkrankungen (➤ 5.7.4). Hier sind zwei Aspekte zu beachten:
  - Bei einer höher dosierten Glukokortikoidtherapie entwickelt sich langfristig ein iatrogenes Cushing-Syndrom (➤ Abb. 11.10)
  - Die von außen zugeführten Glukokortikoide hemmen die CRH- und ACTH-Sekretion und führen dadurch zu einer Verminderung der körpereigenen Glukokortikoidsekretion. Bei abruptem Absetzen der Glukokortikoide oder Stress-Situationen (z. B. Operation, Infektion) ist der Patient durch einen Glukokortikoidmangel gefährdet, da die unterdrückten Nebennieren den Bedarf nicht decken können. Die Patienten zeigen Anzeichen eines Glukokortikoidmangels (➤ 11.5.2)
- Seltener ist die **Substitutionstherapie** zum Ausgleich eines körpereigenen Glukokortikoidmangels (etwa nach bilateraler Adrenalektomie). Bei korrekter Dosierung entwickelt sich hier kein Cushing-Syndrom. Bei diesen Patienten muss auf die Symptome einer Nebennierenrindenunterfunktion (z. B. Schwäche, niedriger Blutdruck, Gewichtsabnahme, Bauchschmerzen, Hyperpigmentierung) geachtet werden.

Alle Patienten unter Glukokortikoidtherapie sollten einen **Medikamentenausweis** erhalten, aus dem Indikation, Dauer und Dosierung der Medikamente hervorgehen. Nur wenn die Patienten den Ausweis ständig bei sich tragen, kann eine Gefährdung durch eine Nebennierenrindenkrise, z. B. bei Unfällen oder akuten Erkrankungen mit erhöhtem Bedarf an Hydrokortison, vermieden werden.

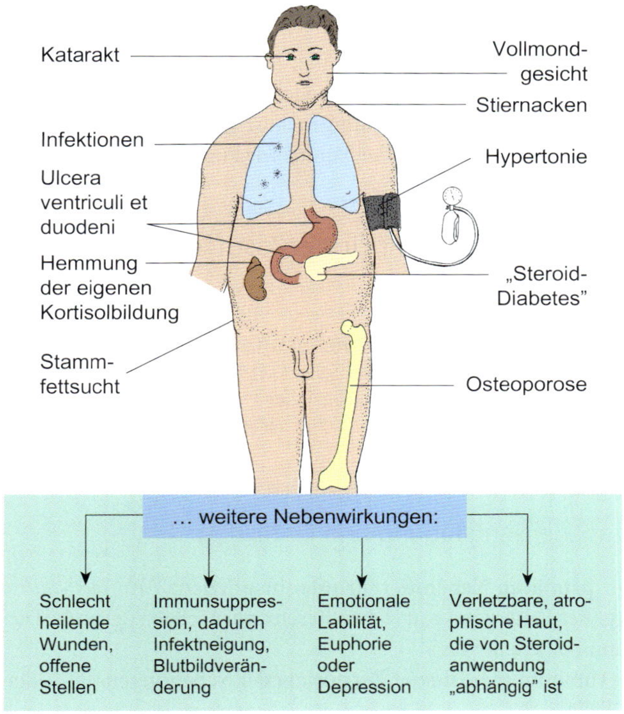

Abb. 11.10 Mögliche unerwünschte Wirkungen einer Glukokortikoid-Dauertherapie. [L190]

Pflege bei pharmakodynamischer Glukokortikoid-Dauertherapie

- Patienten auf das Auftreten von Cushing-Symptomen beobachten
- Eiweiß-, kalzium- und kaliumreiche, eher kalorien- und salzarme Kost geben, um den katabolen Wirkungen der Kortikoide und den evtl. Elektrolytverschiebungen sowie einer Gewichtssteigerung entgegenzusteuern
- Wegen der Gefahr der Flüssigkeitseinlagerung täglich Gewicht kontrollieren
- Unter Glukokortikoidtherapie kommt es oft zu blutenden Magen- und Zwölffingerdarmgeschwüren, ohne dass der Patient nennenswerte Beschwerden hat. Daher auf das Auftreten von Teerstuhl achten, ggf. Test auf okkultes Blut (➤ 5.3.2) durchführen
- Auch Infektionen können maskiert sein. Deshalb Temperatur regelmäßig kontrollieren und auf Krankheits- oder Entzündungszeichen achten.

VORSICHT

Addison-Krise

Nach einer bilateralen Adrenalektomie, bei zu rascher Reduktion oder Absetzen einer länger verabreichten Kortikoidmedikation kann eine **Addison-Krise** (*Nebennierenkrise*) auftreten (➤ 11.5.2). Deshalb den Patienten sorgfältig auf Zeichen der Nebennierenunterfunktion (➤ 11.5.2) beobachten.

Hyperaldosteronismus

DEFINITION

Hyperaldosteronismus: Überfunktion der Nebennierenrinde mit Erhöhung des Aldosterons. Erkrankungsgipfel im 30.–50. Lebensjahr, Frauen (etwas) häufiger betroffen als Männer.

Krankheitsentstehung und Einteilung

- **Primäre** Überproduktion von Aldosteron (*Conn-Syndrom*, ➤ Abb. 11.11) durch eine beidseitige Nebennierenrindenhyperplasie (⅔ der Fälle) oder gutartige Adenome der Nebennierenrinde (⅓ der Fälle)
- **Sekundäre** Mehrausschüttung von Aldosteron (*sekundärer Hyperaldosteronismus*) durch übermäßige Aktivierung des Renin-Angiotensin-Aldosteron-Systems, z. B. bei Diuretikatherapie oder bei Nierenarterienstenose (➤ 9.4.7).

Symptome und Befund, Diagnostik

Leitsymptom des Conn-Syndroms sind eine Hypertonie sowie evtl. bereits eingetretene Hypertoniefolgen. Manchmal bestehen Kopfschmerzen, Schwindel, Ohrensausen oder Schweißausbrüche. Viele Patienten klagen über Obstipation, Muskelschmerzen und -schwäche bis hin zu Lähmungen, tetanischen Muskelkrämpfen und Parästhesien (*Missempfindungen*) als Folge der Elektrolytstörungen (*Hypokaliämie*).

Die **Diagnose:** Bei der Blutuntersuchung zeigen sich bei ⅓ der Patienten typische Elektrolytveränderungen, z. B. erniedrigter Kaliumspiegel. Es besteht eine Alkalose (➤ 10.3.4). Beim Conn-Syndrom ist der Reninspiegel erniedrigt, beim sekundären Hyperaldosteronismus erhöht. Das Aldosteron ist erhöht. Die Lokalisation eines aldosteronproduzierenden Tumors gelingt meist mit Ultraschall, Szintigrafie, CT und MRT. Selten ist eine seitengetrennte Blutentnahme aus den Nebennierenvenen mit Aldosteronbestimmung erforderlich (Nebennierenvenenkatheter).

Behandlung

Nierenarterienstenose ➤ 9.4.7

Bei Adenomen entfernt der Arzt die betroffene Nebenniere operativ (*unilaterale Adrenalektomie*). Bei einer Nebennierenrindenhyperplasie muss die Aldosteronwirkung z. B. mit Aldosteronantagonis-

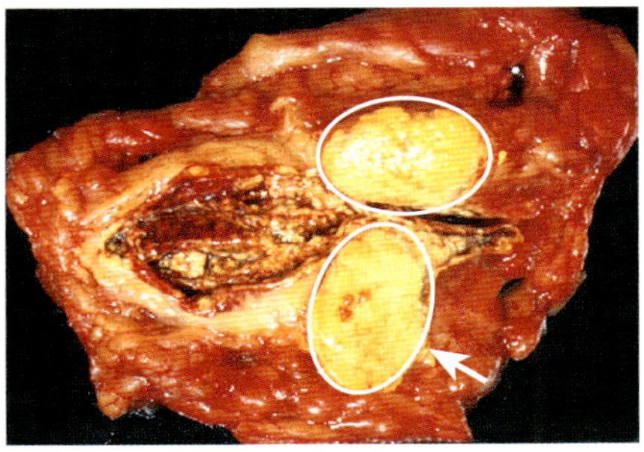

Abb. 11.11 Aufgeschnittenes Operationspräparat bei Conn-Syndrom. Der Pfeil markiert das Adenom, links daneben ein normaler Abschnitt der Nebenniere mit Rinde und Mark. [R234-007]

ten (z. B. Spironolacton in *Aldactone®*) dauerhaft unterdrückt werden. Evtl. sind weitere Antihypertensiva erforderlich.

Pflege

Pflege vor, während und nach Operationen ➤ Kap. 4

Vor dem Eingriff überwachen die Pflegenden engmaschig den Blutdruck des Patienten.

Bei den meisten Patienten bessern sich die Hypertonie und die Hypokaliämie innerhalb weniger Tage nach der Operation. Bis zur Normalisierung sind engmaschige Blutdruckkontrollen und evtl. mehrmals täglich Kontrollen der Elektrolyte erforderlich.

Adrenogenitales Syndrom

DEFINITION

Adrenogenitales Syndrom (*AGS*): Fehlfunktion der Nebennierenrinde mit Überproduktion von Androgenen.

Krankheitsentstehung und Einteilung

Ursache des seltenen **angeborenen adrenogenitalen Syndroms** sind verschiedene Enzymdefekte in der Glukokortikoidsynthese. Um den Glukokortikoidmangel auszugleichen, wird vermehrt ACTH sezerniert. Die daraus resultierende Stimulation der Nebennierenrinde führt zu einer vermehrten Bildung von Androgenen (genauer: Androgenvorstufen). Sehr selten können auch (bösartige) Nebennierentumore zu einer vermehrten Androgenproduktion führen.

Symptome und Befund, Diagnostik

Beim **homozygoten adrenogenitalen Syndrom** werden meist schon beim Ungeborenen vermehrt Androgene gebildet. Betroffene Mädchen zeigen bereits als Neugeborene eine Virilisierung (*Vermännlichung*) des äußeren Genitales, während Jungen zunächst meist unauffällig sind. Im weiteren Verlauf nimmt die Virilisierung bei den Mädchen zu, bei Knaben kommt es zur vorzeitigen Entwicklung männlicher Geschlechtsmerkmale bei gleichzeitig kleinen Hoden (*Pseudopubertät*). Die Kinder wachsen zunächst rasch, das Wachstum ist aber viel zu früh beendet, da die Wachstumsfugen sich verfrüht schließen. Das **heterozygote adrenogenitale Syndrom** (*„late-onset" adrenogenitales Syndrom)* zeigt sich erst im jungen Erwachsenenalter bei Mädchen und Frauen durch Haarausfall, männliche Körperbehaarung, Klitorishyperplasie und Amenorrhö (*Ausbleiben der Regelblutung*), bei Knaben und Männern durch vorzeitige Geschlechtsentwicklung, Hodenatrophie, Impotenz und Infertilität (➤ 12.8).

Meist kann der Arzt schon auf Grund der klinischen Symptome die Verdachtsdiagnose stellen. Die **Diagnose** wird dann durch Hormonanalysen gesichert (Nachweis des relativen Glukokortikoidmangels und der erhöhten Androgene).

Behandlung

Die **Behandlung** des angeborenen adrenogenitalen Syndroms ist konservativ mit einer lebenslangen Glukokortikoidsubstitution. Ausgeprägte Genitalfehlbildungen korrigiert der plastische Chirurg. Ein androgen-bildender Tumor wird operativ entfernt.

11.5.2 Nebennierenrindeninsuffizienz

DEFINITION

Nebennierenrindeninsuffizienz: Unterfunktion der Nebennierenrinde mit möglicherweise lebensbedrohlichem Mangel an Mineralo- und Glukokortikoiden. Betroffen sind vor allem junge Frauen. Eine Nebenniereninsuffizienz tritt auch iatrogen als Folge einer bilateralen Adrenalektomie (➤ 11.5.1) auf.

Krankheitsentstehung und Einteilung

Der **primären Nebennierenrindeninsuffizienz** (*Morbus Addison*) liegt der Untergang von Nebennierenrindenzellen zugrunde. Dieser kann Folge sein von:

- Autoimmun bedingter Zerstörung der Nebennieren (80 % der Fälle)
- Tuberkulöser Zerstörung der Nebennierenrinde (heute selten)
- Blutungen in die Nebenniere, z. B. bei Antikoagulanzientherapie, oder Tumoren (ebenfalls selten)
- Resektion beider Nebennieren.

Die **sekundäre Nebennierenrindeninsuffizienz** ist Folge einer verminderten Stimulation bei Hypothalamus- oder Hypophysenerkrankungen sowie Nebenwirkung einer Glukokortikoid-Dauertherapie durch Unterdrückung der Nebennieren.

Symptome und Befund, Diagnostik

Infolge des Glukokortikoidmangels fühlen sich die Patienten müde und schwach. Oft bestehen Übelkeit und Erbrechen, die Kranken verlieren an Gewicht. Auch Hypoglykämien sowie psychische Störungen wie Reizbarkeit oder Verwirrtheit können auftreten.

Beim Morbus Addison bestehen darüber hinaus mit Exsikkose, Hypotonie, evtl. Schwindel und Ohnmachtsanfällen sowie Salzhunger die Zeichen eines Mineralokortikoidmangels. Während der Untersuchung fällt beim Morbus Addison eine Hyperpigmentierung auch nicht sonnenbeschienener Hautbezirke auf, z. B. Handinnenflächen, Fußsohlen und Mundschleimhaut.

VORSICHT

Addison-Krise

Typische Erstmanifestation einer Unterfunktion der Nebennierenrinde ist die **Addison-Krise,** die bei bis dahin (gerade noch) kompensierter Insuffizienz durch zusätzliche Belastungen (z. B. Infekte, Unfälle) ausgelöst wird. Zusätzlich zu den oben aufgeführten Symptomen bestehen eine deutliche Exsikkose, ein Schock mit Oligurie und Bewusstseinsstörungen bis zum Koma und evtl. auch Erbrechen und Durchfälle. Lebensrettend ist dann die Intensivtherapie mit Kortisongabe und Volumensubstitution.

Die **Diagnose:** Kortisol und Aldosteron im Blut sind vermindert, ACTH ist erhöht. Beim Morbus Addison besteht eine metabolische Azidose mit erhöhter Kalium- und erniedrigter Natriumkonzentration im Blut. ACTH-Bestimmung im Blut und ACTH-Test (*Kortisolbestimmung vor und nach Gabe von ACTH*) erlauben die Differenzierung zwischen Morbus Addison und sekundärer Nebennierenrindeninsuffizienz. Bei einem Morbus Addison muss nach Nebennieren-Autoantikörpern im Blut gesucht werden. Bei Verdacht auf tuberkulöse Genese sind ein Tuberkulin-Test und eine Abdomenleeraufnahme angezeigt (Verkalkungen in der Nebennierenregion?). Ultraschall und ggf. CT sind zum Tumorausschluss erforderlich.

Behandlung

Die **Behandlung** ist konservativ mit Substitution der fehlenden Hormone. Beim Morbus Addison müssen sowohl Gluko- als auch Mineralokortikoide (Hydrokortison und Fludrokortison, *Astonin H®*) ersetzt werden, bei der sekundären Nebennierenrindeninsuffizienz in aller Regel nur Glukokortikoide, da die Mineralokortikoide weitgehend unabhängig vom hypothalamisch-hypophysären Regelkreis sezerniert werden.

Pflege

Pflege vor, während und nach Operationen ➤ Kap. 4

In der Chirurgie tritt die Erkrankung insbesondere als Komplikation nach einer bilateralen Adrenalektomie (➤ 11.5.1) auf oder – bei unilateraler Adrenalektomie – durch zu rasches Ausschleichen der postoperativen Glukokortikoidmedikation. Die Pflegenden beobachten daher den Patienten nach einer Adrenalektomie auf Zeichen einer lebensbedrohlichen Nebennierenkrise. In den Anfangsstadien sind dies insbesondere zunehmende Schwäche bei gleichzeitiger Unruhe, Übelkeit, Erbrechen und Verminderung der Urinmenge. Wegen der dabei auftretenden Hypotonie sind regelmäßige Blutdruckkontrollen erforderlich.

11.5.3 Überfunktion des Nebennierenmarks: Phäochromozytom

DEFINITION

Phäochromozytom: Seltener, meist gutartiger Tumor, der intermittierend oder dauernd große Mengen Adrenalin und Noradrenalin produziert. Verantwortlich für ca. 0,1–0,5 % der Hypertonien.

Krankheitsentstehung

Das **Phäochromozytom** (➤ Abb. 11.12) geht von den chromaffinen (*phäochromen*) Zellen aus, die in der Fetalzeit an vielen Stellen des Körpers, nach der Geburt aber fast nur noch im Nebennierenmark vorkommen. Extraadrenale Phäochromozytome werden als **Paragangliome** bezeichnet. In schätzungsweise 15 % der Fälle entartet das Phäochromozytom zum **malignen Phäochromozytom.**

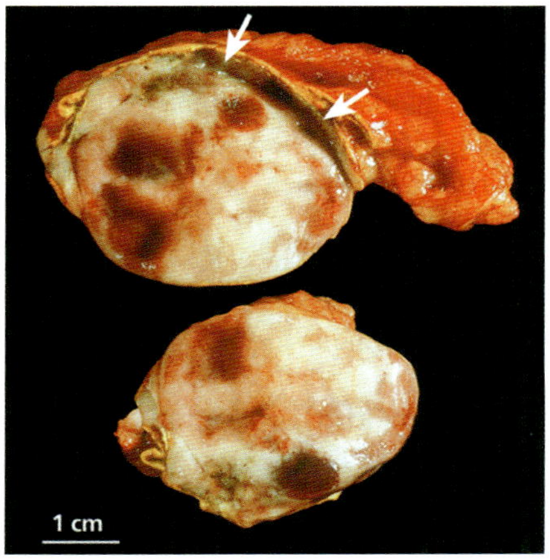

Abb. 11.12 Präparat eines Phäochromozytoms. Die hier gelb dargestellte Nebennierenrinde (Pfeile) umschließt den Tumor. [T458]

Die folgenden Ausführungen beschränken sich auf das gutartige, adrenale Phäochromozytom.

Symptome und Befund, Diagnostik

Leitsymptom des Phäochromozytoms ist die anfallsartige oder dauerhafte Hypertonie (> 200 mmHg systolisch), die typischerweise mit Kopfschmerzen, Tachykardie, Schweißausbruch und Unruhe einhergeht. Die Haut ist weiß-zyanotisch und kaltschweißig. Die anfallsartige Hypertonie kann durch abdominellen Druck, etwa bei der körperlichen Untersuchung oder beim Pressen zum Stuhlgang, ausgelöst werden. Weitere Symptome sind Übelkeit, Erbrechen, Gewichtsverlust und Fieber, eventuell auch Bauchschmerzen.

Die **Diagnose:** Hauptsächlich durch **Bestimmung der Katecholaminabbauprodukte** (Metanephrine, Normetanephrine) im Blut und im 24-Std.-Sammelurin. Weniger genau ist die Messung von Adrenalin und Noradrenalin im 24-Std.-Sammelurin. Bei erhöhten Blut- und Urinwerten sind Provokationstests indiziert. Am gebräuchlichsten ist der **Clonidintest,** bei dem unmittelbar vor und 3 Std. nach der Gabe von 300 µg Clonidin (z. B. *Catapresan®*) die Katecholamine im Plasma kontrolliert werden. Normalerweise fallen die Katecholaminspiegel ab. Ist dies nicht der Fall oder steigen die Spiegel sogar, weist dies auf ein Phäochromozytom hin.

Sonografie, CT, MRT und Aortografie mit selektiver Darstellung der Nebennierenarterien dienen der Lokalisation des Tumors. Lässt sich die Lokalisation anhand dieser Maßnahmen nicht sicher klären, ist eine Szintigrafie mit ^{131}Jod-Metajodbenzylguanidin angezeigt. Außerdem müssen die Patienten sowie ggf. ihre Familienangehörigen auf das Vorliegen einer multiplen endokrinen Neoplasie (➤ 11.6.4) untersucht werden.

Behandlung

Nach Möglichkeit entfernt der Arzt den Tumor operativ (*uni- oder bilaterale Adrenalektomie* ➤ 11.5.1). In den Wochen vor dem Eingriff erhält der Patient einen Alphablocker, vorzugsweise Phenoxybenzamin, z. B. in *Dibenzyran®*, sowie ggf. weitere blutdrucksenkende Medikamente. Der Alphablocker ist wichtig, da bei dem operativen Eingriff durch Druck auf den Tumor große Mengen Katecholamine freigesetzt werden können, die ohne Behandlung zu einer hypertensiven Krise führen können. Tritt unter *Dibenzyran®* eine Tachykardie oder Arrhythmie auf, verordnet der Arzt zusätzlich Betablocker, z. B. *Dociton®*. Die Verabreichung des Alphablockers wird vor der des Betablockers begonnen, um eine hypertensive Krise zu vermeiden.

Pflege

Pflege vor, während und nach Operationen ➤ Kap. 4

Postoperativ wird der Patient für 1–2 Tage auf der Intensivstation betreut. Dort erfolgen eine kontinuierliche Blutdruckkontrolle (über arterielle Kanüle und Monitor) sowie engmaschige Kontrollen des ZVD und der Flüssigkeitsbilanz.

11.6 Neuroendokrine Tumoren

Medulläres Schilddrüsenkarzinom ➤ 11.3.8
Perioperative Pflege bei Operationen am Pankreas ➤ 6.6.1
Perioperative Pflege bei OP am Magen-Darm-Trakt ➤ 5.4.1
Perioperative Pflege in der Thoraxchirurgie ➤ 10.4.3

11.6.1 Überblick

Hormone werden nicht nur in umschriebenen endokrinen Drüsen gebildet, sondern können auch in verstreut liegenden Zellen produziert werden. Herkunft und Bedeutung dieser Zellen sind nur teilweise geklärt, was sich in der Vielfalt ihrer Nomenklatur spiegelt. Sie werden zunehmend als **diffuses** (*disseminiertes*) **neuroendokrines System** (*DNES*) bezeichnet. Die disseminierten endokrinen Zellen des Magen-Darm-Trakts werden mit den endokrinen Langerhans-Inseln des Pankreas auch zum **gastro-entero-pankreatischen System** (*GEP*) zusammengefasst.

Auch von den Zellen des diffusen endokrinen Systems können gut- und bösartige Tumoren ausgehen. Viele dieser Tumoren schütten eines oder mehrere Hormone in die Blutbahn aus und führen dadurch zu typischen Symptomen. Die Tumoren können aber auch funktionell inaktiv sein und machen sich dann erst spät durch Lokalsymptome bemerkbar. Immunhistochemisch sind die Zellen durch die Ausschüttung von Chromogranin A und der neuronenspezifischen Enolase charakterisiert.

Die Tumoren des diffusen neuroendokrinen Systems werden überwiegend als **neuroendokrine Tumoren** (früher: *Apudome*) bezeichnet oder – bei Lokalisation im Magen-Darm-Trakt – als **GEP-Tumoren.** Neuroendokrine Tumore sind sehr selten. Neben Insulinomen und Karzinoiden gibt es Glukagonome, Gastrinome und Vipome.

11.6.2 Insulinom

Ein typischer, jedoch sehr seltener neuroendokriner Tumor ist das insulinproduzierende **Insulinom.** Es ist ganz überwiegend im Pankreas, selten in Duodenum, Milzhilus oder Mesenterium lokalisiert. Nur 10 % der Tumoren sind maligne, in ebenfalls 10 % der Fälle liegen mehrere Tumoren vor.

Leitsymptom sind rezidivierende Hypoglykämien mit vegetativen Erscheinungen und oft auch neurologischen und psychischen Auffälligkeiten. Durch die vermehrte Nahrungsaufnahme (Heißhunger bei Hypoglykämie) nehmen die meisten Patienten an Gewicht zu.

Die **Diagnose** wird durch einen Hungerversuch (*Nahrungskarenz über drei Tage mit mehrfacher Bestimmung von Blutzucker, Insulin und C-Peptid im Blut*) bei Auftreten einer Hypoglykämie gesichert. Eine teils recht aufwendige Lokalisationsdiagnostik schließt sich an.

Die **Behandlung** besteht in der operativen Entfernung des Tumors. Dazu kann eine partielle oder totale Pankreatektomie erforderlich sein (➤ 6.6.6). Bei metastasierenden Insulinomen kann palliativ eine Medikation z. B. mit Diazoxid (*Proglicem®*) oder Zytostatika versucht werden.

11.6.3 Karzinoid

Als **Karzinoide** werden serotoninproduzierende Tumoren des Magen-Darm-Trakts und der Lunge bezeichnet. Serotonin ist ein Überträgerstoff, dessen physiologische Bedeutung nicht ganz geklärt ist.

Die Tumoren zeigen sich durch Durchfälle und einen **Flush** mit rötlich-bläulicher Verfärbung insbesondere des Gesichts- und Halsbereichs. Im Magen-Darm-Trakt lokalisierte Tumoren bereiten oft lange Zeit keine Beschwerden, da das Serotonin in der Leber abgebaut wird. Erst wenn Lebermetastasen vorhanden sind, treten **Symptome** auf.

Ist eine operative Tumorentfernung nicht möglich, ist die Prognose trotz symptomatischer medikamentöser **Behandlung** schlecht.

11.6.4 Multiple endokrine Neoplasien

Bei der erblich bedingten **multiplen endokrinen Neoplasie** (*MEN*, auch *multiple endokrine Adenomatose, MEA*) entwickeln die Betroffenen mehrere endokrine Tumoren in mindestens zwei Organen.

Die multiplen endokrinen Neoplasien werden je nach Kombinationsmuster der Veränderungen eingeteilt in:

- **MEN I** (*Wermer-Syndrom*). Hyperparathyreoidismus Hyperplasie oder Adenome der Nebenschilddrüse (bei ca. 95 % der Fälle, ➤ 11.4.1), weniger häufig endokrin aktive Pankreastumoren (Gastrinom, Insulinom, Vipom, Glukagonom) und Hypophysenadenome
- **MEN II** (*Sipple-Syndrom*). C-Zell-Karzinom der Schilddrüse (in 60 % der Fälle, ➤ 11.3.8), weniger häufig Phäochromozytom (➤ 11.5.3) und Nebenschilddrüsenhyperplasie oder neurokutane Veränderungen.

11.7 Adipositas

DEFINITION

Übergewicht (*Präadipositas*): Bei Erwachsenen BMI 25–29,9 kg/m², bei Kindern Gewicht zwischen der 90. und 97. Perzentile.
Adipositas (*Fettleibigkeit*): Bei Erwachsenen BMI ≥ 30 kg/m², weiter unterteilt in Adipositas Grad I (BMI 30–34,9 kg/m²), Grad II (BMI 35–39,9 kg/m²) und Grad III (BMI ≥ 40 kg/m²). Bei Kindern Gewicht über der 97. Perzentile.
In der Chirurgie ein wichtiger Faktor, der das Narkose- und Operationsrisiko aufgrund der respiratorischen und kardiovaskulären Situation deutlich erhöht und auch Lagerungsschäden und Wundheilungsstörungen begünstigt. [vgl. 7]

Adipositas beeinträchtigt nicht nur die Lebensqualität erheblich, z. B. durch eingeschränkte Leistungsfähigkeit oder soziale Isolation. Es kann auch schwerwiegende Folgeerkrankungen, etwa arterielle Hypertonie, Diabetes mellitus, Fettstoffwechselstörungen mit weiteren Komplikationen (Herzinfarkt, Schlaganfall) nach sich ziehen und dadurch die Lebenserwartung des Übergewichtigen herabsetzen.

Fettverteilungsmuster

Neben dem Ausmaß des Übergewichts, welches über den BMI erfasst wird, bestimmt das **Fettverteilungsmuster** das metabolische und kardiovaskuläre Gesundheitsrisiko.
Bei einer **abdominellen Adipositas** (*stammbetontes Übergewicht*) ist das Bauchfett erhöht. Ein Taillenumfang bei Frauen ≥ 88 cm und bei Männern ≥ 102 cm erhöht deutlich das Risiko für Folgeerkrankungen des Übergewichts, wahrscheinlich aufgrund anderer Stoffwechseleigenschaften des Bauchfetts im Vergleich zum subkutanen Fett. Eine weitere Möglichkeit ist die Bestimmung des Hüft-Taillen-Verhältnisses.

Krankheitsentstehung

Bei der **Entstehung** der Adipositas spielen genetische, metabolische, familiäre und psychische Faktoren eine Rolle, deren Gewichtung jedoch umstritten ist. Für den Einzelnen ist entscheidend, dass er durch falsches Essverhalten und verminderte körperliche Bewegung mehr Energie zuführt, als er verbraucht (➤ Abb. 11.13). Nur bei ca. 3–5 % der Adipösen können organische Ursachen (*„hormonell bedingte Fettsucht“*), z. B. Schilddrüsenunterfunktion (➤ 11.3.4), Cushing-Syndrom (➤ 11.5.1) oder Hypothalamustumor, gefunden werden.

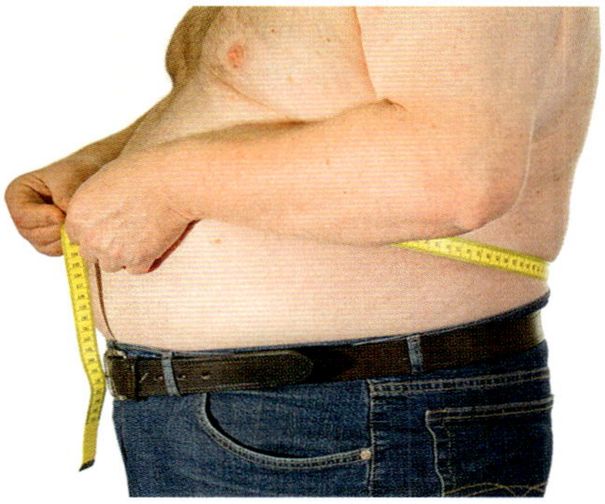

Abb. 11.13 Adipositas. Höchstens 5 % der Menschen mit Adipositas leiden an hormoneller Dysbalance. Meist führen ein ungünstiger Lebensstil mit übermäßiger Ernährung oder Fehlernährung und Bewegungsmangel zur Fettleibigkeit. [J787]

Symptome und Befund, Diagnostik

Die Berechnung des **Bodymass-Index** (Körpergewicht ÷ Quadrat der Körpergröße [kg/m²]) ergibt einen BMI über 25 kg/m².
Ein **metabolisches Syndrom** liegt vor, wenn mindestens drei der folgenden Faktoren bestehen:

- Abdominelle Adipositas
- Erhöhte Triglyzeride im Blut
- Erniedrigtes HDL-Cholesterin im Blut
- Nüchternblutzucker ≥ 100 ml/dl (5,6 mmol/l)
- Blutdruck ≥ 130/85 mmHg.

Im Rahmen der **Diagnostik** schließt der Arzt organische Erkrankungen als Ursache des extremen Übergewichts aus und untersucht den Patienten auf Zeichen von Folgeerkrankungen.

Behandlung

Die **Behandlung** besteht aus drei Säulen [vgl. 7]:

- Ernährungstherapie
- Bewegungstherapie
- Verhaltenstherapie.

Mit einem solchen Basisprogramm soll das Gewicht reduziert und der Erfolg langfristig gehalten werden. Bei ausgeprägter Adipositas und bei unzureichendem Erfolg der obigen Maßnahmen kann zusätzlich ein medikamentöser Therapieversuch unternommen werden. Zugelassen sind Orlistat (z. B. *Xenical®*), das die Fettaufnahme aus dem Darm vermindert, und seit 2016 der Inkretin-Verstärker Liraglutid (z. B. *Saxenda®*).

Operative Verfahren bei Adipositas

Bei extremer Adipositas (BMI > 40 kg/m²) können chirurgische Maßnahmen (*Adipositas-Chirurgie, bariatrische Chirurgie*) erwogen werden, die auf reversibler oder irreversibler Magenverkleinerung und/oder Umgehung von Magen-Darm-Anteilen basieren. Ein für alle Patienten pauschal zu empfehlendes Verfahren gibt es nicht.
Derzeit gebräuchliche **Operationsverfahren** sind:

- **Verstellbares Magenband** (*gastric banding,* ➤ Abb. 11.14). Bei dieser Technik wird ein Silikonband um den oberen Teil des Magens gelegt. Zwischen dem kleineren oberen Teil und dem größeren unteren Teil bleibt nur eine kleine Öffnung bestehen. Die Weite des Magenbands kann durch einen unter die Bauchhaut des Patienten platzierten Port geregelt werden, indem der Port von außen mit Kochsalzlösung gefüllt bzw. entleert wird. So gelangt die aufgenommene Nahrung nur verzögert in den unteren Teil des Magens, der Betroffene kann immer nur kleine Mengen Nahrung aufnehmen, früh tritt ein Sättigungsgefühl ein. Das Magenband kann meist lebenslang verbleiben [vgl. 9]
- **Roux-Y-Magenbypass** (➤ Abb. 11.15). Beim Magenbypass wird der Magen unterhalb des Mageneingangs abgetrennt, sodass ein kleiner Restmagen (*„pouch“*) mit ca. 15 ml Fassungsvermögen bleibt, der auch als Bremse für die zugeführte Nahrung dient. Der Dünndarm wird ebenfalls durchtrennt: das eine Ende wird an den kleinen Restmagen angeschlossen und das andere Ende so umgeleitet, dass Nahrung und Verdauungsenzyme aus

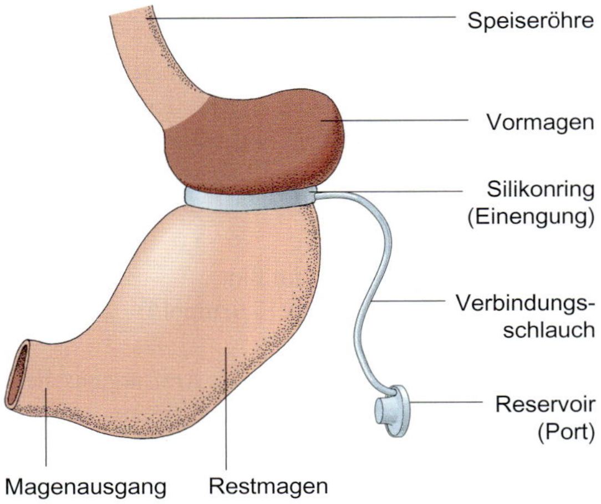

Abb. 11.14 Magenband. [L190]

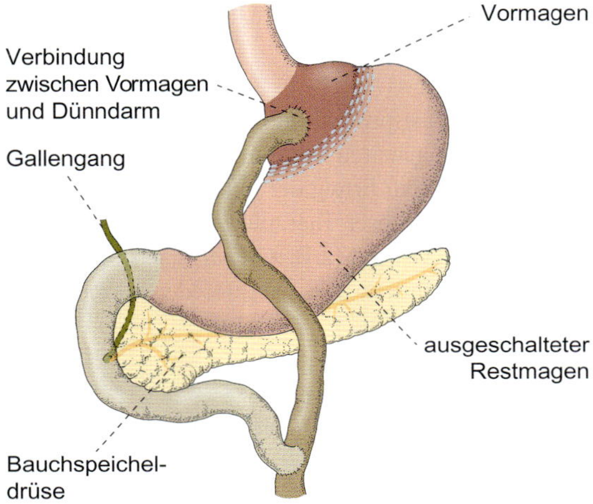

Abb. 11.15 Magenbypass. [L190]

Dünndarm und Pankreas erst im tieferen Dünndarm in Kontakt kommen. Die Folge ist, dass die Nahrung nur noch unzureichend aufgespalten wird und somit nur teilweise resorbiert werden kann. Bei diesem Verfahren handelt es sich um eine Malabsorption mit milder Restriktion [vgl. 9]

- **Schlauchmagen** (*Sleeve-Gastrektomie,* ➤ Abb. 11.16). Das Prinzip ist die Verkleinerung des Magenvolumens. Im Rahmen einer minimal-invasiven Operation werden 90 % des Fundus und Korpus entfernt, sodass ein schlauchförmiger Restmagen übrig bleibt. In der Folge tritt rasch ein Sättigungsgefühl ein, sodass nur geringe Nahrungsmengen aufgenommen werden [vgl. 9]

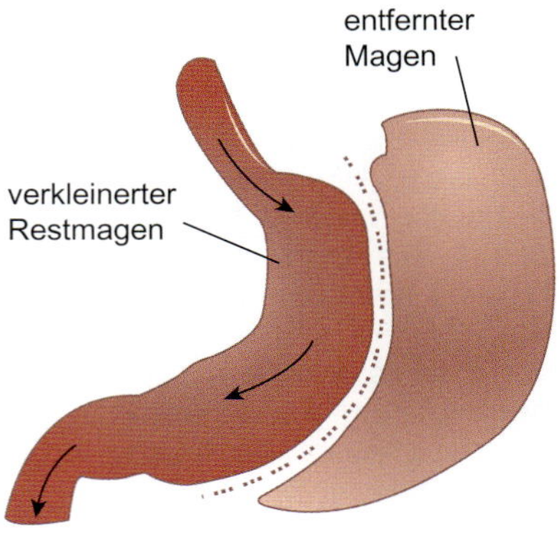

Abb. 11.16 Schlauchmagen. [L138]

- **Weitere Verfahren** sind u.a. Magenballon (für die kurzfristige Gewichtsreduktion), Kombination aus Magenbypass und Magenband, biliopankreatische Teilung *(Diversion, BPD)* mit und ohne duodenalem Switch und Magenschrittmacher [vgl. 9]
- **Entfernung von überschüssigem Fettgewebe,** insbesondere im Bereich der Bauchdecke. Bei manchen Patienten ist eine Teilresektion der adipösen Bauchdecke oder des fettreichen Netzes angezeigt.

Pflege

Pflege vor, während und nach Operationen ➤ Kap. 4
Perioperative Pflege bei Operationen am Magen ➤ 5.6.1

Vor der Entlassung aus der Klinik erfolgt eine Diätberatung. Durch den kleinen Magen kann der Patient nur kleine Speisemengen zu sich nehmen, bei größeren Mengen kommt es zu Erbrechen. Schon bei kleinen Speisemengen tritt schnell ein Sättigungsgefühl ein. Der Patient soll sich angewöhnen, gründlich zu kauen, damit nicht große Speisebrocken in den Magen gelangen. Die Trinkmenge muss nicht eingeschränkt werden, allerdings soll auf hochkalorische Getränke verzichtet werden. Nach einem Magenbypass sollen die Patienten Essen und Trinken voneinander trennen (ca. 30 Min. Abstand), da es ansonsten zu einer Aufdehnung des Rest-Magens mit anschließender Gewichtszunahme kommen kann.

Überwiegend kann der Patient die Klinik nach ca. fünf Tagen verlassen. Unabdingbar für den Langzeiterfolg sind regelmäßige ambulante Kontrollen. Patienten mit einem Magenbypass müssen dauerhaft Vitamine substituieren (meist Multivitaminpräparate, Kalzium, Vitamin D und Vitamin B_{12} i. m.), um schwerwiegenden Vitamin-Mangelerkrankungen vorzubeugen.

Transferaufgabe

Bei Johanna Friese, 67 Jahre, wurde gestern aufgrund einer hypothyreoten Struma diffusa eine beidseitige subtotale Resektion der Schilddrüse durchgeführt. Als Sie heute Morgen zur Vitalzeichenkontrolle herein kommen, ist Frau Friese noch sehr müde. Sie liegt flach im Bett und hebt die Hand zur Begrüßung nur ein Stück von der Bettdecke ab, die bis zum Kinn hochgezogen ist. Beim Herantreten ans Bett fällt Ihnen das blasse Gesicht von Frau Friese auf. Beim Pulsmessen (96 Schläge/Min.) empfinden Sie die Haut von Frau Friese als kalt. Zur Blutdruckmessung ziehen Sie die Bettdecke zurück und sehen sogleich, dass sich der OP-Verband am Dekolleté durch eine Schwellung am Hals leicht ablöst und er auch durchgeblutet ist. Den Blutdruck bestimmen Sie mit 90/50 mmHg. Sie kontrollieren noch die Redon-Drainage, die fast voll ist und lösen dann einen Notruf über die Klingelanlage aus.

Aufgabe 1

- Erläutern Sie, welche OP-Komplikation vorliegt (➤ 11.3.1).
- Berechnen Sie den Schockindex von Frau Friese (➤ 3.3.1).
- Wie gehen Sie nun weiter vor?

Aufgabe 2

Frau Friese liegt flach im Bett. Beurteilen Sie die Lagerung bezogen auf das Fallbeispiel (➤ 11.3.1).

Aufgabe 3

- Der Kreislauf von Frau Friese konnte wieder gut stabilisiert werden. Am nächsten Tag sollen Sie daher den Verbandswechsel durchführen. Erstellen Sie hierzu eine logische Handlungskette, beginnend mit der Vorbereitung des Materials (➤ 2.6.4, ➤ 4.5.10, ➤ 4.5.11).
- Auch bei Operationswunden muss eine adäquate Wundbeobachtung erfolgen. Beschreiben Sie die einzelnen Kriterien, nach denen Sie vorgehen (➤ 2.2.1, ➤ 2.2.2, ➤ 2.4.1, ➤ 2.10.5).

Aufgabe 4

Postoperativ hat Frau Friese noch Schluckbeschwerden. Informieren Sie Frau Friese bzgl. der Aspirationsgefahr und der Auswahl von Nahrungsmitteln (➤ 11.3.1).

Aufgabe 5

Auch nach einer Woche ist Frau Friese immer noch heiser und sie hat Schwierigkeiten, deutlich zu sprechen, auch ermüdet sie das Sprechen schnell. Welche weitere OP-Komplikation vermuten Sie und wie kann diese behandelt werden (➤ 11.3.1)?

Aufgabe 6

Nach der Operation muss Frau Friese dauerhaft Medikamente einnehmen. Erläutern Sie ihr, um welche Medikamente es sich handelt und was sie dabei beachten muss (➤ 11.3.1).

Literatur und Kontaktadressen

LITERATURNACHWEIS

1. Deutsche Gesellschaft für Nuklearmedizin: Verfahrensanweisung für die Schilddrüsenszintigraphie. Version 4, Stand 4/2014. Aus: www.awmf.org/leitlinien/detail/ll/031-011.html (letzter Zugriff: 4.12.2016).
2. Deutsche Gesellschaft für Allgemein- und Viszeralchirurgie (DGAV): Operative Therapie benigner Schilddrüsenerkrankungen. Version 10/2015. Aus: www.awmf.org/leitlinien/detail/ll/088-007.html (letzter Zugriff: 4.12.2016).
3. Führer, D., Bockisch, A., Schmid, K.W.: Euthyreote Struma mit und ohne Knoten – Diagnostik und Therapie. Erschienen in: Deutsches Ärzteblatt | Jg. 109 | Heft 29–30 | 23. Juli 2012, 2. 507-516. Aus: www.aerzteblatt.de/pdf/109/29/m506.pdf (letzter Zugriff: 4.12.2016).
4. Arbeitskreis Jodmangel: Jod – Damit die Schilddrüse gesund bleibt. Aus: www.jodmangel.de (letzter Zugriff: 4.12.2016).
5. Deutsche Gesellschaft für Allgemein- und Viszeralchirurgie (DGAV): Operative Therapie maligner Schilddrüsenerkrankungen. Version 9/2012. Aus: www.awmf.org/leitlinien/detail/ll/088-002.html (letzter Zugriff: 4.12.2016).
6. Deutsche Gesellschaft für Nuklearmedizin: Radiojodtherapie beim differenzierten Schilddrüsenkarzinom. Version 4, Stand 10/2015. Aus: www.awmf.org/leitlinien/detail/ll/031-002.html (letzter Zugriff: 4.12.2016).
7. Deutsche Adipositas-Gesellschaft: Prävention und Therapie der Adipositas. Stand 04/2014. Aus: www.awmf.org/leitlinien/detail/ll/050-001.html (letzter Zugriff: 4.12.2016).
8. Deutsche Adipositas Gesellschaft et al.: Chirurgie der Adipositas. Stand 2010. Aus: www.adipositas-gesellschaft.de/fileadmin/PDF/Leitlinien/ADIP-6-2010.pdf (letzter Zugriff: 4.12.2016.)
9. Fachkliniken München AG, Adipositas Zentrum: Therapieoptionen. www.adipositas-zentrum-muenchen.eu/therapieoptionen/bmi-welche-therapie.html (letzter Zugriff: 2.2.2017).

KONTAKTADRESSEN

Adipositas Verband Deutschland e.V.: www.adipositasverband.de
Deutsche Adipositas Gesellschaft e. V.: www.adipositas-gesellschaft.de
Deutsche Gesellschaft für Endokrinologie e. V.: www.endokrinologie.net
Deutsche Gesellschaft zur Bekämpfung von Fettstoffwechselstörungen und ihren Folgeerkrankungen e. V. (*DGFF/Lipidliga*): www.lipid-liga.de
Forum Schilddrüse e.V.: www.forum-schilddruese.de
Netzwerk Hypophysen- und Nebennierenerkrankungen e. V.: www.glandula-online.de
Schilddrüsen Forum e. V.: www.forum-schilddruese.de
Schilddrüsen-Liga Deutschland e. V.: www.schilddruesenliga.de

WEITERFÜHRENDE LITERATUR

Hinneburg, I.: Beratungspraxis Schilddrüsenerkrankungen. Stuttgart: Deutscher Apotheker Verlag, 2011.
Kiefer, F., Bischof, M., Kraupp, M., Luger, A.: Endokrinologie und Stoffwechsel. 8. Aufl. Wien: Facultas Verlag, 2016.
Marischler, C.: BASICS Endokrinologie. 2. Aufl. München: Elsevier Verlag, 2013.
Wormer, E,J.: Hashimoto. Kompakt Ratgeber. 2.Aufl. Murnau: Mankau-Verlag, 2015.

KAPITEL

12 Pflege von Menschen mit urologischen Erkrankungen

12.1 **Pflege in der Urologie** ... 458
12.1.1 Betroffene Menschen ... 458
12.1.2 Prävention ... 458
12.1.3 Rehabilitation ... 458
12.1.4 Patientenberatung ... 459
12.1.5 Beobachten, Beurteilen und Intervenieren ... 459

12.2 **Hauptbeschwerden und Leitsymptome bei urologischen Erkrankungen** ... 459
12.2.1 Veränderungen der Miktion ... 459
12.2.2 Veränderungen der Urinmenge ... 460
12.2.3 Urinbeimengungen ... 461
12.2.4 Schmerzen ... 462

12.3 **Der Weg zur Diagnose in der Urologie** ... 463
12.3.1 Anamnese und körperliche Untersuchung ... 463
12.3.2 Uringewinnung zur Diagnostik ... 463
12.3.3 Urinuntersuchungen ... 464
12.3.4 Blutuntersuchungen ... 464
12.3.5 Sonografie ... 465
12.3.6 Röntgendiagnostik ... 466
12.3.7 Nuklearmedizinische Untersuchungen ... 467
12.3.8 Urodynamik ... 467
12.3.9 Endoskopische Untersuchungen ... 468
12.3.10 Prostatabiopsie ... 469

12.4 **Pflege bei Erkrankungen der Nieren und der ableitenden Harnwege** ... 469
12.4.1 Pflege bei suprapubischer Blasenpunktion und -drainage ... 469
12.4.2 Pflege bei Nephrostomie ... 470
12.4.3 Pflege bei Ureterkatheter ... 471
12.4.4 Pflege bei Urostoma ... 472
12.4.5 Perioperative Pflege in der Urologie ... 473

12.5 **Erkrankungen der Nieren und Harnleiter** ... 474
12.5.1 Fehlbildungen von Nieren und Harnleitern ... 474
12.5.2 Entzündliche Erkrankungen der Niere ... 476
12.5.3 Urolithiasis ... 477
12.5.4 Nierentransplantation ... 479
12.5.5 Nierentumoren ... 480
12.5.6 Verletzungen der Niere ... 482

12.6 **Erkrankungen von Harnblase und Harnröhre** ... 482
12.6.1 Angeborene Harnröhrenstenosen ... 482
12.6.2 Harnwegsinfektionen ... 483
12.6.3 Harnblasenkarzinom ... 484

12.7 **Erkrankungen der Prostata** ... 485
12.7.1 Prostatitis ... 485
12.7.2 Benigne Prostatahyperplasie ... 486
12.7.3 Prostatakarzinom ... 488

12.8 **Erkrankungen von Hoden und Nebenhoden** ... 490
12.8.1 Lageanomalien des Hodens ... 490
12.8.2 Hoden- und Nebenhodenentzündung ... 491
12.8.3 Hodentorsion ... 492
12.8.4 Varikozele und Hydrozele ... 493
12.8.5 Maligne Hodentumoren ... 494

12.9 **Erkrankungen des Penis** ... 495
12.9.1 Fehlbildungen des Penis ... 495
12.9.2 Phimose und Paraphimose ... 495
12.9.3 Balanitis ... 496
12.9.4 Peniskarzinom ... 496
12.9.5 Verletzungen des Penis ... 497

DEFINITION

Urologie (*Lehre von den Krankheiten der Harnorgane*): Medizinisches Fachgebiet, das sich in erster Linie mit Erkrankungen der Nieren und der ableitenden Harnwege bei Männern und Frauen und den männlichen Geschlechtsorganen befasst. Es umfasst auch die **Andrologie,** die sich mit den Fortpflanzungsfunktionen des Mannes und deren Störungen beschäftigt.

Insbesondere bei **Erkrankungen der Niere** arbeiten Urologen eng mit Ärzten der **Nephrologie** zusammen, einem Teilgebiet der Inneren Medizin, das sich hauptsächlich mit konservativer Behandlung von Nierenerkrankungen befasst. Weitere Überschneidungen finden sich im Bereich der Neurologie und Neurochirurgie, da Erkrankungen wie Wirbelsäulentumoren, Hirntumoren, Querschnittslähmung eine neurogene Blasenfunktionsstörung zur Folge haben können. Ebenso gibt es enge Verbindungen zur Gynäkologie, denn

Harnorgane und weibliche Geschlechtsorgane sind in einer engen Beziehung und Erkrankungen beeinflussen häufig die Funktionen der benachbarten Organe.

12.1 Pflege in der Urologie

Auch wenn die Urologie für Pflegende ein eher kleiner Fachbereich ist, kann hier besonders das spezielle Wissen höchst anspruchsvoll sein. Die differenzierte urologische Diagnostik umfasst eine große Zahl von Urin- und Funktionsuntersuchungen, die z. T. von den Pflegenden durchgeführt bzw. vor- und nachbereitet werden. Bei urologischen Operationen sind neben den Wunddrainagen zahlreiche Drainagen zur Harnableitung gebräuchlich. Die Pflegenden benötigen diesbezügliches Wissen und müssen die notwendigen postoperativen Pflegemaßnahmen kennen.

Während der 3-jährigen Ausbildung der Gesundheits- und Krankenpflege sind nicht alle Schüler auf einer urologischen Station eingesetzt, sodass viele Pflegende das praktische Wissen oft erst nach dem Examen erwerben.

12.1.1 Betroffene Menschen

Auf urologischen Stationen findet man mehr männliche Patienten als weibliche, da der Urologe auch Erkrankungen der männlichen Geschlechtsorgane behandelt. Urologische Erkrankungen, auch die Tumoren, können **Menschen jeden Alters** betreffen. Erkrankungen der Prostata findet man typischerweise bei älteren Männern, allerdings nimmt die Zahl der bösartigen Erkrankungen bei jüngeren Patienten in den letzten Jahren deutlich zu. Menschen mit urologischen Erkrankungen werden häufig akut krank. Viele dieser Erkrankungen haben nach konservativer oder operativer Behandlung gute Prognosen. Das gilt auch für die bösartigen urologischen Erkrankungen.

Für Patienten mit urologischen Erkrankungen ist die Situation nicht einfach, denn Ausscheidung, Geschlechtsorgane und Potenz sind Tabuthemen. Patienten, aber auch Pflegenden und Ärzten fällt es häufig nicht leicht, unbefangen darüber zu reden (➤ Abb. 12.1). Außerdem tangieren urologische Erkrankungen immer auch die intimsten Regionen des menschlichen Körpers. Die Wahrung der Intimsphäre bei allen Maßnahmen der Diagnostik, Therapie und Pflege ist deshalb eine entscheidende pflegerische Maßnahme. Dazu gehört z. B., dass Gespräche in einem geschützten Rahmen geführt werden und (sofern möglich) eine geschlechtsgleiche Pflege ermöglicht wird.

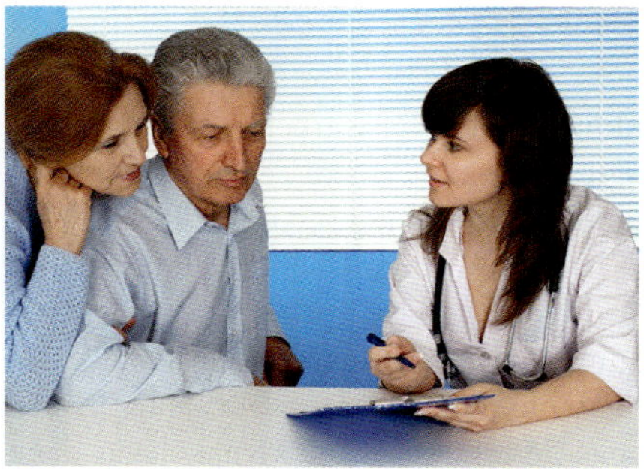

Abb. 12.1 Erkrankungen der männlichen Geschlechtsorgane berühren sehr stark die Intimsphäre, Männer sprechen meist nicht gerne über sie. Gespräche müssen in einem geschützten Rahmen mit ausreichend Zeit geführt werden. Auf Wunsch wird der Partner hinzugezogen. [J787]

Einige urologische Erkrankungen, z. B. Hodentumoren, und deren Therapien können zu Impotenz und Erektionsstörungen führen. Das stellt v. a. für sexuell aktive Männer und Männer mit Kinderwunsch ein großes Problem dar. Besonders schwierig ist die Situation für Menschen, die mit Verletzungen durch Sexualpraktiken oder einer Infektion mit sexuell übertragbaren Erregern in die Urologie kommen. Hier ist ebenfalls viel Feingefühl notwendig.

Männer und Frauen mit Nierensteinen sind vergleichsweise häufig auf urologischen Stationen und mit guter Prognose behandelbar. An Blasenentzündung und Inkontinenz erkranken beide Geschlechter, Frauen sind aber deutlich häufiger betroffen. Gegebenenfalls erfolgt die Behandlung in Absprache mit Gynäkologen.

12.1.2 Prävention

Entscheidend bei urologischen Tumorerkrankungen ist die **Früherkennung** bösartiger Tumoren. Für Männer ab 45 Jahren gehört die rektale Untersuchung zur Krebsfrüherkennung. Leider nimmt nur ein geringer Teil der Männer dieses Angebot wahr. Auf Grund der Häufung des Prostatakarzinoms in jüngeren Jahren sollte bei Patienten mit einer positiven Familienanamnese (d. h. Vater bzw. Großvater betroffen) die Vorsorge bereits mit 40 Jahren beginnen.

Steinleiden stehen häufig in Verbindung mit der Ernährung. Eine Änderung der Ernährungsgewohnheiten kann Rezidiven vorbeugen. Rezidivierende Harnwegsinfekte sind v. a. bei Frauen häufig. Hier kann meist eine Veränderung von Verhaltensweisen die Situation beheben bzw. verbessern. Bei fast allen urologischen Patienten gilt der wichtige präventive Grundsatz: „viel trinken“, Ausnahmen gelten für herz- und niereninsuffiziente Patienten.

12.1.3 Rehabilitation

Ein Großteil der urologischen Erkrankungen benötigt keine spezielle **Rehabilitation.** Die Pflegenden unterstützen den Patienten individuell im Sinne einer Aktivierung. Nach den meisten urologischen Operationen kann der Patient schnell mobilisiert werden und ist bald wieder selbstständig.

Nach tumorbedingten Operationen ist eine Anschlussheilbehandlung jedoch sinnvoll und notwendig. Patienten nach Urostomaanlage müssen den Umgang mit dem Versorgungssystem lernen. Die Forderung, sich aktiv an der Bewältigung der Krankheit zu beteiligen, gilt auch für Menschen, die dialysepflichtig sind oder sich mit einer Impotenz oder Erektionsstörung konfrontiert sehen. Selbsthilfegruppen können in diesem Zusammenhang eine wichtige Funktion einnehmen.

Besondere Betreuung brauchen auch Nierentransplantierte. Nach oft jahrelanger Dialyse setzen sie hohe Erwartungen in die neue Niere. Diese Patienten müssen lernen, trotz regelmäßiger Medikamenteneinnahme und Angst vor einer Abstoßung, ein möglichst normales Leben zu führen.

12.1.4 Patientenberatung

Pflegerische **Beratung** hat das Ziel, die Patienten zu Experten für ihre Erkrankung und deren Behandlung zu machen. Das ist auch deshalb sinnvoll, weil häufig eine Veränderung in den Lebens- und Ernährungsgewohnheiten notwendig ist. Bei vielen Krankheiten kann der Patient aktiv am Genesungsprozess mitwirken und diesen sogar beschleunigen. Ein Patient mit Stressinkontinenz wird z. B. über die Notwendigkeit der Beckenbodengymnastik informiert und zu den Übungen angeleitet. Führt er sie regelmäßig durch, dann kann er selbst die Inkontinenz verbessern.

Den Umgang mit Hilfsmitteln, z. B. Inkontinenzhilfsmittel, Urostomasysteme, harnableitende Systeme, müssen Patienten bzw. deren Angehörige ebenfalls lernen. Die Pflegenden führen die Schulungen so lange durch, bis der Patient im Umgang mit den Produkten sicher ist. Ebenso muss der Umgang mit Selbstkatheterismus angeleitet und geschult werden.

12.1.5 Beobachten, Beurteilen und Intervenieren

Ausscheiden

Bei vielen urologischen Erkrankungen ist die **Urinausscheidung** beeinträchtigt oder die Urinbeschaffenheit verändert (➤ 12.2). Daher sind bei vielen Patienten eine genaue Dokumentation der Urinmenge und die Beobachtung des Urins auf Veränderungen (z. B. Farbe oder Geruch) erforderlich. Außerdem fragen die Pflegenden den Patienten gezielt nach Veränderungen, z. B. Schmerzen bei der Miktion.

Wird der Urin über eine Harndrainage nach außen geleitet, übernehmen Pflegende die fachgerechte Versorgung und leiten den Patienten zum Umgang damit an (➤ 12.4.2, ➤ 12.4.3, ➤ 12.4.4).

Essen und trinken

- Patienten mit Nierensteinen oder Entzündungen der ableitenden Harnwege sollen viel trinken – jedoch maximal 2,5 l. Ausnahmen sind Patienten, bei denen aufgrund von Begleiterkrankungen, z. B. einer Herzinsuffizienz, eine Trinkmengenbeschränkung erforderlich ist. Bei Patienten mit Nierensteinen kann zur Rezidivprophylaxe eine Diät sinnvoll sein, die sich nach der chemischen Zusammensetzung des Steins richtet (➤ 12.5.3)
- Patienten unter Nierenersatztherapie müssen eine strenge Trinkmengenbeschränkung und auch eine Diät einhalten. Die Einzelheiten sind abhängig von der Art der Nierenersatztherapie.

Sexualität und Intimsphäre

Urologische Erkrankungen betreffen häufig den **Intimbereich** des Patienten. Bereits im Anamnesegespräch sollen die Patienten detaillierte Auskunft über intimste Sachverhalte geben, die sie sonst allenfalls mit ihren Lebenspartnern oder sehr guten Freunden besprechen. Einigen hilft es, wenn Gespräche oder Maßnahmen, die den Intimbereich berühren, von Pflegenden bzw. Ärzten des gleichen Geschlechts durchgeführt werden und in einem geschützten Rahmen (z. B. bei Gesprächen keine Störungen, keine Zuhörer) stattfinden.

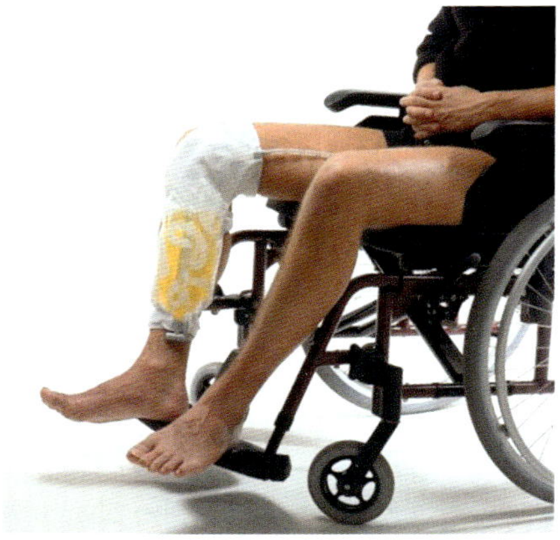

Abb. 12.2 Urinbeutel. Lässt sich am Bein befestigen und fällt unter einer weiteren Hose nicht auf. [V130]

Viele Patienten schämen sich, einen für alle sichtbaren Urinbeutel zu tragen, und verlassen deshalb ihr Zimmer so wenig wie möglich. Hier können die Pflegenden helfen, indem sie den konventionellen Urinbeutel gegen einen Beinbeutel austauschen, der mit Klettverschlüssen am Bein zu befestigen ist und z. B. unter der Hose getragen werden kann (➤ Abb. 12.2).

Einige Erkrankungen und Behandlungsformen (z. B. Bestrahlung) können zum bleibenden Verlust sexueller Funktionen führen. Jungen Männern, die ihre Familienplanung noch nicht abgeschlossen haben, bietet der Urologe vor der Behandlung die Möglichkeit der **Spermakryokonservierung** (*Tiefkühllagerung des Samens*) in einer Samenbank an.

Bei neu aufgetretenen Erektionsstörungen, die keine organische Ursache haben, können Medikamente (*Viagra*®, *Levitra*®, *Cialis*®), Injektionen in den Schwellkörper und technische Hilfsmittel wie Vakuumpumpen oder eine implantierbare Penisprothese eine Hilfe sein.

12.2 Hauptbeschwerden und Leitsymptome bei urologischen Erkrankungen

12.2.1 Veränderungen der Miktion

DEFINITION

Miktion: Urinausscheidung.
Miktionsveränderung: Veränderung der physiologischen Urinausscheidung, die willkürlich, schmerzlos und im Strahl ist. Deutlich abweichende Miktionshäufigkeit, beim Erwachsenen 4–6-mal pro Tag.

Dysurie

DEFINITION

Dysurie: Erschwertes und schmerzhaftes Wasserlassen.

Eine **Dysurie** geht mit erschwertem und/oder schmerzhaftem Wasserlassen einher. Die (brennenden) Schmerzen können so stark sein,

12

dass der Patient aus Angst davor kaum noch trinkt, um möglichst nicht auf die Toilette gehen zu müssen. Die häufigste Ursache für eine Dysurie ist die Harnwegsinfektion, aber z. B. auch Erkrankungen der Prostata (z. B. Prostatitis, Prostatahyperplasie), Blasensteine oder neurogene Störungen. Häufig liegt gleichzeitig eine Pollakisurie vor.

Pollakisurie und Nykturie

Bei der **Pollakisurie** hat der Betroffene einen häufigen Harndrang bei schon geringer Blasenfüllung, die Urinmenge über 24 Std. ist meist normal. Er muss ständig auf die Toilette, aber immer nur für ein paar Tropfen. Häufige Ursachen sind bei Frauen eine Blasenreizung durch Harnwegsinfekte (➤ 12.6.2), bei älteren Männern ein Abflusshindernis durch eine Prostatavergrößerung (➤ 12.7.2). Aber auch ein Blasentumor oder ein Harnleiterstein können eine Pollakisurie verursachen. Bei einer Reizblase findet sich keine körperliche Ursache.

Bei der **Nykturie** muss der Patient nachts mehrfach die Toilette aufsuchen und ist dadurch in seiner Nachtruhe gestört. Sie ist typisch bei Menschen mit Herzinsuffizienz und Nierenerkrankungen.

Harnstrahlveränderung

Der Harnstrahl hat normalerweise einen deutlichen Druck, die Miktion kann schnell begonnen und der Urin zügig entleert werden. Bei einer **Harnstrahlveränderung** ist der Harnstrahl schwach, dünn, gedreht, gespalten oder intermittierend, der Miktionsvorgang dauert deutlich länger. Auch ein verzögerter Miktionsbeginn ist möglich. Typische Ursachen sind Prostatavergrößerung, Steine, Tumoren und Harnröhrenstrikturen. Bei der Uroflowmetrie im Rahmen einer urodynamischen Untersuchung kann der Harnstrahl genau gemessen werden (➤ 12.3.8).

Harnverhalt

Bei einem **Harnverhalt** (*Harnretention*) ist es dem Betroffenen, trotz prall gefüllter und ggf. schmerzhafter Blase, nicht möglich, diese zu entleeren. Ursache für einen mechanischen Harnverhalt sind bei älteren Männern oft eine Prostatavergrößerung sowie Tumoren der Harnröhre oder der Blase nahe dem Blasenausgang. Ein neurogener Harnverhalt wird durch Störungen der Harnblaseninnervation, z. B. durch einen Bandscheibenvorfall oder eine Querschnittslähmung (➤ 7.8.2) verursacht. Auch rückenmarksnahe Regionalanästhesien, z. B. die Spinalanästhesie (➤ 4.3.3), können einen Harnverhalt verursachen.

Überlaufblase

Ständiges Urintröpfeln spricht nicht gegen einen Harnverhalt, da es hierzu auch durch „Überlaufen" der maximal gefüllten Blase (*Überlaufblase*) kommen kann.

12

Harninkontinenz

Harninkontinenz ist jeder unwillkürliche Urinabgang zu unpassender Zeit und/oder an einem unpassenden Ort ab dem 6. Lebensjahr. Sie ist eine häufige Erkrankung, die Menschen aller Altersgruppen betreffen kann. Durch die Zunahme von Multimorbidität und Multimedikation im höheren Lebensalter ist der Anteil der älteren Menschen unter den Betroffenen deutlich erhöht.

Einteilung

Die Harninkontinenz lässt sich **einteilen** in:

- **Funktionelle Inkontinenz.** Der normalerweise kontinente Mensch kann nicht rechtzeitig die Toilette erreichen, z. B. aufgrund eingeschränkter Kognition oder Mobilität, eine Störung im Urogenitaltrakt liegt hier nicht vor. Diese Form der Inkontinenz kann zusätzlich zu anderen Inkontinenzformen bestehen
- Inkontinenz aufgrund veränderter **Speicher-** und **Entleerungsfunktion:**
  - **Belastungsinkontinenz** (*Stressinkontinenz*). Unwillkürlicher Urinabgang bei körperlicher Belastung, Niesen oder Husten. Es liegt eine Störung des Blasenverschlusses vor, typischerweise bei Frauen mit Beckenbodenschwäche, bei Männern zeitlich begrenzt nach Prostataoperationen
  - **Dranginkontinenz** (*Urge-Inkontinenz*). Unwillkürlicher Urinabgang in Kombination mit Drangempfinden. Ursächlich sind z. B. eine Schädigung des zentralen Miktionszentrums nach Schlaganfall oder bei Multiple Sklerose, ein Harnwegsinfekt, Blasensteine, Stress, Kaffee- und Alkoholgenuss
- **Mischinkontinenz.** Unwillkürlicher Urinabgang mit Drangempfinden und bei körperlicher Belastung
- **Inkontinenz bei chronischer Harnretention** (*früher: Überlaufinkontinenz*). Aufgrund eines Abflusshindernisses, z. B. Prostatahypertrophie, kommt es zur unvollständigen Entleerung der Blase und Restharnbildung. Auch neurologische Erkrankungen, z. B. Querschnittslähmung, können für eine unvollständige Entleerung verantwortlich sein
- **Extraurethrale Inkontinenz.** Hier liegen anatomische Veränderungen vor, z. B. eine Blasen-Scheiden-Fistel oder eine Blasen-Mastdarm-Fistel
- **Unkategorisierbare Inkontinenz.** Die Symptome und Befunde lassen nicht eindeutig einer Inkontinenzform eindeutig zuordnen. [vgl. 1, 2]

Die pflegerischen Maßnahmen orientieren sich am **Kontinenzprofil** (➤ Abb. 12.3), das auf der individuellen Kontinenzsituation durch Diagnostik und Beobachtung basiert. Generelles Ziel ist die Verbesserung des Kontinenzprofils, also die Förderung der Harnkontinenz; zumindest soll sich das bestehende Kontinenzprofil nicht weiter verschlechtern.

12.2.2 Veränderungen der Urinmenge

DEFINITION

Urinmenge: Urinausscheidung in 24 Std. Sie ist v. a. abhängig von der Flüssigkeitsaufnahme und beträgt bei Erwachsenen etwa 1 500 ml/Tag.

Veränderung der Urinmenge: Deutliche Abweichung von der physiologischen Urinmenge, entweder deutlich zu wenig oder deutlich zu viel.

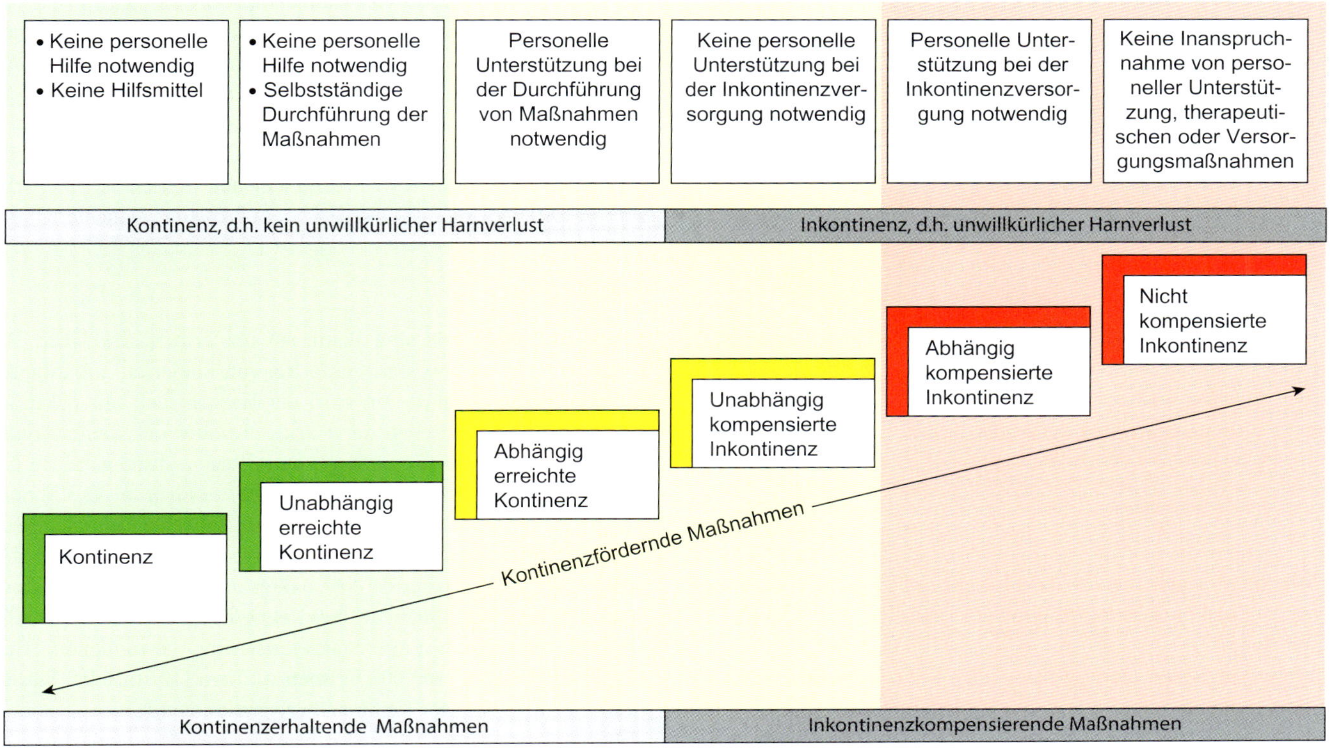

Abb. 12.3 Kontinenzprofile in Anlehnung an den Expertenstandard Förderung der Harnkontinenz in der Pflege. [L264]

Oligurie und Anurie

Bei einer **Oligurie** beträgt die Urinausscheidung 100–500 ml/Tag. Bei einer **Anurie** ist die Urinausscheidung und damit die Urinproduktion < 100 ml/Tag, oft geht ihr eine Oligurie voraus.

Oligurie und **Anurie** sind die Leitsymptome des akuten oder chronischen Nierenversagens. Insbesondere bei alten Menschen oder kleinen Kindern ist eine Oligurie häufig auch Folge einer Dehydratation durch zu geringe Trinkmenge, Durchfall oder Erbrechen. Eine Oligurie oder Anurie kann aber auch nur scheinbar vorliegen, z. B. bei einer Harnabflussbehinderung. Dann zeigt der Patient mit einer (fast) fehlenden Urinausscheidung zwar das klinische Bild einer Oligurie oder Anurie, die zugrunde liegende Störung ist jedoch ein Harnverhalt (➤ 12.2.1).

VORSICHT

Fehlende Urinausscheidung bei Harndrainage

Bei liegenden Harndrainagen kann eine Oligurie oder Anurie auch auf einen verstopften, abgeklemmten oder abgeknickten Katheter hinweisen.

Eine Anurie ist ein Notfall, der sofort behandelt werden muss. Die Erstdiagnostik umfasst Urin- und Blutuntersuchungen, eine Einschätzung der Kreislaufsituation sowie die Sonografie der Nieren und Harnwege, die eine sofortige Abgrenzung von der scheinbaren Anurie beim Harnverhalt ermöglicht und erste Hinweise auf die Ursache geben kann.

Polyurie

Bei einer Polyurie ist die tägliche Urinmenge auf mehr als 3 l erhöht, in extremen Fällen werden bis zu 10 l/Tag ausgeschieden. Häufigste Ursache einer **Polyurie** ist die Hyperglykämie bei Diabetes mellitus. Dabei scheiden die Nieren große Mengen Glukose aus, was ab einem bestimmten Blutzuckerspiegel nur noch in Verbindung mit großem Flüssigkeitsverlust geleistet werden kann. Infrage kommt auch eine verminderte Konzentrationsfähigkeit der Nieren bei Diabetes insipidus oder in der polyurischen Phase eines akuten Nierenversagens.

12.2.3 Urinbeimengungen

DEFINITION

Urinbestandteile: Physiologische Bestandteile des Urins. Zu 95 % Wasser, Harnstoff, Harnsäure, Kreatinin, organische und anorganische Salze, Hormone, wasserlösliche Vitamine u.a.
Urinbeimengungen: Nicht physiologische Bestandteile des Urins.

Hämaturie

Bei der **Hämaturie** (*Blut im Urin*) werden zu viele Erythrozyten im Urin ausgeschieden. Nach Ausprägung unterschieden in:

- **Makrohämaturie,** bei der das Blut bereits mit bloßem Auge sichtbar ist (ab ca. 1 ml Blut/l Urin, ➤ Abb. 12.4)

12

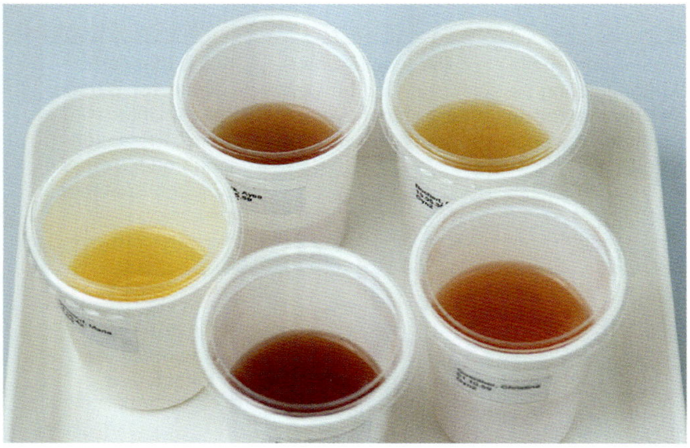

Abb. 12.4 Urinbeobachtung. Zur Beurteilung der Urinqualität gehört die Beobachtung auf Farbe und Beimengungen. Diese liefert wichtige diagnostische Hinweise, denn je nach Flüssigkeitsangebot oder Erkrankung kann der Urin ganz unterschiedlich aussehen. [K115]

- **Mikrohämaturie,** bei der das Blut nur mit Tests, z. B. Teststreifen, mikroskopische Beurteilung des Urins (➤ 12.3.3) nachweisbar ist.

Häufigste Ursachen einer Makro- oder Mikrohämaturie sind Tumoren, Steine, Entzündungen und Verletzungen von Nieren, Blase und ableitenden Harnwegen. Die Ursache kann aber auch außerhalb des Harnsystems liegen, z. B. in einer erhöhten Blutungsneigung, etwa unter Antikoagulanzientherapie. Bei Frauen ist an eine Verunreinigung des (Spontan-)Urins durch gynäkologische Blutungen (auch Menstruation) zu denken.

Hämaturie ist immer verdächtig

Jede Hämaturie, insbesondere jedoch die schmerzlose, gilt bis zum Beweis des Gegenteils als tumorverdächtig und muss abgeklärt werden, auch wenn sie bereits von selbst aufgehört hat.

Leukozyturie und Pyurie

Bei der **Leukozyturie** werden vermehrt weiße Blutkörperchen mit dem Urin ausgeschieden. Bei der **Pyurie** (*Eiterharn*) sind Eiter (*Bakterien und weiße Blutkörperchen*) mit bloßem Auge als Schlieren oder wolkige Trübung sichtbar.

Einige wenige Leukozyten können auch im Urin des Gesunden vorkommen. Sind jedoch mehr als 10 Leukozyten/mm³ (= µl) Urin bzw. mehr als 4 Leukozyten pro Gesichtsfeld im Urinsediment vorhanden, liegt eine Leukozyturie vor. Die häufigste Ursache dafür ist ein Harnwegsinfekt (➤ 12.6.2). Bei schwerster Entzündung der Nieren oder Harnwege kommt es zur Pyurie.

Proteinurie

Bei der **Proteinurie** werden täglich mehr als 150 g Eiweiß über den Urin ausgeschieden. Eine Proteinurie ohne Krankheitswert kann z. B. bei Fieber, Kälte, körperlicher Anstrengung (*Anstrengungsproteinurie*) sowie langem Stehen oder Laufen auftreten, klingt aber nach Beendigung der auslösenden Situation ab. Eine krankhafte Proteinurie kann bei zahlreichen Erkrankungen auftreten, etwa bei einem erhöhten Bluteiweißspiegel (z. B. bei Hämolyse), einer Schädigung der Nierenkörperchen durch Entzündung oder einer tubulären Resorptionsstörung. Da je nach Ursache der Proteinurie unterschiedliche Eiweiße (z. B. Albumin) mit dem Urin ausgeschieden werden, ist eine Urin-Protein-Differenzierung bei Verdacht auf Proteinurie unabdingbar.

Bakteriurie

Bei einer **Bakteriurie** sind Bakterien im Urin nachweisbar. Der Urin des Gesunden ist steril, d. h. frei von Bakterien und anderen Keimen. Beim Wasserlassen wird der Harn jedoch mit Bakterien aus den äußeren Anteilen der Harnröhre oder der Genitalorgane verunreinigt. Weder die nach genauen Regeln durchgeführte Gewinnung einer Spontanurinprobe (*Mittelstrahlurin* ➤ 12.3.3) noch die sorgfältige Desinfektion vor der transurethralen Einmalkatheterisierung oder Blasenpunktion zur Uringewinnung können dies völlig verhindern. Daher ist eine Bakteriurie erst dann signifikant, wenn im Mittelstrahlurin 100 000 Keime/ml (= 10^5/ml) oder mehr wachsen. Bei durch Einmalkatheterisierung gewonnenem Urin liegt die Grenze bei 100 000 Keimen/ml Urin (10^5/ml), bei Blasenpunktionsurin ist jeder Keimnachweis pathologisch.

12.2.4 Schmerzen

Veränderungen der Miktion ➤ 12.2.1

Urologische Erkrankungen können mit starken **Schmerzen** einhergehen. Dabei können Lokalisation und Art des Schmerzes auf die zugrunde liegende Erkrankung hinweisen:

- **Schmerzlokalisation.** Bei Erkrankungen der Niere und der oberen ableitenden Harnwege verspürt der Patient meist Schmerzen in den Flanken, bei Erkrankungen der unteren Harnwege (Harnblase und Harnröhre) sind die Schmerzen meist im Unterbauch lokalisiert
- **Schmerzcharakter**
  - Bei der Schwellung eines Organs durch Verletzung, Entzündung oder Tumor klagt der Patient über ein Druckgefühl und einen dumpfen **Dauerschmerz,** der eventuell in benachbarte Regionen ausstrahlt. Zusätzlich kann ein Druck- und Berührungsschmerz vorliegen. Dies ist z. B. bei der Orchitis (➤ 12.8.2) der Fall
  - Bei der Verlegung eines Hohlorgans, z. B. des Harnleiters durch Nierensteine, kommt es zu an- und abschwellendem, krampfartigem Schmerz, der **Kolik.** Oft strahlen die Schmerzen in den Rücken oder die Genitalien aus. Durch gleichzeitige Reizung des Peritoneums (➤ 5.9.1) bestehen häufig Übelkeit, Erbrechen und eine reflektorische Darmatonie (*Ileus,* ➤ 5.7.2) sowie Kollapsneigung.

Der Patient mit Dauerschmerz liegt eher ruhig, während sich der Patient mit einer Kolik unruhig windet und krümmt.

12

12.3 Der Weg zur Diagnose in der Urologie

12.3.1 Anamnese und körperliche Untersuchung

Anamnese

In der **aktuellen Anamnese** erfragt der Arzt detailliert die derzeitigen Beschwerden des Patienten, die ungefähre tägliche Trinkmenge sowie eventuell beobachtete Veränderungen der Miktion (z. B. „Schwächerwerden" des Urinstrahls) und des Urins (z. B. Beimengungen, ➤ 12.2.3). Zur Erhebung der **früheren Anamnese** erkundigt er sich nach urologischen Vorerkrankungen sowie nach Erkrankungen und Operationen außerhalb des Urogenitaltrakts, die Beschwerden an den Harn- und männlichen Geschlechtsorganen verursachen könnten, etwa Operationen am kleinen Becken (z. B. Rektumresektion oder gynäkologische Eingriffe), Strahlen- oder Chemotherapie. Außerdem fragt der Arzt nach früher oder derzeit eingenommenen Medikamenten und nach urologischen Krebserkrankungen in der Familie.

Körperliche Untersuchung

Die **körperliche Untersuchung** berücksichtigt insbesondere urologische Aspekte:

- Palpation (*Tastuntersuchung*) und Perkussion (*Klopfuntersuchung*) beider Nieren sowie der Blase
- Inspektion und Palpation der äußeren Genitalorgane und der regionären Lymphknoten
- Bei Männern rektale Untersuchung zur Beurteilung der Prostata (➤ Abb. 12.5)
- Bei Frauen evtl. vaginale Untersuchung, da gynäkologische Erkrankungen auch die Harnorgane beeinträchtigen können (z. B. infiltrierende Tumoren oder Gebärmuttersenkung)

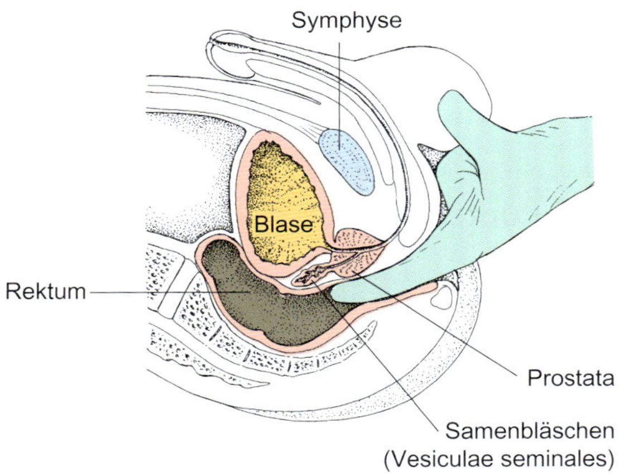

Abb. 12.5 Digitale Untersuchung von Prostata, Rektum und kleinem Becken. Sie ist nicht nur in der Urologie, sondern auch in der Allgemeinchirurgie bei Männern obligater Bestandteil der körperlichen Untersuchung, da der Arzt dabei nicht selten Prostatavergrößerungen und Rektumtumoren entdeckt. [L190]

- Beobachtung der Hautfarbe und des Geruchs des Patienten. Typisch für Kranke mit einer Urämie sind z. B. eine schmutzig-fahle Hautfarbe und Uringeruch in der Atemluft
- Blutdruckmessung, da der Blutdruck bei Nierenerkrankungen häufig erhöht ist.

12.3.2 Uringewinnung zur Diagnostik

Zur **Diagnostik** muss Urin zunächst in einem sauberen Behältnis, zur bakteriologischen Untersuchung in einem sterilen Gefäß, aufgefangen werden. Nach der **Gewinnung** leiten die Pflegenden die Urinprobe umgehend ins Labor weiter.

Spontanurin

Am häufigsten wird **Spontanurin** untersucht, d. h. der nach Reinigung des äußeren Genitales – bei Männern mit zurückgestreifter Vorhaut – spontan gelassene Urin des Patienten.

Mittelstrahlurin

Zur Gewinnung von **Mittelstrahlurin** (*MSU*) wird ein Teil der mittleren Harnportion nach Reinigung des Genitale aufgefangen:

- Die erste Urinportion (etwa 50 ml) in die Toilette laufen lassen
- Ohne Unterbrechung des Harnstrahls die folgenden ca. 5–10 ml in einem vorbereiteten Gefäß auffangen
- Danach den restlichen Urin in die Toilette entleeren.

Die Pflegenden informieren den Patienten über die Notwendigkeit der Uringewinnung und leiten ihn an, den Urin korrekt zu gewinnen. Ggf. unterstützen sie ihn oder nehmen die Uringewinnung selbst vor.

Sammelurin

Zur quantitativen und qualitativen Bestimmung von Urinbestandteilen, z. B. den mit dem Urin ausgeschiedenen Elektrolyten, ist es notwendig, den gesamten Urin des Patienten während 24 Std. zu sammeln und eine Probe dieses **Sammelurins** zu untersuchen.

Der Patient wird ebenfalls über Ablauf, Zweck und Dauer der Maßnahme sowie die korrekte Gewinnung des Sammelurins informiert.

Katheterurin und Blasenpunktionsurin

Ist eine einwandfreie Gewinnung von Mittelstrahlurin nicht möglich, z. B. bei einer Phimose oder kognitiven Einschränkungen des Patienten, kann **Katheterurin** oder **Blasenpunktionsurin** untersucht werden:

- **Katheterurin** (*K-Urin*) wird entweder mittels Einmalkatheterismus gewonnen oder – bei liegendem Blasendauerkatheter – nach vorheriger Desinfektion mit steriler Spritze und Kanüle aus der Punktionsstelle am Ableitungsschlauch des geschlossenen Drainagesystems entnommen
- Zur Gewinnung von **Blasenpunktionsurin** führt der Arzt eine suprapubische Blasenpunktion durch (➤ 12.4.1).

12.3.3 Urinuntersuchungen

Urinstatus mittels Streifen-Schnelltests

Streifen-Schnelltests geben rasch orientierende Hinweise auf viele urologische Erkrankungen. Dazu werden **Urin-Teststreifen** verwendet, hauptsächlich Kombinationsteststreifen, z. B. *Combur®-Test,* auf denen mehrere Testfelder aufgebracht sind (➤ Abb. 12.6). Sie ermöglichen den Nachweis von Blut (Hämoglobin/Erythrozyten), Nitrit, Leukozyten, Glukose, Bilirubin, Urobilinogen, Eiweiß und Ketonen. Außerdem erlauben sie die Bestimmung des Urin pH-Wertes, der normalerweise im sauren Bereich liegt (pH 5–7).

Urinsediment

Ergibt der Streifen-Schnelltest einen positiven Befund, wird das **Urinsediment** untersucht, d. h. die festen Bestandteile des Urins. Dazu wird frisch gelassener Urin zentrifugiert und der Bodensatz (*Sediment*) unter dem Mikroskop ausgewertet:

- **Erythrozyten** (*Hämaturie?* ➤ 12.2.3)
- **Leukozyten** (*Leukozyturie?* ➤ 12.2.3)
- **Epithelzellen.** Abgeschilferte Zellen der Epithelgewebe von Nieren oder ableitenden Harnwegen dürfen nur vereinzelt vorkommen. Sie weisen bei vermehrtem Auftreten auf entzündliche Veränderungen hin
- **Zylinder.** Zylinder sind rollenförmige Zusammenballungen, die in den Nierentubuli entstehen. Hyaline Zylinder bestehen aus Eiweiß und sind auch beim Gesunden, z. B. nach Durst, in geringer Zahl zu beobachten. Hyaline Zylinder in großer Anzahl weisen auf eine krankhafte Proteinurie hin (➤ 12.2.3). Zylinder aus roten oder weißen Blutkörperchen (Erythrozyten- und Leukozytenzylinder) oder Epithelzellen sind immer pathologisch und weisen auf eine Nierenschädigung hin
- **Kristalle.** Die verschiedenen Kristalle sind meist ohne Krankheitswert, können aber auf eine Nierensteinerkrankung (➤ 12.5.3) hinweisen.

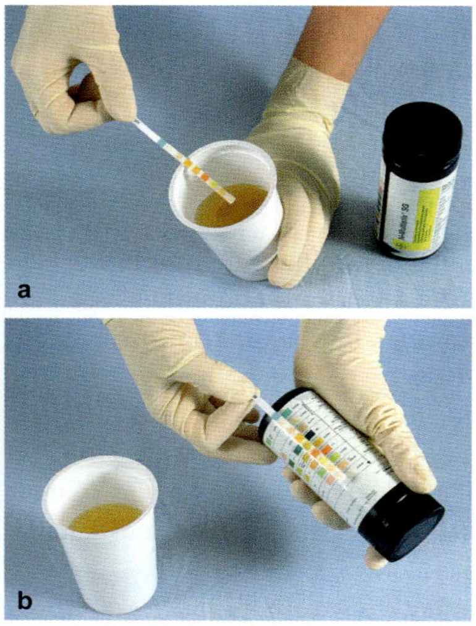

a: Teststreifen kurz in den Urin tauchen, sodass alle Testfelder benetzt sind.

b: Nach der vom Hersteller vorgegebenen Wartezeit die Testfelder mit der Farbskala auf dem Behälter vergleichen. Zu kurze oder zu lange Wartezeiten können das Ergebnis verfälschen.

Abb. 12.6 Streifen-Schnelltest. [K115]

Urinkultur

Bei Verdacht auf eine bakterielle Infektion der Nieren oder der ableitenden Harnwege (➤ 12.6.2) dient die **Urinkultur** der Keimzahlbestimmung, der Keimdifferenzierung und der Resistenztestung der Keime gegen Antibiotika (➤ 2.5.2).

Zum Anlegen einer Urinkultur stehen fertig vorbereitete Eintauchnährboden (z. B. *Uricult®*) zur Verfügung. Der benetzte Nährboden wird im sterilen Röhrchen für 24 Std. bei 37 °C bebrütet. Danach sind Bakterienkolonien als runde Herde auf dem Nährmedium erkennbar. Ihre Zahl wird anhand einer Vergleichstabelle geschätzt (➤ Abb. 12.7).

Bei pathologischem Befund wird der Nährboden anschließend im bakteriologischen Labor untersucht. Dort erfolgen der Erregernachweis und die Resistenzbestimmung der Keime (*Antibiogramm,* ➤ 2.5.2).

Urinkonzentration

Die **Urinkonzentration** (*Anzahl der festen Bestandteile im Verhältnis zu den flüssigen*) kann festgestellt werden durch:

- Messung des **spezifischen Gewichts** (*der Massendichte*) **des Urins** mit Hilfe eines Urometers. Reines Wasser wiegt 1 000 g/l. Urin ist je nach Menge der in ihm gelösten Stoffe entsprechend schwerer als Wasser, wobei die Korrelation zwischen Uringewicht und Urinosmolalität nur locker ist. Der Normalwert für das Uringewicht liegt bei 1 010–1 025 mg/ml (= g/l = g/cm^3 = kg/m^3). Vielfach wird das spezifische Harngewicht auch auf das spezifische Gewicht des Wassers (1 000 g/cm^3) bezogen, sodass sich ein Normbereich von 1,010–1,025 ergibt
- Messung der **Urinosmolalität** durch Gefrierpunkterniedrigung. Diese Methode hat die Messung des spezifischen Gewichts weitgehend abgelöst. Der Normwert für die Urinosmolalität liegt bei mindestens 50 mosmol/kg und maximal bei etwa 1 200 mosmol/kg, nach Durstversuch sind Werte von 855–1 335 mosmol/kg bzw. ein Osmolalitätsverhältnis Urin : Serum ≥ 3 normal.

Mit dem spezifischen Gewicht bzw. der Urinosmolalität können Aussagen über die Konzentrationsfähigkeit der Nieren, den Flüssigkeitshaushalt und die Menge der ausgeschiedenen festen Bestandteile gemacht werden.

12.3.4 Blutuntersuchungen

Laborwerte ➤ Kap. 14

Typische **Blutuntersuchungen** in der Urologie sind:

- **Kreatinin** (*Endprodukt des Muskelstoffwechsels*) und **Harnstoff** (*Endprodukt des Eiweißstoffwechsels*) sind **harnpflichtige Substanzen,** die nur durch die Nieren ausgeschieden werden und sich bei Nierenfunktionsstörungen im Blut anreichern
- Die **Serumelektrolyte,** v. a. das Kalium und das Natrium und der **Harnsäurespiegel** sind bei Nierenfunktionsstörungen oft verändert. Bei Nierensteinen kann eine Elektrolytbestimmung erste Hinweise auf die Steinzusammensetzung geben

12

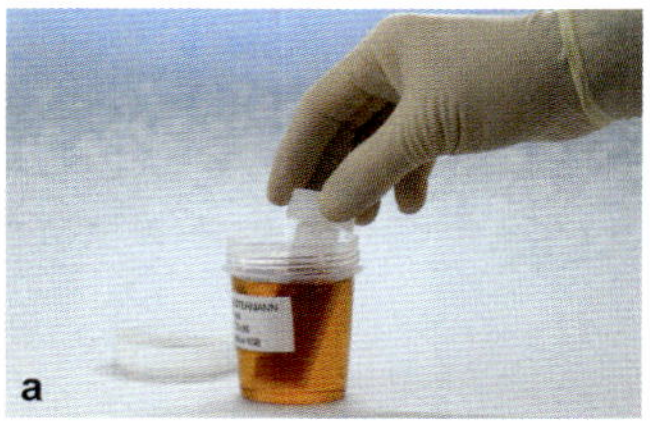

Eintauchnährboden in den steril aufgefangenen Urin tauchen.

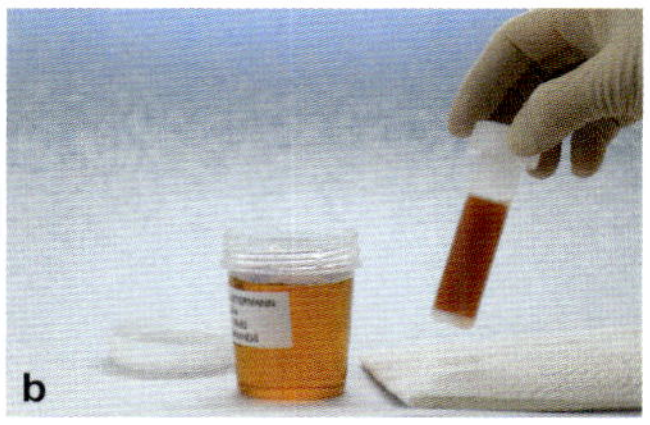

Eintauchnährboden abtropfen lassen. Dabei das Abtropfpapier nicht mit dem Eintauchnährboden berühren.

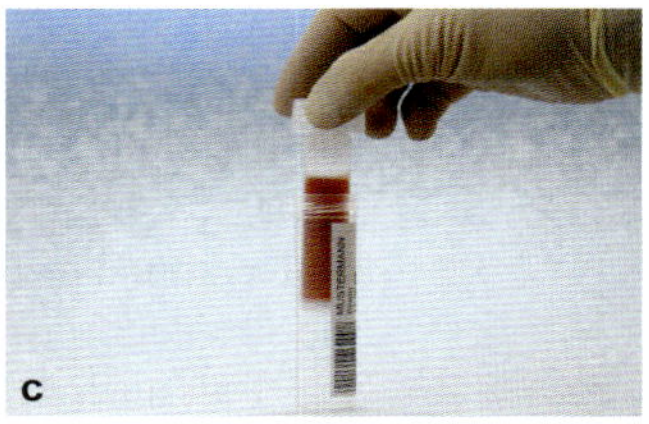

Benetzten Nährboden in steriles Röhrchen stecken, fest verschließen und zum Brutschrank bringen.

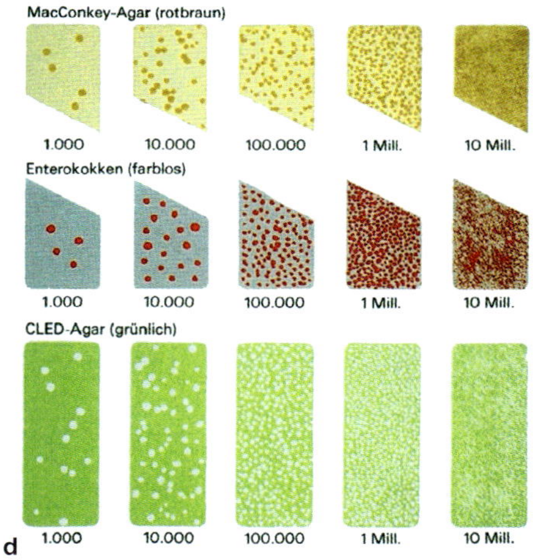

Auf der vom Hersteller des Eintauchnährbodens mitgelieferten Vergleichstafel lässt sich die ungefähre Keimzahl auf dem entsprechenden Nährboden ablesen.

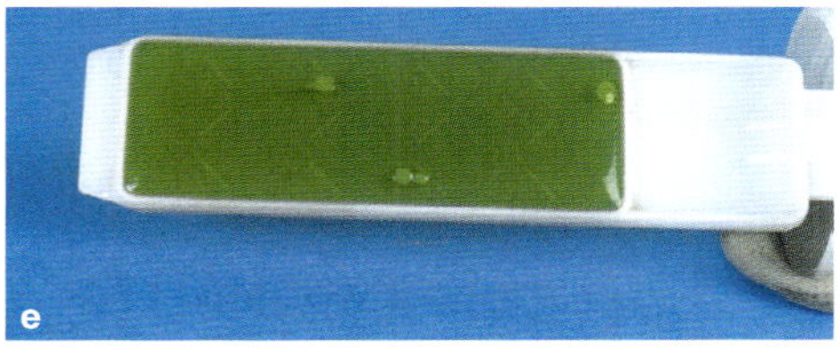

Beim hier verwendeten liegt die Keimzahl unter 1000/ml.

Abb. 12.7 Anlegen einer Urinkultur [K115] [U136] [K183]

- Die **Serumeiweißkonzentration** kann bei großen Eiweißverlusten über die Nieren mit starker Proteinurie (➤ 12.2.3) erniedrigt sein
- **Tumormarker** (➤ 1.3.4) ermöglichen eine Verlaufskontrolle bei Karzinomen des Urogenitaltrakts. Im Einzelnen sind dies:
  - **PSA** (**P**rostata-**s**pezifisches **A**ntigen) beim Prostatakarzinom
  - **AFP** (α-**F**eto**p**rotein), **HCG** (**H**umanes **C**horion**g**onadotropin) und **PlAP** (**pl**azentare **a**lkalische **P**hosphatase) bei bösartigen Hodentumoren.

Kreatinin-Clearance

DEFINITION

Clearance (engl. *Reinigung, Klärung*): Menge an Blutplasma, die pro Zeiteinheit von einer bestimmten Substanz befreit (gereinigt) wird.
Glomeruläre Filtrationsrate (*GFR*): Volumen, das pro Zeiteinheit von den Glomeruli der Nieren filtriert wird, in der Regel in ml/Min. angegeben. Wichtiger Parameter zur Beurteilung der Nierenfunktion.

Bis zu einer Einschränkung der **glomerulären Filtrationsrate** von 50 % bleibt der Kreatininwert im Blut trotz gestörter Nierenfunktion normal. Erst wenn die glomeruläre Filtrationsrate unter 50 % sinkt, steigt der Serumkreatininspiegel. In diesem kreatininblinden Bereich erlaubt die Bestimmung der **Kreatinin-Clearance** (*CKrea*) die genaue Einschätzung der Nierenfunktion, da sie hier ungefähr der glomerulären Filtrationsrate entspricht.

Die Kreatinin-Clearance ist ein errechneter Wert aus den Werten Serum-Kreatinin, Urin-Kreatinin und Urinminutenvolumen. Dies bedeutet, dass zur Ermittlung eine Blutabnahme und ein Sammelurin (➤ 12.3.2) über 24 Std. erforderlich sind. Der Normwert der Kreatinin-Clearance sinkt mit zunehmendem Alter.

12.3.5 Sonografie

Die **Sonografie** (➤ Abb. 12.8) gibt z. B. Aufschluss über:

- Zahl, Form und Größe der Nieren
- Binnenstruktur der Nieren (➤ 12.5): Gestautes Nierenbecken? Zysten? Steine? Tumoren?
- Harnblasenfüllung: Nichtinvasive Restharnbestimmung (*Restharn = Blaseninhalt nach vorheriger maximaler Blasenentleerung*)
- Veränderungen der Prostata (➤ 12.7): Größe? Knoten oder Verkalkungen innerhalb der Prostata? Meist führt der Arzt die Sonografie der Prostata als transrektale Sonografie (*transrektaler Ultraschall, TRUS*) durch, d. h. er führt den Schallkopf ins Rektum ein
- Struktur der Hoden: Tumoren? Zysten?

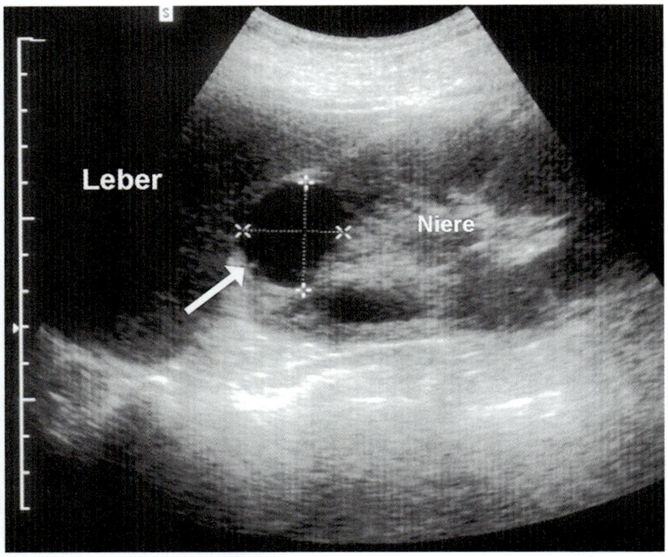

Abb. 12.8 Sonografische Darstellung einer Nierenzyste. Zysten sind als schwarze, flüssigkeitsgefüllte Hohlräume zu sehen und deshalb meist leicht zu erkennen. [M504]

12.3.6 Röntgendiagnostik

Konventionelle Röntgenverfahren

Bildgebende Diagnostik ➤ 1.3.6

Nierenleeraufnahme

Eine **Nierenleeraufnahme** ist eine Abdomenübersicht des gesamten Bauchraums bis zum Schambein. Die Nieren sind als Schatten erkennbar. Kalkhaltige Steine der Nieren oder der ableitenden Harnwege stellen sich als röntgendichte Areale dar. Diese Leeraufnahme ist weitgehend durch die intravenöse Urografie abgelöst worden.

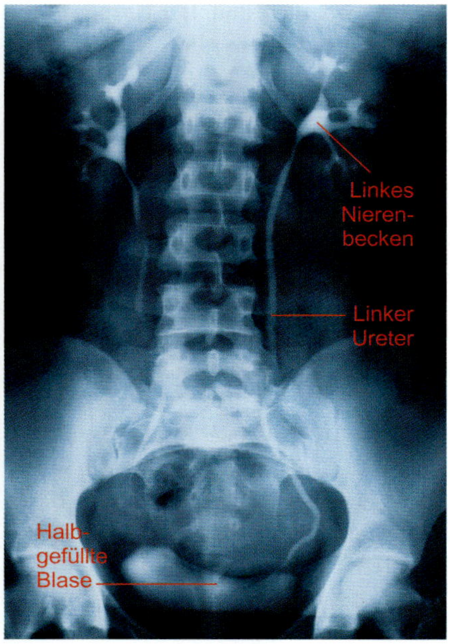

Abb. 12.9 Normalbefund eines i. v.-Urogramms. Erkennbar sind beide Nierenbecken, die Ureteren und das in die Blase abgeflossene Kontrastmittel. [T170]

Urografie

DEFINITION

Urografie: Radiologische Untersuchung mit Kontrastmittel zur Darstellung der ableitenden Harnwege.
Urogramm: Bildliche Darstellung der Urografie.

Für die **intravenöse Urografie** (*Ausscheidungsurografie* oder *i. v.-Pyeolgrafie*) injiziert der Arzt dem Patienten ein jodhaltiges Kontrastmittel intravenös, das über die Nieren ausgeschieden wird (➤ Abb. 12.9). Dann fertigt er in bestimmten (z. B. 5 Min.) Zeitabständen Röntgenbilder an, auf denen man von Bild zu Bild erkennt, wie sich kontrastierter Harn im Nierenbecken sammelt und (bei normaler Nierenfunktion) nach 15–20 Min. weitgehend in der Blase angekommen ist.

Bei Nierenfunktionsstörungen ist eine **Infusionsurografie** möglich, bei der eine größere Menge Kontrastmittel über einen längeren Zeitraum infundiert wird.

Das **CT-Urogramm** hat mittlerweile in vielen Kliniken die Nierenleeraufnahme und die intravenöse Urografie ersetzt (auch wenn die Strahlenbelastung für den Patienten höher ist). Sowohl das native CT als auch das CT-Urogramm ermöglichen genauere Aussagen bzgl. eventuell nicht schattengebender Konkremente.

Generell wird bei jeder Kontrastmittel-Untersuchung der Abfluss des Kontrastmittels über die Nieren und die ableitenden Harnwege beurteilt. Dies ermöglicht es, eventuelle Hindernisse wie Steine oder Tumoren zu diagnostizieren.

Retrograde Kontrastmitteluntersuchungen

Bei speziellen Fragen, z. B. zur Harnröhrenenge, bringt der Urologe das Kontrastmittel retrograd (*rückwärts*) über einen Katheter, z. B. Olivenkatheter oder UCG-Besteck, in die Harnröhre ein (sog. **Urethrografie**). Wird gleichzeitig die Blase gefüllt, z. B. zur Darstellung einer vergrößerten Prostata, spricht man von einem (**Urethro-)Zystografie.** Stellt der Untersucher die Harnleiter bis hinauf in die Nierenbecken dar, z. B. bei Verdacht auf Harnleiterengen, handelt es sich um eine retrograde **Uretero-Pyelografie.** Dabei wird das Kontrastmittel nach Sondierung der Harnleiter mit einem Ureterkatheter im Rahmen einer Blasenspiegelung eingebracht; diese Untersuchung ist auch bei einer Kontrastmittel-Allergie möglich.

Angiografie

Bei der **Angiografie** der Nierengefäße (meist als *digitale Subtraktionsangiografie, DSA,* ➤ 9.3.5) punktiert der Arzt die A. femoralis unterhalb der Leiste, schiebt den Angiografie-Katheter über die Aorta bis in die Nierenarterie und injiziert darüber das Kontrastmittel.

Die Kontrastmitteldarstellung der Nierengefäße zeigt:

- Die Gefäßversorgung innerhalb der Niere; wichtig vor Operationen, bei denen Teile der Niere entfernt werden müssen

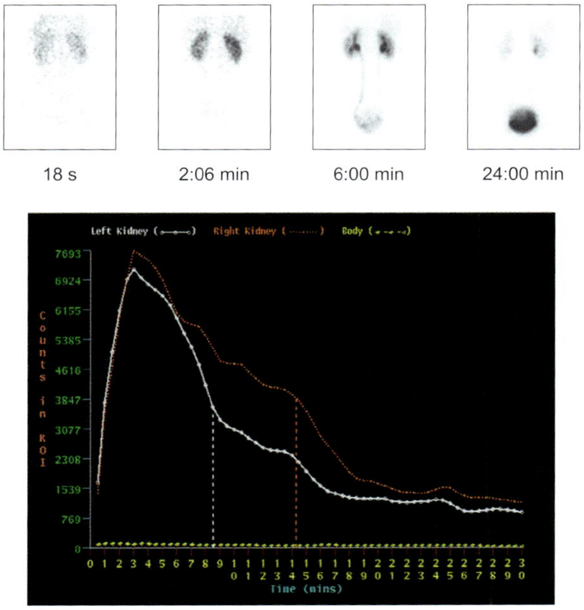

Abb. 12.10 Normale Nierensequenzszintigrafie. Nach der Injektion des Radionuklids gelangt dieses auf dem Blutweg in die Nieren (Perfusionsphase, Bild nach 18 Sek.), dann reichert es sich im Nierenparenchym an (Parenchymphase, Bild nach 2:06 Min.), anschließend kann die Ausscheidung des Radionuklids beurteilt werden (Ausscheidungsphase, Bilder nach 6 Min. und 24 Min.). [M478] [L231]

- Verengungen der Nierenarterie, die zu Nierenfunktionsstörungen und Hypertonie führen können *(Nierenarterienstenose,* ➤ 9.4.7)
- Die Gefäßversorgung unklarer Tumoren; hilft bei der Unterscheidung in gut- oder bösartig.

Computer- und Kernspintomografie

Computertomografie (*CT*) und **Kernspintomografie** (*MRT*) werden in erster Linie zur Tumordiagnostik und Verlaufskontrolle eingesetzt. Beide Verfahren dienen nicht nur der Tumorsuche, sondern auch dem Tumorstaging, d. h. der Einschätzung, wie weit sich der Tumor bereits ausgebreitet hat. Zur Steinlokalisierung eignet sich die CT besser (schnellere/kurze Untersuchungsdauer, bessere Darstellung der Steine).

12.3.7 Nuklearmedizinische Untersuchungen

Bildgebende Diagnostik ➤ 1.3.6

Die wichtigsten nuklearmedizinischen Untersuchungen in der Urologie sind die **Nierensequenzszintigrafie** (➤ Abb. 12.10) und die **Isotopennephrografie**. Beide Untersuchungen erlauben Aussagen über die Ausscheidungsleistung (*Clearance* ➤ 12.3.4) jeder einzelnen Niere.

- Zur **Nierenszintigrafie** injiziert der Arzt dem Patienten in der nuklearmedizinischen Abteilung eine radioaktiv markierte Substanz, die über die Nieren ausgeschieden wird, z. B. Tc-99m Mag3 (*Mercaptoacetylglycin mit Technetium 99 markiert*). Bereits nach wenigen Sekunden zeigen die mit der Gammakamera angefertigten Darstellungen die Nierendurchblutung die Anreicherung des Radionuklids im Nierengewebe und danach die Ausscheidung der Substanz.
- Bei der **Isotopennephrografie** wird während der Nierensequenzszintigrafie die Ausscheidungsleistung der einzelnen Nieren im zeitlichen Verlauf aufgezeichnet. So entsteht ein Aktivitäts-Zeitdiagramm (*Nephrogramm*), das die Nierenfunktion in Kurvenform zeigt.

12.3.8 Urodynamik

DEFINITION

Urodynamik: Untersuchungsverfahren zur Abklärung der funktionellen Abläufe im Harntrakt insbesondere der Blase. Dazu werden über spezielle Messkatheter, die in Blase und Enddarm platziert werden, sowie über Elektroden am Beckenboden die Druckverhältnisse in der Blase und im Bauchraum sowie die Reaktionen der Beckenbodenmuskulatur in bestimmten Phasen der Füllung und der Miktion gemessen.

Oft führen Veränderungen der Speicher- und Entleerungsfunktion der Blase (➤ 12.2.1, ➤ 12.7.2) den Patienten zum Arzt. Zur Objektivierung dieser Beschwerden dient die **Urodynamik,** die sich in Uroflowmetrie, Zystomanometrie und Urethradruckprofil gliedert.

Uroflowmetrie

Die **Uroflowmetrie** (*Harnflussmessung*) misst die ausgeschiedene Harnmenge pro Zeiteinheit sowie die Stärke des Harnstrahls. Die Untersuchung erfolgt auf einem Urodynamik-Stuhl (➤ Abb. 12.11), einer Art Toilette mit Durchflussmesser. Sobald der Patient ein starkes Miktionsgefühl hat, entleert er die Blase vollständig in den Trichter des Urodynamik-Stuhls.

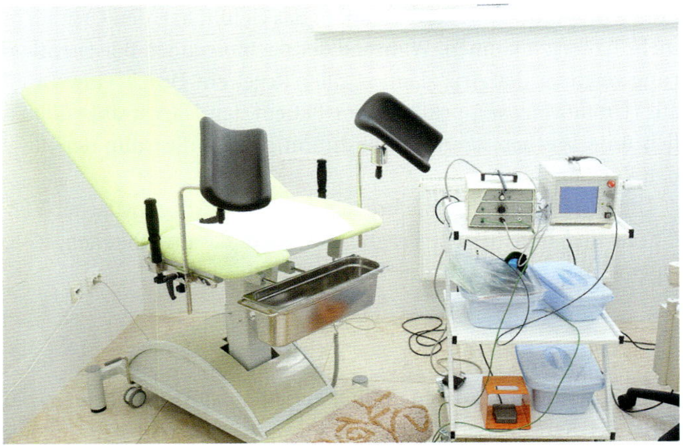

Abb. 12.11 Urodynamische Untersuchung zur Differentialdiagnostik von Blasenentleerungsstörungen. [J787]

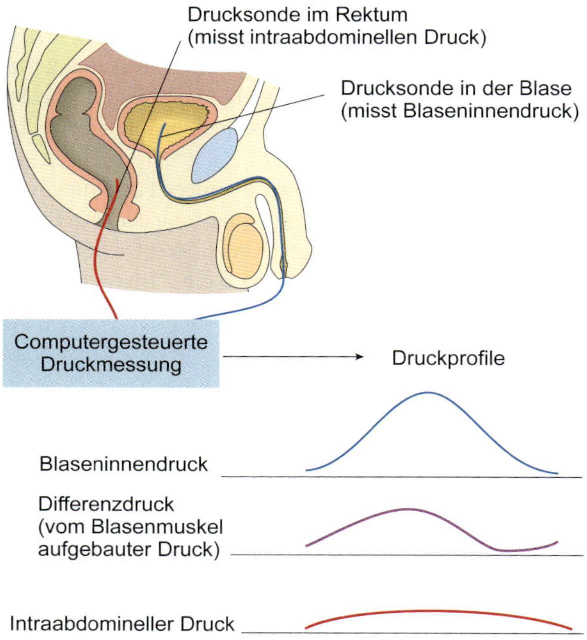

Abb. 12.12 Zystomanometrie. Zur Messung des urethralen Verschlussdrucks wird evtl. noch eine dritte Drucksonde in der Harnröhre platziert. [L190]

Urodynamik

Zur eigentlichen **Urodynamik** (*Blasendruckmessung, Zystomanometrie,* ➤ Abb. 12.12) platziert der Arzt Drucksonden in Blase und Darm des Patienten. Anschließend setzt der Patient sich auf den Urodynamik-Stuhl und der Arzt füllt die Blase retrograd mit angewärmter Kochsalzlösung. Mit Beginn der Blasenfüllung startet der Arzt die computergesteuerte Messung des Blaseninnendrucks (*intravesikaler Druck*) und des intraabdominellen (*im Darm gemessenen*) Drucks. Der Arzt fordert den Patienten auf, mitzuteilen, wann er erstmals Harndrang verspürt, und alle 2–3 Min. zu husten. Kommt es während der Blasenfüllung zu unwillkürlichem Harnabgang, wird dies im Druck/Fluss-Protokoll vermerkt. Die Blasenfüllung wird beendet, wenn der Patient das Gefühl hat, den Urin nicht mehr halten zu können. Während der nachfolgenden Blasenentleerung zeichnet der Arzt dann in aller Regel ein Druck-Flow-Profil auf (*Uroflowmetrie*), prüft, ob der Patient den Harnstrahl willkürlich unterbrechen kann und bestimmt nach Entleerung der Blase den Restharn.

Die Urodynamik ist eine Ergänzung anderer diagnostischer Verfahren und hilft bei der Frage nach Therapiemöglichkeiten, z. B. Operationen im Beckenbodenbereich.

Urethradruckprofil

12

Beim **Urethradruckprofil** (*Sphinktermanometrie, Urethrometrie*) misst der Arzt den Druck in der Urethra in Ruhe und während abdomineller Druckerhöhung (z. B. beim Husten). Die Messung kann während oder nach der Zystomanometrie erfolgen. Das Urethradruckprofil ermöglicht eine Einschätzung der Sphinkterfunktion (*Verschlussfunktion*) der Harnröhre. Dies ist vor allem zur Abgrenzung verschiedener Inkontinenzformen wichtig. [vgl. 3]

12.3.9 Endoskopische Untersuchungen

Bildgebende Diagnostik ➤ 1.3.6

Zystoskopie

Die **Zystoskopie** (*Blasenspiegelung,* ➤ Abb. 12.13, ➤ Abb. 12.14, ➤ Abb. 12.15) erlaubt die Betrachtung der Harnblase von innen und die Betrachtung der Harnröhre (*Urethrozystoskopie*).

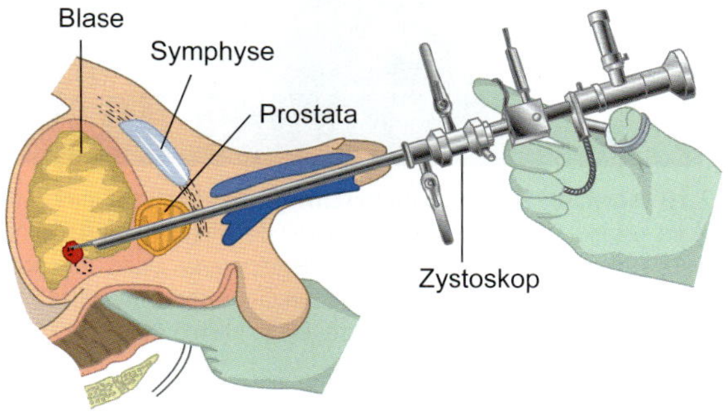

Abb. 12.13 Zystoskopie bei einem Mann. Hier entfernt der Arzt gerade eine auffällige Gewebeveränderung mit der Endoskopieschlinge. [L138]

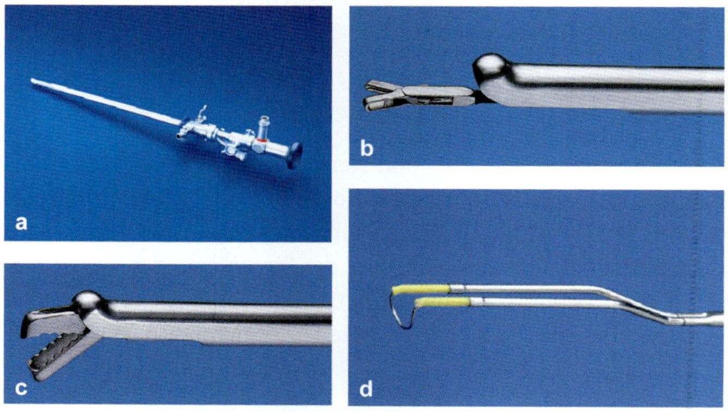

Abb. 12.14 Verschiedene Endoskopie-Instrumente zur Zystoskopie. **a)** Kompaktzystoskop. **b)** Biopsiezange. **c)** Steinfasszange. **d)** Diathermieschlinge. [V221]

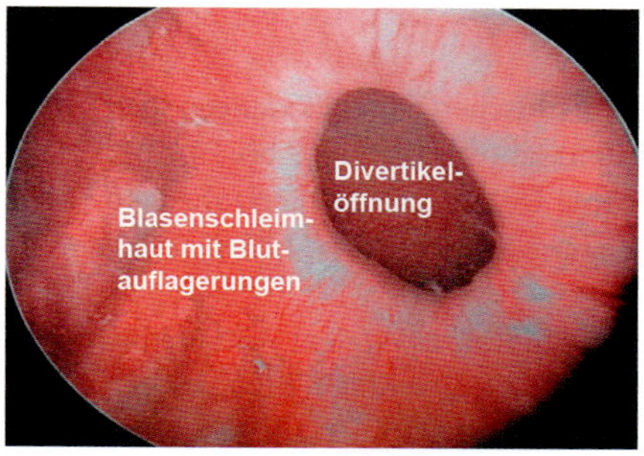

Abb. 12.15 Zystoskopisches Bild eines Blasendivertikels. [E511]

Mit Spezialendoskopen ist eine Beurteilung des Harnleiters und Nierenbeckens (*Ureteropyeloskopie*) möglich. Auch Biopsien, Steinentfernungen, Katheterplatzierungen sowie zahlreiche Operationen lassen sich auf diesem Weg ausführen.

Pflege

Die Pflegenden führen vor der Untersuchung eine sorgfältige Intimpflege mit Wasser und Seife durch. Einen liegenden transurethralen Katheter entfernen sie nach Rücksprache mit dem Arzt. Nach Arztanordnung verabreichen sie dem Patienten eine Prämedikation. Die Pflegenden weisen den Patienten nach dem Eingriff darauf hin, dass er bei sich Blutbeimengungen im Urin melden soll bzw. achten bei Patienten mit liegendem Blasenkatheter auf Zeichen einer Nachblutung.

12.3.10 Prostatabiopsie

Abstriche, Punktionen und Biopsie ➤ 1.3.5

Hauptindikation für eine **Prostatabiopsie** ist der Verdacht auf ein Prostatakarzinom (➤ 12.7.3). Dieses kann TRUS (*transrektal Ultraschall*)-gesteuert oder perineal erfolgen. Heute wird die transrektale Prostatastanzbiopsie bevorzugt (➤ Abb. 12.16). Meist werden 6–12 kleine Gewebezylinder aus den Seitenlappen entnommen. Der Eingriff ist schmerzarm und auch ambulant möglich.

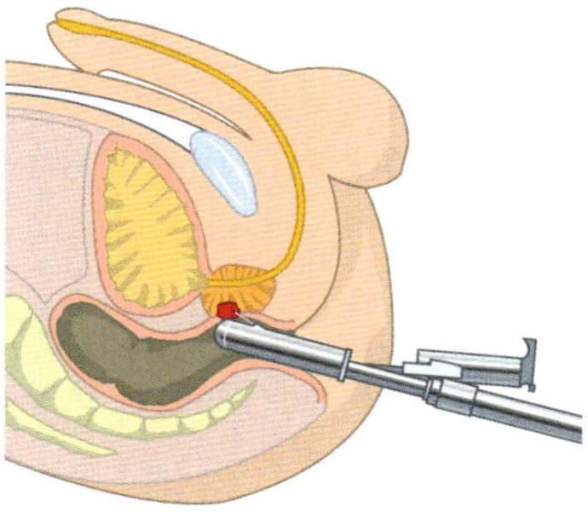

Abb. 12.16 Transrektale Prostatastanzbiopsie. [L138]

Pflege

Unmittelbar vor der Untersuchung bitten die Pflegenden den Patienten, nochmals die Blase zu entleeren und verabreichen ihm die Prämedikation nach Arztanordnung. Der Patient erhält am Vorabend und am Morgen der Punktion eine orale Antibiose, der Enddarm wird mit einem Suppositorium entleert.

Nach der Prostatabiopsie sollte der Patient sich körperlich etwas schonen, eine Bettruhe ist nur in Ausnahmefällen erforderlich. Die Pflegenden achten auf Nachblutung (Blut im Stuhl oder Urin) und kontrollieren die Temperatur.

12.4 Pflege bei Erkrankungen der Nieren und der ableitenden Harnwege

12.4.1 Pflege bei suprapubischer Blasenpunktion und -drainage

DEFINITION

Suprapubische Blasenpunktion: Punktion der gefüllten Harnblase durch die Bauchdecke hindurch.
Suprapubischer Blasenkatheter (*suprapubische Blasendrainage, suprapubische Blasenfistel, Zystostomie, Pufi*): Harnableitung über einen Kunststoffkatheter, der durch die Bauchhaut in die Blase eingeführt wird. Heute in der Regel Katheter mit gerader Spitze und Möglichkeit zur Blockung in der Blase (➤ Abb. 12.17).

Die **Blasenpunktion** und Anlage eines **suprapubischen Blasenkatheters** (➤ Abb. 12.17) sind ärztliche Aufgaben. Pflegende assistieren bei der Punktion bzw. Anlage.

Indikationen

- **Diagnostische Indikationen:**
  - Gewinnung einer sterilen Urinprobe
  - Injektion von Kontrastmittel
- **Therapeutische Indikationen:**
  - Perioperative Harnableitung bei starker Immobilisation
  - Blasenentleerungsstörung

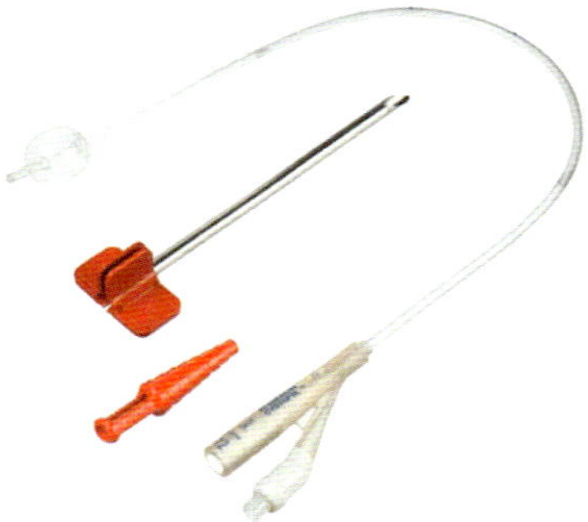

a

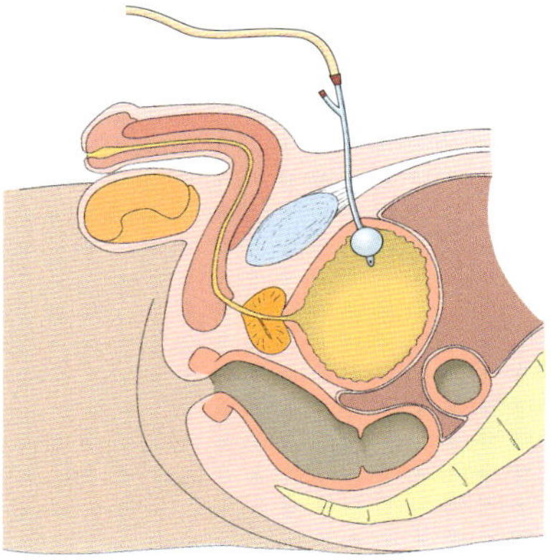

b

Abb. 12.17 Suprapubischer Blasenkatheter.
a) Punktionsset mit spaltbarer Punktionskanüle, Blasenkatheter mit Möglichkeit zur Blockung und Katheterstopfen. [U223] **b)** Geblockt liegender Blasenkatheter mit zentraler Öffnung. [L190]

- Harnabflussbehinderung
  - Bei kontraindiziertem transurethralen Blasenkatheter
- **Vorteile** des suprapubischen gegenüber dem transurethralen Blasenkatheter:
  - Keine Verletzungen der Harnröhre mit eventuell nachfolgenden Harnröhrenstrikturen (*Harnröhrenverengungen*)
  - Geringere Infektionsrate
  - Möglichkeit des Blasen- und Toilettentrainings (suprapubischer Blasenkatheter stört die Miktion bzw. den Schließmuskel nicht).

Hauptkomplikation der suprapubischen Blasenpunktion sind Blutungen in die Harnblase. Selten sind Verletzungen des Darmes oder abdomineller Gefäße, eventuell mit nachfolgender Peritonitis (➤ 5.9.1), sowie Entzündungen des Punktionskanals oder der Blase.

Pflege

Die Pflegenden richten die benötigten Materialien. In der Regel kommen fertige Punktionssets (z. B. *Cystofix®*, *Curity®*) zum Einsatz. Benötigt werden außerdem eine Lokalanästhesie, ein geschlossenes Urinableitungssystem, sterile Handschuhe, ein steriles Lochtuch.

Vorbereitung des Patienten

- Zur Punktion muss die Blase des Patienten gefüllt sein. Deshalb:
  - Patienten nach Arztrücksprache rechtzeitig vor der Punktion reichlich Flüssigkeit (500–1 000 ml Tee oder Mineralwasser) trinken lassen
  - Oder bevorzugt Blase über einen bereits liegenden transurethralen Dauerkatheter oder einen zu diesem Zweck gelegten Einmalkatheter retrograd mit 500 ml NaCl-Lösung füllen. Der Einmalkatheter wird nach dem Füllen entfernt, einen liegenden Dauerkatheter abklemmen und belassen, bis der suprapubische Blasenkatheter korrekt liegt und Urin fördert. Der Arzt kontrolliert die Blasenfüllung unmittelbar vor der Punktion mittels Ultraschall
- Haare am Unterbauch um die geplante Punktionsstelle herum kürzen
- Absetzen von blutverdünnenden Medikamenten
- Patienten flach auf dem Rücken lagern, ggf. Becken durch ein Kissen leicht unterstützen.

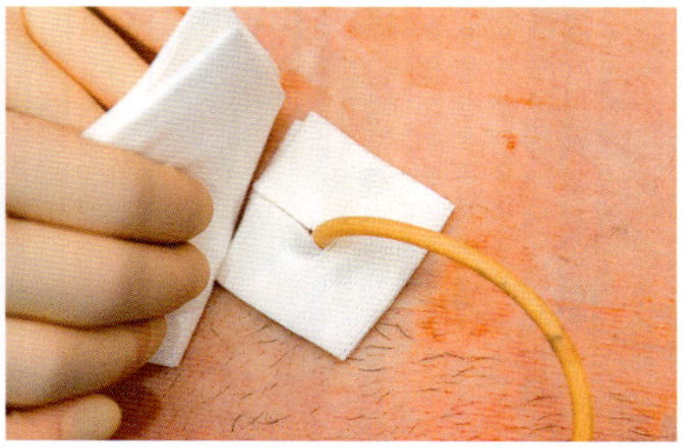

Abb. 12.18 Steriler Verband eines suprapubischen Blasenkatheters (hier ein Katheter, der mittels Ballon in der Blase fixiert ist). Die Pflegenden verwenden Schlitzkompressen und Klebevlies. Die Haare am Unterbauch sind im Bereich des Verbands zu kürzen. [K115]

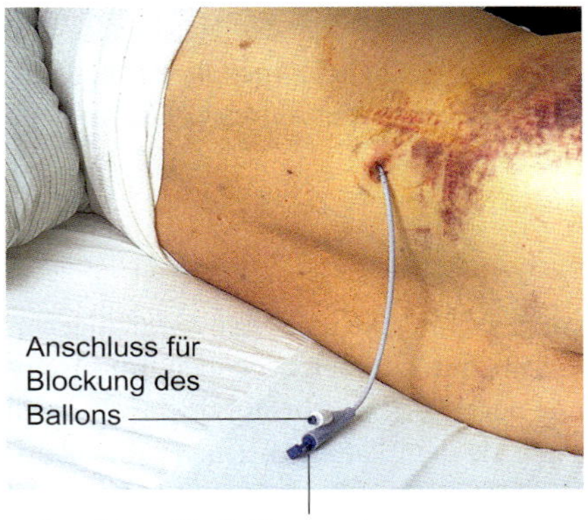

Abb. 12.19 Nephrostomiekatheter. Die Katheterspitze liegt im Nierenbecken und ist dort mit einem blockbaren Ballon fixiert. Außen ist der Katheter mit der Haut vernäht. [K183]

Nachsorge

Die Pflegenden schließen das Urinableitungssystem an den Katheter an und bedecken die Punktionsstelle mit einem aseptischen Verband (➤ Abb. 12.18). Sie achten in den nächsten Stunden auf die Urinausscheidung und v. a. allem auf Durchgängigkeit und Blutbeimengungen.

Blasentraining

Für das **Blasentraining** ist der suprapubische Blasenkatheter abgeklemmt. Bei Harndrang entleert der Patient spontan Urin. Danach kontrollieren die Pflegenden die Restharnmenge, indem sie den suprapubischen Katheter öffnen und den in der Blase verbliebenen Urin ablaufen lassen. Bei Restharnmengen unter 100 ml kann der Katheter meist entfernt werden.

12.4.2 Pflege bei Nephrostomie

DEFINITION

Nephrostomie (*Nierenfistel, Nifi*): Nephrostomiekatheter, der im Nierenbecken liegt. Die Einlage erfolgt perkutan (*perkutane Nephrostomie/Nierenfistel*) oder intraoperativ.

Die **Nephrostomie** dient hauptsächlich der Harnableitung bei Abflusshindernissen unterhalb des Nierenbeckens, ist manchmal aber auch zur Vorbereitung anderer diagnostischer oder therapeutischer Maßnahmen erforderlich:

- Legt der Arzt die **Nephrostomie im Rahmen einer offenen Operation** an (z. B. bei Nierenbeckenplastik = *operative Korrektur von Stenosen* ➤ 12.5.1), eröffnet er das Nierenbecken unter Sicht, legt die Spitze des Nephrostomiekatheters ein und leitet den Katheter ähnlich einer Zieldrainage durch die Haut nach außen
- Bei der **perkutanen Nephrostomie** punktiert der Arzt unter sonografischer Kontrolle das Nierenbecken durch das Nierengewebe und legt den Nephrostomiekatheter in Seldinger-Technik, d. h. nach dem Einführen eines Führungsdrahtes, ins Nierenbecken ein.

Nach dem Einlegen blockt der Arzt den Katheter und fixiert ihn mit einer Naht an der Haut (➤ Abb. 12.19, ➤ Abb. 12.20). Ein zusätzlicher Zügel außerhalb des Verbands verhindert ein Ausreißen der Naht bei Zug auf den Katheter. Bei längerer Liegedauer und komplikationslosem Verlauf genügt es, den Nephrostomiekatheter alle 4–6 Wochen in einer urologischen Ambulanz oder Facharztpraxis zu wechseln.

Pflege

Die **pflegerischen Maßnahmen** nach der Anlage sind:

- Lage und Durchgängigkeit des Katheters regelmäßig überprüfen. Bei Verdacht auf verstopften Katheter (Katheter fördert keinen Urin, Patient hat eventuell Schmerzen sowie ein Druckgefühl im Bereich der Niere) prüfen, ob der Katheter (unter dem Verband) abgeknickt ist. Ist dies der Fall, unverzüglich den Arzt informieren, der den Katheter mit physiologischer Kochsalzlösung spült
- Urinausscheidung regelmäßig kontrollieren (Menge, Geruch, Farbe, Beimengungen)
- Der Katheter kann Infektionen des Nierenbeckens hervorrufen. Deshalb den Patienten auf Zeichen einer Infektion, z. B. trüben Harn, Fieber oder Verschlechterung des Allgemeinbefindens beobachten
- Um einer Katheterverstopfung und einer Nierenbeckenentzündung vorzubeugen, Patienten – sofern keine Kontraindikationen, z. B. eine Herzinsuffizienz, vorliegen – zum reichlichen Trinken anhalten
- Bei komplikationslosem Verlauf den Verband alle zwei Tage unter sterilen Kautelen wechseln. Dabei die Katheteraustrittsstelle auf Entzündungszeichen (z. B. Rötung) beobachten.

VORSICHT

Nephrostomiekatheter nicht abklemmen

Nephrostomiekatheter nur nach ausdrücklicher ärztlicher Anordnung (z. B. vor der Entfernung) abklemmen. Die Maßnahme könnte (ebenso wie eine Katheterverstopfung) zu einem Überdruck im Nierenbecken und einem Harnaufstau ins Nierengewebe mit Sepsisgefahr führen.

12.4.3 Pflege bei Ureterkatheter

DEFINITION

Ureterkatheter (*UK, Splint, Schienungsdrain, Ureterenkatheter, Ureterenschienung*): Dünne Hohlsonde aus Kunststoff, die zu diagnostischen Zwecken oder zur inneren Schienung des Harnleiters (z. B. nach Einpflanzung in eine neu gebildete Harnblase oder bei Kompression des Harnleiters von außen) in den Harnleiter eingebracht wird.

Ein **Ureterkatheter** (➤ Abb. 12.20) kann entweder intraoperativ oder im Rahmen einer Zystoskopie (*Blasenspiegelung*, ➤ 12.3.9) eingelegt werden.

Unterschieden werden:

- Der **innere Splint** leitet den Urin aus der Niere in die Harnblase. Hierzu legt der Arzt einen Pigtail-Katheter (*Doppel-J-, DJ-Katheter*, ➤ Abb. 12.21) so ein, dass ein Katheterende im Nierenbecken und das andere in der Blase liegt. Die Enden des Pigtail-Katheters sind eingerollt, um Verletzungen der Schleimhaut zu vermeiden und den Katheter in seiner Lage zu halten
- Der **äußere Splint** leitet den Urin aus der Niere über Harnleiter, Harnblase und Harnröhre nach außen (➤ Abb. 12.20). Dazu schiebt der Arzt einen langen Ureterkatheter durch die Harnröhre und die Harnblase in den Ureter vor und platziert die Katheterspitze im oder unterhalb des Nierenbeckens. Liegt gleichzeitig ein herkömmlicher Blasendauerkatheter (zur Ableitung des Urins der anderen Niere), wird der Ureterkatheter mit Pflasterstreifen daran fixiert, sodass er nicht versehentlich herausrutschen kann. Liegt kein Blasendauerkatheter, wird das Ende des äußeren Splints mit Pflaster am Oberschenkel fixiert.

Pflege

Bei liegendem äußerem Splint sind besondere **Pflegemaßnahmen** erforderlich:

- (Pflaster-)Fixierung des Ureterkatheters regelmäßig überprüfen und ggf. erneuern
- Ausscheidung engmaschig kontrollieren, Urinmenge aus Blasendauerkatheter bzw. Spontanurin und Ureterkatheter getrennt dokumentieren

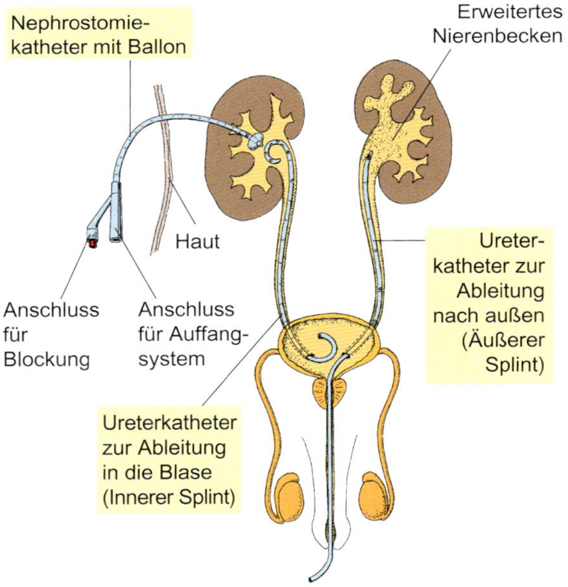

Abb. 12.20 Häufige Katheter in der Urologie. [L190]

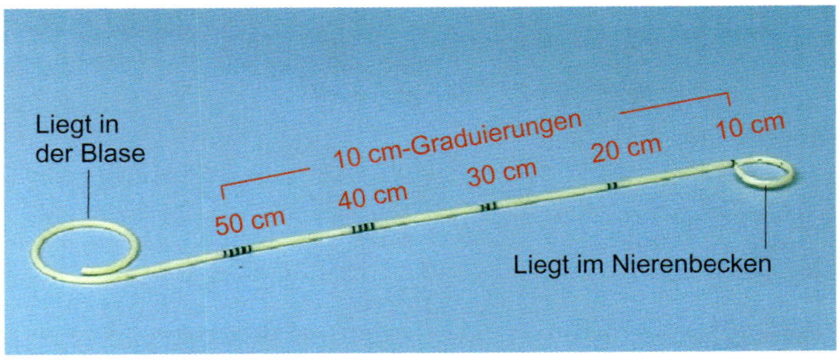

Abb. 12.21 Pigtail-Katheter zur Ureterschienung. [K183]

12

- Urin aus dem Ureterkatheter auf Farbe und Beimengungen kontrollieren (Aussehen und Beschaffenheit des Urins im Vergleich zum Urin aus Blasendauerkatheter bzw. Spontanurin?)
- Katheterdurchgängigkeit regelmäßig überprüfen. Bei Verstopfung Arzt informieren, auf Anordnung Katheter vorsichtig mit 1–2 ml NaCl 0,9 % spülen
- Patienten mit äußerem Splint ggf. Bettruhe einhalten lassen (ist in vielen Kliniken zum Schutz vor Lageveränderungen des Katheters üblich)
- Patienten – sofern erlaubt – zur Förderung des Urinflusses reichlich trinken lassen.

VORSICHT

Äußeren Ureterkatheter nicht abklemmen

Dadurch können ein Überdruck im Nierenbecken und ein Harnaufstau ins Nierengewebe mit Sepsisgefahr entstehen.

12.4.4 Pflege bei Urostoma

Stomatherapie und Stomapflege ➤ 5.4.2

DEFINITION

Urostoma: Operativ geschaffene Verbindung zwischen Ureteren und Bauchhaut (meist mit Zwischenschalten eines Darmstücks) zur Ableitung von Urin.

Indikation

Hauptindikation für die Anlage eines **Urostomas** ist die Zystektomie (*Entfernung der Harnblase*) infolge eines Harnblasenkarzinoms (➤ 12.6.3). Weitere Indikationen sind z. B. eine Schrumpfblase oder die (temporäre) Harnableitung bei Fehlbildungen der harnableitenden Organe (➤ 12.5.1) vor geplanter operativer Korrektur.

Urostomaarten

Möglichkeiten der Harnableitung nach Zystektomie ➤ 12.6.3

Heute gebräuchlich sind **Conduits,** d. h. die Einpflanzung der Ureteren in ein ausgeschaltetes Darmstück, das wiederum (inkontinent) durch die Bauchhaut ausgeleitet wird, und **Pouch-Operationen,** bei denen der Arzt einen ausgeschalteten Darmabschnitt zu einem Reservoir formt, das durch Einmalkatheterisierung entleert wird. Äußerlich sehen diese Urostomata aus wie Enterostomata (➤ 5.4.2), da auch bei ihnen der Darm in die Bauchhaut eingenäht ist (➤ Tab. 12.1).

Wenn irgend möglich, legt der Arzt ein kontinentes Urostoma an, da die Lebensqualität des Patienten durch den Verzicht auf Urostomabeutel besser ist als bei inkontinenten Urostomaformen. [vgl. 4]

Pflege

Ähnlich wie beim Enterostoma wird auch beim Urostoma die Stomalage **präoperativ** markiert. Die Kriterien der bestmöglichen Stomaplatzierung entsprechen denen beim Enterostoma (➤ 5.4.2).

Tab. 12.1 Überblick über die Urostomaarten. [L190]

Bezeichnung	Zeichnung	Kurzcharakterisierung
Ureterostomia cutanea (*Ureterokutaneostomie, Harnleiter-Haut-Fistel*)	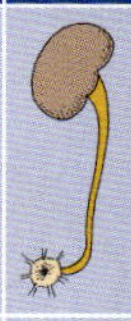	• Implantation der Ureteren in die Bauchhaut. Wird ein Harnleiter mit dem anderen anastomosiert und nur ein Ureter durch die Haut ausgeleitet, spricht man von Transuretero-Ureterokutanostomie • Inkontinentes Urostoma, das mit Klebebeutel versorgt wird und wegen der Komplikationsgefahr heute nur noch selten zur Anwendung kommt
Ileum-Conduit (*Bricker-Blase*)	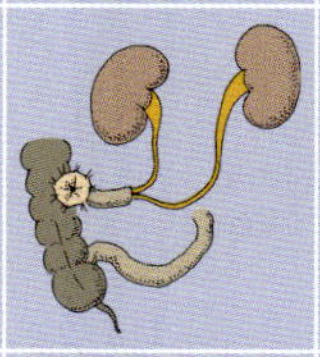	• Implantation der Harnleiter in ein ausgeschaltetes Dünndarmsegment (*) und Anlage eines Urostomas • Inkontinentes Urostoma, das mit Klebebeutel versorgt wird
Kolon-Conduit	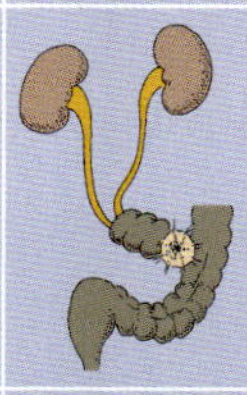	• Implantation der Harnleiter in ein ausgeschaltetes Dickdarmsegment (*) und Anlage eines Urostomas • Inkontinentes Urostoma, das mit Klebebeutel versorgt wird
Kock-Pouch, Mainz-Pouch-I	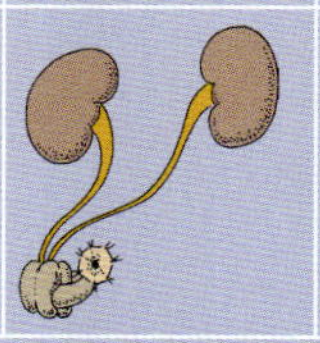	• Bildung eines kugelförmigen Reservoirs aus einem ausgeschalteten Dünndarmsegment (*Kock-Pouch*) oder Kolon-Ileum-Segment (*Mainz-Pouch-I*) (*) und Einnähen der Harnleiter in den Pouch. Durch Invagination (*Einstülpen*) des intakten Darmanteils und Einnähen in die Bauchhaut entsteht ein Urostoma mit Ventilfunktion, daher kein unwillkürlicher Urinabgang • Kontinentes Urostoma, dessen Reservoir durch (Selbst-)Katheterismus 3–4-mal täglich entleert wird

(*) Bei den ausgeschalteten Darmsegmenten handelt es sich um völlig aus dem Darmverlauf entfernte Darmabschnitte, die zur Blutversorgung weiterhin am Mesenterium hängen.

Die **postoperative Versorgung** des Urostomas entspricht ebenfalls weitgehend der eines Enterostomas. Auch zur Urostoma-Versorgung stehen ein- und zweiteilige Versorgungssysteme zur Verfügung (➤ Abb. 12.22, ➤ Abb. 12.23). Urostomiebeutel sind jedoch immer mit einem Ablassventil am unteren Beutelende versehen. Außerdem werden die Urostomiebeutel täglich gewechselt, um Infektionen vorzubeugen.

Bei inkontinenter Harnableitung demonstrieren die Stomatherapeuten oder die Pflegenden dem Patienten die Versorgung des Urostomas und unterstützen ihn bei der Selbstversorgung. Patienten mit Kock-Pouch oder Mainz-Pouch-I werden in der Technik des intermittierenden Selbstkatheterismus angeleitet, anfänglich 2–3-stündlich, später 4–6-mal täglich. Zwischen den Entleerungen kann das kontinente Urostoma mit einem kleinen Verband oder einer Stomakappe (➤ 5.4.2) abgedeckt werden.

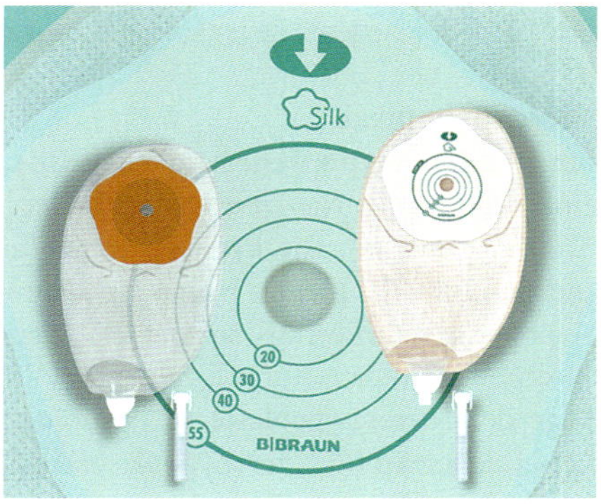

Abb. 12.22 Einteilige Urostomiebeutel mit kompletter Hautschutzfläche und Ablasshahn. [U223]

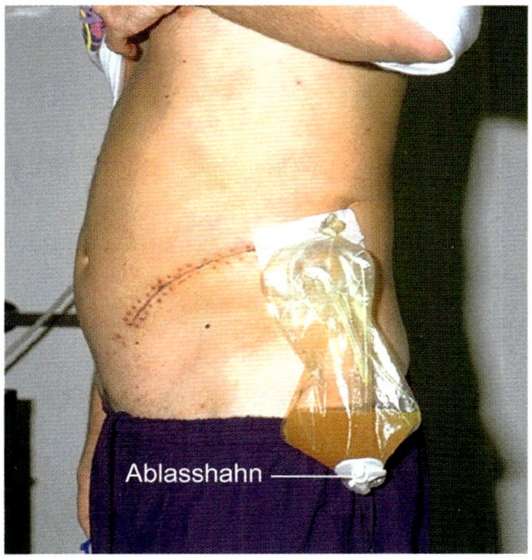

Abb. 12.23 Perkutane Harnableitung in einen aufgeklebten Urostomiebeutel. [K183]

12.4.5 Perioperative Pflege in der Urologie

Pflege vor, während und nach Operationen ➤ Kap. 4

Präoperative Pflege

Kostabbau und Darmreinigung

Bei den meisten Eingriffen darf der Patient bis 6 Std. vor der Operation essen und bis 2 Std. vor der Operation trinken. Gegebenenfalls erhält er am Vorabend der Operation ein Klysma. Kann eine intraoperative Eröffnung des Darms nicht ausgeschlossen werden oder ist sie sogar geplant, sind eine längere Nahrungskarenz und eine orthograde Darmspülung (➤ 5.7.1) notwendig.

Postoperative Pflege

Pflege bei suprapubischer Blasenpunktion und -drainage ➤ 12.4.1
Pflege bei Nephrostomie ➤ 12.4.2
Pflege bei Ureterkatheter ➤ 12.4.3
Pflege bei Urostoma ➤ 12.4.4

Lagerung und Mobilisation

Postoperativ **lagern** die Pflegenden den Patienten mit leicht erhöhtem Oberkörper auf den Rücken. Nach Eingriffen im Bereich des äußeren Genitales ist gelegentlich eine Hodenhochlagerung notwendig. Bei den meisten Eingriffen ist eine **Mobilisation** am Abend des Operationstages oder am 1. postoperativen Tag möglich. Die Pflegenden erfragen die Schmerzsituation und verabreichen bei Bedarf rechtzeitig vor der Mobilisation ein Schmerzmittel.

Ernährung

Zum gründlichen Spülen der Harnwege ist nach urologischen Operationen eine reichliche Flüssigkeitszufuhr günstig. Sofern keine Kontraindikationen, z. B. eine Herzinsuffizienz, vorliegen, ordnet der Arzt für die ersten postoperativen Tage großzügig Infusionen an. Danach achten die Pflegenden darauf, dass der Patient mindestens 2 l täglich trinkt.

Nach kleineren Operationen und komplikationslosem Verlauf können die Patienten bereits am Abend des Operationstages leichte Kost zu sich nehmen. Bei größeren Eingriffen ohne Eröffnung der Bauchhöhle erhalten sie am 1. postoperativen Tag leichte Kost, die je nach Verträglichkeit bis zur Vollkost gesteigert wird. Bei Eingriffen mit Eröffnung der Bauchhöhle erhalten sie vom 1.–3. postoperativen Tag an Tee und nach Einsetzen der Darmtätigkeit – meist nach Verabreichen eines Klysmas am 3.–4. postoperativen Tag – leichte Kost. Nach Operationen mit Darmresektionen gelten die in ➤ 5.4.1 dargestellten Regeln.

Ausscheidung

Die Überwachung der **Urinausscheidung** stellt eine wichtige pflegerische Maßnahme dar. Hat der Patient keinen Blasenkatheter oder eine andere Urinableitung, achten die Pflegenden darauf, dass er spätestens nach 6–8 Std. spontan Urin gelassen hat.

Hat der Patient verschiedene Urinableitungen, dokumentieren die Pflegenden Ausscheidungsmengen und Aussehen getrennt. Ggf. kann es sinnvoll sein, in den ersten Tagen die stündliche Urinausscheidung mittels **Urimeter** (*Urinbeutel mit Sammelbehälter zur Urinmengenmessung*) zu messen. Ein plötzliches Ausbleiben des Urinflusses kann Hinweis auf eine Verstopfung der Ableitung oder ein akutes Nierenversagen (➤ 12.2.2) sein. Hat der Patient einen Spülkatheter, so bilanzieren die Pflegenden sowohl Einfuhr als auch Ausfuhr.

Redon-Drainage und Zieldrainage werden auf Zeichen einer Nachblutung kontrolliert (➤ 4.5.10). Meist entfernt der Arzt die

Redon-Drainage am 2. postoperativen Tag, die retroperitoneal liegende Zieldrainage am 3.–5. postoperativen Tag.

Patientenberatung

Werden Patienten mit einem Blasenkatheter oder einer Nierenfistel entlassen, weisen Pflegende sie und ggf. die Angehörigen in die Versorgung und den Umgang mit den Produkten (ggf. auch einer Inkontinenzversorgung) ein. Nach der Entlassung sollen urologische Patienten weiterhin viel trinken.

12.5 Erkrankungen der Nieren und Harnleiter

12.5.1 Fehlbildungen von Nieren und Harnleitern

Fehlbildungen der Niere (➤ Abb. 12.24) und der ableitenden Harnorgane gehören zu den häufigsten angeborenen Fehlbildungen. Sie machen etwa ⅓ aller menschlichen Fehlbildungen aus. Symptomlose Fehlbildungen bedürfen keiner Therapie. Nur bei Auftreten von Folgeerkrankungen, z. B. wiederholten Infektionen oder Harnabfluss-Störungen, ist eine Operation erforderlich. Bei manchen Fehlbildungen ist nur eine symptomatische Therapie möglich.

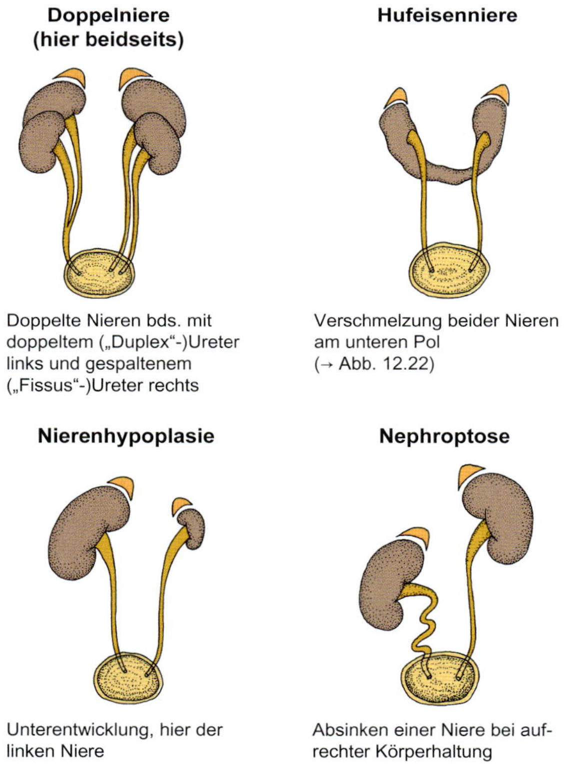

Abb. 12.24 Die häufigsten angeborenen Nierenfehlbildungen. [L157]

Fehlbildungen der Niere

Durchblutungsstörungen der Nierenarterien ➤ 9.4.7

Nierenagenesie

Unter der **Nierenagenesie** versteht man das völlige Fehlen einer Niere (*unilaterale Nierenagenesie*) oder beider Nieren (*bilaterale Nierenagenesie*). Während bei der unilateralen Agenesie durch eine kompensatorische Vergrößerung der gegenseitigen Niere funktionelle Einbußen meist verhindert werden, ist die bilaterale Agenesie nicht mit dem Leben vereinbar. Eine kausale Therapie ist nicht möglich.

Nierenaplasie

Bei der **Nierenaplasie** ist die betroffene Niere nur rudimentär (*verkümmert*) angelegt. Die fehlgebildete Niere scheidet keinen Urin aus, ihr Ureter ist entweder gar nicht vorhanden oder endet blind. Die Niere der Gegenseite ist kompensatorisch vergrößert.

Nierenhypoplasie

Bei der **Nierenhypoplasie** handelt es sich um die Unterentwicklung einer (*unilaterale Nierenhypoplasie*) oder beider Nieren (*bilaterale Nierenhypoplasie*). Die hypoplastische Niere wiegt maximal 50 g (normal 100–200 g), ihre Urinausscheidung ist je nach Ausmaß der Hypoplasie reduziert bis normal. Die Niere der Gegenseite ist entsprechend kompensatorisch vergrößert. Gelegentlich kommt es infolge der Nierenhypoplasie zu einem renalen Hypertonus durch Reninmehrsekretion der hypoplastischen Niere. Dann muss die fehlgebildete Niere entfernt werden (*Nephrektomie* ➤ 12.5.5).

Doppelniere

Ist eine Niere doppelt angelegt, so wird dies als **Doppelniere** bezeichnet. Der Träger verfügt also über insgesamt drei bzw. vier normal ausgebildete Nieren. Die beiden Harnleiter der Doppelniere vereinigen sich entweder vor dem Eintritt in die Harnblase (*gespaltener Ureter, auch Ureter bifidus oder fissus*) oder münden als **Ureter duplex** an jeweils eigenen Eintrittsstellen in die Blase. Die Doppelniere ist meist symptomlos. Eine Operation ist nur erforderlich, wenn funktionslose Nierenanteile Komplikationen hervorrufen oder Anomalien der Uretermündung in die Blase zu einem vesikoureteralen Reflux oder Verengungen mit nachfolgendem Harnstau führen.

Hufeisenniere

Die **Hufeisenniere** ist eine Form der **Verschmelzungsniere,** bei der die beiden Nieren am unteren Pol miteinander verwachsen sind (➤ Abb. 12.25). Die Nierenhili zeigen dabei in aller Regel nach vorn. In den meisten Fällen ist die Hufeisenniere symptomlos. Sie kann jedoch unklare Bauchschmerzen, rezidivierende Infektionen und Koliken bei Stauungsniere verursachen und bedarf dann einer Operation.

Nierenektopie

Bei der meist einseitigen **Nierenektopie** liegt die Niere nicht an physiologischer Stelle, sondern z. B. im Becken (*Beckenniere*). Gefäße und Harnleiter verlaufen ebenfalls anomal, evtl. ist die Niere zusätzlich fehlgebildet.

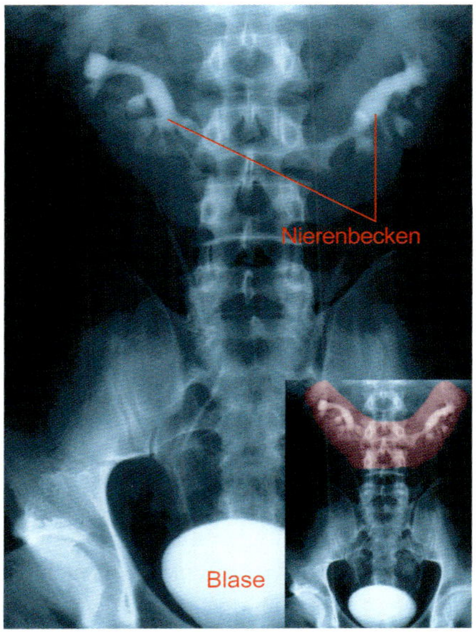

Abb. 12.25 Hufeisenniere im i. v.-Urogramm (➤ 12.3.6). Die Nierenbecken sind nicht in Längsachse angeordnet, sondern wenden sich schräg zur Mittellinie. Die Konturen der beiden unteren Nierenpole verschmelzen vor der Wirbelsäule. [T170]

Nephroptose

Bei der **Nephroptose** (*Senkniere, Wanderniere*) senkt sich eine Niere – meist die rechte – bei Änderung der Körperhaltung (vom Liegen zum Sitzen oder Stehen) um mehr als 5 cm unter ihre normale Lage. Dabei schlängelt sich der Harnleiter und es kann zum Harnstau auf der betroffenen Seite kommen. Bei ausgeprägten Beschwerden ist eine **Nephropexie** angezeigt, d. h. eine operative Fixierung der Niere durch „annähen" an umgebende Strukturen.

Zystennieren

Bei den verschiedenen Formen der erblich bedingten **Zystennieren** ist die Niere von zahlreichen Zysten durchsetzt (➤ Abb. 12.26). Das funktionsfähige Nierenparenchym nimmt im Krankheitsverlauf ab, sodass sich eine chronische Niereninsuffizienz (➤ 12.5.4) mit Dialysepflicht entwickelt. Bei einigen Formen versterben die Betroffenen schon im Neugeborenenalter, andere Formen führen erst im mittleren Erwachsenenalter zur Niereninsuffizienz. Manchmal sind auch Zysten in anderen Organen vorhanden (z. B. an Blutgefäßen). Einzige Therapiemöglichkeit neben der symptomatischen Behandlung von Komplikationen (z. B. Blutungen, Infektionen) ist die Nierentransplantation nach Eintreten der terminalen Niereninsuffizienz.

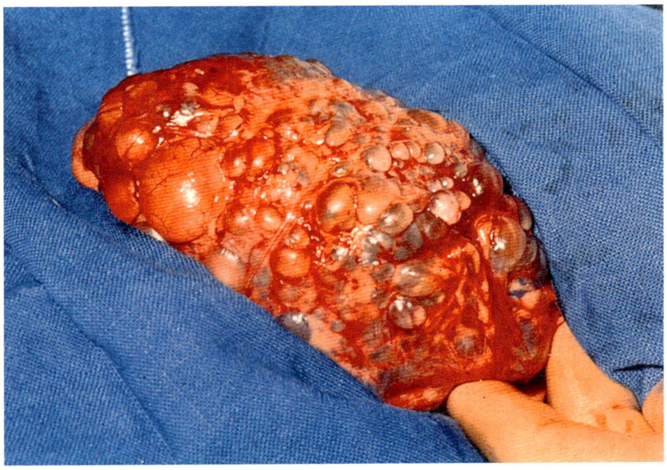

Abb. 12.26 Operationspräparat einer Zystenniere. [M498]

Fehlbildungen der oberen ableitenden Harnwege

Kongenitale (*angeborene*) und erworbene **Fehlbildungen der oberen ableitenden Harnwege** führen oft zu Stenosen und Harnabflussstörungen (➤ Abb. 12.27).

Stenosen

Stenosen können an verschiedenen Stellen der ableitenden Harnwege lokalisiert sein: Eine **subpelvine Stenose** ist am Übergang vom Nierenbecken zum Harnleiter lokalisiert, eine **Ureterstenose** (*Harnleiterstenose*) im weiteren Verlauf des Harnleiters. In beiden Fällen entwickelt sich als Folge der Verengung eine Harnabflussstörung mit Gefahr des Harnstaus, der das Nierenbecken weitet und das Nierengewebe durch Druck zerstört, ➤ Abb. 12.28). Es kommt zur **Hydronephrose** (*Wassersackniere*), auf die sich nicht selten Harnwegsinfekte aufpfropfen.

Nur eine operative Beseitigung der Stenose kann eine (weitere) Funktionseinschränkung der Niere sowie rezidivierende Harnwegsinfekte verhindern.

Primärer vesikoureteraler Reflux

Beim **primären vesikoureteralen Reflux** fließt der Urin während der Miktion nicht nur in die Harnröhre, sondern auch zurück in den Harnleiter, im Extremfall bis zur Niere. Zugrunde liegt eine angeborene Fehleinmündung des Harnleiters in die Blase oder eine

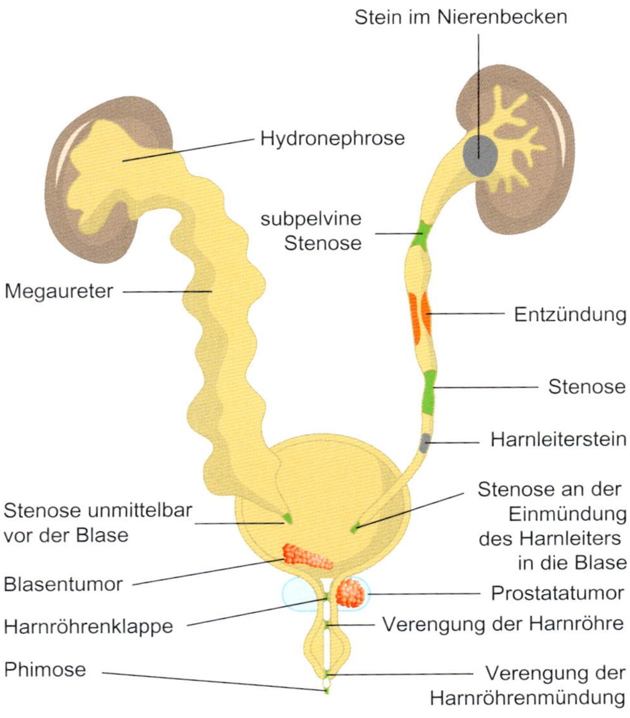

Abb. 12.27 Häufige Ursachen von Stenosen und Harnabflussstörungen. [L138]

12

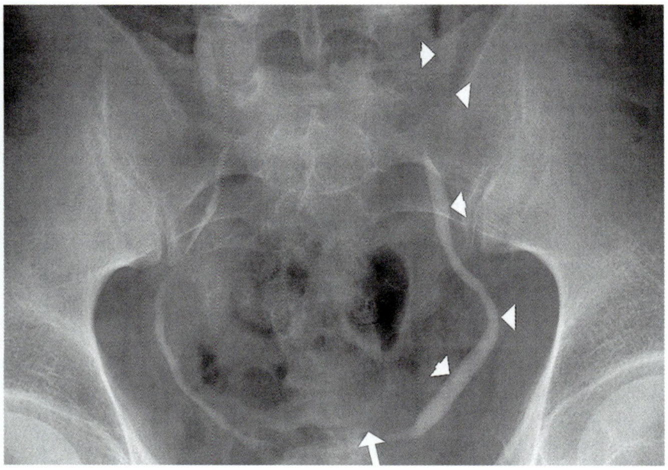

Abb. 12.28 Harnleiterstein. Der vor der Blase liegende Harnleiterstein (Pfeil) lässt sich im Ausscheidungsurogramm nur indirekt durch den Abbruch des bis zur Harnblase erweiterten linken Harnleiters darstellen. [M504]

Reifungsstörung. Im Krankheitsverlauf kann sich der betroffene Harnleiter immer mehr erweitern. Im Extremfall bildet sich ein **Megaureter** (➤ Abb. 12.17), d. h. ein monströs erweiterter Harnleiter, und es kommt zu ständigen Harnwegsinfekten und einer Schädigung der Niere.

12.5.2 Entzündliche Erkrankungen der Niere

Akute Pyelonephritis

DEFINITION

Pyelonephritis (*Nieren- und Nierenbeckenentzündung*): Meist bakteriell, durch das Aufsteigen von Bakterien beim unteren Harnwegsinfekt (➤ 12.6.2) bedingte Entzündung des Nierenbeckens und Nierenparenchyms.

Krankheitsentstehung

In den meisten Fällen entwickelt sich die **akute Pyelonephritis** durch eine Keimwanderung von der Blase zur Niere. Ursächlich können ein vesikoureteraler Reflux (➤ 12.5.1) oder eine Harnabflussstörung, etwa bei Nierensteinen oder Harnleiterstenosen, sein (➤ Abb. 12.27). In den gestauten Harnwegen vermehren sich die Keime rasch und breiten sich im Nierenbecken und nachfolgend im Nierenparenchym aus. Auch eine gestörte Immunabwehr, z. B. bei Diabetes mellitus, begünstigt die Entstehung einer Pyelonephritis.

Symptome und Befund, Diagnostik

Der Patient zeigt typische **Symptome:**

- Fieber und stark beeinträchtigtes Allgemeinbefinden, oft bestehen Übelkeit und Erbrechen
- Ein oder beide Nierenlager sind klopfschmerzhaft, häufig hat der Patient schon in Ruhe Rücken- oder Flankenschmerzen.

Zusätzlich bestehen meist die Zeichen eines (unkomplizierten) Harnwegsinfekts (➤ 12.6.2). Verläuft dieser klinisch stumm, entsteht die Pyelonephritis scheinbar „aus heiterem Himmel".

VORSICHT

Sepsisgefahr

Bei jeder Pyelonephritis besteht das Risiko der Keiminvasion in die Blutbahn mit nachfolgender **Urosepsis,** die durch einen septischen Schock (➤ 3.3.1) zum Tode führen kann.

Die **Diagnose** stellt der Arzt anhand des klinischen Bildes, der Urinuntersuchung (Leukozyten-, Erythrozyten- und Nitritnachweis) und der Urinkultur (➤ 12.3.3). Darüber hinaus sind erforderlich:

- Blutuntersuchung: Blutbild (Leukozytose?), CRP, Kreatininwertbestimmung (Nierenfunktionsverschlechterung?)
- Sonografie der Nieren: Größe der Nieren? Harnaufstau? Nierensteine? Abszessbildung?
- Suche nach begünstigenden Erkrankungen: Abdomen MRT, CT-Abdomen, verzögerte Ausscheidung.

Behandlung

Bei leichten Formen einer Pyelonephritis kann eine orale antibiotische **Therapie** erfolgen. Meist ist jedoch eine intravenöse Therapie notwendig. Vor Beginn der Behandlung wird eine Urinkultur abgenommen. Die antibiotische Therapie sollte 7–14 Tage dauern. Je nach Ergebnis des Antibiogramms (➤ Abb. 2.10) ist eventuell eine Umstellung auf ein anderes Antibiotikum notwendig. Parallel dazu oder nach Abklingen der akuten Symptome behandelt der Arzt eventuelle Grunderkrankungen, welche die Entstehung der Pyelonephritis begünstigt haben, z. B. Harnleiterobstruktion oder Nierensteine.

Symptomatisch kann eine Schmerzmittelgabe erforderlich sein. Bei fehlendem Therapieerfolg nach 48–72 Std. sollte eine CT oder MRT erfolgen, um eine fokale Nephritis oder andere komplizierte Formen der renalen Infektion auszuschließen. [vgl. 3]

Pflege

Zusätzlich zu den Maßnahmen beim unkomplizierten Harnwegsinfekt (➤ 12.6.2) soll der Patient mit akuter Pyelonephritis Bettruhe einhalten und 2–3 l/Tag trinken. Ist dies nicht möglich, erhält der Patient Infusionen. Außerdem führen die Pflegenden eine Flüssigkeitsbilanz, um eine Einschränkung der Nierenfunktion und ein drohendes akutes Nierenversagen rechtzeitig zu erkennen.

Chronische Pyelonephritis

Die **chronische Pyelonephritis** entsteht meist auf dem Boden nicht ausgeheilter Harnwegsinfekte, z. B. bei Harnabflussbehinderung durch Fehlbildungen der ableitenden Harnwege (➤ Abb. 12.27).

12

Bedeutsame Risikofaktoren sind außerdem das Vorliegen eines Diabetes mellitus oder unbehandelte Infektsteine (➤ Abb. 12.29).

Häufig verläuft die chronische Pyelonephritis symptomarm und der Patient fühlt sich lediglich unwohl, ist matt, appetitlos und hat vielleicht häufiger Kopfschmerzen. Manche Patienten klagen über dumpfe Rücken- und Lendenschmerzen. Dem Arzt können eine abnorme Blässe und ein erhöhter Blutdruck auffallen. Im Urinbefund zeigen sich Leukozyturie und Bakteriurie. Die Sonografie ergibt je nach Dauer der Erkrankung Vernarbungen der Nieren.

Differentialdiagnostisch muss die **chronisch interstitielle Nephritis** abgegrenzt werden, für die Papillennekrosen typisch sind und der auch ein Schmerzmittelmissbrauch zugrunde liegen kann.

Die Pyelonephritis kann nach Jahren zu einer chronischen Niereninsuffizienz (➤ 12.5.4) führen. Gelegentlich ist eine Nephrektomie (*Nierenentfernung*) erforderlich, wenn die Nierenfunktion ≤ 15 % liegt oder rezidivierende Infektionen auftreten.

Abszesse im Nierenbereich

DEFINITION

Pyonephrose: Eiteransammlung im gestauten Nierenbecken und Kelchsystem, meist bei Harnabflussbehinderung.
Abszedierende Pyelonephritis: Eitrige Einschmelzung von Nierengewebe mit Bildung eines oder mehrerer Abszesse.
Paranephritischer Abszess: Abgekapselte eitrige Gewebeeinschmelzung in unmittelbarerer Umgebung der Niere.

Die **Pyonephrose** entsteht in den meisten Fällen als Komplikation einer Pyelonephritis oder infiziertem Urin infolge einer Abflussbehinderung. Ein **paranephritischer Abszess** kann durch hämatogene Streuung entstehen oder durch Ausbreitung einer eitrigen Entzündung der Niere oder umgebender Organe.

Die **Symptome** sind schwerwiegend. Abszesse in oder neben der Niere verursachen ein schweres Krankheitsbild mit hohem Fieber, Schüttelfrost und erheblicher Verschlechterung des Allgemeinbefindens. Schmerzen im Nierenlager und eine sekundäre Pleuritis (➤ 10.7.1) aufgrund der räumlichen Nähe beider Organe können hinzukommen. Bei der Pyonephrose hat der Abszess Anschluss an das Nierenbecken. Daher ist der Urin eitrig (*Pyurie,* ➤ 12.2.3). Beim paranephritischen Abszess ist der Urinbefund meist normal, da der Abszess keinen Anschluss an das Nierenbecken hat. Außerdem reizt er den M. psoas, deshalb liegen die Betroffenen meist mit angezogenen Beinen im Bett.

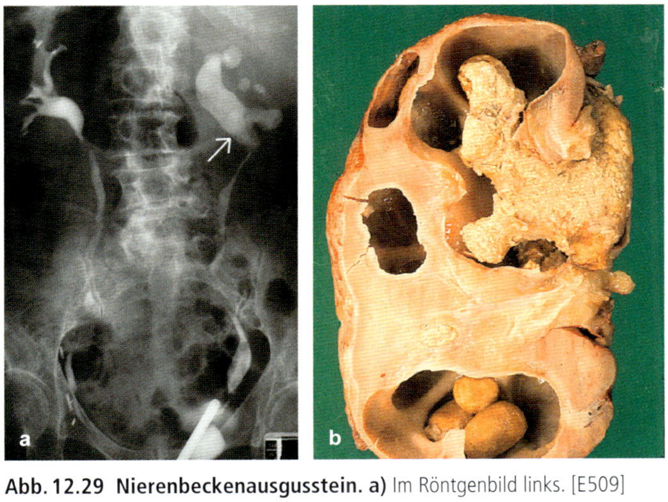

Abb. 12.29 Nierenbeckenausgusstein. a) Im Röntgenbild links. [E509] **b)** Im Präparat. [E437]

Die **Diagnose** stellt der Arzt anhand von Blutuntersuchung und Sonografie der Nieren. Bei unklarem sonografischen Befund zeigt eine CT den Abszess.

Die **Behandlung** besteht in Antibiotikagabe und Drainage des Eiters. Bei einer Pyonephrose ist in seltenen Fällen eine Nephrektomie (➤ 12.5.5) erforderlich.

Pflege

Patienten mit Abszessen in oder neben der Niere sind schwer krank und benötigen anfangs Unterstützung bei fast allen Lebensaktivitäten. Die Pflegenden kontrollieren regelmäßig die Körpertemperatur und achten auf Zeichen einer Pleuritis (➤ 10.7.1). Um eine Verschlechterung der Nierenfunktion rechtzeitig zu erkennen, führen die Pflegenden eine Ausfuhrkontrolle. Nach perkutaner oder offener, d. h. im Rahmen einer Operation durchgeführten Abszessdrainage, wechseln die Pflegenden den Verband täglich und beobachten die Drainageeintrittsstelle auf Infektionszeichen.

12.5.3 Urolithiasis

DEFINITION

Urolithiasis (*Nephrolithiasis, Harnsteinleiden, Nierensteinleiden, -krankheit*): Konkrementbildung in Nierenbecken (*Nephrolithiasis*), Ureter (*Ureterolithiasis*), Harnblase (*Zystolithiasis*) oder Harnröhre (*Urethralithiasis*), typischerweise verbunden mit kolikartigen Schmerzanfällen.
Häufigkeit ca. 5–10 %, Männer häufiger als Frauen. Prognose meist gut, allerdings Rezidivrisiko um 50 %.

Krankheitsentstehung

Die genauen Mechanismen der **Urolithiasis** sind nicht vollständig geklärt. Bakterielle Infektionen und Harnstau sowie eine Veränderung der Urinzusammensetzung können das Steinwachstum begünstigen. Weitere begünstigende Faktoren sind: Hohe Ausscheidung steinbildender Substanzen wie etwa Kalzium, Harnsäure, anatomische Anomalien der Harnwege, veränderter Urin-pH, Flüssigkeitsmangel, eiweißreiche Kost und Immobilität. Kalziumhaltige Steine (*Kalziumoxalat* oder *-phosphat*) sind mit ca. 80–90 % die häufigste Steinart, gefolgt von Harnsäuresteinen mit ca. 10 %.

Symptome und Befund, Diagnostik

Leitsymptom des Nierensteinleidens ist die **Nierenkolik,** die bei Einklemmung eines Steines auftritt. Der Patient hat stärkste, krampfartige Schmerzen, die wellenförmig wiederkehren. Typisch ist der Bewegungsdrang während der Kolik. Die Schmerzausstrah-

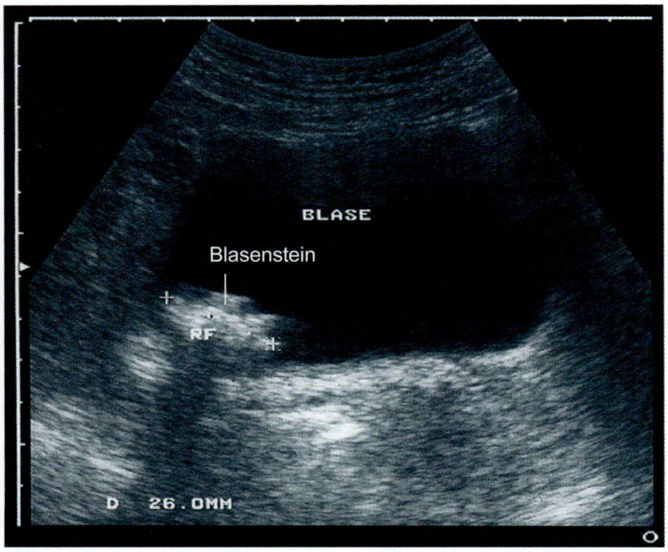

Abb. 12.30 Sonografischer Befund eines beweglichen Steins in der Blase. Der betroffene Patient gibt rezidivierende Zystiden an. [M181]

lung gibt häufig erste Hinweise auf die Lokalisation des Steins: Während der im Nierenbecken oder oberen Bereich des Harnleiters klemmende Stein höchstens in den Rücken ausstrahlt, ziehen die Schmerzen bei tief gelegenen Harnleitersteinen bis in Hoden oder Schamlippen. Dysurie und Makrohämaturie infolge der Schleimhautläsionen sind weitere Symptome. Viele Patienten leiden außerdem unter Übelkeit, Erbrechen oder einem Subileus (➤ 5.7.2).

Nicht jeder Stein muss sich durch eine Nierenkolik bemerkbar machen. So verursachen z. B. große Nierenbeckensteine, die im Extremfall das ganze Nierenbecken ausfüllen, oftmals nur einen leichten Dauerschmerz, den der Patient unter Umständen nicht einmal bemerkt. Trotzdem ist dieser Stein gefährlich, da er durch ständigen Reiz auf die Nierenschleimhaut zu Entzündungen und Dauerschäden bis hin zur Schrumpfniere mit chronischem Nierenversagen führen kann.

Die **Diagnose** umfasst:

- **Anamnese.** Der Arzt erkundigt sich vor allem nach einem bekannten Steinleiden des Patienten selbst oder enger Familienangehöriger, rezidivierenden Harnwegsinfekten, Ernährungs- und Lebensgewohnheiten (Nahrungsmittel mit hohem Kalzium- oder Oxalatgehalt? Hitzearbeitsplatz?) und Medikamenten
- **Körperliche Untersuchung.** Typisch ist ein einseitiger Nierenlagerklopfschmerz sowie die Schmerzausstrahlung
- **Urinuntersuchung.** In der Regel besteht eine Mikro- oder Makrohämaturie infolge der Schleimhautläsionen. Manchmal sind im Urinsediment Kristalle zu erkennen
- **Urinkultur,** um gleichzeitig bestehende Infektionen auszuschließen
- **Blutuntersuchung,** z. B. Kreatinin, Harnstoffwert, Blutgerinnung, BSG, Blutbild, Entzündungsparameter CRP und Leukozyten
- **Sonografie.** Steine ab ca. 2 mm Durchmesser sowie bereits eingetretene Organveränderungen lassen sich sonografisch darstellen (➤ Abb. 12.30)
- **CT-Abdomen**
- Die **Urografie** kann zusätzliche Informationen liefern (➤ Abb. 12.29), ist aber mittlerweile durch die CT-Diagnostik deutlich in den Hintergrund getreten. Sie ist jedoch erst nach Abklingen der Kolik möglich, da das Kontrastmittel die Harnbildung steigert, was bei eingeklemmtem Stein zu einer Ruptur des Nierenkelchsystems führen kann.

Behandlung

Die medikamentöse **Therapie** soll den Patienten zunächst von seinen quälenden Schmerzen befreien. Dies gelingt am besten mit der Gabe von Analgetika (z. B. *Dolantin®* oder *Novalgin®*) in Kombination mit krampflösenden Medikamenten (z. B. *Buscopan®*). Unter dieser Therapie in Kombination mit weiteren Maßnahmen (siehe Pflege) gehen 80 % der Steine bei einer Größe unter 4 mm spontan ab. Bereits beim geringsten Verdacht einer Harnwegsinfektion verordnet der Arzt wegen der Gefahr einer Urosepsis Antibiotika.

Die **medikamentöse Steinauflösung** durch Alkalisierung des Urins z. B. mit *Uralyt U®* und Allopurinol wird nur bei reinen Harnsäuresteinen empfohlen.

Bei 20 % der Patienten ist der Stein so groß, dass er nicht spontan abgeht. Dann sind weitere Maßnahmen notwendig:

Extrakorporale Stoßwellenlithotripsie

Bei der **extrakorporalen Stoßwellenlithotripsie** (*ESWL, Lithotripsie = Steinzertrümmerung*) werden in einem Lithotripter Stoßwellen erzeugt und auf den Stein gebündelt abgegeben, sodass dieser zerplatzt (➤ Abb. 12.31). Übrig bleiben Steinfragmente, die über den Harnleiter abgehen und dabei Koliken auslösen können. Die ESWL ist indiziert bei Nierenbeckensteinen und bei Steinen im oberen Harnleiter. Ab einer Steingröße von 1 cm ist die Einlage einer DJ-Schiene (➤ 12.4.3) erforderlich, da die fragmentierten Steinreste teilweise zu groß sind und so zu einer Abflussstörung führen können.

Für eine ESWL ist meist eine Analgosedierung ausreichend, d. h. der Patient erhält intravenös Schmerz- und Beruhigungsmittel. Nur

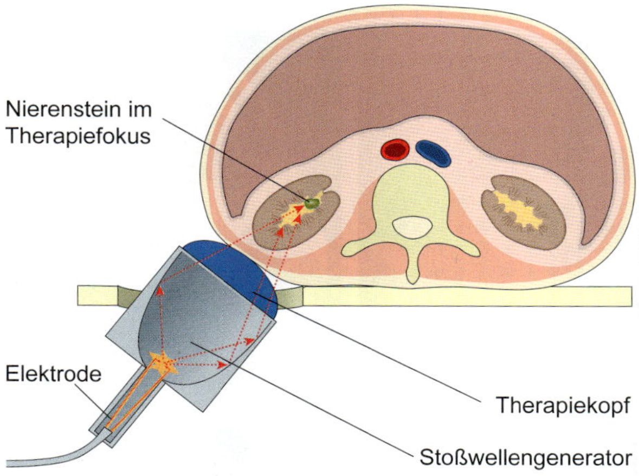

Abb. 12.31 Prinzip der extrakorporalen Stoßwellenlithotripsie. Durch wiederholte Stoßwellen lockert sich der Mineralverbund, und der Stein zerbröckelt in sandkorngroße Teile, die mit dem Urin abgehen. [L190]

bei sehr unruhigen Patienten oder Kindern erfolgt die ESWL in Allgemeinanästhesie.

Transurethrale endoskopische Steinextraktion
Im unteren Ureter festgeklemmte Steine (➤ Abb. 12.27) entfernt der Arzt meist in einer **Ureteroskopie.** Dazu schiebt er das Endoskop transurethral über die Blase in den Harnleiter vor und entfernt den Harnleiterstein mit Instrumenten entweder direkt oder nachdem er ihn zuvor zertrümmert hat, z. B. mit Zangen oder einer in das Ureteroskop integrierten Ultraschallsonde (➤ Abb. 12.24).

Blasensteine, die aus der Niere stammen und den Harnleiter passiert haben, gehen normalerweise problemlos über die Harnröhre ab. Bei bestehenden Blasensteinen kann eine Zystoskopie zur Steinentfernung erforderlich sein.

Perkutane Nephrolitholapaxie
Die **perkutane Nephrolitholapaxie** (*PCNL*) ist trotz ESWL und endoskopischer Steinextraktion ein standardisiertes Verfahren. Sie erfolgt bei Steinen > 20 mm, Ausgusssteinen oder Steinen der unteren/mittleren Kelchgruppe, die einer ESWL nicht zugänglich sind. Bei großen Steinen besteht eine absolute Indikation für dieses Verfahren. [vgl. 5]

Pflege

- Den Patienten auffordern, reichlich zu trinken, möglichst 3 l täglich (Arztrücksprache bei Kontraindikationen, z. B. Herzinsuffizienz). Die erhöhte Urinausscheidung verhindert die Harnübersättigung mit steinbildenden Substanzen und damit eine erneute Konkrementbildung. Abgehende Steinfragmente können erneute Nierenkoliken verursachen
- Der Patient soll sich möglichst viel bewegen. Günstig sind vor allem Treppensteigen oder Hüpfen, da sich durch diese Bewegungen ein spontaner Steinabgang herbeiführen lässt
- Urin beobachten (Menge? Beimengungen?) und während der Behandlung immer sieben, um abgehende Steine oder Konkremente zur chemischen Analyse aufzufangen. Zum Sieben des Urins stehen Papierfilter zur Verfügung, die der Patient während des Wasserlassens unter den Harnstrahl hält
- Der Urin-pH-Wert wird entweder im Labor bestimmt oder die Pflegenden messen ihn mittels Indikatorpapier auf der Station. Das spezifische Urin-Gewicht bestimmen die Pflegenden mittels Urometer, es sollte unter 1 012–1 015 liegen (➤ 12.3.2)
- Körpertemperatur regelmäßig kontrollieren, um einen Harnwegsinfekt mit der Gefahr einer Urosepsis frühzeitig zu erkennen.

Pflegerische Maßnahmen bei ESWL
Die ESWL wird überwiegend ambulant in Analgosedierung durchgeführt. Am Vortag des Eingriffs soll der Patient keine blähenden Speisen zu sich nehmen, z. B. kohlensäurehaltige Getränke, Obstsäfte, Kohl oder Linsen. Manchen Patienten verordnet der Arzt zusätzlich entblähende Medikamente, z. B. *Sab simplex*®. Falls eine Regional- oder Allgemeinanästhesie erforderlich ist, z. B. bei Unruhe, bleibt der Patient zum Eingriff nüchtern. Zur ESWL müssen die aktuellen Blutgerinnungswerte sowie ein Blutbild vorliegen. Kontraindikation für eine ESWL sind Antikoagulanzien bzw. sie müssen rechtzeitig vorher abgesetzt werden.

Rezidivprophylaxe

Ohne **Rezidivprophylaxe** bilden sich bei der Hälfte der Patienten erneut Steine. Die Prophylaxe umfasst:

- Reichliches Trinken (mehr als 2 l täglich), vor allem auch zur Nacht und bei (unvermeidbaren) Hitzebelastungen oder Tätigkeiten mit vermehrtem Schwitzen
- Viel Bewegen und Vermeiden von Übergewicht
- Ausgewogene, ballaststoffreiche Ernährung mit reichlich pflanzlichen Lebensmittel und weniger Fleisch, Wurstwaren und Fisch. Die Oxalatzufuhr sollte durch verminderten Verzehr oxalatreicher Lebensmitteln (z. B. Rhabarber, Spinat, Mangold, rote Bete, Schokolade, Kakao, Nüsse) beschränkt werden. Die Kochsalzzufuhr sollte unter 6 g/Tag liegen, Kalzium- und Eiweißaufnahme im allgemein empfohlenen Bereich. Nur Mineralwässer mit einem Kalziumgehalt unter 50 mg/l sind geeignet. Bei harnsäurehaltigen Steinen soll weitgehend auf Fleisch verzichtet und Innereien vollständig gemieden werden
- Bei Phosphatsteinen Ansäuern des Urins, bis ein pH-Wert < 6 erreicht ist, z. B. durch Methionin, etwa in *Acimethin*®. Bei Harnsäuresteinen und gelegentlich auch bei kalziumhaltigen Steinen Alkalisierung des Harns, z. B. durch Citrate, etwa in *Uralyt-U*®. Während der Behandlung regelmäßige Kontrolle des Urin-pH-Wertes durch Teststreifen
- Konsequente Behandlung von Harnwegsinfekten, da sich Steinbildung und Infektion gegenseitig begünstigen. [vgl. 5]

12.5.4 Nierentransplantation

Transplantationen ➤ 1.4.6

DEFINITION

Akutes Nierenversagen (*ANV*): Plötzlicher Funktionsausfall der Nieren bei vorher Nierengesunden. Prinzipiell reversibel.
Chronische Niereninsuffizienz (*chronisches Nierenversagen*): Irreversible, langsam zunehmende Funktionseinschränkung der Nieren durch fortschreitenden Parenchymverlust bis zum völligen Funktionsverlust beider Nieren mit **terminaler Niereninsuffizienz** (*Urämie, Harnvergiftung*) und Dialysepflicht.
Nierentransplantation (*NTX*): Übertragung einer Spenderniere bei terminaler Niereninsuffizienz als Alternative zur lebenslangen Dialyse. 2015 wurden in Deutschland 2195 Nierentransplantationen durchgeführt, 645 erfolgten nach Lebendspende enger Angehöriger. Ende 2014 standen fast 7800 Menschen auf der Warteliste für eine Nierentransplantation. [vgl. 6]

Indikation und Kontraindikationen

Eine **Nierentransplantation** kann prinzipiell bei allen Patienten (< 70 Jahre) mit terminaler Niereninsuffizienz und Dialysepflicht durchgeführt werden. Es gibt keine strikte Altersgrenze mehr. **Kon-**

traindikationen gegen die Transplantation sind z. B. bösartige Tumorerkrankungen, chronische Infektionen, Alkohol- oder Drogenabhängigkeit.

Organisatorische Vorbereitungen für eine Nierentransplantation

Bestehen bei dem Patienten keine Kontraindikationen, wird er bei **Eurotransplant** in die Warteliste aufgenommen und seine Blutgruppe sowie Gewebemerkmale (*HLA-Typisierung*) gespeichert. Eurotransplant in Leiden (Niederlande) koordiniert die Organvergabe für Deutschland, Österreich und die Beneluxländer. Von diesem Zeitpunkt an soll der Patient erreichbar sein, gleichzeitig aber normal leben, da die Wartezeit Jahre dauern kann. Wird eine Spenderniere gemeldet, durchsucht Eurotransplant die Warteliste nach dem Empfänger mit der größtmöglichen Gewebeübereinstimmung. Ist der passende Empfänger gefunden, informiert Eurotransplant das zuständige Dialysezentrum (Zentrum, über das der Patient bei Eurotransplant angemeldet ist). In der Klinik überprüfen der Operateur und der Anästhesist die Operations- und Narkosefähigkeit des Patienten, evtl. wird der Kranke noch einmal dialysiert.

Operationstechnik

Bei der Nierentransplantation werden ganz überwiegend die eigenen, funktionsunfähigen Nieren des Patienten belassen und die Spenderniere als zusätzliches Organ in die Fossa iliaca des Beckens (*flache Mulde an der Innenseite der Darmbeinschaufel*) implantiert (➤ Abb. 12.32). Der Eingriff dauert etwa 2–3 Std.

Im günstigsten Fall beginnt die transplantierte Niere sofort nach Anschluss an die Blutgefäße des Empfängers, also noch im Operationssaal, mit der Urinproduktion. In den meisten Fällen aber muss das Transplantat sich zunächst erholen und beginnt erst nach einigen Tagen, manchmal auch erst nach Wochen, Urin zu produzieren. [vgl. 7]

Komplikationen und Nachbehandlung

Die wichtigsten postoperativen **Komplikationen** sind:

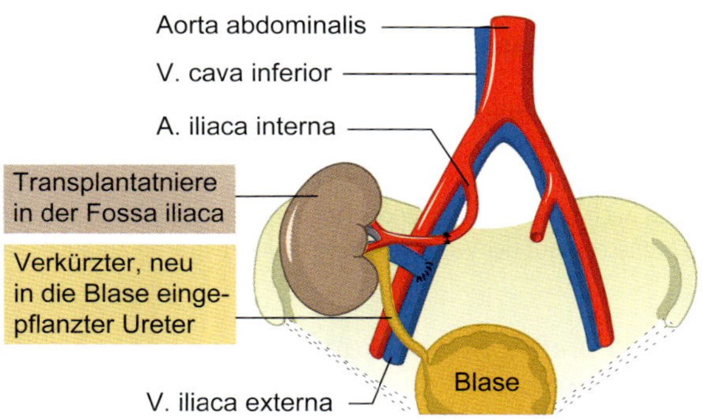

Abb. 12.32 Lage einer transplantierten Niere extraperitoneal in der Beckenregion. Bei der Nierentransplantation handelt es sich also um eine heterotope Transplantation (➤ 1.4.6). [L138]

- **Abstoßungsreaktionen** (➤ 1.4.6). Während eine akute Abstoßungsreaktion oft durch eine Erhöhung der Medikamente (*Steroidstoßtherapie*) bekämpft werden kann, führt eine chronische Abstoßungsreaktion meist im Verlauf mehrerer Jahre zur abermaligen Niereninsuffizienz, die eine regelmäßige Dialyse und evtl. eine erneute Transplantation notwendig macht
- **Lokale Komplikationen,** z. B. Harnleiterverengungen, Anastomosenleck und Nierenarterienstenose.

Um eine Abstoßungsreaktion der transplantierten Niere zu verhindern, wird die Immunabwehr des Patienten prä- und postoperativ medikamentös unterdrückt, vor allem durch Glukokortikoide, Ciclosporin (z. B. *Sandimmun*®) und Azathioprin (z. B. *Imurek*®). Unerwünschte Wirkungen sind eine hohe Infektanfälligkeit, Bluthochdruck, Leberschäden und langfristig ein erhöhtes Malignomrisiko. [vgl. 7]

VORSICHT

Zeichen der Transplantatabstoßung

Zeichen der Transplantatabstoßung sind: Rückläufige Urinausscheidung, Fieber, Schmerzen, Gewichtszunahme, Ödeme und Anstieg des Kreatininspiegels sowie des CRP.

Pflege

Perioperative Pflege in der Urologie ➤ 12.4.5

Postoperativ werden die Patienten wegen der Infektionsgefahr in den meisten Kliniken nicht im Aufwachraum betreut, sondern auf der Intensivstation in einem separaten Zimmer. Die Pflegenden achten darauf, dass der Patient seine Medikamente pünktlich einnimmt. Sie üben mit ihm das selbstständige Abmessen und Einnehmen der Immunsuppressiva. Manche Medikamente müssen unter speziellen Bedingungen eingenommen werden, etwa Ciclosporin (in Milch oder Saft gelöst, nicht in Plastikgefäßen, da sich das Medikament an der Wand des Gefäßes festsetzt und dann falsch dosiert zum Patienten gelangt).

Prognose

Nach fünf Jahren sind noch etwa 75 % der transplantierten Nieren funktionstüchtig, nach zehn Jahren noch etwa 60 %. Nach einer Nierentransplantation haben die Patienten eine bessere Prognose bezüglich des Überlebens als unter der Dialyse.

12.5.5 Nierentumoren

Gutartige Tumoren und Nierenzysten

Gutartige Tumoren der Niere machen nur ca. 20 % der Nierentumoren aus. Sie machen meist keine Beschwerden und werden deshalb häufig zufällig diagnostiziert. Tumoren mit zentralen Zerfallshöhlen sind manchmal nur schwer von **Nierenzysten** zu unterscheiden. Mehr als 50 % der über 50-jährigen Menschen haben einzelne Nie-

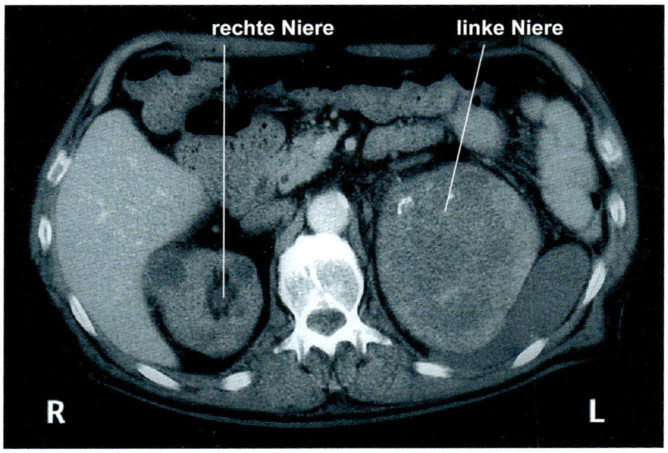

Abb. 12.33 Nierenzellkarzinom im CT. Die linke Niere ist deutlich vergrößert. [M181]

renzysten, die im Gegensatz zu den Zystennieren (➤ 12.5.1, ➤ Abb. 12.26) in der Regel ohne Bedeutung sind. Eine Behandlung ist nur erforderlich, wenn die Zyste zu Beschwerden führt, etwa zu einer Kompression des Nierenhohlsystems mit Harnaufstau.

Nierenzellkarzinom

DEFINITION

Nierenzellkarzinom (*Nierenkarzinom, Adenokarzinom der Niere*): Bösartiger Tumor, der durch Entartung der Tubuluszellen in der Nierenrinde entsteht und ungefähr 3 % aller bösartigen Tumoren des Erwachsenen ausmacht. Altersgipfel 65.–70. Lebensjahr bei Männern und bei Frauen über 70. Lebensjahr, Verhältnis Männer : Frauen = 2 : 1.

Die Ursache des **Nierenzellkarzinoms** ist unbekannt. Als Risikofaktoren gelten Rauchen, Übergewicht, erhöhter Blutdruck und terminale Niereninsuffizienz. [vgl. 8]

Symptome und Befund, Diagnostik

Das Nierenzellkarzinom zeigt lange keine **Symptome**. Ungefähr 70 % der Nierenzellkarzinome werden zufällig bei Sonografien aus anderer Ursache diagnostiziert. Die klassischen (Spät-)Symptome sind:

- Schmerzlose Mikro- oder Makrohämaturie
- Dumpfe Schmerzen im Nierenlager oder in der Flanke.

Verlegen Blutgerinnsel nach einer Tumorblutung den Harnleiter, kann eine Nierenkolik das erste Symptom sein.

Viele Nierentumoren machen sich durch **Fremdsymptome** bemerkbar. Dies sind z. B. Hyperkalzämie, Hypertonie, Leberfunktionsstörungen (*Stauffer-Syndrom*), Rückenschmerzen bis hin zu Spontanfrakturen und Symptomen durch bereits vorhandene Metastasen in Lunge (➤ 10.11.3) oder Gehirn (z. B. Kopfschmerzen). Bei ca. 30 % aller Nierenzellkarzinompatienten liegt bereits zum Zeitpunkt der Diagnosestellung eine Lymphknoten- oder Fernmetastasierung vor.

Die **Diagnose:** Mittels Sonografie, CT (➤ Abb. 12.33) und evtl. MRT kann der Arzt die Tumorausdehnung bestimmen. Weiter erfolgt die routinemäßige Laboruntersuchung inklusive der alkalischen Phosphatase. In fortgeschrittenen Stadien sind eine Tumoranämie oder eine Polyglobulie durch Erythropoetinbildung des Tumors möglich.

Weitere Diagnostikmaßnahmen bei bestimmten Fragen sind:

- CT und MRT, seltener auch Angiografie zur Klärung der Gefäßverhältnisse (wichtig für das operative Vorgehen)
- Urogramm (➤ 12.3.6), z. B. bei Verdacht auf Nierenbeckentumor
- Röntgen-Thorax, CT (Lunge, Abdomen) und Knochenszintigramm zur Metastasensuche in Lunge, Knochen und Gehirn (CCT fakultativ)
- Seitengetrennte Nierenszintigrafie (➤ 12.3.7) zur Einschätzung der Funktion der anderen Niere. [vgl. 8]

Behandlung

Die **Therapie** ist vom Tumorstadium abhängig. Eine Nierenteilresektion ist bis zu einer Tumorgröße von 7 cm möglich und wird insbesondere bei Einzelniere oder bei bereits eingeschränkter Nierenfunktion der Gegenseite angestrebt. Sie kann offen oder minimal-invasiv erfolgen.

Bei allen anderen Tumoren ist die **Tumornephrektomie** mit Entfernung der gesamten Niere, der dazugehörigen Lymphknoten sowie eines Großteils des Harnleiters das Standardverfahren. Auch wenn multiple Metastasen vorliegen (und die Erkrankung damit unheilbar ist) kann eine Nephrektomie angezeigt sein, um die Tumormasse zu verkleinern und so die Beschwerden des Patienten (z. B. Schmerzen, Blutungen) zu lindern.

Bei Metastasen ist beim Nierenkarzinom weder eine Chemotherapie noch eine Strahlentherapie erfolgversprechend. Allerdings kommen seit einigen Jahren unterschiedliche neue Medikamente zur weiteren Behandlung im metastasierten Stadium zur Anwendung. Dazu gehören **Tyrosinkinase-Hemmer** (*Sutent®, Votrient®, Nexavar®, Inlyta®*), die oral eingenommen werden. Ganz aktuell ist die Weiterentwicklung der Immuntherapie (intravenös) mit sog. **Check-Point-Inhibitoren** (*Obdivo®*), die zu einer Stimulation des Immunsystems und damit verbundenem Abtöten der Tumorzellen in der Lage sind.

Nach jeder Nephrektomie sind zunächst monatliche Kontrollen der verbleibenden Niere erforderlich – so lange, bis die Stabilisierung der Nierenfunktion nachgewiesen ist. Danach genügen in den ersten zwei Jahren vierteljährliche Kontrollen. [vgl. 8]

Pflege

Pflege vor, während und nach Operationen ➤ Kap. 4
Perioperative Pflege in der Urologie ➤ 12.4.5

Wilms-Tumor

DEFINITION

Wilms-Tumor (*Nephroblastom*): Häufigster bösartiger Nierentumor bei Kindern (ca. 100 Erkrankungsfälle pro Jahr), Erkrankungsalter meist 1–5 Jahre, Häufigkeitsgipfel im 2.–4. Lebensjahr. Feingeweblich aus embryonalen Geweberesten der Niere hervorgehend. Trotz hoher Malignität verhältnismäßig gute Prognose.

Häufig verursacht der **Wilms-Tumor** dem Kind keine **Symptome**, und der Kinderarzt tastet bei der Routineuntersuchung eine (schmerzlose) Schwellung im Bauch. Ansonsten sind die Erstsymptome unspezifisch, z. B. ist das Kind matt und klagt über Bauchschmerzen. Auch eine alleinige Mikrohämaturie kann erstes Zeichen der Erkrankung sein.

Die **Diagnostik** umfasst Urin- und Blutuntersuchungen sowie bildgebende Verfahren, meist Sonografie, CT des Abdomens und ggf. des Thorax und Schädels sowie Röntgenaufnahmen des Thorax. Sie können die Lokalisation und Ausbreitung des Tumors zeigen.

Erster Schritt der **Behandlung** ist meist eine Chemotherapie zur Verkleinerung der Tumormasse. Es folgt die operative Entfernung der erkrankten Niere (*Tumornephrektomie*). Anschließend wird anhand des Tumorstagings entschieden, ob eine Chemo- oder Strahlentherapie im Anschluss erforderlich ist. Unter dieser Behandlung hat der Wilms Tumor eine gute Prognose, 90 % der Kinder können geheilt werden.

12.5.6 Verletzungen der Niere

Verletzungen der Niere sind meist mit anderen Verletzungen kombiniert, z. B. mit einem stumpfen Bauchtrauma (➤ 7.10) oder Beckenfrakturen (➤ 7.11.6). Etwa die Hälfte aller Nierenverletzungen betreffen Kinder, deren Nieren weniger gut gepolstert und damit schlechter vor Stößen geschützt sind. Die meisten Nierenverletzungen entstehen im Rahmen von Verkehrs-, Sport- oder Arbeitsunfällen. Seltene Ursachen sind Schuss- oder Stichverletzungen.

Symptome und Befund, Diagnostik

Die **Symptome** können deutlich variieren. Je nach Art und Ausmaß der (Begleit-)Verletzungen kann der Patient kaum Beschwerden haben oder innerhalb von Minuten in einen schweren Volumenmangelschock geraten (➤ Abb. 12.34, ➤ 3.3.1).

Zur **Diagnostik** bei Verdacht auf eine Nierenverletzung sind Urinuntersuchung (Hämaturie?), Blutentnahme (Hämoglobin, Kreatinin), Sonografie (Hämatom?) und eine CT angezeigt. Bei Verdacht auf Gefäßverletzung ist eine Angiografie nötig.

Behandlung

Die **Behandlung** ist vom Ausmaß der Verletzung abhängig. Bei Versagen der konservativen Therapie mit absoluter Bettruhe und Antibiose sowie bei schweren oder offenen Nierenverletzungen wird operiert. Bei völliger Zerstörung der Niere oder sekundär infizierten Nierenverletzungen ist eine Nephrektomie (*Nierenentfernung*) notwendig. Bei Harnleiterverletzungen ist bei kleinen Wandeinrissen die Harnleiterschienung (*Splint*) ausreichend (➤ 12.4.3). Ansonsten legt der Arzt den verletzten Harnleiter frei und rekonstruiert ihn bevorzugt mittels End-zu-End-Anastomose.

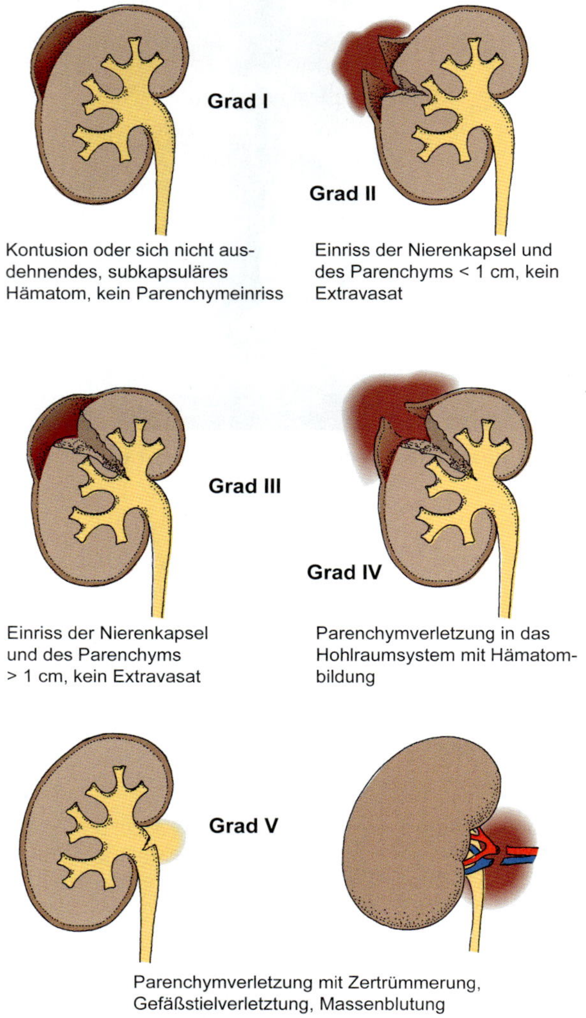

Abb. 12.34 Überblick über die verschiedenen Nierenverletzungen und ihre Symptome. [L190]

Pflege

Pflege vor, während und nach Operationen ➤ Kap. 4
Perioperative Pflege in der Urologie ➤ 12.4.5

Weitere Pflegemaßnahmen sind abhängig von den weiteren Verletzungen bzw. den notwendigen Behandlungen.

12.6 Erkrankungen von Harnblase und Harnröhre

12.6.1 Angeborene Harnröhrenstenosen

DEFINITION

Harnröhrenklappen: Angeborene Klappenbildung in der Harnröhre bei Jungen.
Meatusstenose: Angeborene Verengung der Harnröhrenmündung.

Sowohl **Harnröhrenklappen** als auch **Meatusstenosen** (➤ Abb. 12.27) zeigen sich durch abgeschwächten Harnstrahl, Harnstau, im Extremfall auch Hydronephrose (➤ Abb. 12.27) und wiederholte Infektionen. Unbehandelt können sich Nierenfunktionsstörungen bis hin zur Niereninsuffizienz entwickeln. Evtl. muss der Harn notfallmäßig durch einen suprapubischen Blasenkatheter (➤ 12.4.1) abgeleitet werden. Die definitive **Behandlung** besteht in einer operativen Beseitigung der Fehlbildung.

12.6.2 Harnwegsinfektionen

Pyelonephritis ➤ 12.5.2

DEFINITION

Harnwegsinfektion (*Harnwegsinfekt, HWI*): Meist bakteriell – selten viral oder parasitär – bedingte Entzündung der ableitenden Harnwege mit Pollakisurie und Dysurie. Nach Lokalisation unterteilt in **Urethritis** (*Harnröhrenentzündung*), **Zystitis** (*Harnblasenentzündung*), **Pyelonephritis** (*Nierenbeckenentzündung*).

Krankheitsentstehung

Meist wandern Bakterien aus dem Darm über die Harnröhre in die Harnblase ein (*aszendierende = aufsteigende Infektion*). Wegen der räumlichen Nähe von Darm- und Harnröhrenöffnung und der kurzen Harnröhre sind Frauen wesentlich häufiger von **Harnwegsinfektionen** betroffen als Männer. Begünstigt wird eine Zystitis durch Harnabfluss-Störungen, Katheterisierung, transurethralen Blasenverweilkatheter sowie bei Frauen durch Geschlechtsverkehr, Schwangerschaft, Geburt und Menstruation.

Symptome und Befund, Diagnostik

Die **Symptome** einer Harnwegsinfektion, v.a. einer Zystitis sind:

- Häufiger und schmerzhafter, brennender Harndrang etwa alle 10–20 Min. mit jeweils nur geringer Urinmenge (➤ 12.2.1)
- Evtl. (krampfartige) Schmerzen oberhalb des Schambeins (*Blasentenesmen*).

Fieber und eine stärkere Beeinträchtigung des Allgemeinbefindens weisen auf eine Mitbeteiligung parenchymatöser Organe hin. Die körperliche Untersuchung ergibt bis auf einen Druckschmerz in der Blasenregion keine auffälligen Befunde.

Die **Verdachtsdiagnose** wird anhand der Anamnese, der klinischen Symptome und eines Streifen-Schnelltests (➤ 12.3.3) gestellt. Das Testfeld auf Leukozyten reagiert immer, die Testfelder auf Nitrit und Erythrozyten sind häufig positiv. Beweisend ist der Keimnachweis in der Urinkultur (➤ 12.3.3). Dort zeigt sich bei unkomplizierten Harnwegsinfektionen in etwa 80 % ein Wachstum von Escherichia coli.

Im Gegensatz dazu wachsen bei komplizierten, insbesondere nosokomialen (im Krankenhaus erworbenen) Harnwegsinfektionen häufig Problemkeime wie Staphylokokken und Enterokokken. Bei sexuell übertragbaren Infektionen der Harnröhre und des Genitale kommen als weitere Erreger z. B. Gonokokken, Chlamydia trachomatis, Mycoplasma hominis, Mycoplasma genitalium, Ureaplasma urealyticum und Trichomonas vaginalis in Betracht.

Behandlung

Bei 80 % der Patienten ist zur **Behandlung** des unkomplizierten Harnwegsinfektes die Gabe von Fosfomycin als Einmalgabe, Nitrofurantoin 3 × 100 mg für 5–7 Tage oder Ciprofloxacin 2 × 250 mg über drei Tage ausreichend.

Bei Rezidiven und rezidivgefährdeten Patienten (z. B. Diabetiker, Schwangere) müssen die Antibiotika über mindestens sieben Tage gegeben werden, um alle Krankheitserreger abzutöten. Zusätzlich zur Antibiose soll der Patient 3 l am Tag trinken (unter anderem auch Nieren- und Blasentee), um die Harnwege zu spülen. Bei starken Schmerzen sind zusätzlich Schmerzmittel und krampflösende Medikamente indiziert.

Eine Woche nach Ende der Antibiotikabehandlung wird der Urin erneut untersucht. Bei Fortbestehen oder Rezidiv ordnet der Arzt eine erneute Urinkultur an. Ein transurethraler Blasenverweilkatheter wird nach Möglichkeit entfernt. [vgl. 9, 10]

Pflege

Den Patienten zu reichlichem Trinken beraten. Gut geeignet sind neben Wasser/Mineralwasser auch Kräutertees, die zur Anregung der Diurese beitragen und desinfizierend wirken:

- Bärentraubenblätter (desinfizierend)
- Goldrute (harntreibend, entzündungshemmend, krampflösend)
- Birkenblätter, Brennnessel, Liebstöckelwurzel, Schachtelhalmkraut (harntreibend)
- Löwenzahn (harntreibend).

Die Kräuter gibt es einzeln oder als gebrauchsfertige **Nieren- und Blasentees** in der Apotheke.

Außerdem gilt:

- Den Patienten dazu anhalten, bei bestehendem Harndrang sofort die Toilette aufzusuchen, auch wenn er dabei auf Hilfe angewiesen ist, um ein Aufsteigen der Infektion zu verhindern
- Temperatur regelmäßig kontrollieren
- Sorgfältige Intimhygiene mit pH-sauren Waschlotionen und mit Einmalwaschlappen; Waschrichtung: von der Symphyse zum Anus, Inkontinenzversorgung bei Verschmutzung wechseln, täglich frische Unterwäsche, Baumwollunterwäsche bevorzugen.

Patientenberatung

Bei rezidivierenden Harnwegsinfekten ohne begünstigende Faktoren weisen der Arzt und die Pflegenden den Patienten auf **Maßnahmen zur Prophylaxe** erneuter Infektionen hin:

- Möglichst viel trinken; dies „spült" die Harnwege und schwemmt Bakterien aus. Bei Harndrang sollen die Patienten sofort die Toilette aufsuchen
- Vermeidung hautreizender Pflegemittel und langer Bäder. Letztere weichen die Haut auf und begünstigen dadurch das Eindringen von Bakterien. Bei der Reinigung des Genitalbereichs soll er streng darauf achten, immer von der Symphyse zum

Anus zu wischen, um eine Keimeinschleppung aus dem Darm zu vermeiden
- Das Waschen des Intimbereichs vor und nach dem Geschlechtsverkehr beugt Harnwegsinfekten ebenso vor wie das postkoitale Wasserlassen
- Geeignete Kleidung (z. B. ausreichend warme Unterwäsche) und der Abbau von Stressfaktoren tragen ebenfalls zur Vorbeugung erneuter Infektionen bei.
- Cranberries essen oder Cranberrysaft trinken, da diese durch ihre Inhaltsstoffe eine Besiedlung der Harnwegsschleimhaut mit Bakterien verhindern können und damit eine rezidiv-prophylaktische Wirkung haben [vgl. 11]
- Warme Unterwäsche tragen, nasse Badebekleidung rasch wechseln, Unterkühlung vermeiden.

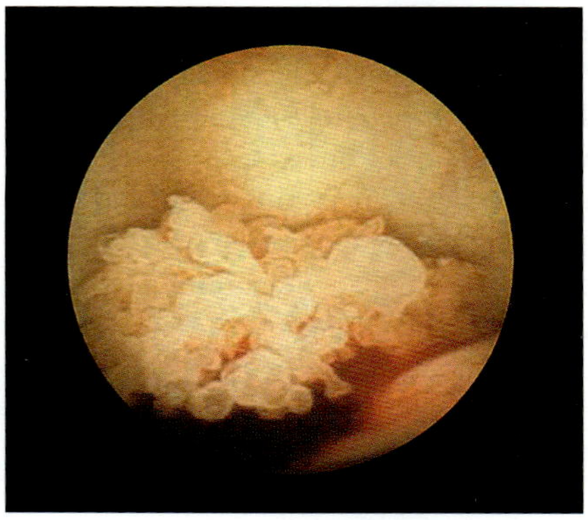

Abb. 12.35 Endoskopisches Bild von einem Blasentumor. [F420]

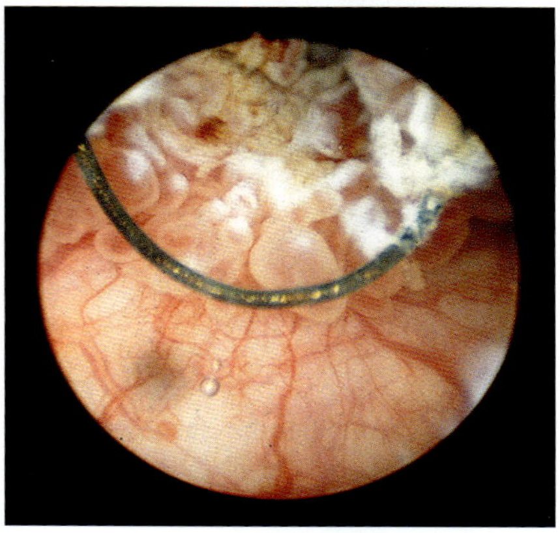

Abb. 12.36 Endoskopisches Bild eines Blasenkarzinoms während der transurethralen Resektion. [V221]

12.6.3 Harnblasenkarzinom

DEFINITION

Harnblasenkarzinom: Zweithäufigstes Karzinom des Harntrakts nach dem Prostatakarzinom und bei Männern vierthäufigster bösartiger Tumor überhaupt. Ab etwa 50 Jahren stetig ansteigende Häufigkeit. Männer sind häufiger betroffen als Frauen. 5-Jahres-Überlebensrate insgesamt über 70 %.
In ca. 90 % **Urothelkarzinom** (*Urothel = Epithel, das die Harnwege zwischen Nierenbecken und äußerer Harnröhrenmündung auskleidet*).

Krankheitsentstehung

Wahrscheinlich schädigen z. B. industrielle Karzinogene (etwa aromatische Amine oder Intermediärprodukte in Gummi-, Leder-, Textil- und Farbstoffindustrie), Nahrungs- und Genussmittelkarzinogene wie Nitrosamine und Tabak, chronische Entzündungen (z. B. bei Schistosomiasis) sowie Radiotherapien das Urothel und führen zur Entstehung von Harnblasenkarzinomen.

Symptome und Befund, Diagnostik

Bei 80 % der Patienten ist eine schmerzlose Hämaturie (➤ 12.2.3) erstes **Symptom** des Blasenkarzinoms. Einige der Betroffenen klagen über Beschwerden ähnlich denen bei einer Zystitis (z. B. Brennen beim Wasserlassen, häufiges Wasserlassen, Schmerzen in der Blasenregion).

In späteren Stadien treten Flankenschmerzen durch Harnaufstau in die Nieren und eine Lymphstauung der unteren Extremitäten durch Lymphblockade und Kompression der Beckenstammgefäße hinzu. Zusätzlich kann sich eine Fistel zwischen Blase und Darm bilden (*Tumorkloake*).

Im Rahmen der **Diagnostik** und des **Stagings** werden zahlreiche Untersuchungen durchgeführt:
- **Urinzytologie** zum Nachweis entarteter Zellen im Urin (Sensitivität 40–60 %)
- **Urethrozystoskopie** (➤ 12.3.9) mit Biopsieentnahme aus suspekten Bereichen, insbesondere einem sichtbaren Tumor (➤ Abb. 12.35), und anschließender histologischer Beurteilung des Gewebes. Hierbei kann auch ein Fluoreszenzfarbstoff in die Blase gegeben werden, der tumorverdächtige Areale teilweise noch besser sichtbar macht
- **Sonografie** und **CT-Urogramm** (➤ 12.3.6) zum Ausschluss weiterer Tumore in den ableitenden Harnwegen, **i. v.-Urogramm** nur noch in seltenen Fällen
- **Blasentumormarker,** z. B. NMP 22, die ein Harnblasenkarzinom im Urin aufzeigen können
- **Röntgen Thorax/CT Thorax** bei geplanter operativer Entfernung des Harnblasenkarzinoms zum Metastasenausschluss.

Die endgültige Diagnostik erfolgt durch die histologische Untersuchung nach transurethraler Entfernung des Tumors in Narkose (➤ Abb. 12.36). [vgl. 12]

Kurative Behandlung

Bei oberflächlichen Tumoren ist die Behandlung überwiegend harnblasenerhaltend. Der Arzt kann den Tumor endoskopisch im Rahmen einer Zystoskopie transurethral resezieren, der sog. **TUR-Blase** (*TUR-B,* **t***ransurethrale (Elektro-)***R***esektion der* **B***lase,* ➤ Abb. 12.36). Die gewonnenen Tumoranteile werden danach histologisch untersucht, ggf. ist eine Nachresektion erforderlich. Alternativ kann ebenfalls transurethral eine **Lasertherapie** durchgeführt werden. Beide Eingriffe erfolgen in Allgemein-, Spinal- oder Periduralanästhesie (➤ 4.3.3).

Aufgrund des hohen Risikos für weitere Tumoren ist meist eine Rezidivprophylaxe mit lokaler Chemotherapie empfehlenswert.

12

Zystektomie

Bei fortgeschrittenen, bis in die Muskulatur oder tiefer reichenden Blasentumoren, evtl. auch bei Tumorrezidiven nach primär blasenerhaltender Therapie, ist eine **erweiterte Zystektomie** (*radikale Zystektomie*) erforderlich. Im Gegensatz zur einfachen **Zystektomie** (*Harnblasenentfernung*) entfernt der Arzt dabei nicht nur die Harnblase, sondern auch die regionalen Lymphknoten sowie die Prostata und Samenblasen beim Mann bzw. Uterus, Ovarien, vordere Vaginalwand und Urethra bei der Frau.

Zur Urinableitung legt der Arzt nach Entfernung der Harnblase entweder ein Urostoma an (meist als *Conduit* oder *Pouch* ➤ 12.4.4), führt eine Ureterosigmoidostomie durch oder formt eine Neoblase (➤ 12.4.4):

- Für den Patienten am angenehmsten ist die Bildung einer **Ileum-Neoblase** (*Darmersatzblase mit Urethraanschluss,* ➤ Abb. 12.37). Der Arzt bildet ein Reservoir aus einem ausgeschalteten Dünndarmsegment und implantiert dieses zwischen Harnleiter und Harnröhre, sodass eine willkürliche Miktion durch Bauchpresse möglich ist. Vorausgesetzt, der Blasenhals ist tumorfrei. Bei Frauen ist das Verfahren wegen der kurzen Harnröhre schwierig. Bei der Frau kann auch eine Neoblase geformt werden, die eine Verbindung zum Bauchnabel enthält, sodass sich die Patientin selber katheterisiert, aber kontinent bleibt [vgl. 12]
- Die **Ureterosigmoidostomie** (➤ Abb. 12.37) zählt zu den kontinenten Harnableitungen nach Zystektomie. Der Arzt implantiert die Harnleiter in das Sigma, sodass Stuhl und Urin zusammen über den Anus ausgeschieden werden. Nachteilig ist die Gefahr der Inkontinenz sowie der Entstehung eines Adenokarzinoms mit einer Latenz von 10–20 Jahren. Beim **Mainz-Pouch-II** (*Sigma-Rektum-Pouch,* ➤ Tab. 12.1), einer Modifikation der Ureterosigmoidostomie, werden die peristaltischen Kontraktionen im Sigma durch eine besondere Operationstechnik unterbrochen. Dies verhindert einen Reflux in die Harnleiter und vermindert die Defäkationsfrequenz. [vgl. 12]

Palliative Behandlung

Palliative Maßnahmen sind vor allem bei Blutungen aus dem Tumor erforderlich. Eine akute Tumorblutung kann mit palliativer TUR-Blase, Lasertherapie oder beidseitiger Embolisation (*künstlicher Verschluss*) der Aa. iliacae internae gestillt werden. Eine Strahlentherapie kann die durch Knochenmetastasen verursachten Schmerzen lindern. Eine **palliative Zystektomie** kann bei rezidivierenden, nicht stillbaren Tumorblutungen oder bei tumorbedingter Ausbildung von Urinfisteln zum Darm oder zur Vagina indiziert sein, um die Beschwerden des Patienten zu beseitigen und seine Lebensqualität zu verbessern.

Pflege bei Zystektomie

Pflege vor, während und nach Operationen ➤ Kap. 4
Perioperative Pflege in der Urologie ➤ 12.4.5
Pflege bei Ureterkatheter ➤ 12.4.3
Pflege bei Urostoma ➤ 12.4.4

Präoperativ wird der Darm des Patienten durch eine orthograde Darmspülung (➤ 5.7.1) gründlich gereinigt. Die Rasur erfolgt nach Hausstandard.

Postoperativ werden die Patienten meist zunächst auf der Intensivstation versorgt.

Die spezielle Pflege ist von der Art der durchgeführten Harnableitung abhängig. Patienten nach Anlage einer Ileum-Neoblase sollen, sobald der Blasenkatheter entfernt ist, die Neoblase regelmäßig entleeren, um eine Überdehnung und damit Spannung auf die Anastomose zu vermeiden. Erforderlich sind regelmäßige Spülungen der Blase auf Grund der Schleimbildung durch die verwendete Darmschleimhaut. Der Kostaufbau entspricht dem nach einer Darmresektion (➤ 5.7.1).

12.7 Erkrankungen der Prostata

12.7.1 Prostatitis

DEFINITION
Prostatitis: Entzündung der Prostata (*Vorsteherdrüse*).

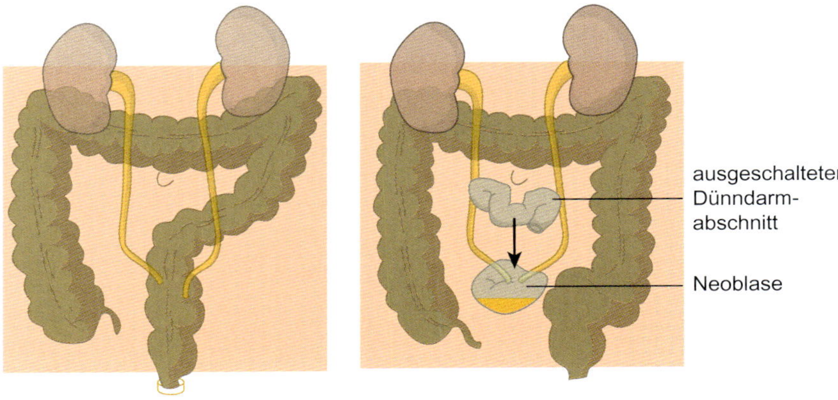

Abb. 12.37 Weitere Möglichkeiten der Harnableitung nach einer Zystektomie außer einem Urostoma sind: **Links:** Die Ureterosigmoidostomie. **Rechts:** Die Bildung einer Ileum-Neoblase. [L138]

Krankheitsentstehung

Die **akute Prostatitis** wird meist durch Bakterien verursacht, die in der Harnröhre aufsteigen oder (selten) durch lymphogene oder hämatogene Streuung in die Prostata gelangen. Die **chronische Prostatitis** entsteht oft auf dem Boden einer nicht ausgeheilten akuten Prostatitis.

Symptome und Befund, Diagnostik

Der Betroffene klagt über typische **Symptome:**
- Dysurie, Pollakisurie (➤ 12.2.1), evtl. Hämaturie (➤ 12.2.3) und Ausfluss aus der Harnröhre
- Spannungs- und Druckgefühl in der Dammregion
- Stuhldrang, Schmerzen beim Stuhlgang
- Bei der akuten Prostatitis zusätzlich allgemeines Krankheitsgefühl und Fieber (evtl. mit Schüttelfrost).

Bei der rektalen Untersuchung (➤ Abb. 12.5) tastet der Arzt die entzündlich vergrößerte und stark druckschmerzhafte Prostata.

Im Rahmen der **Diagnostik** werden folgende Untersuchungen durchgeführt:
- Urinstatus, Urinkultur, Urinanalyse nach Prostatamassage: In der ersten Urinportion und nach Prostatamassage (wegen der Gefahr der bakteriellen Streuung nicht bei akuter Prostatitis durchführen) finden sich Leukozyten und Bakterien. Die Urinkultur dient dem Erregernachweis (➤ 12.3.3)
- Blutkultur (➤ 2.5.2) bei Fieber über 38,5 °C
- Rektale Untersuchung: stark druckschmerzhafte Prostata? Fluktuation? Anhalt für Abszess?
- Blutuntersuchung: bei akuter Prostatitis regelmäßig erhöhte PSA-Werte
- **TRUS** (*transrektale Sonografie,* ➤ 12.3.5) zum Ausschluss eines Prostataabszesses.

Behandlung

- Antibiotikagabe für 2–4 Wochen, möglichst nach Antibiogramm (➤ Abb. 2.11)
- Krampflösende Medikamente und Analgetika
- Bei Harnverhalt oder erheblichem Restharn Anlage eines suprapubischen Blasenkatheters (➤ 12.4.1)
- Ggf. Punktion eines Prostataabszesses.

Bei chronischer Prostatitis müssen die Antibiotika über Monate gegeben werden, um die Entzündung auszuheilen.

Pflege

Pflege bei suprapubischer Blasendrainage ➤ 12.4.1

Ggf. ist Bettruhe oder körperliche Schonung sinnvoll. Die Pflegenden achten auf regelmäßigen und weichen Stuhlgang und führen bei Bedarf Maßnahmen der Obstipationsprophylaxe durch.

12.7.2 Benigne Prostatahyperplasie

DEFINITION

Benigne Prostatahyperplasie (*benigne Prostatahyperplasie, BPH, Prostataadenom*): Vergrößerung der Prostata. Eine der häufigsten Erkrankungen des fortgeschrittenen Lebensalters und bei Männern die häufigste Ursache für Blasenentleerungsstörungen. Ungefähr 50 % der über 50-Jährigen und 90 % der 70-Jährigen sind betroffen. Unbehandelt meist langsames Fortschreiten.

Bei der **Prostatahyperplasie** vergrößern sich vor allem die harnröhrennahen (*periurethralen*) Drüsen der Prostata, sodass die Harnröhre zunehmend eingeengt wird. Als Ursache des Prozesses werden insbesondere hormonelle Veränderungen im fortschreitenden Alter sowie genetische Faktoren diskutiert.

Symptome und Befund, Diagnostik

- Im **Stadium I** ist der Harnstrahl abgeschwächt und es dauert länger, bis die Miktion beginnt. Der Patient muss häufig auf die Toilette gehen (auch nachts) und die Bauchpresse einsetzen, damit sich die Blase entleert
- Im **Stadium II** ist die Harnröhre so stark eingeengt, dass sich **Restharn** bildet, d. h. eine vollständige Entleerung der Blase ist nicht mehr möglich (➤ Abb. 12.38). Der Patient hat fast ständig Harndrang, kann aber immer nur geringe Mengen Urin lassen. Der in der Blase zurückbleibende Harn fördert die Entstehung von Harnwegsinfekten (➤ 12.6.2)
- Im **Stadium III** kommt es zur Überlaufblase mit Harnrückstau bis zu den Nieren und Nierenfunktionsschädigung.

Die **Diagnose** und Differentialdiagnose umfasst:
- Rektale Untersuchung (Größe, Form und Konsistenz der Prostata? ➤ Abb. 12.5)
- Urinuntersuchung: Harnwegsinfekt?
- Miktionsanamnese inklusive standardisiertem Fragebogen
- Sonografie zur Größenbestimmung der Prostata und Restharnbestimmung
- Blutuntersuchung: Funktionseinschränkung der Niere? Tumormarker zur Unterscheidung vom Prostatakarzinom (vor der Palpation abnehmen, da sonst falsch positive Befunde)
- Urodynamik (➤ 12.3.8)
- Urethrozystoskopie (➤ 12.3.9) zum Ausschluss anderer Ursachen der Harnröhrenverengung wie Strikturen, Tumoren
- Transrektale Sonografie (*TRUS,* ➤ 12.3.5, ➤ Abb. 12.38b) zum exakten Ausmessen der Prostatavergrößerung
- Retrogrades Urethrogramm (➤ 12.3.6, ➤ Abb. 12.38a) zum Nachweis von Stenosen
- Prostatabiopsie bei Karzinomverdacht (➤ Abb. 12.16). [vgl. 13]

Behandlung

Die **Behandlung** ist stadienabhängig. Im **Stadium I** stehen pflegerische Maßnahmen und die geregelte Lebensführung des Patienten im Vordergrund. Beschwerdelindernd wirken pflanzliche Präparate, z. B. *Prostagutt*® oder β-Sitosterin, z. B. *Harzol*®.

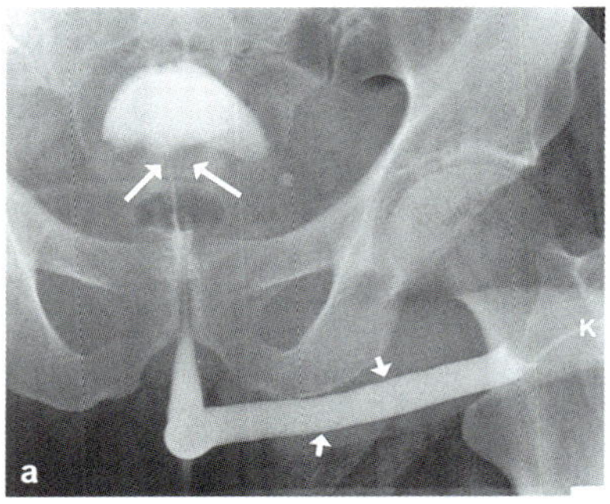

Abb. 12.38 Benigne Prostatahyperplasie. a) Retrogrades Urethrogramm, bei dem Kontrastmittel über einen Katheter in die Harnblase eingebracht wird. Der intraprostatische Teil der Harnröhre ist durch die vergrößerte Prostata eingeengt (Pfeile), die restliche Harnröhre ist regelrecht. **b)** Transrektale Sonografie (RW = Rektumwand): die Prostata ist mit einem Volumen von 50 ml deutlich vergrößert. In der Mitte der Prostata ist die Harnröhre zu sehen. [S008-3]

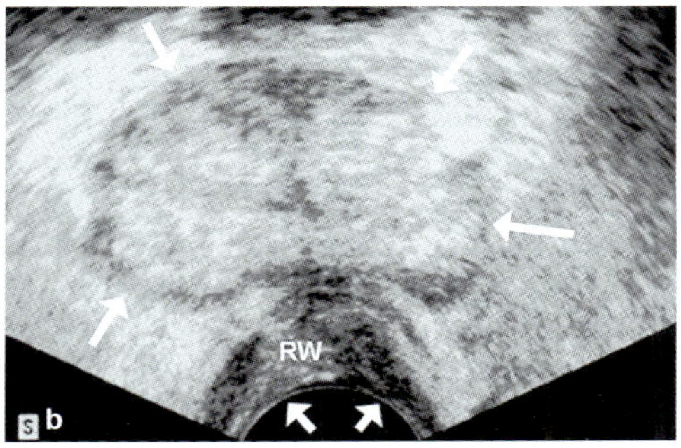

Ab **Stadium II** sind entweder eine medikamentöse Therapie (5α-Reduktase Hemmer/α-1-Rezeptorblocker) oder ein operatives Vorgehen angezeigt. Dies ist endoskopisch im Rahmen einer Zystoskopie möglich als **t**rans**u**rethrale (Elektro-)**R**esektion der **P**rostata (*TUR Prostata, TUR-P*) oder in einer offenen Operation, der sog. Prostataadenomenukleation, -adenomektomie.

Im **Stadium III** wird zur Entlastung der Harnblase und der ableitenden Harnwege zunächst eine transurethrale oder suprapubische Blasenkatheterisierung (➤ 12.4.1) vorgenommen. Nach Erholung der Nierenfunktion erfolgt die operative Sanierung. Bei allgemeiner Inoperabilität des Patienten ist die künstliche Harnableitung die einzig mögliche Behandlung. [vgl. 13]

Transurethrale Prostataresektion

Die **TUR-Prostata** (➤ Abb. 12.39) kann in Regional- oder Allgemeinanästhesie durchgeführt werden. Zum Eingriff liegt der Patient in Steinschnittlage. Der Arzt führt das Endoskop transurethral ein und hobelt dann mit der elektrischen Schlinge das hyperplastische Prostatagewebe Schicht für Schicht ab.

Im Anschluss an den Eingriff legt der Arzt dem Patienten transurethral einen großlumigen Spülkatheter ein, über den die Blase in den ersten postoperativen Stunden gespült wird.

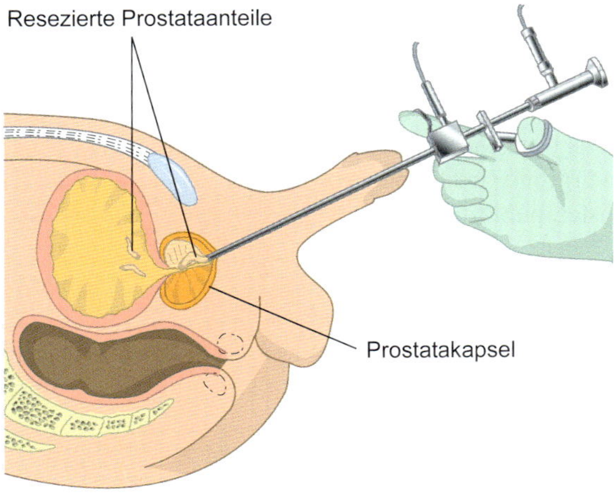

Abb. 12.39 Transurethrale Resektion der Prostata (*TUR-P*). Der Arzt trägt das Prostatagewebe mit Hilfe einer elektrischen Schlinge Schicht für Schicht ab. [L138]

Prostataadenomenukleation

Eine **Prostataadenomenukleation** ist bei erheblicher Prostatavergrößerung angezeigt, wenn mehr als ca. 80 g Drüsengewebe entfernt werden müssen. Dabei entfernt der Arzt in einer offenen Operation (➤ Abb. 12.40) die vergrößerte Prostata, indem er sie aus der Kapsel schält. Dann verengt er den Blasenhals mit resorbierbaren Nähten und legt einen Blasenspülkatheter so in die Harnblase ein, dass der Ballon des Katheters in der Prostataloge liegt. Der Ballon wird dann entsprechend dem Gewicht der entnommenen Prostata geblockt (z. B. mit 100 ml Flüssigkeit bei 100 g Prostatagewicht).

Laser-Therapie-Verfahren

Hierbei unterscheidet man mehrere Verfahren. Die **Laserresektion** stellt eine Alternative zur chirurgischen Therapie für Patienten mit deutlicher Prostatahyperplasie dar. Laserverfahren können eingesetzt werden, wenn die höhere Behandlungsmorbidität einer TURP oder Operation für den Patienten nicht zumutbar oder durchführbar erscheint. Ein Absetzen von Antikoagulanzien ist je nach Verfahren nicht unbedingt notwendig.

Pflege

Im Stadium I der Erkrankung sind vor allem die Aufklärung des Patienten und die Beratung bezüglich der Lebensführung wichtig:

- Nicht zu lange sitzen und keine zu enge Unterwäsche tragen sowie eine Überdehnung der Blase vermeiden (z. B. durch Trinken großer Flüssigkeitsmengen oder Nicht-auf-die-Toilette-gehen bei Harndrang)
- Kalte oder stark alkoholische Getränke sowie Kälteexposition meiden, da diese auch das Risiko eines Harnverhalts steigern
- Lokal Wärme applizieren (erleichtert die Miktion).

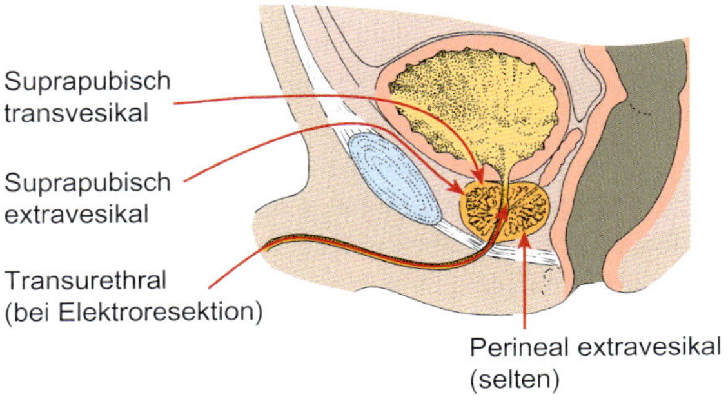

Abb. 12.40 Zugangswege bei der Prostataadenomenukleation. [L190]

12

Pflege nach TUR-Prostata

Perioperative Pflege in der Urologie ➤ 12.4.5

- **Blasenspülung.** Unmittelbar nach dem Eingriff legt der Arzt dem Patienten einen transurethralen, dreilumigen **Blasenspülkatheter** (*Hämaturie-* oder *Spülkatheter*) in die Blase ein und schließt meist noch im Operationssaal die erste Spülung an (physiologische Kochsalzlösung oder Ringerspüllösung). In den ersten 2–3 postoperativen Tagen wird die Blase über diesen Katheter gespült, Menge und Einlaufgeschwindigkeit nach Arztanordnung. Die Pflegenden überwachen und bilanzieren die Spülung. Bei komplikationslosem Verlauf kann der Spülkatheter meist am 2. oder 3. postoperativen Tag entfernt werden

VORSICHT

Gefahr der Blasentamponade

Bei unzureichender Spülung kann sich rasch ein großes Blutkoagel bilden und den Spülkatheter verlegen. Dann droht eine Blasentamponade, d. h. Urin, Spüllösung und geronnenes Blut können nicht mehr abfließen, es entstehen die Symptome eines Harnverhalts (➤ 12.2.1). Um dies zu vermeiden, ist bei zunehmender Hämaturie die Spülung zu beschleunigen. Lässt die Hämaturie darunter nach, kann die Einlaufgeschwindigkeit der Spülung reduziert werden.

- Nach Entfernen des Spülkatheters soll der Patient reichlich trinken (ca. 3 l täglich), damit restliche Blutkoagel ausgespült werden
- Viele Patienten sind nach Entfernen des Blasenkatheters vorübergehend inkontinent und müssen die normale Blasenentleerung üben.

Der Arzt informiert den Patienten präoperativ darüber, dass die Beschwerden beim Wasserlassen durch die Wunde in der Harnröhre bedingt sind und für 4–6 Wochen anhalten können. Bevor der Patient aus der Klinik entlassen wird, führt der Arzt nochmals eine urodynamische Untersuchung sowie eine sonografische Restharnkontrolle durch (➤ 12.3.8). Die Ergebnisse werden mit den präoperativen Befunden verglichen. [vgl. 13]

Pflege nach Prostataadenomenukleation

Kontinenztraining ➤ 12.7.3

Die Blasenspülung entspricht der bei der TUR-Prostata. Alternativ wird die Spülflüssigkeit auch über einen suprapubischen Katheter eingebracht und über einen transurethralen Katheter abgelassen.

Prognose

Ohne Behandlung schreitet die Prostatahyperplasie fort, in vielen Fällen allerdings so langsam, dass der Patient auch in hohem Alter keine wesentlichen Beschwerden hat. Ist eine Operation möglich, so ist die Prognose gut. Die Potenz bleibt bei 90 % der Operierten erhalten, der Patient wird aber unfruchtbar, da sich das Ejakulat künftig in die Blase ergießt (*retrograde Ejakulation*).

12

12.7.3 Prostatakarzinom

DEFINITION

Prostatakarzinom: Krebs der Vorsteherdrüse. Mittlerweile die häufigste Krebserkrankung beim Mann und mittlerweile dritthäufigste Krebstodesursache bei Männern. Betrifft vor allem Männer über 50 Jahre: Schätzungsweise 50 % aller über 70-Jährigen haben Prostatakrebs (65.000 Neuerkrankungen pro Jahr). In 95 % der Fälle handelt es sich um ein Adenokarzinom.

Krankheitsentstehung

Die Entstehung des Prostatakarzinoms ist wie bei vielen anderen Tumoren unklar. Männliche Geschlechtsorgane (*Androgene*) wirken wachstumsfördernd.

Symptome und Befund, Diagnostik

Da das Prostatakarzinom zu 80 % in den hinteren Drüsenanteilen fern der Harnblase entsteht, verursacht es lange Zeit keine Beschwerden. Erst spät klagt der Patient über **Symptome** ähnlich denen der Prostatahyperplasie (➤ 12.7.2). Hat das Karzinom bereits Knochenmetastasen verursacht (anfänglich häufig in die Lendenwirbelsäule und ins Becken streuend), klagen die Patienten über Knochenschmerzen, die nicht selten sogar das erste Symptom der Erkrankung sind.

Rückenbeschwerden immer ernst nehmen

Erstmalig auftretende Kreuzschmerzen, „Ischias" und „Rheuma" bei Männern jenseits des 50. Lebensjahres können Zeichen eines Prostatakarzinoms sein.

Durch vermehrte Inanspruchnahme der kostenlosen Früherkennungsuntersuchung für Männer ab dem 45. Lebensjahr und verbesserte Diagnosetechniken konnte in den vergangenen Jahren die Rate der früh diagnostizierten Prostatatumoren erhöht werden.

Die (Verdachts-)**Diagnose** wird am häufigsten durch einen erhöhten PSA-Wert und/oder auffälligen rektalen Tastbefund gestellt. Weitere Untersuchungen sind:

- **Blutuntersuchung.** Im Blut ist das **PSA** (**p***rostata***s***pezifisches* **A***ntigen*) erhöht (➤ 1.3.4). Vor der Blutentnahme darf keine rektale Untersuchung erfolgen, da es hierdurch zu falsch positiven Ergebnissen kommen kann
- **Prostatapunktion/-biopsie** (➤ 12.3.10) zum Nachweis entarteter Zellen
- **MRT mit 1,5–3 Tesla Gerät.** Eine Endorektalspule ist hierbei nicht erforderlich, sodass es den Patientenkomfort erhöht. Diese soll erst im Verlauf, d. h. bei steigenden PSA-Werten bei unauffälliger Stanzbiopsie, und nicht zur Primärdiagnostik durchgeführt werden
- Weitere Diagnostik (*Prostatahyperplasie* ➤ 12.7.2).

Behandlung

Die **Behandlung** ist abhängig vom Tumorstadium (➤ Tab. 12.2).

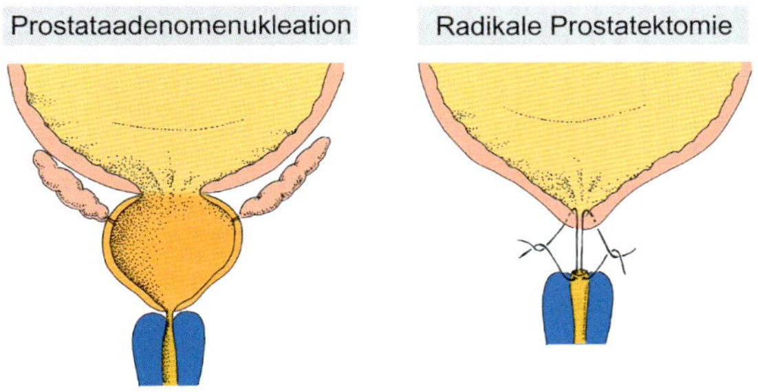

Abb. 12.41 Unterschied zwischen Prostataadenomenukleation bei Prostatahyperplasie und radikaler Prostatektomie bei Prostatakarzinom. [L190]

Lokal begrenztes Prostatakarzinom

Ist das Karzinom auf die Prostata beschränkt (keine Tumorausbreitung über die Kapsel hinaus, keine Metastasen) und der Patient in gutem Allgemeinzustand, ist eine **radikale Prostatektomie** (*radikale Prostatovesikulektomie,* ➤ Abb. 12.41) angezeigt. Dabei werden die gesamte Prostata einschließlich der Kapsel, die Samenblasen, den durch die Prostata verlaufenden Harnröhrenabschnitt und die regionären Lymphknoten entfernt. Der Harnröhrenstumpf wird an den Blasenhals angenäht und die vesikourethrale Anastomose durch einen transurethral eingelegten Blasendauerkatheter geschient. Die radikale Prostatektomie führt stets zu einer **Zeugungsunfähigkeit** des Patienten.

Mehr als die Hälfte aller Männer leiden im Anschluss an einer **erektilen Dysfunktion** (*ED, Störung der Erektion, Impotenz*), außer es wurde ein nerverhaltender Eingriff durchgeführt (diese Technik gewinnt zunehmend an Bedeutung). Begünstigend wirken zusätzlich Stress im Beruf, Partnerschaftskonflikte, Alkohol und Nikotin, Bluthochdruck, Diabetes mellitus, Adipositas, die Einnahme zahlreicher Medikamenten (z.B. Blutdrucksenker, Psychopharmaka, Schmerzmittel, Hormonpräparate zur Behandlung des Prostatakarzinoms) u.a. Im Rahmen der Behandlung sollen die begünstigenden Faktoren bestmöglich ausgeschaltet werden. **PDE-5-Hemmer** (es gibt drei verschiedene Wirkstoffe; z. B. *Viagra*®) hemmen das Enzym Phosphodiesterase 5, das für das Abklingen einer Erektion verantwortlich ist. PDE-5-Hemmer werden in Tablettenform eingenommen und führen bei etwa 80 % der Männer zu einer Erektion. Sie wirken aber nur bei sexueller Stimulation und intakter Nervenversorgung des Penis. Bei der **SKAT** (*Schwellkörperautoinjektionstherapie*) spritzt sich der Betroffene eine Lösung (meist Prostaglandin E1) in beide Schwellkörper in individueller Dosierung, die Ansprechrate liegt bei über 90 %. Alternativ ist die **MUSE** (engl. *Medical Urethral System for Erection*), bei der Prostaglanin E1 mit einem Applikator transurethral eingebracht wird. Die Ansprechrate liegt aber deutlich niedriger. **Vakuumerektionssysteme** (*Vakuumpumpen*) erzeugen eine passive Erektion durch Unterdruck über ein über den Penis gestülptes Rohr. Bei einem **Schwellkörperimplantat** (*Penisprothese*) werden steife, elastische oder aufpumpbare Stäbe in den Schwellkörper implantiert. [vgl. 14]

Impotenz beeinträchtigt häufig die Partnerschaft und verschlechtert wegen der psychischen Auswirkungen die Situation oft noch zusätzlich. Pflegende weisen auf die vielfältigen Behandlungsmöglichkeiten hin. Wichtig ist, dass der betroffene Mann seine Scham überwindet und sich vertrauensvoll an einen Urologen wendet.

Mit einer **Belastungsinkontinenz** (*unwillkürlicher Urinabgang bei abdomineller Druckerhöhung, z. B. beim Husten, Niesen oder Heben schwerer Lasten* ➤ 12.2.1) unterschiedlichen Grades ist unmittelbar bis Monate danach postoperativ bei deutlich mehr als 10 % der Patienten zu rechnen. Nach etwa einem Jahr sind noch etwa 5–10 % der Patienten inkontinent.

Zunehmend gewinnt die **aktive Überwachung** (engl. *active surveillance*) an Bedeutung. Dafür müssen bestimmte Einschlusskriterien erfüllt sein:

- Klinisches Stadium T1 oder T2 (➤ Tab. 12.2)
- PSA-Wert < 10 ng/ml
- Prostatastanzbiopsie (➤ Abb. 12.16) mit maximal 2 tumortragenden Stanzzylindern, < 50 % Karzinomanteil in den Stanzzylindern und Gleason-Summe < 7.

Bei dieser Form der Therapie müssen der PSA-Wert in regelmäßigen Abständen kontrolliert sowie im Verlauf erneute Biopsien der Prostata durchgeführt werden, um bei einer Verschlechterung eine andere Therapieform zu wählen.

Alternativ kommt, je nach Stadium, auch eine **Bestrahlung** in Frage. Dabei ist das rezidivfreie Überleben bei Low-Risk-Tumoren mit den Ergebnissen nach einer Operation vergleichbar. Die Strahlentherapie kann auch durch die Einlage von sog. „Seeds" (*kleine radioaktive Teilchen*) in die Prostata erfolgen, die direkt vor Ort ihre Strahlung abgeben (*Brachytherapie*). Bei Patienten mit einem fortgeschrittenen Prostatakarzinom ist die Bestrahlung das Mittel der Wahl.

Fortgeschrittenes Prostatakarzinom

In fortgeschrittenen Krankheitsstadien steht der **Entzug von Androgenen** an erster Stelle. Da ein Großteil der Prostatakarzinome unter dem Einfluss der männlichen Geschlechtshormone wächst, ist durch deren Verminderung oft eine Besserung zu erreichen. Ei-

Tab. 12.2 Tumorstadien des Prostatakarzinoms; T = Primärtumor.

Tumorstadium		Befund
T 0		Kein Anhalt für einen Primärtumor
T 1		Klinisch weder durch Palpation noch in bildgebenden Verfahren erkennbarer Tumor
	T 1a	Tumornachweis durch zufälligen histologischen Befund in ≤ 5 % des resezierten Gewebes
	T 1b	Tumornachweis durch zufälligen histologischen Befund in ≥ 5 % des resezierten Gewebes
	T 1c	Tumor wird durch Biopsie diagnostiziert, z. B. aufgrund erhöhtem PSA
T 2		Tumor begrenzt auf die Prostata, bei rektaler Tastuntersuchung meist fühlbar
	T 2a	Tumorinfiltration eines halben Lappens
	T 2b	Tumorinfiltration eines Lappens
	T 2c	Tumorinfiltration beider Lappen
T 3		Tumor durchbricht die Prostatakapsel
	T 3a	Tumor durchbricht ein- oder beidseitig die Prostatakapsel
	T 3b	Tumor infiltriert die Samenblase(n)
T 4		Tumor wächst außerhalb der Prostata, infiltriert Nachbarorgane, z. B. Rektum, Blasenhals, Beckenwand

ne sichere Methode zur Verminderung der männlichen Geschlechtshormone ist die operative Entfernung beider Hoden, die **bilaterale Orchiektomie** (*Entfernung beider Hoden*). Alternativ können Medikamente, z. B. **Antiandrogene** oder **LHRH-Analoga,** den Testosteronspiegel auf Kastrationswerte (*Testosteronwerte, wie sie durch eine beidseitige Orchiektomie erreicht werden*) senken.

Bei einem Fortschreiten des Krankheitsprozesses kann das Antiandrogen durch ein anderes Präparat ausgetauscht werden. Bei einem erneuten Progress gibt es mittlerweile die Möglichkeit auf zwei weitere orale Testosteroninhibitoren zurückzugreifen (*Zytiga®* oder *Xtandi®*). Außerdem besteht die Möglichkeit unterschiedlichste Chemotherapien anzuwenden (z. B. *Doxetacel®*, *Cabazitaxel®*). Bei einem hormonresistenten Prostatakarzinom kann man zur Verhinderung von Knochenbrüchen Bisphosphonate (*Zometa®*) sowie monoklonale Antikörper (*Xgeva®*) verabreichen. Um Knochenschmerzen zu lindern, ist es möglich die betroffene Region zu bestrahlen oder eine i.v.-Gabe von Radionukleiden (*Xofigo®*) zu verabreichen.

Engt das Karzinom die Harnröhre stark ein, kann eine transurethrale Resektion der Prostata (*TUR-P,* ➤ 12.7.2) zur Beschwerdelinderung führen.

Pflege bei radikaler Prostatektomie

Perioperative Pflege in der Urologie ➤ 12.4.5

Zur Sicherung der Anastomose zwischen Harnröhrenstumpf und Blase bleibt der transurethrale Dauerkatheter je nach Klinik für 4–21 Tage liegen. Rutscht der Katheter versehentlich heraus, rufen die Pflegenden den Arzt.

VORSICHT

Gefahr einer Anastomosenverletzung

Wegen der Gefahr einer Anastomosenverletzung keinesfalls selbstständig einen neuen Katheter einführen.
Auch Darmrohre, Suppositorien und Klistiere gefährden die Anastomose. Deshalb ist in der 1. postoperativen Woche darauf zu verzichten.

Kontinenztraining

Nach einer radikalen Prostatektomie wird der Blasenhals nicht mehr von der Prostata unterstützt, Muskeln und stabilisierende Bänder wurden verletzt, sodass der innere Blasenschließmuskel so geschwächt sein kann, dass der äußere in der Beckenbodenmuskulatur alleine für die Harnkontinenz sorgen muss. Nach Entfernung des Katheters beobachten viele Männer eine (vorübergehende) **Belastungsinkontinenz** (*Stressinkontinenz,* ➤ 12.2.1) beim Husten, Niesen oder bei Bewegung. Bei vielen Patienten verbessert sie sich im Verlauf des Heilungsprozesses, es kann aber Wochen bis Monate dauern.

Andere Inkontinenzformen werden zunächst ausgeschlossen. Das **Kontinenztraining** beginnt im Idealfall schon präoperativ. Postoperativ ordnet der Arzt den Beginn an, i. d. R. 24–48 Std. nach der Entfernung des Blasenkatheters.

Es handelt sich um ein multimodales Konzept:

- **Beckenbodentraining.** Durch Anleitung von einem Physiotherapeuten erlernen die betroffenen Männer Übungen, die den Beckenboden trainieren. Diese müssen mehrere Wochen bis Monate zu Hause weiter durchgeführt werden
- **Elektrostimulation.** Sie unterstützt und intensiviert das Beckenbodentraining. Dazu werden Elektroden im Bereich des Beckenbodens aufgeklebt oder in den Anus eingeführt, über die elektrische Impulse an die Beckenbodenmuskulatur übertragen werden. Die dadurch ausgelösten Kontraktionen trainieren passiv die quergestreifte Muskulatur
- **Biofeedback.** Hier misst eine anal eingeführte Sonde die Muskelanspannung des Beckenbodens und zeigt sie per Leuchtanzeige dem Betroffenen. Durch dieses Feedback kann der Betroffene das Ergebnis seines Trainings kontrollieren
- **Hilfsmittel.** Zum Einsatz kommen aufsaugende Hilfsmittel wie Tropfenfänger oder Vorlagen. Als ableitende Hilfsmittel können Kondomurinal und Urinkollektor erwogen werden.

Operative Eingriffe wie die Unterspritzung der Harnröhrenschleimhaut (z. B. mit Kollagen oder Silikon), das Einsetzen eines Schlingensystems zur Einengung und Verlagerung der Harnröhre oder die Implantation eines künstlichen Schließmuskels sind nur selten und bei anhaltender Inkontinenz erforderlich.

Nach der Entfernung des Katheters tritt bei vielen Patienten eine (vorübergehende) Stressinkontinenz auf. Dann versorgen die Pflegenden den Patienten mit angemessenen Inkontinenzhilfsmitteln (z. B. Einlagen, deren Größe und Saugfähigkeit dem Ausmaß der Inkontinenz entsprechen) und achten auf regelmäßige Hautpflege.

Prognose

Wurde der Tumor in einem frühen Stadium entdeckt und radikal entfernt, ist die Prognose gut; die 10-Jahres-Überlebensrate liegt bei ca. 70 %. Auch Patienten in fortgeschrittenen Krankheitsstadien, deren Tumor gut auf die Hormontherapie anspricht, können mehrere Jahre überleben. Bei fortgeschrittenem hormonresistentem Prostatakarzinom ist die Prognose schlecht.

12.8 Erkrankungen von Hoden und Nebenhoden

Die meisten **Hodenerkrankungen** treten bei Kindern oder jungen Männern auf. Zu spät behandelte Hodenerkrankungen können eine bleibende Beeinträchtigung der Fruchtbarkeit zur Folge haben. Deshalb sind Krankheitssymptome, z. B. Schmerzen oder Schwellungen des Hodens, stets ernst zu nehmen und vom Arzt abklären zu lassen.

12.8.1 Lageanomalien des Hodens

DEFINITION

Hodenretention (*Retentio testis, Maldescensus testis, Hodenhochstand, Hodendystopie*): Ausbleiben oder Stehenbleiben des physiologischen Hodenabstiegs vom Bauchraum über den Leistenkanal in das Skrotum. Betroffen sind ca. 4 % aller neugeborenen Knaben (bei Frühgeborenen mehr), gegen Ende des ersten Lebensjahres noch ca. 1 %.

Krankheitsentstehung und Einteilung

Als Ursachen für eine **Hodenretention** werden z. B. eine verminderte mütterliche Hormonproduktion während der Schwangerschaft und Anomalien im Bereich des Samenstrangs genannt. Das familiär gehäufte Auftreten weist auf eine genetische Disposition hin.

Je nach Lage des Hodens werden folgende Formen unterschieden (➤ Abb. 12.42):

- Beim **Bauchhoden** liegt der Hoden in der Bauchhöhle
- Am häufigsten ist der **Leistenhoden,** bei dem der Hoden auf physiologischem Wege bis in den Leistenkanal abgestiegen und dort liegen geblieben ist
- Von einem **Gleithoden** spricht man, wenn ein Leistenhoden zwar bis in den oberen Hodensack hinuntergezogen werden kann, sich jedoch nach dem Loslassen sofort wieder zurückzieht
- Dagegen bleibt ein **Pendelhoden** zeitweilig im Hodensack, wandert aber z. B. bei Kälte hoch in die Leiste
- Ein **ektoper Hoden** hat nicht den physiologischen Weg genommen und liegt dann etwa in der Peniswurzel oder im Oberschenkel. [vgl. 15]

Symptome und Befund, Diagnostik

Bei den Vorsorgeuntersuchungen prüft der Kinderarzt palpatorisch, ob sich beide Hoden im Hodensack befinden. Ist dies nicht der Fall, versucht er, fehlende Hoden in der Leiste zu ertasten. Gelingt dies nicht, hilft eine Sonografie. In Extremfällen sind eine MRT oder eine Laparoskopie erforderlich, um den Hoden zu finden.

Komplikationen

Ist der Hoden nicht bis zum 1. Geburtstag des Jungen in den Hodensack abgestiegen, drohen langfristig zwei **Komplikationen**:

- Irreversible Schädigung des Hodens mit Verminderung der Fruchtbarkeit (wahrscheinlich durch die höhere Temperatur im Bauchraum)
- Deutliche Erhöhung des Entartungsrisikos (das Risiko einer Entartung ist bei einer Lageanomalie des Hodens 5–10-fach höher als bei physiologischer Hodenlage).

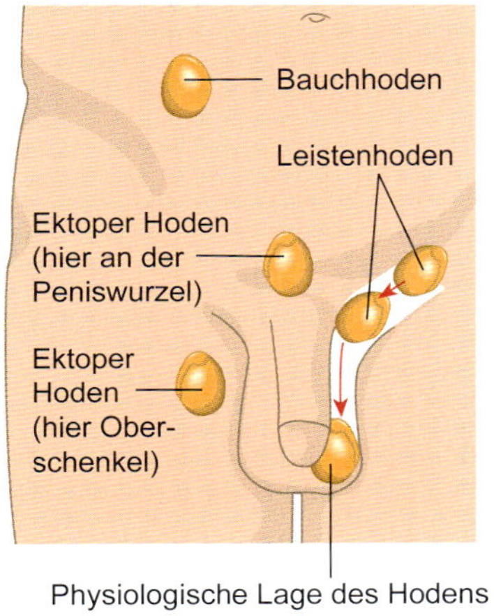

Abb. 12.42 Übersicht über die Lageanomalien des Hodens. [L138]

Das Entartungsrisiko bleibt erhöht, unabhängig vom Alter, in dem eine Korrektur erfolgt.

Behandlung

Ein Pendelhoden ist in der Regel nicht behandlungsbedürftig. Bei Bauch-, Leisten- und Gleithoden wird spätestens vor dem 1. Geburtstag eine mehrwöchige Hormontherapie durchgeführt, z. B. mit LHRH-Nasenspray (z. B. *Kryptocur*®), die bei Erfolglosigkeit als i. m.-Therapie durchgeführt werden kann. Sie hat keine bleibenden Folgen, die unerwünschten Wirkungen (z. B. Erektionen, Wachsen von Schambehaarung) bilden sich nach der Therapie zurück.

Verlagert sich der Hoden auch nach zwei Hormonzyklen nicht oder liegt ein ektoper Hoden bzw. eine begleitende Leistenhernie (➤ 5.10.1) vor, führt der Arzt noch vor dem zweiten Geburtstag des Kindes eine **Funikulolyse** (*operative Freilegung und Mobilisierung des Hodens und des Samenstranges*) mit nachfolgender **Orchidopexie** (*Fixierung des Hodens im Hodensack*) durch.

Hauptkomplikationen des Eingriffs sind Blutungen, Infektionen (auch des Hodens) und Hodenatrophie. [vgl. 15]

Pflege bei Orchidopexie

Perioperative Pflege in der Urologie ➤ 12.4.5

Immer häufiger führen Ärzte den Eingriff ambulant durch, sodass die Eltern ihr Kind nach einigen Stunden nach Hause nehmen können. Postoperativ wird der Hodensack auf Oberschenkelniveau gelagert und ggf. für 1–2 Tage gekühlt. Klagt das Kind über Schmerzen durch den Druck der Bettdecke, hilft ein über der Wundregion angebrachter Bettbogen. Ein erstes kurzes Aufstehen (mit Suspensorium oder enger Unterhose) ist bereits am Operationstag erlaubt, doch sollte das Kind so viel wie möglich liegen und sich in den folgenden zehn Tagen körperlich schonen.

12.8.2 Hoden- und Nebenhodenentzündung

DEFINITION
Orchitis: Entzündung des Hodens.
Epididymitis: Entzündung des Nebenhodens.

Krankheitsentstehung

Die **Orchitis** ist meist Folge einer hämatogenen Erregerstreuung im Rahmen einer Allgemeininfektion, z. B. Mumps. Die **Epididymitis** entsteht oft durch fortgeleitete Infektionen von Prostata und Harnwegen, z. B. akute oder chronische Prostatitis (➤ 12.7.1) oder Zystitis (➤ 12.6.2).

Symptome und Befund, Diagnostik

Akutes Skrotum

Viele Hodenerkrankungen, darunter auch die Orchitis und die Epididymitis, führen zu einer akuten, schmerzhaften Schwellung des Skrotums. Für diese nicht-traumatische Schwellung wurde der Begriff akutes Skrotum (➤ Abb. 12.43) geprägt (analog zum *Akuten Abdomen* ➤ 3.3.2), der lediglich das klinische Bild bezeichnet und nichts über die Ursache der Erkrankung aussagt.

Die Beschwerden des Patienten sind bei Orchitis und Epididymitis praktisch gleich:

- Zunehmende Schwellung des Hodens bzw. Nebenhodens mit Rötung der Skrotalhaut
- Starke Schmerzen im Hodenbereich und – insbesondere bei Epididymitis – Ausstrahlung in Samenstrangbereich und Leiste
- Allgemeines Krankheitsgefühl mit Fieber.

Typisch für die Epididymitis, aber nicht bei allen Patienten mit Epididymitis auslösbar, ist ein positives **Prehn-Zeichen.** Beim Anheben des Skrotums lassen die Schmerzen nach.

Diagnostik: körperliche Untersuchung und Sonografie ermöglichen fast immer die Abgrenzung zwischen Orchitis und Epididymitis. Wichtig sind außerdem:

- Urinuntersuchung (Streifen-Schnelltest und Urinkultur) zum Nachweis einer Infektion der ableitenden Harnwege
- Harnröhrenabstrich (Erreger- und Resistenzbestimmung)
- Blutkultur sowie evtl. Virusserologie im Blut zum Erregernachweis.

Behandlung

- Sobald die Urin- und Blutkulturen abgenommen sind, beginnt der Arzt umgehend mit der Antibiotikabehandlung (etwa mit Penicillinen oder Gyrasehemmern). Bei Mumpsorchitis ist nur eine symptomatische Behandlung möglich
- Antientzündliche Medikamente, z. B. Diclofenac (*Voltaren*®), lindern die Beschwerden
- Bei Epididymitis beugt die Beseitigung begünstigender Erkrankungen (z. B. einer Prostatahyperplasie mit Restharnbildung) einem Rezidiv vor
- Bei chronisch rezidivierender Epididymitis oder Abszedierung ist eine **Epididymektomie** (*Entfernung der Nebenhoden*) erforderlich.

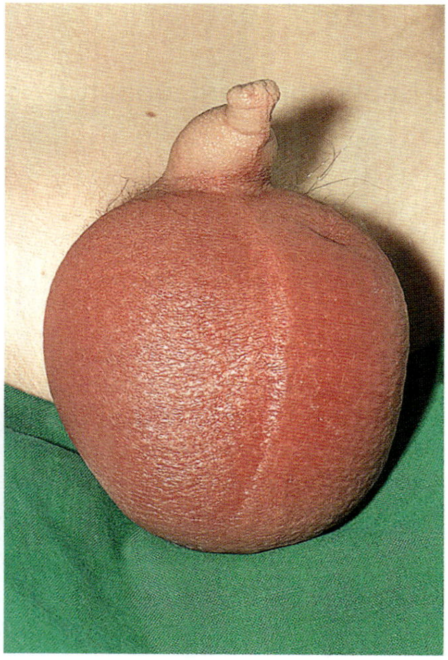

Abb. 12.43 Akutes Skrotum. Es geht mit ausgeprägter, schmerzhafter Schwellung und livider Verfärbung einher. [M212]

Pflege

- Den Patienten Bettruhe einhalten lassen
- Hoden auf Oberschenkelhöhe hochlagern. Dies mindert die Schmerzen und verbessert den Lymphabfluss. Beim liegenden Patienten ist dies durch ein Hodenbänkchen möglich (dazu Verbandswatte zu einem kleinen Kissen formen und mit Schlauchverband umhüllen), bei (kurzzeitigem) Aufstehen Hodensuspensorium oder enge Unterhose verwenden
- Auch lokale Kälteanwendung, z. B. in dünne Tücher eingehüllte Kühlelemente, lindern die Beschwerden.

12.8.3 Hodentorsion

DEFINITION

Hodentorsion: Stieldrehung des Hodens um die eigene Achse. Hochakutes Krankheitsbild, das eine sofortige Behandlung erfordert. Betrifft v. a. Säuglinge, Jugendliche und junge Männer.

Krankheitsentstehung

Eine **Hodentorsion** (➤ Abb. 12.44) ist durch eine abnorme Beweglichkeit des Hodens im Skrotum begünstigt. Hoden und Samenstrang drehen sich um ihre Längsachse. Dadurch werden die den Hoden versorgenden Arterien und Venen abgeschnürt, was bereits nach 4–6 Std. zum Untergang von Hodengewebe führt.

Symptome und Befund, Diagnostik

Typisch ist das plötzliche Einsetzen der Beschwerden (meist nachts). Es kommt zu stärksten Schmerzen im betroffenen Hoden sowie einseitig im Unterbauch und in der Leistenregion, verbunden oft mit Übelkeit und Erbrechen. Im Gegensatz zur Epididymitis bestehen aber kein Fieber und keine Zeichen eines Allgemeininfektes (➤ Tab. 12.3). Der schmerzende Hoden steht höher als der gesunde, das betroffene Skrotum kann bläulich verfärbt sein. Das Prehn-Zeichen ist negativ, d. h. das Anheben des Hodens führt zu einer Schmerzverstärkung.

Diagnostik und **Differentialdiagnose**: Hinweisend sind die typische Anamnese und der Befund der körperlichen Untersuchung (➤ Tab. 12.3). In der Doppler-Sonografie lässt sich ggf. der beeinträchtigte Blutfluss in den Samenstranggefäßen nachweisen. Urin-

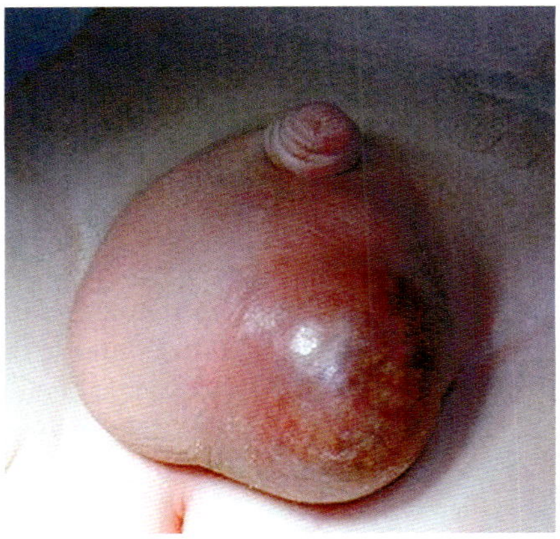

Abb. 12.44 Hodentorsion bei einem kleinen Jungen. [R232]

und Blutuntersuchungen sind unauffällig. Am häufigsten wird die Hodentorsion mit der Epididymitis verwechselt.

Behandlung

Die **Behandlung** besteht in der Frühoperation innerhalb der ersten 4–6 Std. nach Beginn der Symptome. Dabei legt der Arzt den Hoden frei, löst die Stieldrehung und fixiert den Hoden durch Annähen an der Skrotalwand (*Orchidopexie*). Je früher die Operation durchgeführt wird, desto größer sind die Chancen, den Hoden zu retten. Ist der Hoden bereits nekrotisch, muss er entfernt werden. Da oft auch der andere Hoden abnorm beweglich ist, wird er prophylaktisch fixiert.

12.8.4 Varikozele und Hydrozele

Varikozele

DEFINITION

Varikozele: Krampfaderähnliche Erweiterung, Verlängerung und Schlängelung der V. testicularis (*Hodenvene*) und des Plexus pampiniformis (*Venengeflecht im Hodensack*). Meist einseitig, in 90 % linke Hodenseite. Altersgipfel 15.–25. Lebensjahr.

Tab. 12.3 Klinische Differenzierung von Hodentorsion und Epididymitis.

	Hodentorsion	Epididymitis
Altersgipfel	Erster Altersgipfel: Kleinkinder, zweiter Altersgipfel: jugendliche Männer	Erwachsene
Beginn	Akut	Subakut bis akut
Schmerz	Sehr stark („Vernichtungsschmerz")	Stark
Prehn-Zeichen (*)	Negativ	Positiv
Übelkeit	Häufig	Keine
Fieber	Nein	Ja
Urinbefund	Normal	Leukozyturie, Bakteriurie
Blutbefund	Normal	Leukozytose

(*) Negatives Prehn-Zeichen: Anheben des Hodens führt zur Schmerzverstärkung; positives Prehn-Zeichen: Anheben des Hodens führt zur Schmerzlinderung.

Symptome und Befund, Diagnostik

Eine **Varikozele** bereitet dem Patienten meist keine Beschwerden. Nur wenige Betroffene klagen über ziehende Schmerzen in der Hoden- und Leistengegend, insbesondere bei körperlicher Anstrengung.

Die **Diagnose** stellt der Arzt hauptsächlich durch die körperliche Untersuchung: Im Stehen sind die erweiterten Venen vor allem hinter und oberhalb des Hodens deutlich sichtbar (➤ Abb. 12.45). Wichtig ist die Untersuchung im Liegen. Während bei der **idiopathischen Varikozele** die Varizen im Liegen leer laufen, bleiben die Venen bei der **symptomatischen Varikozele,** die meist Folge eines (Nieren-)Tumoreinbruchs in die Hodenvene ist, erweitert. Im Zweifelsfall kann die Doppler-Sonografie (➤ 9.3.3) die Verdachtsdiagnose bestätigen.

Gefahr von Unfruchtbarkeit

Die Varikozele beeinträchtigt über mehrere Mechanismen, darunter eine Erhöhung der Temperatur im Skrotum, die Fruchtbarkeit und ist in vielen Fällen die Ursache einer männlichen Infertilität (*Unfruchtbarkeit*, ➤ Abb. 12.46).

Behandlung

Bevorzugt wird die *anterograde Sklerosierung* der V. testicularis durch Injektion eines Verödungsmittels. Für den dazu erforderlichen kleinen Schnitt im Skrotalbereich ist eine Lokalanästhesie ausreichend. Alternative ist die Unterbindung der Vene in einem offenen oder laparoskopischen Eingriff.

Hydrozele

DEFINITION

Hydrozele: Angeborene oder erworbene Ansammlung von seröser Flüssigkeit zwischen den Hodenhüllen (*Tunica vaginalis testis;* bestehend aus einem viszeralen Blatt, das direkt mit der Oberfläche des Hodens verbunden ist, und einem parietalen Blatt).

Der Patient mit **Hydrozele** sucht den Arzt meist wegen einer langsam zunehmenden, schmerzlosen Schwellung des Hodens auf. Die

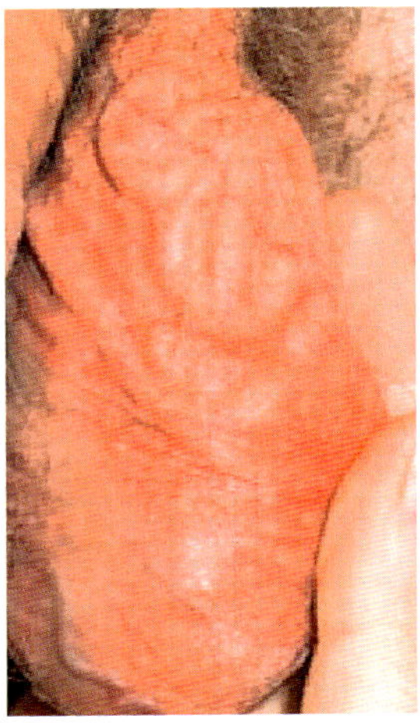

Abb. 12.45 Varikozele mit typischer Schlängelung der Venen. [E397]

12

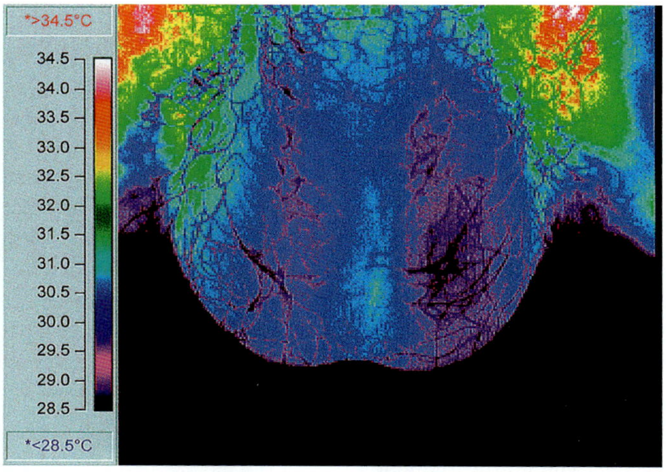

Abb. 12.46 Plattenthermografie des Hodens. Die niedrigere Temperatur im Hoden, im Gegensatz zur übrigen Körpertemperatur, wird deutlich. [E862]

Schwellung ist typischerweise glatt begrenzt und prall-elastisch. Das Licht einer hinter den Hodensack gehaltenen Lampe schimmert durch, anders als bei einem Tumor oder einer Leistenhernie (*positive Diaphanoskopie*). Die Sonografie ermöglicht meist eine eindeutige **Diagnose**. Die **Behandlung** ist vorwiegend operativ.

Pflege

- **Mobilisation.** In den ersten postoperativen Tagen soll sich der Patient schonen und überwiegend Bettruhe einhalten, da das Operationsgebiet sonst stark anschwillt und ein Hämatom entstehen kann. Vor dem Aufstehen soll er ein Suspensorium anlegen oder eine eng anliegende Unterhose tragen
- **Wundversorgung.** In den ersten 1–2 postoperativen Tagen wird der Hoden hochgelagert und das Wundgebiet gekühlt, z. B. mit Kühlelementen, um ein rasches Abschwellen zu unterstützen. Die Drainage entfernt der Arzt, wenn kaum mehr Wundsekret abfließt (meist am 1.–2. postoperativen Tag), die Hautfäden sind meist resorbierbar und können somit belassen werden.

12.8.5 Maligne Hodentumoren

DEFINITION

Maligner Hodentumor (*Hodenkrebs*): Meist von den Keimzellen ausgehender, bösartiger Tumor. Insgesamt selten (ca. 1,6 % aller bösartigen Geschwülste beim Mann), jedoch häufigster bösartiger Tumor junger Männer. Altersgipfel 20.–40. Lebensjahr.

Krankheitsentstehung

Maligne Hodentumoren gehen in über 90 % von den Keimzellen aus. Andere Tumorarten, z. B. **Leydig-Zell-Tumoren** oder **Sertoli-Zell-Tumoren,** sind vergleichsweise selten. Die Ursache der Entartung ist ungeklärt. Als Risikofaktoren bekannt sind eine positive familiäre Anamnese (bösartiger Hodentumor beim Vater oder bei Brüdern) sowie der Maldescensus testis (➤ 12.8.1).

Symptome und Befund, Diagnostik

Leitsymptom des Hodentumors ist die langsam entstehende, schmerzlose Schwellung eines Hodens. Der Patient bemerkt dies zufällig oder wird durch ein Schweregefühl im Hoden auf die Veränderung aufmerksam. Bei der Untersuchung tastet der Arzt einen derben, meist nicht druckschmerzhaften Knoten.

Die **Diagnose** und Differentialdiagnose umfasst:

- Mittels Hodensonografie ist der Tumor als solides Gebilde darstellbar
- Spezifische Tumormarker, die aber nur von bestimmten Keimzellabkömmlingen gebildet werden, sind AFP, β-HCG und PlAp (*plazentare alkalische Phosphatase*) sowie LDH als unspezifischer Marker (➤ 1.3.4).

Der **Diagnostik von Metastasen** dienen:

- Röntgen- und CT-Thorax: Metastasen in der Lunge oder im Mediastinum?
- CT-Becken/Abdomen (KM i. v. oder oral appliziert): Lebermetastasen? Lymphknotenmetastasen?

Eine endgültige Diagnose ist erst nach operativer Freilegung des Hodens und Entnahme einer Biopsie möglich.

Behandlung

Die dringlichste **therapeutische Maßnahme** ist die inguinale Orchiektomie**.** Oft ist eine Bestrahlung oder eine retroperitoneale Lymphadenektomie, evtl. auch eine aggressive Chemotherapie erforderlich. Da ca. 5 % der Hodentumoren beidseitig auftreten, wird eine Hodenbiopsie am anderen Hoden empfohlen, um einen zweiten Tumor auszuschließen. [vgl. 6]

Spermakryokonservierung

Der Tumor sowie die Behandlung können die Fruchtbarkeit des Patienten beeinträchtigen. Der Arzt weist den Patienten deswegen auf die Möglichkeit der Spermakryokonservierung in einer Samenbank hin. Die Möglichkeit, nach überstandener Krankheit (noch einmal) Vater werden zu können, ist für das Selbstwertgefühl der Patienten und meist auch die partnerschaftliche Beziehung enorm wichtig.

Pflege

Pflege vor, während und nach Operationen ➤ Kap. 4
Perioperative Pflege in der Urologie ➤ 12.4.5

Da der Hodenkrebs mehr noch als andere Krebserkrankungen tabuisiert ist, sprechen viele Patienten nicht offen über die mit der Erkrankung verbundenen Ängste. Deshalb beachten Pflegende:

- Gesprächsbereitschaft signalisieren, ggf. Gespräche mit dem Arzt vermitteln
- Kastrationsängste des Patienten unbedingt ernst nehmen. Die Information, dass der Verlust eines Hodens äußerlich nicht

12

sichtbar ist und dass außerdem die Möglichkeit der Implantation einer Hodenprothese aus Silikon besteht, vermindert bei vielen Patienten die Angst zumindest ein wenig

- Viele Patienten haben Schuldgefühle. Ihnen kann die Versicherung helfen, dass Hodenkrebs keine Strafe für das Ausleben ihrer Sexualität ist.

Prognose

Die **Prognose** der Erkrankung ist abhängig von Tumorart und Tumorstadium. Insgesamt liegt die 5-Jahres-Überlebensrate bei 90 % und ist damit deutlich höher als bei den meisten anderen bösartigen Tumoren.

Selbstuntersuchung

Alle Männer sollten – vergleichbar der Selbstuntersuchung der Brust bei Frauen – ihre Hoden einmal monatlich selbst untersuchen (am günstigsten in warmer Umgebung, da die Skrotalhaut dann erschlafft und Veränderungen besonders gut tastbar sind).

12.9 Erkrankungen des Penis

12.9.1 Fehlbildungen des Penis

Hypospadie

DEFINITION

Hypospadie (*untere Harnröhrenspalte*): Angeborene Verschluss-Störung der Harnröhre mit Mündung der Harnröhre an der Penisunterseite, im Bereich des Skrotums oder am Damm. Betrifft ca. 0,5 % aller neugeborenen Knaben und ist deshalb die häufigste Fehlbildung des äußeren männlichen Genitales.

Bei der **Hypospadie** (➤ Abb. 12.47) ist der Penis häufig zusätzlich nach unten gekrümmt, oder es bestehen Harnentleerungsstörungen und eine Neigung zu Harnwegsinfektionen.

Die **Diagnose** wird klinisch gestellt. Technische Untersuchungen (z. B. Sonografie, Urografie, Zystoskopie) dienen dem Ausschluss weiterer Fehlbildungen des Urogenitaltrakts, evtl. ist eine genetische Diagnostik erforderlich.

Die **Behandlung** besteht in einer operativen Korrektur der Fehlbildung mit Harnröhrenneubildung und Penisaufrichtung. Hierzu können mehrere Operationen erforderlich sein. Die Behandlung sollte spätestens bis zur Einschulung abgeschlossen sein, um Hänseleien in der Schule zu vermeiden.

Epispadie

DEFINITION

Epispadie (*obere Harnröhrenspalte*): Angeborene Verschluss-Störung der Harnröhre mit Mündung der Harnröhre an der Penisoberseite. Wesentlich seltener als die Hypospadie.

Bei der **Epispadie** befindet sich die Harnröhrenmündung am Penisrücken, und die Harnröhre liegt rinnenförmig frei. In schweren Fällen reicht die Verschluss-Störung bis zum Blasenschließmuskel. Der Übergang zur entwicklungsgeschichtlich verwandten Blasenekstrophie ist fließend.

Die **Diagnose** wird klinisch gestellt. Die technischen Untersuchungen entsprechen denen bei einer Hypospadie. Die **Behandlung** ist ebenfalls operativ.

12.9.2 Phimose und Paraphimose

Phimose

DEFINITION

Phimose: Angeborene oder erworbene Verengung der Vorhaut.

Meist ist die **Phimose** angeboren. Die erworbene Phimose ist vielfach Folge von Entzündungen des Penis oder von zu frühen Versuchen während der Kindheit, die Vorhaut zurückzuziehen.

Physiologische Phimose bei Neugeborenen

Bei neugeborenen Knaben besteht physiologischerweise eine Verklebung von Vorhaut und Eichel, die sich in der Regel innerhalb der ersten zwei Lebensjahre spontan löst. Während dieser Zeit sollte nicht versucht werden, die Vorhaut zurückzuschieben, da ansonsten eine Paraphimose oder eine erworbene Phimose (durch Schleimhauteinrisse, Entzündungen und narbige Schrumpfung) entstehen kann.

Eltern beobachten, dass als Folge der Vorhautverengung die Vorhaut nicht vollständig über die Eichel zurückgezogen und gereinigt werden kann. Bei höhergradigen Verengungen sind Störungen der Harnentleerung und wiederholte Entzündungen von Eichel (*Balanitis*) und Vorhaut (*Balanoposthitis*) möglich.

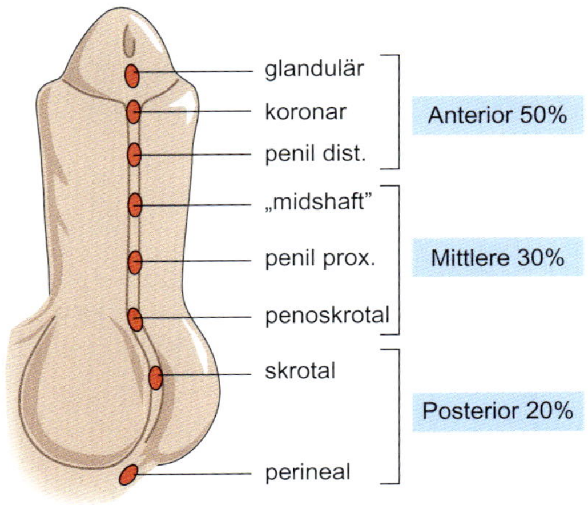

Abb. 12.47 Lokalisationen von Hypospadie. [L157]

Die **Behandlung** besteht in der meist ambulant ausgeführten **Zirkumzision** (*Beschneidung*, ➤ Abb. 12.48), bei der die verengte Vorhaut entfernt wird.

VORSICHT

Phimose bei Erwachsenen ist auffällig

Eine Phimose beim Erwachsenen kann auf einen nicht entdeckten oder schlecht eingestellten Diabetes mellitus hinweisen. Zur Abklärung ordnet der Arzt ein Blutzuckertagesprofil an.

Pflege

Postoperativ achten die Pflegenden insbesondere auf Nachblutungen. Bei stärkeren Schwellungen wird der Penis hochgelagert. Ein Bettbogen über dem Wundgebiet verhindert Schmerzen durch den Auflagedruck der Bettdecke. Ab dem 1. postoperativen Tag kann der Penis vorsichtig gewaschen und getrocknet werden. Danach Anlage einer Kompresse mit Wundschutzsalbe z. B. *Panthenol*® für einige Tage. Wurde nicht die ganze Vorhaut entfernt, wird sie regelmäßig zurückgestreift, um Vorhautverklebungen zu vermeiden. Patienten sollten postoperativ drei Wochen keinen Geschlechtsverkehr haben.

Paraphimose

DEFINITION

Paraphimose: Schnürringbildung hinter der Eichel durch zu enge Vorhaut.

Bei relativer Vorhautenge kommt es beim Zurückstreifen der Vorhaut zur Bildung einer **Paraphimose** (➤ Abb. 12.49) mit einer schmerzhaften, ödematösen Schwellung von Eichel und Vorhaut (der arterielle Zufluss ist frei, der venöse Abfluss unterbrochen). Meist gelingt die manuelle Reposition nach vorheriger Schmerzmittelgabe. Ansonsten sind eine Inzision auf der Penisoberseite und eine spätere Zirkumzision (➤ Abb. 12.48) erforderlich.

Vorhaut immer über die Eichel streifen

Nach dem Legen eines transurethralen Blasenkatheters und nach der Intimpflege bei liegendem Blasendauerkatheter die Vorhaut wieder über die Eichel zurückstreifen – ansonsten droht eine Paraphimose.

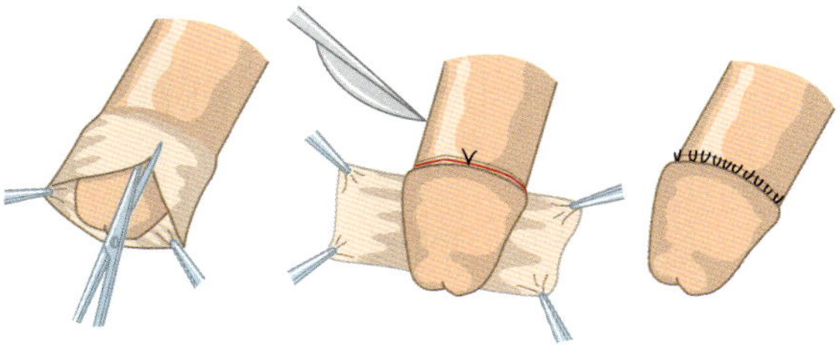

Abb. 12.48 Zirkumzision. In unserem Kulturkreis als therapeutische Operation bei angeborener oder erworbener Vorhautverengung durchgeführt. In vielen anderen Kulturen erfolgt sie jedoch routinemäßig und prophylaktisch. [L138]

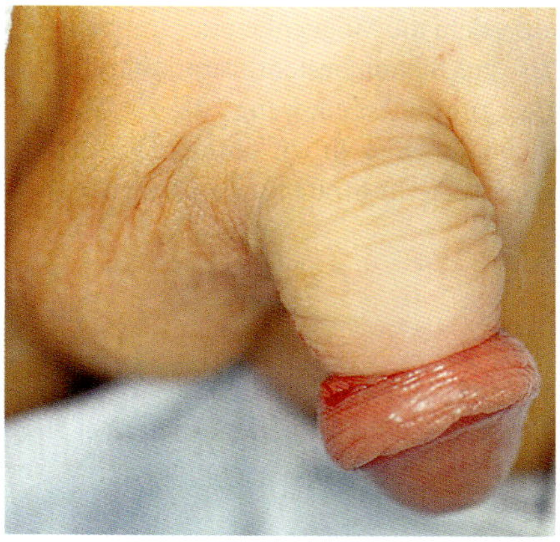

Abb. 12.49 Paraphimose. [F432]

12.9.3 Balanitis

DEFINITION

Balanitis: Entzündung der Eichel.
Balanoposthitis: Entzündung der Vorhaut.

Die **Balanitis** ist oft Folge einer unzureichenden Genitalhygiene. Begünstigend wirken eine Phimose (➤ 12.9.2) und ein Diabetes mellitus.

Die **Symptome** sind typisch: Eichel und Vorhaut sind gerötet, jucken und schmerzen, ein übel riechender Ausfluss kann vorhanden sein.

Zur **Diagnose** wird ein Abstrich entnommen sowie eine Urinkultur zur Erregeridentifizierung angelegt. Eine Urogenitaltuberkulose schließt der Arzt durch Anlegen spezieller Kulturen aus, eine Syphilis durch serologische Blutuntersuchungen. Ein Blutzuckertagesprofil deckt einen evtl. vorhandenen Diabetes mellitus auf.

Die **Behandlung** besteht in einer systemischen Antibiotikagabe. Bei Vorliegen einer Phimose erfolgt nach Abklingen der Entzündung eine Zirkumzision (➤ Abb. 12.48).

Wichtig ist die Aufklärung der Patienten über die richtige Genitalhygiene: Waschen des Penis von außen reicht nicht aus. Vielmehr sollte die Vorhaut zurückgezogen und auch die Furche zwischen Eichel und Vorhaut gründlich gereinigt werden.

12.9.4 Peniskarzinom

DEFINITION

Peniskarzinom (*Peniskrebs*): Meist im Bereich der Kranzfurche (*Furche zwischen Eichel und Penisschaft*) lokalisierter, bösartiger Tumor. Histologisch praktisch ausschließlich Plattenepithelkarzinome. In Europa und den USA seltene Krebsform. Altersgipfel 50.–60. Lebensjahr.

Krankheitsentstehung

Höchstwahrscheinlich spielen das Smegma und chronische Entzündungen als Ursache für ein **Peniskarzinom** (➤ Abb. 12.50) eine Rolle. Bekannte Risikofaktoren sind eine unzureichende Genitalhygiene und eine Phimose (beide führen zu einer intensiven Einwirkung des Smegmas auf die Eichel) sowie wiederholte Penisentzündungen. Bei beschnittenen Männern kommt der Peniskrebs praktisch nicht vor. Auch das Vorhandensein von HPV (*Humane Papillom Viren*) könnte an der Entstehung eines Peniskarzinoms beteiligt sein.

Symptome und Befund, Diagnostik

Im Frühstadium der Erkrankung lässt sich die Vorhaut nicht mehr über die Eichel zurückschieben, und es tritt ein übel riechender, evtl. auch blutiger Ausfluss auf. Unbehandelt wird der zunächst kleine Tumor immer größer, ulzeriert und greift auf den Penisschaft über. Die **Diagnose** wird durch eine Biopsie gesichert.

Behandlung

Die **Behandlung** ist primär operativ. Bei sehr kleinen Tumoren der Vorhaut kann eine Zirkumzision (➤ 12.9.2) ausreichen. Meist ist aber eine **Penisteilamputation,** bei fortgeschrittenen Karzinomen sogar eine **Penektomie** (*Entfernung des Penis*) erforderlich. Oft schließt sich eine Bestrahlung oder Entfernung der regionalen Lymphknoten an. [6]

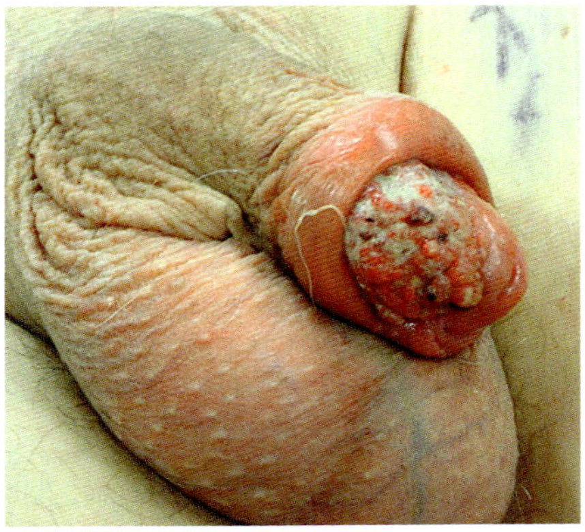

Abb. 12.50 Peniskarzinom. [X312]

Pflege

Perioperative Pflege in der Urologie ➤ 12.4.5

Eine Penisteilamputation oder gar eine Penektomie stellen für die betroffenen Männer Eingriffe dar, die nicht nur ihr Selbstwertgefühl erheblich beeinträchtigen, sondern auch gravierende Folgen für ihr Alltagsleben haben.

Neben der „körperlichen" Pflege begleiten Pflegende die Betroffenen auch psychisch mit großer Sensibilität und Einfühlungsvermögen. In der Regel wird die Pflege von einem Krankenpfleger bevorzugt.

Prognose

Bei kleinen Tumoren ohne Lymphknotenmetastasen liegt die 5-Jahres-Überlebensrate bei ca. 65–90 %. Sind bereits Beckenlymphknoten infiltriert, sinkt sie rapide auf 20 %. Bei Vorliegen von Fernmetastasen ist die Prognose infaust.

12.9.5 Verletzungen des Penis

Patienten mit **Penisverletzungen** kommen aus Schamgefühl oft erst spät zum Arzt, vor allem dann, wenn die Verletzung nicht Folge eines Arbeits- oder Verkehrsunfalls, sondern gewaltsamen Geschlechtsverkehrs oder anderer Sexualpraktiken ist (z. B. Einführen des Gliedes in Flaschen oder Staubsaugerrohre). Die diagnostischen Maßnahmen sind abhängig von der Art der Verletzung. Evtl. sind ein Urethrogramm oder ein **Cavernosogramm** (*röntgenologische Darstellung der Schwellkörper*) erforderlich. Die meisten Penisverletzungen müssen operativ versorgt werden. Erektionsstörungen sind eine häufige Folge.

Transferaufgabe

Rüdiger Doehler, 72 Jahre, wurde gestern zur Prostataadenomenukleation bei einer benignen Prostatahyperplasie (BPH) Stadium II in der urologischen Abteilung aufgenommen. Heute übernehmen Sie Herrn Doehler postoperativ aus dem Aufwachraum. Obwohl er in Vollnarkose operiert wurde, ist er bereits wach, ansprechbar und zurzeit schmerzfrei. Zur Urinableitung und Blasenspülung ist ein 24-Ch-Blasenspülkatheter gelegt worden, über den laut Anordnung des Arztes zunächst noch zügig eine Dauerspülung weiterlaufen soll. Der Katheter ist mit 120 ml geblockt. Der Blutverlust während des Eingriffs wird als normal beschrieben, aber der Patient ist postoperativ weiterhin auf Blutungen zu beobachten. Insgesamt wirkt Herr Doehler entspannt und zufrieden, dass er den Eingriff überstanden hat und möchte in Ruhe schlafen.

Aufgabe 1

Definieren Sie das Stadium II einer benignen Prostatahyperplasie in Abgrenzung zu weiteren Stadien (➤ 12.7.2).

Aufgabe 2

Benennen Sie die präoperativen Maßnahmen inklusive der Diagnostik und Differentialdiagnostik bei benigner Prostatahyperplasie (➤ 12.4.5, ➤ 12.7.2).

Aufgabe 3

- Erläutern Sie, weshalb der Arzt den Ballon des Blasenspülkatheters mit 120 ml geblockt hat (➤ 12.7.2).
- Beschreiben Sie, welche Gefahren Herrn Doehler bei unzureichender Flüssigkeitsaufnahme und mangelnder Spülung der Harnblase drohen (➤ 12.7.2).
- Beraten Sie Herrn Doehler zu Maßnahmen nach Entfernung des Spülkatheters, insbesondere auch zum Kontinenztraining.

Aufgabe 4

Führen Sie aus, was sich hinter der Abkürzung TUR verbirgt und warum diese Technik keine Alternative zur Prostataadenomenukleation bei Herrn Doehler ist (➤ 12.7.2).

Aufgabe 5

In der Urologie werden verschiedenste Katheter zur Urinableitung verwendet. Unterscheiden Sie innere und äußere Ureterkatheter, suprapubische Blasenkatheter, Nephrostomie, Urostomie und transurethralen Blasenkatheter (➤ 12.4.1, ➤ 12.4.2, ➤ 12.4.3, ➤ 12.4.4).

Literatur und Kontaktadressen

LITERATURNACHWEIS

1. Deutsches Netzwerk für Qualitätsentwicklung in der Pflege (Hrsg.): Expertenstandard Förderung der Harnkontinenz in der Pflege. 1. Aktualisierung 2014. Aus: www.dnqp.de (letzter Zugriff: 23.3.2017).
2. Deutsche Gesellschaft für Geriatrie: : Harninkontinenz bei geriatrischen Patienten, Diagnostik und Therapie. Stand 4/2016. Aus: www.awmf.org/uploads/tx_szleitlinien/084-001l_S2e_Harninkontinenz_geriatrische_Patienten_2016-05_1.pdf (letzter Zugriff: 23.3.2017).
3. Lampel-Schultz, D.: Urodynamik – Akademie der deutschen Urologen. 3. Aufl. Heidelberg: Springer Verlag, 2013, S. 71ff.
4. Selbsthilfe Harnblasenkrebs e. V.: www.selbsthilfe-harnblasenkrebs.de (letzter Zugriff: 23.3.2017).
5. Akademie der deutschen Urologen: S2k-Leitlinie zur Diagnostik, Therapie und Metaphylaxe der Urolithiasis. Stand 3/2015. Aus: www.awmf.org/uploads/tx_szleitlinien/043-025l_S2k_Urolithiasis_Diagnostik_Therapie_Metaphylaxe_2015-03.pdf (letzter Zugriff: 23.3.2017).
6. Deutsche Stiftung Organtransplantation (DSO): Jahresbericht 2015. Aus: www.dso.de/uploads/tx_dsodl/DSO_JB_2015_Web_2.pdf (letzter Zugriff: 23.3.2017).
7. Bundeszentrale für gesundheitliche Aufklärung (BZgA): Die Nierentransplantation. Aus: www.organspende-info.de/organ-und-gewebespende/organe/nierentransplantation (letzter Zugriff: 23.3.2017).
8. Leitlinienprogramm Onkologie: S3-Leitlinie Diagnostik, Therapie und Nachsorge des Nierenzellkarzinoms. Stand 2/2017. Aus: www.awmf.org/uploads/tx_szleitlinien/043-017Ol-l_S3_Nierenzellkarzinom_2017-04.pdf (letzter Zugriff: 23.3.2017).
9. Zieschang, M., Walter, S.: Alles Cipro? Unkomplizierte Harnwegsinfektionen werden heute anders behandelt. Aus: Hessisches Ärzteblatt 2015; 76(10), S. 158–162.
10. Kommission für Krankenhaushygiene und Infektionsprävention (KRINKO): Prävention und Kontrolle Katheter-assoziierter Harnwegsinfektionen. Stand 4/2015. Aus: http://edoc.rki.de/documents/rki_ab/redxxRIKkYLEU/PDF/220QQ8Itoi1ME.pdf (letzter Zugriff: 23.3.2017).
11. Beerepoot, M.A.J. et al.: Nonantibiotic prophylaxis for recurrent urinary tract infections: a systematic review and meta-analysis of randomized controlled trials. Aus: Journal of Urology 2013; 190: S. 1981–1989.
12. Leitlinienprogramm Onkologie: S3-Leitlinie „Früherkennung, Diagnostik, Therapie und Nachsorge des Harnblasenkarzinoms". Stand 9/2016. Aus: www.leitlinienprogramm-onkologie.de/uploads/tx_sbdownloader/LL_Harnblasenkarzinom_Langversion_1.1.pdf (letzter Zugriff: 23.3.2017).
13. Akademie der deutschen Urologen: S2e Leitlinie Therapie des Benignen Prostatasyndroms (BPS). Stand 2014. Aus: www.awmf.org/uploads/tx_szleitlinien/043-035l_S2e_Therapie_benignes_Prostatatasyndrom_2014_11.pdf (letzter Zugriff: 23.3.2017).
14. Deutsche Gesellschaft für Neurologie: Diagnostik und Therapie der erektilen Dysfunktion. Stand 01/2015. Aus: www.awmf.org/uploads/tx_szleitlinien/030-112l_S1_Erektilen_Dysfunktion_Diagnostik_Therapie_2015-01-verlaengert_01.pdf (letzter Zugriff: 8.4.2017).
15. Deutsche Gesellschaft für Kinderchirurgie, Deutsche Gesellschaft für Urologie (Hrsg.): Leitlinie Hodenhochstand – Maldeszensus testis. Version 07/2013, in Überarbeitung. Aus: www.awmf.org/leitlinien/detail/ll/006-022.html (letzter Zugriff: 8.4.2017).

KONTAKTADRESSEN

Arbeitsgemeinschaft für nephrologisches Personal e.V. (AfnP): www.afnp.de
Arbeitskreis Transplantationspflege (Arbeitskreis von Pflegenden in Transplantationseinrichtungen): www.aktxpflege.de
Bundesverband Niere e. V.: www.bundesverband-niere.de
Bundesverband Prostatakrebs-Selbsthilfe (BPS) e.V.: www. prostatakrebs-bps.de
Deutsche Gesellschaft für Nephrologie e.V.: www.dgfn.eu
Deutsche Gesellschaft für Urologie e. V.: www.dgu.de
Deutsche ILCO (Vereinigung für Stomaträger): www.ilco.de
Deutsche Kontinenz Gesellschaft e. V.: www.kontinenz-gesellschaft.de
Informationszentrum für Sexualität und Gesundheit (ISG) e.V.: www.isg-info.de
Kuratorium für Dialyse und Nierentransplantation (KfK) e. V.: www.kfh-dialyse.de
Selbsthilfe Harnblasenkrebs e. V.: www.selbsthilfe-harnblasenkrebs.de
Selbsthilfe-Bund Blasenkrebs e. V.: www.selbsthilfe-bund-blasenkrebs.de
Selbsthilfegruppe Erektile Dysfunktion (Impotenz): www.impotenz-selbsthilfe.de
Selbsthilfeverband Inkontinenz e.V.: www.selbsthilfeverband-inkontinenz.org
Stiftung Männergesundheit: www.stiftung-maennergesundheit.de
Verband Organtransplantierter Deutschlands e. V.: www.vod-ev.de
Web-Community von Thomas und Bettina Wörpel: www.dialyse-online.de

WEITERFÜHRENDE LITERATUR

Breuch, G., Müller, E. (Hrsg.): Pflegepflege Nephrologie und Dialyse., 5. Aufl. München: Elsevier Verlag, 2015
Hammes, C. et al.: BASICS Urologie., 3. Aufl. München: Elsevier Verlag, 2015.
Hillebrand, G. F.: Nierentransplantation nachgefragt: 50 Fragen und Antworten. Stuttgart: Thieme Verlag, 2007.
Keil, M., Becker, N.: Nierensteine- und Blasenerkrankungen – Erkennen, heilen, vorbeugen. München: Herbig Verlag , 2008.
Krebsinformationsdienst Deutsches Krebsforschungszentrum (Hrsg.): Männliche Gesundheit und Krebs, 2. Aufl. Aus: www.krebsinformationsdienst.de/wegweiser/iblatt/krebspatient-sexualitaet.pdf.
Menche, N., Brandt, I. (Hrsg.): Pflege konkret Innere Medizin., 6. Aufl. München: Elsevier Verlag, 2013.
Michaelis, U: Beckenbodentraining für Männer – Harninkontinenz und Erektionsstörungen mindern und überwinden. 4. Aufl. München: Elsevier Verlag, 2017.
Soeder, S., Dorey, G.: Ganz Mann! Ganz fit – das Beckenboden-Training für mehr Potenz und Kontinenz. Stuttgart: Trias Verlag, 2009.
Stiftung Deutsche Krebshilfe (Hrsg.): Die Blaufen Ratgeber. Hodenkrebs. Antworten. Hilfen. Perspektiven. Bonn 2013.
Stiftung Deutsche Krebshilfe (Hrsg.): Die Blaufen Ratgeber. Hodenkrebs. Antworten. Hilfen. Perspektiven. Bonn, 2016.

KAPITEL

13 Pflege von Menschen mit Erkrankungen des Herzens und der herznahen Gefäße

13.1 **Pflege in der Herzchirurgie** . . . 499
13.1.1 Betroffene Menschen . . . 500
13.1.2 Prävention . . . 500
13.1.3 Rehabilitation . . . 500
13.1.4 Patientenberatung . . . 501
13.1.5 Beobachten, Beurteilen und Intervenieren . . . 501
13.1.6 Perioperative Pflege bei herzchirurgischen Operationen . . . 502

13.2 **Hauptbeschwerden und Leitbefunde in der Herzchirurgie** . . . 504
13.2.1 Thoraxschmerzen . . . 504
13.2.2 Herzklopfen, Herzrasen, Herzstolpern . . . 505
13.2.3 Synkopen . . . 505

13.3 **Der Weg zur Diagnose in der Herzchirurgie** . . . 506
13.3.1 Anamnese und körperliche Untersuchung . . . 506
13.3.2 Elektrokardiogramm . . . 506
13.3.3 Bildgebende Verfahren . . . 508
13.3.4 Echokardiografie . . . 508
13.3.5 Nuklearmedizinische Untersuchungen . . . 510
13.3.6 Herzkatheterdiagnostik . . . 510

13.4 **Operationen in der Herzchirurgie** . . . 511
13.4.1 Operationen am schlagenden und am stillgestellten Herzen . . . 511
13.4.2 Minimal-invasive Herzchirurgie . . . 514
13.4.3 Herztransplantation . . . 514

13.5 **Durchblutungsstörungen des Herzens** . . . 515
13.5.1 Koronare Herzkrankheit . . . 515
13.5.2 Herzinfarkt . . . 517

13.6 **Herzklappenfehler** . . . 519

13.7 **Angeborene Herzfehler** . . . 521
13.7.1 Übersicht . . . 521
13.7.2 Vorhofseptumdefekt . . . 521
13.7.3 Ventrikelseptumdefekt . . . 521

13.8 **Kardiomyopathien** . . . 524

13.9 **Herztumoren** . . . 524
13.9.1 Benigne Herztumoren . . . 524
13.9.2 Maligne Herztumoren . . . 525

13.10 **Erkrankungen des Perikards** . . . 525
13.10.1 Perikarderguss und Perikardtamponade . . . 525
13.10.2 Chronische konstriktive Perikarditis . . . 525
13.10.3 Perikardzysten . . . 525

13.11 **Thorakales Aortenaneurysma** . . . 526

DEFINITION

Herzchirurgie (*Kardiochirurgie*): Eigenständiges medizinisches Fachgebiet, das Diagnostik und operative Therapie von chirurgischen Erkrankungen, Fehlbildungen und Verletzungen des Herzens, der herznahen Gefäße und des herznahen Mediastinums umfasst. Auch Eingriffe an der Lunge werden vom Herzchirurgen durchgeführt, falls sie mit dem herzchirurgischen Eingriff unmittelbar in Zusammenhang stehen.

Die Herzchirurgie ist ein relativ junges Fachgebiet der Medizin. Erst seit Mitte des 20. Jahrhunderts sind Eingriffe am Herzen möglich.

13.1 Pflege in der Herzchirurgie

Herzchirurgische Operationen werden meist nur in Krankenhäusern der Maximalversorgung oder in spezialisierten Herz-Kreislauf-Zentren durchgeführt. Neben dem Wissen zu den Erkrankungen und Behandlungsstrategien benötigen Pflegende auch technisches Know-how. Sie müssen z. B. im Umgang mit EKG-Gerät, Herzschrittmachern, Pleuradrainagen und Defibrillator geübt sein.

Nach herzchirurgischen Eingriffen treten oftmals psychologische Probleme auf. Die präoperative Belastung des Herzkranken, die Operation, die manchmal über Leben oder Tod entscheidet, sowie die aufwendige Intensivbehandlung können zu psychischen Komplikationen oder Schwierigkeiten führen. Teilweise kommt es postoperativ zum Delir mit Desorientiertheit und paranoiden Illusionen. Auch depressive Verstimmungen sind nicht selten. Pflegende in der Herzchirurgie benötigen deshalb Kenntnisse aus der Psychologie und Kompetenzen in der zwischenmenschlichen Kommunikation.

13.1.1 Betroffene Menschen

Herzerkrankungen können **Menschen jeden Alters** treffen. Der typische „Bypass-Patient" hat eine seit Jahren bestehende Arteriosklerose und meist die dafür typischen Risikofaktoren Bluthochdruck, Diabetes mellitus, Übergewicht, Hypercholesterinämie und Nikotinabusus. Häufig leidet er schon längere Zeit unter der koronaren Herzkrankheit, v. a. die verminderte Leistungsfähigkeit und Atemnot machen ihm zu schaffen. Es ist auch möglich, dass neben den Herzkranzgefäßen weitere Arterien befallen sind, z. B. sind begleitende pAVK, Niereninsuffizienz sowie zerebrale Minderdurchblutung möglich (➤ 9.4.3, ➤ 9.4.4).

Herz-Kreislauf-Erkrankungen sind bei Kindern insgesamt selten. Etwa 1 % der Neugeborenen kommt mit einer angeborenen Fehlbildung des Herzens und der großen Gefäße auf die Welt. Diese Herzfehler werden, sofern sie hämodynamische Auswirkungen haben, meist schon im Säuglings- oder Kindesalter operiert. Diese Eingriffe erfolgen in spezialisierten kinderherzchirurgischen Zentren.

Patienten mit erworbenen Herzklappenfehlern oder -insuffizienzen sind häufig jung. Typischerweise findet man in der Anamnese eine Endokarditis als Komplikation einer ursprünglich harmlosen bakteriellen Infektion. Patienten mit einer Aortenklappenstenose sind meist schon älter.

13.1.2 Prävention

Herz-Kreislauf-Erkrankungen waren 2013 mit knapp 40 % aller Todesfälle die häufigste Todesursache überhaupt, mehr als 90 % der daran Verstorbenen waren 65 Jahre alt oder älter. [vgl. 1]

Bewegungsmangel, zu fette und einseitige Ernährung, Übergewicht, Diabetes mellitus, Bluthochdruck und Nikotinabusus sind die typischen **Risikofaktoren** für arteriosklerotische Herzerkrankungen. Zahlreiche Kampagnen, z. B. von Krankenkassen oder der Deutschen Herzstiftung, versuchen, die Bevölkerung über eine gesunde Lebensweise aufzuklären (➤ 9.1.2).

Die **Sekundärprävention** umfasst Maßnahmen, die das Fortschreiten einer koronaren Herzkrankheit und damit einen Herzinfarkt verhindern sollen. Dazu gehört der regelmäßige Arztbesuch, am besten bei einem Kardiologen, die konsequente Einnahme verordneter Medikamente und die Ausschaltung bestehender Risikofaktoren. Eine weitere entscheidende Maßnahme ist die an die Leistungsfähigkeit angepasste regelmäßige Bewegung. Menschen, die einen Herzinfarkt erlitten haben, benötigen eine intensive Begleitung und Beratung mit dem Ziel, einen Re-Infarkt zu verhindern. Dazu ist es häufig notwendig, dass Ärzte und Pflegende sehr deutlich die Folgen ungünstiger Lebensführung aufzeigen.

Bei chirurgischen Eingriffen (z. B. Zahnextraktion, urologische Operationen) sowie hochfieberhaften Infekten besteht die Gefahr, dass Keime in die Blutbahn eingeschwemmt werden und eine Endokarditis verursachen. Wichtige präventive Maßnahmen sind die Sanierung von Entzündungsherden (z. B. vereiterter Zahn), die frühzeitige Antibiotikagabe bei gefährdeten Menschen (z. B. bei Herzklappenfehlern, Z. n. Endokarditis, hochgradiger Immunschwäche) und die körperliche Schonung bei fieberhaften Infekten.

13.1.3 Rehabilitation

Die Dauer des **Rehabilitationsprozesses** hängt von der Schwere der Herzerkrankung bzw. dem Ausmaß der Herzoperation ab. Häufig müssen Herzpatienten gebremst werden, weil sie zu schnell zu viel wollen (➤ Abb. 13.1).

Der Rehabilitationsprozess gliedert sich in **drei Phasen:**

- **(Früh-)Mobilisation** in den ersten Tagen und Wochen im Krankenhaus mit Physiotherapie und Atemtherapie
- **Rehabilitation** in den Wochen und Monaten in einer spezialisierten Rehabilitationsklinik
- **Nachsorge und dauerhaftes Training** zu Hause. Betreuung und Dauerbehandlung durch den Hausarzt mit Kontrolluntersuchungen und Präventionsmaßnahmen. Regelmäßige Bewegung, am besten in einer Herzsportgruppe.

Herzsportgruppen gibt es in allen größeren Kommunen. Voraussetzung für die Teilnahme ist die ärztliche Unbedenklichkeit. Die Patienten sollen 1–2-mal pro Woche für 60–90 Min. trainieren. Unter Aufsicht testen sie ihre körperlichen Möglichkeiten, können Ängste und Sorgen äußern und somit Vertrauen in den eigenen Körper und die eigene Gesundheit gewinnen. Ärztliche Kontrollen und Belastungs-EKG geben dem Patienten dann ggf. auch die Erlaubnis für mehr Sport.

In der Akutklinik, aber auch später in der kardiologischen Rehabilitation, überwachen die Pflegenden sorgfältig die Kreislaufsituation vor, während und nach körperlicher Anstrengung. Der Arzt

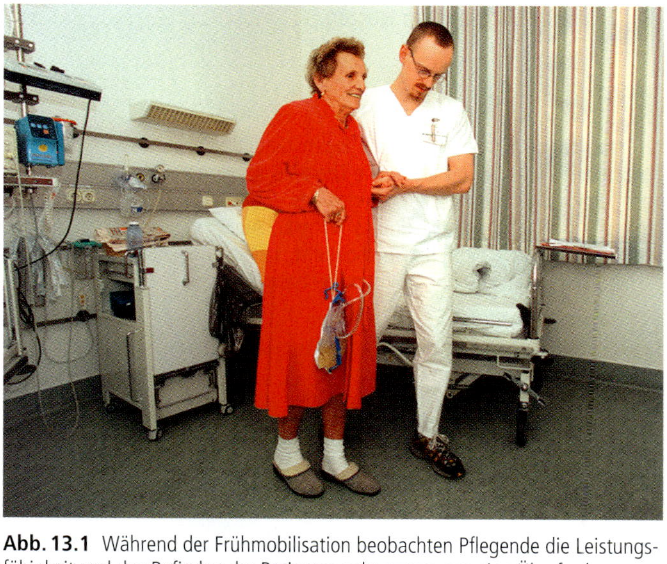

Abb. 13.1 Während der Frühmobilisation beobachten Pflegende die Leistungsfähigkeit und das Befinden der Patienten sehr genau, um eine Überforderung zu vermeiden. [K115]

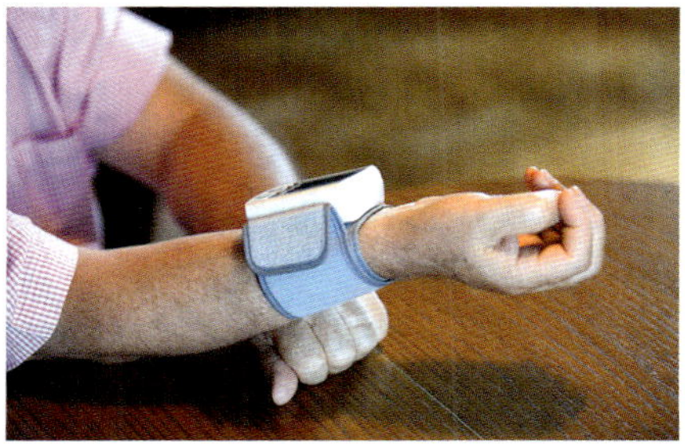

Abb. 13.2 Patienten mit Herzerkrankungen werden beraten, täglich Blutdruck und Puls zu kontrollieren. Elektronische Blutdruckmessgeräte ermöglichen die einfache und schnelle Messung zu Hause. [J787]

legt fest, wie stark Puls und Blutdruck unter Belastung ansteigen dürfen.

Am Ende der Rehabilitation steht die Eingliederung in den Beruf. Bei körperlich sehr anstrengenden Tätigkeiten wird evtl. eine Umschulung notwendig. Für bestimmte Berufe, z. B. Piloten, Berufskraftfahrer, gelten Sonderregelungen. Unter Umständen ist eine Berentung erforderlich. [vgl. 2, 3]

13.1.4 Patientenberatung

Die **Patienten** sollen mögliche Komplikationen kennen. Dabei achten Ärzte und Pflegende darauf, weder Panik zu verbreiten, noch die Dinge zu beschönigen. Sie nennen Symptome, bei denen der Betroffene sofort einen Arzt aufsuchen soll. Sie werden beraten, ärztliche Kontrollen und Medikamenteneinstellungen regelmäßig überprüfen zu lassen, auch wenn sie sich wohlfühlen.

Muss ein Patient Medikamente einnehmen, muss er ihre Bedeutung unmissverständlich kennen. Pflegende üben ggf. das Richten der Medikamente bzw. leiten die Angehörigen dazu an. Bei gerinnungshemmenden Medikamenten erhalten die Patienten zudem Informationen über Verhaltensregeln bei erhöhter Blutungsneigung. Sie sollen den Antikoagulantien-Ausweis immer bei sich tragen.

Mit anderen Berufsgruppen beraten Pflegende die Patienten zur Kontrolle, Behandlung bzw. Ausschaltung der oben genannten Risikofaktoren (➤ Abb. 13.2). Nicht allen Patienten gelingt eine Veränderung der Lebensführung, z. B. das Einstellen des Rauchens oder eine gesunde Ernährung.

13.1.5 Beobachten, Beurteilen und Intervenieren

Herz-Kreislauf

Sowohl prä- als auch postoperativ liegt der Überwachungsschwerpunkt auf der **Herz- und Kreislauf-Funktion**. Die Pflegenden messen abhängig von der Patientensituation mehrmals täglich **Blutdruck** und **Puls.** Bei der Pulskontrolle achten sie (u. U. monitorgestützt) auf Pulsfrequenz und -rhythmus. Pflegende in der Herzchirurgie erkennen typische Rhythmusstörungen anhand des Monitorbildes. Für eine differenzierte Beurteilung werden regelmäßig EKG geschrieben. Pflegende auf der Intensivstation überwachen den Blutdruck kontinuierlich über eine arterielle Kanüle, die meist in der A. radialis liegt.

Der **zentrale Venendruck** (*ZVD*) erlaubt als Verlaufswert Aussagen über die Leistungsfähigkeit des rechten Herzens und die Volumensituation. Hat der Patient einen zentralen Venenkatheter, messen Pflegende mindestens 2-mal täglich den ZVD.

Mittels **PiCCO-Katheter** (engl. *Pulse Contour Cardiac Output,* dt. *Pulskontur-Herzzeitvolumen*) können kontinuierlich Aussagen über Herzzeitvolumen, Vorlast, Nachlast und Kontraktilität des Herzens sowie über extravasales Lungenwasser gemacht werden. Er wird in die A. femoralis, A. brachialis oder A. axillaris eingelegt und ist gleichzeitig auch ein arterieller Zugang, über den kontinuierlich der Blutdruck gemessen werden kann, sowie Blutabnahmen durchgeführt werden können.

Der **linke Vorhofdruck** (*LAP*) wird praktisch nur bei herzchirurgischen Patienten gemessen, um die Funktion des linken Herzens zu überwachen. Hierzu wird operativ ein Katheter in den linken Vorhof eingeführt.

Die Pflegenden führen Beobachtungen und Messungen teils eigenverantwortlich, teils assistierend durch. Veränderungen geben sie umgehend an den Arzt weiter. Eine gewissenhafte, nachvollziehbare und zeitnahe Dokumentation ist notwendig.

Atmung

Viele Herzerkrankungen gehen mit **Atemnot** (➤ 10.2.1) einher, die sich unter Belastung und im flachen Liegen verstärkt. Die Pflegenden beobachten die Atemsituation und passen pflegerische Maßnahmen entsprechend an. So kann es z. B. notwendig sein, die morgendliche Körperpflege auf mehrere Etappen zu verteilen. Bei Bedarf verabreichen sie dem Patienten Sauerstoff nach Arztanordnung, führen Lagerungsdrainagen oder pneumonieprophylaktische Maßnahmen durch. Die nichtinvasive Überwachung der Sauerstoffsättigung mittels **Pulsoximetrie** (➤ Abb. 10.9) gehört bei herzchirurgischen Patienten in der unmittelbar postoperativen Zeit zum Standard.

Lagerung und Bewegung

Herzpatienten können in der Regel nicht flach liegen. Am wohlsten fühlen sie sich in der Rückenlage mit erhöhtem Oberkörper. Auch beim Betten sollte das Kopfteil nicht ganz flach gestellt werden. Bei akuter Atemnot oder dekompensierter Herzfunktion ist die **Herzbettlagerung** (➤ Abb. 13.3) am geeignetsten. Durch die zusätzliche Tieflagerung der Beine versackt das Blut fußwärts und entlastet das Herz (*Senkung der Vorlast*). Zur Dekubitus- und Pneumonieprophylaxe sind trotzdem regelmäßige Lagerungswechsel notwendig. Eine 30°-Schräglagerung wird meist auch toleriert, wenn das Kopfteil etwas erhöht bleibt oder das ganze Bett leicht fußwärts gestellt ist.

Bei frisch operierten Patienten mit Sternotomie müssen Zug- und Scherkräfte auf das Sternum vermieden werden, um eine Sterninstabilität zu vermeiden. Bei allen Lagerungen sollten möglichst wenig Kissen um den Oberkörper verwendet werden. Auch die Arme sollten vom Körper weggelagert sein, damit der Patient kein Engegefühl empfindet. Bei jeder Art von Mobilisation beobachten und überwachen die Pflegenden den Patienten sorgsam, ggf. brechen sie die Mobilisation ab (➤ Abb. 13.1).

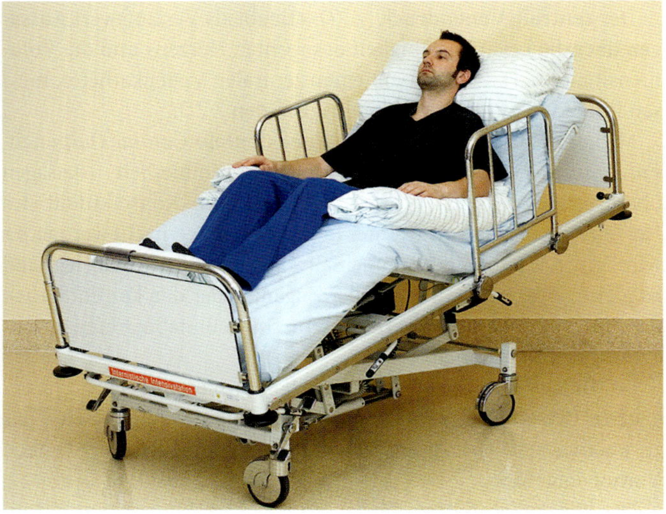

Abb. 13.3 Patient in der Herzbettlagerung. Diese Position entlastet das Herz und erleichtert die Atmung. [K115]

Ernährung und Ausscheidung

Ausreichende **Flüssigkeitszufuhr** ist die Voraussetzung für eine gute Hämodynamik. Ein Volumenüberschuss belastet jedoch das Herz. Häufig ordnet der Arzt die Trinkmenge individuell an oder noch besser, die angestrebte Bilanz (z. B. Patient soll ausgeglichene Bilanz haben oder Patient soll 500 ml im Minus sein). Die Pflegenden achten gemeinsam mit dem Patienten auf eine sorgfältige Bilanzierung der Ein- und Ausfuhr. Flüssigkeitsrestriktion nach Herzoperationen belastet die Patienten sehr. Die Pflegenden erklären die Notwendigkeit, auch den Angehörigen, und bieten Mundsprays, Eislutscher, Mundspülungen und regelmäßige Mundpflege an.

Ein plötzliches Sistieren der Ausscheidung kann in der frühen postoperativen Phase häufig der erste Hinweis auf die lebensgefährliche Komplikation einer Herzbeuteltamponade sein (in Verbindung mit einem Anstieg des ZVD). Sie verdient deshalb besondere Aufmerksamkeit.

Herzpatienten sollten grundsätzlich Übergewicht reduzieren. Die Pflegenden messen im Rahmen der Pflegeanamnese das Gewicht und erfragen die Essensgewohnheiten. Bei übergewichtigen Patienten ordnet der Arzt eine Reduktionskost an. Meist ist eine Diät- bzw. Ernährungsberatung notwendig.

13.1.6 Perioperative Pflege bei herzchirurgischen Operationen

Pflege vor, während und nach Operationen ➤ Kap. 4

Präoperative Pflege

Die präoperative Pflege entspricht grundsätzlich den allgemeinen Maßnahmen. Besondere Schwerpunkte sind:

Beobachtung

Dyspnoe ➤ 10.2.1

Insbesondere Patienten mit einer Linksherzinsuffizienz leiden häufig unter Belastungsdyspnoe, selten auch unter Ruhedyspnoe, bedingt durch den Blutrückstau in den Lungenkreislauf. Manchmal besteht gleichzeitig eine **Angina pectoris** (➤ 13.5.1). Da eine Dyspnoe auf die Verschlechterung einer Herzerkrankung hinweisen kann, beobachten die Pflegenden den Patienten regelmäßig auf Atembeschwerden während körperlicher Belastung und in Ruhe. Außerdem achten sie darauf, dass der Patient sich nicht überanstrengt, und informieren bei (zunehmender) Dyspnoe den Arzt.

Einüben postoperativer Fertigkeiten

Husten ➤ 10.2.6

Perioperative Pflege in der Thoraxchirurgie ➤ 10.4.3

Nach Herzoperationen, bei denen die Herz-Lungen-Maschine eingesetzt wurde, treten gehäuft Störungen der Lungenfunktion auf, da die Lunge während der totalen Bypasszeit (Herz-Lungen-Maschine) weder belüftet noch durchblutet ist. Insbesondere durch die unterbrochene Lungenbelüftung können Atelektasen (➤ 10.2.2) entstehen, die eine Pneumonie begünstigen. Nach diesen Herzoperationen kommt daher der **Pneumonieprophylaxe** besondere Bedeutung zu. Pflegende und Physiotherapeuten üben notwendige Atem- und Abhusttechniken schon vor dem Eingriff mit ihm, z. B. das Atmen mit einem SMI-Trainer oder Abhusten bei gleichzeitigem Druck auf das Sternum mit den Handflächen.

Lagerung und Bewegung

In der Akutphase einer Herzerkrankung sollten Patienten auf ihre individuelle Belastungsgrenze achten. Eine Bettruhe ist in der Regel nicht erforderlich. Bei Atemnot oder ausgeprägter Herzinsuffizienz bringen die Pflegenden den Patienten in Herzbettlage (➤ Abb. 13.3). Diese **Lagerung** entlastet das Herz und erleichtert das Atmen.

Postoperative Pflege

Nach großen herzchirurgischen Operationen bleibt der Patient in der Regel für eine Nacht auf der Intensivstation. Bei komplikationslosem Verlauf kann der Patient am 1. postoperativen Tag verlegt werden. Im Zuge der verminderten Invasivität der Eingriffe setzen herzchirurgische Kliniken zunehmend auf ein „Fast-track"-Konzept (➤ 5.7), demzufolge ausgewählte Patienten nur wenige Stunden auf Intensivstationen überwacht werden. Ist eine weitere Monitorüberwachung notwendig, verlegt der Arzt den Patienten zunächst in eine Überwachungseinheit (*Intermediate-Care-Station*), ansonsten auf die herzchirurgische Allgemeinstation.

Herz-Kreislauf

Der Patient ist auf der Intensivstation und ggf. auch später auf der Wachstation an einen EKG-Monitor angeschlossen. Die Überwachung der **Herzfrequenz** und des **Herzrhythmus** sind entscheidende pflegerische Maßnahmen. Da Herzrhythmusstörungen häufig sind, legt der Operateur meist intraoperativ Schrittmacherdrähte am Vorhof oder Ventrikel ein, über die ein externer Herzschrittmacher problemlos angeschlossen werden kann. Alternativ werden

Herzrhythmusstörungen medikamentös behandelt. In den ersten Tagen werden, nach Hausstandard, zusätzlich EKGs geschrieben.

Die Pflegenden überwachen außerdem engmaschig den **Blutdruck,** der möglichst im normotensiven Bereich liegen soll, um das Myokard nicht zu überlasten und eine normale Durchblutung der Organe zu gewährleisten. Je nach Art der Operation können ggf. Blutdruckobergrenzen vom Arzt festgelegt werden. Nach großen herzchirurgischen Eingriffen wird der Blutdruck kontinuierlich über einen arteriellen Zugang gemessen.

Alle Patienten nach größeren herzchirurgischen Operationen haben einen **zentralen Venenkatheter** (*ZVK*). Die Pflegenden messen mindestens 3-mal täglich (auf Intensivstationen kontinuierlich) den zentralen **Venendruck.** Die Werte gestatten Aussagen über die Volumensituation und die Leistungsfähigkeit des rechten Herzens.

Bei großen Operationen am Herzen legt der Anästhesist zusätzlich einen PiCCO-Katheter. Mit ihm können kontinuierlich Herzzeitvolumen, Vorlast, Nachlast, Kontraktilität des Herzens und das extravasale Lungenwasser bestimmt werden. Diese Werte helfen bei der Entscheidung, ob kreislaufinstabile Patienten besser mittels Volumengabe oder medikamentös, z. B. durch Katecholamingabe, stabilisiert werden sollten. Bei großen herzchirurgischen Eingriffen wird während der OP ein dünner Katheter in den linken Vorhof gelegt über den kontinuierlich der **Druck im linken Vorhof** (*LAP*) gemessen wird. [vgl. 4]

Atmung und Temperatur

Ist eine intraoperative Hypothermie nötig, werden die Patienten zum Ende des Eingriffs an der Herz-Lungen-Maschine gewärmt, sodass ihre **Temperatur** nicht unter 35 °C liegt. Um postoperativem Muskelzittern und einer Ateminsuffizienz vorzubeugen, wird der Patient in den ersten 6 Std. nach der Operation sediert und nachbeatmet, dann kann er bei stabilen Kreislaufverhältnissen aufwachen.

In der Phase des Aufwärmens kommt es durch die zunehmende Gefäßweitstellung oft zu einem relativen Volumenmangel mit Hypotonie, ZVD-Abfall und Nachlassen der Urinausscheidung. Dann wird eine Volumengabe erforderlich. Wird der Patient wach und ist seine Kreislaufsituation stabil, beginnen die Pflegenden mit dem Abtrainieren (*Weaning*) vom Beatmungsgerät. Bei komplikationslosem Verlauf kann der Patient in der Regel 6–10 Std. nach der OP extubiert werden. Nach einfachen Operationen am Herzen kann in der Regel sofort postoperativ extubiert werden.

Meist wird die Sauerstoffsättigung in den ersten Stunden mittels Pulsoximetrie (➤ Abb. 10.9) überwacht. Zur differenzierten Beurteilung der **Atemsituation** und des **Säure-Basen-Haushalts** erfolgen bei Bedarf Blutgasanalysen (➤ 10.3.4). Häufig ist in den ersten Tagen eine Sauerstoffgabe notwendig (➤ 10.4.1).

Patienten, deren Sternum eröffnet wurde, haben häufig starke Schmerzen. Die Pflegenden achten auf ausreichende Schmerzbehandlung und beginnen unmittelbar nach der Extubation mit Maßnahmen der Atemgymnastik und -therapie (➤ 10.4.3). Unterstützt werden sie durch Physiotherapeuten.

Die Pflegenden überwachen die Körpertemperatur, in der Regel liegt ein Blasenkatheter mit Temperatursonde, alternativ eine rektale Temperatursonde zur kontinuierlichen Temperaturmessung. Danach messen die Pflegenden 2-mal täglich die Körpertemperatur, bei Bedarf häufiger.

Lagerung und Bewegung

In den ersten Stunden nach der Operation **lagern** die Pflegenden den Patienten in Rückenlage mit leicht erhöhtem Oberkörper. Ein Patient mit komplikationslosem Verlauf kann danach auch in die 30°-Seitenlage gelagert werden.

Wurde das Sternum eröffnet, achten die Pflegenden darauf, den Patienten nur achsengerecht zu bewegen (➤ Abb. 13.4) und alle Bewegungen zu vermeiden, bei denen die beiden Sternumhälften sich gegeneinander verschieben könnten, da dies eine **Sternuminstabilität** begünstigt. Die Pflegenden informieren den Patienten darüber, dass er den Brustkorb nicht asymmetrisch bewegen (z. B. indem er sich mit einer Hand am Bettbügel festhält) und eine starke Dehnung des Sternums vermeiden soll (z. B. indem er sich mit beiden Armen aufstützt).

Bei der **Bewegung** des Patienten auf folgende Punkte achten:

- Zum **Drehen** Patienten bitten, die Arme vor der Brust zu verschränken und den eigenen Brustkorb zu umgreifen (➤ Abb. 13.4). Während der Patient diese Haltung beibehält, drehen die Pflegekräfte den Patienten en bloc. Alternativ ziehen sie ihn mit dem (Steck-)Laken auf die Seite
- Zum **Hochrutschen** im Bett kinästhetische Prinzipien anwenden: Patienten en bloc etwas auf die Seite drehen, frei liegende Schulter nach oben ziehen/schieben und Becken nach oben nachdrücken. Diesen Vorgang im Wechseln der beiden Seiten so lange wiederholen, bis der Patient weit genug oben liegt
- Auch zum **Aufsetzen** nimmt der Patient die oben beschriebene Haltung ein. Die Pflegekraft dreht ihn kinästhetisch in die Seitenlage und setzt ihn dann auf (➤ Abb. 4.51).

Sofern keine Kontraindikationen bestehen, z. B. eine instabile Herz-Kreislauf-Funktion, mobilisieren die Pflegenden den Patienten ab dem 1. postoperativen Tag. Abhängig vom Allgemeinbefinden und der Herz-Kreislauf-Situation soll der Patient täglich seine Mobilität steigern.

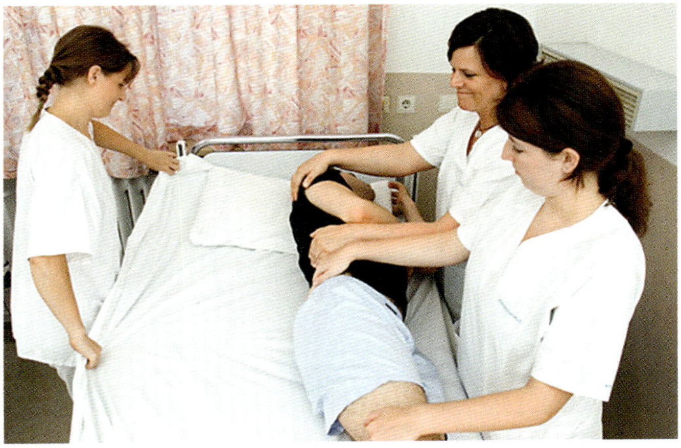

Abb. 13.4 Lagerung nach Sternotomie. Der Patient verschränkt die Arme vor dem achsengerechten Drehen vor dem Brustkorb. [K115]

Puls als wichtiges Überwachungskriterium

In den ersten postoperativen Tagen jeweils vor und nach der Mobilisation den Puls des Patienten kontrollieren. Ist die Pulsfrequenz infolge der Mobilisation um mehr als 20 Schläge/Min. gestiegen oder sind Rhythmusstörungen neu aufgetreten, Arzt informieren.

Ernährung und Ausscheidung

Die Patienten dürfen bereits wenige Stunden nach der Extubation schluckweise trinken, haben aber häufig eine **Trinkmengenbeschränkung**, die meist sehr belastend ist. Pflegende bieten regelmäßig Mundpflege an und sind kreativ, um das Durstgefühl erträglicher zu machen. Ab dem 1. postoperativen Tag dürfen die Patienten leichte Kost zu sich nehmen.

Die Flüssigkeitszufuhr, als Infusion und oral, erfolgt in den ersten postoperativen Tagen sehr restriktiv, da Patienten nach Operationen mit der Herz-Lungen-Maschine häufig einen großen Volumenüberschuss haben, der das Herz stark belastet. Gleichzeitig führen Stress und die Gabe von Katecholaminen zu einer verminderten Nierendurchblutung und Wasserausscheidung. Die Pflegenden überwachen mittels Urimeter die stündliche Urinausscheidung. Bei einer **Ausscheidung** von ≤ 100 ml/Std. erhält der Patient ein Diuretikum. Der Arzt legt jeden Tag fest, wie die Zielbilanz in 24 Std. sein soll. Meist ist in den ersten Tagen eine negative Bilanz (–500 ml) angestrebt.

Drainagen und Verbandswechsel

Pflege bei Pleuradrainage ➤ 10.4.2

Der Patient hat mindestens eine **Mediastinal**- und eine **Pleuradrainage** (➤ Abb. 13.5). Diese dürfen weder auf dem Transport noch während der frühen postoperativen Phase länger abgeklemmt oder abgeknickt werden, da die Gefahr einer Herztamponade und eines Pneumothorax droht. Mindestens am Tag der Operation und am 1. postoperativen Tag sind die Drainagen unter Dauersog von 20 cmH_2O zu halten. Die Pflegenden „melken" einmal in der Stunde die Drainagen, damit das Blut nicht gerinnt und die Drainagen verstopft. Ggf. muss die Drainage abgesaugt werden.

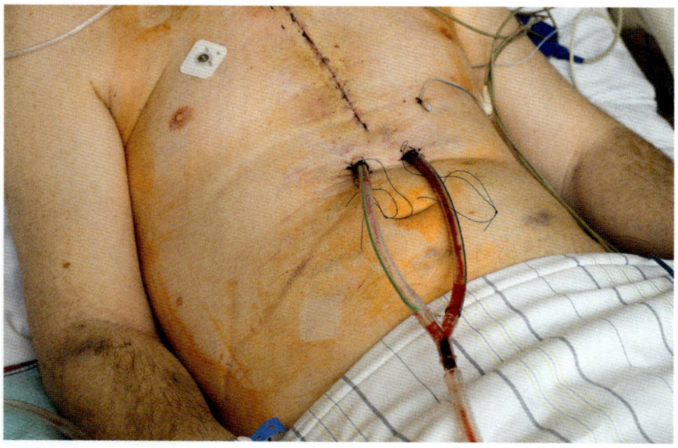

Abb. 13.5 Patient nach einer herzchirurgischen Operation mit Sternotomiewunde und einer retrosternalen Drainage (links) und einer Perikard-Drainage (rechts). [K115]

Die Pflegenden überwachen engmaschig den Blutverlust über die Mediastinal- und Pleuradrainage. Ansonsten gelten die Überwachungsschwerpunkte und Pflegemaßnahmen bei Pleuradrainagen (➤ 10.4.2). Die Thoraxdrainagen werden entfernt, wenn nur noch minimal Blut abfließt oder keine (Luft-)Leckage mehr nachweisbar ist. Das ist in der Regel am 2. oder 3. postoperativen Tag der Fall.

In den ersten postoperativen Tagen wechseln die Pflegenden die **Verbände** über der Sternotomiewunde (➤ Abb. 13.5), den Drainageaustrittsstellen und ggf. den Venenentnahmestellen am Bein täglich. Dabei inspizieren sie die Wunden auf Zeichen einer Infektion oder einer Wundheilungsstörung. Die intraoperativ eingelegten Schrittmacherdrähte entfernt der Arzt am 8.–10. postoperativen Tag, die Wundfäden oder -klammern am 10.–12. postoperativen Tag.

Blutverluste überwachen

In den ersten 5 Std. nach der Herzoperation sind Blutverluste von mehr als 100 ml/Std. keine Seltenheit. Pflegende beobachten die Drainagen sorgfältig. Verliert ein Patient in den ersten 12 Std. mehr als 1 200 ml Blut, besteht die Indikation zur Rethorakotomie, ebenso, wenn Verluste von 150–250 ml/Std. länger als 4 Std. anhalten. Plötzliche massive Blutverluste bei bisher konstant niedrigen Verlusten weisen auf eine größere Blutung hin.

13.2 Hauptbeschwerden und Leitbefunde in der Herzchirurgie

Dyspnoe ➤ 10.2.1
Zyanose ➤ 10.2.3

13.2.1 Thoraxschmerzen

DEFINITION

Thoraxschmerzen: Bezeichnung für alle Schmerzformen, z. B. auch Druckgefühl, Brennen oder Stechen, im Brustkorb bzw. hinter dem Sternum (*retrosternal*). Bei vielen Erkrankungen möglich und bei stärkerer Ausprägung als sehr beängstigend und bedrohlich empfunden.
Im engeren Sinne alle Formen von **Herzschmerzen.**

Die wichtigsten **Krankheitsbilder**, die sich in **Thorax**- bzw. **Herzschmerzen** äußern können:

- **Koronare Herzkrankheit** (*KHK*, ➤ 13.5.1). Dabei treten die Schmerzen meist anfallsartig unter körperlicher oder psychischer Belastung sowie bei kaltem Wetter auf und gehen mit einem Engegefühl in der Herzgegend (*Angina pectoris*) und Atemnot einher. Typischerweise strahlen die Schmerzen in den linken Arm oder in die Kieferregion aus und bessern sich auf Gabe von Nitraten (Wirkung: Weitstellung der Herzkranzgefäße, bessere Durchblutung des Herzmuskels, Senkung der Vorlast) oder bei körperlicher Ruhe. Durchblutungsstörungen im Bereich der

Herzhinterwand können auch Schmerzen verursachen, die in den Oberbauch oder Rücken projiziert sind und werden häufig als Magen- oder Rückenschmerzen fehlgedeutet
- **Herzinfarkt** (➤ 13.5.2). Plötzlich auftretende, heftigste retrosternale Schmerzen, meist kombiniert mit Vernichtungsgefühl (*Todesangst*) und starker Unruhe, die auch durch Ruhe oder Nitrat-Gabe nicht beseitigt werden können, sind das Leitsymptom für einen Herzinfarkt
- **Entzündliche Herzerkrankungen** (v. a. *Perikarditis* ➤ 13.10.2). Die Schmerzen sind meist atem- und lageabhängig
- **Aortendissektion** (➤ 13.11). Mit dem Einreißen der Intima und dem Auffasern der Aortenwand treten akut heftige retrosternale Schmerzen auf, die oft zwischen die Schulterblätter ausstrahlen (die Schmerzsymptomatik ist ähnlich der beim Herzinfarkt)
- **Lungenembolie** (➤ 9.4.11). Die thorakalen Schmerzen sind teilweise atemabhängig, werden jeweils inspiratorisch stärker und gehen mit Atemnot, Zyanose und Schocksymptomen einher
- **Pneumothorax** (➤ 10.7.5). Neben den einseitigen, stechenden Schmerzen im Brustkorb sind die plötzlich einsetzende Atemnot sowie asymmetrische Atembewegungen und einseitig eingeschränkte oder fehlende Atemgeräusche richtungweisend für einen Pneumothorax
- **Erkrankungen des Magen-Darm-Trakts.** Retrosternale und in den Thorax ausstrahlende Schmerzen sind möglich bei Ösophagitis (*Entzündung der Speiseröhre,* ➤ 5.5.3), Gastritis (*Magenschleimhautentzündung*), Ulcus ventriculi oder duodeni (*Magen- oder Zwölffingerdarmgeschwür,* ➤ 5.6.2) sowie Gallenwegs- und Bauchspeicheldrüsenerkrankungen (➤ 6.5, ➤ 6.6).

VORSICHT

Thoraxschmerzen = Notfall

Akute Thoraxschmerzen können immer Zeichen einer lebensbedrohlichen Erkrankung sein. Bis zum Beweis des Gegenteils muss stets von einem Notfall ausgegangen werden.

VORSICHT

Erstmaßnahmen bei akuten Thorax- bzw. Herzschmerzen

- Arzt benachrichtigen
- Patienten absolute Bettruhe einhalten lassen, ihn in eine Oberkörperhochlagerung bringen, beengende Kleidung öffnen, evtl. Fenster öffnen
- Patienten beruhigen und nicht allein lassen
- Vitalzeichen, Hautfarbe und Bewusstsein des Patienten beobachten und dokumentieren
- Auf Arztordnung: Sauerstoff, Nitroglyzerin-Spray (z. B. *Nitrolingual-Spray®*), Nitrate, Morphin verabreichen
- Venösen Zugang legen (lassen), Blutabnahme vorbereiten, ggf. EKG schreiben (lassen).

13.2.2 Herzklopfen, Herzrasen, Herzstolpern

Normalerweise spüren gesunde Menschen ihren **Herzschlag** nur bei deutlicher körperlicher Anstrengung oder psychischer Erregung. Die Wahrnehmung des Herzschlags, v.a. in Ruhe kann auf eine Herzerkrankung hinweisen und sollte abgeklärt werden:

- Als **Herzklopfen** (*Palpitation*) bezeichnet man ganz allgemein das (unangenehme) Empfinden des eigenen Herzschlages
- Beim **Herzrasen** schlägt das Herz zu schnell (*Tachykardie*). Hält das Herzrasen länger an, wird dem Betroffenen schwindelig. Evtl. wird er sogar bewusstlos (*Synkope,* ➤ 13.2.3), da die kurze Zeit zwischen den Herzschlägen für eine vollständige Füllung der Kammern nicht ausreicht und sich das Schlagvolumen des Herzens und damit auch die Durchblutung des Gehirns vermindert
- Mit dem Begriff **Herzstolpern** umschreiben die Patienten meist Extrasystolen, d. h. zusätzlich zum Grundrhythmus auftretende Herzschläge.

VORSICHT

Erstmaßnahmen bei Herzrasen und -stolpern

- Arzt benachrichtigen, Patienten nicht allein lassen
- Pulsfrequenz, -rhythmus, -qualität, Blutdruck, Hautfarbe und Bewusstsein überwachen und dokumentieren
- Patienten an einen EKG-Monitor anschließen und zur Dokumentation einen Streifen ausdrucken oder EKG ableiten (➤ 13.3.2)
- Körperliche Anstrengung untersagen, bei gleichzeitiger Atemnot in Herzbettlagerung bringen (➤ Abb. 13.3)
- Bei drohendem Herz-Kreislauf-Stillstand (Puls extrem schwach, nicht zählbar oder > 180/Min.) Reanimation vorbereiten, ggf. unverzüglich reanimieren.

13.2.3 Synkopen

DEFINITION

Synkope (griech. *plötzlicher Kräfteverlust*): Plötzlich auftretende, kurz dauernde Bewusstlosigkeit infolge einer vorübergehenden Minderdurchblutung des Gehirns. Auch ohne Behandlung vollständige Erholung des Betroffenen.

Die häufigsten und zugleich harmlosesten **Formen** der **Synkope:**
- Die **vasovagale Synkope** kann z. B. durch Schreck, Angst, Hysterie oder Aufregung hervorgerufen werden
- Die **orthostatische Synkope** kommt vor allem bei jungen Frauen mit niedrigem Blutdruck nach längerem Stehen oder schnellem Aufstehen vor.

Beide Formen kündigen sich häufig durch Übelkeit, Schwäche- oder Kältegefühl, Sehstörungen und Schwindel an. Ihre Prognose ist meist gut, der Kreislauf normalisiert sich fast immer innerhalb von Sekunden.

Synkopen können auch ein **Symptom** schwerwiegender Erkrankungen sein, z. B.:
- **Kardiale Synkopen** beim Adams-Stokes-Anfall (durch Herzrythmusstörung bedingte zu geringe Auswurfleistung des Herzens), beim Herzinfarkt (➤ 13.5.2) oder beim Karotissinus-Syndrom (bei Druck auf die Karotisgabel kommt es zur Hypotonie und/oder Bradykardie)
- **Zerebrale** oder **zerebro-vaskuläre Synkopen** bei Epilepsie (*zerebrale Krampfanfälle*) oder TIA (**t**ransitorisch **i**schämische **A**tta*cke,* ➤ 9.4.9).

Auch eine **Hypoglykämie** (*Unterzuckerung*) kann eine Synkope hervorrufen. Diese kündigt sich jedoch meist durch charakteristische Symptome an, z. B. Heißhunger, Unruhe, Zittern, Blässe, Kaltschweißigkeit und psychische Auffälligkeiten.

Diagnostische Abklärung notwendig

Unabhängig von der Häufigkeit ihres Auftretens muss **jede** Synkope diagnostisch geklärt werden.

VORSICHT

Erstmaßnahmen bei Synkopen

- Patienten sofort hinlegen, Oberkörper flach und Beine hochlagern (*Schocklage*, ➤ Abb. 3.27a)
- Arzt benachrichtigen, Patienten nicht allein lassen
- Pulsfrequenz und -qualität, Blutdruck, Atmungsfrequenz und -rhythmus, Hautfarbe und Bewusstsein überwachen und dokumentieren
- Weiterführend: EKG schreiben, Blutzuckerkontrolle, weitere Maßnahmen nach Arztanordnung.

Konnte der Betroffene nicht rechtzeitig hingelegt werden und ist gestürzt, untersuchen Pflegende ihn auf mögliche Verletzungen bzw. leiten weiterführende Maßnahmen ein: Kopfplatzwunde? Gehirnerschütterung? Frakturen?

13.3 Der Weg zur Diagnose in der Herzchirurgie

13.3.1 Anamnese und körperliche Untersuchung

Anamnese

Viele Patienten werden vom Kardiologen in die Herzchirurgie überwiesen. Hier werden die aktuellen Beschwerden des Patienten, die momentane Medikation und die derzeitige Belastungsfähigkeit erfragt. Außerdem erkundigt der Herzchirurg sich nach vorausgegangenen Operationen am Herzen oder an den großen Gefäßen.

Auskultation des Herzens

Physiologische Herztöne

Beim Erwachsenen lassen sich am gesunden Herzen zwei **Herztöne** auskultieren:

- Der **erste Herzton** ist in der Anspannungsphase der Kammern hörbar (daher auch *Anspannungston*). Er entsteht durch den Schluss der Mitral- und Trikuspidalklappe sowie die ruckartigen Kontraktionen des Kammermyokards
- Der **zweite Herzton** entsteht beim Verschluss der Aorten- und der Pulmonalklappe. Er kennzeichnet das Ende der Systole.

Bei Kindern lässt sich gelegentlich ein **dritter Herzton** während der Füllungsphase der Kammern (*Diastole*) auskultieren.

Herzgeräusche

Sind außer den physiologischen Herztönen weitere Töne zu hören, werden diese als **Herzgeräusche** bezeichnet. Herzgeräusche können beim Gesunden vorkommen, sind jedoch oft pathologisch und weisen auf einen gestörten Blutfluss hin.

Lässt sich ein Herzgeräusch während der Kammersystole auskultieren, handelt es sich um ein **Systolikum,** ist es während der Kammerdiastole zu hören, um ein **Diastolikum.** Aufgrund der zeitlichen Zuordnung der Herzgeräusche und ihrer Eigenschaften, z. B. lauter oder leiser werdend, kann der Arzt oft bereits den Verdacht auf einen bestimmten Herzklappenfehler äußern.

13.3.2 Elektrokardiogramm

Das **Elektrokardiogramm** (*EKG*, ➤ Abb. 13.6) zeichnet den mit der Erregungsbildung und -leitung verbundenen elektrischen Impuls in Kurvenform auf. Damit gibt es Auskunft über Herzfrequenz und -rhythmus und die Erregungsbildung und Weiterleitung des Myokards. Ist z. B. ein Teil des Myokards infolge eines Herzinfarkts abgestorben, wird die Erregung in diesem Bereich nicht weitergeleitet. Dies ist im EKG als typische Veränderung sichtbar.

Das von der Körperfläche geschriebene EKG heißt **Oberflächen-EKG**, im Gegensatz zum intrakardialen EKG, das teilweise im Rahmen von herzchirurgischen Operationen abgeleitet wird. Meist wird ein **Ruhe-EKG** geschrieben, bei dem der Patient ruhig auf einer Liege oder im Bett liegt. Sonderformen des EKGs sind das **Belastungs-EKG** und das **Langzeit-EKG**. In der Herzchirurgie ist ein EKG indiziert zur Diagnostik, zur Operationsvorbereitung, zur perioperativen Überwachung und zur Schrittmacherkontrolle.

Ruhe-EKG

Um standardisierte und auswertbare Ergebnisse zu erhalten, werden die Herzströme an definierten Punkten abgeleitet (➤ Abb. 13.6). Wichtig ist, dass die Elektroden gut halten und die elektrischen Impulse sicher ableiten, deshalb Gel unter die Saugelektroden auftragen oder selbstklebende Einmal-Elektroden mit Gel verwenden. Evtl. Brusthaare mit einem Einmalrasierer entfernen.

Der Patient soll sich während des **Ruhe-EKG**-Schreibens nicht bewegen und nicht mit den Füßen am Bett anstoßen, weil das zu Artefakten im EKG führen würde. Am Gerät die gewünschten Ableitungen und die Ableitungsgeschwindigkeit einstellen und EKG schreiben. Im Anschluss: Elektroden und Gel entfernen, EKG mit Namen und Geburtsdatum des Patienten sowie Datum und Uhrzeit beschriften und dem Arzt vorlegen.

Es gibt unterschiedliche **Ableitungen**, die gebräuchlichsten sind die **Extremitätenableitungen** (nach *Einthoven* und nach *Goldberger*) und die **Brustwandableitungen** (nach *Wilson*):

- Für die **Extremitätenableitungen** (I, II, III, aVR, aVL, aVF) die Elektroden ca. 2 cm oberhalb der Fuß- oder Handgelenke anbringen (➤ Abb. 13.6)
- Für die mit V_1 bis V_6 bezeichneten **Brustwandableitungen** die Elektroden an definierten Stellen der Brustwand befestigen (➤ Abb. 13.6).

Bei der **Auswertung** eines EKGs überprüft der Arzt, ob alle Zacken, Wellen, Komplexe und Strecken normal aussehen und ob ihre Dauer im Normbereich liegt (➤ Abb. 13.7).

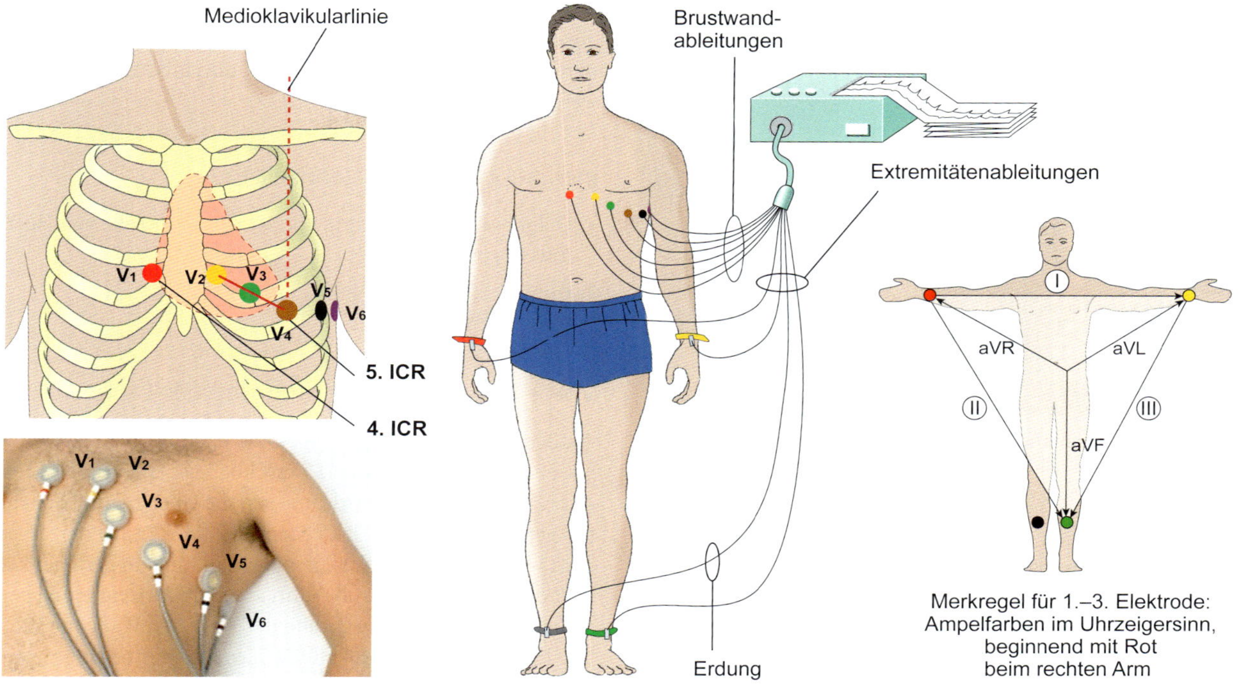

Abb. 13.6 Platzierung der EKG-Elektroden an der Brustwand und an den Extremitäten.
Links oben: Platzierung der Brustwandelektroden. V_1 = rechts vom Sternum im 4. ICR, V_2 = links vom Sternum im 4. ICR, V_3 = auf der 5. Rippe zwischen V_2 und V_4, V4 = in der linken Medioclavicularlinie im 5. ICR, V5 = vordere Axillarlinie (*am Vorderrand der Achselhöhle*) auf Höhe von V_4, V_6 = mittlere Axillarlinie (*in der Mitte der Achselhöhle*) auf Höhe von V_4. **Links unten:** Korrekt angelegte Brustwandableitungen mit Saugelektroden. **Mitte:** EKG mit den Extremitätenableitungen und Brustwandableitungen. **Rechts**: Bipolare Extremitätenableitungen nach *Einthoven* (I, II, III) und unipolare Extremitätenableitungen nach *Goldberger* (aVR, aVL, aVR). [L190] [K115]

Belastungs-EKG

Einige Erkrankungen, z. B. eine Verengung der Herzkranzgefäße (➤ 13.5.1) zeigen sich erst im **Belastungs-EKG** (*Ergometrie, Messung der körperlichen Leistung und der sich dabei verändernden Parameter, die im EKG aufgezeichnet werden*). Dabei wird versucht, durch eine genau definierte Belastung einen erhöhten Sauerstoffverbrauch zu provozieren und möglicherweise damit einhergehende EKG-Veränderungen nachzuweisen.

Indikationen für ein Belastungs-EKG

- Diagnose und Verlaufskontrolle einer KHK (➤ 13.5.1)
- Beurteilung der körperlichen Leistungsfähigkeit nach einem Herzinfarkt oder einer Herzoperation
- Diagnose belastungsabhängiger Herzrhythmusstörungen.

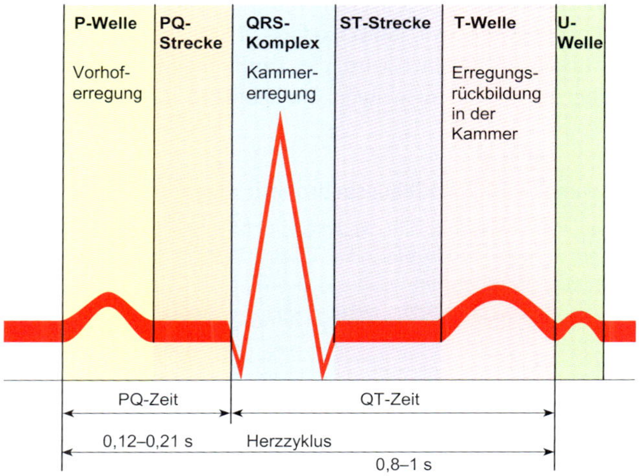

Abb. 13.7 Zacken, Wellen, Strecken und Komplexe im EKG (Ableitung II). [L157]

Vorbereitung des Patienten

Unmittelbar vor dem Belastungs-EKG wird ein Ruhe-EKG aufgezeichnet, um z. B. einen akuten Herzinfarkt auszuschließen. Nur bei unauffälligem Ruhe-EKG darf anschließend die Ergometrie erfolgen. Die Punkte zur Ableitung des Belastungs-EKGs entsprechen im Prinzip denen des Ruhe-EKGs. Damit der Patient aber beim Fahrradfahren nicht durch Kabel behindert ist, werden die Elektroden für die Extremitätenableitungen am Rumpf statt an den Armen und Beinen befestigt.

Durchführung eines Belastungs-EKGs

Am gebräuchlichsten ist die **Fahrrad-Ergometrie** (➤ Abb. 13.8). Dabei liegt oder sitzt der Patient und tritt während der gesamten

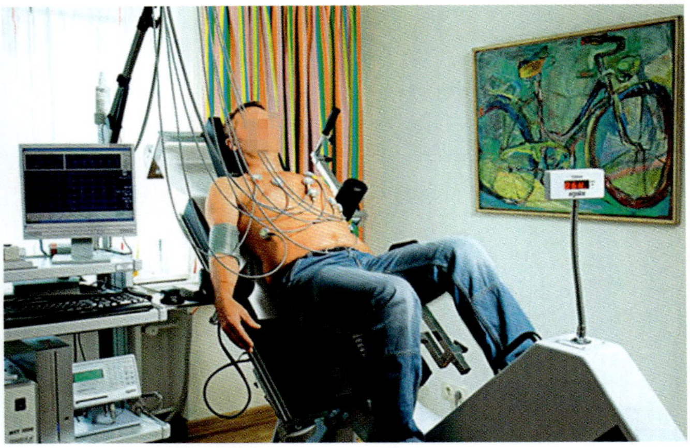

Abb. 13.8 Fahrrad-Ergometrie im Halbsitzen. Neben der kontinuierlichen EKG-Ableitung wird in festen Intervallen der Blutdruck des Patienten gemessen, ohne die Belastung zu unterbrechen. [E857]

Belastungszeit mit einer vorgeschriebenen Geschwindigkeit in die Pedale. Der Tretwiderstand wird stufenweise erhöht, bis der Patient 80–90 % der altersabhängigen maximalen Herzfrequenz erreicht hat (Faustregel: 220 minus Alter). Während der Ableitung wird die Herzfrequenz des Patienten kontinuierlich registriert, sein Blutdruck engmaschig kontrolliert und in regelmäßigen Abständen wird ein EKG-Streifen ausgedruckt.

Die Ergometrie muss sofort abgebrochen werden bei Erschöpfung, stark zunehmender Dyspnoe, Erreichen der maximalen Herzfrequenz, Schwindel, Kopfschmerz, Zyanose, Angina pectoris, EKG-Veränderungen, die auf eine akute Schädigung des Herzens hinweisen, ausgeprägten Herzrhythmusstörungen, Blutdruckanstieg über 250 mmHg systolisch oder 130 mmHg diastolisch sowie Blutdruckabfall. Seltener wird die **Laufband-Ergometrie** eingesetzt, bei der die Patienten auf einem Laufband gehen oder laufen.

VORSICHT

Belastungs-EKG kann lebensbedrohlich werden

Da bei jedem Belastungs-EKG lebensbedrohliche Zwischenfälle auftreten können, müssen Notfallkoffer oder -wagen, Defibrillator und Sauerstoffgerät immer bereitstehen. Während der Durchführung des Belastungs-EKGs muss ständig ein Arzt anwesend sein.

Nachsorge

Da auch nach Beendigung des Belastungs-EKGs Beschwerden auftreten können, kontrollieren die Pflegenden im Anschluss an die Untersuchung regelmäßig den Zustand des Patienten. Ggf. ordnet der Arzt noch einmal ein (Ruhe-)EKG an.

Langzeit-EKG

Häufig treten Herzrhythmusstörungen nur zeitweise auf und werden deshalb im Ruhe-EKG nicht erfasst. Dann ist es sinnvoll, die Herzaktionen mit einem **Langzeit-EKG** abzuleiten, meist über 24 Std. Da der Patient seinen gewohnten Tätigkeiten nachgehen soll, werden zur Ableitung tragbare Langzeit-EKG-Rekorder verwendet, die das kontinuierlich abgeleitete EKG speichern. Diese Aufzeichnungen werden anschließend meist durch einen Computer ausgewertet.

Indikationen für ein Langzeit-EKG

- Diagnose, Klassifizierung und Verlaufskontrolle von Herzrhythmusstörungen
- Abklärung von Synkopen
- Schrittmacherkontrolle.

Vorbereitung und Durchführung des Langzeit-EKGs

An den Ableitungspunkten wird die Haut des Patienten mit Alkohol entfettet und ggf. rasiert. Anschließend werden die Klebeelektroden befestigt. Dann wird zunächst die Übertragung der Herzströme geprüft, bevor die Elektroden und Kabel mit Pflaster sicher fixiert werden (Kabel in Schleifen legen, damit ein geringer Zug nicht zur Ablösung der Elektrode führt) und die Aufzeichnung beginnt.

Der Patient soll sich während der Ableitzeit völlig normal verhalten. Er erhält einen Protokollbogen, auf dem er besondere Belastungen oder Beschwerden, z. B. Herzrasen, Herzstolpern oder Schwindel, unter Angabe der Uhrzeit vermerkt. Bei manchen Geräten kann er über Knopfdruck eine entsprechende Markierung im EKG setzen.

13.3.3 Bildgebende Verfahren

Die **Röntgenaufnahme des Thorax** (➤ 10.3.5) gehört neben dem EKG zu den unerlässlichen diagnostischen Maßnahmen in der Herzchirurgie und dient ebenfalls der Operations-Vorbereitung (➤ Abb. 13.9). Sie ermöglicht Aussagen über Herzgröße und -form sowie über benachbarte Strukturen wie Ösophagus, Lunge, Mediastinum und Aorta.

Cardio-CT und **Cardio-MRT** haben in den letzten Jahren eine wesentliche Weiterentwicklung erfahren. Das Cardio-CT ohne Kontrastmittel wird insbesondere zur Suche nach einer Koronararteriosklerose eingesetzt, das Cardio-CT mit Kontrastmittel (**koronare CTA**, *koronare CT-Angiografie, virtuelle Koronarangiografie*) zur Beurteilung der Koronararterien. Das Cardio-MRT dient der Beurteilung des Myokards selbst (z. B. bei V.a. Entzündung), von Herz- oder Herzklappenfehlern und zur Blutstrombeurteilung.

13.3.4 Echokardiografie

Die **Echokardiografie** (*Echo, Ultraschallkardiografie, UKG*) ermöglicht die Darstellung des Herzens mittels Ultraschall:

- **Eindimensionale Echokardiografie.** Im Bild sind Dicke und Bewegungsabläufe der Herzklappen, Herzhöhlen sowie der Herzwände zu sehen
- **Zweidimensionale Echokardiografie.** Erfasst einen größeren Ausschnitt des Herzens. Auf dem Monitor sind Aufbau und

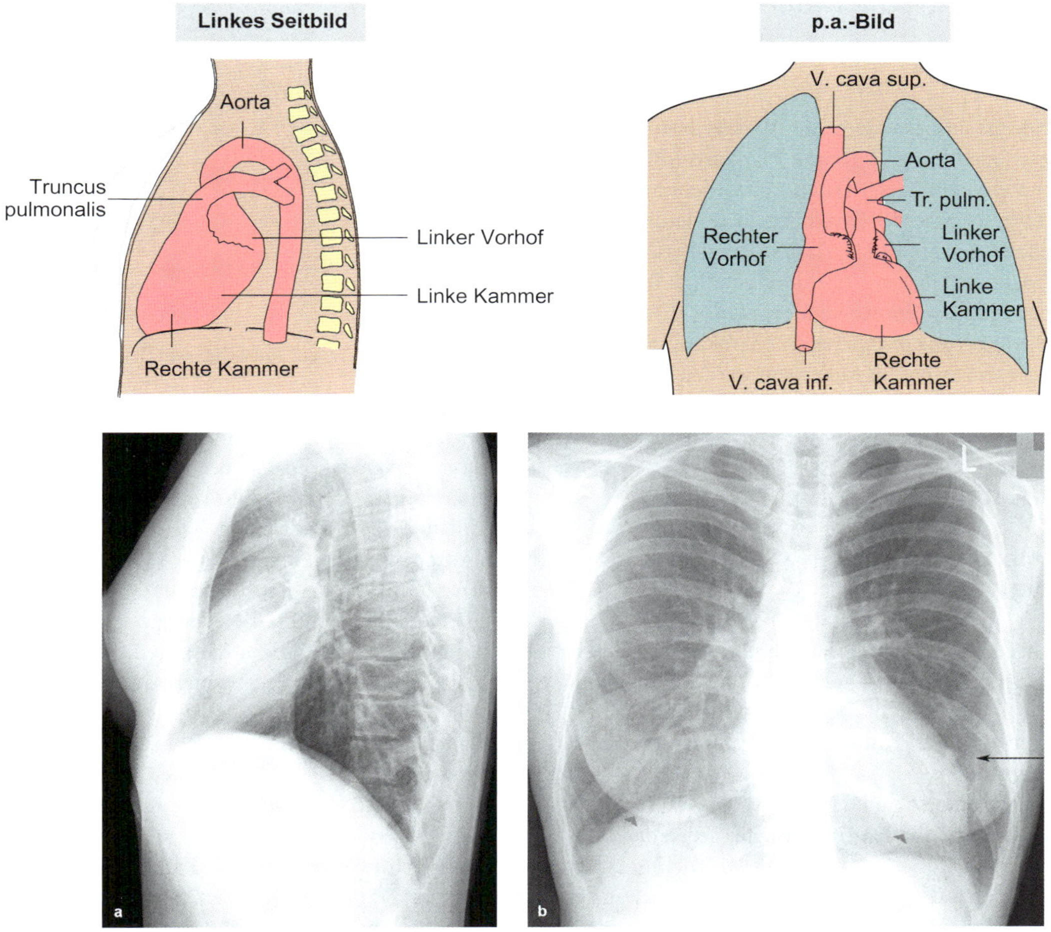

Abb. 13.9 Röntgenbild des Thorax von der Seite und von vorn nach hinten. Die Form der Herzsilhouette im Röntgenbild gibt Aufschluss über die Größe der Herzabschnitte. Abweichungen von der Norm deuten auf eine Herzerkrankung hin, z. B. einen Klappenfehler. Die normale Struktur der Lunge ist als feine Zeichnung sichtbar. [L190] [M500]

Bewegung der Herzkammern und Herzklappen deutlich zu erkennen

- Seit einigen Jahren steht auch die **dreidimensionale Echokardiografie** (*3-D-Echokardiografie*) zur Verfügung, die das Herz als dreidimensionales Gebilde darstellt (➤ Abb. 13.10).

Bei der häufigen **transthorakalen Echokardiografie** (*TTE*) setzt der Arzt den Schallkopf von außen auf den Thorax. Bei der **transösophagealen Echokardiografie** (*TEE*) wird der Schallkopf in die Speiseröhre eingeführt, um die Vorhöfe, die Aorten- und Mitralklappe sowie die Anfangsabschnitte der Aorta besser beurteilen zu können. Im Gegensatz zu den obigen Verfahren muss der Patient nüchtern sein und eine Einverständniserklärung unterzeichnen. Der Patient wird für diese Untersuchung häufig sediert. In den ersten 2 Std. nach der Untersuchung darf er nichts essen.

Die **Farb-Doppler-Echokardiografie** zeigt Geschwindigkeit und Richtung des Blutstromes durch das Herz in verschiedenen Farben an. Damit ermöglicht sie Aussagen über die Schwere von angeborenen oder erworbenen Herzfehlern. So kann z. B. das Maß einer Herzklappenstenose oder -insuffizienz (➤ 13.6) bestimmt oder ein Defekt im Vorhof- oder Kammerseptum direkt nachgewiesen werden. Eine Variante ist die **Stressechokardiografie** unter körperlicher oder medikamentöser Belastung.

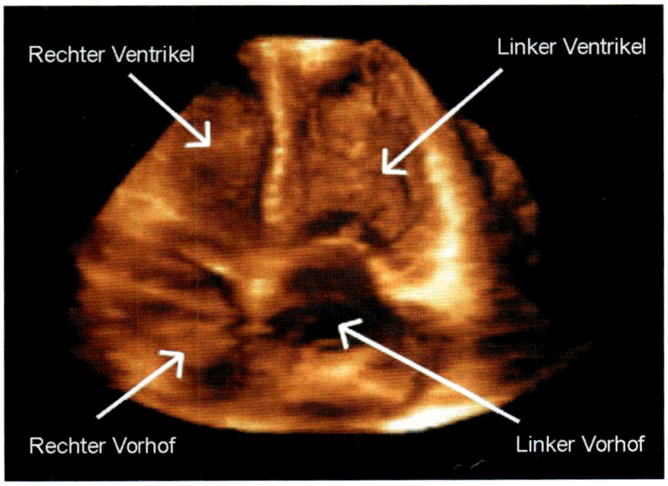

Abb. 13.10 3-D-Echokardiografie. Hier ein Blick auf alle vier Herzkammern. [F384]

13.3.5 Nuklearmedizinische Untersuchungen

Bildgebende Diagnostik ➤ 1.3.6

In der Herzchirurgie ist insbesondere die **Myokardszintigrafie,** heute meist in ihrer „modernen“ Variante **Myokard-SPECT** mit computergestützter Verrechnung der Daten, von Bedeutung, die es ermöglicht, die Blutversorgung des Myokards in Ruhe und unter Belastung darzustellen (➤ Abb. 13.11). Dazu injiziert der Arzt dem Patienten eine radioaktive Substanz. Hierdurch kann z. B. im Bereich einer Wandbewegungsstörung lebendes (*vitales, d. h. von einer Durchblutungsverbesserung profitierendes*) Myokard von infarziertem Gewebe abgegrenzt werden. Außerdem werden Bezirke erkennbar, in denen bei Belastung eine Mangelversorgung auftritt.

13.3.6 Herzkatheterdiagnostik

Linksherzkatheteruntersuchung und Koronarangiografie

Größte Bedeutung in der Herzchirurgie hat die **Linksherzkatheteruntersuchung,** die der Kardiologe durchführt. Mit Röntgenkontrastmittel erfolgt die Darstellung der Hohlräume des linken Herzens während des Herzzyklus und die Darstellung der Herzkranzgefäße (**Koronarangiografie**).

Zur Linksherzkatheteruntersuchung punktiert der Arzt die A. femoralis in der Leiste und schiebt den Herzkatheter gegen den Blutstrom (*retrograd*) über die Aorta bis in die linke Herzkammer vor (➤ Abb. 13.12). Über den Katheter ist es möglich, den Druck in der linken Kammer zu messen. Dies erlaubt Rückschlüsse auf die Funktion der linken Kammer und der Aortenklappe. In der (anschließenden) Koronarangiografie stellen sich die kontrastmittelgefüllten Herzkranzgefäße dar, Engen oder Verschlüsse werden als Kontrastmittelaussparungen bzw. -abbrüche sichtbar (➤ Abb. 13.13). Dadurch kann der Arzt feststellen, wie stark die Herzkranzgefäße bei einer koronaren Herzkrankheit (➤ 13.5.1) verengt sind oder welches Herzkranzgefäß einen Herzinfarkt (➤ 13.5.2) verursacht hat.

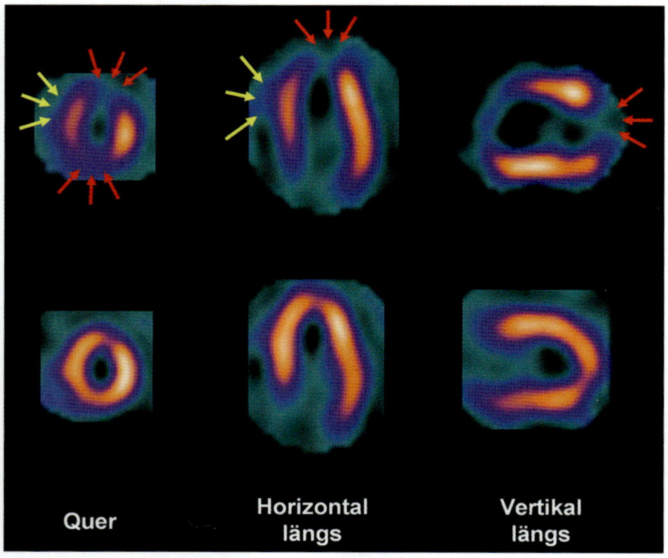

Abb. 13.11 Myokardszintigrafie. Oben: Unter Belastung zeigt sich eine ausgeprägte Durchblutungsstörung von Herzwand und Septum (Pfeile). **Unten:** In Ruhe normalisiert sich die Durchblutung. Ein solcher Befund ist typisch bei koronarer Herzkrankheit. Bei einem Herzinfarkt ist die Durchblutung auch in Ruhe gestört. [M478]

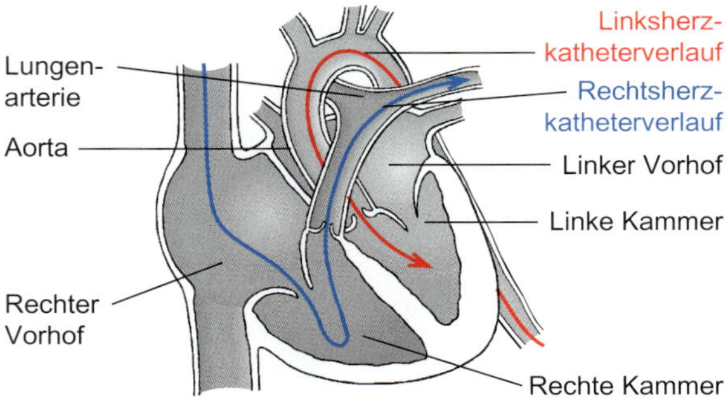

Abb. 13.12 Katheterverlauf bei Rechts- und Linksherzkatheteruntersuchung. [L190]

Die Ergebnisse der Linksherzkatheteruntersuchung und der Koronarangiografie sind die wichtigsten Kriterien, anhand derer Herzchirurg und Kardiologe gemeinsam die Indikation zur Herzoperation stellen.

Mögliche **Komplikationen der Linksherzkatheteruntersuchung** sind:

- Kontrastmittelzwischenfälle, z. B. anaphylaktischer Schock (➤ 3.3.1), Nierenversagen
- Herzrhythmusstörungen, z. B. Kammerflimmern
- Herzinfarkt, z. B. Katheter verschließt Koronararterie
- Perikardtamponade (*Herzbeuteltamponade*) bei Perforation des Myokards (➤ 13.10.1)
- Lokale Gefäßkomplikationen an der Punktionsstelle, z. B. Blutungen und Thrombosen mit der Gefahr arterieller Embolien (z. B. Schlaganfall), Ausbildung eines Aneurysmas
- Verletzung von Gefäßen auf dem Zugangsweg.

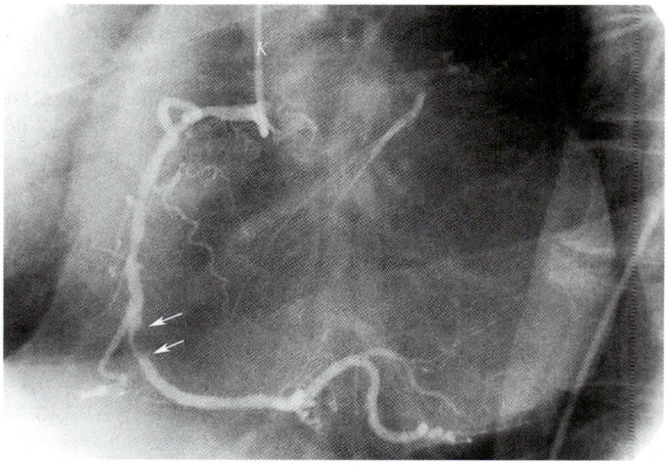

Abb. 13.13 Koronarangiografie. Patiente mit schwerer koronarer Herzerkrankung. Man erkennt einen fast vollständigen Verschluss des Ramus circumflexus (Pfeil). [T451]

Pflege

Vor der Untersuchung:

- Blutgruppenbestimmung, Kontrolle der Blutgerinnung und Lungenfunktionsprüfung organisieren
- Haare in beide Leisten vom Unterbauch bis zur Mitte des Oberschenkels kürzen
- Patienten ab 8 Std. vor der Untersuchung nüchtern lassen
- Fußpulse an beiden Füßen aufsuchen und die die Palpationsstellen mit einem wasserfesten Stift markieren. So können sie nach der Untersuchung bei der seitenvergleichenden Fußpulskontrolle zuverlässig gefunden werden.

Nach der Untersuchung:

- Vitalzeichen in den ersten 24 Std. engmaschig kontrollieren und Patient nach Schmerzen und Befinden fragen
- Fußpulse überprüfen und Durchblutung, Motorik und Sensibilität (➤ 3.2.1) am punktierten Bein beobachten
- Sandsack auf der Einstichstelle i. d. R. für 6 Std. belassen. Druckverband nach 24 Std. entfernen (nach Arztanordnung, da abhängig von der Blutgerinnung). Bei alternativen Systemen (z. B. *Femostop®, Angioseal®*) Herstelleranweisung beachten
- Patienten in den ersten 8 Std. strenge Bettruhe einhalten lassen. Ihn bitten, möglichst mit ausgestreckten Beinen flach auf dem Rücken zu liegen
- Wegen des Kontrastmittels Patienten viel zu trinken anbieten (Ausnahme: Herzinsuffizienz). Meist darf der Patient nach 1 Std. essen
- Laborkontrollen (BB, Gerinnung, Kreatinin) nach ärztlicher Anordnung
- Patienten beraten, sich in den nächsten Tagen körperlich zu schonen.

Rechtsherzkatheteruntersuchung

Insbesondere bei Erkrankungen der Herzklappen, vor allem der Mitralklappe, ist vor einer Herzoperation gelegentlich eine **Rechtsherzkatheteruntersuchung** erforderlich.

Dazu punktiert der Arzt eine Vene (V. jugularis interna oder V. subclavia, selten V. femoralis) und schiebt einen **Pulmonaliskatheter** (*Rechtsherzkatheter, Pulmonalarterienkatheter, Swan-Ganz-Katheter*) über die Punktionskanüle in den rechten Vorhof (➤ Abb. 13.12). Dann befüllt er den an der Katheterspitze befindlichen Ballon mit Luft. Der Blutstrom schwemmt den luftgefüllten Ballon samt dem anhängenden Katheter durch das rechte Herz in eine Lungenarterie. Auf dem Weg misst die Katheterspitze den Druck im rechten Vorhof, in der rechten Kammer und in der Lungenarterie. Bei geblocktem Ballon entspricht der in der Lungenarterie gemessene Druck dem im linken Vorhof. Nach der Messung muss der Ballon sofort wieder entblockt werden, damit die Lungenarterie nicht dauerhaft verschlossen ist. Außerdem kann über den Rechtsherzkatheter auch das Herzminutenvolumen bestimmt werden.

Die Rechtsherzkatheteruntersuchung ist technisch einfacher und weniger invasiv als die Linksherzkatheteruntersuchung. Zur Überwachung Schwerstkranker in der Intensivmedizin wurde der Rechtsherzkatheter inzwischen durch den PiCCO-Katheter (➤ 13.1.6) abgelöst. Die (transösophageale) Echokardiografie (➤ 13.3.3) hat wegen ihrer guten qualitativen Aussage und ihrer Nichtinvasivität die diagnostische Rechtskatheteruntersuchung fast verdrängt.

Mögliche **Komplikationen der Rechtsherzkatheteruntersuchung** sind:

- Herzrhythmusstörungen (häufig)
- Selten Verletzungen der Herzklappen, Lungenarterien
- Perikardtamponade bei Perforation des Myokards (selten)
- Pneumothorax bei Punktion der V. subclavia
- Blutungen und Thrombosen im Bereich der Punktionsstelle.

13.4 Operationen in der Herzchirurgie

Jährlich werden etwa 100.000 Herzoperationen durchgeführt. Bypassoperationen liegen dabei bei Erwachsenen an der Spitze, gefolgt von Herzklappenoperationen. Bei Kindern werden am häufigsten angeborene Fehlbildungen des Herzens und der herznahen Gefäße operiert.

13.4.1 Operationen am schlagenden und am stillgestellten Herzen

Üblicherweise werden unterschieden:

- **Operationen** am **schlagenden Herzen** ohne Herz-Lungen-Maschine. Darunter fallen z. B. Übernähungen von Herzverletzungen, Eingriffe am Herzbeutel, Koronaroperationen (*OPCAB*, engl. *off pump coronary artery bypass*), Verschluss des Ductus arteriosus Botalli und die Korrektur der Aortenisthmusstenose
- **Operationen** mit Herz-Lungen-Maschine (➤ Abb. 13.14) am **stillgestellten Herzen.** Darunter fällt die Herzklappenchirurgie

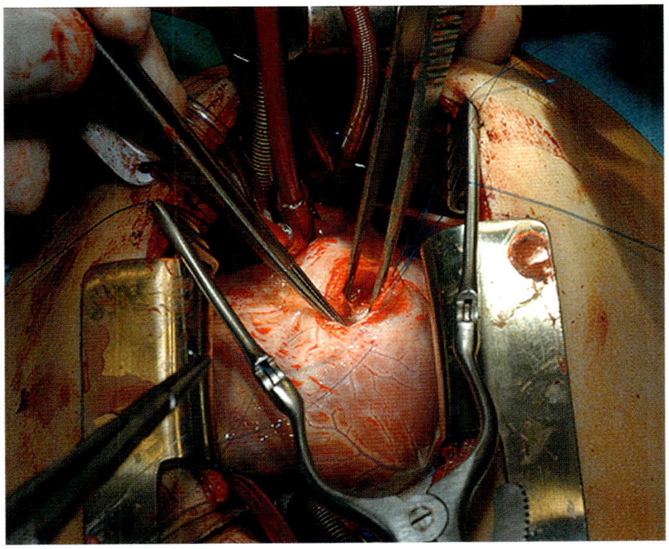

Abb. 13.14 Operation am offenen Herzen mit Herz-Lungen-Maschine. Nach der Durchtrennung des Sternums wird dieses mit Wundhaken auseinandergehalten, sodass der Operateur einen guten Blick auf das Herz hat. [H016-001]

(Ausnahme: kathetergestützte Klappenimplantation), Koronaroperationen, Korrekturen angeborener Herzfehler, Eingriffe an herznahen großen Gefäßen (z. B. Aortenersatz bei Aortenaneurysma), Herztransplantation bzw. Herz-Lungen-Transplantation und die pulmonale Thrombendarteriektomie.

Extrakorporale Zirkulation

DEFINITION

Extrakorporale Zirkulation (*EKZ, auch extrakorporaler Kreislauf, EKK*): Blutumleitung außerhalb des Körpers zur vorübergehenden Ausschaltung eines Kreislauf- oder Gefäßabschnitts. Die Umleitung dient zur Aufrechterhaltung des Gesamtkreislaufs (Herz- und Lungenfunktion) oder der Funktionsübernahme einzelner Organe (Niere, Leber).
Die extrakorporale Zirkulation ist eine der Hauptvoraussetzungen der modernen Herzchirurgie. Möglich ist sie nur durch den Einsatz der **Herz-Lungen-Maschine** (➤ Abb. 13.15).

Die komplexe Technik der Herz-Lungen-Maschine (*HLM*) ist notwendig, um am stillgestellten Herzen operieren und gleichzeitig die Blut- und Sauerstoffversorgung aller Körperorgane aufrechterhalten zu können.

Funktionsprinzip der extrakorporalen Zirkulation

Das Blut aus den Vv. cavae fließt über Kanülen, meist passiv, in das venöse Reservoir der Herz-Lungen-Maschine. Eine **Pumpe** (Rollerpumpe oder Zentrifugalpumpe) befördert das Blut in die **künstliche Lunge** (*Oxygenator*). Diese Pumpe übernimmt damit die Funktion des Herzmuskels.

Im Oxygenator findet eine Sauerstoffanreicherung und Kohlendioxydelimination des Blutes statt. Das oxygenierte Blut wird mit Hilfe der Blutpumpen über Kanülen in die Aorta ascendens oder A. femoralis zurückbefördert. Bei Bedarf kann in den extrakorporalen Kreislauf auch ein Dialysator zum Ersatz der Nierenfunktion integriert werden.

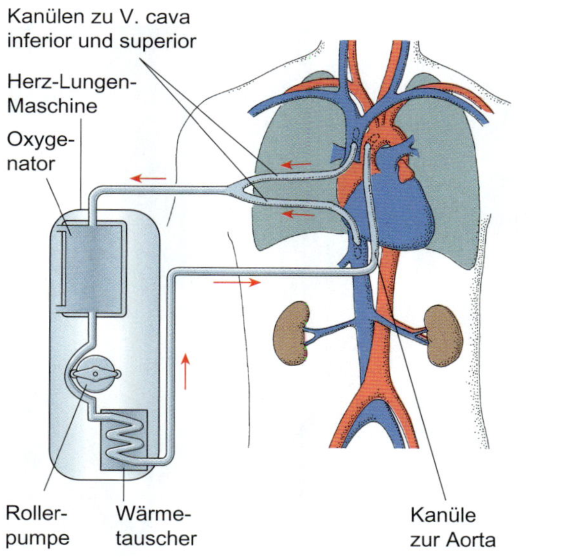

Abb. 13.15 Funktionsprinzip der extrakorporalen Zirkulation. Die Anordnung der Funktionselemente in der Herz-Lungen-Maschine (HLM) variiert je nach Bauart. [L190]

Ein Bestandteil des Oxygenators ist der **Wärmeaustauscher,** mit dessen Hilfe das Blut gekühlt oder erwärmt werden kann. Der Wärmeaustauscher wird mit Hilfe eines **Hypothermiegeräts,** je nach Bedarf, mit kaltem oder warmem Wasser durchströmt.

Die **Abkühlung** (*Hypothermie*) des Patienten ist notwendig, um den Stoffwechsel lebenswichtiger Organe zu reduzieren und damit die Ischämietoleranz zu erhöhen. Zum Abschluss der Operation wird die Patiententemperatur mit Hilfe des erwärmten Blutes normalisiert. Um negative Auswirkungen der Hypothermie auf verschiedene Organsysteme auszuschalten bzw. gering zu halten, werden Patienten zunehmend nur wenig oder nicht gekühlt.

Myokardprotektion

DEFINITION

Myokardprotektion: Maßnahme zum Schutz des Herzmuskelgewebes während der Operation.

Die **Myokardprotektion** umfasst drei Mechanismen:

- **Hypothermie des Herzmuskels.** Die Temperatur des Herzmuskels wird mit Hilfe eines Wärmeaustauschers und einer Oberflächenkühlung gesenkt
- **Kardioplegie.** Bezeichnet einen künstlich herbeigeführten, reversiblen Herzstillstand
- **Zeitreduktion.** Verkürzung der Ischämiezeit auf ein Minimum (zügiges Operieren).

Die meistverwendete Methode, einen reversiblen Herzstillstand künstlich herbeizuführen, ist die **Perfusionskardioplegie.** Dazu infundiert der Kardiotechniker oder der Anästhesist nach Abklemmung der Aorta eine kardioplegische Lösung in die Koronararterien. Als kardioplegische Lösung wird ein Blut-Kaliumgemisch oder eine kristalloide Lösung (z. B. Kardioplegie nach Bretschneider) verwendet, die zum reversiblen Herzstillstand führt. Damit sind auch Operationen möglich, die länger als 2 Std. dauern.

Ablauf einer Standardherzoperation mit Herz-Lungen-Maschine

Vorbereitungsphase

- Aufrüsten der Herz-Lungen-Maschine (*HLM*) (➤ Abb. 13.16) mit sterilen Einwegmaterialien und Befüllung durch den Kardiotechniker
- Parallel bekommt der Patient die Vollnarkose
- Eröffnen des Thorax. Der Zugangsweg zum Herzen kann über verschiedene Arten erfolgen. Der häufigste Zugang ist die mediane Sternotomie (➤ Abb. 13.17).

Bypassphase

- Antikoagulation mit Heparin (z. B. 400 IE Heparin/kgKG i. v.)
- Nach Eröffnung des Herzbeutels (*Perikard*) erfolgt der Anschluss an die HLM. Dazu wird arteriell die Aorta ascendens

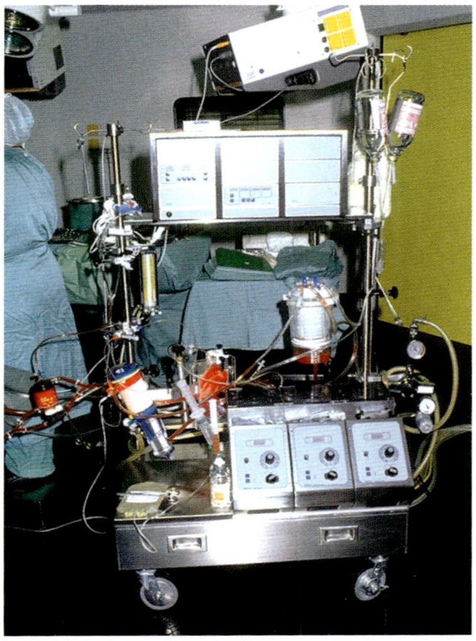

Abb. 13.16 Herz-Lungen-Maschine im Einsatz während einer Herzoperation. Bedient und überwacht wird die Herz-Lungen-Maschine von speziell im Verfahren der extrakorporalen Zirkulation ausgebildeten Kardiotechnikern. [K183]

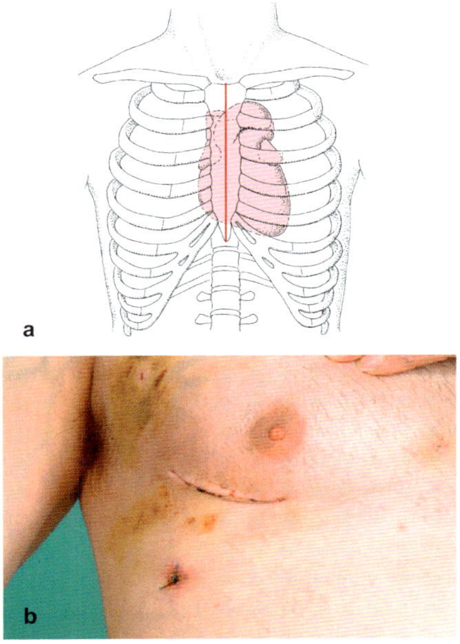

Abb. 13.17 Operative Zugänge zum Herzen. a) Häufigster Zugang bei Herzoperationen ist die mediane Längssternotomie, d. h. die Längsspaltung des Sternums in der Mittellinie (*anterolaterale* und *posterolaterale Thorakotomie*, ➤ 10.5.1). [L190] **b)** OP-Wunde nach minimal-invasiver anterolateraler Sternotomie rechts. [P342]

oder die A. femoralis kanüliert. Der venöse Zugang erfolgt über die Kanülierung des rechten Vorhofs oder die obere und untere Hohlvene (*V. cava inferior und V. cava superior*). In seltenen Fällen kann auch die V. femoralis als Zugang verwendet werden
- Nach dem queren Klemmen der Aorta ascendens erfolgt die Stilllegung des Herzens (*Myokardprotektion*). Die HLM übernimmt die komplette Funktion von Herz und Lunge
- Der Arzt kann nun am stillgelegten Herzen die geplante Operation durchführen
- Die Wiederbelebung des Herzens erfolgt durch die Öffnung der Aortenklemme und der wiederhergestellten Koronarzirkulation (*Reperfusionsphase*). Falls das Herz nicht spontan wieder schlägt, kann mit speziellen Elektroden direkt am Herzen defibrilliert werden.

Bypassende
- Der Anästhesist beginnt wieder mit der Beatmung
- Dann wird der venöse Rückfluss gedrosselt, wodurch sich das Herz langsam füllt. Das gefüllte Herz übernimmt die Auswurffunktion parallel zur arteriellen Pumpe der HLM. Der Lungenkreislauf ist nun wieder durchblutet
- Der Fluss der arteriellen Pumpe wird kontinuierlich reduziert, bis das Herz und die Lunge ihre Funktion wieder vollständig aufgenommen haben
- Bei stabiler Kreislaufsituation des Patienten wird die HLM abgestellt
- Der Anästhesist neutralisiert das Heparin mit Protaminchlorid und der Chirurg übernimmt die Blutstillung und positioniert die Drainagen
- Zum Abschluss der Operation erfolgen die Osteosynthese des Sternums und die Hautnaht.

Komplikationen

Hauptkomplikationen von Operationen am stillgestellten Herzen sind:
- Postperfusionssyndrom (*Reaktion des Organismus auf die extrakorporale Zirkulation*) mit folgender Klinik:
  - Funktionsstörung der Nieren, der Lungen, des ZNS und des Abwehrsystems
  - Sepsis mit Tachykardie, Fieber, Leukozytose, Tachypnoe, Vasodilatation mit Hypotonie
  - Multiorganversagen
- Herzrhythmusstörungen
- Blutungen infolge Gerinnungsstörungen
- Nachblutungen im Operationsgebiet
- Zerebrale Ausfälle bis hin zum zerebralen Insult (➤ 9.4.9), z. B. durch Luftembolie oder Kalkembolisation (insbesondere nach *Klappenoperationen* ➤ 13.6)
- Atemstörungen bis hin zur respiratorischen Insuffizienz (➤ 10.2.2)
- Herz-Kreislauf-Störungen bis hin zum kardiogenen Schock/engl. „*low cardiac output*“ (➤ 3.3.1)
- Sternum: aseptische Lockerung oder Wundinfektionen.

Low-output-Syndrom

DEFINITION

Low-output-Syndrom: Pumpversagen des Herzens mit verminderter Auswurfleistung, niedrigem arteriellen Blutdruck und hohem ZVD. Mögliche Ursachen eines Low-output-Syndroms sind eine Herzinsuffizienz, der Verschluss eines koronaren Bypasses, ein Herzinfarkt oder eine Perikardtamponade.

Die Therapie eines **Low-output-Syndroms** besteht in der medikamentösen Unterstützung, z. B. durch Gabe von Katecholaminen (Dobutamin in *Dobutrex*® oder Adrenalin in *Suprarenin*®). Zusätzlich kann der Kreislauf unterstützt werden durch eine **intraaortale Ballonpumpe** (*IABP*), die den diastolischen Blutdruck erhöht und dadurch die Koronardurchblutung verbessert. [vgl. 6]

Zunehmend häufiger wird eine kleine Herzpumpe (*Impella® 2.5 oder CP*) über die A. femoralis (ähnlich einem normaler Herzkatheter) bis zum Herzen eingebracht. Diese Pumpe saugt das Blut in der linken Herzkammer an und transportiert bis zu 2,5 l/Min. bzw. bis zu 4 l/Min. Blut in die Aorta. Hierdurch wird die linke Herzkammer entlastet und dem Körper steht das zusätzliche Blut zur Verfügung. Auch außerhalb dieser akuten Situationen kann die Pumpe auch bei schwierigen und komplexen Herzkathetereingriffen oder Ablationen von lebensgefährlichen Herzrhythmusstörungen eingesetzt werden, um während der Prozedur eine ausreichende Unterstützung des Kreislaufs zu haben. [vgl. 7]

Bei operativ korrigierbaren Ursachen, z. B. Perikardtamponade oder Bypassverschluss, wird der Patient umgehend rethorakotomiert.

13.4.2 Minimal-invasive Herzchirurgie

Entsprechend der Entwicklung in anderen Fachgebieten wird auch in der Herzchirurgie nach **minimal-invasiven Methoden** gesucht, um die mit einer konventionellen Herzoperation verbundenen Belastungen für den Patienten und die unerwünschten Wirkungen durch den Einsatz der Herz-Lungen-Maschine zu verringern. In der Herzchirurgie ist mit dem Begriff „minimal-invasiv" insbesondere der Verzicht auf die Herz-Lungen-Maschine und eine große mediane Sternotomie gemeint (➤ Abb. 13.18).

Bei Aortenklappenoperationen wird (bei prinzipiell gleichem Vorgehen wie bei konventioneller Operation) das Sternum nur zum Teil durchtrennt (*Ministernotomie, partielle Sternotomie*).

Mitralklappenoperationen und der Verschluss von Vorhofseptumdefekten können ebenfalls minimal-invasiv durchgeführt werden. Hier erfolgt der Anschluss an die Herz-Lungen-Maschine über die Leistengefäße und es wird eine anterolaterale Thorakotomie rechts als Zugang zum Herzen durchgeführt. Sowohl die Abklemmung der Aorta als auch die Kardioplegie-Gabe erfolgen über diese Thorakotomie. Endoskopische Techniken haben sich zur Venenentnahme und der Entnahme der A. radialis bewährt.

13.4.3 Herztransplantation

Kann eine progrediente, irreversible Herzerkrankung weder durch medikamentöse noch durch chirurgische Maßnahmen gebessert werden, wird bei Patienten unter ca. 65 Jahren eine **Herztransplantation** erwogen.

Voraussetzung für eine Herztransplantation ist wie bei anderen Transplantationen auch, dass keine weiteren prognostisch ungünstigen Erkrankungen, etwa ein maligner Tumor, vorliegen. Da eine Herztransplantation eine große psychische Belastung darstellt und regelmäßige ärztliche Kontrollen einschließlich invasiver Untersuchungen sowie eine zuverlässige Medikamenteneinnahme zur Verhinderung von Abstoßungsreaktionen erfordert, sollten der Patient und möglichst auch seine Angehörigen psychisch stabil und verantwortungsbewusst sein.

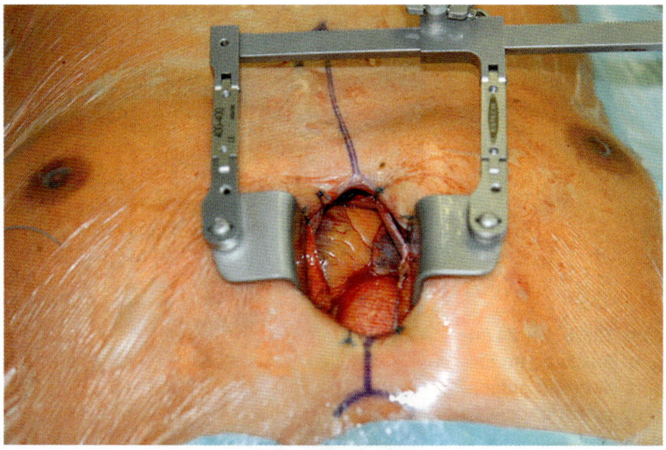

Abb. 13.18 Partielle Sternotomie. Im Rahmen einer minimal-invasiven Herzoperation. [P342]

Kammerunterstützungssysteme

Bei vielen Patienten, die auf eine Herztransplantation warten, ist die Pumpfunktion des Herzens schon Wochen oder Monate vor der Transplantation lebensbedrohlich eingeschränkt. Zur Überbrückung der Wartezeit (*bridging*) kommen bei diesen Patienten verschiedene **Kammerunterstützungssysteme** (*Kunstherz,* ➤ Abb. 13.19) zum Einsatz. Sie kommen auch für Patienten in Betracht, die an einer akuten Herzerkrankung, etwa einer Myokarditis (*Herzmuskelentzündung*) leiden und deren Herz (voraussichtlich) nur temporär der Unterstützung bedarf, bis es sich erholt hat.

Unterschieden wird zwischen Ein- und Zweikammer-Unterstützungssystemen, die entweder nur den linken oder beide Ventrikel unterstützen. Hauptkomplikationen sind Infektionen, Thrombosen, Embolien und Blutungen.

Ziel der Forschungen ist es, ein vollständig implantierbares Kunstherz zu entwickeln, das nicht nur die Zeit bis zur Herztransplantation überbrücken, sondern das ursprüngliche Herz evtl. ersetzen kann.

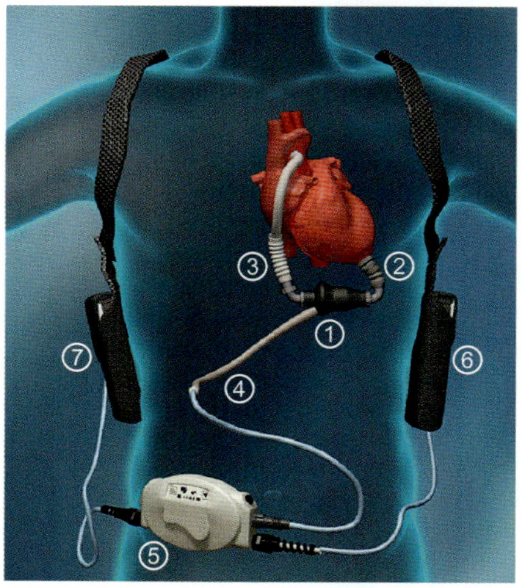

Abb. 13.19 Aufbau und Funktionsweise eines Kammerunterstützungssystems. 1 = Pumpen-/Antriebseinheit; 2 = Zuflusskonduit, Verbindung vom Ventrikel (*linke Herzkammer*) zur Pumpe für den Bluttransport; 3 = Auslassschlauch, Verbindung von der Pumpe zur aufsteigenden Aorta (*Hauptschlagader*) für den Bluttransport; 4 = perkutanes Kabel, elektrischer Anschluss und Entlüftung der Pumpe nach außen; 5–7 = Kontroll- und Batterieeinheit [F450]

Operationsmethode

Bei der **orthotopen Herztransplantation** entfernt der Chirurg das kranke Herz und implantiert das Spenderherz an der Stelle, an der zuvor das Herz des Patienten lag. Die Anastomosen erfolgen im Bereich der Vorhöfe und der großen Arterien.

Perioperative Pflege

Perioperative Pflege bei herzchirurgischen Operationen ➤ 13.1.6

Nach der Herztransplantation wird der Patient in aller Regel bis zum 3.–5. postoperativen Tag auf der Intensivstation in Umkehrisolation versorgt. Meist beginnt schon vor dem Eingriff die immunsuppressive Therapie zur Vermeidung einer Abstoßungsreaktion (➤ 1.4.6). Da die Immunsuppression den Patienten gegenüber allen Infektionen anfälliger macht, achten die Pflegenden auf streng aseptisches Arbeiten. Alle intravasalen Katheter, Drainagen oder Harnableitungen, die potenzielle Eintrittspforten für Erreger darstellen, werden so früh wie möglich entfernt. Besucher müssen unbedingt frei von Infektionen sein. Die Häufigkeit der Besuche wird auf ein Minimum reduziert. Für die Patienten stellen das „Eingeschlossen sein“ durch die Umkehrisolation, der wenige Besuch sowie die Kleidung der Pflegenden (sowie Besucher) mit Kittel, Mundschutz und Haube, eine große psychische Belastung dar.

Da das transplantierte Herz denerviert ist (also nicht mehr von Nerven versorgt wird), empfindet der Patient z. B. auch bei massiver koronarer Durchblutungsstörung keine Herzschmerzen. In der Regel ist beim herztransplantierten Patienten eine Dyspnoe das erste Zeichen für eine Herzinsuffizienz.

Prognose

Die 1-Jahres-Überlebensrate nach einer Herztransplantation ist, auch dank neuerer Immunsuppressiva, z. B. Tacrolimus (*Prograf®*), auf etwa 90 % gestiegen. Die 5-Jahres-Überlebensrate liegt zurzeit bei etwa 60–70 %. Haupttodesursachen sind Infektionen sowie akute oder chronische Abstoßungsreaktionen (➤ 1.4.6).

13.5 Durchblutungsstörungen des Herzens

13.5.1 Koronare Herzkrankheit

DEFINITION

Koronare Herzkrankheit (*KHK*): Durch Verengung oder Verschluss von Koronararterien bedingte **Ischämie** (*Mangeldurchblutung*) und dadurch **Hypoxie** (*Sauerstoffmangel*) des Herzmuskels.
Starke Altersabhängigkeit mit Verzehnfachung der Erkrankungshäufigkeit von 2,3 % bei den 40- bis 49-Jährigen auf gut 22 % bei den 70- bis 79-Jährigen. [vgl. 8]

Abhängig davon, wie viele Herzkranzgefäße von der **KHK** betroffen sind, spricht man von einer **1-**, **2-** oder **3-Gefäß-Erkrankung.** Bei der prognostisch ungünstigen **Hauptstammstenose** ist die linke Koronararterie vor der Verzweigung in RIVA und RCX betroffen (➤ Abb. 13.24).

Krankheitsentstehung

Ursache der KHK ist fast immer eine fortschreitende arteriosklerotische Verengung der Herzkranzgefäße, die zu Minderdurchblutung und Sauerstoffmangel des Herzmuskels führt. Risikofaktoren sind vor allem Hypercholesterinämie (insbesondere die Erhöhung des LDL-Cholesterins), Rauchen, arterielle Hypertonie und Diabetes mellitus (➤ 9.4.3).

Symptome und Befund, Diagnostik

- **Angina-pectoris-Anfälle** als **Leitsymptom**: Sekunden bis Minuten anhaltende Schmerzen im Brustkorb, die mit Beklemmung und Engegefühl einhergehen und vom Patienten als äußerst bedrohlich empfunden werden. Meist strahlen die Schmerzen in den linken Arm aus, seltener in den Oberbauch, den rechten Arm, den Hals, den Unter- oder Oberkiefer (➤ Abb. 13.20).
- Herzinfarkt
- Herzrhythmusstörungen
- Herzinsuffizienz.

Zeichen einer verminderten Koronardurchblutung

Koronarstenosen, die das Lumen der Koronararterie um mehr als 50 % einengen, verursachen **belastungsabhängige** Angina-pectoris-Anfälle. Ist das Lumen der Koronararterie um mehr als 90 % eingeengt, leidet der Patient in der Regel unter Angina pectoris **in Ruhe** (*Ruhe-Angina*). Entscheidend für das Auftreten von Angina pectoris ist das Missverhältnis zwischen O_2-Angebot und -Bedarf. Deshalb treten Beschwerden eines in Ruhe beschwerdefreien Patienten häufig bei Belastung auf, wenn der Herzmuskel mehr arbeiten muss und deshalb mehr Sauerstoff verbraucht.

VORSICHT

Instabile Angina pectoris

Nehmen Anfallsdauer, Anfallshäufigkeit und Schmerzintensität rasch zu und helfen Medikamente von Mal zu Mal schlechter, liegt eine instabile Angina pectoris (*Crescendo-Angina, Präinfarktangina*) vor. Sie bedeutet immer höchste Herzinfarktgefahr.

Im Rahmen der **Diagnostik** werden Ruhe-EKG (oft normal), evtl. Langzeit-EKG und Belastungsuntersuchungen zur Provokation einer Durchblutungsstörung durchgeführt. Bei schwerer Angina pectoris ist ein Herzinfarktausschluss mittels EKG und Labordiagnostik erforderlich.

Im Rahmen einer Linksherzkatheteruntersuchung mit Koronarangiografie kann das Ausmaß der Verengung beurteilt werden. Gleichzeitig kann eine perkutane transluminale koronare Angioplastie (*PTCA*) durchgeführt werden. Blutuntersuchungen (z. B. Blutfette, Glukose) dienen in erster Linie der Erstellung eines kardiovaskulären Risikoprofils.

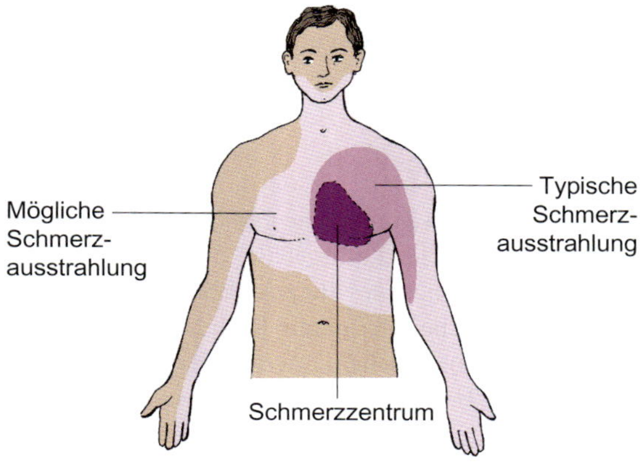

Abb. 13.20 Charakteristische Ausbreitung des Angina-pectoris-Schmerzes. [L190]

Behandlung

Behandlungsziel bei KHK ist die ausreichende Sauerstoffversorgung des Herzens. Dazu stehen konservative und invasive Therapiemethoden zur Verfügung. [vgl. 9]

Konservative Behandlung

Die **medikamentöse Langzeitbehandlung** beinhaltet [vgl. 9]:

- Nitrate, z. B. *Nitrolingual® Spray/Kapsel* (kurz wirksam), lang wirksam: haben sowohl vorbeugend als auch im Angina-pectoris-Anfall eine gute antianginöse Wirkung, aber keinen Einfluss auf die Prognose
- β-Blocker, z. B. Bisoprolol: senken den Sauerstoffbedarf, beugen Angina-pectoris-Anfällen vor und verbessern evtl. die Prognose
- Ggf. lang wirksame Kalziumantagonisten, z. B. Amlodipin.

Zusätzlich werden zur Primär- und Sekundärprophylaxe Thrombozytenaggregationshemmer gegeben (z. B. *Aspirin®*).

Neben der medikamentösen Langzeitbehandlung ist es wichtig, dass der Patient seinen Lebensstil ändert. Dazu zählen das Aufgeben des Rauchens, die Reduktion von Übergewicht, das Einhalten einer Diät zur Senkung erhöhter Cholesterinwerte, eine maßvolle sportliche Betätigung (z. B. in einer Koronarsportgruppe) und Stressabbau.

Perkutane transluminale koronare Angioplastie

Die **perkutane transluminale koronare Angioplastie** (*PTCA, koronare Ballondilatation*) ist die wichtigste **nichtoperative** invasive Behandlungsmethode bei KHK (➤ Abb. 13.21). Dabei dehnt der Arzt unter Röntgendurchleuchtung im Rahmen einer Linksherzkatheteruntersuchung die Enge der Koronararterie mit einem dünnen Ballonkatheter auf, den er von der A. femoralis in das erkrankte Gebiet schiebt (➤ 13.3.6). Bei etwa 20–40 % der Patienten treten innerhalb von sechs Monaten nach der Dilatation erneute Verengungen (*Re-Stenosen*) auf, die eine nochmalige PTCA, ggf. mit Einlage eines Koronar-Stents erfordern. Die PTCA wird in oder in der Nähe von kardiochirurgischen Zentren durchgeführt, da Zwischenfälle während des Eingriffs eine notfallmäßige Bypass-Operation erfordern können.

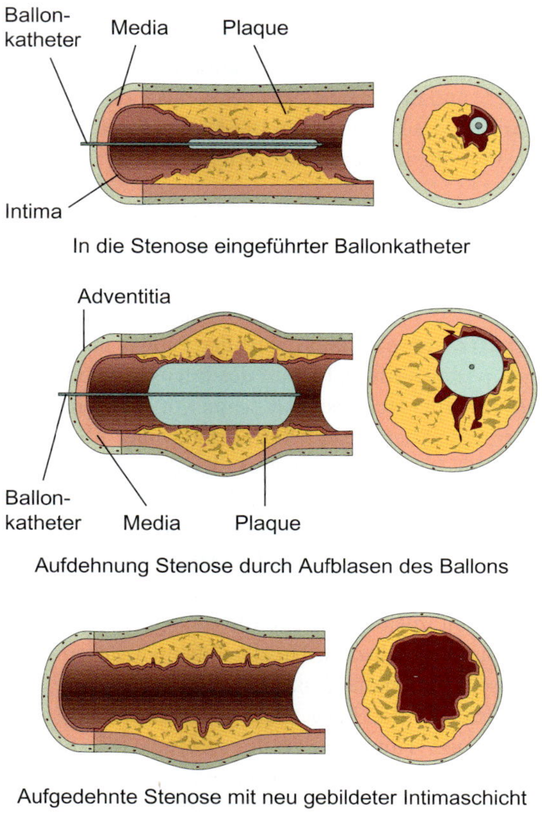

Abb. 13.21 Durchführung der perkutanen transluminalen (koronaren) Angioplastie. Nach Aufdehnung der Stenose wächst über die Plaquereste eine neue Intimaschicht. [L190]

Zusätzlich oder alternativ zur PTCA kann die Stenose durch Implantation eines **Koronar-Stents** eröffnet werden. Hierbei handelt es sich um ein feines, röhrenförmiges Implantat aus Drahtgeflecht (➤ Abb. 13.22), das das verengte Gefäß von innen mechanisch stabilisiert. Um erneute Stenosierungen im Bereich implantierter Koronarstents durch „Einwachsen" der Gefäßintima durch die Stentmaschen zu verlangsamen bzw. zu verhindern, werden auch mit Immunsuppressiva beschichtete Stents eingesetzt (*DES = Drug Eluting Stent*).

Koronare Bypass-Operation

Operationen am schlagenden und am stillgestellten Herzen ➤ 13.4.1
Minimal-invasive Herzchirurgie ➤ 13.4.2

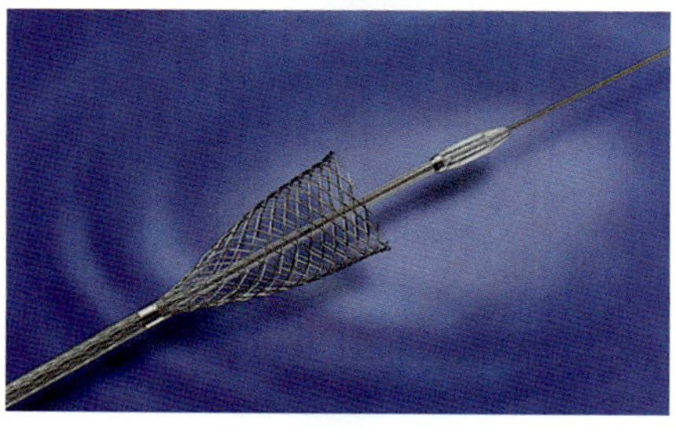

Abb. 13.22 Teilweise entfalteter koronarer Wallstent mit Applikator. [E638]

Indikationen für eine **koronare Bypass-Operation** (➤ Abb. 13.23) sind Hauptstammstenosen der linken Koronararterie, 3-Gefäß-Erkrankungen, medikamentös nicht beherrschbare Angina pectoris und Stenosen, die nicht durch eine PTCA aufgedehnt werden können. Bei Mehrgefäßerkrankungen profitieren insbesondere Diabetiker von einer Koronaroperation (verglichen mit Dilatation/Stenting mehrerer Stenosen). **Voraussetzung** für eine Bypass-Operation ist ein anschlussfähiges, d. h. ausreichend dicklumiges Gefäßsegment stromabwärts der Verengung. Ob diese Voraussetzung gegeben ist, kann der Arzt anhand der Koronarangiografie abschätzen, die endgültige Entscheidung fällt jedoch intraoperativ.

Als **Bypassmaterial** zur Überbrückung der Stenose dienen körpereigene Venen oder Arterien. Beim häufigen **aorto-koronaren Venen-Bypass** *(ACVB)* wird die oberflächliche Beinvene V. saphena magna zur Überbrückung der Stenose verwendet. Kann diese Vene nicht verwendet werden, z. B. wegen Varikosis (➤ 9.5.3), kann die Arteria radialis oder die A. epiploica als Bypass verwendet werden. Außerdem dient die hinter dem Sternum verlaufende A. thoracica interna als Bypassmaterial für den **Mammaria-koronaren-Bypass** (*Mammaria-Bypass, MCB, IMA-Bypass*), vor allem zur Revaskularisation des Ramus interventricularis anterior (*RIVA*). Bypassmaterial der ersten Wahl zur Versorgung des RIVA ist die linke A. mammaria interna (engl. *left internal mammary artery, LIMA*). Für die Versorgung anderer Koronarien werden Venensegmente oder die rechte A. mammaria interna (engl. *right internal mammary artery, RIMA*) oder auch die A. radialis verwendet.

Für die **Durchführung** wird der Thorax des Patienten eröffnet und die A. thoracica interna freilegt, ihre Seitenäste verschlossen und die Herz-Lungen-Maschine angeschlossen (➤ 13.4.1). Parallel dazu erfolgt die Entnahme des Bypassmaterials. Dann klemmt der Arzt die Aorta ab, bringt das Herz mittels Kardioplegie zum Stillstand und eröffnet die Koronararterie distal der Stenose. An diese Öffnung schließt er die am Bein entnommene Vene bzw. die A. thoracica interna End-zu-Seit an. Anschließend anastomosiert er die Bypassvene mit der Aorta (➤ Abb. 13.23).

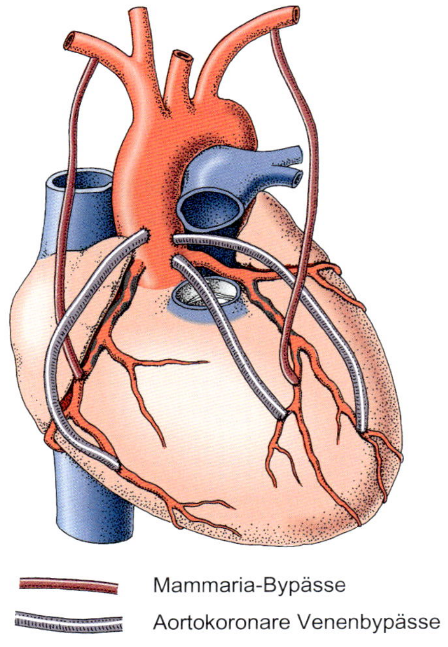

Abb. 13.23 Koronare Bypass-Operation. Die Stenosen der rechten Koronararterie sind mit einem aorto-koronaren Venen-Bypass (*ACVB*) und einem Mammaria-Bypass überbrückt, an der linken Koronararterie wurden zwei ACVBs und ein Mammaria-Bypass angelegt. [L190]

Hauptkomplikationen einer Bypass-Operation sind ein Herzinfarkt, Nachblutungen und Infektionen.

Pflege

Beobachten, Beurteilen und Intervenieren ➤ 13.1.5
Perioperative Pflege bei herzchirurgischen Operationen ➤ 13.1.6

Die Rasur erfolgt nach Hausstandard. Für die Entnahme der Venen werden beide Beine rasiert bzw. die Haare gekürzt. Postoperativ können nach der Entnahme der V. saphena magna Stauungserscheinungen am Bein auftreten. Die Pflegenden weisen den Patienten darauf hin, keinen Strumpf mit zu festem Bund zu tragen und das Bein so oft wie möglich hochzulagern. Da viele Patienten mit KHK eine begleitende pAVK (➤ 9.4.4) haben, bekommen sie nur auf Arztanordnung Kompressionsstrümpfe.

13.5.2 Herzinfarkt

DEFINITION

Herzinfarkt (*Myokardinfarkt, MI*): Akute und schwerste Manifestation der KHK mit umschriebener Nekrose des Herzmuskelgewebes infolge Ischämie (*Mangeldurchblutung*). Ganz überwiegend verursacht durch Koronararterienverschluss bei vorbestehender KHK. Gut 30 % der Betroffenen sterben noch vor Eintreffen im Krankenhaus, weitere 5–10 % im Krankenhaus.

Krankheitsentstehung

Dem **Herzinfarkt** liegt der Verschluss einer oder mehrerer Koronararterien oder ihrer Äste zugrunde, meist infolge einer Thrombusbildung in arteriosklerotisch veränderten Gefäßabschnitten. Das distal des Verschlusses gelegene Myokard wird nicht mehr (ausreichend) mit Sauerstoff versorgt (➤ Abb. 13.24). Nach ungefähr 3–6 Std. hat sich eine irreversible Nekrose des betroffenen Muskelgewebes ausgebildet.

Symptome und Befund, Diagnostik

Leitsymptom des Herzinfarkts sind plötzlich auftretende, starke retrosternale Schmerzen, häufig verbunden mit starkem Engegefühl und Todesangst. Oft strahlen die Schmerzen in Arme, Bauch, zwischen die Schulterblätter oder in den Unterkiefer aus. Bei ca. 20 % der Betroffenen verläuft der Herzinfarkt jedoch ohne oder mit nur wenigen Schmerzen (*stummer Herzinfarkt*).
Weitere **Infarktzeichen** sind:
- Übelkeit, Erbrechen
- Blasse, grau-fahle und kaltschweißige Haut

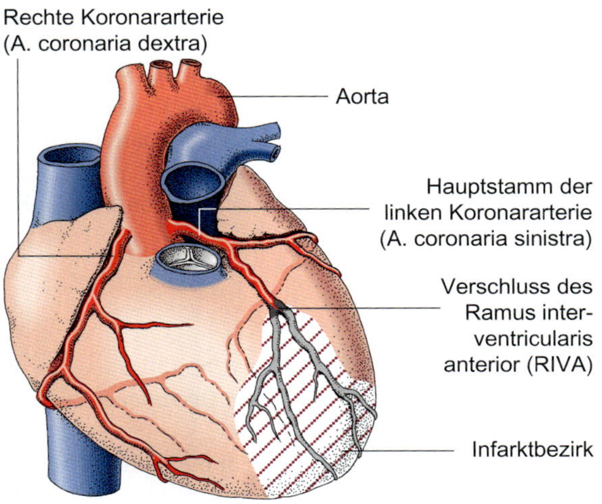

Abb. 13.24 Herzinfarkt. Durch Verschluss einer Koronararterie stirbt das von dieser Arterie versorgte Herzmuskelgewebe ab. [L190]

- Dyspnoe, die zum Hinsetzen zwingt
- Plötzlicher Kreislaufzusammenbruch bis hin zum kardiogenen Schock (*Kreislaufschock infolge Herzversagens,* ➤ 3.3.1).

Alleine aufgrund der Beschwerden kann nicht entschieden werden, ob es sich um eine instabile Angina pectoris handelt oder einen Herzinfarkt. Die **Diagnostik** muss schnellstmöglich erfolgen:

- Blutuntersuchungen. Am wichtigsten sind heute die **kardialen Troponine I und T** (*Eiweiße, die aus geschädigten Herzmuskelzellen freigesetzt werden*), die etwas schneller reagieren als die ebenfalls herzmuskelspezifische **CK-MB** (*Kreatinphosphokinase der Untergruppe MB*)
- EKG (➤ 13.3.2), ggf. wiederholt, da das EKG anfänglich trotz Infarkts normal sein kann. Im weiteren Verlauf ändert sich das EKG beim Myokardinfarkt mit ST-Hebung (*STEMI*) in typischer Weise (➤ Abb. 13.25)
- Echokardiografie (➤ 13.3.4)
- Ggf. Koronarangiografie (➤ 13.3.6). [vgl. 10]

Insbesondere in den ersten Stunden und Tagen nach dem Infarkt können **lebensbedrohliche Komplikationen** auftreten:

- Herzrhythmusstörungen
- Linksherzinsuffizienz
- Kardiogener Schock
- Herzwandaneurysma und Myokardruptur
- Re-Infarkt
- Infarkt-Ventrikelseptumdefekt (*VSD,* ➤ 13.7.2).

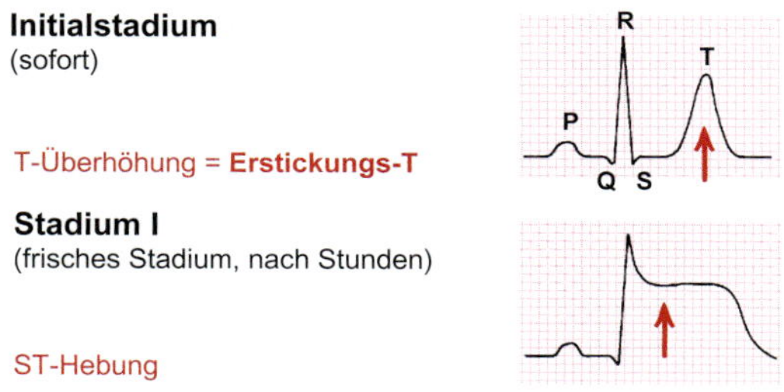

Abb. 13.25 Typische EKG-Veränderungen bei einem frischen Herzinfarkt. [A400]

Behandlung

Ein Infarktpatient wird während der **Akutphase** der Erkrankung auf einer kardiologischen Intensivstation betreut und primär konservativ behandelt. Eine frühzeitig durchgeführte Linksherzkatheteruntersuchung (➤ 13.3.6) mit Koronarrevaskularisation (*PTCA,* ➤ 13.5.1) kann das Ausmaß des ablaufenden Infarkts und damit die Schwere der anschließenden Herzinsuffizienz begrenzen (*„Zeit ist Myokard"*). Zusätzlich wird das Risiko eines erneuten Infarkts gesenkt.

Eine Herzoperation kann in der Akutphase zwingend notwendig werden durch Infarktkomplikationen, z. B. Herzwandaneurysma, Myokardruptur, Infarkt-VSD oder Klappeninsuffizienz. Diese treten typischerweise ca. 2–7 Tage nach dem Infarkt auf.

Chirurgische Behandlung bei Herzwandaneurysma

Im Bereich der Nekrosen bilden sich bindegewebige Narben, die mit jeder Systole nach außen gedrückt werden können, sodass eine Aussackung der Herzwand (**Herzwandaneurysma**) entsteht. Ein Aneurysma schränkt nicht nur die Herzfunktion ein, sondern kann auch perforieren oder zum Entstehungsort von Thromben werden. Bei einem Teil der Betroffenen ist mit Herzrhythmusstörungen zu rechnen.

Eine Resektion des Aneurysmas ist indiziert, wenn das Aneurysma rupturgefährdet ist und zur Herzinsuffizienz oder zu (wiederholten) Embolien geführt hat. Bei der Operation reseziert der Herzchirurg die narbige Aussackung und vernäht dann die Schnittflächen.

Chirurgische Behandlung bei Myokardruptur

Auch ohne Bildung eines Aneurysmas kann die Myokardnarbe reißen (**Myokardruptur**):

- Rupturiert das Myokard im Bereich der Herzscheidewand, entsteht ein **Kammerscheidewanddefekt** (*Ventrikelseptumdefekt,* ➤ 13.7.3). Dadurch kommt es zu einer Kurzschlussverbindung (*Shunt*) zwischen den beiden Kammern. Im Rahmen einer OP wird der Defekt meist mit einem Kunststoffpatch verschlossen
- Bei der **Herzwandruptur** tritt Blut aus der Kammer in den kaum dehnbaren Herzbeutel aus, eine Perikardtamponade (➤ 13.10.1) entsteht. Die Prognose einer infarktbedingten Herzwandruptur ist sehr schlecht. Nur in wenigen Fällen ist es möglich, in einer Notoperation das nekrotische Gewebe zu resezieren und den Defekt mit einem Kunststoffpatch zu verschließen. Ein letaler Ausgang dieses Eingriffs ist mit ca. 35–50 % häufig.

Chirurgische Behandlung bei infarktbedingter Klappeninsuffizienz

Schäden an den **Herzklappen** entstehen, wenn die Nekrose nach einem Infarkt einen Bereich des Myokards betrifft, an dem Papillarmuskeln ansetzen. Der Papillarmuskel wird funktionslos oder kann sogar abreißen. Dadurch wird die betroffene Segelklappe (meist die Mitralklappe) insuffizient, d. h. sie kann nicht mehr dicht schließen. Als Folge davon fließt bei jeder Kammerkontraktion Blut aus der Kammer in den Vorhof zurück. Um den Organismus trotzdem ausreichend mit Blut versorgen zu können, muss das Herz seine Pumparbeit steigern, es entsteht eine Herzinsuffizienz. Die Behandlung besteht im Ersatz der geschädigten Herzklappe (➤ 13.6).

Pflege

Beobachten, Beurteilen und Intervenieren ➤ 13.1.5
Perioperative Pflege bei herzchirurgischen Operationen ➤ 13.1.6
Perioperative Pflege bei Herzklappen-Ersatz ➤ 13.6

Muss ein Infarktpatient wegen Komplikationen chirurgisch behandelt werden, erfolgt die perioperative Pflege immer auf der Intensivstation.

13.6 Herzklappenfehler

DEFINITION

Herzklappenfehler (*Klappenvitium*): Angeborene oder – viel häufiger – erworbene Herzklappenfunktionsstörung.

Krankheitsentstehung und Einteilung

Herzklappenfehler können unterschieden werden in:

- **Angeborene Herzklappenfehler** treten isoliert oder in Kombination mit anderen Herzfehlern auf. Meist handelt es sich um Aorten- oder Pulmonalklappenstenosen
- **Erworbene Herzklappenfehler** sind meist die Folge einer rheumatischen oder bakteriellen Endokarditis (*Entzündung der Herzinnenhaut*) oder einer Degeneration des Klappengewebes. Am häufigsten ist die Aortenklappe betroffen, am zweithäufigsten die Mitralklappe, da sie hohen mechanischen Belastungen ausgesetzt sind.

Es werden **zwei Formen** von Herzklappenfehlern unterschieden:

- **Klappenstenosen** (*Klappenverengung*)
- **Klappeninsuffizienzen** (*unzureichender Klappenverschluss*).

Beide Formen können gemeinsam an einer Klappe auftreten (*kombinierter Klappenfehler*).

Klappenstenosen

Wenn sich die Segel- bzw. die Taschenklappen nicht weit genug öffnen, ist die Lichtung der Klappe zu eng. Man spricht dann von einer **Klappenstenose** (*Verengung,* ➤ Abb. 13.26). Bei einer Klappenstenose müssen die vorgeschalteten Herzabschnitte einen höheren Druck aufbringen, um das Blut durch die kleinere Öffnung zu pressen. Übersteigt dies die Leistungsfähigkeit des Herzens, entsteht eine Herzinsuffizienz.

Klappeninsuffizienz

Eine **Klappeninsuffizienz** liegt vor, wenn die Herzklappe nicht mehr dicht schließt (➤ Abb. 13.26). Bei den Segelklappen ist dies z. B. der Fall, wenn die Sehnenfäden oder die Papillarmuskeln reißen oder Entzündungsprozesse Teile der Herzklappe zerstören. Die Segel können dann nicht mehr „gehalten" werden, die Klappe wird undicht (*insuffizient*) und verliert ihre Ventilfunktion. Als Folge davon presst das Herz mit jeder Kammersystole einen Teil des Blutes über die Segelklappen in die Vorhöfe zurück. Schließen die Taschenklappen nicht mehr richtig, meist infolge einer Erweiterung des Klappenansatzrings nach einem Entzündungsprozess, fließt nach jeder Kammersystole ein Teil des ausgeworfenen Blutes in die Kammern zurück. Folge dieser Klappeninsuffizienzen ist eine Herzinsuffizienz, da das hin- und herpendelnde Blut eine schließlich kaum noch zu leistende Mehrarbeit erfordert.

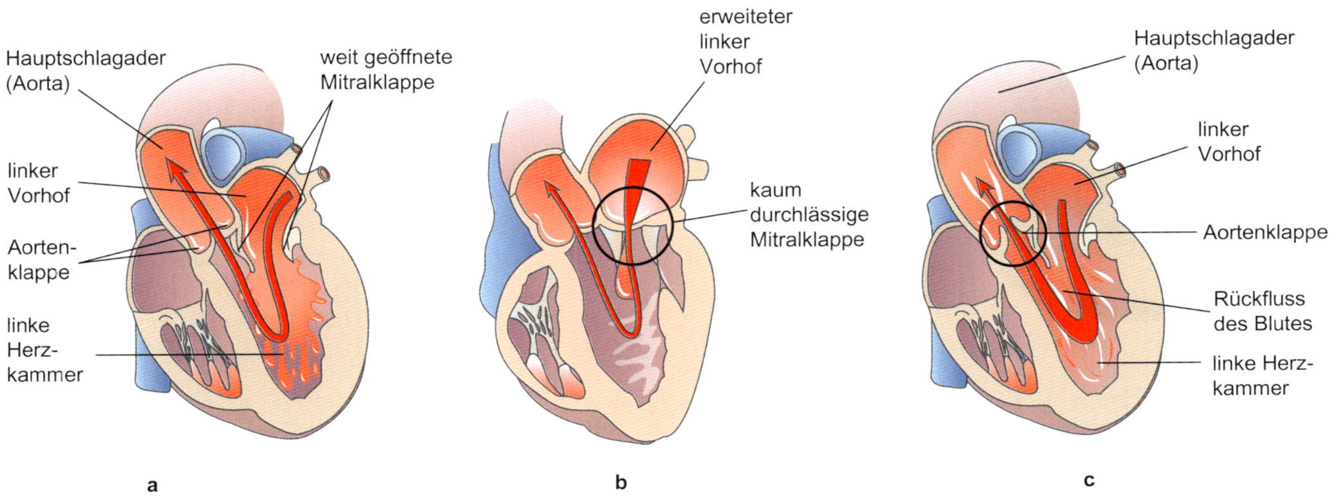

Abb. 13.26 Funktion der Herzklappen. a) Intakte Mitral- und Aortenklappe mit ungehindertem Blutfluss. **b)** Stenose an der Mitralklappe: das Blut kann nicht ungehindert vom linken Vorhof in den linken Ventrikel fließen und staut sich im Vorhof zurück, der auf Dauer dilatiert. Durch den Rückstau in den Lungenkreislauf entsteht eine pulmonale Hypertonie und auf längere Sicht eine Rechtsherzinsuffizienz. Durch ein vermindertes Herzminutenvolumen im Körperkreislauf entsteht eine Belastungsdyspnoe. **c)** Insuffizienz der Aortenklappe: ein Teil des Blutes fließt durch die mangelhaft verschlossene Klappe zurück in den linken Ventrikel. Diese Volumenüberlastung führt zur Hypertrophie des linken Ventrikels und zur Dilatation, im Verlauf kommt es zur Linksherzinsuffizienz. [L138]

Behandlung

Bei vielen Patienten ist nach einer gewissen Zeit der konservativen (medikamentösen) **Therapie** eine Operation erforderlich. Bei der **Herzklappenrekonstruktion** versucht der Chirurg, die Funktionsfähigkeit der Klappe herzustellen, z. B. durch Lösen von Verwachsungen oder die Verkleinerung und Stabilisierung des Klappenansatzrings. Die operative Erweiterung einer stenosierten Klappe wird als **Kommissurotomie** bezeichnet, die operative Korrektur einer Klappeninsuffizienz als **Valvuloplastik** (➤ Abb. 13.27). Beide Eingriffe erfolgen unter Einsatz der HLM (➤ 13.4.1).

Ist eine Klappenrekonstruktion nicht möglich, muss ein **Herzklappenersatz** durchgeführt werden. Dies ist insbesondere bei starken Verkalkungen der Klappe oder bei kombinierten Klappenfehlern der Fall, d. h. solchen mit Stenose- und Insuffizienzkomponente. Zu entscheiden ist, ob eine **künstliche Herzklappe** (➤ Abb. 13.28) oder eine **biologische Prothese** (*Bioprothese*, ➤ Abb. 13.29, ➤ Abb. 13.30), hergestellt aus Aortenklappen von Schweinen oder Herzbeuteln von Kälbern eingesetzt wird. Beide Klappen haben jeweils Vor- und Nachteile (➤ Tab. 13.1).

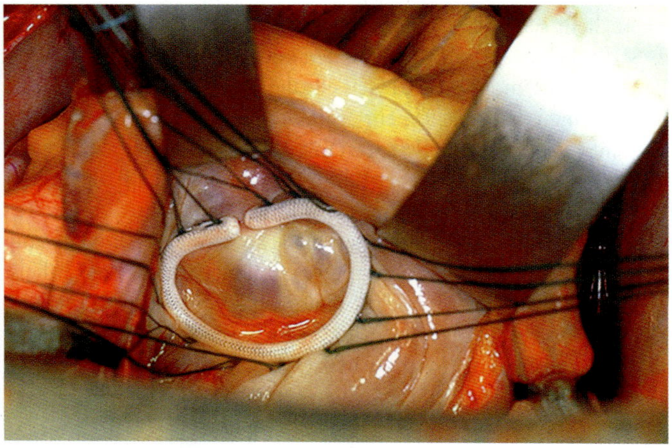

Abb. 13.27 Valvuloplastik bei Mitralklappeninsuffizienz. Der Chirurg rafft das Gewebe um die Mitralklappe herum und stabilisiert es durch Implantation eines Rings. [M162]

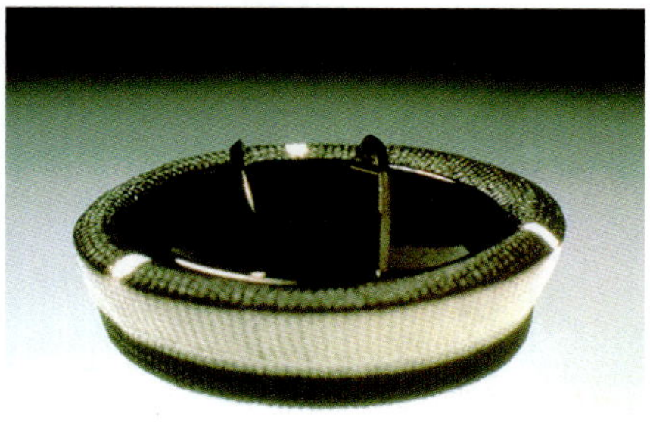

Abb. 13.28 Künstliche Herzklappenprothese, hier eine Doppelflügelprothese (*CarboMedics*®). Wie alle künstlichen Herzklappen verfügt sie über einen Ventilmechanismus, der den Blutfluss nur in eine Richtung freigibt. Kommt Blut aus der Gegenrichtung, schlagen die Flügel zurück und verschließen die Öffnung. [M162]

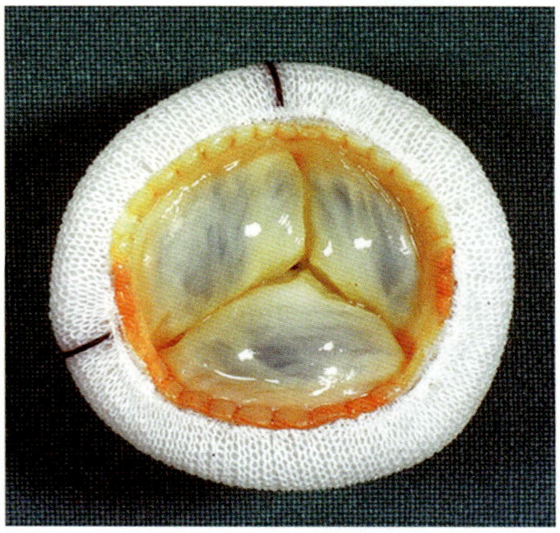

Abb. 13.29 Bioprothese. Die Schweineklappe wurde konserviert und auf einen Rahmen aufgezogen. Der (weiße) Gewebering dient zum Einnähen der Klappe. [T125]

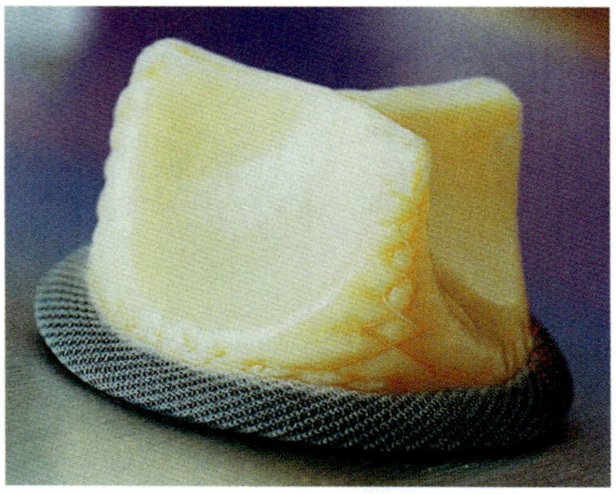

Abb. 13.30 Bioprothese. Diese Herzklappenprothese wurde aus dem Perikard von Kälbern (*mitroflow*®) hergestellt. [M162]

Pflege

Pflege in der Herzchirurgie ➤ 13.1
Perioperative Pflege bei herzchirurgischen Operationen ➤ 13.1.6

Künstliche Herzklappen begünstigen die Thrombenbildung an den künstlichen Oberflächen. Deshalb beginnt wenige Tage nach der Herzklappen-Operation die Antikoagulantienbehandlung mit einem Vitamin-K-Antagonisten. Wurde eine Bioprothese implantiert, ist die Antikoagulantienbehandlung nur für ca. drei Monate erforderlich (Ausnahme: Herzrhythmusstörungen, insbesondere ein Vorhofflimmern). Der Patient wird über die notwendigen Vorsichtsmaßnahmen bei der Antikoagulantienbehandlung informiert.

Viele Patienten mit künstlichen Herzklappen empfinden das Klicken der Klappe anfangs als störend und beängstigend. Das „Warten

Tab. 13.1 Vor- und Nachteile der künstlichen und der biologischen Herzklappen.

	Vorteile	Nachteile	Indikationen
Künstliche Herzklappe	• Lange Haltbarkeit (ca. 50 Jahre)	• Lebenslange Antikoagulation • Außerhalb des Körpers hörbare Klappenfunktion „Klappenklick"	• Patienten < 65–70 Jahre
Biologische Herzklappe	• Klappenfunktion ist nicht hörbar • Antikoagulation bei Sinusrhythmus in der Regel nur für drei Monate erforderlich	• Kürzere Haltbarkeit (ca. 10 Jahre)	• Patienten > 70 Jahre • Patientinnen mit Kinderwunsch • Kontraindikationen gegen Phenprocoumon

auf den nächsten Schlag" lässt manche Patienten kaum zur Ruhe kommen. Hier helfen die Pflegenden, indem sie den Patienten beruhigen, ihn über seine Ängste sprechen lassen und ggf. ein Gespräch mit dem Arzt vermitteln. Häufig ist es für den Patienten hilfreich, wenn man ihm klarmacht, dass dieses Klicken nichts Bedrohliches bedeutet, sondern ein positives Zeichen des schlagenden Herzens bzw. der funktionierenden Klappe ist. Die meisten Patienten gewöhnen sich daran, dieses Geräusch besonders in sehr ruhigen Situationen zu hören, und horchen dann nicht mehr ständig in sich hinein.

13.7 Angeborene Herzfehler

13.7.1 Übersicht

DEFINITION

Angeborene Herzfehler (*kongenitale Herzfehler, kongenitale Herzvitien*): Angeborene Fehlbildungen des Herzens, der Herzklappen und der herznahen großen Gefäße. Mit einer Häufigkeit von ca. 0,8–1 % aller Neugeborenen häufige Fehlbildung. Schweregrad und damit auch Prognose sehr unterschiedlich, insgesamt erreichen heute über 90 % der Kinder mit einem angeborenen Herzfehler das Erwachsenenalter.

Ursächlich spielen sowohl genetische als auch exogene Faktoren (z. B. Infektionen der Mutter während der Schwangerschaft) eine Rolle. Der größte Teil der **angeborenen Herzfehler** ist operabel, sodass die rechtzeitige Diagnosestellung lebensrettend sein kann.

Bei bis zu 40 % der Neugeborenen ist ein symptomloses Herzgeräusch feststellbar, das durch zusätzliche Sehnenfäden zwischen den Herzwänden verursacht wird. Eine Einschränkung der Herzfunktion wird dadurch nicht verursacht und eine Behandlung ist nicht notwendig. Die Abklärung erfolgt durch Echokardiografie.

Einteilung angeborener Herzfehler

Manche Herzfehler schränken lediglich den ansonsten normal angelegten Blutfluss ein, z. B. durch (leichte) **Stenose** der Pulmonal- oder Aortenklappe (➤ 13.6). Bei anderen angeborenen Herzfehlern besteht ein **Shunt** (*Kurzschlussverbindung*), d. h. normalerweise nicht angelegte oder bei gesunden Kindern bereits kurz nach der Geburt verschlossene „Verbindungen" zwischen arteriellen und venösen Gefäßabschnitten (z. B. Ductus arteriosus Botalli oder Foramen ovale, ➤ Tab. 13.2). Dann durchmischen sich sauerstoffgesättigtes und sauerstoffarmes Blut in unterschiedlichem Ausmaß. Die Flussrichtung im Shunt wird durch das Druckgefälle bestimmt, d. h. das Blut fließt von Kreislaufabschnitten mit höherem Druck zu Abschnitten mit niedrigem Druck, also z. B. vom kräftigen linken Herzen ins schwächere rechte Herz. Je nach ihrer Auswirkung auf die Sauerstoffkonzentration des Körperkreislaufs unterscheidet man **azyanotische** und **zyanotische Herzfehler.**

13.7.2 Vorhofseptumdefekt

DEFINITION

Vorhofseptumdefekt (*Atriumseptumdefekt, ASD*): Angeborener Herzfehler mit offener Verbindung zwischen linkem und rechtem Vorhof.

Krankheitsentstehung und Pathophysiologie

Beim **Vorhofseptumdefekt** hat sich die Scheidewand im Bereich der Vorhöfe nicht völlig verschlossen. Durch das Loch in der Vorhofwand strömt Blut vom linken in den rechten Vorhof. Dieser Links-Rechts-Shunt überlastet zunächst die rechte Herzkammer und langfristig den Lungenkreislauf. Es entsteht ein Hochdruck im Lungenkreislauf (*pulmonale Hypertonie*). Das rechte Herz muss nun gegen einen erhöhten Widerstand anpumpen. Folge ist eine Rechtsherzhypertrophie (*Wandverdickung des rechten Herzens*). Dadurch kann der Druck im rechten Herzen so stark ansteigen, dass sich die Shuntfließrichtung umkehrt: Das Blut fließt nun vom rechten in den linken Vorhof (*Shuntumkehr zum Rechts-Links-Shunt, Eisenmenger-Reaktion*), die linke Herzseite wird zunehmend belastet.

Symptome und Befund, Diagnostik

Häufig treten erst im 2. und 3. Lebensjahrzehnt vermehrt bronchitische Infekte oder Pneumonien, Atemnot unter Belastung und allgemeine Leistungsminderung auf. Eine Zyanose kommt in Spätstadien der Erkrankung hinzu. Die **Diagnose** stellt der Arzt mittels Auskultation (*Herzgeräusch*), EKG, Röntgenaufnahme des Thorax, Echokardiografie und Herzkatheteruntersuchung.

Behandlung

Kleine Vorhofseptumdefekte verschließen sich in den ersten Lebensjahren oft von selbst. Größere Defekte mit hohem Shuntvolumen müssen möglichst frühzeitig verschlossen werden, da nach einer Shuntumkehr eine **Behandlung** nicht mehr möglich ist. Kleine ASD können katheterinterventionell verschlossen werden. Bei größeren Defekten näht der Herzchirurg einen **Patch** (*Flicken*) ein, der aus Kunststoff (*Dacron*®, *Gore-Tex*®) oder dem Perikard des Patienten besteht.

In seltenen Fällen kommt es postoperativ zu einem vorübergehenden oder dauerhaften AV-Block durch die Umstechung im Bereich des Reizleitungssystems. Dann ist in Ausnahmefällen die Implantation eines (permanenten) Herzschrittmachers notwendig.

13.7.3 Ventrikelseptumdefekt

DEFINITION

Ventrikelseptumdefekt (*VSD, Kammerseptumdefekt, Kammerscheidewanddefekt*): Häufigster angeborener Herzfehler mit offener Verbindung zwischen linker und rechter Herzkammer. In über 80 % Lage des Defekts direkt unterhalb der Aortenklappe. Oft Kombination mit weiteren Herzfehlern, z. B. ASD oder Herzklappenfehler.

Tab. 13.2 Die häufigsten angeborenen Herzfehler. Neben einer oder mehreren herzchirurgischen Operationen ist die medikamentöse Behandlung der Herzinsuffizienz ein wichtiger Bestandteil der Therapie. [L138] [L157]

Defekt	Definition und Pathophysiologie des Defekts	Symptome und Befund	Operative Behandlungsstrategie
Angeborene Herzfehler ohne Zyanose			
Ventrikelseptumdefekt (*VSD*) *31 % 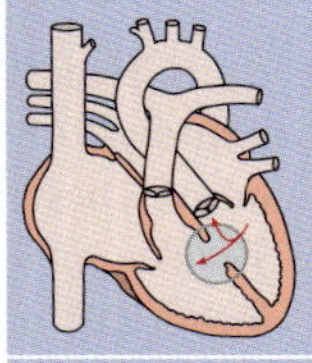	Loch in der Herzscheidewand im Bereich der Herzkammern → Blutfluss von der linken in die rechte Kammer → Druck- und Volumenüberlastung des Lungenkreislaufs, Rechtsherzhypertrophie; später Shuntumkehr zum Rechts-Links-Shunt (➤ 13.3)	• Geringe Belastbarkeit • Gedeihstörung • häufige Bronchitiden • (Rechtsherz-)Insuffizienz	• Kardiologische Kontrollen bei kleinem Defekt • Operativer Verschluss größerer Defekte
Vorhofseptumdefekt (*ASD*) *7 % 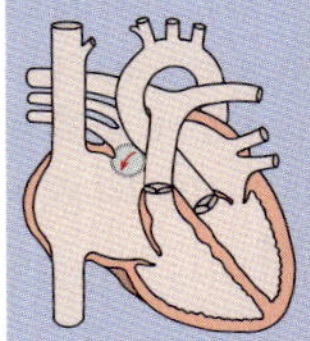	Loch in der Herzscheidewand im Bereich der Vorhöfe → Blutfluss vom linken in den rechten Vorhof → Druck- und Volumenüberlastung des Lungenkreislaufs, Rechtsherzhypertrophie; später Shuntumkehr (➤ 13.7.2)	• Geringe Belastbarkeit • Gedeihstörung • häufige Bronchitiden • (Rechtsherz-)Insuffizienz Erste Symptome oft erst im späten Kindes- oder Jugendalter	• Kleine Defekte verschließen sich oft von selbst • Operativer Verschluss größerer Defekte
Persistierender Ductus arteriosus (*PDA*) *7 % 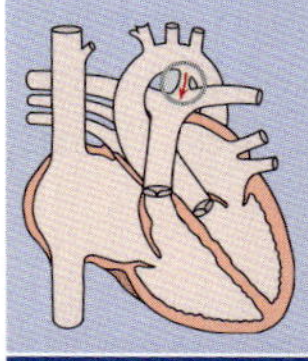	Offenbleiben des sich normalerweise spontan verschließenden Ductus arteriosus Botalli (*Kurzschluss zwischen Pulmonalarterie und Aorta für den Fetalkreislauf*) → Blutfluss aus der Aorta zurück in die Pulmonalarterie (*Links-Rechts-Shunt*). Später Shuntumkehr möglich, aber selten	Je nach Shuntgröße: • Entwicklungsstörungen des Kindes • Gehäufte Infekte • Atemnot unter Belastung	• Stets Verschluss erforderlich • Bei Frühgeborenen häufig Not-Operation wegen Gefahr des Lungenödems, ansonsten geplante operative Unterbindung und Durchtrennung des Ductus im Vorschulalter • Insbesondere bei Frühgeborenen evtl. medikamentöser Verschluss durch Indometacin im Neugeborenenalter möglich
Angeborene Herzfehler ohne Zyanose			
Pulmonal(-klappen-)stenose (*PS*) *7 % 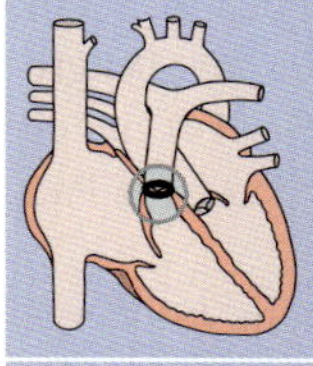	Verengung der Pulmonalklappe, dadurch Druckbelastung des rechten Herzens	• Dyspnoe • Zeichen der Rechtsherzinsuffizienz	Klappenrekonstruktion (*Kommissurotomie*), selten Klappenersatz
Aortenisthmusstenose (*ISTA*) *5–8 % 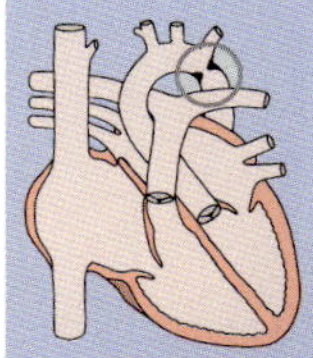	Einengung der Aorta vor oder nach dem Abgang des Ductus arteriosus Botalli (*prä-* bzw. *postduktale Form*)	• Postduktale Form (häufig): Bei Kindern und Jugendlichen oft asymptomatisch oder beschwerdearm. Später Hypertonie im Kopf-Arm-Bereich bei gleichzeitiger Abschwächung der Fußpulse und Zeichen der (Links-)Herzinsuffizienz • Präduktale Form (selten): Hypertonie im Kopf-Arm-Bereich bereits im Neugeborenenalter, Linksherzbelastung, Zyanose der unteren Körperhälfte, die durch den meist offenen Ductus arteriosus Botalli mit venösem Blut versorgt wird	• Resektion der Stenose und End-zu-End-Anastomose, evtl. zusätzlich Einnähen eines Patches zur Erweiterung der Aorta • Bei Kleinkindern evtl. Erweiterung der Stenose durch Ballondilatation

Tab. 13.2 Die häufigsten angeborenen Herzfehler. Neben einer oder mehreren herzchirurgischen Operationen ist die medikamentöse Behandlung der Herzinsuffizienz ein wichtiger Bestandteil der Therapie. [L138] [L157] *(Forts.)*

Defekt	Definition und Pathophysiologie des Defekts	Symptome und Befund	Operative Behandlungsstrategie
Artrioventrikulärer Septumdefekt (*AVSD, AV-Kanal*) *4,8 % 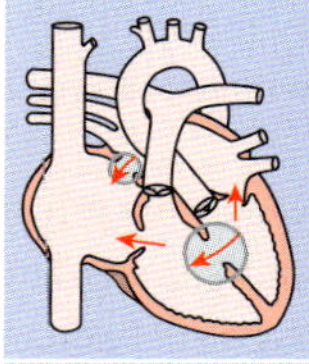	Vorhofseptumdefekt • Bei partiellem AVSD mit Mitralklappeninsuffizienz • Bei kompletten AVSD insuffiziente AV-Klappe	• Bei kompletten AVSD Herzinsuffizienz schon im Kindesalter • Ansonsten abhängig von der Ausprägung, wie Vorhofseptumdefekt	➤ 13.8.2
Aorten(-klappen-)stenose (*AS*) *3–6 % 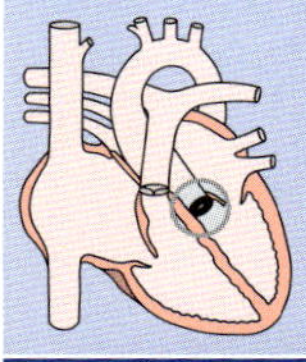	Einengung der Aortenklappe, dadurch Druckbelastung des linken Herzens	• Im Säuglingsalter Linksherzinsuffizienz, später Atemnot bei Belastung • Herzrhythmusstörungen • Synkopen (➤ 13.2.3) • Angina pectoris-Anfälle	• Meist Ballondilatation der Aortenklappe • Klappenersatz (Ross-Operation) • Bei Kleinkindern evtl. Klappenrekonstruktion (*Kommissurotomie*)
Angeborene Herzfehler mit Zyanose			
Fallot-Tetralogie (*TOF*) *5,5 % 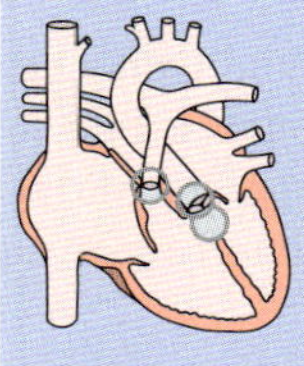	Komplexer Herzfehler mit vier charakteristischen Anomalien: • Pulmonalstenose • Ventrikelseptumdefekt • Nach rechts verlagerte und damit über dem Septumdefekt „reitende" Aorta • Hypertrophie der rechten Kammer	• Zyanose • Gedeihstörung • Atemnot, hypoxämische Anfälle, evtl. mit Bewusstlosigkeit • Typische Hockstellung der Kinder zur Verbesserung der Sauerstoffversorgung	• Nach Möglichkeit **Korrektur-Operation:** Verschluss des VSD, durch Einnähen eines Kunststoff-Patches, und Erweiterung der Pulmonalklappe (*Kommissurotomie*) • Im Notfall: zuerst **Palliativ-Operation** zur Verbesserung der Lungendurchblutung: Anastomose einer Prothese zwischen Pulmonalarterie und Aorta („*Shunt*")
Transposition der großen Arterien (*TGA*) *4,5 % 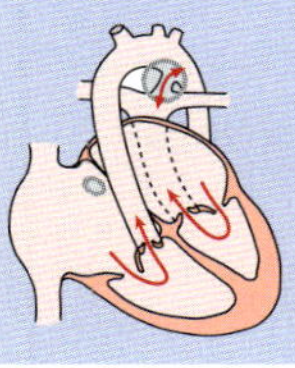	• „Switch" (*Tausch*) von Aorta und Pulmonalarterie: Aorta entspringt aus der rechten Kammer, Pulmonalarterie aus der linken • Lebensfähigkeit des Kindes nur bei gleichzeitigem Shunt, z. B. durch persistierenden Ductus arteriosus	• Schwere Zyanose des Neugeborenen • Atemnot • Zeichen der Herzinsuffizienz	• Nach Möglichkeit **Korrektur-Operation:** Herznahe Durchtrennung und Anastomose der Aorta an den linken und der Pulmonalarterie an den rechten Ventrikel • „arterial switch": Blutumleitung durch Einnähen eines Patches im Vorhofniveau (oxygeniertes Blut in den rechten Vorhof, sauerstoffarmes Blut in den linken Vorhof) • Im Notfall: Herstellung oder Vergrößerung eines Vorhofseptumdefekts

Krankheitsentstehung und Pathophysiologie

Durch das Loch in der Kammerwand strömt Blut von der linken in die rechte Kammer. Wie beim Vorhofseptumdefekt entsteht durch die zusätzliche Druck- und Volumenbelastung des Lungenkreislaufs eine Hypertonie der Pulmonalarterien und eine daraus resultierende Rechtsherzhypertrophie.

Symptome und Befund, Diagnostik

Bei den meisten Kindern ist ein typisches Herzgeräusch erster Hinweis auf einen Ventrikelseptumdefekt. Je nach Größe und Lage des Defekts gedeihen die Kinder schlecht, leiden wiederholt an bronchitischen Infekten und zeigen die Symptome einer Herzinsuffizienz. Die technischen **Untersuchungen** entsprechen denen bei einem Vorhofseptumdefekt (➤ 13.7.2).

Behandlung

Bei kleinen Ventrikelseptumdefekten kann unter kardiologischer Kontrolle der weitere Verlauf abgewartet werden. Wie bei anderen anatomischen Defekten des Herzens besteht allerdings immer die Gefahr, dass Bakterien, die z. B. im Rahmen einer Operation in die Blutbahn eindringen eine Endokarditis (*Entzündung der Herzinnenwand*) hervorrufen. Deshalb bekommen die betroffenen Kinder bei allen operativen Eingriffen prophylaktisch Antibiotika verordnet (*Endokarditisprophylaxe*).

Größere Ventrikelseptumdefekte werden früh operativ verschlossen, meist indem ein Kunststoff-Patch in den Defekt eingenäht wird. Der Eingriff erfolgt unter extrakorporaler Zirkulation am stillstehenden Herzen (➤ 13.4.1).

13.8 Kardiomyopathien

DEFINITION

Kardiomyopathie: Herzmuskelerkrankung mit Funktionsstörung des Herzens, die keine Reaktion auf andere Herz- oder Gefäßleiden (z. B. KHK, Herzklappenfehler) darstellt. Entweder als **primäre Kardiomyopathie** mit unbekanntem Auslöser oder als **sekundäre Kardiomyopathie** infolge einer anderweitigen Erkrankung, meist eines chronischen Alkoholmissbrauchs oder einer Myokarditis.

Zwei Formen der primären Kardiomyopathie von Bedeutung:

- Die **dilatative** (*kongestive*) **Kardiomyopathie** (*DCM* oder *CCM*), ist gekennzeichnet durch Ventrikelerweiterung (*Ventrikeldilatation*) aufgrund einer unzureichenden Kontraktionskraft der Herzmuskulatur, evtl. mangelnde Schlussfähigkeit der AV-Klappen und eine eingeschränkte Pumpleistung
- Bei der **hypertrophen Kardiomyopathie** (*HCM*) kommt es zu einer Herzmuskelverdickung ohne Zunahme der Herzleistungsfähigkeit. Man unterscheidet die **hypertroph-obstruktive Kardiomyopathie** (*HOCM*), bei der eine Verdickung im Septumbereich den Blutstrom in Richtung Aorta behindert, von der **hypertroph-nicht-obstruktiven Kardiomyopathie** ohne diese Verengung. (➤ Abb. 13.31)

Diagnostik und **Behandlung** der Kardiomyopathien liegen ganz überwiegend in der Hand des Kardiologen, wobei bisher nur eine symptomatische Therapie möglich ist. Einzig bei der hypertroph-obstruktiven Kardiomyopathie steht mit dem Abtragen des Muskelwulsts (*Myektomie*) eine wirksame herzchirurgische Therapieoption zur Verfügung. Alternativ kann katheterinterventionell versucht werden, einen Infarkt im Bereich des Muskelwulstes hervorzurufen und so die Ausflussbahn zu erweitern.

Bei der Mehrzahl der übrigen Patienten kommt es über die Jahre zu einer allmählichen Zustandsverschlechterung, und sie werden dann dem Herzchirurgen mit der Frage einer evtl. Herztransplantation vorgestellt: Schätzungsweise haben ca. 70–80 % aller Patienten, die auf der Warteliste für eine Herztransplantation stehen, eine (dilatative) Kardiomyopathie.

13.9 Herztumoren

13.9.1 Benigne Herztumoren

Benigne (*gutartige*) **Herztumoren** sind insgesamt selten. Mit ca. 40 % am häufigsten sind die vom Endokard ausgehenden, oft gestielten **Myxome,** die ganz überwiegend im Vorhofbereich, meist im linken Vorhof, lokalisiert sind.

Die **Symptome** des Patienten hängen von Lage und Größe des Tumors ab. Nicht selten imitieren die Vorhofmyxome das Bild einer Mitralklappenstenose (durch teilweise Verlegung der Mitralklappenöffnung) oder führen durch Abriss von Tumorgewebe zu einer arteriellen Embolie.

Die **Diagnose:** EKG und Röntgenleeraufnahme können pathologisch verändert sein. Am wichtigsten ist aber die Echokardiografie einschließlich TEE (➤ 13.3.4), die durch die Computer- oder Kernspintomografie ergänzt werden. Wegen der Gefahr von Komplikati-

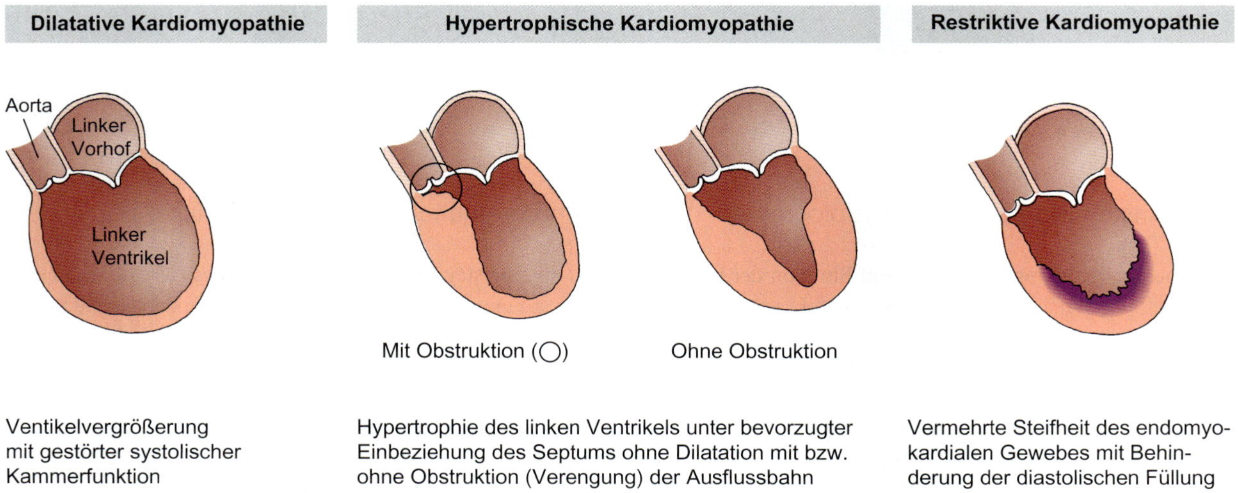

Abb. 13.31 Einteilung und Kurscharakteristik der Kardiomyopathie. [L190]

onen werden Vorhofmyxome baldmöglichst nach der Diagnose operativ komplett entfernt. Die Prognose ist dann sehr gut.

13.9.2 Maligne Herztumoren

Primäre maligne Herztumoren

Primäre maligne (*bösartige*) **Herztumoren** sind sehr selten. Fast immer handelt es sich um Sarkome.

Die **Symptome** sind auch hier abhängig von Lokalisation und Größe des Tumors. Im Vordergrund stehen eine Herzinsuffizienz, Herzrhythmusstörungen, Angina-pectoris-ähnliche Beschwerden, die Imitation von Klappenfehlern, Embolien und ein Perikarderguss.

Zur **Diagnosesicherung** werden vor allem Echokardiografie und MRT eingesetzt.

Eine komplette operative Entfernung des Tumors ist nur selten möglich. Evtl. kann aber auch eine nur teilweise Entfernung sinnvoll sein. Chemo- und Radiotherapie sind bisher erfolglos. Daher ist die Prognose primär maligner Herztumoren insgesamt schlecht.

Sekundäre maligne Herztumoren

Sekundäre maligne Herztumoren (*metastatische Herztumoren, Herzmetastasen*) sind wesentlich häufiger als die primären malignen Herztumoren: Bei ca. 2–20 % aller an einem bösartigen Tumorleiden Verstorbenen kann autoptisch eine Herzbeteiligung nachgewiesen werden.

Die meisten Herzmetastasen verursachen keine Beschwerden. Häufigstes Symptom ist ein Perikarderguss. Prinzipiell können aber alle oben genannten Symptome auftreten, wobei sich das klinische Bild typischerweise rasch entwickelt.

Zum Zeitpunkt der **Diagnose** liegen meist Metastasen in mehreren Organen vor. Da kaum jemals eine kurative **Behandlung** möglich ist, ist die Prognose sehr schlecht.

13.10 Erkrankungen des Perikards

13.10.1 Perikarderguss und Perikardtamponade

DEFINITION

Perikarderguss: Flüssigkeitsansammlung im Herzbeutel, etwa im Rahmen einer **Perikarditis** (*Entzündung des Herzbeutels*) oder bei bösartigen Tumorleiden.

Perikardtamponade (*Herzbeuteltamponade*): Flüssigkeits-, im engeren Sinne Blutansammlung im Herzbeutel mit daraus resultierender Behinderung der Kammerfüllung und Abfall des Herzzeitvolumens.

Krankheitsentstehung

Perikarditis, Verletzungen des Herzens, ein Herzinfarkt mit nachfolgender Myokardruptur (➤ 13.5.2) oder eine Aneurysmaruptur führen zu einer Flüssigkeitsansammlung im Herzbeutel. Da der Herzbeutel kaum dehnbar ist, kommt es hierdurch zu einer Behinderung der diastolischen Ventrikelfüllung und in der Folge zu einer Verringerung des Herzzeitvolumens.

Symptome und Befund, Diagnostik

Leitsymptome der Perikardtamponade sind eine obere Einfluss-Stauung mit prall gefüllten Halsvenen und hohem zentralen Venendruck, eine Tachykardie bei niedrigem Blutdruck bis hin zum Schock, ein **paradoxer Puls** (*Abfall des systolischen Blutdrucks um mehr als 10 mmHg während der Einatmung*) und Dsypnoe.

Bei rascher Flüssigkeitsansammlung (etwa bei Verletzungen) entwickelt sich innerhalb von Minuten bereits bei Flüssigkeitsmengen von 150–300 ml ein lebensbedrohliches Bild, bei langsamer Entwicklung können durchaus 1–2 l Flüssigkeit im Herzbeutel toleriert werden. Eine Echokardiografie sichert die **Diagnose**.

Behandlung

Lebensrettend ist die rasche Entlastung des Herzens durch **Perikardpunktion.** Herzverletzungen müssen operativ versorgt werden, etwa durch Übernähung der Herzwunde. Bei einer postoperativen Perikardtamponade ist eine notfallmäßige Rethorakotomie erforderlich.

13.10.2 Chronische konstriktive Perikarditis

DEFINITION

Chronische konstriktive Perikarditis (*Pericarditis constrictiva*): Chronische Entzündung des Herzbeutels, die zu einer Verdickung und Verschwartung des Perikards mit Behinderung der Kammerfüllung geführt hat. Bei zusätzlichen (ausgedehnten) Verkalkungen spricht man von einer *Pericarditis calcarea* oder einem **Panzerherz.**

Eine **chronische Perikarditis** kann z. B. infektiös (häufige Ursache: Tuberkulose) oder autoimmun bedingt sein, nach Herzoperationen oder Strahlentherapie oder aber im Rahmen eines malignen Tumorleidens auftreten. Bei nicht wenigen Patienten bleibt jedoch die Ursache unklar (*idiopathische Perikarditis*).

Im Vordergrund der **Beschwerden** stehen Belastungsdyspnoe, Zyanose sowie Halsvenenstauung, Aszites, Lebervergrößerung und Ödeme als Zeichen der Rechtsherzschwäche. Die anhand von EKG, Röntgenleeraufnahme des Thorax und Echokardiografie gestellte Verdachtsdiagnose wird durch MRT und Herzkatheteruntersuchung gesichert. **Therapie** der Wahl ist die **Perikardektomie,** bei der möglichst große Teile des Perikards entfernt werden.

13.10.3 Perikardzysten

Perikardzysten sind angeborene Zysten, die überwiegend keine Beschwerden bereiten und nur zufällig diagnostiziert werden. Da ein sicherer Malignitätsausschluss nicht möglich ist, wird meist eine Entfernung der (mutmaßlichen) Perikardzyste angeraten.

13.11 Thorakales Aortenaneurysma

Aneurysma ➤ 9.4.8

DEFINITION

Thorakales Aortenaneurysma: Aneurysma der Aorta zwischen ihrem Ursprung und dem Durchtritt durch das Zwerchfell. Vorwiegend an der Aorta ascendens und der Aorta descendens (*aufsteigender und absteigender Teil der Aorta*) lokalisiert, selten am Aortenbogen (➤ Abb. 13.32).

Thorakale Aortenaneurysmen sind relativ selten, die meisten Aortenaneurysmen betreffen die Bauchaorta (*abdominelle Aortenaneurysmen,* ➤ 9.4.8).

Krankheitsentstehung

Bei älteren Patienten ist das thorakale Aortenaneurysma meist Folge einer Arteriosklerose (➤ 9.4.3) bei gleichzeitiger arterieller Hypertonie. Bei jüngeren Patienten liegt der Erkrankung häufig eine angeborene Gefäßwandschwäche zugrunde, z. B. ein **Marfan-Syndrom** (*erbliche Bindegewebserkrankung*).

Das Aneurysma schwächt auf Dauer die Gefäßwand der Aorta. Die schwerwiegendste **Komplikation** ist die spontane **Aortenruptur,** durch die der Patient innerhalb kürzester Zeit sehr viel Blut verliert und rasch verblutet. Je nach Lokalisation ist auch eine Blutung in den Herzbeutel und eine daraus entstehende lebensgefährliche Herzbeuteltamponade möglich. Ab einem Durchmesser von etwa 5–6 cm der normalerweise etwa 3 cm dicken Aorta nimmt die Rupturgefahr stark zu.

Aortendissektion

Eine **Dissektion der Aorta** (*Aortendissektion, Aneurysma dissecans*) entsteht, wenn die Intima einreißt. Dann wird das unter Druck stehende Blut zwischen die Gefäßwandschichten und in Längsrichtung entlang der Aorta getrieben. So entsteht neben dem echten, durchflossenen Gefäßlumen eine mit Blut gefüllte „falsche" Schicht. Das Blut im „falschen" Lumen kann die Abgänge der Aortenäste abquetschen und durch mangelnde Blutversorgung in den abhängigen Organen z. B. einen Herzinfarkt, einen Schlaganfall, eine Querschnittlähmung, ein Nierenversagen, Darmnekrosen oder periphere Durchblutungsstörungen hervorrufen.

Abhängig von ihrer Lokalisation werden Aortendissektionen in zwei Formen eingeteilt (➤ Abb. 13.33):

- Bei der **Typ-A-Dissektion** ist der Intimariss in der Aorta ascendens oder im Aortenbogen lokalisiert. Hauptgefahren sind eine Ruptur in den Herzbeutel mit akuter Perikardtamponade (➤ 13.10.1) und eine akute Aortenklappeninsuffizienz. Unbehandelt sterben ca. 50 % aller Patienten mit einer Typ-A-Dissektion innerhalb der ersten 48 Std. durch Ruptur der Aortendissektion in den Herzbeutel
- Bei der **Typ-B-Dissektion** ist die Intima in der Aorta descendens gerissen. Die Rupturgefahr ist geringer als bei einer Typ-A-Dissektion.

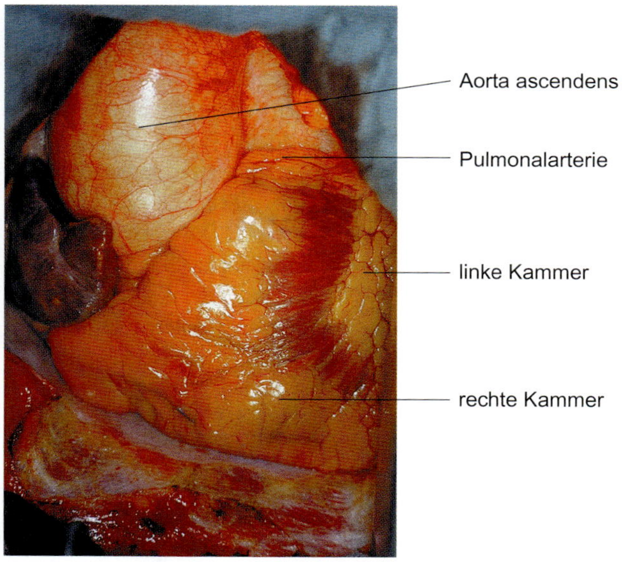

Abb. 13.32 Aorta ascendens mit aneurysmatischer Erweiterung (intraoperativer Befund) . [M162]

Symptome und Befund, Diagnostik

Einfache thorakale Aortenaneurysmen verlaufen bis zum Auftreten einer Komplikation oft symptomlos. Selten komprimiert ein thorakales Aortenaneurysma die Trachea oder einen Bronchus und verursacht dadurch Husten oder Atemnot.

Beim Entstehen einer **Aortendissektion**, also beim Einbruch des Blutes in die Gefäßwand, verspürt der Patient stärkste Schmerzen im Brustkorb und zwischen den Schulterblättern. Da die Schmerzen einem Angina-pectoris-Anfall sehr ähnlich sind, kommen die Patienten meist mit Verdacht auf einen Herzinfarkt in die Klinik. Die **Ruptur eines Aneurysmas** zeigt sich durch einen akut einsetzenden Thoraxschmerz mit rasch zunehmenden Schockzeichen und Kreislaufversagen.

Erste Hinweise auf ein thorakales Aortenaneurysma gibt die Röntgenaufnahme des Thorax, die eine Mediastinalverbreiterung zeigt, evtl. mit Pleura- oder Perikarderguss. Besteht der Verdacht auf ein thorakales Aortenaneurysma, führt der Arzt zunächst eine Echokardiografie, meist als TEE durch (➤ 13.3.4), mit dem er das Vorliegen einer Dissektion rasch bestätigen oder ausschließen kann. Ist der Patient kreislaufstabil, ordnet der Arzt zusätzlich eine CT, eine Aortografie und ggf. eine Koronarangiografie an, die zur Planung der Operation erforderlich sind. Bei instabilem Kreislauf muss der Eingriff notfallmäßig sofort nach der TEE erfolgen.

Behandlung

- Kleine Aneurysmen (≤ 5 cm Durchmesser), die keine Komplikationen verursachen, werden insbesondere bei Patienten mit hohem Operationsrisiko konservativ behandelt
- Bei größeren Aneurysmen (≥ 5 cm Durchmesser) und beim Auftreten von Komplikationen ist eine Operation indiziert
- Eine Aortendissektion vom Typ A erfordert eine notfallmäßige Operation. Aortendissektionen vom Typ B behandelt der Arzt

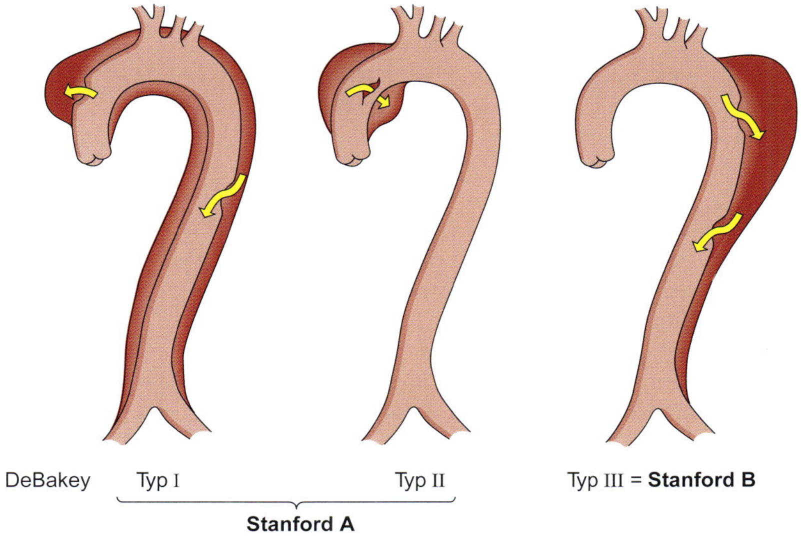

Abb. 13.33 Aortendissektionen Typ A und Typ B in schematischer Darstellung. [L106]

zunächst konservativ mit blutdrucksenkenden und sedierenden Medikamenten.

Bei der **Aneurysma-** und **Dissektionsoperation** wird der aneurysmatragenden Teil der Aorta durch eine Kunststoff-Gefäßprothese aus *Dacron*® ersetzt (➤ Abb. 13.34).

Eingriffe an der Aorta ascendens oder am Aortenbogen erfordern grundsätzlich den Einsatz einer Herz-Lungen-Maschine (*HLM* ➤ 13.4.1). Eingriffe an der Aorta descendens sind ohne Herz-Lungen-Maschine möglich. In über der Hälfte der Fälle wird bei Aneurysmen und Dissektionen der Aorta descendens über die Leistengefäße ein Stent implantiert.

Hauptkomplikation bei **Aortenbogenersatz** sind Hirnschäden bedingt durch die Abklemmzeiten der Hirnarterien (u. a. A. carotis communis). Unsicherheit über ggf. entstandene Hirnschäden besteht oft in der Zeit bis zu den ersten Aufwachversuchen, weil sich dann zeigt, ob das Gehirn (z. B. durch Schlaganfall, hypoxischen Hirnschaden) in Mitleidenschaft gezogen wurde.

Hauptkomplikationen des **Aorta-descendens-Ersatzes** sind unabhängig von der Operationsmethode neurologische Ausfälle bis hin zur Querschnittslähmung, die in ca. 15 % auftreten. Ursache dafür ist eine Durchblutungsstörung des Rückenmarks während der Abklemmzeit (die das Rückenmark versorgenden Arterien gehen direkt von der Aorta ab).

Hauptkomplikation der **Aneurysma- und Dissektionsoperation** ist die Blutung. Insbesondere bei der Aortendissektion sind die Gefäßschichten äußerst dünn und brüchig, deshalb können die Nähte leicht ausreißen.

Nach erfolgreicher Aneurysma- oder Dissektionsoperation sind jährliche CT-Kontrollen erforderlich, um die Entwicklung eines Aneurysmas in den restlichen Aortenabschnitten rechtzeitig zu erkennen.

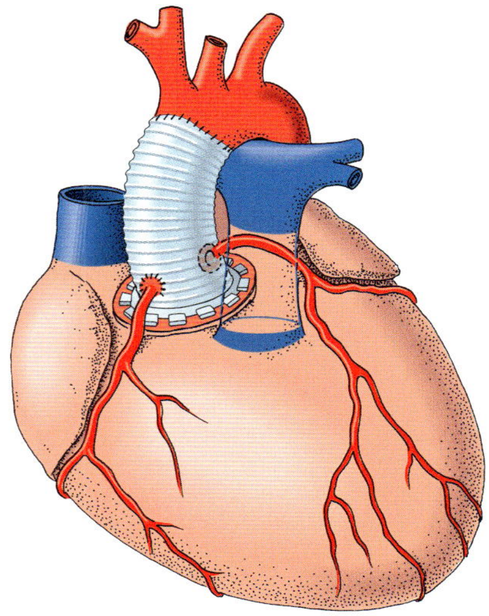

Abb. 13.34 Ersatz der Aortenklappe und der Aorta ascendens durch eine Kunststoffprothese mit integrierter Herzklappe (*klappentragendes Conduit*). Die beiden Koronararterien wurden neu in die Kunststoffprothese implantiert. [L190]

Transferaufgabe

Regina Raddatz, 54 Jahre alt, hatte ursprünglich eigentlich nur eine Wurzelentzündung an einem linken Backenzahn. Doch daraus entwickelte sich eine Endokarditis mit der Folge einer Mitralklappeninsuffizienz. Die so entstandene Herzinsuffizienz konnte einige Zeit lang medikamentös gut behandelt werden, nun musste die Mitralklappe aber doch ersetzt werden. Frau Raddatz hat sich für eine Bioprothese entschieden, da sie extrem geräuschempfindlich ist und Angst hatte, durch das Klicken einer künstlichen Herzklappe nicht mehr schlafen zu können.

13

Nun hat Frau Raddatz die Operation am stillgelegten Herzen mit Herz-Lungen-Maschine überstanden. Die Operation wurde mithilfe einer medianen Längssternotomie durchgeführt, jedoch entwickelt sie bereits am ersten Tag nach Übernahme auf die Normalstation eine Pneumonie.

Aufgabe 1

- Wo liegt die Mitralklappe? Welche Symptome sind deshalb typisch für eine Mitralklappeninsuffizienz (➤ 13.6)?
- Wie unterscheidet sich eine Klappenstenose von einer Klappeninsuffizienz (➤ 13.6)?
- Beschreiben Sie ausführlich den Unterschied zwischen Klappenrekonstruktion und Klappenersatz (➤ 13.6).
- Wodurch wird das „Klicken" bei künstlichen Herzklappen ausgelöst (➤ 13.6)?

Aufgabe 2

- Überlegen Sie sich eine Anleitungssituation für Auszubildende zur perioperativen Pflege bei Klappenersatz. Erarbeiten Sie einen Strukturlegeplan, wie Sie vorgehen und welche Inhalte Sie den Auszubildenden vermitteln möchten (➤ 13.1.5, ➤ 13.1.6, ➤ 13.6).
- Erstellen Sie eine postoperative Pflegeplanung für Ihre Patientin zu den Aktivitäten Beobachtung, Lagerung und Bewegung, Atmung, Drainagen und Verbandswechsel (➤ 13.1.5, ➤ 13.1.6).

Aufgabe 3

- Erläutern Sie, warum Frau Raddatz eine Pneumonie entwickelt hat (➤ 13.1.6).
- Legen Sie pflegerische Maßnahmen fest, um der Pneumonie entgegenzuwirken (➤ 10.4.3, ➤ 13.1.6).

Aufgabe 4

In der Herzchirurgie sind folgende Untersuchungen typisch: EKG, Langzeit- und Belastungs-EKG, Echokardiografie und transösophageale Echokardiografie, Linksherzkatheteruntersuchung und Myokardszinitgrafie. Erklären Sie diese Untersuchungen. Zu welchen Zwecken werden Sie durchgeführt (➤ 13.3.2, ➤ 13.3.4, ➤ 13.3.5, ➤ 13.3.6)?

Literatur und Kontaktadressen

LITERATURNACHWEIS

1. Statistisches Bundesamt: Todesursachen in Deutschland – Fachserie 12 Reihe 4 – 2013. Wiesbaden, 2014.
2. Bundesarbeitsgemeinschaft für Rehabilitation: Wegweiser Rehabilitation und Teilhabe für Menschen mit Behinderung. Stand 2013. Aus: www.bar-frankfurt.de/fileadmin/dateiliste/publikationen/wegweiser/downloads/BAR.Wegweiser2013.web.pdf (letzter Zugriff: 22.2.2017).
3. Bundesarbeitsgemeinschaft für Rehabilitation (Hrsg.): Arbeitshilfe für die Rehabilitation Koronarkranker. Heft 2. Stand 2005. Aus: www.bar-frankfurt.de/fileadmin/dateiliste/publikationen/arbeitshilfen/downloads/Arbeitshilfe_Koronar.pdf (letzter Zugriff: 22.2.2017).
4. Deutsche Gesellschaft für Anästhesiologie und Intensivmedizin e. V. (DGAI) und Deutsche Gesellschaft für Thorax-, Herz- und Gefäßchirurgie (DGTHG): Leitlinie Intensivmedizinische Versorgung herzchirurgischer Patienten – Hämodynamisches Monitoring und Herz-Kreislauftherapie. Stand 4/2010. Aus: www.awmf.org/leitlinien/detail/ll/001-016.html (letzter Zugriff: 22.2.2017).
5. Pulsion Medical Systems SE: Informationen rund um den PiCCO-Katheter. Aus: www.maquet.com/de/produkte/picco-technologie (letzter Zugriff: 22.2.2017).
6. Deutsche Gesellschaft für Thorax-, Herz- und Gefäßchirurgie: Einsatz der intraaortalen Ballongegenpulsation in der Herzchirurgie. Stand 05/2015. Aus: www.awmf.org/uploads/tx_szleitlinien/011-020l_S3_IABP_Kardiochirurgie_Ballongegenpulsation_2015-04_verlaengert.pdf (letzter Zugriff: 22.2.2017).
7. Klinik für Herz-Kreislauferkrankungen am Klinikum Kassel: Interventionell implantierbare Herzpumpe: Impella® 2.5 und CP. Aus: www.klinikum-kassel.de/index.php?parent=7677 (letzter Zugriff: 22.2.2017)
8. Gößwald A et al.: Prävalenz von Herzinfarkt und koronarer Herzkrankheit bei Erwachsenen im Alter von 40 bis 79 Jahren in Deutschland. Ergebnisse der Studie zur Gesundheit Erwachsener in Deutschland (DEGS1). Bundesgesundheitsblatt – Gesundheitsforschung – Gesundheitsschutz 2013; 56: S. 650–655.
9. Nationale VersorgungsLeitlinie Chronische KHK. Stand 12/2014. Aus: www.awmf.org/uploads/tx_szleitlinien/nvl-004l_S3_KHK_2016-02.pdf (letzter Zugriff: 22.2.2017).
10. Deutsche Gesellschaft für Kardiologie: Akutes Koronarsyndrom mit persistierender ST-Streckenhebung (STEMI). Stand 2010. Aus: https://leitlinien.dgk.org/2010/pocket-leitlinie-akutes-koronarsyndrom-mit-persistierender-st-streckenhebung-stemi/ (letzter Zugriff: 22.2.2017).
11. Kompetenznetz Angeborene Herzfehler e. V.: Angeborene Herzfehler – Häufigkeit. Aus: www.kompetenznetz-ahf.de/angeborene-herzfehler/ (letzter Zugriff: 22.2.2017).

KONTAKTADRESSEN

Bundesverband der Organtransplantierten e. V.: www.bdo-ev.de
Bundesverband Herzkranke Kinder e. V.: www.bvhk.de
Deutsche Gesellschaft für pädiatrische Kardiologie e. V. (*DGPK*): www.kinderkardiologie.org
Deutsche Gesellschaft für Prävention und Rehabilitation von Herzkreislauferkrankungen e. V. (*DGPR*): www.dgpr.de
Deutsche Gesellschaft für Thorax-, Herz- und Gefäßchirurgie (*DGTHG*): www.dgthg.de
Deutsche Herzstiftung e. V.: www.herzstiftung.de
Deutsche Stiftung Organtransplantation: www.dso.de
HERZKIND e. V.: www.herzkind.de
Informationen zur Herz-Lungen-Maschine: www.herz-lungen-maschine.de

WEITERFÜHRENDE LITERATUR

Blum, U., Meyer, H.: Kompendium der angeborenen Herzfehler bei Kindern: Diagnose und Behandlung. Heidelberg: Springer Verlag, 2015.
Gansera, L. S.: BASICS Herzchirurgie. München: Elsevier Verlag, 2012.
Kaulitz, R., Markewitz, A.: Postoperative herzchirurgische Intensivmedizin. Heidelberg: Springer Verlag, 2013.
Menche, N., Brandt, I. (Hrsg.): Pflege konkret Innere Medizin. 6. Aufl. München: Elsevier Verlag, 2013.
Schmid, C.: Leitfaden Erwachsenenherzchirurgie. 3. Aufl. Heidelberg: Springer Verlag, 2013.

KAPITEL

14 Laborwerte

- Sortierprinzip: alphabetisch, griechische Buchstaben und Ziffern ignorierend
- Falls nicht anders angeordnet, bei einer geplanten venösen Blutentnahme Standardbedingungen einhalten:
  - Blutentnahme morgens von 7–9 Uhr, Ausnahme sind zirkadiane *(tagesrythmische)* Bestimmungen, z.B. Kortisol
  - Vorher keine körperlichen Aktivitäten, Patienten ruhen lassen
  - Nüchtern, kein Alkohol über mindestens 8 Std., bei geplanter Blutfettbestimmung für mindestens 12–14 Std.
  - Abnahme Medikamentenspiegel i. d. R. vor der morgendlichen Einnahme
  - Zu hohe und zu lange Venenstauung vermeiden, ebenso zu schnelle Aspiration
  - Proben mit antikoagulatorischen Substanzen vorsichtig mehrmals schwenken
  - Beeinflussende Faktoren beachten: Medikamente, Nikotinabusus, Diäten
  - Schnelle Weiterleitung der Proben an das Labor
- Da die Probeentnahme- und Transportvorschriften teilweise von der Messmethode abhängen, stets die hausinternen Richtlinien beachten
- Bei Sammelurin immer die 24-Std.-Menge auf dem Laborschein dokumentieren
- Alle Normwerte beziehen sich auf Erwachsene, bei Enzymbestimmungen auf eine Messtemperatur von 37 °C
- Normwerte nach: Dormann, A. et al.: Laborwerte. 6. Aufl. München: Elsevier, 2014.

Abkürzungen

- **l** = Liter; **dl** = Deziliter (10^{-1} l); **ml** = Milliliter (10^{-3} l); **µl** = Mikroliter (10^{-6} l); **nl** = Nanoliter (10^{-9} l); **pl** = Pikoliter (10^{-12} l), **fl** = Femtoliter (10^{-15} l)
- **g** = Gramm; **mg** = Milligramm; **µg** = Mikrogramm; **pg** = Pikogramm;
- **mol** = Mol; **mmol** = Millimol; **µmol** = Mikromol
- **(I)U** oder **IE** = (international) unit oder internationale Einheit

Adrenokortikotropes Hormon (ACTH)

Normwert: tageszeitabhängig, 8 Uhr: 9–52 pg/ml, 20–22 Uhr: < 30 pg/ml; Bewertung im Zusammenhang mit Kortisol
Funktion: Hypophysenvorderlappenhormon mit Wirkung auf die Nebennierenrinde
↓: Hypothalamus- oder Hypophysenvorderlappeninsuffizienz, Cushing-Syndrom bei Nebennierenrindenautonomie/-tumor
↑: primäre Nebennierenrindeninsuffizienz (M. Addison), ACTH-produzierendes Adenom (z. B. kleinzelliges Bronchialkarzinom), M. Cushing; auch erhöht bei Schwangerschaft, Menstruation und Stress
☑ 3 ml EDTA-/Heparin-Plasma, innerhalb von 24 Std. ins Labor, ggf. gekühlter Versand (Laboranforderungen beachten)

Alpha-Fetoprotein (α-Fetoprotein, AFP)

Normwert: < 10 µg/l (7 IU/ml)
Funktion: Protein im fetalen Stoffwechsel
↑: Tumormarker für das primäre Leberzellkarzinom und Keimzelltumoren; geringe Erhöhung bei gutartigen Lebererkrankungen (z. B. Leberzirrhose), Rauchern und Schwangeren
☑ 2 ml Serum

Albumin

Normwerte: Serum: 60,6–68,6 % des Serumeiweißes (37–53 g/l, 3,7–5,3 g/dl) Liquor: Quotient Albumin i.S.; Albumin i. L. ≤ 0,007 (10–35 mg/dl, 0,1–0,35 g/l) Sammelurin: < 20 mg/l bzw. < 30 mg/24 Std.
Funktion: mengenmäßig bedeutendstes Bluteiweiß, erzeugt 80 % des kolloidosmotischen Drucks im Gefäßsystem, Transportprotein
↓: Eiweißmangelernährung, Malabsorption, Leberfunktionsstörungen wie Leberzirrhose, nephrotisches Syndrom mit geschädigtem glomerulären Filter, Verbrennungen mit dermalem Eiweißverlust, akute und chronische Entzündungen, Störungen der Blut-Liquor-Schranke
☑ 2 ml Serum, 1 ml Liquor, 10 ml aus 24-Std.-Sammelurin

Aldosteron

Normwerte: im Liegen: 12–150 ng/l im Stehen: 40–310 ng/l. Zahlreiche Einflussfaktoren (z. B. Medikamente), Bewertung stets im Zusammenhang mit dem Reninwert

Funktion: Nebennierenrindenhormon mit Wirkung auf den Wasser- und Elektrolythaushalt
↓: Nebenniereninsuffizienz (M. Addison)
↑: Hyperaldosteronismus, z. B. bei renaler Hypertonie, ggf. beim Cushing-Syndrom
✎ 2 ml Serum/Plasma; Medikamente (Antihypertensiva, Diuretika, Betablocker u.a.) auf Arztanordnung vorher absetzen; Bettruhe mindestens 2 Std. vor der Blutabnahme

Alkalische Phosphatase (AP)

Normwerte: 60–180 IU/l (Gesamt-AP). Bei unklarer Veränderung Auftrennung der Isoenzyme, z.B. Leber-AP, Knochen-AP, Dünndarm-AP
Funktion: Enzym für Reaktionen mit organischen Phosphaten, besonders wichtig für Knochen, Leber und Gallenwege sowie Dünndarmschleimhaut
↓ (selten): Hypophosphatasie (erblicher AP-Mangel mit Skelettstörungen), Hypothyreose
↑: Leber- und Gallenwegserkrankungen, v.a. Cholestase, Knochenerkrankungen (z. B. Knochenmetastasen, Osteomalazie) Vorsicht: Falsch erhöhte Werte bei der Einnahme einer Vielzahl an Medikamenten
✎ 1 ml Serum/Plasma

Alanin-Amino-Transferase (ALT/ALAT; GPT, Glutamat-Pyruvat-Transaminase)

Normwerte: ♀ 10–35 IU/l ♂ 10–50 IU/l
Funktion: Enzym im Aminosäurestoffwechsel, Vorkommen hauptsächlich im Zytoplasma der Leberzellen, außerdem in Herz- und Skelettmuskulatur
↑↑↑: > 1 000 IU/l bei akuter Hepatitis, akuter toxischer Schädigung ↑↑: Leberzirrhose, chronische Hepatitis ↑: akute Pankreatitis, Lebermetastasen, Myopathien
✎ 1 ml Serum, nur kurze venöse Stauung, Hämolyse vermeiden

Ammoniak

Normwerte: ♀ 19–82 µmol/l ♂ 25–94 µmol/l
Funktion: neurotoxisches Abbauprodukt des Aminosäurestoffwechsels, in der Leber Entgiftung bzw. Verstoffwechselung zu Harnstoff
↑: Leberzirrhose mit Enzephalopathie, Leberzerfallskoma, hochdosierte Chemotherapie
✎ 3 ml EDTA-Plasma in gekühltes Röhrchen (+ 4 °C) oder sofortige Aufbereitung in Kühlzentrifuge und Plasma tiefgefrieren

α-Amylase

Normwert: 40–130 IU/l
Funktion: Stärke spaltendes Enzym, das in Mund- und Bauchspeicheldrüse vorkommt
↑↑: Pankreaserkrankungen, z. B. akute Pankreatitis, Pankreaskarzinom, chronisch-entzündliche Darmerkrankungen ↑: Speicheldrüsenerkrankungen, z. B. Mumps, Parotitis
✎ 1 ml Serum oder Heparinplasma (laborabhängig)

Antikörper-Suchtest

Normwert: negativ
Funktion: Obligat in der Schwangerenvorsorge und bei der Blutgruppenserologie. Nachgewiesen werden normalerweise nicht vorkommende (irreguläre Antikörper) gegen definierte Antigene auf Testerythrozyter: Coombs-Test, Donath-Landsteiner-Hämolysine, Kälteagglutinine
Bei positivem Test Untersuchung in der 27. SSW wiederholen, ggf. Untersuchung auf Antikörper des Kindsvaters
✎ 5 ml Vollblut

Antithrombin III (AT III)

Normwert: 80–120 % (0,14–0,39 g/l)
Funktion: natürliche gerinnungshemmende Substanz, die Thrombin inaktiviert, Akute-Phase-Protein
↓: hereditärer AT-III-Mangel, Leberfunktionsstörungen, z. B. Leberzirrhose, Sepsis mit Verbrauchskoagulopathie (früher Marker), nephrotisches Syndrom, nach großer Operation oder Trauma, zu Beginn der Heparintherapie, Einnahme der Pille → erhöhtes Thromboserisiko
↑: Kumarintherapie, Entzündungen, Cholestase
✎ 5 ml Zitratblut, sofortige Verarbeitung im Labor oder sofort zentrifugieren und Plasma tiefgefrieren

Basophile Granulozyten ➤ Differentialblutbild

Bilirubin im Blut

Normwerte: Gesamt-Bilirubin (*direktes Bilirubin + indirektes Bilirubin*) < 1 mg/dl direktes Bilirubin < 0,3 mg/dl indirektes Bilirubin (*Gesamtbilirubin – direktes Bilirubin*) < 0,7 mg/dl
Funktion: direktes Bilirubin (*konjugiertes Bilirubin*): Durch Umwandlung (*Konjugation*) in der Leber wasserlösliches Abbauprodukt des Hämoglobin, wird mit der Galle in den Darm ausgeschieden; indirektes Bilirubin (*unkonjugiertes Bilirubin*): wasserunlösliches Abbauprodukt des Hämoglobin, liegt im Blut an Albumin gebunden vor, bevor es in der Leber konjugiert wird Ikterus sichtbar, wenn Gesamt-Bilirubin > 2 mg/dl (34 µmol/l)

↑: v. a. direktes Bilirubin: bei Leberparenchymschaden, Leberzirrhose, posthepatischem Ikterus/Verschlussikterus, verschiedenen Syndromen, medikamentös bedingt ↑: v. a. indirektes Bilirubin: bei hämolytischer Anämie, Resorption großer Hämatome, verschiedenen Syndromen, medikamentös bedingt
✍ 2 ml Serum, Röhrchen dunkel lagern oder in Aluminiumfolie einwickeln; Hämolyse führt zu falsch niedrigen Werten

Blutbild

Weitere Informationen ➤ jeweiliger Parameter

Parameter	Normwerte
Hämoglobin *(Hb)*	♀ 12–16 g/dl, ♂ 14–18 g/dl
Hämatokrit *(Hk)*	♀ 0,36–0,46 (36–46%), ♂ 0,38–0,52 (38–52%)
Erythrozyten	♀ 3,9–5,3/pl, ♂ 4,2–6,0/pl
Leukozyten	4–10 Zellen/nl (4000–1000 Zellen/µl)
Thrombozyten	150–400 Zellen/nl (140.000–400.000 Zellen/µl)
Retikulozyten	♀ 0,8–4,1%, ♂ 0,8–2,2%
Erythrozytenindizes (errechnete Größen zur Klassifizierung von Anämien):	
• MCH *(mittleres korpuskuläres Hämoglobin, Hb pro Erythrozyt)*	27–34 pg
• MCV *(mittleres korpuskuläres Volumen eines Erythrozyten)*	83–95 fl
• MCHC *(mittlere korpuskuläre Hämoglobinkonzentration eines Erythrozyten)*	32–36 g/dl

Blutgasanalyse (BGA)

Normwerte:	
pH	7,36–7,44
paC_2	70–104 mmHg
$paCO_2$	35–45 mmHg
Bikarbonat (HCO_3^-)	22–26 mmol/l
BE (Base excess, Basenüberschuss)	– 2 bis + 2 mmol/l
Sauerstoffsättigung	94–98 %, im Alter niedriger
Funktion: Bestimmung von metabolischer bzw. respiratorischer Azidose und Alkalose, Diagnose von Lungen-, Nieren- und Stoffwechselstörungen, Kontrolle beatmeter Patienten	
✍ arterialisiertes Kapillarblut oder 5 ml arterielles Blut, blasenfreie Blutentnahme, sofortige Probenverarbeitung	

Blutkörperchensenkungsgeschwindigkeit (BSG, BKS)

Normwerte: ♀ ≤ 25mm nach 1 Std. ♂ ≤ 15 mm nach 1 Std.
Funktion: Basisuntersuchung in der Entzündungsdiagnostik

↓ (< 1 mm/1. Stunde): Sichelzellanämie, Polyglobulie, Polycythaemia vera
↑↑: Infektionen (weniger bei viralen Infektionen), Entzündungen, Leukämien, fortgeschrittene Tumoren, nekrotisierende Prozesse, nephrotisches Syndrom ↑: Anämie, Schwangerschaft, postoperativ
✍ 2 ml Zitratblut; lila Monovette, ausreichend schwenken, um eine gute Durchmischung zu erreichen

Calcitonin ➤ Kalzitonin
Calcium ➤ Kalzium

Chlorid (Cl^-)

Normwert: 98–110 mmol/l
Funktion: häufiges Anion im Extrazellulärraum; entscheidend für die Aufrechterhaltung der Wasserbilanz zwischen den Zellen, Veränderungen meist gleichsinnig mit Natrium
↓: Erbrechen, Diuretika, Hyperaldosteronismus, Cushing-Syndrom, bestimmte Nierenerkrankungen, diuretische Therapie
↑: bestimmte Nierenerkrankungen (renal-tubuläre Azidose), enteraler Bikarbonatverlust, nach Ureterosigmoidostomie
✍ 1 ml Serum

Cholesterin

Normwerte: Gesamtcholesterin: ≤ 200 mg/dl HDL-Cholesterin: ♀ > 50 mg/dl, ♂ > 40 mg/dl LDL-Cholesterin: < 2 Risikofaktoren: ≤ 130 mg/dl, ≥ 2 Risikofaktoren: ≤ 100 mg/dl LDL-HDL-Quotient: ≤ 3,5 normal, 3,6–3,8 Graubereich, > 3,9 erhöht
Funktion: notwendig für die Synthese von Zellmembranen und Steroidhormonen; eines der Hauptblutfette, v. a. als HDL-Cholesterin und LDL-Cholesterin vorkommend; HDL-Cholesterin, sog. „guter" Cholesterin-Anteil, der von Proteinen mit hoher Dichte (**h**igh **d**ensity **l**ipoproteins) transportiert wird und einen günstigen Einfluss auf Arterioskleroseentwicklung hat; LDL-Cholesterin, „schlechtes" Cholesterin, der von Proteinen mit niedriger Dichte (**l**ow **d**ensity **l**ipoproteins) transportiert wird und die Arteriosklerosebildung beschleunigt; Zielwert ist strittig und vom Gesamtrisikoprofil des Patienten abhängig
↑: primäre Fettstoffwechselstörungen, falsche Ernährung, Hypothyreose, Diabetes mellitus, nephrotisches Syndrom, Medikamente (Kortikoide, Kontrazeptiva, Diuretika)
↓: Hyperthyreose, Malassimilationssyndrom, Malnutrition, längerfristige Einnahme von Vitamin C
✍ 1 ml Serum, 12 Std. Nahrungskarenz notwendig, venöse Stauung max. 1 Min.

Cholinesterase (CHE)

Normwerte: ♀ 2500–7400U/l (2,5–7,4 kU/l) ♂ 3500–7400 U/l (3,5–7,4 kU/l)

Funktion: Acetylcholin spaltendes Enzym; im Plasma nur Pseudocholinesterase aus der Leber, daher Maß für die Syntheseleistung der Leber
↓: Leberfunktionsstörungen (z. B. Hepatitis, Leberzirrhose), Malnutrition, schwere Infektion, Herzinfarkt, schwere Anämie, Pestizidvergiftung (z. B. E605)
↑: Diabetes mellitus, nephrotisches Syndrom, exsudative Enteropathie, Adipositas, Fettleber
2 ml Serum/Heparin-Plasma

CCP-Antikörper (CCP-AK)

Normwerte: < 7 U/ml (7000 U/l) negativ, 7–10 U/ml (7000-10000 U7l) grenzwertig, > 10 U/ml (10000 U/l) positiv
Funktion: Antikörper gegen zyklisches zitrulliniertes Peptid; hat eine hohe Spezifität in der Frühphase der rheumatoiden Arthritis und eine höhere Sensitivität (80 % als Rheumafaktoren)
↑: rheumatoide Arthritis, Gicht, Sklerodermie, systemischer Lupus erythematodes
1 ml Serum

Coombs-Test ➤ Antikörper-Suchtest
Cortisol ➤ Kortisol

C-reaktives Protein (CRP)

Normwert: ≤ 5 mg/l
Funktion: Akute-Phase-Protein, steigt rasch (ca. 6–12 Std.) im Entzündungsprozess an und fällt relativ schnell wieder ab
↑: akute bakterielle Infektionen, ein normales CRP schließt eine wesentliche bakterielle Infektion praktisch aus; andere entzündliche Erkrankungen, z. B. rheumatische Erkrankungen, Tumoren, Herzinfarkt, nach größeren operativen Eingriffen. Bei der Einnahme von Immunsuppression, z.B. Kortison, kann der Anstieg supprimiert sein; bei Autoimmunerkrankungen ist die CRP normal oder nur leicht erhöht
1 ml Serum

D-Dimere (Fibrindimer, Fibrinogenspaltprodukte, FSP)

Normwert: < 0,5 mg/l
Funktion: Eiweiße, die nur durch Spaltung von Fibrin(ogen) durch Plasmin im Rahmen der Fibrinolyse entstehen
↑: bei Thrombosen und Lungenembolien, Verbrauchskoagulopathie (stark erhöht), aber auch bei Entzündungen, Tumoren; nicht zum Nachweis einer Thrombose geeignet (weil erhöht bei vielen weiteren Erkrankungen), aber gut zu deren Ausschluss
5 ml Zitratplasma

Differentialblutbild der Leukozyten

Zellart	**Normwert absolut in Zellen/µl**	**Normwert relativ in % der Leukozyten**	**Diagnostische Funktion**
Leukozyten gesamt	4 000–10 000	100 %	im Wesentlichen wie Veränderungen der neutrophilen Granulozyten
Stabkernige neutrophile Granulozyten	150–400	3–5 %	↓: Knochenmarkschäden, Autoimmunerkrankungen, einige bakterielle Infektionen (z. B. Typhus) ↑: die meisten bakteriellen Infektionen, Sepsis, nichtinfektiöse entzündliche Erkrankungen, Autoimmunerkrankungen, chronische myeloische Leukämie, Polycythaemia vera, Cushing-Syndrom, Medikamente (z. B. Glukokortikoide, „Pille"), Stress
Segmentkernige neutrophile Granulozyten	3 000–5 800	54–62 %	
Lymphozyten	1 500–3 000	20–40 %	↓: Immundefekte (z. B. AIDS), Knochenmarkschäden, Tuberkulose, Autoimmunerkrankungen (z. B. SLE), Cushing-Syndrom, Glukokortikoidgabe ↑: Virusinfektionen, einige bakterielle Infektionen (Keuchhusten, Brucellose, Tuberkulose), (lymphatische) Leukämien, maligne Lymphome, Hyperthyreose
Eosinophile Granulozyten	50–250	1–4 %	↓: Knochenmarkschäden ↑: Allergien, Parasitosen, chronische myeloische Leukämie, maligne Lymphome, Autoimmunerkrankungen
Basophile Granulozyten	15–50	0–1 %	↓: Knochenmarkschäden ↑: chronische myeloische Leukämie, Polycythaemia vera
Monozyten	285–500	3–8 %	↓: Knochenmarkschäden ↑: chronische Infektionen
2–3 ml EDTA-Blut oder 50 µl Kapillarblut			

Eisen (Fe^{2+})

Normwerte: ♀ 4,0–29,5 µmol/l ♂ 6,3–30,1 µmol/l Der Eisenspiegel unterliegt starken Tagesschwankungen, Höchstwert am Morgen; zur Gesamtbeurteilung Bestimmung von Transferrin, Ferritin, Hämoglobin und MCHC

Funktion: wichtiger O_2-bindender Bestandteil des Hämoglobins im Erythrozyten
↓: meist akuter/chronischer Blutverlust, seltener chronische Entzündungen, Karzinome, erhöhter Bedarf (z. B. Pubertät, Schwangerschaft) oder erniedrigte Aufnahme (z. B. Fehlernährung, Malabsorption)
↑: Infektion, Bluttransfusionen, Hämolyse, verschiedene hämatologische Erkrankungen, Leberschädigung, „Pille"
✎ 1 ml Serum, nur kurze venöse Stauung

Eosinophile Granulozyten ➤ Differentialblutbild

Eiweiß im Urin

Normwert: ≤ 150mg/24 Std.
↑: renale Ursachen, z. B. Glomerulonephritis, Pyelonephritis, nephrotisches Syndrom, Erkrankungen der Harnwege; extrarenale Ursachen, z.B. Schwangerschaft, Stauungsherzinsuffizienz, Fieber, Eiweißerhöhung im Blut (z. B. bei Plasmozytom)
✎ 5 ml aus 24-Std.-Sammelurin

Erythrozyten

Normwerte: ♀ 3,9–5,3/pl ♂ 4,2–6,0/pl
Funktion: Sauerstofftransportierende Blutzellen
↓: akuter Blutverlust (nach 12–24 Std.), Anämie, Hyperhydratation, Hämolyse
↑: Polyglobulie, Polycythaemia vera, Dehydratation
✎ 3 ml EDTA-Blut oder 50 µl (heparinisiertes) Kapillarblut

Erythrozytenindizes ➤ Blutbild

Ferritin

Normwerte: ♀ 13–651 mg/l ♂ 4–665 mg/l
Funktion: eisenspeicherndes Protein, intrazellulärer Eisenspeicher, Maß für die Eisenspeicherung des Körpers
↓: Eisenmangel (z. B. Resorptionsstörung, in Schwangerschaft), Proteinverlust, akuter Blutverlust (Ferritin sinkt nach zwei Wochen)
↑ bei erhöhtem oder normalem Serumeiweiß: Eisenüberladung (z. B. Hämochromatose, Bluttransfusionen), Eisenverteilungsstörung (z. B. chronische Infektionen, Tumoren, maligne Lymphome, Leberschäden), Eisenverwertungsstörung
✎ 1 ml Serum

Fibrinogen

Normwert: 150–450 mg/dl
Funktion: Eiweiß, wird in der Gerinnungsreaktion durch Thrombin zu Fibrin umgewandelt
↓: hereditäre oder erworbene Fibrinogenmangelzustände, schwere Lebererkrankungen (verminderte Synthese), Verbrauchskoagulopathie (erhöhter Verbrauch), fibrinolytische Therapie (erhöhter Abbau)
↑: postoperativ, nach Trauma, bei Entzündungen (Akute-Phase-Protein, vergleichbar mit CRP); erblich bedingt, dann dauerhaft und eigenständiger kardiovaskulärer Risikofaktor
✎ 5 ml Zitratblut

Folsäure

Normwert: 3,6–16,9 ng/ml
Funktion: B-Vitamin, beim Erwachsenen v. a. bei der Erythropoese bedeutsam
↓: Megaloblastische Anämie, Malnutrition und Malassimilation, Alkoholabusus, erhöhtem Bedarf in der Schwangerschaft, Hämodialyse, Lymphome, Leukämien, Einnahme von Medikamenten (z. B. Methotrexat, Antiepileptika)
✎ 1 ml EDTA-Blut, Entnahme nach 12 Std. Nahrungskarenz und vor Beginn einer Substitution von Folsäure, Vitamin B_{12} oder Eisen

Gesamteiweiß

Albumin ➤ Albumin
α-, β-, γ-*Globuline* ➤ Serumelektrophorese

Normwerte: 6,6–8,6 g/dl (66–86 g/l) im Serum; 100–600 mg/l (10–60 mg/dl) im Liquor
↓: Mangelernährung, Malabsorption, Maldigestion, schwere Lebererkrankungen, Aszites, Hyperhydratation, hohe Eiweißverluste z. B. bei nephrotischem Syndrom, Colitis ulcerosa, M. Crohn
↑: Dehydratation (Pseudohyperproteinämie), chronisch-entzündliche Erkrankungen (γ-Globulinerhöhung), monoklonale Gammopathie, Leberzirrhose im kompensierten Stadium ↑ im Liquor: Störung der Blut-Liquor-Schranke bei entzündlichen oder raumfordernden Prozessen
✎ 1 ml Serum oder 1 ml frischer Liquor

Glukose im Blut

Normwerte: nüchtern: Plasma/kapillär: < 115 mg/dl (< 6,4 mmol/l), Vollblut: < 100 mg/dl (< 5,6 mmol/l)
Funktion: wichtigster Energielieferant für alle Körperzellen
↓: Hunger, Malabsorption, große Tumoren, schwere Leberfunktionsstörungen, Alkoholabusus, Nebennierenrindeninsuffizienz, Überdosierung von Antidiabetika, Insulinom, postprandial: Spätdumping

↑: Diabetes mellitus, Pankreatitis mit endokriner Pankreasinsuffizienz, Cushing-Syndrom, Akromegalie, Phäochromozytom, Arzneimittel (z. B. Diuretika, Glukokortikoide, „Pille")	
🗹 1 ml Serum/Plasma oder 0,01–0,1 ml Kapillarblut (sofort messen)	

Glukose im Urin

Normwerte: < 15 mg/dl (< 0,83 mmol/l), Teststreifen bei Nierengesunden negativ, 24-Std.-Sammelurin ≤ 0,3 g/Tag (≤ 16,65 mmol/Tag)
Diagnostische Funktion: Diagnose und Therapiekontrolle des Diabetes mellitus, Selbstkontrolle des Diabetikers
↑: mit Hyperglykämie: Diabetes mellitus und andere Hyperglykämien, wenn die Nierenschwelle (ca. 180 mg/dl) überschritten wird; ohne Hyperglykämie: Nierenerkrankungen, Schwangerschaft im 3. Trimenon
🗹 5 ml Spontanurin bzw. Urin definierter Sammelperioden (1 g Natriumazid ins Sammelgefäß, um die Glukoseumsetzung durch Bakterien u.a. zu verhindern)

Glutamat-Dehydrogenase (GLDH)

Normwerte: ♀ ≤ 3,0 U/l ♂ ≤ 4,0 U/l
Funktion: weitgehend leberspezifisches Enzym, lokalisiert in den Mitochondrien
↑ ↑: Lebernekrose, Verschlussikterus, Stauungsleber, Lebervergiftungen ↑: hepatozelluläres Karzinom, Lebermetastasen, Leberzirrhose, Hepatitis, Fettleber, Alkoholabusus
🗹 1 ml Serum

Glutamat-Oxalazetat-Transaminase (GOT, Aspartat-Amino-Transferase, ASAT oder AST)

Normwerte: ♀ 10–35 U/l ♂ 10–50 U/l; Erhöhung auch bei starker körperlicher Belastung möglich
Funktion: Enzym im Aminosäure- und Kohlenhydratstoffwechsel, in vielen Organen vorhanden, v. a. Leber, Herz- und Skelettmuskulatur; in der Leber zu 30 % im Zytoplasma, 70 % in den Mitochondrien
↑ ↑ ↑: akute Hepatitis, akute toxische Leberschädigung ↑ ↑: Herzinfarkt, Muskeltrauma, Myopathien, Leberstauung, Lungenembolie ↑: Leberzirrhose, nach Reanimation, i. m.-Injektion, hochdosierte Therapie mit Salicylaten und Heparin
🗹 1 ml Serum, nur kurze venöse Stauung, Hämolyse vermeiden

Glutamat-Pyruvat-Transaminase ➤ Alanin-Amino-Transferase

Gamma-Glutamyl-Transpeptidase (γ-GT)

Normwerte: ♀ 9–36 U/l ♂ 12–64 U/l
Funktion: wichtiges Enzym im Aminosäurestoffwechsel, Erhöhung fast nur bei Reaktionen der Leber
↑ ↑ ↑: Verschlussikterus, cholestatische Hepatitis, akute toxische Leberschädigung ↑ ↑: akute und chronische Hepatitis (Viren, Alkohol), Leberzirrhose, Leberkarzinom, Lebermetastasen, Einnahme von Medikamenten (z.B. Sedativa, Antikonvulsiva, div. Antibiotika) ↑: unkomplizierte akute Hepatitis, Fettleber, chronischer Alkoholabusus
🗹 1 ml Serum

HbA_1 ➤ Hämoglobin

Hämatokrit (Hk)

Normwerte: ♀ 0,36–0,46 (36-46%) ♂ 0,38–0,52 (38–52%)
Funktion: Anteil der festen Bestandteile (Erythrozyten, Leukozyten, Thrombozyten) am Gesamtblutvolumen
↓: Anämien, Hyperhydratation
↑: Dehydratation, Polyglobulie, Polycythaemia vera
🗹 2 ml EDTA-Blut oder 50 µl heparinisiertes Kapillarblut

Hämoglobin (Hb)

Normwerte: ♀ 12–16 g/dl ♂ 14–18 g/dl
Funktion: sauerstoffbindendes und -transportierendes Protein in den Erythrozyten
↓: Anämie, Hyperhydratation
↑: Polyglobulie, Polycythaemia vera, Dehydratation, intravasale Hämolyse bei Transfusionszwischenfall oder Kälteagglutininen, mechanische Herzklappe, ausgedehnte Verbrennungen, Traumen
🗹 2 ml EDTA-Blut oder 50 µl heparinisiertes Kapillarblut

Hämoglobin A1c-Fraktion (HbA_{1c})

Normwerte: Nichtdiabetiker < 6,1 %, optimal eingestellter Diabetiker < 6,5%, Ausnahme Patienten > 70 Jahre, > 10% Gefahr von Spätkomplikationen und schweren Stoffwechselentgleisungen
Diagnostische Funktion: Maß für die Serumglukosekonzentration der letzten 4–8 Wochen, d. h. Grad der Blutzuckereinstellung bei Diabetikern

↑: alle Hyperglykämien; bei Hämolyse, Hypersplenismus (verkürzte Lebenszeit der Erythrozyten) ist der Wert vermindert
☑ 2 ml EDTA-Blut, Nüchternblutabnahme, Hämolyse vermeiden

Harnsäure

Normwerte: ♀ 2,0–5,7 mg/dl ♂ 2,0–7,0 mg/dl, Beurteilung in Verbindung mit der Ernährung
Funktion: harnpflichtiges Endprodukt des Purinstoffwechsels (Purine = Bausteine der Nukleinsäuren)
↑: familiäre Hyperurikämie (Gicht), purinreiche Kost (Innereien, Fleischbrühe, Hülsenfrüchte), Niereninsuffizienz, Alkoholabusus, kalorienreduzierte Ernährung, erhöhter Zellumsatz (z.B. bei Chemo- und Strahlentherapie, Leukämie), Einnahme bestimmter Medikamente (z.B. Diuretika, Salizylate u.a. saure Pharmaka)
☑ 1 ml Serum

Harnstoff

Normwert: 10–50 mg/dl
Funktion: harnpflichtiges Endprodukt des Eiweißstoffwechsels
↑: Niereninsuffizienz, proteinreiche Kost, Katabolie: Postaggressionsstoffwechsel, Glukokortikoidtherapie, Exsikkose
↓: schwere Lebererkrankung, metabolische Azidose
☑ 1 ml Serum

Immunglobuline (Ig)

Normwerte: IgA: 90–450 mg/dl IgD: ≤ 100 U/ml IgE: ≤ 25 U/ml Atopie unwahrscheinlich, 26–100 U/ml Graubereich, > 100 U/ml Atopie wahrscheinlich IgG: 800–1800 mg/dl IgM: ♀ 60–370 mg/dl, ♂ 50–320 mg/dl
Funktion: Eiweiße des Immunsystems (Antikörper) aus der Klasse der Globuline, werden von den B-Lymphozyten produziert; übernehmen an verschiedenen Orten und bei unterschiedlichen Infektionen Aufgaben: IgA: kommen v.a. im Blut, Schweiß, Tränen, Schleim und im Magen-Darm-Trakt vor, zum Schutz vor Bakterien auf Schleimhäuten, 10–15 % der gesamten Immunglobuline IgD: sind daran beteiligt, die B-Zellen für die spezifische Abwehr zu aktivieren, nur etwa 0,2 % der Immunglobuline IgE: v.a. bei Allergien und parasitären Erkrankungen beteiligt IgG: v.a. an den inneren und äußeren Schleimhäuten, im Blut und in der Lymphe lokalisiert, schützen vor Bakterien und Viren, 80 % der Immunglobuline IgM: im Blut und in der Lymphe, werden als erste Antikörper nach einem Antigenkontakt gebildet, 5–10 % der Immunglobuline
Allgemein: ↓: primärer Antikörpermangel, sekundärer Antikörpermangel, z. B. bei malignen Tumoren, Virusinfektionen, nephrotischem Syndrom, Medikamenten (Immunsuppressiva, Zytostatika), Strahlentherapie
↑: polyklonale Gammopathie (z. B. Infektionen, Leber-, Autoimmunerkrankungen), monoklonale Gammopathie
☑ 1 ml Serum

Interleukin-6 (Il-6)

Normwert: < 10 pg/ml
Funktion: spezifische Substanz des Immunsystems (Zytokin), die eine wichtige Rolle in Entzündungsprozessen spielt
↓: in den Flüssigkeiten entzündeter Körperhöhlen, akute lokale oder systemische Infektionen: Früh- aber nur kurzfristiger Entzündungsparameter
↑: Bilanzstörung, z. B. durch Niereninsuffizienz, kaliumsparende Diuretika, Nebennierenrindeninsuffizienz-Verteilungsstörung, z. B. durch Azidose, massive Hämolyse, Zellzerfall
☑ 1 ml Serum oder aus Drainage, Lavage, Punktat

International normalized ratio (INR) ➤ Quick

Kalium (K^+)

Normwert: 3,6–5,6 mmol/l (14,1–21,5 mg/dl)
Funktion: häufigstes Mengenelement in den Zellen, wichtig für Ruhe- und Aktionspotenzial der Nervenzellen, Insulinaufnahme in die Zelle
↓: renaler Verlust: Diuretika, Glukokortikoide, Cushing-Syndrom, Hyperaldosteronismus. Enteraler Verlust: Diarrhö, Erbrechen, Fisteln, Laxanzien; Verteilungsstörung: metabolische Alkalose, perniziöse Anämie, Initialbehandlung des diabetischen Komas
↑: verminderte renale Ausscheidung: Niereninsuffizienz, kaliumsparende Diuretika, Nebennierenrindeninsuffizienz; Verteilungsstörung: Azidose, massive Hämolyse, Zellzerfall
☑ 1 ml Serum, hämolysefrei

Kalzitonin (Calcitonin, HCT)

Normwert: ≤ 30 pg/ml, Graubereich 30–100 pg/ml
Funktion: Hormon, das hauptsächlich in den C-Zellen der Schilddrüse gebildet wird, Gegenspieler das Parathormons aus der Nebenschilddrüsen, senkt den Kalziumspiegel im Blut
↑: Schilddrüsen-(C-Zell-)Karzinom, paraneoplastisch bei anderen Tumoren, z.B. bei Prostata-, Bronchial- und Mammakarzinom
☑ 1 ml Serum, sofortige Probenaufbereitung oder tiefgefrorener Versand

Kalzium (Ca^{2+})

Normwert: Gesamtkalzium: 2,2–2,65 mmol/l ionisiertes Kalzium: 1,15–1,35 mmol/l Albuminabweichung bedingt gleichsinnige Abweichung des Gesamtkalziums
Funktion: wichtiges Mengenelement, 99 % in den Knochen, aber auch z.B. für neuromuskuläre Erregungsübertragung, den Muskelstoffwechsel und die Blutgerinnung wichtig
↓: Vitamin-D-Stoffwechselstörung, Hypoproteinämie (nephrotisches Syndrom, Leberzirrhose), Hypoparathyreoidismus, Pankreatitis, Einnahme von z. B. Antiepileptika, Furosemid
↑: paraneoplastisch, endokrin, v. a. primärer Hyperparathyreoidismus, Immobilisation, Sarkoidose, Vitamin-D- oder Vitamin-A-Überdosierung, Einnahme von z. B. Thiaziden
☑ Gesamt: 1 ml Serum, lange venöse Stauung vermeiden

Kortisol

Normwerte: tageszeitabhängig, 8 Uhr: 8–25 µg/dl, 16 Uhr: 5–12 µg/dl, 24 Uhr: < 5 µg/dl Kortisol-Tagesprofil ist aussagekräftiger als morgendlicher Wert; noch sensitiver sind z. B. ACTH-Kurztest, Dexamethason-Kurztest
Funktion: Nebennierenrindenhormon (Hauptglukokortikoid)
↓: Nebennierenrindeninsuffizienz, Leberzirrhose, Eiweißmangel
↑: Cushing-Syndrom, Stress, Alkohol- und Nikotinabusus, ausgeprägte Adipositas, erhöhte Östrogenspiegel (Schwangerschaft, „Pille"), Anorexia nervosa
☑ 2 ml Serum, Glukokortikoide nach Möglichkeit drei Tage vorher absetzen, Stress vermeiden

Kreatinin

Normwert: 0,6–1,36 mg/dl
Funktion: harnpflichtiges Endprodukt des Muskelstoffwechsels
↓: verminderte Muskelmasse, Schwangerschaft, vermehrte Nierendurchblutung im Stadium 1 einer diabetischen Nephropathie
↑: chronische Niereninsuffizienz (ab ca. 50 % Leistungseinschränkung), akutes Nierenversagen, akuter Muskelzerfall, z.B. durch Trauma, Verbrennung
☑ 1 ml Serum

Kreatinin-Clearance

Normwerte: ♀ > 98–156 ml/Min./1,73 m^2 (> 1,59–2,54 ml/Sek.) ♂ > 95–160 ml/Min./1,73 m^2 (> 1,54–2,60 ml/Sek.) Im Alter ist die ECC trotz normalen Serum-Kreatinins aufgrund der verminderten Muskelmasse vermindert
Diagnostische Funktion: Nierenfunktionstest zur annähernden Bestimmung der glomerulären Filtrationsrate, v. a. zur Erfassung beginnender Nierenfunktionsstörungen: $\frac{\text{Urinkreatinin} \times \text{Urinvolumen}}{\text{Serumkreatinin} \times \text{Zeit}} = \text{endogene Kreatinin-Clearance (ECC) (in ml/Min./1,73 m}^2\text{)}$ Bei Serum-Kreatinin > 3 mg/dl (> 260 mmol/l) wenig aussagekräftig
↓: Minderung der glomerulären Filtrationsrate bei Niereninsuffizienz
☑ Erfordert die gleichzeitig Bestimmung von Kreatinin im Blut und im Urin (24-Std.-Sammelurin, 50 ml daraus ins Labor)

Kreatinphosphokinase (Kreatinkinase, CK)

Normwerte: Gesamt-CK: ♀ ≤ 70 U/l, ♂ ≤ 80 U/l CK-BB (Gehirn): ≤ 0,1 % CK-MB (Herzmuskel): ≤ 5 % CK-MM (Skelettmuskel): > 95 %
Funktion: Enzym im Muskelstoffwechsel; mehrere Isoenzyme mit der Untereinheiten „M" und „B", diagnostisch bedeutsam ist die CK-MB (v. a. im Herzmuskel)
↑↑: Traumen, Muskelnekrosen; Myositis, Rhabdomyolyse ↑: schwere körperliche Anstrengung, Herzinfarkt, entzündliche Herzerkrankungen, Hypothyreose, maligne Tumoren Ein Anstieg der CK-MB ≥ 6 % bei eindeutig erhöhter Gesamt-CK spricht für eine Myokardschädigung
☑ 2 ml Serum

Laktatdehydrogenase (LDH)

Normwert: 120–240 U/l
Funktion: Enzym im Zytoplasma aller Gewebe; Indikator v. a. von Leber-, Herz-, Skelettmuskel- und Erythrozytenschäden; zur Erhöhung der Spezifität Bestimmung der Isoenzyme LDH1 bis LDH5
↑: Herzinfarkt (LDH1 = HBDH) in der Regel > 45 % der Gesamt-LDH, wegen der langen Halbwertszeit auch bei mehrere Tage zurückliegendem Infarkt erhöht), Myokarditis, Muskelerkrankungen, kardiale Leberstauung, Hepatitis, toxische Leberschäden, Lungeninfarkt, perniziöse und hämolytische Anämie, LDH-positive Tumoren
☑ 1 ml Serum

LDL-Cholesterin ➤ Cholesterin

Lipase

Normwert: < 190 U/l
Funktion: Triglyzeride spaltendes Enzym des Pankreas
↑: akute Pankreatitis, Schub einer chronischen Pankreatitis, andere Oberbaucherkrankungen mit Pankreasbeteiligung, nach ERCP, chronische Niereninsuffizienz → Lipase wird aber mit der Dialyse eliminiert
🗹 1 ml Serum

Lymphozyten ➤ Differentialblutbild

Magnesium (Mg^{2+})

Normwert: 2–3 mg/l (0,8–1,2 mmol/l)
Funktion: wichtiges Mengenelement, befindet sich v.a. in den Muskeln und im Knochen; am Muskelstoffwechsel beteiligt, aber auch an mehr als 300 Stoffwechselprozessen
↓: Enteraler Verlust, z.B. Diarrhö, Erbrechen renaler Verlust, z. B. bei Diuretikatherapie, Hyperaldosteronismus, Hyperhydratation, verminderte Zufuhr (z. B. bei Alkoholabusus), verminderte Resorption, z. B. M. Crohn, Colitis ulcerosa, bei parenteraler Ernährung
↑: Niereninsuffizienz, übermäßige Magnesiumzufuhr
🗹 2 ml Serum

Natrium (Na^{+})

Normwert: 135–144 mmol/l
Funktion: entscheidendes Kation für den osmotischen Druck im Extrazellulärraum
↓: Erbrechen, Durchfall, länger andauernde Magensaftabsaugung, Herzinsuffizienz, Leberzirrhose, Niereninsuffizienz, Syndrom der inadäquaten ADH-Sekretion, Nebennierenrindenunterfunktion, Arzneimittel, z. B. bestimmte Diuretika, Antidepressiva
↑: Diarrhö, Fieber oder Schwitzen bei zu geringer Wasserzufuhr, Diabetes insipidus, primärer Hyperaldosteronismus, Glukokortikoidtherapie
🗹 2 ml Serum/Plasma

(Aktivierte) Partielle Thromboplastinzeit (PTT, APTT)

Normwert: 25–45 Sek.
Diagnostische Funktion: Maß für das endogene Gerinnungssystem, Überwachung einer Heparintherapie (bei Vollheparinisierung ca. 1,5–2-fache Verlängerung angestrebt); bei Therapie mit Vitamin-K-Antagonisten und Überdosierung ist eine PTT-Verlängerung möglich
↑: Hämophilie A und B oder andere Gerinnungsfaktorenmangel, Verbrauchskoagulopathie, schwere Lebererkrankungen
🗹 5 ml Zitratblut, Röhrchen exakt bis zur Markierung füllen

Phosphat

Normwert: 2,6–4,5 mg/dl (0,84–1,45 mmol/l)
Funktion: Baustein von ATP und Zellmembranen, Knochenmineral, Puffersystem im Blut; immer im Zusammenhang mit Kalzium und alkalischer Phosphatase beurteilen
↓: Rachitis, Malabsorption, Erbrechen und Diarrhö, renal-tubuläre Erkrankungen, Hyperparathyreoidismus, Sepsis, Alkoholabusus, Anorexia nervosa, Aluminiumhydroxid in Antazida (binden Phosphat)
↑: Niereninsuffizienz, Hypoparathyreoidismus, im Rahmen einer Dialyse, katabole Zustände, Knochentumoren, Metastasen
🗹 2 ml Serum, Patient muss nüchtern sein

Prokalzitonin

Normwert: < 0,5 µg/l
Funktion: Vorstufe des Kalzitonins; steigt bei systemischen Infektion an, die Prokalzitoninkonzentration korreliert mit der Schwere der Erkrankung, als Verlaufskontrolle geeignet; geeignet zur Unterscheidung von bakteriellen und viralen Infektionen
↓: bei schwerer bakterieller und pilzbedingter Pneumonie, Sepsis; Schilddrüsenkarzinom, Polytrauma, Hitzschlag ! kein/kaum Anstieg bei viralen Infektionen, Tumorfieber, Autoimmunerkrankungen, Lokalinfektionen
🗹 1 ml Heparinplasma, Zitratplasma, Serum, schnelle Verarbeitung, da das Molekül bei Raumtemperatur nur wenige Stunden stabil ist

Phosphatase, saure ➤ Saure Phosphatase

Prostataspezifisches Antigen (PSA)

Normwert: < 4 µg/l (4 ng/ml), Grauzone 4–10 µg/l (4–10 ng/ml), Halbwertszeit 2–3 Tage
Funktion: Tumormarker des Prostatakarzinoms
↑: Prostataadenom (meist < 10 mg/l), Prostatakarzinom
🗹 1 ml Serum, vor der körperlichen Untersuchung abnehmen, da nach Prostatamanipulation ebenfalls erhöht

PTT ➤ Partielle Thromboplastinzeit

Quick (Prothrombinzeit, Thromboplastinzeit, TPZ)

Normwert: > 70 %
Diagnostische Funktion: Maß für das exogene System der Gerinnung
↓: Lebererkrankungen, Verbrauchskoagulopathie, AT-III-Überschuss, Vitamin-K-Mangel, Therapie mit Vitamin-K-Antagonisten (z. B. *Marcumar®*, therapeutischer Bereich ca. 15–35 % je nach Indikation) Aufgrund fehlender Standardisierung des Quick, Angabe heute als **International normalized ratio** (*INR*); Normwert der INR = 1,0, therapeutischer Bereich je nach Indikation 2,0–3,5
✍ 5 ml Zitratblut, Röhrchen exakt bis zur Markierung füllen

Retikulozyten

Blutbild ➢ Blutbild

Normwert: 0,5–2,5 % der Erythrozyten
Funktion: junge unreife Erythrozyten
↓: verminderte Erythropoese, z. B. bei aplastischer Anämie, Zytostatikatherapie, Erythropoetinmangel, Leberzirrhose
↑: gesteigerte Erythropoese, z. B. bei hämolytischer Anämie, nach Blutung, unter Behandlung einer Eisen-, Vitamin-B_{12}- oder Folsäuremangelanämie (Retikulozytenkrise)
✍ 5 ml EDTA-Blut

Rheumafaktoren

Normwert: ≤ 100 U/ml
Funktion: Antikörper vom Typ IgM gegen humanes IgG; auch IgG- und IgA-AK kommen vor
↑: rheumatoide Arthritis (im Gelenkpunktat mit 65–90 % sehr spezifisch), Kollagenosen, schwere Infekte, verschiedene chronische Erkrankungen; bei 10–20 % der Gesunden im höheren Lebensalter, insbesondere Frauen
✍ 2 ml Serum, 1 ml Gelenkpunktat

Saure Phosphatase (SP)

Normwert: ♀ < 3,7 U/l ♂ < 4,8 U/l tageszeitliche Schwankungen ! Erhöhung bis 48 Std. nach rektaler Prostatapalpation
Funktion: Phosphate spaltendes Enzym; verschiedene Isoenzyme, z. B. Prostata-SP
↑: Prostatahypertrophie, -karzinom (als Tumormarker ist PSA besser geeignet), Knochenerkrankungen, Erkrankungen der Blutzellen, Thrombosen, Thromboembolien
✍ 1 ml Serum, morgendliche Blutabnahme, Probe sofort weiterverarbeiten

Serumelektrophorese

Fraktion	**Normwert in %**	**Normwert in g/l**	**Diagnostische Funktion**
Albumin	58–70 %	38,2–50,4	➢ Albumin
α_1-Globulin	1,5–4 %	1,3–3,9	↑: akute Entzündung, postoperativ, Herzinfarkt, Malignome; Verschlussikterus, nephrotisches Syndrom (nur α_1) ↓: Eiweißmangelernährung, virale Hepatitis
α_2-Globulin	5–10%	5,4–9,3	
β-Globulin	8–13%	5,9–11,9	↑: Paraproteinämie, nephrotisches Syndrom, Verschlussikterus, Sepsis, Schwangerschaft ↓: chron. Lebererkrankungen, Antikörpermangelsyndrom
γ-Globulin	10–19%	5,8–15,2	↑: Paraproteinämie, Plasmozytom, chron. Entzündung, Malignome, HIV, chronische Hepatitis, Verschlussikterus ↓: nephrotisches Syndrom, Sepsis, exsudative Enteropathie, Glukokortikoide, Immunsuppressiva, Strahlentherapie
✍ 1 ml Serum			

Thrombinzeit (TZ)

Normwert: 17–21 Sek. (vom Hersteller abhängig)
Diagnostische Funktion: Maß für „gemeinsame Endstrecke" der Gerinnung
↑: Fibrinogenmangel, Verbrauchskoagulopathie, Fibrinspaltprodukte, Therapie mit direkten Thrombininhibitoren, Fibrinolyse- und Heparintherapie (Therapieziel: 2–4-fach verlängerte Thrombinzeit)
✍ 5 ml Zitratblut, Röhrchen exakt bis zur Markierung füllen

Thrombozyten (Blutplättchen)

Blutbild ➢ Blutbild

Normwert: 140.000–400.000/µl
Funktion: leiten Blutgerinnung im endogenen Gerinnungssystem ein, indem sie sich nach einer Verletzung zusammenballen (Thrombozytenaggregation) und die Wunde vorläufig verschließen
↓: *Verbrauch:* Blutung, Infektion, Sepsis (Verbrauchskoagulopathie), heparininduzierte Thrombozytopenie Typ 1 und 2, Autoantikörperbildung, hämolytisch-urämisches Syndrom; *Verminderte Bildung:* nach Chemotherapie/Bestrahlung, medikamentös-toxisch, Vitamin-B_{12}-, Folsäure-, Eisenmangel
↑: Reaktion nach Blutverlust, bei Entzündung, Polyzythämie, Leukämie, Splenektomie, Infektionen
✍ 1 ml EDTA-Blut

Thyroxin (T_4, Gesamt-Thyroxin), freies Thyroxin (fT_4)

Normwerte: Gesamt-Thyroxin (*T_4*): 4,5–10,5mg/dl (57,9–135,1 nmol/l) freies Thyroxin (*fT_4*): 0,8–2 ng/dl (10,3–25,7 pmol/l)
Funktion: wichtigstes Schilddrüsenhormon
↓: Hypothyreose, z. B. bei Jodmangel, chronische Thyreoiditis, Z. n. Schilddrüsenresektion, Medikation mit Thyreostatika
↑: Hyperthyreose, aber in 5–10 % isolierte T_3-Hyperthyreose, frühes Stadium einer Hashimoto-Thyreoiditis, hochdosierte Thyroxinmedikation
☑ 1 ml Serum/Plasma, bei Kontrolle einer Therapie soll die Blutentnahme 24 Std. nach der letzten Medikamenteneinnahme erfolgen

Thyreoidea-stimulierendes Hormon (TSH basal)

Normwert: basal 0,27–4,20 mU/ml
Funktion: vom Hypophysenvorderlappen ausgeschüttetes Hormon, das die Bildung der Schilddrüsenhormone stimuliert. Orientierende Bestimmung und Screening zur Schilddrüsenfunktion, bei Abweichung weitergehende Diagnostik
↓: Hyperthyreose, Suppressionstherapie z.B. nach Struma- oder insbesondere Schilddrüsenkarzinom-OP
↑: primäre Hypothyreose, Jodmangelstruma
☑ 1 ml Serum/Plasma

Transferrin

Normwert: 200–400 mg/dl
Funktion: Transportprotein für freies Eisen im Serum, diagnostisch bedeutsam ist die Transferrinsättigung (Serumeisenkonzentration geteilt durch Transferrinkonzentration); Transferrin ist ein „Anti-Akute-Phase-Protein“ und sinkt daher bei Entzündungen
↓: chronischer/akuter Eiweißmangel, z.B. bei Leberzirrhose, Entzündungen, Tumoren, Hämochromatose
↑: Eiweißmangelanämie, Schwangerschaft, Hormontherapie
☑ 1 ml Serum

Trijodthyronin (T_3, Gesamt-Trijodthyronin), freies Trijodthyronin (fT_3)

Normwert: Gesamt-Trijodthyronin: 0,8–2,0 mg/l (2–3 nmol/l) freies Trijodthyronin (*fT3*): 3,0–6,0 ng/l (4,6–9,2 pmol/l)
Funktion: Schilddrüsenhormon, wird im peripheren Blut durch Abspaltung eines Jodanteils aus T_4 gebildet; schneller und stärker wirksam als T_4
↓: Hypothyreose, Umwandlungshemmung von T_4 in T_3, z. B. bei Schwerkranken oder bestimmten Arzneimitteln (Low-T_3-Syndrom)
↑: Hyperthyreose, in 5–10 % isolierte T_3-Hyperthyreose
☑ 1 ml Serum, bei Kontrolle einer Therapie soll die Blutentnahme 24 Std. nach der letzten Medikamenteneinnahme erfolgen

Triglyzeride (Neutralfette)

Normwert: 200 mg/dl (< 2,3 mmol/l)
Funktion: Triglyzeride (Neutralfette) gehören zu den Nahrungsfetten, rund 90 % des mit der Nahrung aufgenommenen Fettes besteht aus Triglyzeriden, der Rest aus Phospholipiden, Cholesterin und fettlöslichen Vitaminen.
↓: schwere Anämien, konsumierende Erkrankungen, Marasmus, Hunger, Hyperthyreose, Verbrennung, exsudative Enteropathie
↑: primäre Fettstoffwechselstörungen, falsche Ernährung/Adipositas, Lebererkrankungen, Hypothyreose, Diabetes mellitus, Kortisol- oder Östrogentherapie, Schwangerschaft
☑ 2 ml Serum, Blutentnahme nach 12 Std. Nahrungskarenz

Troponin T (kardiales TnT)

Normwert: (kardiales) Troponin T < 14 ng/l (herstellerabhängig) erhöhte Werte 3–8 Std. nach Infarktbeginn zu erwarten, Maximumwerte 12–96 Std. nach Infarktbeginn
Funktion: herzmuskelspezifisches Eiweiß, wesentlich sensitiver als CK-MB; Beurteilung der Reperfusion nach therapeutischen Maßnahmen, indirekt für die Infarktgröße, prognostischer Marker bei instabiler Angina pectoris
↑: Herzinfarkt (50 % positiv nach 4 Std., 100 % nach 6–8 Std.), bleibt bis drei Wochen erhöht; Lungenembolie, Herzkontusion, Myokarditis
☑ 1 ml Serum

Vitamin B_{12} (Cobalamin)

Normwert: 200–600 pg/ml (145–440 pmol/l)
Funktion: wichtiges Coenzym v. a. im Zellaufbau; kann aus dem Darm nur nach Bindung an den Intrinsic factor aus dem Magensaft aufgenommen werden
↓: perniziöse Anämie, Mangelernährung, Z. n. Magenresektion, chronisch atrophische Gastritis, chronische Darmerkrankungen mit Befall des terminalen Ileums (M. Crohn), bakterielle Fehlbesiedelung, z. B. nach Antibiose, Parasitenbefall
☑ 1 ml Serum, rasch verarbeiten oder einfrieren, instabil im Licht; nach Vitamin-B_{12}-Gabe und Schilling-Test ist das Ergebnis mehrere Monate nicht verwertbar

Register

Symbole
α-Amylase 530
γ-GT 534

A
Abdecken, steril 121, 122
Abdomen
- akutes 87, 163, 236
- Flüssigkeitsspiegel 198
- Leeraufnahme 166
Abdominalschmerz 360
Ablederungswunde 34
Abrissfraktur 260
Abscherfraktur 260
Abstoßungsreaktion 24
- Nierentransplantation 480
Abstrich 12
- Wunde 42
Abszess 50
- Abdomen 212
- Anal 210
- Ausräumung, operative 229
- Drainage, perkutane 229
- Leber 228
- Lunge 424
- paranephritischer 477
- parastomaler 177
- perityphlitischer 200
Achillessehnenruptur 306
ACTH (Adrenokortikotropes Hormon) 529
- Test 451
ACVB (Aortokoronarer Venen-Bypass) 517
Addison-Krise 450
Adenomatosis coli 203
Adhärenz 3
Adipositas 453
Adrenalektomie 448
Afferent-Loop-Syndrom 195
AFP (Alpha-Fetoprotein, -Fetoprotein) 529
AGS (Adrenogenitales Syndrom) 450
Akromioklavikulargelenkluxation 295
Aktivkohle
- Filter 171
- Kompresse 68
Alanin-Amino-Transferase 530
Albumin 225, 529
Aldosteron 529
Alginat 65
Alkalose 402
Alkohol 96
Allen-Test 362
Allergie, Kontrastmittel 15
Allgemeinanästhesie 114
Allgöwer, Rückstich-Naht 127
All-in-one-Lösung 151
Alter, Operationsrisiko 21
Altersappendizitis 200
Alu-Polsterschiene 267
Amaurosis fugax 377
Ambulanz 73
- Arbeitstechniken 74
- Eingriffe, operative 83
- Kinder 95
- Patient, aggressiver 96
- Patient, alkoholisierter 96
- Patient, drogenabhängiger 97
- Patientengruppen 73
- Problemsituationen 95
- Wundversorgung 74
Aminosäurelösung 151
Ammoniak 530
- Spiegel 225
Amputation 274, 321, 371
- Amputattransport 275
- Formen 274
- Komplikationen 276
- Pflege 276
- Stumpfpflege 277
Amylase 530
Amyloidose 334
Anal
- Abszess 210
- Fissur 211
- Fistel 210
- Karzinom 211
- Prolaps 210
Analgesie, patientenkontrollierte 142
Analgetika 141, 142
Anämie, perniziöse 191
Anamnese 8
- Traumatologie 256
Anasarka 427
Anästhesie 113
- Allgemein- 114
- Ausleitung 115
- Einleitung 114, 118
- Fachweiterbildung 113
- Infiltrations- 115
- Komplikationen 115
- Leitungs- 115
- Lokal- 115
- Oberflächen- 115
- Peridural- 116, 117
- Pflege 113
- Phasen 114
- Regional- 115
- Spinal- 116
- Unterhaltung 115
Anästhesiologie 113
Anastomose 192, 194
- biliodigestive 247
Andrologie 457
Aneurysma 375
- Aorta 526
- Herzwand 518
- Ruptur, Erstmaßnahmen 376
Angina abdominalis 374
Angina pectoris 516
Angiografie 15
- Gefäße 363
- Magen-Darm-Trakt 167
- Nierengefäße 466
Angioplastie 370
- koronare 516
Ankle-Brachial-Index 382
Antazidum 190
Antibiogramm 43
Antibiotikaprophylaxe, perioperative 105
Antibiotikum 49
Anti-CCP-Antikörper 331
Antiemetika 161
Antigen, prostataspezifisches 537
Antikoagulation 386
Antikörper-Suchtest 530
Antiphlogistikum, nichtsteroidale 141
Antisepsis 43
Antiseptik, kurzzeitige 48
Antithrombin III 530
Antitoxin 49
Anurie 461
Aorta
- Aneurysma, thorakales 526
- Dissektion 376, 526, 527
- Isthmusstenose 522
- Ruptur 294, 526
- Stenose 523
AP (Alkalische Phosphatase) 530
Appendektomie 200
Appendix, Lage 200
Appendizitis
- akute 199
- Perforation 200
APTT (Aktivierte partielle Thromboplastinzeit) 537
Arbeitssicherheit 254
Arbeitsunfall 74
Arm
- Lagerung, intraoperativ 120
- Schiene 267
- Verletzungen 297
Arterie
- Erkrankungen 365
- Transposition 523
- Verletzung 388
- Verletzung, Erstmaßnahmen 389
- Verschluss, akuter 371
Arteriografie 15, 363
Arteriosklerose 368, 369
Arthritis
- eitrige 335
- rheumatoide 330
Arthrodese 321
Arthrodesenstuhl 349
Arthrofix-Schiene 306
Arthrolyse 321
Arthroplastik 321
Arthrose 328
- Kellgren-Lawrence-Score 329
Arthroskopie 258
Arthrotomie 335
ASA-Klassifikation 114
ASAT (Aspartat-Amino-Transferase) 534
Asepsis 43
Aspartat-Amino-Transferase 534
Aspergillom 425
Aspiration, postoperative 134

Assessment
- Mini Nutritional 159
- wundspezifisches 61
Assistent 109
Aszites 224
Atelektase 396
- Prophylaxe 415
Atemgeräusch 398
Atemlähmung 407
Atemnot 395
- Erstmaßnahmen 396
Atemskala nach Bienstein 395
AT III (Antithrombin III) 530
ATS-Skala 396
Aufklärung, präoperative 19
Aufklärungsbogen 20
Aufnahme
- Gespräch 100
- notfallmäßige 2
- stationäre 100
Aufwachraum 130
- Pflege 130
- Übergabe 131
Augen, Verätzung 89
Ausfälle, neurologische 256
Auskultation 9
Ausscheidung, Magen-Darm-Erkrankung 159
Ausscheidungsurografie 466
Ausstreifbeutel 175
Auswurf 397
Autotransfusion, maschinelle 150
Azetabulumfraktur 301
Azidose 402

B
Babcock-Operation 384
Bakteriostase 49
Bakteriurie 462
Bakterizidie 49
Balanitis 495, 496
Balanoposthitis 495, 496
Ballondilatation 370
- koronare 516
Ballonpumpe, intraaortale 513
Bandscheibe 339
- Sequester 339
- Vorfall 339, 340
Bandverletzung
- Hand 300
- Kniegelenk 304
Basedow, Morbus 443
Basisplatte 172
Bauch
- akuter 87
- Hoden 491
- Schmerz, akuter 163
- Spiegelung 227
- Trauma 294
- Trauma, Erstmaßnahmen 295
- Wassersucht 224
Bechterew, Morbus 331
Beckenfraktur 300
Bedside-Test 149
Befund, unklarer präoperativer 2
Begleiterkrankungen, Operationsrisiko 20
Begleitung, psychische 100
Bein
- Lagerungsschiene 266, 268
- Längendifferenz 317
- Längenmessung 317
- Schmerz 360
- Schwellung 360
Belastungs-EKG 507
Belastungsinkontinenz 460
Belastungsstabilität 313
Beobachten, pflegerisches 6
Berufskleidung 44
Beschleunigungsverletzung 286
Beschneidung 496
Beschwerden
- aktuelle 8
- postoperative 134
Besenreiservarizen 381
Bestrahlungstherapie 30
Betreuung, psychische 100
Beurteilen, pflegerisches 6
Bewegung, postoperativ 161
Bewegungsschiene 267
BGA 402, 531
Biegungsfraktur 260
Bilirubin 530
Billroth-Operation 193
Bioprothese, Herzklappe 520
Biopsie 12
- Prostata 469
Bisswunde 34
Bizepssehnenruptur 296
BKS (Blutkörperchensenkungsgeschwindigkeit) 531
Blähsucht 162
Blähung 162
- bei Stoma 176
Blase
- autonome 289
- Katheter, suprapubischer 469, 470
- Punktion, suprapubische 469
- Punktionsurin 463
- Reflex- 289
- Spiegelung 468
- Spülung 488
- Stein 479
- Tamponade 488
- Training 470
BLD (Beinlängendifferenz) 317
Blinddarmentzündung 199
Blumberg-Zeichen 199, 200
Blut
- okkultes 165
- Untersuchung 9
Blutbild 531
- Normalwerte 10
- Veränderung bei Infektion 43
Blutentnahme, arterielle 402
Bluterbrechen 88
Blutgasanalyse 402, 531
Blutgerinnung 10
Blutkörperchensenkungsgeschwindigkeit 43, 531
Blutkultur 42
Blutleere 121
Blutpräparat 147
Blutprodukt 148
Blutsenkung 10
Blutsperre 120
Blutspiegelbestimmungen, Hormone 438
Blutstillung, Arterienverletzung 389
Blutstuhl 88, 163
Bluttransfusion 147
Blutung
- epidurale 281
- Erstmaßnahmen 256
- gastrointestinale 88, 89
- intrazerebrale 281
- traumatische intrakranielle 280
- Traumatologie 256
- Varizen 390
Blutwärmer 149
BMI (Bodymass-Index) 453
BPH (Benigne Prostatahyperplasie) 486
Brachytherapie 489
Braun-Anastomose 206
Braun-Fußpunktanastomose 193
Brescia-Cimino-Shunt 387
Bricker-Blase 472
Brillenhämatom 279
Broca-Normalgewicht 453
Bronchialkarzinom 428, 429, 430
- Laserrekanalisation 430
- WHO-Klassifikation 428
Bronchiektasen 427, 428
Bronchiolitis obliterans 416
Bronchoskopie 404
Bronchusriss 293
Bronchusstumpfinsuffizienz 416
Bruch 214
Brustfellentzündung 419
Brustwand
- Ableitungen 506
- Erkrankungen 416
- Malignome 418
- Radionekrose 418
- Tumoren 418
Brustwirbelsäule, Fraktur 287
BSG (Blutkörperchensenkungsgeschwindigkeit) 10, 43, 531
Bündelnagelung 269
Buprenorphin 141
BWS (Brustwirbelsäule) 287
Bypass 371, 372, 373
- koronarer 516, 517

C
Ca^{2+} 536
Calcaneussporn 352
Caput medusae 233
Castverband 74
Cauda equina 340
Cavernosogramm 497
CCP-Antikörper 532
CEAP-Klassifikation 382
Charcot-Fuß 60
Charcot-Trias 241
Chassaignac 297
CHE (Cholinesterase) 531
Chemotherapie 30
- regionale 230
Child-Pugh-Klassifikation 233, 234
ChiPS 234

Chirurgie 1
- endokrine 437, 438
- laparoskopische 22
- minimal-invasive 22, 122
Chlorid 531
Cholangiografie 225
Cholangio-Pankreatikografie, endoskopisch-retrograde 226
Cholangitis 241
Choledochoskop 242
Choledochotomie 242
Choledochus-Hepaticus-Resektion 241
Choledochusrevision 242
- Pflege 238
Cholelithiasis 238, 239
Cholestase 224
Cholesterin 531
Cholezystektomie 241, 242
- konventionelle 237, 242
- laparoskopische 22, 237, 241
Cholezystitis 240
Cholezystocholangiografie 225
Cholezystografie 225
Cholinesterase 225, 531
Chondrom 327
Chondrosarkom 327
Chronizität 3
Chylothorax 419
Chymotrypsin, Stuhl 166
CK (Kreatinkinase) 536
Cl^- 531
Claudicatio intermittens 369
Clearance 465
Clonidintest 451
Clostridium perfringens 55
Clostridium tetani 54
CO_2-Narkose 407
Cobalamin 539
Colitis ulcerosa 201, 202
Colles-Fraktur 298
Computertomografie 16, 365
- Lunge 403
- Magen-Darm-Trakt 167
- Traumatologie 257
Conduit 472
Conn-Syndrom 449
Cough Assist® 414, 415
Courvoisier-Zeichen 246
Coxitis fugax 346
CPAP 413
C-reaktives Protein 43, 532
Crescendo-Angina 515
Crohn, Morbus 201, 202
Crossektomie 384
CRP 43, 532
Crutchfield-Extension 287
CT (Computertomografie) 16, 403
CT-Urogramm 466
Cushing-Syndrom 447

D
Darmerkrankung
- Ausscheidung 197
- chronisch-entzündliche 200
- Ernährung 196
- Pflege, perioperative 195
Darmersatzblase 485
Darmreinigung, präoperative 196
Darmspülung 104
- orthograde 196
Darmverschluss 197
Darmvorbereitung, präoperative 103
D-Arzt 74
dashboard injury 301
D-Dimere 532
Decollement 34
Defektfraktur 260
Dehydratation 161
Dekubitus 57
Denver-Shunt 225
Desault-Verband 82
Desinfektion 45
- Fläche 45
- Haut 121
- Instrument 45
- Mittel 46
- Schleimhaut 45
Dezelerationstrauma 389
DHS 269, 271
Diagnoseprozess 7
Diagnostik
- Biopsie 12
- endokrine Chirurgie 438
- Enzyme 225
- Laboruntersuchung 9
- Lungenfunktion 400
- Nuklearmedizin 17
- Orthopädie 319
- Pathologie 11
- Punktion 12
- Röntgen 14
- Schilddrüse 440
- Sonografie 12
- Sputum 397
- Szintigrafie 17
- Thoraxchirurgie 400
- Tumor 29
- Urologie 463
Dialyse-Shunt 387
Diaphanoskopie 494
Diarrhö 163
- bei Stoma 177
Diastolikum 506
Dickdarm
- Divertikulitis 202
- Divertikulose 202, 203
- Karzinom 204
- Polypen 203, 204
- Resektion 207
Dienstkleidung 44
Differentialblutbild 10, 532
Differentialdiagnostik 7
Diskontinuitätsresektion nach Hartmann 206
Diskusprolaps 339
Dislokation 260
Divertikel 183
Divertikulitis, Dickdarm 202
Divertikulose, Dickdarm 202
DMS-Kontrolle 79, 262
DNES 452
Dokumentation, Patientenaufklärung 19
Donati, Rückstich-Naht 127
Doppelkontrasteinlauf 166
Doppelniere 474
Dopplersonografie 12
Douglas-Raum 212
Drainage
- Beschriftung 124
- Funktion 124
- Magen-Erkrankung 188
- mit Sog 125
- ohne Sog 124
- Pflege 143
- postoperative 123, 132
- Probleme 143
- Wunde 122
Drainageoperation, chronische Pankreatitis 245
Dranginkontinenz 460
Dreipunktgang 313
Dreipunktstützkorsett 287
Drogenabhängigkeit 97
Druckerhöhung, intrakranielle 283, 284
Druckpuls 284
Duchenne-Zeichen 317
Ductus arteriosus, persistierender 522
Dumpingsyndrom 194
Dünndarm
- Resektion 206
- Sonde 168
Duodenopankreatektomie 248
Duplexsonografie 12, 363
Dupuytren
- Kontraktur 344
- Morbus 344
Durchblutungsstörung
- Arterien, hirnversorgende 377
- Eingeweidearterien 373
- Traumatologie 256
Durchfall 163
Durchgangsarzt 74
Durchgangssyndrom 134, 283
Durchleuchtung, Röntgendiagnostik 14
Dysmelie 322
Dysphagie 162, 184
Dysplasie, fibromuskuläre 374
Dyspnoe 395
Dysregulation, orthostatische 161
Dysurie 459

E
Easy-Flow-Drainage 124, 144
Echinococcus
- granulosus 229
- multilocularis 229
Echinokokkuszyste 229
Echokardiografie 508
Efferent-Loop-Syndrom 195
Eigenanamnese 8
Eigenblutspende 150
Eingriff, Dringlichkeit 20
Eingriffsraum
- aseptischer 73
- septischer 73
Einklemmung, Gehirn 283, 284
Einrichtung, Luxation 259
Einschleusen 106, 109
Eintrittspforte, Infektion 41

Einverständniserklärung 20
Einwilligung, Behandlung 19
Einzelknopfnaht 127, 128
Eisen 532
Eisenmenger-Reaktion 521
Eiter 47
Eiweiß 533
EKG 506, 507
Ektromelie 323
Elastometrie 226
Elektrokardiogramm 506
Elektrolyte, Laboruntersuchung 10
Elektrolytlösungen 150
Elektrounfall 92
Ellenbogen
- Fraktur 298
- Golfer- 343
- Luxation 297
- Tennis- 343
Embolie 104, 369, 385
- Lunge 379
Emesis 161
Emphysem
- Haut 399
- Lunge 426
- Mediastinum 431
Empyem 52
- Gallenblase 239
- Pleura 419, 420
Empyemhöhlenrevision, Pleura 421
En-bloc-Aufstehen 338
En-bloc-Drehung 315
En-bloc-Reposition, Hernie 216
En-bloc-Resektion 207
Enchondrom 327
Endokrinologie 437
Endoprothese 271, 321
Endoskopie 18
- Magen-Darm-Trakt 167
Endosonografie 13, 14
Enteritis regionalis 201
Enterostoma 169
- Beobachtung 173
- doppelläufiges 170
- endständiges 170
- Ernährungsberatung 177
- Indikation 170
- Komplikation 176, 178
- Pflege, perioperative 172
- Platzierung, präoperative 173
- Rückverlegung 178
- Versorgungssystem 171
Entlastungsschnitte, Verbrennung 92
Entzündungszeichen 40
Enukleation 441
Enzephalopathie, hepatische 223, 232, 233, 235
Enzyme 225
Epididymektomie 492
Epididymitis 491, 493
Epiduralanästhesie 116
Epiduralblutung 281
Epiphysen-Lösung, Hüftkopf 345
Epiphyseolysis capitis femoris 345
Epispadie 495
Epithelisierungsphase, Wunde 36, 70
Erbrechen 161
- postoperatives 137
ERCP (Endoskopisch-retrograde Cholangio-Pankreatikografie) 226
Erfrierung 93
Ergometrie 507, 508
Ermüdungsfraktur 260
Ernährung
- enterale 153
- Magen-Darm-Erkrankung 159
- parenterale 151
Ernährungspumpe 154
Ernährungszustand 223
Erreger, multiresistente 46
Ersatzmagen 193
Erstgespräch 100
Erstmaßnahmen
- Aneurysmaruptur 376
- Arterienverletzung 389
- Atemnot 396
- Bauchtrauma 295
- Blutung 256
- Herzrasen 505
- Herzschmerzen 505
- Herzstolpern 505
- Krise, thyreotoxische 444
- Lungenembolie 379
- Rückenmarksverletzung 289
- Schädel-Hirn-Trauma 282
- Spannungspneumothorax 424
- Stromunfall 93
- Synkope 506
- Thoraxtrauma 293
- Verbrennung 91
- Wirbelsäulenverletzung 286
Erysipel 52
Erythrozyten 533
- Konzentrat 148
- Zahl, Normalwerte 10
Esmarch, Blutleere 121
ESWL (Extrakorporale Stoßwellenlithotripsie) 478
Etappenlavage 213
Eurotransplant 480
Ewing-Sarkom 327
Exophthalmus 443
Exostose 327
Expektorat 397
Exsudationsphase, Wundheilung 36
Extension 264, 265
- Lagerung 265
Extremitätenableitungen 506
Exzitationsstadium, Tollwut 56
EZPAP®-Gerät 413, 414

F

Faden
- chirurgischer 126
- Entfernung 146
Fallot-Tetralogie 523
Fassthorax 426, 427
Fast-Track-Chirurgie 195
Fasziektomie 344
Fasziitis, nekrotisierende 53
Faustschlussprobe 362
Fe^{2+} 532
Fehlbildung 322
Fehlhaltung, skoliotische 316
Feinnadelkatheterjejunostomie 154
Feinnadelpunktion, Schilddrüse 441
Femoralhernie 217
Femur, Fraktur 302
Fernlappen 27
Ferritin 533
Fersenbeinfraktur 306
Fersensporn 352
Fertigkeit, postoperative 101
Fettlösung 151
Fettstuhl 223
Fibrindimer 532
Fibrinogen 533
Fibroscan 226
Fieber, postoperatives 134
Filtrationsrate, glomeruläre 465
Finger
- Luxation 299
- Raynaud-Syndrom 378
Finger-Boden-Abstand 319
Fissur
- Anal- 211
- knöcherne 260
Fistel
- Anal- 210
- Karzinom 334
- tracheobronchiale 434
Fixateur externe 271, 272
Flächendesinfektion 45
Flake fracture 260
flapping tremor 233
Flatus 162
flush syndrome 452
Foetor hepaticus 233
Follikulitis, bei Stoma 176
Folsäure 533
Fraktur 259
- Azetabulum 301
- Becken 300
- Behandlung 263, 264
- Behandlung, frühfunktionelle 264
- Blutverlust 263
- Brustwirbelsäule 287
- Ellenbogen 298
- Extension 264
- Femur 302
- Formen 260
- Fuß 307
- geschlossene 260
- Halswirbelsäule 286
- Hand 298, 300
- Handwurzel 298
- Heilung 272
- Heilung, verzögerte 273
- Hüftgelenk 302
- HWS (Halswirbelsäule) 286
- Kahnbein 298
- Kalkaneus 306
- kindliche 261
- Kniescheibe 303, 304
- Lendenwirbelsäule 287
- Mechanismen 260
- mit Fragmentverschiebung 260
- Mittelgesicht 279

- Mittelhand 299
- Monteggia- 297
- Oberarm 297
- Oberarmschaft 297
- Oberschenkel 301, 302
- offene 260, 263
- Radius 298
- Radiusköpfchen 298
- Rehabilitation 264
- Retention 263
- Rippen 293
- Schädel 279
- Schädelbasis 280
- Schädelkalotte 279
- Schenkelhals 301
- Schlüsselbein 295
- Schulterblatt 295
- Sprunggelenk 306
- Sternum 293
- Therapie 263
- Tibiakopf 305
- Unterarm 298
- Unterkiefer 279
- Unterschenkel 305
- unvollständige 260
- Zehe 307
- Zeichen 262

Fremdanamnese 8
Fremdkörper, Ösophagus 185
Fresh Frozen Plasma 148
Friedrich-Wundexzision 39
Frischplasma, gefrorenes 148
Froschposition 290
Frozen shoulder 342
FSP (Fibrinogenspaltprodukte) 532
Fuchsbandwurm 229
Fundoplikatio 186
Funikulolyse 491
Funktionshand 290
Funktionsstellung, Gelenk 76, 77
Furunkel 49, 50
Fuß
- Deformitäten 354
- Pulse 366
- Syndrom, diabetisches 60

Fußpunktanastomose 206

G

Galle
- Kolik 239
- Steinleiden 238, 239

Gallenblase
- Empyem 239
- Hydrops 239, 242
- Karzinom 241
- Operation 241
- Porzellan- 240
- Stein 239

Gallengang, Karzinom 241
Gamaschenulkus 361
Gamma-Glutamyl-Transpeptidase 534
Gangrän 59, 361
Gangschule 313
Ganzkörperplethysmografie 401
Gasbrand 55
Gastrektomie 193, 194
gastric banding 453
Gastroduodenalsonde 168
Gastroduodenostomie 193
Gastroenterostomie 191, 192
Gastrointestinalblutung, obere 232
Gastrojejunostomie 193
Gastrostomie 192
- perkutane endoskopische 154

Gastrotomie 192
Gefäßchirurgie 357
- Anamnese 362
- Diagnostik 362
- Pflege 357

Gefäßerkrankung
- Lagerung 359
- Prävention 358

Gefäßtraining 367, 368
Gefäßverletzungen 388
Gehgips 75
Gehtest 362
Gelbsucht 223
Gelenk
- Beweglichkeit, Untersuchung 318, 319
- Empyem 333
- Ersatz, Infektion 334
- Funktionsstellung 76, 77
- Infektion 258
- Maus 351, 352
- Panaritium 51
- Punktion 257, 258
- Spiegelung 258
- Toilette 349
- Versteifung 316

Genu valgum 349
Genu varum 349
GEP (Gastroenteropankreatisches System) 452
Gerinnung, Laboruntersuchung 10
Gesamteiweiß 533
Geschwür 189
GI-Blutung 88
Gilchrist-Verband 82, 296
Gipsraum 73
Gipsverband 74, 75
- Abnehmen 80
- Alarmzeichen 79
- Anlegen 77, 78
- Aufbau 76, 78
- Beobachtung 79
- Besonderheiten bei Kindern 81
- Dekubitus 80
- Fensterung 78
- Instrumente 79
- Komplikationen 80
- Patientenberatung 79
- Pflege 79
- Rehabilitation 80

Glasgow-Koma-Skala 281
Glasknochenkrankheit 323
GLDH (Glutamat-Dehydrogenase) 534
Gleithernie 182, 214
Gleithoden 491
Glukokortikoidtherapie 448
Glukose 533, 534
Glutamat-Dehydrogenase 534
Glutamat-Oxalazetat-Transaminase 534
Golferellenbogen 343
Gonarthrose 349
GOT (Glutamat-Oxalazetat-Transaminase) 534
Graft-versus-host-Reaktion 24
Granulationsphase
- Wunde 70
- Wundheilung 36

Grünholzfraktur 261
GVHR (Graft-versus-host-Reaktion) 24

H

H_2-Antagonisten 190
Haarentfernung 101, 102
Hackenfuß 354
Hallux valgus 353
Halo-Fixateur 286, 287
Halswirbelsäule
- Distorsion 286
- Frakturen 286
- Verletzungen 286

Haltungsfehler 316
Hämangiom, Leber 230
Hämarthros 257
Hämatemesis 88, 163
Hämatokrit 534
- Normalwerte 10

Hämatopneumothorax 423
Hämatothorax 293, 419
Hämaturie 461
Hammerzehe 353
Hämodilution, präoperative 150
Hämoglobin 534
- A1c-Fraktion 534
- Gehalt, Normalwerte 10

Hämoptoe 397
Hämoptyse 397
Hämorrhoidektomie 209
Hämorrhoiden 208, 209
- Sklerosierung 209

Hand
- Bandverletzung 300
- Fraktur 298
- Sehnenverletzung 300

Händedesinfektion
- chirurgische 110
- hygienische 109

Händehygiene 44
- präoperative 109

Handlungsfelder 5
Handlungskompetenz 3
Handquengelschiene 320
Handschuh, steriler 110
Handwurzelfraktur 298
Harnblase
- Entfernung 485
- Erkrankungen 483
- Karzinom 484

Harnflussmessung 467
Harninkontinenz 460
Harnleiterverletzung 482
Harnretention 460
Harnröhrenklappen 482, 483
Harnröhrenspalte 495
Harnsäure 535
Harnstoff 464, 535
Harnstrahlveränderung 460
Harnverhalt 460

Harnwegsinfektion 483
Hartmann, Diskontinuitätsresektion nach 207
Hartmann-Operation 206
Hartspann 286
Hashimoto-Thyreoiditis 444
Haut
- Desinfektion 121
- Emphysem 399
- Erkrankung, Operationsrisiko 21
- Expansion 26, 27
- Kleber 128
- Lappenplastik 27
- Naht 127
- Pflege, Wunde 63
- Schnitt 122
- Schutzplatte 171, 172, 175
- Schutz, Wunde 63
- Striae 438
- Transplantation 25, 26
- Verätzung 89
Hb 534
HCC (Hepatozelluläres Karzinom) 230
HCT (Kalzitonin) 440, 535
Heberdrainage 408
Helicobacter pylori 189
Hemihepatektomie 231
Heparin, Verabreichung 105
Hepaticojejunostomie 248
Hepatitis 222
- Serologie 225
HEP (Hemi-Endoprotese) 347
Hernie 214, 215
- epigastrische 218
- innere 215
- Leiste 216
- Nabel 217
- Narbe 218
- parastomale 177
- Reposition, manuelle 215
- Schenkel 217
Hernioplastik 216
Herniotomie 216
Herz
- Beuteltamponade 525
- Fehler, angeborene 500, 521, 522, 523
- Geräusch 506
- Infarkt 517, 518
- Infarkt, EKG-Veränderungen 518
- Infarkt, stummer 517
- Insuffizienz, postoperative 135
- Katheter 510
- Klappenfehler 519
- Klopfen 505
- Kontusion 294
- Krankheit, koronare 515
- Kunst- 514
- Operation 511
- Rasen 505
- Rasen, Erstmaßnahmen 505
- Schmerzen 504
- Schmerzen, Erstmaßnahmen 505
- Stolpern 505
- Stolpern, Erstmaßnahmen 505
- Ton 506
- Transplantation 514
- Tumor 524
- Wandaneurysma 518
- Wandruptur 518
Herzbett 396, 502
Herzchirurgie 499
- Diagnostik 506
- Leitbefunde 504
- minimal-invasive 514
- Pflege 499
- Pflege, perioperative 502
- Wärmeaustauscher 512
Herz-Lungen-Maschine 511, 512, 513
Hiatoplastik 186
Hiatushernie 182
Hilfsmittel, Orthopädietechnik 321
Hinken 316
Hirntod 24
Histochemie 11
Histokompatibilität 24
Hk (Hämatokrit) 534
Hoden
- ektoper 491
- Entzündung 491
- Erkrankungen 490
- Keimzelltumor 494
- Lageanomalien 491
- Retention 490
- Torsion 492, 493
Hohlfuß 354
Hohlhandphlegmone 51
Homans-Zeichen 385
Hormon
- adrenokortikotropes 529
- Blutspiegelbestimmung 438
- thyreoidea-stimulierendes 539
Horner-Syndrom 428, 445
Host-versus-graft-Reaktion 24
Hufeisenniere 474, 475
Huffing 399
Hüftdysplasie, angeborene 344
Hüftgelenk
- Arthrose 346
- Luxation 301
Hüfthinken 317
Hüftkopf
- Endoprothese 301
- Epiphysen-Lösung 345
- Nekrose, idiopathische 346
- Nekrose, juvenile 346
Hüftschnupfen 346
Hüftschraube, dynamische 269, 271
Hühnerauge 354
Hühnerbrust 417
Humanalbumin 148
Humerusfraktur 297
Hundebandwurm 229
Hungerversuch 452
Husten 398
- gegen Widerstand 399
- mechanisch unterstütztes 399, 413
HVGR (Host-versus-graft-Reaktion) 24
HWI (Harnwegsinfektion) 483
HWS (Halswirbelsäule) 286
Hybrid-Prothese 347
Hydrofaser-Verband 66
Hydrogel 66
- Kompresse 66
Hydrokolloid 66
Hydronephrose 475
Hydropolymer 67
Hydrozele 493
Hygiene
- Hände 44
- Händedesinfektion, chirurgische 110
- Händedesinfektion, hygienische 109
- persönliche 44
- Verbandswechsel 46
Hyperaldosteronismus 449
Hyperflexions-Extensions-Trauma, Halswirbelsäule 286
Hyperkapnie 402
Hyperkeratosen 60
Hypernephrom 481
Hyperparathyreoidismus 446
Hyperplasie, fokal noduläre 230
Hypersplenismus 232, 249
Hypertension, portale 231, 232
Hyperthyreose 443
Hypertonie, postoperative 135
Hypokapnie 402
Hypoparathyreoidismus 439, 447
Hypospadie 495
Hypothermie 94
Hypothermiegerät 512
Hypoxämie 402
Hypoxie 402

I
Ig (Immunglobuline) 535
IICP (intrakranielle Druckerhöhung) 283
Ikterus 223
Il-6 (Interleukin 6) 535
Ileitis terminalis 201
Ileoaszendostomie 207
Ileostoma 172
Ileum
- Conduit 472
- Neoblase 485
Ileus 197
Immunglobuline 535
Immunhistologie 11
Immunsuppression 24
- Lebertransplantation 237
Impingementsyndrom 341
Impressionsfraktur 279
Infektion 40
- bakterielle 48
- bakterielle chirurgische 47
- Blutuntersuchung 42
- chirurgische 40
- Diagnose 41
- Eintrittspforte 41
- Harnwege 483
- lokale 41
- nosokomiale 43
- Pflege 48
- Pilze 56
- Pseudomonas 38
- Quelle 41
- systemische 41
- Übertragungsweg 41
Infiltrationsanästhesie 115
Infraktion 260

Infusionslösung
- Ernährung, parenterale 151
- kolloidale 151
- kristalloide 150
Infusionspumpe 152
Infusionstherapie
- Maßnahmen, pflegerische 152
- postoperative 132, 150
Infusionsurografie 466
Inhalationstrauma 91
Inkarzeration 215
Inkontinenz, Harn 460
INR (International normalized ratio) 10
Inspektion 9
Instrument, Desinfektion 45
Instrumentierschwester 108
Insuffizienz
- Bronchusstumpf 416
- chronisch venöse 381, 382, 383
- Herz 134
- Nebennierenrinde 450
- respiratorische 396
- respiratorische, postoperative 136
Insulinom 452
Intensivmedizin 129
Intensivpflege 129
Intensivplatz, Ausstattung 129
Intensivstation 129
Interleukin-6 535
Interponat 371, 372
Intervention, pflegerische 6
Intrakutannaht 127, 128
Invagination 197
Irrigation 175, 176
- Kolon 175
Ischämie, kritische 371
Isotopennephrografie 467
Isthmus, Resektion 441
ITA (Intraoperative transluminale Angioplastie) 370

J
Jejunostomie, perkutan-endoskopische 154
Jodmangel 442

K
K+ 535
Kahnbeinfraktur 298, 299
Kalium 535
Kalkaneusfraktur 306
Kalkschulter 342
Kallus 273
Kaltwasserbehandlung, Verbrennung 91
Kalzitonin 535
Kalzium 536
Kalziumoxalatstein 479
Kammerunterstützungssystem 514
Kapillarblut, arterialisiertes 402
Karbunkel 49, 50
Kardia
- Insuffizienz 181
- Resektion 192
Kardiochirurgie 499
Kardiomyopathie 186, 524
Kardiomyotomie 184, 186
Kardioplegie 512
Kardiospasmus 183
Karpaltunnel 344
- Syndrom 343
Karzinoid 452
Karzinom
- Anal 211
- Gallenblase 241
- Gallengang 241
- Harnblase 484
- hepatozelluläres 230
- Kolon 205
- kolorektales 204
- Leber 230
- Magen 191
- Magenstumpf 195
- Niere 481
- Ösophagus 184
- Pankreas 246
- Penis 496
- Prostata 488
- Rektum 204, 205
- Schilddrüse 445
Katheter-Periduralanästhesie 117
Katheter, postoperativer 132
Katheterurin 463
Kaudasyndrom 340
Kehr-Zeichen 249
Keilresektion, Lunge 417
Keilwirbel 336, 337
Kellgren-Lawrence-Score 329
Kernspintomografie 16, 17
- Lunge 403
KHK (Koronare Herzkrankheit) 515
Kielbrust 417
Kinder
- chirurgische Versorgung 95
- Fraktur 261
- Gipsverband 81
- Überkühlung 94
Kirschner-Draht-Fixation 269
Klammerapparat 128
Klammernaht 127
Klammerpflaster 128
Klappeninsuffizienz 519
- Herzinfarkt 518
Klappenstenose 519
Klaviertastenphänomen 295
Klavikulafraktur 295
Kleinert-Gipsschiene 300
Klistier, präoperatives 103
Klumpfuß, angeborener 352
Klysma, präoperatives 103
Kneipp-Anwendungen 381
Knickfuß 354
Kniegelenk
- Arthrose 349
- Orthese 322
- Verletzungen 304
Kniescheibe, Fraktur 303
Knöchel-Arm-Index 362, 382
Knochen
- Bruch 259
- Densitometrie 319
- Dichtemessung 324
- Metastasen 327
- Panaritium 51
- Resektion 320
- Transplantation 271
- Tumoren 324, 326, 327
- Zyste, juvenile 327
Knotenexzision 441
Kocher-Kragenschnitt 442
Kock-Pouch 472
Kohlenhydratlösung 150, 151
Kokardenphänomen 200
Kolektomie, Stuhlveränderung 205
Kolik, Nieren 477
Kolon
- Conduit 472
- Irrigation 175
- Kontrastaufnahme 15
- Kontrasteinlauf 166
- Massage 188
- Resektion 205
Koloskopie 167
- virtuelle 16
Koma
- Leber- 233
- SHT (Schädel-Hirn-Trauma) 281
- Wach- 284
Kommissurotomie 520
Kompartmentsyndrom 256, 273
Kompetenz 3
Komplikationen, postoperative 134
Kompresse 65
- Aktivkohle 68
Kompression
- Strumpf 380, 386
- Strumpfhose 380
- Verband, phlebologischer 380
Kompressionsfraktur 260
Kompressionstherapie 386
Konsiliaruntersuchung 9
Kontinenzprofil 460, 461
Kontinenztraining 490
Kontraktur 316
Kontrastmittel
- Allergie 15
- Krise, thyreotoxische 15
- Nierenversagen 15
- Röntgendiagnostik 14
- Untersuchung 466
Koronarangiografie 15, 510
Körperflüssigkeit, Untersuchung 11
Körperreinigung, präoperative 101
Korsett, Skoliose 338
Kortikalisschraube 268
Kortisol 536
Kostaufbau, postoperativ 139
Koxarthrose 346
- Mobilisation 348
Kragenknopfpanaritium 51
Krallenzehe 354
Krampfadern 381
Kratzwunde 34
Kreatinin 536
Kreatinin-Clearance 465, 536
Kreatinphosphokinase 536
Krepitation 433
Kreuzband
- Ersatzplastik 305
- Ruptur 304

Krise
- hyperkalzämische 447
- thyreotoxische 444
Kühlung, postoperative 315
Kunstherz 514
Kunststoffverband 74, 75
- Abnehmen 80
- Anlegen 77
- Aufbau 78
Kurzdarmsyndrom 206

L
Labordiagnostik 9
- Blut 9
- serologisch-immunologische 10
- Stuhluntersuchung 165
Lagerung
- Froschposition 290
- intraoperative 118, 119, 120
- Patient im Operationstrakt 118
- postoperative 132
- Schaden 120
- Stabilität 313
Lähmungsapparat 322
Laktatdehydrogenase 536
Längssternotomie, mediane 513
Langzeit-EKG 508
Lanz-Punkt 199
Laparoskopie 227
Lappenplastik 27
Lappenresektion 441
Laryngoskopie, Schilddrüse 441
Laryngospasmus, postoperativer 135
Lasègue-Zeichen 340
Lasertherapie, transkutane 384
Laxanzien 165
LDH (Laktatdehydrogenase) 536
Lebendspende 25
Leber
- Abszess 228, 229
- Biopsie 226
- Koma 233
- Punktion 226
- Resektion 231
- Segmentresektion 231
- Transplantation 236
- Tumoren 230
- Umgehungskreislauf 232
- Verletzungen 235
- Versagen 236
- Zelladenom 230
- Zirrhose 224, 232, 235, 236
- Zyste 229
Le Fort Mittelgesichtsfraktur 279
Leichenspende 24
Leistenhernie 216
Leistenhoden 491
Leitungsanästhesie, periphere 115, 116
Lendenwirbelsäule 287
Leukozyturie 462
Leydig-Zell-Tumor 494
Linksappendizitis 203
Linksherzkatheter 510
Lipase 537
Lippenbremse 396
Liquorrhö 280
Lithotripter 478
Littré-Hernie 215
Lobektomie, Lunge 417
Lokalanästhesie 115
Low-output-Syndrom 513
Lunge
- Abszess 424
- Bronchialkarzinom 428
- Embolie 379
- Embolie, Erstmaßnahmen 379
- Embolie, postoperative 135
- Emphysem 426, 427
- Erkrankung, chronische obstruktive 407
- Erkrankung, Prävention 394
- Erkrankung, Rauchen 394
- Infektion 424
- Karzinom 428
- Kaverne 425
- Kontusion 293
- Krebs 428
- Metastasen 430, 431
- Ödem, Leitsymptome 398
- Resektion 416
- Szintigrafie 403
- Transplantation 416
- Tuberkulose 425
- Tumor 428
- Volumina 400, 401
Luxation 259
- Ellenbogen 297
- Finger 299
- Fraktur 260
- Hüft-Endoprotese 301
- Hüftgelenk 301
- Patella 303
- Reposition 259
- Schulter 296
- Zeichen 259
LWS (Lendenwirbelsäule) 287
Lymphadenitis 51
Lymphangitis 51, 52

M
Magen
- Ballon 454
- Band 453, 454
- Bypass 454
- Bypass, Roux-Y 453
- Erkrankung 187, 189
- Fundusvarizen 232
- Karzinom 191
- Operation, Komplikationen 194
- Resektion 193
- Resektion, limitierte 192
- Sonde 180, 188
- Ulkus 189
- Volvulus 182
Magen-Darm-Atonie 188
- postoperative 136
Magen-Darm-Erkrankung
- Ausscheidung 159
- Ernährung 159
Magen-Darm-Passage 15, 166
Magen-Darm-Trakt
- Diagnostik 165
- Hauptbeschwerden 161
Magnesium 537
Magnetresonanzangiografie 365
Magnetresonanztomografie 16, 365
- Magen-Darm-Trakt 167
Mainz-Pouch
- I 472
- II 485
Maisonneuve-Fraktur 306
Makroangiopathie 368
Malassimilation 245
Maldescensus testis 490
Mallory-Weiss-Syndrom 163
Mal perforans 60
Manschettenresektion, Lunge 417
Marfan-Syndrom 526
Marknagelosteosynthese 269
Maßschuh, orthopädischer 322
Mayo-Fasziendoppelung 217
McBurney-Punkt 199
MCS (Minimalresponsives Syndrom) 284
Meatusstenose 482, 483
Medianuskompressionssyndrom 343
Mediastinitis 431
Mediastinoskopie 404
Mediastinum
- Emphysem 431
- Tumor 432
Medikament, Operationsrisiko 21
Megaureter 476
Meläna 88, 163
Menghini-Nadel 227
Meniskektomie 351
Meniskus, Erkrankungen 351
MEN (Muptiple endokrine Neoplastie) 452
Mesenterialinfarkt 360, 373
Meshgraft 26
Metallentfernung 272
Metamizol 141
Metastasen 28, 29
- Knochen 327
- Leber 231
- Lunge 430
Meteorismus 162
Mg2+ 537
Mikroangiopathie 368
Miktion 459
- Veränderungen 459
Milz
- Entfernung 250
- Erkrankungen 249
- Verletzungen 249
Mineralstoffe 10
Mini Nutritional Assessment 159, 160
Mischinkontinenz 460
Miserere 198
Mittelfußfraktur 307
Mittelgesichtsfraktur 279
Mittelhandfrakturen 299
Mittelstrahlurin 463
Mobilisation
- Orthopädie 311, 313
- postoperativ 138
Monokelhämatom 279
Monteggia-Fraktur 297
Morbus
- Addison 450

- Basedow 443
- Bechterew 331
- Crohn 201, 202
- Cushing 448
- Dupuytren 344
- Osgood-Schlatter 352
- Paget 325
- Perthes 346
- Scheuermann 336
MRSA 46
MRT 16, 403
MSU (Mittelstrahlurin) 463
Multimorbidität 3
Mumpsorchitis 492
Mund-Nasen-Schutz 111
Muskel
- Faserriss 295
- Riss 295
- Zerrung 295
Myasthenia gravis 432
Myokard
- Infarkt 517
- Protektion 512
- Ruptur 518
- Szintigrafie 510
Myxödem, prätibiales 443

N
Na^+ 537
Nabelhernie 217
Nachblutung 136
Nadel, chirurgisch 125
Nahlappen 27
Nahrungskarenz, präoperativ 103
Nahtmaterial
- chirurgisches 126
- Entfernung 146
Nahttechniken 127
Narbenhernie 218
Narkose 2
- Einleitung 118
- Komplikation 115
- Risiko 114
Natrium 537
Navigation, chirurgische 23
Nebenhoden
- Entzündung 491
- Erkrankungen 490
Nebennierenrinde, Insuffizienz 450
Nekrosektomie, Pankreas 244
Neoplasie, multiple endokrine 452
Nephrektomie 481
Nephritis, chronisch interstitielle 477
Nephroblastom 481
Nephrolitholapaxie, perkutane 479
Nephrologie 457
Nephroptose 474, 475
Nephrostomie 470, 471
Nervenwurzelsyndrom 339
Neunerregel, Verbrennung 90
Neuropathie, diabetische 60
Neutral-Null-Methode 318
Nicht-Opioid-Analgetika 142
Niere
- Agenesie 474
- Aplasie 474
- Arterienstenose 374
- Doppel- 474
- Ektopie 474
- Fehlbildungen 474
- Hufeisen- 474
- Hypoplasie 474
- Insuffizienz 479
- Karzinom 481
- Kolik 477
- Leeraufnahme 466
- Sequenzszintigrafie 467
- Steine 477
- Szintigrafie 467
- Transplantation 25, 479
- Tumor 480
- Verletzungen 482
- Versagen 479
- Verschmelzungs- 474
- Wander- 475
- Wassersack- 475
- Zysten 475, 480
- Zyste, Sonografie 466
Notfall 83
- Anamnese 9
- Operation 20
Nuklearmedizin 17
Nurse made elbow 297
Nykturie 460

O
Oberarmschaftfraktur 297
Oberflächenanästhesie 115
Obstipation 164
Olekranonfraktur 298
Oligurie 461
Omarthrose 343
On-demand-Analgesie 142
Onkologie 27
Operateur 109
Operation
- Ablauf 118
- ambulante 31
- Bypass, koronarer 516
- Dickdarm 206
- Dünndarm 206
- Durchführung 121
- Einwilligung 19
- Gallenblase 241
- Hartmann- 206
- Herz 511, 513
- Herz-Lungen-Maschine 512
- Komplikationen 134
- laparoskopische 123
- Magen 192
- nach Billroth 193
- offene 22
- Orthopädie 320
- Risiko 20
- Schilddrüse 438, 439, 441
- Schnittführung 122
- Speiseröhre 186
- Varizen 384
- Vorbereitung 20
Operationsabteilung 107
Operationshandschuh 111
Operationskleidung 111
Operationssaal 107
- Verhaltensregeln 112
Operationsteam 108
Operationstrakt
- Patientenaufnahme 118
- Personalschleuse 109
- Pflegende 108
- Verhalten, korrektes 109
Opioid-Analgetika 142
Opisthotonus 54
OPSI-Syndrom 250
Orbitopathie, endokrine 443
Orchidopexie 491, 493
Orchiektomie 494
Orchitis 491
Organspende 25
Orthese 81, 267, 322
Orthopädie 310
- Diagnostik 319
- Leitsymptome 316
- Operation 320
- Pflege, perioperative 312
- Stabilitätsgrade 313
- Technik 321
Ortolani-Zeichen 345
Osgood-Schlatter, Morbus 352
Osmolarität 150
Os-naviculare-Fraktur 298
Ösophagektomie 186
Ösophagografie 15
Ösophagus
- Achalasie 183
- Atresie 180
- Atresie, kongenitale 180
- Breischluck 166
- Divertikel 183
- Erkrankungen 180
- Fremdkörper 185
- Inkarzeration 182
- Karzinom 184
- Kompressionssonde 233
- Manometrie 168
- Motilitätsstörung 183
- Perforation 184
- Pflege 179
- Resektion 186, 187
- Stenose, angeborene 181
- Stent 185
- Varizen 232
Ossifikation, periartikuläre 347
Osteochondrom 327
Osteochondrosis dissecans 351, 352
Osteogenesis imperfecta 323
Osteomalazie 324, 325
Osteomyelitis 332
- akute 332
- chronische 334
Osteophyten 328
Osteoporose 323
Osteosarkom 327
Osteosynthese 264, 268, 269, 321
- Fixateur externe 271
- Hüftschraube 271
- intramedulläre 269
- Metallentfernung 272
- Platten 268

- Schrauben 268
- Spickdraht 269
- Verbund 271
- Zuggurt 270
Osteotomie 320
Ostitis 332
Overhead-Extension 303, 345
Oxygenierung 405

P
p.a.-Aufnahme 403
Paget, Morbus 325
Painful arc 296, 342
Palmarerythem 233
Palpation 9
Palpitation 505
Panaritium 51
Pancoast-Tumor 428, 429
Pangonarthrose 349
Pankreas
- Karzinom 246, 247
- Kopfresektion 245
- Linksresektion 247
- Nekrosektomie 244
- Pseudozyste 246
- Resektion 247, 248
- Transplantation 248
- Tumoren 246, 247
- Zyste 246
Pankreatektomie 247
- Ernährung, postoperativ 243
Pankreatitis 246
- akute 239, 243
- chronische 245
- hämorrhagisch-nekrotisierende 243
- interstitiell-ödematöse 243
- nekrotisierende 245
Panzerherz 525
Papilla duodeni major (Vateri) 226
Papillotomie 226
Paracetamol 141
Paragangliom 451
Paralyse 256
Paralysestadium, Tollwut 56
Paraneoplastisches Syndrom 429
Paraparese 288
Paraphimose 496
Parästhesie 256
Parenchymikterus 224
Parese 256
Paronychie 51
Partialdruck 402
Patella
- Fraktur 303, 304
- Luxation 303
Patellarsehnenruptur 304
Pathogenität 40
Pathologie, Untersuchungsmethoden 11
Patient
- aggressiver 96
- alkoholisierter 96
- drogenabhängiger 97
Patientenschleuse 107
Pauwels-Klassifikation 301, 302
pAVK (Periphere arterielle Verschlusskrankheit) 369
Pavlikbandage 345
Payr-Zeichen 385
PBC (Primär biliäre Zirrhose) 241
PCA-Pumpe 142
PDA (Periduralanästhesie) 116
Peak-Flow-Meter 401
Pectus
- carinatum 417
- excavatum 417
Peitschenschlagverletzung 286
Pendelhoden 491
Penektomie 497
Penis
- Karzinom 496, 497
- Teilamputation 497
- Verletzungen 497
Penrose-Drainage 124, 125, 144
PEP-Gerät 413
Perforansligatur 384
Pericarditis calcarea 525
Periduralanästhesie 116, 117
Periduralkatheter 117
Perikard
- Erguss 525
- Tamponade 525
- Zysten 525
Perikardektomie 525
Perikarditis, chronische konstriktive 525
Periproktitis 210
Peritonealkarzinose 214
Peritonealmesotheliom 214
Peritoneum, Erkrankungen 212
Peritonitis 212, 213
- gallige 239
- Pflege 213
Perkussion 9
Peronaeusschiene 322
Personalschleuse 107
Perthes, Morbus 346
Perthes-Test 363
Pethidin 141
PET (Positronenemissionstomografie) 403
Pfählungsverletzung 34
Pflasterzügelextension 303
Pflasterzügelverband 82, 83
Pflege
- gesundheitsfördernde 4
- intraoperative 107
- kompensatorische 4
- kurative 4
- Orthopädie 310
- palliative 5
- perioperative 99
- präoperative 99
- präventive 4
- rehabilitative 4
- Übernahme 5
- Viszeralchirurgie 159
- Ziele 3
Pfortaderhochdruck 231, 232
Phantomschmerz 276
Phäochromozytom 451
Philadelphia-Kragen 81
Phimose 495
Phlebografie 15, 363, 364
Phlebothrombose 104, 385
Phlegmone 53
pH-Metrie 167
Phosphat 537
Phosphatase, saure 538
Physiotherapie, Orthopädie 320
PiCCO-Katheter 501
Pigtail-Katheter 471
Pilonidalsinus 211
Pilzinfektionen 56
- bei Stoma 176
Piritramid 141
Plasmaersatzlösung 151
Plasmaexpander 151
Plattenosteosynthese 268
Plattenthermografie 494
Plattfuß 354
Platzbauch 136
Platzwunde 34
Pleura
- Empyem 419, 420
- Erguss 419
- Karzinose 422
- Mesotheliom 422
- Punktion 404, 405
- Schwarte 419
- Tumoren 421
Pleuradrainage 407
- Anlage 409
- Entfernung 412
- Luftleck 411
- Pflege 407
- Systeme 408, 409, 410
- Verbandswechsel 411
Pleurektomie 420
Pleuritis 419
- carcinomatosa 429
Pleurodese 412, 420
Pneumonektomie, Lunge 417
Pneumonieprophylaxe 415
Pneumothorax 293, 422, 423
- Spannungs- 423
- Spontan- 422
- Ventil- 423
Pollakisurie 460
Polydaktylie 322
Polypektomie 204
Polypen, Dickdarm 203, 204
Polypose, familiäre 204
Polyposis intestinalis 203
Polytrauma 94
- ABCDE-Regel 95
Polyurethanschaum 67
Polyurie 461
Portalhypertension 231, 232
Porzellangallenblase 240
Postcholezystektomiesyndrom 242
Postperfusionssyndrom 513
Postsplenektomiesepsis 250
Prämedikation 114
- Visite 114
Prävention 4
- Erkrankung, orthopädische 310
- Herzerkrankung 500
- Viszeralchirurgie 158, 222
Prehn-Zeichen 492
Primärnaht 35

Prokalzitonin 537
Proktokolektomie 208
Prolaps 214
– Anal 210
– Bandscheibe 339
– Diskus 339
– Hämorrhoiden 209
– lumbaler 340
– Rektum 210
Proliferationsphase, Wundheilung 36
Prophylaxe
– Antibiotika 105
– Atelektasen 415
– Kontrakturen 316
– Pneumonie 415
– Thromboembolie 104
– Varizen 380
Prostata
– Adenomenukleation 487
– Biopsie 469
– Erkrankungen 486
– Hyperplasie 486, 487
– Karzinom 488
– Laser-Therapie-Verfahren 487
– Resektion, transurethrale 487
– Untersuchung, rektale 463
Prostatektomie 489
Prostatitis 485
Proteinurie 462
Prothesen 278, 279
Prothrombinzeit 538
Protonenpumpenhemmer 190
Protrusion, Bandscheibe 339
Pruritus ani 209
PSA (Prostataspezifisches Antigen) 537
Pseudarthrose 273
Pseudofraktur 326
Pseudohernie 214
Pseudomonas 38
PTA (Perkutane transluminale Angioplastie) 370
PTCA 516
PTCA (Perkutane transluminale koronare Angioplastie) 370
PTRA (Perkutane transluminale renale Angioplastie) 370
PTT (Partielle Tromboplastinzeit) 10, 537
Pulmonaliskatheter 511
Pulmonalstenose 522
Puls
– paradoxer 525
– Tasten Fußpulse 366
– Tasten periphere Pulse 366
Pulsionsdivertikel 183
Pulsoximetrie 401, 501
Punktion 12
– Gelenk 257
Pupillenreaktion 282
Pyelografie 466
Pyelonephritis 476
– abszedierende 477
– chronische 476
Pyloroplastik 192
Pylorusstenose 190
Pyonephrose 477
Pyurie 462

Q

Quadrizepssehnenruptur 304
Quengelverband 320
Querschnittsläsion 288
Querschnittssyndrom 288
– Atemunterstützung 291
– Blasentraining 292
– Dysregulation, vasomotorische 291
– Läsionshöhe 291
– Mobilisation 290
– Spastikbehandlung 292
– Thermoregulationsstörung 291
Quervain-Thyreoiditis 444
Quetschwunde 34
Quick 538
Quick-Wert 10

R

Rabies 56
Radiojodtherapie 443, 446
Radiologie 14
– Therapie 23
Radiusfraktur 298, 299
Radiusköpfchenfraktur 298
Rasselgeräusch 398
Rasur 101
Ratschow-Lagerungsprobe 362
Raynaud-Syndrom 378
Reanimationsraum 73
Recht 19
Rechtsherzkatheter 511
Rechts-Links-Shunt 396
Redon-Drainage 124, 125, 144
– Flaschenwechsel 143
Redression 320
Redressionsgips 352
Reflexblase 289
Reflux
– gastroösophagealer 181
– vesikoureteraler 475
Refluxösophagitis 181
Regionalanästhesie 115
Regurgitation 183
Rehabilitation
– Alkoholkrankheit 222
– Atemwegserkrankungen 394
– Gallenwegserkrankungen 222
– Gefäßchirurgie 358
– Herzerkrankung 500
– Lebererkrankungen 222
– Lungenerkrankungen 394
– Magen-Darm-Erkrankungen 158
– Milzerkrankungen 222
– nach Fraktur 264
– nach Gipsverband 80
– neurologische 283
– orthopädische Erkrankungen 311
– Querschnittssyndrom 290
– Rückenmarksverletzung 290
– traumatologische Erkrankungen 254
– urologische Erkrankungen 458
Reinigung 45
– Personal 109
Reinigungseinlauf, präoperativ 103
Reinigungsphase, Wunde 69
Reithosenanästhesie 340
Reizhusten 398
Rektopexie 210
Rektoskop 167
Rektum
– Amputation 208
– Exstirpation 208
– Karzinom 205
– Prolaps 210
– Resektion 205, 208
Rekurrensparese 439, 443
Reluxation 259
Reparationsphase, Wundheilung 36
Reposition
– Fraktur 263
– Luxation 259
Resektion
– Choledochus-Hepaticus 241
– Dickdarm 207
– Dünndarm 206
– Isthmus 441
– Kardia 192
– Lappen 441
– Leber 231
– Lunge 416
– Magen 192
– Pankreas 247
– Rektum 208
Resistenz 40
Resorptionsfieber 133
Retention, Fraktur 263, 264
Retentio testis 490
Retikulozyten 538
Retinaculum flexorum 344
Retransfusion 150
Retropatellararthrose 349
Rezidivprophylaxe, Urolithiasis 479
Rheuma 330
– Faktoren 538
Richter-Littré-Hernie 215
Riedel-Struma 444
Rippenfellentzündung 419
Rippenfraktur 292, 293
Risiko, Narkose 114
Risswunde 34
Risus sardonicus 54
Robinson-Drainage 124, 125, 144
Robotik 23
Röntgen 14
– Abdomenleeraufnahme 166
– Computertomografie 16
– Doppelkontrasteinlauf 166
– Fraktur 262
– Kolonkontrasteinlauf 166
– Kontrastmittel 14
– Magen-Darm-Passage 166
– Nierenleeraufnahme 466
– Orthopädie 319
– Ösophagusbreischluck 166
– Thorax 402, 403, 509
– Traumatologie 257
– Urografie 466
Rotationsplastik 27
Roux-Anastomose 206
Roux-Y-Gastrojejunostomie 193
Roux-Y-Magenbypass 453

Rückenmark
- Verletzung 288
- Verletzung, Erstmaßnahmen 289
Rucksackverband 82
Rückstich-Naht 127
Ruptur
- Achillessehne 306
- Aneurysma, Erstmaßnahmen 376
- Aorta 293, 526
- Bizepssehne 296
- Herzwand 518
- Myokard 518
- Rotatorenmanschette 296
- Zwerchfell 293

S
Säbelscheidentibia 325
Sammelurin 463
Sauerstoff
- Brille 407
- Konzentration, inspiratorische 405
- Maske 406, 407
- medizinischer 405
- Nasensonde 406
- Quellen 406
- Therapie 405
- Therapie, Überwachung 407
Scaphoidfraktur 298
Schädel
- Basisfraktur 280
- Fraktur 279
- Kalotte, Fraktur 279
- Prellung 280
Schädel-Hirn-Trauma 280
- Erstmaßnahmen 282
- Lagerung 282, 283
- Pflege 283
- Symptome 281
Schenkelhalsfraktur 301, 302
Schenkelhernie 217
Scheuermann, Morbus 336
Schienen 266
- Arthrofix 306
- Beinlagerung, Lagerungsprinzip 268
- Traumatologie 266, 267
- Verbände 82
Schilddrüse
- Adenom, autonomes 444
- Erkrankungen 438
- Karzinom 445
- Labordiagnostik 440
- Laryngoskopie 441
- Operation 441
- Palpation 440
- Punktion 441
- Szintigrafie 440
- Überfunktion 443
- Vergrößerung 441
Schlauchmagen 454
Schleimhaut, Desinfektion 45
Schleudertrauma 286
Schlingenabszess 212
Schluckakt 162
Schluckauf 134
Schluckbeschwerden 162
Schlüsselbeinbruch 295
Schmerz 1, 360
- Abdomen 360
- Analgetika 141
- Analogskala, visuelle 133
- Behandlung 255
- Bein 360
- Erkrankungen, urologische 462
- Pflege 2
- postoperativer 137
- Stufenschema WHO 140
- Syndrom, komplexes regionales 274
- Traumatologie 255
Schmerztherapie
- lokale medikamentöse 142
- pflegerische 143
- postoperative 140
- Stoßwellen 320
- systemische 142
Schmorl-Knötchen 336
Schnittführung, Operation 122
Schnittwunde 34
Schober-Zeichen 319
Schock 84
- anaphylaktischer 85
- Formen 84
- hypovolämischer 235
- Index 84
- kardiogener 85
- Lagerung 86
- Pflege 86
- septischer 85
- spinaler 288, 289
- Volumenmangel 84
Schockraum 73
Schonhinken 316
Schraubenosteosynthese 268
Schubladentest 304
Schulter
- Blattfraktur 295
- Eckgelenksprengung 295, 296
- Kalk 342
- Luxation 296
- Steife 342
Schürfwunde 34
Schusswunde 34
Schutzausrüstung, persönliche 44
Schutzkleidung 44
Schwangerschaft
- Appendizitis 200
- Operationsrisiko 21
Schweigepflicht 100
Schwellung
- Bein 360
- Traumatologie 255
Schwindsucht 425
Second-look-Operationen 244
Segmentresektion 417
Sehnenscheidenpanaritium 51
Sehnenverletzung, Hand 300
Seitenast, Entfernung 385
Seitenbandruptur 304
Selbstbestimmung 19
Senkfuß 354
Sepsis 43
Septumdefekt, artrioventrikulärer 523
Sequenzszintigrafie 17
Sequester
- Bandscheibe 339
- Osteomyelitis 333
Serothorax 419
Sertoli-Zell-Tumor 494
Serumelektrophorese 538
SHF (Schenkelhalsfraktur) 301
SHT (Schädel-Hirn-Trauma) 280
Shunt
- Dialyse 387
- peritoneovenöser 225
- portosystemischer 234, 235
- Training 388
- Umkehr 521
Singultus, postoperativer 137
Sipple-Syndrom 452
Skapulafraktur 295
Skelettszintigrafie 403
Skidaumen 300
Sklerenikterus 223
Sklerosierung
- endoskopische 234
- Varizen 383
Skoliose 337
Skrotalhernie 217
Sleeve-Gastrektomie 454
S-L-Faustregel 381
Smegma 496
Smith-Fraktur 298
SMI-Trainer 412, 413
Sodbrennen 181
Sonde
- Arten 153
- gastrointestinale 168
- nasogastrale 154
- nasojejunale 154
- postoperativ 132
Sondenkost 153
- Arten 153
Sonografie 12, 14
- Abdomen 166
- Doppler 363
- interventionelle 13
- intraoperative 14
- Orthopädie 319
- Schilddrüse 441
- Thorax 403
- transrektale 486
- Traumatologie 257
- Urologie 465
Sozialanamnese 8
SP (Saure Phosphatase) 538
Spalthauttransplantat 26
Spannungspneumothorax 423, 424
- Erstmaßnahmen 424
Spasmolysetest 401
speed-banding 234
Spermakryokonservierung 459, 494
Sphinktermanometrie 468
Sphinktermyotomie 211
Spickdrahtosteosynthese 269
Spider naevi 233
Spinalanästhesie 116, 117
Spiralfraktur 260
Spirometrie 401
Spitzfuß 354

– Prophylaxe 354
Splenektomie 250
Splenomegalie 232, 249
Splint 471
Spondylitis 335
– ankylosans 331
Spondylodiszitis 335
Spondylolisthesis 338, 339
Spondylolyse 338, 339
Spondyloptose 338
Spongiosaschraube 268
Spontanfraktur 260
Spontanpneumothorax 422
Spontanurin 463
Spreizfuß 354
Spreizhose 345
Springer 108
Spritzenpumpe 152
Sprunggelenk
– Fraktur 306
– Verletzung 305
Spül-Saug-Behandlung, Pleuraempyem 421
Spül-Saug-Drainage, Osteomyelitis 333, 334
Sputum, Diagnostik 397
Stabilitätsgrade 313
Stack-Schiene 82, 300
Staging 29
Staphylokokken 47
Stauffer-Syndrom 481
Steal-Phänomen 367
Steißbeinfistel 211
Stenose, Harnwege 475
Stent 370, 371
– Ösophagus 185
Sterilisation 46
Sternotomie 514
Sternum
– Fraktur 293
– Instabilität 503
Stichwunde 34
Stimmfremitus 400
Stoma 169
– Arten 170
– Beobachtung 173
– Beutel 171
– Blockade 177
– Ernährungsberatung 177
– Irrigation 176
– Kappe 172
– Komplikation 176
– Markierung 173
– Patientenberatung 177
– Pflege 173, 174
– Prolaps 177
– Retraktion 176
– Rückverlegung 178
– Stenose 176
– Therapie 173
– Versorgung 171
– Versorgungssystem 171
– Zubehör 172
Stoßwellenlithotripsie, extrakorporale 478
Stoßwellentherapie 320
Strahlentherapie 30
Strangulationsileus 197
Streckverband 264
Streifen-Schnelltest, Urin 464
Streptokokken 48
Stressulkus 189
– postoperativer 137
Stridor 398
Strikturoplastik 206
Strommarke 92
Stromunfall 92
– Erstmaßnahmen 93
Struma 441, 442
– Einteilung 441
– euthyreote 442
– Radiojodtherapie 443
– Resektion 441, 443
Stuhl
– Kultur 165
– Untersuchung 10, 165
– Verstopfung 164
Stumpf
– Karzinom 195
– Ödem 277
– Schmerz 276
– Versorgung 276, 277
Stützverband 75
Subduralblutung 281
Subluxation 259
Sudeck-Dystrophie 274
Suppositorium, präoperatives 103
Supraspinatussyndrom 341
Syndrom
– abführende Schlinge 195
– adrenogenitales 450
– apallisches 283, 284
– Conn 449
– Cushing 447
– Horner 428, 445
– Impingement 341
– Karpaltunnel 343
– Kauda 340
– Locked-in 284
– low-output 513
– Marfan 526
– minimal-responsives 284
– Nervenwurzel 339
– OPSI 250
– paraneoplastisches 429
– Postperfusion 513
– postthrombotisches 386
– Querschnitt 288
– Raynaud 378
– Sipple 452
– Stauffer 481
– Wermer 452
– zuführende Schlinge 195
Synkope 505
– Erstmaßnahmen 506
Synovektomie 321, 331, 335
Synoviorthese 321, 331
System, endokrines 437
Systolikum 506
Szintigrafie 17
– Lunge 403
– Myokard 510
– Niere 467
– Nierensequenz 467
– Schilddrüse 440
– Skelett 403

T

T_3 (Trijodthyronin) 539
T_4 (Thyroxin) 539
Tabatière 298
Tapeverband 83
Target-Zeichen 200
Tbc 425
T-Drainage 238, 242
TEA (Thrombendarteriektomie) 370, 371
Teerstuhl 88, 163
Teilfädenentfernung 146
Tendinosis calcarea 342
Tennisellenbogen 343
TEP (Totalendoprothese) 347
Test, Funktion und Belastung 362
Tetanus 54
Tetraparese 288
Therapie
– adjuvante 30
– chirurgische 19
– neoadjuvante 30
– periradikuläre 341
Thorakoskopie 404
Thorakotomie 416
– diagnostische 405
– Pleuradrainage 409
Thorax
– Deformitäten 400
– Drainage 407
– instabiler 293
– Magen 182
– Schmerzen 504
– Schmerzen, Erstmaßnahmen 505
– Trauma 292
– Trauma, Erstmaßnahmen 293
– Verletzungen 293
– Wandtumoren 418
Thoraxchirurgie 393
– Diagnostik 400
– Pflege 393, 412
Thrombektomie 386
Thrombendarteriektomie 370
Thrombinzeit 538
Thromboembolie, Prophylaxe 104, 312
Thromboplastinzeit 10, 538
– partielle 10, 537
Thrombose 104, 369, 385
– Antikoagulation 386
– Prophylaxestrumpf 104, 105
– Virchow-Trias 385
Thrombozyten 538
– Konzentrat 148
– Zahl, Laboruntersuchung 10
Thymom 432
Thymustumor 432
Thyreoidektomie 441, 445
Thyreoiditis 441, 444
Thyreostatika 444
Thyroxin 539
Tibiakopffraktur 305
Tibialis-anterior-Syndrom 273, 305
Tilidin-Naloxon 141
TIPS (Transjugulärer intrahepatischer portosystemischer Shunt) 234

TNFα-Blocker 201
TNM-System 29
TnT (Troponin T) 539
Tollwut 56
Torsionsfraktur 260
Tossy-Klassifikation 295
Totenlade 333
TPZ (Thrompoplastinzeit) 538
Trachea, Erkrankung 433
Trachealperforation 434
Trachealstenose 433
Tracheomalazie 433
Traktionsdivertikel 183
Tramadol 141
Transferrin 539
Transfusion 147
- Aufgaben der Pflegenden 148
- Dokumentation 147
- Ende 149
- Risiko 148
- Überwachung, pflegerische 149
- Zwischenfall 149
Transplantation 23
- allogene 24
- autogene 24
- Eurotransplant 480
- Haut 25, 26
- Herz 514
- Herz-Lunge 416
- Immunsuppression 24
- Knochen 271
- Komplikationen 24
- Konflikte, ethische 24
- Lebendspende 25
- Leber 236
- Lunge 416
- Nieren 479, 480
- Pankreas 248
- syngene 24
- Typen 24
Transport
- in den Operationstrakt 106
- postoperativer 131
Transposition, große Arterien 523
Traumatologie 253
- Leitsymptome 255
Trendelenburg-Test 363
Trendelenburg-Zeichen 316, 317
Trichterbrust 417
Triglyzeride 539
Trijodthyronin 539
Trismus 54
Troponin T 539
TSH basal 539
TSH-Wert 440
Tuberkulin-Test 426
Tuberkulose 425
- Isolierung 426
Tumor
- benigner 28
- Blase 484
- Diagnostik 11, 29
- Einteilung 28
- Entfernung, chirurgische 29
- Herz 524
- Hoden 494
- Kloake 484
- Knochen 324, 326, 327
- Leber 230
- Lunge 428
- maligner 28
- Marker 11, 12
- Marker, Schilddrüse 440
- Mediastinum 432
- neuroendokriner 452
- Niere 480
- Pleura 421
- Strahlensensibilität 30
- Therapie 29
- Thoraxwand 418
- Thymus 432
- Verlauf 28
TUR-Blase 484
TUR-Prostata 487
Tussis 398
TZ (Thrombinzeit) 538

U
Übelkeit 161
- postoperative 137
Übergewicht 453
- Operationsrisiko 21
Überkühlung, Kinder 94
Überlaufblase 460
Überleitung, pflegerische 6
Übertragungsweg, Infektion 41
Überwachung, postoperativ 132
Übungsstabilität 313
Ulcus cruris 361
- arteriosum 59, 361
- Entstehung 58
- venosum 58, 361
Ulcus duodeni 189
Ulcus ventriculi 189
Ulkus 189
- Entstehung 189
- Eradikationstherapie 190
- Komplikation 190
- Magen, empfindlicher 191
- Stress- 189
Ultraschall 12
- Kardiografie 508
Umgehungskreislauf
- Leber 232
- Pfortaderhochdruck 233
Unfall 253
- Arbeits- 74
- Chirurgie 253
- Prävention 254
- privater 74
Unterarmfraktur 298
Unterarmgehstützen 313
Unterdrucktherapie, lokale 64, 68
Unterkieferfraktur 279
Unterkühlung 93, 94
Unterschenkel
- Fraktur 305
Untersuchung
- Blut 9, 10, 42
- Blut, Urologie 464
- hämatologische 10
- Hormone 438
- klinisch-chemische 10
- konsiliare 9
- Körperflüssigkeiten 11
- körperliche 9
- Labor 9
- Orthopädie 319
- serologisch-immunologische 10
- Stuhl 10, 165
- Urin 10, 464
Upside-down-Magen 182
Ureterkatheter 471
Uretero-Pyelografie 466
Ureterosigmoidostomie 485
Ureteroskopie 479
Ureterostomia cutanea 472
Urethradruckprofil 468
Urethrogramm 466
Urgeinkontinenz 460
Urin
- Ausscheidung 459
- Beimengungen 461
- Bestandteile 461
- Gewicht, spezifisches 464
- Konzentration 464
- Kultur 464, 465
- Menge 460
- Osmolalität 464
- Sediment 464
- Teststreifen 464
- Untersuchung 10, 464
Urodynamik 467
Uroflowmetrie 467
Urografie 15, 466
Urolithiasis 477
Urologie 457
- Diagnostik 463
- Früherkennung 458
- Funktionsstörung, sexuelle 459
- Pflege 458
- Pflege, perioperative 473
Urosepsis 476
Urostoma 472, 473
Urothelkarzinom 484

V
Valsalva-Manöver 412
Valvuloplastik 520
Varikosis 58, 381, 382, 383
- Verfahren, endoluminales 384
Varikozele 493
Varizen 381
- Blutung 390
- Prophylaxe 380
- Sklerosierung 383
- Stripping 384
VATS (videoassistierte Thorakoskopie) 404
Venen
- Druck, zentraler 501
- Erkrankung 380
- Erkrankung, S-L-Faustregel 381
- Gymnastik 381
- Katheter, Umgang 152
- Kompressionsbehandlung 380
- Thrombose 385
- Thrombose, tiefe 385
- Verletzung 389

Ventilpneumothorax 423
Ventrikelseptumdefekt 521, 522
Veränderung, bleibende körperliche 2
Verätzung 89
Verband
- Gips 74
- Kunststoff 74
- Material 145
- Orthopädie 320
- postoperativer 133
- Schiene 82
Verbandswagen 145, 146
Verbandswechsel
- aseptischer 146
- Hygiene 46
- Operationswunde 145
- septischer 146
Verbrennung 90
- Erstmaßnahmen 91
- Flächenausdehnung 90
- Kaltwasserbehandlung 91
- Neunerregel 90
- Pflege 92
- Schweregrade 90
- Tiefenausdehnung 90
- Wundbehandlung 92
Verbrennungskrankheit 90
Verbrühung 90
Verbundosteosynthese 271
Verfahren, endoluminales 384
Verlängerungsosteotomie 320, 321
Verpflanzung 23
Verrenkung 259
Verschluss, Arterie 371
Verschlussikterus 224
Verschlusskrankheit, periphere arterielle 369
Verschmelzungsniere 474
Vertebroplastie 287, 288
Verwirrtheit
- nach SHT 283
- postoperative 137
Vesikuläratmen 400
Videomediastinoskopie 404
Vierpunktgang 313
Virchow-Drüse 191
Virchow-Trias 385
Visite, anästhesiologische 114
Viszeralchirurgie 158, 221
- Ausscheidung, postoperative 188
- Lagerung, postoperative 179, 187, 196
- Mobilisation, postoperative 179, 187, 196
- Pflege 159
- Prävention 158, 222
Vitamin B12 539
Volkmann-Kontraktur 273, 298
Volkmann-Schiene 267
Vollhauttransplantat 26
Vollheparinisierung 379
Vollnarkose 114
Volumenmangel, postoperativer 137
Vomitus 161
Vorerkrankung 8
Vorhofdruck, linker 501
Vorhofseptumdefekt 521, 522
V-Phlegmone 51
VRP-Gerät 413, 414
Vulnus 33

W

Wachkoma 284
Wanderniere 475
Wassersackniere 475
Wasserschloss 409
Weber-Klassifikation 306
Weber-Tisch 303
Weichteilverletzung, offene 33
Wermer-Syndrom 452
Whiplash-Injury 286
Whipple-Operation 247, 248
Widmer-Klassifikation 382, 383
Wilms-Tumor 481
Wirbelgleiten 338
Wirbelsäule
- Verletzungen 285
- Verletzung, Erstmaßnahmen 286
Witwenbuckel 324
Wundantiseptika 48
Wundauflage 61, 64, 65
- kollagene 67
- silberhaltige 68
Wundbehandlung
- Leitungswasser 62
- moderne 61
- Wundspüllösung 62
Wunde 33
- Abstrich 42
- aktinische 34
- Antiseptikum 62
- aseptische 40
- Assessment 61
- bedingt aseptische 40
- Behandlungsmittel 64
- chemische 34
- chronische 57
- Dekubitus 57
- Dokumentation 61
- Drainage 122, 123
- Drainage, Pflege 143
- Entstehung 33
- Entzündungszeichen 40
- Epithelisierungsphase 69
- Exzision nach Friedrich 39
- Fußsyndrom, diabetisches 60
- Granulationsphase 69
- Hautpflege 63
- Hautschutz 63
- Infektion 40
- Keimgehalt 40
- kontaminierte 40
- mechanische 33
- Nachsorge 40
- phasengerechte Behandlung 69
- Reinigungsphase 69
- septische 40
- strahlenbedingte 34
- thermische 33
- Ulcus cruris arteriosum 59
- Ulcus cruris venosum 58
- Verband 128
- Verbrennung 92
- Verschluss 125
- Versorgung, chirurgische 38
Wundfolie, semipermeable 67
Wundgaze 65
Wundheilung 35
- Phasen 35
- primäre 35, 36
- sekundäre 35, 36
- Störung 37
Wundrose 52
Wundspüllösungen 62
Wundstarrkrampf 54

Z

Zehe
- Fraktur 307
- Hallux valgus 353
- Hammer- 353
- Krallen- 354
Zenker-Pulsionsdivertikel 183
Zentralsterilisation 108
Zerklage 270
Zervikalmigräne 286
Zervikalstütze 286
Zirkulation, extrakorporale 512
Zirkumzision 496
Z-Plastik 27
Zuggurtosteosynthese 269, 270, 304
Zwangsfixierung 96
Zweipunktgang 313
Zwerchfell, Ruptur 294
Zwölffingerdarmgeschwür 189
Zyanose 397
Zyste
- Leber 229
- Niere 475, 480
- Perikard 525
Zystektomie 485
Zystogramm 466
Zystomanometrie 468
Zystoskopie 468
Zytodiagnostik 11